B. Sickmüller, C. H. Gleiter, C. Hinze† (Hrsg.)

Leitfaden Klinische Prüfungen von Arzneimitteln und Medizinprodukten

Leitfaden
Klinische Prüfungen
von Arzneimitteln und Medizinprodukten

Begründet von Joachim A. Schwarz

Herausgegeben von
Barbara Sickmüller
Christoph H. Gleiter
Christian Hinze †

Unter Mitwirkung von

J. Atarodi, R. Billiones, O. Böhm, M. Boos, K. Breithaupt-Grögler, S. du Mont, V. El-Samalouti, K. Erb-Zohar, C. Fetzer, C. Frumento, J. Gebhardt, A. Gießler, C. Glasmacher, C. H. Gleiter, B. Goldberg, R. Haas, M. Habeck, J. Hain, F. Henrichmann, O. Herrmann, C. Hinze †, E. v. Kleist, P. Klement, M. Klümper, A. Koch, S. Köhler, W. Lauer, R. Mathes, B. Merz-Nideröst, V. Methner, F. Mihaescu, J. Peters, J. Plessl, N. Rämsch-Günther, D. Rescheleit, A. Röthler, G. Schäfer, R. F. Schlenk, B. Scholz, U. Schriever, C. Schübel, M. Schuhmacher, K. Schulze-Forster, M. Schwabedissen, G. Schwarz, B. Sickmüller, F. Spitzenberger, B. Sträter, I. Strehlau, T. Sudhop, K. Thaele, B. E. Widler, M. Zehrer, S. Zietze, A. Zobel, U. Zumdick

5., völlig neubearbeitete und erweiterte Auflage 2024

ECV Editio Cantor Verlag Aulendorf

Bibliografische Information der Deutschen Bibliothek
Die Deutsche Bibliothek verzeichnet diese Publikation in der Deutschen Nationalbibliografie: Detaillierte bibliografische Daten sind im Internet über http://dnb.ddb.de abrufbar.

Leitfaden Klinische Prüfungen von Arzneimitteln und Medizinprodukten

1. Auflage 1995 Verfasser: J. A. Schwarz
2. Auflage 2000 Verfasser: J. A. Schwarz, R. H. Völler
3. Auflage 2005 Verfasser: J. A. Schwarz
4. Auflage 2011 Verfasser: J. A. Schwarz
5. Auflage 2024 Herausgeber: B. Sickmüller, C. H. Gleiter, C. Hinze†

Für den fachlichen Inhalt der Beiträge in diesem Werk zeichnen die jeweils genannten Autoren selbst verantwortlich.

Aus Gründen der besseren Lesbarkeit wird im vorliegenden Werk das generische Maskulinum verwendet. Weibliche und anderweitige Geschlechteridentitäten sind dabei ausdrücklich mitgemeint, soweit es für die Aussage erforderlich ist.

Print-Ausgabe ISBN 978-3-87193-485-8
eBook (PDF) ISBN 978-3-87193-491-9

Umschlaggestaltung: Text & Grafik, Wolfgang Irmler, Aulendorf
Satz: rdz GmbH, Siegburg
Druck: Druckerei & Verlag Steinmeier GmbH & Co. KG, Deiningen

ECV · Editio Cantor Verlag im Internet unter www.ecv.de

Vorwort

Im Jahr 1995 erschien das Werk „Leitfaden Klinische Prüfungen von Arzneimitteln und Medizinprodukten" unter der Autoren- und Herausgeberschaft von Dr. Joachim Schwarz zum ersten Mal, mit der 4. Auflage 2011 endete seine Verantwortung für das Werk. In der Zwischenzeit sind bis zur aktuellen 5. Auflage viele Jahre mit herausfordernden Änderungen ins Land gezogen. Die jetzigen Herausgeber haben sich der Erstellung der neuen Texte über die vergangenen Jahre gewidmet. Das Werk hat in allen Anteilen eine grundlegende Änderung erfahren.

Die Darstellung enthält für klinische Prüfungen mit Arzneimitteln sowohl die Vorgaben der Richtlinie 2001/20/EG, da sie noch für den Übergang gültig sind, als auch die neuen Vorgaben gemäß der Verordnung (EU) 536/2014 (CTR).

Für klinische Prüfungen im Bereich Medizinprodukte werden nur die Bestimmungen der Verordnung (EU) 2017/745 (MDR) und, verkürzt, der Verordnung (EU) 2017/746 über In-vitro-Diagnostika (IVDR) dargestellt, da diese ohne Übergangsfristen angewendet werden müssen. Die ausführliche Darstellung der Vorgaben nach IVDR bleibt einer zukünftigen Erweiterung vorbehalten.

Die vorliegende 5. Auflage vereinigt als Autoren Kenner der jeweiligen Materie ihrer Kapitel. Es ist nicht leicht, bei sich kontinuierlich verändernden Vorgaben und deren erst entstehenden Interpretation solche Texte so zu verfassen, dass der Leser sie einerseits ohne weitergehende historische Kenntnisse der Entwicklung der Anforderungen an die Durchführung klinischer Prüfungen nutzen kann und gleichzeitig die Richtigkeit und Aktualität garantiert wird. Für aktuelle Neuerungen in der Wissenschaft und vor allem der regulatorischen Vorgaben, die für klinische Prüfungen in Deutschland relevant sind, und ihrer Interpretation, wird seitens des Verlages ein Download-Bereich auf der Verlagswebseite eingerichtet, um die Aktualität des Werkes auch in Zukunft zu gewährleisten.

Auch dieser neu gestaltete Leitfaden möge dazu beitragen, dass die biomedizinische und klinische Forschung in Deutschland nach international akzeptierten GCP-, GLP- und GMP-Standards, medizinisch-methodologischen Anforderungen und aktuellen nationalen und EU-Regularien durchgeführt werden – und ihren internationalen Stellenwert behalten.

Als Herausgeber bedanken wir uns bei allen Autoren und sonstigen, auch immateriellen Beiträgern der 5. Auflage. Ohne ihre Geduld, schon erarbeitete Texte erneut aktualisieren zu müssen, hätte sie nicht erscheinen können.

Nicht zuletzt wollen wir unseres während der Vorbereitung verstorbenen Mitherausgebers Christian Hinze gedenken. Wir haben seine Mitarbeit und Fachkenntnis sowie die Diskussionen mit ihm sehr vermisst.

Offenbach und Tübingen
im Winter 2023

Barbara Sickmüller und
Christoph H. Gleiter

Hinweis: Bonusmaterial und aktualisierte Inhalte nach Erscheinen zum kostenlosen Download

Als zusätzlichen Service bieten Ihnen die Herausgeber und der Verlag nach Erscheinen des Werkes – soweit erforderlich – entsprechende Beitragsaktualisierungen zum Download an. Des Weiteren nützliche Checklisten und Übersichten.

Geben Sie dazu einfach die Internetadresse https://bit.ly/3ULgOxX in Ihren Browser ein. In der Detailansicht des Buches klicken Sie auf den Button „Download".

Leitfaden Klinische Prüfungen von Arzneimitteln und Medizinprodukten

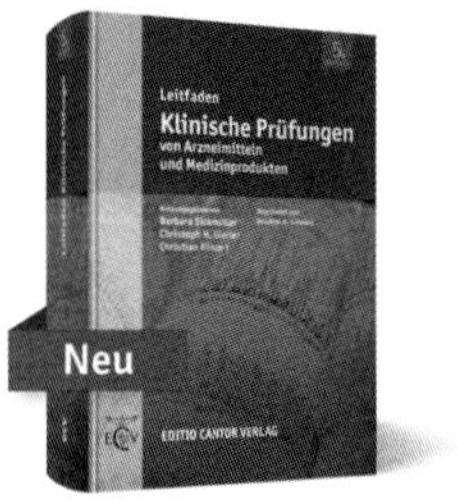

zzgl. Steuern: **185,05 €**
inkl. Steuern: **198,00 €**

Versandkosten

Download

Begründet von J. A. Schwarz

Herausgegeben von Sickmüller B, Gleiter, CH, Hinze C (†)

Klinische Forschung im Überblick
Namhafte Experten begleiten Sie durch den Dschungel der Regularien und Gesetze in der Klinischen Forschung. Alles, was man wissen muss, zu Klinischen Prüfungen von Arzneimitteln und Medizinprodukten finden Sie hier auf den Punkt gebracht.

Das Standard- und Referenzwerk liegt jetzt in der 5., völlig neubearbeiteten und erweiterten Auflage vor und bietet Ihnen einen umfassenden Überblick zu Regularien & Methodik, zur praktischen Durchführung – unter Berücksichtigung klinisch-pharmakologischer Gesichtspunkte – sowie Fragen der Arzneimittel- und Medizinproduktesicherheit in klinischen Prüfungen. Mit Übersicht über die Zulassungsanforderungen.

Ihr Kompetenzteam – das sind J. Atarodi, R. Billiones, O. Böhm, M. Boos, K. Breithaupt-Grögler, S. du Mont, V. El-Samalouti, K. Erb-Zohar, C. Fetzer, C. Frumento, J. Gebhardt, A. Gießler, C. Glasmacher, C. H.

Anschließend geben Sie das Passwort T9nBq5 ein und schon stehen Ihnen die entsprechenden Dokumente zum Download zur Verfügung.

Inhalt

Teil C Dokumente und Prozesse

Klinische Prüfungen mit Arzneimitteln

Teil A

A.1 Anforderungen an die Zulassung von Arzneimitteln

B. Sickmüller

A.1.1 Zulassungs-/Registrierungsverfahren in der Europäischen Union (EU)

A.1.1.1 Rechtliche Vorgaben – EU/national

Humanarzneimittel dürfen in den Mitgliedstaaten der EU nur in den Verkehr gebracht werden, wenn sie durch die jeweils zuständige Behörde zugelassen oder registriert sind. Dies gilt auch für die Länder des Europäischen Wirtschaftsraums (EWR), d. h. Norwegen, Island und Liechtenstein. Voraussetzung für eine solche Zulassung (*syn.* Genehmigung für das Inverkehrbringen) oder bei bestimmten Arzneimittelgruppen für eine Registrierung, ist die Einhaltung der Bestimmungen der gemeinschaftlichen Vorschriften.

Diese sind grundlegend definiert im Gemeinschaftskodex für Humanarzneimittel:

- Richtlinie 2001/83/EG des Europäischen Parlaments und des Rates v. 6. Nov. 2001 zur Schaffung eines Gemeinschaftskodexes für Humanarzneimittel [1].

Mit diesem Gemeinschaftskodex für Humanarzneimittel wurden davor bestehende Rechts- und Verwaltungsvorschriften auf dem Gebiet der Herstellung, der Zulassung, des Vertriebs, der Werbung, der Aufmachung sowie der Überwachung von Fertigarzneimitteln zusammengefasst.

Als europäische Richtlinie ist der Gemeinschaftskodex für Humanarzneimittel gemäß dem Vertrag über die Arbeitsweise der Europäischen Union, Art. 288 (AEUV) in die Gesetze der Mitgliedstaaten zu übernehmen [13]. Eine Richtlinie ist für jeden Mitgliedstaat hinsichtlich des zu erreichenden Ziels verbindlich, überlässt jedoch den innerstaatlichen Stellen die Wahl der Form und der Mittel. Die Umsetzung der Richtlinie 2001/83/EG ist in Deutschland erfolgt mit dem

- Gesetz über den Verkehr mit Arzneimitteln (Arzneimittelgesetz, AMG) [3].

Um innovative Produkte in einem gemeinsamen europäischen Verfahren zulassen zu können, wurde für bestimmte Arzneimittel ein zentralisiertes Verfahren (Centralised Procedure, CP, *syn.* zentrales Verfahren) vorgeschrieben:

- Verordnung (EG) Nr. 726/2004 des Europäischen Parlaments und des Rates v. 31. März 2004 zur Festlegung von Gemeinschaftsverfahren für die Genehmigung und Überwachung von Human- und Tierarzneimitteln und zur Errichtung einer Europäischen Arzneimittel-Agentur [5].

Diese Verordnung ist in allen Teilen verbindlich und gilt unmittelbar, d. h. sie bedarf nicht der Umsetzung in die Gesetze der EU-Mitgliedstaaten (Art. 288 AEUV) [13].

Die Verordnung (EG) 726/2004 gibt in Art. 6 vor, dass die in der Richtlinie 2001/83/EG (Gemeinschaftskodex) für einen Zulassungsantrag geforderten Angaben und Unterlagen auch bei einem Antrag auf eine zentralisierte Zulassung *„ausdrücklich und vollständig"* vorzulegen sind. Somit regelt der Gemeinschaftskodex die Anforderungen an den Beleg von Wirksamkeit, Unbedenklichkeit und pharmazeutischer Qualität **einheitlich** für die Zulassung von Humanarzneimitteln in der EU, unabhängig vom jeweiligen Zulassungsverfahren.

A.1.1.2 Anforderungen an die Unterlagen – Nutzen-Risiko-Bewertung

A.1.1.2.1 Nutzen-Risiko-Bewertung

Um ein Arzneimittel in der EU und den EU-Mitgliedstaaten in den Verkehr bringen zu können, hat ein Antragsteller den zuständigen Behörden im Rahmen seines Zulassungsantrags Unterlagen vorzulegen, mit denen

- die Wirksamkeit,
- die Unbedenklichkeit und
- die pharmazeutische Qualität

des Arzneimittels belegt werden. Diese Daten bilden die Grundlage für die Bewertung des Nutzen-Risiko-Verhältnisses des Arzneimittels. Zur wissenschaftlichen Bewertung sind weiterhin Sachverständigengutachten für die verschiedenen Bereiche vorzulegen, nämlich ein klinisches Gutachten, ein pharmakologisch-toxikologisches Gutachten sowie ein analytisches Gutachten (§ 24 AMG [3]).

Nutzen-Risiko-Bewertung für Humanarzneimittel

Basierend auf europäischem Recht (Art. 1 Nr. 28 und 28a Richtlinie 2001/83/EG [1] auch i. V. m. Art. 2 Verordnung (EG) 726/2004 [5]) hat das AMG (§ 4 Abs. 27) folgende Definitionen [3]:

Risiko von Humanarzneimitteln

Ein mit der Anwendung des Arzneimittels verbundenes Risiko ist

- jedes Risiko im Zusammenhang mit der Qualität, Sicherheit oder Wirksamkeit des Arzneimittels für die Gesundheit der Patienten oder die öffentliche Gesundheit und
- jedes Risiko unerwünschter Auswirkungen auf die Umwelt.

Nutzen-Risiko-Verhältnis bei Humanarzneimitteln (§ 4 Abs. 28 AMG)

Umfasst eine Bewertung der positiven therapeutischen Wirkungen des Arzneimittels im Verhältnis zu den genannten Risiken im Zusammenhang mit der Qualität, Sicherheit oder Wirksamkeit des Arzneimittels für die Gesundheit der Patienten oder die öffentliche Gesundheit.

Anders als bei Tierarzneimitteln werden somit die möglichen Risiken unerwünschter Auswirkungen auf die Umwelt nicht in die Nutzen-Risiko-Bewertung von Humanarzneimitteln einbezogen (Art. 4 Nr. 19 Verordnung (EU) 2019/6 über Tierarzneimittel [4]).

A.1.1.2.2 Anforderungen an die vorzulegenden Unterlagen

Die detaillierten Anforderungen an die vorzulegenden Unterlagen sind insbesondere definiert im Anhang I der Richtlinie 2001/83/EG [1]: *„Analytische, toxikologisch-pharmakologische und ärztliche oder klinische Vorschriften und Nachweise über Versuche mit Arzneimitteln"*.

Dieser Anhang I ist im deutschen Recht durch die Verordnung nach § 26 AMG (Arzneimittelprüfrichtlinien-Verordnung, AMPV) verbindlich umgesetzt [1].

A.1.1.2.3 Produktspezifische Regelungen

Produktspezifische Regelungen bestehen insbesondere hinsichtlich der

- Zulassung von Arzneimitteln für neuartige Therapien (Advanced Therapy Medicinal Products, ATMP) (▶ Kap. A.5.1 Arzneimittel für neuartige Therapien (ATMP)),
- Zulassung von Arzneimitteln, die genetisch veränderte Organismen enthalten,
- Zulassung pflanzlicher Arzneimittel (Phytopharmaka) unter Bezug auf Monografien pflanzlicher Stoffe, deren Zubereitungen und Kombinationen durch den Ausschuss für pflanzliche Arzneimittel (Committee on Herbal Medicinal Products, HMPC), (▶ Kap. A.5.3 Phytopharmaka einschl. traditioneller pflanzlicher Arzneimittel),

- Registrierung von pflanzlichen Arzneimitteln (▶ Kap. A.5.3 Phytopharmaka einschl. traditioneller pflanzlicher Arzneimittel),
- Zulassung und Registrierung von homöopathischen Arzneimitteln (▶ Kap. A.5.4 Homöopathische Arzneimittel) und
- als nationale Regelung, die Nutzung einer vom BMG in Kraft gesetzten Standardzulassung, durch die bestimmte Fertigarzneimittel gem. § 36 AMG von der Zulassungspflicht freigestellt sind [18].

Im Hinblick auf den Umfang der für einen Zulassungsantrag einzureichenden Unterlagen und somit auch bezogen auf die jeweils geforderten Daten zum Beleg der Wirksamkeit, wird in Anhang I der Richtlinie 2001/83/EG, der Verordnung (EG) 726/2004 und entsprechend im AMG u. a. wie folgt differenziert [1,54]:

- **Full Application** (Stand-alone Application): Anträge, die alle Daten enthalten; dies gilt insbesondere für neue Wirkstoffe, aber auch für neue fixe Kombinationen.
- **Generische Anträge** (Arzneimittel, die im Wesentlichen einem bereits zugelassenen Arzneimittel gleichen): Hier erfolgt hinsichtlich der Wirksamkeit und Sicherheit eine Bezugnahme auf andere Zulassungen; insbesondere sind in diesen Anträgen Unterlagen zur pharmazeutischen Qualität vorzulegen und eine Vergleichbarkeit zum Referenzarzneimittel sowie die Bioäquivalenz nachzuweisen.
- Bezugnehmende Anträge für **Biosimilars** (biologische Arzneimittel, die im Wesentlichen einem bereits zugelassenen Arzneimittel gleichen), bei denen aufgrund der Komplexität der biologischen Wirkstoffe nicht davon ausgegangen werden kann, dass das beantragte Arzneimittel mit dem Referenzarzneimittel identisch, sondern nur biotechnologisch ähnlich ist; es müssen eigene vorklinische oder klinischen Daten zur Vergleichbarkeit mit dem Referenzarzneimittel vorgelegt werden.
- **Gemischte Zulassungsanträge** bestehen aus eigenen präklinischen oder klinischen Daten des Antragsstellers sowie aus bibliografischen Daten.
- **Allgemeine medizinische Verwendung**: Anträge, bei denen auf bibliografische Daten oder auf Monografien Bezug genommen wird und der Antragsteller nachweisen kann, dass die Wirkstoffe des Arzneimittels seit mindestens 10 Jahren innerhalb der europäischen Gemeinschaft „allgemein medizinische Verwendung" finden (Well-established Medicinal Use, WEU) und eine anerkannte Wirksamkeit sowie eine annehmbare Unbedenklichkeit aufweisen; in diesen Fällen können die Ergebnisse zu vorklinischen und klinischen Versuchen durch anderes Erkenntnismaterial, z. B. einschlägige wissenschaftliche Literatur erbracht werden (*syn.* bibliografischer Zulassungsantrag).
- **Zulassung unter außergewöhnlichen Umständen** (Marketing Authorisation under Exceptional Circumstances): Nur in Ausnahmefällen, wenn ein Antragsteller nachweisen kann, dass er keine vollständigen Auskünfte über die Wirksamkeit und Unbedenklichkeit bei bestimmungsgemäßem Gebrauch erteilen kann, weil die Indikationen, für die das betreffende Arzneimittel bestimmt ist, so selten vorkommen oder dass es beim jeweiligen Stand der Wissenschaft nicht möglich ist, vollständige Auskünfte zu erteilen oder die allgemein anerkannten Grundsätze des ärztlichen Berufsethos es nicht gestatten, diese Angaben zu beschaffen, kann eine zentralisierte Zulassung erteilt werden (Art. 14 (8) der Verordnung (EG) 726/2004 sowie Art. 22 und Anhang I, Teil II Nr. 6i Richtlinie 2001/83/EG).
- **Bedingte Zulassung** (Conditional Marketing Authorisation) im Rahmen des **zentralisierten Verfahrens**: Hiermit wird ermöglicht, dass in hinreichend begründeten Fällen, insbesondere zur Schließung medizinischer Versorgungslücken bei lebensbedrohenden Krankheiten, ein Arzneimittel auf den Markt gebracht werden kann, ehe umfassende klinische Daten vorliegen, sofern der Nutzen der sofortigen Verfügbarkeit des betreffenden Arzneimittels das Risiko überwiegt. Darauf ist in Packungsbeilage und Fachinformation (Summary of Product Characteristics) dieser Arzneimittel auch ausdrücklich hinzuweisen (Art. 14a VO (EG) 726/2004). Der Zulassungsinhaber verpflichtet sich dabei, von der Behörde festgelegte Bedingungen innerhalb eines bestimmten Zeitraumes nach der Zulassung zu erfüllen, z. B. laufende klinische Prüfungen abzuschließen oder auch neue Studien einzuleiten, um das positive Nutzen-Risiko-Verhältnis zu bestätigen. Die COVID-19-Impfstoffe haben bedingte Zulassungen erhalten. Außerdem wurde das Verfahren eines „Rolling Review" eingeführt, um die Bewertungszeit – soweit möglich – zu verkürzen (▶ Kap. A.1.1.3.5)

Es ist von Bedeutung zwischen den Anforderungen an die „Zulassung unter außergewöhnlichen Umständen" und der „bedingten Zulassung" zu unterscheiden, wobei letztere nur im Rahmen des zentralisierten Zulassungsverfahrens erteilt werden kann. Der wesentliche Unterschied ist, dass bei einer „bedingten Zulassung" angestrebt wird, ein vollständiges Dossier zu erhalten und dass die „bedingte Zulassung" zu einer „normalen" Zulassung wird (Tab. 1).

Tab. 1. Unterschiede zwischen der bedingten Zulassung (Conditional Marketing Authorisation) und der Zulassung unter außergewöhnlichen Umständen (Marketing Authorisation under Exceptional Circumstances) in der Pre-authorisation Guidance der EMA, Punkt 1.10.5 [33].

Conditional Marketing Authorisation	Marketing Authorisation under Exceptional Circumstances
Demonstrate positive benefit-risk balance, based on scientific data, pending confirmation	Comprehensive data cannot be provided (specific reasons foreseen in the legislation)
Authorisation valid for one year, on a renewable basis	Reviewed annually to reassess the risk-benefit balance, in an annual re-assessment procedure
Once the pending studies are provided, it can become a „normal" marketing authorisation	Will normally not lead to the completion of a full dossier and become a „normal" marketing authorisation

Auflagenbefugnisse der Behörden zur Anordnung von Studien nach der Zulassung

Mit der Neufassung der Bestimmungen zur Pharmakovigilanz in der EU erhielten die Behörden ab 2012 die Möglichkeit unter bestimmten Voraussetzungen, Unbedenklichkeitsstudien nach der Zulassung (Post Authorisation Safety Study, PASS) oder auch Wirksamkeitsstudien nach der Zulassung (Post Authorisation Efficacy Study, PAES) dem Zulassungsinhaber beauflagen zu können. Entsprechend geändert wurden sowohl die Verordnung (EG) Nr. 726/2004 [5] als auch die Richtlinie 2001/83/EG [1]. Solche Studien können auch weiterhin auf freiwilliger Basis vom Zulassungsinhaber durchgeführt werden (▶ Kap. A.3 Nach der Zulassung: Unbedenklichkeitsstudien (PASS) und Wirksamkeitsstudien (PAES)).

A.1.1.3 Zentralisiertes Zulassungsverfahren

A.1.1.3.1 Verfahren bei der EMA/CHMP

Für bestimmte Arzneimittel schreibt die Verordnung (EG) Nr. 726/2004 verpflichtend ein zentralisiertes Verfahren (Centralised Procedure, CP) vor [5]. In diesem Verfahren ist der Antrag an die EMA zu stellen. Die wissenschaftliche Bewertung der Antragsunterlagen zur Qualität, Wirksamkeit und Unbedenklichkeit – einschließlich der Umweltverträglichkeit – erfolgt durch den Ausschuss für Humanarzneimittel (Committee for Medicinal Products for Human Use, CHMP), der monatlich bei der EMA tagt.

Der CHMP setzt sich aus den Experten der Behörden der EU-Mitgliedstaaten zusammen. Die EMA stellt sicher, dass das Zulassungsgutachten innerhalb von 210 Tagen nach Eingang eines gültigen Antrags abgegeben wird.

Bei Humanarzneimitteln, die für die öffentliche Gesundheit von hohem Interesse sind, kann diese Frist – auf Antrag – von 210 Tagen auf 150 Tage verkürzt werden (beschleunigtes Beurteilungsverfahren (Accelerated Assessment Procedure) gem. Art. 14 Abs. 9 VO (EU) 726/204). Hier gibt es aber **keine Abstriche** hinsichtlich der Anforderungen an die im Zulassungsantrag vorzulegenden Unterlagen. Damit unterscheidet sich dieses beschleunigte Verfahren von den oben beschriebenen Zulassungstypen der „bedingten Zulassung" und der „Zulassung unter außergewöhnlichen Umständen" mit reduzierten Unterlagen für den Zulassungsantrag.

Zulassung (= Genehmigung für das Inverkehrbringen) durch Kommissionsentscheidung: Basierend auf dem Gutachten des CHMP wird die Genehmigung für das Inverkehrbringen durch die Europäische Kommission in Form einer Kommissionsentscheidung für alle Staaten der EU erteilt; sie wird auch von den Staaten des EWR, d. h. Norwegen, Island und Liechtenstein anerkannt. Das zentralisiert zugelassene Arzneimittel kann somit in der gesamten EU/dem gesamten EWR in den Verkehr gebracht werden. Außer bei einer bedingten Zulassung ist die Zulassung 5 Jahre gültig und kann verlängert werden.

Die EMA hat neben dem CHMP 6 weitere wissenschaftliche Ausschüsse (Abb.1) [30].

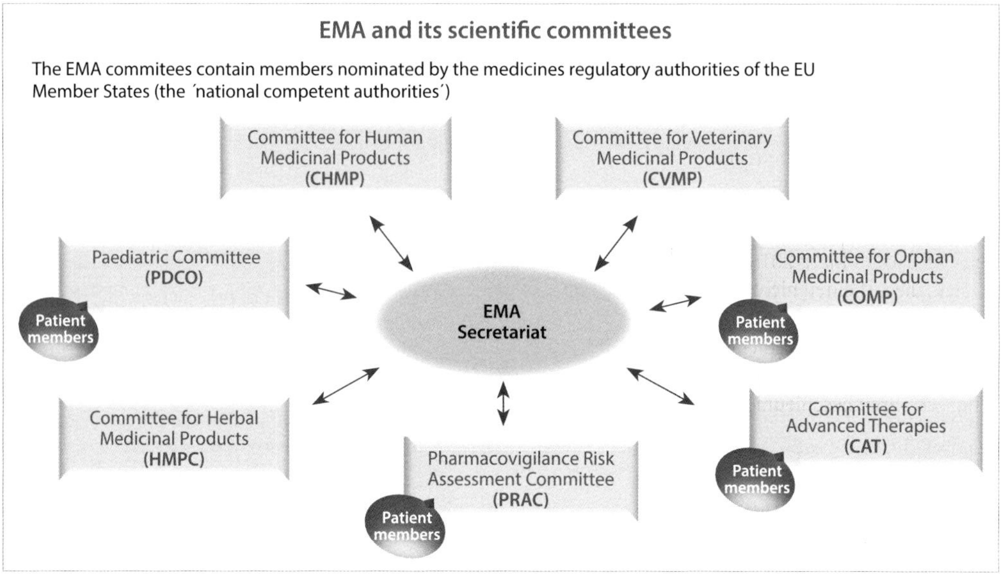

Abb. 1. Wissenschaftliche Ausschüsse der EMA [30].

A.1.1.3.2 European Public Assessment Report (EPAR)

Nach Erteilung der Zulassung durch die Europäische Kommission publiziert die EMA basierend auf dem Gutachten des CHMP einen abschließenden Bericht, den sog. European Public Assessment Report (EPAR) über das Arzneimittel. Im EPAR werden die Hintergründe für die wissenschaftlichen Bewertungen, die Diskussionen und Entscheidungen zu einem Arzneimittel in allen Sprachen der Mitgliedstaaten veröffentlicht. Der EPAR enthält auch die Packungsbeilage und die Zusammenfassung der Produktmerkmale (Summary of Product Characteristics, SmPC/Fachinformation), die die korrekte Anwendung des Arzneimittels gewährleisten sowie Informationen zur Beschriftung der Verpackung.

A.1.1.3.3 Arzneimittel für das zentralisierte Zulassungsverfahren

Über das zentralisierte Verfahren müssen Arzneimittel zugelassen werden, die mithilfe eines der folgenden biotechnologischen Verfahren hergestellt werden (Verordnung (EG) 726/2004, Anhang I [5]):

- Technologie der rekombinierten DNS
- kontrollierte Expression in Prokaryonten und Eukaryonten, einschließlich transformierter Säugetierzellen, von Genen, die für biologisch aktive Proteine kodieren
- Verfahren auf der Basis von Hybridomen und monoklonalen Antikörpern

Weiterhin sind zentralisiert zuzulassen:

- Arzneimittel für neuartige Therapien gem. Art. 2 der Verordnung (EG) Nr. 1394/2007 [10]
- Arzneimittel für seltene Leiden gem. der Verordnung (EG) Nr. 141/2000 [6]

Das zentralisierte Verfahren ist auch verpflichtend für Arzneimittel, die einen neuen Wirkstoff enthalten, mit folgenden therapeutischen Indikationen:

- erworbenes Immundefizienzsyndrom
- Krebs
- neurodegenerative Erkrankungen

- Diabetes
- Autoimmunerkrankungen und andere Immunschwächen
- Viruserkrankungen

Weiterhin können insbesondere Arzneimittel, die

- eine signifikante therapeutische, technische oder wissenschaftliche Innovation darstellen,

auf Antrag des pharmazeutischen Unternehmers über das zentralisierte Verfahren zugelassen werden.

A.1.1.3.4 PRIME-Programm der EMA

Die EMA hat im März 2016 das PRIME-Programm initiiert, um die Entwicklung von Arzneimitteln zu unterstützen, die auf einen nicht gedeckten medizinischen Bedarf abzielen. Dieses freiwillige Programm basiert auf verstärkten Interaktionen und einem frühen Dialog mit Entwicklern vielversprechender Arzneimittel und der EMA. PRIME (Priority Medicines) baut auf den bestehenden rechtlichen Rahmenbedingungen und Instrumenten auf, die bereits verfügbar sind. Entwicklungspläne sollen damit optimiert und die Bewertung im Zulassungsverfahren beschleunigt werden, mit dem Ziel, diese Arzneimittel den Patienten früher zur Verfügung zu stellen [32].

Durch die frühzeitige Zusammenarbeit mit Entwicklern zielt PRIME darauf ab, das Design klinischer Prüfungen so zu verbessern, dass die generierten Daten für die Bewertung eines Antrags auf Genehmigung für das Inverkehrbringen geeignet sind. Ein frühzeitiger Dialog und wissenschaftliche Beratung stellen auch sicher, dass Patienten nur an klinischen Prüfungen teilnehmen, die die für eine Anwendung erforderlichen Daten liefern und begrenzte Ressourcen optimal nutzen sollen.

Um für PRIME zugelassen zu werden, muss ein Arzneimittel sein Potenzial zum Nutzen von Patienten mit ungedecktem medizinischem Bedarf auf der Grundlage früher klinischer Daten nachweisen. Der CHMP bewertet die jeweiligen Anträge und gibt regelmäßig „Recommendations on eligibility to PRIME scheme" [31].

Wesentliche Vorteile für einen Antragsteller sind:

- Ernennung eines Berichterstatters aus dem CHMP oder ggf. aus dem Ausschuss für neuartige Therapien (CAT), um kontinuierliche Unterstützung zu geben und bereits einem Antrag auf Zulassung entsprechendes Wissen aufzubauen
- Organisation eines Auftakttreffens mit dem CHMP/ggf. CAT-Berichterstatter und einer multidisziplinären Expertengruppe, um einen Gesamtentwicklungsplan und die Regulierungsstrategie zu erstellen
- Benennung einer spezifischen Kontaktstelle
- wissenschaftliche Beratung unter Einbeziehung z. B. auch der Bewertungsgremien für Gesundheitstechnologien (Health Technology Assessment, HTA), um den Patienten einen schnelleren Zugang zu dem neuen Arzneimittel im Markt zu ermöglichen

Während PRIME auf der Grundlage vorläufiger klinischer Daten allen Unternehmen offen steht, können sich Bewerber aus dem akademischen Sektor sowie aus Kleinst-, kleinen und mittleren Unternehmen (KMU) aufgrund überzeugender nichtklinischer Daten und Verträglichkeitsdaten aus ersten klinischen Prüfungen bereits früher bewerben. Dies vor dem Hintergrund, dass KMU und Hochschulen im allgemeinen weniger Erfahrung mit den regulatorischen Anforderungen haben und daher von frühen wissenschaftlichen und regulatorischen Ratschlägen besonders profitieren.

A.1.1.3.5 Rolling-Review-Verfahren

Normalerweise muss vor Beginn der Bewertung durch die EMA ein vollständiger Zulassungsantrag mit allen erforderlichen Daten vorliegen. Beim Rolling-Review-Verfahren bewerten dagegen die federführenden Gutachter des CHMP (Rapporteur und Co-Rapporteur), d. h. Experten aus 2 EU-Mitgliedstaaten) bereits einzelne sukzessiv eingereichten Datenpakete, sobald sie verfügbar sind und eingereicht wurden. Der CHMP prüft am Ende dieses Rolling Review auch, zu welchem Zeitpunkt genügend Daten vorliegen, die eine fundierte Nutzen-Risiko-Bewertung erlauben. Dann reicht das pharmazeutische Unternehmen den entsprechenden Zulassungsantrag ein. Die Empfehlung des CHMP an die Europäische Kommission, eine Zulassung zu erteilen, kann dann anschließend vergleichsweise schnell erfolgen, da die wissenschaftlichen Bewertungen zu vielen Teilen des Dossiers bereits schon vorab erfolgt sind.

Diese Vorgehensweise des Rolling Review, d. h. der fortlaufenden Prüfung nacheinander eingereichter Datenpakete, kam bei den COVID-19-Impfstoffkandidaten zum Einsatz, um die Bewertungszeit – soweit möglich – zu verkürzen [53].

A.1.1.3.6 Compassionate Use – Arzneimittel-Härtefallprogramm

Compassionate Use ist die Zurverfügungstellung eines nicht zugelassenen Arzneimittels, das grundsätzlich der Pflicht zur Zulassung unterliegt, aus humanen Erwägungen bei einer Gruppe von Patienten, die an einer Erkrankung leiden, die zu einer schweren Behinderung führen würde oder als lebensbedrohend gilt und die mit einem zugelassenen Arzneimittel nicht zufriedenstellend behandelt werden können. Es muss aber für das Mittel entweder eine klinische Prüfung durchgeführt werden oder ein Zulassungsantrag bei der EMA oder einer für die Zulassung zuständigen Behörde eines Mitgliedstaates gestellt worden sein. Die Programme zum Compassionate Use werden von den Mitgliedstaaten koordiniert und durchgeführt, die hierfür auf Basis von Art. 83 Verordnung (EG) 726/2004 ihre eigenen Regeln und Verfahren festgelegt haben [5].

Die EMA hat eine Leitlinie zum Compassionate Use verabschiedet und kann Empfehlungen über den Ausschuss für Humanarzneimittel (CHMP) nach Konsultation des Herstellers oder Antragstellers über die Bedingungen für die Verwendung sowie die Zielpatienten abgeben. Die EMA führt ein Verzeichnis der abgegebenen CHMP-Gutachten auf ihrer Webseite [51].

Die deutsche Arzneimittel-Härtefall-Verordnung (AMHV) [41] und der BfArM-Leitfaden zur Anzeige eines Arzneimittel-Härtefallprogramms vom April 2017 [40] legen, basierend auf § 21 Abs. 2 Nr. 6 AMG [3], insbesondere fest,

> *„dass Arzneimittel unter den in Artikel 83 der Verordnung (EG) Nr. 726/2004 genannten Voraussetzungen* **kostenlos** *für eine Anwendung bei Patienten zur Verfügung gestellt werden, die an einer* ***zu einer schweren Behinderung führenden Erkrankung leiden oder deren Krankheit lebensbedrohend ist, und*** *die mit einem zugelassenen Arzneimittel nicht zufriedenstellend behandelt werden können"* [1].

Die Arzneimittel-Härtefall-Verordnung gilt nur für Arzneimittel-Härtefallprogramme, die zur Behandlung von Gruppen von Patienten intendiert sind. Die Behandlung eines individuellen Einzelfalls ist nicht Gegenstand der Arzneimittel-Härtefall-Verordnung und des damit verbundenen Anzeigeverfahrens bei den zuständigen Bundesoberbehörden (BfArM bzw. PEI). Ob die Voraussetzungen der Arzneimittel-Härtefall-Verordnung vorliegen, kann anhand eines Entscheidungsdiagramms geprüft werden, das im BfArM-Leitfaden vorgeschlagen wird [40].

Eine „verantwortliche Person" hat die Verantwortung für Veranlassung, Organisation und Finanzierung eines Arzneimittel-Härtefallprogramms *ad personam* zu übernehmen (§ 3 Abs. 1 AMHV). Sie ist auch verantwortlich für die Anzeige bei der zuständigen Bundesoberbehörde und die ordnungsgemäße Durchführung des Härtefallprogramms, einschließlich der Meldung von Verdachtsfällen schwerwiegender Nebenwirkungen an die zuständige Bundesoberbehörde (§§ 6 und 7 AMHV).

Es wurde eine kostenlose Abgabe des Arzneimittels als Grundvoraussetzung für ein Compassionate-Use-Programm in die deutsche AMHV aufgenommen, damit für die Arzneimittelhersteller kein finanzieller Anreiz für die Initiierung solcher Programme besteht. BfArM und PEI haben auf ihren Webseiten die in Deutschland bestätigten und in ihren jeweiligen Zuständigkeitsbereich fallenden Arzneimittel-Härtefallprogramme veröffentlicht [52].

---

[1] Hervorhebungen d. d. Verf.

A.1.1.4 Nationale Zulassungsverfahren

Arzneimittel, die nicht der verpflichtenden zentralisierten Zulassung unterliegen, können in den EU-Mitgliedstaaten durch die zuständige(n) nationale(n) Behörde(n) zugelassen werden. Das Genehmigungsverfahren soll innerhalb von 210 Tagen nach gültiger Antragstellung abgeschlossen sein (RL 2001/83/EG Art. 8 und Art. 17 [1]).

Möchte ein pharmazeutischer Unternehmer sein Humanarzneimittel in Deutschland mit einer nationalen Zulassung in den Verkehr bringen, ist – abhängig vom jeweiligen Produkt – entweder das BfArM oder das PEI die zuständige Bundesoberbehörde (BOB). Die Zuständigkeit der BOB ist in § 77 AMG geregelt [3].

Die Zulassung kann vom Antragsteller nur für einen Mitgliedstaat beantragt werden (rein nationale Zulassung) oder es können nationale Zulassungen in mehreren EU-Mitgliedstaaten mit den nachstehenden Verfahren beantragt werden.

A.1.1.4.1 DCP-/MRP-Verfahrensarten und Durchführung der Verfahren

Es bestehen folgende Verfahrensarten:

- dezentralisiertes Verfahren (Decentralised Procedure, DCP) oder das
- Verfahren der gegenseitigen Anerkennung (Mutual Recognition Procedure, MRP).

Der Antragsteller kann bei beiden Verfahren die Mitgliedstaaten frei wählen, in denen er einen Antrag auf Zulassung stellen will. Bei beiden Verfahrensarten wird ein Mitgliedstaat als Referenzmitgliedstaat definiert (Reference Member State, RMS). Dem RMS obliegt es, neben der administrativen Verfahrensführung basierend auf dem vom Antragsteller vorgelegten Dossier, einen Bewertungsbericht (Assessment Report, AR) zu erstellen, der den einbezogenen Mitgliedstaaten (Concerned Member States, CMS) zu Verfügung gestellt wird. Darin wird das Arzneimittel in Bezug auf seine Wirksamkeit, Sicherheit und pharmazeutische Qualität beschrieben und kritisch bewertet.

Reference Member State im DCP ist die zuständige Behörde des vom pharmazeutischen Unternehmer gewählten Mitgliedstaates, im MRP ist es diejenige Behörde, die die Erstzulassung erteilt hat.

DCP und MRP beruhen somit auf dem gleichen Grundgedanken, d. h. auf der Anerkennung der Bewertung der Qualität, Wirksamkeit und Unbedenklichkeit eines EU-Mitgliedstaates durch die anderen am Verfahren beteiligten Mitgliedstaaten.

Nach Abschluss eines MRP bzw. DCP und nach Prüfung der nationalen Übersetzungen der Texte für die Beschriftung der Verpackung, der Packungsbeilage und Fachinformation (SmPC) erteilen der RMS und die CMS innerhalb weiterer 30 Tage die nationalen Zulassungen.

Verfahren der gegenseitigen Anerkennung (Mutual Recognition Procedure, MRP)

Liegt in einem EU-Mitgliedstaat bereits eine nationale Zulassung für ein Arzneimittel vor, das der Zulassungsinhaber auch in anderen EU-Mitgliedstaaten in den Verkehr bringen will, muss er zwingend ein MRP durchführen (§ 25b AMG [3] bzw. Art. 28–29 der Richtlinie 2001/83/EG [1]). Der Mitgliedstaat, in dem die Zulassung bereits vorliegt, fungiert automatisch als RMS und erstellt oder aktualisiert innerhalb von 90 Tagen den AR auf der Basis der bereits erteilten Zulassung.

Auf der Grundlage dieses Bewertungsberichtes sowie des Dossiers stimmen die CMS der Zulassung innerhalb von 90 Tagen zu, es sei denn, ein CMS stellt eine „schwerwiegende Gefahr für die öffentliche Gesundheit" (Serious Risk to Public Health) für das Präparat fest.

Dezentralisiertes Verfahren (Decentralised Procedure, DCP)

Im Gegensatz zum MRP geht dem dezentralisierten Verfahren keine nationale Zulassung des Arzneimittels voraus. Der pharmazeutische Unternehmer beantragt gleichzeitig die Zulassung in allen von ihm gewünschten

Mitgliedstaaten. Rechtliche Grundlagen sind auch hier § 25b AMG [3]) bzw. Art. 28–29 der Richtlinie 2001/83/EG [1].

Die zuständige Behörde des RMS nimmt stellvertretend für die anderen beteiligten Mitgliedstaaten (CMS) die wissenschaftliche Bewertung des Arzneimittels vor und erstellt innerhalb von 120 Tagen den Bewertungsbericht. Außerdem koordiniert sie das Verfahren. Die CMS können bereits den Entwurf des Bewertungsberichtes kommentieren. Am Ende des Verfahrens (spätestens am Tag 210) stimmen die CMS dem finalen Bewertungsbericht zu, es sei denn, es besteht aus deren Sicht eine schwerwiegende Gefahr für die öffentliche Gesundheit (Serious Risk to Public Health).

A.1.1.4.2 Referral-Verfahren zur Klärung

Wenn ein Mitgliedstaat eine mögliche „schwerwiegende Gefahr für die öffentliche Gesundheit" (Serious Risk to Public Health) feststellt, erfolgt ein 60-Tage-Verfahren zur Klärung (Referral) in der Koordinierungsgruppe (Coordination Group for Mutual Recognition and Decentralised Procedures – Human, CMDh) gem. Richtlinie 2001/83/EG, Art. 28–30 [1]. Wird im CMDh Einverständnis erzielt, schließt das Verfahren ab und der Antragsteller wird davon in Kenntnis gesetzt. Jeder einbezogene Mitgliedstaat trifft innerhalb von 30 Tagen eine Entscheidung in Übereinstimmung mit dem Beurteilungsbericht.

Sollte der CMDh zu keiner Einigung kommen, wird das Verfahren an den Ausschuss für Humanarzneimittel (CHMP) bei der EMA verwiesen. Die Entscheidung über die Zulassung des Arzneimittels trifft dann die Europäische Kommission auf Grundlage des Gutachtens (Opinion) des CHMP (Richtlinie 2001/83/EG, Art. 30, 32–34 [1]).

A.1.1.4.3 Repeat-Use Procedure (RUP)

Soll ein Arzneimittel, das schon ein DCP oder ein erstes MRP durchlaufen hat, in einem oder mehreren weiteren EU-Mitgliedstaaten in den Verkehr gebracht werden, muss zwingend ein weiteres MRP durchgeführt werden. Dieses Verfahren wird als „Repeat-Use Procedure" (RUP) bezeichnet [18].

A.1.1.5 EU-Regelungen für nationale Registrierungsverfahren

Neben den Zulassungsverfahren bestehen auch Registrierungsverfahren für das Inverkehrbringen von bestimmten homöopathischen Arzneimitteln bzw. traditionellen pflanzlichen Arzneimitteln, die ebenfalls in der Richtlinie 2001/83/EG (Kap. 2 und Kap. 2a) geregelt [1] und entsprechend national im deutschen AMG umgesetzt sind.

A.1.1.5.1 Homöopathische Arzneimittel – Registrierungsverfahren

Homöopathische Arzneimittel können in Deutschland in den Verkehr gebracht werden, wenn sie gem. §§ 21 und 25 AMG zugelassen oder gem. §§ 38 und 39 AMG registriert sind, wobei – unter definierten Vorgaben – Ausnahmen von der Registrierungspflicht für homöopathische Arzneimittel bestehen, wenn nicht mehr als 1 000 Packungen in einem Jahr in den Verkehr gebracht werden [3]. Weitere Ausführungen zur Zulassung und Registrierung von homöopathischen Arzneimitteln siehe ▶ Kap. A.5.4 Homöopathische Arzneimittel.

A.1.1.5.2 Traditionelle pflanzliche Arzneimittel – Registrierungsverfahren

Für Phytopharmaka gelten die gleichen Anforderungen an die Zulassung wie für Fertigarzneimittel mit chemisch-synthetischen Wirkstoffen. Der zugrundeliegende europäische Normenrahmen der Richtlinie 2001/83/EG [1], der in § 21 Abs. 1 AMG [3]) umgesetzt wurde, gilt damit auch für pflanzliche Arzneimittel (▶ Kap. A.5.3 Phytopharmaka einschl. traditioneller pflanzlicher Arzneimittel).

Entsprechend gibt es auch für Phytopharmaka die Möglichkeit einer vereinfachten Zulassung gem. Art. 10a der Richtlinie 2001/83/EG zur „allgemeinen medizinischen Verwendung" (Well-Established Medicinal Use) umgesetzt in § 22 Abs. 3 AMG. Grundlage für einen solchen Antrag können die Monografien des Ausschusses für pflanzliche Arzneimittel (HMPC) sein.

Weiterhin besteht die Möglichkeit eines Registrierungsverfahrens für traditionelle pflanzliche Arzneimittel (THMP) (Richtlinie 2001/83/EG, Art. 16a–16i), umgesetzt in den §§ 39a–d AMG. Vom HMPC wird dazu eine Liste für traditionelle Arzneimittel der EU entwickelt (European Union List Entries). Die endgültigen Listeneinträge werden von der Europäischen Kommission als Entscheidungen angenommen und sind für die Mitgliedstaaten verbindlich. Die Antragstellung für eine traditionelle Registrierung erfolgt an die nationalen Zulassungsbehörden. Wenn Antragsteller, die eine traditionelle Verwendung beantragen, nachweisen können, dass das beantragte Produkt den in der EU-Liste enthaltenen Informationen entspricht, müssen sie keinen Nachweis über ihre sichere und traditionelle Verwendung vorlegen. Wenn es sich um Produkte handelt, die nicht in der Liste aufgeführt sind, müssen die Anforderungen jeweils eigenständig erbracht werden [21].

A.1.1.6 Europäische Regelungen für spezielle Arzneimittelgruppen

A.1.1.6.1 Arzneimittel für seltene Erkrankungen – Orphan Medicinal Products (Orphan-Arzneimittel)

Patienten mit seltenen Leiden haben dasselbe Recht auf gute Behandlung wie andere Patienten. Daher sollen Erforschung, Entwicklung und Inverkehrbringen geeigneter Arzneimittel gefördert werden. Anreize für die Entwicklung von Arzneimitteln für seltene Leiden bestehen in den USA seit 1983 und in Japan seit 1993. Die entsprechende europäische Verordnung wurde 1999 verabschiedet: Verordnung (EG) Nr. 141/2000 des Europäischen Parlaments und des Rates v. 16. Dez. 1999 über Arzneimittel für seltene Leiden [6] (▶ Kap. A.5.2 Arzneimittel für Kinder, Arzneimittel für seltene Erkrankungen und personalisierte Medizin).

Damit wurden Anreize für die Entwicklung von Arzneimitteln zur Diagnose, Verhütung oder Behandlung seltener Leiden geschaffen, die Kriterien für die Ausweisung als „Orphan Medicinal Product" (d. h. im Sinne von „Waisenkinder" unter den Arzneimitteln) festgelegt und ein spezieller Ausschuss eingesetzt. Dieser **Ausschuss für Arzneimittel für seltene Leiden** (Committee for Orphan Medicinal Products, COMP) bei der EMA ist für die wissenschaftliche Bewertung von Anträgen zum Status „Arzneimittel für seltene Leiden" (Orphan-Drug-Status) zuständig [22].

Bereits während ihrer Entwicklung können Arzneimittel eine „Ausweisung als Arzneimittel für seltene Leiden" erhalten, die zum Zeitpunkt der Marktzulassung bestätigt werden muss. Der Orphan-Drug-Status ist grundsätzlich verbunden mit einem 10jährigen Marktexklusivitätsrecht (Art. 8 der Verordnung (EG) Nr. 141/2000) [6].

Von Bedeutung für die Ausweisung eines Arzneimittels als Orphan Drug ist auch die Verordnung (EG) Nr. 847/2000 der Kommission v. 27. Apr. 2000 zur Festlegung von Bestimmungen für die Anwendung der Kriterien für die Ausweisung eines Arzneimittels als Arzneimittel für seltene Leiden und von Definitionen für die Begriffe „ähnliches Arzneimittel" und „klinische Überlegenheit" [7].

In diesem Zusammenhang bedeutet „klinisch überlegen", dass ein Arzneimittel im Vergleich zu einem bereits zugelassenen Arzneimittel für seltene Leiden nachweislich einen oder mehrere erhebliche therapeutische Vorteile aufweist (Art. 3 Abs. 3d Verordnung (EG) Nr. 847/2000) [7], z. B.:

- Größere Wirksamkeit als ein zugelassenes Arzneimittel für seltene Leiden, wobei die Wirkung an einem klinisch bedeutungsvollen Endpunkt in geeigneten und ordnungsgemäß kontrollierten klinischen Prüfungen zu bewerten ist; generell sind direkte vergleichende klinische Prüfungen notwendig, jedoch können Vergleiche auf der Grundlage von anderen Endpunkten, so auch von Surrogatendpunkten, verwendet werden – die Methode sollte in jedem Fall begründet werden.
- Es ist eine größere Sicherheit bei einem erheblichen Teil der Zielpopulation(en) gegeben.

Weitere Interpretationen hat die EU-Kommission in der Bekanntmachung der Kommission betreffend die Anwendung der Art. 3, 5 und 7 der Verordnung (EG) Nr. 141/2000 über Arzneimittel für seltene Leiden (2016/C 424/03) [8] gegeben.

Die Bekanntmachung ist nicht rechtsverbindlich und im Zweifelsfall sollte auf die einschlägigen Richtlinien und Verordnungen der EU Bezug genommen werden. In Fällen, in denen bereits eine Therapiemöglichkeit für

Patienten besteht, wurden Anforderungen an die Ausweisung eines Arzneimittels als Orphan Drug verschärft und Entwicklungen für seltene Leiden, die hauptsächlich außerhalb der EU vorkommen, erleichtert.

Im Hinblick auf die Bildung von Subpopulationen seltener Erkrankungen und der Frage, ob diese eine eigenständige Krankheitsentität bilden, fordert die Bekanntmachung klare Belege. So ist das „Bilden von Untergruppen" eines Leidens unter Verwendung von Biomarkern nur dann zulässig, *„wenn der Investor den belastbaren wissenschaftlichen Nachweis dafür erbringt, dass sich die Wirkung des Arzneimittels bei der größeren Gruppe nicht zeigen würde"* (s. Abschn. B 3 der Bekanntmachung der Kommission (2016/C 424/03) [8]).

„Investor" ist eine in der Gemeinschaft niedergelassene juristische oder natürliche Person, die beantragt, dass ein Arzneimittel als Arzneimittel für seltene Leiden ausgewiesen wird oder diese Ausweisung bereits erhalten hat (Art. 2 Verordnung (EG) Nr. 141/2000 über Arzneimittel für seltene Leiden) [6].

A.1.1.6.2 Ausweisung als Arzneimittel für seltene Erkrankungen – Auswirkungen auf die frühe Nutzenbewertung gem. AMNOG

§ 35a SGB V

Mit dem Gesetz zur Neuordnung des Arzneimittelmarktes (AMNOG) [28] wurde im Rahmen der „frühen Nutzenbewertung" (§ 35a SGB V) eine Bewertung des medizinischen Zusatznutzens von Arzneimitteln mit neuen Wirkstoffen gegenüber der zweckmäßigen Vergleichstherapie durch den Gemeinsamen Bundesausschuss (G-BA) eingeführt. Nach diesem Verfahren wird seit Januar 2011 der Erstattungsbetrag für solche neuen Arzneimittel auf Basis einer Bewertung des Zusatznutzens bestimmt und darauf basierend die Erstattungsbetragsverhandlungen mit dem Spitzenverband der gesetzlichen Krankenkassen (GKV-Spitzenverband) durchgeführt. Wie oben dargestellt, sind mit der Zulassung als Arzneimittel für seltene Erkrankungen nachweislich ein oder mehrere erhebliche therapeutische Vorteile gegenüber einem zugelassenen Arzneimittel vorhanden, sodass damit der Zusatznutzen belegt ist. Das mit der Markteinführung dem G-BA einzureichende Dossier muss aber Angaben zum Präparat und zum Ausmaß seines Zusatznutzens enthalten. Bezogen auf die Aussagekraft der Nachweise und dem Ausmaß des Zusatznutzens muss der Zulassungsinhaber dann mit dem GKV-Spitzenverband über den Erstattungsbetrag für das Arzneimittel verhandeln.

Arzneimittel für seltene Erkrankungen haben aufgrund ihrer besonderen Zulassungsanforderungen somit einen impliziten Zusatznutzen. Rechtlich maßgeblich für diese Regelung ist auch, dass die Beschlüsse der EU-Kommission zur Genehmigung für das Inverkehrbringen (Zulassung) in allen ihren Teilen verbindlich sind (Art. 288, Vertrag über die Arbeitsweise der Europäischen Union, AEUV) [17]. Dies gilt auch für den im Rahmen des zentralen Zulassungsverfahrens festgestellten Zusatznutzen bei Arzneimitteln für seltene Erkrankungen.

Allerdings bestand bis Ende 2022 eine Umsatzschwelle von mehr als 50 Mio. Euro im Jahr zu Lasten der gesetzlichen Krankenversicherung in Deutschland, die mit dem GKV-Finanzstabilisierungsgesetz (GKV-FinStG) seit dem 01.01.2023 auf 30 Mio. Euro abgesenkt wurde. Bei Überschreitung der jeweiligen Umsatzschwelle hat der Zulassungsinhaber den Zusatznutzen gegenüber dem G-BA nachzuweisen und ein volles Dossier einzureichen (§ 35a SGB V [28]).

A.1.1.6.3 Verordnung für Kinderarzneimittel

Zweck dieser Verordnung für Kinderarzneimittel ist insbesondere, die Entwicklung und die Zugänglichkeit von Arzneimitteln zur Verwendung bei der pädiatrischen Bevölkerungsgruppe zu erleichtern. Außerdem soll gewährleistet werden, dass die zur Behandlung der pädiatrischen Bevölkerungsgruppe verwendeten Arzneimittel im Rahmen ethisch vertretbarer und qualitativ hochwertiger Forschungsarbeiten entwickelt und eigens für die pädiatrische Verwendung genehmigt werden: Verordnung (EG) Nr. 1901/2006 des Europäischen Parlaments und des Rates v. 12. Dez. 2006 über Kinderarzneimittel und zur Änderung der Verordnung (EWG) Nr. 1768/92, der Richtlinien 2001/20/EG und 2001/83/EG sowie der Verordnung (EG) Nr. 726/2004 [9] (▶ Kap. 6.2 Arzneimittel für Kinder, für seltene Erkrankungen und personalisierte Arzneimittel).

Pädiatrieausschuss (Paediatric Committee, PDCO)

Mit dieser Verordnung wurde auch ein Pädiatrieausschuss (Paediatric Committee, PDCO) als wissenschaftlicher Ausschuss der EMA eingesetzt, der für die Begutachtung von pädiatrischen Prüfkonzepten (Paediatric Investigation Plan, PIP) zuständig ist und diese am Ende eines Verfahrens positiv oder negativ bescheidet [23].

Genehmigung für die pädiatrische Verwendung (Paediatric Use Marketing Authorisation, PUMA)

Außerdem wird eine besondere pädiatrische Arzneimittelzulassung für Arzneimittel ermöglicht, die bereits für Erwachsene zugelassen sind, nämlich die Genehmigung für die pädiatrische Verwendung (PUMA).

Diese Zulassung kann für sämtliche pädiatrischen Indikationen und in allen oder bestimmten pädiatrischen Altersgruppen sowie für die Entwicklung kindgerechter Darreichungsformen erteilt werden. Auch eine PUMA erfordert klinische Daten gemäß einem pädiatrischen Prüfkonzept, das zuvor vom Pädiatrieausschuss zu genehmigen ist.

Die Ziele der Verordnung sollen verwirklicht werden, ohne die pädiatrische Bevölkerungsgruppe unnötigen klinischen Prüfungen zu unterziehen und ohne die Genehmigung eines Arzneimittels für andere Altersgruppen zu verzögern (Erwägungsgrund Nr. 4 der Verordnung (EG) Nr. 1901/2006 [8]).

Zur Unterstützung der pädiatrischen Forschung hat die EMA ein „European Network of Paediatric Research at the EMA (Enpr-EMA)" eingerichtet, dem Forschergruppen aus verschiedenen EU-Mitgliedstaaten angehören, die eine anerkannte Erfahrung in der Durchführung klinischer Studien mit Kindern haben. Eine entsprechende Liste ist auf der EMA-Webseite verfügbar [24].

A.1.1.6.4 Regelungen für Arzneimittel für neuartige Therapien (ATMP)

Die Verordnung zu neuartigen Therapien (Advanced Therapy Medicinal Products, ATMP) definiert insbesondere Anforderungen an die Entwicklung für Gentherapeutika, somatische Zelltherapeutika, biotechnologisch bearbeitete Gewebeprodukte sowie für Arzneimittel für neuartige Therapien, die Medizinprodukte enthalten: Verordnung (EG) Nr. 1394/2007 des Europäischen Parlaments und des Rates v. 13. Nov. 2007 über Arzneimittel für neuartige Therapien und zur Änderung der Richtlinie 2001/83/EG und der Verordnung (EG) Nr. 726/2004 [10] (▶ Kap. A.5.1 Arzneimittel für neuartige Therapien (ATMP)).

Ergänzt wurde diese europäische Verordnung für neuartige Therapien durch Einfügung der Anforderungen zum Beleg der Wirksamkeit, Unbedenklichkeit und pharmazeutischen Qualität in Anhang I Humankodex: Richtlinie 2009/120/EG der Kommission v. 14. Sept. 2009 zur Änderung der Richtlinie 2001/83/EG des Europäischen Parlaments und des Rates zur Schaffung eines Gemeinschaftskodexes für Humanarzneimittel im Hinblick auf Arzneimittel für neuartige Therapien [11].

Mit diesen europäischen Regelungen wurde im Januar 2009 ein weiteres europäisches Gremium, der Ausschuss für neuartige Therapien (Committee for Advanced Therapies, CAT) bei der EMA eingerichtet. Dieser Ausschuss ist federführend zuständig für alle Verfahren, die ATMP betreffen (Zulassung, Zertifizierung und Klassifizierung), und erstellt insbesondere wissenschaftliche Empfehlungen über die Zulassung von Arzneimitteln für neuartige Therapien für den CHMP [25].

Zertifizierung von Unterlagen für ATMP

Eine Verordnung der Kommission regelt die Details zur Zertifizierung von (frühen) Unterlagen zur pharmazeutischen Qualität und für nichtklinische Daten von kleinen und mittleren Unternehmen (KMU): Verordnung (EG) Nr. 668/2009 der Kommission v. 24. Juli 2009 zur Umsetzung der Verordnung (EG) Nr. 1394/2007 des Europäischen Parlaments und des Rates im Hinblick auf die Beurteilung und Zertifizierung von qualitätsbezogenen und nichtklinischen Daten zu von Kleinstunternehmen und kleinen und mittleren Unternehmen entwickelten Arzneimitteln für neuartige Therapien [10].

Therapieklassifizierung für ATMP – Beratungsmöglichkeit bei der EMA

Unternehmen können sich bei der EMA beraten lassen, ob es sich bei einem Arzneimittel, das sie entwickeln, um ein Arzneimittel für neuartige Therapien (ATMP) handelt. Das Verfahren ermöglicht es ihnen, die Bestätigung zu erhalten, dass ein Arzneimittel, das auf Genen, Zellen oder Geweben basiert, die wissenschaftlichen Kriterien für die Definition eines ATMP erfüllt. Das Klassifizierungsverfahren ist optional.

Die Agentur veröffentlicht Zusammenfassungen der Empfehlungen nach Streichung aller vertraulichen Angaben kommerzieller Art (Art. 17 Verordnung (EG) Nr. 1394/2007) [10].

A.1.1.7 Anforderungen an die Produktinformationen

Die Produktinformationen sind ein wichtiger Teil der Zulassung des jeweiligen Arzneimittels. Sie umfassen insbesondere alle von den zuständigen Behörden genehmigten Informationen zum Arzneimittel für medizinische und pharmazeutische Fachkreise (SmPC) bzw. die Packungsbeilage für Patienten.

A.1.1.7.1 Zusammenfassung der Produktmerkmale (SmPC)/Fachinformation

Teil der Genehmigung für das Inverkehrbringen im zentralisierten Verfahren bzw. bei nationalen Zulassungen ist die Zusammenfassung der Produktmerkmale (Summary of Product Characteristics, SmPC). Die detaillierten Anforderungen sind in der Richtlinie 2001/83/EG (Art. 8 Abs. 3j) i. V. m. Art. 11) der Verordnung (EG) Nr. 726/2004 (Art. 6 Abs. 1) sowie in der „Guideline on summary of product characteristics" enthalten [1,5,11].

Die SmPC enthält die Informationen für Angehörige der Gesundheitsberufe zur Verwendung des Arzneimittels, insbesondere mit Angaben über Darreichungsform und Stärke, Anwendungsgebiete, Dosierung, Wirkung(en), Nebenwirkungen, Wechselwirkungen, Gegenanzeigen und auch zu pharmakologischen Eigenschaften.

Auch nach der Zulassung ist die SmPC ständig hinsichtlich ihrer Aktualität zu überprüfen.

Die gem. § 11a AMG zu erstellende Fachinformation entspricht inhaltlich der SmPC und ist den Fachkreisen auf Anforderung zur Verfügung zu stellen [3].

Ausführliche Informationen für die Erstellung der SmPC hat die EMA auf ihrer Webseite zusammengestellt. Die aufgeführten Guidelines decken dabei alle Arten von Arzneimitteln (z. B. auch Radiopharmazeutika und Blutprodukte) ab und verweisen konkret auf solche Guidelines (u. a. CHMP Position Paper, ICH- und EMA-Leitlinien), die spezifisch für die Erstellung der SmPC sind [12]).

A.1.1.7.2 Packungsbeilage

Die Packungsbeilage (Gebrauchsinformation, Patienteninformation, Package Leaflet (PL)) wird in Übereinstimmung mit der SmPC erstellt (Art. 59 Richtlinie 2001/83/EG). Sie muss gem. § 11 AMG allgemeinverständlich und gut lesbar sein und ist in der Amtssprache bzw. den Amtssprachen des jeweiligen Mitgliedstaates abzufassen. Packungsbeilagen sind grundsätzlich in Zusammenarbeit mit Patienten-Zielgruppen auf Verständlichkeit zu prüfen (EudraLex Vol. 2 Readability guideline [1,5,27]).

Wie die SmPC wird auch die Packungsbeilage im Rahmen der Zulassung des Arzneimittels durch die EMA bzw. die zuständigen nationalen Behörden eingehend geprüft und ist ebenfalls auf dem aktuellen wissenschaftlichen Erkenntnisstand zu halten. Das BfArM hat zur Gestaltung der Packungsbeilagen eine Bekanntmachung v. 14. Apr. 2015 vorgelegt, die u. a. auf die Häufigkeitsangaben von Nebenwirkungen und die Überprüfung der Verständlichkeit von Packungsbeilagen eingeht [26].

A.1.1.8 Health Technology Assessment (HTA) – Auswirkungen auf das Design klinischer Prüfungen von Arzneimitteln

A.1.1.8.1 Aktuelle Auswirkungen von HTA-Anforderungen

EMA und CHMP haben im Oktober 2019 gemeinsam mit den in den EU-Mitgliedstaaten für die Erstattung von Arzneimitteln verantwortlichen Institutionen (Health Technology Assessment, HTA) hinsichtlich der Auslegung des Wortlauts einer Indikation in verschiedenen therapeutischen Bereichen Empfehlungen für die Assessoren für das zentrale Zulassungsverfahren verabschiedet: „Wording of therapeutic indication – A Guide for Assessors of Centralised Applications" [13].

Diese Empfehlungen sind für die Festlegung der Endpunkte in klinischen Prüfungen von Bedeutung. Es sollte klar die Erkrankung bzw. die Patientenpopulation angeben werden, die mit dem Arzneimittel behandelt werden soll, insbesondere hinsichtlich:

- Zielgruppe
- Schwere der Krankheit
- Ziel der Behandlung (Indikation mit Angabe, ob Prävention oder Behandlung)
- Anwendung des Arzneimittels in der Therapie (First-Line-/Second-Line-Behandlung)
- Verwendung in einer Kombinationstherapie
- Konsistenz der Formulierung innerhalb und zwischen therapeutischen Bereichen

Besonderer Begründung bedarf z. B. die Extrapolation auf Untergruppen, für die nur wenigen Daten bestehen oder auch ganz fehlen (d. h. die zugelassene Indikation ist breiter als die Studienpopulation). Begründet werden sollen auch solche Fälle, in denen die in der SmPC genannte Zielpopulation, im Vergleich zur Studienpopulation, eingeschränkter ist.

A.1.1.8.2 Europäische HTA-Verordnung in Kraft getreten

Im Januar 2018 veröffentlichte die Europäische Kommission einen ersten Verordnungsvorschlag für ein gemeinsames europäisches Nutzenbewertungsverfahren (EU Health Technology Assessment, EU-HTA) für Arzneimittel. Drei Jahre dauerten die anschließenden Verhandlungen und im Juni 2021 erfolgte eine informelle Einigung. Die Verordnung (EU) 2021/2282 über die gemeinsame Bewertung von Gesundheitstechnologien (EU-HTA) wurde am 22. Dez. 2021 im Amtsblatt der EU (ABl) veröffentlicht. Sie ist 20 Tage nach Veröffentlichung in Kraft getreten und somit seit 11. Jan. 2022 anwendbar [55].

In der Verordnung ist eine Übergangsphase von 3 Jahren vorgesehen; sie wird ab dem 12. Jan. 2025 zunächst Anwendung finden für

- neue Onkologika
- Arzneimittel für neuartige Therapien (ATMP), z. B. zur Zelltherapie und zur Gentherapie
- einige Medizinprodukte

Schrittweise wird dann der Anwendungsbereich auf weitere Produktgruppen ausgedehnt:

- Nach weiteren 3 Jahren werden neue Arzneimittel gegen seltene Erkrankungen einbezogen und
- nach weiteren 2 Jahren neue zentralisiert zugelassene Arzneimittel gegen alle Erkrankungen.

A.1.1.8.3 Joint Clinical Assessments (JCA) durch die Coordination Group (CG)

Ziel der Bewertung ist ein „Joint Clinical Assessment (JCA)", d. h. eine begründete wissenschaftliche Analyse mit Stärken und Grenzen der Evidenz (externe und interne), nicht aber Schlussfolgerungen zu Zusatznutzen, zu Gesamtnutzen oder zum Stellenwert in Therapie, Diagnostik und Prävention. Das JCA wird durch eine Koordinierungsgruppe (CG) der Mitgliedstaaten erarbeitet und verabschiedet. Diese Koordinierungsgruppe soll – gemeinsam mit einem Sekretariat – bei der Europäischen Kommission eingesetzt werden.

Die Kompetenz für Preisfestlegungen und Erstattungsentscheidungen bleibt weiterhin bei dem jeweiligen Mitgliedstaat, der seine eigenen Schlussfolgerungen über den klinischen Zusatznutzen einer Gesundheitstechnologie im Kontext seines spezifischen Gesundheitssystems zu ziehen hat. Es sind die Teile des Berichts zu berücksichtigen, die in diesem Zusammenhang relevant sind (Art. 13 Verordnung (EU) 2021/2282 [55]). Dabei sind die Ergebnisse der publizierten JCA-Reports auf ihre Eignung zu prüfen und in angemessener Weise zu berücksichtigen (*„give due consideration"*).

Der Koordinierungsgruppe obliegt auch die Entwicklung spezifischer HTA-Bewertungsmethoden. Wesentliche Detailbestimmungen zur Umsetzung der EU-HTA-Verordnung müssen in den kommenden Jahren in Form von Durchführungsrechtsakten noch entwickelt werden, insbesondere Prozesse und Methodik sowie die Arbeitsweise der Koordinierungsgruppe, zur Erstellung des JCA. Auch ist in den Mitgliedstaaten jeweils zu klären, wie die Einbindung des europäischen Prozesses in das jeweilige nationale Verfahren erfolgen soll, z. B. in Deutschland in das Verfahren zur frühen Nutzenbewertung.

A.1.1.8.4 Joint Scientific Consultation (JSC)

Von Bedeutung für die Firmen ist auch die Möglichkeit, eine „Joint Scientific Consultation (JSC)" bei der Koordinierungsgruppe zu beantragen (Art. 16 Abs. 1 und Abs. 5 Verordnung (EU) 2021/2282 [55]):

> *„Gemeinsame wissenschaftliche Beratungen betreffen insbesondere alle maßgeblichen Aspekte der Gestaltung klinischer Studien oder Aspekte der Gestaltung klinischer Prüfungen, einschließlich, der Komparatoren, Interventionen, gesundheitsbezogenen Endpunkte und Patientenpopulationen. Bei der Durchführung gemeinsamer wissenschaftlicher Beratungen über Gesundheitstechnologien, bei denen es sich nicht um Arzneimittel handelt, werden die Besonderheiten dieser Gesundheitstechnologien berücksichtigt."*

Gemeinsame wissenschaftliche Beratungen zu Arzneimitteln können parallel zur wissenschaftlichen Beratung durch die EMA stattfinden: *„Derartige parallele Beratungen schließen den Informationsaustausch und zeitliche Abstimmung ein, während die Trennung der jeweiligen Zuständigkeitsbereiche der Koordinierungsgruppe und der Europäischen Arzneimittel-Agentur voneinander bestehen bleibt."*

Entsprechendes gilt für gemeinsame wissenschaftliche Beratungen zu Medizinprodukten, die parallel zu Beratungen von Expertengremien gem. Art. 61 Abs. 2 der Verordnung (EU) 2017/745 [56] stattfinden können.

A.1.1.8.5 Anforderungen an das Dossier für den Vergleich mit einer oder mehreren anderen Gesundheitstechnologien oder bestehenden Verfahren

Hier sind insbesondere folgende Anforderungen zu nennen:

- Beschreibung des von der Gesundheitstechnologie behandelten Gesundheitsproblems
- Beschreibung des derzeitigen Einsatzes anderer Gesundheitstechnologien, die dieses Gesundheitsproblem behandeln
- Beschreibung und technische Charakterisierung der Gesundheitstechnologie
- relative klinische Wirksamkeit und relative Sicherheit
- Grad der Gewissheit der Ergebnisse, basierend auf den Stärken und Einschränkungen der verfügbaren Evidenz
- Für das Assessment werden die Daten mit geeigneten Methoden analysiert.
- Die vorgelegten Nachweise müssen im Hinblick auf die verfügbaren Studien vollständig sein.
- Die Datenpräsentation muss gut strukturiert und transparent sein, um eine angemessene Bewertung innerhalb des begrenzten verfügbaren Zeitrahmens durchführen zu können.

Die zugrundeliegende Dokumentation muss mitvorgelegt werden, um den Gutachtern die Möglichkeit zu geben, die Richtigkeit der übermittelten Informationen zu überprüfen. Die Details sind in Annex I und II der EU-HTA-Verordnung festgelegt.

Termin der Antragstellung für ein JCA ist bei Arzneimitteln spätestens 45 Tage vor der Opinion des CHMP, d. h., es findet ein paralleles Verfahren zum Zulassungsverfahren statt.

A.1.1.8.6 Medizinprodukte und In-vitro-Diagnostika

Der CG obliegt auch die Entwicklung spezifischer HTA-Bewertungsmethoden für Medizinprodukte und In-vitro-Diagnostika. Diese können auf Empfehlung der CG durch die Europäische Kommission für eine Bewertung ausgewählt werden, insbesondere unter Berücksichtigung der Kriterien „ungedeckter medizinischer Bedarf", „öffentlicher Gesundheitsnotstand" und „erheblicher Nutzen für die Gesundheitssysteme".

A.1.1.8.7 Zukünftig hohe Bedeutung für die Arzneimittelentwicklung

Für die Arzneimittelentwicklung wird den gemeinsamen wissenschaftlichen Beratungen für Zulassung und HTA-Bewertung, durchgeführt durch

- einerseits die Koordinierungsgruppe (CG): „Joint Scientific Consultation (JSC)" und
- andererseits die EMA: „Scientific Advice and Protocol Assistance"

eine hohe Bedeutung zukommen. Die Ergebnisse dieser Beratungen werden sich somit auch auf das Design klinischer Prüfungen für die Zulassung auswirken.

A.1.2 EU-Anforderungen zur Wirksamkeit und Sicherheit/ Unbedenklichkeit

A.1.2.1 Anhang I der Richtlinie 2001/83/EG

Die detaillierten Anforderungen an die vorzulegenden Unterlagen zum Beleg der Wirksamkeit und Unbedenklichkeit sind zusammengefasst im umfangreichen Anhang I der Richtlinie 2001/83/EG [1]: Analytische, toxikologisch-pharmakologische und ärztliche oder klinische Vorschriften und Nachweise über Versuche mit Arzneimitteln. Hier wird im Kapitel „Einführung und allgemeine Grundlagen" (Abs. 7) auch folgendes festgelegt:

> *„Der Antrag muss sämtliche Informationen enthalten, die für die Beurteilung des betreffenden Arzneimittels relevant sind, unabhängig davon, ob sie für das Arzneimittel günstig oder ungünstig ausfallen. Insbesondere sind auch alle relevanten Einzelheiten etwaiger unvollständiger oder abgebrochener pharmakotoxikologischer oder klinischer Versuche oder Prüfungen mit dem Arzneimittel und/oder abgeschlossener Prüfungen bezüglich therapeutischer Indikationen, die nicht unter den Antrag fallen, anzugeben."*

Weitere Gliederung des Anhangs I der Richtlinie 2001/83/EG

Teil I – Standardanforderungen an einen Zulassungsantrag: Hier sind u. a. die Nachweise zur pharmazeutischen Qualität, zur Pharmakologie, Toxikologie und zur klinischen Prüfung definiert. Ferner enthält Teil I administrative Angaben, die Zusammenfassung der Merkmale des Arzneimittels (SmPC), Etikettierung und Packungsbeilage sowie die Anforderungen an die Präsentation von vollständigen Anträgen (Module 1–5 des CTD).

Teil II– Spezifische Zulassungsanträge und Anforderungen: Beispielsweise enthält dieses Kapitel die Anforderungen an die vorzulegenden Unterlagen für Generika, Biosimilars und fixe Arzneimittelkombinationen.

Teil III– Besondere Arzneimittel: Es wird definiert, welche Angaben zu speziellen Arzneimitteln, z. B. für biologische Arzneimittel (wie Impfstoffe und aus Plasma gewonnene Arzneimittel), für radiopharmazeutische, homöopathische und pflanzliche Arzneimittel vorzulegen sind (▶ Kap. A.5.3 Phytopharmaka einschl. traditioneller pflanzlicher Arzneimittel).

Teil IV– Arzneimittel für neuartige Therapien (ATMP): Dieser Teil beschreibt die erforderlichen Angaben zu Arzneimitteln für neuartige Therapien (ATMP), wie z. B. Gentherapeutika, somatische Zelltherapeutika und biotechnologisch bearbeitete Gewebeprodukte (▶ Kap. A.5.1 Arzneimittel für neuartige Therapien (ATMP)).

A.1.2.2 EudraLex – The Rules Governing Medicinal Products in the European Union

Die gesetzlich festgelegten Anforderungen zum Beleg der pharmazeutischen Qualität, der Wirksamkeit und der Unbedenklichkeit eines Arzneimittels werden durch Leitlinien ergänzt und sind zusammengefasst in „The rules governing medicinal products in the European Union – EudraLex" (Tab. 2 [29]).

Tab. 2. EudraLex in Bezug auf Humanarzneimittel (Zulassung/klinische Prüfungen).

Band 1	Pharmazeutische Gesetzgebung
Band 2	Mitteilung an die Antragsteller (Notice to Applicants – NTA)
Band 2A	Verfahren für die Genehmigung des Inverkehrbringens: Nationale Verfahren, einschließlich gegenseitigem Anerkennungsverfahren (MRP) und dezentralem Verfahren (DCP); hier ist zu beachten, dass die Anforderungen für die Zulassung zum zentralen Verfahren (CP) seit Juli 2015 nicht mehr in der NTA enthalten sind. Die Kommission verweist auf die Publikationen der EMA auf deren Internetseite.
Band 2B	Darstellung und Inhalt des Antragsdossiers
Band 2C	Darstellung der Leitlinien
Band 3	Wissenschaftliche Leitlinien (ersetzt durch die von der EMA auf ihrer Internetseite publizierten wissenschaftlichen Leitlinien „Compilation of European Commission and Agency Guidelines" [35] (▶ Kap. A.1.2.3)
Band 10	Klinische Prüfungen in Bezug auf Humanarzneimittel

A.1.2.3 Wissenschaftliche Leitlinien der EU

EudraLex Band 3 verweist auf die von der EMA auf ihrer Internetseite seit 1995 publizierten und verabschiedeten wissenschaftlichen Leitlinien (Scientific Guidelines). Diese Leitlinien werden vom CHMP in Zusammenarbeit mit den Arzneimittelbehörden der EU-Mitgliedstaaten (Heads of Medicines Agencies – HMA) und der EMA erarbeitet, um den Antragstellern zu helfen, die notwendigen Untersuchungen und Prüfungen für einen Zulassungsantrag sachgerecht zu erarbeiten. Sie reflektieren die harmonisierte Bewertung der Behörden der EU-Mitgliedstaaten und der EMA zur Interpretation der Anforderungen im europäischen Recht [35].

Wichtige wissenschaftliche Leitlinien wurden außerdem durch das ICH erarbeitet (▶ Kap. A.1.2.5). Sie werden von der EMA als Teil der Scientific Guidelines der EU auf ihrer Internetseite veröffentlicht.

Die Antragsteller haben diese auf der EMA-Webseite publizierten Scientific Guidelines zum Beleg der Wirksamkeit, der Unbedenklichkeit und der pharmazeutischen Qualität als allgemein anerkannten Stand der wissenschaftlichen Erkenntnisse bei der Entwicklung ihrer Arzneimittel zu berücksichtigen.

A.1.2.4 ICH-Leitlinien

Das International Council for Harmonisation of Technical Requirements for Pharmaceuticals for Human Use – ICH [34] wurde 1990 von der Europäischen Kommission, der US-amerikanischen FDA und dem japanischen Ministry of Health, Labour and Welfare of Japan (MHLW) sowie den europäischen, amerikanischen und japanischen Arzneimittel-Herstellerverbänden als Internationale Konferenz zur Harmonisierung technischer Anforderungen für die Zulassung von Humanarzneimitteln – ICH gegründet. Im ICH arbeiten seit Beginn Experten der Industrieverbände und der Behörden mit dem Ziel zusammen, die Unterschiede in den technischen Anforderungen an die Entwicklung und Zulassung von Arzneimitteln zunächst in den 3 großen pharmazeutischen Märkten EU, Japan und USA zu beseitigen. Gemeinsames Bestreben ist es, die Entwicklung und Zulassung von Arzneimitteln effektiver und kosteneffizienter zu gestalten.

Damit sollen auch unnötige Wiederholungen klinischer Prüfungen an Menschen vermieden, die Durchführung von Tierversuchen reduziert und die Anforderung zum Nachweis der pharmazeutischen Qualität harmonisiert werden, ohne die Sicherheit, Wirksamkeit und Qualität von Arzneimitteln zu vernachlässigen. Neue Arzneimittel sollen somit den Patienten schneller zur Verfügung gestellt werden.

Mit den im Oktober 2015 durchgeführten organisatorischen Änderungen hat das ICH nun 16 Mitglieder und 32 Institutionen mit Beobachterstatus. Zu den neuen Mitgliedern zählen u. a. die Behörden folgender Länder: Kanada, Schweiz, Brasilien, China und Taiwan. Behörden mit Beobachterstatus sind z. B. die Behörden aus Argentinien, Australien, Indien und Russland.

Seit Beginn der ICH-Aktivitäten wurde eine Vielzahl harmonisierter, empfehlender Leitlinien (ICH-Guidelines) im Hinblick auf die Zulassung von Arzneimitteln zu folgenden Themen erarbeitet (Tab. 3).

Tab. 3. Zuordnung von ICH-Leitlinien.

ICH-Leitlinien	
Pharmazeutische Qualität (Quality)	Q-Guidelines
Sicherheit (nichtklinische Prüfung – Safety)	S-Guidelines
Wirksamkeit (klinische Prüfung und klinische Sicherheit – Efficacy)	E-Guidelines
übergreifende multidisziplinäre Fragen (Multidisciplinary)	M-Guidelines

Vereinbarungsgemäß werden die ICH-Leitlinien von den beteiligten Ländern/Regionen implementiert, um eine einheitliche Vorgehensweise hinsichtlich der Anforderungen an die Zulassung von Arzneimitteln zu erreichen. Entsprechend übernimmt die EMA die verabschiedeten ICH-Leitlinien und publiziert sie auf ihrer Internetseite als Teil der Scientific Guidelines der EU.

A.1.2.5 Wissenschaftliche Beratung – Scientific Advice bei EMA und nationalen Behörden

Wie dargestellt, reflektieren die Leitlinien die harmonisierte Bewertung der europäischen Behörden zur Interpretation der Anforderungen im europäischen Recht. Daher empfiehlt die EMA den Antragstellern nachdrücklich, diese Leitlinien einzuhalten. Abweichungen von den Leitlinien sind vom Antragsteller im Zulassungsantrag hinreichend zu begründen. In diesen Fällen, aber auch zur Unterstützung bei der Erstellung des Prüfplanes, wird dem Antragsteller empfohlen, eine wissenschaftliche Beratung (Scientific Advice) bei den zuständigen Behörden einzuholen.

Für Arzneimittel, die zentralisiert zugelassen werden sollen, findet diese Beratung durch die Scientific Advice Working Party (SAWP) der EMA statt. Eine Übersicht über die Verfahren und eine Anleitung, wie ein Antrag gemäß den Anforderungen der SAWP zu stellen ist, hat die EMA in einer Leitlinie zusammengefasst [57].

Für Arzneimittel, die national zugelassen werden sollen, erfolgt diese Beratung bei den zuständigen nationalen Behörden [34]. Sowohl das BfArM als auch das PEI bieten wissenschaftliche Beratungen an.

Die Beratungsformate orientieren sich am Entwicklungsprozess des jeweiligen Arzneimittels – von der Entwicklung eines Wirkstoffes, über seine Wirkweise in nichtklinischen Untersuchungen bis hin zur ersten klinischen Anwendung und späteren Marktzulassung. Gegenstand der Gespräche sind z. B. konkrete wissenschaftliche Aspekte im Bereich der Qualität, der nichtklinischen und klinischen Studien hinsichtlich regulatorischer Anforderungen.

Das EU-Innovative Network (EU-IN) hat seit 1. Febr. 2020 eine Pilotphase für eine simultane, wissenschaftliche Beratung bei den nationalen Behörden gestartet, die seit dem 1. Dezember 2022 in Phase 2 des Projekts in einem optimierten Verfahren fortgeführt wird (Simultaneous National Scientific Advice – SNSA). Hiermit soll die frühzeitige regulatorische Unterstützung für Innovationen weiter gestärkt werden. Die Heads of Medicines Agencies (HMA) und die EMA haben hierzu die Leitlinie: Guidance for applicants on Simultaneous National Scientific Advice (SNSA) phase 2 pilot (from October 2022) – Optimized process, (HMA/EMA: 22 November 2022) [15] veröffentlicht.

In einem Schritt kann damit eine nationale, wissenschaftliche Beratung oder eine regulatorische Beratung gleichzeitig bei zunächst 2 nationalen Behörden angefordert werden. Ziel des Konzeptes ist es, ein effizienteres Verfahren für Antragsteller zu schaffen. Dies betrifft auch z. B. Fragen zu Studiendesigns und statistischen Fragestellungen.

A.1.2.6 Common Technical Document (CTD) – einheitliches Antragsdossier für Zulassungen

Ein wichtiges Ergebnis der ICH-Aktivitäten zur Harmonisierung technischer Anforderungen für die Zulassung von Humanarzneimitteln ist auch das einheitliche Dossier für einen Zulassungsantrag (ICH M4 – Common technical document for the registration of pharmaceuticals for human use – CTD [36]). Damit wurde eine einheitliche Form des Zulassungsantrags zunächst für die EU/EWR, Japan und die USA zur Übermittlung von Daten an die entsprechenden Zulassungsbehörden geschaffen, die inzwischen auch von anderen Ländern, wie Brasilien, China, Kanada, Korea, Saudi-Arabien, Schweiz, Singapur, Taiwan und auch UK, übernommen wurde. Eine erste Version der Spezifikation wurde 2000 verabschiedet; zurzeit ist die 3. Revision von Januar 2004 gültig. Vom 1. Juli 2003 wurde das CTD mit einer Übergangsfrist bis zum 31. Okt. 2003 für die Implementierung in den EU-Mitgliedstaaten verbindlich eingeführt.

Um die im CTD einzureichenden Datenmengen für Antragsteller und Behörden handhabbarer zu machen, wurde im Rahmen von ICH die elektronische Version des CTD (electronic Common Technical Document – eCTD/ICH M8 [37]) entwickelt, mit Definition der Schnittstellen für die elektronische Übertragung von Zulassungsunterlagen eines Arzneimittelherstellers an die zuständigen Behörden. Inhaltlich basiert der Standard auf den Definitionen des CTD.

Die Struktur eines CTD umfasst 5 Module:

- Modul 1: administrative Angaben
- Modul 2: Gesamtinhaltsverzeichnis, Übersichten und Zusammenfassungen der Module 3–5
- Modul 3: Pharmazeutische Qualität – chemische, pharmazeutische und biologische Informationen zu Arzneimitteln, die chemische und/oder biologische Wirkstoffe enthalten
- Modul 4: präklinische Studienberichte
- Modul 5: klinische Studienberichte

Die 5 Module des CTD sind im „CTD Triangle" dargestellt, wobei Modul 1 spezifisch ist für das jeweilige Land/die jeweilige Region und die Module 2–5 für alle Länder/Regionen zur Anwendung kommen. Bei der Planung einer gesamten Produktentwicklung oder einzelner klinischen Prüfungen sind die jeweils zutreffenden europäischen Leitlinien zu den nichtklinischen und klinischen Anforderungen heranzuziehen. Diese umfassen auch die jeweiligen ICH-Leitlinien (Abb. 2).

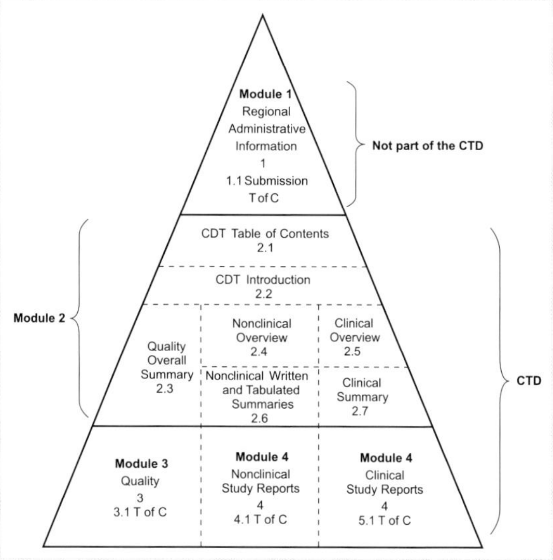

Abb. 2. ICH M4 Common technical document for the registration of pharmaceuticals for human use – CTD Triangle [36].

Der Antragsaufbau gemäß CTD gilt für Zulassungsanträge jeglicher Art, ungeachtet des jeweiligen Verfahrens (CP, DCP, MRP oder rein nationale Zulassung) und unabhängig davon, ob sie auf einem vollständigen oder einem verkürzten Antragsverfahren beruhen. Ebenso gilt er für alle Arten von Arzneimitteln, z. B. Arzneimittel mit neuen Wirkstoffen, ATMP, pflanzliche Arzneimittel.

A.1.3 Beleg der Wirksamkeit im Zulassungsantrag: EU- und ICH-Anforderungen an kontrollierte klinische Prüfungen

Hinsichtlich der Anforderungen an kontrollierte klinische Prüfungen zu einer angegebenen Indikation legt Anhang I der Richtlinie 2001/83/EG u. a. fest (Teil I, Abschn. 5.2.5.1 und 5.2 a) und d) [1]):

> ***„Berichte über kontrollierte klinische Prüfungen zur angegebenen Indikation***
>
> *Klinische Prüfungen sind in der Regel als „kontrollierte klinische Prüfungen" und soweit möglich randomisiert durchzuführen, wobei zum Vergleich je nach Einzelfall ein Placebo oder ein bereits bekanntes Arzneimittel mit nachgewiesenem therapeutischem Wert heranzuziehen ist. Jedes andere Prüfdesign ist zu begründen.*
>
> *Die Behandlung der Kontrollgruppen wird sich von Fall zu Fall unterscheiden und auch von ethischen Erwägungen und dem therapeutischen Bereich abhängen; so kann der Wirksamkeitsvergleich zwischen einem neuen Arzneimittel und einem bereits bekannten bisweilen einem Wirkungsvergleich mit einem Placebo vorzuziehen sein."*

Die vorgelegten klinischen Angaben müssen es erlauben, eine hinreichend begründete und wissenschaftlich fundierte Aussage zu ermöglichen, ob das Arzneimittel die Kriterien zur Erteilung einer Zulassung erfüllt. Aus diesem Grunde müssen die Ergebnisse aller ärztlichen und klinischen Prüfungen vorgelegt werden, und zwar sowohl die günstigen als auch die ungünstigen Ergebnisse.

Weiterhin müssen die Angaben über jede klinische Prüfung so ausführlich sein, dass sie eine objektive Beurteilung gestatten. Dazu gehören insbesondere

- der Prüfplan mit Begründung, Zielsetzung, statistischer Konzeption und Methodik der Prüfung sowie
- die Bedingungen, unter denen sie durchgeführt und geleitet wird, und ausführliche Angaben zum Prüfpräparat.

Wichtige EU-/ICH-Leitlinien für den Beleg der Wirksamkeit im Rahmen klinischer Prüfungen sind als Anlage 1 beigefügt und werden – je nach Thematik – in den nachfolgenden Kapiteln des Leitfadens näher beschrieben.

Diese grundsätzlichen Anforderungen werden auch in der neuen Verordnung (EU) 536/2014 über klinische Prüfungen mit Humanarzneimitteln in Art. 47 festgeschrieben [2]): *„Unbeschadet anderer Vorschriften des Unionsrechts oder Leitlinien der Kommission berücksichtigen der Sponsor und der Prüfer bei der Ausarbeitung des Prüfplans und bei der Anwendung dieser Verordnung und des Prüfplans ebenfalls in angemessener Weise die Qualitätsstandards und die ICH-Leitlinien zur guten klinischen Praxis."*

A.1.4 Pharmakologie und Toxikologie: EU-Anforderungen an nichtklinische Studien

Toxikologische Untersuchungen dienen dem Schutz der Patienten vor schädlichen Wirkungen. Es werden gefährliche oder bedenkliche Substanzen frühzeitig erkannt und von der Weiterentwicklung ausgeschlossen. Die pharmakologischen Eigenschaften eines Arzneimittels in qualitativer und quantitativer Hinsicht geben wichtige Informationen in Bezug auf die vorgesehene Verwendung des Arzneimittels am Menschen. Diese nichtklinischen Untersuchungen sind daher Voraussetzung für eine Anwendung am Menschen in klinischen Prüfungen. (*Anmerkung:* Die Begriffe „nichtklinisch" und „präklinisch" werden oftmals synonym verwendet. Bestimmte Studien sind in der präklinischen Phase die Voraussetzung für die Entwicklung eines Arzneimittels und für den Beginn klinischer Prüfungen. Da sie aber jederzeit während des Lebenszyklus des Produkts durchgeführt werden können, wird von der EMA und auch in der Verordnung (EU) 536/2014 der Begriff „non-clinical/nichtklinisch" verwendet.)

Die Ergebnisse nichtklinischer Studien können das Erkennen von Risiken für den Patienten erleichtern und außerdem Hinweise für den Schutz bestimmter Patientengruppen geben. Alle Ergebnisse müssen verlässlich und allgemein gültig sein (Anhang I der Richtlinie 2001/83/EG, Abschn. 4.2 [1]).

Besteht die Möglichkeit eines signifikanten Abbaus des Arzneimittels während seiner Lagerung, ist die Toxikologie seiner Abbauprodukte zu berücksichtigen.

Bei biologischen Arzneimitteln, wie immunologischen Arzneimitteln und aus menschlichem Blut oder Plasma gewonnenen Arzneimitteln, müssen die Anforderungen an die nichtklinischen Studien möglicherweise an das jeweilige Arzneimittel angepasst werden. Deshalb ist das durchgeführte Prüfprogramm vom Antragsteller zu begründen.

Wird ein Hilfsstoff im Arzneimittelbereich erstmalig eingesetzt, ist seine Toxikologie und Pharmakokinetik ebenfalls zu untersuchen.

Bei der Durchführung der toxikologischen Untersuchungen zur Sicherheit eines Produktes müssen die Bestimmungen über die gute Laborpraxis (GLP) eingehalten werden.

Pharmakologisch-toxikologische Untersuchungen gemäß dem Stand der wissenschaftlichen Erkenntnisse sind eine Voraussetzung für die erste und auch für wiederholte Anwendungen von Arzneimitteln am Menschen im Rahmen von klinischen Prüfungen (§ 40 Abs. 1 Nr. 6 AMG) [3].

Die detaillierten Anforderungen an pharmakologisch-toxikologische Untersuchungen sind im Anhang I der Richtlinie 2001/83/EG beschrieben [1] und auf der EMA-Internetseite hinsichtlich der Bestimmungen zur Pharmakologie sowie Toxikologie wie folgt dargestellt [19]:

„Non-clinical guidelines are provided for

- *Pharmacology and safety pharmacology [Pharmakologie und Sicherheitspharmakologie]*
- *Pharmacokinetics and toxicokinetics [Pharmakokinetik und Toxikokinetik]*
- *Toxicology [Toxikologie]*
- *Non-clinical development [nichtklinische Entwicklung]"*

In Anhang I der Richtlinie 2001/83/EG wird hinsichtlich der Durchführung der jeweiligen nichtklinischen Studien darauf hingewiesen, dass diese entsprechend den von der EMA veröffentlichten einschlägigen Leitlinien vorzunehmen sind.

A.1.4.1 Pharmakologie und Sicherheitspharmakologie

Nichtklinische Studien zur Pharmakologie und Sicherheitspharmakologie müssen sich an folgenden Vorgehensweisen orientieren (Abschn. 4.2.1 Anhang I der Richtlinie 2001/83/EG [1]):

- *„Erstens sind die für die vorgeschlagene therapeutische Verwendung maßgebenden Wirkungen angemessen zu untersuchen und zu beschreiben. Dafür sind, wenn möglich, anerkannte und validierte In-vivo- und In-vitro-Assays zu verwenden. Neuartige Versuchstechniken sind so ausführlich zu beschreiben, dass sie reproduzierbar sind. Die Ergebnisse sind anhand quantitativer Angaben auszudrücken, beispielsweise unter Verwendung von Dosis-Wirkungs-Kurven, Zeit-Wirkungs-Kurven usw. Wann immer möglich, muss ein Vergleich mit den entsprechenden Testergebnissen für einen oder mehrere Stoffe(n) mit ähnlicher therapeutischer Wirkung erfolgen.*
- *Zweitens muss der Antragsteller mögliche unerwünschte pharmakodynamische Wirkungen des Stoffes auf physiologische Funktionen untersuchen. Solche Untersuchungen sind bei Expositionen im absehbaren therapeutischen Bereich und darüber durchzuführen. Sofern es sich bei den Versuchstechniken nicht um Standardverfahren handelt, sind sie so ausführlich zu beschreiben, dass sie reprodu-*

zierbar sind, und der Versuchsleiter muss ihre Validität nachweisen. Jeder Verdacht auf veränderte Reaktionen nach wiederholter Verabreichung des Stoffes ist zu untersuchen."

Die EMA listet hier insbesondere folgende wissenschaftlichen Leitlinien [19] auf:

- ICH S7A Safety pharmacology studies for human pharmaceuticals
- ICH S7B Non-clinical evaluation of the potential for delayed ventricular repolarization (QT interval prolongation) by human pharmaceuticals

Die ICH-Leitlinie S7A zur Sicherheitspharmakologie wurde entwickelt, um Teilnehmern an klinischen Prüfungen und – nach der Zulassung – die Patienten vor möglichen Nebenwirkungen von Arzneimitteln zu schützen. Gleichzeitiges Ziel ist es, den unnötigen Einsatz von Tieren und anderen Ressourcen zu vermeiden. Diese ICH-Leitlinie gibt nähere Ausführungen zu den notwendigen Untersuchungen, um die für den Zulassungsantrag geforderten Daten zu erheben (Anhang I der Richtlinie 2001/83/EG unter Bezug auf Modul 4 des CTD [1]), insbesondere:

- primäre Pharmakodynamik
- sekundäre Pharmakodynamik
- Pharmakologie zur Unbedenklichkeit
- pharmakokinetische Wechselwirkungen

Mit der ICH-Leitlinie S7A wurde auch eine „Safety Pharmacology Core Battery" entwickelt, deren Zweck es ist, wichtige Sicherheitsparameter im Hinblick auf lebenswichtige Funktionen zu definieren, die grundsätzlich untersucht werden sollten:

- Herz-Kreislauf-System,
- Atmungssystem und
- Zentralnervensystem.

In bestimmten wissenschaftlich begründeten Fällen sollte die „Core Battery" ergänzt werden, z. B. bezogen auf pharmakologische Eigenschaften oder die chemische Klasse des Wirkstoffes. In bestimmten Fällen kann auch von Untersuchungen abgesehen werden, z. B. bei einer vorgesehen dermalen Anwendung, wenn Daten vorliegen, dass die Resorption gering ist. Dies ist jeweils wissenschaftlich zu begründen.

A.1.4.2 Pharmakokinetik und Toxikokinetik

Unter Pharmakokinetik versteht man die Untersuchung zur Resorption, Verteilung, Metabolisierung (Biotransformation) und Ausscheidung des Wirkstoffes sowie seiner Metaboliten innerhalb des Organismus. Dazu gehört auch pharmakokinetische Untersuchungen. Solche Daten sind insbesondere für die Festlegung der Dosierung beim Menschen erforderlich. Handelt es sich um neue Kombinationen bekannter Stoffe, sind pharmakokinetische Studien nicht zwingend erforderlich, sofern die Toxizitätstests und die therapeutischen Versuche dies rechtfertigen. Das pharmakokinetische Prüfprogramm ist so zu konzipieren, dass es den Vergleich und die Extrapolation zwischen Tier und Mensch gestattet (Richtlinie 2001/83/EG, Anhang I, Abschn. 4.2.2 [1]).

Es können auch In-vitro-Studien durchgeführt werden, die den Vorteil bieten, dass menschliches Material zum Vergleich mit tierischem Material verwendet wird, z. B. zur Bestimmung von Proteinbindung, Stoffwechsel, Wechselwirkungen zwischen Arzneimitteln.

Um die für den Zulassungsantrag geforderten Daten zu erheben (Anhang I der Richtlinie 2001/83/EG unter Bezug auf Modul 4 des CTD [1]), sind hinsichtlich „Pharmakokinetik" Unterlagen zu folgenden Punkten vorzulegen:

- Analyseverfahren und Validierungsberichte,
- Resorption,
- Verteilung,
- Metabolismus,
- Ausscheidung,

- pharmakokinetische Wechselwirkungen (präklinisch) und
- sonstige pharmakokinetische Studien.

Die EMA listet zur Pharmakokinetik und Toxikokinetik insbesondere folgende wissenschaftliche Leitlinien [19]:

ICH S3A Toxicokinetics: The assessment of systemic exposure in toxicity studies. Diese Leitlinie unterstreicht die Notwendigkeit, die Pharmakokinetik in Toxizitätstests zu integrieren.

ICH S3B Pharmacokinetics: Repeated dose tissue distribution studies. Diese Leitlinie enthält Hinweise zur Fragestellung, wann Studien zur Gewebeverteilung mit wiederholter Dosis in Betracht gezogen werden sollten. Es werden Gestaltung und Durchführung solcher Untersuchungen beschrieben. Von besonderer Bedeutung sind: Studien zur Gewebeverteilung mit wiederholter Dosis; ADME (Absorption, Verteilung, Metabolisierung und Elimination (Exkretion)) sowie die Untersuchung der Metabolite.

Evaluation of control samples for non-clinical safety studies: Checking for contamination with the test substance (CPMP/SWP/1094/04). Diese Leitlinie enthält Anleitungen zur Bewertung des Gehalts an Prüfsubstanzen in Proben von Kontrolltieren in nichtklinischen Sicherheitsstudien. Sie dient dazu, die Gesamtqualität und Validität der nichtklinischen Sicherheitsstudien zu gewährleisten, indem sie nachweisen, dass die Kontrolltiere oder Proben nicht durch Prüfsubstanzen kontaminiert waren. Dies ist wichtig, um größere Schwierigkeiten bei der Bewertung der Studien zu vermeiden, da bei erheblicher Kontamination der Kontrollen die Studien als invalide bewertet werden könnten.

A.1.4.3 Toxikologie

Für die Festlegung eines entsprechenden Prüfprogramms für Arzneimittel gilt grundsätzlich:

- Toxikologische Untersuchungen zur Unbedenklichkeit eines Arzneimittels bezüglich möglicher Wirkungen auf Vitalfunktionen (kardiovaskuläres System, zentrales Nervensystem, Atmungssystem) müssen eine spätere Anwendung am Menschen rechtfertigen.
- Die Dauer der toxikologischen Untersuchungen und die verabreichten Dosen müssen die vorgesehene Anwendungsart und Dauer beim Menschen abdecken.
- Denkbare Schädigungen (akute Intoxikationen, Fertilitätsstörungen, embryotoxische und postnatale Schäden, genotoxische Schäden, Tumorigenität/Karzinogenität, Schäden durch wiederholte/chronische Anwendungen, lokale Verträglichkeitsstörungen oder Sensibilisierung) sind durch entsprechende Untersuchungen weitgehend auszuschließen.
- Ggf. ist die lokale Verträglichkeit zu prüfen.
- Vor Beginn klinischer Prüfungen an Minderjährigen müssen präklinische Untersuchungen zur Toxizität und Pharmakokinetik an juvenilen Tieren vorliegen.

A.1.4.3.1 Toxizität bei einmaliger Verabreichung: ICH-Leitlinie „Single dose toxicity" zurückgezogen

Traditionell wurden Informationen zur akuten Toxizität aus Studien zur Einzeldosistoxizität mit dem Ziel durchgeführt, die Todesart zu bestimmen und eine quantitative Aussage der ungefähren tödlichen Dosis vorzunehmen. Nach intensiven Diskussionen empfahl die Safety Working Party (SWP) des CHMP, die Leitlinie zur „Toxizität bei einmaliger Verabreichung" zurückzuziehen. Diese Entscheidung basiert hauptsächlich aus der Erkenntnis, dass Daten aus Untersuchungen zur „Toxizität bei einmaliger Verabreichung" nur von begrenztem Wert sind: „CHMP Questions and answers on the withdrawal of the note for guidance on single dose toxicity" (EMA/CHMP/SWP/81714/2010) [19]. Die Richtlinie 2001/83/EG Anhang I, Abschn. 4.2.3, lit. a) [1] führt hierzu aus, dass die Prüfung auf Einzeldosistoxizität entsprechend den von der EMA veröffentlichten einschlägigen Leitlinien vorzunehmen ist.

Die notwendigen Informationen zur akuten Toxizität können aus den Studien gemäß den Leitlinien ICH M3(R2) zu „Non-clinical safety studies for the conduct of human clinical trials and marketing authorisation for pharmaceuticals (CPMP/ICH/286/95)" [38] und zur „Toxizität bei mehrmaliger Verabreichung" [39] erlangt werden.

Damit wird auch die Anzahl der Tiere, die zu Testzwecken verwendet wird, verringert und somit zum Tierschutz beigetragen. Tierversuche sind gesetzlich vorgeschrieben. Sie sollen aber gemäß Richtlinie 2010/63/EU zum Schutz der für wissenschaftliche Zwecke verwendeten Tiere auf ein notwendiges Minimum beschränkt werden [42]. Hier gilt das ethische Prinzip der „3R": Replace (Vermeiden), Reduce (Verringern) und Refine (Verbessern) [43]. Wenn möglich sollen daher auch In-vitro-Testmodelle verwendet werden, z. B. isolierte Organe und Zellkulturen.

A.1.4.3.2 Toxizität bei mehrmaliger Verabreichung

Die Prüfung der Toxizität eines Wirkstoffes oder einer Wirkstoffkombination bei wiederholter Verabreichung soll Aufschluss über alle physiologischen und/oder anatomisch-pathologischen Veränderungen geben, die durch eine wiederholte Verabreichung verursacht werden. Es soll aufgezeigt werden, wie sie mit der Dosierung zusammenhängen (Richtlinie 2001/83/EG Anhang I, Abschn. 4.2.3, lit. b) [1]).

Die EMA nennt hier insbesondere folgende Leitlinien (Single and Repeat Dose Toxicity) [19]): Im Allgemeinen ist es wünschenswert, dass 2 Prüfungen durchgeführt werden: Eine Kurzzeitprüfung (2–4 Wochen) und eine Langzeitprüfung. Für die Dauer der Langzeitprüfung sind die klinischen Anwendungsbedingungen maßgeblich. Ihr Ziel ist es, eventuelle Nebenwirkungen zu beschreiben, auf die in den klinischen Prüfungen besonderes Augenmerk gerichtet werden sollte.

- Repeated dose toxicity 18 March 2010, CPMP/SWP/1042/99 Rev 1 Corr

Weitere Ausführungen zur Durchführung und Dauer dieser Studien gibt die Leitlinie

- ICH S4 Duration of chronic toxicity testing in animals (rodent and non-rodent toxicity testing)

Mit diesen Untersuchungen sollen insbesondere potenzielle Zielorgane der toxischen Wirkungen identifiziert und der Übergang von nichttoxischen zu toxischen Dosen (No Observed Adverse Effect Level, NOAEL) am Tier definiert werden [45]. Eine andere Vorgehensweise ist das Konzept des „Minimal Anticipated Biological Effect Level (MABEL)". Bei diesen Berechnungen fließen nicht die Daten aus toxikologischen Untersuchungen mit hohen Dosen ein, sondern Ergebnisse aus pharmakologischen In-vitro-Tests und In-vivo-Studien am Tier mit deutlich niedrigeren Dosen (▶ Kap. A.1.4.4.2).

A.1.4.3.3 Genotoxizität

Das Ziel der Untersuchungen des mutagenen und klastogenen Potenzials ist der Nachweis von Veränderungen, die der Stoff im Erbgut eines Individuums oder einer Zelle verursachen kann. Mutagene Stoffe können eine Gefahr für die Gesundheit darstellen. Bei Exposition gegenüber einem Mutagen besteht das Risiko, dass eine Keimzellmutation ausgelöst wird, die zu einer Erbkrankheit führen kann und weiterhin das Risiko einer somatischen Mutation einschließlich solcher, die zu Krebserkrankungen führen. Diese Untersuchungen sind für jeden neuen Wirkstoff verbindlich (Richtlinie 2001/83/EG Anhang I, Abschn. 4.2.3, lit. c) [1]).

Die EMA nennt folgende Leitlinien (Genotoxicity) [19]:

- **ICH S2(R1) Genotoxicity testing and data interpretation for pharmaceuticals intended for human use**: Es gibt eine ganze Reihe von genotoxischen Endpunkten, wie Genmutationen oder Chromosomenmutationen. Kein gängiges Testsystem kann alle Endpunkte erfassen. Weiterhin gibt es Unterschiede zwischen prokaryotischen und eukaryotischen Zellen. Die Leitlinie beschreibt die international vereinbarten Standards für die Interpretation positiver Ergebnisse in vitro und in vivo und für Folgetests. Sie macht Vorgaben für eine „Standard Test Battery for Genotoxicity" (Standardtestbatterie für Genotoxizitätsstudien), einschließlich der Bewertung nicht relevanter Befunde. Diese Leitlinie kombiniert und ersetzt die älteren ICH-Leitlinien S2A und S2B. Der Zweck der Überarbeitung war, die Standardtestbatterie für gentoxikologische Studien zur Vorhersage potenzieller menschlicher Risiken zu optimieren mit dem Ziel, die Risikocharakterisierung für krebserzeugende Wirkungen, die auf Veränderungen des genetischen Materials beruhen, zu verbessern. Der Schwerpunkt dieser Leitlinie liegt auf der Prüfung neuer „niedermolekularer" Arzneimittelwirkstoffe und gilt nicht für Biologika. Hinweise zum Zeitpunkt dieser gentoxikologischen Studien in Bezug auf die klinische Entwicklung gibt die ICH-Leitlinie M3(R2).

- **ICH M7 Assessment and control of DNA reactive (mutagenic) impurities in pharmaceuticals to limit potential carcinogenic risk:** Diese Leitlinie betont Überlegungen sowohl des Sicherheits- als auch des Qualitätsrisikomanagements bei der Festlegung von Grenzkonzentrationen mutagener Verunreinigungen, mit vernachlässigbarem krebserregendem Risiko. Sie enthält Empfehlungen für die Bewertung und Kontrolle mutagener Verunreinigungen, die sich in dem Wirkstoff oder dem Fertigarzneimittel befinden können, jeweils unter Berücksichtigung der vorgesehenen Anwendungsbedingungen.
- **CHMP (SWP) Reflection paper on the assessment of the genotoxic potential of antisense oligodeoxynucleotides** (EMEA/CHMP/SWP/199726/2004): In diesem Dokument wird das Potenzial der Induktion von Mutationen durch Antisense-Oligodesoxynukleotide erörtert. Es gibt Empfehlungen zur Art der Mutagenitätstests, falls dies als notwendig erachtet wird.

A.1.4.3.4 Karzinogenität

Untersuchungen zur Karzinogenität sind für solche Arzneimittel vorzunehmen, bei denen davon auszugehen ist, dass sie über einen längeren Zeitraum hinweg, d. h. mehrere Monate, entweder kontinuierlich oder wiederholt an einem Patienten zur klinischen Anwendung kommen. Diese Studien werden auch für Arzneimittel empfohlen, wenn Hinweise auf ein karzinogenes Potenzial bestehen, z. B. aufgrund von Arzneimitteln der gleichen Klasse oder mit ähnlicher Struktur oder aufgrund von Belegen aus Toxizitätsstudien mit wiederholter Verabreichung.

Studien mit eindeutig genotoxischen Verbindungen sind nicht erforderlich, da bei ihnen davon ausgegangen wird, dass es sich um über Artengrenzen hinweg wirkende Karzinogene handelt, die eine Gefahr für den Menschen bedeuten. Ist ein derartiges Arzneimittel für eine längere Verabreichung am Menschen bestimmt, so kann eine Langzeitstudie erforderlich sein, um frühe tumorerzeugende Wirkungen zu erkennen (Richtlinie 2001/83/EG Anhang I, Abschn. 4.2.3, lit. d) [1]).

Die EMA nennt folgende Leitlinien (Carcinogenicity) [19]:

- ICH S1 Regulatory notice on changes to core guideline on rodent carcinogenicity testing of pharmaceutical
- ICH S1A Need for carcinogenicity studies of pharmaceuticals
- ICH S1B Carcinogenicity: testing for carcinogenicity of pharmaceuticals
- ICH S1C(R2) Dose selection for carcinogenicity studies of pharmaceuticals
- Carcinogenic potential
- CHMP SWP conclusions and recommendations on the use of genetically modified animal models for carcinogenicity assessment
- Non-clinical assessment of the carcinogenic potential of human insulin analogues
- Carcinogenicity evaluation of medicinal products for the treatment of HIV infection

A.1.4.3.5 Reproduktions-/Entwicklungstoxizität und juvenile Toxizität

Es sind geeignete Tests zur Untersuchung einer möglichen Beeinträchtigung der männlichen oder weiblichen Fortpflanzungsfunktionen sowie von Schäden für die Nachkommen durchzuführen (Non-clinical Developmental and Reproductive Toxicity (DART)).

Diese Tests umfassen Studien über die Wirkung auf die männlichen oder weiblichen Fortpflanzungsfunktionen, Studien über die toxischen und teratogenen Wirkungen auf allen Entwicklungsstufen von der Empfängnis bis zur Geschlechtsreife sowie über latente Wirkungen, wenn das zu untersuchende Arzneimittel an weiblichen Tieren während der Trächtigkeit verabreicht wurde. Ein Unterlassen dieser Tests ist angemessen zu begründen.

Je nach vorgesehener Anwendung des Arzneimittels können zusätzliche Studien über die Entwicklung bei Verabreichung des Arzneimittels an die Nachkommenschaft gerechtfertigt sein.

Studien der Embryo-/Fetotoxizität sind i. d. R. an 2 Säugetierarten durchzuführen, wobei eine davon keine Nagetierart sein darf. Peri- und postnatale Studien sind an mindestens einer Tierart durchzuführen. Ist von einer bestimmten Art bekannt, dass ihr Stoffwechsel bei einem Arzneimittel dem des Menschen ähnelt, so ist es wünschenswert, dass diese Art einbezogen wird. Ferner ist es wünschenswert, dass eine der Arten mit jener übereinstimmt, an der die Studien zur Toxizität bei wiederholter Verabreichung durchgeführt wurden.

Bei der Festlegung des Studiendesigns ist der wissenschaftliche Kenntnisstand zum Zeitpunkt der Antragstellung zu berücksichtigen (Anhang der Richtlinie 201/83/EG, Abschn. 4.2.3, lit. e) [1]).

Die EMA nennt folgende Leitlinien (reproductive/developmental and juvenile toxicity) [19]:

- ICH S5(R3) guideline on reproductive toxicology: Detection of toxicity to reproduction for human pharmaceuticals, 17 February 2020, EMA/CHMP/ICH/544278/1998
- Risk assessment of medicinal products on human reproduction and lactation: from data to labelling
- Need for non-clinical testing in juvenile animals on human pharmaceuticals for paediatric indications
- Need for assessment of reproduction toxicity of human insulin analogues
- Non-clinical testing for inadvertent germline transmission of gene transfer vectors

A.1.4.3.6 Lokale Verträglichkeit

Ziel von Studien über die lokale Verträglichkeit ist es festzustellen, ob Arzneimittel (sowohl ihre Wirkstoffe als auch ihre Hilfsstoffe) an jenen Körperstellen vertragen werden, mit denen sie aufgrund ihrer Verabreichung bei der klinischen Anwendung in Berührung kommen können. Die Versuchsstrategie sollte es erlauben, etwaige mechanische Wirkungen der Verabreichung oder rein physikalisch-chemische Folgen des Arzneimittels von toxikologischen oder pharmakodynamischen Wirkungen zu unterscheiden.

Die Versuche zur lokalen Verträglichkeit sind mit dem Präparat durchzuführen, das für die Anwendung am Menschen entwickelt wird, wobei das Vehikel und/oder die Hilfsstoffe bei der Behandlung der Kontrollgruppe(n) zu verwenden sind. Falls erforderlich, umfasst dies auch positive Kontrollen/Referenzstoffe.

Die Konzeption der Versuche zur lokalen Verträglichkeit (Auswahl der Arten, Dauer, Verabreichungshäufigkeit und -weg, Dosierung) richtet sich nach dem zu untersuchenden Problem und den vorgeschlagenen Verabreichungsbedingungen für die klinische Anwendung. Es ist ggf. eine Bewertung der Reversibilität lokaler Schädigungen vorzunehmen.

Tierversuche können durch validierte In-vitro-Tests ersetzt werden, sofern die Testergebnisse hinsichtlich ihrer Qualität und Verwendbarkeit für die Sicherheitsbewertung vergleichbar sind. Bei chemischen Stoffen, die (z. B. dermal, rektal, vaginal) auf die Haut aufgebracht werden, ist das sensibilisierende Potenzial zumindest anhand eines der derzeit verfügbaren Testsysteme (Meerschweinchentest oder lokaler Lymphknotentest) zu bewerten (Richtlinie 2001/83/EG Anhang I, Abschn. 4.2.3, lit. f) [1]).

Die EMA nennt folgende Leitlinien (Local Tolerance) [19]:

- Non-clinical local tolerance testing of medicinal products (22 October 2015, EMA/CHMP/SWP/2145/2000)

Um die Anzahl der Tiere so weit wie möglich zu reduzieren, sollten Untersuchungen zur lokalen Verträglichkeit, wenn möglich, Teil anderer Toxizitätsstudien sein. Es sollte versucht werden, geeignete Endpunkte zu finden. „Stand-alone"-Studien zur lokalen Toleranz werden i. d. R. nicht empfohlen. Die in dieser Leitlinie dargelegten Grundsätze gelten für alle Typen von Arzneimitteln, einschließlich biotechnologischer Arzneimittel und pflanzlicher Produkte.

Ergänzend ist für biotechnologische Arzneimittel auch die folgende ICH-Leitlinie zu berücksichtigen [19]:

- ICH S6(R1) Preclinical safety evaluation of biotechnology-derived pharmaceuticals (June 2011, EMA/CHMP/ICH/731268/1998)

A.1.4.3.7 Immunotoxizität

Für die Durchführung von nichtklinischen Tests auf Immuntoxizität weist die EMA auf folgende Leitlinie hin:

- ICH Topic S8 Immunotoxicity studies for human pharmaceuticals (CHMP/167235/2004) [19]

Dieses Dokument enthält Empfehlungen zu nichtklinischen Tests auf Immunotoxizität, die durch Humanarzneimittel induziert wird, und ist auf unbeabsichtigte Immunsuppression oder Steigerung der Immunantwort begrenzt. Nicht einbezogen sind Fälle von arzneimittelinduzierter Überempfindlichkeit und Autoimmunität. Reduzierte Immunantwort kann zu verminderter Resistenz gegen Infektionserreger oder Tumorzellen führen, während die Steigerung der Immunantwort Autoimmunerkrankungen zur Folge haben kann. Hier ist zu differenzieren zwischen:

- Arzneimittel zur Modulation der Immunfunktion zu therapeutischen Zwecken (z. B. zur Verhinderung der Abstoßung von Organtransplantationen), bei der eine nachteilige Immunsuppression in Betracht zu ziehen ist, und
- Arzneimittel, die nicht dazu bestimmt sind, die Immunfunktion zu beeinflussen, sondern eine Immuntoxizität hervorrufen, weil sie sowohl im Zielgewebe wirken als auch in weiteren Zellen, z. B. antiproliferative Mittel zur Behandlung von Krebs.

A.1.4.4 Nichtklinische Entwicklung (Non-clinical Development)

A.1.4.4.1 ICH-Leitlinie M3(R2)

Die EMA hat auf ihrer Webseite die wissenschaftlichen Leitlinien zur nichtklinischen Entwicklung für Humanarzneimittel zusammengestellt, die bei der Vorbereitung von Zulassungsanträgen für Humanarzneimittel berücksichtigt werden sollen. Besondere Bedeutung kommt der international harmonisierten ICH-Leitlinie M3(R2) zu. Die EMA hat ergänzend dazu ein Papier mit Fragen und Antworten publiziert [43]:

- ICH M3(R2) Non-clinical safety studies for the conduct of human clinical trials for pharmaceuticals, December 2009, EMA/CPMP/ICH/286/1995 [38] und
- ICH guideline M3(R2) – Questions and answers: CHMP, May 2012, EMA/CHMP/ICH/507008/2011.

Diese ICH-Leitlinie ist „Multidisciplinary", d. h. es werden Querschnittsthemen aufgegriffen, hier die wichtige Verknüpfung zwischen dem Vorliegen der Ergebnisse der o. g. nichtklinischen Sicherheitsstudien einerseits, mit Art und Dauer einer klinischen Prüfung andererseits. Im Folgenden werden einige grundsätzliche Anforderungen dieser Leitlinie erläutert.

A.1.4.4.2 Beginn klinischer Prüfungen: Empfohlene Dauer von Toxizitätsstudien mit wiederholter Gabe

Dies betrifft z. B. die jeweils empfohlene Dauer von Toxizitätsstudien mit wiederholter Gabe zur Unterstützung von klinischen Prüfungen unterschiedlicher Dauer. Hierbei müssen die Dauer der klinischen Prüfung und die Dauer der Toxizitätsstudien aufeinander abgestimmt sein (Tab. 4).

Tab. 4. Toxizitätsstudien mit wiederholter Gabe: empfohlene maximale Dauer von klinischen Prüfungen [38] (zu möglichen Ausnahmen und Ergänzungen siehe ICH-Leitlinie M3(R2), Table 1 [38]).

Maximum Duration of Clinical Trial	Recommended Minimum Duration of Repeated-Dose Toxicity Studies to Support Clinical Trials	
	rodents	non-rodents
up to 2 weeks	2 weeks	2 weeks
between 2 weeks and 6 months	same as clinical trial	same as clinical trial
>6 months	6 months	9 months

Weiterhin verweist die EMA auf folgende Leitlinie [46]:

- Guideline on strategies to identify and mitigate risks for first-in-human and early clinical trials with investigational medicinal products, 20 July 2017

Hier ist ausgeführt, welche Daten aus nichtklinischen Studien am Tier bzw. aus In-vitro-Studien vorliegen und herangezogen werden sollten, bevor mit der klinischen Prüfung am Menschen begonnen werden kann. Für die Definition der maximalen Initialdosis für die erste Anwendung am Menschen (First-in-Human, FIH) sollten folgende Daten herangezogen werden:

- Einerseits Ergebnisse aus den Studien zur Toxizität bei wiederholter Verabreichung, wobei zunächst die Maximaldosis bestimmt wird, die am Versuchstier keine toxikologisch bedeutsamen Wirkungen hervorruft (No Observed Adverse Effect Level (NOAEL)). Dabei sollte die Relevanz des ausgewählten Tiermodells begründet werden.
- Als alternativer Ansatz kann die minimale erwartete biologische Wirkung eines Wirkstoffes (Minimal Anticipated Biological Effect Level (MABEL)) herangezogen werden. Dies ist die Konzentration eines Wirkstoffes, bei der ein messbarer Effekt gerade noch zu erwarten ist und basiert auf Ergebnissen pharmakologischer In-vitro- und In-vivo-Studien mit möglichst niedrigen Dosen. Die mit MABEL erhobenen Konzentrationen sind meistens deutlich niedriger als die mit NOAEL erhobenen Werte. Die Berechnung der Anfangsdosis gemäß MABEL wird insbesondere für solche klinischen Prüfungen herangezogen, in denen der untersuchte Wirkstoff einen neuartigen Wirkungsmechanismus zeigt, im Körper eine Zielstruktur mit erhöhtem Risikopotenzial hat oder wenn die Relevanz der in der nichtklinischen Forschung benutzten Tiermodelle fraglich ist. Das jeweils herangezogene Tiermodell sollte dem Menschen möglichst ähnlich sein, wobei sich die Ähnlichkeit insbesondere auf Pharmakodynamik, Pharmakokinetik und den Metabolismus des Wirkstoffs bezieht.
- Weiterhin werden Modelle zur Schätzung der pharmakologisch aktiven Dosis (Pharmacologically Active Dose (PAD)) und/oder des erwarteten therapeutischen Dosisbereichs (Anticipated Therapeutic Dose Range (ATD)) beim Menschen herangezogen.

Für alle Erstanwendungen am Menschen muss somit eine umfassende Risikoabschätzung durchgeführt werden. Weitere vorgeschriebene Vorsichtsmaßnahmen in solchen Fällen beziehen sich auf das Design der klinischen Prüfung, wie z. B. die sequenzielle Verabreichung an einzelne Probanden. Bei den nachfolgenden länger dauernden klinischen Prüfungen sollen die Toxizitätsstudien mit wiederholter Gabe beim Tier mit einer vergleichbaren oder längeren Expositionsdauer – als die beabsichtigte Dauer der klinischen Prüfung beim Menschen – durchgeführt werden.

BfArM-/PEI-Bekanntmachung

In einer gemeinsamen 3. Bekanntmachung v. 10. Aug. 2006 haben BfArM und PEI insbesondere die Anforderungen an einen Antrag auf Genehmigung einer klinischen Prüfung am Menschen bei der zuständigen Bundesoberbehörde nach § 40 Abs. 1 Satz 2 AMG sowie nach § 7 der Rechtsverordnung nach § 42 Abs. 3 AMG (GCP-V) zusammenfassend dargestellt [47]. Es werden die Anforderungen an die klinische Dokumentation in Abhängigkeit von den Phasen der klinischen Prüfungen erläutert; dabei wird auf die einschlägigen EU-/ICH-Leitlinien eingegangen. (*Anmerkung:* Da diese Bekanntmachung aus dem Jahre 2006 stammt und nicht überarbeitet wurde, enthält sie z. T. nicht die aktuellen Leitlinien und sie bezieht sich auf die Richtlinie 2001/20/EG zur klinischen Prüfung [48]).

In der 3. Bekanntmachung wird auch hervorgehoben, dass bei einem Antrag auf Genehmigung einer klinischen Prüfung die Sicherheit des Prüfpräparates im Hinblick auf die Gesamtheit der Befunde aller relevanten nichtklinischen Daten diskutiert und bewertet werden sollte (▶ Kap. A.4 Regulatorische Voraussetzungen).

- Hinsichtlich der Gliederung der nichtklinischen Dokumentation wird auf folgende Mitteilung der EU-Kommission verwiesen: Ausführliche Anleitung zum Antrag auf Genehmigung der klinischen Prüfung eines Humanarzneimittels bei den zuständigen Behörden, zur Unterrichtung über signifikante Änderungen und zur Mitteilung über den Abschluss der klinischen Prüfung (CT 1) v. 30.03.2010 (s. Kap. 2.7.2.3) [49].

Die Richtlinie 2001/20/EG einschließlich der genannten CT-1-Leitlinie der Kommission wurden Ende Januar 2022 (mit Übergangsregelungen) durch die Verordnung (EU) 536/2014 [2] abgelöst (s. a. ▶ Kap. A.2.1). Die bisherigen Bestimmungen der CT-1-Leitlinie wurden in vergleichbarer Weise, aber nun als verbindliche Regelung, in die Verordnung übernommen.

So legt die EU-Verordnung fest, dass nichtklinische Informationen, die im Rahmen eines Antragsdossiers übermittelt werden, auf Daten aus Studien beruhen müssen, die unter Anwendung der Guten Laborpraxis (GLP) durchgeführt wurden (Art. 25 Abs. 3).

Gemäß Anhang I der Verordnung ist im Prüfplan eine Übersicht der Erkenntnisse aus nichtklinischen Studien vorzulegen, die möglicherweise klinische Bedeutung haben. Auch im Prüfpräparate-Dossier sind neben den Angaben zur Qualität, Herstellung und Kontrolle der Prüfpräparate, Daten aus den nichtklinischen Studien vorzulegen. Die zur Pharmakologie und Toxikologie übermittelten nichtklinischen Daten müssen logisch strukturiert sein; dazu kann z. B. Modul 4 des ICH-Common Technical Document (CTD) verwendet werden (▶ Kap. A.1.2.6). Das für die Toxizitätsstudien verwendete Versuchsmaterial muss im Hinblick auf die qualitativen und quantitativen Verunreinigungsprofile repräsentativ für das Material sein, das in der klinischen Prüfung verwendet wird.

A.1.4.4.3 Beginn klinischer Prüfungen: Reproduktions- und Entwicklungstoxizität

In der genannten 3. Bekanntmachung von BfArM und PEI zu den Anforderungen an einen Antrag auf Genehmigung einer klinischen Prüfung am Menschen wird auch auf die erforderlichen Daten bezogen auf Reproduktion und Fertilität eingegangen, allerdings ist auch hier nicht immer der aktuelle Stand abgebildet [47]. Zusammenfassung der aktuellen Leitlinien siehe ▶ Kap. A.1.4.3.5.

Die 3. Bekanntmachung gibt auf S. 58 eine gute Übersicht zu den grundsätzlichen Anforderungen an klinische Prüfungen zu Reproduktion und Fertilität.

Männer können in klinischen Prüfungen der Phasen I und II vor der Durchführung von Fertilitätsstudien aufgenommen werden, da die männlichen Reproduktionsorgane bereits in den Toxizitätsstudien mit wiederholter Verabreichung untersucht werden. Die Ergebnisse müssen jedoch vor Beginn der Phase III vorliegen.

Nicht gebärfähige Frauen dürfen in klinische Prüfungen vor Durchführung weiblicher Reproduktionsstudien aufgenommen werden, wenn in Toxizitätsstudien mit wiederholter Verabreichung die weiblichen Reproduktionsorgane untersucht wurden.

Gebärfähige Frauen dürfen erst in klinische Prüfungen aufgenommen werden, wenn sämtliche weibliche Reproduktionsstudien und alle Genotoxizitätsstudien vorliegen, sofern nicht eine sichere Schwangerschaftsverhütungsmethode angewendet wird.

Schwangere – sofern indiziert – dürfen erst in klinische Prüfungen aufgenommen werden, wenn sämtliche weibliche Reproduktionsstudien, alle Genotoxizitätsstudien sowie ausreichende Sicherheitsdaten aus klinischen Studien vorliegen.

Minderjährige – sofern indiziert – dürfen erst in klinische Prüfungen aufgenommen werden, wenn sämtliche Reproduktionsstudien, alle Genotoxizitätsstudien sowie ausreichende Sicherheitsdaten aus klinischen Prüfungen vorliegen; das Erfordernis vorheriger Karzinogenitätsstudien ist von einer Langzeitanwendung abzuklären. Liegen Daten zur Prüfsubstanz von adulten Patienten vor, sollten diese in die Bewertung einbezogen werden.

A.1.4.4.4 Nichtklinische Entwicklung: weitere Leitlinien

Die EMA hat auf ihrer Webseite weitere Leitlinien, z. T. indikationsbezogene Leitlinien zur nichtklinischen Entwicklung für Humanarzneimittel zusammengestellt, die bei der Vorbereitung von Zulassungsanträgen für Humanarzneimittel berücksichtigt werden sollen [43].

Hier sind insbesondere zu nennen:

- Non-clinical studies required before first clinical use of gene therapy medicinal products,
- Non-clinical development of fixed combinations of medicinal products,

- Non-clinical documentation for mixed marketing authorisation applications,
- Non-clinical requirements for radiopharmaceuticals,
- Investigation of chiral active substances (human),
- Preclinical pharmacological and toxicological testing of vaccines und
- Dossier structure and content for pandemic-influenza-vaccine marketing-authorisation application.

A.1.4.4.5 ICH-Leitlinie M3(R2) – Frühe exploratorische klinische Prüfungen/Mikrodosierung

Die ICH-Leitlinie M3(R2) erläutert auch Beispiele für frühe exploratorische klinische Prüfungen (Exploratory Clinical Trials), um bei neuen Wirkstoffen einen früheren Zugang zu am Menschen gewonnenen Daten zu ermöglichen, die einen besseren Einblick in die menschliche Physiologie bzw. Pharmakologie gewährleisten [38]. Solche explorativen klinischen Prüfungen werden zu einer sehr frühen Phase I durchgeführt und werden auch als klinische Prüfungen „Phase 0" bezeichnet.

Die ICH-Leitlinie M3(R2) gibt folgende Beispiele für frühe exploratorische klinische Prüfungen (Exploratory Clinical Trials):

- Microdose Trials – klinische Prüfungen unter Anwendung von Mikrodosierungen,
- Single-dose Trials at Sub-therapeutic Doses or into the Anticipated Therapeutic Range – klinische Prüfungen mit Einzeldosen im subtherapeutischen Bereich oder im erwarteten therapeutischen Bereich und
- Multiple Dose Trials – klinische Prüfungen mit Mehrfachdosen.

Die empfohlenen Anfangs- und die Höchstdosen für die verschiedenen Designs und die Anforderungen an die nichtklinischen Daten für solche frühen klinischen Prüfungen sind in der ICH-Leitlinie M3(R2) im Detail dargestellt. In allen Fällen sind die vorhandenen pharmakodynamischen und pharmakokinetischen Daten, die unter Verwendung von In-vivo- und/oder In-vitro-Modellen gewonnen wurden, von hoher Bedeutung und bei der Wahl der jeweiligen Dosis für den Menschen heranzuziehen.

Bei diesen klinischen Prüfungen mit Mikrodosierungen werden den Prüfteilnehmern z. B. Dosen von 100 µg, als Einzeldosis oder in mehrfach unterteilten Dosen verabreicht. Hiermit können pharmakokinetische und pharmakodynamische Parameter erhoben oder weitere Biomarker untersucht werden. Es ist auch möglich, Daten über die Bindung an Zielrezeptoren oder die Verteilung im Gewebe mithilfe der Positronen-Emissions-Tomographie (PET) zu untersuchen.

Solche frühen exploratorischen klinischen Prüfungen z. B. mit **Mikrodosierungen in der Phase 0**, insbesondere zur Erhebung pharmakokinetischer und pharmakodynamischer Parameter, führen somit nur zu einer begrenzten Exposition beim Menschen, wodurch kaum Nebenwirkungen zu erwarten sind. Sie werden nicht in therapeutischer Absicht gegeben und sind auch nicht dazu bestimmt, die klinische Verträglichkeit zu untersuchen. Die in diese frühen klinischen Prüfungen einbezogenen Prüfteilnehmer können Patienten aus ausgewählten Populationen oder gesunde Personen sein.

Den frühen exploratorischen klinischen Prüfungen der ICH-Leitlinie M3(R2) wird in einer Publikation aus dem Jahr 2020 das Potenzial zugerechnet, die jeweiligen Entwicklungsentscheidungen für neue Arzneimittel sicherer, kostengünstiger, schneller und mehr fundiert gestalten zu können [50]).

Literatur

[1] Richtlinie 2001/83/EG des Europäischen Parlaments und des Rates v. 6. Nov. 2001 zur Schaffung eines Gemeinschaftskodexes für Humanarzneimittel ABl. L 311 v. 28.11.2001, S. 67), zuletzt geändert durch den Durchführungsbeschluss (EU) 2019/769 v. 14. Mai 2019 (ABl. L 126 v. 15.5.2019, S. 70). https://eur-lex.europa.eu/legal-content/DE/TXT/PDF/?uri=CELEX:02001L0083-20220101&from=EN

Anhang I dieser Richtlinie umgesetzt in der „Verordnung zur Anwendung der Arzneimittelprüfrichtlinien (Arzneimittelprüfrichtlinien-Verordnung – AMPV)" v. 08.01.2016, BGBl. I S. 47

[2] Verordnung (EU) Nr. 536/2014 des Europäischen Parlaments und des Rates v. 16. Apr. 2014 über klinische Prüfungen mit Humanarzneimitteln und zur Aufhebung der Richtlinie 2001/20/EG. https://eur-lex.europa.eu/legal-content/DE/TXT/PDF/?uri=CELEX:32014R0536

[3] Gesetz über den Verkehr mit Arzneimitteln (Arzneimittelgesetz – AMG) in der Fassung der Bekanntmachung v. 12. Dez. 2005 (BGBl. I S. 3394), zuletzt geändert durch Art. 1 des Gesetzes v. 19.07.2023 (BGBl. I S. 197). https://www.gesetze-im-internet.de/amg_1976/AMG.pdf

[4] Verordnung (EU) 2019/6 des Europäischen Parlaments und des Rates v. 11. Dez. 2018 über Tierarzneimittel und zur Aufhebung der Richtlinie 2001/82/EG, ABl. L 4/43 v. 07.01.2019. https://eur-lex.europa.eu/legal-content/DE/TXT/PDF/?uri=CELEX:32019R0006&from=DE

[5] Verordnung (EG) Nr. 726/2004 des Europäischen Parlaments und des Rates v. 31. März 2004 zur Festlegung von Gemeinschaftsverfahren für die Genehmigung und Überwachung von Human- und Tierarzneimitteln und zur Errichtung einer Europäischen Arzneimittel-Agentur. ABl. L 136 v. 30.4.2004, S. 1, zuletzt geändert durch die Verordnung (EU) Nr. 2019/5 v. 11. Dez. 2018, https://eur-lex.europa.eu/legal-content/DE/TXT/PDF/?uri=CELEX:02004R0726-20190330&from=EN

[6] Verordnung (EG) Nr. 141/2000 des Europäischen Parlaments und des Rates v. 16. Dez. 1999 über Arzneimittel für seltene Leiden, ABl. L 18 v. 22.1.2000, geändert durch die Verordnung (EG) Nr. 596/2009 v. 18. Juni 2009 (ABl. L188 v. 18.7.2009, S. 14,19)

[7] Verordnung (EG) Nr. 847/2000 der Kommission v.27. Apr. 2000 zur Festlegung von Bestimmungen für die Anwendung der Kriterien für die Ausweisung eines Arzneimittels als Arzneimittel für seltene Leiden und von Definitionen für die Begriffe „ähnliches Arzneimittel" und „klinische Überlegenheit". ABl. L 103 v. 28.04.2000, S. 5

[8] Bekanntmachung der Kommission betreffend die Anwendung der Artikel 3, 5 und 7 der Verordnung (EG) Nr. 141/2000 über Arzneimittel für seltene Leiden (2016/C 424/03), ABl. v. 18.11.2016

[9] Verordnung (EG) Nr. 1901/2006 des Europäischen Parlaments und des Rates v. 12. Dez. 2006 über Kinderarzneimittel und zur Änderung der Verordnung (EWG) Nr. 1768/92, der Richtlinien 2001/20/EG und 2001/83/EG sowie der Verordnung (EG) Nr. 726/2004; ABl. L 378 v. 27.12.2006, S1, zuletzt geändert durch die Verordnung (EU) Nr. 2019/5 v. 11. Dez. 2018, ABl. L 4 v. 7.1.2019, S. 24

[10] Verordnung (EG) Nr. 1394/2007 des Europäischen Parlaments und des Rates v. 13. Nov. 2007 über Arzneimittel für neuartige Therapien und zur Änderung der Richtlinie 2001/83/EG und der Verordnung (EG) Nr. 726/2004 ABl. L 324 v. 10.12.2007, S. 121, zuletzt geändert durch Art. 2 der Verordnung (EU) Nr. 1235/2010 v. 15. Dez. 2010, ABl. L 348 v. 31.12.2010, S. 16

[11] Guideline on Summary of Product Characteristics, Notice to Applicants, Vol. 2C. https://www.ema.europa.eu/en/glossary/summary-product-characteristics; QRD Convention to be followed for the EMA-QRD templates. http://www.ema.europa.eu/docs/en_GB/document_library/Regulatory_and_procedural_guideline/2009/10/WC500005091.pdf

[12] Scientific guidelines with SmPC recommendations. 25 Jan. 2017, EMA/813125/2012 rev. 4 https://www.ema.europa.eu/en/documents/other/scientific-guidelines-summary-product-characteristics-recommendations_en.pdf

[13] Wording of therapeutic indication - A Guide for Assessors of Centralised Applications, EMA/CHMP/483022/2019, 21 Oct. 2019. https://www.ema.europa.eu/en/documents/regulatory-procedural-guideline/wording-therapeutic-indication-guide-assessors-centralised-applications_en.pdf

[14] Verordnung (EG) Nr. 668/2009 der Kommission v. 24. Juli 2009 zur Umsetzung der Verordnung (EG) Nr. 1394/2007 des Europäischen Parlaments und des Rates im Hinblick auf die Beurteilung und Zertifizierung von qualitätsbezogenen und nichtklinischen Daten zu von Kleinstunternehmen und kleinen und mittleren Unternehmen entwickelten Arzneimitteln für neuartige Therapien. ABl. L 194 v. 25.07.2009, S. 7. https://eur-lex.europa.eu/LexUriServ/LexUriServ.do?uri=OJ:L:2009:194:0007:0010:DE:PDF

[15] HMA/EMA Guidance for applicants on Simultaneous National Scientific Advice (SNSA) phase 2 pilot (from October 2022) – Optimized process, 22 Nov. 2022. https://www.ema.europa.eu/en/documents/other/guidance-applicants-simultaneous-national-scientific-advice-snsa-phase-2-pilot-october-2022_en.pdf

[16] Richtlinie 2009/120/EG der Kommission v. 14. Sept. 2009 zur Änderung der Richtlinie 2001/83/EG des Europäischen Parlaments und des Rates zur Schaffung eines Gemeinschaftskodexes für Humanarzneimittel im Hinblick auf Arzneimittel für neuartige Therapien

[17] Vertrag über die Arbeitsweise der Europäischen Union (Konsolidierte Fassung), ABl. v. 26.10.2012, C 326/47

[18] BfArM – Zulassungsverfahren. https://www.bfarm.de/DE/Arzneimittel/Zulassung/Zulassungsverfahren/_node.html;jsessionid=F1C323331521E317FD699D2B3E99FD2F.intranet662

[19] EMA – Scientific Guidelines: Non-clinical: pharmacology and safety pharmacology. https://www.ema.europa.eu/en/human-regulatory/research-development/scientific-guidelines/non-clinical/non-clinical-pharmacology-safety-pharmacology

[20] https://www.bfarm.de/DE/Arzneimittel/Zulassung/Zulassungsrelevante-Themen/Standardzulassung-und-registrierung/_node.html

[21] European Union list entries. https://www.ema.europa.eu/en/medicines/field_ema_web_categories%253Aname_field/Herbal/field_ema_herb_outcome/european-union-list-entry-256

[22] https://www.ema.europa.eu/en/committees/committee-orphan-medicinal-products-comp

[23] https://www.ema.europa.eu/en/committees/paediatric-committee-pdco

[24] http://enprema.ema.europa.eu/enprema/showall.php

[25] https://www.ema.europa.eu/en/committees/committee-advanced-therapies-cat

[26] Bekanntmachung von Empfehlungen zur Gestaltung von Packungsbeilagen nach § 11 des Arzneimittelgesetzes (AMG) für Humanarzneimittel (gem. § 77 Abs. 1 AMG) und zu den Anforderungen von § 22 Abs. 7 Satz 2 AMG (Überprüfung der Verständlichkeit von Packungsbeilagen) v. 14. Apr. 2015. https://www.bfarm.de/SharedDocs/Bekanntmachungen/DE/Arzneimittel/natVerf/bm-zul-20150414-packungsbeilagen_2015-pdf.pdf?__blob=publicationFile

[27] EudraLex Vol. 2C. Regulatory Guideline: Guideline on the readability of the label and package leaflet of medicinal product for human use; Guidance concerning consultation with target patient groups for the package leaflet. https://ec.europa.eu/health/documents/eudralex/vol-2_en

[28] Gesetz zur Neuordnung des Arzneimittelmarktes in der gesetzlichen Krankenversicherung (Arzneimittelmarktneuordnungsgesetz – AMNOG) v. 22. Dez. 2010, BGbl. Teil I, Nr. 67 v. 27. Dez. 2010, S. 2262, geändert durch Gesetz zur finanziellen Stabilisierung der gesetzlichen Krankenversicherung (GKV-Finanzstabilisierungsgesetz) v. 7. Nov. 2022

[29] EudraLex – EU Legislation: The rules governing medicinal products in the European Union.

[30] Bere N. EMA-Presentation: The Centralised Procedure at the EMA. https://www.ema.europa.eu/en/documents/presentation/presentation-centralised-procedure-european-medicines-agency_en.pdf

[31] Recommendations on eligibility to PRIME scheme, adopted at the CHMP meeting of 07–10 Dec. 2020; EMA/565217/2020,16 Dec. 2020

[32] EMA: PRIME – priority medicines. https://www.ema.europa.eu/en/human-regulatory/research-development/prime-priority-medicines#:~:text=PRIME%20is%20a%20scheme%20launched%20by%20the%20European,of%20medicines%20that%20target%20an%20unmet%20medical%20need

[33] Pre-authorisation guidance der EMA, Questions and answers (Q&As), Punkt 1.10.5, https://www.ema.europa.eu/en/human-regulatory/marketing-authorisation/pre-authorisation-guidance

[34] https://www.ema.europa.eu/en/human-regulatory/research-development/scientific-advice-protocol-assistance

[35] EMA-Scientific Guidelines: Compilation of European Commission and Agency guidelines. https://www.ema.europa.eu/en/human-regulatory/research-development/scientific-guidelines

[36] ICH M4 Common Technical Document for the Registration of Pharmaceuticals for Human Use – CTD, 19 March 2021. https://www.ema.europa.eu/en/documents/scientific-guideline/ich-m-4-common-technical-document-registration-pharmaceuticals-human-use-organisation-ctd-step-5_en.pdf

[37] ICH M8 Electronic Common Technical Document (eCTD). https://www.ich.org/page/multidisciplinary-guidelines

[38] ICH M3(R2) Non-Clinical Safety Studies for the Conduct of Human Clinical Trials and Marketing Authorisation for Pharmaceuticals (CPMP/ICH/286/95). https://www.ema.europa.eu/en/documents/scientific-guideline/ich-guideline-m3r2-non-clinical-safety-studies-conduct-human-clinical-trials-marketing-authorisation_en.pdf

[39] Guideline on repeat dose toxicity (CPMP/SWP/1042/99 Rev. 1). https://www.ema.europa.eu/en/documents/scientific-guideline/guideline-repeated-dose-toxicity-revision-1_en.pdf

[40] Bundesinstitut für Arzneimittel und Medizinprodukte (BfArM). Leitfaden zur Anzeige eines Arzneimittel-Härtefallprogramms nach Arzneimittel-Härtefall-Verordnung (AMHV), Version 1.3 v. 20. Apr. 2017. https://www.bfarm.de/DE/Arzneimittel/Klinische-Pruefung/Compassionate-Use/_node.html

[41] Verordnung über das Inverkehrbringen von Arzneimitteln ohne Genehmigung oder ohne Zulassung in Härtefällen (Arzneimittel-Härtefall-Verordnung – AMHV) v. 14. Juli 2010 (BGBl. I S. 935)

[42] Richtlinie 2010/63/EU des Europäischen Parlaments und des Rates v. 22. Sept. 2010 zum Schutz der für wissenschaftliche Zwecke verwendeten Tiere. ABl. L 276/33 zur Anpassung der älteren Richtlinie 86/609/EWG an neue wissenschaftliche Erkenntnisse und Aufhebung dieser Richtlinie

[43] Guideline on the principles of regulatory acceptance of 3Rs (replacement, reduction, refinement) testing approaches, EMA/CHMP/CVMP/JEG-3Rs/450091/2012, 15 Dec. 2016. https://www.ema.europa.eu/en/documents/scientific-guideline/guideline-principles-regulatory-acceptance-3rs-replacement-reduction-refinement-testing-approaches_en.pdf

[44] https://www.ema.europa.eu/en/human-regulatory/research-development/scientific-guidelines/non-clinical/non-clinical-development

[45] Boos G, BfArM-Präsentation: Präklinische Dokumentation und Investigator's Brochure. https://www.bfarm.de/SharedDocs/Downloads/DE/Service/Termine-und-Veranstaltungen/ringvorlesungen/2016_Winter/boos2911.pdf?__blob=publicationFile&v=1

[46] Guideline on strategies to identify and mitigate risks for first-in-human and early clinical trials with investigational medicinal products. 20 July 2017, EMEA/CHMP/SWP/28367/07 Rev. 1. https://www.ema.europa.eu/en/documents/scientific-guideline/guideline-strategies-identify-mitigate-risks-first-human-early-clinical-trials-investigational_en.pdf

[47] 3. Bekanntmachung zur klinischen Prüfung von Arzneimitteln am Menschen. Gemeinsame Bekanntmachung des Bundesinstituts für Arzneimittel und Medizinprodukte und des Paul-Ehrlich-Instituts zum Antrag auf Genehmigung einer klinischen Prüfung bei der zuständigen Bundesoberbehörde nach § 40 Abs. 1 Satz 2 Arzneimittelgesetz (AMG) sowie § 7 der Rechtsverordnung nach § 42 Abs. 3 AMG (GCP-V), zur Anzeige nachträglicher Änderungen während der Durchführung klinischer Prüfungen nach § 10 sowie zur Anzeige der Beendigung einer klinischen Prüfung nach § 13 Abs. 8 und 9 dieser Rechtsverordnung v. 10. Aug. 2006, BAnz Nr. 166 v. 02.09.2006, S. 6072. https://www.bfarm.de/SharedDocs/Bekanntmachungen/DE/Arzneimittel/klinPr/bm-KlinPr-20060810-3_Bekanntmachung-pdf.pdf?__blob=publicationFile&v=3

[48] Richtlinie 2001/20/EG des Parlaments und des Rates zur Angleichung der Rechts- und Verwaltungsvorschriften der Mitgliedstaaten über die Anwendung der guten klinischen Praxis bei der Durchführung von klinischen Prüfungen mit Humanarzneimitteln v. 4. Apr. 2001, ABl. L 121/34 v. 01.05.2001; aktuelle Fassung: https://eur-lex.europa.eu/legal-content/DE/TXT/PDF/?uri=CELEX:02001L0020-20220101&from=EN

[49] Mitteilung der Kommission – Ausführliche Anleitung zum Antrag auf Genehmigung der klinischen Prüfung eines Humanarzneimittels bei den zuständigen Behörden, zur Unterrichtung über signifikante Änderungen und zur Mitteilung über den Abschluss der klinischen Prüfung (CT 1) (2010/C 82/01), ABl. C 82/1 v. 30.03.2010. https://eur-lex.europa.eu/legal-content/DE/TXT/PDF/?uri=CELEX:52010XC0330(01)&from=EN

[50] Burt T, et al., Phase 0/microdosing approaches: time for mainstream application in drug development? Nature Reviews. Vol. 19; Nov. 2020 (801–818). https://www.nature.com/articles/s41573-020-0080-x.pdf

[51] Guideline on Compassionate Use of Medicinal Products, pursuant to Article 83 of Regulation (EC) No. 726/2004, London, 19 July 2007, Doc. Ref: EMEA/27170/2006 (CHMP). ema.europa.eu/en/documents/regulatory-procedural-guideline/guideline-compassionate-use-medicinal-products-pursuant-article-83-regulation-ec-no-726/2004_en.pdf

[52] BfArM. Liste der bestätigten Arzneimittel-Härtefallprogramme. https://www.bfarm.de/DE/Arzneimittel/Klinische-Pruefung/Compassionate-Use/compUse-tabelle.html; Liste der Härtefallprogramme des Paul-Ehrlich-Instituts. https://www.pei.de/SharedDocs/Downloads/DE/regulation/klinische-pruefung/liste-haertefallprogramme.pdf?__blob=publicationFile&v=10

[53] https://www.ema.europa.eu/en/news/ema-starts-second-rolling-review-covid-19-vaccine

[54] BfArM-Zulassungsverfahren. https://www.bfarm.de/DE/Arzneimittel/Zulassung/Zulassungsverfahren/_node.html

[55] Verordnung (EU) 2021/2282 des Europäischen Parlaments und des Rates v. 15. Dez. 2021 über die Bewertung von Gesundheitstechnologien und zur Änderung der Richtlinie 2011/24/EU. ABl. L 458/1 v. 22.12.202. https://eur-lex.europa.eu/legal-content/DE/TXT/PDF/?uri=CELEX:32021R2282&from=DE

[56] Verordnung (EU) 2017/745 des Europäischen Parlaments und des Rates v. 05. Apr. 2017 über Medizinprodukte, zur Änderung der Richtlinie 2001/83/EG, der Verordnung (EG) Nr. 178/2002 und der Verordnung (EG) Nr. 1223/2009 und zur Aufhebung der Richtlinien 90/385/EWG und 93/42/EWG des Rates, ABl. L 117 v. 05.05.2017. https://eur-lex.europa.eu/legal-content/DE/TXT/PDF/?uri=CELEX:02017R0745-20170505&from=en

[57] Scientific Evidence Generation Department, EMA, Guidance for Applicants seeking scientific advice and protocol assistance. 31 March 2022 EMA/4260/2001 Rev. 13. https://www.ema.europa.eu/en/documents/regulatory-procedural-guideline/european-medicines-agency-guidance-applicants-seeking-scientific-advice-protocol-assistance_en.pdf

Der letzte Zugriff auf alle Links erfolgte am 20.11.2023.

A.2 Änderungen unter Verordnung (EU) 536/2014 und AMG

C. H. Gleiter, B. Sickmüller

Die Änderungen der regulatorischen Voraussetzungen für klinische Prüfungen mit Arzneimitteln an vulnerablen Personen durch die EU-VO 536/2014 sind in ► Kap. A.7.1 Vulnerable Personen unter AMG und Richtlinie 2001/20/EU beschrieben.

A.2.1 Änderungen durch die Verordnung (EU) 536/2014

Die Erfahrungen mit der Richtlinie 2001/20/EG haben gezeigt, dass die Rechtsform der Verordnung Vorteile für Sponsoren und Prüfer bieten kann, z. B. im Zusammenhang mit klinischen Prüfungen, die in mehr als einem Mitgliedstaat stattfinden, da sich Sponsoren unmittelbar auf die Bestimmungen der Verordnung stützen können. Dies trifft u a. auch auf die Sicherheitsberichterstattung und die Etikettierung von Prüfpräparaten zu. Abweichende Ansätze unter den verschiedenen Mitgliedstaaten können somit weitgehend vermieden werden. Bei der Genehmigung der Durchführung einer klinischen Prüfung sind alle Aspekte des Schutzes der Prüfungsteilnehmer und der Zuverlässigkeit und Belastbarkeit der Daten einzubeziehen. Daher sollte die Genehmigung in einer einzigen Entscheidung des betroffenen Mitgliedstaats erteilt werden und somit auch die Bewertung der jeweiligen national zuständigen Ethik-Kommission umfassen. Der Inhalt der Antragsdossiers für die Genehmigung einer klinischen Prüfung wird harmonisiert, um sicherzustellen, dass alle Mitgliedstaaten über die gleichen Informationen verfügen und das Verfahren für Anträge auf klinische Prüfungen vereinfacht wird.

Die Verordnung (EU) 536/2014 findet gem. Art. 91 „Verhältnis zu anderer Gesetzgebung der Union" keine Anwendung auf Blut- und Gewebezubereitungen, die nicht der Richtlinie 2001/83/EG, sondern dem Anwendungsbereich der Richtlinie 2002/98/EG oder der Richtlinie 2004/23/EG unterliegen [1–3]. Bei solchen klinischen Prüfungen sind das AMG und die GCP-Verordnung in der jeweils am 26. Jan. 2022 geltenden Fassung bis zum 23. Dez. 2029 weiter anzuwenden (§ 148 Abs. 3 AMG).

Zentral für die Einführung der neuen Bestimmungen ist die **Einrichtung eines EU-Portals und einer Datenbank für klinische Prüfungen** zur Straffung und Erleichterung des Informationsflusses zwischen Sponsoren und Mitgliedstaaten sowie zwischen den Mitgliedstaaten, sowohl bei der Antragstellung als auch im Verlauf von klinischen Prüfungen. Auch die Unionsbürger können über diese Datenbank Informationen über Arzneimittel erhalten.

Die EMA hat diese Datenbank (Clinical Trials Information System, CTIS) in Zusammenarbeit mit den Mitgliedstaaten und der Kommission eingerichtet und wird sie pflegen. Der Zugriff erfolgt über ein EU-Portal. Die Verordnung (EU) 536/2014 ist anwendbar seit dem 31.01.2022, nachdem die Kommission die Funktionsfähigkeit von CTIS mit Beschluss vom 13. Juli 2021 bestätigt hatte und eine entsprechende Veröffentlichung im Europäischen Amtsblatt am 31.07.2021 erfolgte [20]. Daneben gelten bis zur vollständigen Ablösung der Richtlinie 2001/20/EG weitere Übergangsregelungen (Abb. 1).

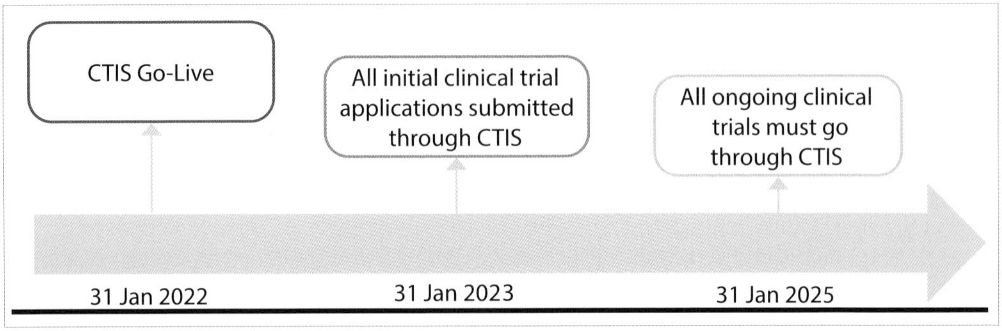

Abb. 1. Ablauf der Implementierung des CTIS-Systems und die Übergangsfristen zur Ablösung der Richtlinie 2001/20/EG [8].

Für das CTIS hat die EMA umfangreiche Informationen zur Einarbeitung und zur Bedienung zur Verfügung gestellt, so z. B. ein CTIS-Handbuch für Sponsoren [9], „Questions and answers – Clinical Trials Information System (CTIS) and Clinical Trials Regulation (CTR)" [10] sowie Module für das Training (Abb. 2).

European Commission)

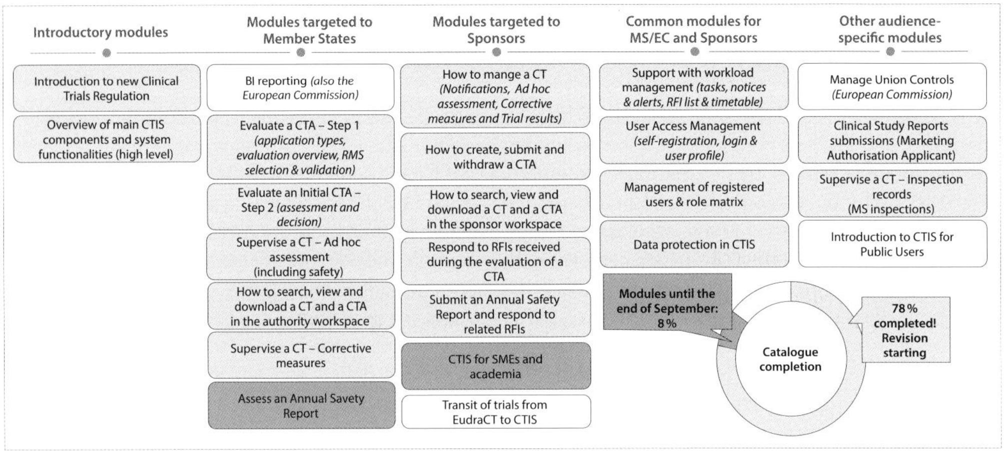

Abb. 2. Trainingsmodule der EMA für den Betrieb des CTIS [8].

Zusammenarbeit mit der Weltgesundheitsorganisation (WHO): Die EMA hat auch das Verfahren zur Registrierung von CTIS in das Suchportal der International Clinical Trials Registry Platform (ICTRP) der WHO eingeleitet. Sobald der Registrierungsprozess abgeschlossen ist, werden alle CTIS-Daten darin aufgenommen. Dies gilt für alle zukünftigen Daten klinischer Prüfungen, die in CTIS veröffentlicht werden, zusätzlich zu allen Daten, die seit der Einführung des Systems am 31. Jan. 2022 in CTIS veröffentlicht wurden. Seit 2012 hat die EMA die Daten des EU Clinical Trials Register (EU-CTR) an dieses WHO-Suchportal übermittelt [11].

EMA-Leitlinie zu computergestützten Systemen in der klinischen Forschung: In klinischen Prüfungen kommen in verschiedenen Bereichen vermehrt computergestützte Systeme zum Einsatz, z. B. bei der elektronischen Erfassung klinischer Daten von Prüfungsteilnehmern oder bei der Steuerung anderer Prozesse während der Durchführung einer klinischen Prüfung. Dazu gehören u. a. elektronische Krankenakten und auch elektronische Geräte zur Datenerfassung bei Prüfungsteilnehmern mit mobilen Geräten, die vom Sponsor zur Verfügung gestellt werden oder Anwendungen zur Nutzung durch die Prüfungsteilnehmer auf eigenen Geräten („Bring Your Own Device – BYOD"). Weiterhin werden die Anforderungen an elektronische Geräte zur Datenerfassung in Kliniken festgelegt, z. B. für eCRFs (electronic Case Report Forms), eTMFs (electronic Trial Master Files) sowie die Anforderungen an elektronische Signaturen. Die EMA-Leitlinie „Guideline on computerised systems and electronic data in clinical trials" soll Sponsoren, Prüfern und andere Beteiligte an klinischen Prüfungen darin unterstützen, die Anforderungen der aktuellen Gesetzgebung bei der Nutzung elektronischer Systeme in klinischen Prüfungen zu erfüllen. Dies ist wichtig, um die Qualität und Zuverlässigkeit der erhobenen Studiendaten, aber auch die Rechte und Sicherheit der Prüfungsteilnehmer zu gewährleisten. Die Leitlinie tritt am 9. Sept. 2023 in Kraft [12].

Übergangsregelungen: Die Verordnung (EU) 536/2014 sieht in Art. 98 Übergangsregelungen für die weitere Anwendung der Richtlinie 2001/20/EG vor. Stichtag für die Übergangsregeln in Art. 98 ist 6 Monate nach dem Tag der Bekanntmachung der Funktionalität des EU-Portals und der EU-Datenbank (CTIS) im Amtsblatt der EU [8,14], d. h. der 31. Jan. 2022. Anträge auf Genehmigung einer klinischen Prüfung, die vor und bis 18 Monate nach dem Stichtag eingereicht werden, können dann noch bis 42 Monate ab dem Stichtag gemäß der Richtlinie 2001/20/EG durchgeführt werden (Abb. 1).

A.2.2 Inhalt der Verordnung (EU) 536/2014 – Übersicht

Nachstehend folgt eine Übersicht über die wichtigsten Neuregelungen der EU-Verordnung. Ausführlichere Darstellungen sind jeweils in den spezifischen Kapiteln dieses Leitfadens gegeben.

A.2.2.1 Begriffsbestimmungen (Art. 2 Verordnung (EU) 536/2014)

Artikel 2 listet die Begriffsbestimmungen, die für die Verordnung (EU) 536/2014 festgelegt sind. Dabei wird auf einige Definitionen der Richtlinie 2001/83/EG verwiesen, die nicht eigens aufgeführt sind, darunter die Begriffe *Arzneimittel*, *Nebenwirkung* und *schwerwiegende Nebenwirkung*.

Neu eingeführt wird der Begriff der *klinischen Studie*, dessen Definition jetzt allgemein eine Untersuchung mit einem Arzneimittel beschreibt. Neu ist die Definition der *klinischen Prüfung* und der *minimalinterventionellen Prüfung*. Beide bezeichnen eine experimentelle Untersuchung, wobei letztere die Durchführung unter bestimmten Umständen erleichtern soll.

Eine *nichtinterventionelle Studie* ist gemäß dieser neuen Definitionssystematik zwar eine klinische Studie, jedoch keine klinische (experimentelle) Prüfung. Die Verordnung (EU) 536/2014 gilt **nicht** für nichtinterventionelle Studien (Art. 1). Dies bedeutet, dass über die Neufassung des Begriffs der nichtinterventionellen Studie der Begriff der nichtinterventionellen Prüfung entfällt (s. a. ▶ Kap. A.3 Nach der Zulassung: Unbedenklichkeitsstudien (PASS) und Wirksamkeitsstudien (PAES)).

Da der Begriff *Studie* im Gegensatz zum Begriff *klinische Prüfung* keinen Bezug zum Zulassungsstatus des zu untersuchenden Arzneimittels hat, sind danach nichtinterventionelle Studien mit zugelassenen Arzneimitteln auch außerhalb ihrer Zulassungsbedingungen (Off-Label Use) möglich [20]. In den aktuellen Empfehlungen stellen die deutschen BOB jedoch für Deutschland klar: Die medikamentöse Behandlung entspricht bei nichtinterventionellen Studien der normalen klinischen Praxis. Diese Vorgabe bedingt, dass die Arzneimittel zugelassen sein müssen und gemäß den Bedingungen der Zulassung verwendet werden. Die Beobachtung der Anwendung von zugelassenen bzw. genehmigten Arzneimitteln außerhalb der zugelassenen Indikationen, Population und/oder Posologie (Off-Label Use) ist in nichtinterventionellen Studien nicht zulässig [21].

Der *Sponsorbegriff* folgt weitgehend der bekannten Formulierung der Richtlinie 2001/20/EG, sieht aber jetzt die *Aufstellung der Finanzierung* vor. Dies erlaubt ohne wesentliche Definition, den Sponsor (mit seinen typischen Verantwortlichkeiten) von einem Dritten als Geldgeber zu unterscheiden. Dies war bei der Vorgängerdefinition juristisch nicht einfach zu bewerkstelligen.

Weiter werden die Begriffe des *Prüfers und Hauptprüfers* wiedereingeführt (wie im deutschen AMG vor 2013). Der Hauptprüfer ist synonym mit dem Prüferbegriff aus der Richtlinie 2001/20/EG. Die neue Definition des Prüfers kann auf jeden Arzt angewandt werden (die Definition der CTR selbst ist neutral bez. der beruflichen Qualifikation des Prüfers). Dies bedeutet, dass ein als Prüfer bezeichneter Arzt für die zustimmende Bewertung der zuständigen Ethik-Kommission (seiner Qualifikation) individuell seine Qualifikationen nachweisen muss (entspr. Anhang I M 64 und Teil II des Bewertungsberichts (Art. 7 und 49) der Ethik-Kommission [1], vgl. Tab. 1). Dies ist auch bei einem Prüferwechsel bei laufender klinischer Prüfung zu beachten; ein Prüfer benötigt in jedem Falle individuell eine zustimmende Bewertung der zuständigen Ethik-Kommission vor Aufnahme seiner Prüfertätigkeit.

Tab. 1. Bewertungsbericht im Rahmen des Bewertungsverfahrens (Art. 6 und 7 EU-VO).

Bewertungsbericht: Teil I und Teil II	
Teil I (europäisch) AMG n. F.: BOB/EK, insbesondere	**Teil II (national) EK, insbesondere**
therapeutischer Nutzen und Nutzen für die öffentliche Gesundheit	Einwilligung nach Aufklärung
Risiken/Nachteile für Prüfungsteilnehmer	Entschädigung und Schadensersatz
Herstellung/Einfuhr/Kennzeichnung für Prüf-/Hilfspräparate	Rekrutierung
Prüferinformation	Geeignetheit mitwirkender Personen/Stellen
pharmazeutische Qualität (nur BOB)	Übereinstimmung mit Datenschutz-Grundverordnung
	Vorgehen hinsichtlich der vom Prüfungsteilnehmer gewonnenen biologischen Proben

Eine nicht ausgesprochene, aber weiterhin vorhandene Möglichkeit ist, *Ärzte als Mitglieder des Prüferteams* zu bezeichnen. Damit benötigen sie keine individuelle Bewertung durch die Ethik-Kommission vor Beginn ihrer Tätigkeit in einer klinischen Prüfung und können auch während einer laufenden Prüfung mit einem ähnlich qualifizierten Arzt ersetzt werden, ohne dass es einer weiteren Anfrage bei der zuständigen Ethik-Kommission bedarf.

Der Terminus *betroffene Person* ist in der CTR mit *Prüfungsteilnehmer* ersetzt, das AMG behält den bisherigen Terminus *betroffene Person* bei.

Für die Definition des *Beginns einer klinischen Prüfung* wird grundsätzlich die erste Handlung zur Rekrutierung eines potenziellen Prüfungsteilnehmers festgelegt. Es können aber auch im Prüfplan andere Definitionen für diesen Zeitpunkt getroffen werden. Das *Ende einer klinischen Prüfung* ist der letzte Besuch des letzten Prüfungsteilnehmers oder ein späterer Zeitpunkt, wenn ein solcher im Prüfplan festgelegt ist.

Neu ist die Definition des *Abbruchs einer klinischen Prüfung* als vorzeitiges Ende einer klinischen Prüfung und eine *vorübergehende Unterbrechung einer klinischen Prüfung durch den Sponsor*. Eine *Suspendierung einer klinischen Prüfung* ist die Unterbrechung durch einen Mitgliedstaat.

Eine Änderung erfährt auch das *unerwünschte Ereignis*, das jetzt definiert wird als *jedes nachteilige* ***medizinische*** *Vorkommnis* (bisher: *jedes schädliche Vorkommnis* gem. Art. 2, lit. m) der Richtlinie 2001/83/EG und *nachteiliges Vorkommnis* gem. § 3 Abs. 6 GCP-VO); gleiches gilt für das *schwerwiegende unerwünschte Ereignis* (▶ Kap. A.7.2 Pharmakovigilanz (PV)).

A.2.2.2 Verfahren zur Genehmigung (Kap. II, Art. 5–14 Verordnung (EU) 536/2014)

Das Genehmigungsverfahren inkl. der hierfür festgelegten Fristen findet sich in diesem Abschnitt. Das Verfahren ist in gleicher Weise auf klinische Prüfungen in einem oder mehreren Mitgliedstaaten (MS) anwendbar. Die bisherigen analogen Voluntary-Harmonisation-Procedure(VHP)-Verfahren entfallen. Der Bewertungsbericht des Genehmigungsverfahrens ist in Teil I und Teil II getrennt (Tab. 1). Teil I wird durch die jeweilige Behörde des MS durchgeführt (im Falle einer multinationalen Prüfung durch den berichterstattenden MS (Reporting Member State, RMS), ggf. auch national unter Beteiligung einer Ethik-Kommission an diesem Bericht oder Kommentar zu einem multinationalen Bericht. Teil II wird (gem. Art. 7) von jedem betroffenen MS (meist ausschließlich durch die Ethik-Kommission) für sein Hoheitsgebiet bewertet. Die Entscheidung, ob der MS die klinische Prüfung genehmigt oder unter Auflagen genehmigt oder eine Genehmigung versagt, teilt jeder betroffene MS dem Sponsor mit. Eine durch den berichterstattenden MS als vertretbare Prüfung eingestuftes Projekt kann vom betroffenen MS (Member State Concerned, MSC) nur mit einem der in Art. 8 Abs. 2 vorgegebenen Gründe abgelehnt werden. Die Genehmigung erlischt in dem betroffenen MS innerhalb von 2 Jahren, sofern in diesem Zeitraum kein Prüfungsteilnehmer eingeschlossen wurde. Ein Antrag des Sponsors auf Verlängerung ist möglich (Art. 8 Abs. 9).

Ferner ist in Art. 9 die Qualifikation und Unparteilichkeit der bewertenden Personen gefordert. Es wird außerdem festgelegt, dass an der Bewertung mindestens ein Laie teilnimmt.

Werden Anträge zu klinischen Prüfungen an schutzbedürftigen Bevölkerungsgruppen (genannt sind in Art. 10 Minderjährige, nicht einwilligungsfähige Erwachsene, schwangere oder stillende Frauen oder **andere** Bevölkerungsgruppen) bewertet, muss entsprechendes Fachwissen herangezogen werden.

Der Sponsor kann Teil I und Teil II mit einem Intervall von bis zu 2 Jahren getrennt beantragen. Nach Versagen oder Rücknahme eines Antrags kann beliebig häufig erneut eingereicht werden. Die Hinzufügung eines weiteren betroffenen MS ist gem. Verfahren nach Art. 14 möglich.

Die Europäische Kommission hat zur Erleichterung der Antragsstellung ein kurzgefasstes Sponsor-Handbuch veröffentlicht: Quick guide for sponsors – Regulation 536/2014 in practice (EudraLex Vol. 10) [23]. Dieser Quick Guide wurde von der Clinical Trials Coordination and Advisory Group (CTAG) erstellt, die sich aus den nationalen Kontaktstellen zusammensetzt (Art. 85 i. V. m. Art. 83).

Verfahren zur Genehmigung einer wesentlichen Änderung (Kap. III, Art. 15–23 Verordnung (EU) 536/2014)

Die „wesentliche Änderung" ist in Art. 2 Abs. 2 Nr. 13 definiert, insbesondere als eine Änderung in der behördlichen Genehmigung über eine klinische Prüfung und *„[...] die vermutlich wesentlichen Auswirkungen auf die Sicherheit oder die Rechte der Prüfungsteilnehmer oder auf die Zuverlässigkeit und Belastbarkeit der im Rahmen der klinischen Prüfung gewonnenen Daten nach sich ziehen wird"*. Das Genehmigungsverfahren für wesentliche Änderungen einer klinischen Prüfung, inklusive der hierfür festgelegten Fristen, ist in diesem Kap. III vorgegeben.

Antragsdossier (Kap. IV, Art. 25–27 Verordnung (EU) 536/2014)

Die Vorgaben für das Antragsdossier und die zu verwendenden Daten sind in Kap. IV zusammengefasst. Die Liste der erforderlichen Dokumente findet sich in Anhang I und II der Verordnung (EU) 536/2014.

Schutz der Prüfungsteilnehmer und deren Einwilligung nach Aufklärung (Kap. V, Art. 28–35 Verordnung (EU) 536/2014)

Zunächst werden die grundlegenden Voraussetzungen für die Durchführung einer klinischen Prüfung festgelegt, insbesondere hinsichtlich des zu erwartenden Nutzens und des möglichen Risikos der klinischen Prüfung sowie der Bestimmungen zur Einwilligung der Prüfungsteilnehmer nach Aufklärung. Ein Widerruf einer bereits erteilten Einwilligung führt nicht zur Löschung bereits erhobener Daten. Artikel 31 definiert die Aufklärung und Einwilligung für nicht einwilligungsfähige Prüfungsteilnehmer. Es ist persönlicher Nutzen und Gruppennutzen (nur unter vorheriger Aufklärung und Einwilligung gem. § 40b) AMG n. F. in diesen Fällen vorgesehen, dies gilt auch für minderjährige Prüfungsteilnehmer. Nationale Einschränkungen, z. B. für Personen, die auf behördliche Anordnung untergebracht sind, sind weiterhin möglich (s. deutsches AMG [4]). Klinische Prüfungen in Notfällen sind mit Individualnutzen weiterhin möglich (Art. 35). Bei nachträglicher Aufklärung und Nichteinwilligung kann eine Löschung der Daten verlangt werden (Art. 35).

Die EU-VO 536/2014 sieht gem. Art. 30 auch Cluster-Randomisierungen mit einem vereinfachten Verfahren für Aufklärung und Einwilligung als Möglichkeit für die MS vor.

Das Verfahren der Cluster-Randomisierungen wurde nicht in das AMG aufgenommen. Somit sind diese in Deutschland nicht gestattet.

Beginn, Ende, vorübergehende Unterbrechung und vorzeitiger Abbruch (Kap. VI, Art. 36–39 Verordnung (EU) 536/2014)

Der Sponsor hat jeden betroffenen MS über den Beginn der klinischen Prüfung sowie über die erste Visite des ersten Prüfungsteilnehmers in dem betroffenen MS zu unterrichten. Gleiches gilt, wenn der Sponsor die Rekrutierung von Prüfungsteilnehmern bzw. die klinische Prüfung in dem jeweiligen MS beendet. Weiterhin ist das weltweite Ende der klinischen Prüfung mitzuteilen. Die Mitteilungen des Sponsors haben innerhalb von 15 Tagen über CTIS zu erfolgen.

Im Hinblick auf diese weitgehenden EU-Regelungen wurden die bisherigen Anzeigepflichten des § 67 Abs. 1–3 AMG für klinische Prüfungen mit Arzneimitteln aufgehoben, die dem Anwendungsbereich der Verordnung (EU) Nr. 536/2014 unterliegen (§ 67 Abs. 4 AMG n. F. [4,20]). Auch die GCP-V wurde ab 26. Jan. 2022 für diese klinischen Prüfungen aufgehoben. Somit sind für diese klinischen Prüfungen, die bisherigen Anzeigepflichten von Sponsor und Prüfer gegenüber der zuständigen Bundesoberbehörde bzw. der jeweiligen Länderbehörde entfallen.

Die 15-Tage-Frist für eine Mitteilung gilt auch bei einer vorübergehenden Aussetzung sowie bei einem vorzeitigen Abbruch einer klinischen Prüfung, vorausgesetzt sie erfolgen aus Gründen, die sich **nicht** auf das Nutzen-Risiko-Verhältnis auswirken. Erfolgt die vorübergehende Unterbrechung oder der vorzeitige Abbruch aus **Gründen der Sicherheit der Prüfungsteilnehmer** so hat die Mitteilung unverzüglich, spätestens jedoch nach 15 Tagen zu erfolgen.

Weiterhin übermittelt der Sponsor innerhalb eines Jahres ab dem Ende der klinischen Prüfung in allen MS eine **Zusammenfassung der Ergebnisse an CTIS** ergänzt durch eine **Zusammenfassung der Ergebnisse in einer für Laien verständlichen Weise** (Musterformate in Anhang IV und V der Verordnung (EU) 726/2014).

Sicherheitsberichterstattung (Kap. VII, Art. 40–46 Verordnung (EU) 536/2014)

Hier sind insbesondere die Meldepflichten von Prüfer und Sponsor, die jährliche Berichterstattung durch den Sponsor an die EMA geregelt. Danach hat der Sponsor der EMA alle *mutmaßlichen unerwarteten schwerwiegenden Nebenwirkungen* elektronisch zu melden, wobei die Meldefrist von der Schwere der Nebenwirkung abhängt.

Durchführung, Überwachung durch den Sponsor, Schulung und Erfahrung, Hilfspräparate (Kap. VIII, Art. 47–59 Verordnung (EU) 536/2014)

Hier werden die Verantwortung von Prüfer und Sponsor zur Einhaltung des Prüfplanes beschrieben, sowie die Überwachungspflichten des Sponsors. Artikel 49 gibt die Prüferdefinition, seine Qualifikation sowie die Qualifikation der anderen an der klinischen Prüfung mitwirkenden Personen und Einrichtungen.

Der Sponsor hat schwerwiegende Verstöße gegen die Verordnung (EU) 536/2014 oder den Prüfplan der Behörde des MS mit einer Frist von 7 Tagen zu melden, unerwartete Ereignisse mit Bezug auf das Nutzen-Risiko-Verhältnis der klinischen Prüfung innerhalb von spätestens 15 Tagen. Nähere Ausführungen zu schwerwiegenden Verstößen sind in einer eigenen „Guideline for the notification of serious breaches of Regulation (EU) No 536/2014 or the clinical trial protocol" beschrieben [24]. Dringende Sicherheitsmaßnahmen werden vom Sponsor innerhalb von höchstens 7 Tagen gemeldet (Art. 54).

Die Archivierung des Masterfile bei Prüfer und Sponsor hat nach Ende der klinischen Prüfung über mindestens 25 Jahre zu erfolgen. Patientenakten selbst werden jedoch nach nationalem Recht ggf. auch länger aufbewahrt. Dabei sind Medien zu verwenden, die über die gesamte Frist vollständig erhalten und lesbar bleiben. Änderungen der Masterfiles müssen rückverfolgbar sein.

Herstellung und Einfuhr von Prüfpräparaten und Hilfspräparaten/Etikettierung (Kap. IX/X, Art. 60–70 Verordnung (EU) 536/2014)

Herstellung und Einfuhr von Prüfpräparaten bedürfen der Genehmigung, wobei die angemessene Qualität der in der EU hergestellten oder eingeführten Prüfpräparate durch eine sachkundige Person des Antragstellers sicherzustellen ist.

Sponsor und Prüfer (Kap. XI, Art. 71–76 Verordnung (EU) 536/2014)

Die Verordnung sieht als neues Sponsormodell ein Co-Sponsoring vor, d. h. mehrere Sponsoren können sich die Sponsoraufgabe in einer klinischen Prüfung teilen. Der Schadensersatz für Prüfungsteilnehmer wird durch den einzelnen MS geregelt (§ 40a Nr. 3 AMG [4]).

EU-Datenbank und Transparenz (Kap. XIV, Art. 81 Verordnung (EU) 536/2014)

Die einzige Anlaufstelle für einen Antrag zur Genehmigung einer klinischen Prüfung durch einen Sponsor und auch im weiteren Verlauf der klinischen Prüfung ist das neue Webportal CTIS (Single Entry Point, Abb. 1). Der Sponsor hat die Angaben in CTIS laufend zu aktualisieren. Damit vereinfacht sich der Austausch zwischen den Mitgliedstaaten, der EU-Kommission sowie zwischen dem Sponsor und den Mitgliedstaaten. Der Mitgliedstaat hat dabei auch den Zugriff der jeweils beteiligten Ethik-Kommissionen zu organisieren (Abb. 3).

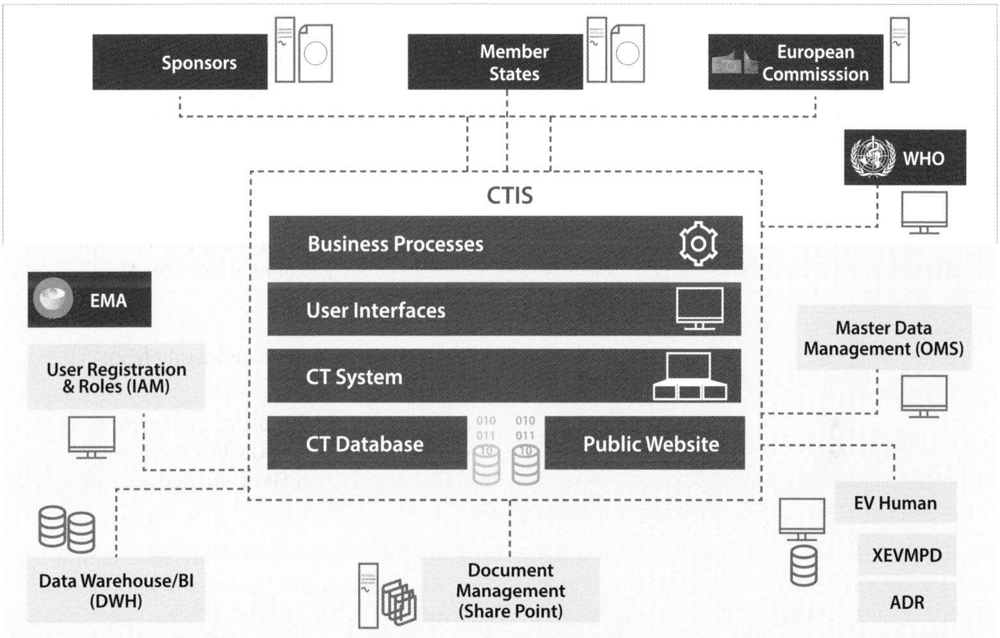

Abb. 3. Allgemeiner Überblick über die technische Umgebung von CTIS [29]).

Transparenz: Ziel der EU-Verordnung ist auch, den Unionsbürgern Zugriff auf die klinischen Informationen zu Arzneimitteln zu ermöglichen. Daher sind die in CTIS enthaltenen Daten grundsätzlich der Öffentlichkeit zugänglich, es sei denn, sie unterliegen der Vertraulichkeit, definiert in Art. 81 Abs. 4–7 Verordnung (EU) 536/2014) [1]. Hierzu zählen

- personenbezogene Daten,
- Betriebs- und Geschäftsgeheimnisse sowie
- vertrauliche Mitteilungen zwischen den Mitgliedstaaten.

Ausführliche Interpretationen dazu sind in der EMA-Leitlinie enthalten:

- Appendix, on disclosure rules, to the „Functional specifications for the EU portal and EU database to be audited – EMA/42176/2014", 2 October 2015, EMA/228383/2015 Endorsed [27]

Bezogen auf Betriebs- und Geschäftsgeheimnisse sind für einige Dokumente des Sponsors **Zurückstellungen (Deferrals) der öffentlichen Verfügbarkeit in CTIS** möglich. Dies gilt z. B. für die Veröffentlichung der Prüferinformation, des Prüfprotokolls, der Patienteninformation und des Dossiers zum Prüfpräparat im Hinblick auf die Daten zur Sicherheit und Wirksamkeit. Die Daten zur pharmazeutischen Qualität werden als vertraulich betrachtet und zu keinem Zeitpunkt veröffentlicht. Für mögliche Zurückstellungen werden 3 Kategorien festgelegt:

- **Kategorie 1.** Klinische Prüfungen der Phase I zur Bioäquivalenz, Bioverfügbarkeit und Biosimilarity (Pharmaceutical Development Clinical Trials):
  Zurückstellungen bis zur Zulassung oder bis 7 Jahre nach Ende der klinischen Prüfung sind möglich, je nachdem, welcher Zeitpunkt früher liegt.
- **Kategorie 2.** Klinische Prüfungen der Phase II und Phase III (Therapeutic Exploratory and Confirmatory Clinical Trials):
  Zurückstellungen bis zur Zulassung oder 5 Jahre nach Ende der klinischen Prüfung sind möglich, je nachdem, welcher Zeitpunkt früher liegt.
- **Kategorie 3.** Klinische Prüfungen der Phase IV und minimalinterventionelle klinische Prüfungen (Therapeutic Use Clinical Trials):
  Zurückstellungen um 12 Monate nach Ende der klinischen Prüfung sind möglich.

Begründete Anträge auf Zurückstellungen von Veröffentlichungen müssen vom Sponsor beim jeweiligen Mitgliedstaat bzw. bei einer klinischen Prüfung in mehreren Mitgliedstaaten beim RMS gestellt werden, wobei der jeweilige Mitgliedstaat bzw. der RMS darüber entscheidet. Zeitpunkt ist die initiale Antragstellung. Diese Rückstelloption gilt nicht für klinische Prüfungen mit pädiatrischen Prüfungsteilnehmern oder für Prüfungen, die in einem pädiatrischen Prüfkonzept aufgeführt sind [27].

Unabhängig von einer Zurückstellung werden bestimmte Informationen einer klinischen Prüfung grundsätzlich veröffentlicht, z. B.:

- EU-Nummer der klinischen Prüfung, Name und Anschrift des Sponsors, Art der klinischen Prüfung, Entscheidung über die Prüfung, Datum des Beginns und des Endes der klinischen Prüfung (einschließlich vorzeitiger Beendigung der Prüfung), Datum von Beginn und Ende der Rekrutierung
- Namen und Lebensläufe der Hauptprüfer sowie ökonomische Interessen oder institutionelle Verbindungen, die die Unparteilichkeit des Hauptprüfers beeinflussen könnten
- schwerwiegende Verstöße, Inspektionen (EU und Drittländer), dringende Sicherheitsmaßnahmen (mit Sonderregelungen für klinische Prüfungen der Kategorie 1)

Sponsoren klinischer Prüfungen sind auch verpflichtet, die **Informationen zu den Prüfpräparaten** (Investigational Medicinal Product (IMP) Information) in das „Extended EudraVigilance medicinal product dictionary (XEVMPD)" einzugeben (Art. 81 Abs. 3 Verordnung (EU) 536/2014). XEVMPD ist Teil der EudraVigilance Datenbank (EV human) und in XEVMPD sind auch die Informationen über zugelassene Arzneimittel enthalten (auch als „Artikel-57-Datenbank" bezeichnet, Abb. 3).

Nähere Vorgaben für Sponsoren klinischer Prüfungen zur Eingabe der Daten von Entwicklungsarzneimitteln (Development Medicinal Product, DMP), sind in einer spezifischen Leitlinie der EMA enthalten:

- Guidance on the electronic submission of information on investigational medicinal products for human use in the Extended EudraVigilance medicinal product dictionary (XEVMPD) [28]

Delegierte Rechtsakte (Kap. XVII, Art. 89 Verordnung (EU) 536/2014)

Bestimmte Teile der Verordnung, wie z. B. die Anhänge, können von der Kommission im Rahmen delegierter Rechtsakte aktualisiert und interpretiert werden. Delegierte Rechtsakte können „rechtlich unwesentliche" Bestimmungen direkt ändern (Art. 290 Vertrag über die Arbeitsweise der Europäischen Union, AEUV [15].) Weiterhin kann die Kommission Leitlinien erlassen, soweit in der Verordnung dazu eine Ermächtigung vorsieht.

Bisherige Erklärungen zu Teilaspekten der Umsetzung erfolgten über den Entwurf des Q & A-Papiers Version 2 der EU-Kommission, einsehbar über EudraLex Vol. 10, z. B. zu Sicherheitsmeldungen [5]. In EudraLex Vol. 10 werden die Dokumente für die Richtlinie 2001/20/EG getrennt von den Dokumenten für Verordnung (EU) 536/2014 geführt, sodass sie jeweils gut auffindbar sind. Es ist auch darauf zu achten, dass weitere europäische Dokumente mit der Verordnung (EU) 536/2014 gültig werden (Tab. 2).

Tab. 2. Dokumente, die gleichzeitig mit der Verordnung (EU) 536/2014 gültig werden.

• Richtlinie 2017/1572 zu Grundsätzen und Leitlinien der Guten Herstellungspraxis (Good Manufacturing Practice, GMP) für Humanarzneimittel
• Delegierte Verordnung 2017/1569 zur Festlegung von Grundsätzen und Leitlinien für GMP bei Prüfpräparaten, die zur Anwendung beim Menschen bestimmt sind, und der Einzelheiten von Inspektionen
• Durchführungsverordnung (EU) 2017/556 über die Einzelheiten der GCP-Inspektionsverfahren
• Detaillierte Kommissions-Leitlinien für GMP für Prüfpräparate (Investigational Medicinal Products, IMP), momentan im Annex 13 des EU-GMP-Leitfadens definiert
• Template für die IMP-Chargenfreigabe (momentan in Teil 3 des EU-GMP-Leitfadens enthalten)
• EMA Guideline zum zweistufigen Freigabeverfahren für IMP, welche im Template für die IMP-Chargenfreigabe referenziert wird (Draft guideline on the responsibilities of the sponsor with regard to handling and shipping of investigational medicinal products for human use in accordance with good clinical practice and good manufacturing practice)
• GMP für ATIMP (Advanced Therapy Investigational Medicinal Products; gültig seit 22. Mai 2018, in Teil 4 des EU-GMP-Leitfadens)

A.2.3 Umsetzung der Änderungen durch das 4. AMG-Änderungsgesetz

Inhalt: Das 4. AMG-Änderungsgesetz (4. AMGÄndG) vom Dezember 2016 [4] beinhaltet neben anderen Gesetzesänderungen auch eine Reihe von Änderungen des AMG, u. a. die Änderungen für klinische Prüfungen und implementiert die Regelungen der Verordnung (EU) 536/2014. Einige dieser Änderungen sind, obwohl die EU-Verordnung erst am 31. Jan. 2022 wirksam ist, bereits am 24. Dez. 2016 in Kraft getreten (Art. 1 i. V. m. Art. 13 des 4. AMGÄndG [4]; s. a. Tab. 3). Dies war erforderlich, um die Neuregelungen zu den Ethik-Kommissionen bereits einführen zu können. Artikel 2 tritt am Tag des Wirksamwerdens der Verordnung (EU) 536/2014 seinerseits in Kraft. Das Wirksamwerden wurde durch das „Gesetz zum Erlass eines Tierarzneimittelgesetzes und zur Anpassung arzneimittelrechtlicher und anderer Vorschriften vom 27. September 2021" in Art. 4 auf den **27. Januar 2022** festgelegt [4].

Die Übergangsvorschriften gem. § 148 des 4. AMGÄndG [4] haben die Übergangsregelungen der EU-Verordnung übernommen. Für klinische Prüfungen, die vor Beginn des Geltungsdatums der EU-Verordnung begonnen werden, gilt eine 3-jährige Übergangsfrist. Für klinische Prüfungen, die innerhalb eines Jahres nach Geltungsdatum begonnen werden, besteht Wahlfreiheit [20], aber auch hier gilt die 3-jährige Übergangfrist (Tab. 3).

Tab. 3. Änderungen für klinische Prüfungen im 4. AMGÄndG [4].

Artikel 1 Änderungen des AMG (Inkrafttreten am Tag nach der Verkündung des 4. AMGÄndG, 24. Dez. 2016)	§ 41a Registrierungsverfahren für Ethik-Kommissionen § 41b Verfahrensordnung und Geschäftsverteilungsplan § 41c Verordnungsermächtigung
Artikel 2 Weitere Änderungen des AMG (Inkrafttreten am 27. Jan. 2022 [4])	§ 40 Genehmigung einer klinischen Prüfung § 40a Allgemeine Voraussetzungen § 40b Besondere Voraussetzungen § 40c Verfahren zur Hinzufügung eines Mittgliedstaates bei Änderungen sowie bei Bewertungsverfahren § 40d Besondere Pflichten des Prüfers, des Sponsors und der zuständigen BOB § 41 Stellungnahme der Ethik-Kommission § 42 Korrekturmaßnahmen § 42a Datenschutz § 42c Inspektionen § 148 Übergangsvorschriften

Mit der Übernahme der Definitionen der Verordnung (EU) 726/2014 entfällt der „Leiter der klinischen Prüfung". Damit wurde auch ein neues Verfahren für die Ethik-Kommissionen erforderlich (▶ Kap. A.2.3.2).

A.2.3.1 Außerkrafttreten der GCP-Verordnung

Die deutsche Verordnung über die Anwendung der Guten Klinischen Praxis (GCP-Verordnung) [18] ist gem. Art. 4 des 4. AMGÄndG [4] 6 Monate nach der Veröffentlichung der Mitteilung der Europäischen Kommission über die Funktionsfähigkeit des EU-Portals und der Datenbank (CTIS) im Amtsblatt der Europäischen Union am 27. Jan. 2022 außer Kraft getreten [4]. Wie die bisherigen AMG-Regelungen gilt auch die GCP-Verordnung für solche klinischen Prüfungen weiter, die im Rahmen der Übergangsvorschriften durchgeführt werden (§ 148 Abs. 2, 4. AMGÄndG). Für klinische Prüfungen mit Humanarzneimitteln, die nicht in den Anwendungsbereich der EU-Verordnung fallen (Blut- und Gewebezubereitungen), sind AMG und GCP-V bis zum 23. Dez. 2029 in der bisher gültigen Fassung weiterhin anzuwenden (§ 148 Abs. 3 AMG n. F. [4]).

A.2.3.2 Teilnahme von Ethik-Kommissionen am Genehmigungsverfahren

Wesentliche Änderungen sind die Teilnahme der Ethik-Kommissionen an den Genehmigungsverfahren (in Teil I und Teil II). Die Ethik-Kommissionen, die sich hieran beteiligen möchten, müssen sich qualifizieren im Rahmen einer Registrierung beim BfArM. Die Voraussetzungen für die Registrierung werden in § 41a gem. 4. AMGÄndG [4]. aufgeführt. Die Liste der registrierten Ethik-Kommissionen (Geschäftsverteilungsplan) wird vom BfArM gem. § 41b Abs. 2 AMG n. F.[1] i. V. m. § 4 KPBV veröffentlicht [16]. In der dort festgelegten Reihenfolge erhalten die Ethik-Kommissionen die Anträge auf Bewertung. Es ist davon auszugehen, dass bei Weitem nicht alle derzeit aktiven Ethik-Kommissionen in Deutschland eine Registrierung anstreben, meist aus Ressourcengründen.

Die Aufgaben der Ethik-Kommissionen liegen zukünftig bei der Verantwortung für Teil II des Bewertungsberichts und in einem Kommentarrecht in Teil I (Tab. 1).

Entsprechend § 40 (6) AMG n. F. [4] werden Gebühren einheitlich und zentral über das BfArM erhoben. Weitere Regeln werden für besondere Prüfpräparate (z. B. mit gentechnisch veränderten Organismen) festgelegt.

Gemäß § 40b AMG n. F. [4] bleiben Aufklärung und Einwilligung in Deutschland weiterhin unter Arztvorbehalt (Arzt des Prüfteams). Gruppennützige klinische Prüfungen können nur unter eingeschränkten Bedingungen an nicht einwilligungsfähigen volljährigen Personen durchgeführt werden. Die Person muss im Besitz der Einwilligungsfähigkeit sein und ärztlich aufgeklärt werden. Erteilt sie eine Zustimmung nach Aufklärung durch einen

1 AMG neuer Fassung (mit den Änderungen des 4. AMG-Änderungsgesetzes).

Arzt (Patientenverfügung), kann sie im Falle der Nichteinwilligungsfähigkeit in gruppennützige Prüfungen einbezogen werden (s. o.).

Der Arbeitskreis Medizinischer Ethik-Kommissionen in Deutschland (AKEK) hat einige seiner Empfehlungen angepasst: So die Mustertexte für die *Klinische Prüfung eines Arzneimittels mit volljährigen einwilligungsfähigen Probanden (2022)* und die *Klinische Prüfung eines Arzneimittels mit volljährigen einwilligungsfähigen Patienten (2022)* [13]. Weiter sind die curricularen Fortbildungen für den Grundlagenkurs, Aufbaukurs und Auffrischungskurs für Prüfer, Hauptprüfer und Prüfungsteam in einer neuen Version veröffentlicht [13].

Die KPBV [16] legt Details des Registrierungsantrags und die Registrierungsvoraussetzungen für Ethik-Kommissionen fest, die sich an der Bewertung von klinischen Prüfungen mit Arzneimitteln beteiligen wollen. Eine Ethik-Kommission, die ein Verfahren initial bewertet, bleibt auch für zukünftige Änderungen in diesem Verfahren zuständig, unabhängig vom aktuellen Geschäftsplan.

Ferner finden sich in der Anlage Vordrucke zu antragsbezogenen und jährlichen Erklärungen zu finanziellen Interessen.

A.2.3.3 Pilotprojekt der Bundesoberbehörden

Die Bundesoberbehörden hatten mit ausgewählten Ethik-Kommissionen im Jahr 2015 ein Pilotprojekt gestartet. Dieses hat innerhalb der aktuellen Gesetzgebung die Simulation der Verfahrensweise und vor allem der Zeitvorgaben, die unter der Verordnung in Zukunft einzuhalten sind, erlaubt zu üben. Abgelaufene Verfahren sind auf der Website des BfArM zusammengefasst [6]. Das Pilotprojekt wurde auf multinationale klinische Prüfungen in Deutschland und Österreich erweitert [7]. Mit diesem Pilotprojekt konnten Sponsoren, Behörden und Ethik-Kommissionen bereits frühzeitig Erfahrungen mit dem neuen Verfahren sammeln. Das Pilotprojekt wurde mit dem 16. Sept. 2021 beendet, um allen beteiligten Ethik-Kommissionen, Behörden, Organisationen und Sponsoren die Gelegenheit zu geben, sich bis zur Anwendbarkeit der Verordnung (EU) Nr. 536/2014 (ab dem 31. Jan. 2022) umfangreich vorbereiten zu können.

A.2.3.4 Freiwilliges Harmonisierungsverfahren (VHP/VHP-Plus)

Die Umsetzung der Richtlinie 2001/20/EG zur Anwendung der guten klinischen Praxis bei der Durchführung von klinischen Prüfungen mit Humanarzneimitteln [17] in die nationalen Gesetze und Vorschriften brachte die Rahmenvorgaben für die Mitgliedstaaten, aber in verschiedenen Bereichen blieben weiterhin unterschiedliche Vorgehensweisen, z. B.:

- Aufgabenteilung zwischen den Genehmigungsbehörden und den Ethik-Kommissionen
- Inhalt und Format der Anträge im Hinblick auf die zu verwendende Sprache
- Fristen für die Überprüfung eines Antrags auf Genehmigung einer klinischen Prüfung

Zur Reduzierung der Arbeitsbelastung bei Behörden und Sponsoren, aber auch zur Harmonisierung der wissenschaftlichen Bewertung klinischer Prüfungen durch die Mitgliedstaaten, wurde im März 2009 unter Federführung des Paul-Ehrlich-Instituts (PEI) das freiwillige Harmonisierungsverfahren für klinische Prüfungen von Arzneimitteln (Voluntary Harmonisation Procedure, VHP) durch die Clinical Trials Facilitation Group (CTFG) der Heads of Medicines Agencies (HMA) eingeführt.

Das VHP ermöglichte Sponsoren, das Verfahren zur Genehmigung multinationaler klinischer Prüfungen mit einem Antrag in englischer Sprache gleichzeitig in mehreren europäischen Mitgliedstaaten zu beginnen. Der Antrag wurde von den Behörden der einbezogenen Mitgliedstaaten gemeinsam bewertet. Der angebotene Harmonisierungsprozess bezog sich somit auf die gemeinsame Bewertung des Antrags zur Genehmigung einer klinischen Prüfung. Es mussten aber nach positiv abgeschlossenem VHP in den beteiligten Mitgliedstaaten jeweils nationale Genehmigungsverfahren eingeleitet werden. Diese konnte aber durch das VHP beschleunigt und vereinfacht und somit die Ressourcen für alle Beteiligten besser eingesetzt werden [22].

Basierend auf den Erfahrungen der ersten Jahre wurde das VHP im Jahr 2014 weiterentwickelt und einige teilnehmende Mitgliedstaaten ermöglichten seitdem auch die Einbeziehung der Ethik-Kommissionen (VHP-Plus). Seit der Einführung des VHP im März 2009 bis Ende 2019 wurden über 1 500 freiwillige Harmonisierungsverfahren durchgeführt und von 2013 bis 2019 durchliefen 16–23 % aller multinationalen klinischen Prüfungen in der EU/im Europäischen Wirtschaftsraum (EWR) ein VHP, bevor die Anträge den zuständigen nationalen Behörden zur Genehmigung vorgelegt wurden [25].

Mit der neuen Verordnung (EU) 536/2014 für klinische Prüfungen erfolgt eine koordinierte Bewertung multinationaler klinischer Prüfungen [1]. Die Möglichkeit der Durchführung von VHP endete daher mit Wirksamwerden der EU-Verordnung (31. Jan. 2022). Als letzter Tag für jede VHP-Einreichung wurde der 15. Okt. 2021 festgelegt, um zu gewährleisten, dass alle Verfahren im Januar 2022 abgeschlossen werden konnten. Hierzu gab es eine entsprechende Mitteilung „Conclusion of VHP Procedure" [26], das mit folgenden Worten das erfolgreiche VHP/VHP-Plus beendet: *„All VHP-Administrators at the Paul-Ehrlich-Institute and the whole Clinical Trials Facilitation and Coordination Group want to THANK YOU for using VHP for 12 years and for giving us the opportunity to experience international harmonisation of clinical trials in Europe!"*

A.2.4 Wesentliche Klarstellungen nach Redaktionsschluß der vorliegenden Ausgabe

A.2.4.1 Extended EudraVigilance medicinal product dictionary (XEVMPD)

Um Meldungen auf europäischer Ebene durchführen zu können, sind die Sponsoren klinischer Prüfungen auch verpflichtet, die Informationen zu den Prüfpräparaten (Investigational Medicinal Product, IMP) in das Extended EudraVigilance medicinal product dictionary (XEVMPD) einzugeben (Art. 81 Abs. 3 Verordnung (EU) 536/2014). Nur dann ist eine Meldung an die EudraVigilance Datenbank möglich.

XEVMPD ist Teil der EudraVigilance Datenbank (EV human) mit den Modulen „Post-Authorisation" und „Clinical Trials". Somit enthält die XEVMPD-Datenbank auch die Informationen über zugelassene Arzneimittel (auch als „Artikel-57-Datenbank" bezeichnet) bzw. zu klinischen Prüfpräparaten.

Nähere Vorgaben für Sponsoren klinischer Prüfungen zur Eingabe der Daten von Entwicklungsarzneimitteln (Development Medicinal Product, DMP), sind in einer spezifischen Leitlinie der EMA enthalten: „Guidance on the electronic submission of information on investigational medicinal products for human use in the Extended EudraVigilance medicinal product dictionary (XEVMPD)" [28].

A.2.4.2 Bewertung von SUSAR-Meldungen durch die Behörden

Die Mitgliedstaaten sind angehalten, die in EudraVigilance eingehenden SUSAR-Meldungen sowie die jährlich einzureichenden Sicherheitsberichte in einem gemeinsamen Assessment zu bewerten (Art. 44). Dafür stellt der festgelegte berichterstattende Mitgliedstaat den beteiligten Mitgliedstaaten einen Assessment-Report zur Verfügung. Die Einbeziehung der Ethik-Kommissionen können die Mitgliedstaaten regeln. In Deutschland wird die zuständige Ethik-Kommission in den Bewertungsprozess einbezogen.

A.2.4.3 Zugelassene Hilfspräparate unterliegen in Deutschland weiterhin der Arzneimittel- und Wirkstoffherstellungsverordnung (AMWHV) [20]

Diese Regelungen gelten weiterhin für klinische Prüfungen, die gemäß AMG a. F. (entspr. Richtlinie 2001/20/EG) durchgeführt werden (Übergangsregelungen gem. § 44 AMWHV). Für klinische Prüfungen, die nach AMG n. F. und entsprechend der Verordnung (EG) 536/2014 durchgeführt werden, gilt die AMWHV nur noch mit Ausnahmen nämlich für ***zugelassene*** Hilfspräparate (§ 1 Abs. 7 und § 19 Abs. 9):

> *„§ 1(7) Diese Verordnung findet keine Anwendung auf Arzneimittel zur klinischen Prüfung bei Menschen und auf Hilfspräparate, die dem Anwendungsbereich der Verordnung (EU) Nr. 536/2014 des Europäischen Parlaments und des Rates vom 16. April 2014 über klinische Prüfungen mit Humanarzneimitteln und zur Aufhebung der Richtlinie 2001/20/EG (ABl. L 158 vom 27.05.2014, S. 1) unterliegen, soweit nicht in ein-*

zelnen Bestimmungen dieser Verordnung ausdrücklich auf die Verordnung (EU) Nr. 536/2014 Bezug genommen wird.

§ 19(9) Die Absätze 1 bis 3 und 5 bis 8 gelten entsprechend für Hilfspräparate im Sinne von Artikel 2 Abs. 2 Nummer 8 und 10 der Verordnung (EU) Nr. 536/2014."

Dies bedeutet, dass der Stufenplanbeauftragte nur noch für Bearbeitung und Meldung von Nebenwirkungen bei zugelassenen Hilfspräparaten zuständig ist.

A.2.4.4 Gebühren für Inspektionen

GCP-Inspektionen können sowohl von den Bundesoberbehörden (BOB) als auch von den lokalen Überwachungsbehörden (ggf. unter Beteiligung von Vertretern der BOB) durchgeführt werden. Die anfallenden Kosten richten sich daher nach der jeweils beteiligten Behörde. Für solche Amtshandlungen definiert die „Besondere Gebührenordnung des Bundesministeriums für Gesundheit für individuell zurechenbare öffentliche Leistungen in dessen Zuständigkeitsbereich (Besondere Gebührenverordnung BMG – BGebVBMG)" die jeweils anfallenden Gebühren [31]. Diese Verordnung ist am 1. Okt. 2021 mit Übergangsregelungen in Kraft getreten und löste die entsprechenden Kostenverordnungen des BfArM (AMGKostV) und des PEI (PEI-KostVO) ab.

Für PEI-/BfArM-Inspektionen im Auftrag der EMA fallen jedoch Inspektionsgebühren (sog. Fees) nach der Gebührenverordnung der EMA an [32].

Literatur

[1] Verordnung (EU) Nr. 536/2014 des Europäischen Parlaments und des Rates über klinische Prüfungen mit Humanarzneimitteln und zur Aufhebung der Richtlinie 2001/20/EG v. 16. April 2014. ABl. L158/1 v. 27.05.2014 https://eur-lex.europa.eu/legal-content/DE/TXT/?uri=CELEX%3A32014R0536

[2] Richtlinie 2004/23/EG des Europäischen Parlaments und des Rates v. 31. März 2004 zur Festlegung von Qualitäts- und Sicherheitsstandards für die Spende, Beschaffung, Testung, Verarbeitung, Konservierung, Lagerung und Verteilung von menschlichen Geweben und Zellen. ABl. L 102/48 v. 07.04.2004. https://eur-lex.europa.eu/legal-content/DE/TXT/PDF/?uri=CELEX:32004L0023&from=EL

[3] Richtlinie 2002/98/EG des Europäischen Parlaments und des Rates v. 27. Jan. 2003 zur Festlegung von Qualitäts- und Sicherheitsstandards für die Gewinnung, Testung, Verarbeitung, Lagerung und Verteilung von menschlichem Blut und Blutbestandteilen und zur Änderung der Richtlinie 2001/83/EG. ABl. L 33/37 v. 08.02.2003. https://eur-lex.europa.eu/legal-content/DE/TXT/PDF/?uri=CELEX:32002L0098&from=de

[4] Viertes Gesetz zur Änderung arzneimittelrechtlicher und anderer Bestimmungen v. 20. Dez. 2016 (AMGuaÄndG). BGBl. Teil I Nr. 63 v. 23. Dez. 2016, S. 3048–3065. https://www.bgbl.de/xaver/bgbl/start.xav?start=%2F%2F*[%40attr_id%3D%27bgbl116s3048.pdf%27]#__bgbl__%2F%2F*%5B%40attr_id%3D%27bgbl116s3048.pdf%27%5D__1684231010729; geändert durch Art. 4 des Gesetzes zum Erlass eines Tierarzneimittelgesetzes und zur Anpassung arzneimittelrechtlicher und anderer Vorschriften v. 27. Sept. 2021 (BGBl. I S. 4530); https://www.bgbl.de/xaver/bgbl/text.xav?SID=&tf=xaver.component.Text_0&tocf=&qmf=&hlf=xaver.component.Hitlist_0&bk=bgbl&start=%2F%2F*%5B%40node_id%3D%271033806%27%5D&skin=pdf&tlevel=2&nohist=1&sinst=921976FFbgbl116s3048.pdf%27%5D__1629799480315

[5] Draft Q & A Version 4.1, September 2021. https://ec.europa.eu/health/sites/default/files/files/eudralex/vol-10/regulation5362014_qa_en.pdf

[6] Geschäftsverteilungsplan der registrierten Ethik-Kommissionen für das Jahr 2023 (Teil I). https://www.bfarm.de/SharedDocs/Downloads/DE/Arzneimittel/Zulassung/klin-pr/ethikKomm/GVPEthikKomm/GVP-2023

[7] Pilotprojekt EU-VO 536/2014. https://www.bfarm.de/DE/Arzneimittel/Arzneimittelzulassung/KlinischePruefung/Pilotprojekt/_node.html.

[8] CTIS Funktionsfähigkeit. https://www.ema.europa.eu/en/documents/newsletter/clinical-trials-information-system-ctis-highlights-august-2021_en.pdf

[9] Clinical Trials Information System (CTIS) – Sponsor Handbook: A compilation of key guidance, technical information, recommendations and references for getting ready for the use of CTIS, 20 Dec 2022, EMA/923413/2022 – v. 3.01, Clinical Trials Information System (CTIS) Programme. https://www.ema.europa.eu/en/documents/other/clinical-trial-information-system-ctis-sponsor-handbook_en.pdf

[10] Questions and answers – Clinical Trials Information System (CTIS) and Clinical Trials Regulation (CTR). Prepared by the Query Management Working Group, 9 Febr 2023, EMA/618888/2022. https://www.ema.europa.eu/en/documents/other/questions-answers-query-management-working-group-ctis-ctr_en.pdf

[11] WHO's International Clinical Trials Registry Platform (ICTRP) Search Portal. https://trialsearch.who.int/

[12] EMA Guideline on computerised systems and electronic data in clinical trials. 9 March 2023, Good Clinical Practice Inspectors Working Group (GCP IWG), EMA/INS/GCP/112288/2023. https://www.ema.europa.eu/en/documents/regulatory-procedural-guideline/guideline-computerised-systems-electronic-data-clinical-trials_en.pdf

[13] Empfehlungen des AKEK. https://www.akek.de/curriculare-fortbildungen/

[14] Beschluss (EU) 2021/1240 der Kommission v. 3. Juli 2021 über die Übereinstimmung des EU-Portals und der EU-Datenbank für klinische Prüfungen mit Humanarzneimitteln mit den Anforderungen gem. Art. 82 Abs. 2 der Verordnung (EU) Nr. 536/2014 des Europäischen Parlaments und des Rates. ABl. v. 31.07.2021, L 275/1. https://eur-lex.europa.eu/legal-content/DE/TXT/PDF/?uri=CELEX:32021D1240&from=EN

[15] Vertrag über die Arbeitsweise der Europäischen Union (Konsolidierte Fassung) – AEUV. ABl. v. 26.10.2012, C 326/47. https://eur-lex.europa.eu/legal-content/DE/TXT/PDF/?uri=CELEX:12012E/TXT&from=DE

[16] Verordnung über das Verfahren zur Zusammenarbeit der Bundesoberbehörden und der registrierten Ethik-Kommissionen bei der Bewertung von Anträgen auf Genehmigung von klinischen Prüfungen mit Humanarzneimitteln) (Klinische Prüfung-Bewertungsverfahren-Verordnung – KPBV) v. 12. Juli 2017 (BGBl. I S. 2333). https://www.gesetze-im-internet.de/kpbv/BJNR233300017.html

[17] Richtlinie 2001/20/EG des Europäischen Parlaments und des Rates zur Angleichung der Rechts- und Verwaltungsvorschriften der Mitgliedstaaten über die Anwendung der guten klinischen Praxis bei der Durchführung von klinischen Prüfungen mit Humanarzneimitteln v. 4. April 2001, ABl. v. 01.05.2001, L 121/34. https://eur-lex.europa.eu/legal-content/DE/TXT/PDF/?uri=CELEX:32001L0020

[18] Verordnung über die Anwendung der Guten Klinischen Praxis bei der Durchführung von klinischen Prüfungen mit Arzneimitteln zur Anwendung am Menschen (GCP-Verordnung – GCP-V) v. 9. Aug. 2004 (BGBl. I S. 2081). http://www.gesetze-im-internet.de/gcp-v/GCP-V.pdf

[19] A. Mende, M. Frech, C. Riedel: Grundzüge der EU-Verordnung 536/2014 – Was wird sich ändern? Bundesgesundheitsbl. 2017, 60:795–803, DOI 10.1007/s00103-017-2575-0; online: 6. Juli 2017. https://d-nb.info/114096111X/34

[20] L. Nickel, Y. Seibel, M. Frech, T. Sudhop: Änderungen des Arzneimittelgesetzes durch die EU-Verordnung zu klinischen Prüfungen, Bundesgesundheitsbl. 2017, 60:804–811, DOI 10.1007/s00103-017-2574-1, online: 29. Juni 2017. https://www.springermedizin.de/aenderungen-des-arzneimittelgesetzes-durch-die-eu-verordnung-zu-/12492822

[21] Gemeinsame Empfehlungen des BfArM und des PEI zur Anzeige von Anwendungsbeobachtungen nach § 67 Abs. 6 AMG und zur Anzeige von nichtinterventionellen Unbedenklichkeitsstudien nach § 63f AMG.15. Dez. 2022. https://www.bfarm.de/DE/Arzneimittel/Klinische-Pruefung/Nichtinterventionelle-Studien/_node.html

[22] Freiwillige Harmonisierung (VHP). Gemeinsame behördliche Genehmigung klinischer Prüfungen in zwei oder mehr EU-Mitgliedstaaten nach Einreichung eines einzelnen Antrags. Information zur Einstellung des VHP Verfahrens am 15.10.2021 – Bekanntgabe von Deadlines. https://www.pei.de/DE/regulation/klinische-pruefung/freiwillige-harmonisierung/vhp-node.html; „Erfolgreich: Freiwilliges Harmonisierungsverfahren klinischer Prüfungen in Europa trägt Früchte", Pressemitteilung des Paul-Ehrlich-Instituts 03/2012. https://www.pei.de/DE/newsroom/pm/jahr/2012/03-freiwilliges-harmonisierungsverfahren-klinischer-pruefungen-erfolgreich.html, Originalarbeit: Krafft H, Bélorgey C, Szalay G (2012): Experience and further development with the Voluntary Harmonization Procedure for multinational clinical trials in the European Union. Nat Rev Drug Discov 11:419

[23] Clinical Trials Regulation (EU) No 536/2014 in practice. 28 August 2023, version 03. https://health.ec.europa.eu/system/files/2023-09/mp_ctr-536-2014_guide_en.pdf

[24] Guideline for the notification of serious breaches of Regulation (EU) No 536/2014 or the clinical trial protocol. 13 Dec 2021. EMA/698382/2021. https://www.ema.europa.eu/en/documents/scientific-guideline/guideline-notification-serious-breaches-regulation-eu-no-536/2014-clinical-trial-protocol_en.pdf

[25] Results of the Voluntary Harmonisation Procedure 2009–2019, HMAs Clinical Trials Facilitation Group Status, 01.01.2020. https://www.hma.eu/fileadmin/dateien/Human_Medicines/01-About_HMA/Working_Groups/CTFG/2020_02_CTFG_Results_of_the_Voluntary_Harmonisation_Procedure_2009-2019.pdf

[26] Conclusion of VHP Procedure Deadline for submissions to VHP in the context of the Christmas Break 2021/2022 and transition to CTIS/CTR starting with the CTR application; https://www.pei.de/SharedDocs/Downloads/DE/regulation/klinische-pruefung/vhp-einstellung.pdf?__blob=publicationFile&v=2

[27] Appendix, on disclosure rules, to the „Functional specifications for the EU portal and EU database to be audited – EMA/42176/2014", 2 October 2015 EMA/228383/2015 Endorsed; https://www.ema.europa.eu/en/documents/other/appendix-disclosure-rules-functional-specifications-eu-portal-eu-database-be-audited_en.pdf

[28] Guidance on the electronic submission of information on investigational medicinal products for human use in the Extended EudraVigilance medicinal product dictionary (XEVMPD) – Extended EudraVigilance Medicinal Product Report (XEVPRM) user guidance for sponsors of clinical trials, Version 1.1, 16 Dec. 2021, EMA/186412/2021. https://www.ema.europa.eu/en/documents/other/guidance-electronic-submission-information-investigational-medicinal-products-human-use-extended_en.pdf

[29] Image 2, CTIS Highlights, Issue 1, June 2020, News, views and interviews for the Clinical Trials Information System (CTIS). https://www.ema.europa.eu/en/documents/newsletter/clinical-trials-information-system-ctis-highlights-june-2020_.pdf

[30] Verordnung über die Anwendung der Guten Herstellungspraxis bei der Herstellung von Arzneimitteln und Wirkstoffen und über die Anwendung der Guten fachlichen Praxis bei der Herstellung von Produkten menschlicher Herkunft (AMWHV). https://www.gesetze-im-internet.de/amwhv/

[31] Besondere Gebührenverordnung des Bundesministeriums für Gesundheit für die individuell zurechenbaren Leistungen in seinem Zuständigkeitsbereich (Besondere Gebührenverordnung BMG - BMGBGebV). https://www.gesetze-im-internet.de/bmgbgebv/BJNR439100021.html

[32] Verordnung (EG) Nr. 297/95 des Rates v. 10. Febr. 1995 über die Gebühren der Europäischen Agentur für die Beurteilung von Arzneimitteln. https://eur-lex.europa.eu/legal-content/DE/TXT/PDF/?uri=CELEX:01995R0297-20190401&from=EN

Der letzte Zugriff auf alle Links erfolgte am 20.11.2023.

A.3 Nach der Zulassung: Unbedenklichkeitsstudien (PASS) und Wirksamkeitsstudien (PAES)

B. Sickmüller

A.3.1 Einführung

Die Bestimmungen zur Pharmakovigilanz wurden in der EU mit dem sog. „Pharmapaket" ab 2012 neu gefasst und in vielen Bereichen neu geregelt. Die Zulassungsbehörden erhielten im Rahmen dieser Neuregelungen die Möglichkeit, unter definierten Voraussetzungen, dem Zulassungsinhaber die Durchführung von Unbedenklichkeitsstudien nach der Zulassung (PASS) oder auch Wirksamkeitsstudien nach der Zulassung (PAES) anordnen zu können. Geändert wurden sowohl die Verordnung (EG) Nr. 726/2004 [1] als auch die Richtlinie 2001/83/EG [2]. Somit gelten diese Regelungen unabhängig von der Art der Zulassung. Solche Studien können weiterhin auch auf freiwilliger Basis vom Zulassungsinhaber durchgeführt werden.

Die neuen Auflagenbefugnisse wurden insbesondere damit begründet, dass klinische Prüfungen als Grundlage für die Zulassung nur mit begrenzten Patientenzahlen durchgeführt werden können und somit aus diesen klinischen Prüfungen hinsichtlich unerwünschter Arzneimittelwirkungen nur solche mit einer Inzidenz oberhalb von etwa 0,1 % feststellbar sind [3]. Weitere Limitierungen der Ergebnisse klinischer Prüfungen zum Zeitpunkt der Zulassung sind z. B., dass Langzeitschäden wegen kurzer Therapiedauer häufig nicht erfassbar sind, die Populationen in klinischen Prüfungen durch vorgegebene Ein- und Ausschlusskriterien (z. B. Minderjährige, Frauen, Ältere) nach erteilter Zulassung nicht vollständig der Anwendungspopulation in der täglichen Praxis (Real Life) entsprechen oder auch Fragen zur kombinierten Anwendung von Arzneimitteln bestehen.

A.3.2 Unbedenklichkeitsstudien (PASS)/Wirksamkeitsstudien (PAES) nach der Zulassung – gesetzliche Grundlagen für behördliche Auflagen

A.3.2.1 PASS

Eine Post Authorisation Safety Study – PASS (Unbedenklichkeitsstudie nach der Zulassung) ist *„jede Studie, zu einem genehmigten Arzneimittel, die durchgeführt wird, um Sicherheitsrisiken zu ermitteln, zu beschreiben oder zu quantifizieren, das Sicherheitsprofil des Arzneimittels zu bestätigen oder um die Effizienz von Risikominimierungsmaßnahmen zu evaluieren"* (Richtlinie 2001/83/EG Art. 1 (15) [2]). Diese Begriffsbestimmung gilt auch für die Verordnung (EG) 726/2004 (Art. 2) [1] und ist somit einheitlich für die Zulassung von Humanarzneimitteln in der EU anzuwenden und unabhängig vom jeweiligen Zulassungsverfahren (zentral oder national).

Auflage mit Erteilung einer Zulassung: Die gesetzliche Grundlage für die Anordnung einer PASS mit Erteilung einer nationalen Zulassung (*syn.* Genehmigung für das Inverkehrbringen) durch die jeweils zuständige Behörde bildet Art. 21a, b Richtlinie 2001/83/EG [2].

Auflage nach Erteilung einer Zulassung: Eine PASS kann auch nach der Erteilung der nationalen Zulassung, d. h. in der Vermarktungsphase eines Arzneimittels gem. Art. 22a, Abs. 1a Richtlinie 2001/83/EG für den Zulassungsinhaber angeordnet werden:

„[...], dass er eine Unbedenklichkeitsstudie nach der Genehmigung durchführt, falls Bedenken hinsichtlich der Risiken eines genehmigten Arzneimittels bestehen. Betreffen dieselben Bedenken mehr als ein Arzneimittel, legt die zuständige nationale Behörde nach Konsultation des Ausschusses für Risikobewertung im Bereich der Pharmakovigilanz den betroffenen Inhabern einer Genehmigung für das Inverkehrverbringen nahe, eine gemeinsame Unbedenklichkeitsstudie nach der Genehmigung durchzuführen."

Der Zulassungsinhaber kann zu der vorgesehenen Auflage Stellung nehmen.

Analoge Regelungen für **zentralisiert zugelassene Arzneimittel** finden sich in der Verordnung (EG) 726/2004, Art. 9 Abs. 4c und Art. 10a Abs. 1a [1] In diesem Fall koordiniert die EMA das Verfahren und führt die Konsultation des Ausschusses für Risikobewertung im Bereich der Pharmakovigilanz durch. Die Umsetzung im deutschen AMG ist erfolgt in § 4 Abs. 34 und § 28 Abs. 3a Nr. 2 (Auflagenbefugnis) [6].

A.3.2.2 PAES

Anders als für PASS gibt es für PAES keine spezifische Begriffsbestimmung in Art. 1 der Richtlinie 2001/83/EG [1]. Gleiches gilt für die Verordnung (EG) 726/2004, da sich die Verordnung auf die Begriffsbestimmungen der Richtlinie bezieht (Art. 2) [1].

Auflage mit Erteilung einer Zulassung: Die gesetzliche Grundlage für die Anordnung einer Wirksamkeitsstudie nach der Zulassung (Post Authorisation Efficacy Study, PAES) mit Erteilung der nationalen Zulassung (*syn.* Genehmigung für das Inverkehrbringen) durch die jeweils zuständigen Behörden bildet Art. 21a, f Richtlinie 2001/83/EG [2]): *„Durchführung von Wirksamkeitsstudien nach der Genehmigung, soweit Bedenken bezüglich einzelner Aspekte der Wirksamkeit des Arzneimittels bestehen und erst nach seinem Inverkehrbringen beseitigt werden können."*

Auflage nach Erteilung einer Zulassung: Eine PAES kann auch nach der Erteilung der nationalen Zulassung, d. h. in der Vermarktungsphase eines Arzneimittels gem. Art. 22a Abs. 1b Richtlinie 2001/83/EG für den Zulassungsinhaber angeordnet werden: *„Durchführung von Wirksamkeitsstudien nach der Genehmigung, soweit Bedenken bezüglich einzelner Aspekte der Wirksamkeit des Arzneimittels bestehen und erst nach seinem Inverkehrbringen beseitigt werden können."*

Hervorzuheben ist, dass die Durchführung einer PAES nicht als Rechtfertigung für eine vorzeitige Erteilung einer Zulassung dienen soll, es sei denn, es handelt sich um besondere Zulassungen, z. B. eine „Bedingte Zulassung – Conditional Marketing Authorisation" oder eine „Zulassung unter außergewöhnlichen Umständen – Marketing Authorisation under Exeptional Circumstances" (▶ Kap. A.1 Anforderungen an die Zulassung von Arzneimitteln). Der Zulassungsinhaber kann zu der geplanten behördlichen Auflage Stellung nehmen.

Analoge Regelungen für **zentralisiert zugelassene Arzneimittel** finden sich in der Verordnung (EG) 726/2004, Art. 9 Abs. 4c und Art. 10a Abs. 1b [1]. Die Umsetzung im deutschen AMG erfolgte in § 28 Abs. 3a Nr. 6 (Auflagenbefugnisse) [8].

Ergänzende Regelungen: Anders als für PASS gibt es für PAES keine spezifische Definition in Art. 1 der Richtlinie 2001/83/EG (s. o.). Es wurde aber die Rechtsgrundlage für den Erlass einer Delegierten Verordnung der Kommission geschaffen, um diejenigen Situationen näher festzulegen, in denen die Behörden Wirksamkeitsstudien nach der Zulassung verlangen können (Delegierte Verordnung (EU) Nr. 357/2014 der Kommission [4]).

Wissenschaftliche Erläuterungen gibt die EMA in ihrer „Scientific guidance on post-authorisation efficacy studies" vom 2. Okt. 2016 [13]. Das Design der jeweiligen PAES soll sich an der Fragestellung ausrichten. Es wird eine Übersicht über die verschiedenen Vorgehensweisen gegeben:

- randomisierte klinische Prüfungen: Explanatory Trials, Pragmatic Trials
- nichtrandomisierte Studien: Studien, die aktuelle Vergleichsdaten bzw. historische Daten verwenden (Studies with concurrent comparison data – Studies with historical comparison data)
- Herkunft der Daten, z. B. die Verwendung von Registern

Nähere Informationen siehe [14].

A.3.3 EU: Nichtinterventionelle Studie (NIS) in Abgrenzung zur klinischen Prüfung

A.3.3.1 NIS – Definition

Im Hinblick auf die unterschiedlichen Fragestellungen, die mit PASS bzw. PAES durch den Zulassungsinhaber untersucht werden sollen, kommen auch unterschiedliche methodische Ansätze zur Anwendung. Im Hinblick auf die regulatorischen Rahmenbedingungen ist zunächst ist zu differenzieren zwischen

- klinischen Prüfungen und
- nichtinterventionellen Studien (Non-Interventional Study, NIS).

Nichtinterventionelle Studien/Prüfungen (NIS) waren in § 4 Abs. 23 AMG a. F. [8] wie folgt definiert (basierend auf Art. 2c Richtlinie 2001/20/EG [6]):

> *„'Nicht-interventionelle Prüfung' [ist] eine Untersuchung, in deren Rahmen die betreffenden Arzneimittel auf übliche Weise unter den in der Genehmigung für das Inverkehrbringen genannten Bedingungen verordnet werden. Die Anwendung einer bestimmten Behandlungsstrategie auf den Patienten wird nicht im Voraus in einem Prüfplan festgelegt, sie fällt unter die übliche Praxis, und die Entscheidung zur Verordnung des Arzneimittels ist klar von der Entscheidung getrennt, einen Patienten in eine Untersuchung einzubeziehen. Auf die Patienten darf kein zusätzliches Diagnose- oder Überwachungsverfahren Anwendung finden, und zur Analyse der gesammelten Daten werden epidemiologische Methoden angewandt."*

Diese Definition ist entfallen mit dem Wirksamwerden der Verordnung (EU) 536/2014 [7], die die Richtlinie 2001/20/EG am 31. Jan. 2022 (mit Übergangsregelungen) abgelöst hat. Es erfolgte eine Neudefinition der NIS (s. a. ▶ Kap. A.2.1).

Die Verordnung führt zunächst den übergeordneten Begriff der *klinischen Studie* ein, dessen Definition allgemein eine Untersuchung mit einem Arzneimittel beschreibt. Abzugrenzen davon ist die *klinische Prüfung*, die eine experimentelle Untersuchung darstellt. Eine NIS ist gemäß dieser neuen Definitionssystematik zwar eine klinische Studie, jedoch keine klinische (experimentelle) Prüfung: *„Nichtinterventionelle Studie – eine klinische Studie, die keine klinische Prüfung ist"* (Verordnung (EU) Nr. 536/2014, Art. 2 Abs. 2 Nr. 4) [7]. Diese Definition der nichtinterventionellen Studie wurde im Dez. 2016 mit dem 4. AMG-Änderungsgesetz in § 4 Abs. 23 Satz 2 AMG übernommen (s. u. ▶ Kap. A.3.4) [8].

PASS werden in vielen Fällen nichtinterventionell, d. h. als NIS-PASS und somit als Beobachtungsstudien durchgeführt, während die mit PAES zu beantwortenden Fragestellungen häufig die Durchführung von klinischen Prüfungen erfordern.

A.3.3.2 Nichtinterventionelle Unbedenklichkeitsstudien nach der Zulassung – Anforderungen

Spezifische Anforderungen an Beginn, Durchführung und Berichterstattung von NIS-PASS sind in der Durchführungsverordnung (EU) 520/2012 der Kommission in Kap. VIII und in Anhang III festgelegt. Als europäische Verordnung sind diese Reglungen verbindlich für angeordnete NIS-PASS und gelten unabhängig von der Art der Zulassung (zentralisierte oder nationale Zulassung) [5].

Da diese Vorgehensweisen den wissenschaftlichen Standard darstellen, sind sie auch bei freiwillig durchgeführten Studien durch den Zulassungsinhaber zu berücksichtigen. Das GVP-Module VIII und das Addendum zu GVP-Module VIII beziehen sich daher insgesamt auf NIS-PASS, unabhängig davon, ob sie angeordnet sind (dazu gehören auch NIS-PASS als Teil von Risikomanagementplänen (RMP), s. a. ▶ Kap. A.7.2) oder freiwillig durchgeführt werden [10,11] (Abb. 1).

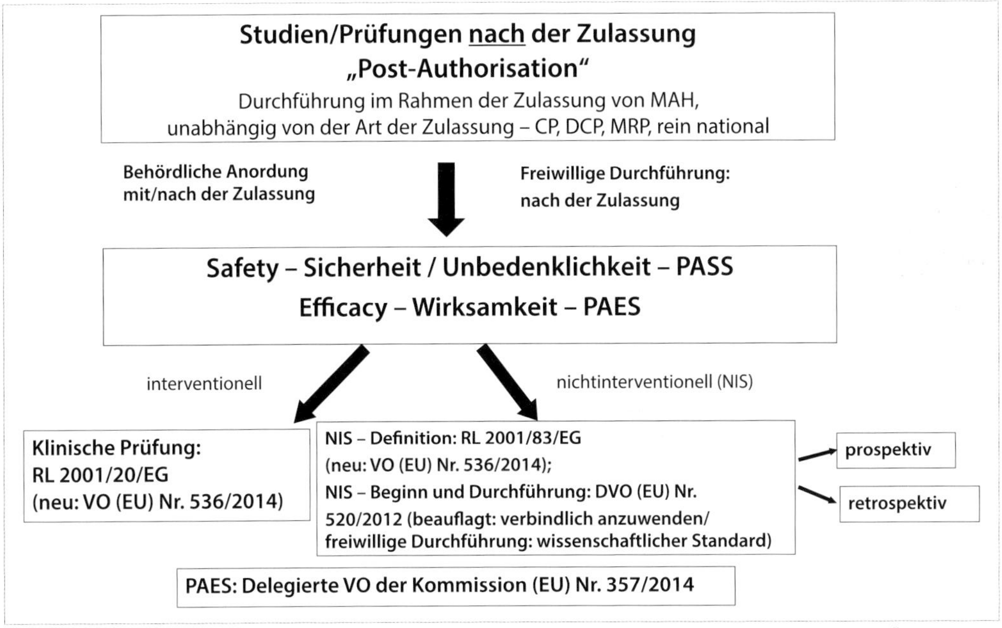

Abb. 1. EU-Recht: Post-Authorisation Safety Study (PASS) und Post-Authorisation Efficacy Study (PAES) – Übersicht der rechtlichen Grundlagen.

A.3.3.3 NIS – Retrospektive oder prospektive Datenerhebung

Die Datenerhebung in NIS kann retrospektiv, durch eine sekundäre Verwendung vorhandener Daten, z. B. Daten von Krankenkassen oder prospektiv durch Beobachtungsstudien und Registerstudien erfolgen, wobei die Kriterien für die Nichtintervention einzuhalten sind. Register sollten normalerweise nicht zum Nachweis der Wirksamkeit verwendet werden. Sobald aber die Wirksamkeit in klinischen Prüfungen nachgewiesen wurde, können Patientenregister nützlich sein, insbesondere um die Wirksamkeit in heterogenen Populationen zu untersuchen oder auch in Patientengruppen, die sich z. B. durch Alter, Komorbiditäten oder gleichzeitige Einnahme anderer Arzneimittel unterscheiden [10,11,14].

A.3.4 AMG – Anforderungen an Beginn, Durchführung und Berichterstattung von PASS/PAES

A.3.4.1 AMG – Anforderungen an Beginn und von PASS/PAES

Für den Beginn einer geplanten PASS/PAES ist somit essenziell, ob es sich bei dem jeweiligen Projekt um eine klinische Prüfung oder um eine nichtinterventionelle Studie handelt, denn klinische Prüfungen sind nach § 40 Abs. 1 AMG genehmigungspflichtig [8]. Hervorgehoben wurde dies auch in einer gemeinsamen Bekanntmachung des Bundesinstituts für Arzneimittel und Medizinprodukte und des Paul-Ehrlich-Instituts zu Anwendungsbeobachtungen nach § 67 Abs. 6 AMG und zur Anzeige von nichtinterventionellen Unbedenklichkeitsprüfungen nach § 63f AMG vom 20. Dez. 2019. Diese Bekanntmachung wurde inzwischen mit dem Wirksamwerden der Verordnung (EU) 726/2014 am 31. Jan. 2022 aktualisiert:

- „Gemeinsame Empfehlungen des Bundesinstituts für Arzneimittel und Medizinprodukte und des Paul-Ehrlich-Instituts zur Anzeige von Anwendungsbeobachtungen nach § 67 Abs. 6 Arzneimittelgesetz und zur

Anzeige von nichtinterventionellen Unbedenklichkeitsstudien nach § 63f Arzneimittelgesetz" vom 15. Dez. 2022 [12].

Zur Klarstellung und auch in Zusammenfassung der oben dargestellten europäischen Vorgaben nennt die aktualisierte gemeinsame Bekanntmachung der beiden Bundesoberbehörden (BOB: BfArM und PEI) zur Bewertung, ob eine nichtinterventionelle Studie vorliegt, insbesondere folgende Kriterien:

- Nichtinterventionelle Studien sind reine Beobachtungsstudien. Es dürfen keine zusätzlichen, d. h. über die übliche therapeutische Praxis hinausgehenden Diagnose- oder Überwachungsverfahren beim Patienten im Beobachtungsplan vorgeschrieben werden. Solche Verfahren, wie z. B. Blutentnahmen, sind in diesen Studien nur dann gestattet, wenn sie im Rahmen der üblichen Therapie als Einzelentscheidung des Arztes für notwendig erachtet werden.
- Dokumentationssystematisierende und den Arzt-Patienten-Dialog strukturierende Fragebögen können als Instrument einer nichtinterventionellen Studie herangezogen werden, wenn die Häufigkeit ihres Einsatzes sowie ihre Inhalte nicht über die im Rahmen der üblichen therapeutischen Praxis eingeholten Informationen hinausgehen. Dabei sind die datenschutzrechtlichen Belange zu beachten. Der Einsatz therapie-intervenierender Fragebögen ist nicht zulässig.
- Die medikamentöse Behandlung entspricht bei nichtinterventionellen Studien der normalen klinischen Praxis. Diese Vorgabe bedingt, dass die Arzneimittel zugelassen sein müssen und gemäß den Bedingungen der Zulassung verwendet werden. Die Beobachtung der Anwendung von zugelassenen bzw. genehmigten Arzneimitteln außerhalb der zugelassenen Indikationen, Population und/oder Posologie (Off-Label-Use) ist in nichtinterventionellen Studien nicht zulässig.
- Eine Ausnahme stellt lediglich ein vom G-BA anerkannter Off-Label-Use eines zugelassenen Arzneimittels aufgrund einer Stellungnahme der beim BfArM eingerichteten Expertengruppen gem. §§ 35c Abs. 1 i. V. m. 92 Abs. 1 Satz 2 Nr. 6 SGB V dar. Entsprechende Wirkstoffe und Anwendungen sind in der Richtlinie des G-BA über die Verordnung von Arzneimitteln in der vertragsärztlichen Versorgung gelistet. Die in Anlage VI Teil A der Arzneimittelrichtlinie gelisteten Arzneimittel können in den genannten nicht zugelassenen Anwendungsgebieten unter Beachtung der dazu gegebenen Hinweise in nichtinterventionellen Studien untersucht werden.
- Ein Arzneimittel darf nicht zu dem Zweck verordnet werden, einen Patienten in eine nichtinterventionelle Studie einzuschließen. Die Entscheidung zur medikamentösen Therapie und der Teilnahme an einer nichtinterventionellen Studie sind daher grundsätzlich sowohl inhaltlich als auch zeitlich zu trennen. Diese Trennung ist z. B. dann realisiert, wenn der Patient erst für die Studie identifiziert wurde, nachdem die Entscheidung über die Therapie getroffen wurde.

Eine systematische Zuordnung der Patienten zu unterschiedlichen Behandlungsarmen unter Verwendung eines Zufallsmechanismus vor Beginn der Behandlung ist in nichtinterventionellen Studien ebenfalls unzulässig und Kennzeichen einer klinischen Prüfung.

Die gemeinsame Bekanntmachung der BOB vom 15. Dez. 2022 enthält einen hilfreichen **Entscheidungsbaum zur Einordnung von Studien** als klinische Prüfung, als nichtinterventionelle Unbedenklichkeitsstudie oder als Anwendungsbeobachtung: „Graphischer Entscheidungsbaum zur Einordnung von Anwendungsbeobachtungen und Unbedenklichkeitsstudien sowie zu den Anzeigeverpflichtungen" [12].

Wie in den gemeinsamen Empfehlungen von BfArM und PEI weiter ausgeführt, sind die Landesbehörden zuständig für die **Einstufung einer Studie als genehmigungspflichtige klinische Prüfung** und für die **Abgrenzung von nichtinterventionellen Studien gegenüber klinischen Prüfungen**. Entsprechende Abgrenzungsfragen sind daher zunächst an die zuständige Landesbehörde zu richten [9]. Die zuständige Landesbehörde richtet dann ggf. einen **Antrag zur Entscheidung an die zuständige BOB** (§ 21 Abs. 4) [8]. Danach entscheidet die zuständige BOB auf Antrag der zuständigen Landesbehörde über die Genehmigungspflicht einer klinischen Prüfung; dies betrifft auch die Abgrenzung von nichtinterventionellen Studien gegenüber klinischen Prüfungen [12].

A.3.4.2 NIS-PASS – Behördliche Informations- bzw. Genehmigungspflichten

Vom Zulassungsinhaber auf eigene Veranlassung durchgeführte NIS-PASS [8]:

- Es besteht Anzeigepflicht nach § 63f AMG.
- Die zuständige BOB kann das Studienprotokoll und die Fortschrittsberichte anfordern.
- Innerhalb eines Jahres nach Abschluss der Datenerfassung hat der Zulassungsinhaber den Abschlußbericht an die zuständige BOB zu übermitteln.

Behördlich angeordnete NIS-PASS (§ 63g AMG [8] und Art. 107n Abs. 3 Satz 2 der Richtlinie 2001/83/EG [2]):

- Soll die Studie nur im Inland durchgeführt werden, muss die zuständige BOB das Studienprotokoll genehmigen.
- Soll die Studie in mehreren Mitgliedstaaten durchgeführt werden, hat der Ausschuss für die Risikobewertung im Bereich der Pharmakovigilanz (Pharmacovigilance Risk Assessment Committee, PRAC) das Studienprotokoll zu genehmigen. Es ist der zuständigen BOB vorzulegen, die innerhalb von 60 Tagen über die Genehmigung zu entscheiden hat.
- Entsprechende Vorgehensweisen bestehen bei wesentlichen Änderungen des Studienprotokolls.
- Innerhalb eines Jahres nach Abschluss der Datenerfassung hat der Zulassungsinhaber den Abschlußbericht der zuständigen BOB/ggf. dem PRAC – zusammen mit einer Kurzdarstellung – elektronisch zu übermitteln, soweit nicht unter bestimmten Voraussetzungen auf die Vorlage verzichtet wurde.

Unabhängig davon, ob angeordnet oder auf eigene Veranlassung durchgeführt, bestehen bei NIS-PASS neben den Mitteilungspflichten an die zuständigen BOB weitere nationale Mitteilungspflichten gegenüber den Institutionen der Ärzte und Krankenkassen, nämlich der Kassenärztlichen Bundesvereinigung, dem Spitzenverband Bund der Krankenkassen und dem Verband der privaten Krankenversicherungen (§ 63f AMG [8]).

A.3.4.3 Anwendungsbeobachtungen

Neben der Durchführung von NIS-PASS (angeordnet, auch NIS-PASS als Teil von Risikomanagementplänen (RMP)/freiwillig) besteht die Möglichkeit, Anwendungsbeobachtungen (AWB) durchzuführen (§ 67 Abs. 6 AMG) [8]. Bei AWB handelt es sich um Untersuchungen, die dazu bestimmt sind, Erkenntnisse bei der Anwendung zugelassener oder registrierter Arzneimittel zu sammeln. Unter dem Begriff der Anwendungsbeobachtung können auch nichtinterventionelle Studien gemäß Verordnung (EU) Nr. 536/2014 fallen [7]. Daher werden sie in den gemeinsamen Empfehlungen der BOB vom 15. Dez. 2022 auch zusammen mit den nichtinterventionellen Unbedenklichkeitsstudien nach § 63f AMG abgehandelt [12]. Solche prospektiven Datensammlungen werden z. B. durch den Zulassungsinhaber initiiert und können durch Ärzte oder durch andere Vertreter von Gesundheitsfachberufen durchgeführt werden. Die Studienziele von Anwendungsbeobachtungen sind nicht auf Sicherheit und/oder Wirksamkeit zugelassener oder registrierter Arzneimittel begrenzt. Es können auch anderweitige Erkenntnisse in Bezug auf zugelassene oder registrierte Arzneimittel gesammelt werden, wie z. B. Informationen zur Evaluation pharmakoökonomischer Aspekte oder zum Versorgungsgeschehen bei der Behandlung mit Arzneimitteln.

Anzeigepflichtig nach § 67 Abs. 6 AMG sind jene Untersuchungen, in denen eine **prospektive** (d. h. vorausschauend angelegte) Datenerhebung erfolgt. Wird die Studie durchgeführt, um primär ein Sicherheitsrisiko zu ermitteln, zu beschreiben oder zu quantifizieren ist es eine NIS-PASS und keine AWB [12].

Es bestehen Anzeigepflichten gegenüber den zuständigen BOB hinsichtlich der Beobachtungspläne und der Abschlussberichte, die in der AWB-Datenbanken der BOB veröffentlicht werden. Wie auch bei der Durchführung von NIS-PASS, bestehen auch Mitteilungspflichten gegenüber weiteren Institutionen, nämlich der Kassenärztlichen Bundesvereinigung, dem Spitzenverband Bund der Krankenkassen und dem Verband der privaten Krankenversicherungen, z. B. hinsichtlich der geleisteten Entschädigungen, der geschlossenen Verträge – mit Darstellung und Begründung des Aufwandes für die beteiligten Ärzte.

Literatur

[1] Verordnung (EG) Nr. 726/2004 des Europäischen Parlaments und des Rates zur Festlegung von Gemeinschaftsverfahren für die Genehmigung und Überwachung von Human- und Tierarzneimitteln und zur Errichtung einer Europäischen Arzneimittel-Agentur. https://eur-lex.europa.eu/legal-content/DE/TXT/PDF/?uri=CELEX:02004R0726-20190330&from=EN

[2] Richtlinie 2001/83/EG des Europäischen Parlaments und des Rates zur Schaffung eines Gemeinschaftskodexes für Humanarzneimittel, v. 6. Nov. 2001. https://eur-lex.europa.eu/legal-content/DE/TXT/PDF/?uri=CELEX:02001L0083-20190726&from=DE

[3] ICH E1 The extent of population exposure to assess clinical safety for drugs intended for long-term treatment of non-life-threatening conditions, 26 October 1994, CPMP/ICH/375/95. https://database.ich.org/sites/default/files/E1_Guideline.pdf

[4] Delegierte Verordnung (EU) Nr. 357/2014 der Kommission v. 3. Feb. 2014 zur Ergänzung der Richtlinie 2001/83/EG des Europäischen Parlaments und des Rates und der Verordnung (EG) Nr. 726/2004 des Europäischen Parlaments und des Rates im Hinblick auf Situationen, in denen Wirksamkeitsstudien nach der Zulassung verlangt werden können, ABl. v. 10.4.2014, L 107/1. https://eur-lex.europa.eu/legal-content/DE/TXT/PDF/?uri=CELEX:32014R0357&from=DE

[5] Durchführungsverordnung der Kommission (EU) Nr. 520/2012 der Kommission über die Durchführung der in der Verordnung (EG) Nr. 726/2004 des Europäischen Parlaments und des Rates und der Richtlinie 2001/83/EG des Europäischen Parlaments und des Rates vorgesehenen Pharmakovigilanz-Aktivitäten v. 19. Juni 2012, ABl. v. 20.6.2012, L 159/5

[6] Richtlinie 2001/20/EG des Europäischen Parlaments und des Rates v. 4. April 2001 zur Angleichung der Rechts- und Verwaltungsvorschriften der Mitgliedstaaten über die Anwendung der guten klinischen Praxis bei der Durchführung von klinischen Prüfungen mit Humanarzneimitteln. https://eur-lex.europa.eu/LexUriServ/LexUriServ.do?uri=CONSLEG:2001L0020:20070126:DE:PDF

[7] Verordnung (EU) Nr. 536/2014 des Europäischen Parlaments und des Rates über klinische Prüfungen mit Humanarzneimitteln und zur Aufhebung der Richtlinie 2001/20/EG v. 16. Apr. 2014, ABl. L158/1 v. 27.05.2014. https://eur-lex.europa.eu/legal-content/DE/TXT/?uri=CELEX%3A32014R0536

[8] Gesetz über den Verkehr mit Arzneimitteln (Arzneimittelgesetz, AMG), Arzneimittelgesetz in der Fassung der Bekanntmachung v. 12. Dez. 2005 (BGBl. I S. 3394), zuletzt geändert durch Art. 1 des Gesetzes v. 19.07.2023 (BGBl. I S. 197). https://www.gesetze-im-internet.de/amg_1976/AMG.pdf

[9] https://www.zlg.de/arzneimittel/deutschland/laenderbehoerden

[10] HMA/EMA Guideline on good pharmacovigilance practices (GVP), Module VIII – Post-authorisation safety studies (Rev 3), 9 October 2017, EMA/813938/2011 Rev3*. https://www.ema.europa.eu/en/documents/scientific-guideline/guideline-good-pharmacovigilance-practices-gvp-module-viii-post-authorisation-safety-studies-rev-3_en.pdf

[11] HMA/EMA Guideline on good pharmacovigilance practices (GVP), Module VIII Addendum I – Requirements and recommendations for the submission of information on non-interventional post-authorisation safety studies (Rev 3), 15 June 2020, EMA/395730/2012 Rev 3*. https://www.ema.europa.eu/en/documents/scientific-guideline/guideline-good-pharmacovigilance-practices-gvp-module-viii-addendum-i-requirements-recommendations_en.pdf

[12] Gemeinsame Empfehlungen des Bundesinstituts für Arzneimittel und Medizinprodukte und des Paul-Ehrlich-Instituts zu Anwendungsbeobachtungen nach § 67 Abs. 6 Arzneimittelgesetz und zur Anzeige von nichtinterventionellen Unbedenklichkeitsprüfungen nach § 63f Arzneimittelgesetz, 15. Dez. 2022. https://www.bfarm.de/DE/Arzneimittel/Klinische-Pruefung/Nichtinterventionelle-Studien/_artikel.html

[13] EMA: Scientific guidance on post-authorisation efficacy studies,12 Oct 2016 EMA/PDCO/CAT/CMDh/PRAC/CHMP/261500/2015. https://www.ema.europa.eu/en/documents/scientific-guideline/scientific-guidance-post-authorisation-efficacy-studies-first-version_en.pdf

[14] Nichtinterventionelle Studien (NIS) in Deutschland, Hrsg.: C Hinze, C Gleiter, M Herbold; Editio Cantor Verlag, Aulendorf, 2018.

Der letzte Zugriff auf alle Links erfolgte am 20.11.2023.

A.4 Regulatorische Voraussetzungen für klinische Prüfungen mit Arzneimitteln unter Richtlinie 2001/20/EG

C. H. Gleiter

A.4.1 Einordnung des Prüfprodukts: Abgrenzung (Medizinprodukte, Lebensmittel, Nahrungsergänzungsmittel)

Vor der Planung klinischer Prüfungen müssen die Voraussetzungen geklärt werden. Dies gilt v. a. für die Einordnung des Prüfprodukts als Arzneimittel, Medizinprodukt oder Lebensmittel oder Nahrungsergänzungsmittel (▶ Kap. A.1 Anforderungen an die Zulassung von Arzneimitteln). Weiter ist zu klären, ob in einer klinischen Prüfung möglicherweise mehrere Prüfprodukte aus unterschiedlichen Kategorien zur Anwendung kommen und ggf. entsprechende regulatorische Vorgaben parallel erfüllt werden müssen. Die Definitionen für die Produktklassen finden sich in den jeweiligen Gesetzen (§ 2 AMG [1], Art. 2 EU-VO 2017/745 [2], § 2 LFGB [3] oder 2002/46/EU [4] bzw. § 1 NemV [5]).

A.4.2 Regulatorische Voraussetzungen

Gültig für klinische Prüfungen mit Arzneimitteln sind die Bestimmungen des deutschen AMG. Regulatorische Grundlagen für Arzneimittelprüfungen in Deutschland entsprechend der Richtlinie 2001/20/EG (die auch nach dem Wirksamwerden der Verordnung (EU) 536/2014 in einer Übergangsphase von 3 Jahren anwendbar bleibt) siehe Tab. 1. Voraussetzungen unter Verordnung (EU) 536/2014 siehe ▶ Kap. A.2 Änderungen unter Verordnung (EU) 536/2014 und AMG n. F. Die Verordnung (EU) 536/2014 findet gem. Art. 91 „Verhältnis zu anderer Gesetzgebung der Union" keine Anwendung auf Blut- und Gewebezubereitungen, die nicht der Richtlinie 2001/83/EG unterliegen. Bei solchen klinischen Prüfungen sind das AMG und die GCP-Verordnung in der jeweils am 26. Jan. 2022 geltenden (alten) Fassung bis zum 23. Dez. 2029 weiter anzuwenden (§ 148 Abs. 3 AMG n. F.). Die Bestimmungen der Berufsordnungen der Ärztekammern bzgl. § 15 Forschung werden durch die Heilberufe-Kammergesetze in den einzelnen Bundesländern aufgehoben (damit gilt einheitlich für klinische Prüfungen mit Arzneimitteln das AMG als Bundesgesetz).

Tab. 1. Regulatorische Voraussetzungen für die Durchführung von Arzneimittelprüfungen in Deutschland [6].

AMG	• § 4 (23) Definition klinische Prüfung; Leiter der Klinischen Prüfung, Prüfer • § 13 Herstellungserlaubnis • § 40 Allgemeine Voraussetzungen • § 41 Besondere Voraussetzungen • § 42 Verfahren bei der Ethik-Kommission, Genehmigungsverfahren bei der Bundesoberbehörde • § 67 Meldeverpflichtungen • Einfuhrerlaubnis für Prüfpräparate von außerhalb EU oder EWR (von zuständiger Behörde des Auftraggebers der klinischen Prüfung)

Fortsetzung nächste Seite

Forts. Tab. 1

BtMG BtAHV	• Importgenehmigung der Bundesopiumstelle • Einfuhrgenehmigung der Bundesopiumstelle
GCP-V	• Abschnitt 2 Anforderungen an Prüfpräparate • Abschnitt 3 Genehmigung durch die Bundesoberbehörde und Bewertung durch die Ethik-Kommission • Abschnitt 4 Dokumentations- und Mitteilungspflichten, Datenbanken, Inspektionen (Sponsor und Prüfer)
ENTR/CT 01 (2010/C 82/01)	• Clinical trial application; allocation of EUDRA CT number; IMPD • Non-investigational medicinal products • Mitteilung der Kommission – Ausführliche Anleitung zum Antrag auf Genehmigung der klinischen Prüfung eines Humanarzneimittels bei den zuständigen Behörden, zur Unterrichtung über signifikante Änderungen und zur Mitteilung über den Abschluss der klinischen Prüfung (CT 1)
ICH E6(R2) Addendum	• Prüfervertrag • Prüferinformation (Investigator's Brochure)
3. Bekanntmachung der BOB	• Genehmigungsantrag durch Sponsor (Behörde) • IMPD • Modifikation von Vergleichspräparaten
EU-DSGVO	• Verantwortlicher
ENTR/CT 2	• Antrag an die Ethik-Kommission (Modul 1 und Modul 2)
ENTR/CT 1	• Antrag auf Genehmigung bei Behörde
2005/28/EU	• Art. 8 Prüferinformation/SmPC
SGB V	• § 35c Kostenübernahme GKV für zugelassenes Präparat mit nichtzugelassener Prüfindikation unter definierten Voraussetzungen • Insbesondere ist eine Leistungspflicht der Krankenkasse ausgeschlossen, sofern das Arzneimittel aufgrund arzneimittelrechtlicher Vorschriften vom pharmazeutischen Unternehmer kostenlos abzugeben ist.
Alle europäischen Dokumente sind bei EudraLex Vol. 10 Clinical trials guidelines als abrufbare Dateien hinterlegt.	

Unterschiede in den Voraussetzungen zwischen kommerziellen und nichtkommerziellen klinischen Prüfungen gibt es nicht. Hilfestellung bei der Nutzen-Risikoanalyse gibt das Bewertungsmodell der EMA [7].

A.4.3 Genehmigung von klinischen Prüfungen

Die Genehmigungsverfahren bei den Behörden und die Bewertungsverfahren bei den Ethik-Kommissionen sind durch die Richtlinie 2001/20/EG einheitlich strukturiert, können jedoch von Mitgliedstaat zu Mitgliedstaat in ihrem Ablauf individuell gestaltet werden. Die Antragsverfahren und -dokumente (Tab. 1) sind auf der EMA-Webseite zu finden [8]. Die Anträge an Behörde und Ethik-Kommission können parallel oder zeitversetzt eingereicht werden. Die Antragsstellung ist Sponsoraufgabe (▶ Kap. A.2 Änderungen unter Verordnung (EU) 536/2014 und AMG). Für multinationale Prüfungen wurden Verfahren zur Homogenisierung der Einreichung bei Behörde und Ethik-Kommission entwickelt (▶ Kap. A.2). Vor Antragsstellung muss der Sponsor die klinische Prüfung bei der European Clinical Trial Database anmelden und eine EudraCT-Nummer generieren (ENTR/CT [2010/C 82/01]; Tab. 1). Diese wird als Kennzeichen für die jeweilige klinische Prüfung auf allen deren Dokumenten geführt. Tabelle 3 in ENTR/CT (2010/C 82/01) enthält eine Übersicht der einzureichenden Unterlagen. Der Antrag wird mit Hilfe der Dokumente, die auf EudraLex Vol. 10 Clinical trials guidelines beschrieben sind [6], gestellt. Weitere Voraussetzungen und Dokumente auf nationaler Ebene finden sich in der gemeinsamen 3. Bekanntmachung zur klinischen Prüfung, Formblätter, Anhang 1 des BfArM und des PEI [9]. Voraussetzung für den Beginn einer klinischen Prüfung ist die zustimmende Bewertung der (federführenden) Ethik-Kommission und die Genehmigung der Bundesoberbehörde (BfArM oder PEI). Letztere ist i. d. R. explizit, kann nach Verstreichen der Bearbeitungsfrist auch implizit sein. In § 42 AMG sind die Bearbeitungsfristen für BOB und EK dargestellt [10].

Bei einem Genehmigungsverfahren zu einer nachfolgenden klinischen Prüfung mit gleichem IMP kann der Antrag an die BOB (gem. § 7 Abs. 6 GCP-V [17]) bezugnehmend durchgeführt werden, d. h. der Sponsor kann auf Unterlagen des vorangegangenen Verfahrens Bezug nehmen.

A.4.4 Verkürzte 14-tägige Bearbeitungsfrist

Nach § 9 Abs. 3 GCP-V [17] verkürzt sich bei klinischen Prüfungen der Phase I (Nachfolgestudie) die Bearbeitungsfrist auf 14 Tage,

- wenn die klinische Prüfung als Teil eines mehrere klinische Prüfungen umfassenden Entwicklungsprogramms auf einer bereits genehmigten klinischen Prüfung desselben Entwicklungsprogramms aufbaut und
- der klinischen Phase-I-Prüfung die bisherigen Unterlagen zur Qualität und Herstellung sowie zu den pharmakologisch-toxikologischen Prüfungen gem. § 7 Abs. 4, 1 a und b GCP-V unverändert zugrunde liegen.

Diese Fristverkürzung gilt jedoch nicht für *„klinische Prüfungen von Gentransfer-Arzneimitteln, somatischen Zelltherapeutika oder Arzneimitteln, die aus einem gentechnisch veränderten Organismus oder einer Kombination von gentechnisch veränderten Organismen bestehen oder solche enthalten"* (§ 9 Abs. 4 GCP-V [17]).

A.4.5 Explizites Genehmigungsverfahren

Sonderregelungen gelten nach § 42 Abs. 2 AMG für die „explizite" Genehmigung von klinischen Prüfungen mit bestimmten Arzneimitteln

> *„1. die unter die Nummer 1 oder 1a des Anhangs der Verordnung (EG) Nr. 726/2004 fallen,*
>
> *2. die Arzneimittel für neuartige Therapien, xenogene Arzneimittel sind,*
>
> *3. die genetisch veränderte Organismen enthalten oder*
>
> *4. deren Wirkstoff ein biologisches Produkt menschlichen oder tierischen Ursprungs ist oder biologische Bestandteile menschlichen oder tierischen Ursprungs enthält oder zu seiner Herstellung derartige Bestandteile erfordert, [...]*
>
> *Klinische Prüfungen mit diesen Arzneimitteln dürfen nur begonnen werden, wenn die zuständige Bundesoberbehörde dem Sponsor eine schriftliche Genehmigung erteilt hat."*

Vor Erteilung der Prüfgenehmigung kann die Bundesoberbehörde (BOB) eine Inspektion beim Sponsor, den Prüfstellen und an der klinischen Prüfung beteiligten Institutionen durchführen (GCP-Verordnung § 9 Abs. 5 [17]).

A.4.6 Elektronische Einreichung über die Common European Submission Platform (CESP)

Anträge auf Genehmigung einer klinischen Prüfung können ab August 2019 direkt über die Common European Submission Platform (CESP) eingereicht werden. Die Einreichung über CESP ersetzt das Senden eines Antrags in Papierform sowie das Senden von CDs oder DVDs an die Bundesoberbehörden [11]. Es ist selbstverständlich weiterhin möglich, die Unterlagen in Papierform und auf einem Datenträger, wie CD oder DVD, einzureichen. Es gelten in jedem Fall die gleichen gesetzlichen Anforderungen für eine Einreichung eines Genehmigungsantrags für klinische Prüfungen.

A.4.7 Zustimmende Bewertung von klinischen Prüfungen

Die Beantragung der Bewertung durch die Ethik-Kommission sowie die einzureichenden Unterlagen sind nach Form und Inhalt in der „Detailed guidance on the application format and documentation to be submitted in an application for an Ethics Committee opinion on the clinical trial on medicinal products for human use (ENTR/CT 2), Februar 2006" beschrieben (Tab. 1). Der Arbeitskreis der (deutschen) Medizinischen Ethik-Kommissionen (AKEK) hat dazu ebenfalls Hilfestellungen bereitgestellt [12]. Der Ethik-Kommissionsantrag besteht aus 2 Modulen, dem Modul 1, welches identisch ist mit dem Genehmigungsantrag bei der zuständigen BOB (EudraLex Vol. 10 Chapter I Annex 1 revised: Application Form), und dem Modul 2 (ENTR/CT 2 Attachment 4). Modul 2 (supplemented by special German requirements according to GCP-V as well as subheadings and text modules), das durch deutsche Zusätze ergänzt wird [12].

Die Anschriften der öffentlich-rechtlichen Ethik-Kommissionen der Landesärztekammern und Länder sowie derjenigen der öffentlich-rechtlichen medizinischen Ethik-Kommissionen der Universitätsklinika sind im Internet einschließlich der Verfahrensordnungen, der Mitglieder und der Antragsformulare abrufbar [13].

Während des parallelen Genehmigungsverfahrens bei der zuständigen BOB und Ethik-Kommission obliegt es dem Sponsor, von den beiden beteiligten Institutionen geforderte Änderungen des Prüfvorhabens der jeweils anderen Institution unverzüglich zu übermitteln.

A.4.8 Gebühren, sonstige Genehmigungserfordernisse

Gebühren werden für die BOB nach der AMG-Kostenverordnung [14] bzw. ein Gebührenerlass nach dem Bundesgebührengesetz [15] behandelt. Die Ethik-Kommissionen haben jeweils eigene Gebührenordnungen. Zusätzliche Genehmigungserfordernisse ergeben sich aus dem Strahlenschutzgesetz ▶ Kap. C.16 Radioaktive Stoffe oder ionisierende Strahlen.

A.4.9 Empfehlungen des Arbeitskreises medizinischer Ethik-Kommissionen in der Bundesrepublik Deutschland e. V. (AKEK)

Der AKEK hat sich folgende Ziele gesetzt:

> *„Im Jahr 1983 wurde der „Arbeitskreis Medizinischer Ethik-Kommissionen in der Bundesrepublik Deutschland e. V." gegründet. Ihm gehören aktuell 52 nach Landesrecht gebildete Ethik-Kommissionen als Mitglieder an. Der Arbeitskreis schützt Patienten, Probanden und Forscher.*
>
> *Der Arbeitskreis harmonisiert die Tätigkeit der Ethik-Kommissionen, insbesondere in der Entscheidungsfindung und in Verfahrensfragen. Er bietet Fortbildungen zur Arbeit von Ethik-Kommissionen an und fördert den Meinungs- und Erfahrungsaustausch national und international. Er bezieht Stellung zu Belangen der Ethik-Kommissionen im öffentlichen Diskurs." [16].*

Der AKEK veröffentlicht „Hinweise für Antragsteller" auf seiner Website [16]. Diese Hinweise sind Empfehlungen sowohl an die Antragsteller als auch an die Ethik-Kommissionen, die im AKEK Mitglied sind. Allerdings sind die Empfehlungen für die Mitglieder des AKEK nicht bindend oder rechtlich verbindlich.

Viele dieser Hinweise beinhalten Musterformulare, die direkt in den jeweiligen Prüfungen verwendet werden können (wie z. B. Patienten-Information und -Einwilligung, Mustertexte zur Information oder Zustimmung in die Verwendung von Biomaterialien). Andere Hinweise bestehen in Handreichungen, z. B. zu datenschutzrechtlichen Aspekten [16].

Literatur

[1] Gesetz über den Verkehr mit Arzneimitteln (Arzneimittelgesetz - AMG) in der Fassung der Bekanntmachung v. 12.12.2005 (BGBl. I S. 3394), zuletzt geändert durch Gesetz v. 19.07.2023 (BGBl. I S. 197). § 2 Arzneimittelbegriff. https://www.gesetze-im-internet.de/amg_1976/__2.html

[2] EU-Medizinprodukteverordnung 2017/745. Verordnung (EU) 2017/745 des Europäischen Parlaments und des Rates v. 5. April 2017 über Medizinprodukte, zur Änderung der Richtlinie 2001/83/EG, der Verordnung (EG) Nr. 178/2002 und der Verordnung (EG) Nr. 1223/2009 und zur Aufhebung der Richtlinien 90/385/EWG und 93/42/EWG des Rates Consolidated text: Regulation (EU) 2017/745 of the European Parliament and of the Council of 5 April 2017 on medical devices, amending Directive 2001/83/EC, Regulation (EC) No 178/2002 and Regulation (EC) No 1223/2009 and repealing Council Directives 90/385/EEC and 93/42/EEC. https://eur-lex.europa.eu/legal-content/EN/TXT/?uri=CELEX%3A02017R0745-20200424

[3] LFGB. Lebensmittel-, Bedarfsgegenstände- und Futtermittelgesetzbuch 1) 2) 3) (Lebensmittel- und Futtermittelgesetzbuch). https://www.gesetze-im-internet.de/lfgb/__2.html

[4] Nahrungsergänzungsmittel. Richtlinie 2002/46/EG des Europäischen Parlaments und des Rates v. 10. Juni 2002 zur Angleichung der Rechtsvorschriften der Mitgliedstaaten über Nahrungsergänzungsmittel. Consolidated text: Directive 2002/46/EC of the European Parliament and of the Council of 10 June 2002 on the approximation of the laws of the Member States relating to food supplements. https://eur-lex.europa.eu/legal-content/EN/TXT/?uri=CELEX%3A02002L0046-20220930

[5] NemV. Verordnung über Nahrungsergänzungsmittel (Nahrungsergänzungsmittelverordnung). https://www.gesetze-im-internet.de/nemv/__1.html

[6] EUDRALex Vol. 10 Clinical trials guidelines. https://ec.europa.eu/health/documents/eudralex/vol-10_en

[7] Risikobewertung. European Medicines Agency Benefit-Risk methodology project. EMA/213482/2010. 30.03.2010. https://www.ema.europa.eu/en/documents/report/european-medicines-agency-benefit-risk-methodology-project-description-current-practice-benefit-risk_en.pdf

[8] EudraCT – Clinical trials application. https://eudract.ema.europa.eu/

[9] 3. Bekanntmachung zur klinischen Prüfung von Arzneimitteln am Menschen. Gemeinsame Bekanntmachung des Bundesinstituts für Arzneimittel und Medizinprodukte und des Paul-Ehrlich-Instituts zum Antrag auf Genehmigung einer klinischen Prüfung bei der zuständigen Bundesoberbehörde nach § 40 Abs. 1 Satz 2 Arzneimittelgesetz (AMG) sowie § 7 der Rechtsverordnung nach § 42 Abs.3 AMG (GCP-V), zur Anzeige nachträglicher Änderungen während der Durchführung klinischer Prüfungen nach § 10 sowie zur Anzeige der Beendigung einer klinischen Prüfung nach § 13 Abs. 8 und 9 dieser Rechtsverordnung v. 10. August 2006. http://heads.medagencies.org/bekanntmachungen/3bk_kp.pdf

[10] Bearbeitungsfristen gem. Gesetz über den Verkehr mit Arzneimitteln (Arzneimittelgesetz - AMG) in der Fassung der Bekanntmachung v. 12.12.2005 (BGBl. I S. 3394), zuletzt geändert durch Gesetz v. 19.07.2023 (BGBl. I S. 197). § 42 Korrekturmaßnahmen. https://www.gesetze-im-internet.de/amg_1976/__42.html

[11] Elektronische Einreichung der Genehmigung. https://www.bfarm.de/DE/Arzneimittel/Klinische-Pruefung/Genehmigungsverfahren/Antragstellung/Elektronische-Einreichung.html?nn=672972

[12] Antragsstellung Ethik-Kommission. https://www.akek.de/wp-content/uploads/Checkliste-Antragsunterlagen-Leistungsstudien-mit-In-vitro-Diagnostika-IVDR.pdf

[13] Anschriften der Ethik-Kommissionen. https://www.akek.de/ethik-kommissionen/

[14] AMG-Kostenverordnung– AMGKostV. Kostenverordnung für die Zulassung und Registrierung von Arzneimitteln durch das Bundesinstitut für Arzneimittel und Medizinprodukte und das Bundesamt für Verbraucherschutz und Lebensmittelsicherheit. BGBl I 2003, 2510. 10.12.2003 Zuletzt geändert durch Art. 1 V v. 3.3.2015 I 195, 1007. https://www.bfarm.de/SharedDocs/Downloads/DE/Service/Gebuehren/AMG-KostV2015.pdf?__blob=publicationFile

[15] Bundesgebührengesetz v. 7. August 2013 (BGBl. I S. 3154), das zuletzt durch Art. 2 des Gesetzes v. 16. Juli 2021 (BGBl. I S. 3019) geändert worden ist. https://www.gesetze-im-internet.de/bgebg/BJNR315410013.html

[16] AKEK – Arbeitskreis Medizinischer Ethik-Kommissionen in der Bundesrepublik Deutschland e. V. https://ak-med-ethik-komm.de/index.php?lang=de

[17] GCP-Verordnung v. 9. August 2004 (BGBl. I S. 2081), die zuletzt durch Art. 8 des Gesetzes vom 19. Okt. 2012 (BGBl. I S. 2192) geändert worden ist. https://www.bfarm.de/SharedDocs/Downloads/DE/Arzneimittel/KlinischePruefung/GCP-Verordnung.pdf?__blob=publicationFile

Der letzte Zugriff auf alle Links erfolgte am 21.11.2022.

A.5 Spezielle Arzneimittel

A.5.1 Arzneimittel für neuartige Therapien (ATMP)

V. Methner

A.5.1.1 ATMP – Einordnung und Abgrenzung zu Stammzelltherapien und Gewebezubereitungen

Die Arzneimittel für neuartige Therapien (Advanced Therapy Medicinal Product, ATMP) wurden mit Wirkung v. 30.12.2008 durch die Europäische Kommission neu reguliert in der Verordnung (EG) Nr. 1394/2007 des Europäischen Parlaments und des Rates v. 13. Nov. 2007 über Arzneimittel für neuartige Therapien und zur Änderung der Richtlinie 2001/83/EG und der Verordnung (EG) Nr. 726/2004 [1], nachfolgend auch ATMP-Verordnung genannt.

Vor Inkrafttreten dieser Verordnung waren diese Arzneimittel in den Ländern der EU rechtlich unterschiedlich zugeordnet worden. Die EU-Verordnung schuf damit zum ersten Mal ein einheitliches Recht, bindend für alle Mitgliedstaaten der Europäischen Union.

Die Verordnung ist anzuwenden auf industriell hergestellte Arzneimittel für neuartige Therapien bzw. wenn bei deren Arzneimittelzubereitung ein industrielles Verfahren zur Anwendung kommt und sie innerhalb der EU in den Verkehr gebracht werden. Vom Anwendungsbereich dieser Verordnung und der Richtlinie 2001/83/EG **ausgenommen** sind ATMP, *„die nicht routinemäßig nach spezifischen Qualitätsnormen hergestellt und in einem Krankenhaus in demselben Mitgliedstaat unter der ausschließlichen fachlichen Verantwortung eines Arztes und auf individuelle ärztliche Verschreibung eines eigens für einen einzelnen Patienten angefertigten Arzneimittels verwendet werden"* (Richtlinie 2001/83/EG, Art. 3 Nr. 7 und Erwägungsgrund 6 der ATMP-Verordnung) [1,2].

Damit wird das Anwendungsgebiet dieser Richtlinie, das sich auf Humanarzneimittel bezieht, die entweder gewerblich zubereitet werden oder bei deren Herstellung ein industrielles Verfahren zur Anwendung kommt, entsprechend eingeschränkt (Art. 2, Abs. 1 Richtlinie 2001/83/EG) [2]. Die ATMP-Verordnung [1] ergänzt als spezifische Verordnung die Richtlinie 2001/83/EG [2] und sieht folgende Einteilung der ATMP vor:

> *Artikel 2 Begriffsbestimmungen*
>
> *(1) Zusätzlich zu den Begriffsbestimmungen in Artikel 1 der Richtlinie 2001/83/EG und in Artikel 3 Buchstaben a bis l sowie o bis q der Richtlinie 2004/23/EG gelten für die Zwecke dieser Verordnung nachstehende Begriffsbestimmungen:*
>
> *a) „Arzneimittel für neuartige Therapien" sind die folgenden Humanarzneimittel:*
> - *Gentherapeutika gemäß Anhang I Teil IV der Richtlinie 2001/83/EG,*
> - *somatische Zelltherapeutika gemäß Anhang I Teil IV der Richtlinie 2001/83/EG,*
> - *biotechnologisch bearbeitete Gewebeprodukte gemäß Buchstaben b.*
>
> *b) Ein „biotechnologisch bearbeitetes Gewebeprodukt" ist ein Produkt,*
> - *das biotechnologisch bearbeitete Zellen oder Gewebe enthält oder aus ihnen besteht und*
> - *dem Eigenschaften zur Regeneration, Wiederherstellung oder zum Ersatz menschlichen Gewebes zugeschrieben werden oder das zu diesem Zweck verwendet oder Menschen verabreicht wird.* [1]

Können auf ein Produkt mehrere der vorgenannten Eingruppierungen angewendet werden, regelt dies die ATMP-Verordnung ausführlich unter Kap. 1, Art. 2 [1]:

(4) Ein Produkt, auf das die Definition „biotechnologisch bearbeitetes Gewebeprodukt" und die Definition für „somatische Zelltherapeutika" zutreffen, gilt als „biotechnologisch bearbeitetes Gewebeprodukt".

(5) Ein Produkt, das unter die Definitionen „somatisches Zelltherapeutikum" oder „biotechnologisch bearbeitetes Gewebeprodukt" und „Gentherapeutikum" fallen kann, wird als Gentherapeutikum klassifiziert. [1]

Dies bedeutet, dass das Produkt der jeweils stärker regulierten Gruppe zugeordnet wird.

Arzneimittel für neuartige Therapien können neben den beschriebenen Klassen der ATMP mit Medizinprodukten bzw. aktiven implantierbaren Medizinprodukten kombiniert werden. Dabei geht die Hauptwirkung dieses Kombinationsproduktes dann von den Zell- bzw. Gewebebestandteilen des Arzneimittels aus. Für das integrierte Medizinprodukt bzw. aktive implantierbare Medizinprodukt gelten entsprechend der ATMP-Verordnung besondere Regulierungen und Anforderungen (ATMP-Verordnung Kap. 1, Art. 6, 7 [1] und ▶ Kap. A.5.1.3.3.3). Entsprechend Art. 117 der Medizinprodukteverordnung [14] wurde die Richtlinie 2001/83/EG [2] wie folgt ergänzt:

*(12) Fällt ein Produkt gemäß Artikel 1 Abs. 8 Unterabsatz 2 oder Abs. 9 Unterabsatz 2 der Verordnung (EU) 2017/745 des Europäischen Parlaments und des Rates (*1) in den Geltungsbereich dieser Richtlinie, enthält der Zulassungsantrag, sofern verfügbar, die Ergebnisse der Bewertung der Konformität des Medizinprodukt-Teils mit den grundlegenden Sicherheits- und Leistungsanforderungen gemäß Anhang I der genannten Verordnung, die in der EU-Konformitätserklärung des Herstellers oder in der von einer Benannten Stelle ausgestellten einschlägigen Bescheinigung, die es dem Hersteller erlaubt, das Medizinprodukt mit der CE-Kennzeichnung zu versehen, enthalten sind.*

Enthält der Antrag die Ergebnisse der in Abs. 1 genannten Konformitätsbewertung nicht und müsste gemäß der Verordnung (EU) 2017/745 an der Konformitätsbewertung des Produkts für sich allein genommen eine Benannte Stelle mitwirken, verlangt die Behörde vom Antragsteller eine Stellungnahme zur Konformität des Produkt-Teils mit den grundlegenden Sicherheits- und Leistungsanforderungen gemäß Anhang I der genannten Verordnung, die von einer Benannten Stelle ausgestellt ist, die gemäß der genannten Verordnung für die betreffende Art von Produkt benannt wurde. [14]

- **Stammzellen** haben das Potenzial, dass sich aus ihnen verschiedene Zellarten mit unterschiedlichen Funktionen entwickeln können. Ihre Anwendung kann zu ihrem dauerhaften Verbleib im Körper führen.
- **Gewebezubereitungen** bestehen aus Geweben oder sind aus Geweben hergestellt.

Stammzell- und Gewebezubereitungen unterliegen der Genehmigung durch das PEI entsprechend § 21a Abs. 1 AMG [3].

Produkte aus Stammzellen und Geweben werden als ATMP klassifiziert, wenn die Stamm- und Gewebezellen während ihrer Herstellung wesentlich bearbeitet werden oder wenn sie für eine andere als ihre ursprüngliche Funktion im Körper genutzt werden (Non-Homologous Use). Die Arten wesentlicher Bearbeitung sind im Anhang I der ATMP-Verordnung beschrieben [1]:

ANHANG I

Bearbeitungsverfahren, auf die in Artikel 2 Abs. 1 Buchstabe c erster Gedankenstrich verwiesen wird

- *Schneiden*
- *Zerreiben*
- *Formen*
- *Zentrifugieren*
- *Einlegen in antibiotische oder antimikrobielle Lösungen*
- *Sterilisieren*
- *Bestrahlen*

- *Separieren, Konzentrieren oder Reinigen von Zellen*
- *Filtern*
- *Lyophilisieren*
- *Einfrieren*
- *Kryopräservieren*
- *Verglasen*

Zur Klassifizierungder ATMP und Abgrenzung zu anderen Arzneimitteln hat das PEI Entscheidungsbäume zur Verfügung gestellt (Abb. 1) [4].

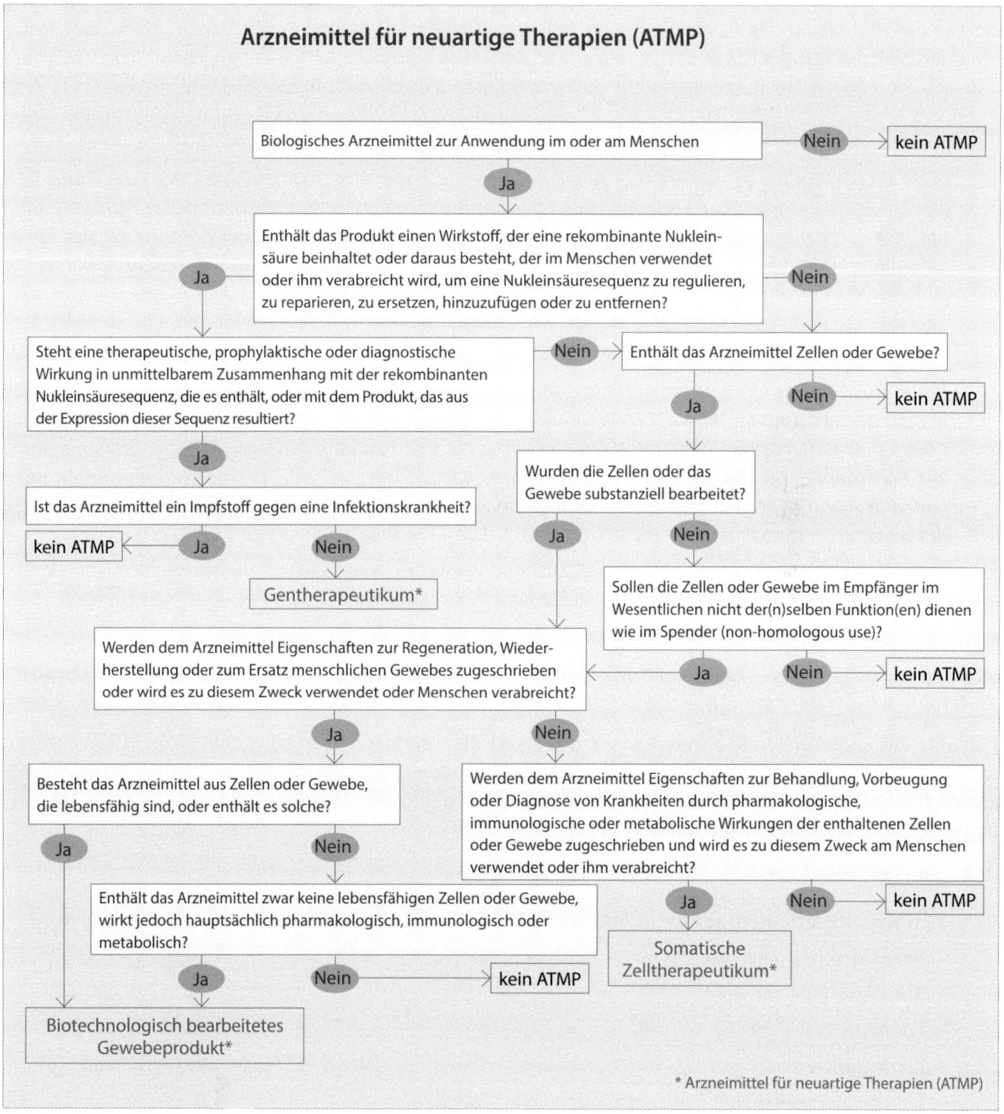

Abb. 1. PEI-Schema zur Klassifizierung der ATMP [4].

A.5.1.2 ATMP-Zulassung

Mit der Verordnung (EG) Nr. 1394/2007 einher geht die Zuständigkeit der EMA für diese neuartigen Therapien. Sie bewertet das industriell hergestellte Produkt nach Antragstellung auf seine zentrale Zulassung (Centralised Procedure, CP) in der EU. Die Genehmigung für das Inverkehrbringen wird dann durch die Europäische Kommission erteilt (► Kap. A.1 Anforderungen an die Zulassung von Arzneimitteln) [1].

Aufgrund der großen Komplexität der Arzneimittel für neuartige Therapien wurde mit der Verordnung (EG) Nr. 1394/2007 ein spezieller Ausschuss – das Committee for Advanced Therapies (CAT) eingerichtet. Die ATMP-Verordnung regelt in Kap. 7 die Einrichtung, die Zusammensetzung und die Aufgaben des Ausschusses für neuartige Therapien.

Der CAT hat laut EMA-Webseite folgende Aufgaben [5], er

- beteiligt sich an der Zertifizierung von Qualitäts- und nichtklinischen Daten für kleine und mittlere Unternehmen, die ATMPs entwickeln
- beteiligt sich an der Bereitstellung wissenschaftlicher Empfehlungen zur Klassifizierung von ATMPs
- trägt zur wissenschaftlichen Beratung bei, in Zusammenarbeit mit der Arbeitsgruppe für wissenschaftliche Beratung (Scientific Advice Working Party, SAWP)
- beteiligt sich an allen Verfahren zur Beratung über die Durchführung von Nachverfolgungsuntersuchungen (Follow-up) zur Wirksamkeit, zu Pharmakovigilanz- oder Risikomanagementsystemen für ATMPs
- berät den CHMP in Bezug auf jedes Arzneimittel, das für die Bewertung seiner Qualität, Sicherheit oder Wirksamkeit möglicherweise Fachkenntnisse über ATMPs erfordert
- unterstützt den CHMP wissenschaftlich bei der Entwicklung von Dokumenten, die sich auf die Ziele der ATMP-Verordnung beziehen
- stellt wissenschaftliches Fachwissen und Beratung für jede Gemeinschaftsinitiative im Zusammenhang mit der Entwicklung innovativer Arzneimittel und Therapien bereit, die Fachwissen über ATMPs erfordert
- unterstützt die Arbeitsprogramme der CHMP-Arbeitsgruppen

Die **Innovation Task Force** der **EMA** (Innovationsbüro) ist dabei der erste Ansprechpartner in Bezug auf innovative Fragestellungen auch hinsichtlich Forschung und Entwicklung von ATMP und koordiniert die Beratung innerhalb der EMA. Sie bildet eine Gruppe mit verschiedenen Spezialisten, darunter auch Vertretern der deutschen Bundesoberbehörde PEI, und deckt wissenschaftliche, regulatorische und rechtliche Kompetenzen ab, ► Kap. A.5.1.3.3.

Gerade Akademikern und akademischen Einrichtungen sowie kleinen und mittelständischen Unternehmen (KMU) soll der Zugang zum EU-Markt über eine zentrale Zulassung ihrer ATMP mithilfe wissenschaftlicher Beratung während ihrer Produktentwicklung erleichtert werden. Dabei werden für alle Produktentwicklungsphasen Beratungsgespräche angeboten, die kostenfrei sind.

Es besteht die Möglichkeit, einzelne Module des CTD von der EMA zertifizieren zu lassen. Ein erteiltes Zertifikat kann Investitionsentscheidungen in die Produktentwicklung fördern und Entscheidern Hilfestellung für die Fertigstellung der Produktentwicklung geben.

Das SME-Office[1] der EMA ist für die administrative, finanzielle und regulatorische Unterstützung von KMU zuständig und unterstützt diese Unternehmen auf ihrem Weg zur zentralen Zulassung ihres Produktes u. a. auch durch wesentliche Gebührenreduktionen.

Es ist optional, die EMA um die Klassifizierung eines Produktes zu bitten. Die abgestimmte Klassifizierung ist maßgeblich für die spezifischen Anforderungen an die Zulassung und somit auch für Entwicklung des Produktes. Der Antragsteller begründet dabei seine Einschätzung zur Klassifizierung seines Produktes.

Für diese Verfahren zur Klassifizierung des Arzneimittels, zur wissenschaftlichen Beratung, zur Zertifizierung einzelner CTD-Module und zum Zulassungsverfahren stehen diverse zusammenfassende, hinweisende und zu

[1] SME – Micro, Small and Medium-sized Enterprises.

nutzende Dokumente sowie Zeitpläne auf der EMA-Webseite zur Verfügung [13]. Eine Übersicht über relevante Richtlinien bieten ▶ Kap. A.5.1.4 und ▶ Kap. A.1 Anforderungen an die Zulassung von Arzneimitteln sowie die Aufgaben des CAT in den „Rules of procedure" [6].

Die Zeitpläne der EMA werden vorab auf deren Internetseite veröffentlicht und geben eine hilfreiche Übersicht über den Zeitpunkt des Beginns und die Länge des jeweiligen Verfahrens [5].

A.5.1.2.1 Nationale Sondervorschriften zum Inverkehrbringen bzw. der ärztlichen Anwendung von ATMP

Das AMG hat in § 4b [3] Sonderregelungen für Arzneimittel für neuartige Therapien festgelegt, die für individuell hergestellte und ärztlich verschriebene Arzneimittel für neuartige Therapien gelten, die nicht routinemäßig hergestellt werden und unter ärztlicher Anwendung in einer Krankenhauseinrichtung verabreicht werden.

Diese Sonderregelungen unterstützen die Anwendung von Arzneimitteln für neuartige Therapien, denen der Wirksamkeitsnachweis einer klinischen Prüfung noch fehlt bzw. wenn klinische Ergebnisse für sie noch nicht in ausreichendem Umfang zur Verfügung stehen und den individuellen Einsatz unter ärztlicher Anwendung in Krankenhäusern.

Die Anforderungen, die ein Antragsteller erfüllen muss, um eine Genehmigung zum Inverkehrbringen bzw. zur ärztlichen Anwendung von ATMP von der zuständigen Bundesoberbehörde (PEI) zu erhalten sind ausführlich im § 4b Abs. 1–5 dargestellt. Die Genehmigung kann befristet werden und der Inhaber der Genehmigung hat dem PEI in bestimmten Zeitabständen über den Umfang der Herstellung und über die Erkenntnisse für die umfassende Beurteilung des Arzneimittels zu berichten. Ergeben sich Änderungen in den Angaben und Unterlagen, die dem Antrag auf Genehmigung beigefügt waren, müssen diese dem PEI angezeigt werden. Bestimmte Änderungen dürfen erst vollzogen werden, wenn das PEI eine Genehmigung erteilt hat. Die Behörde muss auch informiert werden, wenn neue oder veränderte Risiken bestehen oder sich das Nutzen-Risiko-Verhältnis des Arzneimittels geändert hat (§ 4b Abs. 6–11).

Das Recht auf Sonderregelungen basiert auf Art. 28 der ATMP-Verordnung und der dort festgelegten Änderung der Richtlinie 2001/83/EG (Art. 3 (7); bezeichnet als Krankenhausausnahmeregelung (Hospital Exemption).

A.5.1.3 Besondere Anforderungen an die klinische Prüfung von ATMP

A.5.1.3.1 Rechtliche Voraussetzungen

Eine der Grundvoraussetzungen der Erlangung einer zentralen Zulassung für ein Arzneimittel für neuartige Therapien ist der erfolgreiche Abschluss von klinischen Prüfungen, die sowohl die Sicherheit als auch Wirksamkeit des betreffenden ATMP möglichst auch im Vergleich zu einer Standardtherapie belegen.

Die Bestimmungen der Kinderarzneimittelverordnung (EG) 1901/2006 gelten ebenfalls für ATMP, einschließlich der Verpflichtungen zur Durchführung von klinischen Prüfungen unter Einbeziehung von Kindern und der Bereitstellung der Ergebnisse von Studien, wie sie in einem gebilligten pädiatrischen Prüfkonzept (Paediatric Investigation Plan, PIP) beschrieben sind; es sei denn, das Arzneimittel ist aufgrund einer Zurückstellung (Deferral) oder eines Forderungsverzichts/Befreiung (Waiver) hiervon freigestellt.

Arzneimittel für neuartige Therapien sind komplexer als klassische Arzneimittel, z. B. mit chemisch definierten Wirkstoffen. Sie werden häufig für die individuelle Anwendung an einem Patienten ärztlich verordnet, einhergehend mit einer Zell- und Gewebespende, einzeln hergestellt und unter der Verantwortung eines Arztes eingesetzt. Aber auch der kontrollierte Einsatz einer oder mehrerer Spendermaterialien bei verschiedenen Patienten ist möglich.

Für die Zell- und Gewebespende benötigen medizinische Einrichtungen eine Genehmigung zur Entnahme gem. § 20 AMG. Die Genehmigung erteilt die für die medizinische Einrichtung verantwortliche Landesbehörde.

Dabei kann sowohl

- eine eigenständige Erlaubnis nach § 20c AMG zur Be- oder Verarbeitung, Konservierung, Prüfung, Lagerung oder das Inverkehrbringen von Gewebe oder Gewebezubereitungen vorliegen
  oder
- nach § 20b Abs. 2 AMG für die Gewinnung von Gewebe und die Laboruntersuchungen auch unter der Verantwortung eines pharmazeutischen Herstellers die Erlaubnis erteilt werden. In diesem Fall zeigt der pharmazeutische Hersteller bei der für die Entnahmeeinrichtung verantwortlichen Landesbehörde die Entnahmestelle in seiner Verantwortung an und unter der Einhaltung einer Frist von einem Monat auch bei seiner eigenen zuständigen Landesbehörde.
- Die Vorgaben für die Genehmigung der Entnahmeeinrichtung gelten auch für klinische Prüfungen.
- Diese Bestimmungen gelten entsprechend auch für die Gewinnung und die Laboruntersuchung von autologem Blut für die Herstellung von biotechnologisch bearbeiteten Gewebeprodukten (§ 20b Abs. 4 AMG) und sind in der Durchführung einer klinischen Prüfung mit ATMP einzuhalten.

Für die Herstellung klinischer Prüfpräparate bedarf es i. d. R. einer Herstellungserlaubnis nach § 13 AMG und einer GMP-konformen Herstellung. Die Europäische Kommission brachte 2017 einen Leitfaden heraus für die GMP-Herstellung speziell für Arzneimittel für neuartige Therapien [7], s. ▶ Kap. A.5.1.3.2.

A.5.1.3.2 Gute Herstellungspraxis für ATMP

Die Europäische Kommission verabschiedete am 22. November 2017 die GMP-Leitlinien für neuartige Therapien [7]. Seit dem 22.05.2018 gilt für jeden Hersteller von Arzneimitteln neuartiger Therapien die Einhaltung des ATMP-GMP-Leitfadens. Er gilt sowohl für die Herstellung von ATMP mit vorhandener Zulassung für ATMP, die gemäß „Krankenhausausnahme" in den Verkehr gebracht werden, als auch für klinische Prüfpräparate von ATMP (Abschn. 1.10 [7]):

> *„Die Übereinstimmung mit der Guten Herstellungspraxis (Good Manufacturing Practice, GMP) ist für alle Arzneimittel, für die eine Arzneimittelzulassung erteilt wurde, zwingend erforderlich. Ebenso muss die Herstellung von Prüfpräparaten mit der Guten Herstellungspraxis übereinstimmen. Arzneimittel für neuartige Therapien, die Patienten gemäß Artikel 3 Abs. 7 der Richtlinie 2001/83/EG verabreicht werden (sogenannte „Krankenhausausnahme"), müssen nach Qualitätsstandards hergestellt werden, die denen der Herstellung von Arzneimitteln für neuartige Therapien mit einer Arzneimittelzulassung gleichwertig sind."*

Durch einen risikobasierten Ansatz bei der Entwicklung der Prozesse zur Herstellung eines ATMP soll eine bestmögliche Anpassung an den ATMP-GMP-Leitfaden erfolgen, um Qualität, Sicherheit und Wirksamkeit der Produkte zu garantieren. Dabei wird der Vielschichtigkeit der biologischen Ausgangsmaterialien und auch den individuellen Produkten und Produktionsstätten Rechnung getragen.

So sind bis zur klinischen Prüfung Phase I/II noch Anpassungen der Herstellungsprozesse möglich. In sehr frühen Phasen der klinischen Prüfungen, z. B. in sog. Proof-of-Concept-Prüfungen, kann abweichend auch an offenen Werkbänken in Reinräumen der Klasse C gearbeitet werden, was den Zugang von universitären, akademischen Einrichtungen zur klinischen Prüfung von ATMP wesentlich erleichtert (Kap. 2.3.4. Zusätzliche Erwägungen hinsichtlich ATMP-Prüfpräparaten [7]):

> *„2.50 Obgleich ATMP-Prüfpräparate in einer Einrichtung hergestellt werden sollten, die den Anforderungen an die Luftqualität gemäß den Anforderungen in den Abschnitten 4.3.2 und 9.5 entspricht, kann es im Fall von ATMP-Prüfpräparaten in sehr frühen Phasen/in Prüfungen zum Nachweis des Wirkprinzips ausnahmsweise möglich sein, das Produkt in einem offenen System in einem kritischen Bereich der Reinheitsklasse A mit einem Bereich der Reinheitsklasse C als Hintergrund herzustellen, wenn die folgenden Bedingungen (kumulativ) erfüllt sind:*
>
> *(i) Es wurde eine Risikobewertung durchgeführt und nachgewiesen, dass die implementierten Kontrollmaßnahmen geeignet sind, um die Herstellung des Produkts von geeigneter Qualität sicherzustellen. Darüber hinaus sollte die Kontrollstrategie in den Unterlagen zum Prüfpräparat beschrieben werden.*

(ii) Das Produkt dient zur Behandlung eines lebensbedrohlichen Zustands und es bestehen keine therapeutischen Alternativen.

(iii) Die jeweils zuständigen Behörden stimmen zu (Zustimmung sowohl der Assessoren der klinischen Prüfung als auch der Inspektoren der Herstellungsstätte) [...]"

Der Aufbau eines Qualitätsmanagementsystems und standardisierter Herstellungs- und Kontrollprozesse durch den Hersteller ist mit Blick auf Sicherheit und Qualität der Produkte voranzutreiben.

In dieser Leitlinie [7] werden auch folgende Regelungen getroffen:

- Freigaberelevante Qualitätstests können an die Besonderheiten des ATMP angepasst werden, insbesondere, wenn diese nicht vollumfänglich am Endprodukt durchgeführt werden können. Daten aus Prozessvalidierungen können ergänzend herangezogen werden.
- Bei ATMP mit kurzen Haltbarkeitszeiten kann u. U. auf übliche Stabilitätsprogramme verzichtet werden.
- Die Strategie der Herstellung und der Freigabetests ist mit den zuständigen Behörden abzustimmen.
- Die für die Produktion und die Qualitätskontrolle verantwortliche Person und die Sachkundige Person sollen erfahrene Personen sein und das Personal soll speziell auf die speziellen Reinraumbedingungen und Einhaltung von GMP trainiert sein. Im Falle der Anwendung genmanipulierter Mikroorganismen soll hierfür auch eine erfahrene Person für biologische Sicherheit die Verantwortung tragen.
- Die Funktionen der Sachkundigen Person und der für die Qualitätskontrolle verantwortlichen Person können von einer Person geleistet werden. Die Sachkundige Person kann auch für die Produktion verantwortlich sein. Die Verantwortlichkeiten von der zuständigen Person für die Qualitätskontrolle und der zuständigen Person für die Produktion können in kleinen Unternehmen ebenfalls von einer Person wahrgenommen werden, allerdings müssen die Aufgaben chargenweise eindeutig getrennt sein, d. h., für eine Charge sind 2 unterschiedliche Personen für die Produktion und die Qualitätskontrolle zuständig. Entsprechende klare Prozessbeschreibungen beider Verantwortungsbereiche müssen vorhanden sein (s. Kap. 3 ATMP-GMP-Leitfaden [7]).
- Die Herstellung von verschiedenen ATMP muss zeitlich oder räumlich voneinander getrennt sein. In der Regel wird in separaten Isolatoren oder anderen geschlossenen Systemen mit verschiedenen Vektoren oder ATMP und in verschiedenen Produktionsräumen gearbeitet.
- Es gibt aber auch Möglichkeiten mit verschiedenen viralen Vektoren in 2 Isolatoren und einem Reinraum zu arbeiten, wenn die angesaugte Luft ausschließlich aus dem Raum kommt und verschiedene Abführungen der Abluft erfolgen.
- Verschiedene Chargen von ATMP können, soweit sie in geschlossenen Systemen und räumlich separiert inkubiert werden, in einem Inkubator gelagert werden. Ausgeschlossen hiervon sind replikationskompetente Vektoren/Produkte, die auf ihnen basieren, oder von infiziertem Material/Produkten, die auf ihnen basieren, mit anderen Materialien/Produkten (s. Kap. 4 ATMP-GMP-Leitfaden [7]).

Produktionsstätten müssen Reinräume sein. Temperaturen und Feuchtigkeit in, Beleuchtung und Belüftung von Produktionsstätten müssen eine Produktion von ATMP ermöglichen und kontrollierbar sein. Die Räumlichkeiten müssen zu reinigen und zu desinfizieren und für eine Produktion von ATMP qualifiziert sein; sie sind zu monitorieren. Von Wartungen und Reparaturen der Einrichtung darf keine Gefahr für die ATMP ausgehen. Es darf keinen Einfall von Insekten und Ungeziefer geben.

- **Personen- und Materialflüsse** sollen der Herstellung angepasst sein und besonders die Flüsse von unsterilen und gebrauchten Materialien sind von denen steriler Materialien zu trennen, um Kreuzkontaminationen zu verhindern. Reine Bereiche sind über Schleusen zu begehen. Die letzte Schleuse soll die Luftreinheit im Ruhezustand des saubersten Raumes danach halten.
- **Umkleideräume** sollen als Luftschleusen ausgelegt sein, um Kontamination der Schutzkleidung mit Mikroorganismen und Partikeln möglichst zu vermindern.

Aseptische Herstellung von ATMP: Eine besondere Aufmerksamkeit gilt der aseptischen Herstellung. Diese Arzneimittel können nicht endsterilisiert werden, visuelle Kontrollen aufgrund von Zellbestandteilen sind schwer durchführbar und Sterilitätsprüfungsergebnisse nicht vollständig vorliegend bei kurzen Haltbarkeitszeiten der Produkte. Hier ist auf ein besonderes Monitoring der Umgebung, der Herstellungsprozesse und der Validierung der Prozesse und auf Zugangsbeschränkungen von Personal und zeitlich und räumlich getrennte Abläufe zu achten.

- Die maximal erlaubte Partikelzahl pro m^3 Luft je Reinraumklasse in Ruhe- und Betriebszustand ist tabellarisch im Kap. 4 des ATMP-GMP-Leitfadens dargestellt [7].
- Die empfohlenen Grenzwerte mikrobiologischer Kontamination entsprechend Reinraumklasse sind ebenfalls im Kap. 4 des ATMP-GMP-Leitfadens dargestellt [7], außerdem Warn- und Aktionslimits.

Herstellung und Qualitätskontrolle sollen möglichst räumlich getrennt werden, ebenso werden hiervon Lagerräume und Nebenbereiche getrennt.

Ausrüstung sollte qualifiziert eingesetzt werden, Reinigung und Wartung der Geräte sollen nicht die Herstellung und Qualitätskontrolle gefährden.

Ein existierendes **Qualitätsmanagementsystem** sollte die Grundlage der Dokumentation in Standardarbeitsanweisungen, Vorschriften, Protokollen, Berichten u. a. bilden. Daten dürfen nicht veränderbar und manipulierbar sein und müssen bis zu 30 Jahre aufbewahrt werden. Kap. 6 beschreibt die Anforderungen an die Dokumentation [7]. Spenderidentifizierung und Rückverfolgbarkeit von Ausgangsmaterialien gehören zu den Dokumentationen, die am längsten aufzubewahren sind.

Kap. 7 befasst sich ausführlich mit den Ausgangs- und Rohstoffen, Kap. 8 mit Saatgut und Zellbanksystem.

In Kap. 9 werden allgemeine Grundsätze der Produktion beschrieben auch im Speziellen die der aseptischen Herstellung, der Umgang mit eingehenden Materialien und Produkten, eingesetzte Betriebsmittel und sichere und gestufte Verpackung der Produkte.

Kap. 10 befasst sich mit der **Qualifizierung von Räumlichkeiten und Ausrüstung und der Validierung von Prozessen** (z. B. Herstellung) und Methoden (z. B. Prüfmethoden) und Bedingungen (z. B. Transport).

Für die Freigabe eines ATMP muss eine Sachkundige Person (Qualified Person) vorhanden sein.

In Kap. 12 werden Anforderungen an die Qualitätskontrolle beschrieben, an Prüfungen und Testungen, Rückstellmuster und Dokumentation, Probenahmen und Verantwortlichkeiten.

Kap. 13 befasst sich mit ausgelagerten Tätigkeiten, Kap. 14 regelt den **Umgang mit Qualitätsmängeln und Produktrückrufen**.

Das Kap. 14 umfasst Maßnahmen der Umgebungskontrolle für ATMPs, die **genetisch veränderte Organismen (GVO)** enthalten oder aus solchen bestehen.

Die Rekonstitution von Produkten nach Chargenfreigabe beinhaltet Kap. 16. Tätigkeiten können am Ort der Verabreichung des ATMP und außerhalb von GMP durchgeführt werden.

Kap. 17 widmet sich der **automatisierten Produktion von ATMPs**. Dabei ist der Hersteller für die Eignung der Ausrüstung verantwortlich. Er muss die Prozesse beschreiben, verstehen, die Geräte regelmäßig warten und qualifizieren, sowie sein Personal darauf schulen.

A.5.1.3.3 Gute Klinische Praxis für ATMP

Für ATMP gelten die Regelungen des AMG zur Durchführung einer klinischen Prüfung, insbesondere § 40 ff. Die klinische Prüfung darf vom Sponsor nur begonnen werden, wenn die zuständige Ethik-Kommission die klinische Prüfung zustimmend bewertet und die zuständige Bundesoberbehörde (BOB) sie genehmigt hat (§ 40 Abs. 1 AMG). Die für ATMP zuständige BOB ist das PEI.

Obwohl bei der Genehmigung zur klinischen Prüfung grundsätzlich die gleichen Anforderungen an die Qualität des Prüfpräparates sowie an vorklinische Untersuchungen wie für andere biotechnologische Arzneimittel gelten, kann in Art und Umfang begründet davon abgewichen werden. Immer gilt der Grundsatz, dass vor dem klinischen Einsatz hinreichend aussagekräftige nichtklinische Daten zur Verfügung stehen müssen, um die Sicherheit und das Wohlergehen der behandelten Patienten zu gewährleisten.

Der Austausch hierüber sollte über die **Beratungsgespräche** mit dem PEI oder der EMA erfolgen (▶ Kap. A.5.1.2). Diese Beratungsgespräche sind beim PEI in deutscher oder englischer Sprache und bei der EMA in englischer Sprache schriftlich zu beantragen. Dabei werden die gestellten Fragen, zu denen eine wissenschaftliche Beratung erfolgen soll, vom Antragsteller gestellt, selbst beantwortet und möglichst wissenschaftlich begründet und um eine Einschätzung durch das PEI bzw. die EMA gebeten. Geht es nach der klinischen Prüfung in die Vorbereitung zur zentralen Zulassung des ATMP in der EU, ist das Beratungsgespräch dann nur noch bei der EMA zu führen. Nur im Rahmen der „4b-AMG-Zulassung" (Hospital Exemption) bleibt das PEI für die Genehmigungserteilung verantwortlich.

Spezielle GCP-Leitlinien für ATMP

Im Oktober 2019 hat die EU-Kommission Leitlinien zur Guten Klinischen Praxis für ATMP verabschiedet (Guidelines on Good Clinical Practice specific to Advanced Therapy Medicinal Products) [8]. Sie sind Ergänzungen der GCP-Leitlinien des ICH und gelten ausschließlich für die Produktgruppe der ATMP. Sie berücksichtigen die Besonderheiten von ATMP und umfassen z. B. folgende Punkte:

- Design der klinischen Prüfung
- nichtklinische Studien
- Qualität des klinischen Prüfpräparates
- Zellen und Gewebe humanen Ursprungs
- Kombinationen mit Medizinprodukten
- Informationen zum klinischen Prüfpräparat
- Maßnahmen zur Risikominimierung
- vorgelagerte Biopsatentnahmen und Abweichungen von Standardbehandlungen
- Rückverfolgbarkeit
- Aufbewahrung der Proben
- Langzeitnachverfolgung
- Sicherheitsberichterstattung
- Monitoring

A.5.1.3.3.1 Studiendesign

ATMP sind häufig Arzneimittel mit kurzer Haltbarkeit aufgrund ihres Anteils an lebenden Zellen. Ihre Herstellung und die Logistikketten zum Erhalt der Ausgangsmaterialen und des Endproduktes sind komplex. Es ist zu berücksichtigen, dass

- die Rückverfolgbarkeit der Materialien gewährleistet wird,
- häufig besondere und zusätzliche Vorkehrungen zur Gewinnung von Ausgangsmaterialien vorgenommen werden müssen,
- das Prüfpräparat vor seinem ersten klinischen Einsatz möglicherweise nicht ausreichend charakterisiert werden konnte und
- es zu Anwendungen bei Minderjährigen vor der Anwendung bei Erwachsenen kommen kann, wenn die Erkrankung nur hierfür relevant ist und/oder die Anwendung ansonsten unethisch wäre, z. B. bei bestimmten Gentherapeutika, die möglichst frühzeitig bei Minderjährigen zur Anwendung kommen sollten.

Dies kann zu Abweichungen vom üblichen Design der klinischen Prüfungen führen, z. B. in der Probandenzahl.

Verblindete klinische Prüfungen sind nicht immer möglich und sollten dann durch die verblindete Untersuchung und Auswertung der Studienergebnisse durch Spezialisten ersetzt werden, z. B. Auswertung bildgebender Befunde und Laboruntersuchungen.

Es kann sein, dass keine Placebo-Kontrollgruppe eingesetzt werden kann, weil deren Einsatz unethisch wäre.

Trotzdem muss der Nutzen gegenüber den Risiken der Anwendung des Test-Arzneimittels im Vergleich zu Vergleichstherapien größer sein.

- Es ist zu berücksichtigen, dass die Probanden wahrscheinlich länger nachverfolgt werden müssen, da die Arzneimittel häufig lange oder für immer im Körper der Probanden verbleiben.
- Die ATMP-GCP-Leitlinien erkennen an, dass es schwer sein kann, aktive Zellen zu identifizieren und von jenen zu unterscheiden, die ggf. zu unerwünschten Reaktionen führen, ebenso wie inaktive Zellen oder Zellbestandteile die therapeutische Wirkung beeinträchtigen können.
- Die Dosis des Therapeutikums kann aufgrund der intrinsischen Varianz des Spendermaterials differieren.
- Aufgrund der Spezifität des ATMP und dessen häufiger Langzeitwirkung muss ggf. mehrfach verabreicht werden und in steigenden Dosen, um den Toxizitätsrisiken gerecht zu werden, es sei denn, es ist aus ethischen und risikorelevanten Überlegungen ausgeschlossen, mehrfach zu therapieren, um z. B. weitere dazu notwendige Operationen zu vermeiden.
- Andererseits kann eine wiederholte Verabreichung aus Gründen, die in der Natur des Präparates liegen, weil z. B. aus dem Ausgangsmaterial nur begrenzte Mengen des Präparates hergestellt werden können, unmöglich sein.
- Dosierung, Wahl und Größe der Kohorten, geeignete Vergleichstherapie und Verblindung der Prüf- und Kontrollpräparate und -methoden müssen gut begründet und nachvollziehbar im Prüfplan und den Prüferinformationen beschrieben sein.

A.5.1.3.3.2 Nichtklinische Studien

Die ATMP-GCP-Leitlinien [8] enthalten auch grundsätzliche Überlegungen zur Durchführung nichtklinischer[2] Studien, wobei die am besten geeigneten In-vivo- und In-vitro-Modelle genutzt werden sollen. Dies ist entsprechend zu begründen.

- Es kann zu Unverträglichkeiten und Immunreaktionen kommen, wenn menschliche Zellen im Tiermodell eingesetzt werden. Die Ergebnisse solcher Studien können somit unzuverlässig sein.
- Weiterhin führt der Einsatz autologer oder allogener Zellen im Tiermodell nicht zu zuverlässigen Sicherheitsdaten für die klinische Anwendung.

Das macht u. U. die Durchführung von nichtklinischen pharmakokinetischen und Dosisfindungsstudien unmöglich.

Deshalb muss die Entwicklung der ATMP und der u. U. vorgeschlagene Verzicht auf nichtklinische Studien diskutiert und begründet werden.

Die Ergebnisse aus der nichtklinischen Entwicklung werden in den Prüferinformationen mitgeteilt. Haben sie klinische Relevanz, sollen die Ergebnisse der nichtklinischen und klinischen Studien im Prüfplan aufgenommen werden [8].

A.5.1.3.3.3 Qualität des klinischen Prüfpräparates

Die Qualität des klinischen Prüfpräparates eines ATMP muss den europäischen GMP-Richtlinien entsprechen [7] (▶ Kap. A.5.1.3.2; ATMP-GCP-Leitlinien [8]).

ATMP werden aus Patienten- bzw. Spendermaterial hergestellt. Die Variabilität dieses Ausgangsmaterials ist zu berücksichtigen und auch der Krankheitsstatus der Spender und dessen Einfluss auf die Qualität des Ausgangsmaterials.

Ebenso können Lagerungs-, Transport- und Handhabungsbedingungen einen negativen Einfluss auf die Qualität der Ausgangsmaterialien und des Prüfpararates haben. Deshalb sind diese Bedingungen geeignet zu überwachen und ggf. durch den Anwender/Prüfer zu kontrollieren.

---

2 Nichtklinisch = präklinische Prüfungen, die zeitlich jedoch parallel oder nachgelagert einer klinischen Prüfung stattfinden können (ATMP-GMP-Leitfaden, Kap. 6.19 [7]

Eine umfangreiche Schulung zur Anwendung durch den Prüfer ist zu gewährleisten [8].

Enthält das Prüfpräparat eines ATMP lebende Zellen, ist im Dossier zum Prüfpräparat (Investigational Medicinal Product Dossier, IMPD) zu beschreiben, dass Herkunft, Entnahme und Testung der Zellen und der Gewebe, die als Ausgangsmaterial verwendet wurden, übereinstimmen mit der Richtlinie 2004/23/EG zur Festlegung von Qualitäts- und Sicherheitsstandards für die Spende, Beschaffung, Testung, Verarbeitung, Konservierung, Lagerung und Verteilung von menschlichen Geweben und Zellen [9] oder der Richtlinie 2002/98/EG Qualitäts- und Sicherheitsstandards für die Gewinnung, Testung, Verarbeitung, Lagerung und Verteilung von menschlichem Blut und Blutbestandteilen [10] und dass ein Rückverfolgungssystem zum Ausgangsmaterial und zum Empfänger besteht [8].

Der Einsatz eines Medizinproduktes im Zusammenhang mit einem ATMP kann erfolgen als kombiniertes ATMP oder als Behältnis bzw. es ist notwendig zur direkten Applikation des ATMP.

Wo ein ATMP ein Medizinprodukt enthält und Bestandteil des Prüfpräparates/Therapeutikums ist, z. B. eine Membran beschichtet mit einem biotechnologischen Gewebeprodukt, und in dieser Kombination chirurgisch eingesetzt wird, muss das Dossier zum Prüfpräparat (IMPD) folgendes enthalten:

- Informationen über die Merkmale, die Leistung und den Verwendungszweck des Produkts und
- Informationen darüber, ob das/die Teil(e) des/der Medizinprodukte(s) die relevanten allgemeinen Sicherheits- und Leistungsanforderungen gemäß der Verordnung (EU) Nr. 2017/745 über Medizinprodukte [11] erfüllt/erfüllen.

Befindet sich das Medizinprodukt ebenfalls in der Untersuchungsphase, dann sollte eine Begründung hinsichtlich der Eignung des Medizinproduktes für die beabsichtigte Verwendung unter gebührender Berücksichtigung der einschlägigen allgemeinen Sicherheits- und Leistungsanforderungen gegeben werden (Kap. 4.3 [8]).

Im Prüfplan sind beim Einsatz eines Medizinproduktes, das nicht Bestandteil des ATMP ist, dessen regulatorischer Status (CE-Kennzeichnung etc.) und die Zweckbestimmung des Medizinproduktes zu beschreiben.

Handhabungen zur Rekonstitution und speziellen Anwendung des Prüfpräparates sind dem Prüfer genau mitzuteilen und ggf. zu schulen und müssen in den Prüferinformationen beschrieben sein. Als „Rekonstitution" werden Tätigkeiten bezeichnet, die nach der Chargenfreigabe und vor der Verabreichung des ATMP an den Patienten erforderlich sind und nicht als Herstellungsschritt betrachtet werden, z. B. Auflösung oder Verdünnung des Prüfpräparates mit Lösungsmittel/Puffer, Vermischung mit einem Adjuvans oder Dispersion oder Vermischen des Produkts mit den Zellen des Patienten (Abschn. 16.1 Rekonstitutionstätigkeiten [7]).

Auch die sichere Entsorgung und der sichere Umgang mit dem Prüfpräparat sind in der Prüferinformation zu beschreiben [8].

Gegebenenfalls sollten im Prüfplan und in der Prüferinformation Informationen über die Maßnahmen gegeben werden, die ergriffen werden sollten, um die Teilnehmer an klinischen Prüfungen vor identifizierten Risiken zu schützen, z. B.:

- Wenn die Ergebnisse der Sterilitätsprüfung des Produkts bei der Freigabe nicht verfügbar sind, sollten geeignete Maßnahmen zur Risikominderung beschrieben werden, einschließlich der Zusammenarbeit mit klinischem Personal, wenn nach der Freigabe des Produkts außerhalb der Spezifikation liegende Prüfergebnisse (für Sterilität) erzielt werden.
- Besteht das Risiko, dass ein Proband, der ein Prüf-ATMP erhalten hat, ein Zytokin-Freisetzungssyndrom entwickelt, sollte der Prüfer über Maßnahmen informiert werden, die vor der Behandlung des Patienten ergriffen werden sollten (z. B. Verfügbarkeit von IL-6-Inhibitoren) (Kap. 5.3 [8]).

A.5.1.3.3.4 Vorgelagerte Biopsatentnahmen und Abweichungen von Standardbehandlungen

Wenn die Intervention zur Entnahme eines Biopsats im Falle einer autologen Behandlung oder die Anwendung des Produktes von einer Standardbehandlung abweichen, dann können weitere Risiken für die Versuchsperson und die Qualität des Produktes entstehen.

Diese Risiken müssen im Prüfplan und in der Prüferinformation beschrieben werden und die Versuchsperson muss hierüber aufgeklärt werden, wie auch über Gefahren bei späterer Schwangerschaft, für Nachkommen und Angehörige, für spätere Therapien und über die Möglichkeit von Behandlungsmisserfolgen und -risiken [8].

A.5.1.3.3.5 Rückverfolgbarkeit

Neben der lückenlosen Rückverfolgung der Ausgangsmaterialien in Form von Zellen oder Gewebe vom Spender zum Empfänger (auch bei autologer Anwendung) müssen die Daten dazu nach Ablauf des Verfallsdatums des Produktes 30 Jahre aufbewahrt werden [8].

A.5.1.3.3.6 Aufbewahrung von Proben (Rückstellmustern)

Auch die Aufbewahrung von Rückstellmustern des Prüfpräparates stellt u. U. den Hersteller/Sponsor vor Herausforderungen. Rückstellmuster werden im Allgemeinen zu Analysezwecken aufbewahrt. Sie sind auch deshalb von Bedeutung, weil parallel zur klinischen Prüfung weitere nichtklinische Untersuchungen durchgeführt werden sollen, die z. B. in Risikofällen zur Klärung von Sicherheitsfragen (Sterilität, Identität) oder Stabilitätsuntersuchungen dienen können oder der Ermittlung von Spezifikationen zum ATMP.

Muss aufgrund der ungenügend vorhandenen Menge an Prüfpräparat von den allgemeinen GCP-Grundsätzen abgewichen werden, ist dies angemessen zu begründen, ggf. können nur Kennzeichnungen und Etiketten aufbewahrt werden (ATMP-GCP-Leitlinien) [8].

A.5.1.3.3.7 Langzeitnachverfolgung der Probanden

Es ist in die Studienstrategie miteinzubeziehen, wie der Sponsor über einen langen Zeitraum der Studie oder anschließender Nachbeobachtungen die Daten der Probanden und Meldungen über unerwünschte Ereignisse erhält. Als Design können interventionelle klinische Prüfungen oder nichtinterventionelle Studien in Frage kommen. Auch Formen von elektronischen Datenerhebungen können berücksichtigt werden und in bestimmten Fällen kann ein „Remote Follow-up" in Frage kommen. Probanden/Patienten können mit Warnkarten versehen werden, um behandelnde Ärzte über das verabreichte ATMP und Informationsweiterleitungen aufzuklären (ATMP-GCP-Leitlinien) [8]. Der Hintergrund ist die besondere Applikationsform der ATMP im meist klinischen Setting. Über das behandelnde und auf die Anwendung spezialisierte Krankenhaus wird der Patient/Proband über längere Zeit nicht mehr versorgt. Die ambulante Betreuung übernehmen dann Fachärzte und Hausärzte im Einzugsbereich des Patienten.

A.5.1.3.3.8 Sicherheitsberichterstattung

Meldeformulare zur Mitteilung unerwünschter Ereignisse vom Prüfer an den Sponsor sind entsprechend den spezifischen Merkmalen des Prüfpräparates anzupassen, um die Ereignisse zuordnen zu können, z. B. zum zellbasierten Teil, bei kombinierten ATPM zum Medizinprodukteteil, zum Anwendungsprozess und ggf. zur Begleitmedikation und, um somit eine differenzierte Kausalitätsbeurteilung vornehmen zu können [8]. Für den Sponsor gelten die regulären Meldepflichten (▶ Kap. A.7.2 Pharmakovigilanz (PV)).

Folgende, jedoch nicht abschließend benannte Sicherheitsfragen in Kap. 10 [8] sollten bei ATMP besonders berücksichtigt werden:

- unerwünschte Ereignisse, die möglicherweise mit dem Anwendungsprozedere des Produktes zusammenhängen (chirurgische Eingriffe oder andere),
- unerwünschte Ereignisse, die möglicherweise mit dem Medizinprodukt zusammenhängen, das Teil des Produkts ist oder zur Anwendung des Produkts verwendet wird,
- unerwünschte Ereignisse, die möglicherweise auf unerwartete Reaktionen wie Überempfindlichkeit, immunologische oder toxische Reaktionen oder Migration von Zellen vom Zielort und ektopische Gewebebildung zurückzuführen sind,
- unerwünschte Ereignisse, die möglicherweise mit Produktversagen (einschließlich mangelnder Wirksamkeit) zusammenhängen, und
- unerwünschte Ereignisse, die möglicherweise im Zusammenhang mit einer obligatorischen Begleitmedikation (z. B. Immunsuppression) stehen.

A.5.1.3.3.9 Monitoring

Das Monitoring ist entsprechend den rechtlichen Anforderungen durchzuführen (▶ Kap. C.7 Monitoring). Bei ATMP, die Zellen oder Gewebe menschlichen Ursprungs enthalten, sollten die Monitoringaktivitäten auch die Einhaltung der Rückverfolgbarkeitsanforderungen abdecken.

Dies gilt auch für die Einhaltung der Vorkehrungen für die Langzeitnachverfolgung, die wie im Prüfplan beschrieben überprüft werden.

A.5.1.4 Spezielle Leitlinien für ATMP

Sehr informativ ist die EMA-Webseite [13] über die aktuellen Leitlinien zu ATMP in Vorbereitung einer zentralen Zulassung. Die Leitlinien sind auch in der Datenbank des Europäischen Arzneibuches verfügbar [15].

Es wird differenziert zwischen Leitlinien für

- Gentherapeutika (Gene Therapy Medicinal Products),
- somatische Zelltherapeutika sowie
- biotechnologisch bearbeitete Gewebeprodukte (Cell-Therapy and Tissue Engineering Medicinal Products).

Diese Leitlinien wurden spezifisch für ATMP entwickelt und reflektieren die harmonisierte Bewertung der Behörden der EU-Mitgliedstaaten und der EMA zur Interpretation der Anforderungen im europäischen Recht. In den nachfolgenden Tab. 1 und Tab. 2 ist eine Auswahl von speziell für ATMP entwickelten Leitlinien aufgelistet, wobei außerdem die weiteren einschlägigen ICH-Leitlinien zur klinischen Prüfung und Herstellung von Arzneimitteln zu berücksichtigen sind, insofern sie für die ATMP eine Rolle spielen.

Tab. 1. Gentherapeutika (Gene Therapy Medicinal Products).

	Relevante Leitlinien (Auswahl)
Gene therapy	Questions and answers on comparability considerations for advanced therapy medicinal products (ATMP) (EMA/CAT/499821/2019)
	The overarching guideline for human gene therapy medicinal products is the Guideline on the quality, non-clinical and clinical aspects of gene therapy medicinal products (EMA/CAT/80183/2014)
	Questions and answers on gene therapy (EMA/CAT/80183/2014)
	Guideline on scientific requirements for the environmental risk assessment of gene therapy medicinal products (CHMP/GTWP/125491/06)
	Reflection paper on design modifications of gene therapy medicinal products during development (EMA/CAT/GTWP/44236/2009)
	Reflection paper on quality, non-clinical and clinical issues relating specifically to recombinant adeno-associated viral vectors (CHMP/GTWP/587488/07)
	ICH Considerations – Oncolytic Viruses (EMEA/CHMP/ICH/607698/2008)
	Guideline on quality, non-clinical and clinical aspects of medicinal products containing genetically modified cells (CAT/CHMP/GTWP/671639/2008)
	Guideline on the non-clinical studies required before first clinical use of gene therapy medicinal products (EMEA/ CHMP/GTWP/125459/2006)
	Guideline on follow-up of patients administered with gene therapy medicinal products (EMEA/CHMP/GTWP/60436/2007)
	Guideline on safety and efficacy follow-up and risk management of advanced therapy medicinal products (EMEA/149995/2008)
Biologicals: Drug product	Guideline on environmental risk assessments for medicinal products consisting of, or containing, genetically modified organisms (GMOs) (EMEA/CHMP/BWP/473191/2006)
	Guideline on the use of bovine serum in the manufacture of human biological medicinal products (CPMP/BWP/1793/02)

Fortsetzung nächste Seite

Forts. Tab. 1

	Relevante Leitlinien (Auswahl)
	Development pharmaceutics for biotechnological and biological products (CPMP/BWP/328/99)
	Annex to Note for guidance on development pharmaceutics (CPMP/QWP/155/96)
Biologicals: Drug substance	Position statement on the use of tumorigenic cells of human origin for the production of biological and biotechnological medicinal products (CPMP/BWP/1143/00)
	Use of transgenic animals in the manufacture of biological medicinal products for human use (3AB7A)
	Guideline on development and manufacture of lentiviral vectors (CHMP/BWP/2458/03)
	Tests on samples of biological origin (3AB11A)
Clinical safety and efficacy	Existing clinical guidance for the studied indication(s) should be consulted
Cell therapy and tissue engineering	Guideline on potency testing of cell-based immunotherapy medicinal products for the treatment of cancer (EMEA/CHMP/BWP/271475/2006)
Vaccines	Guideline on quality, non-clinical and clinical aspects of live recombinant viral vectored vaccines (EMA/CHMP/VWP/141697/2009)
European Pharmacopoeia (Ph. Eur.) [16]	The following monograph from the European Pharmacopoeia (Ph. Eur.) should be considered, where relevant: Ph. Eur. Monograph 5.14 Gene transfer medicinal products for human use (01/2010:51400)

Tab. 2. Somatische Zelltherapeutika sowie biotechnologisch bearbeitete Gewebeprodukte (Cell-Therapy and Tissue Engineered Medicinal Products).

	Relevante Leitlinien (Auswahl)
Cell-therapy and tissue engineering	The overarching guideline for human cell- based medicinal products is the guideline on human cell-based medicinal products (EMEA/CHMP/410869/2006)
	Reflection paper on stem cell-based medicinal products (EMA/CAT/571134/2009)
	Reflection paper on in-vitro cultured chondrocyte containing products for cartilage repair of the knee (EMA/CAT/CPWP/568181/2009)
	Guideline on xenogeneic cell-based medicinal products (EMEA/CHMP/CPWP/83508/2009)
	Guideline on potency testing of cell-based immunotherapy medicinal products for the treatment of cancer (CHMP/BWP/271475/06)
	Reflection paper on clinical aspects related to tissue engineered products (EMA/CAT/573420/2009)
	Guideline on safety and efficacy follow-up and risk management of advanced therapy medicinal products (EMEA/149995/2008)
	Questions and answers on comparability considerations for advanced therapy medicinal products (ATMP) (EMA/CAT/499821/2019)
	Quality, non-clinical and clinical aspects of medicinal products containing genetically modified cells (CHMP/GTWP/671639/2008)
Biologicals: Drug product	Guidance on the use of bovine serum in the manufacture of human biological medicinal products (CPMP/BWP/1793/02)
	CHMP/CAT position statement on Creutzfeldt-Jakob disease and advanced therapy medicinal products (CHMP/CAT/BWP/353632/2010)
	Guideline on the use of porcine trypsin used in the manufacture of human biological medicinal products (EMACHMP/BWP/814397/2011)
Biologicals: Drug substance	Note for guidance on plasma derived medicinal products (CPMP/BWP/269/95)

Fortsetzung nächste Seite

Forts. Tab. 2

	Relevante Leitlinien (Auswahl)
Safety: ICH	For non-clinical specific guidance, see: ICH S6 (R1) Preclinical safety evaluation of biotechnology-derived pharmaceuticals (CHMP/ICH/731268/1998)
European Pharmacopoeia (Ph. Eur.) [16]	The following monographs from the European Pharmacopoeia (Ph. Eur.) should be considered, where relevant: Ph. Eur. monograph on human haematopoietic stem cells (Cellulae stirpes haematopoieticae humanae) Version 7.2
	Ph. Eur. monograph on Method of analysis (2.7.23.) Numeration of CD34/CD45+ cells in haematopoietic products. Version 7.2
	Ph. Eur. monograph on Method of analysis (2.7.28.) Colony-forming cell assay for human haematopoietic progenitor cells. Version 7.2
	Ph. Eur. monograph on Nucleated Cell Count and Viability (2.7.29.)
	Ph. Eur. monograph on Nucleic Acid Amplification Techniques (2.6.21.)
	Ph. Eur. monograph on Flow Cytometry (2.7.24.)
	Ph. Eur. (2.6.27.) Microbiological control of cellular products
	Ph. Eur. (2.6.1.) Sterility
	Ph. Eur. (5.1.6.) Alternative methods for control of microbiological quality
	Ph. Eur. monograph Mycoplasmas (2.6.7.)
	Ph. Eur. monograph on Bacterial endotoxins (2.6.14.)
	General chapter 5.2.12 Raw materials for the production of cell-based and gene therapy medicinal products

Literatur

[1] Verordnung (EG) Nr. 1394/2007 des Europäischen Parlaments und des Rates v. 13. Nov. 2007 über Arzneimittel für neuartige Therapien und zur Änderung der Richtlinie 2001/83/EG und der Verordnung (EG) Nr. 726/2004

[2] Richtlinie 2001/83/EG des Europäischen Parlaments und des Rates v. 6. Nov. 2001 zur Schaffung eines Gemeinschaftskodexes für Humanarzneimittel

[3] Arzneimittelgesetz in der Fassung der Bekanntmachung v. 12. Dez. 2005 (BGBl. I S. 3394), zuletzt geändert durch Art. 1 des Gesetzes v. 19.07.2023 (BGBl. I S. 197). https://www.gesetze-im-internet.de/amg_1976/index.html

[4] Arzneimittel für neuartige Therapien ATMP – Advanced Therapy Medicinal Products, Regulatorische Anforderungen und praktische Hinweise. Juni 2016 https://www.pei.de/SharedDocs/Downloads/DE/regulation/beratung/innovationsbuero/broschuere-atmp.pdf?__blob=publicationFile&v=4

[5] https://www.ema.europa.eu/en/committees/committee-advanced-therapies-cat

[6] Committee for Advanced Therapies (CAT) Rules of Procedure, 11 October 2021 EMA/CAT/454446/2008 rev. 4 https://www.ema.europa.eu/en/documents/regulatory-procedural-guideline/cat-rules-procedure_en.pdf

[7] EudraLex, Bd. 4, Leitlinien v. 22. Nov. 2017, Gute Herstellungspraxis für Arzneimittel für neuartige Therapien (Advanced Therapy Medicinal Products, ATMPs). https://www.gmp-navigator.com/files/guidemgr/GMP%20fuer%20ATMPs%20deutsch%20Bz.pdf; https://www.bundesgesundheitsministerium.de/fileadmin/Dateien/3_Downloads/B/Bekanntmachungen/2019-09-27_Bekanntmachung_AMWHV.pdf

[8] Guidelines on Good Clinical Practice specific to Advanced Therapy Medicinal Products, EU-Commission, 10.10.2019 C (2019) 7140 final https://ec.europa.eu/health/sites/health/files/files/eudralex/vol-10/atmp_guidelines_en.pdf

[9] Richtlinie 2004/23/EG des Europäischen Parlaments und des Rates v. 31. März 2004 zur Festlegung von Qualitäts- und Sicherheitsstandards für die Spende, Beschaffung, Testung, Verarbeitung, Konservierung, Lagerung und Verteilung von menschlichen Geweben und Zellen

[10] Richtlinie 2002/98/EG des Europäischen Parlaments und des Rates v. 27. Januar 2003 zur Festlegung von Qualitäts- und Sicherheitsstandards für die Gewinnung, Testung, Verarbeitung, Lagerung und Verteilung von menschlichem Blut und Blutbestandteilen und zur Änderung der Richtlinie 2001/83/EG (ABl. L 33 v. 8.2.2003, S. 30–40)

[11] Verordnung (EU) 2017/745 des Europäischen Parlaments und des Rates v. 5. April 2017 über Medizinprodukte, zur Änderung der Richtlinie 2001/83/EG, der Verordnung (EG) Nr. 178/2002 und der Verordnung (EG) Nr. 1223/2009 und zur Aufhebung der Richtlinien 90/385/EWG und 93/42/EWG des Rates

[12] Verordnung (EU) 2016/679 des Europäischen Parlaments und des Rates v. 27. April 2016 zum Schutz natürlicher Personen bei der Verarbeitung personenbezogener Daten, zum freien Datenverkehr und zur Aufhebung der Richtlinie 95/46/EG (Datenschutz-Grundverordnung). https://eur-lex.europa.eu/legal-content/DE/TXT/PDF/?uri=CELEX:32016R0679&from=EN

[13] Guidelines relevant for advanced therapy medicinal products https://www.ema.europa.eu/en/human-regulatory/research-development/advanced-therapies/guidelines-relevant-advanced-therapy-medicinal-products

[14] EU-Medizinprodukteverordnung (Medical Device Regulation – MDR). Verordnung (EU) 2017/745 des Europäischen Parlaments und des Rates v. 5. April 2017 über Medizinprodukte, zur Änderung der Richtlinie 2001/83/EG, der Verordnung (EG) Nr. 178/2002 und der Verordnung (EG) Nr. 1223/2009 und zur Aufhebung der Richtlinien 90/385/EWG und 93/42/EWG des Rates

[15] Europäisches Arzneibuch. 10. Ausgabe, Grundwerk 2020. Deutscher Apotheker Verlag (Ph. Eur. 10.0).

[16] European Pharmacopoeia (Ph. Eur.) https://www.edqm.eu/en/european-pharmacopoeia

Letzter Zugriff auf alle Links am 20.11.2023.

A.5.2 Arzneimittel für Kinder, Arzneimittel für seltene Erkrankungen und personalisierte Medizin

B. Sträter

A.5.2.1 Einleitung

Eine Arzneimittelgruppe, in der die klinische Forschung besondere Bedeutung hat, sind die Arzneimittel für Kinder. Hier schafft die Verordnung (EG) Nr. 1901/2006 über Kinderarzneimittel [1] besondere Rahmenbedingungen (▶ Kap. A.1 Anforderungen an die Zulassung von Arzneimitteln). Der pharmazeutische Unternehmer wird verpflichtet, in der Entwicklung von Arzneimitteln mit neuen Wirkstoffen ein Prüfkonzept der zuständigen Kinderkommission bei der EMA (Paediatric Committee – PDCO) vorzulegen. Diese entscheidet, welche klinischen Prüfungen bei Kindern im Rahmen der Produktentwicklung durchgeführt werden müssen. Ein Zulassungsantrag wird nur dann als zulässig betrachtet, wenn er die dahingehenden Anforderungen erfüllt (Art. 7 Verordnung (EG) Nr. 1901/2006 [1]). Dies bedeutet, dass bei Nichterfüllung die Zulassung für die Anwendung bei Erwachsenen zu untersagen ist.

Daneben schafft die Verordnung aber auch eine spezielle Zulassung für Kinder „Paediatric Use Marketing Authorisation – PUMA", die ausschließlich zur Anwendung bei Kindern bestimmt ist und bei der bekannte Stoffe Verwendung finden, aber eine kindgerechte Stärke und Darreichungsform gefunden werden sollen. Das daraus resultierende Prüfprogramm wird ebenfalls von der PDCO festgelegt. Zusätzlich sind aber auch die Vorschriften zur Durchführung klinischer Prüfungen zu beachten, insbesondere die Genehmigungspflicht durch die zuständigen Behörden der Mitgliedstaaten und die zustimmenden Voten der Ethik-Kommission. Diese müssen nicht notwendig mit den Vorstellungen der PDCO übereinstimmen, was zu Konflikten führen kann.

Von besonderer Bedeutung sind die **Orphan-Arzneimittel** – Arzneimittel für seltene Leiden. Hier setzt die Verordnung (EG) Nr. 141/2000 über Arzneimittel für seltene Leiden [2] den Rahmen für die Entwicklung. Diese Arzneimittel sind bestimmt zur Behandlung sehr seltener Erkrankungen, also den „Waisenkindern unter den Arzneimitteln". Diese Arzneimittel erfahren bestimmte Privilegien, die später noch darzustellen sind. Es ergeben sich hinsichtlich der durchzuführenden klinischen Prüfungen jedoch starke Überlappungen mit der Entwicklung neuer Stoffe und pädiatrischen Prüfkonzepten zur Entwicklung von Kinderarzneimitteln. Circa 50 % der Orphan-Arzneimittel sind zur Behandlung bei Kindern bestimmt. Für solche Orphan-Arzneimittel werden somit ebenfalls vom PDCO die Vorgaben für die durchzuführenden klinischen Prüfungen festgelegt (▶ Kap. A.1 Anforderungen an die Zulassung von Arzneimitteln).

Daneben sind die Arzneimittel für **neuartige Therapien** von erheblicher Bedeutung, für die in der Verordnung (EG) Nr. 1394/2007 über Arzneimittel für neuartige Therapien [3] der rechtliche Rahmen gesetzt wird. Artikel 2 dieser Verordnung definiert die Arzneimittel für neuartige Therapien als Gentherapeutika, somatische Zelltherapeutika und biotechnologisch bearbeitete Gewebeprodukte (▶ Kap. A.5.1 Arzneimittel für neuartige Therapien (ATMP)). Hier ergibt sich eine Überlappung mit den Orphan-Arzneimitteln, weil ein erheblicher Teil der Arzneimittel für neuartige Therapien gleichzeitig die Orphan-Indikationen erfüllen und auch zur Anwendung bei Kindern entwickelt werden müssen. Die PDCO hat also wiederum auch hier großen Einfluss auf das klinische Entwicklungsprogramm.

Bei diesen Arzneimitteln werden nicht selten die Zulassungen unter besonderen Bedingungen und mit Auflagen erteilt (Conditional Marketing Authorisation; ▶ Kap. A.1 Anforderungen an die Zulassung von Arzneimitteln). Insbesondere kommt dieses Verfahren bei zu erwartendem hohem Nutzen in Frage. Die Zulassung unter besonderen Bedingungen wird dann mit der Auflage verbunden, definierte klinische Prüfungen zur Wirksamkeit und Unbedenklichkeit nachzureichen. So sind auch alle neuen Impfstoffe zur Vorbeugung gegen Covid-19-Erkrankungen im zentralen Verfahren nach Art. 14a der Verordnung (EG) Nr. 726/2004 [4] zugelassen worden. Die Dauer dieser Zulassung beträgt nach Art. 6 der VO (EU) 507/2006 v. 26.03.2006 [5] nur ein Jahr. Es muss vor Ablauf des Jahres der Antrag auf Verlängerung der Zulassung gestellt werden. Bis zur Entscheidung über die Verlängerung bleiben die Zulassungen wirksam.

A.5.2.2 Revision des europäischen Arzneimittelrechts – Änderung der EU-rechtlichen Grundlagen für Kinder- und Orphan-Arzneimittel

Die Europäische Kommission hat am 26.04.2023 den Entwurf für eine Revision des europäischen Arzneimittelrechts vorgelegt. Diese wird voraussichtlich sehr weitgehende Konsequenzen für die Regelungen über Kinderarzneimittel in der Verordnung (EG) Nr. 1901/2006 und für Orphan-Arzneimittel in der Verordnung (EG) Nr. 141/2000 haben. Diese beiden Verordnungen sollen zusammen mit der EG-Verordnung Nr. 726/2004, in der die Gründung der EMA und v. a. das zentrale Zulassungsverfahren geregelt sind, in nur eine neue Verordnung überführt werden. Durch Art. 173 dieser neuen Verordnung sollen alle 3 bislang noch geltenden Verordnungen aufgehoben werden. Die Regelungen über Orphan-Arzneimittel finden sich künftig im Kap. VI in Art. 60–68 und die Regelungen für Kinderarzneimittel im Kap. VII, dort in den Art. 69–99. Inhalt und Struktur des geltenden Rechts werden sehr weitgehend übernommen. Die Zahl der Abweichungen ist aber groß.

Daneben soll die gerade erst vor einem Jahr in Kraft getretene Clinical Trial Regulation (Verordnung (EU) Nr. 536/2014) geändert werden. Dies betrifft vor allen Dingen den sog. Environmental Risk Assessment Report (ERA) für Humanarzneimittel, die genetisch modifizierte Organismen enthalten. Dieser soll ein unabhängiger Teil des Antragsdossiers werden. Der CHMP soll über das EU-Portal CTIS entsprechende Informationen an die betroffenen Unternehmen und Forschungseinrichtungen veröffentlichen. Daneben finden sich eine Fülle von Ermächtigungen zum Erlass von delegierten Rechtsakten, die den ERA betreffen. Darüber hinaus wird gefordert, dass dieser ERA in Englisch abgefasst sein muss. Weiterhin soll die Versicherung ausgedehnt werden auf Umweltschäden. Hier stellt sich die Frage, wer – bei wem – welche Art von Schäden versichern soll? Die maßgeblichen Änderungen der noch neuen EU-Verordnung Nr. 536/2014 finden sich in Art. 176 des Entwurfs der neuen EU-Verordnung.

Es ist noch zu früh, dazu kommentierend Stellung zu nehmen. Es ist jedoch wichtig, sich in den nächsten Jahren auf diese neue Entwicklung einzustellen. Es sollen daher nachfolgend die Regelungen erläutert werden, die für die nächsten Jahre noch Geltung beanspruchen.

A.5.2.3 Verordnung der EU über Kinderarzneimittel[1] – Bedeutung für die Entwicklung neuer und die Weiterentwicklung bekannter Arzneimittel

A.5.2.3.1 Entstehungsgeschichte

Untersuchungen zur Vorbereitung des Gesetzgebungsverfahrens haben ergeben, dass nur etwa 50 % der eingesetzten Arzneimittel für die jeweilige Behandlung nach den arzneimittelrechtlichen Vorschriften zugelassen sind. Dieser sog. „Off-Label Use" nimmt mit abnehmendem Alter der Kinder dramatisch zu. Bei der Behandlung von Neugeborenen erreicht er fast die 100 %-Grenze. Bei Kindern im heranwachsenden Alter nähert er sich der Quote, die bei Erwachsenen üblich und etabliert ist.

Besonders besorgniserregend ist die Situation in der Onkologie. Nur wenige Zytostatika sind für wenige Tumorarten zugelassen. Der Off-Label Use in der Kinderonkologie wird auf deutlich über 90 % geschätzt.[2,3] Weil die Durchführung von klinischen Prüfungen mit Kindern in diesem jungen Alter mit besonderen Problemen verbunden ist, besteht leider die Situation, dass je kleiner die Kinder, umso größer der Off-Label Use.

A.5.2.3.2 Off-Label Use – Ursachen

Was ist die Ursache für diesen Mangel an evidenzbasierten Studien in der Pädiatrie? Ganz maßgeblich dazu beigetragen hat sicher das falsche Verständnis von der klinischen Prüfung als „Experiment". Teilnehmer an klinischen Prüfungen wurden teilweise auch in der öffentlichen Darstellung als „Versuchskaninchen" missverstanden, die sich für die experimentelle Anwendung von Arzneimitteln zur Verfügung stellen. Aus falsch verstandenen ethischen Erwägungen und in Unkenntnis der Schutzvorschriften für die klinische Prüfung, will man Kinder den Risiken eines solchen „Experiments" nicht aussetzen. Kinder sind sicher eine besonders vulnerable Patientengruppe, die besonderen Schutzes bedarf.[4] Dies kann jedoch nicht dadurch erreicht werden, dass auf evidenzbasierte Erforschung der Anwendung von Arzneimitteln verzichtet wird (▶ Kap. A.7.1 Vulnerable Personen).

Die Folge ist der beschriebene Off-Label Use, der letztendlich auf dem Prinzip von Trial-and-Error beruht und gegenüber der Aussagekraft von fundierten Studien im Erkenntnisgewinn fatale Fehler generieren kann. Die Krankenkassen kennen diese Situation und akzeptieren die Verordnung auch im Off-Label Use bei Kindern, weil andernfalls die Versorgung dieser besonders vulnerablen Gruppe von Patienten nicht gewährleistet wäre.

---

1 Die nachfolgenden Ausführungen zu Kinder-, Orphan- und ATMP-Arzneimitteln sind in Teilen der Veröffentlichung des Autors „Schutz geistigen Eigentums an Arzneimitteln" [6] entnommen. Sie waren Grundlage für die Bewertung der Anreizsysteme für diese Arzneimittelgruppen. Mit freundlicher Zustimmung des Verlages werden diese Ausführungen hier in erheblichen Teilen übernommen. Eliminiert sind die Ausführungen zu den Eigentumsrechten, auf die verwiesen werden kann.

2 The European Paediatric Initiative: History of the Paediatric Regulation, EMA, London, 11. Jul. 2007, Doc.-Ref.: EMEA/17967/04 Rev. 1.

3 Development of Paediatric Medicines: Pharmaceutical Development. Points to Consider, WHO QAS/08.257, Februar 2008, Restricted.

4 vgl. dazu auch ▶ Kap. A.7.1 Vulnerable Personen.
Hulpke-Wette M. Arzneimitteltherapie und Arzneimittelprüfung bei Kindern und Jugendlichen. ZME (2005) 51, 182–191; Seyberth HW. Paradigmenwechsel in der pädiatrischen Arzneimittelanwendung. Monatsschr Kinderheilkd (2008) 156, 791–797; Seyberth HW, Brochhausen C, Kurz R. Probleme der pädiatrischen Pharmakotherapie und deren internationale Lösungsansätze, Monatsschr Kinderheilkd (2002) 150, 218–225; Lehmann B, Mentzer D, Fischer T, Mallinckrodt-Pape K. Klinische Prüfung an Kindern im Spannungsfeld zwischen wissenschaftlichen Anforderungen, der Sicherstellung der konkreten Behandlung und ethischen Aspekten. Bundesgesundheitsblatt (2009), 52: 410–416.

A.5.2.3.3 Ursachen für die Forschungsdefizite

A.5.2.3.3.1 Vorbehalte gegen klinische Forschung bei Kindern

Eine der wesentlichen Ursachen liegt sicherlich in dem bereits geschilderten Verständnis der klinischen Prüfung als Experiment. Dies ist aber keinesfalls gegeben, sondern

- es gilt das Prinzip, dass klinische Prüfungen an Kindern erst dann durchgeführt werden dürfen, wenn die Daten aus der Anwendung bei Erwachsenen keine hinreichende Grundlage für die Extrapolation für die Anwendung bei Kindern bieten [7].
- Ferner gilt das Prinzip, dass die Anwendung bei Erwachsenen – soweit eine Anwendung dort gegeben ist – Vorrang hat, um gestützt darauf eine Anwendung in der vulnerableren Patientengruppe der Kinder zu wagen.
- Weiterhin ist nicht nur die Aufklärung und Einwilligung in schriftlicher Form der Sorgeberechtigten, also i. d. R. der Eltern erforderlich, sondern auch die Kinder müssen zustimmen, soweit sie in der Lage sind, den Sinn und Zweck und die Risiken der klinischen Prüfung zu verstehen (vgl. § 41 Abs. 2 Nr. 2 und § 41 Abs. 3 Nr. 2 AMG [8]).[5]

Ein Bereich, in dem die klinische Prüfung an Kindern etabliert und akzeptiert ist, ist die Entwicklung von **Impfstoffen**, bei denen die Hauptanwendung im Bereich der Pädiatrie liegt. Aber auch hier werden die Forscher und die Sponsoren klinischer Prüfungen nicht selten von Impfgegnern angegriffen. Das Paul-Ehrlich-Institut (PEI) ist hier als Bundesoberbehörde in besonderer Weise betroffen. Diese Behörde ist für die Genehmigung von klinischen Prüfungen und die Zulassung von biologischen Arzneimitteln – also auch Impfstoffen – zuständig. Sie genießt in der EU als „Center of Excellence" besonderes Ansehen. Diese Behörde agiert in der europäischen Zulassung in der weit überwiegenden Zahl der Verfahren als Rapporteur, Ko-Rapporteur oder Referenzmitgliedstaat. Das PEI agiert vorbildlich und transparent und stellt fortlaufend Informationen zu aktuellen Themen auf der Homepage ins Netz.

In einem solchen Umfeld klinische Forschung bei Kindern zu betreiben, ist eine Herausforderung. Für pharmazeutische Unternehmen ergeben sich daraus resultierend nicht nur erhebliche Mühen, sondern auch Haftungsrisiken. Es ergibt sich eine fatale Parallele zur Arzneimittelversorgung von Schwangeren. Aus nachvollziehbaren Gründen wird die Anwendung von Arzneimitteln auf das unvermeidliche Minimum reduziert. Dennoch bedarf es evidenzbasierter Erkenntnisse über die Folgen der Anwendung von Arzneimitteln in der Schwangerschaft – und zwar im Interesse der Eltern und Kinder.

A.5.2.3.3.2 Potenzial des pädiatrischen Marktes – Investitionsbedarf

Die unzureichende klinische Forschung resultiert jedoch nicht nur aus einem erheblichen Haftungsrisiko, sondern es kommt erschwerend hinzu, dass die betroffene Zielgruppe kein wesentlicher Markt für den Absatz von Arzneimitteln ist und leider erschließt der Off-Label Use den Markt ohne Investitionen.

Wendet man sich der flächendeckenden Forschung in der Pädiatrie zu, ist zu berücksichtigen, dass sich hier die nachstehend genannten **5 Untergruppen von Kindern** ergeben, die unterschiedlicher Behandlungen und damit auch unterschiedlicher klinischer Prüfungen bedürfen (ICH E11 und Addendum zu ICH E11):[6]

- Frühgeborene
- Neugeborene: 0–27 Tage
- Säuglinge und Kleinkinder: 28 Tage bis 23 Monate
- Kinder: 2–11 Jahre
- Jugendliche: 12 bis 16–18 Jahre (abhängig von der jeweiligen Region)

  Anm. d. Verf.: In Deutschland sind dies somit 18 Jahre (Eintritt der Volljährigkeit mit Vollendung des 18. Lebensjahres)

---

[5] Zu den Anforderungen an die Einwilligung von Geschäftsunfähigen für die Teilnahme an klinischen Prüfungen vgl. [9]; [10].

[6] ICH Guideline Addendum to ICH E11: Clinical Investigation of Medicinal Products in the Pediatric Population E11(R1). 18. August 2017.

Hiermit ergibt sich ein breites Spektrum, das nicht selten auch mehrere klinische Prüfungen in jeder Untergruppe erfordert.

Das zusätzliche Prüfprogramm für Kinder erfordert daher im Zweifel einen höheren Einsatz als bei Erwachsenen. Auch dies ist keine Motivation für Forschung, wenn das Umfeld der öffentlichen Diskussion die Erschließung des Marktes über Off-Label Use erlaubt.

A.5.2.3.3.3 Kompensation durch Forschungsinitiativen der Pädiater – Investigator Initiated Trials (IIT)

Als „Investigator Initiated Trials (IIT)" bezeichnet man solche klinischen Prüfungen, in denen nicht die pharmazeutische Industrie als Sponsor im Sinne der Richtlinie 2001/20/EG sowie der GCP-Verordnung und des AMG auftritt. Die Initiative geht vielmehr vom Pädiater aus, der im Rahmen von klinischen Prüfungen in der pharmazeutischen Industrie i. d. R. als Prüfer/Investigator agiert. Er wird zum Spiritus Rector und übernimmt die Rolle des Sponsors. Daher werden diese klinischen Prüfungen auch als „Investigator Sponsored" bezeichnet, um die Rolle des Investigators in besonderer Weise hervorzuheben. Diese Initiativen sind aus dem Mangel an ausreichenden Daten und Erkenntnissen geboren und gerade im Bereich der Pädiatrie zu begrüßen. Sie versuchen die offensichtlichen Lücken zu schließen.

Bei solchen IITs handelt es sich daher i. d. R. um klinische Prüfungen der Phase II oder III, die der EU-Verordnung 536/2014 und dem dt. AMG-Änderungsgesetz unterliegen (▶ Kap. A.2 Änderungen unter Verordnung (EU) 536/2014 und AMG). Sie bedürfen daher einer Genehmigung durch die zuständige Bundesoberbehörde, die in Zusammenarbeit mit der registrierten Ethik-Kommission erteilt wird.

Erwägungsgrund 11 der Richtlinie der Kommission 2005/28/EG[7] bestätigt dies ausdrücklich. Sie empfiehlt Erleichterungen für diese klinischen Prüfungen, stellt damit aber gleichzeitig klar, dass grundsätzlich die Richtlinie 2001/20/EG auch für diese klinischen Prüfungen gilt.

Die Bundesoberbehörden (BOB) unterstützen diese Initiativen durch wissenschaftliche Beratung der nichtkommerziellen Sponsoren. Die Gebühren sind reduziert. Die Bundesoberbehörden (BOB) haben erkannt, dass gerade in besonders forschungsintensiven Therapiegebieten, wie der Pädiatrie und v. a. auch der Onkologie, solche Initiativen hohen Nutzen für die betroffenen Patienten haben.

Auch die Koordinationszentren für die klinische Prüfung (KKS) sind bei IITs eingebunden, womit die Qualität dieser Forschung deutlich gesteigert werden konnte. Die KKS betreuen und koordinieren auch klinische Prüfungen von kommerziellen Sponsoren.

A.5.2.4 Aufbau und Struktur der Verordnung für Kinderarzneimittel (EG) 1901/2006

A.5.2.4.1 Regelungsbedarf

Zur Verbesserung der Behandlungsmöglichkeiten von Kindern wurde die Kinderarzneimittelverordnung (EG) Nr. 1901/2006 [1] in Anlehnung an eine vergleichbare Initiative in den USA geschaffen.

Entsprechend wird in den Erwägungsgründen der europäischen Kinderarzneimittelverordnung folgendes ausgeführt:

> *„(4) Zweck dieser Verordnung ist es, die Entwicklung und die Zugänglichkeit von Arzneimitteln zur Verwendung bei der pädiatrischen Bevölkerungsgruppe zu erleichtern, zu gewährleisten, dass die zur Behandlung der pädiatrischen Bevölkerungsgruppe verwendeten Arzneimittel im Rahmen ethisch vertretbarer und qualitativ hochwertiger Forschungsarbeiten entwickelt und eigens für die pädiatrische Verwendung genehmigt werden, sowie die über die Verwendung von Arzneimitteln bei den verschiedenen*

[7] Richtlinie 2005/28/EG der Kommission v. 8. Apr. 2005 zur Festlegung von Grundsätzen und ausführlichen Leitlinien der guten klinischen Praxis für zur Anwendung beim Menschen bestimmte Prüfpräparate sowie von Anforderungen für die Erteilung einer Genehmigung zur Herstellung oder Einfuhr solcher Produkte.

pädiatrischen Bevölkerungsgruppen verfügbaren Informationen zu verbessern. Diese Ziele sollten verwirklicht werden, ohne die pädiatrische Bevölkerungsgruppe unnötigen klinischen Prüfungen zu unterziehen und ohne die Genehmigung eines Arzneimittels für andere Altersgruppen zu verzögern." [1].

A.5.2.4.2 Konzept der EU-Verordnung für Kinderarzneimittel

A.5.2.4.2.1 Prüfkonzept – Paediatric Investigation Plan (PIP)

Der Gesetzgeber hat die Notwendigkeit gesehen, die Arzneimittelversorgung für Kinder deutlich zu verbessern. Ziel ist, alle neuen Wirkstoffe genau daraufhin untersuchen zu lassen, ob und in welchem Umfang sie in der Pädiatrie Verwendung finden können, unabhängig vom jeweiligen Zulassungsverfahren. Durch qualifizierte Arzneimittelforschung sollen wirksame und unbedenkliche Arzneimittel für Kinder entwickelt werden. Um diese Ziele zu erreichen, schafft die europäische Kinderarzneimittelverordnung die Verpflichtung für pharmazeutische Unternehmen, ein pädiatrisches Prüfkonzept „Paediatric Investigation Plan (PIP)" zu entwickeln – und sich dieses von dem durch Art. 56 Abs. 1 lit. e) der Verordnung (EG) Nr. 726/2004 [4] neu geschaffenen Paediatric Committee (PDCO) bei der EMA genehmigen zu lassen.

Der pharmazeutische Unternehmer ist verpflichtet, dieses Konzept zu realisieren. Zulassungsanträge für Erwachsene werden nur bearbeitet, wenn der Unternehmer nachweist, dass er die Forschung in der Pädiatrie gemäß dem pädiatrischen Prüfkonzept durchgeführt hat. Diese Sanktion des Verbots der Zulassung zugunsten von Erwachsenen ist nicht unproblematisch, wenn man bedenkt, dass sich dadurch die Weiterentwicklung von Arzneimitteln für Erwachsene verzögern kann (s. o., vgl. Erwägungsgrund 4 der Kinderarzneimittelverordnung [1]). Die EMA und die nationalen Zulassungsbehörden verlangen zwar den Nachweis der **PIP-Compliance**. Die Beendigung aller pädiatrischen Studien ist jedoch nicht Voraussetzung für den Start eines Zulassungsverfahrens für Arzneimittel zur Anwendung bei Erwachsenen. Eine Forschung gemäß den Vorgaben des Zeitplans im Prüfkonzept wird als ausreichend eingestuft.

A.5.2.4.2.2 PIP als Obliegenheit oder Verpflichtung

Die Verordnung für Kinderarzneimittel verpflichtet den pharmazeutischen Unternehmer, die im PIP festgelegten Studien durchzuführen. Verletzt er diese Pflicht, wird ein Antrag auf Zulassung bei Erwachsenen abgelehnt. Er verliert darüber hinaus das Recht auf Incentive, wie sie im Titel V der Kinderverordnung vorgesehen sind. Unklar ist, ob darüber hinaus der pharmazeutische Unternehmer auch mit finanziellen Sanktionen rechnen muss. Dann wäre es eine Verpflichtung und nicht nur eine Obliegenheit.

Die Kommission hat gemäß der Ermächtigung in Art. 84a der Verordnung (EG) 726/2004 [4] in die Verordnung (EG) Nr. 658/2007 [13] die Straftatbestände in Art. 1 erweitert und mit den Regelungen Nr. 24–28 Sanktionen bei Verstößen gegen die Kinderarzneimittelverordnung (EG) Nr. 1901/2006 [1] aufgenommen. Die Einhaltung der mit dem PIP festgelegten Verpflichtungen findet sich in Art. 1 Nr. 24, ist aber beschränkt auf die Verletzung von Fristen im sog. Deferral-Verfahren im Anschluss an die Erstzulassung und nicht auf die Verletzung von Pflichten vor Erteilung der ersten Zulassung. Dennoch ist die Einhaltung des PIP dringend geboten, da die EU-Kommission den Straftatbestand auf die Einhaltung des PIP insgesamt erstrecken und dann Geldbußen bis zu 5 % des jährlichen Gesamtumsatzes des Zulassungsinhabers in der EU verhängen könnte. Ein Verfahren, dem sich ein Unternehmen nicht aussetzen sollte, selbst wenn schließlich Sanktionen mit Erfolg abgewehrt werden könnten.[8]

A.5.2.4.3 Publikation von klinischen Prüfungen

Nach Art. 11 Abs. 4 der EU-Richtlinie 2001/20/EG bestand die Verpflichtung, nach Ende der Studien mit Kindern binnen 6 Monaten den Abschlussbericht zu finalisieren und an die Behörden zu übersenden. Für alle anderen Studien galt eine 1-Jahres-Frist. Die Verkürzung der Frist für die Studien mit Kindern wurde nicht

---

[8] Zum System der Kinderarzneimittelverordnung vgl. Lehmann B. in: Fuhrmann S, Klein B, Fleischfresser A. Handbuch Arzneimittelrecht. Nomos, Baden-Baden: 2010. Kap. 7, Rd-Nr. 24 ff.

in die CTR übernommen. Art. 37 Abs. 4 der EU-Verordnung 536/2014 sieht vielmehr eine Jahresfrist für alle Studien vor. Eine Ausnahmeregelung für Kinder findet sich in der CTR nicht. Die Interpretation der europäischen Behörden einschließlich der EMA, die die funktionellen Spezifikationen für CTIS ja auch technisch umsetzt, bezieht sich auf die Auslegungen, die im Dokument „Appendix, on disclosure rules, to the Functional specifications for the EU portal and EU database to be audited" (EMA/42176/2014) der EMA beschrieben sind. In diesem Dokument wird in Abschn. 3.2 Bezug auf den Zeitpunkt für die Vorlage der Ergebnisse klinischer Studien über Art. 46 der Kinderarzneimittelverordnung (EU) Nr. 141/2006 genommen und die 6-Monatsfrist explizit auch auf solche klinischen Prüfungen bezogen, die gemäß der Verordnung (EU) Nr. 536/2014 genehmigt wurden. Da das Appendix-Dokument in Kenntnis und mit Bezug zu beiden europäischen Verordnungen (141/2006 wie auch 536/2104) erstellt wurde, kann man unterstellen, dass diese Interpretation auch das Außerkrafttretens der Richtlinie 2001/20/EG berücksichtigt hat. Da sich diese Guidance der EMA auch zur Rechtfertigung auf Art. 46 der Kinderarzneimittelverordnung bezieht, ist zu wünschen, dass in der Revision des EU-Arzneimittelrechts und der Integration der Kinderverordnung in die Verordnung über die zentrale Zulassung (bislang EG (VO) Nr. 726/2004) eine Klarstellung zu den Meldefristen für die Ergebnisse und den Abschlussbericht von klinischen Prüfungen aufgenommen wird.

Die Europäische Kommission hat am 26.04.2023 den Entwurf einer neuen Verordnung vorgelegt, die die bislang geltende Verordnung (EG) Nr. 726/2004 ablösen soll und gleichzeitig die Kinderarzneimittelverordnung in diese neue Verordnung integrieren will. Die EU-Kommission plant, in Art. 91 Nr. 1 dieser Verordnung eine neue Regelung als Ersatz für Art. 46 der noch geltenden Kinderarzneimittelverordnung aufzunehmen. Danach sollen alle Sponsoren von klinischen Prüfungen, die der CTA unterliegen und die auch die Anwendung bei Kindern miteinbeziehen, einen Abschlussbericht übersenden an alle Mitgliedstaaten, die in der Vergangenheit das verwendete Arzneimittel zugelassen haben. Als Frist wird definiert: **6 Monate nach Beendigung der betroffenen Studie**. Sollte dies neues Recht werden, müsste man diese Regelung als Nachfolgeregelung zu Art. 46 der Kinderarzneimittelverordnung einstufen. Eine solche Neuregelung entfaltet als Teil der EU-Verordnung unmittelbare Geltung in allen Mitgliedstaaten der EU und würde damit eine konsistente Implementierung in der gesamten Europäischen Union gewährleisten.

Die nationale Regelung in § 42b AMG gilt nur noch für **die Ergebnisse konfirmatorischer klinischer Prüfungen in Drittstaaten**. Dies ist folgerichtig, da die Veröffentlichung der Ergebnisse klinischer Prüfungen nur noch über CTIS erfolgt. Diese Regelung schafft daher für die Sponsoren immerhin eine Erleichterung.

A.5.2.5 PIP-Anforderungen: Konsequenzen für die Zulassung bei Erwachsenen nach Art. 7 und 8 Kinderarzneimittelverordnung – Welche Arzneimittel sind betroffen?

Artikel 7 der Kinderarzneimittelverordnung stellt klar, dass grundsätzlich für **alle Anträge auf Neuzulassung** von Arzneimitteln der Nachweis erbracht werden muss, dass alle Anforderungen erfüllt und alle Studien durchgeführt worden sind, die im Prüfkonzept festgelegt wurden. Gefordert ist also der Nachweis der PIP-Compliance.

Artikel 8 der Verordnung schafft diese Verpflichtung auch für **„Line Extensions"**, also wenn eine schon bestehende Zulassung um eine weitere Darreichungsform oder Indikation ergänzt werden soll. Allerdings wird diese Verpflichtung beschränkt auf solche Arzneimittel, die entweder durch ein Schutzzertifikat oder ein Patent geschützt sind, das für die Erteilung eines Schutzzertifikats in Frage kommt. Hier wird in bemerkenswerter Weise eine schwierige patentrechtliche Frage zur Voraussetzung für die Validierung von Zulassungsanträgen gemacht! Der Forschungsumfang wird so definiert, dass das Prüfkonzept sich nicht nur auf die ggf. neue, weiterentwickelte Form des Arzneimittels beschränken darf. Verlangt wird vielmehr ein Konzept, das auch die bisherige, bereits zugelassene Form umfasst. Dies kann zu erheblichem Aufwand führen. Wenn zwei Indikationen bereits zugelassen sind und eine dritte für Erwachsene angestrebt wird, ist ein pädiatrisches Prüfkonzept, mit 5–10 klinischen Prüfungen, keine Seltenheit.

A.5.2.5.1 Ausnahmen für einen PIP

In Art. 9 der Kinderarzneimittelverordnung wird geregelt, welche Ausnahmen von den PIP-Anforderungen gegeben sind. Danach sind von der Pflicht zur Erstellung eines Prüfkonzepts alle Zulassungsanträge ausgenommen, die sich auf Art. 10 der Richtlinie 2001/83/EG stützen. Dies sind **generische Anträge**, in denen der pharmazeutische Unternehmer auf die Präklinik und Klinik des Originators komplett Bezug nimmt. Erfasst sind aber auch sog. **hybride Anträge**, in denen ein Unternehmer mit bekannten Wirkstoffen forscht und im Rahmen eines Zulassungsverfahrens auf die Basisdaten, z. B. zur Präklinik, auf das Dossier des Originators Bezug nimmt, aber zusätzliche Studien einreicht, um den Nachweis der Wirksamkeit, z. B. in neuen Indikationen oder neuen Darreichungsformen, zu erbringen (▶ Kap. A.1 Anforderungen an die Zulassung von Arzneimitteln).

Von der Ausnahme sind ferner erfasst sog. **bibliografische Anträge**, die nicht Bezug nehmen auf Unterlagen des Originators, sondern den Zulassungsantrag ohne Bezugnahme auf Originatoren allein auf Literatur stützen. Solche Anträge finden sich z. B. im Bereich der Phytopharmaka. Ausdrücklich ausgenommen sind weiterhin **Homöopathika** und **traditionelle pflanzliche Arzneimittel**, die nach § 39 AMG und Art. 16a ff. der Richtlinie 2001/83/EG unter erleichterten Voraussetzungen registriert werden können.

A.5.2.5.2 Ausnahmen nach Art. 11 (Waiver) und Art. 20 (Deferral) der Kinderarzneimittelverordnung

Eine weitere wichtige Ausnahme sind die nach **Art. 11** der Kinderarzneimittelverordnung möglichen Freistellungen, die sog. **Waiver**. Hier gibt es Gruppenfreistellungen, die auch auf der Homepage der EMA veröffentlicht sind (EMEA/498952/2015Corr European Medicines Agency Decision CW/0001/2015 [16]). Für Arzneimittel zur Behandlung von Alzheimer ist eine Forschung im Bereich der Pädiatrie sicher nicht gefordert. Das Gleiche gilt für zahlreiche Arten von Tumoren in der Onkologie, z. B für das Mammakarzinom. Wird ein Arzneimittel von einer Gruppenfreistellung nicht erfasst, kann der pharmazeutische Unternehmer individuell für sein spezifisches Produkt eine Freistellung beantragen. In Grenzfällen wird der PDCO jedoch mit der Gewährung von Waivern zurückhaltend sein.

Alternativ kommt nach **Art. 20** eine Zurückstellung, ein sog. **Deferral**, in Betracht. Dieser kann aus medizinischen oder auch aus Gründen der Arbeitsbelastung gerechtfertigt sein. Medizinisch ist ein Deferral indiziert, wenn aufgrund der Risiken einer Substanz erst Erfahrungen bei Erwachsenen gesammelt werden müssen, bevor die Risiken der Anwendung bei Kindern beurteilt werden können. Unabhängig von medizinischen Erwägungen, kann ein Prüfprogramm jedoch auch so aufwendig sein, dass ein bestimmter Zeitrahmen gesetzt wird und bedingt dadurch der Start bestimmter klinischer Prüfungen zurückgestellt wird.

A.5.2.6 Pädiatrisches Prüfkonzept – Bedeutung der PIP-Guideline der EU

A.5.2.6.1 Prüfkonzept – Inhalt, Änderung und Umsetzung

Das pädiatrische Prüfkonzept wird in Art. 2 Nr. 2 der Kinderarzneimittelverordnung definiert. Es handelt sich dabei um ein Forschungs- und Entwicklungsprogramm, das die Daten und Erkenntnisse schaffen soll, die eine differenzierte Festlegung der Bedingungen erlauben, unter denen ein Arzneimittel bei Kindern zugelassen und angewendet werden kann. Wie bereits dargelegt, sind Kinder keine homogene Gruppe und auch keine „kleinen Erwachsenen". Es bedarf vielmehr einer genauen Differenzierung nach den jeweiligen Altersstufen. Dabei ist zu erläutern, inwieweit vorhandene Daten der einen Gruppe eine Extrapolation auf die Anwendung in der anderen Gruppe erlauben oder zusätzliche Studien gefordert sind.

Die Europäische Kommission hat eine umfassende Leitlinie zum Prüfkonzept veröffentlicht, und zwar zur Erstellung, den Ausnahmen und Zurückstellungen, den Änderungen sowie dem Nachweis einer Umsetzung.[9] Initial enthält die Leitlinie Definitionen zur Art der Erkrankung, für die ein Prüfkonzept entwickelt werden muss. Auch das Prüfkonzept selbst wird definiert. Darüber hinaus finden sich generelle Prinzipien für die Erstellung eines Antrags auf Genehmigung eines Prüfplans. Ferner werden das Verfahren zur Gewährung von Scientific Advice und die Details zur Durchführung des Verfahrens beschrieben; auch die Anforderungen an Waiver und Deferral werden erläutert.

[9] Guideline on the format and content of applications for agreement or modification of a paediatric investigation plan and request for waivers or deferrals and concerning the operation of the compliance check and on criteria for assessing significant studies. Official J. European Union. (2008/C243/1-12).

Die wesentlichen Prinzipien sind nachfolgend dargestellt. (s. a. Frage-&-Antwort-Papier der Europäischen Kommission zum Paediatric Investigation Plan auf der Homepage der EMA).[10]

A.5.2.6.2 Art der Erkrankungen

Unter dem Begriff „Condition" werden die therapeutischen Felder festgelegt, in denen Forschung im Bereich pädiatrischer Erkrankungen durchgeführt werden soll. Hier hat es kontroverse Diskussionen mit der EMA und dem PDCO hinsichtlich der einzubeziehenden Indikationen gegeben.

Inzwischen ist geklärt, dass sich die Forschung in der Pädiatrie auf die Erkrankungen beschränken muss, für die das Arzneimittel bei Erwachsenen zugelassen ist.

Dabei ist aber zu bedenken, dass bestimmte Grunderkrankungen bei Kindern andere Ausprägungen haben als bei Erwachsenen und daher in die Forschung miteinbezogen werden müssen. Es kann jedoch nicht Aufgabe des PIP sein, eine Substanz umfassend für alle denkbaren Kinderkrankheiten zu beschreiben und deren Erforschung verbindlich zu machen.

Probleme bereitet auch die Forderung in Art. 16 der Kinderarzneimittelverordnung. Danach ist spätestens mit Abschluss der pharmakokinetischen Studien an Erwachsenen ein Antrag auf Genehmigung des PIP einzureichen. Experten bestätigen, dass dies viel zu früh ist, weil in diesem Stadium der Produktentwicklung verlässliche Angaben über die Anwendung bei Kindern seriös nicht gemacht werden können. Dennoch besteht die EMA auf Einhaltung dieser gesetzlichen Vorgaben und fordert die Erstellung eines konkretisierenden Programms in den jeweiligen Altersgruppen bei Kindern.

A.5.2.6.3 Medizinische, ethische und rechtliche Anforderungen

A.5.2.6.3.1 Vorgaben des europäischen Rechts

Die klinische Forschung bei Kindern ist aus medizinischer, ethischer und rechtlicher Sicht eine besondere Herausforderung. Die bereits einleitend erwähnten Veröffentlichungen von Seyberth [19] sowie Hulpke-Wette [20] (s. a. Fußnote 4) zeigen dies aus klinischer Sicht sehr deutlich. Die Publikation von Lehmann *et al.* [21] (s. a. Fußnote 4) charakterisiert deutlich das Spannungsfeld zwischen wissenschaftlichen Anforderungen und der Sicherstellung der korrekten Behandlung einerseits und ethischen Aspekten andererseits.

Das Regelsystem der EU zeichnet sich durch ein ausgeprägtes Schutzsystem im Hinblick auf die Durchführung klinischer Prüfungen mit Kindern aus. Die Richtlinie (EG) 2001/20 [22] gibt in Art. 4 und Art. 11 Abs. 4 deutliche Vorgaben für die nationalen Regelungen. Die amtliche Begründung der Kinderarzneimittelverordnung verweist unter Nr. 8 am Ende ausdrücklich auf die Bedeutung dieser Richtlinie und die Leitlinien der internationalen Harmonisierungskonferenz (ICH). Sie werden ergänzt durch die Kommissions-Richtlinie 2005/28/EG [12] und künftig durch die Verordnung (EU) 536/2014 [14]. Eine Ad-hoc-Group des wissenschaftlichen Ausschusses der EMA hat ebenfalls im Oktober 2006 eine Leitlinie zu ethischen Überlegungen für die Durchführung von klinischen Prüfungen zur Implementierung der Richtlinie (EG) 2001/20 veröffentlicht.[11] Ferner hat die EMA eine Leitlinie zur Arzneimittelsicherheit (Pharmakovigilanz für Arzneimittel) veröffentlicht, die bei Kindern angewandt wird.[12]

---

[10] Paediatric investigation plans: questions and answers (PIP Guidance). Last updated 19/07/2021 [18].

[11] Ethical Considerations for Clinical Trials Performed in Children. Recommendations of the Ad hoc Group for the Development of Implementing Guidelines for Directive 2001/20/EC Relating to Good Clinical Practice in the Conduct of Clinical Trials on Medicinal Products for Human Use. 06.10.2006.
17 September 2012, EMA/PDCO/388684/2012, Paediatric Committee (PDCO), Concept paper on the involvement of children and young people at the Paediatric Committee (PDCO) und 24 May 2017, EMA/494077/2016, Principles on the involvement of young patients/consumers within EMA activities.

[12] Guideline on Conduct of Pharmacovigilance for Medicines Used by the Paediatric Population, EMA London, 25.01.2007, Doc.-Ref.: EMEA/CHMP/PhVMP/235910/2005-rev. 1.

Als wesentliche Prinzipien sind festzuhalten:

- Klinische Prüfungen bei Kindern sind erst dann zu rechtfertigen, wenn die Untersuchungen bei Erwachsenen keine wirksame Extrapolation[13] erlauben.
- Die mit der Durchführung der klinischen Prüfung verbundenen Gefahren und Belastungen müssen auf das unvermeidliche Minimum reduziert werden.
- Für die Bewertung durch Ethik-Kommissionen ist gefordert, dass Mitglieder mit spezifischem Sachverstand in der Pädiatrie einbezogen werden müssen.

A.5.2.6.3.2 Probleme bei placebokontrollierten klinischen Prüfungen

Besondere Probleme ergeben sich für placebokontrollierte klinische Prüfungen. Ein Auslassversuch mit der Folge, dass Kindern eine angemessene Behandlung vorenthalten wird, ist sicher nicht vertretbar. Eine besonders schwierige Frage ergibt sich, wenn sich eine nicht zugelassene Anwendung, also ein Off-Label Use, bei Kindern als Standard bereits etabliert hat oder dort weit verbreitet ist. Man wird auch hier einen Verzicht auf die Standardmedikation ethisch und rechtlich nicht vertreten können, es sei denn, dass man aus Erfahrung weiß, dass sich der Nutzen einer solchen Off-Label-Therapie kaum vom Placebo unterscheidet. Die Konsequenz sollte sein, dass in solchen Konstellationen eine neue Prüfmedikation auf Überlegenheit und nicht auf Äquivalenz geprüft wird. Durch den Nachweis der Äquivalenz zu einem Off-Label eingesetzten Medikament, ist aber für das neu zu prüfende Arzneimittel nicht viel gewonnen.

A.5.2.6.3.3 Aufklärung und Einwilligung

Die Aufklärung und die Einwilligung der Eltern werden einen wichtigen Erkenntnisprozess fördern.[14] Vielen Eltern ist nicht bewusst, dass die Anwendung von Arzneimitteln in der Behandlung ihrer Kinder nicht selten Off-Label erfolgt, also dem Prinzip von Trial-and-Error folgt. Damit sollte auch die Bereitschaft wachsen, an klinisch kontrollierten Untersuchungen im Rahmen von klinischen Prüfungen teilzunehmen. Für den fachlich-medizinischen Inhalt der Prüfprotokolle und damit des Inhalts der Aufklärung sind die jüngsten Guidelines der EMA von Bedeutung.

A.5.2.7 Genehmigung durch das PDCO – Verfahrensablauf

Die Art. 15 ff. der Kinderarzneimittelverordnung beschreiben den Ablauf des Genehmigungsverfahrens bei der EMA.

A.5.2.7.1 Verfahren zur Genehmigung des PIP

Die EMA validiert binnen 30 Tagen nach Eingang des Antrags das Dossier und erstellt eine Zusammenfassung für die Beratung durch das PDCO. Dieses Komitee wählt einen Rapporteur, der binnen 60 Tagen eine Bewertung erstellt, die sich mit den Fragen befasst, ob der zu erwartende therapeutische Nutzen die geplanten klinischen Prüfungen rechtfertigt und ob die vorgeschlagenen Maßnahmen geeignet und notwendig sind. Der pharmazeutische Unternehmer hat das Recht zur Anhörung und zur Vorlage weiterer Informationen. Der Pädiatrie-Ausschuss gibt nach Eingang weiterer Unterlagen eine befürwortende oder ablehnende Stellungnahme ab. Die EMA übermittelt die Stellungnahme binnen 10 Tagen an den pharmazeutischen Unternehmer, der gemäß Art. 25 der Kinderarzneimittelverordnung das Recht hat, binnen 30 Tagen eine erneute Überprüfung zu bean-

---

13 ICH Harmonised Guideline Addendum to ICH E11: Clinical Investigation of Medicinal Products in the Pediatric Population E11(R1), Final version, Adopted on 18 August 2017.

14 Zu den Anforderungen an die Aufklärung und die Einwilligung von Kindern und Eltern in klinische Prüfungen vgl. [9]. 24 May 2017 EMA/494077/2016 Principles on the involvement of young patients/consumers within EMA activities: Examples where consultation/involvement could be of benefit are: During PDCO evaluation of Paediatric Investigation Plans; – Proposed clinical trial design features (e.g. endpoints, randomisation, placebo, visit frequency, study duration, number of tests); – Acceptability of route of administration, formulation, palatability, frequency of dosing, container systems and other packaging issues.

tragen. In diesem Verfahren wird ein neuer Berichterstatter gewählt, der eine neue Stellungnahme binnen 30 Tagen erstellen muss.

Die EMA trifft die abschließende verbindliche Entscheidung.

Dies ist bemerkenswert, weil die administrativ verbindlichen Entscheidungen i. d. R. in der Europäischen Kommission getroffen werden (z. B. die Erteilungen der zentralen Zulassung).

A.5.2.7.2 Änderung des PIP

Artikel 22 der Kinderarzneimittelverordnung regelt das Verfahren zur Änderung eines Prüfkonzepts. Dies kann erforderlich werden, wenn neue Erkenntnisse, z. B. bei der Durchführung von klinischen Prüfungen, neue Wege verlangen. Auch kann der vorgeschriebene Zeitplan einer Revision bedürfen, wenn sich z. B. beim Einschluss von Patienten in die Studien Verzögerungen ergeben haben. Es ist jedem Unternehmen zu empfehlen, solche Änderungen frühzeitig durchzuführen.

Voraussetzung für die Gewährung der Incentives und die Durchführung der Zulassungsverfahren bei Erwachsenen ist der Nachweis der sog. PIP-Compliance. Wenn die Realität dem Plan nicht entspricht, kann Compliance nur dadurch hergestellt werden, dass der Prüfplan geändert wird. Dies sollte daher rechtzeitig geschehen und nicht erst im Rahmen eines Antrags auf Gewährung von Bonussen (Art. 36, 37 und 38 Kinderarzneimittelverordnung).

A.5.2.8 PIP-Compliance – Bedeutung und Anforderungen

Die Kinderarzneimittelverordnung schafft die Verpflichtung zur Durchführung von klinischen Prüfungen gemäß den Vorgaben des Prüfkonzepts. Bei der Validierung von Neuzulassungsanträgen und „Line Extensions" zu patentgeschützten Arzneimitteln muss die zuständige Behörde gem. Art. 7 und 8 der Kinderarzneimittelverordnung prüfen, ob die Anforderungen des Prüfkonzepts erfüllt sind.

Zuständige Behörde ist in nationalen und dezentralen Verfahren die Zulassungsbehörde des jeweiligen Mitgliedstaates, in zentralen Verfahren die europäische Zulassungsbehörde EMA. In der Regel wird aber die Erfüllung des pädiatrischen Prüfkonzepts auf Antrag der jeweiligen Zulassungsbehörde vom PDCO festgestellt.

Wenn ein Unternehmer die Gewährung des Bonus beantragt, ist ebenfalls der Nachweis der PIP-Compliance gefordert. Artikel 36 stellt dies klar für den Antrag auf Verlängerung des Schutzzertifikats, Art. 37 für die zweijährige Verlängerung der Marktexklusivität für Orphan-Arzneimittel und Art. 38 verlangt dies für die Gewährung des Unterlagenschutzes bei Zulassungen von Arzneimitteln mit bekannten Stoffen zur Anwendung bei Kindern, den PUMAs.

Die Überprüfung der PIP-Compliance kann schwierige Probleme medizinischer, pharmakologischer und pädiatrischer Art verursachen. Wurden die klinischen Prüfungen richtig und vollständig durchgeführt? Welche Konsequenzen hat das Ergebnis der klinischen Prüfung für die Informationen in der Packungsbeilage und Fachinformation? Die zuständigen Mitarbeiter im Patentamt sind naturgemäß überfordert, solche Fragen valide zu prüfen. Artikel 36 der Kinderarzneimittelverordnung sieht daher vor, dass der pharmazeutische Unternehmer im Rahmen der Schutzzertifikatsverlängerung den Nachweis der PIP-Compliance erbringen muss, wie er in Art. 28 Abs. 3 dieser Verordnung vorgeschrieben ist. Die Guideline zum Prüfkonzept der Europäischen Kommission konkretisiert dieses Verfahren in der Sektion 3 unter 2. „Operation of the Compliance Check".[15] Hier ist im Detail beschrieben, wie die zuständigen Behörden diese Prüfung vorzunehmen haben und wie dies in die Fachinformation und Packungsbeilagen zu überführen ist. Darüber hinaus wird der genaue Wortlaut festgelegt, mit dem die jeweilige Behörde die PIP-Compliance festzustellen hat. Diese Bestätigung der PIP-Compliance ist zentrale Voraussetzung für die Gewährung aller Boni, die die Kinderarzneimittelverordnung

[15] Information from European Union Institutions, Bodies, Offices and Agencies European Commission Communication from the Commission Guideline on the format and content of applications for agreement or modification of a paediatric investigation plan and requests for waivers or deferrals and concerning the operation of the compliance check and on criteria for assessing significant studies. (2014/C 338/01).

vorsieht. Es ist wichtig festzuhalten, dass sie Teil des Zulassungsverfahrens ist und nicht des Verfahrens auf Gewährung der Verlängerung eines Schutzrechts. Antragsformular zu dieser Bestätigung im Rahmen des Zulassungsverfahrens siehe EMA-Homepage.[16]

Wie bereits beschrieben, stellen die Regelungen in Art. 36 Abs. 1 Satz 2 und Art. 37 Satz 2 der Kinderarzneimittelverordnung sicher, dass negative Ergebnisse der Gewährung eines Bonus nicht entgegenstehen. Die durch Studien gewonnenen Erkenntnisse über Risiken der Anwendung bei Kindern verdienen einen Bonus und stehen der Bestätigung einer PIP-Compliance nicht entgegen.[17]

A.5.2.9 Anforderungen des EU-Rechts für klinische Prüfungen – Interaktion mit dem Prüfkonzept

Die EU hat erstmals auf europäischer Ebene mit der Schaffung der Richtlinie 2001/20/EG für klinische Prüfungen[18] die rechtlichen Rahmenbedingungen für die Durchführung klinischer Prüfungen geschaffen, die auch besondere Anforderungen für die Forschung in der Pädiatrie enthält. Diese Regelungen wurden in Deutschland durch die Änderungen der §§ 40 ff. AMG und die GCP-Verordnung[19] umgesetzt. Es finden sich entsprechende Regelungen in den anderen EU-Mitgliedstaaten. Das wesentliche Prinzip der Richtlinie 2001/20/EG besteht darin, dass die nationalen Zulassungsbehörden die Durchführung der klinischen Prüfung genehmigen müssen. Ferner bedarf es eines zustimmenden Votums der Ethik-Kommission. Der Inhalt der klinischen Prüfungen bei Kindern wird jedoch durch das PDCO der EMA festgelegt.

Diese EU-Richtlinie wurde durch die EU-Verordnung Nr. 536/2014 aufgehoben und durch ein neues Regelungssystem ersetzt, das insbesondere die Harmonisierung und Konzertierung der wissenschaftlichen Bewertung von paneuropäischen Studien erleichtern soll. Diese EU-Verordnung ist als unmittelbar geltendes Recht wirksam. Sie hat aber im Arzneimittelgesetz ergänzende Regelungen erfahren. Die Anwendung dieser schon im Jahre 2014 verkündeten EU-Verordnung wurde durch den Funktionsvorbehalt in Art. 32 lange hinausgezögert. Nach Prüfung der Funktionsfähigkeit der neuen EU-Datenbank ist sie nunmehr seit dem 01. Februar 2022 verbindliches EU-Recht. Die EU-Richtlinie 2001/20/EG gilt nur noch für laufende, noch nicht abgeschlossene Verfahren und solche, für die ein Antrag nach altem Recht bis zum 31. Januar 2023 gestellt wurde. Sie tritt am 31. Januar 2025 außer Kraft. Für klinische Prüfungen bei Kindern ergeben sich aber insoweit keine gravierenden Unterschiede, weil Gegenstand der beiden Regelungen einerseits die Frage ist, was sollte an Forschungsvorhaben bei Kindern durchgeführt werden und andererseits die Frage, wie dieses Prüfkonzept im Rahmen des geltenden Rechts umzusetzen ist. Erwähnenswert ist, dass in Anhang I zur Verordnung (EU) Nr. 536/2014 unter Buchstabe I. verlangt wird, dass im Rahmen des Antrags auf Genehmigung der klinischen Prüfung das pädiatrische Prüfkonzept der Genehmigungsbehörde vorzulegen ist. Das gleiche dürfte für die Ethik-Kommission gelten (s. a. ► Kap. A.2 Änderungen unter Verordnung (EU) 536/2014 und AMG).

A.5.2.9.1 Genehmigte Prüfkonzepte – Bindungswirkung

Es stellt sich die Frage, welche **Bindungswirkung das genehmigte Prüfkonzept** für die Durchführung von klinischen Prüfungen haben kann. Es besteht Einigkeit, dass beide Verfahren unabhängig voneinander sind und keine bindende Wirkung für das jeweils andere Verfahren entfalten können. Die Erfahrung hat gezeigt, dass die **nationalen Genehmigungsbehörden** i. d. R. die Anforderungen des Prüfkonzepts auch akzeptieren. Vertreter der nationalen Behörden sind auch Mitglieder im PDCO und haben daher selbst unmittelbaren Zugriff auf die Gestaltung des Prüfkonzepts. Dies erhöht naturgemäß die Akzeptanz. Die Unabhängigkeit der

---

16 Standard Operation Procedure: Compliance Check of an Agreed Paediatric Investigation Plan, Document emu: SOP/H/3456 Effective Date 15 Dec. 2017, Review Date 15 Dec. 2020.

17 Vgl. [29].

18 Richtlinie 2001/20/EG des Europäischen Parlamentes und des Rates v. 04.04.2001 zur Angleichung der Rechts- und Verwaltungsvorschriften der Mitgliedstaaten über die Anwendung der guten klinischen Praxis bei der Durchführung von klinischen Prüfungen mit Humanarzneimitteln.

19 Verordnung über die Anwendung der guten klinischen Praxis bei der Durchführung von klinischen Prüfungen mit Arzneimitteln zur Anwendung am Menschen (GCP-Verordnung – GCP-V) v. 14.08.2004 in der Fassung v. 26.10.2012.

Entscheidung kann jedoch dann von Bedeutung werden, wenn im PDCO mit Mehrheit beschlossen wird und abweichende Meinungen in einzelnen Mitgliedstaaten bestehen.

Hier hat ein Mitgliedstaat die Möglichkeit, die Durchführung in seinem Land zu verbieten, obwohl eine solche klinische Prüfung durch das Prüfkonzept gefordert wird. Dies dürfte jedoch auf seltene Ausnahmefälle beschränkt sein. In manchen Mitgliedstaaten der EU, wie z. B. in den Niederlanden, sind jedoch die Zulassungsbehörden nicht zuständig für die Genehmigung der klinischen Prüfungen. Auch hier kann sich daher Koordinierungsbedarf ergeben.

Eine abweichende Situation ergibt sich gegenüber den **Ethik-Kommissionen**, die am Prozess der Festlegung des Prüfkonzepts nicht beteiligt sind. Eine Bindungswirkung ergibt sich nicht. Die Erfahrungen haben jedoch gezeigt, dass Ethik-Kommissionen das Prüfkonzept sehr aufmerksam lesen und es als eine Entscheidung einer besonders qualifizierten Institution in der Europäischen Union begreifen. Die Mitgliedstaaten haben im Bereich der Pädiatrie besonders qualifizierte Experten in das PDCO entsandt, die sich i. d. R. mit viel Sorgfalt der Festlegung eines Prüfkonzeptes widmen. Die wissenschaftliche Kompetenz findet daher i. d. R. auch bei den Ethik-Kommissionen Akzeptanz.

Sollte in Ausnahmefällen eine Abweichung vom Prüfkonzept durch eine Ethik-Kommission verlangt werden, so bedarf dies besonders sorgfältiger Prüfung. Entweder der pharmazeutische Unternehmer bleibt bei seinem festgelegten Prüfkonzept und verzichtet auf die Durchführung der klinischen Prüfung im Zuständigkeitsbereich dieser Ethik-Kommission. Hier muss besonders gut geprüft werden, ob die Bedenken der Ethik-Kommission begründet sind. Eine schlichte Umgehung des Bereichs, für den eine Ethik-Kommission zuständig ist, kann daher problematisch sein. Gefordert ist eine inhaltlich-wissenschaftliche Auseinandersetzung mit den Bedenken. Sollten diese nicht begründet sein, ist ein Ausweichen auf andere Ethik-Kommissionen nur vertretbar, wenn das Ergebnis des vorausgegangenen Verfahrens transparent der neuen Ethik-Kommission mitgeteilt wird. Erforderlich wird sicherlich auch eine Stellungnahme sein, warum der Sponsor die Bedenken der ersten Ethik-Kommissionen nicht teilt.

Sollten die Bedenken der ersten Ethik-Kommission indes begründet sein, kann sich die Notwendigkeit ergeben, eine Änderung des Prüfkonzepts bei der EMA zu beantragen. Dies ist jedenfalls dann erforderlich, wenn man die Bedenken der Ethik-Kommission für begründet hält und entsprechende Änderungen der Prüfpläne vornimmt. Ohne eine Änderung des Prüfkonzeptes ist der Nachweis der PIP-Compliance nicht zu führen.

A.5.2.10 Arzneimittel für seltene Leiden – Situation in der EU

A.5.2.10.1 Einleitung

Bereits die Bezeichnung der Leiden als seltene zeigt, dass die Verbreitung dieser – häufig sehr schwerwiegenden – Erkrankungen gering ist. Dies schafft für die betroffenen Patienten schwierige Bedingungen, weil das Marktpotenzial wegen der geringen Verbreitung der Erkrankungen klein ist. Ein „Return on Investment" ist daher bei den üblichen Preisen für Arzneimittel nicht zu erwarten. Dies erklärt, warum pharmazeutische Unternehmen die Forschung bei solchen Erkrankungen – jedenfalls in der Vergangenheit – vernachlässigt haben[20] und die Patienten zu „Orphans", d. h. zu Waisen der Medizin wurden.

Eine weitere Ursache liegt darin, dass 50 % der Patienten, die an einer seltenen Krankheit leiden, unter 19 Jahre alt sind.[21] Die schwerkranken Kinder erreichen häufig das Erwachsenenalter nicht, weil Behandlungsoptionen fehlen. Die Gruppe der Kinder ist vulnerabel und kann daher zu Recht einen hohen Schutz beanspruchen. Dies erschwert jedoch die Durchführung klinischer Prüfungen, weil die Akzeptanz für solche klinischen Prüfungen niedrig ist, obwohl gleichzeitig dringender Forschungsbedarf besteht.

Diese Rahmenbedingungen haben bewirkt, dass für die betroffenen Patienten entweder gar keine Behandlungsoptionen bestehen oder sie mit Arzneimitteln behandelt werden, die für die spezielle seltene Erkrankung

---

20 Erwägungsgrund 5 der Verordnung (EG) Nr. 141/2000; Kügel W. in: Terbille M. Münchener Anwaltshandbuch Medizinrecht. Beck, München: 2009. § 9, Rd-Nr. 23.

21 Buck C. Die Kinderarzneimittelverordnung der Europäischen Gemeinschaft. Nomos, Baden-Baden: 2008. S. 202.

nicht zugelassen sind. Dieser sog. Off-Label Use birgt naturgemäß Risiken, die jedoch in Kauf genommen werden müssen, um überhaupt Therapiemöglichkeiten zur Verfügung zu haben. Für die gesetzlichen Krankenversicherungen bedeutet dies, dass i. d. R. abweichend von den gesetzlichen Vorgaben nach § 2 Abs. 1a SGB V und Rechtsprechung des Bundessozialgerichts[22] die Kosten für den Off-Label Use bei Kindern übernommen werden. Die Verlockung ist daher für den pharmazeutischen Unternehmer groß, sich dieses Marktsegment ohne Investitionen zu erschließen.[23]

Zum überwiegenden Teil ist jedoch dieser Vorwurf gegen die pharmazeutischen Unternehmer nicht gerechtfertigt, weil die Patientenzahl und dadurch bedingt der Markt so klein ist, dass die Unternehmen wenig Interesse hatten, sich in diesem Bereich überhaupt zu engagieren und dieses Marktsegment schlicht vernachlässigten.[24]

In den 1990er Jahren haben einzelne Mitgliedstaaten der EU Initiativen zur Lösung des Problems entwickelt. Der dadurch eröffnete Markt war jedoch nicht groß genug, um das Interesse pharmazeutischer Unternehmen zu finden.

Es war daher konsequent, dass das Europäische Parlament und der Rat am 16. Dezember 1999 die Verordnung (EG) Nr. 141/2000 über Arzneimittel für seltene Leiden beschlossen haben [2].[25] Ziel der Verordnung ist es, zum einen eine Verpflichtung zur Forschung für Arzneimittel zur Behandlung von seltenen Leiden zu schaffen und zum anderen gleichzeitig ein Anreizsystem zu etablieren, das es den Unternehmen erleichtern soll, diese Verpflichtung auch zu erfüllen. Vorbild für die europäische Regelung waren die US-amerikanischen Vorschriften, die seit Mitte der 1990er Jahre bestehen.[26] Die europäische Regelung übernimmt Teile der amerikanischen Regelungen jedoch häufig in abgewandelter Form.[27] (► Kap. A.1 Anforderungen an die Zulassung von Arzneimitteln).

A.5.2.10.2 Interaktionen zwischen „Orphan Medicinal Products" und pädiatrischen Arzneimitteln

Arzneimittel für seltene Leiden werden nach der Prävalenz der Erkrankung definiert. Von einem „Orphan Medicinal Product" ist die Rede, wenn nicht mehr als 5 von 10 000 Personen an dieser Erkrankung leiden.[28]

Ein genetischer Ursprung einer Orphan-Erkrankung wird in etwa 80 % der Fälle vermutet.[29] Daher sind überproportional häufig Kinder und Neugeborene die betroffenen Patienten.[30] Aus diesem Grund werden etwa 50 % der Arzneimittel, die eine Ausweisung als „Orphan Medicinal Product" erhalten, später für die Pädiatrie zugelassen.[31] Die Ursache dafür ist, dass Kinder mit solch schwerwiegenden Erberkrankungen häufig das Er-

---

22 Urteil v. 21. März 2013, Aktenzeichen B 3 KR 2/12 R und Urteil v. 28. Februar 2008, Aktenzeichen B 1 KR 15/07 R.

23 Neubert A. Unerwünschte Arzneimittelwirkungen bei stationär behandelten Kindern. pharmaz med (2013):138-139; Sträter B. Europäische Rahmenbedingungen für den Schutz von geistigem Eigentum an Zulassungsunterlagen, Teil 2: Incentives für pädiatrische Forschung, Pharm. Ind. 73 (2011), Nr. 9:1640.

24 Erwägungsgrund 2 der Verordnung (EG) Nr. 1901/2006; Buck C. Die Kinderarzneimittelverordnung der Europäischen Gemeinschaft. Nomos, Baden-Baden: 2008. S. 22; Sträter B. Rd-Nr. 10.

25 Amtsblatt Nr. L 018 v. 22.01.2000, S. 1 ff.

26 Der Pediatric Rule in seiner Fassung von 1998 gestattete der US-amerikanischen Arzneimittelbehörde, klinische Prüfungen an Kindern für neue und bereits zugelassene Arzneimittel in allen pädiatrischen Bevölkerungsgruppen zu verlangen. Die Pediatric Exlusivity Provision räumt den pharmazeutischen Unternehmern, die klinische Studien mit Minderjährigen durchführen und eine Zulassung für dieses Arzneimittel beantragen, ein zeitlich limitiertes Monopolvertriebsrecht ein. Im Jahre 2002 wurde dieser Anreiz durch den Best Pharmaceuticals for Children Act verlängert und erweitert. Aktuell gilt der Improving Pharmaceuticals für Children Act von 2007.

27 Für eine instruktive Darstellung der Regelungen des Anreizsystems des US-amerikanischen Rechts vgl. [32].

28 Erwägungsgrund 5 der Verordnung (EG) Nr. 141/2000.

29 Sprecher F. Arzneimittel für seltene Krankheiten (orphan drugs). AJP (2012), 12:1746-1758.

30 BPI-Positionspapier Orphan Drugs, September 2008, S. 1.

31 Sträter B. Europäische Rahmenbedingungen für den Schutz von geistigem Eigentum an Zulassungsunterlagen, Teil 2: Incentives für pädiatrische Forschung, Pharm. Ind. 73 (2011), Nr. 9:1640.

wachsenenalter nicht erreichen. Arzneimittel für seltene Leiden haben daher im Bereich der Pädiatrie eine besondere Bedeutung.

A.5.2.11 Konzept der EU-Verordnung – Zwang zur Forschung und Anreizsysteme

Wollen pharmazeutische Unternehmer in den Genuss der verschiedenen Anreize der Verordnung über Arzneimittel für seltene Leiden kommen, müssen sie für das betreffende Arzneimittel erfolgreich eine Ausweisung als Arzneimittel für seltene Leiden beantragen.

A.5.2.11.1 Ausweisung als Arzneimittel für seltene Leiden nach VO (EG) 141/2000 – epidemiologische und ökonomische Kriterien

Die Ausweisung eines Arzneimittels als solches für seltene Leiden hat gem. Art. 3 der Verordnung (EG) Nr. 141/2000 [2] vier Voraussetzungen. Diese müssen teils alternativ, teils kumulativ erfüllt sein.

Erste Voraussetzung ist gemäß Art. 3 Abs. 1 lit. a der Verordnung (EG) Nr. 141/2000, dass die Leiden lebensbedrohend sind **oder** eine chronische Invalidität nach sich ziehen **und** von ihnen zum Zeitpunkt der Antragstellung in der EU nicht mehr als 5 von 10 000 Personen betroffen sind (Prävalenzkriterium). Maßgeblich für die Berechnung der Prävalenz ist die Zahl der Personen, denen das Arzneimittel voraussichtlich jährlich verabreicht wird.[32]

Alternativ kann, falls mehr Patienten von der Krankheit betroffen sind, ein Arzneimittel als solches für seltene Leiden ausgewiesen werden, wenn es sich um ein lebensbedrohendes, zu schwerer Invalidität führendes oder um ein schweres und chronisches Leiden handelt **und** das Inverkehrbringen des Arzneimittels in der Europäischen Union ohne Anreize vermutlich nicht genügend Gewinn bringen würde, um die notwendigen Investitionen zu rechtfertigen (Wirtschaftlichkeitskriterium).

Während die Voraussetzungen zur Prävalenz oder das Wirtschaftlichkeitskriterium alternativ zueinanderstehen, muss in beiden Varianten zusätzlich **kumulativ** nach Art. 3 Abs. 1 lit. b der Verordnung (EG) Nr. 141/2000 die Voraussetzung gegeben sein, dass in der EU noch keine zufriedenstellende Methode für die Diagnose, Verhütung oder Behandlung des betreffenden Leidens besteht.[33] Das neue Arzneimittel muss also im Vergleich zu den bestehenden Optionen einen erheblichen zusätzlichen Nutzen aufweisen, der in Art. 3 Abs. 2 der Verordnung (EG) Nr. 847/2000 näher als klinisch relevanter Vorteil oder als bedeutender Beitrag zur Behandlung der Patienten definiert wird.[34] Der EU-Gesetzgeber verlangt also einen Fortschritt für den Bonus im Interesse der Patienten.[35]

Über den Antrag auf Anerkennung des Orphan-Drug-Status für ein Arzneimittel entscheidet ein Ausschuss für Arzneimittel für seltene Leiden gem. Art. 4 Abs. 1, 2 der Verordnung (EG) Nr. 141/2000, das Committee for Orphan Medical Products (COMP). Der Antrag ist gem. Art. 5 Abs. 1 der Verordnung (EG) Nr. 141/2000 zu jeder Zeit des Entwicklungsstadiums möglich, er muss aber gestellt sein, bevor das Zulassungsverfahren eingeleitet wird.[36] Wenn für eine bereits bestehende Arzneimittelzulassung der Antrag auf Erweiterung um eine Indikation für seltene Leiden gestellt wird, muss dieser Antrag vor Einreichung der entsprechenden Änderung der Zulassung gestellt werden. Hierbei ist von Bedeutung, dass häufig die Prävalenzkriterien für das Arzneimittel insgesamt nicht mehr einzuhalten sind, wenn nur eine der zugelassenen Indikationen die Orphan-Voraussetzungen erfüllt, weil das Arzneimittel bereits für eine größere Patientenpopulation zugelassen ist. Die Guideline

---

32 Mitteilung der Kommission über Arzneimittel für seltene Leiden v. 29.07.2003, Abl. C 178/2, S. 1.

33 Elbers R, Dormeyer M. Orphan Drugs in der EU – Von der Designation zur Zulassung. pharmaz med (2013) 15, Nr. 3:176-177.

34 Verordnung (EG) Nr. 847/2000 „zur Festlegung von Bestimmungen für die Anwendung der Kriterien für die Ausweisung eines Arzneimittels als Arzneimittel für seltene Leiden und von Definitionen über die Begriffe ähnliches Arzneimittel und klinische Überlegenheit", ABl. Nr. L 103, S. 5.

35 Erwägungsgründe 1, 2 und 4 der Verordnung (EG) Nr. 141/2000.

36 EuGH, Urteil v. 09.09.2010, Rechtssache T-264/07, CSL Behring ./.Kommission und EMA.

der Europäischen Kommission verlangt daher, dass in einem solchen Fall ein Neuzulassungsantrag gestellt wird, der sich allein auf die seltene Erkrankung beschränkt.

Ebenfalls von Bedeutung ist, dass die Ausweisung eines Arzneimittels als Orphan Medicinal Product die Zulassung nicht ersetzt, sondern Voraussetzung für die Zulassung ist. Die Ausweisung als Orphan-Arzneimittel wird in sehr frühem Stadium der Produktentwicklung erteilt und kann daher die Zulassung nicht präjudizieren.[37] Die so ausgewiesenen Orphan Medicinal Products werden gem. Art. 5 Abs. 9 der Verordnung (EG) Nr. 141/2000 in das Gemeinschaftsregister für Arzneimittel für seltene Leiden eingetragen.[38]

A.5.2.11.2 Weitere Anreize der Ausweisung als Arzneimittel für seltene Leiden

Der **erste Anreiz**, den die Verordnung (EG) Nr. 141/2000 kennt, ist in Art. 6 Abs. 1 genannt:

> *„Während der Entwicklung können Antragsteller eine gebührenfreie wissenschaftliche Beratung bei der EMA für die Planung und Durchführung der verschiedenen Tests und Studien einholen, die zum Nachweis der Qualität, Sicherheit und Wirksamkeit des Arzneimittels erforderlich sind. Vor allem für kleinere und mittlere Pharmaunternehmen ist dies eine wichtige Unterstützung."* [2]

Zusätzlicher Anreiz ist gem. Art. 7 Abs. 2 der Verordnung (EG) Nr. 141/2000 die *„Gebührenbefreiung für das Verfahren vor der EMA. Derzeit besteht auf Grund des limitierten Budgets der EMA und der gleichzeitig steigenden Antragszahl eine Gebührenermäßigung nur noch für kleinere und mittelständische Unternehmen."* [2]

Dies ist für die pharmazeutischen Unternehmen von Relevanz, da hinsichtlich der Entwicklung von Orphan Drugs die gleichen formalen Anforderungen für die Durchführung von klinischen Prüfungen gelten wie auch bei nicht seltenen Krankheiten.[39] Da die Erkrankung jedoch selten ist, besteht das Problem, die aus biometrischer Sicht notwendige Anzahl von Patienten zu erreichen, um statistisch hinreichend valide Ergebnisse zu erzielen. Die „Guideline on Clinical Trials in Small Populations"[40] gibt Orientierung für die Gestaltung von Studienprotokollen, um diesem Problem angemessen zu begegnen.

Gemäß Art. 3 i. V. m. Anhang I Nr. 4 der Verordnung (EG) Nr. 726/2004[41] ist für Arzneimittel, die die Orphan-Drug-Designation erhalten haben, das zentralisierte Zulassungsverfahren verbindlich vorgeschrieben. Sinn und Zweck dieser Pflicht ist, dass ein Arzneimittel, das eine europäische Förderung genießt, sodann auch unionsweit für alle betroffenen Patienten verfügbar sein soll.[42]

Resümierend lässt sich festhalten, dass die EU-Verordnung für Orphan-Arzneimittel von den pharmazeutischen Unternehmen angenommen und häufig genutzt wird. Das Ziel, die Behandlung von Patienten mit seltenen Leiden zu verbessern, wird daher erreicht.

A.5.2.12 Bedeutung des Konzepts der personalisierten Medizin für Orphan-Arzneimittel

Die Diskussion über die personalisierte Medizin hat besondere Bedeutung für Arzneimittel für seltene Erkrankungen. Es war und ist das Interesse pharmazeutischer Unternehmen, Arzneimittel für eine große Patientenpopulation zu entwickeln. Zielvorgabe sind die sog. Blockbuster, die weltweit einen Jahresumsatz von mehr als einer Milliarde US-Dollar erreichen.

---

37 Buck C. Die Kinderarzneimittelverordnung der Europäischen Gemeinschaft. Nomos, Baden-Baden: 2008. S. 200. Hiltl C. Orphan Drugs: Zwischenbilanz und Konfliktfelder. PharmR (2001): 308-312.

38 Das Register der Arzneimittel, die als solche für seltene Leiden aufgezeichnet sind, ist im Internet abrufbar [41].

39 Elbers R, Dormeyer M. Orphan Drugs in der EU – Von der Designation zur Zulassung. pharmaz med (2013) 15, Nr. 3: 176, 184.

40 www.ema.europa.eu/docs/en_GB/document_library/Scientific_guideline/2009/09/WC500003615.pdf

41 Amtsblatt Nr. L 136 v. 30.04.2004, S. 1.

42 Elbers R, Dormeyer M. Orphan Drugs in der EU – Von der Designation zur Zulassung. pharmaz med (2013) 15, Nr. 3:176, 179.

Das Leitbild des umsatzträchtigen Blockbusters wird jedoch zunehmend durch ein „Effizienzparadigma"[43] abgelöst. Es ist inzwischen das Ziel vieler pharmazeutischer Unternehmen, für individuelle Patienten eine maßgeschneiderte Therapie und Arzneimittel zu entwickeln. Dadurch gewinnt die Diskussion über das Konzept der personalisierten Medizin[44] an Bedeutung. Gerade im Bereich der Krebstherapie, bei Autoimmunerkrankungen und bei Erkrankungen des zentralen Nervensystems ist die Ausrichtung auf spezifische Subgruppen Ziel der Produktentwicklung. Es zeigt sich also eine Tendenz weg von Blockbuster-Arzneimitteln hin zur Vermarktung von Niche-Bustern, die sich auf kleine Märkte ausrichten, aber dennoch hohe Umsatzzahlen erreichen.[45]

Eine allgemein verbindliche Definition der personalisierten Medizin findet sich nicht. Anstelle des Begriffs „personalisierter Medizin" wird z. T. auch die „individualisierte Medizin" oder „stratifizierte Medizin" bevorzugt. Häufig wird sie in der Literatur beschrieben als eine auf das Individuum zugeschnittene Medizin, die also darauf abzielt, die therapeutische Wirksamkeit einer Behandlung zu optimieren und gleichzeitig die Nebenwirkungen möglichst gering zu halten. Nicht selten werden validierte Biomarker eingesetzt, um das Anwendungsgebiet genauer auf den indizierten Patienten auszurichten und damit die Responder-Rate zu erhöhen.[46,47]

Die biologische Variabilität der Reaktionsmuster des menschlichen Körpers ist komplex. Jeder Patient reagiert aufgrund seiner unterschiedlichen Disposition sehr speziell auf bestimmte Erkrankungen. Hierfür sind nicht selten genetische und andere biologische Faktoren von Bedeutung. Die personalisierte Medizin versucht, diese zu diagnostizieren und durch Biomarker zu identifizieren.[48] Anhand von diagnostischen Tests werden diese individuellen Biomarker identifiziert und spezifischen Patientengruppen zugeordnet, die in sich geschlossen erscheinen. Ziel dieses Vorgehens ist es, einheitliche Patientengruppen mit klinisch relevanten Subgruppen zu bilden, so dass diese Patientenkollektive entsprechend differenziert behandelt werden können.[49] Diese Methode wird Stratifikation genannt (siehe Fußnote 1).

Die Entwicklung der personalisierten Medizin ist ein Prozess innerhalb der Medizinforschung, der der vollständigen Entschlüsselung des menschlichen Genoms geschuldet ist.

Die personalisierte Medizin zeichnet sich aus durch die Kombination eines diagnostischen Tests, der auf bestimmte Biomarker abzielt und damit eine Stratifikation erlaubt, um ein Arzneimittel zu entwickeln, das zugleich möglichst wirksam und verträglich ist. Diese Kombination von Diagnostik und Arzneimittel ermöglicht die optimale Therapie für jeden Patienten.

A.5.2.12.1 Voraussetzungen für die Zulassung eines Arzneimittels in der personalisierten Medizin

Es existieren keine spezifischen Regelungen für die Zulassung von Arzneimitteln in der personalisierten Medizin. Die starke Einschränkung der Zielgruppe kann jedoch dazu führen, dass Arzneimittel in diesem Bereich die Prävalenzkriterien für ein Orphan Medicinal Product erfüllen.

---

43 BT-Drs. 16/12000, S. 134 [44].

44 Anstelle des Begriffs „personalisierte Medizin" wird zum Teil auch „individualisierte Medizin" oder „stratifizierte Medizin" bevorzugt. BT-Drs. 16/12000, S. 7. Seit ca. 10 Jahren wird das Thema auch vermehrt von den Medien aufgegriffen, vgl. zuletzt [45].

45 BT-Drs. 16/12000, S. 10.

46 Oduncu FS. Kosten-Nutzen-Bewertung im Rahmen des AMNOG unter besonderer Berücksichtigung der Onkologie. MedR (2012), 30:710-720.

47 v. Hardenberg S, Wilman N. Individualisierte Medizin als Exklusiv-Medizin? MedR (2013), 31: 77-82.

48 Hofmann S, Telg Heder M. 04.06.2010. Die schwierige Suche nach einem guten Krebsmittel – Die personalisierte Medizin ist der große Hoffnungsträger.

49 BT-Drs. 16/12000, S. 69 [44]

A.5.2.12.1.1 Zulassung eines neuen Arzneimittels in der personalisierten Medizin

Bei einem Arzneimittel, das speziell zur Behandlung einer Krankheit entwickelt worden ist, die aufgrund eines Biomarker-Tests stratifiziert wurde, handelt es sich um ein Arzneimittel, das neu zugelassen werden muss.

Gemäß Art. 6 der Richtlinie 2001/83/EG bedürfen Arzneimittel, bevor sie in der EU in den Verkehr gebracht werden, einer Zulassung. Es existieren entsprechende Vorschriften in den Arzneimittelgesetzen der Mitgliedstaaten der EU, in Deutschland in § 21 Abs. 1a AMG. Nach Art. 3 i. V. m. mit dem Anhang I der Verordnung (EG) Nr. 726/2004 müssen inzwischen alle Orphan-Arzneimittel im zentralen Verfahren der Europäischen Union zugelassen werden. Die Bewertung wird durch die EMA koordiniert. In diesem Verfahren muss der pharmazeutische Unternehmer die Qualität, Wirksamkeit und Unbedenklichkeit des zuzulassenden Arzneimittels nachweisen (▶ Kap. A.1 Anforderungen an die Zulassung von Arzneimitteln). Dies geschieht, bezogen auf die Wirksamkeit, durch klinische Prüfungen konfirmatorischer Art, also i. d. R. der Phase III. Um konfirmatorisch nach den Kriterien der evidenzbasierten Medizin diesen Nachweis zu führen, wird i. d. R. verlangt, dass diese Studien randomisiert, verblindet und kontrolliert durchgeführt werden. Aufgrund der biostatistisch geforderten hohen Patientenzahl ist es nicht selten erforderlich, diese klinischen Prüfungen multizentrisch durchzuführen.[50] Das neue Arzneimittel muss dabei mit der aktuellen Standardtherapie verglichen werden. Besteht eine solche nicht, ist auch der Vergleich zum Placebo möglich, was in den USA häufiger verlangt wird. Das wird als Ausdruck besonders rigorosen Anspruchs interpretiert – nicht selten zu Unrecht. Der Nachweis eines überlegenen Nutzens ist im Vergleich zum Standard viel schwerer zu führen als gegenüber dem Placebo (▶ Kap. C.1 Biometrische Studienplanung).

Für Arzneimittel in der personalisierten Medizin und für seltene Leiden ergibt sich bei diesem Anforderungsprofil eine besondere Herausforderung. Die geringe Patientenzahl erlaubt es nur selten, die aus biostatistischer Sicht geforderte Fallzahl zu erreichen. Das jeweilige Prüfprogramm kann mit den Behörden im Rahmen von wissenschaftlichen Beratungen (Scientific Advice) abgestimmt werden, um unter den jeweiligen Umständen das nach Stand der Wissenschaft mögliche Studiendesign festzulegen.

Bei den Dossieranforderungen zum Nachweis der Wirksamkeit schafft der Anhang I zur Richtlinie 2001/83/EG Erleichterungen. In Teil II unter 6. wird unter der Überschrift „Unterlagen bei Anträgen unter außergewöhnlichen Umständen" eine besondere und ausdrückliche Ermächtigung für die Behörden geschaffen, durch Auflagen Studien für die Zeit **nach** der Zulassung anzuordnen. Damit wird dem Umstand Rechnung getragen, dass verlässliche Erkenntnisse über Arzneimittel für seltene Leiden aufgrund der Natur der Sache erst nach der Zulassung in der breiteren Anwendung gewonnen werden können (▶ Kap. A.1 Anforderungen an die Zulassung von Arzneimitteln).

A.5.2.12.1.2 Ausweisung eines Arzneimittels der personalisierten Medizin als Orphan Medicinal Product

Von zentraler Bedeutung ist, welche Zulassungsvoraussetzungen für Arzneimittel der personalisierten Medizin erfüllt werden müssen und ob Vereinfachungen gelten oder andere Anreize für die pharmazeutischen Unternehmer vorgesehen sind.

Wie bei den „Orphan Medicinal Products" stellt die geringe Patientenpopulation auch für Arzneimittel der personalisierten Medizin ein Problem für die Aussagekraft der klinischen Prüfungen dar. Daher gewinnen in dieser Hinsicht die gleichen Grundsätze wie für Orphan-Arzneimittel auch für Arzneimittel der personalisierten Medizin an Bedeutung:

- Im Anhang zur Richtlinie 2001/83/EG [22] finden sich in Teil II unter 6. Vorgaben für die Unterlagen bei Anträgen unter außergewöhnlichen Umständen. Für Orphan-Arzneimittel sieht die Regelung ausdrücklich vor, dass bei Indikationen, die so selten vorkommen, dass dem Antragsteller billigerweise nicht zugemutet werden kann, die vollständigen Unterlagen vorzulegen, eine Zulassung mit der Auflage erteilt werden kann, bestimmte Studien nachträglich durchzuführen.

---

50 Heil M, Lützeler C. in: Dieners P, Reese U. Handbuch des Pharmarechts. Beck, München: 2010. § 4, Rd-Nr. 108.

Die Ausweisung als Arzneimittel für seltene Erkrankungen nach Art. 3 der Verordnung (EG) Nr. 141/2000 [2] sollte für Arzneimittel der personalisierten Medizin i. d. R. vorliegen. Sowohl das erste Kriterium des Art. 3 Abs. 1 lit. a der genannten Verordnung, das sog. **Prävalenzkriterium**, als auch das zweite Kriterium, das **Wirtschaftlichkeitskriterium**, werden bei Behandlungen im Rahmen der personalisierten Medizin erfüllt sein.

Denkbar ist auch, dass mittels der Stratifikation eine bereits bekannte Erkrankung in neue, bislang nicht registrierte Suberkrankungen untergliedert wird und jede von diesen eine neue und seltene Krankheit darstellt. Die Bildung dieser sog. „Subsets" führt i. d. R. zu Diskussionen im COMP: Wenn die neue Subgruppe eine eigene Erkrankung ist, mit eigenem ICD-Code (International Classification of Diseases, ICD), wird dies akzeptiert. Wenn jedoch zu derselben Erkrankung „Subsets" gebildet werden, ist zu prüfen, ob hier ein artifizielles sog. „Slicing" vorliegt. Wenn ein Charakteristikum der Untergruppe für die Wirkung des Arzneimittels wesentlich für die Wirkung ist, wird dies akzeptiert. Ein typisches Beispiel sind die spezifischen Epitope als Voraussetzung für die Wirkung von Antikörpern.[51]

Prävalenzkriterium

Es wird diskutiert, ob die ermittelten Subgruppen einer Krankheit eigenständige Leiden im Sinne der Norm der Verordnung (EG) Nr. 141/2000 sind und das Prävalenzkriterium überhaupt erfüllen können.[52] Für die Ausweisung als Orphan-Arzneimittel ist aber nur entscheidend, dass die Prävalenzhürde genommen wird und angemessene Behandlungsmethoden nicht vorliegen. Weitere Differenzierungen nach Art des Leidens nimmt die Verordnung nicht vor. Die Verordnung rekurriert für die Einordnung einer Krankheit vielmehr auf die Definitionen in ICD-11.[53] Insoweit wird man eine Kongruenz zwischen den Kriterien für die Ausweisung als Orphan und für die spätere Zulassung annehmen müssen.

Wirtschaftliche Kriterien

Das zweite Kriterium der Profitabilität hat in der Praxis bislang kaum eine Rolle gespielt. Auch für Präparate der personalisierten Medizin wird es daher kaum von Bedeutung sein, zumal die Voraussagen über die Wirtschaftlichkeit sehr schwierig nachzuweisen sind. Der Gewinn nach Abzug der ungewissen Kosten wird maßgeblich durch den Preis bestimmt. Dieser wird in 27 Mitgliedstaaten der EU in sehr unterschiedlichen – nicht harmonisierten – Preisbildungssystemen festgelegt. Das Ergebnis ist kaum vorauszusagen. Im Übrigen müssten bei der Kalkulation gem. Art. 2 Nr. 2 der Verordnung 847/2000[54] die doch sehr vertraulichen Preisbildungsstrategien offenbart werden. Schließlich stellt sich die Frage, ab wann und ob überhaupt ein Gewinn angemessen ist. Wessen Perspektive hierfür maßgeblich ist, die des Unternehmens, des Durchschnitts der Unternehmen oder der jeweiligen Zulassungsbehörde, ist nicht abschließend geklärt.

Dies dürfte auch der Grund dafür sein, dass die EU-Kommission in dem neuen Entwurf einer Verordnung zur Revision des EU-Rechts in Art. 63 auf das wirtschaftliche Kriterium zur Definition von Orphans ganz verzichten will.

Keine zufriedenstellende Alternativtherapie vorhanden

Ferner darf keine zufriedenstellende Alternativtherapie bestehen. Diese Voraussetzung sollte i. d. R. bei einem Präparat der personalisierten Medizin erfüllt sein. Die klare Definition der Zielgruppe mit einer hohen Responder-Rate lässt sich mit dieser Evidenz für alternative Präparate kaum annehmen. Danach dürften die Voraus-

51 vgl. dazu eingehend Elbers R, Dormeyer M. Orphan Drugs in der EU – Von der Designation zur Zulassung. pharmaz med (2013) 15, Nr. 3: 179 unter der Überschrift „Orphan Designation – Go's and No-Go's".

52 Friese B. in: Dieners P, Reese U. Handbuch des Pharmarechts. Beck, München: 2010, § 5, Rd-Nr. 71.

53 International Classification of Diseases, Version 11, (WHO); Amtliche Klassifikation zur Verschlüsselung von Diagnosen in der ambulanten und stationären Versorgung.

54 Verordnung (EG) Nr. 847/2000 der Kommission v. 27. April 2000 zur Festlegung von Bestimmungen für die Anwendung der Kriterien für die Ausweisung eines Arzneimittels als Arzneimittel für seltene Leiden und von Definitionen für die Begriffe „ähnliches Arzneimittel" und „klinische Überlegenheit", Abl. Nr. L 103 S. 5.

setzungen für eine Ausweisung eines Arzneimittels der personalisierten Medizin als Orphan Drug i. d. R. gegeben sein.

Antrag auf Ausweisung eines Arzneimittels der personalisierten Medizin als „Orphan Medicinal Product" für ein neues therapeutisches Anwendungsgebiet

Der pharmazeutische Unternehmer muss einige Zeit vor Beginn des zentralisierten Zulassungsverfahrens einen Antrag auf Ausweisung als Arzneimittel für seltene Leiden bei der EMA stellen. Die Entscheidung des zuständigen Ausschusses der EMA, des Committee for Orphan Medicinal Products (COMP), muss vorliegen, bevor der Antrag auf Zulassung gestellt werden kann.

Unerheblich ist es für den Ausweisungsantrag nach Art. 3 der Verordnung (EG) Nr. 141/2000,

- ob es sich um ein gänzlich neu entwickeltes oder
- um ein bereits zugelassenes Arzneimittel handelt.

In beiden Fällen kann für ein neues therapeutisches Anwendungsgebiet ein Antrag auf Ausweisung des Arzneimittels als ein solches für seltene Leiden gestellt werden. Art. 2 Nr. 4 der Verordnung (EG) Nr. 847/2000 [39] nennt beide Möglichkeiten explizit. Die vom COMP ausgewiesene Orphan-Indikation darf jedoch nicht in einer Zulassung kombiniert werden mit weiteren Indikationen, die den Orphan-Status nicht erfüllen. Damit ginge der Orphan-Status verloren. Wenn sich jedoch die Zulassung und die Indikation auf die anerkannte Orphan-Indikation beschränken, ist neben dem zugelassenen Produkt mit breiteren Indikationen, auch eine eigenständige Zulassung als Orphan-Arzneimittel möglich.

A.5.2.13 Fazit – Arzneimittel der personalisierten Medizin als Orphan-Arzneimittel

Das Konzept der Europäischen Union für die Zulassung von Arzneimitteln für seltene Leiden wurde bereits entwickelt, bevor die Diskussion über die personalisierte Medizin größere Bedeutung gewann. Die Analyse der Vorschriften ergibt jedoch, dass dieses Konzept auch für die Zulassung von Arzneimitteln der personalisierten Medizin Geltung beanspruchen und von hohem Nutzen sein kann. Es ist für pharmazeutische Unternehmen von großem Interesse, da sie Marktexklusivität nach Art. 8 der Verordnung (EG) Nr. 141/2000 [2] erhalten können. Für die Dauer von 10 Jahren darf keine Zulassungsbehörde in der EU einen Zulassungsantrag akzeptieren, der sich auf ein vergleichbares Arzneimittel bezieht. Dies gilt selbst dann, wenn der neue Antragsteller sich nicht auf das Dossier des ersten zugelassenen Orphan-Arzneimittels bezieht. Es kommt hinzu, dass mit jeder neuen Orphan-Indikation die Zehnjahresfrist für diese Indikationen neu zu laufen beginnt.

Es gilt also nicht das Konzept der „globalen Zulassung", wie beim Unterlagenschutz nach Art. 10 der Richtlinie 2001/83/EG und Art. 14 Abs. 11 der Verordnung (EG) 726/2004.

Die hohe Akzeptanz bei Unternehmen hat bereits zu Kritik geführt. Analysiert man die Statistik zu zugelassenen Orphan-Arzneimitteln in der EU, so ist diese Befürchtung nicht begründet. Jedes Arzneimittel muss den Nachweis von Wirksamkeit und Unbedenklichkeit erbringen und wird von allen 27 Mitgliedstaaten der EU im zentralisierten Zulassungsverfahren bewertet. Dies gewährleistet einen hohen Standard an Sicherheit und stellt eine hohe Anforderung an den Nachweis der Wirksamkeit.

Ein neues Feld der Diskussion eröffnet sich für das System der gesetzlichen Krankenversicherung und für die Frage der Kostenerstattung durch die Krankenkassen.[55]

55 Für die Frage, ob Therapien der personalisierten Medizin als Leistungen der GKV zur Verfügung stehen, siehe die instruktive Untersuchung von v. Hardenberg S, Wilman N. Individualisierte Medizin als Exklusiv-Medizin? MedR (2013), 31:77-82.

A.5.2.14 Personalisierte Medizin im Bereich der Arzneimittel für neuartige Therapien (ATMP) gemäß Verordnung (EG) Nr. 1394/2007

Es wird an dieser Stelle auf ▶ Kap. A.5.1 Arzneimittel für neuartige Therapien (ATMP) verwiesen, in dem die wesentlichen Anforderungen an die klinischen Prüfungen und an die pharmazeutische Qualität klinischer Prüfpräparate für diese Arzneimittelgruppe beschrieben sind.

Die nachfolgende Übersicht der EMA zeigt die Entwicklung der Zulassung seit 2009 (Abb. 1). Es wird deutlich, dass der Zahl nach noch nicht viele Produkte entwickelt wurden.

Gerade bei personalisierten Arzneimitteln, die möglichweise nur bei einer geringen Zahl von Patienten zur Anwendung kommen, was z. B. bei ATMP der Fall sein kann, ist es essenziell, bei der Entwicklung des Designs der klinischen Prüfungen auch die Anforderungen im Rahmen des Health Technology Assessments (HTA) zu berücksichtigen. Hier besteht die Möglichkeit, bereits frühzeitig eine parallele Konsultation zwischen Zulassungsbehörden und HTA-Institutionen zu beantragen ("Parallel consultation with regulators and health technology assessment bodies").[56] Die EMA bietet seit Juli 2017 solche parallelen Konsultationen gemeinsam mit dem Europäischen Netzwerk für die Bewertung von Gesundheitstechnologien (Network for Health Technology Assessment – EUnetHTA) an. Damit sollen die möglichen Vorgehensweisen, bezogen auf die Evidenzgenerierung für die Zulassung bzw. die Erstattung neuer Arzneimittel, unterstützt werden. Hier zeigen sich die Auswirkungen der personalisierten Medizin besonders deutlich und es stellt sich die Frage, ob in solchen Fällen einarmige Studien akzeptiert werden können, da mit diesem Design die Kontrolle fehlt. In den USA sind inzwischen mehrere Arzneimittel auf Grundlage einarmiger Studien zugelassen worden. Als Kontrollgruppe werden Daten aus der Behandlung von Patienten einbezogen (Real World Evidence, RWE). Es werden auch historische Vergleiche diskutiert. Dies sind Auswirkungen für die Durchführung klinischer Prüfungen, die aus den Erkenntnisansätzen der personalisierten Medizin resultieren.

Overview of product-related activities

The Committe discussed ongoing evaluation procedures for ATMPs and other related procedures as summarised in the following tables:

Initial Evaluation of Marketing Authorisation Applications (MAA) for ATMP

	2009–2015	2016	2017	2018	2019	2020	Total
Submitted MAAs	14	1	4	3	2	8	31
Positive draft Opinion	7[i]	2	2	3	1	3	18*
Negative draft Opinion	4[i,ii,iii]	0	0	0	0	0	4
Withdrawals	4[ii]	0	0	1	1[iv]	2[v]	8
Ongoing MAAs							6

* **Corresponding to 17 ATMPs**
i One negative draft opinion and two positve draft opinions for the Glybera
ii Negative draft opinion and withdrawal for the Cerepro
iii Two negative draft opinions for Heparesc
iv Luxceptar
v Roctavian, Autologous human chondrocytes, in vitro expanded

Abb. 1. EMA-Übersicht der Entwicklung der ATMP-Zulassungen seit 2009 [51].

---

56 https://www.ema.europa.eu/en/human-regulatory/research-development/scientific-advice-protocol-assistance/parallel-consultation-regulators-health-technology-assessment-bodies

Literatur

[1] Verordnung (EG) Nr. 1901/2006 des Europäischen Parlaments und des Rates v. 12. Dez. 2006 über Kinderarzneimittel und zur Änderung der Verordnung (EWG) Nr. 1768/92, der Richtlinien 2001/20/EG und 2001/83/EG sowie der Verordnung (EG) Nr. 726/2004. https://eur-lex.europa.eu/LexUriServ/LexUriServ.do?uri=OJ:L:2006:378:0001:0019:DE:PDF

[2] Verordnung (EG) Nr. 141/2000 des Europäischen Parlaments und des Rates v. 16. Dez. 1999 über Arzneimittel für seltene Leiden. ABl. L 018 v. 22.01.2000. https://eur-lex.europa.eu/LexUriServ/LexUriServ.do?uri=CONSLEG:2000R0141:20090807:DE:PDF

[3] Verordnung (EG) Nr. 1394/2007 des Europäischen Parlamentes und des Rates v. 13. Nov. 2007 über Arzneimittel für neuartige Therapien und zur Änderung der Richtlinie 2001/83/EG und der Verordnung (EG) Nr. 726/2004. https://eur-lex.europa.eu/legal-content/DE/TXT/PDF/?uri=CELEX:32007R1394&from=DE

[4] Verordnung (EG) Nr. 726/2004 des Europäischen Parlaments und des Rates v. 31. März 2004 zur Festlegung von Gemeinschaftsverfahren für die Genehmigung und Überwachung von Human- und Tierarzneimitteln und zur Errichtung einer Europäischen Arzneimittel-Agentur. https://eur-lex.europa.eu/legal-content/DE/ALL/?uri=CELEX%3A32004R0726

[5] Verordnung (EG) Nr. 507/2006 der Kommission v. 29. März 2006 über die bedingte Zulassung von Humanarzneimitteln, die unter den Geltungsbereich der Verordnung (EG) Nr. 726/2004 des Europäischen Parlaments und des Rates fallen. https://eur-lex.europa.eu/legal-content/DE/TXT/PDF/?uri=CELEX:32006R0507&from=DE

[6] Sträter B, Burgardt Cl, Bickmann M. Schutz geistigen Eigentums an Arzneimitteln, Aulendorf: Editio Cantor Verlag 2014

[7] Reflection paper on the use of extrapolation in the development of medicines for paediatrics (7 Oct. 2018, EMA/189724/2018). https://www.ema.europa.eu/en/documents/scientific-guideline/adopted-reflection-paper-use-extrapolation-development-medicines-paediatrics-revision-1_en.pdf

[8] Gesetz über den Verkehr mit Arzneimitteln (Arzneimittelgesetz – AMG) in der Fassung der Bekanntmachung v. 12. Dezember 2005 (BGBl. I S. 3394), zuletzt geändert durch Art. 1 des Gesetzes v. 19.07.2023 (BGBl. I S. 197). https://www.gesetze-im-internet.de/amg_1976/AMG.pdf

[9] Wachenhausen H. Medizinische Versuche und klinische Prüfung an Einwilligungsunfähigen. Frankfurt: Lang 2001

[10] Wachenhausen H. Klinische Prüfung mit Medizinprodukten: Die Umsetzung der gesetzlichen Schutzkriterien bei Minderjährigen und Einwilligungsunfähigen. MPJ 2008, 211 ff.

[11] ICH Guideline Addendum to ICH E11: Clinical Investigation of Medicinal Products in the Pediatric Population E11(R1). 18. August 2017. https://www.ema.europa.eu/en/ich-e11r1-step-5-guideline-clinical-investigation-medicinal-products-pediatric-population-scientific#current-version-section

[12] Richtlinie 2005/28/EG der Kommission v. 8. April 2005 zur Festlegung von Grundsätzen und ausführlichen Leitlinien der guten klinischen Praxis für zur Anwendung beim Menschen bestimmte Prüfpräparate sowie von Anforderungen für die Erteilung einer Genehmigung zur Herstellung oder Einfuhr solcher Produkte. https://eur-lex.europa.eu/legal-content/DE/TXT/PDF/?uri=CELEX:32005L0028&from=SK

[13] Verordnung (EG) Nr. 658/2007 der Kommission v. 14. Juni 2007 über finanzielle Sanktionen bei Verstößen gegen bestimmte Verpflichtungen im Zusammenhang mit Zulassungen, die gemäß der Verordnung (EG) Nr. 726/2004 des Europäischen Parlaments und des Rates erteilt wurden. https://eur-lex.europa.eu/legal-content/DE/ALL/?uri=CELEX%3A32007R0658

[14] Verordnung (EU) Nr. 536/2014 des Europäischen Parlaments und des Rates über klinische Prüfungen mit Humanarzneimitteln und zur Aufhebung der Richtlinie 2001/20/EG v. 16. April 2014, ABl. L158/1 v. 27.05.2014 https://eur-lex.europa.eu/legal-content/DE/TXT/?uri=CELEX%3A32014R0536

[15] Lehmann B. Zum System der Kinderarzneimittelverordnung, in: Fuhrmann S, Klein B, Fleischfresser A. Arzneimittelrecht: Handbuch für die Rechtspraxis. Nomos, Baden-Baden: 2010.

[16] EMEA/498952/2015Corr European Medicines Agency Decision CW/0001/2015. 23 July 2015. https://www.ema.europa.eu/en/documents/other/european-medicines-agency-decision-cw-0001-2015-23-july-2015-class-waivers-accordance-regulation-ec_en.pdf

[17] Guideline on the format and content of applications for agreement or modification of a paediatric investigation plan and request for waivers or deferrals and concerning the operation of the compliance check and on criteria for assessing significant studies. Official J. European Union. (2008/C243/1-12).

[18] Paediatric investigation plans: questions and answers (PIP Guidance). Last updated 19/07/2021. https://www.ema.europa.eu/en/human-regulatory/research-development/paediatric-medicines/paediatric-investigation-plans/paediatric-investigation-plans-questions-answers

[19] Seyberth HW. Paradigmenwechsel in der pädiatrischen Arzneimittelanwendung. Monatsschr Kinderheilkd (2008) 156, 791-797; Seyberth HW, Brochhausen C, Kurz R. Probleme der pädiatrischen Pharmakotherapie und deren internationale Lösungsansätze, Monatsschr Kinderheilkd (2002) 150, 218-225.

[20] Hulpke-Wette M. Arzneimitteltherapie und Arzneimittelprüfung bei Kindern und Jugendlichen. ZME (2005) 51, 182-191.

[21] Lehmann B, Mentzer D, Fischer T, Mallinckrodt-Pape K. Klinische Prüfung an Kindern im Spannungsfeld zwischen wissenschaftlichen Anforderungen, der Sicherstellung der konkreten Behandlung und ethischen Aspekten. Bundesgesundheitsblatt (2009), 52: 410-416.

[22] Richtlinie 2001/20/EG des Europäischen Parlamentes und des Rates v. 04.04.2001 zur Angleichung der Rechts- und Verwaltungsvorschriften der Mitgliedstaaten über die Anwendung der guten klinischen Praxis bei der Durchführung von klinischen Prüfungen mit Humanarzneimitteln. ABl. Nr. L 121 v. 01/05/2001 S. 0034–0044. https://eur-lex.europa.eu/legal-content/DE/TXT/HTML/?uri=CELEX:32001L0020&from=DE

[23] Ethical Considerations for Clinical Trials Performed in Children. Recommendations of the Ad hoc Group for the Development of Implementing Guidelines for Directive 2001/20/EC Relating to Good Clinical Practice in the Conduct of Clinical Trials on Medicinal Products for Human Use. 06.10.2006.

[24] EMA/PDCO/388684/2012, Paediatric Committee (PDCO), Concept paper on the involvement of children and young people at the Paediatric Committee (PDCO). 17.09.2012

[25] EMA/494077/2016, Principles on the involvement of young patients/consumers within EMA activities. 24 May 2017

[26] Guideline on Conduct of Pharmacovigilance for Medicines Used by the Paediatric Population, EMA London, 25.01.2007, Doc.-Ref.: EMEA/CHMP/PhVMP/235910/2005-rev. 1.

[27] Information from European Union Institutions, Bodies, Offices and Agencies European Commission Communication from the Commission Guideline on the format and content of applications for agreement or modification of a paediatric investigation plan and requests for waivers or deferrals and concerning the operation of the compliance check and on criteria for assessing significant studies. (2014/C 338/01)

[28] Standard Operation Procedure: Compliance Check of an Agreed Paediatric Investigation Plan, Document emu: SOP/H/3456 Effective Date 15 Dec. 2017, Review Date 15 Dec. 2020.

[29] Throm S. EU-Verordnung über Kinderarzneimittel: Erfahrungen, Argumente und Fakten. J. Pharmazeut. Medizin. (2013),15:1 Feb.

[30] Verordnung über die Anwendung der guten klinischen Praxis bei der Durchführung von klinischen Prüfungen mit Arzneimitteln zur Anwendung am Menschen (GCP-Verordnung – GCP-V) v. 14.08.2004 in der Fassung v. 26.10.2012.

[31] Erwägungsgrund 5 der Verordnung (EG) Nr. 141/2000.

[32] Buck C. Die Kinderarzneimittelverordnung der Europäischen Gemeinschaft. Nomos, Baden-Baden: 2008.

[33] Neubert A. Unerwünschte Arzneimittelwirkungen bei stationär behandelten Kindern. pharmaz med (2013):138-139.

[34] Sträter B. Europäische Rahmenbedingungen für den Schutz von geistigem Eigentum an Zulassungsunterlagen, Pharm.Ind. 73 (2011), Nr. 9:1640.

[35] Sprecher F. Arzneimittel für seltene Krankheiten (orphan drugs). AJP 2012. - S. 1746-1758.

[36] BPI-Positionspapier Orphan Drugs. 2008.

[37] Mitteilung der Kommission über Arzneimittel für seltene Leiden v. 29.07.2003, Abl. C 178/2.

[38] Elbers R, Dormeyer M. Orphan Drugs in der EU – Von der Designation zur Zulassung. pharmaz med 15, Nr. 3. (2013) S. 176–177.

[39] Verordnung (EG) Nr. 847/2000 der Kommission v. 27. April 2000 zur Festlegung von Bestimmungen für die Anwendung der Kriterien für die Ausweisung eines Arzneimittels als Arzneimittel für seltene Leiden und von Definitionen für die Begriffe „ähnliches Arzneimittel" und „klinische Überlegenheit", Abl. Nr. L 103, S. 5.

[40] Hiltl C. Orphan Drugs: Zwischenbilanz und Konfliktfelder. PharmR (2001): 308-312.

[41] Community Register of orphan medicinal products. http://ec.europa.eu/health/documents/community-register/html/alforphreg.htm

[42] www.ema.europa.eu/docs/en_GB/document_library/Scientific_guideline/2009/09/WC500003615.pdf

[43] Amtsblatt Nr. L 136 v. 30.04.2004, S. 1. https://eur-lex.europa.eu/legal-content/DE/TXT/PDF/?uri=OJ:L:2004:136:FULL&from=PT

[44] BT-Drs. 16/12000. https://dserver.bundestag.de/btd/16/120/1612000.pdf

[45] Hofmann S, Kapalschinski C. Schwierige Versprechen: Die personalisierte Medizin steht noch ganz am Anfang. Handelsblatt v. 09.01.2014. S. 17.

[46] Oduncu F S. Kosten-Nutzen-Bewertung im Rahmen des AMNOG unter besonderer Berücksichtigung der Onkologie. MedR (2012) 30:710-720.

[47] v. Hardenberg S, Wilman N. Individualisierte Medizin als Exklusiv-Medizin? MedR (2013) 31: 77-82.

[48] Heil M, Lützeler C. in: Dieners P, Reese U. Handbuch des Pharmarechts. Beck, München: 2010.

[49] Friese B. in: Dieners P, Reese U. Handbuch des Pharmarechts. Beck, München: 2010.

[50] World Health Organization (WHO). International Statistical Classification of Diseases and Related Health Problems (ICD). 11th Revision. https://icd.who.int/en

[51] https://www.ema.europa.eu/en/documents/committee-report/cat-monthly-report-application-procedures-guidelines-related-documents-advanced-therapies-december_en-7.pdf

[52] https://www.ema.europa.eu/en/human-regulatory/research-development/scientific-advice-protocol-assistance/parallel-consultation-regulators-health-technology-assessment-bodies

[53] The European Paediatric Initiative: History of the Paediatric Regulation, EMA, London, 11. Jul. 2007, Doc.-Ref.: EMEA/17967/04 Rev. 1.

[54] Development of Paediatric Medicines: Pharmaceutical Development. Points to Consider, WHO QAS/08.257, Februar 2008, Restricted.

[55] Kügel W. in: Terbille M. Münchener Anwaltshandbuch Medizinrecht. Beck, München: 2009.

Der letzte Zugriff auf alle Links erfolgte am 21.11.2023.

A.5.3 Phytopharmaka einschl. traditioneller pflanzlicher Arzneimittel

S. Köhler

A.5.3.1 Einführung

A.5.3.1.1 Definition von Phytopharmaka

Laut Arzneimittelgesetz (AMG) [1] sind *„pflanzliche Arzneimittel […] Arzneimittel, die als Wirkstoff ausschließlich einen oder mehrere pflanzliche Stoffe oder eine oder mehrere pflanzliche Zubereitungen oder eine oder mehrere solcher pflanzlichen Stoffe in Kombination mit einer oder mehreren solcher pflanzlichen Zubereitungen enthalten."* (§ 4 Abs. 29 AMG [1])

Phytopharmaka enthalten demnach Wirkstoffe aus Pflanzen in bearbeiteten oder unbearbeiteten Zustand (§ 3 AMG). Gemäß § 1 Abs. 1 und § 4 Abs. 1 AMG fallen sie ferner unter den auch für chemisch-synthetische Wirkstoffe geltenden Arzneimittel- bzw. Fertigarzneimittelbegriff.

Anders als für homöopathische Arzneimittel hat der Gesetzgeber in der Legaldefinition primär auf einen Bezug zu Pharmakopöen verzichtet; auch dies spiegelt wider, dass für Phytopharmaka nicht eine besondere, d. h. von chemisch-synthetischen Arzneimitteln abweichende Wirkweise vorausgesetzt wird (▶ Kap. A.5.4 Homöopathische Arzneimittel).

Europäisch verankert wurde dieses Verständnis mit der Änderung der Richtlinie 2001/83/EG [2] durch die Richtlinie 2004/24/EG [3]; dort wird ausgeführt: *„Pflanzliches Arzneimittel: Alle Arzneimittel, die als Wirkstoff(e) ausschließlich einen oder mehrere pflanzliche Stoffe oder eine oder mehrere pflanzliche Zubereitungen oder eine oder mehrere solcher pflanzlichen Stoffe in Kombination mit einer oder mehreren solcher pflanzlichen Zubereitungen enthalten."* (Art. 1, Nr. 30 RL 2001/83/EG [2])

Dort findet sich zudem eine genauere Legaldefinition zu pflanzlichen Wirkstoffen:

> *„Pflanzliche Stoffe: Alle vorwiegend ganzen, zerkleinerten oder geschnittenen Pflanzen, Pflanzenteile, Algen, Pilze, Flechten in unverarbeitetem Zustand, gewöhnlich in getrockneter Form, aber zuweilen auch frisch. Bestimmte pflanzliche Ausscheidungen, die keiner speziellen Behandlung unterzogen wurden, werden ebenfalls als pflanzliche Stoffe angesehen. Pflanzliche Stoffe sind durch den verwendeten Pflanzenteil und die botanische Bezeichnung nach dem binominalen System (Gattung, Art, Varietät und Autor) genau definiert."* (Art. 1, Nr. 31 RL 2001/83/EG [2])

Das Besondere liegt gegenüber chemisch-synthetischen Arzneimitteln im Ausgangsmaterial; dies definiert auch den Herstellungsprozess:

> *„Pflanzliche Zubereitungen: Zubereitungen, die dadurch hergestellt werden, dass pflanzliche Stoffe Behandlungen wie Extraktion, Destillation, Pressung, Fraktionierung, Reinigung, Konzentrierung oder Fermentierung unterzogen werden. Diese umfassen zerriebene oder pulverisierte pflanzliche Stoffe, Tinkturen, Extrakte, ätherische Öle, Presssäfte und verarbeitete Ausscheidungen von Pflanzen."* (Art. 1, Nr. 32 RL 2001/83/EG [2])

A.5.3.1.2 Anforderungen an die Zulassung bzw. Registrierung von Phytopharmaka in Deutschland und der EU

Gerade weil für Phytopharmaka die gleichen Legaldefinitionen für Arzneimittel und Fertigarzneimittel wie für chemisch-synthetische Arzneimittel gelten, unterliegen ihre Marktzugangsvoraussetzungen grundsätzlich den gleichen Anforderungen wie diejenigen für chemisch-synthetische Arzneimittel. § 21 Abs. 1 AMG referenziert damit konsequenterweise auch den für pflanzliche Arzneimittel geltenden europäischen Normenrahmen, insbesondere die Verordnung (EG) Nr. 726/2004 auch in Verbindung mit der Verordnung (EG) Nr. 1901/2006 zu Kinderarzneimitteln [4], den Richtlinien 2001/20/EG [5] (bisher) und 2001/83/EG sowie seit Kurzem der Verordnung 536/2014/EU [6].

Die Möglichkeit einer vereinfachten Zulassung gem. Art. 10a der Richtlinie 2001/83/EG [2] zum gut etablierten Gebrauch (Well-Established Use, WEU) teilen pflanzliche Wirkstoffe mit chemisch synthetischen:

> *„Abweichend von Artikel 8 Abs. 3 Buchstabe i) und unbeschadet des Rechts über den Schutz des gewerblichen und kommerziellen Eigentums ist der Antragsteller nicht verpflichtet, die Ergebnisse der vorklinischen oder klinischen Versuche vorzulegen, wenn er nachweisen kann, dass die Wirkstoffe des Arzneimittels für mindestens zehn Jahre in der Gemeinschaft allgemein medizinisch verwendet wurden und eine anerkannte Wirksamkeit sowie einen annehmbaren Grad an Sicherheit gemäß den Bedingungen des Anhangs I aufweisen. In diesem Fall werden die Ergebnisse dieser Versuche durch einschlägige wissenschaftliche Dokumentation ersetzt."* [2]

Besonders ist dagegen die Möglichkeit der traditionellen Registrierung pflanzlicher Arzneimittel gem. Richtlinie 2004/24/EG (zur Änderung der Richtlinie 2001/83/EG, Art. 16a–16i). Im AMG ist dies im Fünften Abschnitt §§ 39a–d verankert.

A.5.3.1.2.1 Vollantrag

Wie oben ausgeführt, sind die Zulassungsvoraussetzungen bei einem Vollantrag, d. h., wenn weder die Möglichkeit nach Art. 10a der Richtlinie 2001/83/EG noch die Registrierungsmöglichkeit nach Art. 16a–16i Richtlinie 2001/83/EG bzw. §§ 39a–d AMG gegeben ist, grundsätzlich die gleichen wie für ein chemisch-synthetisches Arzneimittel. Für Vollanträge gelten demnach die §§ 22ff AMG ohne Ausnahme. Folgerichtig bestehen im europäischen Rahmen somit auch für zentrale bzw. dezentrale Zulassungen pflanzlicher Arzneimittel gleiche Voraussetzungen wie für chemisch-synthetische Arzneimittel (Verordnung (EG) Nr. 726/2004 auch in Verbindung mit der Kinderarzneimittelverordnung (EG) Nr. 1901/2006 und der Richtlinie 2001/83/EG bzw. der Verordnung 536/2014/EU).

Daher sind auch die Anforderungen an pharmazeutische Qualität, Präklinik und Klinik als Voraussetzung für die Zulassung pflanzlicher Arzneimittel grundsätzlich die gleichen wie für chemisch-synthetische Arzneimittel (EudraLex Vol. 2 [7]). Im Bereich der **pharmazeutischen Qualität** gelten die GMP-Regeln gemäß EudraLex Vol. 4 [8]; Annex 7 legt hier spezifische Anforderungen für pflanzliche Arzneimittel fest. Zwei weitere Leitlinien der EMA ergänzen die Vorgaben zur pharmazeutischen Qualität (EMA/HMPC/201116/2005, 2011 [9]) und in Verbindung damit die Leitlinie hinsichtlich der Spezifikationen für solche Prüfungen und Akzeptanzkriterien (EMA/HMPC/162241/2005 Rev. 2, 2011 [10]). Für **präklinische Studien und klinische Prüfungen** gelten die Anforderungen in EudraLex Vol. 3 [11] bzw. Vol. 10 [12] entsprechend.

A.5.3.1.2.2 Well-Established Use (WEU)

Auch für den Well-Established Use (WEU) gelten für den **Beleg von Sicherheit und Wirksamkeit** pflanzlicher Arzneimittel die gleichen Anforderungen wie für Arzneimittel mit chemisch-synthetischen Wirkstoffen.

Für Präklinik und Klinik kann auch nach § 22 Abs. 3 Nr. 1 AMG anderes wissenschaftliches Erkenntnismaterial vorgelegt werden; es gelten somit gegenüber § 22 Abs. 2 Nr. 2 und 3 AMG vereinfachte Anforderungen. Statt eigener pharmakologischer und toxikologischer Versuche bzw. klinischer Prüfungen kann auf bibliographische Daten referenziert werden. Diese gelten als einschlägiges wissenschaftliches Material gem. Art. 10a der Richtlinie 2001/83/EG.

Im Hinblick auf die **pharmazeutische Qualität** gelten auch für den WEU für beide Substanzgruppen die gleichen umfassenden Bestimmungen wie für einen Vollantrag.

Für die wissenschaftliche Bewertung von pflanzlichen Arzneimitteln im europäischen Rahmen ist der Ausschuss für pflanzliche Arzneimittel (Committee on Herbal Medicinal Products, HMPC) bei der EMA eingerichtet worden. Eine seiner wesentlichen Aufgaben ist die Monografierung pflanzlicher Stoffe und Zubereitungen, auch soweit deren therapeutische Anwendung und ihr Sicherheitsprofil für den gut etablierten Gebrauch (WEU) gem. Art. 10a 2001/83/EG) geeignet sind. Der HMPC hat inzwischen 168 Monografien zu pflanzlichen Wirkstoffen erstellt (Stand: 07.02.2023 [13]). Die Monografien werden von den Mitgliedstaaten bei der Prüfung eines Antrags berücksichtigt. Obwohl die Mitgliedstaaten nicht verpflichtet sind, den Monografien zu folgen, ist jede Entscheidung, den Inhalt einer vom HMPC angenommenen Monografie **nicht** zu akzeptieren, zu rechtfertigen, um der politisch beabsichtigten Harmonisierung zu genügen [14]. Dies kann z. B. gegeben sein, wenn sich der gewählte pflanzliche Wirkstoff von dem in der Monografie zur Beschreibung herangezogenen durch eine nachgewiesene besondere pharmazeutische Qualität abhebt.

Als Voraussetzung für die Akzeptanz des WEU im pflanzlichen Bereich regelt die Guideline on the Assessment of Clinical Safety and Efficacy in the Preparation of Community Herbal Monographs for Well-Established and of Community Herbal Monographs (EMEA/HMPC/104613/2005 (2006)) [15]:

> *„The concept relies on the thinking that the wide-spread medicinal use of a product within the Community for at least 10 years may have generated a sufficient body of conclusive scientific literature that will allow an assessment of safety and efficacy. In most cases, the product has been granted a marketing authorisation and data on pharmacovigilance and PSURs will be available. Experience resulting from pharmacovigilance will be crucial for the assessment of clinical safety. The legislation allows a broad spectrum of evidence that may be used in the assessment of efficacy. In addition to published controlled clinical trials, the assessment of safety and of efficacy may be based on non-controlled clinical studies, epidemiological studies such as cohort or observational studies etc."*

sowie ferner:

> *„In general, at least one controlled clinical study (clinical trial, post-marketing study, epidemiological study) of good quality is required to substantiate efficacy. In the absence of a controlled clinical trial a case-by-case assessment taking into account possible benefits, risks and types of disease may be acceptable, if clinical experience with the herbal medicinal product is well documented and supportive, conclusive (human) pharmacological data of good quality are available."*

Demnach genügt es bei Anträgen unter Bezug auf Well-Established Use, wenn auf bestehendes Erkenntnismaterial in hinreichend guter Qualität zurückgegriffen wird. Daraus folgt nicht notwendigerweise – wenn auch in praxi zunehmend –, dass das Erkenntnismaterial vollständig dem aktuellen Stand der Wissenschaft bei Antragstellung zu entsprechen hat. Die Antragstellung erfolgt bei den zuständigen nationalen Behörden bzw. wenn die Kriterien für eine zentrale Zulassung erfüllt sind bei der EMA.

A.5.3.1.2.3 Traditionelle pflanzliche Arzneimittel

Wie beschrieben, gelten für die Marktzugangsberechtigung traditioneller pflanzlicher Arzneimittel besondere Normen: Die Änderungsrichtlinie 2004/24/EG hat dies als Erweiterung der Richtlinie 2001/83/EG geregelt (Art. 16a – vereinfachtes Registrierungsverfahren für pflanzliche Arzneimittel: „Registrierung als traditionelles Arzneimittel"). Entsprechend wurden diese Normen in den Fünften Abschnitt des AMG in die §§ 39a–d übernommen.

Richtlinie 2001/83/EG definiert traditionelle pflanzliche Arzneimittel als „ein pflanzliches Arzneimittel, das die in Art. 16a Abs. 1 festgelegten Bedingungen erfüllt" [2]:

„a) *Ihre Anwendungsgebiete entsprechen ausschließlich denen traditioneller pflanzlicher Arzneimittel, die nach ihrer Zusammensetzung und ihrem Verwendungszweck dazu bestimmt und konzipiert sind, ohne ärztliche Aufsicht zwecks Stellung einer Diagnose, Verschreibung oder Überwachung der Behandlung angewendet zu werden.*

b) *Sie sind ausschließlich in einer bestimmten Stärke und Dosierung zu verabreichen.*

c) *Sie sind eine Zubereitung, die zur oralen, äußerlichen Anwendung und/oder zur Inhalation bestimmt ist.*

d) *Der für eine traditionelle Verwendung gemäß Artikel 16c Abs. 1 Buchstabe c) festgelegte Zeitraum (medizinische Verwendung über 30 Jahre, mindestens 15 Jahre in der EU) ist verstrichen.*

e) *Die Angaben über die traditionelle Verwendung des Arzneimittels sind ausreichend; insbesondere ist nachgewiesen, dass das Produkt unter den angegebenen Anwendungsbedingungen unschädlich ist und dass die pharmakologischen Wirkungen oder die Wirksamkeit des Arzneimittels aufgrund langjähriger Anwendung und Erfahrung plausibel sind."*

Da diese Arzneimittel dem beschriebenen besonderen Registrierungsverfahren (§ 39a AMG) als Voraussetzung ihrer Vermarktung unterliegen, sind wirksamkeitsbelegende klinische Prüfungen mit traditionellen pflanzlichen Arzneimitteln als Marktzugangsvoraussetzung entbehrlich, soweit sie nicht bereits schon vorhanden sind.

Der Ausschuss für pflanzliche Arzneimittel (HMPC) bei der EMA hat eine weitere wesentliche Aufgabe, nämlich die Monografierung pflanzlicher Stoffe und Zubereitungen, soweit deren therapeutische Anwendung und ihr Sicherheitsprofil für den traditionellen Gebrauch geeignet sind. Insoweit kann die Zahl der Fälle, in denen klinische Prüfungen für den Marktzugang verlangt werden müssen, reduziert werden, d. h., hier können Registrierungen als traditionelle Arzneimittel erfolgen (Erwägungsgrund Nr. 5 der Richtlinie 2004/24/EG zur Änderung der Richtlinie 2001/83/EG):

> *„Hat ein Arzneimittel eine lange Tradition und ist die Wirksamkeit des Arzneimittels aufgrund langjähriger Anwendung und Erfahrung plausibel, so kann die Zahl der Fälle, in denen klinische Prüfungen verlangt werden müssen, reduziert werden. Vorklinische Tests scheinen unnötig, wenn das Arzneimittel aufgrund der Informationen über seine traditionelle Anwendung unter festgelegten Anwendungsbedingungen nachweislich unschädlich ist. Jedoch lassen sich unter Umständen selbst bei einer langen Tradition Bedenken bezüglich der Sicherheit des Produkts nicht ausschließen, so dass die zuständigen Behörden berechtigt sein sollten, alle für eine Sicherheitsbewertung erforderlichen Daten anzufordern. Der Qualitätsaspekt des Arzneimittels ist von seiner traditionellen Verwendung unabhängig, so dass hinsichtlich der erforderlichen physikalisch-chemischen, biologischen und mikrobiologischen Tests keine Ausnahmen gewährt werden sollten. Die Produkte sollten den Qualitätsnormen der einschlägigen Monografien des Europäischen Arzneibuchs oder der Arzneibücher der Mitgliedstaaten entsprechen."* [3]

Ergänzend zu den Monografien über pflanzliche Stoffe entwickelt das HMPC dazu schrittweise eine Liste der Europäischen Union (European Union List Entries). Die endgültigen Listeneinträge werden von der Europäischen Kommission als Entscheidungen angenommen. Im Gegensatz zu den EU-Monografien sind EU-Listeneinträge für Antragsteller und nationale zuständige Behörden in den Mitgliedstaaten daher rechtsverbindlich [23].

Die Antragstellung für eine traditionelle Zulassung erfolgt an die nationalen Zulassungsbehörden. Wenn Antragsteller, die eine traditionelle Verwendung beantragen, nachweisen können, dass ihr vorgeschlagenes Produkt den in der EU-Liste enthaltenen Informationen entspricht, müssen sie keinen Nachweis über ihre sichere und traditionelle Verwendung vorlegen. Wenn es sich um Produkte handelt, die nicht in der Liste aufgeführt sind, müssen die Anforderungen jeweils eigenständig erbracht werden.

Für traditionelle (pflanzliche) Arzneimittel sind somit für den Registrierungsantrag keine zusätzlichen klinischen Prüfungen zur Sicherheit und Wirksamkeit erforderlich. Ausreichende Sicherheitsdaten müssen aber vorliegen und die Wirksamkeit muss auf Basis plausibler Daten nachgewiesen werden. Es muss eine medizinische Verwendung von mindestens 30 Jahren bestehen, davon mindestens 15 Jahre innerhalb der EU.

A.5.3.2 Klinische Prüfungen mit Phytopharmaka

In beiden oben ausgeführten Fällen, d. h. dem Well-Established Use oder dem traditionellen Gebrauch, hängt der vereinfachte Marktzugang an bereits vorhandenen wissenschaftlichen Daten bei bereits erarbeiteter, schon verfügbarer Evidenz (Abb. 1).

EU monographs are divided into two sections	
Well-established use (marketing authorisation)	**Traditional use (simplified registration)**
Demonstrated with sufficient safety and **efficacy** data	Accepted on the basis of sufficient safety data and plausible **efficacy**

Abb. 1. EMA-Darstellung der Europäischen Monografien für pflanzliche Arzneimittel [14].

Umgekehrt bedeutet dies, dass für alle pflanzlichen Wirkstoffe, für die derlei Material noch nicht oder nicht in ausreichendem Maße vorliegt, die gleichen Marktzugangsbedingungen bestehen wie für chemisch-synthetische Wirkstoffe. Der Vierte Abschnitt des AMG (§§ 21 ff.) gilt damit auch für die Zulassung neuer Phytopharmaka.

Damit sind für alle klinischen Prüfungen mit Phytopharmaka die Bestimmungen des Sechsten Abschnitts des AMG (§§ 40–42b) einschlägig, und zwar unabhängig davon, ob die klinische Prüfung der Zulassung (bzw. ungleich seltener: einer Registrierung) dient oder anderen wissenschaftlichen Fragestellungen. Im europäischen Rahmen ist damit noch die Richtlinie 2001/20/EG gültig und seit Kurzem ist die EU-Verordnung zu klinischen Prüfungen somit auch für Phytopharmaka wie für chemisch-synthetische Wirkstoffe gleichermaßen wirksam (Verordnung 536/2014/EU). Vergleichbares gilt auch für nichtinterventionelle Sicherheitsstudien gem. §§ 63f und g sowie für Anwendungsbeobachtungen gem. § 67 AMG sowie in den europäischen Bestimmungen in GVP-Modul VIII [16].

A.5.3.2.1 Besonderheiten bei der Planung und Durchführung von klinischen Prüfungen

Um eine Vollzulassung für ein pflanzliches Arzneimittel zu erlangen, ist daher grundsätzlich erforderlich, alle 3 Phasen einer klinischen Arzneimittelentwicklung zu durchlaufen.

Die einzige Besonderheit ergibt sich im Bereich **Pharmakokinetik**:

- Grundsätzlich wird bei chemisch-synthetischen Wirkstoffen vom Wirkspiegel auf die therapeutische Dosis geschlossen, der damit neben Wirksamkeit und Verträglichkeit wesentlicher Parameter für die zugelassene Dosis wird. Da pflanzliche Wirkstoffe a priori und per definitionem Vielstoffgemische sind, tragen viele Inhaltsstoffe zur Wirkung bei.

Spezielle Kategorien von Markern helfen hier:

- Aktive Marker werden verwendet, um diesen Anspruch zu bedienen. Wenn solche nicht sicher identifizierbar sind, etwa weil die Wirkung in besonderem Maße vom Zusammenspiel vieler Inhaltsstoffe abhängig ist, werden rein analytische Marker verwendet. Während aktive Marker zur Wirkung des gesamten pflanzlichen Wirkstoffes, also z. B. des Extraktes oder ätherischen Öls, beitragen, dienen rein analytische Marker genau diesem Zweck allein (EMA/HMPC/162241/2005 Rev. 2, 2011 [10]).

Gleichwohl ist das für chemisch-synthetische Wirkstoffe erarbeitete theoretische Konstrukt auf pflanzliche Wirkstoffe sachlich nur bedingt ein adäquates Modell: Angemessen kann lediglich vom Gesamtwirkstoffspiegel auf die therapeutische Dosis geschlossen werden; als Marker kann bzw. können dagegen nur ein oder besseren Falls wenige Inhaltsstoffe dienen.

A.5.3.2.2 Qualifikation der Prüfer

Da der Sechste Abschnitt des AMG ohne Abstriche auch für klinische Prüfungen mit Phytopharmaka gilt, gilt auch § 40 Abs. 1 Nr. 5 hinsichtlich des „angemessen qualifizierten Prüfers", d. h., die fachlich-medizinischen und die Kenntnisse nach Guter klinischer Praxis (GCP) müssen nachgewiesen werden. Kenntnisse über Phytotherapie können von Vorteil sein, wenngleich sie nicht Voraussetzung für die Funktion des Prüfers in klinischen Prüfungen mit pflanzlichen Arzneimitteln sind.

A.5.3.2.3 Antrag auf Genehmigung der klinischen Prüfung

Hinsichtlich der pharmazeutischen Qualität gelten für klinische Prüfprärate grundsätzlich die gleichen Anforderungen wie für vermarktete Produkte. Hinzu kommen, wie auch bei chemisch-synthetischen Wirkstoffen, die Bestimmungen des Annex 13 des GMP-Leitfadens. Für klinische Prüfungen, die in Deutschland durchgeführt werden, gilt außerdem die 3. Bekanntmachung von BfArM und PEI zur klinischen Prüfung von Arzneimitteln am Menschen [17], die auch die Anforderungen an die präklinische und klinische Dokumentation für Prüfpräparate Daten definiert (s. a. ▶ Kap. A.1 Anforderungen an die Zulassung von Arzneimitteln).

Diese weist auf folgende Besonderheiten auch mit Blick auf das Dossier zum Prüfpräparat (Investigational Medicinal Product Dossier, IMPD) hin:

- Bei Änderung der Extraktspezifikation von pflanzlichen Arzneimitteln zwischen Präklinik und Klinik sind Daten vorzulegen, die den Bezug auf die Zusammensetzung des in der Präklinik eingesetzten Extraktes herstellen.
- Bei pflanzlichen Zubereitungen ist zusätzlich das Verhältnis des pflanzlichen Stoffes zur pflanzlichen Zubereitung und das/die Lösungsmittel für die Extraktion zu benennen.
- Bei pflanzlichen Stoffen und pflanzlichen Zubereitungen sind zusätzlich der physikalische Zustand, der Extrakttyp, wirksamkeitsbestimmende Inhaltsstoffe oder Leitsubstanzen mitanzugeben. Angaben zu den Hilfsstoffen sind vorzulegen.
- Für pflanzliche Stoffe oder Zubereitungen sind eine Zusammenfassung und ein Fließschema der aufeinander folgenden Prozessstufen, beginnend beim Arzneipflanzenanbau oder der Drogensammlung bis zur erhaltenen Wirkstoffcharge vorzulegen.
- Für pflanzliche Stoffe sind Angaben zur botanischen, makroskopischen, mikroskopischen und phytochemischen Charakterisierung sowie, falls erforderlich, zur biologischen Aktivität vorzulegen.
- Für pflanzliche Zubereitungen sind Angaben zur phyto- und physikalisch-chemischen Charakterisierung sowie, falls erforderlich, zur biologischen Aktivität vorzulegen.
- Bei pflanzlichen Stoffen und pflanzlichen Zubereitungen sind Angaben zur potenziellen Kontamination mit Mikroorganismen, Produkten von Mikroorganismen, Pestiziden, toxischen Metallen, radioaktiver Kontamination, Fungiziden etc. zu machen.
- Bei pflanzlichen Arzneimitteln sind die primären Referenzstandards und, falls die Ausgangsdroge nicht allgemein bekannt und noch nicht charakterisiert ist, die Herbarexemplare vollständig zu charakterisieren.
- Für pflanzliche Zubereitungen ist aus den Ergebnissen der Untersuchungen zur Pharmakodynamik der antragsrelevanten Zubereitung darzustellen, wie die Entwicklung der pflanzlichen Zubereitung(en) begründet

wird. Sofern die Zuordnung zu einer der Extrakttypen der Extraktmonografie der Ph. Eur. vorgenommen wird, muss dies aufgrund der vorgelegten Unterlagen plausibel sein.

A.5.3.3 Sonstige Besonderheiten

Weitere Besonderheiten ergeben sich für Phytopharmaka z. B. hinsichtlich der Regelungen des Sozialgesetzbuchs, Fünftes Buch – Gesetzliche Krankenversicherungen (SGB V) [18] und des Nagoya-Protokolls [19]. Diese führen dazu, dass bei der Entwicklung neuer pflanzlicher Wirkstoffe zusätzliche Hürden bestehen, wie sie z. T. für chemisch-synthetische Arzneistoffe nicht gegeben sind.

A.5.3.3.1 Implikationen der Regelungen nach Sozialgesetzbuch Fünftes Buch – Gesetzliche Krankenversicherungen (SGB V)

Der nach § 34 Abs. 1 Satz 2 SGB V seit 2004 bestehende Ausschluss nichtverschreibungspflichtiger Arzneimittel (nach § 48 AMG) betraf Phytopharmaka in besonderem Maße [18]. Zwar gibt es gem. § 34 SGB V Ausnahmemöglichkeiten, insbesondere im Hinblick auf schwerwiegende Erkrankungen. Aufgrund ihrer häufigen, wenn auch nicht ausschließlichen Marktzugangsberechtigungen auf WEU- oder traditionellem Status, zu deren Voraussetzung wesentlich eine hinreichend gute Verträglichkeit gehört, die zudem über einen längeren Zeitraum (10 bzw. 30 Jahre) belegt ist, unterliegen solche Phytopharmaka im Allgemeinen nicht der Verschreibungspflicht und sind damit (außer bei Kindern) grundsätzlich auch nicht erstattungsfähig.

Werden Arzneimittel mit neuen pflanzlichen Wirkstoffen entwickelt, unterliegen diese der Verschreibungspflicht gem. § 48 AMG und somit auch der frühen Nutzenbewertung gem. § 35a SGB V. Sie müssen ihren Zusatznutzen mit klinischen Prüfungen belegen, wie dieser auch bei Arzneimitteln mit neuen chemisch-synthetischen Wirkstoffen der Fall ist [18].

A.5.3.3.2 Folgen der Regeln zur Biodiversität – Nagoya-Protokoll

Pflanzliche Arzneimittel entstammen Pflanzen aus allen Regionen der Welt. Fertigarzneimittel mit pflanzlichen Wirkstoffen im Sinne des AMG sind jedoch in besonderem Maße mit einzelnen Regionen verknüpft, zumal mit Deutschland, das eine lange Tradition pflanzlicher und wissenschaftlich geprüfter Phytopharmaka aufweist. Im Zuge der Bemühungen zum Erhalt der Biodiversität, die ihren regulierten Ausgangspunkt 1993 mit dem Übereinkommen über die biologische Vielfalt nahm [20], wurden Normen gesetzt, die einerseits die natürlichen Ressourcen und ihre Verwendung schützen und andererseits die Staaten und Gemeinschaften, aus denen die natürlichen Ressourcen stammen, am Ertrag beteiligen sollen (Protokoll von Nagoya 2014/283/EU, Verordnung 511/2014/EU [21], in Deutschland umgesetzt durch das „Gesetz zur Umsetzung der Verpflichtungen aus dem Nagoya-Protokoll zur Durchführung der EU-Verordnung 511/2014" [22]).

Damit verbunden ist eine Vielzahl von Verwaltungs- und Genehmigungsprozessen sowie Abkommen mit den Herkunftsländern, die die Entwicklung neuer Phytopharmaka aufwendiger machen. Hierzu gehören formalisierte Übereinkünfte zum Vorteilsausgleich, ferner zu einvernehmlich festgelegten Bedingungen und zur „vorherigen Zustimmung nach Inkenntnissetzung" mit dem jeweiligen Land.

Literatur

[1] Gesetz über den Verkehr mit Arzneimitteln (Arzneimittelgesetz – AMG) in der Fassung der Bekanntmachung v. 12. Dez. 2005 (BGBl. I S. 3394), zuletzt geändert durch Art. 1 des Gesetzes v. 19.07.2023 (BGBl. I S. 197). https://www.gesetze-im-internet.de/amg_1976/AMG.pdf

[2] Richtlinie 2001/83/EG des Europäischen Parlaments und des Rates v. 6. Nov. 2001 zur Schaffung eines Gemeinschaftskodexes für Humanarzneimittel ABl. L 311 v. 28.11.2001, S. 67)

[3] Richtlinie 2004/24/EG des Europäischen Parlaments und des Rates v. 31. März 2004 zur Änderung der Richtlinie 2001/83/EG zur Schaffung eines Gemeinschaftskodexes für Humanarzneimittel hinsichtlich traditioneller pflanzlicher Arzneimittel.

[4] Verordnung (EG) Nr. 1901/2006 des Europäischen Parlaments und des Rates v. 12. Dez. 2006 über Kinderarzneimittel und zur Änderung der Verordnung (EWG) Nr. 1768/92, der Richtlinien 2001/20/EG und 2001/83/EG sowie der Verordnung (EG) Nr. 726/2004

[5] Richtlinie 2001/20/EG des Europäischen Parlaments und des Rates v. 4. April 2001 zur Angleichung der Rechts- und Verwaltungsvorschriften der Mitgliedstaaten über die Anwendung der guten klinischen Praxis bei der Durchführung von klinischen Prüfungen mit Humanarzneimitteln. https://eur-lex.europa.eu/LexUriServ/LexUriServ.do?uri=CONSLEG:2001L0020:20070126:DE:PDF

[6] Verordnung (EU) Nr. 536/2014 des Europäischen Parlaments und des Rates v. 16. April 2014 über klinische Prüfungen mit Humanarzneimitteln und zur Aufhebung der Richtlinie 2001/20/EG. https://eur-lex.europa.eu/legal-content/DE/TXT/PDF/?uri=CELEX:32014R0536

[7] EudraLex – Vol. 2 Pharmaceutical legislation on notice to applicants and regulatory guidelines for medicinal products for human use. https://health.ec.europa.eu/medicinal-products/eudralex/eudralex-volume-2_en

[8] EudraLex – Vol. 4 Good Manufacturing Practice (GMP) guidelines. https://health.ec.europa.eu/medicinal-products/eudralex/eudralex-volume-4_en

[9] Guideline on quality of herbal medicinal products. EMA/HMPC/201116/2005, EMA/CPMP/QWP/2819/00, EMA/CVMP/814/00, as revised (2011). https://www.ema.europa.eu/en/documents/scientific-guideline/guideline-quality-herbal-medicinal-products-traditional-herbal-medicinal-products-revision-2_en.pdf

[10] Guideline on specifications: test procedures and acceptance criteria for herbal substances, herbal preparations and herbal medicinal products/traditional herbal medicinal products. EMA/HMPC/162241/2005 Rev. 2 / EMA/CVMP/815/00 Rev. 2 / EMA/CPMP/QWP/2820/00 Rev. 2 (2011). https://www.ema.europa.eu/en/documents/scientific-guideline/guideline-specifications-test-procedures-acceptance-criteria-herbal-substances-herbal-preparations_en.pdf

[11] EudraLex – Vol. 3 Scientific guidelines for medicinal products for human use. https://health.ec.europa.eu/medicinal-products/eudralex/eudralex-volume-3_en

[12] EudraLex – Vol. 10 Clinical trials guidelines. https://health.ec.europa.eu/medicinal-products/eudralex/eudralex-volume-10_en

[13] https://www.ema.europa.eu/en/medicines/field_ema_web_categories%253Aname_field/Herbal/field_ema_herb_outcome/european-union-herbal-monograph-254

[14] European Union monographs and list entries. https://www.ema.europa.eu/en/human-regulatory/herbal-products/european-union-monographs-list-entries

[15] EMEA/HMPC/104613/2005 (2006): https://www.ema.europa.eu/en/documents/scientific-guideline/guideline-assessment-clinical-safety-efficacy-preparation-community-herbal-monographs-well/entries-community-list-traditional-herbal_en.pdf

[16] EMA/813938/2011 (Rev 3, 2017): Guideline on good pharmacovigilance practices (GVP). Module VIII – Post-authorisation safety studies (Rev 3). https://www.ema.europa.eu/en/documents/scientific-guideline/guideline-good-pharmacovigilance-practices-gvp-module-viii-post-authorisation-safety-studies-rev-3_en.pdf

[17] 3. Bekanntmachung zur klinischen Prüfung von Arzneimitteln am Menschen (BfArM und PEI vom 10. August 2006). https://www2.bfarm.de/bekanntmachungen/3bk_kp.pdf

[18] Sozialgesetzbuch - Fünftes Buch – Gesetzliche Krankenversicherungen (SGB V) (Art. 1 des Gesetzes v. 20. Dez. 1988, BGBl. I S. 2477). https://www.gesetze-im-internet.de/sgb_5/BJNR024820988.html

[19] Protokoll von Nagoya über den Zugang zu genetischen Ressourcen und die ausgewogene und gerechte Aufteilung der sich aus ihrer Nutzung ergebenden Vorteile zum Übereinkommen über die biologische Vielfalt (2014/283/EU). https://eur-lex.europa.eu/eli/prot/2014/283/oj

[20] Übereinkommen über die biologische Vielfalt (CBD). Convention of Biological Diversity (1993, revidiert 1995). https://www.cbd.int/convention/

[21] Verordnung (EU) Nr. 511/2014 des Europäischen Parlaments und Rates v. 16. April 2014 über Maßnahmen für die Nutzer zur Einhaltung der Vorschriften des Protokolls von Nagoya über den Zugang zu genetischen Ressourcen und die ausgewogene und gerechte Aufteilung der sich aus ihrer Nutzung ergebenden Vorteile in der Union.

[22] Gesetz zur Umsetzung der Verpflichtungen nach dem Nagoya-Protokoll und zur Durchführung der Verordnung (EU) Nr. 511/2014 v. 25. Nov. 2015 (BGBl. 1 S. 2092). https://www.gesetze-im-internet.de/nagprotumsg_euv511_2014dg/BJNR209210015.html

[23] Entscheidung der Kommission v. 21. Nov. 2008 zur Erstellung einer Liste pflanzlicher Stoffe, pflanzlicher Zubereitungen und Kombinationen davon zur Verwendung in traditionellen pflanzlichen Arzneimitteln (2008/911/EG), https://eur-lex.europa.eu/legal-content/DE/TXT/PDF/?uri=CELEX:02008D0911-20180126

Der letzte Zugriff auf alle Links erfolgte am 21.11.2023.

A.5.4 Homöopathische Arzneimittel

P. Klement

A.5.4.1 Einführung in die Homöopathie

A.5.4.1.1 Definition homöopathischer Arzneimittel

Gemäß § 4 Abs. 26 AMG ist ein homöopathisches Arzneimittel ein Arzneimittel, das nach einem im Europäischen Arzneibuch oder – in Ermangelung dessen – nach einem in den offiziell gebräuchlichen Pharmakopöen der Mitgliedstaaten der EU beschriebenen homöopathischen Zubereitungsverfahren hergestellt worden ist. Ein homöopathisches Arzneimittel kann auch mehrere Wirkstoffe enthalten [1].

A.5.4.1.2 Zulassung und Registrierung homöopathischer Arzneimittel in Deutschland

Homöopathische Arzneimittel sind in Deutschland verkehrsfähig, wenn sie gem. §§ 21, 25 AMG zugelassen oder gem. §§ 38, 39 AMG registriert sind. Eine Ausnahme von der Registrierungspflicht besteht für Arzneimittel, von denen nicht mehr als 1 000 Packungen in einem Jahr in den Verkehr gebracht werden, sofern weitere Einschränkungen sowohl in Bezug auf das Ausgangsmaterial und dessen Verdünnung sowie die Applikationsart eingehalten werden als auch die Qualität und Unbedenklichkeit gewährleistet ist.

Registriert werden können Arzneimittel für die äußerliche oder orale Anwendung, deren Verdünnungsgrad der Ursubstanz mindestens 1:10 000 ist und wenn bestimmte Konzentrationen verschreibungspflichtiger Stoffe nicht überschritten werden. Dem Antrag auf Registrierung sind der zuständigen Bundesoberbehörde – dem BfArM – Unterlagen zur Qualität und Unbedenklichkeit beizufügen, nicht jedoch zur Wirkung und den Anwendungsgebieten. In der Packungsbeilage wird deshalb folgendes vermerkt: *„Registriertes homöopathisches Arzneimittel, daher ohne Angabe einer therapeutischen Indikation"*.

Um ein homöopathisches Arzneimittel zuzulassen, müssen zusätzlich zu den Unterlagen, die für eine Registrierung gefordert werden, Belege zur Wirkung und den Anwendungsgebieten beim BfArM eingereicht werden. Die Expertenkommission für homöopathische Arzneimittel beim BfArM, die Kommission D, hat dafür „Kriterien für Erkenntnismaterial zu klinischen Indikationen in der Homöopathie" entwickelt, die das BfArM auf seiner Homepage veröffentlicht hat. Die Kriterien orientieren sich an den Empfehlungen der evidenzbasierten Medizin (EbM). Sie stellen ein nach der Schwere der Erkrankungen abgestuftes Bewertungsschema dar, das verschiedene Datenquellen unterschiedlich stark gewichtet und eine höhere Evidenz für schwere Erkrankungen fordert [2].

Bei der Bewertung dieser Unterlagen sind gem. § 22 Abs. 3 Satz 2 AMG die medizinischen Erfahrungen der jeweiligen Therapierichtungen zu berücksichtigen. § 2 Abs. 2 der Arzneimittelprüfrichtlinien-Verordnung (AMPV) [3] führt aus, was darunter zu verstehen ist: *„Zum wissenschaftlichen Erkenntnismaterial zählen beispielsweise auch Studien und Sammlungen von Einzelfallberichten, die eine wissenschaftliche Auswertung ermöglichen, wissenschaftliche Fachliteratur, Gutachten von Fachgesellschaften und Erkenntnisse bei der Anwendung zugelassener oder registrierter Arzneimittel."*

A.5.4.1.3 Homöopathische Therapie – Kurzeinführung

Homöopathie ist eine Form der arzneilichen Regulationstherapie, welche die Selbstheilungstendenz des menschlichen Organismus anregt [4]. Begründer ist der deutsche Arzt Samuel Hahnemann (1755–1843). Seine Methode der Arzneianwendung beruht auf 3 Prinzipien:

- Arzneimittelprüfung an Gesunden (▶ Kap. A.5.4.2.1)
- Ähnlichkeitsregel „Similia similibus curentur" – Ähnliches möge durch Ähnliches behandelt werden
- Erhebung eines individuellen Krankheitsbildes [4]

Homöopathische Arzneimittel werden überwiegend in potenzierter Form verabreicht. Unter Potenzierung versteht man eine stufenweise Verdünnung und Verschüttelung der Ausgangsstoffe (*lateinisch* potentia = Kraft). Hahnemann hat damit die Quantität und Qualität des Arzneistoffes optimiert, da zum einen Nebenwirkungen gemindert und zum anderen die arzneiliche Wirkung vieler Stoffe erst zugänglich gemacht wurde. Zudem konnte er so eine individuell angepasste Arznei anbieten, denn er hatte beobachtet, dass die Empfänglichkeit und Reaktionsbereitschaft gegenüber dem Arzneimittel individuell verschieden ist [4].

Da die Anwendung nach der Ähnlichkeitsregel nicht zwingend mit der Potenzierung verbunden ist, gehört die Potenzierung nicht zu den homöopathischen Grundprinzipien.

In der „klassischen Homöopathie" wird, neben einer ggf. notwendigen körperlichen Untersuchung, eine umfangreiche Befragung des Patienten durchgeführt, bei der das individuelle Krankheitsbild unter Berücksichtigung aller körperlichen und seelischen Symptome erhoben wird (homöopathische Anamnese). Anschließend wird das passende homöopathische Arzneimittel durch die Ordnung und Gewichtung der Symptome ausgewählt. Dazu werden die richtungsweisenden, individuellen Symptome des Patienten in einem Symptomenlexikon (Repertorium) nachgeschlagen, mit dem Ziel, eine enge Auswahl an Arzneimitteln zu treffen. Diesen Vorgang nennt man Repertorisation. Die finale Arzneimittelwahl erfolgt, indem die Charakteristika der gefundenen Arzneimittel mit dem Krankheitsbild abgeglichen werden. Für die Repertorisation stehen verschiedene Techniken zur Verfügung [4,5]. Die Anwendung der o. g. Prinzipien macht die Arzneiwahl in der Homöopathie nachvollziehbar.

Dahingegen wird in der „klinischen Homöopathie" die Auswahl des homöopathischen Arzneimittels anhand klinisch gestellter Diagnose getroffen [5]. Dabei wird auf das Wissen zu „bewährten Indikationen" zurückgegriffen oder das passende Arzneimittel wird aus einer eingegrenzten Anzahl von Mitteln durch wenige unterscheidende Merkmale wie Modalitäten und Begleitumstände identifiziert [4]. Zur Rubrik der klinischen Homöopathie zählen auch die zugelassenen homöopathischen Einzelmittel, d. h. die homöopathischen Arzneimittel, die nur einen Wirkstoff enthalten und mit Angabe einer Indikation auf dem Markt sind sowie die homöopathischen Komplexmittel, die mehr als einen Wirkstoff enthalten. Die Begründung für die Kombination der Wirkstoffe in einem Komplexmittel liegt in dem gemeinsamen Beitrag zur Indikation.

A.5.4.2 Klinische Prüfungen mit homöopathischen Arzneimitteln

Auch für homöopathische Arzneimittel gelten die allgemeinen Bestimmungen zur Durchführung von klinischen Prüfungen, wie sie in §§ 40–42 AMG festgelegt sind, ohne Einschränkung. Allerdings gibt es einige Besonderheiten zu beachten, die im Folgenden erläutert werden.

A.5.4.2.1 Homöopathische Arzneimittelprüfung an Gesunden

Wie in ▶ Kap. A.5.4.1 beschrieben, ist die homöopathische Arzneimittelprüfung eines der Prinzipien der Homöopathie. Sie wird an gesunden Versuchspersonen durchgeführt und stellt aus heutiger regulatorischer Sicht in Deutschland eine klinische Prüfung der Phase I dar. Die auftretenden Symptome dienen allerdings weniger der Sicherheitsbeurteilung, sondern dem Erkenntnisgewinn zur Wirkrichtung des homöopathischen Arzneimittels, das untersucht wird.

Von Sonderformen abgesehen, nehmen die teilnehmenden Probanden der Testgruppe das homöopathische Arzneimittel oral ein, bis Symptome auftreten oder die vordefinierte maximale Anzahl von Dosen erreicht ist. Während der Arzneimittelprüfung werden sämtliche Beschwerden, Gemütsverfassungen und Veränderungen des Befindens der Probanden notiert und anschließend ausgewertet. Sie sind Quelle für die Erstellung des Arzneimittelbildes, der Gesamtbeschreibung der Wirkung eines homöopathischen Arzneimittels, denn bestätigt durch Selbstversuche hat Hahnemann die Hypothese aufgestellt, dass ein arzneilicher Wirkstoff die Leiden heilen kann, deren Symptome er bei einem gesunden Menschen hervorruft (Ähnlichkeitsregel) [6,7].

Für die Planung, Durchführung, Auswertung und Berichterstattung von homöopathischen Arzneimittelprüfungen hat der Weltdachverband der homöopathisch tätigen Ärzte, Liga Medicorum Homoeopathica Internationalis (LMHI), gemeinsam mit dem europäischen Dachverband für Homöopathie, European Committee for Homeopathy (ECH), eine Leitlinie herausgegeben: die Homeopathic Proving Guidelines [8]. Die Leitlinie zielt darauf ab, den pharmazeutischen Unternehmen, Wissenschaftlern, Ethik-Kommissionen, Behörden und Herausgebern von Zeitschriften einen Gemeinschaftsstandard zu liefern, der die einzigartigen Merkmale von homöopathischen Arzneimittelprüfungen herausarbeitet und ein Verständnis für die Natur von homöopathischen Arzneimittelprüfungen und ihrer zentralen Bedeutung für die Homöopathie schafft. Die Leitlinie führt „erforderliche" und „empfohlene" Elemente auf und gibt Hinweise zu dem Prüfpräparat, der Sicherheit, dem Design, den Teilnehmern, den Prüfern, der Dokumentation, der Qualitätssicherung, der Auswertung und der Berichterstattung.

Zusätzlich gibt es eine weitere Leitlinie aus den USA für homöopathische Arzneimittelprüfungen, die von der Homoeopathic Pharmacopoeia Convention of the United States (HPCUS) herausgegeben wurde und auf die in der Leitlinie des LHMI und ECH verwiesen wird: die HPCUS Proving Guidelines [9].

A.5.4.2.2 Studiendesigns für therapeutische klinische Prüfungen

Das Studiendesign muss in Abhängigkeit von dem Studienziel gewählt werden. Dabei muss unterschieden werden, ob das Therapiesetting einer homöopathischen Behandlung oder Wirksamkeit und Sicherheit eines homöopathischen Arzneimittels untersucht werden sollen. Daran knüpft sich auch die Entscheidung an, ob das Studiendesign experimentell oder vergleichsweise nahe an den Alltagsbedingungen gewählt wird.

Die klinische Prüfung sollte auf bereits verfügbaren wissenschaftlichen Daten aufbauen. Dabei muss bedacht werden, dass die Homöopathie auf einer über 200 Jahre alten Tradition beruht und es deshalb, wie auch bei vielen anderen komplementär- und naturheilkundlichen Therapierformen, ein großes Erfahrungswissen sowohl bei den Patienten als auch bei den Therapeuten gibt. Anders als bei chemisch-synthetischen Arzneimitteln haben Arzneimittel der Komplementärmedizin jedoch kein Entwicklungsprogramm durchlaufen, das aus Grundlagenforschung zum physiologischen Angriffspunkt (Target) und der Identifizierung und Synthese des Wirkstoffes sowie präklinischer und klinischer Forschung besteht und schließlich in die Zulassung des Arzneimittels mündet. Um die einzigartigen Aspekte der Komplementärmedizin zu berücksichtigen, schlagen Fønnebø *et al.* deshalb für komplementärmedizinische Arzneimittel ein fünfstufiges Forschungskonzept in umgekehrter Reihenfolge, verglichen mit chemisch-synthetischen Arzneimitteln, vor. Aufbauend auf der klinischen Erfahrung sollen zunächst der Kontext, die Paradigmen, das erkenntnistheoretische Verständnis und die Anwendung unter Alltagsbedingungen dokumentiert werden. Im nächsten Schritt wird der Sicherheitsstatus erhoben und anschließend werden Daten zur vergleichenden Wirksamkeit (Effectiveness) gewonnen. Im vierten und fünften Schritt wird schließlich die konfirmatorische Bestätigung der Wirkung (Efficacy) angestrebt und der Wirkmechanismus erforscht [10].

Im Folgenden werden unterschiedliche Arten von klinischen Prüfungen mit homöopathischen Arzneimitteln aufgeführt, Beispiele dafür genannt und ihre Besonderheiten aufgezeigt:

1. Klinische Prüfungen, in der die Testgruppe eine individualisierte Therapie mit frei gewählten homöopathischen Einzelmitteln für ein bestimmtes Anwendungsgebiet im Sinne der klassischen Homöopathie erhält. Beispiele für diese Prüfungen sind die Studien, die Mathie *et al.* 2014 und 2018 in ihren systematischen Reviews und Metaanalysen publiziert haben [11,12]. Sie unterschieden dabei zwischen placebokontrollierten Studien und solchen, die eine andere Kontrollgruppe als Placebo hatten.
   Für diesen Studientyp sind in Bezug auf die Qualifikation der teilnehmenden Prüfärzte und der Behandlung der Testgruppe homöopathiespezifische Besonderheiten während der Planung und Durchführung der klinischen Prüfung zu beachten ▸ Kap. A.5.4.2.3). In Abhängigkeit vom Studienziel muss ferner überlegt werden, ob die Kontrollgruppe ebenfalls eine homöopathische Anamnese erhält.
   Eine Unterart ist das von Frei *et al.* entwickelte Responder-only-Design. Dabei werden in einer offenen Run-in-Phase die Patienten selektiert, die auf die homöopathische Behandlung ansprechen. Nur diese werden in die sich anschließende doppelblinde, placebokontrollierte klinische Prüfung überführt [13].

2. Klinische Prüfungen, die mit einem begrenzten Set an homöopathischen Einzelmitteln in einem bestimmten Anwendungsgebiet durchgeführt werden. Bei diesem Studientyp wird ein semi-standardisiertes Protokoll entwickelt, das einen Algorithmus für die Behandlung mit einer begrenzten Anzahl von homöopathischen Einzelmitteln vorsieht. Ein Beispiel hierfür ist die Studie von Klein-Laansma *et al.* an Patientinnen mit prämenstruellem Syndrom [14].
3. Klinische Prüfungen mit einem homöopathischen Einzelmittel, das in der Studie in einer bestimmten Indikation angewendet wird. Ein Studienprotokoll für diese Art von klinischer Prüfung wurde z. B. von Raak *et al.* publiziert [15].
4. Klinische Prüfungen mit homöopathischen Komplexmitteln. Komplexmittel sind häufig zugelassene Arzneimittel, d. h. Arzneimittel mit Angabe eines Anwendungsgebietes. Die Begründung für die Kombination der im Komplexmittel enthaltenen Wirkstoffe liegt im gemeinsamen Beitrag zum Anwendungsgebiet. Diese klinischen Prüfungen gleichen Studien mit chemisch-synthetischen Wirkstoffen. Beispielhaft für diese Studienart sei die Studie von Thinesse-Mallwitz *et al.* genannt [16].
5. N-of-1-Klinische-Prüfung. Dieses Design wurde von Ulbrich-Zürni *et al.* vorgestellt [17]. Das in der Homöopathie wichtige Prinzip der Individualisierung kann mit diesem Design berücksichtigt werden. Die N-of-1-Klinische-Prüfung wendet die Prinzipien des konventionellen Cross-overs an einem einzelnen Patienten an. Die zu untersuchende Behandlung und der Komparator werden dabei in einer randomisierten Reihenfolge und mit geeigneter Auswaschzeit über einen definierten Zeitraum wiederholt. Die praktische Umsetzung des vorgeschlagenen Designs in der Homöopathie steht noch aus.

A.5.4.2.3 Besonderheiten bei der Planung und Durchführung klinischer Prüfungen

Mathie *et al.* haben einen aus 6 Domänen bestehenden Kriterienkatalog zur Beurteilung der Modellvalidität der homöopathischen Behandlung in klinischen Prüfungen entwickelt [18]. Wenngleich diese Kriterien für die Beurteilung bereits durchgeführter klinischer Prüfungen im Rahmen der Erstellung von systematischen Übersichtsarbeiten entwickelt wurden, geben sie doch gleichzeitig wertvolle Hinweise für die Planung klinischer Prüfungen mit homöopathischen Arzneimitteln im Hinblick auf die Rationale, die Beachtung homöopathischer Prinzipien, die Wahl der Prüfer, die Dauer der Beobachtung und die Zielparameter und deren Sensitivität. Auf weitere Besonderheiten wird in den folgenden Unterkapiteln eingegangen.

A.5.4.2.3.1 Qualifikation der Prüfärzte

Für klinische Prüfungen zu einer individualisierten Therapie mit homöopathischen Einzelmitteln muss zusätzlich zur GCP-Qualifizierung gemäß dem Curriculum der BÄK darauf geachtet werden, dass die Prüfärzte eine Ausbildung in klassischer Homöopathie besitzen. Dies kann z. B. durch das Homöopathie-Diplom nachgewiesen werden, das vom Deutschen Zentralverein homöopathischer Ärzte (DZVhÄ) als anerkanntes ärztliches Ausbildungszertifikat vergeben wird. Dahingegen kann die klinische Homöopathie auch von Ärzten eingesetzt werden, die sich noch nicht näher mit der Homöopathie beschäftigt haben.

A.5.4.2.3.2 Erhebung von Wirksamkeits- und Sicherheitsparametern unter Berücksichtigung der Erstverschlimmerung

Zu Beginn einer homöopathischen Behandlung kann bei besonders empfindsamen Menschen eine sog. Erstverschlimmerung bzw. Erstreaktion auftreten. Diese ist gekennzeichnet durch eine Verbesserung des Allgemeinzustandes bei gleichzeitiger Verstärkung einzelner, bereits bestehender Symptome. Bei akuten Erkrankungen kann sie in den ersten Stunden nach Therapiebeginn auftreten und wird als positives Zeichen für die richtige Arzneimittelwahl angesehen. Bei chronischen Krankheiten ist sie ein Zeichen für eine *„zu große Gabe der Arznei"* [4,7].

Bei der Festlegung des Zeitpunktes der Bestimmung von Endpunkten für Wirksamkeitsparameter akuter Erkrankungen ist die Erstverschlimmerung zu berücksichtigen.

In Bezug auf Sicherheitsparameter gilt festzuhalten, dass nach Ansicht der Kommission D, der Expertenkommission des BfArM, die homöopathische Erstverschlimmerung zwar eine Reaktion auf das Arzneimittel darstellt, diese aber i. d. R. die Kriterien „schädlich" und „unbeabsichtigt" nicht erfüllt und deshalb nicht als

Nebenwirkung zu klassifizieren ist [19]. Diese Auffassung teilt auch die Homeopathic Medicinal Products Working Group (HMPWG) der Heads of Medicines Agencies (HMA) [20]. Die Entscheidung, ob es sich um ein unerwünschtes Ereignis oder eine Erstverschlimmerung handelt, trifft der homöopathieerfahrene Prüfarzt. Beide Ereignisse werden dokumentiert. Grundsätzlich gilt, dass auch bei klinischen Prüfungen mit homöopathischen Prüfpräparaten alle unerwünschten Ereignisse von der Prüfstelle dokumentiert und vom Sponsor ausgewertet werden müssen. Sollte ein schwerwiegendes unerwünschtes Ereignis oder ein Verdachtsfall einer unerwarteten schwerwiegenden Nebenwirkung (SUSAR) auftreten, müssen die entsprechenden Meldeverpflichtungen eingehalten werden. Details siehe ► Kap. A.7.2 Pharmakovigilanz (PV).

A.5.4.2.3.3 Homöopathisches Prüfpräparat und dessen Anwendung

Wie in jeder klinischen Prüfung muss das Prüfpräparat die Anforderungen der Guten Herstellungspraxis erfüllen und entsprechend den Vorgaben der Verordnung (EU) Nr. 536/2014 über die klinische Prüfung mit Humanarzneimitteln [21] gekennzeichnet sein. Ferner muss die Anwendung des Prüfpräparats genau spezifiziert werden. Vor allem für klinische Prüfungen mit individualisiert verabreichten homöopathischen Einzelmitteln müssen neben Darreichungsform, Dosierung, Potenz und Hersteller weitere Aspekte beachtet bzw. festgelegt werden:

- Nach welcher Herstellvorschrift wird das Prüfpräparat hergestellt? Die Herstellvorschrift legt unter anderem fest, welches Ausgangsmaterial verwendet wird (das z. B. bei Pflanzen die ober- oder unterirdischen Teile sein können) und nach welchem Verfahren die Rohsubstanzen verarbeitet werden. Weltweit existieren mehrere homöopathische Arzneibücher, die auch unterschiedliche Potenzierungsmethoden beschreiben.
- Ist die Potenz im Sinne einer Individualisierung frei wählbar?
- Kann die Häufigkeit der Gabe des homöopathischen Arzneimittels individuell angepasst werden und z. B. bei Besserung der Symptome reduziert werden?
- Kann das homöopathische Arzneimittel im Laufe der klinischen Prüfung gewechselt werden? Falls ja, gibt es Kriterien hierfür?
- Gibt es eine Vorgabe, nach welcher Methode repertorisiert wird, um das passende homöopathische Arzneimittel zu finden (z. B. Bönninghausen, Boger, Kent)?
- Gibt es eine Qualitätskontrolle für die Auswahl des homöopathischen Arzneimittels, und falls ja, wie sieht sie aus?
- Sind die Darreichungsform und der Verabreichungsweg festgelegt oder können sie variieren?

Auch bei klinischen Prüfungen mit homöopathischen Arzneimitteln muss der Verbleib der Prüfpräparate lückenlos dokumentiert werden und jederzeit nachvollziehbar sein. Diese Forderung gilt ohne Ausnahme, selbst wenn zahlreiche Prüfpräparate im Rahmen einer individualisierten homöopathischen Behandlung innerhalb der klinischen Prüfung eingesetzt werden. Zur Dokumentation gehört die in Kap. 4.6.3. der Guideline for Good Clinical Practice [22] festgelegte Aufzeichnung über die Lieferung des/der Prüfpräparate vom Sponsor an die jeweilige Prüfstelle, den Bestand in der Prüfstelle, die Ausgabe und Rücknahme an die einzelnen Prüfungsteilnehmer sowie die Rückgabe der unbenutzten Prüfpräparate an den Sponsor und deren Entsorgung. Für jeden einzelnen Schritt muss eine Bilanzierung erfolgen. Die Aufzeichnungen müssen Aufschluss über die Verwendung der Prüfpräparate durch den Prüfungsteilnehmer geben bzw. darüber, ob die im Prüfplan vorgeschriebenen Dosen verabreicht wurden. Auch die adäquate Lagerung der Prüfpräparate muss bis zur Ausgabe an einen Prüfungsteilnehmer dokumentiert werden.

A.5.4.2.3.4 Antrag auf Genehmigung der klinischen Prüfung

Die VO (EU) 536/2014 legt im Anhang 1 fest, dass der Sponsor u. a. ein Prüfpräparate-Dossier vorlegen muss, um eine Genehmigung für die Durchführung der klinischen Prüfung zu erhalten. Unter bestimmten Voraussetzungen (für Details siehe Tab. 1 der VO (EU) 536/2014 [21]) kann der Antragsteller auf die Fachinformation des Prüfpräparates verweisen und ein vereinfachtes Prüfpräparate-Dossier einreichen. Gemäß § 11a Abs. 1 Satz 7 AMG ist der pharmazeutische Hersteller homöopathischer Arzneimittel von der Anforderung, eine Fachinformation zur Verfügung zu stellen, befreit. Deshalb kann dem Antrag auf Genehmigung einer klinischen

Prüfung, die die o. g. Kriterien erfüllt, anstelle der Fachinformation die Packungsbeilage beigefügt werden [25]. Alle anderen Vorgaben zum Prüfpräparat im Genehmigungsantrag müssen erfüllt werden, wie z. B. die Bereitstellung der Herstellerlaubnis oder die Einreichung von Unterlagen zur studienspezifischen Verpackung und Kennzeichnung.

Für klinische Prüfungen, in der die Testgruppe eine individualisierte Therapie mit homöopathischen Einzelmitteln erhält, gestaltet sich die Definition der Prüfpräparate herausfordernd. Es empfiehlt sich, alle für das zu untersuchende Anwendungsgebiet in Frage kommenden homöopathischen Arzneimittel aufzulisten, wenngleich diese Liste sehr umfangreich sein kann. Dieses Vorgehen ermöglicht, jedem einzelnen gelisteten Arzneimittel eine Referenzinformation zur Sicherheit, die sog. Reference Safety Information (RSI), zuzuweisen. Dieser Schritt ist notwendig, um für ein im Verlauf der klinischen Prüfung auftretendes unerwünschtes Ereignis zu prüfen, ob es unerwartet ist und die Kriterien eines SUSAR erfüllt (▶ Kap. A.5.4.2.3.2). Dazu muss im Vorfeld eine Referenzinformation festgelegt werden, die zu erwartende Nebenwirkungen definiert. Das kann/können entweder die Packungsbeilage(n) sein, falls die o. g. Kriterien erfüllt sind, oder es muss vom Sponsor eine Prüferinformation, die sog. Investigator's Brochure, erstellt werden.

A.5.4.2.4 Ergebnispräsentation

Die Dokumentations- und Mitteilungspflichten des Sponsors gem. VO (EU) 536/2014 [21] gelten auch für alle klinische Prüfungen mit homöopathischen Arzneimitteln. Die Darstellung klinischer Prüfungen in Veröffentlichungen erfolgt unter Berücksichtigung des CONSORT Statements (CONSORT – Consolidated Standards of Reporting Trials) [23]. Für die Berichterstattung über klinische Prüfungen mit homöopathischen Arzneimitteln wurden 28 zusätzliche Kriterien entwickelt: die RedHot-Kriterien (RedHot = Reporting Data on Homeopathic Treatments) [24].

Die 28 Zusatzkriterien lassen sich in 8 Hauptgruppen zusammenfassen. Sie ergänzen die Items Einleitung, Probanden/Patienten, Intervention/Behandlung und Schaden des CONSORT-Statements. Die RedHot-Kriterien wurden entwickelt, um zu gewährleisten, dass die Publikationen detaillierte Angaben über die Verschreibungs- und Arzneimittelfindungsstrategien bzw. Behandlungen enthalten, die wesentlich für die Nachvollziehbarkeit sind. Sie wurden von einer internationalen Expertenkommission in einem mehrstufigen Verfahren entwickelt.

Literatur

[1] Arzneimittelgesetz (AMG) in der Fassung der Bekanntmachung v. 12. Dez. 2005 (BGBl. I S. 3394), zuletzt geändert durch Art. 1 des Gesetzes v. 19.07.2023 (BGBl. I S. 197). https://www.gesetze-im-internet.de/amg_1976/

[2] BfArM. Kriterien für Erkenntnismaterial zu klinischen Indikationen in der Homöopathie. Stand: 09. Okt. 2002. https://www.bfarm.de/DE/Arzneimittel/Zulassung/Zulassungsarten/Besondere-Therapierichtungen-und-traditionelle-Arzneimittel/Homoeopathische-und-anthroposophische-Arzneimittel/KriterienIndikationen.html

[3] Arzneimittelprüfrichtlinien-Verordnung v. 8. Jan. 2016 (BGBl. I S. 47). https://www.gesetze-im-internet.de/ampv/AMPV.pdf

[4] Köhler G. Lehrbuch der Homöopathie. Bd. 1 Grundlagen und Anwendung. 10. A. Stuttgart: Haug; 2012

[5] Beer AM. Homöopathika als Alternative zu Synthetika? MMW Fortschr Med 2018;160(6):60-2

[6] Genneper T, Wegner A, (Hrsg.). Lehrbuch der Homöopathie. Grundlagen und Praxis. 2. A. Stuttgart: Haug; 2004

[7] Teut M, Dahler J, Lucae C, Koch U. Kursbuch Homöopathie. München: Urban & Fischer/Elsevier; 2008

[8] Liga Medicorum Homoeopathica Internationalis, European Committee for Homeopathy. Homeopathic Proving Guidelines. 1/e, May 2014. https://homeopathyeurope.org/downloads/project-one/Main-guidelines-v1-English.pdf

[9] Homœopathic Pharmacopœia of the United States. HPCUS Proving Guidelines. Homœopathic Pharmacopœia Convention of the United States. Rev. 2. April 11, 2015. https://www.hpus.com/HPCUS-Proving-Guidelines-2015.pdf

[10] Fønnebø V, Grimsgaard S, Walach H, Ritenbaugh C, Norheim AJ, MacPherson H, et al. Researching complementary and alternative treatments – the gatekeepers are not at home. BMC Med Res Methodol 2007;7:7

[11] Mathie RT, Lloyd SM, Legg LA, Clausen J, Moss S, Davidson JR, et al. Randomised placebo-controlled trials of individualised homeopathic treatment: systematic review and meta-analysis. Syst Rev 2014;3:142

[12] Mathie RT, Ulbrich-Zürni S, Viksveen P, Roberts ER, Baitson ES, Legg LA, et al. Systematic Review and Meta-Analysis of Randomised, Other-than-Placebo Controlled, Trials of Individualised Homeopathic Treatment. Homeopathy 2018;107(4):229-43

[13] Frei H, Everts R, von Ammon K, Kaufmann F, Walther D, Hsu-Schmitz SF, et al. Homeopathic treatment of children with attention deficit hyperactivity disorder: a randomised, double blind, placebo controlled crossover trial. Eur J Pediatr 2005;164(12):758-67

[14] Klein-Laansma CT, Jansen JC, van Tilborgh AJ, Van der Windt DA, Mathie RT, Rutten AL. Semi-standardised homeopathic treatment of premenstrual syndrome with a limited number of medicines: feasibility study. Homeopathy 2010;99(3):192-204

[15] Raak C, Scharbrodt W, Berger B, Büssing A, Geißen R, Ostermann T. Hypericum perforatum to improve post-operative Pain Outcome after monosegmental Spinal microdiscectomy (HYPOS): a study protocol for a randomised, double-blind, placebo-controlled trial. Trials 2018;19(1):253

[16] Thinesse-Mallwitz M, Maydannik V, Keller T, Klement P. A Homeopathic Combination Preparation in the Treatment of Feverish Upper Respiratory Tract Infections: An International Randomized Controlled Trial. Forsch Komplementmed 2015;22(3):163-70

[17] Ulbrich-Zürni S, Teut M, Roll S, Mathie RT. The N-of-1 Clinical Trial: A Timely Research Opportunity in Homeopathy. Homeopathy 2018;107(1):10-8

[18] Mathie RT, Roniger H, Van Wassenhoven M, Frye J, Jacobs J, Oberbaum M, et al. Method for appraising model validity of randomised controlled trials of homeopathic treatment: multi-rater concordance study. BMC Med Res Methodol 2012;12:49

[19] BfArM. Ergebnisprotokoll der 34. Sitzung der Kommission nach § 25 Abs. 6 und Abs. 7 AMG für den humanmedizinischen Bereich, homöopathische Therapierichtung (Kommission D) am 06. Juli 2016. https://www.bfarm.de/SharedDocs/Downloads/DE/Arzneimittel/Zulassung/zulassungsarten/besTherap/amAnthropo/protokolle/KommD_Erg_34_20160706.pdf?__blob=publicationFile&v=2

[20] Heads of Medicines Agencies (HMA). Homeopathic Medicinal Product Working Group (HMPWG). List of terms used in homeopathy related to homeopathic medicinal products. Adopted by HMA 27. Nov 2014. https://www.hma.eu/fileadmin/dateien/Human_Medicines/01-About_HMA/Working_Groups/HMPWG/2014_11_HMPWG_LIST_OF_TERMS_Adopted.pdf

[21] Verordnung (EU) Nr. 536/2014 des Europäischen Parlaments und des Rates v. 16. Apr. 2014 über klinische Prüfungen mit Humanarzneimitteln und zur Aufhebung der Richtlinie 2001/20/EG

[22] European Medicines Agency (EMA). Guideline for good clinical practice E6(R2) – Step 5, 14 June 2017; EMA/CHMP/ICH/135/1995. https://www.ema.europa.eu/en/documents/scientific-guideline/ich-e-6-r2-guideline-good-clinical-practice-step-5_en.pdf

[23] Schulz KF, Altman DG, Moher D. CONSORT 2010 Statement: updated guidelines for reporting parallel group randomised trials. BMC Med 2010;8:18

[24] Dean ME, Coulter MK, Fisher P, Jobst K, Walach H. Reporting data on homeopathic treatments (RedHot): a supplement to CONSORT. Forsch Komplementmed 2006;13(6):368-71. DOI: 10.1016/j.homp.2006.11.006

[25] Persönliche Korrespondenz des Autors mit dem BfArM vom 29.07.2010

Der letzte Zugriff auf alle Links erfolgte am 27.11.2023.

A.6 Prüfpräparate

A.6.1 Herstellung, Prüfung und Freigabe klinischer Prüfarzneimittel aus Sponsorensicht

K. Thaele, A. Zobel, S. Zietze

A.6.1.1 Rechtliche Grundlagen

Die Herstellung, Prüfung und Freigabe von Arzneimitteln muss in Europa gemäß der Guten Herstellungspraxis (GMP) erfolgen [1]. EudraLex Vol. 4 Good Manufacturing Practice (GMP) Guidelines listet hierzu die grundsätzlichen GMP-Anforderungen an Arzneimittel.

Am 16. April 2014 wurde die Verordnung (EU) Nr. 536/2014 zur Aufhebung der Richtlinie 2001/20/EG im Europäischen Amtsblatt verkündet [3]. Die Anwendung erfolgte erst nachdem durch die Europäische Kommission veröffentlicht wurde, dass das neue EU-Portal für klinische Prüfungen und die dazugehörige Datenbank (Clinical Trials Information System, CTIS) voll funktionstüchtig gewesen sind [4,5] (► Kap. A.2 Änderungen unter Verordnung (EU) 536/2014 und AMG).

Nachdem die Verordnung (EU) Nr. 536/2014 Anwendung findet, sind die detaillierten Regelungen zur Herstellung, Testung und Freigabe der klinischen Prüfarzneimittel in der Delegierten Verordnung (EU) 2017/1569 [7] und in der „Detailed Commission guidelines on good manufacturing practice for investigational medicinal products for human use" anzuwenden [8].

Die bisherigen rechtlichen Grundlagen ergaben sich aus der Richtlinie 2001/83/EG [30], die festlegt, dass der Inhaber einer Herstellungserlaubnis für Arzneimittel die GMP-Regeln einzuhalten hat sowie der Richtlinie 2001/20/EG [2], die dies auch hinsichtlich der in klinischen Prüfungen eingesetzten Prüfpräparate für den Antragsteller festlegte. Die Bestimmungen dieser europäischen Richtlinien wurden in deutsches Recht im Arzneimittelgesetz (AMG) [29], der Arzneimittel- und Wirkstoffherstellungsverordnung (AMWHV) [24] und der GCP-Verordnung (GCP-V) umgesetzt [31].

Ausführliche Erläuterungen dazu gab die 3. Bekanntmachung von BfArM und PEI zur klinischen Prüfung von Arzneimitteln am Menschen [34]. Detaillierte Regelungen für die Herstellung, Testung und Freigabe von Klinischen Prüfmustern fanden sich im GMP-Annex 13 „Investigational Medicinal Products", der auch in einer deutschen Übersetzung des Bundesministeriums für Gesundheit zur Verfügung stand [6].

Die Anwendung der Verordnung (EU) Nr. 536/2014 erfolgt seit dem 31.01.2023. Während eines Übergangszeitraums, der für einen Zeitraum von 3 Jahren ab dem Zeitpunkt des Inkrafttretens der Verordnung gilt, gelten jeweils die Regelungen entsprechend den Rechtsvorschriften, nach denen die klinische Prüfung durchgeführt wird. Da derzeit noch viele klinische Studien nach der Richtlinie 2001/20/EG [2] durchgeführt werden, wird im Folgenden jeweils auf beide Regelungen Bezug genommen.

Die geltenden Anforderungen für Herstellung, Testung und Freigabe von klinischen Prüfpräparaten bleiben im Hinblick auf die neuen Bestimmungen der Verordnung (EU) Nr. 536/2014 weitgehend unverändert. Mit der direkt verbindlichen Verordnung wird jedoch eine einheitlichere Umsetzung in den Mitgliedstaaten erreicht. In einzelnen Details ergeben sich Unterschiede z. B. bezüglich der Kennzeichnung der klinischen Prüfarzneimittel [3,6].

Die Anforderungen der europäischen GMP-Standards für die Herstellung, Prüfung und Freigabe von klinischen Prüfarzneimitteln [6] sind derzeit und auch in Zukunft zu befolgen, wenn das Prüfarzneimittel bei einem

„Drittlandhersteller", d. h. einer Firma oder Person mit Sitz außerhalb des Europäischen Wirtschaftsraumes (EWR) produziert wird.

Bei der Einfuhr von klinischen Prüfpräparaten aus Nicht-EU-Staaten ist somit sicherzustellen, dass diese Produkte unter Verwendung eines Qualitätsstandards hergestellt wurden, der mindestens gleichwertig mit den EU-GMP-Standards ist.

Die Freigabe zur Verwendung eines Prüfpräparates muss in einem Mitgliedstaat der Europäischen Union oder den Ländern des EWR erfolgen. Diese Freigabe darf nur erfolgen, wenn die zum Zeitpunkt der Freigabe geltenden arzneimittelrechtlichen Vorschriften erfüllt sind [6–8].

Definition eines klinischen Prüfpräparates (Investigational Medicinal Product – IMP) [32]

Klinische Prüfpräparate sind Darreichungsformen von Wirkstoffen oder Placebos, die in einer klinischen Prüfung am Menschen geprüft oder als Vergleichspräparate verwendet oder zum Erzeugen bestimmter Reaktionen am Menschen eingesetzt werden.

Dazu gehören Arzneimittel, die nicht zugelassen sind und zugelassene Arzneimittel, wenn diese im Rahmen einer klinischen Prüfung am Menschen in einer anderen als der zugelassenen Darreichungsform oder für ein nicht zugelassenes Anwendungsgebiet oder zum Erhalt zusätzlicher Informationen über das zugelassene Arzneimittel eingesetzt werden (§ 2 Nr. 7 AMWHV [24] i. V. m. § 3 Abs. 3 GCP-V [31] (alt) bzw. EU-VO 536/2014 Punkt 54 (neu)). Auch sog. Provokationssubstanzen, die in einer klinischen Prüfung eingesetzt werden, um bestimmte Reaktionen am Menschen zu erzeugen, sind Prüfpräparate im Sinne der EU-VO 536/2014.

Nicht unter den Begriff des Prüfpräparates fallen Arzneimittel, die Studienteilnehmer als Zusatz- oder Ausweichmedikation aus präventiven, diagnostischen oder therapeutischen Gründen und/oder zur Sicherstellung einer adäquaten medizinischen Versorgung erhalten (EU-GMP-Leitfaden Annex 13, Hinweis S. 1 [6]).

Abgabe von klinischen Prüfpräparaten

Im Rahmen von klinischen Prüfungen können Arzneimittel von pharmazeutischen Unternehmen direkt an beteiligte Krankenhäuser und Ärzte abgegeben werden, die an der klinischen Prüfung teilnehmen. Diese direkte Abgabe von Arzneimitteln ist nach § 47 Abs. 1 Nr. 2 AMG geregelt. Die Arzneimittel müssen kostenlos abgegeben werden und mit dem Hinweis „Zur klinischen Prüfung bestimmt" versehen sein [29].

Die grundlegenden Anforderungen an Herstellung, Kennzeichnung, Prüfung und Freigabe klinischer Prüfarzneimittel [6–8] werden im Folgenden dargelegt.

A.6.1.1.1 Übereinstimmung des Prüfarzneimittels mit der Genehmigung für eine klinische Prüfung

Für die Genehmigung einer klinischen Prüfung muss das Investigational Medicinal Product Dossier (IMPD) eingereicht werden, welches die Qualitätsanforderungen an das Prüfarzneimittel bezüglich des Wirkstoffes und der Arzneiform festlegt.

Dieses Dossier ist die Basis für die zuständige Bundesoberbehörde, um der klinischen Prüfung zuzustimmen oder ggf. Nachforderungen zu stellen.

Es ist vom Sponsor sicherzustellen, dass das jeweilige Prüfarzneimittel nur zur Anwendung in der klinischen Prüfung kommt, wenn eine Übereinstimmung der zu verwendenden Charge mit diesem Dossier gegeben ist (► Kap. A.6.1.1.9 und ► Kap. A.6.1.1.10).

Die detaillierten Anforderungen für die Erstellung dieses Dossiers sind abrufbar in EudraLex Vol. 10, Clinical trials guidelines [9–14].

A.6.1.1.2 Qualitätsmanagementsystem/Herstellungs- und Einfuhrerlaubnis

Die Herstellung, Prüfung und Freigabe des Prüfarzneimittels muss im Rahmen eines Qualitätssicherungssystems (QSS) auf der Basis der GMP-Regeln erfolgen. Das Qualitätssicherungssystem beinhaltet eine ordnungsgemäße Dokumentation und schriftliche Anweisungen für alle qualitätsrelevanten Tätigkeiten.

Für die Festlegung des pharmazeutischen QSS ist der jeweilige Sponsor und somit bei pharmazeutischen Unternehmen als Sponsoren die Geschäftsleitung zusammen mit den Fachabteilungen verantwortlich (EMA/ICH-Leitlinie Q10 [35]); bei Investigator Initiated Trials (IITs) ist dies analog die Leitung der Organisation, die als Sponsor agiert. Das Qualitätssicherungssystem ist die Basis für die Erteilung einer Herstellungs- und Einfuhrerlaubnis für klinische Prüfpräparate. Eine Herstellungs- und Einfuhrerlaubnis wird durch die zuständigen Behörden der Bundesländer [27] nur nach einer erfolgreich bestandenen Inspektion erteilt. Eine Folgeinspektion erfolgt i. d. R. alle 3 Jahre.

Herstellung, Prüfung und Freigabe dürfen nur in Betrieben erfolgen, die hierfür die notwendige Erlaubnis haben. Hierbei muss die Art der Tätigkeiten eindeutig und vollständig in der Erlaubnis aufgeführt sein.

Nach § 40 Abs. 1 AMG müssen zum Schutz des Menschen bei jeder klinischen Prüfung mit Arzneimitteln die GMP-Regeln eingehalten werden. Das gilt somit auch für klinische Prüfungen, die z. B. von universitären Einrichtungen, nichtuniversitären Kliniken oder anderen primär nichtkommerziellen Forschungseinrichtungen veranlasst sind (sog. nichtkommerzielle klinische Prüfungen, prüferinitiierte klinische Prüfungen, Investigator Initiated Trials (IIT)). Ihr Ziel ist nicht die Arzneimittelzulassung oder die Weiterentwicklung eines zugelassenen Arzneimittels durch ein pharmazeutisches Unternehmen, sondern eine Verbesserung der medizinischen Behandlung aufgrund der in der klinischen Prüfung gewonnenen Erkenntnisse [33].

Um die Durchführung dieser klinischen Prüfungen zu vereinfachen, gibt es verschiedene arzneimittelrechtliche Erleichterungen – auch betreffend der Herstellung bzw. Kennzeichnung von Prüfpräparaten. Die Erleichterungen ergeben sich vor allem daraus, dass IIT-Studien i. d. R. mit zugelassenen Arzneimitteln durchgeführt werden, für deren Verwendung als Prüfarzneimittel Erleichterungen in der GCP-V (z. B. § 5 Abs. 8 und § 7 Abs. 5 [31] (alt)) oder der EU-VO 536/2014 Punkt 11 [3] vorgesehen sind.

Die Herstellungs- und Einfuhrerlaubnisse (MIA) können in der öffentlich zugänglichen EudraGMDP-Datenbank [28] abgefragt werden.

A.6.1.1.3 Produktspezifikation – Product Specification File

Die Anforderungen an die Produktqualität müssen in einem „Product Specification File" festgeschrieben sein und müssen mit dem Dossier übereinstimmen, mit dem die klinische Prüfung beantragt wurde. Sofern die Herstellung, Prüfung und Freigabe in verschiedenen Standorten oder Firmen erfolgt, sollten jeweils die Vorgaben für den entsprechenden Schritt festgelegt werden, für den die Herstellungsstätte verantwortlich ist. Im Verlauf der Entwicklung des neuen Arzneimittels muss die Produktspezifikation kontinuierlich mit neuen Erkenntnissen ergänzt werden. Die vorgenommenen Änderungen müssen eindeutig nachvollziehbar sein.

Hierbei sind u. a. folgende Aspekte festzulegen:

- Spezifikationen und analytische Methoden für die Testung der Ausgangsmaterialien, Verpackungsmaterialien, der Zwischenprodukte, der Bulkware und des Fertigprodukts
- Herstellungsmethoden
- Inprozess-Testungen mit den zugehörigen Methoden
- Freigabedokumentation zu der zu verwendenden Kennzeichnung und Etikettierung
- Autorisierung der klinischen Prüfung sowie Änderungen des Prüfplans
- Randomisierungscodes, sofern eine Randomisierung erfolgt
- Stabilitätspläne und -berichte
- Regelungen bez. der Referenz- und Rückstellmuster
- Lagerungs- und Transportanforderungen

- genaue Beschreibung der kompletten Lieferkette (Herstellung, Verpackung, Etikettierung und Testung)

Diese Liste ist nicht vollständig, sondern gemäß Anhang 13 des GMP-Leitfadens bzw. (8) der Delegierten Verordnung 2017/1569 ggf. in Abhängigkeit vom Produkt und dessen Entwicklungsstatus zu ergänzen.

A.6.1.1.4 Personal

Wie in anderen GMP-Prozessen auch muss für die Herstellung, Testung und Freigabe qualifiziertes Personal in ausreichender Zahl vorhanden sein, um sicherzustellen, dass die Prüfpräparate die erforderliche Qualität aufweisen.

Alle Mitarbeiter müssen hierbei für ihre Tätigkeit in einem dokumentierten Schulungsprogramm geschult sowie der Erfolg der Schulung überprüft und dokumentiert werden. Hierbei ist besonderer Wert auf die speziellen Anforderungen der klinischen Prüfpräparate zu legen (z. B. Verblindung von klinischen Prüfpräparaten für Doppelblindstudien).

Für die verschiedenen Bereiche der Herstellung, Testung und Freigabe von klinischen Prüfpräparaten ist Personal in Schlüsselstellung erforderlich (Garantenträger). Diese Funktionen sind analog zur Herstellung von vermarkteten Arzneimitteln festgelegt:

- Leiter der Herstellung (LdH)
- Leiter der Qualitätskontrolle (LdQ)
- Sachkundige Person (Qualified Person, QP)

Für das Personal in Schlüsselstellung sind Arbeitsplatzbeschreibungen vorzulegen. Durch die Geschäftsführung muss sichergestellt werden, dass diesen Mitarbeitern ausreichende Befugnisse eingeräumt werden, so dass sie ihrer Verantwortung nachkommen können.

Die hierarchischen Beziehungen sind in einem Organigramm festzuhalten.

Ein Schwerpunkt dieses Beitrags liegt auf der Rolle der Garantenträger im Bereich der Herstellung von klinischen Prüfpräparaten.

A.6.1.1.5 Betriebsräume und Ausrüstung

Das herstellende Unternehmen hat dafür Sorge zu tragen, dass die Betriebsräume und die Ausrüstung so angelegt, konstruiert, nachgerüstet und instandgehalten sind, dass sie für die beabsichtigten Zwecke geeignet sind. Hierbei ist das Risiko von Fehlern zu minimieren und eine wirksame Reinigung und Wartung sicherzustellen, um Verunreinigungen und Kreuzkontaminationen zwischen verschiedenen Produkten zu verhindern.

Bei der Herstellung von klinischen Prüfarzneimitteln ist insbesondere zu berücksichtigen, dass ggf. – bedingt durch die Phase der Entwicklung – das toxikologische Profil des Prüfarzneimittels noch nicht vollständig bekannt ist. Die Toxikologie, Wirksamkeit und das allergisierende Potenzial des neuen Wirkstoffes können zu diesem Zeitpunkt teilweise noch nicht komplett beurteilt werden. Somit sind in einem Risikomanagementprozess das Risiko von Kreuzkontaminationen zu bewerten und entsprechende Maßnahmen festzulegen.

Wie bei anderen pharmazeutischen Herstellungsbetrieben unterliegen auch bei der Herstellung und Prüfung von klinischen Prüfmustern die Ausrüstung und die Betriebsräume einem Qualifizierungsprogramm [15].

A.6.1.1.6 Herstellung

Die Herstellung von Prüfarzneimitteln erfolgt unter der Verantwortung des Leiters der Herstellung (▶ Kap. A.6.1.1.4).

Die Herstellung und die durchzuführenden Inprozesskontrollen sind nach vorab erstellten und freigegebenen Herstellungsanweisungen und Verfahrensbeschreibungen durchzuführen. Diese müssen mit dem eingereichten Dossier (▶ Kap. A.6.1.1.1) und dem Product Specification File (▶ Kap. A.6.1.1.3) übereinstimmen.

Die Herstellung wird durch das herstellende Personal in einem Herstellungsprotokoll dokumentiert.

Wenn es bei der Herstellung zu Abweichungen von den Vorgaben kommt oder Produktmängel offensichtlich werden, müssen diese dokumentiert und die Ursache gründlich untersucht werden.

Die Herstellungsprozesse von Arzneimitteln sind gemäß EU-GMP zu validieren [15]. Hierbei ist die Prozessvalidierung der dokumentierte Beweis, dass der Prozess innerhalb der etablierten Parameter in der Lage ist, effektiv und reproduzierbar ein Arzneimittel herzustellen, welches den vorab festgelegten Spezifikationen und Qualitätsattributen entspricht.

Es liegt in der Natur einer Produktentwicklung, dass nicht alle Parameter bereits vollständig bekannt sind. Die Herstellungsprozesse sind deshalb in Abhängigkeit von der Produktentwicklungsphase zu validieren. Die Sicherheit der Teilnehmer der klinischen Prüfung ist hierbei ein wesentlicher Punkt für das notwendige Ausmaß der Validierung. So muss z. B. der Parameter Sterilität von sterilen oder aseptisch hergestellten Arzneimitteln auch schon in frühen Phasen der klinischen Prüfung vollständig validiert sein.

A.6.1.1.7 Qualitätskontrolle

Die Testung der Prüfpräparate erfolgt unter der Verantwortung des Leiters der Qualitätskontrolle (▶ Kap. A.6.1.1.4). Dieser muss hierbei unabhängig sein vom Leiter der Herstellung.

Die Qualitätskontrolle ist dafür verantwortlich, die erforderlichen Untersuchungen und Prüfungen der Ausgangsstoffe, der Verpackungsmaterialien, der Zwischenprodukte und der fertigen Prüfpräparate vorzunehmen. Diese Prüfungen müssen nach vorab erstellten und freigegebenen Prüfanweisungen und Spezifikationen erfolgen. Die Prüfanweisungen und Spezifikationen müssen sich in Übereinstimmung befinden mit dem eingereichten Dossier (▶ Kap. A.6.1.1.1) und dem Product Specification File (▶ Kap. A.6.1.1.3).

Anders als bei vermarkteten Arzneimitteln ist bei Prüfpräparaten bei der Einfuhr aus Drittländern in die Union eine erneute analytische Prüfung nicht vorgeschrieben.

A.6.1.1.8 Rückstellmuster und Proben

Es sind ausreichend Rückstellmuster und Proben von jeder Charge mindestens 2 Jahre nach Abschluss oder Abbruch der letzten klinischen Prüfung, bei der die betreffende Charge zur Anwendung kam, aufzubewahren. Bei potenziell auftretenden Fragen zur Arzneimittelqualität oder widersprüchlichen Studienergebnissen können so Qualität oder Produktidentität nachträglich untersucht werden. Auf Anforderung der überwachenden Länderbehörde [27] müssen die Muster kurzfristig den Behörden zur Verfügung gestellt werden. Sie sind – von wenigen Ausnahmen abgesehen – innerhalb der EU unter kontrollierten Bedingungen aufzubewahren.

Folgende Muster sind zu unterscheiden:

- Referenzproben (Reference Samples)

Die Referenzproben sind dafür bestimmt eine Nachanalyse der betreffenden Charge zu ermöglichen.

Referenzproben werden von Ausgangsstoffen, Verpackungsmaterialien, kritischen Zwischenprodukten und dem Fertigarzneimittel gebildet. Die Menge der Proben wird so gewählt, dass mindestens 2 Vollanalysen durchgeführt werden können.

- Rückstellmuster (Retention Samples)

Ein Rückstellmuster ist eine vollständig verpackte Einheit des Prüfarzneimittels. Rückstellmuster werden eingelagert, um die Präsentation, die Verpackung und Etikettierung, die aufgedruckte Chargennummer und das Verfallsdatum überprüfen zu können. Sie werden im Regelfall im Rahmen der Verpackung der Prüfarzneimittel mit hergestellt.

A.6.1.1.9 Zuständigkeiten der Sachkundigen Person

Klinische Prüfpräparate müssen vor ihrer Anwendung in der EU von einer Sachkundigen Person im Rahmen einer EU-Herstellungserlaubnis zertifiziert werden. Die Sachkundige Person hat hierbei die Chargendokumentation mit den Anforderungen des IMPDs (▶ Kap. A.6.1.1.1) und des Product Specification Files (▶ Kap. A.6.1.1.3) abzugleichen. Dieses wird in einem Freigaberegister und dem Chargenzertifikat/Batch Certificate (BC) dokumentiert [16,17]. Vor dieser Zertifizierung sind alle relevanten Qualitätsaspekte zu überprüfen. Zur Überprüfung werden die relevanten Qualitätsaufzeichnungen und Dokumente zu der betreffenden Charge herangezogen, u. a.:

- Chargenprotokoll, einschließlich Kontrollberichte
- Herstellungsbedingungen
- Validierungsstatus von Räumen, Ausrüstung, Verfahren und Methoden
- Stabilitätsberichte
- Lagerungs- und Transportbedingungen
- Audit-Berichte der Qualitätssicherungssysteme der Hersteller

Sofern eine Charge in verschiedenen Betriebsstätten unter der Aufsicht verschiedener Sachkundiger Personen hergestellt, verpackt oder getestet wurde, muss eine vertragliche Abgrenzung der pharmazeutischen Verantwortung erfolgen (Qualitätsvereinbarung). Die jeweilige Sachkundige Person bestätigt für den durchgeführten Prozessschritt mit einer unterschriebenen Erklärung, dass Übereinstimmung mit der Guten Herstellungspraxis und der Genehmigung einer klinischen Prüfung gemäß der Produktspezifikation und gemäß der Qualitätsvereinbarung besteht (Confirmation of Compliance of the partial manufacturing of a medicinal product, CoC). Die Sachkundige Person, die die Verantwortung für die finale Zertifizierung des Prüfarzneimittels übernimmt, referenziert das bzw. die CoCs der vorhergehenden Sachkundigen Personen.

Achtung: Die Abkürzung „CoC" wird außerhalb der EU anders verwendet und steht dort sehr häufig für „Certificate of Compliance". Hier gibt es häufig eine Konfusion, da das „Certificate of Compliance" dem geltenden Batch Certificate in der EU entspricht.

Bei einer Herstellung oder Testung von klinischen Prüfpräparaten außerhalb der EU ist vor der Zertifizierung durch die Sachkundige Person in der EU sicherzustellen, dass die Herstellung und Prüfung der Charge im Drittland im Rahmen eines Qualitätssicherungssystems erfolgt ist, welches den EU-GMP-Standards gleichwertig ist. Diese Kenntnis wird i. d. R. durch ein Audit des Qualitätssicherungssystems des Herstellers im Drittland erworben.

Für die zertifizierte Charge wird durch die Sachkundige Person das Chargenzertifikat (Batch Certificate, BC) ausgestellt, welches auf das anwendbare Recht referenziert [16,17]. Der Rechtsrahmen ändert sich mit der Anwendbarkeit der Verordnung (EU) Nr. 536/2014: Jetzt zertifiziert die Sachkundige Person, dass die Anforderungen des Art. 62(1) der Verordnung (EU) Nr. 536/2014 und des Art. 4 der Delegierten Verordnung (EU) 2017/1569 erfüllt sind [7,8].

Solange allerdings noch die Regelungen der Richtlinie 2001/20/EG Anwendung finden, bestätigt die Sachkundige Person auf dem Chargenzertifikat, dass für die zertifizierte Charge die Anforderungen des Art. 13 Abs. 3 der Richtlinie 2001/20/EG erfüllt sind [2]. Dies gilt für alle laufenden klinischen Studien, die noch gemäß der alten Richtlinie beantragt wurden (EU-VO Nr. 536/2014 Punkt 79).

A.6.1.1.10 Versand der klinischen Prüfpräparate – Zweistufiges Freigabeverfahren

Gefertigte Prüfpräparate müssen unter der Kontrolle des Sponsors verbleiben, bis ein zweistufiges Verfahren abgeschlossen wurde. Vorher dürfen sie nicht für die Anwendung in der klinischen Prüfung ausgeliefert werden. Der Rechtsrahmen für den Beginn der klinischen Prüfung ändert sich mit der Anwendbarkeit der Verordnung (EU) Nr. 536/2014 [4,5], unbenommen davon wird aber die Anforderung eines zweistufigen Freigabeverfahrens unverändert bleiben.

Stufe 1 Zertifizierung durch die Sachkundige Person (▶ Kap. A.6.1.1.9)

Stufe 2 Bestätigung durch den Sponsor, dass die Anforderungen zur Verwendung des Prüfarzneimittels im Rahmen einer klinischen Prüfung erfüllt sind.

Beide Schritte sind vor Auslieferung der Charge zur Anwendung durchzuführen und zu dokumentieren.

Eine wichtige Anforderung zum Versand der klinischen Prüfpräparate ist, dass die Weitergabe von Prüfpräparaten von einer Prüfstelle zur anderen – „Site-to-Site Transfer" – (z. B. wegen nicht genügender Menge an verfügbaren Prüfarzneimittel) unbedingt eine Ausnahme bleiben muss. In diesem Ausnahmefall ist der ordnungsgemäße Zustand der Prüfarzneimittel mit Unterlagen zu den Lagerungsbedingungen und Monitoringberichten zu belegen. Der Rat einer Sachkundigen Person sollte eingeholt werden.

A.6.1.1.11 Beanstandungen, Produktrückruf, Entblindung in Notfallsituationen

Sofern es im Rahmen der klinischen Prüfung zu Beanstandungen hinsichtlich der Produktqualität des Prüfarzneimittels kommt, müssen diese durch den Sponsor unter Hinzuziehen der Sachkundigen Person bewertet werden. Es sind die Auswirkung auf die Arzneimittelsicherheit der Probanden/Patienten zu beurteilen und ggf. entsprechende Maßnahmen zu initiieren (wie z. B. ein Rückruf, sofern erforderlich).

Es ist wichtig sicherzustellen, dass bei verwendeter Handelsware Rückrufe durch den Hersteller/Zulassungsinhaber sicher erkannt und nachfolgend umgesetzt werden.

Bei der Verwendung von verblindeter Prüfmedikation, muss sichergestellt werden, dass die Entblindung im Notfall kurzfristig möglich ist, wobei die Randomisierungsliste ein Teil der GMP-Dokumentation ist (▶ Kap. A.6.1.1.3).

A.6.1.1.12 Zusammenarbeit zwischen Sponsor und Hersteller

Die Verantwortung für die Einhaltung der strengen Qualitätsanforderungen für das klinische Prüfarzneimittel liegt beim Sponsor. Der Sponsor beauftragt hierfür eine Sachkundige Person. Der Sponsor ist im Rahmen seiner Gesamthaftung verpflichtet, die Qualifikation der Sachkundigen Person und des Qualitätsmanagementsystems, in dem die Sachkundige Person arbeitet, zu überprüfen.

Sofern der Sponsor und der bzw. die Hersteller unterschiedliche Rechtsträger sind, müssen technische Vereinbarungen zur Abgrenzung der Verantwortung (Quality Agreement) zwischen diesen Parteien erstellt werden, um eine eindeutige Zuweisung und Abgrenzung der Verantwortlichkeiten zu ermöglichen, die sich im Rahmen einer klinischen Prüfung bezüglich der Prüfpräparate ergeben.

A.6.1.2 Produktkategorien von Prüfarzneimitteln

Im September 2020 befanden sich in den Pipelines der biopharmazeutischen Firmen weltweit betrachtet hauptsächlich folgende Produktgruppen (Abb. 1).

Von 83 681 in der Entwicklung befindlichen Prüfsubstanzen fielen 55 676 in die Kategorie der „New Chemical Entities (NCEs)", 24 036 Substanzen in die Kategorie der „New Biological Entities (NBEs)", 3 153 in die Kategorie der „Natural Products" und 816 in die Kategorie „Other" [21]. Die unterschiedliche Herkunft der Produkte und die unterschiedlichen Produktionsprozesse in jeder Produktkategorie erzeugen eine immense Komplexität, sowohl in der Breite als auch in der Detailtiefe.

Von einer Sachkundigen Person wird nach EudraLex Vol. 4 Annex 16 [23] erwartet, dass sie sowohl mit den entsprechenden Produktkategorien vertraut ist als auch über ausreichend fundiertes Detailwissen der Herstellungs- und Prüfverfahren verfügt, um belastbare Chargenfreigabeentscheidungen für das jeweilige Produkt treffen zu können. Üblicherweise werden NBEs und NCEs in spezialisierten Herstellungsstätten produziert. In diesen werden Sachkundige Personen intensiv zu bestimmten Produktgruppen geschult. Etwas anders kann es z. B. bei EU-Importeuren aussehen, die in Drittländern produzierte Prüfprodukte in die EU importieren und auch zertifizieren. Gut qualifiziert sind i. d. R. Sachkundige Personen, die bereits bei einem Wirkstoff- oder Arzneimittelhersteller in Europa gearbeitet haben und dort ausreichende und detaillierte Fachkenntnisse im Bereich der Prüfarzneimittelproduktion und -qualitätskontrolle erwerben konnten. Es sei hierbei insbesondere auch auf die Gesamtverantwortung des Sponsors verwiesen (▶ Kap. A.6.1.1.12). Um zu entscheiden, ob eine in einem Drittland produzierte Charge die strengen Qualitätsanforderungen der EU einhält oder nicht, stehen der Sachkundigen Person bei einem EU-Importeur im Regelfall weitaus weniger Informationen zur Verfügung, als wenn die Charge von einem europäischen Hersteller stammt. Für die Zertifizierung einer monoklonalen Anti-

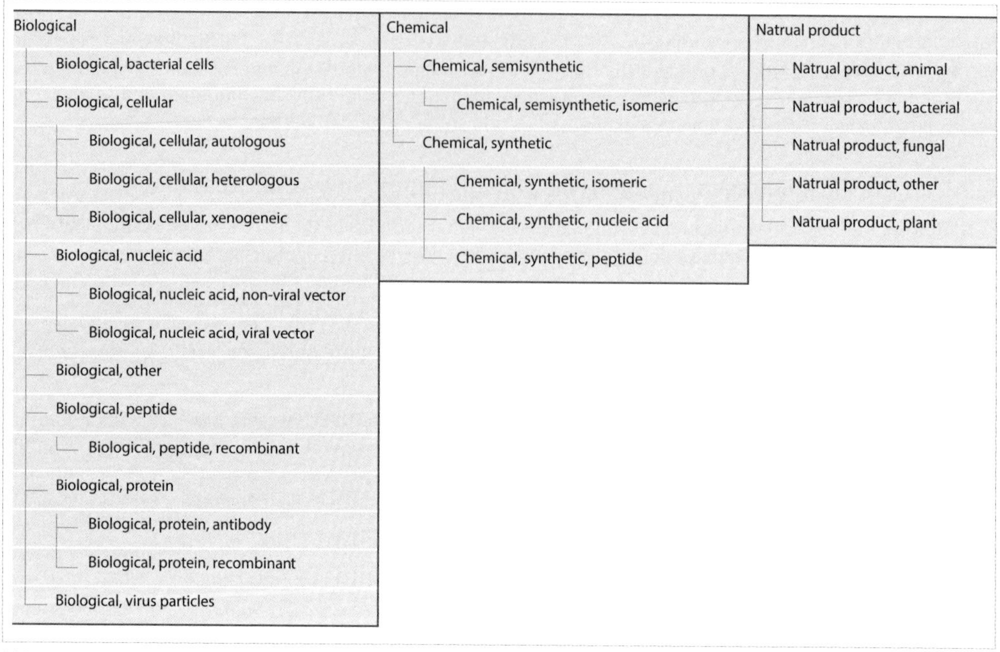

Abb. 1. Produktkategorien von Prüfarzneimitteln.

körpercharge aus einem Drittland, könnten einer Sachkundige Person z. B. nur der Review der Chargendokumentation und ein kurztägiges (2–3 Tage) durchgeführtes Audit im Drittland verfügbar sein. Frühere Erfahrungen mit Chargenzertifizierungen an innereuropäischen Herstellstätten, die monoklonale Antikörper hergestellt haben, sind hier natürlich sehr hilfreich, da hier davon ausgegangen werden kann, dass die Sachkundige Person genau versteht, welche besonderen Herausforderungen in der Herstellung und Prüfung dieser Produktklasse in der EU liegen.

A.6.1.3 Herstellung und Prüfung von Prüfarzneimitteln

Derzeit findet ein Großteil der Produktion von biopharmazeutischen Prüfpräparaten in Drittländern statt. Die Rolle Deutschlands als einstige „Apotheke der Welt" hat sich hier signifikant verändert. Gegenwärtig ist Deutschland im Bereich Prüfarzneimittel häufig „Empfängerland". Dennoch bleibt Deutschland auch weiterhin ein wichtiger pharmazeutischer Markt in der EU und ist auch nach wie vor in multinationalen klinischen Prüfungen als wichtiges Studienteilnehmerland vorgesehen.

Eine mögliche gegenwärtige Lieferkette für ein Prüfpräparat wird im Folgenden am Beispiel eines monoklonalen Antikörperpräparates [26] mit dem hypothetischen Namen ‚ECV-Mab' beschrieben:

ECV-Mab ist ein als Lyophilisat formulierter, humanisierter monoklonaler Antikörper, der Chinese-Hamster-Ovary(CHO)-Zellen als Zellsubstrat nutzt. Der Wirkstoff (Drug Substance) des Antikörpers wird in einer Fabrik in Suzhou (China) hergestellt und als gefrorener Bulk (Frozen Bulk) in einer anderen Herstellstätte in Guangzhou (China) in Glasvials abgefüllt. Für eine der analytischen Freigabemethoden zur Gehaltsbestimmung eines zugesetzten Hilfsstoffes in der Endformulierung ist ein externes Prüflabor in Shenzen (China) beauftragt. Die viralen Sicherheitstestungen der Master- und der Working- Zellbank und die viralen Abreicherungsstudien erfolgen in einem Prüflabor in Schottland (UK). Alle Herstellungsstätten und Prüflabore sind im IMPD (► Kap. A.6.1.1.1) benannt. Die ungelabelten Vials werden nach erfolgreicher Freigabetestung von Guangzhou (China) aus zu einem deutschen Depot, welches eine Manufacturing Import Authorization (MIA) hält, verschickt. Am Depot erfolgt die Kennzeichnung des Prüfarzneimittels (Primärpackmittel) und ein Sekundärverpackungsschritt. Nach erfolgreicher Chargenzertifizierung durch die Sachkundige Person (GMP Release) und einer erfolgreichen regulatorischen Freigabe (Sponsor Release) wird das Prüfarzneimittel an die an der klinischen Prüfung teilnehmende Kliniken in der EU verschickt (▶ Kap. A.6.1.1.10). Das Lyophilisat wird an der Klinik unter Aufsicht des Prüfarztes rekonstituiert und anschließend den Probanden/Patienten verabreicht.

Im o. g. Beispiel gibt es einiges zu beachten: Bevor der Import an das deutsche Depot stattfinden kann, muss die Sachkundige Person alle Herstell- und Prüfstätten in den Drittländern auditiert und eine QP-Deklaration – (QPD) (▶ Kap. A.6.1.5.6) ausgestellt haben, die bestätigt, dass an diesen Drittlandstätten dem EU-GMP-Standard äquivalente Standards eingehalten werden. Die Sachkundige Person sollte hierbei auch die Antworten der auditierten Drittlandstätten bezüglich einer eventuellen Mängelbeseitigung abwarten und berücksichtigen.

Wichtig ist hierbei auch: Im Unterschied zu Drittlandstätten, die kommerzielle Marktware für den Export in die EU produzieren, werden Drittlandherstellungsstätten, die ausschließlich Prüfarzneimittel herstellen, derzeit nicht durch EU-Behörden überwacht und inspiziert. Deshalb lastet die gesamte Haftung der Übereinstimmung der Chargenqualität mit den strengen EU-GMP-Anforderungen allein auf den Schultern der Sachkundigen Person. Folgerichtig wird die QP-Deklaration für ein Prüfarzneimittel als essenzielles regulatorisches Dokument für den Antrag zur Genehmigung einer klinischen Prüfung (Clinical Trial Application, CTA) zur Einreichung bei den zuständigen Bundesoberbehörden eingefordert [34]. Ebenso ist es ein notwendiges Dokument zur Einreichung eines Importantrages für ein bestimmtes Produkt oder eine bestimmte Charge eines Produktes bei den jeweiligen zuständigen Arzneimittelaufsichtsbehörden der Länder.

Zum Umgang mit o. a. Beispielszenario gibt es unterschiedliche Herangehensweisen der Sachkundigen Personen. So gibt es z. B. das Vorgehen, dass nur die letzte Herstellungsstätte, die im IMPD erwähnt wird, durch die Sachkundige Person selbst auditiert wird. Es wird argumentiert, dass die letzte Herstellungsstätte eine Lieferantenqualifizierung, z. B. der Wirkstoffherstellstätte, durchgeführt haben müsse, da dies im GMP-Bereich vorgeschrieben sei. Auf diese Lieferantenqualifizierung könne man sich dann verlassen und sich somit ein Audit der Wirkstoffherstellungsstätte ersparen. Diese Praxis ist allerdings vor dem Hintergrund der Einhaltung der rechtlichen Vorgaben in § 16 AMWHV [24] von der verantwortlichen Sachkundigen Person kritisch zu hinterfragen. Die Wirkstoffproduktion des erwähnten Beispiels durchläuft komplexe Phasen im Bereich der Zellkultivierung (Upstream-Process, USP) und nicht minder komplexe Phasen im Bereich der Proteinaufreinigung (Downstream-Process, DSP). Auch die Analytik des Wirkstoff-Bulks, z. B. Bio-Aktivitätsassays, ist anspruchsvoll.

Auch bei der Anwendung des Prüfarzneimittels in der Klinik gibt es einiges zu beachten, so z. B. bei Prüfarzneimitteln, die rekonstituiert werden. Ein Prüfarzneimittel weist, verglichen mit einem zugelassenen Arzneimittel, grundsätzlich ein höheres Arzneimittelsicherheitsrisiko auf, da signifikante Daten zur Sicherheit und Wirksamkeit des Prüfarzneimittels noch fehlen. Die Rekonstitution eines sterilen Lyophilisats hat zum Ziel, eine sterile Lösung zur Injektion oder Infusion zu erzeugen. Andernfalls wird der Patient durch eine zufällig eingebrachte mikrobielle Kontamination potenziell gefährdet. Aus diesem Grund sind auch für die Rekonstitution von Arzneimitteln unter Aufsicht eines Prüfarztes in einer Klinik die strengen GMP-Anforderungen für die Herstellung von sterilen Arzneimitteln anzuwenden [22].

Auch die Clinical Trial Regulation [3] verweist auf den Stand von Wissenschaft und Technik bei der Herstellung von Prüfarzneimitteln und somit auf das Europäische Arzneibuch und die geltenden EU-GMP-Anforderungen. Diese umfassenden Anforderungen sind erfahrungsgemäß nicht in allen Fällen vollständig bekannt oder werden unzureichend beachtet oder ausgelegt.

Ein wichtiger zu erwähnender Aspekt im angeführten Beispiel zur Herstellung von ECV-Mab ist, dass das Placebo-Arzneimittel, in diesem Fall die lyophilisierte, sterile Lösung des Formulierungspuffers ohne den Wirkstoff, ebenfalls unter GMP-Bedingungen hergestellt und den zweistufigen Freigabeprozess durchlaufen muss. Das Placebo-Arzneimittel wird ebenfalls als Prüfarzneimittel klassifiziert.

A.6.1.4 Kennzeichnung, Verblindung und Randomisierung von Prüfarzneimitteln

Die Kennzeichnung von Prüfarzneimitteln ist geregelt in § 5 GCP-V [31], im GMP-Annex 13, Tab. 1 [6] und nach Anwendbarkeit der Verordnung (EU) Nr. 536/2014 im Anhang VI dieser Verordnung [3]. Es wird detailliert geregelt, welche Angaben auf der Primär- und der Sekundärverpackung der Prüfarzneimittel aufgeführt werden müssen.

Die Verblindung der Prüfmedikation auf Basis einer statistischen Randomisierung ist eine Grundvoraussetzung, um valide Daten beim Vergleich von verschiedenen Therapien zu erhalten. Weder der Patient noch das behandelnde Personal darf wissen, welche Prüfmediation jeweils appliziert wurde (z. B. Placebo oder Verum). Die Entblindung durch Studienpersonal und Patienten während der klinischen Prüfung zu verhindern, ist somit essenziell für die Organisation der klinischen Prüfung. Dem Studienpersonal und den Patienten darf erst nach Abschluss der klinischen Prüfung bekannt gegeben werden, welches Medikament wem appliziert wurde.

Bei der Herstellung der klinischen Prüfmedikation gibt es Aspekte, die das Potenzial haben, bei Nichteinhaltung das Ergebnis der klinischen Prüfung zu gefährden. Sicherzustellen, dass es bei dem Verblindungsschritt der Prüfmedikation zu keinem Vertauschen kommt, ist die Basis für verwertbare klinische Daten. Beispielsweise erfolgt die Etikettierung und Verpackung der Prüfmedikation grundsätzlich für jeden Behandlungsarm separat, um eine unabsichtliche Vermischung von Placebo und Verum zu vermeiden.

Beispiel: Es wird zunächst die Placebo-Medikation hergestellt, indem aus der Randomisierungsliste die Kits selektiert werden, die das Placebo enthalten sollen. Nach Fertigstellung aller Kits mit der Placebo-Medikation, werden dann die Placebo-Medikation sowie zugehörige Verpackungsmaterialien aus dem Verpackungsbereich entfernt. Nach Sichtung wird der Bereich wieder für den nächsten Verpackungsschritt freigegeben. Im Anschluss erfolgt die Herstellung der Kits, die nach Randomisierungsliste das Verum enthalten sollen.

Die Zuordnung, welche Medikation jeweils an welchen Patienten gegeben werden soll, erfolgt durch die Verteilung der nummerierten Kits an die Patienten. Hierbei ist aus der Kit-Nummer nicht ersichtlich, welcher Behandlungsarm sich dahinter verbirgt.

Bedingt durch die komplexen Lieferketten für die Herstellung von klinischen Prüfmustern ergeben sich verschiedene Vertauschungsrisiken.

Beispiel einer Lieferkette: Nicht etikettierte Vials von Verum und Placebo werden von einer spezialisierten Herstellungsstätte für die sterile Herstellung von Vials produziert. Die analytische Prüfung wird normalerweise auf der Stufe der nicht etikettierten Vials durchgeführt.

Im Anschluss erfolgt die endgültige Etikettierung der Vials in einer anderen Herstellungsstätte, die auf die Etikettierung und Verpackung der Vials spezialisiert ist.

Bei beiden Herstellungsstätten handelt es sich sehr oft um unterschiedliche Firmen, teilweise sogar lokalisiert auf verschiedenen Kontinenten.

Ein Grund hierfür ist sicherlich der Unterschied in der Art der Herstellprozesse. Während die Sterilabfüllung der nicht etikettierten Vials hochautomatisiert mit vergleichsweise wenig Personal stattfindet, ist die Etikettierung der Vials gerade im Kleinmengenbereich für frühe klinische Phasen, ein hochmanueller und vergleichsweise personalintensiver Prozess. Von auf die Sterilabfüllung spezialisierten Firmen ist dies i. d. R. wirtschaftlich nicht abbildbar.

Die unetikettierten Vials werden zwischen den Herstellungsstätten in eindeutig beschrifteten Transporteinheiten versandt, die mit dem Inhalt (Wirkstoff/Placebo, Chargennummer etc.) gekennzeichnet sind. Aufgrund des etikettierten Inhalts wird die Charge dann für den zu etikettierenden Behandlungsarm ausgewählt.

Eine finale analytische Überprüfung eines fertiggestellten Kits findet teilweise nicht mehr statt, da bei den Firmen, die für die Verpackung verantwortlich sind, normalerweise nicht die Möglichkeiten vorliegen, eine derartige Analytik durchzuführen.

Da bei klinischen Prüfmustern – anders als bei Handelsware – keine Verpflichtung besteht, eine erneute analytische Prüfung nach der Einfuhr nach Europa durchzuführen, sind die analytischen Kapazitäten im Fall von komplizierten Lieferketten oft nur im Drittland (z. B. Asien) vorgesehen.

An diesem Beispiel ist zu erkennen, wie wichtig eine sorgfältige Planung und Organisation der Liefer- und Herstellungsstrategie der Prüfmuster für eine klinische Prüfung ist. Ein Fehler bei der Verblindung lässt sich erst im Nachherein (z. B. bei unerklärlichen Ergebnissen) auf Basis der Analytik der Rückstellmuster herleiten. Ein Fehler kann das gesamte Ergebnis der klinischen Prüfung infrage stellen.

A.6.1.5 Herausforderungen für die freigebende Sachkundige Person

Komplexe Lieferketten sind heute oft Standard bei der Herstellung und Prüfung von klinischen Prüfarzneimitteln. Die sich hieraus ergebenden Fragen sind unbedingt von der Sachkundigen Person zu berücksichtigten, um zum einen die Patientensicherheit zu gewährleisten und zum anderen den Erhalt valider Daten aus der klinischen Prüfung sicherzustellen.

Die Sachkundige Person, welche die finale Freigabe zur Verwendung der Prüfarzneimittel in der klinischen Prüfung übernimmt, trägt die Verantwortung für die Herstellung und Prüfung dieser Arzneimittel bis zu den chemischen Ausgangsstoffen für den Wirkstoff oder der Zellbank für das biotechnologische Arzneimittel. Diese Schritte werden heute oft nicht in Europa, sondern in anderen Ländern, wie z. B. in China und Indien, durchgeführt.

Im Folgenden sollen die Möglichkeiten dargestellt werden, welche die GMP-Regularien vorsehen, damit die Sachkundige Person diese Verantwortung wahrzunehmen kann.

A.6.1.5.1 Vor-Ort-Audits (On-Site Audits)

Die Absicherung, dass Herstellung oder Prüfung nach den GMP-Regeln erfolgen, ist nur möglich durch eine Überprüfung der Qualitätssysteme vor Ort.

Hierbei sind 2 Fragen unbedingt zu beachten:

- Hat die beauftragte Herstellungs-/Prüfungsorganisation die Fähigkeit den beauftragten Schritt ordnungsgemäß durchzuführen?
- Sind die notwendigen Schritte gemäß dem eingereichten/einzureichenden Dossier zur Beantragung der klinischen Studie erfolgt bzw. werden sie entsprechend erfolgen?

Zu diesen Fragestellungen sind die Umsetzungen im Quality Agreement entsprechend zu berücksichtigen und zu überprüfen.

Sich persönlich als Sachkundige Person vor Ort über das Qualitätssystem und die durchzuführenden Herstellungs- und Prüfschritte ein Bild zu machen, ist ein sinnvolles Vorgehen, um der Verantwortung gerecht zu werden. Dies ist insbesondere gefordert bei Herstellungsstätten, die nicht der Aufsicht der EMA unterliegen.

Die Sachkundige Person übernimmt persönlich und vollumfänglich die Verantwortung für die Einhaltung der Europäischen GMP-Anforderungen in einem Drittland.

Insbesondere bei komplexen Lieferketten mit vielen Parteien ist es im Rahmen der Vor-Ort-Audits unbedingt sinnvoll zu überprüfen, ob die Schnittstellen zwischen den verschiedenen Parteien zweckmäßig geregelt wurden. Da die Vor-Ort-Audits üblicherweise zu einem frühen Zeitpunkt erfolgen, lassen sich hier potenzielle Stolpersteine rechtzeitig finden, bevor diese größere Probleme verursachen, die dann nicht mehr oder nur noch schwer zu beheben sind.

Beispiel: Werden die verwendeten Ausgangsstoffe nach allen relevanten Arzneibüchern und Anforderungen für die Länder geprüft, in denen die klinische Prüfung stattfinden soll?

Es ist unbedingt wichtig beim Vor-Ort-Audit sicherzustellen, dass die relevanten Teile des Dossiers (▶ Kap. A.6.1.1.1) vorhanden sind und entsprechend Anwendung finden bzw. geklärt wird, wie Ergänzungen umgesetzt werden sollen. Dies ist insbesondere wichtig, da teilweise zum Zeitpunkt des Audits die finale Form der einzureichenden Unterlagen noch nicht vorliegt.

Ein Vor-Ort-Audit, welches nur das QM-System der auditierten Firma überprüft, ist aus Sicht der Autoren nicht ausreichend.

Ein QM-System-Audit muss zwar erfolgen, aber genauso wichtig ist die Überprüfung der Implementierung der Anforderung des Dossiers des jeweiligen Prüfarzneimittels, welches zur Beantragung der klinischen Studie eingereicht wird/werden soll. Die Sachkundige Person muss sich hierbei vertraut machen mit dem spezifischen Produkt (▶ Kap. A.6.1.5.4).

A.6.1.5.2 Quality Agreements – Verträge zur Abgrenzung der Verantwortung

Eindeutige Regelungen, wer für welchen Schritt der Herstellung und Prüfung der klinischen Prüfarzneimittel verantwortlich ist, sind die Basis einer sicheren Lieferkette. Es wichtig, klar zu definieren, wer die Verantwortung für jeden Schritt trägt und wer verantwortlich ist, wenn „etwas schiefgeht". Die Sachkundige Person, welche die finale Freigabe der klinischen Prüfarzneimittel durchführt, muss sich hierbei auf die verantwortungsvolle Herstellung und Prüfung des Prüfarzneimittels verlassen können, auch wenn diese in anderen Herstellungsstätten erfolgt, die durchaus in anderen Kontinenten angesiedelt sein können.

Ein besonders wichtiges Element dieser Abgrenzung sind Quality Agreements, also Verträge zur Abgrenzung der Verantwortung. Bei der Verhandlung dieser Verträge zeigt sich oft, dass bei der ursprünglichen Vergabe von Projekten keine eindeutige Verantwortungsabgrenzung erfolgt ist. Somit ist es wichtig, schon am Anfang eines Projektes diese Quality Agreements unter Hinzuziehung einer Sachkundigen Person zu verhandeln, um nicht bei der finalen Freigabe Verzögerungen durch unklare Vertragssituationen zu erhalten.

Wichtig ist z. B., welche Dokumente der Sachkundigen Person für die Freigabe zur Verfügung gestellt werden, wie mit potenziellen Abweichungen zu verfahren ist, wer die Verantwortung für den ordnungsgemäßen Einkauf und die ordnungsgemäße Lieferkette von Komparatormedikation (Marktware) trägt.

Wenn die vertraglich abgesicherte Basisvoraussetzung einer sicheren Lieferkette nicht gegeben ist, darf die Sachkundige Person die klinischen Prüfarzneimittel nicht freigeben.

A.6.1.5.3 Quality Oversight

Die Übersicht über die gesamte Kette der Herstellung und Prüfung eines klinischen Prüfarzneimittels ist die große Herausforderung für jede Sachkundige Person, die mit der Freigabe von klinischen Prüfarzneimitteln betraut ist. Es liegt in der Natur eines klinischen Prüfmusters, welches sich noch in der Entwicklung befindet, dass hier die Situation häufig komplexer ist als bei der Freigabe von Marktware.

Wichtig ist es, hierbei den „Überblick" zu behalten und bei entstehenden Risiken für die Patientensicherheit richtig zu reagieren.

So ist z. B. bei parallel zur klinischen Prüfung durchgeführten Stabilitätsüberprüfungen sicherzustellen, dass fortlaufend bewertet wird, ob das klinische Prüfarzneimittel weiterhin den Anforderungen an die notwendige Qualität entspricht oder Trends erkennbar sind, wenn neue Ergebnisse bei einem Stabilitätszeitpunkt zur Verfügung stehen. Diese Frage kann besonders kritisch werden, wenn es zu Ergebnissen außerhalb der Spezifikation kommt. In diesem Fall ist zu bewerten, ob ein Rückruf von Prüfmedikation notwendig wird. Es muss sichergestellt werden, dass die zuständigen Behörden zeitnah benachrichtigt und konsultiert werden.

A.6.1.5.4 Produktspezifische Kenntnisse

Produktspezifische Kenntnisse sind eine wichtige Anforderung an jede Sachkundige Person, unabhängig davon, ob es sich um die Freigabe von Handelsware oder die Freigabe von klinischen Prüfarzneimitteln handelt.

Bedingt durch die potenziell völlig neuartigen Arzneimittel ist diese Anforderung jedoch im Bereich der klinischen Prüfarzneimittel häufig wesentlich anspruchsvoller. Insbesondere, wenn eine Chargenzertifizierung eines klinischen Prüfarzneimittels erfolgen soll, das in einer Produktklasse liegt, mit der die Sachkundige Person eventuell noch nicht umfänglich vertraut ist. In diesem Fall sind persönliche Audits vor Ort hilfreich, um sich beim Hersteller mit der jeweiligen Chargendokumentation (häufig in der Landessprache, z. B. chinesisch) vertraut zu machen und Absprachen zu treffen, in welcher Form die Dokumente der Sachkundigen Person vor der Chargenzertifizierung zur Verfügung gestellt werden (z. B. in englischer Übersetzung, die intern oder auch durch ein zertifiziertes Übersetzungsbüro erfolgen kann).

A.6.1.5.5 Qualified Person Declaration (QPD)

Hat sich die Sachkundige Person persönlich durch Vor-Ort-Audits im Drittland von der Qualität des produzierten Prüfarzneimittels und deren jeweiliger Herstellstätten überzeugt, kann sie eine QP-Deklaration (QPD) darüber ausstellen.

Die Qualified Person Declaration ist bei der Beantragung der klinischen Prüfung miteinzureichen.

Die Sachkundige Person übernimmt hierbei die persönliche Verantwortung für die Herstellung und Prüfung der klinischen Prüfmuster gemäß den Europäischen GMP-Regularien für Arzneimittel, die in Drittstaaten hergestellt wurden.

Die Sachkundige Person bestätigt mit ihrer Unterschrift auf der QPD, dass die Übereinstimmung der GMP-Regelungen zumindest äquivalent zu denen in der EU ist.

A.6.1.5.6 Zweistufiges Freigabeverfahren/Abgrenzung der Verantwortung Sponsor vs. QP

Im Rahmen der klinischen Prüfung ist die Verantwortung für die klinischen Prüfarzneimittel aufgeteilt zwischen dem Hersteller der Prüfarzneimittel (mit der final freigebenden Sachkundigen Person) und dem Sponsor der klinischen Prüfung, der schlussendlich die Produkthaftung des klinischen Prüfarzneimittels in Bezug auf Sicherheit und Wirksamkeit übernimmt.

Der Freigabeprozess eines Prüfarzneimittels unterteilt sich in einen zweistufigen Prozess (▶ Kap. A.6.1.1.10):

1. Zertifizierung durch die Sachkundige Person
2. Freigabe durch den Sponsor (Sponsor Release)

Diese Aufgabenteilung wirft potenziell Fragen auf, insbesondere bei unerfahrenen Sponsoren aus Drittländern. Die Arbeitsteilung muss am Anfang der gemeinsamen Zusammenarbeit im Rahmen der Erstellung der Qualitätsvereinbarungen oder mit Sponsor Quality Agreements festgelegt werden (▶ Kap. A.6.1.1.12). Entsprechend ist festzulegen, wer für den Sponsor release die Verantwortung übernimmt. Sofern dieses nicht eindeutig geklärt wurde, ergibt sich möglicherweise eine Situation, in der die Annahme besteht, dass mit der Zertifizierung durch die Sachkundige Person der Freigabeprozess abgeschlossen sei. Es ist wichtig, dass der 2. Freigabeschritt (Sponsor Release) ebenfalls dokumentiert wird, bevor das Prüfarzneimittel an die klinischen Prüfstellen verschickt wird. Sofern der Sponsor Release nicht ordnungsgemäß erfolgte oder nicht eindeutig getroffen wurde, liegt die Verantwortung immer beim Sponsor.

A.6.1.5.7 Referenzmuster

Referenzmuster müssen gemäß den Europäischen GMP-Regularien innerhalb des EWR gelagert werden und für mögliche Behördenanfragen kurzfristig zur Verfügung stehen. Diese Anforderung ist Teil der persönlichen Verantwortung der Sachkundigen Person.

Die Muster dienen dazu, eine Nachanalyse durchführen zu können, wenn es im Rahmen der klinischen Prüfung zu Problemen kommen sollte.

Bedingt durch die oft sehr teuren und teilweise nur limitiert vorhandenen Mengen an Prüfarzneimitteln, führt diese Frage immer wieder zu Diskussionen. Es ist erstrebenswert, die Referenzmuster dort aufzubewahren, wo die Sachkundige Person die finale Freigabe für die klinische Prüfung durchführt. Dieser Wunsch führt jedoch aus den genannten Gründen regelmäßig zu Diskussionen, die unbedingt bei der Verhandlung der Qualitätsvereinbarung schriftlich festgelegt werden müssen.

Bei der Freigabe sollte durch die Sachkundige Person sichergestellt werden, dass Referenzmuster in ausreichender Menge tatsächlich in Europa vorhanden sind und kurzfristig zur Verfügung gestellt werden können. Es kommt leider immer wieder vor, dass diese Frage im Rahmen der komplexen Lieferketten „vergessen" wurde.

A.6.1.5.8 Regulatory Compliance bei der Chargenzertifizierung

Die Sachkundige Person, die für die Chargenzertifizierung verantwortlich ist, soll bei dieser Zertifizierung sicherstellen, dass die zu zertifizierende Charge in Übereinstimmung mit den Anforderungen des Dossiers ist, das zur Beantragung der klinischen Prüfung eingereicht wurde. Hieraus ergeben sich für die Sachkundige Person insbesondere bei großen multinationalen Studien Herausforderungen, dieses sicherzustellen.

Es liegt in der Natur einer Arzneimittelentwicklung, dass z. B. bei den Herstellungsverfahren und den analytischen Testungen im Rahmen der Entwicklung nachträgliche Anpassungen erfolgen müssen. Somit ergeben sich bei den eingereichten Unterlagen regelmäßig Anpassungen, die bei verschiedenen Behörden je nach Einreichungs- und Bearbeitungsstand durchaus unterschiedlich vorliegen und auch mit Auflagen versehen sein können.

Aus den heute üblichen komplexen, oft globalisierten Herstellungsstrategien mit teilweise verschiedenen Herstellungsstätten in unterschiedlichen Ländern (z. B. für Wirkstoff, Arzneiform und für Verpackung) ergeben sich zusätzliche Herausforderungen bei einer Charge, die zur Zertifizierung vorliegt, nämlich sicherzustellen, dass diese wirklich den Anforderungen des Dossiers für das Land entspricht, in dem die klinische Prüfung jeweils durchgeführt werden soll.

Nur durch eine sinnvolle Verzahnung bei der Einreichung der klinischen Prüfunterlagen mit den jeweiligen Entwicklungsstandorten können Komplikationen bei der Zertifizierung durch die Sachkundige Person vermieden werden.

A.6.1.6 Lagerung und Transport von Prüfarzneimitteln

Die Lagerungs- und Versandbedingungen für ein Prüfarzneimittel müssen auf der Basis der Stabilitätsdaten festgelegt werden, die für das Prüfarzneimittel erhoben wurden, und potenziell parallel zur Prüfung weiter erhoben werden. Diese Anforderungen für die Lagerungs- und Versandbedingungen werden hierbei im Product Specification File festgelegt [6–8].

In „Frequently Asked Questions" werden durch die EMA die Anforderungen für Lagerung und Transport von klinischen Prüfpräparaten auf der Basis der Regularien näher spezifiziert [20].

In diesen FAQs wird Folgendes ausgeführt:

- Der Sponsor sollte die Kontrolle über die gesamte Vertriebskette der Prüfpräparate von der Herstellung oder Einfuhr in den EU/EWR bis hin zur Lieferung an die Prüfstellen ausüben, um zu gewährleisten, dass die Prüfpräparate in geeigneter Weise gelagert, transportiert und gehandhabt werden.
- Die Lagerbedingungen während des Transports sollten mit einem geeigneten Temperaturmessgerät, das in der Lage ist, Temperaturschwankungen anzuzeigen, z. B. Temperaturlogger, validiert oder überwacht werden. Die Wahl der Transportmethode sollte von der Art und Empfindlichkeit des Produkts beeinflusst werden und eine rechtzeitige Lieferung der Prüfpräparate an die Prüfstellen gewährleisten.
- Prüfpräparate sollten so verpackt werden, dass Kontamination und inakzeptable Verschlechterung während der Lagerung verhindert werden. Der Sponsor sollte akzeptable Lagertemperaturen und alle anderen erforderlichen Lagerbedingungen für die Prüfpräparate festlegen (z. B. Schutz vor Licht).
- Der Sponsor sollte sicherstellen, dass alle Beteiligten (z. B. Monitore, Prüfer, Apotheker, Lagerverwalter) über diese Bedingungen und die Maßnahmen informiert sind, die zu ergreifen sind, falls die Bedingungen nicht eingehalten werden.
- Ggf. sollte es einen eingeschränkten Bereich für die Lagerung von Prüfpräparaten geben. Die Temperatur der für die Lagerung verwendeten Bereiche und Geräte sollte mit geeigneten Mitteln, wie z. B. einem Temperaturschreiber oder mindestens einer Aufzeichnung der Höchst- und Mindesttemperaturen, in einer geeigneten Häufigkeit (z. B. täglich) überwacht werden.
- Die Außenverpackung sollte mit einem Etikett versehen sein, auf dem der endgültige Bestimmungsort, der Name des Herstellers oder Sponsors und die erforderlichen Lagerbedingungen angegeben sind.

- Prüfpräparate sollten der Kontrolle des Sponsors unterstehen, bis ein zweistufiges Verfahren abgeschlossen ist: Zertifizierung durch die Sachkundige Person und Freigabe durch den Sponsor zur Verwendung in einer klinischen Prüfung.
- Der Versand von Prüfpräparaten sollte gemäß den Anweisungen des Sponsors oder den in seinem Namen gegebenen Anweisungen im Versandauftrag erfolgen.

A.6.1.7 Unterschiede bei der Auslegung der Anforderungen

Wie bereits dargelegt, ist die Produktion von Prüfarzneimitteln in der EU streng reguliert. Gleichermaßen besteht die Bundesrepublik Deutschland aus teilsouveränen Bundesländern, die die gesetzlichen Vorgaben eigenständig interpretieren und umsetzen können. Erfahrungsgemäß führt dies z. B. allein in Deutschland zu unterschiedlichen Praktiken. Die Landesbehörde eines Bundeslandes akzeptiert nur persönlich durchgeführte Audits der Sachkundigen Person als Genehmigungsgrundlage eines Importantrages eines Prüfarzneimittels (▶ Kap. A.6.1.5.1), die Landesbehörde eines anderen Bundeslandes akzeptiert auch durch Drittanbieter durchgeführte Audits bzw. anderweitige Begründungen der Sachkundigen Person in der QP-Deklaration. Ein korrekt durchgeführter Arzneimittelimport bedarf jedenfalls einer chargen- und mengenbezogenen Zollerklärung (zollamtliche Bestätigung nach § 73 Abs. 6 AMG), die die jeweilige Landesbehörde auf Basis einer QP-Deklaration ausstellt und die dem Zoll bei der Einfuhr des jeweiligen Frachtgutes vorzulegen ist.

So vielfältig die Situation sich in den einzelnen deutschen Bundesländern darstellt, so vielfältig ist natürlich auch das Bild in den einzelnen Staaten der Europäischen Union. EU-Importeure in diesen Staaten unterliegen eigenen lokalen Regulierungen, da die Importgesetzgebung national implementiert ist. Dies führt teilweise zu sehr viel geringeren Kontrollstandards bei Arzneimittelimporten in diesen Ländern, als das in Deutschland der Fall ist. Aufgrund der „Warenverkehrsfreiheit" in der EU, geregelt im Vertrag über die Arbeitsweise der Europäischen Union (AEUV), werden einmal in die EU importierte Waren nicht weiter an den einzelnen Landesgrenzen der EU-Mitgliedstaaten kontrolliert [19].

Durch diese Situation besteht z. B. die Möglichkeit, dass in Drittländern ansässige Firmen gezielt Importrouten für ihre Prüfpräparate in die EU wählen, die weniger stark kontrolliert werden, um sich Kontrollen (z. B. QP-Audits) zu entziehen. Viele Sponsoren und Hersteller von Prüfpräparaten in Drittländern stehen unter enormem Wettbewerbsdruck, ihr entwickeltes Prüfpräparat möglichst schnell durch die klinischen Studienphasen zu bringen, um nach Marktzulassung in der Restlaufzeit des Prüfpräparat-Patentes die sehr hohen Entwicklungskosten erstattet zu bekommen. Für diese Sponsoren sind EU-Importkontrollen, wie z. B. QP-Audits, eine Belastung der teilweise sehr ehrgeizigen Projektzeitlinien als auch Projektbudgets, zumal andere Regionen in der Welt (z. B. Nord-, Mittel- und Südamerika (AMER), Asien-Pazifik (APAC)) diese Kontrollen nicht fordern. Aber auch innerhalb der Gruppe der EU-Importeure ergibt sich durch die erwähnte Regulierungsvielfalt ein nicht zu unterschätzendes Spannungsfeld, da einige EU-Importeure ganz gezielt Standortvorteile ausnutzen könnten, um z. B. Prüfpräparat-Importe weniger streng zu kontrollieren, da ihre lokalen Aufsichtsbehörden diese Praxis tolerieren.

Schlussendlich führt diese Regelungsvielfalt zu Wettbewerbsverzerrungen bei den EU-Importeuren, die Importeure in streng regulierten Regionen benachteiligt. Dies ist aus Sicht der Patientensicherheit sicherlich kein erstrebenswerter Zustand. Es soll hier auch nicht unerwähnt bleiben, dass ein wichtiger Beweggrund der Implementierung der Clinical Trial Regulation [3] die Reduzierung der Regelungsvielfalt innerhalb der einzelnen EU-Mitgliedstaaten gewesen ist, da eine EU-Verordnung anders als die bisherigen EU-Richtlinien auch ohne nationale Rechtsimplementierung unmittelbar im einzelnen Mitgliedstaat Anwendung findet.

Literatur

[1] Richtlinie 2003/94/EG der Kommission v. 8. Okt. 2003 zur Festlegung der Grundsätze und Leitlinien der Guten Herstellungspraxis für Humanarzneimittel und für zur Anwendung beim Menschen bestimmte Prüfpräparate.

[2] Richtlinie 2001/20/EG des Europäischen Parlaments und des Rates v. 4. Apr. 2001 zur Angleichung der Rechts- und Verwaltungsvorschriften der Mitgliedstaaten über die Anwendung der guten klinischen Praxis bei der Durchführung von klinischen Prüfungen mit Humanarzneimitteln.

[3] Verordnung (EU) Nr. 536/2014 des Europäischen Parlaments und des Rates v. 16. Apr. 2014 über klinische Prüfungen mit Humanarzneimitteln und zur Aufhebung der Richtlinie 2001/20/EG.

[4] European Commission Statement. https://ec.europa.eu/health/human-use/clinical-trials/regulation_en

[5] European medicines agency Statement. https://www.ema.europa.eu/en/human-regulatory/research-development/clinical-trials/clinical-trial-regulation

[6] EudraLex Vol. 4, Anhang 13 Prüfpräparate, Anlage zur Bekanntmachung des Bundesministeriums für Gesundheit zu § 2 Nr. 3 der Arzneimittel- und Wirkstoffherstellungsverordnung v. 15. März 2019 (BAnz. AT 02.04.2019, S. 1–13). https://www.bundesgesundheitsministerium.de/fileadmin/Dateien/3_Downloads/Statistiken/GKV/Bekanntmachungen/GMP-Leitfaden/Annex-13_Internet.pdf

[7] Delegierte Verordnung (EU) 2017/1569 der Kommission v. 23. Mai 2017 zur Ergänzung der Verordnung (EU) Nr. 536/2014 des Europäischen Parlaments und des Rates durch die Festlegung von Grundsätzen und Leitlinien für die Gute Herstellungspraxis bei Prüfpräparaten, die zur Anwendung beim Menschen bestimmt sind, und der Einzelheiten von Inspektionen.

[8] Detailed Commission guidelines on good manufacturing practice for investigational medicinal products for human use, pursuant to the second subparagraph of Article 63(1) of Regulation (EU) No 536/2014, European Commission 8.12.2017.

[9] Guideline on the requirements to the chemical and pharmaceutical quality documentation concerning investigational medicinal products in clinical trials (CHMP/QWP/185401/2004 final).

[10] Guideline on the requirements for quality documentation concerning biological investigational medicinal products in clinical trials (EMA/CHMP/BWP/534898/2008).

[11] EudraLex Vol. 10 Guidance documents applying to clinical trials, guidance on Investigational Medicinal Products (IMPS) and 'Non-Investigational Medicinal Products' (NIMPS) (Rev. 1, March 2011).

[12] Guideline on the requirements for the chemical and pharmaceutical quality documentation concerning investigational medicinal products in clinical trials (EMA/CHMP/QWP/545525/2017).

[13] Guideline on the requirements for quality documentation concerning biological investigational medicinal products in clinical trials EMA/CHMP/BWP/534898/2008 rev. 1 corr.

[14] Auxiliary Medicinal Products in Clinical Trials, Recommendations of the expert group on clinical trials for the implementation of Regulation (EU) No 536/2014 on clinical trials on medicinal products for human use, 28 June 2017.

[15] EudraLex Vol. 4, EU Guidelines for Good Manufacturing Practice for Medicinal Products for Human and Veterinary Use, Annex 15 Qualification and Validation (Ref. Ares (2015) 1380025 – 30/03/2015)

[16] Content of the Batch Certificate referred to in Art. 13.3 Directive 2001/20/EC (Attachment 3 of EU GMP Guidelines, Annex 13).

[17] Content of the Batch Certificate for Investigational Medicinal Products referred to in Article 62(1) of Regulation (EU) No 536/2014 and Article 4 of Delegated Regulation 1569/2017 – EudraLex Vol. 10.

[18] Template for the Qualified Person's Declaration equivalence to EU GMP for Investigational Medicinal Products manufactured in Third Countries (SANCO/D/6/SF/mg/ddg1.d.6(2013)1104750).

[19] EUR-Lex, Document 12016ME/TXT, Konsolidierte Fassungen des Vertrags über die Europäische Union und des Vertrags über die Arbeitsweise der Europäischen Union. https://eur-lex.europa.eu/legal-content/DE/TXT/?uri=CELEX:12016ME/TXT

[20] EMEA Guidance on good manufacturing practice and good distribution practice: Questions and answers, EU GMP guide annexes: Supplementary requirements: Annex 13 Questions 5–8.

[21] Informa Pharmaprojects Database - Online-Abfrage v. 03.09.2020. https://pharmaintelligence.informa.com/products-and-services/data-and-analysis/pharmaprojects

[22] ZLG (Zentralstelle der Länder für Gesundheitsschutz bei Arzneimitteln und Medizinprodukten) EFG-Votum V0200403 „Erlaubnisfreie Herstellung von Arzneimitteln".

[23] Anhang 16 zum EU-Leitfaden der Guten Herstellungspraxis „Zertifizierung durch eine sachkundige Person und Chargenfreigabe".

[24] Verordnung über die Anwendung der Guten Herstellungspraxis bei der Herstellung von Arzneimitteln und Wirkstoffen und über die Anwendung der Guten fachlichen Praxis bei der Herstellung von Produkten menschlicher Herkunft (Arzneimittel- und Wirkstoffherstellungsverordnung – AMWHV) – § 16 Freigabe zum Inverkehrbringen.

[25] ZLG Auslegungshilfe für die Überwachung der erlaubnisfreien Herstellung von sterilen Arzneimitteln, insbesondere Parenteralia, durch Ärzte oder sonst zur Heilkunde befugte Personen gem. § 13 Abs. 2b Arzneimittelgesetz (AMG) und

ZLG Anlage 1 Muster einer Risikobewertung der Herstellung von Arzneimitteln in Gesundheitseinrichtungen am Beispiel einer Rekonstitution eines klinischen Prüfpräparates oder Mischinfusion, Stand 10.02.2018.

[26] Kayser O, Warzecha H, Pharmaceutical Biotechnology, Drug Discovery and Clinical Applications. 2/e. Wiley-VCH, Weinheim 2012.

[27] ZLG-Homepage, Online-Abfrage v. 08.11.2020. https://www.zlg.de/arzneimittel/deutschland/laenderbehoerden

[28] EudraGMDP-Datenbank, Online-Abfrage v. 08.11.2020. http://eudragmdp.ema.europa.eu/inspections/displayWelcome.do

[29] Arzneimittelgesetz in der Fassung der Bekanntmachung v. 12. Dez. 2005 (BGBl. I S. 3394), zuletzt geändert durch Art. 1 des Gesetzes v. 19.07.2023 (BGBl. I S. 197). https://www.gesetze-im-internet.de/amg_1976/AMG.pdf

[30] Richtlinie 2001/83/EG des Europäischen Parlaments und des Rates v. 6. Nov. 2001 zur Schaffung eines Gemeinschaftskodexes für Humanarzneimittel (ABl. L 311 v. 28.11.2001, S. 67). https://eur-lex.europa.eu/LexUriServ/LexUriServ.do?uri=CONSLEG:2001L0083:20070126:de:PDF

EMA/ICH guideline Q10 on pharmaceutical quality system, Step 5, September 2015 CHMP/ICH/214732/2007.

[31] GCP-Verordnung v. 9. August 2004 (BGBl. I S. 2081), die zuletzt durch Art. 8 des Gesetzes v. 19. Okt. 2012 (BGBl. I S. 2192) geändert worden ist. https://www.bfarm.de/SharedDocs/Downloads/DE/Arzneimittel/KlinischePruefung/GCP-Verordnung.pdf?__blob=publicationFile

[32] Zentralstelle der Länder für Gesundheitsschutz bei Arzneimitteln und Medizinprodukten ZLG, Aide mémoire 07120901, Überwachung von Herstellern und Importeuren von klinischen Prüfpräparaten, S. 6. https://www.zlg.de/index.php?eID=dumpFile&t=f&f=2598&token=274d256c86b0bbb1f077d422d090bec1ecadd80f

[33] Bekanntmachung des Bundesinstituts für Arzneimittel und Medizinprodukte, des Paul-Ehrlich-Instituts und des Bundesministeriums für Gesundheit v. 21. Okt. 2009 Nicht-kommerzielle klinische Prüfungen, Zusammenfassung der regulatorischen Voraussetzungen. https://www.bfarm.de/SharedDocs/Bekanntmachungen/DE/Arzneimittel/klinPr/bm-KlinPr-20091021-NichtkommerziellePr-pdf.pdf?__blob=publicationFile&v=3

[34] 3. Bekanntmachung zur klinischen Prüfung von Arzneimitteln am Menschen. Gemeinsame Bekanntmachung des Bundesinstituts für Arzneimittel und Medizinprodukte und des Paul-Ehrlich-Instituts zum Antrag auf Genehmigung einer klinischen Prüfung bei der zuständigen Bundesoberbehörde nach § 40 Abs. 1 Satz 2 Arzneimittelgesetz (AMG) sowie § 7 der Rechtsverordnung nach § 42 Abs. 3 AMG (GCP-V), zur Anzeige nachträglicher Änderungen während der Durchführung klinischer Prüfungen nach § 10 sowie zur Anzeige der Beendigung einer klinischen Prüfung nach § 13 Abs. 8 und 9 dieser Rechtsverordnung v. 10. August 2006. https://www.bfarm.de/SharedDocs/Bekanntmachungen/DE/Arzneimittel/klinPr/bm-KlinPr-20060810-3_Bekanntmachung-pdf.pdf;jsessionid=A3ADF385D8AEB52AAD34D53A4830CF36.2_cid354?__blob=publicationFile&v=3

[35] International Council for Harmonisation of Technical Requirements for Pharmaceuticals for Human Use. https://www.ich.org/page/quality-guidelines

Der letzte Zugriff auf alle Links erfolgte am 27.11.2023.

A.6.2 Überwachende Behörde

S. du Mont

A.6.2.1 Essenzielle Dokumente (Investigator's Brochure und Pharmacy Manual)

Die Überprüfung der Inhalte der Investigator's Brochure (IB) liegt in der Zuständigkeit der Bundesoberbehörden (BOB), die dort mit ihren Fachleuten den präklinischen Teil, den klinischen Teil sowie die Unterlagen über Qualität und Herstellung des Prüfpräparates beurteilen [1]. Die Landesbehörde überprüft in der laufenden klinischen Prüfung, ob die Dokumente in der aktuellen Version vorliegen und ob diese jährlich aktualisiert wurden.

A.6.2.1.1 Dossier zum Prüfpräparat

Entsprechend ist über das EU-Portal nach Anhang 1 Abs. 1.1 CTR im Antrag zur Genehmigung einer klinischen Prüfung auch ein Dossier zum Prüfpräparat vorzulegen [2]. Dieses muss verschiedene Informationen enthalten, z. B. Unterlagen über Qualität und Herstellung, Unterlagen über die pharmakologisch-toxikologischen Prüfungen, die vorgesehene Kennzeichnung, die Herstellungserlaubnis, ggf. eine Einfuhrerlaubnis, Unterlagen über Ergebnisse von bisher durchgeführten klinischen Prüfungen sowie weitere bekannt gewordene klinische Erkenntnisse und eine zusammenfassende Nutzen-Risiko-Bewertung.

Für in der EU zugelassene Arzneimittel gibt es insbesondere Vorgaben, die in Anhang 1 Abs. 1.2 Nr. 52 CTR [2] geregelt sind. Hier heißt es, dass in den Fällen, wenn das Prüfpräparat in der EU zugelassen ist und innerhalb des zugelassenen Anwendungsbereiches angewendet werden soll, anstelle des Dossiers die Zusammenfassung der Merkmale des Arzneimittels (Summary of Product Characteristics, SmPC) – in Deutschland ist es die Fachinformation – ausreichend ist.

Bei Abweichungen von der Zulassung sind in Abhängigkeit von der Art der Abweichung zusätzliche Daten zu Qualität, zu den Ergebnissen der pharmakologisch-toxikologischen Prüfung und zu klinischen Ergebnissen nur dann vorzulegen, wenn die in der Fachinformation enthaltenen Angaben für die im Prüfplan vorgesehenen Anwendungsbedingungen nicht ausreichend sind. Diese zusätzlichen Angaben sind in Tab. 1 zum Anhang 1 Abs. 1.2 Nr. 52 CTR je nach Art näher beschrieben [2].

Ist das Prüfpräparat Gegenstand einer dem Sponsor durch die zuständige Bundesoberbehörde bereits genehmigten klinischen Prüfung, so kann der Sponsor auf die im Rahmen des vorhergehenden Genehmigungsverfahrens vorgelegten Unterlagen zum Prüfpräparat Bezug nehmen. Liegen dem Sponsor weitere Ergebnisse zu Qualität und Herstellung, zu pharmakologisch-toxikologischen Prüfungen oder klinische Ergebnisse vor, die nicht Bestandteil der in Bezug genommenen Unterlagen zum Prüfpräparat sind, so sind diese vorzulegen (Tab. 1 zum Anhang 1 Abs. 1.2 Nr. 52 CTR) [2].

A.6.2.1.2 Investigator's Brochure (IB)

Hierbei handelt es sich um eine Zusammenstellung der klinischen und präklinischen Daten zum Prüfpräparat oder den Prüfpräparaten, die für eine klinische Prüfung am Menschen relevant sind. Die Erstellung einer IB ist dann erforderlich, wenn das Prüfarzneimittel noch keine Zulassung innerhalb der EU besitzt.

Die ICH-GCP-Leitlinie E6(R2) beschreibt in Kap. 7 den Zweck der Prüferinformation folgendermaßen:

> *„Sie dient dazu, den Prüfern und anderen an der klinischen Prüfung beteiligten Personen die Informationen verfügbar zu machen, die es ihnen ermöglichen die Hintergründe der Kernpunkte des Prüfplans zu verstehen und sie einzuhalten, so z. B. die Dosis, Dosierungsfrequenz/-abstände, Art der Anwendung sowie Maßnahmen zur Überwachung der Unbedenklichkeit. Die Prüferinformation vermittelt zusätzliche Informationen, die bei der ärztlichen Betreuung der Prüfungsteilnehmer während der klinischen Prüfung hilfreich sind."* [1]

Der für die Praxis in der Prüfstelle wichtigste Aspekt bezüglich der IB ist, dass diese gemäß der ICH-GCP-Leitlinie E6(R2) mindestens einmal pro Jahr überprüft und, soweit erforderlich, unter Beachtung der schriftlich niedergelegten Verfahrensweisen des Sponsors überarbeitet werden soll [1]. Je nach Entwicklungsstadium und Bekanntwerden neuer relevanter Daten kann eine häufigere Überarbeitung erforderlich sein. Wesentliche Änderungen der Prüferinformation sind über das EU-Portal zur Genehmigung vorzulegen und zustimmend zu bewerten (Art. 17 CTR [2]). Sollten sich im Verlaufe der klinischen Prüfung kein Änderungsbedarf der Prüferinformation ergeben haben, so ist dies kenntlich zu machen. Zum Beispiel in einem separaten Dokument, in dem der Sponsor bestätigt, dass die IB überprüft und als noch aktuell befunden wurde. Dieses Dokument ist dann im Trial Master File (TMF) beim Sponsor und im Prüfarztordner (ISF) an der Prüfstelle abzulegen. Eine Kenntnisnahme dieses Dokumentes durch die Mitglieder des Prüfteams an der Prüfstelle ist ebenfalls im ISF zu dokumentieren (▶ Kap. C.2 Trial Master File).

Wird eine Fachinformation als Information für den Prüfer verwendet, so ist im Prüfarztordner darauf zu achten, dass dort ebenfalls die aktuellste Version zur Verfügung steht.

Die Fachinformation oder IB gehören zu den essenziellen Dokumenten des Kap. 8 der ICH-GCP-Leitlinie E6(R2) [1], die an der Prüfstelle vorliegen müssen und deren Kenntnisnahme durch das Prüfteam zu dokumentieren ist.

A.6.2.1.3 Weitere Unterlagen in der Prüfstelle – Pharmacy Manual

Zusätzlich zur IB sind weitere Unterlagen zum Prüfpräparat notwendig und von der ICH GCP-Leitlinie gefordert [1]. Unter Punkt 5.14.3 ist festgelegt, dass der Sponsor sicherstellen soll, dass in der Prüfstelle ebenfalls Anweisungen vorliegen, die der Prüfer/die Institution bei der Handhabung der Prüfpräparate und deren Lagerung für die klinische Prüfung sowie bei der diesbezüglichen Dokumentation befolgen muss. In den Arbeitsanweisungen sollten der sichere Empfang und der bestimmungsgemäße Gebrauch der Prüfpräparate, deren Lagerung, die Ausgabe, die Rücknahme ungebrauchter Prüfpräparate von den Prüfungsteilnehmern sowie die Rückgabe ungebrauchter Prüfpräparate an den Sponsor (oder alternativ deren Entsorgung, falls vom Sponsor genehmigt und im Einklang mit den geltenden gesetzlichen Bestimmungen) erläutert werden. Diese grundsätzlichen Angaben finden sich im Prüfplan. Wenn es detaillierte Anforderungen zum Umgang mit dem Prüfpräparat gibt, finden sich diese i. d. R. zusätzlich in einem sog. Pharmacy Manual, dass aber nicht zwingend nur der Apotheke vorbehalten ist. Dieses soll ebenso die Synopse des Studienprotokolls, das Prozedere der (Nach-)Bestellung, Angaben zur Randomisierung, Gefahren sowie Templates und Formulare enthalten.

A.6.2.2 Schulung des Personals

Jede an der Durchführung einer klinischen Prüfung beteiligte Person sollte durch Aus- und Weiterbildung sowie berufliche Erfahrung für die Ausführung ihrer jeweiligen Aufgabe(n) qualifiziert sein. (ICH GCP-Leitlinie 2.8) [1]. Ebenso soll der Prüfer sicherstellen und dokumentieren, dass alle Personen, die an der klinischen Prüfung mitarbeiten, über den Prüfplan, das/die Prüfpräparat(e) sowie über ihre prüfungsbezogenen Pflichten und Aufgaben ausreichend informiert sind. (ICH GCP-Leitlinie 4.2.4) [1].

Im Prüferordner sollten sich also entsprechende Schulungsnachweise zum Prüfpräparat finden für diejenigen Mitarbeiter, die mit dem Prüfpräparat zu tun haben. Das umfasst neben der bereits erwähnten Investigator's Brochure oder der entsprechenden Fachinformation gleichermaßen das Pharmacy Manual oder weitere relevante Informationen, wie z. B. Vorgaben zur Verlängerung des Haltbarkeitsdatums, der Verblindung oder der Vernichtung. Der Umfang der benötigten Schulungen durch den Prüfer und ggf. einen Vertreter des Sponsors ist in hohem Maße abhängig von der Komplexität des Prüfpräparates und seinem Handling, d. h. die erforderlichen Anforderungen an den Umgang mit dem Prüfpräparat, wie z. B. Lagerung, Zubereitung, Transport und Anwendung am Patienten.

In Erwägungsgrund 50 zur CTR [2] ist die Vorgabe verankert, dass der Sponsor den Prüfern eine Prüferinformation zur Verfügung stellen soll.

Diese gilt in gleicher Bedeutung für die grundsätzliche Schulung hinsichtlich der Regeln der Guten Klinischen Praxis (GCP) für das gesamte Prüfteam, auch vonseiten des Sponsors.

A.6.2.3 Versand

Gemäß der ICH-GCP-Leitlinie 5.14.2 soll der Sponsor den Prüfer/die Institution erst dann mit dem Prüfpräparat beliefern, wenn ihm alle erforderlichen Unterlagen, unbedingt die Genehmigung der zuständigen Bundesoberbehörde oder die zustimmende Bewertung durch die unabhängige Ethik-Kommission und ggf. weiterer zuständiger Behörden, wie z. B. Strahlenschutz, vorliegen [1].

Das Prüfpräparat soll so verpackt sein, dass Kontamination und unannehmbare Qualitätseinbußen während des Transports und der Lagerung vermieden werden (5.13.3 ICH GCP-Leitlinie) [1].

Trifft das Prüfpräparat in der Prüfstelle ein, wird zuerst dem Logistikdienstleister der Empfang bei der Übergabe von einer im „Delegation Log" aufgeführten hierfür verantwortlichen Person quittiert. Direkt im Anschluss ist eine Wareneingangsprüfung der Lieferung erforderlich. Hierbei sind zuerst die Temperaturlogger zu überprüfen, ob es während des Transportes relevante Abweichungen von den vorgegebenen Transporttemperaturen gegeben hat. Die Auswertung der Logger ist zu dokumentieren und Abweichungen sind zu markieren. Anschließend erfolgt eine Bewertung der Abweichung (▶ Kap. A.6.2.4).

Zudem erfolgt parallel die Überprüfung der Unversehrtheit der Lieferung dahingehend, ob die Primär- oder Sekundärverpackung beschädigt oder defekt ist. Dies kann sich auf Teile der Lieferung beziehen oder es kann die ganze Lieferung betreffen. Abweichungen sind hier ebenfalls zu dokumentieren. Zusätzlich zur Kontrolle auf Bruch oder Temperaturabweichungen ist die Richtigkeit der Lieferung zu überprüfen im Hinblick auf Art und Menge des Prüfpräparates. Stimmt die Konzentration bzw. Dosierung des Prüfpräparates? Lässt sich das Prüfpräparat der richtigen Studie zuordnen, z. B. mittels EudraCT-Nummer?

Alle Abweichungen, die im Rahmen der Wareneingangskontrolle festgestellt werden, müssen dokumentiert und festgehalten werden. Die betroffene Ware ist umgehend unter Quarantäne zu stellen und der Sponsor muss kontaktiert werden. Mit diesem ist das weitere Vorgehen abzuklären. Nur wenn eine Freigabe durch den Sponsor erfolgt, kann noch verwendbare Ware wieder in den Bestand aufgenommen werden. Eine entsprechende Dokumentation der Freigabe ist erforderlich.

Nicht mehr verwendbare Ware ist zu separieren und wahlweise dem Sponsor zurückzuschicken oder vor Ort zu vernichten. Die Absprachen dazu mit dem Sponsor müssen dokumentiert werden ebenso wie die Rückgabe oder die Vernichtung.

Grundsätzlich empfiehlt sich für den Fall von Abweichungen im Rahmen der klinischen Prüfung (nicht nur für Abweichungen bei den Prüfpräparaten) eine Standardarbeitsanweisung (SOP) in der Prüfstelle zu etablieren, die das Vorgehen und auch die Verantwortlichkeiten und die Kommunikationswege für diesen Prozess klar beschreibt und festlegt.

Zum Abschluss ist i. d. R. ein Eintrag in das Interactive Web Response System (IWRS), eine Webplattform des Sponsors für die Bestandkontrolle, Bestellung und Freigabe der Prüfpräparate, erforderlich, der dem Sponsor den Empfang bestätigt, und dass die Ware für die Verwendung freigegeben werden kann. Mehr zum Eintrag in das „Drug Accountability Log" unter Punkt 6. (▶ Kap. A.6.1 Herstellung, Prüfung und Freigabe klinischer Prüfarzneimittel aus Sponsorensicht).

A.6.2.4 Lagerung

Bezüglich der Lagerung gibt die ICH-GCP-Leitlinie keine detaillierte Auskunft. Unter Punkt 4.6.4 heißt es, dass die Prüfpräparate gemäß den Vorgaben des Sponsors (siehe 5.14.3 in [1]) und gemäß den geltenden gesetzlichen Bestimmungen gelagert werden sollen.

Im Prüfplan befinden sich die benötigten Angaben zu Temperatur und ggf. auch Luftfeuchtigkeit oder UV-Schutz bei der Lagerung. Ebenso finden sich hier Angaben zur Lagerzeit; das Verfallsdatum ist jeweils auf den Packungen vermerkt.

Nicht explizit geregelt ist der Schutz vor unbefugtem Zugriff. Durch die Verwendung der Arzneimittel im Rahmen einer klinischen Prüfung und damit einhergehend der Tatsache, dass diese noch nicht für den Markt freigegeben sind, weil ihre Sicherheit noch nicht belegt ist, ist eine strenge Separierung von anderen Arzneimitteln, die in der Prüfstelle verwendet werden, dringend erforderlich. Das heißt, sie sollten abgetrennt und abgeschlossen, also zugriffsgeschützt gelagert werden. Wer Zugriff auf die Prüfpräparate hat, sollte klar geregelt und dokumentiert sein. Die Verantwortung hierfür liegt beim Prüfer, der gem. 4.6.5 ICH GCP-Leitlinie [1] für die prüfplankonforme Verwendung des Prüfpräparates verantwortlich ist.

Die Temperaturüberwachung sollte kontinuierlich erfolgen. Die genutzten Thermometer oder Temperaturlogger müssen kalibriert sein und sollen jährlich erneut kalibriert werden. Es empfiehlt sich auch, zum Ende der klinischen Prüfung und bei Rückgabe der Restbestände des Prüfarzneimittels noch einmal eine abschließende Kalibrierung oder Überprüfung der Funktionsfähigkeit der Thermometer durchzuführen, um die korrekte Temperaturüberwachung auch für den Zeitraum der letzten Kalibrierung bis zum Ende der klinischen Prüfung zu belegen. Alle Aufzeichnungen sind zu dokumentieren.

A.6.2.5 Rekonstitution der Prüfpräparate

Die Herstellung von Prüfpräparaten ist gem. Art. 2 Nr. 24 CTR [4] definiert als die vollständige oder teilweise Herstellung sowie die verschiedenen bei Abfüllung, Abpacken und Etikettierung (einschließlich Verblindung) eingesetzten Verfahren. Für diese Tätigkeiten ist im Regelfall eine Herstellerlaubnis nach § 13 AMG erforderlich. Allerdings wird in Art. 61 Abs. 5 CTR [2] für die Rekonstitution oder das Abpacken einschließlich der Kennzeichnung von Arzneimitteln, die zur klinischen Prüfung bestimmt sind, eine Ausnahme von der Herstellerlaubnispflicht gemacht.

Die erlaubnisfreie Rekonstitution der Prüfpräparate und oft auch die Lagerung erfolgt fast immer in der Apotheke. Wahlweise in der Klinikapotheke oder, wenn es sich um eine Prüfstelle in einer niedergelassenen Arztpraxis handelt, in der beliefernden öffentlichen Apotheke.

Wie schon in ► Kap. A.6.2.2 beschrieben, ist die umfassende Schulung des entsprechenden Personals unabdingbar. Auch die Anforderungen an GCP sollten explizit bekannt sein und die entsprechenden GCP-Schulungen im Trainingslog des Prüfteams dokumentiert sein.

Wenn das Prüfpräparat eine **aseptische Herstellung bzw. Rekonstitution** erfordert, sind einige Dinge zu beachten:

Soll das Prüfpräparat direkt in der Prüfstelle unter Aufsicht und Anleitung des Arztes rekonstituiert werden, hat dieser für ein ordnungsgemäßes Umfeld und die Einhaltung der gesetzlichen Vorgaben zu sorgen. Derzeit sind die Anforderungen allerdings noch nicht explizit geregelt und liegen noch weitestgehend in der Hand des Arztes.

Orientieren kann man sich aber hier an einem Votum der ZLG zur erlaubnisfreien Herstellung von Arzneimitteln (Votum V0200403) [5]. Darin heißt es:

> *„Mit dem Wegfall des ursprünglich in § 4a AMG formulierten Ausnahmeprivilegs für Ärztinnen/Ärzte [...] vom Anwendungsbereich des AMG findet das AMG nunmehr auch auf jede Herstellung von Arzneimitteln durch [Ärztinnen und Ärzte] Anwendung.*
>
> *Die Intention des AMG ist es, für die Sicherheit von Arzneimitteln, insbesondere für die Qualität, Wirksamkeit und Unbedenklichkeit der Arzneimittel zu sorgen. [...]*
>
> *Zur Umsetzung der Qualitätsanforderungen verweist § 55 AMG auf das Arzneibuch als Sammlung anerkannter pharmazeutischer Regeln über die Qualität, Prüfung, Lagerung und Bezeichnung von Arzneimitteln und die bei ihrer Herstellung verwendeten Stoffe.*
>
> *Insbesondere sind folgende Abschnitte des AMG zu beachten:*
>
> *1. Abschnitt: Zweck des Gesetzes, Begriffsbestimmungen, Anwendungsbereich*
>
> *2. Abschnitt: Anforderungen an die Arzneimittel*
>
> *3. Abschnitt: Herstellung von Arzneimitteln*
>
> *8. Abschnitt: Sicherung und Kontrolle der Qualität [und]*
>
> *11. Abschnitt: Überwachung."*

Erfolgt die Rekonstitution des Prüfpräparates in der Apotheke, sind zudem noch die Vorgaben der Apothekenbetriebsordnung [7] zu beachten, die im § 35 die Vorgaben für die Herstellung parenteraler Zubereitungen festlegt. Hier wird grundsätzlich auf die Bestimmungen des GMP-Leitfadens zur Guten Herstellungspraxis für Humanarzneimittel verwiesen [8].

Dementsprechend sind folgende Anforderungen an die aseptische Herstellung sicherzustellen, die die Räumlichkeiten, die Herstellung an sich, die Prüfung und die Dokumentation der Herstellung betreffen.

- Zuerst ist die Geeignetheit der Räumlichkeiten der Rekonstitution sicherzustellen. Diese sollte unter einer dem Prüfpräparat entsprechenden Laminar-Airflow-Werkbank erfolgen, die je nachdem für die aseptische Herstellung im Allgemeinen oder für die speziellen Anforderungen der Zytostatika-Herstellung geeignet sein soll. Die Werkbank sowie die entsprechend qualifizierten Räumlichkeiten an sich sollten regelmäßig gewartet sein und es sollte eine entsprechende Dokumentation vorliegen. Dies betrifft sowohl die Raumqualifizierung anhand der Partikelzahlen (Reinraumklasse C, B, A) als auch die regelmäßige mikrobiologische Validierung.

- Ebenso muss ein Hygieneplan mit den ergriffenen Reinigungsmaßnahmen und den verwendeten Reinigungs- und Desinfektionsmitteln vorliegen sowie die Vorgaben zur Vermeidung von Kreuzkontaminationen beschrieben sein.
- Das herstellende Personal muss mit den erforderlichen Herstelltechniken vertraut und in relevanten Besonderheiten des Prüfpräparates geschult sein.
- Die Prüfung und Freigabe des rekonstituierten Prüfpräparates erfolgen am Ende der Herstellung durch den verantwortlichen Apotheker.

Über die Herstellung/Rekonstitution an sich ist eine aussagekräftige Dokumentation anzufertigen. Diese sollte den Namen sowie den Code der klinischen Prüfung enthalten, den Namen und die Dosierung des Prüfpräparates, die Patienten-ID, die Chargen-Nummer und das Verfalldatum, das Datum und ggf. Uhrzeit der Herstellung/Rekonstitution, die Unterschrift der herstellenden Person und die Unterschrift des verantwortlichen Apothekers. Wichtig ist auch, Besonderheiten während der Herstellung oder Abweichungen zu dokumentieren und eine Bewertung vorzunehmen.

A.6.2.6 Drug Accountability

Der Prüfer/die Institution und oder ein Apotheker bzw. eine andere geeignete, vom Prüfer/von der Institution benannte Person sollten über die Lieferung des/der Prüfpräparate(s) an die Prüfstelle, den in der Prüfstelle vorhandenen Bestand, die Verwendung durch die einzelnen Prüfungsteilnehmer sowie über die Rückgabe der unbenutzten Prüfpräparate an den Sponsor oder deren Entsorgung Aufzeichnungen führen (4.6.3 ICH GCP-Guideline) [1].

Diese Aufzeichnungen sollten Angaben über Datum, Menge, Chargenbezeichnung, Verfalldatum (falls zutreffend) sowie die eindeutigen Codenummern enthalten, die dem/den Prüfpräparat(en) und den Prüfungsteilnehmern vom Sponsor zugewiesen wurden. Die Prüfer sollten Aufzeichnungen führen, die ausreichend dokumentieren, dass den Prüfungsteilnehmern die im Prüfplan vorgeschriebenen Dosen verabreicht wurden. Diese Aufzeichnungen sollten mit allen vom Sponsor erhaltenen Lieferscheinen abgeglichen werden.

Bei der Drug Accountability ist besonders darauf zu achten, dass schon vor Beginn der klinischen Prüfung in der Prüfstelle klar ist, welche Eintragungen und in welcher Form in den Templates vorgesehen sind, sowohl im allgemeinen Drug Accountability Log sowie im patientenindividuellen Drug Accountability Log. Diese sind erfahrungsgemäß nicht immer selbsterklärend und eindeutig bezeichnet, so dass spätere Korrekturen nötig werden können und die Lesbarkeit und Nachvollziehbarkeit so gefährdet sein könnten.

Hier empfiehlt es sich eventuell ein Template zum Ausfüllen mit einer Probelieferung und einem Probepatienten zu testen und dies vom Monitor oder Sponsor direkt auf Richtigkeit checken zu lassen. Zum Beispiel kann der Sponsor einen Testlieferschein an die Prüfstelle schicken. Dieses muss die „Lieferung" dann in das Overall Drug Accountabilty Log eintragen. Der Prüfer kann nun Prüfmedikation für einen virtuellen Patienten sowohl im patientenindividuellen Drug Accountability Log als auch im Bestand des Overall Drug Accountability Log testweise eintragen. Es kann auch noch eine Rückgabe von Restbeständen durch den Patienten simuliert werden.

Abschließend ist dann durch den Sponsor zu überprüfen, ob die Eintragungen richtig sind oder es eventuell Verständnisprobleme gegeben hat. Diesen Testlauf könnte man auch schon direkt beim Sponsor in der Studienplanung durchführen, um dort bereits Fehler korrigieren zu können.

A.6.2.7 Rückgabe/Vernichtung

Von Studienteilnehmern an die Prüfstelle zurückgegebene Prüfarzneimittel oder leere Verpackungen sind klar getrennt von den noch zu verwendenden Prüfarzneimitteln aufzubewahren und zu kennzeichnen, um Verwechslungen auszuschließen. Die Rückgabe muss im Drug Accountability Log eingetragen werden.

Wenn am Ende der klinischen Prüfung Restbestände oder zurückgegebene Prüfarzneimittel nicht mehr verwendet werden können oder sollen, können sie entweder direkt in der Prüfstelle vernichtet werden oder an den

Sponsor zurückgegeben und dort vernichtet werden. Über die Vernichtung ist eine Dokumentation anzufertigen, aus der neben der Art und Menge des vernichteten Prüfarzneimittels auch Datum und ggf. Uhrzeit sowie die an der Vernichtung beteiligten Personen inkl. Zeugen hervorgehen. Ein entsprechender Eintrag über den Verbleib ist in das Drug Accountability Log einzutragen.

A.6.2.8 Kennzeichnung/Re-labelling

Grundsätzlich sind Prüfpräparate in Studien nach altem Recht gemäß den Vorgaben des § 5 GCP-V [4] und gemäß CTR [2] nach dem neu eingeführten § 10a AMG [6] zu kennzeichnen: *„Kennzeichnung von Prüf- und Hilfspräparaten für klinische Prüfungen bei Menschen".*

Dieser neu eingeführte Paragraf ersetzt die entfallenden Vorschriften der GCP-V.

Ausnahmen von den Vorgaben für die Kennzeichnung von klinischen Prüfpräparaten gibt es auch hier wieder für bereits zugelassene Arzneimittel. Wird die Studie nach altem Recht durchgeführt, bedürfen diese keiner besonderen Kennzeichnung auf den Behältnissen und den äußeren Umhüllungen, außer der Angabe des Sponsors oder der beauftragten CRO. Für Studien nach neuem Recht sind auf der äußeren Umhüllung und der Primärverpackung zusätzliche Angaben zur Identifizierung der klinischen Prüfung und zum Ansprechpartner zu machen, falls die im Prüfplan festgehaltenen besonderen Umstände der klinischen Prüfung dies zur Gewährleistung der Sicherheit der Prüfungsteilnehmer und der Zuverlässigkeit und Belastbarkeit der im Rahmen einer klinischen Prüfung gewonnenen Daten erforderlich machen [2].

Die Vorgaben zur Kennzeichnung von bereits zugelassenen Arzneimitteln gelten gleichermaßen für gekaufte Handelsware als auch für solche, die vom Sponsor zur Verfügung gestellt wird.

Die Prüfung der Kennzeichnung der Prüfpräparate erfolgt im Rahmen der Antragstellung. Vor Ort in der Prüfstelle werden vorrangig der Verfall und die richtige Zuordnung zur klinischen Prüfung per EudraCT-Nummer und/oder Studiennummer überprüft.

Die Kennzeichnung von Arzneimitteln ist gem. § 4 Abs. 14 AMG als Herstellung definiert und daher prinzipiell erlaubnispflichtig. Allerdings beschreibt Art. 61 Abs. 5a CTR eine Ausnahme von der Erlaubnispflicht für die Rekonstitution oder das Umfüllen, das Abpacken oder Kennzeichnen von Arzneimitteln, die zur klinischen Prüfung bestimmt sind.

Die Verlängerung der Haltbarkeit eines Prüfarzneimittels kann ebenfalls in der Apotheke oder in der Prüfstelle erfolgen, obwohl hierfür grundsätzlich eine Herstellerlaubnis erforderlich ist. In diesem Fall kann die Apotheke oder die Prüfstelle als externe Betriebsstätte in die Herstellerlaubnis des pharmazeutischen Unternehmers aufgenommen werden. Bei multizentrischen klinischen Prüfungen reicht dazu eine Liste mit den externen Herstellstätten, die beim Inhaber der Herstellerlaubnis bzw. dem Sponsor hinterlegt ist.

Die "Detailed Commission guidelines on good manufacturing practice" bezüglich der Herstellung von Prüfarzneimitteln beschreibt unter Punkt 6.6 das erforderliche Prozedere für das Re-labelling [3]: Sollte eine Änderung des Verfalldatums notwendig werden, ist ein zusätzliches Etikett auf dem Prüfpräparat anzubringen. Wird eine Änderung des Verfallsdatums erforderlich, so sollte auf dem Prüfpräparat ein zusätzliches Etikett angebracht werden. Auf diesem zusätzlichen Etikett sollte das neue Verfallsdatum angegeben sein und die Chargennummer und die Referenznummer der klinischen Prüfung wiederholt werden. Es kann dem alten Verfallsdatum überlagert werden, aus Gründen der Qualitätskontrolle jedoch nicht über der ursprünglichen Chargennummer. Dieser Vorgang sollte an einer entsprechend befugten Herstellungsstätte durchgeführt werden. Jedoch kann das Re-labelling, wenn dies gerechtfertigt ist, auch in der Prüfstelle durch den Apotheker der Prüfstelle oder unter seiner Aufsicht oder durch einen anderen Angehörigen eines Gesundheitsberufes in Übereinstimmung mit den gesetzlichen Bestimmungen des jeweiligen Landes durchgeführt werden.

Wo dies nicht möglich ist, kann das Re-labelling durch den/die klinischen Monitor(e) durchgeführt werden, der/die entsprechend geschult sein sollte(n). Dieser Vorgang sollte in Übereinstimmung mit den Grundsätzen der Guten Herstellungspraxis, spezifischen und Standard-Arbeitsanweisungen sowie ggf. vertraglich geregelt durchgeführt werden und es sollte von einer zweiten Person kontrolliert werden. Diese zusätzliche Etikettierung sollte sowohl in der Dokumentation zur klinischen Prüfung als auch in den Chargenprotokollen korrekt dokumentiert werden.

Die Änderung des Verfallsdatums kann grundsätzlich nur in der Prüfstelle oder in der Apotheke erfolgen, für die die Prüfarzneimittel vorgesehen sind. Im Fall einer multizentrischen klinischen Prüfung kann auf eine erneute Chargenfreigabe durch die verantwortliche Person des Prüfarzneimittelherstellers verzichtet werden, da dies i. d. R. organisatorisch nicht darstellbar ist [2].

Der Sponsor bleibt bei alle diesen Tätigkeiten verantwortlich für die GMP-konforme Herstellung und es sollte sichergestellt sein, dass die verantwortliche Person die Übersicht über die Tätigkeiten hat und weisungsbefugt bleibt.

A.6.2.9 Verblindung/Entblindung im Notfall

Die Verblindung ist ein Verfahren zum Maskieren der Zuordnung der zu behandelnden Probanden- oder Kontrollgruppe. Sie ist ein vorsätzlicher Entzug von Informationen über die Identität des Prüfarzneimittels, durchgeführt in Übereinstimmung mit den Spezifikationen des Sponsors.

Der Vorgang der Verblindung erfolgt i. d. R. in den Herstellstätten des Sponsors. Sie kann aber auch in der Apotheke erfolgen. Hierzu gelten die gleichen Vorgaben wie für das Verlängern des Haltbarkeitsdatums (▶ Kap. A.6.2.8).

Im Notfall muss eine schnelle Entblindung erfolgen können, um ggf. erforderliche Sofortmaßnahmen zum Schutz der Prüfungsteilnehmer ergreifen zu können. Daher ist an der Prüfstelle stets auf die Vollständigkeit und Unversehrtheit der Notfall-Entblindungsumschläge zu achten.

Nach Ende der klinischen Prüfung an der Prüfstelle können die ungeöffneten Notfallumschläge vernichtet werden. Die sollte unter Zeugen geschehen und dokumentiert werden. Bereits geöffnete Notfallumschläge sind als Quelldaten anzusehen und entsprechend im Prüfarztordner abzulegen.

Erfolgt die Entblindung über ein Interactive Web Response System (IWRS) ist das Prozedere genau zu dokumentieren. Die Korrespondenz mit dem Sponsor im Vorfeld der Entblindung inkl. der Entscheidung zur Entblindung müssen im Prüfarztordner abgelegt sein. Dazu muss das eigentliche Dokument der Entblindung so abgelegt sein, dass eine Nachverfolgung des Entblindungsvorgangs zu jeder Zeit sichergestellt ist.

Literatur

[1] ICH Guideline for Good Clinical Practice E6(R2), Current Step 4 version dated 9 Nov 2016 https://www.ich.org/page/efficacy-guidelines

[2] Verordnung (EU) Nr. 536/2014 des Europäischen Parlaments und des Rates vom 16. April 2014 über klinische Prüfungen mit Humanarzneimitteln. https://eur-lex.europa.eu/legal-content/DE/TXT/PDF/?uri=CELEX:32014R0536

[3] Detailed Commission guidelines on good manufacturing practice for investigational medicinal products for human use, pursuant to the second subparagraph of Article 63(1) of Regulation (EU) No 536/2014. https://www.bundesgesundheitsministerium.de/fileadmin/Dateien/3_Downloads/Statistiken/GKV/Bekanntmachungen/GMP-Leitfaden/Annex-13.pdf

[4] Verordnung über die Anwendung der Guten Klinischen Praxis bei der Durchführung von klinischen Prüfungen mit Arzneimitteln zur Anwendung am Menschen (GCP-Verordnung – GCP-V) v. 9. August 2004, BGBl. Jg. 2004, Teil I Nr. 42 v. 2. August 2004, S. 2081. https://www.bfarm.de/SharedDocs/Downloads/DE/Arzneimittel/KlinischePruefung/GCP-Verordnung.pdf?__blob=publicationFile

[5] Zentralstelle der Länder für Gesundheitsschutz bei Arzneimitteln und Medizinprodukten ZLG, Votum V0200404 Erlaubnisfreie Herstellung von Arzneimitteln. 22.09.2022 https://www.zlg.de/indexphp?eID=dumpFile&t=f&f=5335&token=35c29da897cd8029157f47cedc87d6e9205a4cd6

[6] Arzneimittelgesetz in der Fassung der Bekanntmachung v. 12. Dez. 2005 (BGBl. I S. 3394), zuletzt geändert durch Art. 1 des Gesetzes v. 19.07.2023 (BGBl. I S. 197). https://www.gesetze-im-internet.de/amg_1976/AMG.pdf

[7] Apothekenbetriebsordnung (ApBetrO). https://www.gesetze-im-internet.de/apobetro_1987/BJNR005470987.html

[8] EU-GMP-Leitfaden. EU-Leitfaden der Guten Herstellungspraxis für Arzneimittel und Wirkstoffe. https://www.bundesgesundheitsministerium.de/service/gesetze-und-verordnungen/bekanntmachungen.html

Der Zugriff auf alle Links erfolge am 27.11.2023.

A.7 Planung und Durchführung

A.7.1 Vulnerable Personen unter AMG, Richtlinie 2001/20/EG und VO (EU) 536/2024

C. H. Gleiter, B. Sickmüller, C. Hinze†

Die Änderungen der regulatorischen Voraussetzungen für klinische Prüfungen mit Arzneimitteln an vulnerablen Personen durch die EU-VO 536/2014 sind in ▶ Kap. A.2 Änderungen unter Verordnung (EU) 536/2014 und AMG beschrieben. Die VO (EU) 536/2014 verwendet in Art. 10 der englischen Fassung den Begriff „Specific considerations for vulnerable populations". In der deutschen Fassung ist dies mit „Besondere Berücksichtigung schutzbedürftiger Bevölkerungsgruppen" übersetzt.

Die Zugehörigkeit zur Gruppe der vulnerablen betroffenen Personen (Probanden/Patienten) kann auf unterschiedlichsten Gegebenheiten beruhen. Definitionen für Vulnerabilität finden sich in der Guideline der CIOMS (Council for International Organizations of Medical Sciences) und ICH E6 [1,2]:

> „*Vulnerable persons are those who are relatively (or absolutely) incapable of protecting their own interests. This may occur when persons have relative or absolute impairments in decisional capacity, education, resources, strength, or other attributes needed to protect their own interests.*" (CIOMS Guideline 15)

> „*That means individuals whose willingness to volunteer in a clinical trial may be unduly influenced by the expectation, whether justified or not, of benefits associated with participation, or of a retaliatory response from senior members of a hierarchy in case of refusal to participate.*" (ICH E6 – 1.61)

Im deutschen AMG gibt es ergänzend zu Art. 29 der VO (EU) 536/2014 3 Gruppen von vulnerablen Personen, für die regulatorisch ausführliche Vorgaben getroffen sind:

- Minderjährige,
- nicht einwilligungsfähige Erwachsene und
- klinische Prüfung im Notfall.

Für betroffene Personen, die auf gerichtliche oder behördliche Anordnung in einer Anstalt untergebracht sind, besteht in Deutschland gem. § 40a, Satz 1 Nr. 2 AMG n. F. keine Möglichkeit, an einer klinischen Prüfung teilzunehmen [3].

Entsprechend § 7 Abs. 3 Nr. 4 GCP-V [12] (enthalten in Modul 2 unter Nr. 14 des Antrags an die Ethik-Kommission) hat der Antragsteller eine Erklärung zur Einbeziehung möglicherweise vom Sponsor oder Prüfer (hierarchisch, finanziell) abhängiger Personen abzugeben; soweit zutreffend ist zu bestätigen, dass keine vom Sponsor oder Prüfer abhängigen Personen in die klinische Prüfung einbezogen werden; Ausnahmen sind zu erklären. Die zeitnahe oder gleichzeitige Teilnahme an mehreren Prüfungen ist abzufragen [4].

Darüber hinaus lassen sich in der Medizin weitere Patientengruppen finden, die man unter den Begriff „vulnerabel" subsummieren muss, für die aber keine regulatorische Sonderregel definiert ist. Dies betrifft z. B. Sehbehinderte, die mit Blick auf den schriftlichen Aufklärungsprozess als vulnerabel anzusehen sind [5]. Das AMG a.F. sah keine Sonderregelungen für Schwangere oder Stillende vor. Durch Art. 10 der VO (EU) 536/2024 wurde dies geändert. Schwangere und Stillende sind nun als "schutzbedürftige Bevölkerungsgruppe" definiert (Art. 10) und es werden Anforderungen an klinische Prüfungen mit schwangeren und stillenden Frauen festgelegt (Art. 33 VO (EU) 536/2024).

A.7.1.1 Vorgaben des deutschen Arzneimittelgesetzes für klinische Prüfungen an Minderjährigen

A.7.1.1.1 Allgemeine Voraussetzungen gem. § 40 AMG a. F.

Klinische Prüfungen bei minderjährigen Probanden dürfen nach dem AMG (§ 40 Abs. 4, Nr. 1–3 AMG) nur unter folgenden Bedingungen durchgeführt werden [3]:

> *„Auf eine klinische Prüfung bei Minderjährigen finden die Absätze 1 bis 3 mit folgender Maßgabe Anwendung:*
>
> *Das Arzneimittel muss zum Erkennen oder zum Verhüten von Krankheiten bei Minderjährigen bestimmt und die Anwendung des Arzneimittels nach den Erkenntnissen der medizinischen Wissenschaft angezeigt sein, um bei dem Minderjährigen Krankheiten zu erkennen oder ihn vor Krankheiten zu schützen. Angezeigt ist das Arzneimittel, wenn seine Anwendung bei dem Minderjährigen medizinisch indiziert ist.*
>
> *Die klinische Prüfung an Erwachsenen oder andere Forschungsmethoden dürfen nach den Erkenntnissen der medizinischen Wissenschaft keine ausreichenden Prüfergebnisse erwarten lassen.*
>
> *[...]*
>
> *Die klinische Prüfung darf nur durchgeführt werden, wenn sie für die betroffene Person mit möglichst wenig Belastungen und anderen vorhersehbaren Risiken verbunden ist; sowohl der Belastungsgrad als auch die Risikoschwelle müssen im Prüfplan eigens definiert und vom Prüfer ständig überprüft werden."*

Die allgemeinen Voraussetzungen erlauben klinische Prüfungen nur bei gesunden Minderjährigen und dürfen nur zur Prüfung von Diagnostik oder Prophylaxe (z. B. Impfstoffe) durchgeführt werden. Placebokontrollierte Prüfungen sind nicht möglich, ebenso wenig explizite Pharmakokinetik- oder Arzneimittelinteraktionsstudien. Abs. 2 stellt die Subsidiarität heraus: Erst müssen alle Möglichkeiten einer Prüfung an Erwachsenen ausgeschöpft werden, bei gleichzeitiger Sicherstellung der Übertragbarkeit der Ergebnisse auf Minderjährige. Nur wenn dies sachlich nicht möglich ist, können minderjährige Probanden einbezogen werden.

Analog dürfen genetische Tests vor oder im Rahmen klinischer Prüfungen bei minderjährigen Patienten – mit Zustimmung der Personen-Sorgeberechtigten – nur dann vorgenommen werden, wenn hierdurch nachfolgend erforderliche präventive oder therapeutische Maßnahmen möglich sind.

Ferner ist die Aufklärung durch einen im Umgang mit Minderjährigen erfahrenen Arzt, der Prüfer oder Mitglied der Prüfgruppe ist, durchzuführen. Diese Erfahrung ist im Lebenslauf des Prüfers oder in den Angaben zur Qualifikation der Prüfgruppe für die Ethik-Kommission festzuhalten. Die Lebensläufe im Prüfarztordner sind entsprechend zu gestalten und abzulegen. Der Prüfplan muss Aussagen zu Belastungen und Risiken der Prüfungsteilnehmer enthalten, sowie die Methoden zu ihrer kontinuierlichen Überprüfung und Dokumentation benennen (Nutzen-Risiko-Bewertung). Entsprechende Vorgaben sind nun insbesondere in Art. 32 "Klinische Prüfungen mit Minderjährigen" der VO (EU) 536/204 festlegt und somit weiterhin anzuwenden.

A.7.1.1.2 Besondere Voraussetzungen gem. § 41 AMG a. F.

Nach § 41 Abs. 2 AMG dürfen klinische Prüfungen bei **kranken** Minderjährigen unter folgenden **besonderen Voraussetzungen** durchgeführt werden [6]:

> *„Auf eine klinische Prüfung bei einem Minderjährigen, der an einer Krankheit leidet, zu deren Behandlung das zu prüfende Arzneimittel angewendet werden soll, findet § 40 Abs. 1 bis 4 mit folgender Maßgabe Anwendung:*
>
> 1. *Die Anwendung des zu prüfenden Arzneimittels muss nach den Erkenntnissen der medizinischen Wissenschaft angezeigt sein, um das Leben der betroffenen Person zu retten, ihre Gesundheit wiederherzustellen oder ihr Leiden zu erleichtern, oder*
> 2. a) *die klinische Prüfung muss für die Gruppe der Patienten, die an der gleichen Krankheit leiden wie die betroffene Person, mit einem direkten Nutzen verbunden sein,*

b) die Forschung muss für die Bestätigung von Daten, die bei klinischen Prüfungen an anderen Personen oder mittels anderer Forschungsmethoden gewonnen wurden, unbedingt erforderlich sein,

c) die Forschung muss sich auf einen klinischen Zustand beziehen, unter dem der betroffene Minderjährige leidet und

d) die Forschung darf für die betroffene Person nur mit einem minimalen Risiko und einer minimalen Belastung verbunden sein; die Forschung weist nur ein minimales Risiko auf, wenn nach Art und Umfang der Intervention zu erwarten ist, dass sie allenfalls zu einer sehr geringfügigen und vorübergehenden Beeinträchtigung der Gesundheit der betroffenen Person führen wird; sie weist eine minimale Belastung auf, wenn zu erwarten ist, dass die Unannehmlichkeiten für die betroffene Person allenfalls vorübergehend auftreten und sehr geringfügig sein werden."

Diese Bestimmungen sind im AMG n. F. nicht mehr spezifisch genannt. Sie sind aber im Hinblick auf entsprechende Regelungen, insbesondere in Art. 32 VO (EU) 536/2014, weiterhin gültig.

Mit dieser Bestimmung ermöglicht der Gesetzgeber den Einschluss von kranken Minderjährigen. Die Prüfung muss einen möglichen Effekt auf die *Situation* der einzelnen kranken minderjährigen betroffenen Person ausüben, oder – hier geht der Gesetzgeber über den Individualnutzen hinaus – kann auch einen *Gruppennutzen* als Ziel der klinischen Prüfung beinhalten. Bei klinischen Prüfungen an kranken Minderjährigen (§ 41 AMG) sind wegen des erforderlichen Nutzens placebokontrollierte Prüfungen nicht möglich. Die Entscheidung, ob ein minimales Risiko/eine minimale Belastung vorliegt und bestätigt werden kann, muss für und in jedem Einzelfall einer klinischen Prüfung entschieden werden.

A.7.1.1.3 Wie ist der Belastungsgrad und die Risikoschwelle zu definieren?

Allgemeine Hinweise gibt der Lenkungsausschuss für Bioethik des Europarats in seinem Leitfaden für Mitglieder Medizinischer Ethik-Kommissionen [8].

Andere Dokumente haben die Situation bei pädiatrischen Prüfungen zum Ziel:

- Die ICH-Guideline E11 subsummiert allgemeine Beispiele für „Minimal Risk" oder „Minimal Burden" in einer pädiatrischen Versuchspopulation [9].
- Ein weiteres Dokument zur Einschätzung von Belastung und Risiko sind die „Ethical considerations for clinical trials on medicinal products conducted with minors".

Das Dokument wurde bereits im Vorgriff auf die kommende EU-Verordnung angepasst (Recommendations of the expert group on clinical trials for the implementation of Regulation (EU) No. 536/2014 on clinical trials on medicinal products for human use). Annex 3 enthält eine umfangreiche Tabelle zu Beispielen für Risiko und Belastung durch Studienprozeduren [10].

A.7.1.2 Erwachsene nicht einwilligungsfähige Patienten

Für erwachsene nicht einwilligungsfähige Patienten gab es bisher Regelungen in § 41 AMG a. F., die nun durch vergleichbare Bestimmungen in Art. 31 der VO (EU) 536/2014 abgelöst wurden.

Bei nicht einwilligungsfähigen Erwachsenen ist nur ein Individualnutzen eine Begründung für den Einschluss in eine klinische Prüfung. Belastung und Risiko müssen im Prüfplan definiert, kontinuierlich geprüft und dokumentiert werden [6]. Ergänzend legt § 40b Abs. 4 AMG n. F. fest, dass eine sog. gruppennützige klinische Prüfung nur durchgeführt werden kann, soweit die betroffene Person als einwilligungsfähige volljährige Person für den Fall ihrer Einwilligungsunfähigkeit schriftlich nach ärztlicher Aufklärung festgelegt hat, dass sie in bestimmte, zum Zeitpunkt der Festlegung noch nicht unmittelbar bevorstehende gruppennützige klinische Prüfungen einwilligt.

Weiter wird in Art. 35 VO (EU) 536/2014 die Situation einer klinischen Prüfung an Notfallpatienten beschrieben, die unter der Mutmaßung, dass sie eine Verbesserung ihres Gesundheitszustandes wünschen, in klinische Prüfungen einbezogen werden können. Die Einwilligung ist nachgelagert, d. h. sie wird nachgeholt, wenn der

Patient wieder dazu in der Lage ist. In Notfällen können unter definierten Voraussetzungen auch nicht einwilligungsfähige Personen und Minderjährige in klinische Prüfungen einbezogen werden.

A.7.1.3 Weiterführende Betrachtungen

Die CIOMS Guidelines 16 und 17 [1] sowie das Reflection paper der EMA [7] enthalten weitere Aussagen zu vulnerablen Personen.

Der spezielle Fall der Teilnahme an klinischen Prüfungen von Kindern minderjähriger Eltern wird ausführlich behandelt in einem Beitrag von Ott *et al.* [11].

Literatur

[1] International Ethical Guidelines for Health-related Research Involving Humans. CIOMS Guidelines 2016. https://cioms.ch/wp-content/uploads/2017/01/WEB-CIOMS-EthicalGuidelines.pdf

[2] ICH E6(R2) Addendum. https://www.ema.europa.eu/en/documents/scientific-guideline/ich-e-6-r2-guideline-good-clinical-practice-step-5_en.pdf

[3] Allgemeine Voraussetzungen § 40 AMG. https://www.gesetze-im-internet.de/amg_1976/__40.html

[4] AKEK Modul 2 (2019). https://www.akek.de/arzneimittelgesetz-amg/

[5] Engel M. Menschen mit visuellen Einschränkungen als Teilnehmer klinischer Prüfungen. Pharm. Med. 2016;18: 92–101

[6] Besondere Voraussetzungen § 41 AMG. https://www.gesetze-im-internet.de/amg_1976/__41.html

[7] Reflection paper EMA. https://www.ema.europa.eu/en/documents/regulatory-procedural-guideline/reflection-paper-ethical-good-clinical-practice-aspects-clinical-trials-medicinal-products-human-use/european-economic-area-submitted-marketing-autho_en.pdf

[8] Leitfaden für Mitglieder Medizinischer Ethik-Kommissionen des Europarates. (03.12.2010). https://rm.coe.int/CoERMPublicCommonSearchServices/DisplayDCTMContent?documentId=0900001680307e6b

[9] Minimale Belastung und Risiko ICH E11. https://database.ich.org/sites/default/files/E11_R1_Addendum.pdf

[10] Ethical recommendations for clinical trials. https://health.ec.europa.eu/system/files/2016-11/ethical_considerations_en_0.pdf

[11] Ott MA, Crawley FP, Sáez-Llorens X. et al. Ethical Considerations for the Participation of Children of Minor Parents in Clinical Trials. Pediatr Drugs 20, 215–222 (2018). https://doi.org/10.1007/s40272-017-0280-y

[12] Verordnung über die Anwendung der Guten Klinischen Praxis bei der Durchführung von klinischen Prüfungen mit Arzneimitteln zur Anwendung am Menschen (GCP-Verordnung – GCP-V). https://www.bfarm.de/SharedDocs/Downloads/DE/Arzneimittel/KlinischePruefung/GCP-Verordnung.pdf?__blob=publicationFile

Der letzte Zugriff auf alle Links erfolgte am 27.11.2023.

A.7.2 Pharmakovigilanz (PV)/Sicherheitsberichterstattung

M. Boos, B. Sickmüller

A.7.2.1 Einleitung

Pharmakovigilanz (PV) bezeichnet sämtliche Aktivitäten, die dazu beitragen sollen, eine möglichst hohe Sicherheit bei der Anwendung von Arzneimitteln zu gewährleisten. Die Weltgesundheitsorganisation (WHO) drückt dies so aus: „*Pharmacovigilance is a science and activities relating to the detection, assessment, understanding and prevention of adverse effects or any other possible drug-related problems.*" [1]

Die Erfassung des klinischen und laboranalytischen Verträglichkeitsprofils eines zu entwickelnden Arzneimittels ist für die Bewertung des Nutzen-Risiko-Verhältnisses vor der Zulassung ebenso wichtig wie der Nachweis der Wirksamkeit. Während der Entwicklung neuer Arzneimittel sind daher in klinischen Prüfungen neben der Analyse der Wirksamkeitsparameter ebenso sämtliche Verträglichkeitsparameter zu erfassen. Erst aus der nachfolgenden Analyse aller Verträglichkeitsparameter – unter Berücksichtigung des möglichen oder wahrscheinlichen Kausalzusammenhangs mit der Applikation der Prüfmedikation – kann das (vorläufige) Risikoprofil abgeschätzt werden.

Je nachdem, ob es sich bei der klinischen Prüfung eines Wirkstoffs um eine neue Entwicklungssubstanz oder um die Weiterentwicklung eines bereits zugelassenen Arzneimittels handelt (für das z. B. im Rahmen eines Lifecycle-Managements weitere Indikationen oder Darreichungsformen erschlossen werden sollen oder das zukünftig im Rahmen einer minimalinterventionellen klinischen Prüfung nach Verordnung (EU) 536/2014 [3] zum Einsatz kommen soll), sind lediglich die regulatorischen Rahmenbedingungen aus dem klinischen Bereich (sog. Clinical Safety) oder zusätzlich auch Vorgaben aus dem Bereich nach der Zulassung (sog. Post-Authorisation Safety) zu beachten.

Die europäischen Pharmakovigilanz-Anforderungen und -Definitionen für den Bereich Clinical Safety waren seit 2001 in der Richtlinie 2001/20/EG zu klinischen Prüfungen [2] festgelegt, die – mit Übergangsregelungen – durch die Ende Januar 2022 anwendbar gewordene Verordnung (EU) 536/2014 [3] abgelöst wurde. In Umsetzung der Richtlinie 2001/20/EG bestanden im Bereich der Clinical Safety weitere Ausführungsbestimmungen in der europäischen CT-3-Leitlinie [5] und in der europäischen GCP-Richtlinie (RL 2005/28/EG [4]), die durch zahlreiche weitere Leitlinien und Empfehlungen (z. B. CIOMS VI oder ICH E6(R2) [7,24]) ergänzt werden. Die Bestimmungen der Richtlinie 2005/28/EG und der CT-3-Leitlinie sind in die Verordnung (EU) 536/2014 integriert und werden nach Ablauf der Übergangsregelungen entfallen (▶ Kap. A.2 Änderungen unter Verordnung (EU) 536/2014 und AMG).

Für den Bereich nach der Zulassung gelten die Regelungen der Richtlinie 2001/83/EG [9] (für nicht zentral zugelassene Arzneimittel) sowie der Verordnung (EG) 726/2004 [7] (für zentral zugelassene Arzneimittel). Im Post-Authorisation-Bereich geben v. a. die Durchführungsverordnung (EU) 520/2012 [10] und die Good Pharmacovigilance Practices (GVP) [z. B. 11–13] konkretisierende Bestimmungen zur praktischen Umsetzung (s. a. [29]).

Für Deutschland sind v. a. das Arzneimittelgesetz (AMG [14]) und die darauf basierenden Verordnungen maßgeblich:

- §§ 40–42 AMG für klinische Prüfungen (Neuregelungen zur klinischen Prüfung zur Umsetzung der Verordnung (EU) 536/2014, eingeführt durch das Vierte Gesetz zur Änderung arzneimittelrechtlicher und anderer Vorschriften (4. AMGuaÄndG))
- § 63 ff. AMG für die Pharmakovigilanz nach der Erteilung der Zulassung (Post-Authorisation)
- GCP-Verordnung [6], die mit Wirksamwerden der Verordnung (EU) 536/2014 für nach neuem Recht durchgeführte klinische Prüfungen mit Übergansregelungen aufgehoben wurde
- Arzneimittel- und Wirkstoffherstellungsverordnung (AMWHV [22])

A.7.2.2 Definitionen und Terminologie

A.7.2.2.1 Unerwünschte Ereignisse und unerwünschte Arzneimittelwirkungen

Eine Übersicht über die verschiedenen Definitionen im Rahmen der klinischen Prüfungen gibt Tab. 1. Dabei ist es wichtig, zwischen einem unerwünschten Ereignis (UE)/Adverse Event (AE) und einer unerwünschten Arzneimittelwirkung (UAW)/Nebenwirkung/Adverse Drug Reaction (ADR) zu unterscheiden.

Tab. 1. Definitionen im Rahmen von klinischen Prüfungen.

	Richtlinie 2001/20/EG [2]	GCP-V [6][1]	Verordnung (EU) 536/2014 [3]
Unerwünschtes Ereignis (UE) – Adverse Event (AE)	Jedes schädliche Vorkommnis, das einem Patienten oder einem Prüfungsteilnehmer widerfährt, dem ein Arzneimittel verabreicht wird, und das nicht unbedingt in kausalem Zusammenhang mit dieser Behandlung steht. (Art. 2, m)	Jedes nachteilige Vorkommnis, das einer betroffenen Person widerfährt, der ein Prüfpräparat verabreicht wurde, und das nicht notwendigerweise in ursächlichem Zusammenhang mit dieser Behandlung steht. (GCP-V § 3 Nr. 6)	Jedes nachteilige medizinische Vorkommnis, das einem Prüfungsteilnehmer widerfährt, dem ein Arzneimittel verabreicht wird, und das nicht unbedingt in kausalem Zusammenhang mit dieser Behandlung steht. (Art. 2 Abs. 2 Nr. 32)
Unerwünschte Arzneimittelwirkung (UAW)/Nebenwirkung – Adverse Reaction	Jede schädliche und unbeabsichtigte Reaktion auf ein Prüfpräparat in jeglicher Dosierung. (Art. 2, n) *Unter die Definition fallen auch Medikationsfehler und andere als die im Prüfplan vorgesehenen Verwendungen, einschließlich unsachgemäßer und missbräuchlicher Verwendungen des Präparats. (CT-3-Leitlinie Nr. 44 [5])*	Jede nachteilige und unbeabsichtigte Reaktion auf ein Prüfpräparat, unabhängig von dessen Dosierung. (GCP-V, § 3 Nr. 7)	Eine Reaktion auf das Arzneimittel, die schädlich und unbeabsichtigt ist. (Art. 2, Abs. 1 VO (EU) 536/2014 unter Verweis auf RL 2001/83/EG Art. 1 Nr. 11 [9])
Schwerwiegende(s) UE/Nebenwirkung – Serious AE/Adverse Reaction	Schwerwiegendes unerwünschtes Ereignis oder schwerwiegende Nebenwirkung, das bzw. die unabhängig von der Dosis tödlich oder lebensbedrohend ist, eine stationäre Behandlung oder deren Verlängerung erforderlich macht, zu einer bleibenden oder schwerwiegenden Behinderung oder Invalidität führt oder eine kongenitale Anomalie oder einen Geburtsfehler zur Folge hat. (Art. 2, o)	Schwerwiegendes unerwünschtes Ereignis oder schwerwiegende Nebenwirkung ist jedes unerwünschte Ereignis oder jede Nebenwirkung, das oder die tödlich oder lebensbedrohend ist, eine stationäre Behandlung oder deren Verlängerung erforderlich macht oder zu bleibender oder schwerwiegender Behinderung oder Invalidität führt oder eine kongenitale Anomalie oder einen Geburtsfehler zur Folge hat. (GCP-V, § 3 Nr. 8)	Schwerwiegendes unerwünschtes Ereignis: Jedes nachteilige medizinische Vorkommnis, das unabhängig von der Dosis eine stationäre Behandlung oder deren Verlängerung erforderlich macht, zu einer bleibenden oder schwerwiegenden Behinderung oder Invalidität führt, zu einer kongenitalen Anomalie oder einem Geburtsfehler führt, lebensbedrohlich ist oder zum Tod führt. (Art. 2 Abs. 2, Nr. 33.) Schwerwiegende Nebenwirkung: Eine Nebenwirkung, die tödlich oder lebensbedrohend ist, eine stationäre Behandlung oder Verlän-

[1] Seit 27.01.2022 mit Übergangsregelungen aufgehoben.

Fortsetzung nächste Seite

Forts. Tab. 1

	Richtlinie 2001/20/EG [2]	GCP-V [6][1]	Verordnung (EU) 536/2014 [3]
			gerung einer stationären Behandlung erforderlich macht, zu bleibender oder schwerwiegender Behinderung oder Invalidität führt oder eine kongenitale Anomalie bzw. ein Geburtsfehler ist (Art. 2, Abs. 1 VO (EU) 536/2014 unter Verweis auf RL 2001/83/EG Art. 1 Nr. 12 [9])
Unerwartete(s) Ereignis/ Nebenwirkung (Unexpected Adverse Event/Reaction)	Eine unerwartete Nebenwirkung ist eine unerwünschte Wirkung, die nach Art oder Schweregrad aufgrund der vorliegenden Produktinformation (z. B. Prüferinformation für ein nicht zugelassenes Prüfpräparat oder Merkblatt in der Zusammenfassung der Produkteigenschaften für ein zugelassenes Produkt) nicht zu erwarten ist. (Art. 2, p)	Eine unerwartete Nebenwirkung ist eine Nebenwirkung, die nach Art oder Schweregrad nicht mit der vorliegenden Information über das Prüfpräparat übereinstimmt. (§ 3 Nr. 9 GCP-V)	Unerwartete schwerwiegende Nebenwirkung: eine schwerwiegende Nebenwirkung, deren Art, Schweregrad oder Ergebnis nicht den Referenzinformationen zur Sicherheit entspricht. (Art. 2 Abs. 2, Nr. 34)

[1] Seit 27.01.2022 mit Übergangsregelungen aufgehoben.

A.7.2.2.2 Weitere Definitionen

Suspected Unexpected Serious Adverse Reaction (SUSAR) / mutmaßliche unerwartete schwerwiegende Nebenwirkung in klinischen Prüfungen: *„Any unexpected SAE considered as related to the IMP or to a study specific procedure which occur in the concerned trial that are both unexpected and serious."* (S. 238 in [7])

Mindestanforderungen für die Meldung von Verdachtsfällen unerwarteter schwerwiegender Nebenwirkungen (SUSARs) aus klinischen Prüfungen (VO (EU) 536/2014, Anhang III [3]):

- gültige EU-Prüfungsnummer
- Studiennummer des Sponsors
- identifizierbarer kodierter Prüfungsteilnehmer
- identifizierbarer Berichterstatter
- mutmaßliche unerwartete schwerwiegende Nebenwirkung
- verdächtiges Prüfpräparat (einschließlich des Namenscodes des Wirkstoffs)
- Kausalitätsbewertung

Zur ordnungsgemäßen elektronischen Übermittlung des Berichts sind außerdem folgende verwaltungstechnische Informationen vorzulegen:

- einheitliche Kennnummer des Sicherheitsberichtes des Absenders
- Eingangsdatum der ursprünglichen Information von der Primärquelle
- Eingangstag der neuesten Informationen
- weltweite einheitliche Kennzeichnungsnummer
- Kennnummer des Absenders

Development Core Safety Information (DCSI): *„An independent section of an Investigator's Brochure (IB) identical in structure to the Company Core Safety Information (CCSI) that contains a summary of all relevant safety information that is described in more detail within the main body of the IB. It is the reference safety document that determines whether an ADR is listed or unlisted."* (CIOMS VI [7])

Development Safety Update Report (DSUR): *„Common standard for periodic reporting on drugs under development (including marketed drugs that are under further study) among the ICH regions."* (ICH E2F [19])

A.7.2.3 Dokumentation unerwünschter Ereignisse in klinischen Prüfungen

Gesammelt und dokumentiert werden **alle** unerwünschten Ereignisse [2], d. h. alle nachteiligen Vorkommnisse, die einem Prüfungsteilnehmer, dem ein Prüfpräparat verabreicht wird, widerfahren.

A.7.2.4 Beurteilung von Schweregrad, Intensität, Kausalzusammenhang und Bekanntheitsgrad

Für die Entscheidung über eine etwaige Meldepflicht an Zulassungsbehörden oder Ethik-Kommissionen müssen unerwünschte Ereignisse aus klinischen Prüfungen hinsichtlich ihres Schweregrades, ihres möglichen Kausalzusammenhangs mit der Einnahme oder Verabreichung des Prüfpräparates sowie ihres bisherigen Bekanntheitsgrades beurteilt werden.

A.7.2.4.1 Schweregrad (Seriousness)

In klinischen Prüfungen ist im Prüfbogen (Case Report Form, CRF) bzw. auf den Formblättern zur Erfassung von unerwünschten Ereignissen der jeweilige Schweregrad entsprechend einer vorgegebenen Klassifizierung zu dokumentieren. Als schwerwiegend (serious) werden UEs/UAWs angesehen, wenn sie, unabhängig von der Dosis, eine stationäre Behandlung oder deren Verlängerung erforderlich machen, zu einer bleibenden oder schwerwiegenden Behinderung oder Invalidität führen, zu einer kongenitalen Anomalie oder einem Geburtsfehler führen, lebensbedrohlich sind oder zum Tod führen (siehe Tab. 1).

Die EU Expert Group on Clinical Trials der EU-Kommission enthält in ihrer Guidance zur Umsetzung der Verordnung (EU) 536/2014 weitere Erläuterungen zur Einstufung eines unerwünschten Ereignisses als schwerwiegend (Questions & Answers, July 2023, Question 7.2 [38]):

- *"SAEs include all serious events independent of whether they have a suspected causal relationship to the investigational medicinal product (IMP) or not.*
- *'Important medical events' which are medical events that may jeopardise the subject or may require an intervention to prevent a SAE should also be considered as 'serious'.*
- *Medical and scientific judgement should be exercised in deciding whether an event is 'serious' in accordance with these criteria."*

Zudem können vom Sponsor im Prüfprotokoll weitere Kriterien dafür festgelegt werden, welche UEs/UAWs oder Labor-/Untersuchungsbefunde als schwerwiegend einzustufen sind, auch wenn sie nicht den o. g. regulatorisch definierten Seriousness-Kriterien entsprechen.

Die CT-3-Leitlinie [5] umschreibt dies in ihrem Kap. 4.2.2 wie folgt:

> *„25. Diese Merkmale bzw. Folgen sind zum Zeitpunkt des Ereignisses zu betrachten. Mit einem lebensbedrohlichen Ereignis beispielsweise ist ein Ereignis gemeint, bei dem der Proband zum Zeitpunkt des Ereignisses in Lebensgefahr schwebte; nicht gemeint ist ein Ereignis, das hypothetisch zum Tode hätte führen können, wenn es schwerwiegender gewesen wäre.*
>
> *26. Manche medizinische Ereignisse können den Probanden gefährden oder einen Eingriff erfordern, um die oben genannten Merkmale oder Folgen zu verhindern. Solche Ereignisse (im Folgenden „bedeutsame medizinische Ereignisse") sollten ebenfalls definitionsgemäß als „schwerwiegend" betrachtet werden.*

27. Ob ein Ereignis „schwerwiegend" im Sinne dieser Kriterien ist, sollte medizinisch und wissenschaftlich beurteilt werden."

A.7.2.4.2 Intensität (Severity)

Neben dem Schweregrad (Seriousness) wird in klinischen Prüfungen im CRF bzw. auf den Formblättern zur Erfassung von unerwünschten Ereignissen üblicherweise auch die Intensität (Severity) angegeben. Der Sponsor legt im Prüfplan die Graduierung für Intensität selbst fest.

Als Beispiel einer entsprechenden Einteilung, die vorrangig im Bereich der onkologischen Studien zum Einsatz kommt, sind nachfolgend die Common Terminology Criteria for Adverse Events (CTCAE) des US National Cancer Institutes (NCI) nebst einiger Beispiele genannt [40] (Tab. 2):

*"**Grade 1** Mild; asymptomatic or mild symptoms; clinical or diagnostic observations only; intervention not indicated.*

***Grade 2** Moderate; minimal, local or noninvasive intervention indicated; limiting age-appropriate instrumental Activities of Daily Living (ADL).*

***Grade 3** Severe or medically significant but not immediately life-threatening; hospitalization or prolongation of hospitalization indicated; disabling; limiting self-care Activities of Daily Living (ADL).*

***Grade 4** Life-threatening consequences; urgent intervention indicated.*

***Grade 5** Death related to AE."*

Tab. 2. Common Terminology Criteria for Adverse Events (CTCAE) Beispiele [40].

CTCAE Term	Grade 1	Grade 2	Grade 3	Grade 4	Grade 5
atrial fibrillation	asymptomatic, intervention not indicated	non-urgent medical intervention indicated	symptomatic, urgent intervention indicated; device (e.g., pacemaker); ablation; new onset	life-threatening consequences; embolus requiring urgent intervention	death
wound infection	localized, local intervention indicated	oral intervention indicated (e.g., antibiotic, antifungal, or antiviral)	IV antibiotic, antifungal, or antiviral intervention indicated; invasive intervention indicated	life-threatening consequences; urgent intervention indicated	death
creatinine increased	> ULN -1.5 x ULN	> 1.5-3.0 x baseline; > 1.5 -3.0 x ULN	> 3.0 x baseline; > 3.0 -6.0 x ULN	> 6.0 x ULN	-
electrocardiogram QT corrected interval prolonged	average QTc 450-480 ms	average QTc 481-500 ms	average QTc >= 501 ms; > 60 ms change from baseline	torsade de pointes; polymorphic ventricular tachycardia; signs/symptoms of serious arrhythmia	-

ULN: upper limit of normal. (Common Terminology Criteria for Adverse Events (CTCAE) v5.0, 27 Nov 2017).

A.7.2.4.3 Kausalzusammenhang

Tritt bei einem Prüfungsteilnehmer ein unerwünschtes Ereignis im zeitlichen Zusammenhang mit der Anwendung einer Prüfsubstanz auf, bewerten üblicherweise sowohl der Prüfer als auch der Sponsor unabhängig voneinander den möglichen kausalen Zusammenhang zwischen Ereignis und Prüfsubstanz. Die begründete Möglichkeit eines Kausalzusammenhangs (Reasonable Possibility) besteht zwischen dem Ereignis und dem Prüfpräparat, wenn es Anhaltspunkte oder Argumente gibt, die einen solchen Kausalzusammenhang nahelegen. Die Leitlinie der Kommission (CT-3-Leitlinie [5]) führt dazu im Kap. 7.2 „Mutmaßliche unerwartete schwerwiegende Nebenwirkung" u. a. aus:

> *„45. Nach der Definition besteht die begründete Möglichkeit eines Kausalzusammenhangs zwischen dem Ereignis und dem Prüfpräparat, d. h. es gibt Anhaltspunkte oder Argumente, die einen solchen Kausalzusammenhang nahelegen.*
>
> *46. Eine schädliche und unbeabsichtigte Reaktion auf ein Nicht-Prüfpräparat, die nicht durch eine mögliche Wechselwirkung mit einem Prüfpräparat ausgelöst wurde, ist definitionsgemäß keine mutmaßliche unerwartete schwerwiegende Nebenwirkung.*
>
> *[...]*
>
> *58. Ob die begründete Möglichkeit eines Kausalzusammenhangs besteht, wird in der Regel vom Prüfer beurteilt."*

Die CT-3-Leitlinie enthält zudem Empfehlungen zum Umgang mit fehlenden oder divergierenden Kausalitätsbeurteilungen:

> *„59. Liegen keine Informationen über einen Kausalzusammenhang vom berichterstattenden Prüfer vor, sollte der Sponsor den berichterstattenden Prüfer konsultieren und ihn um Stellungnahme zu diesem Aspekt bitten. Der Sponsor sollte die Einschätzung des Kausalzusammenhangs durch den Prüfer nicht herabstufen. Ist der Sponsor anderer Meinung über den Kausalzusammenhang als der Prüfer, sollte die Meldung die Stellungnahme sowohl des Prüfers als auch des Sponsors enthalten."*

Die Verordnung (EU) 536/2014 [3] legt im Anhang III entsprechende Vorgehensweisen verbindlich fest:

> *„Liegen keine Informationen über einen Kausalzusammenhang vom berichterstattenden Prüfer vor, muss der Sponsor den berichterstattenden Prüfer konsultieren und ihn um Stellungnahme zu dieser Frage bitten. Der Sponsor darf die Einschätzung des Kausalzusammenhangs durch den Prüfer nicht herabstufen. Ist der Sponsor anderer Ansicht über den Kausalzusammenhang als der Prüfer, muss die Meldung die Stellungnahme sowohl des Prüfers als auch des Sponsors enthalten."* (Verordnung (EU) 536/2014 Anhang III [3])

Sobald der begründete Verdacht für einen Kausalzusammenhang besteht, wird aus dem unerwünschten Ereignis (Adverse Event) eine unerwünschte Arzneimittelwirkung bzw. Nebenwirkung (Adverse Reaction) und damit aus einem unerwarteten schwerwiegenden Ereignis der Verdachtsfall einer meldepflichtigen unerwarteten schwerwiegenden Nebenwirkung (Suspected Unexpected Serious Adverse Reaction, SUSAR). Nur wenn sowohl der Prüfer als auch der Sponsor einen Kausalzusammenhang zwischen dem unerwünschten Ereignis und der Prüfmedikation **ausschließen**, ist das schwerwiegende unerwünschte Ereignis (Serious Adverse Event, SAE) nicht an die Behörden meldepflichtig; es ist aber auf jeden Fall in den Studienbericht aufzunehmen (▸ Kap. A.7.2.5).

Für die **Kausalitätsbewertung** stehen verschiedene Algorithmen zur Verfügung (Beispiele s. Tab. 3, Tab. 4).

Tab. 3. Algorithmen für die Kausalitätsbewertung.

Naranjo [35]	WHO/UMC [36]	CIOMS VI [7]
definite	certain	related (reasonable possibility)
probable	probable/likely	
possible	possible	
unlikely	unlikely	not related (no reasonable possibility)
	conditional/unclassified	
	unassessable/unclassifiable	

Die jeweiligen Algorithmen geben Anhaltspunkte vor, anhand derer die **Kausalitätswahrscheinlichkeit** eingegrenzt werden kann.

Tab. 4. Kausalitätsbewertung nach WHO/UMC [36].

World Health Organisation (WHO)/Uppsala Monitoring Centre (UMC)	
certain	plausible time relationship; cannot be explained by co-disease or co-drugs; clinically reasonable response to withdrawal of the drug (dechallenge) clinically plausible; definitive event; positive rechallenge
probable/likely	reasonable time to onset, unlikely to be attributed to co-disease or co-drugs; clinically reasonable response on withdrawal (dechallenge)
possible	reasonable time to onset, but could also be explained by co-disease or co-drugs
unlikely	temporal relationship makes a causal relationship improbable; co-drugs or co-disease provide plausible explanations
conditional/unclassified	more data is essential for a proper assessment
unassessable/unclassifiable	cannot be judged because information is insufficient or contradictory, and which cannot be supplemented or verified

Bei der Meldung an die EudraVigilance-Datenbank ist zu beachten, dass unabhängig vom verwendeten sponsorinternen Algorithmus, im Modul für klinische Prüfungen (EVCTM-Modul) lediglich ein binäres System zur Verfügung steht: "*When using other methods of causality assessment, the sponsor should decide which categories of causality assessment result correspond to 'Reasonable possibility' and which ones refer to 'No reasonable possibility'.*" (EMA/51938/2013 Rev 1 [16]).

A.7.2.4.4 Erwartete vs. unerwartete Nebenwirkungen

Für die Meldeverpflichtung eines unerwünschten Ereignisses durch den Sponsor an die Behörde ist neben dem Schweregrad und dem Kausalzusammenhang auch relevant, ob die Reaktion anhand der Referenzinformationen zur Sicherheit (Reference Safety Information, RSI) als erwartet oder unerwartet anzusehen ist (Annex III, 2.2. der Verordnung (EU) 536/2014 [3]):

„5. *Bei der Festlegung, ob ein unerwünschtes Ereignis unerwartet ist, ist zu berücksichtigen, ob sich durch das Ereignis signifikante neue Informationen über die Spezifität, das häufigere Vorkommen oder den Schweregrad einer bekannten, bereits dokumentierten schwerwiegenden Nebenwirkung ergeben.*

6. *Die zu erwartenden Nebenwirkungen werden vom Sponsor in den Referenzinformationen zur Sicherheit dargelegt. Die Erwartungswahrscheinlichkeit wird anhand bereits früher mit dem Wirkstoff beobachteter Ereignisse festgelegt, nicht mit Blick auf die erwarteten pharmakologischen Eigenschaften eines Arzneimittels oder Ereignisse in Zusammenhang mit der Krankheit des Prüfungsteilnehmers.*

7. *Die Referenzinformationen zur Sicherheit sind in der Fachinformation oder der Prüferinformation enthalten. Im Anschreiben muss darauf verwiesen werden, an welcher Stelle in den Antragsunterlagen sich die Referenzinformationen zur Sicherheit befinden. Liegen für das Prüfpräparat Zulassungen in mehreren betroffenen Mitgliedstaaten mit verschiedenen Fachinformationen vor, wählt der Sponsor die unter Berücksichtigung der Sicherheit der Prüfungsteilnehmer am besten geeignete Fachinformation als Referenzinformationen zur Sicherheit aus.*

8. *Die Referenzinformationen zur Sicherheit können sich im Laufe der klinischen Prüfung ändern. Für die Zwecke der Meldung mutmaßlicher unerwarteter schwerwiegender Nebenwirkungen gilt die Fassung der Referenzinformationen zur Sicherheit zur Zeit des Auftretens der mutmaßlichen unerwarteten schwerwiegenden Nebenwirkungen. Daher wirkt sich eine Änderung der Referenzinformationen zur Sicherheit auf die Anzahl der zu meldenden mutmaßlichen unerwarteten schwerwiegenden Nebenwirkungen aus.*

9. *Hat der berichterstattende Prüfer Informationen darüber vorgelegt, ob ein Ereignis zu erwarten ist, ist dies vom Sponsor zu berücksichtigen."*

Als RSI für die lokale Berichtspflicht einer unerwünschten Arzneimittelwirkung aus klinischen Prüfungen und für die Erstellung des jährlichen Sicherheitsberichts dient somit das entsprechende Kapitel aus der Prüferinformation/Investigator's Brochure bzw. bei einer klinischen Prüfung mit einem zugelassenen Arzneimittel) die Fachinformation/Summary of Product Characteristics (SmPC).

Tabelle 5 stellt einige Beispiele für größere Spezifität bzw. höheren Schweregrad dar (nach HMA CTFG Q&A document – Reference Safety Information, November 2017 [30]).

Tab. 5. Beispiele für die Bewertung von Spezifität und Schweregrad.

Listed serious adverse reaction in RSI	'Suspected' serious adverse reaction in Clinical Trial	Unexpectedness reason
acute renal failure	interstitial nephritis	specificity
hepatitis	fulminant hepatitis	severity
cerebral vascular accident	cerebral thromboembolism	specificity
exfoliative dermatitis	Stevens-Johnson Syndrome	severity and specificity
hypertension	hypertensive crisis	severity
sepsis	septic shock	severity
supraventricular cardiac arrhythmia	atrial fibrillation	specificity

A.7.2.5 Meldepflichten für Prüfer und Sponsor

A.7.2.5.1 Europa/Deutschland

Die konkreten Meldepflichten für Prüfer und Sponsor sind auf internationaler Ebene (ICH E6(R2) [18]) nur grundsätzlich beschrieben, während sie auf europäischer Ebene (Richtlinie 2001/20/EG [2], CT-3-Leitlinie [5] sowie der Verordnung (EU) 536/2014 [3]) weitere Details – insbesondere in Bezug auf die Fristen und Inhalte für eine entsprechende Berichterstattung – nennen. Die deutsche GCP-Verordnung hat die Anforderungen der europäischen Richtlinie in nationales Recht, d. h. den Geltungsbereich des deutschen AMG, umgesetzt.

Als stark vereinfache Grundregel kann folgende Kurzübersicht gelten (Tab. 6), wobei je nach Art des unerwünschten Ereignisses, dem Studienort (EU, Drittland) oder dem Risiko für die Prüfungsteilnehmer weitere Informationen und/oder zusätzliche Empfänger betroffen sein können (Tab. 7–10, Abb. 1).

Tab. 6. Berichtspflichten einschließlich Fristen.

Prüfer	SAEs	→ unverzüglich* an den Sponsor
Sponsor	SUSARs – tödlich oder lebensbedrohlich	→ innerhalb von 7 Tagen an Behörden
	SUSARs – nicht tödlich oder lebensbedrohlich	→ innerhalb von 15 Tagen an Behörden

* Üblicherweise akzeptierten Sponsoren unter der Richtlinie 2001/20/EG einen Zeitraum von ≤ 24 Stunden (was vom Sponsor allerdings im Prüfplan festzulegen war); die Verordnung (EU) 536/2014 legt nun verbindlich fest, dass der Prüfer diese Ereignisse unverzüglich, jedoch spätestens innerhalb von 24 Stunden dem Sponsor zu melden hat, sofern im Prüfplan für bestimmte schwerwiegende unerwünschte Ereignisse keine unverzügliche Meldung vorgesehen ist (Art. 41 Abs. 2).

Tab. 7. Meldepflichten nach ICH E6(R2) [18].

Meldepflichten des Prüfers
All serious adverse events (SAEs) should be reported immediately to the sponsor except for those SAEs that the protocol or other document (e.g., Investigator's Brochure) identifies as not needing immediate reporting. (4.11.1.)
Promptly report to the IRB/IEC; a) Deviations from, or changes of, the protocol to eliminate immediate hazards to the trial subjects. b) Changes increasing the risk to subjects and/or affecting significantly the conduct of the trial. c) All adverse drug reactions (ADRs) that are both serious and unexpected. d) New information that may affect adversely the safety of the subjects or the conduct of the trial. (3.3.8.)
Meldepflichten des Sponsors
The sponsor should expedite the reporting to all concerned investigator(s)/institutions(s), to the IRB(s)/IEC(s), where required, and to the regulatory authority(ies) of all adverse drug reactions (ADRs) that are both serious and unexpected. (5.17.1.)
The sponsor should submit to the regulatory authority(ies) all safety updates and periodic reports, as required by applicable regulatory requirement(s). (5.17.3.)
IRB = Institutional Review Board IEC= Independent Ethics Committees

Tab. 8. Meldepflichten nach Richtlinie 2001/20/EG Art. 16–17 [2].

Meldepflichten des Prüfers	
Schwerwiegende unerwünschte Ereignisse (SAEs)	unverzüglich (< 24 h)
Unerwünschte Ereignisse und/oder Laboranomalien, die im Prüfplan für die Unbedenklichkeitsbewertungen als entscheidend bezeichnet werden	gemäß den Berichterstattungsanforderungen innerhalb der im Prüfplan angegebenen Fristen
Tod eines Prüfungsteilnehmers	Übermittlung aller zusätzlich geforderten Auskünfte an Sponsor und Ethik-Kommission
Meldepflichten des Sponsors	
mutmaßliche unerwartete schwerwiegende Nebenwirkungen (SUSARs)	SUSARs, die zu einem **Todesfall** geführt haben bzw. führen können: so rasch wie möglich, auf jeden Fall aber binnen **7 Tagen**, nachdem der Sponsor Kenntnis erhalten hat. → Meldung an zuständigen Behörden aller betreffenden Mitgliedstaaten, Ethik-Kommission und die anderen Prüfer
	Andere SUSARs so rasch wie möglich, auf jeden Fall aber binnen **15 Tagen** nachdem der Sponsor Kenntnis erhalten hat. → Meldung an die betreffenden zuständigen Behörden, die betreffenden Ethik-Kommission und die anderen Prüfer
jährlicher Sicherheitsbericht	60 Tage nach Stichtag (Data Lock Point)

„Die Informationen [an die Prüfer] sollten kurz und präzise sowie praktisch sein. Daher sollten die Informationen über mutmaßliche unerwartete schwerwiegende Nebenwirkungen, soweit machbar, im Line-listing mutmaßlicher unerwarteter schwerwiegender Nebenwirkungen in Zeiträumen angegeben werden, die der Art des Forschungsprojekts bzw. des klinischen Entwicklungsprojekts und dem Umfang der aufgetretenen mutmaßlichen unerwarteten schwerwiegenden Nebenwirkungen entsprechen. Diesem Line-listing sollte eine kurze präzise Zusammenfassung des daraus hervorgehenden Sicherheitsprofils des Prüfpräparats beigefügt werden." (CT-3-Leitlinine Kap. 7.10 [5])

Tab. 9. Meldepflichten nach der Verordnung (EU) 536/2014 (Art. 41–43).

Meldepflichten vom Prüfer an den Sponsor	
Schwerwiegende unerwünschte Ereignisse (SAEs)	unverzüglich, jedoch spätestens innerhalb von 24 Stunden (außer wenn im Prüfbericht etwas anderes vorgesehen ist)
Schwerwiegende unerwünschte Ereignisse (AEs), die nach Abschluss der klinischen Prüfung auftreten und mutmaßlich in einem ursächlichen Verhältnis zum Prüfpräparat stehen.	unverzüglich
Unerwünschte Ereignisse (AEs) oder abnorme Laborwerte, die im Prüfplan als kritisch für die Sicherheitsbewertung bezeichnet sind.	wie im Prüfplan angegeben
Meldepflichten vom Sponsor an die Behörden	
Mutmaßliche unerwartete schwerwiegende Nebenwirkungen (SUSARs): a) aus der betreffenden klinischen Prüfung, (unabhängig davon, ob das SUSAR in der EU oder in einem Drittland aufgetreten ist) b) aus einer klinischen Prüfung in einem Drittland, sofern diese klinische Prüfung • unter der Verantwortung dieses Sponsors erfolgt oder • unter der Verantwortung eines anderen Sponsors erfolgt, der entweder zu demselben Mutterunternehmen gehört oder der gemeinsam mit dem Sponsor ein Arzneimittel entwickelt c) nach dem Abschluss der klinischen Prüfung	• Tödliche oder lebensbedrohliche SUSARs: unverzüglich, jedoch bis spätestens 7 Tage nachdem der Sponsor Kenntnis erlangt hat. Follow-up: ist die Meldung unvollständig, muss der Sponsor innerhalb von weiteren 8 Tagen einen vollständigen Bericht vorlegen. • Alle anderen SUSARs: bis spätestens 15 Tage nachdem der Sponsor Kenntnis erlangt hat. Follow-up: binnen 15 Tagen nach Eingang der neuen Informationen. Die Frist für die Erstmeldung (Tag 0 = Di 0) beginnt, sobald die Informationen, die die Mindestkriterien für die Meldung enthalten, beim Sponsor eingegangen sind. Erhält der Sponsor signifikante neue Informationen über einen bereits gemeldeten Fall, wird die Frist wieder auf Tag 0 gesetzt, d. h. auf den Tag des Eingangs der neuen Informationen.
jährlicher Sicherheitsbericht	60 Tage nach Stichtag (Data Lock Point)

Die Melderegelungen werden mit der Verordnung (EU) 536/2014 insgesamt zentralisiert (Tab. 9). So regelt Art. 42, dass der Sponsor SUSARs elektronisch an die EudraVigilance-Datenbank (Clinical Trial Module) und nicht mehr an die einzelnen Mitgliedstaaten zu melden hat. Die Meldefristen entsprechen dabei den bisherigen 7 bzw. 15 Tagen.

Ist es dem Sponsor aufgrund des Mangels an Ressourcen unmöglich, seine Meldung direkt in EudraVigilance einzugeben und hat er die Zustimmung des betroffenen Mitgliedstaats erlangt, kann er seine Meldung dem Mitgliedstaat, in dem die mutmaßliche unerwartete schwerwiegende Nebenwirkung aufgetreten ist, übermitteln. Der Mitgliedstaat meldet dann die mutmaßliche unerwartete schwerwiegende Nebenwirkung an EudraVigilance (Art. 42 Abs. 3 VO (EU) 536/2014).

Für **Hilfspräparate** (Auxiliary Products), d. h. für die Bedürfnisse einer klinischen Prüfung entsprechend der Beschreibung im Prüfplan eingesetzte Arzneimittel, die jedoch nicht als Prüfpräparat verwendet werden, *„erfolgt die Berichterstattung gemäß Titel IX Kapitel 3 der Richtlinie 2001/83/EG"* (VO (EU) 536/2014 Art. 46) [3]. Allerdings ist zu differenzieren zwischen zugelassenen und nicht zugelassenen Hilfspräparaten. Für die zugelassenen Hilfspräparate erfolgt die Sicherheitsberichterstattung aller Nebenwirkungen gem. Richtlinie 2001/83/EG und somit in das EudraVigilance Post Authorisation Module. Sie erfolgt unabhängig davon, ob das Hilfspräparat entsprechend den zugelassenen Bestimmungen eingesetzt wird oder nicht. Dagegen erfolgt die Sicherheitsberichterstattung bei nicht zugelassenen Hilfspräparaten an das EudraVigilance Clinical Trial Module (Q&A (Question 7.47) [38]).

Meldungen vom **Sponsor an den Prüfer**:

Auch gegenüber dem Prüfer bestehen für den Sponsor Informationspflichten. Im Hinblick auf die Information der beteiligten Prüfer über bekannt gewordene SUSARs, legt das Questions & Answers Document, July 2023 u. a. Folgendes dar [38]:

> „*The sponsor should promptly notify all concerned investigators/institutions of findings that could adversely affect the safety of the subjects and should expedite the reporting of all SUSARs to all concerned investigators/institutions (ICH E6).* ***The most important thing is to inform investigators of safety profile changes, not of individual SUSAR reports.*** *For example, information derived from SUSAR reports could be provided via investigators' letters including both an updated benefit-risk evaluation and risk mitigation measures.*" [Hervorhebung d. d. Verf.]

Meldungen vom **Sponsor an andere Mitgliedsstaaten**:

Die Richtlinie 2001/20/EG [2] legt eine Weiterleitung der SUSAR-Meldungen auch an beteiligte Behörden anderer Mitgliedstaaten fest. Diese Anforderung ist mit der Verordnung (EU) 536/2014 [3] entfallen, da die Mitgliedstaaten nun direkt über EudraVigilance informiert werden können. Die Mitgliedstaaten haben die Möglichkeit, SUSAR-Umleitungen einzurichten, wenn sie Kopien von SUSARs für ihre nationalen Systeme erhalten möchten.

Wie von der EMA im Sponsor-Handbuch zum Clinical Trials Information System bekanntgegeben, sollten auch **SUSARs, die aus klinischen Prüfungen stammen, die in den Anwendungsbereich der Richtlinie 2001/20/EG [3] fallen, nur noch direkt elektronisch an EudraVigilance gemeldet werden.** Dies bringt den Vorteil eines einheitlichen harmonisierten Meldeverfahrens, sollte aber mit den Behörden jeweils abgeklärt werden [42].

Dies umsetzend haben die BOB mitgeteilt, dass auch SUSARs aus klinischen Prüfungen, die in den Anwendungsbereich der Richtlinie 2001/20/EG [3] fallen, elektronisch über das EudraVigilance-System gemeldet werden können. Bei Meldungen über das EudraVigilance-System werden die nationalen Meldepflichten gegenüber der zuständigen Bundesoberbehörde als erfüllt betrachtet. Die Meldepflichten gegenüber anderen Adressaten, nämlich Prüfer, Ethik-Kommissionen und beteiligte Behörden anderer Mitgliedstaaten, bleiben davon allerdings unberührt. Die Bundesoberbehörden sind nicht befugt, Sponsoren von den übrigen Meldepflichten freizustellen [43].

Tab. 10. Meldepflichten nach der (mit Übergangsfristen aufgehobenen) GCP-Verordnung (DE).

Meldepflichten des Prüfers	
Schwerwiegende unerwünschte Ereignisse (SAEs) (ausgenommen Ereignisse, über die gemäß Prüfplan oder Prüferinformation nicht unverzüglich berichtet werden muss)	unverzüglich (< 24 h) → Sponsor Anschließend ist ein ausführlicher schriftlicher Bericht zu übermitteln.
Unerwünschte Ereignisse und unerwartete klinisch-diagnostische Befunde, die im Prüfplan für die Bewertung der klinischen Prüfung als entscheidend bezeichnet sind.	innerhalb der im Prüfplan angegebenen Fristen → Sponsor Anschließend ist ein ausführlicher schriftlicher Bericht zu übermitteln.
Todesfall	Übermittlung aller für die Erfüllung ihrer Aufgaben erforderlichen zusätzlichen Auskünfte → zEK, bei multizentrischen Studien auch beteiligte Ethik-Kommission, zBOB sowie Sponsor
Bei klinischen Prüfungen mit Arzneimitteln, die aus einem gentechnisch veränderten Organismus oder einer Kombination von gentechnisch veränderten Organismen bestehen oder solche enthalten.	unverzügliche Unterrichtung über Beobachtungen von in der Risikobewertung nicht vorgesehenen etwaigen schädlichen Auswirkungen auf die Gesundheit nicht betroffener Personen und die Umwelt → Sponsor

zBeh.: zuständige Behörde; zBOB: zuständige Bundesoberbehörde; zEK: zuständige Ethik-Kommission; zEU-Beh.: zuständigen Behörden anderer EU-/EWR-Mitgliedstaaten, in deren Hoheitsgebiet die klinische Prüfung durchgeführt wird; GVO: Genetisch veränderter Organismus.

Fortsetzung nächste Seite

Forts. Tab. 10

Meldepflichten des Sponsors	
Verdachtsfall einer unerwarteten schwerwiegenden Nebenwirkung durch in dieser oder einer anderen klinischen Prüfung des Sponsors verwendete und denselben Wirkstoff enthaltende Prüfpräparate	unverzüglich, spätestens aber innerhalb von 15 Tagen nach Bekanntwerden → zEK, zBOB und zEU-Beh., sowie an der klinischen Prüfung beteiligte Prüfer
Verdachtsfall einer unerwarteten schwerwiegenden Nebenwirkung – sofern diese zu einem Todesfall geführt hat oder lebensbedrohlich ist – durch in dieser oder einer anderen klinischen Prüfung des Sponsors verwendete und denselben Wirkstoff enthaltende Prüfpräparate	unverzüglich, spätestens aber innerhalb von 7 Tagen nach Bekanntwerden → zEK, zBOB und zEU-Beh. sowie an der klinischen Prüfung beteiligte Prüfer Weitere relevante Informationen: innerhalb von höchstens 8 weiteren Tagen
Jeden Sachverhalt, der eine erneute Überprüfung der Nutzen-Risiko-Bewertung des Prüfpräparates erfordert. Hierzu gehören insbesondere 1. Einzelfallberichte von erwarteten schwerwiegenden Nebenwirkungen mit einem unerwarteten Ausgang 2. eine Erhöhung der Häufigkeit erwarteter schwerwiegender Nebenwirkungen, die als klinisch relevant bewertet wird 3. Verdachtsfälle schwerwiegender unerwarteter Nebenwirkungen, die sich ereigneten, nachdem die betroffene Person die klinische Prüfung bereits beendet hat 4. Ereignisse im Zusammenhang mit der Studiendurchführung oder der Entwicklung des Prüfpräparates, die möglicherweise die Sicherheit der betroffenen Personen beeinträchtigen können.	unverzüglich, spätestens aber innerhalb von 15 Tagen nach Bekanntwerden → zBOB, zEK und zEU-Beh.
5. sofern Maßnahmen nach § 11 ergriffen werden (Maßnahmen zum Schutz vor unmittelbarer Gefahr von Prüfungsteilnehmer oder, bei GVOs, der Umwelt)	unverzügliche Unterrichtung (einschl. auslösende Umstände) → zBOB, zBeh., zEK und zEU-Beh.
Liste aller während der Prüfung aufgetretenen Verdachtsfälle schwerwiegender Nebenwirkungen sowie einen Bericht über die Sicherheit der betroffenen Personen (DSUR)	einmal jährlich oder auf Verlangen während der Dauer der Prüfung → zEK, zBOB und zEU-Beh.
Neue Informationen über Gefahren für die Gesundheit nicht betroffener Personen und die Umwelt aus klinischen Prüfungen mit Arzneimitteln, die aus einem GVO oder einer Kombination von GVOs bestehen oder solche enthalten.	unverzüglich → zBoB
Abbruch oder Unterbrechung der klinischen Prüfung durch den Sponsor	Unterrichtung innerhalb von 15 Tagen unter Angabe der Gründe → zBeh., zBOB, zEK und zEU-Beh.
GCP-Verordnung § 12–13	
zBeh.: zuständige Behörde; zBOB: zuständige Bundesoberbehörde; zEK: zuständige Ethik-Kommission; zEU-Beh.: zuständigen Behörden anderer EU-/EWR-Mitgliedstaaten, in deren Hoheitsgebiet die klinische Prüfung durchgeführt wird; GVO: Genetisch veränderter Organismus.	

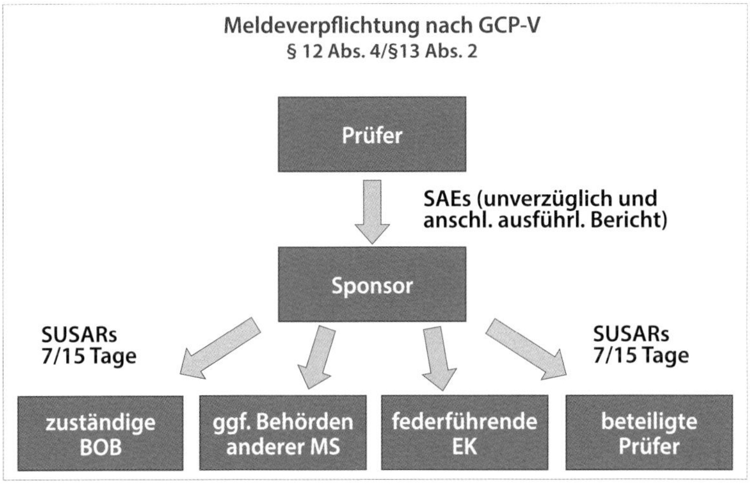

Abb. 1. Meldeverpflichtungen für SAEs/SUSARs nach GCP-V.

Sondersituationen - Special Situations

> *„Denselben Berichtspflichten wie Nebenwirkungen unterliegen auch Medikationsfehler und andere als die im Prüfplan vorgesehenen Verwendungen, einschließlich unsachgemäßer und missbräuchlicher Verwendungen des Präparats."* (CT-3-Leitlinie Nr. 44 [5]).

Eine vergleichbare Regelung sieht die Verordnung (EU) 536/2014 Anhang III vor, wobei in diesem Zusammengang zusätzlich Schwangerschaften genannt werden [3].

Adverse Event of Special Interest (AESI)

Besonderheiten für die Sammlung, die Nachverfolgung, die Berichtspflichten (v. a. vom Prüfer an den Sponsor) und die kumulative Datenauswertung können sich auch durch die Festlegung von AESIs im Studienprotokoll durch den Sponsor ergeben.

> *"An adverse event of special interest is a noteworthy event for the particular product or class of products that a sponsor may wish to monitor carefully. It could be serious or non-serious (e.g., hair loss, loss of taste, impotence), and could include events that might be potential precursors or prodromes for more serious medical conditions in susceptible individuals. Such events should be described in protocols or protocol amendments, and instructions provided for investigators as to how and when they should be reported to the sponsor"* (CIOMS VI [7]).

Weiterhin empfiehlt die CIOMS VI Guideline [7] zum Umgang mit AESIs:

- *"It is important to define clearly „adverse events of special interest" in the protocol and to specify close monitoring and prompt reporting to the sponsor of these types of events, even if the event is considered non-serious according to the usual regulatory criteria.*
- *Prompt medical evaluation of all individual serious cases and adverse events of special interest (irrespective of causality), and the periodic aggregate assessment of all available clinical safety data, are critical for improving the process of signal detection in drug development."*

Im Rahmen der Evaluierung der Risiken der Prüfsubstanz bzw. des Arzneimittels, sind nach ICH E2F [19] spezifische Situationen bzw. Patientenpopulationen, sofern zutreffend, im DSUR gesondert zu besprechen – was eine entsprechende Sammlung und Weitergabe der Information durch den Prüfer voraussetzt:

- *"any specific safety issues related to special populations, such as the elderly, children, patients with hepatic or renal impairment, or any other at-risk groups (e.g., slow or fast metabolisers)*
- *pregnancy and lactation exposure and outcomes*

- *safety findings arising from experience with long-term treatment*
- *evidence of clinically significant medication errors*
- *evidence of lack of patient compliance*
- *experience with overdose and its treatment*
- *occurrences of drug misuse and abuse."*

A.7.2.5.2 EudraVigilance-Datenbank

In Europa erfolgt die Meldung von potenziellen Arzneimittelnebenwirkungen zentral an die EudraVigilance-Datenbank der Europäischen Arzneimittelagentur (EMA). EudraVigilance, so die EMA, *"is the system for managing and analysing information on suspected adverse reactions to medicines which have been authorised or being studied in clinical trials in the European Economic Area (EEA). The European Medicines Agency (EMA) operates the system on behalf of the European Union (EU) medicines regulatory network".* [15]

Die Datenbank EudraVigilance umfasst 2 verschiedene Module für Nebenwirkungsmeldungen (Abb. 2) [17]:

- Clinical Trial Module (EVCTM) für die elektronische Meldung von mutmaßlichen unerwarteten schwerwiegenden Nebenwirkungen eines Prüfpräparates (Suspected Unexpected Serious Adverse Reactions, SUSARs) und das
- Post-Authorisation Module (EVPM) für die elektronische Eingabe meldepflichtiger Einzelfallberichte über vermutete Nebenwirkungen (Individual Case Safety Reports, ICSRs), die im Zusammenhang mit in der EU oder dem Europäischen Wirtschaftsraum (EWR) zugelassenen Arzneimitteln aufgetreten sind.

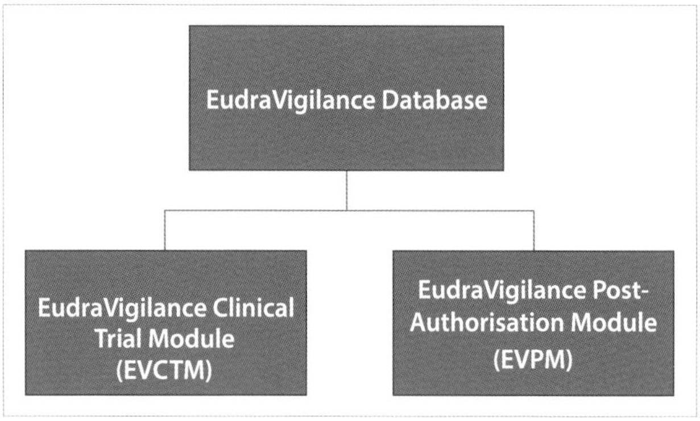

Abb. 2. EU-Datenbank – EudraVigilance.

Die Sicherheitsberichterstattung erfolgt somit entweder gemäß der Richtlinie 2001/20/EG [2] an das EVCTM-Modul oder gemäß der Richtlinie 2001/83/EG [9] und der Verordnung (EG) Nr. 726/2004 [8] an das EVPM-Modul. Nebenwirkungen können nicht nach beiden Regelungen gemeldet werden (s. a. CT-3-Leitlinie Nr. 12 [5]).

Dies gilt auch nach der neuen Verordnung (EU) 536/2014. Das Guidance Document zur Implementierung dieser europäischen Verordnung (Questions & Answers, July 2023 [38]) führt hierzu folgendes aus: *"326. Note that safety reporting falls under Clinical Trials Regulation (EU) No 536/2014 or under the provisions on pharmacovigilance (Directive 2001/83/EC or Regulation (EC) No 726/2004) but not under both."*

Entsprechend legt das AMG in § 63k fest, dass die Regelungen zur Beobachtung, Sammlung und Auswertung von Arzneimittelrisiken (10. Abschnitt AMG [14]) keine Anwendung auf Arzneimittel finden, die im Rahmen einer klinischen Prüfung als Prüfpräparate eingesetzt werden.

A.7.2.5.3 Entblindung

Die CT-3-Leitlinie [5] legt für den **Prüfer** folgendes fest (Abs. 7.11.1 Entblindete Behandlungszuweisung):

> *„113. Der Prüfer sollte im Laufe einer klinischen Prüfung die Behandlungszuweisung nur dann entblinden, wenn dies für die Sicherheit des Probanden relevant ist.*
>
> *112. Prüfer [...] sollten nur verblindete Informationen erhalten, sofern nicht aus Sicherheitsgründen entblindete Informationen als notwendig erachtet werden."*

Ergänzend führt die ICH-Leitlinie E6(R2) [18] hierzu aus: *"If the trial is blinded, the investigator should promptly document and explain to the sponsor any premature unblinding (e.g., accidental unblinding, unblinding due to a serious adverse event) of the investigational product(s)."*

Für den **Sponsor** gilt (CT-3-Leitlinie Kap. 7.11.1 [5]):

> *„111. Als allgemeine Regel sollte der Sponsor nur mutmaßliche unerwartete schwerwiegende Nebenwirkungen, bei denen die Behandlungszuweisung des Probanden entblindet ist, an die einzelstaatliche zuständige Behörde (sei es direkt oder indirekt durch das EVCTM, siehe Abschnitt 7.4) sowie an die Ethik-Kommission (siehe Abschnitt 7.5) melden.*
>
> *114. Wenn ein Ereignis eine mutmaßliche unerwartete schwerwiegende Nebenwirkung darstellen könnte, sollte der Sponsor nur für den jeweiligen Probanden eine Entblindung vornehmen. Bei den für die Durchführung der Studie Verantwortlichen (Verwaltung, Aufsicht, Prüfer) und den für Datenanalyse und Ergebnisauswertung bei Studienabschluss Verantwortlichen, wie Biometrie-Personal, sollte die Verblindung beibehalten werden. Auf unverblindete Informationen sollten nur diejenigen Zugriff haben, die an der Sicherheitsberichterstattung an die einzelstaatlichen zuständigen Behörden (sei es direkt oder indirekt durch das EVCTM), Ethik-Kommission und Überwachungsstellen für Datensicherheit („DSMB") (61) mitwirken müssen, oder Personen, die während der Prüfung laufende Unbedenklichkeitsbewertungen durchführen.*
>
> *115. Im Falle von Prüfungen bei Erkrankungen mit hoher Morbidität oder hoher Mortalität, deren Wirksamkeits-Endpunkte auch mutmaßliche unerwartete schwerwiegende Nebenwirkungen sein könnten, oder wenn Mortalität oder ein anderes „schwerwiegendes" Ergebnis (das möglicherweise als mutmaßliche unerwartete schwerwiegende Nebenwirkung gemeldet werden könnte) den Wirksamkeits-Endpunkt in der klinischen Prüfung darstellt, kann jedoch die Integrität der klinischen Prüfung gefährdet werden, wenn systematisch eine Entblindung vorgenommen wird. Unter diesen und ähnlichen Umständen sollte der Sponsor im Zulassungsverfahren eine Vereinbarung darüber treffen, welche schwerwiegenden Ereignisse als krankheitsbedingt gelten und nicht einer systematischen Entblindung sowie der Pflicht zur beschleunigten Meldung unterliegen.*
>
> *117. In allen Fällen gelten nach der Entblindung die Meldebestimmungen für mutmaßliche unerwartete schwerwiegende Nebenwirkungen (siehe oben), wenn sich erweist, dass es sich um eine mutmaßliche unerwartete schwerwiegende Nebenwirkung handelt (beispielsweise hinsichtlich der Unerwartetheit)".*

Diese Vorgaben der CT-3-Leitlinie wurden sachlich unverändert, aber rechtlich verbindlich in den Anhang III der Verordnung (EU) 536/2014 (Abschn. 2.5) übernommen [5,3].

Auch für die Erstellung des jährlichen Sicherheitsberichtes ist keine separate Entblindung notwendig:

> *„The line listings and tabulations should include blinded and unblinded clinical trial data. Unblinded data might originate from completed trials and individual cases that have been unblinded for safety-related reasons (e.g., expedited reporting), if applicable. Sponsors should not unblind data for the specific purpose of preparing the DSUR."* (ICH E2F [19])

A.7.2.6 Jährlicher Sicherheitsbericht – Development Safety Update Report (DSUR)

Gemäß Art. 17 der Richtlinie 2001/20/EG [2] legt der Sponsor

> *„einmal jährlich während der gesamten Dauer der klinischen Prüfung den Mitgliedstaaten, in deren Hoheitsgebiet die klinische Prüfung durchgeführt wird, und der Ethik-Kommission eine Liste mit allen mutmaßlichen schwerwiegenden Nebenwirkungen vor, die während der gesamten Prüfungsdauer aufgetreten sind, sowie einen Bericht über die Sicherheit der Prüfungsteilnehmer."*

Eine entsprechende Regelung sieht die Verordnung (EU) 536/2014, Art. 43 und Annex III „Sicherheitsberichterstattung" (Safety Reporting) vor [3]: *„Für alle Prüfpräparate außer Placebos übermittelt der Sponsor der Agentur jährlich über die in Artikel 40 Abs. 1 genannte Datenbank* [EudraVigilance] *einen Bericht zur Sicherheit jedes Prüfpräparats, das in einer klinischen Prüfung, deren Sponsor er ist, verwendet wird."*

Für den jährlichen Bericht des Sponsors nach § 13 Abs. 6 GCP-V gilt [6]:

> *„(6) Der Sponsor hat der zuständigen Ethik-Kommission, der zuständigen Bundesoberbehörde und den zuständigen Behörden anderer Mitgliedstaaten der Europäischen Union und anderer Vertragsstaaten des Abkommens über den Europäischen Wirtschaftsraum, in deren Hoheitsgebiet die klinische Prüfung durchgeführt wird, während der Dauer der Prüfung einmal jährlich oder auf Verlangen eine Liste aller während der Prüfung aufgetretenen Verdachtsfälle schwerwiegender Nebenwirkungen sowie einen Bericht über die Sicherheit der betroffenen Personen vorzulegen."*

Der jährliche Sicherheitsbericht einer klinischen Prüfung wird im Format eines Development Safety Update Report (DSUR) erstellt. Der DSUR (EMA/CHMP/ICH/309348/200, 2011 – ICH E2F [19]) ist als jährlicher Bericht aller laufenden oder abgeschlossenen klinischen Prüfungen eines Sponsors als gemeinsamer Standard der ICH-Regionen etabliert und kann somit von Sponsoren den zuständigen Institutionen eingereicht werden.

Das Ziel des DSUR ist: *„to present a comprehensive, thoughtful annual review and evaluation of pertinent safety information".*

Der Bericht enthält *„both cumulative and interval (periodic) safety information relating to the investigational drug"* aus:

- *"clinical trials conducted using an investigational drug whether with or without a marketing approval, i.e., human pharmacology, therapeutic exploratory and therapeutic confirmatory trials (Phase I–III);*
- *clinical trials conducted using marketed drugs in approved indications, i.e., therapeutic use trials (Phase IV);*
- *other therapeutic use of an investigational drug; and*
- *comparability trials conducted to support changes in the manufacturing process of medicinal products"*

mit dem Ziel:

- *„summarise the current understanding and management of identified and potential risks;*
- *describe new safety issues that could have an impact on the protection of clinical trial subjects;*
- *examine whether the information obtained by the sponsor during the reporting period is in accord with previous knowledge of the product's safety; and*
- *provide an update on the status of the clinical investigation / development programme."*

Zu Aufbau und genauen Inhalten eines DSUR siehe:

- ICH E2F Guidance (EMA/CHMP/ICH/309348/200, September 2011 [19])
- HMA Clinical Trials Facilitation and Coordination Group (CTFG): DSUR Q and As, 2012 [31]

Außerdem enthalten die FAQs des BfArM zu Pharmakovigilanz in klinischen Prüfungen weitere Informationen zur Erstellung und Einreichung von DSURs.

Die Pflicht zur DSUR-Erstellung beginnt mit dem Datum der weltweit ersten Genehmigung der betreffenden klinischen Prüfung für die betreffende Substanz durch eine Behörde (Development International Birth

Date, DIBD). Der DIBD ist der jeweilige Stichtag für die einzuschließenden Daten des jährlichen Berichtes (Data Lock Point, DLP) festgelegt. Der DSUR ist innerhalb von 60 Tagen nach DLP vom Sponsor einzureichen. Eine Harmonisierung des DLP von DSUR und PSUR (Periodic Safety Update Report – nach der Zulassung) ist möglich: *"The dates of a DSUR and PSUR submission can be synchronised by preparing a DSUR based on the PSUR international birthday (IBD). Then the data lock point of the DSUR, the DIBD, is aligned to the one of PSUR, the IBD."* (CTFG DSUR Q&As [31]).

Erkenntnisse aus dem DSUR, die sich auf die Sicherheit der Prüfungsteilnehmer auswirken können, können Änderungen des Prüfplans erforderlich machen; diese sind als signifikante Änderungen gemäß Art. 10 RL 2001/20/EG einzureichen [2].

A.7.2.7 Pharmakovigilanz-Informationen in der Prüferinformation

Die Prüferinformation (Investigator's Brochure, IB) ist *„eine Zusammenstellung der für die Untersuchungen mit Prüfpräparaten am Menschen relevanten klinischen und nichtklinischen Daten über die betreffenden Präparate"* (Art. 2 RL 2001/20/EG [2] und Art. 2 Abs. 2 Nr. 23 Verordnung (EU) 536/2014 [3]). Nach ICH-Guideline E6(R2) [18] enthält die IB neben *Summary und Introduction* Kapitel zu:

- *„Physical, Chemical, and Pharmaceutical Properties and Formulation,*
- *Nonclinical Studies* (mit *Nonclinical Pharmacology, Pharmacokinetics and Product Metabolism in Animals* und *Toxicology*),
- *Effects in Humans* (mit *Pharmacokinetics and Product Metabolism in Humans, Safety and Efficacy* und *Marketing Experience*) sowie
- *Summary of Data and Guidance for the Investigator."*

Weiteres zur IB ▶ Kap. A.7.4 Planung aus Sponsorensicht.

Die Referenzinformationen zur Sicherheit (Reference Safety Information, RSI) sind entweder in der Fachinformation (bei zugelassenen Arzneimitteln) oder in der Prüferinformation enthalten, wobei die Prüferinformationen einen klar gekennzeichneten Abschnitt mit Informationen über Art und Häufigkeit der Nebenwirkungen enthalten soll (s. a. CT-3-Leitlinie Kap. 7.2.3.2 [5] und Anhang I Abschnitt E Nr. 30 Verordnung (EU) 536/2014 [3]).

Zur praktischen Vorgehensweise bei der Erstellung der RSI, die auch bei frühen Phasen von klinischen Prüfungen zu erstellen sind, in denen meist noch wenige der berichteten unerwünschte Ereignisse als bekannte Nebenwirkungen eingestuft werden können, hat die Clinical Trials Facilitation and Coordination Group (CTFG) der Heads of Medicines Agencies (HMA) ein Q&A-Dokument erarbeitet und empfiehlt hierin u. a. [30]:

- *"The RSI should be presented in the form of a table, where the nature of the 'expected SARs' must be listed by body system organ class and using preferred terms (PTs) as per the latest MedDRA version, followed by the frequency, which must be calculated on an aggregated level and based on previously observed 'suspected' SARs to the IMP* [Beispiel siehe Tab. 11].
- *If the IMP is under development in different medical conditions, separate tables of expected SARs by indication may be appropriate, if the expected SARs are different e.g., for oncology conditions and non-oncology diseases.*
- *The frequencies of the expected SARs listed in the RSI are preferred to be in categories in analogy to the recommendation for the SmPC (section 4.8.) where possible (i.e., very common, common, uncommon etc.)* [Beispiel siehe Tab. 11].
- *If there is an insufficient number of subjects exposed to the IMP to use these categories (e.g., during the early stages of product development), the number of observed 'suspected SARs' for each 'expected SAR' should be provided, together with the number of patients exposed."*

Weitere Empfehlungen zur Erstellung der RSI sind in den Questions and Answers der Expert Group on Clinical Trials der EU-Kommission zur Umsetzung der Verordnung (EU) 536/2014 dargestellt (Version 6.5, July 2023) [38].

Tab. 11. Erstellung von Referenzinformationen zur Sicherheit (RSI), Beispiel [31].

Serious Adverse Reactions (SARs) for the IMP considered expected for safety reporting purposes				
SOC	SARs	Number of subjects exposed (N) = 328		
		all SARs	occurrence of fatal SARs	occurrence of life-threatening SARs
		n (%)	n (%)	n (%)
gastro-intestinal disorders	diarrhoea	25 (7.6)	0 (0.0)	0 (0.0)
hepatobiliary disorders	ALT increase	12 (3.6)	0 (0.0)	0 (0.0)
	AST increase	9 (2.7)	0 (0.0)	0 (0.0)
cardio vascular disorders	myocarditis	33 (10.0)	0 (0.0)	2 (0.6)
N = number of subjects who have experienced the SAR (serious adverse reaction).				

Neben der Darstellung bereits bekannter unerwünschter Arzneimittelwirkungen eines Prüfpräparates sollten in die Prüferinformation – getrennt von der RSI (z. B. im Kapitel 'Effects in Humans' oder 'Summary of Data and Guidance for the Investigator') – nach der HMA-Empfehlung [30] auch andere für den Prüfer relevante Erkenntnisse aus der Arzneimittelsicherheit aufgenommen werden, wie z. B.:

- *"Adverse events (AEs) that were considered unrelated to the IMP by both the investigator and the sponsor*
- *Serious adverse events (SAEs) that were considered unrelated to the IMP by both the investigator and the sponsor*
- *Non-serious ARs*
- *Fatal 'suspected' SARs that are considered unexpected and need to be reported as SUSARs, unless they are included in section 4.8 of the correspondent EU SmPC*
- *Life-threatening (as assessed by the investigator) suspected SARs that are not considered to be 'expected' SARs for the IMP and need to be reported as SUSARs*
- *SAR that has occurred only once, unless there is a very strong plausibility of a causal relationship with the IMP and a robust justification based on medical judgment is provided*
- *Deaths or SAEs also considered efficacy endpoints in trials with high mortality or morbidity accepted in the authorized protocol by the competent authority to be treated as disease related events and not subject to systematic unblinding. However, careful assessment should be performed in cases where disease related events appear to be enhanced by the IMP. In accordance with CT-3 guidance, a causality assessment is required for each SAE, and if the investigator considers disease related event to be IMP-related and the event is serious then it must be reported as a SUSAR*
- *SARs that are expected for similar products within the therapeutic class, which did not occur in subjects taking the IMP".*

Bei zugelassenen Präparaten sind die unerwünschten Arzneimittelwirkungen auf EU-Ebene in der SmPC (Summary of Product Characteristics [20]) und für Deutschland entsprechend den Vorschriften des § 11a AMG in der Fachinformation enthalten [14,21] (Tab. 12).

Tab. 12. Unerwünschte Arzneimittelwirkungen auf EU-Ebene, Häufigkeitsangaben gemäß SmPC-Guideline bzw. BfArM-Bekanntmachung.

Sehr häufig	mehr als 1 von 10 Behandelten (> 10 %)
Häufig	weniger als 1 von 10, aber mehr als 1 von 100 Behandelten (> 1 %)
Gelegentlich	weniger als 1 von 100, aber mehr als 1 von 1 000 Behandelten (> 0,1 %)
Selten	weniger als 1 von 1 000, aber mehr als 1 von 10 000 Behandelten (> 0,01 %)
Sehr selten	weniger als 1 von 10 000 Behandelten (< 0,01 %)
Nicht bekannt	Häufigkeit auf Grundlage der verfügbaren Daten nicht abschätzbar

Abschätzung der Inzidenz unerwünschter Arzneimittelwirkungen

Als einfache Regel zur Abschätzung der Inzidenz unerwünschter Arzneimittelwirkungen gilt, dass bei einer behandelten Patientenzahl von N, bei denen eine bestimmte unerwünschte Arzneimittelwirkung bisher nicht aufgetreten ist, diese unerwünschte Arzneimittelwirkung mit einer Wahrscheinlichkeit von $< 3/N$ mit einem Vertrauensbereich von 95 % bei angenommener Normalverteilung auftreten kann (Tab. 13).

Tab. 13. Wahrscheinlichkeit (%) der Erfassung unerwünschter Arzneimittelwirkungen in klinischen Prüfungen in Abhängigkeit von der beobachteten Patientenzahl (nach Walker und Goldberg, Rule of Three, 1984).

Häufigkeit/Inzidenz des Auftretens eines Ereignisses	Prozent	Erforderliche zu beobachtende Patientenzahl
1:100	1 %	300*)
1:200	0,5 %	600*)
1:500	0,2 %	1 500*)
1:1 000	0,1 %	3 000*)
1:2 000	0,05 %	6 000*)
1:5 000	0,02 %	15 000**)
1:10 000	0,01 %	30 000**)
1:50 000	0,002 %	150 000***)
1:100 000	0,001 %	300 000***)
1:1 000 000	0,0001 %	3 000 000***)

*) In klinischen Prüfungen vor der Zulassung erfassbar.
**) In Post-Authorisation Safety Studies (PASS) erfassbar.
***) In Spontanerfassungs-Systemen erfassbar.

Somit müssten 3 000 Patienten mit einem Arzneimittel behandelt worden sein, um diejenigen unerwünschten Arzneimittelwirkungen einmal beobachten zu können, die mit einer Häufigkeit von 0,1 % (d. h. „selten") auftreten können. Eine solche Patientenzahl wird jedoch in klinischen Prüfungen bis zum Zeitpunkt der Zulassung eines neuen Medikamentes nicht zwangsläufig immer erreicht, weshalb auch nach der Zulassung das Sicherheitsprofil des Arzneimittels weiterhin untersucht werden muss.

A.7.2.8 Risk Management Plan (RMP) – Relevanz für klinische Prüfungen

Seit dem 26. Oktober 2012 müssen Antragsteller auf eine Arzneimittelzulassung einen RMP als Teil der Zulassungsunterlagen in einem risikobasierten Ansatz einreichen (RL 2001/83/EG Art. 8 Abs. 3 [9]). Zentrale Elemente eines RMP sind die „Important Identified Risks", „Important Potential Risks" und „Missing Information", die im Einzelnen zu charakterisieren sind, bevor für sie routinemäßige oder zusätzliche Maßnahmen zur Risikominimierung oder -vermeidung festgelegt werden.)

Obwohl für Entwicklungssubstanzen vor Einreichung/Erhalt einer Zulassung kein regulatorisches Erfordernis besteht, einen RMP zu erstellen, empfiehlt die CIOMS VI Working Group „Management of Safety Information from Clinical Trials" [7], mit der Erstellung eines RMP so früh wie möglich im Entwicklungszyklus zu beginnen. Die Informationen eines frühen (D)RMP (der sich z. B. aus dem Clinical Development Plan entwickeln kann) umfasst zwar andere Elemente als zum Zeitpunkt der Antragstellung für eine Zulassung und der RMP muss in diesem Stadium noch nicht den EMA-Vorgaben folgen, er kann aber ein wichtiger Leitfaden für die Überwachung der Sicherheit während der klinischen Entwicklung sein.

CIOMS VI schlägt folgende Elemente für einen **Development RMP** vor (S. 64 [7]):

„1. Introduction and Objectives

2. Anticipated Product Profile

3. Epidemiology

4. *Non-clinical safety experience*
5. *Clinical safety experience*
6. *Identification and assessment of known or anticipated risks*
7. *Identification and assessment of potential new risks*
8. *Actions and/or plans for evaluating and mitigating risk"*

A.7.2.9 Regelmäßiger aktualisierter Unbedenklichkeitsbericht (PSUR) – Relevanz für klinische Prüfungen

Regelmäßige aktualisierte Unbedenklichkeitsberichte (Periodic Safety Update Reports, PSURs) sind zusammenfassende Darstellungen des Risiko-Nutzen-Verhältnisses eines Arzneimittels, die nach der Zulassung erstellt werden müssen. Zulassungsinhaber sind verpflichtet, regelmäßige aktualisierte Berichte über die Unbedenklichkeit von Arzneimitteln an die Behörden zu übermitteln. Diese müssen in den Kap. 7 „Summaries of significant findings from clinical trials during the reporting interval" und 9 "Information from other clinical trials and sources" auch Information zu abgeschlossenen und laufenden Studien enthalten [12]. Weitere Details zu Format und Inhalt eines PSUR einschl. Details zu Informationen, die aus klinischen Prüfungen aufgenommen werden müssen, sind in GVP Modul VII beschrieben [12].

A.7.2.10 Qualifizierte Personen für die Pharmakovigilanz (EU QPPV/Stufenplanbeauftragter) – Relevanz für klinische Prüfungen

Mit Beantragung einer Arzneimittelzulassung muss der Antragsteller bzw. Zulassungsinhaber sowohl auf europäischer als auch auf deutscher Ebene spezifische Pharmakovigilanz-Funktionen implementieren, auf europäischer Ebene die QPPV/EU QPPV und national den Stufenplanbeauftragten.

A.7.2.10.1 European Qualified Person for Pharmacovigilance – EU QPPV

Für in der EU bzw. im EWR zugelassene Arzneimittel fordert Richtlinie 2001/83/EG Art. 104 [9]: *„Im Rahmen seines Pharmakovigilanz-Systems muss der Inhaber der Genehmigung für das Inverkehrbringen ständig und kontinuierlich über eine für die Pharmakovigilanz verantwortliche, entsprechend qualifizierte Person verfügen."* (EU Qualified Person for Pharmacovigilance, EU QPPV).

Diese qualifizierte Person *„muss in der Union ansässig und tätig sein und ist für die Einrichtung und die Führung des Pharmakovigilanz-Systems verantwortlich".*

Von besonderer Bedeutung ist, dass die EU QPPV eingebunden werden muss, wenn der Zulassungsinhaber Sicherheitsstudien nach der Zulassung (Post-Authorisation Safety Studies, PASS durchführt (GVP Module VIII [13]):

- *"specific additional responsibilities of the QPPV should include,*
  - *being involved in the review and sign-off of protocols of post-authorisation safety studies conducted in the EU or pursuant to a risk management plan agreed in the EU,*
  - *having awareness of post-authorisation safety studies requested by a competent authority including the results of such studies".*

A.7.2.10.2 Stufenplanbeauftragter

Gemäß Art. 104 Abs. 3 der RL 2001/83/EG *„können die zuständigen nationalen Behörden die Benennung einer Kontaktperson für Pharmakovigilanz-Fragen auf nationaler Ebene verlangen, die der für Pharmakovigilanz-Tätigkeiten verantwortlichen qualifizierten Person Bericht erstattet"* [9]. Diese entspricht auf deutscher Ebene dem Stufenplanbeauftragten nach § 63a AMG [14].

Die AMWHV (§ 19) enthält folgende Anforderungen an den Stufenplanbeauftragten in Bezug auf Prüfpräparate [22]:

- *„(1) Der oder die Stufenplanbeauftragte ist dafür verantwortlich, dass alle bekannt gewordenen Meldungen über Arzneimittelrisiken nach schriftlich oder elektronisch festgelegtem Verfahren gesammelt sowie alle Beanstandungen systematisch aufgezeichnet werden. Dabei ist die sofortige Überprüfung der Meldungen unverzüglich zu veranlassen und daraufhin zu bewerten, ob ein Arzneimittelrisiko vorliegt, wie schwerwiegend es ist und welche Maßnahmen zur Risikoabwehr geboten sind.*
- *(4) Abs. 1 gilt für Prüfpräparate entsprechend. Der oder die Stufenplanbeauftragte ist dafür verantwortlich, dass in Zusammenarbeit mit dem Sponsor Beanstandungen systematisch aufgezeichnet, überprüft und wirkungsvolle systematische Vorkehrungen getroffen werden, damit eine weitere Anwendung der Prüfpräparate verhindert werden kann, sofern dies notwendig ist. Jeder Mangel, der zu einem Rückruf oder zu einer ungewöhnlichen Einschränkung des Vertriebs führen könnte, ist zu dokumentieren und zu untersuchen und die zuständige Behörde unverzüglich davon zu unterrichten und dabei auch mitzuteilen, an welche Prüfstellen innerhalb oder außerhalb des Geltungsbereiches des Arzneimittelgesetzes das Prüfpräparat ausgeliefert wurde. Sofern das Prüfpräparat ein zugelassenes Arzneimittel ist, muss der oder die Stufenplanbeauftragte in Zusammenarbeit mit dem Sponsor den Zulassungsinhaber über jeden Mangel informieren, der mit dem zugelassenen Arzneimittel in Verbindung stehen kann."*

Diese Regelungen gelten weiterhin für klinische Prüfungen, die gem. AMG a. F. (entspr. Richtlinie 2001/20/EG) durchgeführt werden (Übergangsregelungen gem. § 44 AMWHV). Für klinische Prüfungen, die nach AMG n. F. und entsprechend der Verordnung (EG) 536/2014 durchgeführt werden, gelten diese Regelungen nicht für Prüfpräparate, sondern nur für Hilfspräparate (§ 1 Nr. 7 und § 19 Abs. 9 AMWHV): *„§ 19 (9) Die Absätze 1 bis 3 und 5 bis 8 gelten entsprechend für Hilfspräparate im Sinne von Artikel 2 Abs. 2 Nummer 8 und 10 der Verordnung (EU) 536/2014."*

A.7.2.10.3 Rapid Alert System (RAS) – Relevanz für Prüfpräparate

Das Schnellwarnsystem für Qualitätsmängel und Fälschungen (Rapid Alert System) von pharmazeutischen Wirkstoffen oder Prüfpräparaten ist primär ein behördeninternes Informationssystem, erfordert aber eine Meldung entsprechender Ereignisse durch den Zulassungsinhaber bzw. Sponsor. Die Europäische Kommission hat u. a. mit dem Dokument „Procedure for Handling Rapid Alerts and Recalls Arising from Quality Defects" eine Anleitung zur gegenseitigen Unterrichtung beim Auftreten von Qualitätsproblemen bei Humanarzneimitteln, deren Klassifikationen (Appendix 1) und Mitteilungsverpflichtungen „Rapid Alert Notification of a Quality Defect" (Appendix 2) verabschiedet. Diese Dokumente sind zusammengefasst in der „Compilation of Community Procedures on Inspections and Exchange of Information" (EMA/572454/2014 [27]).

Über die nachfolgend genannten Probleme sind die zuständigen Behörden der jeweiligen Mitgliedstaaten zu informieren. Die Unternehmen haben dann ggf. die Anwender/Verkehrskreise des Arzneimittels – Ärzte, Apotheker, Patienten – unverzüglich durch Brief, Pressemitteilung oder andere Methoden zu informieren.

Die vorliegenden Informationen werden nach folgendem Schema klassifiziert:

Klasse I: Der vorliegende Mangel ist potenziell lebensbedrohend oder könnte schwere Gesundheitsschäden verursachen. Information über das RAS erfolgt in allen Fällen.

Beispiele:

- falsches Produkt (Deklaration und Inhalte stimmen nicht überein)
- falsche Wirkstoffstärke mit schwerwiegenden medizinischen Folgen
- mikrobielle Kontamination von injizierbarem oder ophthalmologischem Sterilprodukt
- chemische Kontamination mit schwerwiegenden medizinischen Folgen
- Untermischung anderer Produkte in erheblichem Ausmaß (mehr als ein Blisterstreifen)
- falscher Wirkstoff in Kombinationsarzneimitteln mit schwerwiegenden medizinischen Folgen

Klasse II: Der vorliegende Mangel kann Krankheiten oder Fehlbehandlungen verursachen und fällt nicht unter Klasse I. Informationen über das RAS sollten an alle gesendet werden, die auf der Liste für Schnellwarnbenachrichtigung stehen, da es schwierig sein kann, zu wissen, wohin eine Charge gegangen ist. Wenn bekannt ist, wohin das Arzneimittel geliefert wurde, sollte die Meldung nur an die betreffenden Kontakte gesendet werden.

Beispiele:

- falsche Kennzeichnung (z. B. falscher oder fehlender Text oder Zahlenangaben)
- fehlende oder falsche Angaben in Produktinformationen
- mikrobielle Kontamination (außer injizierbarem oder ophthalmologischem Sterilprodukt) mit medizinischen Folgen
- chemische/physikalische Kontamination (signifikante Verunreinigung, Kreuzkontamination, Partikel)
- Untermischung anderer Produkte in Containern
- Nichteinhaltung der Spezifikation (z. B. analytische Abweichung, Stabilität, Füllung/Gewicht)
- unzureichender Verschluss mit schwerwiegenden medizinischen Folgen (z. B. zytotoxische und andere kritische Substanzen, unzureichende Kindersicherheit)

Klasse III: Mängel der Klasse III stellen zwar keine erhebliche Gefahr für die Gesundheit dar und die Rücknahme vom Markt kann aus anderen Gründen eingeleitet worden sein. Wenn die zuständige Behörde dies für relevant hält, kann das RAS verwendet werden.

Beispiele:

- fehlerhafte Verpackung (z. B. falsche oder fehlende Chargennummer oder Verfallsdatum)
- fehlerhafter Verschluß
- Kontamination (z. B. mikrobielle Kontamination, Verschmutzung, Partikel)

A.7.2.11 Audits – Relevanz für die PV in klinischen Prüfungen

Die Durchführung von Audits gehört zum Qualitätsmanagementsystem einer klinischen Prüfung (▶ Kap. A.7.3 Qualitätsmanagement). So heißt es in der ICH E6(R2) Guideline [18]: *"The sponsor is responsible for implementing and maintaining quality assurance and quality control systems with written SOPs to ensure that trials are conducted and data are generated, documented (recorded), and reported in compliance with the protocol, GCP, and the applicable regulatory requirement(s)".*

Im Gegensatz zu Inspektionen durch Gesundheitsbehörden, ist der Sponsor für die Durchführung oder Beauftragung von Audits selbst verantwortlich.

Ein Audit ist definiert als eine *"systematic and independent examination of trial related activities and documents to determine whether the evaluated trial related activities were conducted, and the data were recorded, analyzed and accurately reported according to the protocol, sponsor's standard operating procedures (SOPs), Good Clinical Practice (GCP), and the applicable regulatory requirement(s)".*

Einem Audit unterzogen werden können prinzipiell alle an der klinischen Prüfung Beteiligten, d. h. Prüfstelle/Prüfer, Laboratorien, Auftragsforschungsinstitute (Contract Research Organisations, CROs) und andere Drittparteien sowie der Sponsor selbst. In Bezug auf das Audit-Verfahren empfiehlt ICH E6(R2) [18]:

> *„a) The sponsor should ensure that the auditing of clinical trials/systems is conducted in accordance with the sponsor's written procedures on what to audit, how to audit, the frequency of audits, and the form and content of audit reports.*
>
> *b) The sponsor's audit plan and procedures for a trial audit should be guided by the importance of the trial to submissions to regulatory authorities, the number of subjects in the trial, the type and complexity of the trial, the level of risks to the trial subjects, and any identified problem(s).*
>
> *c) The observations and findings of the auditor(s) should be documented."*

Dabei sollten Umfang und Häufigkeit von Audits einem risikobasierten Ansatz folgen und anhand der Risikoevaluierung der betreffenden klinischen Prüfung nach ICH GCP E6(R2) [18] festgelegt sowie periodisch angepasst werden. Welche Dokumente und Prozesse bei Prüfer, Sponsor oder Labor Gegenstand eines solchen Audits sein können, ist in ► Kap. A.7.3 Qualitätsmanagement näher ausgeführt.

Im Bereich der Pharmakovigilanz kommen hier insbesondere das zuverlässige, vollständige und zeitgerechte Ausfüllen der Prüfer-Formblätter (SAE Form) für die Meldung von schwerwiegenden unerwünschte Ereignissen (ggf. im Abgleich mit dem Prüfbogen (CRF)), die Sponsor-Evaluierung und zeitgerechte Meldung von mutmaßlichen unerwarteten schwerwiegenden Nebenwirkung (SUSAR), die adäquate Erstellung und Aktualisierung der Referenzsicherheitsinformation innerhalb der Prüferinformation oder die zeitgerechte und qualitativ zufriedenstellende Anfertigung und Einreichung von Jahressicherheitsberichten in Frage.

Auditoren sollten unabhängig von der klinischen Prüfung bzw. der durchführenden Organisation sein und die entsprechende Qualifikation bezogen auf Training und Erfahrung aufweisen. Die Qualifikation des Auditors ist zu dokumentieren.

Für bereits zugelassene Arzneimittel, für die klinische Prüfungen durchgeführt werden, sind zusätzlich zu den GCP- auch die GVP-Erfordernisse zu berücksichtigen. Der Zulassungsinhaber *„unterzieht sein Pharmakovigilanz-System regelmäßigen Audits. Er vermerkt die wichtigsten Ergebnisse der Audits in seiner Pharmakovigilanz-Stammdokumentation und stellt nach Maßgabe der Auditergebnisse sicher, dass ein Aktionsplan zur Mängelbeseitigung ausgearbeitet und befolgt wird".* (RL 2001/83/EG Art. 104 [9])

Den konkreten Anforderungen an diese Audits widmet sich GVP-Modul IV [11]:

- *Audit Objective*
- *Risk-based Approach*
- *Strategic and Tactical Level Audit Planning*
- *Audit Report*
- *Actions based on Audit Outcomes*
- *Qualifications, Skills and Experience of Auditors*
- *Quality System and Record Management Practices*

A.7.2.12 GCP-Inspektionen – Relevanz für die PV in klinischen Prüfungen

A.7.2.12.1 Grundsätze in Deutschland und Europa

GCP-Inspektionen unterliegen alle klinischen Prüfungen, die nach RL 2001/20/EG bzw. gemäß VO (EU) 536/2014 durchgeführt werden [2,3].

Die VO (EU) 536/2014 [3] definiert eine Inspektion wie folgt (Art. 2 Abs. 2 Nr. 31):

> *„[...] eine von einer zuständigen Behörde durchgeführte amtliche Überprüfung von Unterlagen, Einrichtungen, Aufzeichnungen, Qualitätssicherungssystemen und allen sonstigen Ressourcen, die nach Ansicht der zuständigen Behörde im Zusammenhang mit der klinischen Prüfung stehen und die sich in der Prüfstelle, in den Einrichtungen des Sponsors und/oder des Auftragsforschungsinstituts oder in sonstigen Einrichtungen befinden können, die nach Ansicht der zuständigen Behörde inspiziert werden sollten."*

Im Gegensatz zu Audits erfolgt bei den Inspektionen die Überprüfung des Qualitätssystems nicht auf Eigeninitiative des Sponsors, sondern wird vielmehr durch eine Gesundheitsbehörde veranlasst.

Inspektionen durch die zuständigen Behörden der verschiedenen EU-Mitgliedstaaten können nach Art. 23 Abs. 1 der Richtlinie 2005/28/EG [4] entweder durchgeführt werden:

a) vor Beginn, während und nach Abschluss der klinischen Prüfungen,

b) als Teil des Verfahrens zur Prüfung von Anträgen auf Erteilung einer Genehmigung für das Inverkehrbringen oder

c) nach Erteilung einer solchen Genehmigung.

Zum Zusammenspiel der verschiedenen Behörden bei der Planung und Durchführung einer Inspektion sowie zum allgemeinen Ablauf einer GCP-Inspektion siehe ► Kap. A.7.8 und Kap. B.5.8 Inspektion.

Für den Teilbereich Arzneimittelsicherheit ist das **Ziel der GCP-Inspektion** *„to verify procedures for reviewing and communicating findings that could adversely affect the safety of subjects and the reporting of serious adverse events to regulatory authorities, investigators and IECs [Independent Ethics Committees], where applicable."* [25,26]

Dies gilt sowohl für die Richtlinie 2001/20/EG als auch für die VO (EU) 536/2014 [38].

Ein GCP-Inspektor überprüft daher, je nach Fokus der Inspektion, v. a. die nachfolgend genannten Abläufe:

> ***'Sponsor or CRO Quality System Inspection'***, *i.e., an Inspection with the aim 'to evaluate the quality assurance and quality control systems established by the sponsor/CRO in order to assure that clinical trials are conducted and data are generated, recorded and reported in compliance with the protocol, GCP and applicable regulatory requirements'.*
>
> - *Identification of AE/SAE/SUSAR by the investigator and/or sponsor.*
> - *Expedited Adverse Drug Reaction reporting to regulatory authority(ies), investigators and IEC, where applicable.*
> - *Serious adverse events notification by investigators.*
> - *Management of the serious adverse events reported by investigators.*
> - *Safety updates and periodic safety reports.*
> - *Validation of computer systems used.* [25,26]
>
> ***'Specific Clinical Trial Inspection'***, *i.e., an Inspection with the aim 'to verify if the trial has been conducted, data has been generated, documented and reported in compliance with the protocol, GCP principles and sponsor procedures'.*
>
> - *Notification, follow up and reporting of serious adverse events and other non-serious adverse events requiring expedited reporting according to the protocol.*
> - *Safety updates and their communication.*

Neben diesen Elementen des „Safety and adverse events reporting" werden auch die Prozesse zum Monitoring und zum „Sponsor audit and quality assurance system" einer Überprüfung unterzogen. (Annex IV – to guidance for the conduct of good clinical practice inspections – Sponsor and CRO, 23 Aug 2017 [25]).

Beanstandungen werden im Inspektionsbericht in verschiedene Schweregrade unterteilt [24]:

- ***Critical:*** *Conditions, practices or processes that adversely affect the rights, safety or well-being of the subjects and/or the quality and integrity of data. Critical observations are considered totally unacceptable. Possible consequences: rejection of data and/or legal action required. Remark: Observations classified as critical may include a pattern of deviations classified as major, bad quality of the data and/or absence of source documents. Manipulation and intentional misrepresentation of data belong to this group.*
- ***Major:*** *Conditions, practices or processes that might adversely affect the rights, safety or well-being of the subjects and/or the quality and integrity of data. Major observations are serious deficiencies and are direct violations of GCP principles. Possible consequences: data may be rejected and/or legal action required. Remark: Observations classified as major, may include a pattern of deviations and/or numerous minor observations.*
- ***Minor:*** *Conditions, practices or processes that would not be expected to adversely affect the rights, safety or well-being of the subjects and/or the quality and integrity of data. Possible consequences: Observations classified as minor, indicate the need for improvement of conditions, practices and processes. Remark: Many minor observations might indicate a bad quality and the sum might be equal to a major finding with its consequences.*
- ***Comments:*** *The observations might lead to suggestions on how to improve quality or reduce the potential for a deviation to occur in the future.*

Eine Inspektion auf deutscher Ebene ist die von der zuständigen Behörde oder Bundesoberbehörde durchgeführte Überprüfung von Räumlichkeiten, Ausrüstungen, Unterlagen, Aufzeichnungen, Qualitätssicherungssystemen und sonstigen nach Beurteilung der Behörde relevanten Ressourcen, die sich in der Prüfstelle, den Einrichtungen des Sponsors oder des Auftragsforschungsinstituts, den Laboratorien, den Herstellungsstätten von Prüfpräparaten oder in sonstigen Einrichtungen befinden. Sie dient dem Ziel, die Einhaltung der Regeln der Guten Klinischen Praxis (GCP), der Guten Herstellungspraxis (GMP) oder die Übereinstimmung mit den Angaben der Antragsunterlagen zu überprüfen (▶ Kap. A.7.8 und Kap. B.5.8 Inspektion).

A.7.2.12.2 Gebühren

GCP-Inspektionen können sowohl von den Bundesoberbehörden (BOB) als auch von den lokalen Überwachungsbehörden (ggf. unter Beteiligung von Vertretern der BOB) durchgeführt werden. Die anfallenden Gebühren für eine Inspektion richten sich nach den entsprechenden Gebührenstrukturen auf Bundes- bzw. Länderebene [28]. Für PEI-/BfArM-Inspektionen im Auftrag der EMA fallen jedoch Inspektionsgebühren (sog. Fees) nach der Gebührenverordnung der EMA an [33].

A.7.2.12.3 Transparenz

Die EMA und die nationalen Behörden tauschen im GCP-Bereich insbesondere folgende Informationen untereinander aus [23]:

- *information on inspections planned and conducted in order to avoid unnecessary repetition and duplication of activities in the EU and optimise the inspection resources*
- *information on the scope of the inspection in order to focus future inspections*
- *information on the outcome of the inspection, in particular when the outcome is that the marketing authorisation holder does not comply with the requirements laid down in legislation and relevant guidance*

A.7.2.13 Sanktionen

Die Verordnung (EU) 536/2014 [3] enthält selbst Bestimmungen zu Sanktionen (Art. 94) und legt fest, dass auch die Mitgliedstaaten Vorschriften über zu verhängende Sanktionen erlassen sollen. Diese betreffen insbesondere die Nichteinhaltung der Bestimmungen dieser Verordnung hinsichtlich der Sicherheit der Prüfungsteilnehmer.

Bestimmungen zu Sanktionen auf deutscher Ebene bestanden bereits gem. § 16 GCP-V [6] bei Nichteinhaltung von Meldeverpflichtungen bei der Durchführung klinischer Prüfungen für Sponsor und Prüfer. Dies galt z. B. für Berichte des Prüfers an den Sponsor über das Auftreten schwerwiegender unerwünschter Ereignisse sowie die Berichtspflichten des Sponsors über Verdachtsfälle unerwarteter schwerwiegender Nebenwirkungen an die zuständige Bundesoberbehörde, die zuständige Ethik-Kommission und ggf. an die zuständigen Behörden anderer Mitgliedstaaten. Dahingehende Ordnungswidrigkeiten (vorsätzlich oder fahrlässig) können mit einer Geldbuße bis zu 25 000 Euro geahndet werden (§ 97 Abs. 3 AMG [14]). Entsprechend wurden im AMG n. F. Regelungen für Ordnungswidrigkeiten aufgenommen (§ 97 Abs. 2d), da die deutsche GCP-V [6] nach dem Wirksamwerden der Verordnung (EU) 536/2014 [3] (mit Übergangsregelungen) außer Kraft getreten ist.

Literatur

[1] World Health Organization (WHO), Pharmacovigilance Definition. https://www.who.int/medicines/areas/quality_safety/safety_efficacy/pharmvigi/en/

[2] Richtlinie 2001/20/EG des Europäischen Parlaments und des Rates v. 4. April 2001zur Angleichung der Rechts- und Verwaltungsvorschriften der Mitgliedstaaten über die Anwendung der guten klinischen Praxis bei der Durchführung von klinischen Prüfungen mit Humanarzneimitteln (ABl. L 121 v. 1. Mai 2001, S. 34), zuletzt geändert am 18. Juli 2009.

[3] Verordnung (EU) Nr. 536/2014 des Europäischen Parlaments und des Rates v. 16. April 2014 über klinische Prüfungen mit Humanarzneimitteln und zur Aufhebung der Richtlinie 2001/20/EG (ABl. L 158 v. 27.05.2014, S. 1), zuletzt geändert am 17.11.2016

[4] Richtlinie 2005/28/EG der Kommission v. 8. April 2005 zur Festlegung von Grundsätzen und ausführlichen Leitlinien der guten klinischen Praxis für zur Anwendung beim Menschen bestimmte Prüfpräparate sowie von Anforderungen für die Erteilung einer Genehmigung zur Herstellung oder Einfuhr solcher Produkte, ABl. L 91, S. 13, 9. April 2005.

[5] Ausführliche Anleitung für die Erstellung, Prüfung und Vorlage der Berichte über bei klinischen Prüfungen von Humanarzneimitteln auftretende unerwünschte Ereignisse/Nebenwirkungen („CT-3") (2011/C 172/01), 11. Juni 2011.

[6] Verordnung über die Anwendung der Guten Klinischen Praxis bei der Durchführung von klinischen Prüfungen mit Arzneimitteln zur Anwendung am Menschen (GCP-Verordnung – GCP-V) v. 9. August 2004 (BGBl. I S. 2081), die zuletzt durch Art. 8 des Gesetzes v. 19. Okt. 2012 (BGBl. I S. 2192) geändert worden ist.

[7] Management of Safety Information from Clinical Trials: Report of CIOMS Working Group VI, 2005. https://cioms.ch/publications/product/management-of-safety-information-from-clinical-trials-report-of-cioms-working-group-vi/

[8] Verordnung (EG) Nr. 726/2004 des Europäischen Parlaments und des Rates v. 31. März 2004 zur Festlegung von Unionsverfahren für die Genehmigung und Überwachung von Human- und Tierarzneimitteln und zur Errichtung einer Europäischen Arzneimittel-Agentur (ABl. L 36 v. 30.4.2004, S. 1); konsolidierte Version einschl. Verordnung (EU) Nr. 1235/2010 des Europäischen Parlaments und des Rates v. 15. Dez. 2010 (ABl. L 348 v. 31.12.2010, S. 1).

[9] Richtlinie 2001/83/EG des Europäischen Parlaments und des Rates v. 6. Nov. 2001zur Schaffung eines Gemeinschaftskodexes für Humanarzneimittel (ABl. L 311 v. 28.11.2001, S. 67); konsolidierte Version einschl. Richtlinie 2010/84/EU des Europäischen Parlaments und des Rates v. 15. Dez. 2010 (ABl. L 348 v. 31.12.2010, S. 74).

[10] Durchführungsverordnung (EU) Nr. 520/2012 der Kommission v. 19. Juni 2012 über die Durchführung der in der Verordnung (EG) Nr. 726/2004 des Europäischen Parlaments und des Rates und der Richtlinie 2001/83/EG des Europäischen Parlaments und des Rates vorgesehenen Pharmakovigilanz-Aktivitäten (ABl. L 159/5, 20.6.2012).

[11] Guideline on good pharmacovigilance practices (GVP): Module IV – Pharmacovigilance audits (Rev 1) (EMA/228028/2012, 3 August 2015).

[12] Guideline on good pharmacovigilance practices (GVP): Module VII – Periodic Safety Update Report (Rev 1) (EMA/816292/2011, 9 Dec 2013)

[13] Guideline on good pharmacovigilance practices (GVP) – Module VIII – Post-Authorisation Safety Studies (Rev 3) (EMA/813938/2011 9 Oct 2017)

[14] Gesetz über den Verkehr mit Arzneimitteln (Arzneimittelgesetz – AMG), zuletzt geändert durch Art. 1 des Gesetzes v. 19.07.2023 (BGBl. I S. 197)

[15] European Medicines Agency, EudraVigilance. https://www.ema.europa.eu/en/human-regulatory/research-development/pharmacovigilance/eudravigilance

[16] EU Individual Case Safety Report (ICSR) Implementation Guide (EMA/51938/2013) Rev 1, 6 July 2017.

[17] Note for guidance – EudraVigilance Human – Processing of safety messages and individual case safety reports (ICSRs), EMA/H/20665/04/Final Rev 2 (2010).

[18] ICH Guideline for Good Clinical Practice E6(R2), EMA/CHMP/ICH/135/1995, 1 December 2016.

[19] ICH Guideline E2F on Development Safety Update Report, EMA/CHMP/ICH/309348/2008, September 2011.

[20] EudraLex Vol. 2C. Guideline on Summary of Product Characteristics – SmPC (September 2009).

[21] Bekanntmachung von Empfehlungen zur Gestaltung von Packungsbeilagen nach § 11 des Arzneimittelgesetzes (AMG) für Humanarzneimittel (gem. § 77 Abs. 1 AMG) und zu den Anforderungen von § 22 Abs. 7 S. 2 AMG (Überprüfung der Verständlichkeit von Packungsbeilagen) v. 14. April 2015.

[22] Verordnung über die Anwendung der Guten Herstellungspraxis bei der Herstellung von Arzneimitteln und Wirkstoffen und über die Anwendung der Guten fachlichen Praxis bei der Herstellung von Produkten menschlicher Herkunft (Arzneimittel- und Wirkstoffherstellungsverordnung – AMWHV), zuletzt geändert durch Art. 3a G v. 9.8.2019 (BGBl. I S. 1202).

[23] Union procedure on procedure on sharing of pharmacovigilance inspection information (EMA/INS/PhV/192230/2014) 21 March 2014.

[24] Procedure for reporting of GCP inspections requested by the Committee for Medicinal Products for Human Use (CHMP) (EMA/INS/GCP/158549/2016) Rev 1 Good Clinical Practice Inspectors Working Group (GCP IWG) 28 March 2017.

[25] Annex IV - to guidance for the conduct of good clinical practice inspections - Sponsor and CRO (EMA/431267/2016) 23 Aug 2017.

[26] Guidance for the preparation of good clinical practice inspections (EMA/165056/2016) v. 23 August 2017.

[27] Compilation of Community Procedures on Inspections and Exchange of Information (EMA/572454/2014), Rev 17, 3 Oct 2014.

[28] Besondere Gebührenordnung des Bundesministeriums für Gesundheit für individuell zurechenbare öffentliche Leistungen in dessen Zuständigkeitsbereich (Besondere Gebührenverordnung BMG – BGebV BMG), BGBl. 2021, Teil I, Nr. 68 v. 28. Sep. 2021, S. 4391

[29] Sickmüller B, Thurisch B, Wallik S (Hrsg.), Pharmakovigilanz und Maintenance von Arzneimittelzulassungen, Aulendorf: Editio Cantor Verlag, 2020.

[30] Head of Medicines Agencies (HMA) Clinical Trials Facilitation and Coordination Group (CTFG), Q&A document – Reference Safety Information, November 2017

[31] Head of Medicines Agencies (HMA Clinical) Trials Facilitation and Coordination Group (CTFG), DSUR Q and As, 2012

[32] Paul-Ehrlich-Institut, Pharmakovigilanz, https://www.pei.de/DE/arzneimittelsicherheit/pharmakovigilanz/meldeformulare-online-meldung/meldeformulare-online-meldung-node.html

[33] Paul-Ehrlich-Institut: Vom PEI durchgeführte Inspektionen. https://www.pei.de/DE/regulation/inspektionen/durchgefuehrt/pei-durchgefuehrt-node.html / Rules for the implementation of Council Regulation (EC) No 297/95 on fees payable to the European Medicines Agency and other measures, Revised implementing rules to the Fee Regulation as of 1 August 2022, EMA/MB/95162/2022; https://www.ema.europa.eu/en/documents/regulatory-procedural-guideline/rules-implementation-council-regulation-ec-no-297/95-fees-payable-european-medicines-agency-other-measures-revised-implementing-rules-fee-regulation-1_en-3.pdf

[34] Bezirksregierung Arnsberg, Klinische Prüfung. https://www.bra.nrw.de/umwelt-gesundheit-arbeitsschutz/arbeitsschutz/produktsicherheit-und-verbraucherschutz/arzneimittel/klinische-pruefung

[35] Naranjo CA, Busto U, Sellers EM et al: A method for estimating the probability of adverse drug reactions. Clin Pharmacol Ther 1981, 30 (2): 239-24

[36] WHO-UMC: The use of the WHO-UMC system for standardised case causality assessment. https://who-umc.org/media/164200/who-umc-causality-assessment_new-logo.pdf

[37] Landeszentrum Gesundheit Nordrhein-Westfalen, Pharmakovigilanz – Informationen für Apothekerinnen und Apotheker. (Stand: Juli 2016) https://www.lzg.nrw.de/_php/login/dl.php?u=/_media/pdf/service/Pub/pub-arz/pharmakovigilanz-infos-apotheken.pdf

[38] The rules governing medicinal products in the European Union Vol. 10 – Guidance documents applying to clinical trials, Regulation (EU) No 536/2014 Questions & Answers – Version 6.5 July 2023. https://health.ec.europa.eu/system/files/2023-09/regulation5362014_qa_en.pdf

[39] Guidance on the electronic submission of information on investigational medicinal products for human use in the Extended EudraVigilance medicinal product dictionary (XEVMPD) – Extended EudraVigilance Medicinal Product Report (XEVPRM) user guidance for sponsors of clinical trials, Version 1.1, 16 December 2021, EMA/186412/2021. https://www.ema.europa.eu/en/documents/other/guidance-electronic-submission-information-investigational-medicinal-products-human-use-extended_en.pdf

[40] Common Terminology Criteria for Adverse Events (CTCAE) v 5.0, 27 Nov 2017. https://ctep.cancer.gov/protocoldevelopment/electronic_applications/docs/ctcae_v5_quick_reference_5x7.pdf

Der letzte Zugriff auf alle Links erfolgte am 21.11.2023.

A.7.3 Qualitätsmanagement

B. Scholz

A.7.3.1 Einleitung

Gemäß ICH-Guideline for Good Clinical Practice (GCP) E6(R2), Abschnitt 5 [1] ist der Sponsor für die Einrichtung eines Qualitätsmanagementsystems (QMS) und damit der Aufrechterhaltung von Systemen zur Qualitätssicherung (QS) und Qualitätskontrolle (QK) – Quality Assurance (QA) und Quality Control (QC) – in einer klinischen Prüfung verantwortlich.

Für jede klinische Prüfung muss ein passendes QMS eingerichtet werden, das schriftlich festzulegen und über die Gesamtheit der klinischen Prüfung, von der Planung, Durchführung, Datenerhebung, Auswertung und Berichterstattung bis hin zur Archivierung fortzusetzen ist.

Schon bei der Planung der klinischen Prüfung beginnt die Qualitätssicherung der späteren klinischen Prüfung und die Risikoanalyse für die Verhinderung von Fehlern und Schwachstellen (ICH E6 [1] und Quality by Design (QbD) [2]). Durch diese Maßnahmen wird die ordnungsgemäße Durchführung der klinischen Prüfung auch unter ethischen Gesichtspunkten sowie unter Einhaltung der gesetzlichen Regelungen von Arzneimittelgesetz (AMG) [3] und geltenden GCP-Guidelines [4] sichergestellt.

Ein weiterer Baustein im Qualitätsmanagement (QM) ist das gezielte Monitoring, um die Sicherheit der Patienten und eine hohe Datenqualität zu gewährleisten. Ein risikobasiertes Audit-Management hilft, das Einhalten der Vorgaben zu überprüfen und zu bewerten. Geeignete Arbeitsanweisungen gewährleisten dabei die standardisierte Durchführung von Aufgaben und die Weitergabe der studienspezifischen Vorgaben und Standards an das Studienpersonal durch Training.

Darüber hinaus hat der Sponsor durch die Auswahl geeigneten Personals bzw. geeigneter Dienstleister für die Qualität der durchgeführten Leistungen Sorge zu tragen. Regelmäßige Weiterbildungsmaßnahmen und Seminare tragen zur Verbesserung der Qualität der durchgeführten Leistungen bei.

Das QMS in klinischen Prüfungen lässt sich mit Qualitätsparametern, den sog. Qualitätskennzahlen, überwachen. Unter Qualitätskennzahlen versteht man im Rahmen des QMS Kennziffern, mit denen die Leistung des QMS bewertet werden. Die ISO 9001 [4] beschreibt im Abschnitt „Messung, Analyse und Verbesserung" allgemein die Bestimmung und Überwachung von Qualitätskennzahlen. Studienrelevante Kennzahlen im QM der klinischen Prüfung müssen dann studienspezifisch festgelegt werden. Diese Kennzahlen sind nötig, um den Überblick über die einzelnen Vorfälle in der jeweiligen klinischen Prüfung und damit die Einhaltung der jeweiligen Vorgaben und Standards über die gesamte klinische Prüfung sicherzustellen. Typische Kennzahlen sind z. B. Protokollabweichungen, Todesfälle/Serious Adverse Events (SAE)/Suspected Unexpected Serious Adverse Reactions (SUSAR), Drop-outs, Query Rate, Zeitfenster.

Durch die Quantifizierung solcher Kennzahlen können Risiken für die klinische Prüfung rechtzeitig erkannt und nötige Verbesserungsmaßnahmen oder Änderungen definiert werden.

Eine wiederkehrende und systematische Abfrage der Qualitätsparameter während der ganzen klinischen Prüfung hilft, die Sicherheit der Patienten und die Qualität der Studiendaten nachweislich aufrechtzuerhalten. Mit dem Addendum ICH-GCP E6(R2) [1] ist das Thema risikobasiertes QM in einen neuen Fokus gerückt. Für die Planung und Durchführung der klinischen Prüfung soll der Sponsor Risiken und risikominimierende Maßnahmen vor Start der jeweiligen klinischen Prüfung individuell festlegen, Risiken permanent überwachen und geeignete Maßnahmen nachweislich etablieren.

A.7.3.2 Qualitätsmanagement

Ein umfassendes, sinnvoll angelegtes Qualitätsmanagement (QM) untermauert die Validität der erhobenen Daten klinischer Prüfungen und unterstützt damit die von ICH-GCP E6(R2) [1] geforderten Prinzipien:

- Schutz der Prüfungsteilnehmer,
- Erhebung valider, aktueller und umfassender Daten sowie
- Transparenz und Nachvollziehbarkeit der Studiendurchführung.

Das QM ist ein essenzieller Bestandteil der Sponsoraufgaben und der Sponsorverantwortung. Im Folgenden wird auf die wichtigsten Aspekte der Qualitätskontrolle und Qualitätssicherung in klinischen Prüfungen mit Arzneimitteln eingegangen.

Ein Qualitätsmanagement ist ein Kernbestandteil der Good Clinical Practice (GCP). Die laufende Qualitätssicherung wird von Monitoren durchgeführt und vom Sponsor überwacht. Geeignete Arbeitsanweisungen gewährleisten die standardisierte Durchführung von Aufgaben und die erforderliche Berücksichtigung der Regularien.

A.7.3.2.1 Qualitätssicherungssystem (QSS) – Quality Assurance Systems (QAS)

Die Qualitätssicherung ist ein Teil des Qualitätsmanagements und legt die Standards (z. B. durch Standardarbeitsanweisungen (SOP)) für die Überwachung durch Audits und die ständige Qualitätskontrolle fest. Unter Qualitätssicherung versteht man somit das Festlegen der Aktivitäten der klinischen Prüfung bez. der Qualitätsanforderungen. Hierbei ist der Sponsor derjenige, der für die Einrichtung und Aufrechterhaltung von Systemen der QS und QK verantwortlich ist. Abbildung 1 bringt die Begriffe in einen Kontext.

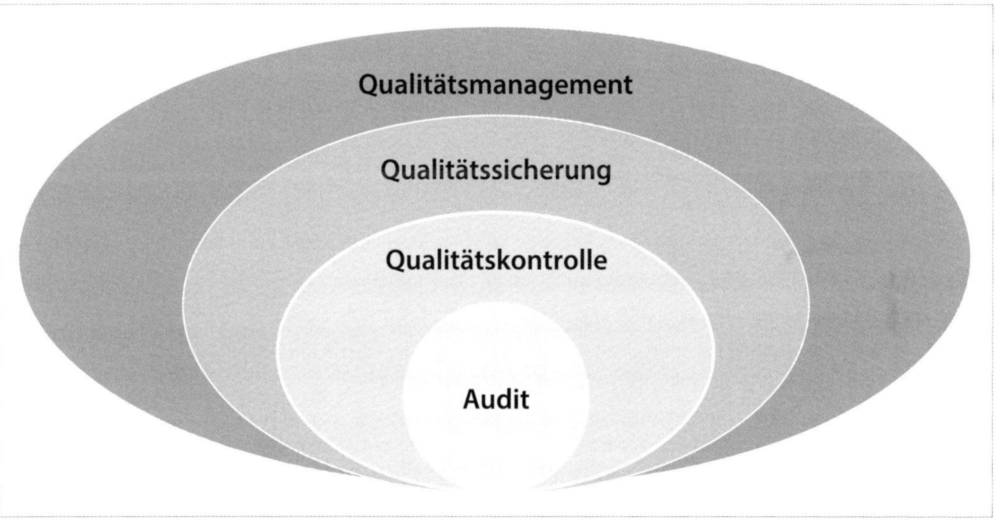

Abb. 1. Qualitätssicherungssystem (QSS).

Der Sponsor muss durch ein QSS die Einhaltung ethischer, rechtlicher und wissenschaftlicher Normen bei allen klinischen Prüfungen (Phase I–IV) gewährleisten. Grundlegend für die Umsetzung in Deutschland sind die Bestimmungen der §§ 40–42b AMG, die u. a. festlegen, dass bei der Durchführung klinischer Prüfungen die Anforderungen der Guten klinischen Praxis einzuhalten sind, hier sind insbesondere die geltenden GCP-Leitlinien von Bedeutung [1].

Die Verordnung (EU) Nr. 536/2014 [5] zu klinischen Prüfungen definiert hinsichtlich der einzuhaltenden Qualitätsanforderungen in Art. 2 Nr. 30 unter „Begriffsbestimmungen" ebenfalls die „gute klinische Praxis".

Zum Qualitätssicherungssystem (QSS) gehören alle Maßnahmen, die der Festlegung und der Kontrolle der festgelegten Standards dienen, wie z. B:

- SOP-System
- Monitoring
- Source Data Verification (SDV)
- Audit-Management
- Training/Qualifikation von Personal und Zentren
- Qualifikation/Auswahl von geeigneten Dienstleistern

A.7.3.2.2 Aufgaben der Qualitätssicherungseinheit (QSE) – (Quality Assurance Unit (QAU))

In einer klinischen Prüfung ist die Qualitätssicherung planmäßig und systematisch mit folgenden Zielen durchzuführen:

- Einhaltung von Vorgaben und Standards,
- Auffinden von Lücken oder Fehlern im System,
- Lerneffekt und stetige Verbesserung und somit
- Bestätigung einer hohen Qualität.

Um diese Ziele zu erreichen, führen die Mitarbeiter einer Qualitätssicherungseinheit (QSE) die vollständige Überprüfung des dokumentierten Entwicklungsablaufs einer Forschungssubstanz durch; von Planung, Organisation, Durchführung, Auswertungen, Berichterstellungen, Dokumentationen bis zur Archivierung durch Vergleich der Rohdaten mit dazugehörigen Niederschriften, Zwischen- und Abschlussberichten bei allen beteiligten Personen/Einheiten (Audits).

Zu den Aufgaben und Verantwortlichkeiten der QSE gehören:

- Kontrolle und/oder Mithilfe bei der Erstellung und regelmäßigen Aktualisierung aller in einem Unternehmen erforderlichen SOPs (ICH-GCP E6(R2), Glossar 1.55) [1]
- Überprüfung, zentrale Freigabe und Verteilung aller SOPs
- Dokumentation der Kenntnisnahme
- Sicherstellung des Qualitätsbewusstseins bei allen an einer Studiendurchführung beteiligten Personen
- Sicherstellung des Schutzes der Patienten in klinischen Prüfungen
- Sicherstellung der Einhaltung von GCP und der gesetzlichen Anforderungen
- Sicherstellung, dass Komplikationen, Probleme und Fehler bei der Durchführung klinischer Prüfungen rechtzeitig erkannt, korrigiert und zukünftig vermieden werden können
- Sicherstellung der Qualität aller klinischen Prüfungen bez. Planung, Organisation, Durchführung, Auswertung und Berichterstellung sowie Sachverständigengutachten und Zulassungsdossiers
  - Erstellen eines Qualitätssicherungsplans (Übersicht der Kennzahlen)
  - Erstellen eines Audit-Plans (Anzahl und Umfang der Audits)
- Bereitstellung schriftlicher Informationen/Kopien zu gesetzlichen Bestimmungen, Richtlinien und Leitlinien an das studiendurchführende Personal
- Information des Managements
  - über das erforderliche und angestrebte Qualitätsniveau
  - über die dazu erforderlichen Ressourcen zur Gewährleistung der Qualitätssicherung
  - über zu behebende Systemmängel und die dazu erforderlichen Maßnahmen
- Angebot zur kontinuierlichen Information und Fortbildung des studiendurchführenden Personals über neue gesetzliche Bestimmungen, Richtlinien und Leitlinien zu klinischen Prüfungen
- Erstellung und regelmäßige Aktualisierung von SOPs

- Erstellung sowie regelmäßige Aktualisierung von Checklisten und Key Performance Indikatoren (KPI)
- regelmäßige Information über relevante Audit-Befunde an das studiendurchführende Personal/Monitore zur kontinuierlichen Fortbildung und Verbesserung des Qualitätsniveaus
- Dokumentation der Audits gem. DIN ISO 19011 [6] und Klassifizierung gem. EMA Good Clinical Practice Inspectors Working Group [7]
- Erstellung von Audit-Zertifikaten zum Nachweis, dass durch das Audit das Ziel der QA erreicht wurde
- Follow-up und Effektivitätsmessung der adressierten Maßnahmen (Corrective-and-Preventive-Action-(CAPA)-Plan)

A.7.3.2.3 Qualitätskontrolle

Für die Qualitätskontrolle ist jeder einzelne in seiner Funktionsverantwortung in der klinischen Prüfung verantwortlich. Dazu gehören Prüfarzt, Monitor, Study Nurse, Sponsor, Laborpersonal, Projektmanager und alle Vertragspartner.

Die jeweilige Verantwortung ist in Verträgen, SOPs und Delegationslisten schriftlich festzuhalten. Die Qualitätskontrolle der klinischen Prüfung erfolgt systematisch und fortlaufend. Ein wesentlicher Bestandteil der Qualitätskontrolle klinischer Prüfungen ist das Monitoring. Darüber hinaus wird mit Audits risikobasiert an festgelegten Terminen und vorher festgelegten Bereichen die Einhaltung der für die klinischen Prüfung relevanten Standards und Vorgaben überprüft.

A.7.3.2.4 Monitoring – eine wichtige Kontrolle der Studienqualität

Die Qualitätskontrolle betrifft alle Stellen, die in Planung, Durchführung, Monitoring, Bewertung einer klinischen Prüfung bzw. in Berichten zu ihr involviert sind; auch die Mitarbeiter des Sponsors oder des Auftragsforschungsinstitutes. Eingeschlossen ist die Verarbeitung der Daten, mit dem Ziel, zu vermeiden, dass Personen, die in die Studie einbezogen sind, unnötigen Risiken ausgesetzt sind, oder dass falsche Schlussfolgerungen aus unkorrekten Daten (Verifizierung) gezogen werden.

Für den Ablauf der Inprozess-Qualitätskontrolle einer klinischen Prüfung beim Prüfer sind die Monitore zuständig.

A.7.3.2.4.1 Besonderheiten von „nichtkommerziellen klinischen Prüfungen" (Investigator Initiated Trials/Studies (IITs))

Nichtkommerzielle klinische Prüfungen werden nicht von einem pharmazeutischen Unternehmer (als Sponsor), sondern von universitären Einrichtungen, nichtuniversitären Kliniken oder anderen primär nicht kommerziellen Forschungseinrichtungen veranlasst, die insofern die Genehmigung bei der zuständigen Bundesoberbehörde beantragen und die zustimmende Bewertung bei der zuständigen Ethik-Kommission nach § 42 (1) des AMG [3] einholen.

Nichtkommerzielle klinische Prüfungen bzw. nichtkommerzielle klinische Studien werden oft auch prüferinitiierte Studien (Investigator Initiated Trials (IIT)) genannt. Ein Teil von ihnen wird auch als Therapieoptimierungsstudien (TOS) bezeichnet, nämlich dann, wenn zugelassene Arzneimittel, z. B. in neuen Kombinationen oder Dosierungen, im Rahmen einer klinischen Prüfung miteinander verglichen werden. Das primäre Ziel nichtkommerzieller klinischer Prüfungen ist nicht die Arzneimittelzulassung (durch deren Vermarktung wirtschaftlicher Gewinn erzielt werden soll), sondern eine Verbesserung der medizinischen Behandlung aufgrund der in der Studie gewonnenen Erkenntnisse.

Die klinische Prüfung ist in § 4 Abs. 23 Satz 1 AMG [3] in Übereinstimmung mit dem EU-Recht (Verordnung (EU) Nr. 536 2014/Art. 2, Pkt. 2 [4]) definiert. Ob die Prüfung kommerziell oder nichtkommerziell ist, ist für die Charakterisierung als klinische Prüfung nicht von Bedeutung. Nach § 40 Abs. 1 AMG [3] müssen zum Schutz des Menschen bei jeder klinischen Prüfung mit Arzneimitteln die Regeln der GCP eingehalten werden. Das gilt somit auch für die nichtkommerziellen klinischen Prüfungen.

Wenn als Prüfpräparate bereits national (in der Bundesrepublik Deutschland) oder zentral durch die Europäische Kommission zugelassene Arzneimittel in der nichtkommerziellen klinischen Prüfung eingesetzt werden, kann in vielen Fällen von einem geringeren Risiko für die Patientinnen und Patienten ausgegangen werden als bei nicht zugelassenen Arzneimitteln. Grundsätzlich gilt, dass der Investigator (Klinik/Fachgesellschaft) gemäß AMG [3] alle Pflichten eines Sponsors übernimmt und er selbst für alle behördlichen Genehmigungen, Meldungen, Versicherung, Prüfmuster, Monitoring, Statistiken Sorge und Verantwortung tragen muss. Dazu zählen auch sämtliche Verpflichtungen aus dem QM für klinische Prüfungen [8].

A.7.3.3 Qualitätsdokumente in klinischen Prüfungen

A.7.3.3.1 Das QM-Handbuch in der klinischen Prüfung

Das QM-Handbuch dient der Übersicht aller im Qualitätsmanagement der klinischen Prüfung etablierten Prozesse, Vorgaben, Schnittstellen und Dokumente. Eine Vorgabe für das Format oder genau Inhalte gibt es in der ICH-GCP nicht.

Die Vorgaben der DIN ISO 9001 [5] sind hier am besten geeignet, da diese Qualitätsnorm weltweit gilt.

Ein Qualitätshandbuch

- beschreibt die Qualitätspolitik und die Zielsetzung des Qualitätssystems
- beschreibt das Qualitätssystem und die Qualitätssicherungsverfahren
- definiert einzuhaltende Qualitätsstandards und wie diese zu erreichen und einzuhalten sind
- sichert die Dokumentation des QAS und belegt dessen Existenz
- beschreibt Organisationsstrukturen
- beschreibt die Verantwortlichkeiten

Das QMS wird am besten studienspezifisch beschrieben und beinhaltet die für die klinische Prüfung etablierten Prozesse, Vorgaben und Verteilung der Aufgaben, wie z. B. das Einbinden von interdisziplinären Bereichen (Datenmanagement, Statistik, Arzneimittelsicherheit, Projektmanagement, Rechtsabteilung) und Vertragspartner wie Contract Research Organisations (CRO).

A.7.3.3.2 Das SOP-System in der klinischen Prüfung

Standard Operating Procedures (SOPs) beschreiben einzelne Arbeitsschritte und Prozesse und legen einen einheitlichen Standard fest, der den Vorgaben der ICH-GCP genügt. SOPs haben eine wichtige Funktion bei der Umsetzung der Vorgaben und Normen und dienen als Trainingsgrundlage für das Studienpersonal.

Geeignete SOPs gewährleisten die standardisierte Durchführung von Aufgaben und die erforderliche Berücksichtigung der Regularien. SOPs können darauf ausgelegt werden, immer eine Prüfung durch eine zweite Person erforderlich zu machen und dadurch Fehler durch Unkenntnis oder vorschnelles Agieren zu vermeiden.

Ein Sponsor bzw. ein beauftragtes Auftragsforschungsunternehmen muss klinische Prüfungen entsprechend der europäischen Richtlinie 2001/83/EG [9] für klinische Prüfungen und der ICH-GCP-Leitlinie [1] unter standardisierten Bedingungen durchführen. Dazu gehören im Wesentlichen:

- Handhabung der Studienmedikation (Herstellen, Kennzeichnen, Freigeben)
- Datenmanagement und Zugriff zu Datenbanken
- Erstellen und Freigabe von Studiendokumenten
- Delegation von Sponsoraufgaben (Schnittstellen und Delegationsliste)
- regulatorische Angelegenheiten (Verträge, Versicherung, Behördenkontakt)
- Safety Management
- Monitoring (organisatorisch und inhaltlich)

- Biostatistik
- Qualitätssicherung/Qualitätskontrolle

Die SOPs sollen nicht zu viele Details der entsprechenden gültigen Regelungen wiedergeben, sie müssen aber die wichtigsten Punkte beleuchten und systematische grundsätzliche Wege (Mindestablauf und -Organisationsbedingungen) aufzeigen, wie alle Phasen einer klinischen Arzneimittelentwicklung entsprechend den zutreffenden Regularien (z. B. Internet-Fundstellen in SOPs zitieren) durchzuführen sind.

A.7.3.3.3 Inhalte, Aufbau und Überarbeitung von SOPs

In Bezug auf klinische Prüfungen beinhalten SOPs Anleitungen zur Planung einer klinischen Prüfung, Auswahl von geeigneten Prüfärzten, Überwachung/Kontrolle und Durchführung der klinischen Prüfung, deren Dokumentation, Validierung und Datenverarbeitung bis hin zum Verfassen des biometrisch-klinischen Abschlussberichtes und der Archivierung der gesamten Studiendokumentation.

Zur Vereinfachung der Pflege der SOPs und Verbesserung der Verteilung und Überarbeitung der Dokumente sollten SOPs innerhalb einer Organisation (z. B. Sponsor) in einem einheitlichen Format erstellt werden. Dazu gehören der Aufbau der SOPs in die verschiedenen Abschnitte, Schriftgröße und Detailtiefe der Angaben. Beispiele und Vorgaben zur Erstellung von SOPs finden sich auch unter ICH-Vorgaben bezüglich SOP's Abschnitt 5.3.3b [1] oder auf der Homepage der Zentralstelle der Länder für Gesundheitsschutz bei Arzneimitteln und Medizinprodukten (ZLG) [10]).

Jede SOP soll bezüglich ihrer Anwendung auf folgende Fragen eine klare Antwort geben:

Was?	Beschreibung der durchzuführenden (Teil-) Aufgabe
Wer?	Angabe der jeweiligen Funktion der durch die SOP Betroffenen; Umfang und Abgrenzung der Verantwortlichkeiten der einzelnen Funktionsträger
Wo?	intern/extern: Zentrale/Niederlassung des Unternehmers, CRO, Klinik, Niedergelassener, Prüfarzt, externer Biometriker
Wann?	Beginn (nach Beendigung vorbereitender Arbeiten, Empfang von Dokumenten etc.) und Dauer (Minimum/ Maximum, Flussdiagramm)
Wie?	ausführliche Beschreibung aller Schritte und dabei angewandter Methoden und eingesetzter Mitarbeiter; Option auf planbare, nach möglichen Fällen spezifizierte und nicht planbare Änderungen, wodurch eine gewisse Flexibilität der SOPs gegeben ist

Der Umfang der SOPs variiert je nach Aufgabe und Komplexität der Abläufe aber auch nach Anzahl der Schnittstellen und der mit dem jeweiligen Prozess verbundenen Dokumentationspflichten.

Zu umfangreiche SOPs sind häufig unpraktisch, zu kurz gefasste SOPs oft nicht adäquat, da sie zu viele Freiräume für individuelle Interpretationen in der Durchführung der jeweiligen Aufgaben ermöglichen. SOPs sind als Steuerungsinstrument aufzufassen, um eine qualitätsbewusste klinische Arzneimittelentwicklung effektiv und regelkonform zu gestalten.

Als Anlagen der SOPs dienen Standardformulare, -briefe, -verträge, Bestätigungen, Anschriften der Adressaten/Behörden und Checklisten, die die Arbeitsabläufe im täglichen Praxisbetrieb erleichtern und für einen einheitlichen Standard und eine gesicherte Qualität innerhalb aller Studienzentren im Auftrag des Sponsors sorgen.

A.7.3.3.4 Implementierung und Steuerung der SOPs

Vor der Implementierung bzw. dem Inkrafttreten einer Aktualisierung einer SOP muss ein Training mit den betroffenen Mitarbeitern durchgeführt werden. Dadurch wird sichergestellt, dass die SOPs inhaltlich verstanden und von jedem Einzelnen in gleicher Weise angewendet werden. SOPs sind in regelmäßigen Abständen zu aktualisieren. Empfehlenswert ist eine jährliche Überprüfung; erwartet wird der Überprüfungsprozess jedoch mindestens alle 3 Jahre.

Die Qualitätssicherungseinheit (QSE) übernimmt die Verwaltung, den Überprüfungsprozess, die Verteilung und den Wiedereinzug von überholten SOPs. Bestenfalls erfolgt dies elektronisch gestützt mit einem Dokumentenmanagementsystem (DMS).

Aufbau, Format, Überarbeitung, Verteilung und Archivierung (Ort und Dauer) einer SOP sind in einer Master-SOP (SOP zur SOP) schriftlich festzuhalten.

A.7.3.4 Verantwortliche Funktionen im QM-System klinischer Prüfungen

A.7.3.4.1 QM-Aufgaben für den Sponsor

Bezüglich der Qualitätssicherung und der Qualitätskontrolle hat der Sponsor folgende Verantwortung:

- SOP-System zum Einrichten und Aufrechterhalten von SOPs
- Einrichten und Aufrechterhalten von QMS-, QSS- und QK-Prozessen
- Einholen der Zustimmung aller an der klinischen Prüfung Beteiligten
- Sicherstellen eines direkten Zugangs zu Studiendaten (Monitoring, Audit, Inspektion) für das Studienpersonal
- Benennung von qualifiziertem Studienpersonal für alle Stadien der klinischen Prüfung
- Benennung eines unabhängigen Datenkomitees (Abbruch/Änderung der klinischen Prüfung)
- schriftliche Vereinbarung (Vertrag) zwischen Sponsor und Studienpersonal
- Auswahl von studienunabhängigen Personen für die Durchführung von Audits
- schriftliche Anweisung für die Durchführung der Audits
- schriftliches Festlegen der Audits bez. Häufigkeit, Form und Inhalt (risikobasiert)

Ein Sponsor muss bei mangelnder Compliance und bei der Feststellung von Schwachpunkten und Lücken sofort eingreifen und geeignete Maßnahmen bestimmen, um das Risiko für die Patienten niedrig zu halten und die Patienten vor Schaden zu bewahren. Diesem Punkt wurde mit dem Addendum ICH-GCP E6(R2) [1] ein besonderer Stellenwert gegeben.

Zum QSS gehören alle Vorgaben und Maßnahmen, die bei der Planung, Durchführung und Auswertung der klinischen Prüfung vom Sponsor festzulegen sind:

- Risk Management Tool (Identifizierung der Risiken, Beurteilung, Einfluss und Eskalation)
- Quality by Design (Addendum ICH-GCP E6(R2) Abschnitt 2.13) [1]
- Standards für Serious Breach
- Umgang mit Protocol Deviations/CAPA-Maßnahmen (Addendum ICH-GCP E6(R2) Abschnitt 5.20)/Eskalation [1]
- Qualitätskennzahlen/kontinuierliche Verbesserung
- Risk Management/Quality Management (Addendum ICH-GCP E6(R2) Abschnitt 5) [1]

A.7.3.4.2 QM-Aufgaben für den Prüfarzt

Der Prüfarzt spielt eine zentrale Rolle im Qualitätsmanagement der klinischen Prüfung. Gemäß ICH-GCP [1], AMG [3] und ganz besonders durch die Neuerungen des Addendum R2 wird mehr Verantwortung auf den Prüfarzt übertragen bez. QK und Überwachung der Datenintegrität einer klinischen Prüfung. Ein zentraler Punkt ist die Überprüfung und Dokumentation der Studiendaten im Case Report Form (CRF), der Abgleich mit der Krankenakte (Source Data Verification (SDV)) und die zeitnahe Klärung offener Fragen durch den Monitor (Query Management). Eine gute Kommunikation des Prüfarztes mit dem Sponsor und dem Monitor sind dabei essenziell. Außerdem ist es sehr wichtig, dass der Prüfarzt stets über die neuesten Studiendokumente und Änderungen informiert und nachweislich geschult ist.

Der Prüfarzt bestätigt mit seiner Unterschrift auf dem CRF, dass die erhobenen Daten valide sind und die klinische Prüfung protokollkonform verläuft.

Manche Aufgaben sind dabei vom Prüfarzt nicht delegierbar, wie z. B.

- die Überprüfung der Ein-/Ausschlusskriterien,
- Abbruchkriterien,
- Beurteilung von unerwünschten Ereignissen und deren Meldung an den Sponsor,
- Entscheidungen/Beurteilung über mögliche Konsequenzen bei Entblindung,
- Entscheidung über diagnostische und therapeutische Maßnahmen einschließlich einer Änderung der Therapie (z. B. bei Studienabbruch oder am Studienende) sowie
- die Einwilligung der Patienten (Aufklärung über Risiken und Tragweite der klinischen Prüfung).

A.7.3.4.3 QM-Aufgaben für den Monitor

Der Monitor ist im Rahmen der klinischen Prüfung das wichtigste Bindeglied für die Kommunikation zwischen Sponsor und Prüfarzt und direkter Gesprächspartner des Prüfarztes. Er muss daher über ausreichendes medizinisches Wissen verfügen, um die medizinischen Aspekte der klinischen Prüfung zu verstehen und Schwachpunkte und Probleme kompetent mit dem Prüfarzt besprechen zu können.

Außerdem muss die medizinische Plausibilität stets einbezogen werden, wenn der CRF kontrolliert wird. Rückfragen müssen kompetent gestellt und Zusammenhänge für eine schnelle und qualitativ ausreichende Aufarbeitung verstanden werden. Dazu gehören sämtliche in der klinischen Prüfung festgelegten Parameter, Labordaten, Messparameter, Indiktionen, Kontraindikationen und die Dokumentation der unerwünschten Ereignisse.

Essenziell ist eine gute Einarbeitung in die klinische Prüfung und ein fortlaufendes Training bez. der Studiendokumente (Prüfpräparate, Prüfplan, Einwilligungserklärung, SOPs relevant für die klinische Prüfung und der gesetzlichen Vorgaben, generell und speziell für die laufende klinische Prüfung (ICH-GCP E6(R2) Abschn. 5.18.2 [1]).

Für die Inprozess-Qualitätskontrolle des Ablaufs einer klinischen Prüfung beim Prüfer sind die Monitore zuständig. Die QK durch den Monitor betrifft die Aufnahme und Dokumentation der Quelldaten mit dem Ziel valide Daten für die klinische Prüfung zu gewinnen, protokollkonform zu arbeiten und zu vermeiden, dass Personen, die in die klinische Prüfung einbezogen wurden, unnötigen Risiken ausgesetzt werden oder dass falsche Schlussfolgerungen aus unkorrekten Daten (Verifizierung) gezogen werden.

A.7.3.5 Audits und Inspektionsvorbereitungen (Inspection Readiness)

A.7.3.5.1 Planung, Durchführung und Dokumentation von Audits

Der Begriff „Audit" stammt ursprünglich aus dem QM und ist in der ISO 9001 [5] folgendermaßen definiert:

> *„Das Audit ist ein systematischer und unabhängiger Prozess und folgt einem vorher festgelegten Audit-Plan. Der Begriff „Audit" leitet sich aus dem lateinischen Wort „audire" (hören) ab und wird durch eine vom Prozess unabhängige, für das Audit qualifizierte Person ausgeführt. Das Audit wird schriftlich dokumentiert. Audit-Ergebnisse basieren auf gesammelten Evidenzen und Daten."*

Audits im Rahmen von klinischen Prüfungen müssen vom Sponsor beauftragt werden und dienen der Überprüfung der Qualitätsstandards, die in klinischen Prüfungen etabliert wurden und von den Regularien vorgegeben sind. Schon zu Beginn der Planung einer klinischen Prüfung werden Partner durch ein Qualifizierungsaudit geprüft, ob sie geeignet sind und die Erwartungen des Sponsors erfüllen. Dazu gehören alle Funktionen sämtlicher studienrelevanter Bereiche, wie Projektmanagement, Datenmanagement, Pharmakovigilanz, Prüfmedikation, regulatorische Angelegenheiten, Studienzentren, Prüfärzte, Statistik inkl. der Dienstleister (CRO).

Im Verlauf der klinischen Prüfung werden dann alle qualitätsrelevanten Bereiche systematisch und risikobasiert auditiert. Risikoindikatoren sind dabei die in der QK festgestellten Schwachpunkte der täglichen Praxis (KPIs), Schwachpunkte aus Inspektionen aber auch die allgemeinen und potenziellen Risiken, die sich aus dem Profil, Design bzw. Komplexität der Studie ergeben, wie z. B. Anzahl der Studienzentren.

Während jeder Phase der Datenerhebung und -verarbeitung werden interne und externe Audits über Verfahren, Abläufe und Befunde durchgeführt, Audit-Berichte erstellt, Korrekturen festgestellter dokumentierter Mängel den direkt betroffenen Personen empfohlen, deren Berücksichtigung kontrolliert und darüber (abschließende) Zertifikate erstellt.

Durch diese Audits ist sicherzustellen, dass die QK durch das QSS des Sponsors ausreichend ist, um die Qualitätsanforderungen/-standards der EU und der firmeninternen Qualitätsanforderungen einzuhalten. Außerdem wird kontrolliert, ob die klinische Prüfung nach den zu dieser Zeit gültigen SOPs durchgeführt wurde und die Gesamtdokumentation der klinischen Prüfung vollständig ist (ICH-GCP E6(R2), Abschn. 5.19 [1]).

Die Vorgehensweise beim Audit wird auch in zahlreichen fachspezifischen Leitlinien und Empfehlungen näher beschrieben, u. a. im EMA GVP-Module IV, Abschnitt IV.B [11]: generelle Vorgehensweise, Unabhängigkeit und Qualifikation des Auditors, Planung, Vorbereitung und Durchführung von Audits, Dokumentation und effektive Nachverfolgung von Beobachtungen sowie Einführung von Präventivmaßnahmen (CAPA-Management).

A.7.3.5.2 Audit-Methoden

Kapitel 5.5.3 der DIN EN ISO 19011 – Leitfaden zur Auditierung von Managementsystemen [6] beschreibt das Auswählen und Bestimmen der Audit-Methoden: „*Um das Audit wirksam und effizient durchzuführen, sollte (n) die Person(en), die das Audit-Programm steuert (steuern), die Methoden für das Audit in Abhängigkeit von den festgelegten Auditzielen, dem festgelegten Audit-Umfang und den festgelegten Audit-Kriterien auswählen und bestimmen.*"

Audits können vor Ort, aus der Ferne oder in einer Kombination aus beidem durchgeführt werden. Der Einsatz dieser Methoden sollte angemessen und ausgewogen sein, unter anderem auf Grundlage bzw. unter Berücksichtigung der damit verbundenen Risiken und Chancen. Hier wird klar, dass sich nicht jedes Audit für ein Remote-Audit eignet und der risikobasierte Ansatz hilft, geeignete Kandidaten dafür auszuwählen.

In erster Linie beinhaltet die DIN EN ISO 19011 die allgemeinen Anforderungen, die ein Audit – auch ein Remote-Audit – erfüllen muss. Es sind Leitlinien zur Kompetenz und Bewertung eines Auditors sowie eines Audit-Teams, zum Planen und Durchführen eines Audits von Managementsystemen bzw. zum Leiten und Lenken eines Audit-Programms. Die DIN EN ISO-Norm 19011 [6] richtet sich an Auditoren, an Organisationen, die Managementsysteme einführen, sowie an Organisationen, die Audits von Managementsystemen durchführen müssen.

A.7.3.5.3 Auditoren – unabhängig und kompetent

Auditoren müssen qualifiziert und erfahren sein. Eine Qualifizierung muss schriftlich vorliegen und aussagekräftige Unterlagen bez. der Qualifikation (Lebenslauf (CV)/Training) müssen im Trial Master File (TMF) abgelegt werden. Die Unabhängigkeit und die Qualifikation sind in ICH-GCP E6(R2) Abschn. 5.19.2 [1] beschrieben, allerdings ergeben sich die Details mehr aus der Erfahrung und Erwartung der Behörden als aus den ICH-Vorgaben.

Folgende Qualifikationen und Erfahrungen sind für den Auditor von Vorteil:

- naturwissenschaftliche, medizinische oder technische Ausbildung (mindestens ein Auditor sollte ausreichende medizinisch-klinische Fachkenntnisse haben)
- praktische Erfahrung in der nichtklinischen oder klinischen Arzneimittel- bzw. Medizinprodukteentwicklung (Planung, Organisation, Durchführung, Dokumentation und Berichterstellung)

- praktische längere Erfahrung als Monitor oder Projektleiter (> 1–2 Jahre)
- Basiskenntnisse zu Epidemiologie, Symptomatik, Verlauf, Diagnostik und Therapie der in einer Prüfung untersuchten Erkrankung oder Behinderung
- Kenntnis der routinemäßigen (normalen) Abläufe in Klinik und Praxis (Reihenfolgen, Diagnostik, Kommunikation mit anderen medizinischen Einheiten/Laboren, Delegation diagnostischer und therapeutischer Maßnahmen, Befunddokumentationen, Informationswege, Archivierung usw.)
- Kenntnis der nationalen und internationalen die Arzneimittelprüfung betreffenden Gesetze, Richt- und Leitlinien
- Kenntnis der Zulassungsvoraussetzungen
- kontinuierliche Fortbildung
- kommunikative Fähigkeiten (Fragetechniken)
- intellektuelle Fähigkeiten zur objektiven Beurteilung und eindeutigen und klaren mündlichen und schriftlichen Darstellung der Audit-Aktivitäten, -Befunde und -Schlussfolgerungen
- Sprachkenntnisse, mindestens die jeweilige Landessprache, in der das Audit stattfindet, und Englisch

Ein Audit wird von einer unabhängigen QAE durchgeführt, die unabhängig von den studienrelevanten Prozessen arbeitet. Der Auditor kann aus einer QS-Abteilung des Sponsors stammen oder von einer externen Organisation. Die Qualifikation und die geforderte Unabhängigkeit ist in Abschn. 5.19 der ICH GCP E6(R2) [1] sowie in The Role of the Quality Assurance Unit, EFGCP [12] beschrieben.

Es liegt in der Verantwortung des Sponsors, welche Art von Audits wann und durch wen durchgeführt werden. Ein risikobasierter Ansatz muss nachvollziehbar dokumentiert sein. Ein Audit-Plan wird vor Beginn der Studie erstellt und fortwährend entsprechend dem Risiko angepasst.

A.7.3.5.4 Risikoanalyse/Risk Assessment

Für die Audit-Planung, Durchführung und Berichterstattung muss es einen Standard geben (SOP Audit). Zu jedem Audit gehören die Definition des Audit-Ziels (Zweck (Purpose) und Umfang (Scope)) sowie Risikoanalyse, Agenda und Bericht. Die auditrelevanten Unterlagen, wie Audit-Plan, Audit-Bericht als auch die Qualifikation der Auditoren, werden im TMF abgelegt.

Audits können einzelne Bereiche (Studienzentrum, Studienzentrale, Datenmanagement) bzw. bestimmte Prozesse (Development-Safety-Update-Report(DSUR)-Erstellung, Monitoring, SUSAR-Meldung) abdecken oder ganze Systeme (Gesamtorganisation der klinischen Prüfung).

A.7.3.5.5 Durchführung von Audits

Fragetechnik und Fragearten

Bei der Durchführung von Audits – wie auch beim Monitoring – kann es sehr hilfreich sein, sowohl die Körpersprache – insbesondere bei Prüfer-Audits bei Auffälligkeiten – zu beachten als sich auch der eigenen Körpersprache bewusst zu sein und die Wirkung bestimmter Fragearten zu berücksichtigen, um auch diese bedarfsgerecht anzuwenden.

Offene Fragen werden gestellt, um ein Gespräch inhaltlich weiterzubringen. Sie beginnen meistens mit wer, wann, was, wie, wo, warum (besser: aus welchen Gründen), wozu, inwiefern (W-Fragen), Erschließungs- sowie Informationsfragen:

- Der/dem Antwortenden wird genügend Spielraum gelassen, nach eigenem Gutdünken in beliebiger Form, Richtigkeit, Genauigkeit oder Ausführlichkeit zu antworten.
- Offene Fragen ermöglichen eine Antwort mit den eigenen Worten, nicht nur mit Ja oder Nein.
- Sie ermöglichen der/dem Antwortenden das Vorbringen oder Entwickeln neuer Gesichtspunkte.
- Offene Fragen können Missverständnisse aufzeigen.

Geschlossene Fragen werden eingesetzt, um im Gespräch schnell ein Ergebnis zu erreichen oder einen Punkt abzuschließen – sog. Kontrollfragen:

- Der/dem Antwortenden bleibt häufig nur die Möglichkeit, mit Ja oder Nein oder nur einer knappen Information (daher oft nicht vollständig) zu antworten.
- Geschlossene Fragen ermöglichen die Überprüfung des Informationsstandes der/des Antwortenden.
- Sie erfordern vom Fragenden mehr Wissen und Spontaneität.
- Geschlossene Fragen können wie ein Verhör wirken.

A.7.3.5.6 Remote-Audits

Beim sog. Remote-Audit handelt es sich um ein Audit, bei dem die physische Anwesenheit eines Auditors nicht zwingend notwendig ist. Stattdessen schaltet sich der Prüfer mit Hilfe verschiedenster technischer Möglichkeiten aus der Ferne zu. Auf diese Weise können Audits an mehreren Standorten über große Distanzen hinweg einfach und schnell durchgeführt werden.

Zunächst kommen bei Remote-Audits die bekannten Methoden, wie Telefon und Videochats, zum Einsatz. Durch die Nutzung dieser Mittel können Audits bereits ohne großen Aufwand, ohne hohe Reisekosten und ohne teure Technik durchgeführt werden. Technische Möglichkeiten für ein Audit per Videokonferenz gibt es genügend. Dazu gehören z. B.:

- Telefon- und Videokonferenzen (Skype for Business/Microsoft Teams)
- interaktive und internetbasierte Kommunikation
- Fernzugriff auf die Dokumentation des Managementsystems und seiner Prozesse
- virtueller Rundgang durch Gebäude, Räume und Anlagen mit einer Videokamera

Für Unternehmen mit weltweit mehreren Standorten bzw. Unternehmen mit internationalen Geschäftsbeziehungen ist es von Vorteil Remote-Audits durchführen zu können. Dabei fallen keine Reisekosten an und die Zeit für An- und Abreise entfällt. Sofern die technische Infrastruktur bereits vorhanden ist, lassen sich Remote-Audits sehr kurzfristig organisieren. Weiterhin können beliebig viele Spezialisten in das Audit eingebunden werden, ohne dabei Mehrkosten zu erzeugen. Reisebeschränkungen und auch gesundheitliche Risiken durch die Reisetätigkeit werden minimiert. Der zeitliche Verzug zwischen Datenerhebung und Datenauswertung kann durch ein Remote-Audit verkleinert und die Qualität der Auswertung erhöht werden. Auch sind nicht alle Reisen empfehlenswert und in Zeiten einer Pandemie sogar unmöglich. Die Alternative ist somit das Remote-Audit auf virtuellem Weg.

Während der Corona-Pandemie wurden z. B. auch manche Behördeninspektionen virtuell durchgeführt. Die Möglichkeit und die Voraussetzungen zur Durchführung von Remote-Audits sollte schriftlich im QMS bzw. in der Audit-SOP festgelegt werden. Ebenso sollte im Audit-Plan schriftlich festgehalten werden, ob und warum ein Audit auch remote durchgeführt werden kann.

Die sorgfältige Vorbereitung erfolgt individuell für die zu auditierende Organisation bzw. den zu auditierenden Prozess. Beim Audit werden die Maßnahmen zur Sicherstellung der Qualität einer Studie anhand von Proben (z. B. Patientenakten, Laborergebnisse, CRF-Einträge, Nebenwirkungsfälle) und Evidenzen überprüft, bewertet und das Ergebnis dokumentiert.

A.7.3.5.7 Audit-Bericht

Der Audit-Bericht sollte in standardisierter Form erstellt werden und folgende Punkte adressieren:

- Darstellung des Audit-Ziels
- Teilnehmer, Datum, Ort
- Inhalt und Umfang des Audits
- Abweichungen vom Audit-Plan

- Risikoanalyse
- Dokumente, die geprüft wurden
- Methodik
- Ergebnisse
- Zusammenfassung

A.7.3.5.8 CAPA-Management

Ein adäquates CAPA-Management zeigt, wie gut qualitätssichernde Maßnahmen etabliert wurden. Eine zeitnahe und erfolgreiche Abarbeitung der Schwachpunkte lässt sich messen und beurteilen. Das ist auch der Grund, warum jede Inspektion oft mit dem Follow-up der zuletzt identifizierten Schwachpunkte beginnt. Der Sponsor muss darauf achten, dass die Korrektur- und Präventivmaßnahmen auf Nachhaltigkeit überprüft werden.

A.7.3.5.9 Audit-Ergebnisse

Audit-Ergebnisse werden in ihrem Schweregrad nach *critical, major, minor* eingestuft. Eine Vorgabe bietet die EMA Inspectors Working Group [7].

- Unter „geringfügige Mängel" versteht man Sachverhalte, Methoden oder Prozesse, die das Wohlergehen der an der klinischen Prüfung Teilnehmenden, deren Rechte oder deren Sicherheit und/oder die Qualität der Datenintegrität keinen negativen Einfluss haben.
- „Schwerwiegende Mängel" sind erhebliche Defizite und direkte Verstöße gegen GCP-Prinzipien. Diese könnten Sachverhalte, Methoden oder Prozesse, die das Wohlergehen der an der klinischen Prüfung Teilnehmenden, deren Rechte oder deren Sicherheit und/oder die Qualität der Datenintegrität negativ beeinflussen.
- Als „kritische Mängel" werden Sachverhalte, Methoden oder Prozesse, die das Wohlergehen der an der klinischen Prüfung Teilnehmenden, deren Rechte oder deren Sicherheit und/oder die Qualität der Datenintegrität negativ beeinflussen, bezeichnet.

A.7.3.5.10 Vorbereitung von Inspektionen (Inspection Readiness)

Die Behörden der EU-Mitgliedstaaten haben gem. Richtlinie 2001/20/EG Inspektionen durchzuführen (Art. 2 lit. l) [18]. Dies ist umgesetzt in der GCP-V, § 3 Abs. 5 [19]. Eine

> *„Inspektion ist die von der zuständigen Behörde oder Bundesoberbehörde durchgeführte Überprüfung von Räumlichkeiten, Ausrüstungen, Unterlagen, Aufzeichnungen, Qualitätssicherungssystemen und sonstigen nach Beurteilung der Behörde relevanten Ressourcen, die sich in der Prüfstelle, den Einrichtungen des Sponsors oder des Auftragsforschungsinstituts, den Laboratorien, den Herstellungsstätten von Prüfpräparaten oder in sonstigen Einrichtungen befinden. Sie dient dem Ziel, die Einhaltung der Regeln der Guten Klinischen Praxis (GCP), der Guten Herstellungspraxis (GMP) oder die Übereinstimmung mit den Angaben der Antragsunterlagen zu überprüfen."*

Die GCP-Verordnung trat am 27.01.2022 außer Kraft. Wesentliche Regelungen dieser nationalen Verordnung sind jetzt in der entsprechenden Verordnung (EU) 536/2014 enthalten. Siehe VO (EU) 536/2014 Art. 78 [5].

Somit gehören zur Vorbereitung einer Inspektion insbesondere das Überprüfen der Studiendokumente inkl. der qualitätsrelevanten Vorgaben (SOPs) und Maßnahmen (Audits, Monitoring), die Dokumentation von Studiendaten, die Archivierung und Auffindbarkeit von Daten sowie die Transparenz von Prozessen aber auch Kooperationen (▶ Kap. A.7.8 GCP-Inspektion).

Inspektionsankündigung durch die Behörde

Mit der Inspektionsankündigung durch die Behörde werden die Themenschwerpunkte und Schnittstellen vorgegebenen (Agenda, Zeitumfang, Inspektionsziel/Inspektionsmethode). Es sollte ein Inspektionskoordinator eingesetzt werden, der das studienrelevante Personal inkl. der Schnittstellen, hier insbesondere die für die klinische Prüfung relevanten Dienstleister informiert und entsprechend auf die Inspektion vorbereitet. Jeder sollte seine Rolle kennen und bei der Inspektion vorstellen können. Die Verantwortung für die klinische Prüfung sollte klar und schriftlich delegiert sein (Delegationsliste).

Weiterhin organisiert der Inspektionskoordinator geeignete Räumlichkeiten (Beamer, Telefon, Computer) für die Zeit während der Inspektion und benennt einen „Backroom-Koordinator". Dazu gehört auch das Einrichten des „Backrooms" (Computer, Telefon, aktuelle Telefonliste aller potenziellen Ansprechpartner, Dokumentenliste aller Qualitätsdokumente sowie alle Unterlagen, die bereits dem Inspektor zur Vorbereitung zugeschickt wurden).

Der Backroom-Koordinator ist verantwortlich für die Beschaffung, Koordination, Abwicklung und Dokumentation, welche Dokumente während der Inspektion herausgegeben werden. Die Herausgabe der Dokumente wird mithilfe eines Formulars dokumentiert. Der Backroom-Koordinator befindet sich während der gesamten Inspektion in einem Raum, der technisch direkt mit der laufenden Inspektion verbunden ist (Internet-Zugang/E-Mail) und über kurze Wege für die Interviewpartner der Inspektoren zu erreichen ist. Er wird vom Inspektionskoordinator mit den entsprechenden Kontaktlisten der potenziellen Ansprechpartner für die erforderliche Dokumentation vor der Inspektion ausgestattet. Ebenfalls vor der Inspektion werden ein elektronischer Ordner zur Ablage der angeforderten Dokumente und die Zugriffsrechte für alle Beteiligten eingerichtet. Dort sind auch die relevanten Gesetze, Verordnungen Richtlinien und Leitlinien pro Fachbereich zu hinterlegen.

Der Inspektionskoordinator bestimmt unter Absprache mit dem Pharmakovigilanz-Verantwortlichen einen Dokumentationskoordinator, der die von den Inspektoren angeforderten Dokumente beschafft (der sog. „Runner"), um einen reibungslosen Ablauf des Audits ohne längere Wartezeiten zu garantieren. Der Dokumentenkoordinator ist während der Inspektion das Bindeglied zwischen dem Inspektionskoordinator im Inspektionsraum und dem Backroom-Koordinator.

Es sollte auf jeden Fall ein Protokollführer bestimmt werden, der während der Inspektion kein Interviewpartner ist. Dieses Protokoll hilft später bei der Erstellung der Korrekturmaßnahmen und dem kontinuierlichen Verbesserungsprozess. Auch lernt man aus jeder Inspektion und kann anhand des Protokolls das Vorgehen der Inspektoren nachvollziehen und für die Zukunft nutzen.

Inspektionspsychologie

Vor der Inspektion sollte ein Coaching der Beteiligten durch den Inspektionskoordinator oder eine dafür benannte Funktion stattfinden. Dabei wird der fachliche Hintergrund und die eventuelle, bisherige Erfahrung mit den Inspektoren (sofern bekannt) an das Team weitergegeben, auf Fragen geantwortet, hinsichtlich genereller Fragetechniken der Inspektoren geschult und das Beantworten offener Fragen trainiert. Eventuell werden vorab die Inspektion bzw. die Fragen zu den Schlüsselprozessen theoretisch durchgespielt. Es empfiehlt sich mit einer „Selbstinspektion" die „Inspection Readiness" zu überprüfen. Ein Rundgang in den jeweiligen Fachabteilungen durch den Inspektionskoordinator mit der Standardfrage *„Wie machen Sie das und wo steht das?"* nach einer GVP-Checkliste hilft, die Aufregung vor dem eigentlichen Tag zu nehmen. Informiert und vorbereitet zu sein, hilft allen Mitarbeitern, sich in der entscheidenden Situation richtig zu verhalten.

Es sollten alle Mitarbeiter der PV-Abteilung miteinbezogen werden.

Nicht alle Dokumente müssen gezeigt werden. Ein Inspektor wird z. B. respektieren, dass Mitarbeiterbewertungen verschlossen in der Personalabteilung liegen.

Kritische Fragen könnten sich z. B. auf zu spät gemeldete SUSARs bzw. zu spät vorgelegte DSURs beziehen. Hier kann das Studien-QM-System des Sponsors nicht nur auf die Funktionalität, sondern auch auf die Stabilität des Fehlermanagements abgeprüft werden. Es wird gefragt, wie mit Fehlern (Non-Compliance) umgegangen wird, ob Korrektur- und Präventivmaßnahmen überprüft wurden und effektiv waren. Das QMS sollte schon im Vorfeld so angelegt sein, dass neue Mitarbeiter, aber auch Dritte (Inspektoren, externe Mitarbeiter, Dienstleister u. a.) die Prozesse verstehen und nachvollziehen können.

Durchführung der Inspektion

Eröffnung der Inspektion: Die Inspektion wird mit einem Opening Meeting durch den Inspektionskoordinator und/oder durch den Abteilungsleiter und/oder der Geschäftsführung eröffnet. Es empfiehlt sich eine Teilnehmerliste zu führen.

Start der Interviews/Rundgang: Der Inspektionskoordinator begleitet das Inspektorenteam während der gesamten Inspektion, um einen reibungslosen Ablauf der Inspektion zu gewährleisten. Potenzielle Interviewpartner während des Rundgangs werden vorab vom Inspektionskoordinator in Absprache mit den jeweiligen Fachabteilungen ermittelt und auf Fragen vorbereitet.

Ein Interview während des Rundgangs findet oftmals direkt am Arbeitsplatz statt. Zugriffsmöglichkeiten auf Dokumente und Datenbanken sind entsprechend der gängigen Praxis am Platz zu testen.

Abschlussbesprechung: In der Abschlussbesprechung werden erste Inspektionsergebnisse und Bewertungen durch die Inspektoren vorgetragen. Neben der Darstellung der Hinweise und Mängel wird häufig auch schon eine Einstufung des Schweregrades *(critical, major, minor* entsprechend [7]) durch die Inspektoren vorgenommen. Der Protokollführer dokumentiert die vorgetragenen Mängel und die Empfehlungen der Inspektoren. In diesem Rahmen sollten auch ggf. aufgekommene Missverständnisse klargestellt werden.

Eine sorgfältige und konstruktive Abschlussbesprechung unter Beteiligung möglichst aller Interviewpartner erleichtert die spätere Einigung auf die Formulierung der Korrekturmaßnahmen im Inspektionsantwortschreiben. Die vorgetragenen Bewertungen der Inspektoren bei der Abschlussbesprechung bezüglich der Beobachtungen während der Inspektion beruhen auf dem Abgleich der geltenden Regularien und Empfehlungen mit den vorgefundenen Standards. Die vom Protokollführer dokumentierten Mängel und die Empfehlungen der Inspektoren helfen dann bei der Formulierung von Korrekturmaßnahmen, Zeitvorgaben und Bestimmung von Funktionsverantwortlichen im CAPA-Plan, der zur Beseitigung der genannten Mängel erstellt und abgearbeitet werden muss.

A.7.3.6 Risikomanagement

Das Addendum ICH-GCP E6(R2) [1] hat das Thema risikobasiertes Qualitätsmanagement im Bereich der klinischen Prüfungen in einen neuen Fokus gerückt. Der risikobasierte Ansatz ist bereits seit längerem im Bereich der stichprobenbasierten industriellen Qualitätskontrolle (z. B. ISO-Normen), der Entwicklung von IT-Systemen (z. B. GAMP 5 [13]) und der QK eingeführt.

Das Risikomanagement im Bereich der klinischen Prüfung ist schon seit einigen Jahren ein wichtiger Aspekt. Verschiedene Leitlinien sind zu diesem Thema veröffentlicht worden. Hervorzuheben sind:

- ICH Guideline Q9 „Quality Risk Management" (18 Jan. 2023) [14], die sich mit der pharmazeutischen Qualität beschäftigt,
- FDA Guidance for Industry „Oversight of Clinical Investigations – A Risk-Based Approach to Monitoring" (2013) [15], die sich vornehmlich einem risikobasierten Monitoringansatz widmet und
- EMA „Reflection paper on risk based quality management in clinical trials" [16], dass das risikobasierte Qualitätsmanagement von klinischen Studien insgesamt thematisiert.

Durch das Addendum ICH-GCP E6(R2) [1] wurde der risikobasierte Ansatz des QM in klinischen Prüfungen neu definiert. Die Prinzipien der GCP sind sowohl nach der bisherigen Gesetzgebung (§40 (1) AMG [1]), als auch gemäß der Verordnung (EU) 536/2014 (Art. 47) [5] rechtlich verbindlich; dies gilt auch hinsichtlich des risikobasierten QMs im Rahmen von klinischen Prüfungen.

Da jede klinische Prüfung eigene Risiken aufweist, muss der Sponsor dies bei der Planung jeweils berücksichtigen. (▶ Kap. A.1 Anforderungen an die Zulassung von Arzneimitteln).

A | Arzneimittel

A.7.3.7 Datenschutz

Der Datenschutz und das QM sind eng miteinander verbunden. Das Thema Datenschutz in der klinischen Prüfung hat seit Inkrafttreten der EU-Datenschutz-Grundverordnung (DS-GVO) [17] im Mai 2016 weiter an Bedeutung gewonnen. Es gilt, die Anforderungen an die Durchführung einer klinischen Prüfung mit den Anforderungen der DS-GVO zusammen zu bringen.

Der für die Datenverarbeitung Verantwortliche (Sponsor/klinische Einrichtung des Prüfers) ist dazu verpflichtet, die geeigneten technischen und organisatorischen Maßnahmen zu ergreifen, um sicherzustellen und nachweisen zu können, dass die personenbezogenen Daten in Übereinstimmung mit der DS-GVO verarbeitet werden, z. B. Aufbewahrung von Einwilligungserklärungen.

Die Europäische Kommission hat ein Frage-Antwort-Papier (Questions & Answers) über das Zusammenspiel zwischen der Verordnung über klinische Prüfungen (EU) 536/2014 [4] und der Datenschutz-Grundverordnung (EU) 2016/679 [17] veröffentlicht. Dieses Q&A-Dokument kann für die Interpretation der in diesem Zusammenhang offenen Fragen hilfreich sein [20].

Somit ist es erforderlich, ein Datenschutzmanagementsystem in ein bestehendes QMS zu integrieren (▶ Kap. C.11 Datenschutz und Datensicherheit).

Literatur

[1] ICH Harmonised Guideline; Integrated Addendum to ICH E6(R1): Guideline for Good Clinical Practice E6(R2), Current Step 4 version dated 9 Nov 2016 https://www.ich.org/page/efficacy-guidelines

[2] Weitere Informationen bezüglich Quality by Design. https://www.ich.org/page/quality-guidelines

ICH Harmonised Tripartite Guideline: Pharmaceutical development Q8(R2), Current Step 5 version, dated August 2009.

ICH Harmonised Tripartite Guideline: Quality Risk Management Q9, Current Step 4 version, dated 9 Nov 2005.

ICH Harmonised Tripartite Guideline: Pharmaceutical Quality System Q9, Current Step 4 version, dated 4 June 2008.

ICH Quality Implementation Working Group on Q8, Q9 and Q10 Questions & Answers (R4), Current version dated Nov 11, 2010.

[3] Gesetz über den Verkehr mit Arzneimitteln (Arzneimittelgesetz - AMG) in der Fassung der Bekanntmachung v. 12.12.2005 (BGBl. I S. 3394), zuletzt geändert durch Art. 1 des Gesetzes v. 19.07.2023 (BGBl. I S. 197). https://www.gesetze-im-internet.de/amg_1976/AMG.pdf

[4] Verordnung (EU) Nr. 536/2014 des Europäischen Parlaments und Rates v. 16. April 2014 über klinische Prüfungen mit Humanarzneimitteln und zur Aufhebung der Richtlinie 2001/20/EG. https://eur-lex.europa.eu/legal-content/DE/TXT/PDF/?uri=CELEX:32014R0536&from=DE

European Medicines Agency (EMA): Guideline for Good Clinical Practice E6(R2)", Current step 5, EMA/CHMP/ICH/135/1995, Committee for Human Medicinal Products, effectice 14 June 2017. https://www.ema.europa.eu/en/documents/scientific-guideline/ich-e-6-r2-guideline-good-clinical-practice-step-5_en.pdf

[5] DIN EN ISO 9001:2015-1, Qualitätsmanagementsysteme – Anforderungen. https://www.beuth.de/de/norm/din-en-iso-9001/235671251

[6] DIN EN ISO 19011:2018-10, Leitfaden zur Auditierung von Managementsystemen. https://www.beuth.de/de/norm/din-en-iso-19011/287794262; Guidance for coordination of GCP inspections requested in the context of marketing authorisation applications for mutual recognition and decentralised procedures and cooperation between Member States. EMA GCP Inspectors working group. 2013, (EMA/INS/GCP/588734/2012) https://health.ec.europa.eu/system/files/2018-03/eudralex_vol10_chapter4_guidance-coord-gcp_0.pdf

[7] European Medicines Agency (EMA), Good Clinical Practice Inspectors Working Group (GCP IWG): Procedure for Reporting GCP Inspections Requested by the Committee for Medicinal Products for Human Use (CHMP), EMA/INS/GCP/158549/2016/ Rev 1, 28 March 2017. https://www.ema.europa.eu/en/documents/regulatory-procedural-guideline/ins-gcp-4-procedure-reporting-good-clinical-practice-inspections-requested-chmp_en.pdf

[8] Kori-Lindner C, Eberhardt R.: Nichtinterventionelle Untersuchungen: Formen, Methoden, Abgrenzungen. DZKF 2010;3/4:33-37.

[9] Europäische Richtlinie 2001/83/EG des Europäischen Parlaments und Rates zur Schaffung eines Gemeinschaftskodexes für Humanarzneimittel, 6. Nov. 2001. https://eur-lex.europa.eu/legal-content/DE/ALL/?uri=celex%3A32001L0083

[10] Zentralstelle der Länder für Gesundheitsschutz bei Arzneimitteln und Medizinprodukten (ZLG). https://www.zlg.de/zlg

[11] European Medicines Agency (EMA): Guideline on Good Pharmacovigilance Practices (GVP), Module IV: Pharmacovigilance audits (Rev 1), EMA/228028/2012 Rev 1, 3 August 2015. https://www.ema.europa.eu/en/documents/scientific-guideline/guideline-good-pharmacovigilance-practices-gvp-module-iv-pharmacovigilance-audits-rev-1_en.pdf

[12] European Forum for Good Clinical Practice (EFGCP), Audit Working Party: The Role of the Quality Assurance, 2008. https://efgcp.eu

[13] GAMP 5. Ein risikobasierter Ansatz für konforme GxP-computergestützte Systeme, ISPE/GAMP, Februar 2008. https://ispe.org/publications/guidance-documents/gamp-5

[14] ICH Harmonised Tripartite Guideline: Quality Risk Management Q9, Current Step finalversion, dated 18 Jan. 2023. https://www.ich.org/page/quality-guidelines

[15] FDA Guidance for Industry: Oversight of Clinical Investigations – A Risk-Based Approach to Monitoring, August 2013. https://www.fda.gov/regulatory-information/search-fda-guidance-documents/oversight-clinical-investigations-risk-based-approach-monitoring

[16] European Medicines Agency EMA: Reflection paper on risk based quality management in clinical trials, EMA/2690011/2013, 18 Nov 2013. https://www.ema.europa.eu/en/documents/scientific-guideline/reflection-paper-risk-based-quality-management-clinical-trials_en.pdf

[17] Verordnung (EU) 2016/679 des Europäischen Parlaments und Rates zum Schutz natürlicher Personen bei der Verarbeitung personenbezogener Daten, zum freien Datenverkehr und zur Aufhebung der Richtlinie 95746/EG (Datenschutz-Grundverordnung), 27. April 2016. https://eur-lex.europa.eu/legal-content/EN/TXT/?uri=CELEX%3A02016R0679-20160504

[18] Richtlinie 2001/20/EG des Europäischen Parlaments und des Rates v. 4. April 2001 zur Angleichung der Rechts- und Verwaltungsvorschriften der Mitgliedstaaten über die Anwendung der guten klinischen Praxis bei der Durchführung von klinischen Prüfungen mit Humanarzneimitteln, ABl. v. 1.5.2001, L 121/34 DE. https://eur-lex.europa.eu/LexUriServ/LexUriServ.do?uri=CONSLEG:2001L0020:20070126:DE:PDF

[19] Verordnung über die Anwendung der Guten Klinischen Praxis bei der Durchführung von klinischen Prüfungen mit Arzneimitteln zur Anwendung am Menschen (GCP-Verordnung – GCP-V) v. 9. August 2004, BGBl. Jg. 2004, Teil I Nr. 42 v. 2. August 2004, S. 2081. https://www.bfarm.de/SharedDocs/Downloads/DE/Arzneimittel/KlinischePruefung/GCP-Verordnung.pdf?__blob=publicationFile

[20] Question and Answers on the interplay between the Clinical Trials Regulation and the General Data Protection Regulation, European Commission, Directorate-General for Health and Food Safety. https://ec.europa.eu/health/sites/health/files/files/documents/qa_clinicaltrials_gdpr_en.pdf

Der letzte Zugriff auf alle Links erfolgte am 21.11.2023.

A.7.4 Planung aus Sponsorensicht

F. Mihaescu, G. Schäfer

Die Planung und Durchführung von klinischen Arzneimittelstudien werden durch diverse nationale und internationale Regelwerke reguliert, z. B. AMG, ICH-GCP-Guidelines/Leitlinien, EG-Richtlinien und EU-Verordnung Nr. 536/2014.

Sowohl in klinischen Prüfungen zur Entwicklung von Arzneimitteln als auch bei klinischen Prüfungen zur Untersuchung von zusätzlichen wissenschaftlichen Fragestellungen ist der Sponsor verantwortlich für die Planung und Durchführung der klinischen Prüfung.

Diese Verantwortlichkeiten des Sponsors sind den Regelwerken entsprechend sehr vielfältig und umfassend. Tätigkeiten und Aufgaben können aus strategischen und/oder ressourcenbedingten Aspekten an eine CRO übertragen werden oder von einem Investigator-Sponsor (Prüfer) bei Investigator Initiated Trials (IIT) übernommen werden (▶ Kap. A.7.5 Sponsor und CRO).

Das entbindet den Sponsor jedoch nicht von seinen vielfältigen Verantwortlichkeiten und seiner Haftung.

Für die EU war zunächst die Richtlinie 2001/20/EG für die Planung und Durchführung klinischer Prüfungen maßgeblich und richtungsweisend. Diese Richtlinie wurde in das deutsche Arzneimittelgesetz übernommen (AMG alte Fassung – a. F.). Mittlerweile wurde diese Richtlinie durch die EU-Verordnung Nr. 536/2014 und ergänzende Leitlinien ersetzt und auch in das AMG implementiert: AMG neue Fassung – n. F. (▶ Kap. A.2 Änderungen unter Verordnung (EU) 536/2014 und AMG). Laut der EU-Verordnung ist der Sponsor zivil- oder strafrechtlich haftbar, die Verordnung gibt die Rechtsvorschriften über die zivil- und strafrechtliche Haftung eines Sponsors und eines Prüfers in die Hand der Mitgliedstaaten. Zusätzlich verlangt die Verordnung, dass Sponsoren, die nicht in der EU niedergelassen sind, durch einen gesetzlichen Vertreter mit Sitz in der EU vertreten werden (Art. 74 und 75 EU-Verordnung Nr. 536/2014).

Dieser Beitrag behandelt im Wesentlichen die Studienplanung aus der Sicht eines Pharmaunternehmens, adressiert aber auch andere Sponsorenaspekte.

A.7.4.1 Sponsor – Definition

Definition in § 4 (24) AMG a. F.: *„Sponsor ist eine natürliche oder juristische Person, die die Verantwortung für die Veranlassung, Organisation und Finanzierung einer klinischen Prüfung bei Menschen übernimmt."* [19]

In der EU-Verordnung Nr. 536/2014 (Art. 2 Abs. 2 Nr. 14) wird der Begriff wie folgt definiert: *„Sponsor" eine Person, ein Unternehmen, eine Einrichtung oder eine Organisation, die bzw. das die Verantwortung für die Einleitung, das Management und die Aufstellung der Finanzierung einer klinischen Prüfung übernimmt;"* [20]

Gemäß der ICH-Guideline for good clinical practice E6(R2), Glossar 1.53. ist der Sponsor: *„An individual, company, institution, or organization which takes responsibility for the initiation, management, and/or financing of a clinical trial."* [21]

A.7.4.2 Sponsor – Verantwortlichkeiten

Neben den genannten gesetzlichen Aspekten (AMG, EU-Richtlinie sowie EU-Verordnung) ist der Sponsor auch angehalten, für die Planung und Durchführung von klinischen Prüfungen alle relevanten ICH-Leitlinien zu beachten. Diese Leitlinien gelten als internationaler Standard an Empfehlungen für die Gewährleistung der Sicherheit und Datenqualität einer Arzneimittelentwicklung, daher ist deren Einhaltung für eine Arzneimittelzulassung unabdingbar. Die ICH-Leitlinien sind thematisch unterteilt in Qualität (Q), Sicherheit (S), Efficiency (E) und multidisziplinäre Aspekte (M). Präklinische und klinische Anforderungen sind in der Untergruppe E beschrieben (Tab. 1) (▶ Kap. A.1 Anforderungen an die Zulassung von Arzneimitteln).

Tab. 1. Übersicht ICH-Guidelines [18].

Übersicht aller ICH-Guidelines		
ICH Guidelines Quality		
ICH Guidelines Quality	Q10	Pharmaceutical Quality System
	Q11	Development and Manufacture of Drug Substances (Chemical Entities and Biotechnological/ Biological Entities)
	Q11 Q&As	Questions & Answers: Selection and Justification of Starting Materials for the Manufacture of Drug Substances
	Q12	Technical and Regulatory Considerations for Pharmaceutical Product Lifecycle Management
	Q12	IWG Training on Regulatory and Technical Considerations for Pharmaceutical Product Life-cycle Management
	Q13	EWG Continuous Manufacturing of Drug Substances and Drug Products
	Q13 IWG	Training on Continuous Manufacturing of Drug Substances and Drug Products
	Q1A(R2)	Stability Testing of New Drug Substances and Products
	Q1B	Stability Testing: Photostability Testing of New Drug Substances and Products
	Q1C	Stability Testing for New Dosage Forms
	Q1D	Bracketing and Matrixing Designs for Stability Testing of New Drug Substances and Products
	Q1E	Evaluation of Stability Data
	Q1F	Stability Data Package for Registration Applications in Climatic Zones III and IV
	Q2(R1)	Validation of Analytical Procedures: Text and Methodology
	Q2(R2)/Q14	EWG Analytical Procedure Development and Revision of Q2(R1) Analytical Validation
	Q3A(R2)	Impurities in New Drug Substances
	Q3B(R2)	Impurities in New Drug Products
	Q3C(R7)	Impurities: Guideline for Residual Solvents
	Q3C(R8)	Maintenance EWG Impurities: Guideline for Residual Solvents
	Q3C(R9)	Maintenance EWG Maintenance of the Guideline for Residual Solvents
	Q3D	Guideline for Elemental Impurities
	Q3D	Training Implementation of Guideline for Elemental Impurities
	Q3D(R1)	Guideline for Elemental Impurities
	Q3D(R2)	Maintenance EWG Revision of Q3D(R1) for cutaneous and transdermal products
	Q3D(R3)	Maintenance EWG Maintenance of the Guideline for Elemental Impurities
	Q3E	EWG Impurity: Assessment and Control of Extractables and Leachables for Pharmaceuticals and Biologics
	Q4A	Pharmacopoeial Harmonisation
	Q4B	Evaluation and Recommendation of Pharmacopoeial Texts for Use in the ICH Regions
	Q4B Annex 1(R1)	Residue on Ignition/Sulphated Ash General Chapter
	Q4B Annex 10(R1)	Polyacrylamide Gel Electrophoresis General Chapter
	Q4B Annex 11	Capillary Electrophoresis General Chapter
	Q4B Annex 12	Analytical Sieving General Chapter
	Q4B Annex 13	Bulk Density and Tapped Density of Powders General Chapter
	Q4B Annex 14	Bacterial Endotoxins Test General Chapter
	Q4B Annex 2(R1)	Test for Extractable Volume of Parenteral Preparations General Chapter
	Q4B Annex 3(R1)	Test for Particulate Contamination: Sub-Visible Particles General Chapter

Fortsetzung nächste Seite

Forts. Tab. 1

Übersicht aller ICH-Guidelines		
ICH Guidelines Quality	Q4B Annex 4A(R1)	Microbiological Examination of Non-Sterile Products: Microbial Enumeration Tests General Chapter
	Q4B Annex 4B(R1)	Microbiological Examination of Non-Sterile Products: Tests for Specified Micro-Organisms General Chapter
	Q4B Annex 4C(R1)	Microbiological Examination of Non-Sterile Products: Acceptance Criteria for Pharmaceutical Preparations and Substances for Pharmaceutical Use General Chapter
	Q4B Annex 5(R1)	Disintegration Test General Chapter
	Q4B Annex 6	Uniformity of Dosage Units General Chapter
	Q4B Annex 7(R2)	Dissolution Test General Chapter
	Q4B Annex 8(R1)	Sterility Test General Chapter
	Q4B Annex 9(R1)	Tablet Friability General Chapter
	Q4B FAQs	Frequently Asked Question
	Q5A(R1)	Viral Safety Evaluation of Biotechnology Products Derived from Cell Lines of Human or Animal Origin
	Q5A(R2)	EWG Viral Safety Evaluation of Biotechnology Products Derived from Cell Lines of Human or Animal Origin
	Q5B	Analysis of the Expression Construct in Cells Used for Production of r-DNA Derived Protein Products
	Q5C	Quality of Biotechnological Products: Stability Testing of Biotechnological/Biological Products
	Q5D	Derivation and Characterisation of Cell Substrates Used for Production of Biotechnological/ Biological Products
	Q5E	Comparability of Biotechnological/Biological Products Subject to Changes in their Manufacturing Process
	Q6A	Specifications: Test Procedures and Acceptance Criteria for New Drug Substances and New Drug Products: Chemical Substances
	Q6B	Specifications: Test Procedures and Acceptance Criteria for Biotechnological/Biological Products
	Q7	Good Manufacturing Practice Guide for Active Pharmaceutical Ingredients
	Q7 Q&As	Questions and Answers: Good Manufacturing Practice Guide for Active Pharmaceutical Ingredients
	Q8(R2)	Pharmaceutical Development
	Q8/9/10 Q&As(R4)	Q8/Q9/Q10 - Implementation
	Q9	Quality Risk Management
	Q9(R1)	EWG Quality Risk Management
ICH Guidelines Multidisciplinary		
ICH Guidelines Multidisciplinary	M1	MedDRA - Medical Dictionary for Regulatory Activities
	M1	PtC WG MedDRA Points to Consider
	M10	EWG Bioanalytical Method Validation
	M11	EWG Clinical electronic Structured Harmonised Protocol (CeSHarP)
	M12	EWG Drug Interaction Studies
	M13	EWG Bioequivalence for Immediate-Release Solid Oral Dosage Forms
	M2	EWG Electronic Standards for the Transfer of Regulatory Information
	M3(R2)	Guidance on Nonclinical Safety Studies for the Conduct of Human Clinical Trials and Marketing Authorization for Pharmaceuticals

Fortsetzung nächste Seite

Forts. Tab. 1

Übersicht aller ICH-Guidelines		
ICH Guidelines Multidisciplinary	M3(R2) Q&As (R2)	Questions & Answers: Guidance on Nonclinical Safety Studies for the Conduct of Human Clinical Trials and Marketing Authorization for Pharmaceuticals
	M4 Q&As (R3)	Questions & Answers: Organisation of the Common Technical Document for the Registration of Pharmaceuticals for Human Use
	M4(R4)	Organisation Including the Granularity document that provides guidance on document location and paginations
	M4E Q&As (R4)	Questions & Answers: CTD on Efficacy
	M4E(R2)	CTD on Efficacy
	M4Q Q&As (R1)	Questions & Answers: CTD on Quality
	M4Q(R1)	CTD on Quality
	M4Q(R1)	IWG Quality
	M4S Q&As (R2)	Questions & Answers: CTD on Safety
	M4S(R2)	CTD on Safety
	M5	Data Elements and Standards for Drug Dictionaries
	M6	Virus and Gene Therapy Vector Shedding and Transmission
	M7	Assessment and Control of DNA Reactive (Mutagenic) Impurities in Pharmaceuticals to Limit Potential Carcinogenic Risk
	M7(R1)	Assessment and Control of DNA Reactive (Mutagenic) Impurities in Pharmaceuticals to Limit Potential Carcinogenic Risk
	M7(R2)	Maintenance EWG/IWG Assessment and Control of DNA Reactive (Mutagenic) Impurities in Pharmaceuticals to Limit Potential Carcinogenic Risk
	M7(R2) Q&As	Q&As Assessment and Control of DNA Reactive (Mutagenic) Impurities in Pharmaceuticals to Limit Potential Carcinogenic Risk
	M8	eCTD v3.2.2 Electronic Common Technical Document (eCTD) v3.2.2
	M8	eCTD v4.0 Electronic Common Technical Document (eCTD) v4.0
	M8	EWG/IWG Electronic Common Technical Document (eCTD)
	M9	Biopharmaceutics Classification System-based Biowaivers
	M9 Q&As	Q&As on Biopharmaceutics Classification System-based Biowaivers
	M10 Q&As	Questions and Answers: Bioanalytical Method Validation and Study Sample Analysis
	M14 EWG	General principles on plan, design, and analysis of pharmacoepidemiological studies that utilize real-world data for safety assessment of medicines
ICH Guidelines Efficacy		
ICH Guidelines Efficacy	E1	The Extent of Population Exposure to Assess Clinical Safety for Drugs Intended for Long-Term Treatment of Non-Life Threatening Conditions
	E10	Choice of Control Group and Related Issues in Clinical Trials
	E11(R1)	Addendum: Clinical Investigation of Medicinal Products in the Pediatric Population
	E11A EWG	Paediatric Extrapolation
	E12	Principles for Clinical Evaluation of New Antihypertensive Drugs
	E14	The Clinical Evaluation of QT/QTc Interval Prolongation and Proarrhythmic Potential for Non-Antiarrhythmic Drugs
	E14 Q&As (R3)	Questions & Answers: The Clinical Evaluation of QT/QTc Interval Prolongation and Proarrhythmic Potential for Non-Antiarrhythmic Drugs
	E14/S7B IWG	Questions & Answers: Clinical and Nonclinical Evaluation of QT/QTc Interval Prolongation and Proarrhythmic Potential

Fortsetzung nächste Seite

Forts. Tab. 1

Übersicht aller ICH-Guidelines		
ICH Guidelines Efficacy	E15	Definitions for Genomic Biomarkers, Pharmacogenomics, Pharmacogenetics, Genomic Data and Sample Coding Categories
	E16	Biomarkers Related to Drug or Biotechnology Product Development: Context, Structure and Format of Qualification Submissions
	E17	General principles for planning and design of Multi-Regional Clinical Trials
	E18	Genomic Sampling and Management of Genomic Data
	E19 EWG	Optimisation of Safety Data Collection
	E20 EWG	Adaptive Clinical Trials
	E2A	Clinical Safety Data Management: Definitions and Standards for Expedited Reporting
	E2B(R3)	Clinical Safety Data Management: Data Elements for Transmission of Individual Case Safety Reports (ICSRs)
	E2B(R3) EWG/IWG	Electronic Transmission of Individual Case Safety Reports (ICSRs)
	E2B(R3) Q&As	Clinical Safety Data Management: Data Elements for Transmission of Individual Case Safety Reports
	E2C(R2)	Periodic Benefit-Risk Evaluation Report
	E2C(R2) Q&As	Questions & Answers: Periodic Benefit-Risk Evaluation Report
	E2D	Post-Approval Safety Data Management: Definitions and Standards for Expedited Reporting
	E2D(R1) EWG	Post Approval Safety Data Management: Definition and Standards for Expedited Reporting
	E2E	Pharmacovigilance Planning
	E2F	Development Safety Update Report
	E3	Structure and Content of Clinical Study Reports
	E3 Q&As(R1)	Questions & Answers: Structure and Content of Clinical Study Reports
	E4	Dose-Response Information to Support Drug Registration
	E5 Q&As(R1)	Questions & Answers: Ethnic Factors in the Acceptability of Foreign Clinical Data
	E5(R1)	Ethnic Factors in the Acceptability of Foreign Clinical Data
	E6(R2)	Good Clinical Practice (GCP)
	E6(R3) EWG	Good Clinical Practice (GCP)
	E7	Studies in Support of Special Populations: Geriatrics
	E7 Q&As	Questions & Answers: Studies in Support of Special Populations: Geriatrics
	E8	General Considerations for Clinical Trials
	E8(R1) EWG	Revision on General Considerations for Clinical Studies
	E9	Statistical Principles for Clinical Trials
	E9(R1) EWG	Addendum: Statistical Principles for Clinical Trials
ICH Guideline Safety		
ICH Guideline Safety	S10	Photosafety Evaluation of Pharmaceuticals
	S11	Nonclinical Safety Testing in Support of Development of Pediatric Medicines
	S12 EWG	Nonclinical Biodistribution Considerations for Gene Therapy Products
	S1A	Need for Carcinogenicity Studies of Pharmaceuticals
	S1B	Testing for Carcinogenicity of Pharmaceuticals
	S1B(R1)	EWG Rodent Carcinogenicity Studies for Human Pharmaceuticals
	S1C(R2)	Dose Selection for Carcinogenicity Studies of Pharmaceuticals
	S2(R1)	Guidance on Genotoxicity Testing and Data Interpretation for Pharmaceuticals Intended for Human Use

Fortsetzung nächste Seite

Forts. Tab. 1

Übersicht aller ICH-Guidelines		
ICH Guideline Safety	S3A	Note for Guidance on Toxicokinetics: The Assessment of Systemic Exposure in Toxicity Studies
	S3A Q&As	Questions and Answers: Note for Guidance on Toxicokinetics: The Assessment of Systemic Exposure - Focus on Microsampling
	S3B	Pharmacokinetics: Guidance for Repeated Dose Tissue Distribution Studies
	S4	Duration of Chronic Toxicity Testing in Animals (Rodent and Non Rodent Toxicity Testing)
	S5(R2)	Detection of Toxicity to Reproduction for Medicinal Products & Toxicity to Male Fertility
	S5(R3)	Revision of S5 Guideline on Detection of Toxicity to Reproduction for Human Pharmaceuticals
	S5(R4)	Maintenance EWG Revision of S5 Guideline on Detection of Toxicity to Reproduction for Human Pharmaceuticals
	S6(R1)	Preclinical Safety Evaluation of Biotechnology-Derived Pharmaceuticals
	S7A	Safety Pharmacology Studies for Human Pharmaceuticals
	S7B	The Non-Clinical Evaluation of the Potential for Delayed Ventricular Repolarization (QT Interval Prolongation) by Human Pharmaceuticals
	S8	Immunotoxicity Studies for Human Pharmaceuticals
	S9	Nonclinical Evaluation for Anticancer Pharmaceuticals
	S9 Q&As	Questions and Answers: Nonclinical Evaluation for Anticancer Pharmaceuticals

A.7.4.3 Maßgebliche ICH-Guidelines für die klinische Studienplanung

Von essenzieller Bedeutung für die Planung und die Durchführung von klinischen Prüfungen sind folgende ICH-E-Guidelines (Abb. 1).

Die für den Sponsor relevanten Aspekte sind insbesondere in Sektion 5 der ICH-GCP-Guideline E6 beschrieben und beinhalten folgende Punkte:

- Qualitätsmanagement inkl. Risikomanagement und Quality by Design
- medizinische Expertise
- Prüfdesigns
- Studienmanagement
- Datenmanagement
- Monitoring
- Auswahl der Prüfstellen
- Qualifikation aller beteiligter Personen und Parteien
- Meldung an die Behörden und Ethik-Kommissionen
- Berichterstattung der relevanten Daten und Ereignisse
- Finanzierung
- Umgang mit dem Prüfpräparat (IMP)
- Umgang bei Compliance-Problemen
- vorzeitiges Studienende

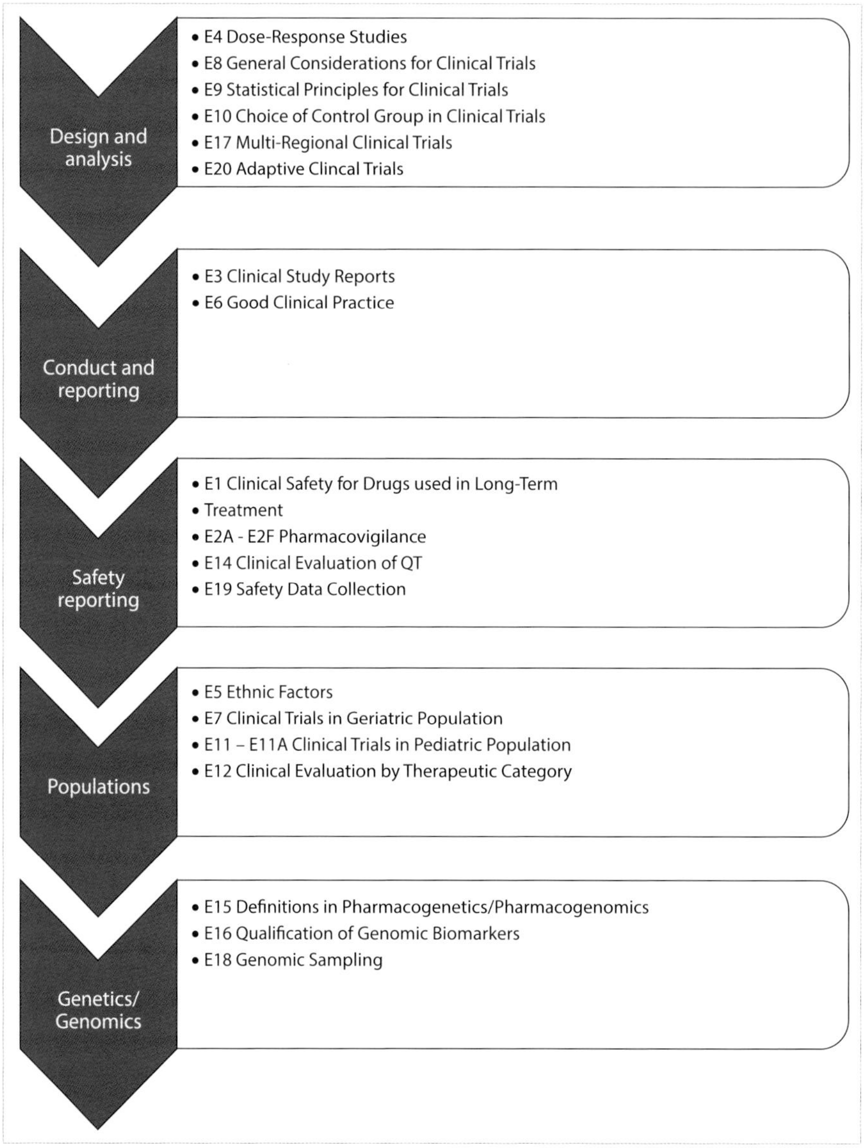

Abb. 1. Übersicht der wesentlichen ICH-E-Guidelines für die Studienplanung.

A.7.4.4 Strategische Aspekte

Klinische Prüfungen sind erforderlich, um die Anwendung neu entwickelter Arzneimittelsubstanzen zu testen, mit dem Ziel, das Produkt zur Marktreife zu bringen. Erst nachdem die Wirksamkeit und die Sicherheit mittels klinischer Prüfungen nachgewiesen worden sind und seitens der Behörden eine positive Risiko-Nutzen-Bewertung erfolgt ist, kann eine Marktzulassung erfolgen. Voraussetzung für die Zulassung sind mehrere Studien von der Präklinik bis zur klinischen Prüfung am Menschen mit Studien der Phasen I, II und III, um die entsprechenden Daten zu generieren. Auch nach der Zulassung können noch Phase-IV-Studien nötig sein, um z. B. weitere Sicherheitsdaten zu ermitteln oder für das Health Technology Assessment Nutzenbewertungsfragen adressieren zu können.

Außerhalb oder zusätzlich zu den beschriebenen Zulassungsprüfungen bieten klinische Prüfungen die Möglichkeit, weitere wissenschaftliche Aspekte, wie z. B. weiterführende medizinische, sicherheitstechnische oder gesundheitspolitische Fragestellungen zu untersuchen, die nicht durch die Daten der Zulassungsstudien ausreichend beantwortet werden konnten. Für diesen Bereich der klinischen Prüfungen finden sich auch vermehrt nichtkommerzielle Sponsoren außerhalb der Pharmaindustrie.

Zu beachten ist, dass jede Substanz und jede Studienphase unterschiedliche Planungskriterien und -aspekte erfordert.

Für Zulassungsstudien hat der Sponsor zusätzlich die Möglichkeit, mittels eines Scientific Advice die Planung sowohl auf Studienebene als auch auf Programm- und Portfolioebene mit den Behörden zu diskutieren. Zum Businesskonzept des Sponsors und zur Planung gehört u. a. die Berücksichtigung der langen Entwicklungszeiten und hohen Kosten. Die durchschnittliche Entwicklungszeit eines Medikaments beläuft sich auf 3–5 Jahre, die Erfolgswahrscheinlichkeit zum Erreichen der Marktzulassung liegt bei 7,1 % und die Entwicklungskosten bewegen sich im Rahmen von hunderten Millionen bis zu mehreren Milliarden US-Dollar [1–3].

Die hohen Entwicklungskosten, das nicht unwesentliche Risiko des Scheiterns einer Marktzulassung sowie die begrenzte Patentlaufzeit und begrenzter Unterlagenschutz erlauben es i. d. R. nur großen Unternehmen ein komplettes Entwicklungsprogramm durchzuführen. Ein gutes Portfoliomanagement inkl. Risikomanagement ist immanent. Zur Risikomitigierung können Unternehmen Entwicklungsallianzen mit anderen eingehen, wie z. B. BionTech und Pfizer bei der Entwicklung des mRNA-COVID-19-Impfstoff (Comirnaty®) [4].

Somit hat die Portfoliostrategie immer Einfluss auf die Planung klinischer Prüfungen und die Studienergebnisse wiederum Auswirkungen auf die Portfoliostrategie [5,6].

Welche klinischen Prüfungen priorisiert werden, welche Ressourcen zur Verfügung stehen und wie die Planungsvorgaben festgelegt werden, erfolgt immer in Abstimmung mit der Portfolio- und Produktstrategie eines Unternehmens. Um erfolgreich zu sein, muss der Sponsor in seiner strategischen Planung flexibel und in der Lage sein, sowohl Entwicklungsprogramme als auch einzelne Studien jederzeit zu adaptieren. Dies kann auch einen Entwicklungsstopp (No-Go-Entscheidung) oder eine Erweiterung eines Entwicklungsprogramms oder einer einzelnen Studie bedeuten [7,8].

Neue wissenschaftliche Aspekte, wie z. B. eine Änderung des „Standard of Care" einer Erkrankung oder neue Biomarker, haben einen unmittelbaren Einfluss auf Entwicklung und Studienprogramme, sollten aber diesbezüglich sorgfältig überprüft werden [9]. Auch können neue Aspekte zu Wirksamkeit und Sicherheit einer Substanz dazu führen, dass die Studienplanung und -durchführung geändert werden müssen mittels einer Änderung des Prüfplans und der jeweiligen Begleitdokumente [10] oder dass die klinische Prüfung und/oder die Entwicklung zur Marktreife sogar gänzlich gestoppt werden müssen [11].

Auch andere Aspekte, wie z. B. der Ausbruch der COVID-19-Pandemie, haben einen Einfluss sowohl auf die Regularien [12] als auch auf die Studiendurchführung [13] und die Produktstrategien eines Pharmaunternehmens. Durch COVID-19 ergaben sich plötzlich ganz andere Herausforderungen für die Durchführung von klinischen Prüfungen, sei es z. B., dass Prüfungen gestoppt werden mussten, Monitoring nur noch als Remote-Monitoring möglich war, Prüfmedikation direkt zu Patienten geliefert werden musste oder Patienten-Visiten nur per Telemedizin stattfanden [14]. Die Pandemie kann somit als disruptiver Faktor betrachtet werden, dessen Auswirkungen sich nur erahnen lassen. Der Bedarf einer Substanz zur Behandlung von COVID-19 erzeugte zudem auch einen großen Druck auf globaler Ebene auf die Entwickler, die Behörden und die Politik. Plötzliches Umdenken war nötig, um eine schnelle und trotzdem sichere Entwicklung und Zulassung der dringend benötigten Medikamente zur Behandlung bzw. Impfung gegen COVID-19 zu ermöglichen [15].

Die COVID-19-Pandemie zeigte auch die Bedeutung klinischer Prüfungen und die maßgebliche Rolle des Sponsors als Arzneimittelentwickler und Studienverantwortlicher. Umdenken für den Sponsor in der Studienplanung – die pandemiebedingten Änderungen in der Planung und Durchführung von klinischen Prüfungen – werden auch in der Post-COVID-Ära die Studienplanung und Durchführung maßgeblich beeinflussen und verändern [16].

A.7.4.5 Planungskomponenten

A.7.4.5.1 Allgemeine Planungsgrundlagen

Die folgenden vorgegebenen Komponenten sind für die meisten Studien, bis auf einige Ausnahmen, planungs- und durchführungsrelevant. Je nach Art der klinischen Prüfung haben die einzelnen Elemente verschiedene Wertigkeiten.

Wissenschaftliche Forschungsgrundlagen

- umfassende Kenntnisse in der therapeutischen Indikation und in den derzeitigen Behandlungsstandards und Möglichkeiten
- wissenschaftliche Fragestellung und Studiendesign
- Daten zum möglichen medizinischen Nutzen und Marktanalysen
- Herstellbares, stabiles Prüfmuster und stabile Formulierung
- den Richtlinien entsprechende ausreichende pharmakologische und toxikologische Daten, um eine Testung der Substanz in einer klinischen Prüfung am Menschen zu rechtfertigen
- statistische Modelle

Businessstrategische Recherchen unter der Berücksichtigung von

- Markt- und Portfolioanalyse
- Patentdauer, Unterlagenschutz und Lizenzrechten
- Innovationsaspekten
- Co-Entwicklung mit anderen Partnern
- Risikoabschätzung und Bewertung
- Machbarkeit bez. Zeit, Ressourcen, Finanzen
- Marktbedarf (Patienten, Behandlungskonzepte, Behandlungspreise)
- Mitbewerbern und deren Produktentwicklungen
- Erfolgswahrscheinlichkeit und „Return of Investment"-Analysen
- regulatorischen Aspekten, z. B. Orphan-Drug-Status
- pädiatrischem Prüfplan (Paediatric Investigation Plan, PIP) ▶ Kap. A.1 Anforderungen an die Zulassung von Arzneimitteln und ▶ Kap. A.5.2 Arzneimittel für Kinder, Arzneimittel für seltene Erkrankungen und personalisierte Medizin)

Ressourcen und Expertise

Welche Ressourcen und Expertisen sind verfügbar bzw. müssen eingekauft oder ausgelagert und/oder sollen delegiert werden für z. B.:

- präklinische Expertise
- Qualitätssicherung und Qualitätskontrolle
- Regulatory Affairs (Behördeneinreichung und Studienregistrierung)
- Pharmakovigilanz und Patientensicherheit
- Pharmakologie, Pharmakometrie, Pharmakokinetik, Pharmakogenetik
- Medikamentenproduktion und Management:
  CMC-Herstellung, Logistik und Management von Prüfsubstanzen (Verum, Placebo, Kontrollsubstanz) unter Berücksichtigung aller GxP-Aspekte (Prüfmusterabpackung, Labelling, Herstellungserlaubnis, Einfuhrerlaubnis, Versand der Prüfmedikation und Vergleichsmedikation, Lagerungs- und Zubereitungsaspekte der Prüfsubstanz)
- Statistik und Datenmanagement
- Medical Writing und Publikationsplan

- zentrales Labor
- Vendormanagement (Delegation von Sponsoraktivitäten einschließlich der Überwachung)
- Gesundheitsökonomie und Outcomes Research (Health Economics And Outcome, HEOR)
- Marketing
- Studienmanagement einschließlich Monitoring
- Tools und Systeme zum Managen einer klinischen Prüfung
- Zentrums- und Patientenmanagement
- juristische und vertragliche Expertise einschließlich Datenschutz
- Dokumentenmanagement und Erstellung der Prüfdokumente und Materialien
- medizinische Expertise zur Studienunterstützung
- Organisation des Investigator Meetings und Management der Trainings
- Unterstützung bei der Patientenrekrutierung und Patientenbindung (Recruitment and Retention)
- Expertise bei Benutzung von zusätzlichen Untersuchungstools und Studienzubehör (z. B. Lebensqualitätsfragebögen, Digital Health Tools, Medizinprodukte (Devices))
- Einsatz von zusätzlichen Komitees für die klinische Prüfung (Steering Committee, Datamonitoring Committee oder Data Safety Review Groups)
- Budget und Finanzmanagement
- Machbarkeitsuntersuchungen (Feasibility)
- Risikomanagement

Wie in ▶ Kap. A.7.4.4 beschrieben, unterliegen Prüfungsbedingungen und wissenschaftliche Erkenntnisse in der Medizin einem permanenten Wandel. Dieser Wandel beeinflusst auch die Planung und Organisation von klinischen Prüfungen und erfordert vom Sponsor ein entsprechendes Change-Management, um Veränderungen erfolgreich zu adressieren und zu managen.

A.7.4.5.2 Relevante Prozesse und Dokumentation

Der Sponsor kann Ressourcen für die Planung und -durchführung der klinischen Prüfung auch einsourcen oder outsourcen, wenn die Expertise und die internen Ressourcen nicht oder nicht ausreichend vorhanden sind, doch selbst bei outgesourcten Aktivitäten bleibt die ultimative Verantwortung immer beim Sponsor. Dies betrifft auch die Studiendokumentation. Eine Studienplanung und ihre Dokumentation beinhalten mindestens die Elemente, wie in ICH-GCP E6(R2) Kap. 8.1–8.4 beschrieben. Die durch das Addendum ergänzte Erklärung zu den essenziellen Dokumenten in Kap. 8.1 ICH-GCP sei hier hervorgehoben: *„Wenn es basierend auf der Bedeutung und Relevanz spezifischer Dokumente für die klinische Prüfung (im Vorfeld von deren Initiierung) gerechtfertigt ist, sollten essentielle Dokumente für die klinische Prüfung ergänzt oder können reduziert werden."* [17]

Laut Kap. 8 der ICH-GCP Guideline E6(R2)-Leitlinie (inkl. der Verweise auf andere Kapitel der Leitlinie) sind die folgenden Prozesse und Dokumentationen essenziell für eine klinische Prüfung (Tab. 2):

Tab. 2. Relevante Prozesse und Dokumentation gemäß ICH-GCP E6(R2) [17].

ICH-GCP E6(R2) Kap. 8 Relevante Prozesse und Dokumentation		
8.2 Vor Beginn der Durchführung der klinischen Prüfung	Während dieser Planungsphase sollten die folgenden Dokumente erstellt werden und vor dem offiziellen Beginn der klinischen Prüfung in den Akten vorliegen.	
	8.2.1 Prüferinformation	Zur Dokumentation, dass dem Prüfer die relevanten und aktuellen wissenschaftlichen Informationen zum Prüfpräparat zur Verfügung gestellt wurden.
	8.2.2 Unterzeichneter Prüfplan und Prüfplanänderungen, soweit vorhanden, sowie Musterprüfbogen (CRF)	Zur Dokumentation der Zustimmung des Prüfers und des Sponsors zu Prüfplan/Prüfplanänderung(en) und Prüfbogen.
	8.2.3 Dem Prüfungsteilnehmer ausgehändigte Informationen – Formblatt zur Einwilligungserklärung (einschließlich aller erforderlichen Übersetzungen)	Zur Dokumentation der Einwilligung nach Aufklärung.
	Weitere schriftliche Informationen	Zur Dokumentation, dass die Prüfungsteilnehmer angemessene schriftliche Informationen (Inhalt und Wortwahl) erhalten werden, um nach umfassender Aufklärung ihre Einwilligung geben zu können.
	Zeitungsanzeige zur Rekrutierung von Prüfungsteilnehmern (falls zutreffend)	Zur Dokumentation, dass die Rekrutierungsmaßnahmen angemessen waren und dabei keine Nötigung ausgeübt wurde.
	8.2.4 Finanzielle Gesichtspunkte der klinischen Prüfung	Zur Dokumentation der finanziellen Vereinbarung zwischen Prüfer/Institution und Sponsor für die klinische Prüfung.
	8.2.5 Versicherungsnachweis	Zur Dokumentation, dass im Fall einer durch die klinische Prüfung bedingten Schädigung für die Prüfungsteilnehmer eine Entschädigung gewährleistet ist.
	8.2.6 Unterzeichnete Vereinbarung zwischen den beteiligten Parteien (z. B.)	• Prüfer/Institution und Sponsor • Prüfer/Institution und Auftragsforschungsinstitut • Sponsor und Auftragsforschungsinstitut • Prüfer/Institution und Behörde(n)
	8.2.7 Datierte, dokumentierte Genehmigung/zustimmende Bewertung folgender Unterlagen durch das Institutional Review Board (IRB)/die unabhängige Ethikkommission (IEC)	• Prüfplan und eventuelle Änderungen • Prüfbogen • Formblätter zur Einwilligungserklärung • alle weiteren schriftlichen Informationen für Prüfungsteilnehmer • Zeitungsanzeige zur Rekrutierung von Prüfungsteilnehmern • Entschädigung für Prüfungsteilnehmer • alle weiteren Dokumente, die genehmigt/zustimmend bewertet wurden Zur Dokumentation, dass die klinische Prüfung dem IRB/der unabhängigen Ethik-Kommission zur Überprüfung und Genehmigung/zustimmenden Bewertung vorlag. Zur Kennzeichnung von Versionsnummer und Datum der Dokumente.
	8.2.8 Zusammensetzung des Institutional Review Board/der unabhängigen Ethik-Kommission	Zur Dokumentation, dass das IRB/die unabhängige Ethik-Kommission gemäß GCP zusammengesetzt ist.

Fortsetzung nächste Seite

Forts. Tab. 2

ICH-GCP E6(R2) Kap. 8 Relevante Prozesse und Dokumentation		
8.2 Vor Beginn der Durchführung der klinischen Prüfung	**8.2.9 Genehmigung / Zulassung / Vorlage des Prüfplans durch die / bei der / den zuständige(n) Behörde(n)** (sofern erforderlich)	Zur Dokumentation, dass die entsprechende Genehmigung / Zulassung durch die zuständige(n) Behörde(n) vor Beginn der klinischen Prüfung gemäß den geltenden gesetzlichen Bestimmungen eingeholt wurde bzw. dass die zuständige(n) Behörde(n) vor Beginn der klinischen Prüfung gemäß den geltenden gesetzlichen Bestimmungen in Kenntnis gesetzt wurde(n) (sofern erforderlich).
	8.2.10 Lebenslauf und/oder weitere relevante Dokumente zum Nachweis der Qualifikation des/der Prüfer(s) sowie des/der Zweitprüfer(s)	Zur Dokumentation der Qualifikation und der Eignung zur Durchführung der klinischen Prüfung und/oder zur medizinischen Überwachung der Prüfungsteilnehmer.
	8.2.11 Normalwert(e)/-Bereich(e) für im Prüfplan genannte medizinische, technische und Laborverfahren und/oder Tests	Zur Dokumentation von Normalwerten und/oder Normalbereichen der Tests.
	8.2.12 Medizinische, technische und Laborverfahren und Tests	Qualitätszertifikat oder behördliche Zulassung oder etablierte interne Qualitätskontrolle und/oder externe Qualitätsprüfung oder andere Validierung. Zur Dokumentation der Kompetenz der Einrichtung, die die erforderlichen Tests durchführt, sowie zur Untermauerung der Zuverlässigkeit der Ergebnisse.
	8.2.13 Etikettenmuster für die Kennzeichnung des/der Prüfpräparatbehältnis(se)	Zur Dokumentation der Einhaltung der geltenden gesetzlichen Bestimmungen für die Kennzeichnung sowie der Eignung der Anweisungen für Prüfungsteilnehmer.
	8.2.14 Anweisungen zur Handhabung des/der Prüfpräparate(s) sowie der verwendeten Materialien (falls nicht im Prüfplan oder in der Prüferinformation enthalten)	Zur Dokumentation der Anweisungen, die zur sachgerechten Lagerung, Verpackung, Ausgabe und Entsorgung der Prüfpräparate und der Materialien, die im Zusammenhang mit der klinischen Prüfung verwendet werden, erforderlich sind.
	8.2.15 Versandunterlagen für Prüfpräparat(e) und Prüfungsmaterialien	Zur Dokumentation des Versanddatums, der Chargenbezeichnung und der Versandart von Prüfpräparaten und Prüfungsmaterialien. Zur Rückverfolgung der Produktcharge, zur Überprüfung der Versandbedingungen und zum Verwendungsnachweis.
	8.2.16 Analysezertifikat(e) für das/die versandte(n) Prüfpräparat(e)	Zur Dokumentation der Identität, Reinheit und Stärke des/der in der klinischen Prüfung verwendeten Prüfpräparate(s).
	8.2.17 Decodierungsverfahren bei verblindeten klinischen Prüfungen	Zur Dokumentation des Verfahrens, wie im Notfall der Code des verblindeten Präparats eingesehen werden kann, ohne den Code für die Behandlung der übrigen Prüfungsteilnehmer zu brechen (ggf. durch Dritte).
	8.2.18 Original der Randomisierungsliste	Zur Dokumentation der bei der Randomisierung der Studienpopulation angewendeten Methode (ggf. durch Dritte).
	8.2.19 Monitor-Bericht vor Beginn der klinischen Prüfung	Zur Dokumentation der Eignung der Prüfstelle für die klinische Prüfung (kann mit 8.2.20 kombiniert werden).
	8.2.20 Monitor-Bericht zu Beginn der klinischen Prüfung	Zur Dokumentation, dass die Prüfverfahren mit dem Prüfer und seinen an der klinischen Prüfung beteiligten Mitarbeitern besprochen wurden (kann mit 8.2.19 kombiniert werden).

Fortsetzung nächste Seite

Forts. Tab. 2

ICH-GCP E6(R2) Kap. 8 Relevante Prozesse und Dokumentation		
8.3 Während der Durchführung der klinischen Prüfung	Zusätzlich zu den o. g. Unterlagen sollten folgende Dokumente während der klinischen Prüfung als Nachweis dafür zu den Akten genommen werden, dass alle neuen relevanten Informationen dokumentiert werden, sobald sie bekannt werden.	
	8.3.1 Aktualisierungen der Prüferinformation	Zur Dokumentation, dass der Prüfer relevante Informationen rechtzeitig erhalten hat, sobald sie bekannt werden.
	8.3.2 Alle Überarbeitungen von	• Prüfplan/Prüfplanänderung(en) und Prüfbogen • Formblatt zur Einwilligungserklärung • alle sonstigen schriftlichen Informationen für Prüfungsteilnehmer • Zeitungsanzeige für die Rekrutierung von Prüfungsteilnehmern (falls zutreffend) Zur Dokumentation von Änderungen der prüfungsbezogenen Unterlagen während der klinischen Prüfung.
	8.3.3 Datierte, dokumentierte Genehmigung/zustimmende Bewertung der folgenden Unterlagen durch das Institutional Review Board (IRB)/die unabhängige Ethik-Kommission (IEC)	• Prüfplanänderung(en) • Änderungen von: – Formblatt zur Einwilligungserklärung – aller sonstigen schriftlichen Informationen für Prüfungsteilnehmer – Zeitungsanzeige zur Rekrutierung von Prüfungsteilnehmern (falls zutreffend) – alle weiteren Dokumente, die genehmigt/zustimmend bewertet wurden – regelmäßige Überprüfung der klinischen Prüfung (sofern erforderlich) Zur Dokumentation, dass Änderungen und Überarbeitungen durch das IRB/die unabhängige Ethik-Kommission überprüft und genehmigt/zustimmend bewertet wurden. Zur Identifizierung von Versionsnummer und Datum der Dokumente.
	8.3.4 Genehmigung/Zulassung/Vorlage durch die/bei der/den zuständige(n) Behörde(n), sofern erforderlich	• Prüfplanänderung(en) und andere Unterlagen) Zur Dokumentation der Einhaltung der geltenden gesetzlichen Bestimmungen
	8.3.5 Lebenslauf neuer Prüfer und/oder Zweitprüfer (siehe 8.2.10)	
	8.3.6 Aktualisierung des/der Normalwerte(s)/-Bereiche(s) für im Prüfplan genannte medizinische, technische und Laborverfahren und Tests	Zur Dokumentation der Normalwerte und -bereiche, die während der klinischen Prüfung überarbeitet werden (siehe 8.2.11).
	8.3.7 Aktualisierung medizinischer und technischer Laborverfahren und Tests	• Qualitätszertifikat oder behördliche Zulassung oder etablierte interne Qualitätskontrolle und/oder externe Qualitätsprüfung oder andere Validierung (sofern erforderlich) Zur Dokumentation, dass die Untersuchungen während des gesamten Prüfungszeitraums angemessen ausgeführt werden (siehe 8.2.12).
	8.3.8 Versandunterlagen des/der Prüfpräparate(s) und der verwendeten Materialien (siehe 8.2.15.)	
	8.3.9 Analysezertifikat(e) für neue Chargen des/der Prüfpräparate(s) (Siehe 8.2.16)	
	8.3.10 Monitor-Berichte	Zur Dokumentation von Besuchen des Monitors in der Prüfstelle und seiner Feststellungen.

Fortsetzung nächste Seite

Forts. Tab. 2

ICH-GCP E6(R2) Kap. 8 Relevante Prozesse und Dokumentation		
8.3 Während der Durchführung der klinischen Prüfung	**8.3.11 Relevante Kommunikation** (außer Besuche vor Ort)	• Briefe • Besprechungsnotizen • Telefonnotizen Zur Dokumentation aller Vereinbarungen oder wichtiger Gespräche zum Management und zur Durchführung der klinischen Prüfungen, Prüfplanverstößen und Meldung von unerwünschten Ereignissen (UEs).
	8.3.12 Unterschriebene Einwilligungserklärungen	Zur Dokumentation, dass die Einwilligung entsprechend GCP und Prüfplan vor Beginn der Teilnahme von jedem Prüfungsteilnehmer eingeholt wurde. Ebenso zur Dokumentation der Erlaubnis zum direkten Zugang zu den Daten (siehe 8.2.3).
	8.3.13 Originaldokumente	Zur Dokumentation, dass der Prüfungsteilnehmer existiert sowie zur Untermauerung der Glaubwürdigkeit der erhobenen Daten. Zur Aufnahme von Originaldokumenten, die mit der klinischen Prüfung, der medizinischen Behandlung und der Anamnese des Prüfungsteilnehmers in Zusammenhang stehen.
	8.3.14 Ausgefüllte, unterschriebene und datierte Prüfbogen	Zur Dokumentation, dass der Prüfer oder sein bevollmächtigter Mitarbeiter die aufgezeichneten Daten bestätigt.
	8.3.15 Dokumentation von Korrekturen im Prüfbogen	Zur Dokumentation aller Änderungen/Ergänzungen, die nach dem initialen Dateneintrag vorgenommen wurden.
	8.3.16 Mitteilung schwerwiegender unerwünschter Ereignisse an den Sponsor durch den meldenden Prüfer	Mitteilung schwerwiegender UEs sowie damit im Zusammenhang stehende Berichte an den Sponsor durch den meldenden Prüfer gemäß 4.11.
	8.3.17 Unterrichtung der zuständigen Behörde(n) und des/der IRB(s)/unabhängigen Ethik-Kommission(en) über unerwartete und schwerwiegende unerwünschte Arzneimittelwirkungen und andere Informationen zur Sicherheit	Benachrichtigung der zuständigen Behörde(n) und des/der IRB(s)/unabhängigen Ethik-Kommission(en) über unerwartete und schwerwiegende unerwünschte Arzneimittelwirkungen gemäß 5.17 und 4.11.1 sowie über andere Informationen zur Sicherheit gemäß 5.16.2 und 4.11.2 durch den Sponsor und/oder ggf. durch den Prüfer
	8.3.18 Benachrichtigung der Prüfer über Informationen zur Sicherheit	Benachrichtigung der Prüfer über Informationen zur Sicherheit durch den Sponsor gemäß 5.16.2
	8.3.19 Reguläre Berichte an das/die IRB(s)/ unabhängige Ethik-Kommission(en) und die zuständige(n) Behörde(n)	Zwischen- oder Jahresberichte für das IRB/die unabhängige Ethik-Kommission gemäß 4.10 sowie für die zuständige(n) Behörde(n) gemäß 5.17.3
	8.3.20 Liste zur Auswahl von Prüfungsteilnehmern (Screening-Liste)	Zur Dokumentation der Identifizierung der Prüfungsteilnehmer, die vor der klinischen Prüfung auf ihre Eignung hin überprüft wurden.
	8.3.21 Liste mit den Identifizierungscodes der Prüfungsteilnehmer	Zur Dokumentation, dass der Prüfer/die Institution eine vertrauliche Namensliste aller Prüfungsteilnehmer führt zusammen mit dem Identifizierungscode, der bei Aufnahme in die klinische Prüfung vergeben wurde. Dadurch kann der Prüfer/die Institution die Identität jedes Prüfungsteilnehmers offenlegen.
	8.3.22 Liste der eingeschlossenen Prüfungsteilnehmer	Zur Dokumentation der chronologischen Aufnahme der Prüfungsteilnehmer entsprechend ihrer Identifizierungscodes.
	8.3.23 Verwendungsnachweis der Prüfpräparate in der Prüfstelle	Um zu dokumentieren, dass das/die Prüfpräparat(e) gemäß Prüfplan verwendet wurde(n).
	8.3.24 Unterschriftenblatt	Zur Dokumentation der Unterschriften und Initialen sämtlicher Personen, die berechtigt sind, auf den Prüfbogen Eintragungen und/oder Korrekturen vorzunehmen.

Fortsetzung nächste Seite

Forts. Tab. 2

ICH-GCP E6(R2) Kap. 8 Relevante Prozesse und Dokumentation		
	8.3.25 Verzeichnis der aufbewahrten Körperflüssigkeiten/Gewebeproben (soweit zutreffend)	Zur Dokumentation von Aufbewahrungsort und Kennzeichnung aufbewahrter Proben, falls eine Wiederholung von Untersuchungen erforderlich ist.
8.4 Nach Abschluss oder Abbruch der klinischen Prüfung	Nach Abschluss oder Abbruch der klinischen Prüfung sollten alle in den Abschnitten 8.2 und 8.3 angegebenen Dokumente zusammen mit den folgenden Dokumenten in den Akten vorhanden sein.	
	8.4.1 Verwendungsnachweis des/der Prüfpräparate(s) in der Prüfstelle	Zur Dokumentation, dass das/die Prüfpräparat(e) gemäß Prüfplan verwendet wurde(n). Zur abschließenden Dokumentation der Verwendung des/der Prüfpräparate(s), das/die an die Prüfstelle ausgegeben, an die Prüfungsteilnehmer verteilt, von diesen wieder zurückgegeben und an den Sponsor zurückgegeben wurde(n).
	8.4.2 Dokumentation zur Entsorgung von Prüfpräparaten	Zur Dokumentation der Entsorgung ungebrauchter Prüfpräparate durch den Sponsor oder in der Prüfstelle (falls vor Ort beseitigt).
	8.4.3 Vollständig ausgefüllte Liste mit den Identifizierungscodes der Prüfungsteilnehmer	Zur Identifizierung aller in die klinische Prüfung aufgenommenen Prüfungsteilnehmer, falls eine Nachbeobachtung erforderlich ist. Die Liste sollte vertraulich behandelt werden und über den vereinbarten Zeitraum aufbewahrt werden.
	8.4.4 Audit-Zertifikat (falls vorhanden)	Zur Dokumentation, dass ein Audit stattgefunden hat.
	8.4.5 Monitor-Bericht bei Beendigung der klinischen Prüfung	Zur Dokumentation, dass alle zum Abschluss der klinischen Prüfung erforderlichen Maßnahmen durchgeführt wurden und Kopien der essenziellen Dokumente in den entsprechenden Akten vorliegen.
	8.4.6 Dokumentation zur Behandlungszuordnung und Dekodierung	An den Sponsor zurückzugeben. Zur Dokumentation aller vorgenommenen Entblindungen.
	8.4.7 Abschlussbericht des Prüfers für das/die Institutional Review Board(s) (IRB) / unabhängige(n) Ethikkommission(en), falls erforderlich und ggf. für die zuständige(n) Behörde(n)	Zur Dokumentation des Abschlusses der klinischen Prüfung.
	8.4.8 Klinischer Prüfungsbericht	Zur Dokumentation der Ergebnisse und der Interpretation der klinischen Prüfung.

Übersetzung der Verf.

A.7.4.5.3 Planungsübersicht für klinische Prüfungen

Tabelle 3 dient der allgemeinen Orientierung, der Inhalt der Planungsübersicht folgt der EU-Verordnung Nr. 536/2014 und enthält Aspekte und Aktivitäten, die relevant sein können für die Planung und Durchführung einer klinischen Prüfung.

Jede Substanz, jede Studienphase und wissenschaftliche Fragestellung erfordert unterschiedliche Planungskriterien und -aspekte, dazu kommen Veränderungen der technischen Möglichkeiten, neue wissenschaftliche Erkenntnisse und Änderungen der Regularien. Diese Aspekte haben immer einen direkten oder indirekten Einfluss auf die Planung und Durchführung der klinischen Studie, daher kann die Tabelle nicht den Anspruch auf Vollständigkeit erfüllen.

Tab. 3. Planungsübersicht für klinische Prüfungen.

		Allgemeines Studienmanagement
Allgemeines Studienmanagement	Studienmanagement und Prüfplanentwicklung (Protokoll und Amendments) mit Beratung und Beiträgen von:	• medizinischer und therapeutischer Expertise • Datenmanagement, Statistik und Biometrie • Gesundheitsökonomie • Regulatory Affairs • Pharmakogenetik, Pharmakologie, Pharmakometrie • Pharmakovigilanz • Finanzabteilung • Outsourcing- und Vertragsabteilung • Rechtsabteilung • Abteilung für Dokumentenmanagement • Qualitätssicherung • Abteilung für Vendorplanung und Management (Dienstleistungs- und Lieferantenmanagement und -planung) • Prüfmusterabteilung • Health Economics and Outcomes Research (HEOR) • Medical Writing und Disclosure (Veröffentlichungsabteilung) • Abteilung für Informationssysteme • Abteilung verantwortlich für Länder- oder Zentrumsmanagement oder CRO • externen Beratungsgremien (z. B. Behörden, Experten, Patientenvereinigung) • Entwicklungspartner
	Erstellung eines Projektmanagementplans mit Festlegung von:	• Verantwortlichkeiten • Scope/Umfang • Budget • Timelines • Vollmacht des Auftraggebers • Berücksichtigung der zu befolgenden Richtlinien und SOPs
	Erstellung von zusätzlichen Managementplänen, z. B.:	• Kommunikationsplan • Vendormanagementplan/Dienstleistermanagementplan • Qualitätsmanagementplan • Medical-and-Safety-Managementplan • Dokumentenmanagementplan • Risikomanagementplan • Prüfmusterplan und Prüfmustermanagementplan (inkl. Verpackung, Labelling, Versand, Temperaturmanagement, Management zusätzlicher Hilfsmittel und Anleitungen) • Plan für Datenbehandlung und Management (inkl. Randomisierungs- und Entblindungsplan) • statistischer Analyseplan • Plan zum Management von zusätzlichen Untersuchungsmethoden oder Hilfsmitteln (z. B. Digital Health, Patientenfragebögen, Imaging, Laboruntersuchungen)

Fortsetzung nächste Seite

Forts. Tab. 3

	Allgemeines Studienmanagement	
Allgemeines Studienmanagement		• Status-Reporting-Plan • Site Feasibility und Patientenrekrutierungsplan • Finanz- und Budgetplan • Datamonitoringplan • Ressourcenplan • Trainingsplan • Systemmanagementplan • Changemanagementplan
	Berücksichtigung der rechtlichen Voraussetzungen und Anforderungen	
Berücksichtigung der rechtlichen Voraussetzungen und Anforderungen	Einhaltung und Compliance mit den GxP-Richtlinien und den lokalen und internationalen Regularien Beratung durch die Zulassungsbehörden Beantragung der Prüfgenehmigung bei der zuständigen Bundesoberbehörde (BOB), z. B. BfArM/PEI Beantragung der Prüfgenehmigungen/Anzeige in anderen Ländern Beantragung der EudraCT-/CTIS-Nummer bei der EMA Beantragung einer Investigational New Drug (IND) bei der FDA bei Prüfungen, die gleichzeitig in den USA durchgeführt werden Studienregistrierung und „Disclosure" der Zwischen- und Abschlussberichte in den für die Prüfung relevanten Datenbanken (z. B. ClinicalTrials.gov, EUDRA-CT) Eventuell Mitteilung an Mitgliedstaat über rechtswirksames Datum des Beginns und des Endes der klinischen Prüfung und Übermittlung von Zwischen- oder Absichtsberichten Beantragung des Votums der zuständigen Ethik-Kommission (EK) Genehmigung eines „substanziellen" Amendments für eine klinische Prüfung bei der zuständigen BOB und der EK Sendung von Zwischen- und Endberichten an die zuständigen Bundesoberbehörden und Ethik-Kommissionen Erstellung und Veröffentlichung des Studienberichtes – Clinical Study Report (CSR) und Laienbericht Anzeige der Beendigung einer klinischen Prüfung Erstellung und Update einer IB	
	Erfassung und Management von unerwünschten Ereignissen	• unerwünschte Ereignisse (Adverse Event, AE) • schwerwiegende unerwünschte Ereignisse (Serious Adverse Event, SAE) • Nebenwirkungen (unerwünschte Arzneimittelwirkung, UAW; Adverse (Drug) Reaction, ADR) • schwerwiegende Nebenwirkungen (Serious Adverse Reaction, SAR) • unerwartete Nebenwirkungen (Unexpected Adverse Reaction) • Verdachtsfälle von unerwarteten schwerwiegenden Nebenwirkungen (Suspected Unexpected Serious Adverse Reaction, SUSAR)
	Erforderliche Meldung von unerwünschten Ereignissen gemäß den Regularien (z. B. EU VO 536/2014 bzw. GCP-V und AMG) an die Behörden, EKs und Prüfärzte (▶ Kap. A.7.2 Pharmakovigilanz (PV))	
	Aktivitäten in der Vorbereitungs- und Durchführungsphase	
Aktivitäten in der Vorbereitungs- und Durchführungsphase	Feasibility-/Machbarkeitsstudie (Länder und Zentren) Prüfstellen- und Prüfarztauswahl mit Berücksichtigung der Qualifikation (Lebensläufe Prüfer /evtl. FDA (US-Prüfer) 1572 Form, GCP-Training) Prüfarztstatement für IND Prüfarzt- und Dienstleistungsverträge inkl. Vertraulichkeitsvereinbarungen und der Regelung der Bezahlung	
	Prüfpräparatemanagement, Dokumentation und Logistik (inkl. Interactive Response Technology)	
	Trial Master File (TMF) und Erstellung der Prüfarztordner – Investigator Site Files (ISF)	
	Prüfbogenerstellung (CRF)	
	Einreichung der Studie zur Genehmigung bei den relevanten Behörden und Ethik-Kommissionen	
	Systemerstellung und Programmierung zur Datenerfassung und Berichterstattung	

Fortsetzung nächste Seite

Forts. Tab. 3

	Aktivitäten in der Vorbereitungs- und Durchführungsphase	
Aktivitäten in der Vorbereitungs- und Durchführungsphase	Auswahl von unabhängigen Expertenkommissionen zur wissenschaftlichen Beratung, Überwachung, Sicherheit, Begleitung einer klinischen Prüfung; Advisory Board(s) or Steering/Peer Review/Safety/Ad-hoc Committee(s)/Independent Data Monitoring Committee (IDMC)	
	Erstellung von:	• Charta für die Expertenkommissionen • Verträge mit Kommissionsmitgliedern und externen Experten und Beratern
	Auswahl der akkreditierten Labore und Festlegung des Probenmanagements	
	Erstellung von:	• Muster der Patienteninformation und -einwilligungserklärung • patientenspezifische Dokumente, z. B. Studienausweis, Tagebücher, Fragebögen, Instruktionen, Patientenberichte, ePROS • Beantragung und Abschluss der Patientenversicherungen
	Planung Patientenrekrutierung und Genehmigung der Rekrutierungsmaterialien (Studienanzeigen/Werbung) Honorierung von Probanden und Aufwandsentschädigung für Patienten	
	Prüfmedikationsplanung und -management:	• Festlegung der Studienmedikation(en) • Festlegung der Vergleichsmedikationen/Placebo/Vergleichsprodukt/Begleitmedikation • Festlegung von Notfallmedikationen • Methode und Hilfsmittel/Geräte zur Medikationsverabreichung • Festlegung der Lagerungsbedingungen • Festlegung der Etikettierung(en) der Studienmedikationen/Prüfprodukte • Übersetzung(en) der Etikettierung(en) • Festlegung der Menge etikettierter und nicht etikettierter Reservemedikation und Rückstellmuster • Festlegung der Verpackung (Verhinderung von Kontaminationen und Beschädigungen) • Freigabe der Etiketten und Studienmedikation/Prüfprodukte • Bestellung der Studienmedikationen/Prüfprodukte • Etikettierung(en) der Verpackung(en) der Studienmedikationen/Prüfprodukte • Etikettenmuster für Zulassungsbehörden • Import-/Export-Genehmigung(en) • Erstellung der Zollerklärungen • GMP-Zertifikatanforderung und Zertifikat • QP/Sachkundige Person (Herstellungs- oder Kontrolleiter) • Freigabezertifikat/Chargenfreigabezertifikat • Prüfmedikationsversand und Versand sonstiger Studienmaterialien • zusätzliche Etikettierung bzw. Umetikettierung (geändertes Verfalldatum) • Bestandsliste (Daten, Menge, Ch.-Nr., Haltbarkeitsdaten, Code-Nr.) • Ausgabe und Rücknahme nicht verbrauchter Prüfmedikationen/Prüfprodukte an bzw. von Patienten • Gesamtüberprüfung der Verbleibsdokumentation • Dokumentation der Rückgabe nicht verbrauchter oder vernichteter Studienmedikationen/Prüfprodukte
	Planung des Monitorings – inkl. Risikobasiertem Monitoring (RBM)	• Monitoringplan • Monitortraining • Monitoringprozess und -berichterstattung • Qualitätskontrollen und Risikomanagement • Ressourcenplanung
	Training und Anleitungsmaterialien für die Monitore und die Prüfstellen	
	Organisation der Investigatormeetings	
	Erstellung studienspezifischer Formulare (z. B. Drug Accountability Log, Delegation Log, Source Data Location Log, Monitoring Log, Trainingslog)	
	Planung der biometrischen und statistischen Auswertung:	• Datenanalyseplan • Planung der Zwischen- und Endberichte • Systemnutzung, Programmierung und Validierung
	Erfassung, Management und Meldung von unerwünschten Ereignissen	
	Bereitstellung der Investigator's Brochure (IB) und Management der Updates	
	Erstellung und Management (inkl. Aktualisierungen) der Studienpläne und	• Monitoringplan • Labormanagementplan und Laborhandbuch • CRF-Plan und Datenmanagementplan

Fortsetzung nächste Seite

Forts. Tab. 3

	Aktivitäten in der Vorbereitungs- und Durchführungsphase	
Aktivitäten in der Vorbereitungs- und Durchführungsphase	Manuals, Handbücher, Anleitungen, z. B.:	• Randomisierungs- und Entblindungsplan inkl. Management- und Dokumentationsplan zur Überprüfung und Sicherstellung der verblindeten Daten (Blind Data Review) • Managementplan für Studienmedikation • statistischer Analyseplan • Riskmanagementplan • Safetymanagementplan • Studymanagementplan • Vendormanagementplan • Trainingsmaterialien und Trainingsplan • Probenmanagementplan • Plan und Anleitung für radiologische Untersuchungen • Qualitätsmanagement und Audit-Plan • Reportingplan (interne und externe Ergebnisveröffentlichungen) • ePro Guidance (für Patienten und Prüfstellen)
	Erstellung von Newslettern	
	Organisation und Dokumentation von internen Studienteams und Studienmanagementmeetings	
	Aktivitäten zur Beendigung einer Studie	
Aktivitäten zur Beendigung einer Studie	Schließung der Zentren	
	Datenbankschluss und Analyse der Daten und Ergebnisse	
	Meldung der Studienbeendigung und Weiterleitung der Studienendberichte an die entsprechenden Behörden, Ethik-Kommissionen, Prüfärzte, Dienstleister, Gremien und Datenbanken	
	Erstellung der Abschlussberichte und des CSRs	
	Publikation der Studienergebnisse und Vorstellung auf medizinischen Fachkongressen	
	Finalisieren des TMFs	
	Archivierung der Studiendokumentation, Verbleibsdokumentation und Daten bei den Zentren	
	Archivierung der Daten und Dokumente und des TMFs beim Sponsor	

Literatur

[1] Groß J. Schritt für Schritt – Wie aus einem Wirkstoff ein Medikament wird. brand eins Wirtschaftsmagazin; https://www.brandeins.de/corporate-publishing/hilfe/hilfe-klinische-studien/schritt-fuer-schritt

[2] DiMasi J et al. The price of innovation: new estimates of drug development costs. J. Health Econ. 22(2003)2: 151-185

[3] Dahlin E, Nelson GM, Haynes M, Sargeant F. Success rates for product development strategies in new drug development. J Clin Pharm Ther. 2016 Apr; 41(2):198-202. DOI: 10.1111/jcpt.12362. Epub 2016 Feb 15. PMID: 26876896

[4] Deutsche Welle: BioNTech: Vom Startup zum Superstar. 2020

[5] Ding M, Dong S, Eliashberg J, Gopalakrishnan A. Portfolio Management in New Drug Development. In: Ding M, Eliashberg J, Stremersch S. (eds): Innovation and Marketing in the Pharmaceutical Industry. International Series in Quantitative Marketing. Vol. 20. Springer, New York, 2014

[6] Wolka A, Radawski C, Noel R. Structured Qualitative Benefit-Risk Assessment to Inform Go/No-Go Decisions for Phase III Testing of Pharmaceutical Products. Pharm Med 30, 79–85 (2016)

https://doi.org/10.1007/s40290-015-0132-4

[7] Varntanian S. Strategic pharma:biotech R&D portfolio management: Analysis of internal and external project planning. (2020) 10.13140/RG.2.2.18644.4288

[8] Farid SS, Baron M, Stamatis C, Nie W, Coffman J. Benchmarking biopharmaceutical process development and manufacturing cost contributions to R&D. MAbs. 2020 Jan-Dec; 12 (1):1754999. DOI: 10.1080/19420862.2020.1754999 PMID: 32449439; PMCID: PMC7531566

[9] Al-Shahi Salman R, Beller E, Kagan J, Hemminki E, Phillips RS, Savulescu J, Macleod M, Wisely J, Chalmers I. Increasing value and reducing waste in biomedical research regulation and management. Lancet. 2014 Jan 11; 383 (9912): 176-85. DOI: 10.1016/S0140-6736(13)62297-7. Epub 2014 Jan 8. PMID: 24411646; PMCID: PMC3952153

[10] Getz KA, Stergiopoulos S, Short M, Surgeon L, Krauss R, Pretorius S, Desmond J, Dunn D. The Impact of Protocol Amendments on Clinical Trial Performance and Cost.; Ther Innov Regul Sci. 2016 Jul; 50(4):436-441. DOI: 10.1177/2168479016632271. PMID: 30227022

[11] Ostercamp J. Tödlicher Medikamententest durch Kette von Versäumnissen. 2017. https://www.spektrum.de/news/toedlicher-medikamententest-durch-kette-von-versaeumnissen/1462761

[12] Guidance on the management of clinical trials during the Covid-19 (Coronavirus) pandemic. Version5. 10/02/2022. https://health.ec.europa.eu/system/files/2022-02/guidanceclinicaltrials_covid19_en_1.pdf

[13] Chen Z, Chen L, Chen H. The impact of COVID-19 on the clinical trial. PLoS ONE 16(5): e0251410 (2021). https://doi.org/10.1371/journal.pone.0251410

[14] Le Breton S, Lamberti MJ, Dion A, Getz KA. COVID-19 and Its Impact on the Future of Clinical Trial Execution. Appl. Clin. Trials. Oct 22, 2020. https://www.appliedclinicaltrialsonline.com/view/covid-19-and-its-impact-on-the-future-of-clinical-trial-execution

[15] Le TT, Andreadakis Z, Kumar A, Román RG, Tollefsen S, Saville M, Mayhew S. The COVID-19 vaccine development landscape. Nature Reviews Drug Discovery 19, 305-306 (2020). DOI: https://doi.org/10.1038/d41573-020-00073-5. https://www.nature.com/articles/d41573-020-00073-5

[16] de Jong AJ, Santa-Ana-Tellez Y, van Thiel GJMW, Zuidgeest MGP, Siiskonen SJ, Mistry D, de Boer A, Gardarsdottir H. COVID-19 and the Emerging Regulatory Guidance for Ongoing Clinical Trials in the European Union. Clin. Pharmacol. Ther., 109(6):1517-1527, 2021. doi:10.1002/cpt.2225

[17] ICH harmonised guideline integrated addendum to ICH E6(R1): Guideline for Good Clinical Practice ICH E6(R2) ICH Consensus Guideline. https://ichgcp.net/de

[18] ICH Quality Guidelines https://www.ich.org/page/ich-guidelines

[19] https://www.gesetze-im-internet.de/amg_1976/

[20] EU-Verordnung Nr. 536/2014 des Europäischen Parlaments und des Rates v. 16. Apr. 2014 über klinische Prüfungen mit Humanarzneimitteln und zur Aufhebung der Richtlinie 2001/20/EG Text von Bedeutung für den EWR. https://eur-lex.europa.eu/legal-content/DE/TXT/?uri=celex%3A32014R0536

[21] ICH-Guideline for good clinical practice E6(R2). 1 Dec 2016, EMA/CHMP/ICH/135/1995, Step 5. https://www.ema.europa.eu/en/ich-e6-r2-good-clinical-practice

Der letzte Zugriff auf alle Links erfolgte am 21.11.2023.

A.7.5 Sponsor und CRO

B. Goldberg, B. Merz-Nideröst

A.7.5.1 Rechtliche Grundlagen zur Definition von Sponsor und CRO

Informationen zu Definitionen, Aufgaben und Verantwortlichkeiten des Sponsors und deren Delegation an Contract Research Organisations (CRO) finden sich auf internationaler, europäischer und nationaler Ebene [1] (▶ Kap. A.4 Regulatorische Voraussetzungen für klinische Prüfungen). Hier ist insbesondere die ICH-Guideline for Good Clinical Practice – ICH-GCP E6(R2) zu nennen, die von der EMA auf EU-Ebene umgesetzt wurde. Mittlerweile ist die Guideline E6(R3) im Entwurf veröffentlicht. Die Finalisierung der Principles of ICH GCP und des Annex 1 (ICH Step 4) wird im 4. Quartal 2024 erwartet, mit anschließender Umsetzung in der EU (ICH Step 5) [2,2a].

Das aktuelle Europäische Regelwerk ist die Verordnung (EU) 536/2014 [4] (▶ Kap. A.2 Änderungen unter Verordnung (EU) 536/2014 und AMG), welche die Richtlinie 2001/20/EG [3] zum 31.01.2022 aufhob und ersetzte. In der Übergangsphase von 3 Jahren bis einschließlich 30.01.2025 bleibt diese Richtlinie jedoch weiterhin anwendbar für klinische Prüfungen, die vor dem 31.01.2023 eingereicht wurden. Von Bedeutung ist, dass Richtlinien des Europäischen Parlaments und Rates vom deutschen Gesetzgeber in deutsches Recht umzusetzen sind, während europäische Verordnungen bei Inkrafttreten ohne Umsetzung in nationales Recht unmittelbar gültig sind.

Weiterhin bietet EudraLex Band 10 eine übersichtliche Zusammenstellung der wichtigsten europäischen Regelungen zu klinischen Prüfungen. In diesem Band wird zwischen Dokumenten unterschieden, die für genehmigte klinische Prüfungen entweder gemäß der Richtlinie 2001/20/EG oder respektive der Verordnung (EU) Nr. 536/2014 anwendbar sind. Die jeweiligen Dokumente werden auf zwei separaten Seiten des EudraLex Bandes 10 aufgeführt. Dort sind ebenfalls für die RL 2001/20/EG und die VO (EU) 536/2014 relevante und aktuelle Informationen zu den Aufgaben und Verantwortlichkeiten des Sponsors und der in seinem Auftrag agierenden CRO enthalten [7,8]. Auf beiden separaten Seiten finden sich jeweils Zusammenstellungen der häufig gestellten Fragen in Form von Questions-&-Answers-Dokumenten für die Richtlinie 2001/20/EG als auch für die Verordnung (EU) 536/2014 [9,10]. Diese Q&A-Dokumente sind rechtlich nicht bindend, aber sie bieten in der täglichen Praxis eine gute Hilfestellung.

Auf deutscher Ebene waren in Umsetzung der Richtlinie 2001/20/EG die Vorgaben zur Durchführung klinischer Prüfungen im Wesentlichen im AMG [11] und in der GCP-Verordnung (GCP-V) [12] festgeschrieben. Gemäß den Übergangsbestimmungen nach Art. 98 Abs. 2 der Verordnung ist die Richtlinie 2001/20/EG und auch die GCP-V weiterhin für klinische Prüfungen anwendbar, die vor dem 31.01.2023 national eingereicht wurden und vor dem 31.01.2025 beendet oder zu diesem Stichtag in das Clinical Trial Information System (CTIS) der EMA übertragen sein müssen. Für diese klinischen Prüfungen sind in Deutschland gem. § 148 Abs. 2 AMG die Vorschriften des AMG und der GCP-V in der jeweils bis zum 26.01.2022 geltenden Fassung für denselben Zeitraum weiter anzuwenden.

Die GCP-V regelte die Aufgaben, Verantwortungsbereiche und Verfahren hinsichtlich der Planung, Genehmigung, Durchführung und Überwachung von klinischen Prüfungen am Menschen nach § 4 Abs. 23 AMG einschließlich Bioverfügbarkeits- und Bioäquivalenzstudien sowie hinsichtlich ihrer Dokumentation und der Berichterstattung über diese klinischen Prüfungen. Sie regelte außerdem den Schutz der Gesundheit nicht betroffener Personen (z. B. des medizinischen Personals) und umweltbezogene Anforderungen bei der Durchführung klinischer Prüfungen mit Arzneimitteln, die aus einem gentechnisch veränderten Organismus oder einer Kombination von gentechnisch veränderten Organismen bestehen oder solche enthalten.

Mit der Anwendbarkeit der Verordnung (EU) 536/2014 wurde die Richtlinie 2001/20/EG widerrufen. Dies ist auch von Bedeutung, da sich dadurch eine Veränderung bei der Definition des Sponsors dahingehend ergibt, dass nicht nur ein einziger Sponsor erlaubt ist, sondern dass „Co-Sponsoring" ermöglicht wird.

A.7.5.1.1 Definition eines Sponsors

Definitionen zum Sponsor finden sich in der europäischen Verordnung (EU) 536/2014 [4], in den Richtlinien 2001/20/EG [3] und 2005/28/EG [13] sowie auch in der Leitlinie ICH-GCP E6(R2) [2]. Weiterhin sind wichtige Erläuterungen zum Thema Sponsor und dem rechtlichen Vertreter des Sponsors (EU Legal Representative) in den o. a. Q&A-Dokumenten zusammengestellt [9,10].

Tab. 1. Definitionen des Sponsors in Deutschland und der EU für klinische Prüfungen, die gemäß RL 2001/20/EG bzw. der VO (EU) 536/2014 durchgeführt werden.

Klinische Prüfungen gemäß RL 2001/20/EG			
Art. 2(e) und Art. 19 der Richtlinie 2001/20/EG	**ICH-GCP E6(R2) 1.53**	**Art. 7 der Richtlinie 2005/28/EG**	**§ 4 Nr. 24 AMG**
„Sponsor" Person, Unternehmen, Institution oder Organisation, die bzw. das die Verantwortung für die Einleitung, das Management und/oder die Finanzierung einer klinischen Prüfung übernimmt. ...muss der Sponsor oder ein gesetzlicher Vertreter des Sponsors in der Gemeinschaft niedergelassen sein.	*An individual, company, institution, or organization which takes responsibility for the initiation, management, and/or financing of a clinical trial.* *Deutsche Übersetzung:* Eine Person, ein Unternehmen, eine Institution oder eine Organisation, die die Verantwortung für die Initiierung, das Management und/oder die Finanzierung einer klinischen Prüfung übernimmt.	(1) Ein Sponsor kann seine prüfungsbezogenen Verantwortlichkeiten ganz oder teilweise an eine Einzelperson, ein Unternehmen, eine Institution oder eine Einrichtung delegieren. Dem Sponsor obliegt jedoch nach wie vor die Verantwortung dafür sicherzustellen, dass sowohl die Durchführung der Prüfungen als auch die aus diesen Prüfungen hervorgehenden abschließenden Daten den Anforderungen der Richtlinie 2001/20/EG sowie der vorliegenden Richtlinie entsprechen. (2) Prüfer und Sponsor können identisch sein.	Sponsor ist eine Person, ein Unternehmen, eine Einrichtung oder eine Organisation im Sinne des Artikels 2 Abs. 2 Nummer 14 der Verordnung (EU) Nr. 536/2014.

Klinische Prüfungen gemäß VO (EU) 536/2014		
Art. 2 (2) Nr. 14 und Art. 71 und Art. 72 der VO (EU) 536/2014	**§ 4 Nr. 24 AMG**	**ICH-GCP E6(R2)* 1.53**
„Sponsor" eine Person, ein Unternehmen, eine Einrichtung oder eine Organisation, die bzw. das die Verantwortung für die Einleitung, das Management und die Aufstellung der Finanzierung einer klinischen Prüfung übernimmt. **Art. 71 Sponsor** Eine klinische Prüfung kann einen oder mehrere Sponsoren haben. Jeder Sponsor kann seine Aufgaben in einem schriftlichen Vertrag gänzlich oder teilweise auf eine Person, ein Unternehmen, eine Einrichtung oder eine Organisation übertragen. Eine solche Übertragung hat jedoch keine Auswirkungen auf die Verantwortlichkeit des Sponsors, insbesondere in Bezug auf die Sicherheit der Prüfungsteilnehmer und die Zuverlässigkeit und Belastbarkeit der im Rahmen einer klinischen Prüfung gewonnenen Daten. Eine Person kann gleichzeitig Prüfer und Sponsor sein. **Art. 72 Co-Sponsoring** (1) Gibt es bei einer klinischen Prüfung mehrere Sponsoren, so unterliegt jeder dieser Sponsoren in vollem Umfang den sich aus dieser Verordnung ergebenden Verpflichtungen, sofern die Sponsoren nicht in einem schriftlichen Vertrag eine Aufteilung ihrer Verantwortlichkeiten vor-	Sponsor ist eine Person, ein Unternehmen, eine Einrichtung oder eine Organisation im Sinne des Artikels 2 Abs. 2 Nummer 14 der Verordnung (EU) Nr. 536/2014.	*An individual, company, institution, or organization which takes responsibility for the initiation, management, and/or financing of a clinical trial.* *Deutsche Übersetzung:* Eine Person, ein Unternehmen, eine Institution oder eine Organisation, die die Verantwortung für die Initiierung, das Management und/oder die Finanzierung einer klinischen Prüfung übernimmt.

Fortsetzung nächste Seite

Forts. Tab. 1

Klinische Prüfungen gemäß VO (EU) 536/2014		
Art. 2 (2) Nr. 14 und Art. 71 und Art. 72 der VO (EU) 536/2014	§ 4 Nr. 24 AMG	ICH-GCP E6(R2)* 1.53
nehmen. Artikel 74 (Rechtlicher Vertreter des Sponsors in der Union) bleibt hiervon unberührt. Ist in dem betreffenden Vertrag bezüglich eines bestimmten Aspekts nicht klar festgelegt, wer die Verantwortung hierfür trägt, obliegt sie allen Sponsoren. (2) Abweichend von Abs. 1 sind die Sponsoren gemeinsam dafür verantwortlich, Folgendes zu benennen: a) einen Sponsor, der für die Einhaltung der in den Kapiteln II und III festgelegten Verpflichtungen des Sponsors im Rahmen der Genehmigungsverfahren verantwortlich ist; b) einen Sponsor, der als Kontaktstelle für sämtliche Fragen, die Prüfungsteilnehmer, Prüfer oder betroffene Mitgliedstaaten im Zusammenhang mit der klinischen Prüfung haben, und für die Beantwortung dieser Fragen verantwortlich ist; c) einen Sponsor, der für die Durchführung von gemäß Artikel 77 getroffenen Maßnahmen verantwortlich ist.		
* Im Draft der ICH-GCP E6(R3) wird der Begriff des Sponsors neu formuliert, um dem Co-Sponsoring Rechnung zu tragen. Zusätzlich wird der Begriff des Sponsor-Investigators eingeführt.		

Tabelle 1 stellt die Definitionen eines Sponsors für klinische Prüfungen, die gemäß RL 2001/20/EG bzw. der VO (EU) 536/2014 genehmigt wurden, gegenüber. Da die Verordnung (EU) 536/2014 direkt geltendes Recht in den EU-Mitgliedstaaten ist, ist die Definition aus dieser europäischen Verordnung ohne Umsetzung in das deutsche Arzneimittelgesetz gültig.

Auch die Richtlinie 2005/28/EG wurde mit der Anwendbarkeit der Verordnung aufgehoben. Sie gilt jedoch weiterhin für die klinischen Prüfungen, die auf der Grundlage der Richtlinie 2001/20/EG genehmigt wurden – mit Ausnahme der Kap. 5 und 6, die Inspektionsverfahren hinsichtlich der guten klinischen Praxis sowie die Inspektoren betreffen. Diese Kapitel sind über die Durchführungsverordnung 2017/556 abgedeckt, welche die RL 2005/28/EG nach Ende der Übergangsfrist vollständig ersetzt [24].

Für klinische Prüfungen, die noch in der Übergangsfrist der VO (EU) 536/2014 gemäß der Richtlinie 2001/20/EG durchgeführt werden, ist nur ein einziger Sponsor vorgesehen (ctqa_v11 No. 60 [9].

Co-Sponsoring gemäß Verordnung (EU) 536/2014

Für klinische Prüfungen, die unter der Verordnung (EU) 536/2014 beantragt und genehmigt werden, ist zu beachten, dass diese Verordnung die Möglichkeit eröffnet, mehrere Sponsoren (Co-Sponsoring) zuzulassen. Es wird jedoch auch weiterhin möglich sein, alle Aufgaben und Verantwortlichkeiten auf einen einzigen Sponsor zu übertragen (Art. 71 und 72 Verordnung (EU) 536/2014) [4].

Mit der Möglichkeit mehrere Sponsoren (Co-Sponsoring) benennen zu können, ist die EU-Verordnung dem Anliegen u. a. der nichtkommerziellen, akademischen Forschung nachgekommen, für die es oft eine Herausforderung darstellt, alle Verantwortlichkeiten eines Sponsors erfüllen zu können.

Bei der Benennung von mehreren Sponsoren ist es essenziell, eine klare Regelung der Verantwortlichkeiten der einzelnen Sponsoren in einem schriftlichen Vertrag festzuhalten. Insbesondere ist dringend angeraten, im Hinblick auf die Vergabe von Dienstleistungen an Dritte bis auf die Ebene des Unterauftragnehmers (Subcontractor) die Verantwortlichkeiten vertraglich eindeutig zu regeln.

Gemäß Art. 72 VO (EU) 536/2014 werden alle Co-Sponsoren dieselbe Verantwortung haben, d. h., jeder einzelne Co-Sponsor ist für alle Aspekte einer klinischen Prüfung verantwortlich, inkl. aller Sicherheitsfragen. Gibt es **keinen** Vertrag zwischen den Co-Sponsoren, gilt das Prinzip der Mitverantwortung, d. h. alle involvierten Sponsoren sind gleichermaßen verantwortlich. Daher sollte der Vertrag zwischen den Co-Sponsoren den Zugang zu Unterlagen sowie den Informationsaustausch festlegen und insbesondere die Verteilung der folgenden Aufgaben und Verantwortlichkeiten regeln:

- Einhaltung der Verpflichtungen eines Sponsors im Genehmigungsverfahren, einschließlich wesentlicher Änderungen und des Verfahrens für die Ergänzung weiterer betroffener Mitgliedstaaten
- Kontaktstelle für die Entgegennahme sämtlicher Fragen von Prüfungsteilnehmern, Prüfern oder einem betroffenen Mitgliedstaat in Bezug auf die klinische Prüfung und für deren Beantwortung
- Durchführung von Korrekturmaßnahmen gem. Art. 77 VO (EU) 536/2014, die von einem der betroffenen Mitgliedstaaten gefordert werden

Dabei ist zu beachten, dass jede einzelne dieser 3 aufgeführten Aufgaben und Verantwortlichkeitsbereiche von einem einzigen Sponsor übernommen werden muss und nicht von mehreren Sponsoren gemeinsam und mitverantwortlich ausgeübt werden kann. Des Weiteren muss eine klare Abgrenzung hinsichtlich der 3 genannten Punkte erfolgen. Dies schließt jedoch nicht aus, dass der/die Sponsor(en) auf Wunsch bestimmte Aufgaben an Dritte delegieren kann/können (s. a. Verordnung (EU) Nr. 536/2014 Fragen & Antworten, Version 6.5, Juli 2023, Fragen 5.2 und 5.4. [10].

Rechtlich wäre es auch denkbar, dass Aufgaben im Rahmen des Co-Sponsorings an eine CRO übertragen werden, wie z. B. das Verfahren zur Genehmigung einer klinischen Prüfung und deren Änderungen [14].

Finanzierung einer klinischen Prüfung

Gemäß § 4 Abs. 24 AMG übernimmt der Sponsor die gesamte Verantwortung für die Veranlassung, Organisation und Finanzierung der klinischen Prüfung. Damit ist der Sponsor auch für die Finanzierung der klinischen Prüfung verantwortlich. Jedoch muss er die Finanzierung nicht notwendigerweise selbst übernehmen, sondern kann sich von Dritten unterstützen lassen.

Dies ist auch im EudraLex Band 10 in den Fragen und Antworten zur Implementierung der Richtlinie 2001/20/EG (Fragen & Antworten, Mai 2013, Frage 2.2., Nr. 46) [9] ausgeführt.

Die Verordnung (EU) 536/2014 (Art. 2 Nr. 14) [4] hat eine vergleichbare Regelung. Danach ist der Sponsor *„eine Person, ein Unternehmen, eine Einrichtung oder eine Organisation, die bzw. das die Verantwortung für die Einleitung, das Management und die Aufstellung der Finanzierung einer klinischen Prüfung übernimmt."*

Entsprechend wird in den Fragen und Antworten der Expert Group on Clinical Trials zur Verordnung (EU) Nr. 536/2014 ausgeführt, dass der Sponsor auch verantwortlich ist für die Finanzierung; dies bedeutet jedoch nicht, dass der Sponsor die klinische Prüfung selbst finanzieren muss (Questions & Answers, Version 6.5, Juli 2023, Frage 5.3.) [10].

Letztendliche Verantwortung verbleibt beim Sponsor – Sponsor Oversight

In Bezug auf die Vergabe von Aufgaben an Dritte ist auf § 1 GCP-V [12], auch in Umsetzung von Art. 7 der Richtlinie 2005/28/EG [13], auf ICH-GCP E6(R2), Abschnitt 5.2.1 [2] und auf Art. 2 der Verordnung (EU) 536/2014 [4] zu verweisen. Dort ist klar definiert, dass die letztendliche Verantwortung – insbesondere hinsichtlich

- der Rechte, der Sicherheit und dem Wohlergehen der Prüfungsteilnehmer und
- der Zuverlässigkeit und Belastbarkeit der im Rahmen einer klinischen Prüfung gewonnenen Daten

immer beim Sponsor verbleibt, unabhängig vom Umfang der übertragenen Aufgaben eines Sponsors an Dritte. Der Sponsor muss daher über Systeme und Prozesse verfügen, mit denen er die Sponsorenaufsicht (Sponsor Oversight) sicherstellen kann; dazu gehört auch die Übersicht über alle Untervergaben. Weiterhin sollten Prozesse und Verfahren vorhanden sein, um sicherzustellen, dass der Sponsor aktiv Probleme aufdecken kann, im Fall von Problemen umgehend benachrichtigt wird und die notwendigen Maßnahmen ergreifen kann.

A.7.5.1.2 Definition einer CRO

Der Begriff CRO wird in der ICH-GCP E6(R2) Integrated Addendum Guideline for Good Clinical Practice definiert:

> *"1.20 Contract Research Organization (CRO)*
>
> *A person or an organization (commercial, academic, or other) contracted by the sponsor to perform one or more of a sponsor's trial-related duties and functions."* [2]

ICH-GCP E6(R3): Im Entwurf der überarbeiteten ICH-GCP Leitlinie wird der Begriff der CRO durch "Service Provider" ersetzt.

> *"2284 Service Provider*
>
> *A person or organisation (commercial, academic or other) providing a service used during the conduct of a clinical trial to either the sponsor or the investigator to fulfil one or more of their trial-related activities." [2a]*

Zusätzlich zu den o. g. Sponsordefinitionen (Tab. 1), die auch einen Bezug auf die Delegation von Aufgaben und Verantwortlichkeiten des Sponsors nehmen, definiert die Leitlinie ICH-GCP E6(R2) im Abschnitt 5 weitere Einzelheiten im Sponsor-CRO-Verhältnis [2]. Der Unterpunkt 5.2. der ICH-Leitlinie definiert, dass der Sponsor die Möglichkeit hat, alle oder einzelne Aufgaben und Funktionen an einen oder mehrere Dienstleister (CRO) zu übertragen. Diese müssen schriftlich festgehalten und vom Sponsor, auch bis auf die Ebene des Unterauftragnehmers (Subcontractor), überwacht werden. In diesem Abschnitt wird auch festgelegt, dass die letztendliche Verantwortung für die Qualität und Integrität der Daten immer beim Sponsor verbleibt.

A.7.5.2 Aufgaben und Verantwortlichkeiten von Sponsor und CRO

A.7.5.2.1 Sponsor – Aufgaben und Verantwortlichkeiten

Die Durchführung von klinischen Prüfungen ist ein komplexes interdisziplinäres Zusammenspiel von verschiedenen Bereichen der klinischen Forschung. Die Rolle des Sponsors einer klinischen Prüfung wird damit zu einer anspruchsvollen Aufgabe.

Neben detaillierten Vorgaben über die methodische Studienplanung sind auch ethische, regulatorische und organisatorische Vorgaben der praktischen Durchführung eines Forschungsprojekts zu berücksichtigen.

Im Zusammenhang mit der Durchführung einer klinischen Prüfung sind folgende Aufgaben und Verantwortlichkeiten des Sponsors hervorzuheben, die in europäischen und deutschen Regelwerken festgelegt sind [2–4,11–13].

Mit der Anwendbarkeit der VO (EU) 536/2014 sind die Aufgaben und Verantwortlichkeiten des Sponsors im Prinzip unverändert geblieben. Gemäß § 96 der EU-Verordnung wurde die Richtlinie 2001/20/EG zwar aufgehoben, jedoch sind die Übergangsbestimmungen bis einschließlich 30.01.2025 gemäß der in Anhang VII enthaltenen Übereinstimmungstabelle zu lesen [4].

Demnach ist der Sponsor bei der Durchführung einer klinischen Prüfung für Folgendes verantwortlich:

1. allgemeine Voraussetzungen der klinischen Prüfung
   a. Einhaltung des Prüfplans, der GCP-Anforderungen und anderer Regularien
   b. Einhaltung der jeweilig geltenden Datenschutzgesetze bei der Verarbeitung von personenbezogenen Daten
   c. Bereitstellung rechtlicher Vertreter des Sponsors in der EU oder dem EWR
2. Anforderungen an die Prüfpräparate (▶ Kap. A.6.1 Herstellung, Prüfung und Freigabe klinischer Prüfarzneimittel aus Sponsorensicht)
   a. Herstellung und Einfuhr der Prüfpräparate (Verordnung (EU) 536/2014 Kap. IX) [4]
   b. Kennzeichnung von Prüfpräparaten
   c. Entblindung in Notfallsituationen und Rücknahme von Prüfpräparaten
   d. Maßnahmen zum Schutz vor unmittelbarer Gefahr, die vom Prüfpräparat ausgehen können
3. Schutz von Prüfungsteilnehmern
   a. Abschluss einer Versicherung oder Schadenersatz zur Deckung der Haftung des Prüfers und des Sponsors gem. Verordnung (EU) 536/2014 Art. 76 sowie Anhang 1, O 68 bzw. Richtlinie 2001/20/EG. § 40a AMG regelt, dass die Versicherung zugunsten der von der klinischen Prüfung betroffenen Personen abgeschlossen werden muss.
4. Einholung aller erforderlichen Genehmigungen durch Behörden und Ethik-Kommissionen (▶ Kap. A.7.4 Planung aus Sponsorensicht), auch im Verlauf einer klinischen Prüfung bei wesentlichen Änderungen

   a. Beachtung der Besonderheiten bei Gen- und Zelltherapie- sowie Transplantationsstudien (▶ Kap. A.5 Spezielle Arzneimittel)
   b. Beachtung der Besonderheiten bei diagnostischer und therapeutischer Anwendung von radioaktiven Stoffen, Röntgenstrahlung oder anderen ionisierenden Strahlungsarten (▶ Kap. C.16 Radioaktive Stoffe oder ionisierende Strahlen)
5. Dokumentations- und Meldepflichten des Sponsors
   a. Meldepflicht über den Beginn der klinischen Prüfung, die Visite des ersten Prüfungsteilnehmers und das Ende der Rekrutierung (Verordnung (EU) 536/2014, Art. 36)
   b. ausführliche Dokumentation aller von den Prüfern mitgeteilten unerwünschten Ereignisse
   c. Übermittlung dieser Dokumentation an alle zuständigen Behörden (national, EU/EWR), einmal jährlich oder auf Verlangen
   d. Meldepflicht bei Bekanntwerden von schweren Verstößen gegen die Regeln für die Durchführung der klinischen Prüfung (Verordnung (EU) 536/2014/EG, Art. 52)
   e. unverzügliche Meldung aller bekannt gewordenen Verdachtsfälle unerwarteter schwerwiegender oder lebensbedrohlicher Nebenwirkungen durch in dieser oder einer anderen klinischen Prüfung des Sponsors verwendete und denselben Wirkstoff enthaltende Prüfpräparate (▶ Kap. A.7.2 Pharmakovigilanz (PV))
   f. Meldepflicht über evtl. getroffene Maßnahmen zum Schutz vor unmittelbarer Gefahr (s. a. Verordnung (EU) 536/2014/EG, Art. 38 bzw. § 11 GCP-V)
   g. jährliche Berichterstattung durch den Sponsor über die Sicherheit jedes in der klinischen Prüfung verwendeten Prüfpräparates gem. Verordnung (EU) 536/2014 Art. 43 und Anhang III bzw. Art. 17 Abs. 2 der Richtlinie 2001/20/EG und ICH-Guideline E2F on Development Safety Update Report – DSUR
   h. Meldepflicht neuer Informationen über Gefahren für die Gesundheit nicht betroffener Personen und der Umwelt bei klinischen Prüfungen mit gentechnisch veränderten Organismen
   i. Meldepflicht über Unterbrechung, Abbruch und Beendigung einer klinischen Prüfung
   j. Meldepflicht über die Zusammenfassung der Ergebnisse der klinischen Prüfung an die EU-Datenbank, in wissenschaflicher und zusätzlich in laienverständlicher Sprache innerhalb eines Jahres nach Beendigung der klinischen Prüfung (Verordnung (EU) 536/2014, Art. 37 (4) und Anhang IV und V)
   k. Meldepflicht des Studienabschlussberichts an die EU-Datenbank bei Zulassungsstudien innerhalb von 30 Tagen nach Beendigung des Zulassungsverfahrens (▶ Kap. A.7.7 Studienabschlussbericht)
6. Informationen an die Prüfer
   a. Bereitstellung einer mindestens jährlich aktualisierten Prüferinformation
   b. Die unter Punkt 5e genannte Meldepflicht des Sponsors über jeden ihm bekannt gewordenen Verdachtsfall einer unerwarteten schwerwiegenden Nebenwirkung muss nur an die in der klinischen Prüfung beteiligten Prüfer erfolgen, sofern die klinische Prüfung gemäß der RL 2001/20/EG und CT-3 durchgeführt wird [23]. Bei klinischen Prüfungen, die gemäß der Verordnung (EU) 536/2014 durchgeführt werden, sind die beteiligten Prüfer über neue Sicherheitsdaten oder Änderungen im Nutzen-Risiko-Profil zu informieren (VO 536/2014 Questions & Answers Version 6.5, Juli 2023: Q 7.30, No. 356-358 [10].
7. Trial Master File (TMF) und Archivierung
   a. Führen eines fortlaufenden TMF mit allen wesentlichen Dokumenten zur Bewertung der Durchführung einer klinischen Prüfung als auch der Qualität der erhobenen Daten (▶ Kap. C.2 Trial Master File)
   b. Aufbewahrung aller wesentlichen Unterlagen der klinischen Prüfung innerhalb der gesetzlich festgesetzten Fristen (VO (EU) 536/2014, Art. 58, mindestens 25 Jahre nach Beendigung der klinischen Prüfung)
   c. Aufzeichnung, Verarbeitung, Behandlung und Speicherung von Informationen
   d. Veröffentlichung der Ergebnisse klinischer Prüfungen (Verordnung (EU) 536/2014 Anhang IV) bzw. Einreichung an die zuständigen BOB gem. § 42b AMG [11] sowie gem. Leitlinie 2012/302 03/EG der Europäischen Kommission in der Datenbank der EU für klinische Prüfungen [21])

e. Pflichten zur Aufsicht und dem Qualitätsmanagement des Sponsors – einschl. Audits (▶ Kap. A.7.3 Qualitätsmanagement)
f. Aufsetzen eines Qualitätsmanagementsystems zur Qualitätssicherung aller Phasen der klinischen Prüfung (ICH-E6(R2) 5.0)
g. Überwachung zur Gewährleistung der Zuverlässigkeit und Belastbarkeit der Ergebnisse

8. Überwachung der Rechte, der Sicherheit und des Wohles der Prüfungsteilnehmer zu deren Schutz sowie Einhaltung der Meldepflichten und Durchführung der klinischen Prüfung gemäß den gesetzlichen Anforderungen. Inspektionen (veranlasst durch Behörden, ▶ Kap. A.7.8 GCP-Inspektion)

Die Inspektionsverfahren sind in Kap. XIII der Verordnung (EU) 536/2014, der Durchführungsverordnung (EU) 2017/556 und sofern zutreffend in § 15 der GCP-V national geregelt [12]. Das AMG legt weiterhin eine Duldungs- und Mitwirkungspflicht des Inspizierten fest (§ 66) [11].

Verpflichtungen des Sponsors bei der Durchführung klinischer Prüfungen – nachträgliche Änderungen

Bezogen auf die o. g. umfänglichen Verpflichtungen des Sponsors bei der Durchführung klinischer Prüfungen, die in den Beiträgen dieses Leitfadens ausführlich erläutert werden, sind nachstehend die spezifischen Verpflichtungen bei nachträglichen Änderungen dargestellt.

Gemäß Art. 96 und Art. 98(1) der EU-Verordnung gelten auch für nachträgliche Änderungen die Übergangsbestimmungen bis einschließlich 30.01.2025 gemäß Anhang VII der Verordnung.

Beispiele für den Begriff „Änderung" gemäß VO (EU) 536/2014

Für klinische Prüfungen, die gemäß der VO (EU) 536/2014 durchgeführt werden:

Der Sponsor ist verpflichtet nachträgliche Änderungen einer genehmigten klinischen Prüfung über das Clinical Trial Information System (CTIS) einzureichen. Änderungen können die Durchführung, den Aufbau, die Methodik, das Prüf- oder das Hilfspräparat, den Prüfer oder die Prüfstelle betreffen (Erwägungsgrund (23) VO 536/2014; [4]. Wenn diese Änderungen wesentliche Auswirkungen auf die Sicherheit oder Rechte der Prüfungsteilnehmer oder auf die Zuverlässigkeit und Belastbarkeit der im Rahmen der klinischen Prüfung gewonnenen Daten haben, sollten sie einem Genehmigungsverfahren nach dem Muster des Verfahrens zur Erstgenehmigung unterliegen.

Nachträgliche Änderungen werden gemäß Verordnung (EU) 536/2014 in 3 Kategorien aufgeteilt:

- Wesentliche Änderungen:
  Jede Änderung irgendeines Aspekts der klinischen Prüfung, die nach Mitteilung einer in den Art. 8, 14, 19, 20 oder 23 genannten Entscheidung vorgenommen wird und die vermutlich wesentliche Auswirkungen auf die Sicherheit oder die Rechte der Prüfungsteilnehmer oder auf die Zuverlässigkeit und Belastbarkeit der im Rahmen der klinischen Prüfung gewonnenen Daten nach sich ziehen wird (Art. 2 (2) Nr. 13).
- Nicht wesentliche Änderungen gem. Art. 81 Abs. 9:
  Jegliche Änderung der klinischen Prüfung, bei der es sich nicht um eine wesentliche Änderung handelt, die aber für die Überwachung der klinischen Prüfung durch die betroffenen Mitgliedstaaten relevant sind. Die Verordnung (EU) 536/2014 fordert, dass der Sponsor die EU-Datenbank laufend mit solchen nicht wesentlichen Änderungen aktualisiert.
- Nicht wesentliche Änderungen:
  Änderungen, die nicht unter die Definition der wesentlichen Änderungen fallen und auch nicht relevant für die Überwachung der klinischen Prüfung durch die betroffenen Mitgliedstaaten sind.

Der jährliche Sicherheitsbericht (ASR) nach Art. 2, Abs. 2, Punkt 13., Art. 43 und Anhang III 3. Nr. 23–25 der Verordnung (EU) 536/2014 stellt an sich keine Änderung dar und ist der EMA („Agentur") deshalb auch nicht als signifikante Änderung zu melden (s. a. ▶ Kap. A.7.2 Pharmakovigilanz (PV)). Allerdings hat der Sponsor zu prüfen, ob die im ASR vorgelegten Daten eine Änderung der mit dem Antrag auf Genehmigung einer klinischen Prüfung eingereichten Unterlagen erforderlich machen. Ist diese Änderung signifikant, gelten dafür die Regeln für die Unterrichtung über signifikante Änderungen [10, Nr. 194–195]. Den jährlichen Bericht hat der Sponsor für alle Prüfpräparate außer Placebos der Agentur zu übermitteln. Eine Einreichung für jede klinische Prüfung separat ist nicht mehr erforderlich. Sobald die erste betreffende klinische Prüfung über die EU-Verordnung genehmigt wurde, kann der ASR auch für die klinischen Prüfungen, die gem. Richtlinie 2001/20/EC durchgeführt werden, gesammelt über CTIS eingereicht werden (Frage 7.49 [10]).

Auch die jährliche Aktualisierung der Prüferinformation nach Art. 55 der Verordnung (EU) 536/2014 stellt keine signifikante Änderung dar. Allerdings muss der Sponsor prüfen, ob die Aktualisierung auf Änderungen Bezug nimmt, die als signifikant einzustufen sind [10].

Beispiele für „signifikante Änderungen" gemäß VO (EU) 536/2014

Eine nicht umfassende Übersicht von Beispielen dieser nachträglichen Änderungen findet sich in Kapitel 3 und Annex IV des Questions-&-Answers-Dokuments, Version 6.5, Juli 2023 [10]:

Beispiele wesentlicher Änderungen – Part I (prüfungsspezifische Daten/Dokumentation):

- Wechsel des Sponsors/rechtlicher Vertreter des Sponsors in der EU
- Wechsel eines Unter-Auftragnehmers, z. B. CRO oder Änderung bei den delegierten Aufgaben
- Einreichung von Daten/Dokumenten zwecks Erfüllung von Auflagen bei der Genehmigung einer klinischen Prüfung
- eine Änderung des primären oder sekundären Endpunkts, deren Einfluss auf die Sicherheit oder den wissenschaftlichen Wert der klinischen Studie wahrscheinlich erheblich ist, die Verwendung neuer Kriterien für den primären Endpunkt
- neue toxikologische oder pharmakologische Daten oder eine neue Interpretation von toxikologischen oder pharmakologischen Daten mit wahrscheinlicher Auswirkung auf die Risiko-Nutzen-Bewertung
- eine Änderung der Definition des Prüfungsabschlusses
- GMP-relevante Änderungen

Beispiele wesentlicher Änderungen – Part II (Spezifische Daten/Dokumentation zur Prüfstelle):

- Hinzufügung einer neuen Prüfstelle
- Wechsel des Hauptprüfers
- Änderung der betreffenden schriftlichen Auskünfte, die den Teilnehmern an klinischen Prüfungen erteilt werden, um deren Einwilligung nach Aufklärung einzuholen
- Änderung des Zugangs, der Offenlegung, Verbreitung, Veränderung von Informationen und verarbeiteten personenbezogenen Daten der Prüfungsteilnehmer oder Mitgliedern des Studienteams

Das Verfahren zur Einreichung der nachträglichen Änderungen wird in Kap. III der Verordnung beschrieben.

Anhang II der Verordnung (EU) 536/2014 „Antragsunterlagen für wesentliche Änderungen" erläutert detailliert die notwendigen Dokumente bei der Einreichung von wesentlichen Änderungen und stellt in Punkt A.1 fest: *„Betrifft eine wesentliche Änderung mehr als eine klinische Prüfung desselben Sponsors und desselben Prüfpräparats, so kann der Sponsor einen einzigen Antrag auf Genehmigung der wesentlichen Änderung stellen."*

Das CTIS unterscheidet nicht zwischen verschiedenen Arten von inhaltlichen Änderungen in einem bestimmten Dokument. Daher ist es die Aufgabe des Sponsors die Klassifizierung und den entsprechenden Einreichungsweg festzulegen. Ein gutes Beispiel hierfür ist eine neue Version der Investigator's Brochure, die entweder als wesentliche Änderung (Änderungen hinsichtlich des Nutzen-Risiko-Profils in der klinischen Prüfung) oder als nicht wesentliche Änderung gem. Art. 81 Abs. 9 (Jährliche Aktualisierung ohne wesentliche Änderungen, die Auswirkungen auf die Sicherheit und/oder das Nutzen-Risiko-Profils der Teilnehmer in der klinischen Prüfung haben.) eingereicht werden muss [10, Nr. 140].

Beispiele für den Begriff „Änderung" gemäß RL 2001/20/EC

Artikel 10 a) der Richtlinie 2001/20/EG [3] stellt fest:

> *„Nach dem Beginn der klinischen Prüfung kann der Sponsor am Prüfplan Änderungen vornehmen. Wenn diese Änderungen signifikant sind und sich auf die Sicherheit der Prüfungsteilnehmer auswirken können oder die Auslegung der wissenschaftlichen Dokumente, auf die die Durchführung der Prüfung gestützt wird, beeinflussen können oder wenn sie unter irgendeinem anderen Gesichtspunkt von Bedeutung sind, dann unterrichtet der Sponsor die zuständigen Behörden des bzw. der betreffenden Mitgliedstaaten über die Gründe und den Inhalt der Änderungen und informiert die zuständige Ethik-Kommission bzw. die zuständigen Ethik-Kommissionen gemäß den Artikeln 6 (‚Ethik-Kommission') und 9 (‚Beginn einer klinischen Prüfung')."*

Bezugnehmend darauf werden in Kap. 3 der „Mitteilung der Kommission – Ausführliche Anleitung zum Antrag auf Genehmigung der klinischen Prüfung eines Humanarzneimittels bei den zuständigen Behörden, zur Unterrichtung über signifikante Änderungen und zur Mitteilung über den Abschluss der klinischen Prüfung (CT-1) (2010/C 82/01)" [22] insbesondere folgende Begriffe näher definiert:

- Begriff der „Änderung" sowie
- Begriff „signifikant".

Der jährliche Sicherheitsbericht (DSUR) nach Art. 17 Abs. 2 der Richtlinie 2001/20/EG stellt an sich keine Änderung dar und ist der zuständigen nationalen Behörde des betreffenden Mitgliedstaates deshalb auch nicht als signifikante Änderung zu melden. Allerdings hat der Sponsor zu prüfen, ob die im DSUR vorgelegten Daten eine Änderung der mit dem Antrag auf Genehmigung einer klinischen Prüfung eingereichten Unterlagen erforderlich machen. Ist diese Änderung signifikant, gelten dafür die Regeln für die Unterrichtung über signifikante Änderungen (CT-1, Nr. 110) [22].

Auch die jährliche Aktualisierung der Prüferinformation nach Art. 8 der Richtlinie 2005/28/EG stellt keine signifikante Änderung dar. Allerdings muss der Sponsor prüfen, ob die Aktualisierung auf Änderungen Bezug nimmt, die als signifikant einzustufen sind (CT-1, Nr. 116) [22].

Außerdem wird darauf hingewiesen, dass eine übertriebene Berichterstattung vermieden werden sollte. Insbesondere ist nicht jede Änderung im Antragsformular für die klinische Prüfung von vornherein als signifikante Änderung einzustufen (CT-1, Nr. 115) [22].

Beispiele für „signifikante Änderungen" gegenüber den zuständigen Behörden (CT-1, Nr. 118ff) [22]

- eine Änderung des Hauptzwecks der klinischen Prüfung
- eine Änderung des primären oder sekundären Endpunkts, deren Einfluss auf die Sicherheit oder den wissenschaftlichen Wert der klinischen Studie wahrscheinlich erheblich ist, die Verwendung neuer Kriterien für den primären Endpunkt
- neue toxikologische oder pharmakologische Daten oder eine neue Interpretation von toxikologischen oder pharmakologischen Daten mit wahrscheinlicher Auswirkung auf die Risiko-Nutzen-Bewertung
- eine Änderung der Definition des Prüfungsabschlusses

Beispiele für „signifikante Änderungen" gegenüber den zuständigen Ethik-Kommissionen

Über signifikante Änderungen von Informationen, die nach der Richtlinie 2001/20/EG nur von der Ethik-Kommission des betreffenden Mitgliedstaates beurteilt werden, sollte der Sponsor nur die Ethik-Kommission unterrichten. Dies gilt insbesondere für Informationen (CT-1, Nr. 127) [22]

- zur klinischen Prüfstelle (Art. 6 Abs. 3 lit. f der Richtlinie 2001/20/EG),
- zu den schriftlichen Auskünften, die den Teilnehmern an klinischen Prüfungen erteilt werden, um deren Einwilligung nach Aufklärung einzuholen (Art. 6 Abs. 3 lit. g der Richtlinie 2001/20/EG) und
- den Prüfern (Art. 6 Abs. 3 lit. d der Richtlinie 2001/20/EG).

Die Bewertung, ob eine Änderung als signifikant einzustufen ist, obliegt dem Sponsor, allerdings sollte die zuständige nationale Behörde den Sponsor unverzüglich und gebührenfrei beraten, falls er sich an diese wendet (CT-1, Nr. 114) [22].

Weiterhin werden Beispiele für **nicht signifikante Änderungen** bei Änderungen des Prüfplans der klinischen Prüfung gegeben (CT-1, Nr. 120) [22], z. B.:

- Änderung der Zahl der Teilnehmer an der klinischen Prüfung je Prüfstelle, wenn die Gesamtzahl der Teilnehmer in dem betreffenden Mitgliedstaat unverändert bleibt oder die Zunahme/Abnahme im Vergleich zur absoluten Teilnehmerzahl unerheblich ist
- geringfügige Verlängerung der Prüfungsdauer (um weniger als 10 % der Gesamtdauer der Prüfung)
- geringfügige Klarstellungen im Prüfplan
- Korrektur von Druckfehlern
- Änderungen der Kontaktdaten der in den Unterlagen aufgeführten Personen
- Änderungen der internen Organisation des Sponsors oder ein Wechsel der Personen, an die bestimmte Aufgaben delegiert worden sind

Entsprechend regelt die GCP-V in § 10 „Nachträgliche Änderungen", dass Änderungen genehmigungspflichtig durch die zuständige Bundesoberbehörde (BOB) sind bzw. durch die zuständige Ethik-Kommission zustimmend bewertet werden müssen, die geeignet sind,

> „*1. sich auf die Sicherheit der betroffenen Personen auszuwirken,*
>
> *2. die Auslegung der wissenschaftlichen Dokumente, auf die die Prüfung gestützt wird, oder die wissenschaftliche Aussagekraft der Studienergebnisse zu beeinflussen,*
>
> *3. die Art der Leitung oder Durchführung der Studie wesentlich zu verändern,*
>
> *4. die Qualität oder Unbedenklichkeit der Prüfpräparate zu beeinträchtigen oder*
>
> *5. bei klinischen Prüfungen mit Arzneimitteln, die aus gentechnisch veränderten Organismen bestehen oder diese enthalten, die Risikobewertung für die Gesundheit nicht betroffener Personen und die Umwelt zu verändern, […]*" [12]

Die behördliche Genehmigung ist bei der zuständigen BOB zu beantragen. Der Antrag ist zu begründen. Für den Antrag auf Genehmigung einer nachträglichen Änderung sollte das Formblatt des Annex 2 der Leitlinie CT-1 (Amendment Form) verwendet werden. Jede nachträgliche Änderung des Prüfplanes muss vom Leiter der klinischen Prüfung (LKP) unterschrieben werden.

Für die Bearbeitung von nachträglichen Änderungen gilt bei der BOB eine 20-Tages-Frist. Erhält der Antragssteller bis 20 Tage nach Eingang der nachträglichen Änderungen keine mit Gründen versehenen Einwände gegen die Änderung, dann gilt die nachträgliche Änderung als genehmigt (implizites Genehmigungsverfahren) [12].

Für die zuständige Ethik-Kommission besteht eine 35-Tage-Frist und ein explizites Genehmigungsverfahren. Wenn die Ethik-Kommission eine befürwortende Stellungnahme abgibt und die zuständigen Behörden der Mitgliedstaaten keine mit Gründen versehenen Einwände gegen diese signifikanten Änderungen vorgebracht haben, führt der Sponsor die klinische Prüfung nach dem geänderten Prüfplan fort.

Bei einer ablehnenden Stellungnahme darf der Sponsor den Prüfplan nicht ändern.

A.7.5.2.2 CRO – Aufgaben und Verantwortlichkeiten

Es entpricht der allgemeinen Praxis die Aufgaben und Funktionen, die unter ▶ Kap. A.7.5.2 genannt sind, an CROs zu delegieren (Outsourcing). Wie bereits erwähnt, kann die letztendliche Verantwortung des Sponsors jedoch nicht delegiert werden, diese verbleibt immer beim Sponsor.

Durch den wachsenden Zeit- und Kostendruck sowie die gestiegene Komplexität bei der Entwicklung neuer Arzneimittel und Therapien hat der Bedarf an Expertise, Personal und Technologien stark zugenommen. Dies hat zu einer stetigen Diversifizierung und einem hohen Wachstum der Portfolios in der Dienstleistungsbranche geführt. Mittlerweile kann praktisch der gesamte Bedarf, den ein Unternehmen im Pharma-, Biotechnologie-

und Medizinproduktebereich hat, durch Dienstleistungsunternehmen der präklinischen und klinischen Forschung abgedeckt werden.

Dazu gehören z. B. folgende Aufgaben, mit denen Sponsoren CROs beauftragen:

- Identifizierung von Entwicklungskandidaten
- Durchführung präklinischer Studien
- Beratung bei der Erstellung eines regulatorischen und klinischen Entwicklungsplans
- Durchführung von Machbarkeitsanalysen für geplante klinische Prüfungen
- Planung und Durchführung klinischer Prüfungen aller Phasen der Entwicklung inkl.
  - Rekrutierung von Prüfern und Patienten
  - Monitoring
  - Datenmanagement
  - Biometrie
  - Statistik
  - Projektmanagement
- Laborservice (lokal und global)
- Clinical Trial Supply: logistische Unterstützung bei der Bereitstellung der Prüfmedikation und anderer Studienmaterialien für Prüfstellen und Patienten
- Unterstützung bei dezentralen Studien, wie Telemedizin und Home-Nursing
- Einreichung von Anträgen zur Genehmigung klinischer Prüfungen (über das CTIS oder bei den jeweiligen Behörden und ggf. von Änderungsanträgen sowie entsprechender Anträge bei den zuständigen Ethik-Kommissionen)
- IT-Strukturen und Spezial-Softwaresysteme:
  - integrative Clinical-Trial-Management-Systeme zur Erfassung von Prüfdaten und relevanten Schlüsselinformationen, die eine effektive, qualitätssichernde Projektsteuerung garantieren
  - Plattformen, die remote sowie zentralisiertes, risikobasiertes Qualitätsmanagement unterstützen
  - Systeme für Electronic Data Capture (EDC), elektronische Trial Master Files (eTMF), aber auch für electronic Patient-Reported Outcome (ePRO), einschließlich der Verwendung von Videos für virtuelle Tests und künstlicher Intelligenz (KI) zur Durchführung von Analysen

Zusätzlich bieten CROs auch wissenschaftliche Beratung in neu entstehenden Fachgebieten wie Genomik, Begleitdiagnostik (Companion Diagnostics) und Biomarkern an.

Auch auf dem Gebiet von Real-World Data (RWD) und Real-World Evidence (RWE) werden von CROs Dienstleistungen angeboten. Dieser Ansatz kann bereits in den frühen Phasen der klinischen Entwicklung große Bedeutung erlangen, da die Nutzung dahingehender Daten in Zukunft vermehrt Möglichkeiten eröffnet, schneller, kosteneffizienter, aber auch zum Wohle des Patienten die klinische Forschung, z. B. über synthetische Studienarme, zu unterstützen (Informationen zum Einbinden von RWD in klinische Studien werden in der nächsten Revision 3 von ICH-GCP Richtlinie E6(R3) Annex 2 erwartet.)

Eng verbunden mit Regulatory Affairs ist der Bereich Regulatory Compliance, der dafür sorgt, dass Datenintegrität sichergestellt und die Unternehmen auf Audits und Inspektionen gut vorbereitet sind. Pre-Approval-Inspektionen, die vor Erteilung der Zulassung durch die Behörden durchgeführt werden, haben hier einen besonderen Stellenwert. Sie stellen einen kritischen Meilenstein in der Entwicklung von neuen Therapien dar.

Health Economics und Market Access war viele Jahre ein unterschätztes Gebiet, das zahlreiche Unternehmen viel zu spät in ihrem klinischen Entwicklungsplan berücksichtigt haben. Der Mangel an erforderlichen Daten für die erfolgreiche Nutzenbewertung und Erstattungsfähigkeit zulasten der gesetzlichen Krankenversicherung kann ein hohes wirtschaftliches Risiko des pharmazeutischen Unternehmers darstellen. Auch für dieses Fachgebiet gibt es Dienstleister, die ihre Expertise lokal, regional oder auch global anbieten.

A.7.5.2.3 Vorgaben für die Übertragung von Aufgaben des Sponsors an eine/mehrere CROs

Zusammenfassend sind folgende, grundsätzliche Anforderungen hervorzuheben:

- Ein Sponsor kann einzelne oder alle prüfbezogenen Aufgaben und Funktionen auf eine CRO übertragen, wobei aber die letztendliche Verantwortung für die Sicherheit der Prüfungsteilnehmer sowie für die Qualität und Integrität der erhobenen Daten immer beim Sponsor verbleibt.
- Die übernehmende CRO muss – wie der Sponsor selbst – Qualitätssicherungsmaßnahmen und Qualitätskontrollen einführen (vgl. ICH-GCP E6(R2) Punkt 5.2.1) [2].
- Jede prüfbezogene Aufgabe und Funktion, die auf eine CRO übertragen und von dieser übernommen wird, ist schriftlich festzuhalten (Vertrag).
- Der Sponsor muss die Aufsicht über alle in seinem Namen ausgeübten, prüfbezogenen Aufgaben und Funktionen sicherstellen; einschließlich prüfbezogener Aufgaben und Funktionen, welche von der vom Sponsor beauftragten CRO an eine andere Partei (Unterauftragsnehmer, Subcontractor) vergeben werden.
- Alle prüfbezogenen Aufgaben und Funktionen, die nicht speziell auf eine CRO übertragen und von diesem übernommen werden, verbleiben beim Sponsor.

A.7.5.2.3.1 Sponsor-CRO-Verhältnis

Die Leitlinie ICH-GCP E6(R2) [2] geht in Abschnitt 5 sehr detailliert auf das Sponsor-CRO-Verhältnis ein und hebt auch hervor, dass im ICH-GCP alle Verweise auf einen Sponsor auch für eine CRO gelten, soweit eine CRO diese prüfbezogenen Pflichten und Funktionen eines Sponsors vertraglich übernommen hat.

In dieser Leitlinie wird insbesondere auf die folgenden Bereiche eingegangen, die vom Sponsor direkt oder über CROs sichergestellt werden müssen und Auswirkungen auf die Durchführung der klinischen Prüfung haben. Ergänzend zu den o. g. grundsätzlichen Anforderungen sind nachstehend die Bereiche genannt, die **zusätzlich** zu berücksichtigen sind:

- medizinische Expertise zur unmittelbaren Beratung von medizinischen Fragestellungen und Problemen
- qualifizierte Biostatistiker, klinische Pharmakologen und Ärzte während der gesamten Durchführung der klinischen Prüfung
- Einsetzen eines Independent Data-Monitoring Committee (IDMC) zur Bewertung des Fortschreitens der klinischen Prüfung, besonders der Sicherheitsdaten und der kritischen Wirksamkeitsendpunkte
- Erstellung von SOPs zu Anforderungen, Design, Kontrolle und Validierung von elektronischen Systemen zum Datenmanagement
- Meldepflicht an die Behörden bei Übertragung von Daten auf einen neuen Eigentümer
- Auswahl von qualifizierten Prüfärzten und Prüfung der Inhalte, von Verträgen mit den Prüfern und Prüfstellen, einschließlich deren Vergütung
- Verpflichtung des Sponsors, alle prüfspezifischen Verantwortlichkeiten zu benennen und festzulegen sowie an wen diese Verantwortung eventuell übertragen wird
- Regelung der eventuellen Entschädigungen an Prüfungsteilnehmer und Prüfärzte
- Sicherstellung, dass ausreichende Sicherheits- und Wirksamkeitsdaten aus nichtklinischen und klinischen Prüfungen vorliegen zur Rechtfertigung der jeweiligen klinischen Prüfung
- Lieferung und Handhabung von klinischen Prüfpräparaten
- Sicherstellung, dass alle Prüfungsteilnehmer ihre Einwilligungserklärungen erteilt haben
- fortlaufende Sicherheitsevaluierung der Prüfpräparate
- Monitoring der klinischen Prüfung: Zweck, Auswahl qualifizierter Monitore, Monitoringplan, Ausmaß und risikobasierter Ansatz und Verantwortlichkeiten des Monitorings, Prozesse, Berichtsstellung (▶ Kap. C.7 Monitoring)
- Auditierung durch den Sponsor

Es ist auch wichtig zu beachten, dass im Verhältnis des Sponsors zum Prüfarzt – insbesondere hinsichtlich der Informationspflichten des Sponsors, aber auch der Informationspflichten vom Prüfarzt zum Sponsor – im Zusammenspiel mit der CRO –, sichergestellt ist, dass die Aufgabenverteilung klar dokumentiert und transparent gemacht wird. Hierzu zählen z. B. Meldepflichten der Prüfärzte an den Sponsor über das Auftreten schwerwiegender unerwünschter Ereignisse und die Meldung von Verdachtsfällen unerwarteter schwerwiegender Nebenwirkungen vom Sponsor an die EudraVigilance-Datenbank der EMA (Art. 40–42 der Verordnung (EU) 536/2014). Die Meldungen an die zuständigen Ethik-Kommissionen gem. §§ 12 und 13 GCP-VO [12] entfallen für klinische Prüfungen, die gem. Verordnung (EU) 536/2014 durchgeführt werden (▶ Kap. A.7.2 Pharmakovigilanz (PV)). Weiterhin gehört hierzu auch die Anzeige von Änderungen an die zuständigen Länderbehörden (§ 67 AMG). Diese entfällt für klinische Prüfungen, die gem. Verordnung (EU) 536/2014 durchgeführt werden.

Jede berechtigte und rechtlich verantwortliche Partei muss Kontrolle und Zugang zu Daten und Informationen haben. Ebenfalls ist zu beachten, dass die zuständigen Ethik-Kommissionen und Zulassungsbehörden, die die klinische Prüfung genehmigen bzw. ein zustimmendes Votum abgeben, im Rahmen der Antragstellung ordnungsgemäß über diese Tätigkeiten informiert wurden (▶ Kap. A.7.4 Planung aus Sponsorensicht).

A.7.5.2.3.2 Rechtlicher Vertreter in der EU

Das AMG legt in § 40 Abs. 1, Nr. 1 [11] – in Umsetzung von Art. 19 der Richtlinie 2001/20/EG [3] – fest, dass Sponsoren aus Drittstaaten einen rechtlichen Vertreter in der EU oder dem Europäischen Wirtschaftsraum (EWR), der Island, Norwegen und Liechtenstein einschließt, haben müssen. Entsprechendes gilt für die Verordnung (EU) 536/2014 (Art. 74 [4]).

Es kann nur einen einzigen rechtlichen Vertreter in der EU für eine bestimmte klinische Prüfung geben. Führt ein Sponsor mehrere klinische Prüfungen durch, kann er für seine klinischen Prüfungen einen zentralen rechtlichen EU-Vertreter wählen oder für jede einzelne Prüfung einen anderen [9,10].

Es ist auch darauf hinzuweisen, dass der Antragsteller auf Genehmigung der klinischen Prüfung nicht der rechtliche EU-Vertreter sein muss und auch nicht der Sponsor selbst. Diese Aufgabe kann an Dritte delegiert werden, z. B. an eine CRO. Allerdings kann auch die Aufgabe des rechtlichen EU-Vertreters an eine CRO übertragen werden, die mit der Durchführung der klinischen Prüfung bzw. mit dem Antrag auf Genehmigung der klinischen Prüfung beauftragt wird. Dies erleichtert Sponsoren, die ihren Sitz außerhalb der EU und des EWR haben, die Suche nach einem rechtlichen EU-Vertreter [9,10]. Bei Sponsoren, die in Deutschland oder der EU ansässig sind, wird die Rolle des EU-Vertreters üblicherweise selbst übernommen. Der Antragsteller ist meist eine CRO, sofern diese mit der Durchführung der klinischen Prüfung beauftragt wird. Alle 3 Funktionen können jedoch auch vom Sponsor wahrgenommen werden.

Damit der rechtliche EU-Vertreter in die Lage versetzt wird, seinen Verpflichtungen in Vertretung des Sponsors nachzukommen, muss der Vertrag den Sponsor verpflichten, dem rechtlichen Vertreter alle erforderlichen Informationen zur Verfügung zu stellen. Umgekehrt muss aber auch der rechtliche Vertreter verpflichtet werden, den Sponsor unverzüglich über Vorkommnisse zu unterrichten, die eine Zuwiderhandlung gegen die Vorgaben der Verordnung erkennen lassen (Verordnung (EU) Nr. 536/2014 Fragen & Antworten, Version 6.5, Juli 2023, Frage 5.7) [10].

Wichtig in diesem Zusammenhang ist, dass der rechtliche EU-Vertreter haftbar ist für die Einhaltung der Verpflichtungen des Sponsors (Richtlinie 2001/20/EG Art. 19 [3] und Verordnung (EU) 536/2014 Art. 75 [4]). Hiermit stellt der Gesetzgeber sicher, dass die Mitgliedstaaten Durchsetzungsmaßnahmen ergreifen können, um eine wirksame Sanktionierung zu gewährleisten. Die spezifischen zivil- und strafrechtlichen Maßnahmen hierzu – z. B. Schadenersatz für einen geschädigten Prüfungsteilnehmer oder strafrechtliche Bestrafung bei einer fahrlässigen Körperverletzung – sind in dem jeweiligen Gesetz jedes einzelnen Mitgliedstaates geregelt und nicht Bestandteil der genannten europäischen Bestimmungen. Sowohl der EU-Sponsor als auch dessen gesetzlicher EU-Vertreter sind gleichermaßen haftbar [4].

A.7.5.2.3.3 Letter of Authorization mit einer CRO

Wie bereits über die Aufgaben und Verantwortlichkeiten des Sponsors erläutert, sind die an Dritte delegierten Aufgaben schriftlich zu vereinbaren. Dies geschieht zum einen über einen schriftlichen Vertrag zwischen dem Sponsor und der CRO. Zusätzlich werden beim Antrag auf Genehmigung einer klinischen Prüfung sog. Letter of Authorization (LoA), bzw. Letter of Delegation (LoD) erforderlich. Diese beiden Begriffe LoA und LoD werden synonym verwendet.

Es handelt sich hierbei um offizielle Briefe des Sponsors, die gegenüber den Zulassungsbehörden und Ethikkommissionen nachweisen, welche Aufgaben und Funktionen vom Sponsor an die einreichende CRO delegiert wurden.

Was muss im Letter of Authorization (LoA) erwähnt sein?

Mit dem Letter of Authorization (LoA) oder Letter of Delegation (LoD) überträgt der Sponsor Aufgaben und Vollmachten an einen Auftragnehmer (z. B. CRO). LoAs enthalten genaue Spezifikationen zur klinischen Prüfung (Protokoll-Nummer, Protokoll-Titel) und richten sich an *„to whom it may concern".* Der Sponsor (Angabe von Namen und Adresse) delegiert/autorisiert damit die CRO (Angabe von Namen und Adresse), spezifische Aufgaben (genau beschreiben) in genannten Ländern (Aufzählung) auszuführen und erlaubt der CRO ggf., einige der Aufgaben an weitere Parteien (Subcontractors) zu delegieren. Der LoA schließt mit der Gültigkeitsdauer und muss von einem autorisierten Vertreter des Sponsors unterschrieben werden. LoAs werden i. d. R. in Englisch verfasst, da sie von den meisten Behörden und Ethik-Kommissionen in einer länderübergreifenden Ausfertigung akzeptiert werden.

Beispiel: Wortlaut eines Letter of Aufhorization für ausgewählte Aufgaben

In particular, CRO is authorised to conduct the following services related to the Clinical Trial:

- Preparation of Clinical Trial related documents, (e.g. Clinical Trial protocol, ICF, CRF) in accordance with national and international regulatory legislation and regulations;
- Communication and interaction with the appropriate regulatory authorities, competent authorities and regional authorities (hereinafter collectively addressed to as „RA") and with independent review boards and central and regional ethics committees (hereinafter collectively addressed to as „EC") related to the above-referenced Clinical Trial in accordance with national and international regulatory legislation and regulations, on behalf of Sponsor, including:
  - Completion of forms and databases; preparation and submission of Clinical Trial applications, any additional changes and amendments to the approved Clinical Trial protocol, reports about termination or suspension of the Clinical Trial, annual study reports, summary final reports, and any other required notifications and submissions to RA and/or EC;
  - Payment of fees associated with the submission of Clinical Trial applications to the RA and/or EC;
  - Submission of information related to serious adverse events, which either occurred within the above-referenced Clinical Trial or are related to the Clinical Trial medication or any other events that could have influence on safety of the Clinical Trial subjects, to the competent RA and EC, in accordance with the national legal requirements.
- Collaboration with the customs authorities in regard to customs clearance of the Clinical Trial medication, laboratory kits and other Clinical Trial related materials.
- Obtaining required permissions for import of Clinical Trial medication, laboratory kits, other Clinical Trial related supplies and materials.
- Obtaining required permissions for export of used and unused Clinical Trial medication, laboratory kits, biological samples (e.g. blood, serum, tissue and urine samples), other Clinical Trial related supplies, and used and unused Clinical Trial materials.
- Signature and execution and amendment of agreements with clinical investigators and investigative sites, drug storage facilities, courier companies and other third parties to execute the transferred duties and processing the related payments.
- Support of arrangements for the Clinical Trial liability and patient insurances in accordance with the international and local legislation, as required.
- Qualification, initiation, monitoring, auditing, and closure of investigational sites and Clinical Trial conclusion.

- Reconciliation the Serious Adverse Events and preparation of the Serious Adverse Events safety reports;
- Data management and processing.

A.7.5.3 CRO-Auswahlkriterien

Die Entscheidungskriterien für die Auswahl der geeigneten CRO sind recht vielfältig und können auch individuell sehr unterschiedlich sein. Eine Auswahl der häufigsten Kriterien sind in Abb. 1 aufgeführt.

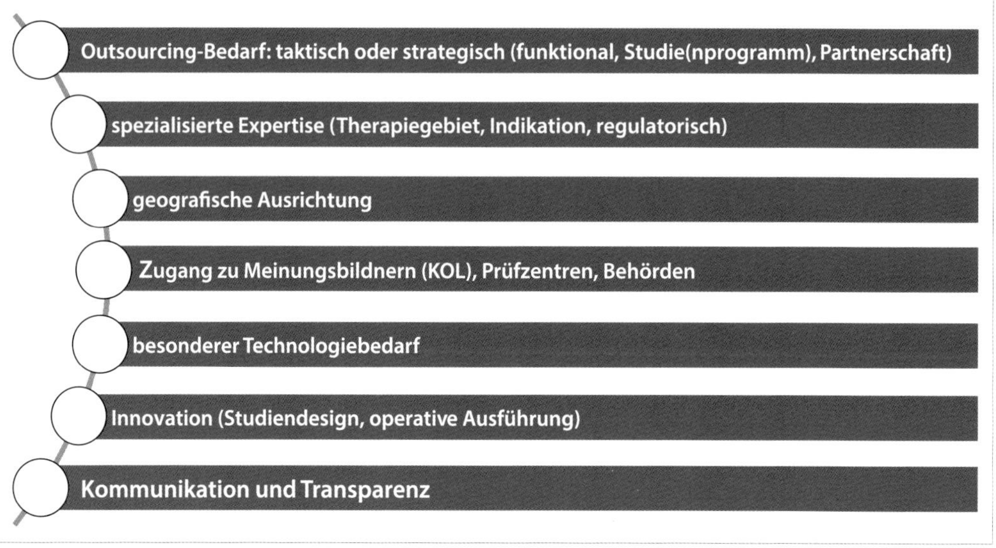

Abb. 1. Kriterien für die Auswahl der geeigneten CRO.

Des Weiteren ist zu berücksichtigen, dass:

- ein Unternehmen GxP-regulierte Aufgaben delegieren kann, aber nicht die rechtliche Verantwortung, die von der Durchführung bis zur Berichterstattung reicht
- das Risiko eines Arzneimittel-/Projektversagens beim Auftraggeber verbleibt
- die Auswahl durch einen objektiven, integrativen und ausgewogenen Prozess erfolgen sollte, der o. g. Kriterien und einen risikobasierten Ansatz verfolgt
- der Auftraggeber in Erwägung ziehen sollte, ob er sich für eine einmalige Vergabe von Dienstleistungen an eine CRO entscheidet oder für eine kontinuierliche Dienstleistungspartnerschaft
- ein Übergang von einer taktischen zu einer strategischen Partnerschaft als Möglichkeit in Betracht gezogen werden sollte
- die Größe und Kapazität des auszuwählenden Anbieters darauf ausgerichtet sein sollte, flexibel und schnell ein mögliches Wachstum des ursprünglichen Projektes zu realisieren
- die Aufsichts- und Steuerungsstrukturen zu Beginn des Vertragsverhältnisses bzw. der Partnerschaft aufzusetzen sind
- sich die Investition externer Auditoren auszahlt, sofern den internen Auditoren das erforderliche Fachwissen fehlt, um eine gründliche Prüfung der in die engere Wahl kommenden CROs in einem Qualifizierungsprozess durchzuführen
- der Vertrag einer gründlichen juristischen und fachlichen Überprüfung unterzogen werden sollte

Das Versagen einer CRO, sich an Gesetze zu halten oder vertraglich vereinbarte Dienstleistungen zu erbringen, führt zu einem Versäumnis des Sponsors, sowohl in Bezug auf die Einhaltung der Gesetze als auch die Durchführung der Aufgaben. Es ist darauf zu achten, dass entsprechende Sanktions- und Haftungsregelungen im Vertrag berücksichtigt werden.

A.7.5.4 CRO-Auswahlprozess und Best Practices [16]

Trotz des umfangreichen Angebots von Dienstleistern lokal, regional und global und den vielseitigen Modellen des Outsourcings und der Vertragsgestaltung, ist es dennoch ratsam, frühzeitig einen sehr stringenten und strategischen Prozess zur Auswahl der passenden CROs oder Partner aufzusetzen.

Viele Dienstleister bieten auch eine frühzeitige Beteiligung bei der Planung eines Projekts oder Programms an, was durchaus positiv für beide Seiten zu bewerten ist. Der Sponsor kann damit Zugang zu Fachexpertise erhalten, die er möglicherweise selbst nicht oder nicht so kurzfristig verfügbar hat und die CRO hat schneller ein besseres Verständnis von der Zielsetzung des Sponsors, kann ihre Expertise einbringen und ein Entwicklungsprojekt erfolgreich mitgestalten und zügiger realisieren. Damit besteht die Möglichkeit der Beschleunigung der Ziele, die in Anbetracht des Zeit- und Kostendrucks in der klinischen Forschung nicht zu vernachlässigen sind.

Die Abfolge bei der CRO-Auswahl inkl. Vertragserstellung läuft in Schritten – wie in Abb. 2 dargestellt – ab.

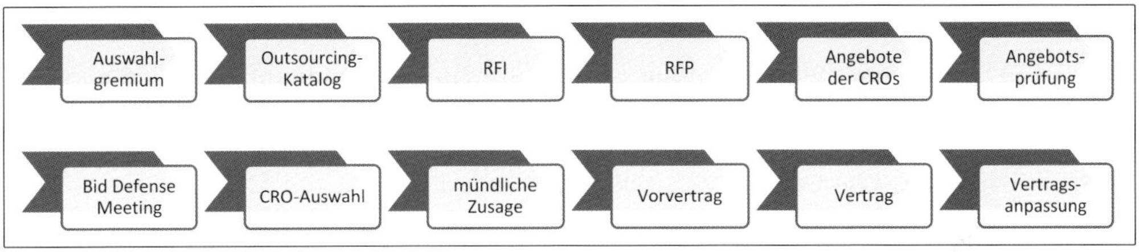

Abb. 2. Prozessschritte für die Auswahl der geeigneten CRO einschließlich Vertragserstellung (RFI = Request for Information; RFP = Request for Proposal; BDM = Bid Defense Meeting).

Auswahlgremium: Zunächst empfiehlt es sich ein Auswahlgremium auf Seiten des Sponsors zu benennen. Dies besteht i. d. R. aus Vertretern des Einkaufs (Procurement) und den beteiligten Fachabteilungen.

Die Leitung dieses Gremiums legt den Auswahlprozess fest, definiert die Rollen und Verantwortlichkeiten und macht genaue Zeitvorgaben. Gegebenenfalls gibt es bereits eine strategische Partnerschaft (Preferred Providership), die bei der Auswahl berücksichtigt werden muss.

Outsourcing-Katalog: Zusätzlich sind die besonderen Problemstellungen zu benennen und das Gremium muss Einigkeit über die Auswahlkriterien und -ziele erlangen, die in Form eines Outsourcing-Katalogs zusammengefasst werden.

Dieser enthält genaue Vorgaben, welche Aufgaben einem Dienstleister übertragen werden sollen und welche Verfahren und Prozesse (SOPs) bei diesen Aufgaben angewendet werden sollen.

Request for Information (RFI): RFI ist ein Vorgehen, bei dem detaillierte Informationen über einen Dienstleister eingeholt werden; es nutzt der Vorqualifizierung der CRO. Damit wird sichergestellt, dass der Dienstleister alle definierten Kriterien des Auswahlgremiums erfüllt und bestätigt, dass sein Unternehmen dazu in der Lage ist, die geplanten Aufgaben und Funktionen zu übernehmen.

Typische Kriterien, die in einem RFI abgefragt werden, sind:

- Unternehmensorganisation
- finanzielle Stabilität, Versicherungen
- fachliche Fähigkeiten (z. B. Projektmanagement, Clinical Operations)
- Faktoren von besonderer Wichtigkeit (Therapiegebiet, Zeitplan, Patientenrekrutierung und Interaktion mit Patientenorganisationen)
- Personalstruktur und -kapazität
- Qualitätsmanagementsysteme (QMS), SOPs
- IT-Sicherheit: Maßnahmen und Organisiation
- Budgetumfang, Geschäftsbedingungen

Angebotsanfrage – Request for Proposal (RFP)

Für eine Angebotsanfrage (RFP), muss der Sponsor genaue und detaillierte Spezifikationen und Informationen zusammenstellen, die der CRO die Möglichkeit bieten, ein umfassendes und wettbewerbsfähiges Angebot zu erstellen. Das Angebot der CRO muss die besondere Qualifikation und das Alleinstellungsmerkmal herausarbeiten, dass diese CRO gegenüber seinen Mitbewerbern für das Projekt prädestiniert.

Ein typischer RFP umfasst folgende Spezifikationen:

- Hintergrund zum Produkt
- Stand der Entwicklung
- Angaben zum Inhalt des Angebots hinsichtlich Form und Fristen zur Abgabe
- Programm- oder Projektzeitpläne, Meilensteine, Erwartungen
- Projektannahme wie geografische Verteilung der Länder und Anzahl der Prüfstellen, Anzahl der Prüfteilnehmer
- Protokollsynopse
- erwarteter CRO-Aufgabenumfang
- Rollen und Verantwortlichkeiten
- technische Spezifikationen für jeden Bereich der Aufgaben
- falls erforderlich: Spezialerfahrungen
- spezielle Herausforderungen des Sponsors, Empfehlungen der CRO
- Budgetrahmen
- Bewertungskriterien (finanziell und/oder fachlich/technisch)
- Drittanbieter (Unterauftragnehmer)

Auch bei sehr detaillierten RFPs kann es zu Fragen kommen. Der Sponsor sollte im eigenen Interesse die Möglichkeit für Fragen einräumen und Antworten zur Verfügung stellen. Mit der Bereitstellung der Fragen und Antworten an alle beteiligten CROs ist der Prozess einheitlich und die Angebote der CROs werden auf derselben Informationsbasis erstellt. Das bietet dem Sponsor eine bessere Vergleichbarkeit und damit Auswertungsmöglichkeit der Angebote.

Der Sponsor sollte den CROs eine angemessene Frist (mindestens 15–20 Werktage) einräumen, um ein detailliertes, umfassendes und wettbewerbsfähiges Angebot abgeben zu können. Ist die Frist zu kurz gewählt, kann es zu unspezifischen Angeboten kommen, die einiges an Nachbesserungen benötigen, was wiederum zu Zeitverzögerungen beim Projektstart führen kann.

Kommunikation während der Angebotserstellung: Es ist wichtig, CROs während des RFP-Prozesses über ungeplante Änderungen zu informieren, damit sie diese direkt in ihre Angebotserstellung einfließen lassen können, falls es zu Limitierungen oder Änderungen im Projekt kommt: So können sich z. B. Fristen ändern, Sicherheits- oder Wirksamkeitsprobleme auftreten oder Entwicklungsstrategien sich verschieben. Um das optimale und detaillierte, bestmöglich auf das Projekt zugeschnittene Angebot abgeben zu können, müssen CROs immer den aktuellsten Status des Projekts kennen.

Angebote der CROs und deren Prüfung

Vergleichbarkeit von Angeboten: Die Angebote können eine große Variabilität aufweisen. Angebote sollten konkret auf den Anforderungskatalog Bezug nehmen und somit dem RFP entsprechen.

Angebote sollen zeigen, wie genau welche Dienstleistung erbracht und wie die Umsetzung genau erfolgen wird. Modalitäten, Fristen, Qualität, Kosten und Ressourcen sollten dabei spezifisch und konkret aufgelistet werden.

Angebote beginnen meist mit einer kurzen Vorstellung der CRO, in der die Firmenphilosophie und geografische Reichweite, das Leistungsvermögen, fachliche und technologische Expertise, Erfahrungen und Ressourcen dargestellt werden. Die CRO soll ihre Konzepte zu den spezifischen Anforderungen und Fragestellungen des Sponsors klar erläutern und mögliche Lösungen für die Leistungserbringung aufzeigen. CRO-Strategien zur

Einhaltung vorgegebener Fristen (z. B. Studienmanagement), aber auch Qualitätsaspekte (z. B. Einhaltung von Standardprozessen, Training und Erfahrung von Mitarbeitern, Qualitätssicherstellung) und Risikominimierungsaspekte (z. B. Fokus auf schnelle Genehmigungsprozesse, Datenintegrität) gehören zu einem guten Angebot dazu.

Einen wichtigen Teil des Angebotes macht das Budget aus. Es sollte klar ersichtlich sein, wie sich die Kosten zusammensetzen. Servicekosten, externe Auslagen (z. B. Kurier- und Reisekosten), Prüfarzthonorare, Lizenzgebühren müssen ausgewiesen werden.

Aufgaben und Verantwortlichkeiten – tabellarische Aufstellung: Eine Tabelle mit aufgelisteten und zugeteilten Aufgaben und Verantwortlichkeiten in der klinischen Prüfung kann für beide Seiten (Sponsor und CRO) sehr hilfreich sein, um ein detailliertes und aussagekräftiges Angebot erstellen und auswerten zu können. Zudem kann sie als gute Grundlage für den Vorvertrag und für die Verhandlungen des finalen Vertrags dienen (siehe Tab. 2 zur Aufgabenverteilung zwischen Sponsor und CRO am Beispiel eines RFPs).

Wichtig dabei ist auch immer, die Ansprechpartner zu nennen und die Kommunikationslinien und -wege genau festzulegen.

Beispiel für zwei spezifische Aufgabengebiete (Tab. 2):

1. Erstellung des Prüfprotokolls, Patienteninformation und Einwilligungserklärung (Informed Consent Form, ICF), Prüferinformation (Investigator's Brochure, IB)
2. Einreichung des Antrages für die Genehmigung der klinischen Prüfung bei den zuständigen Behörden und zustimmenden Bewertung durch Ethik-Kommissionen

Tab. 2. Beispiel einer RFP-Spezifikation zur Aufgabenverteilung zwischen Sponsor und CRO.

Spezifikation zu RFP XX	CRO	SPONSOR	KOMMENTARE
1. Trial Protocol, Informed Consent and IB			
1.1 Trial protocol preparation, incl. feasibility of trial protocol	X		Expected timelines
1.2 Trial protocol review	X	X	
1.3 Trial protocol finalization	X		
1.4 Trial protocol approval		X	Who has to sign off?
1.5 Development of master/model informed consent form ICF	X		
1.6 Approval of master/model ICF		X	Who has to sign off?
1.7 Preparation of local ICFs	X		Preparation and approval to be done by different persons.
1.8 Approval of local ICFs	X		Who has to sign off?
1.9 Selection of translation agency	X		Preferred provider already available and qualified?
1.10 Translation of master/local ICFs	X		Organization done by CRO, Timelines?
1.11 Back-Translations of master/local ICFs	X		Expected for all/what languages?
1.12 ICF printing and distribution to sites	X		
1.13 IB creation		X	Who?
1.14 IB distribution	X		
1.15 IB translation	X		Required? For what countries/sites? In which languages?

Fortsetzung nächste Seite

Forts. Tab. 2

Spezifikation zu RFP XX	CRO	SPONSOR	KOMMENTARE
1.16 Prepare and ship study documents to sites			Preferred provider already available and qualified?
2. Site Identification			
2.1 Site feasibility	X		
2.2 Qualification visits	X		On-site or remote?
2.3 Investigator contract negotiation			Provider already available?
2.4 Essential document collection	X		
3. Submission to IRB/IECs and Competent Regulatory Authorities RA			
3.1 Check on responsible IRBs/IECs and RA in selected countries	X (outside EU)	X (EU only)	Specific templates to be used?
3.2 Collection and check of required regulatory documents required for submissions to the RA	X (outside EU)	X (EU only)	CRO to provide table per country/site.
3.3 Collection and check of required regulatory documents required for submissions to the IRBs/IECs	X (outside EU)	X (EU only)	CRO to provide table per country/site.
3.4 Check on and collect any country- and/or site-specific requirements	X		CRO to provide table per country/site.
3.5 Provide IMPD		X	
3.6 Provide Master Submission Package as basis for local submissions		X	Contains all core documents required for all countries.
3.7 Submissions to local RA	X (outside EU)	X (EU only)	Submission formats? Timelines? Parallel or sequential process?
3.8 Submissions to local IRBs/IECs	X (outside EU)	X (EU only)	Submission formats? Timelines? Parallel or sequential process?
3.9 Receive requests for additional documents, information or changes to submitted documents	X (outside EU)	X (EU only)	
3.10 Respond to IRB/IEC/RA requests	X (outside EU)	X (EU only)	For outside US: CRO to work on requests in collaboration with sponsor (if needed), final approval from sponsor needed before re-submission.
3.11 Receive final decisions from IRB/IEC/RA	X (outside EU)	X(EU only)	
3.12 Communicate final decisions	X		From outside EU to sponsor
3.13 Import/Export licenses			Specify countries
4. Project Management			
4.1 Project Initiation and set-up			
4.2 Develop project plans and manuals	X		e.g., Monitoring, Communication, Risk Management, Subject Recruitment and Retention Plan
4.3 Meetings	X	X	Kick-off meeting, internal CRO and sponsor study team meetings /teleconferences
4.4 Trial Master File			Sponsor or CRO system?

Fortsetzung nächste Seite

Forts. Tab. 2

Spezifikation zu RFP XX	CRO	SPONSOR	KOMMENTARE
	5. Monitoring		
5.1 Site initiation visits	X		Onsite or remote?
5.2 Monitoring visits	X		Onsite or remote?
	6. Site Management		
6.1 Site Communication			
6.2 Site Training			
6.3 Maintain site drug inventory, accountability and storage	X		According to pharmacy manual and monitoring plan
	7. Safety Management		
SAE Reporting and follow-up	X	X	
	8. Data Management		
	9. Other Services		
9.1 Medical Management			e.g., Medical Monitoring Plan, Medical Data Review
9.2 Clinical Trial Supplies and Logistics			e.g., Drug Supply Management, Drug Packaging and Labelling, Distribution

Bid Defense Meeting (BDM): Die Qualifizierung und Auswahl der eingegangenen Angebote sollten sorgfältig durch das Auswahlteam des Sponsors durchgeführt werden. Folgende Punkte können für die Auswahl der CRO ausschlaggebend sein und sollten deshalb während dieses Meetings angesprochen und geklärt werden:

- Bringt die CRO alle geforderten Erfahrungen (im medizinischen Fachgebiet, in der geografischen Region, mit den zu verwendenden Technologien etc.) mit?
- Entspricht der Businessplan/Projektplan/Monitoringplan/Statistikplan/Risikomanagementplan/Datenvalidierungsplan/Pharmakovigilanzplan etc. der CRO den Vorstellungen und Vorgaben?
- Ist die CRO einfach zu kontaktieren, schnell in ihrer Reaktion und transparent in ihren Ausführungen?
- Ist die CRO flexibel bei der Integration externer und interner Systeme?
- Wie ist die Qualität und Konsistenz der Leistungen der CRO zu bewerten? Wie wurde die CRO in vergangenen Inspektionen bewertet?
- Ist die CRO finanziell stabil aufgestellt?
- Ist das Budget akzeptabel?

Meistens werden 2–3 CROs, deren Angebot den Anforderungen des Sponsors entsprechen, zum Bid Defense Meeting (persönlich oder per Videokonferenz) eingeladen. Diese sollte formell und nach einem klaren inhaltlichen Plan und einem Zeitplan ablaufen. Auf einen fairen und konsistenten Auswahlprozess sollte geachtet werden. Ein Bid Defense Meeting besteht meistens aus einer kurzen Präsentation der CRO und ihrer Strategie zur Umsetzung des Projektes, gefolgt von einem Forum mit Diskussionsrunde.

In diesem Bid Defense Meeting soll final geklärt werden,

- ob die Firmenkulturen (Arbeitsweise, Aufbau und Struktur, Expertise und Erfahrung, Qualitäts- und Risikomanagement) zueinander passen oder sich ergänzen,
- ob die CRO-Vertreter transparent, klar und strukturiert kommunizieren und der Zusammenarbeit offen und konstruktiv entgegenblicken,
- wie die CRO-Vertreter Hauptleistungsindikatoren, z. B. Key Performance Indicators (KPIs) und vorgegebene Fristen bei ähnlichen Projekten in der Vergangenheit bewältigt haben.

CRO-Auswahl: Bei der Auswertung und Auswahl der CRO kann eine Wertungstabelle (Scorecard) den Prozess visualisieren, standardisieren und vereinfachen. Pro anbietende CRO wird eine solche Tabelle ausgefüllt und letztendlich die optimale CRO ausgewählt (Tab. 3).

Tab. 3. BDM Scorecard Template zur Auswertung der CRO, Beispiel.

Kriterien	Standards	Gewichtung (%)	Wert (1–10)	Kommentare	max. Wert CRO-Wert
Organisation		5 %			0.5
Firmenorganisation, Strategie, Ausrichtung, Standorte, Mitarbeiter	Leitung, Hierarchien, Organigramme, Mitarbeiter pro Standort, Dokumentation	5 %			
Erfahrung		20 %			2.0
Teamerfahrung	Junior-/Senior-Positionen, Lebensläufe, Reporting Lines	10 %			
Erfahrung in Ländern/ Regionen	Niederlassungen in den Ländern? Durchgeführte Studien?	10 %			
Projektmanagement		25 %			2.5
Qualitätsmanagementsystem, SOPs	Aufbau, Erstellung?	5 %			
Projektplan, Monitoringplan, DM-Plan, Statistik-Plan, PV-Plan	Beispiele	5 %			
Risikoplan, Eskalationsplan	Beispiele	5 %			
Electronic-Data-Capture (EDC)-Simulation	Systemlauf	5 %			
Risk-based Monitoring (RBM)	Erfahrungen	5 %			
Technische Services		30 %			3.0
Datenmanagement (DM), Statistik		10 %			
Logistik		10 %			
Pharmakovigilanz (PV)		10 %			
Preis		20 %			2.0
Angebot, gesamt					
TOTAL		100%			10
Angebot CRO XY					

Vertrag: Nach der mündlichen Zusage und Auftragserteilung wird üblicherweise ein Vorvertrag (Letter of Intent) und/oder ein Start-Up-Agreement unterzeichnet.

Die gesamte Vertragsausarbeitung kann sich – je nach Umfang der Serviceleistungen – recht zeitaufwendig gestalten. Daher werden zunächst die Vorverträge erstellt, um einen zeitlichen Verzug des Projektstarts zu vermeiden.

Bei umfangreicheren und langfristigen Arbeitsbeziehungen und Partnerschaften sind auch Master Service Agreements (MSA) üblich. Ein MSA legt die rechtlichen Bedingungen zwischen Sponsor und CRO fest. Ein MSA hat i. d. R. eine Laufzeit von 1–3 Jahren.

Projektspezifische Dienstleistungen und Zahlungsbedingungen werden anschließend in Form eines Statement of Work, Scope of Work (SOW) oder einem Work Order (WO) unterzeichnet. Jede SOW/WO wird dann dem MSA zugeordnet und dadurch geregelt.

Insbesondere ist bei der Vertragsverhandlung darauf zu achten, dass der Umfang der einzelnen Aufgaben eindeutig beschrieben wird, um Unstimmigkeiten bei sog. Out-of-Scope-Diskussionen zu vermeiden. Gerade bei Situationen, die keine der Parteien direkt verschuldet hat, kommt es immer wieder zu strittigen Diskussionen, wer die Kosten dafür zu tragen hat, z. B. bei extern verursachten Budgetänderungen, wie durch Gesetzesänderungen oder die COVID-19-Pandemie.

Außerdem ist genau zu definieren, wann eine Aufgabe als erbracht anzusehen ist und damit in Rechnung gestellt werden kann. Sogenannte „Milestone Payments" werden gerne vereinbart. Sie sind darauf ausgerichtet, Zahlungen auszulösen, sobald ein Zwischenziel des Projektes erreicht ist, z. B. Protokoll finalisiert, ICFs finalisiert, vollständige Einreichung der Anträge auf Durchführung der klinischen Prüfung in den jeweiligen Ländern bei den zuständigen Ethik-Kommissionen und Behörden, deren Zustimmung/Genehmigung, Einschluss des ersten Patienten, erfolgreiches Audit; solche vereinbarten Meilensteine gehören in den Vertrag.

Den Vertragsparteien ist im eigenen Interesse, aber auch im Hinblick auf GCP-Inspektionen, anzuraten, die Verantwortlichkeiten sehr detailliert vertraglich zu definieren – ggf. mit anwaltlicher Beratung. Die Verträge werden standardmäßig bei GCP-Inspektionen durch die Behörden geprüft (vgl. Guidance for the preparation of good clinical practice inspections) [17].

Im Zusammenhang mit der Verordnung (EU) 536/2014 wurden zusätzliche Leitlinien zur Durchführung von GCP-Inspektionen erlassen, die ein besonderes Augenmerk auf die Qualitätssysteme von Sponsor und CRO richten [18].

A.7.5.5 Outsourcing-Modelle und ihre Definition

Das Outsourcing von klinischen Prüfungen kann im Wesentlichen in 3 unterschiedliche Modelle unterteilt werden [20]:

- **Full-service Outsourcing** bedeutet, dass die Dienstleistungen i. d. R. von nur einer CRO ausgeführt werden. Der Vorteil dieses Modells ist die Nutzung vollständiger CRO-Serviceangebote, die im Rahmen abgestimmter CRO-Standardarbeitsanweisungen (SOPs) aufgesetzt sind und damit eine effiziente Koordination ermöglichen.
  Dieses Modell könnte als nachteilig angesehen werden aufgrund der aus Sponsorperspektive geringeren Kontrolle über die Tätigkeiten der CRO und reduzierten Verfahrensflexibilität bei Änderungswünschen der definierten SOPs der CRO. Vorteilhaft sind aber die wenigen Schnittstellen zwischen CRO und Sponsor, die anderenfalls zu Zeitverlusten in der Projektausführung führen können. Es ist das am häufigsten gewählte Modell beim Outsourcing von klinischen Prüfungen.
- **In-Sourcing** nutzt die Integration externer CRO-Mitarbeiter in die interne Firmenstruktur des Sponsors und folgt internen Sponsorprozessen zur Aufrechterhaltung aller Aktivitäten einer klinischen Prüfung. Der Nutzen dieses Modells ist, dass der Sponsor direkte Kontrolle über die laufenden Aktivitäten hat, da in seinen eigenen Systemen und Strukturen gearbeitet wird. Dieses Modell erfordert aber, dass der Sponsor über vollständige Systeme, Verfahren und Organisationsstrukturen verfügt, um eine optimale Studiendurchführung zu gewährleisten.
- **Hybrid Outsourcing** umfasst Komponenten sowohl des Full-Service Outsourcings als auch des In-Sourcings und wird in einer gemeinsamen Projektstruktur angewendet. Innerhalb eines Hybridmodells kann der Sponsor Kernaufgaben, wie das Projektmanagement, selbst übernehmen, während er andere Dienstleistungen wie das Monitoring oder Datenmanagement auslagert. Das Outsourcen fachspezifischer Aufgaben wird auch als Functional Service Providership (FSP) bezeichnet. Variationen des Hybrid Outsourcings ermöglichen dem Sponsor in einer Allianz zusammen mit mehreren CROs zu arbeiten. Bei diesem Modell ist es wichtig sicherzustellen, dass Rollen und Verantwortlichkeiten klar definiert und schriftlich festgehalten sind.

Preferred Provider (Bevorzugte Anbieter): Dieser Begriff wird für jedes Outsourcing-Modell angewendet, bei dem ein oder mehrere CROs von einem Unternehmen als Primärlieferant ausgewählt werden, um definierte

Aufgaben für eine Reihe klinischer Prüfungen zu erfüllen. Ein anderer Begriff, der i. d. R. in diesem Zusammenhang verwendet wird, ist „strategischer (Allianz-)Partner".

Die „richtigen" Partnerschaften funktionieren gut, indem sie gezielte Unterstützung, klare Kommunikationslinien, Verantwortlichkeit und Vertrautheit zwischen Teams und Programmen bieten. Dies führt im Allgemeinen zu Effizienzsteigerungen sowohl im operativen als auch im budgetären Bereich. Partnerschaften, die nicht fokussiert sind, führen tendenziell zu Herausforderungen, einschließlich Problemen mit mangelnder Klarheit in Bezug auf Rollen und Verantwortlichkeiten, was zu mehr Kontrolle und zusätzlichen Kosten führt. Langfristige Verträge mit „bevorzugten Anbietern" haben sich nicht immer als effizient erwiesen. Partnerschaften mit CROs können für beide Seiten Vorteile erzielen im Hinblick auf finanzielle langfristigere Planbarkeit, Kosteneffizienz, Standardisierung der Prozesse und größere Transparenz.

Letztendlich gibt es in jedem Modell Vor- und Nachteile und ein junges, aufstrebendes Biotech-Startup benötigt ein anderes Partnerschaftsmodell als ein großes Pharmaunternehmen. Unternehmen wählen i. d. R. keinen Partner fürs Leben aus. Partnerschaften werden geschlossen für begrenzte Programme und Bedürfnisse und auf Zeit. Kultur- und Kosten-Nutzen-Analyse bestimmen das beste Partnerschaftsmodell. Oft verbinden die erfolgreichsten Partnerschaften Leidenschaft, Wissenschaft und Erfahrung mit einem festen Fokus darauf, sicherzustellen, dass klinische Daten zur Einreichung bereit sind und schließlich zur Markteinführung und Erstattungsfähigkeit von neuen wirksamen und sicheren Therapien führen.

A.7.5.6 Zusammenarbeit von Sponsor und CRO: Best Practices

In der Durchführung von klinischen Prüfungen, die über ein Outsourcing-Modell extern vergeben werden, zeigt sich immer wieder, dass Planung und Kommunikation kritische Faktoren bei einer erfolgreichen Realisierung sind [20].

Bereits beim Übergang eines Projektes von der Akquise in die Projektinitiierung ist eine ausführliche Übergabe unter Einbeziehung der Schlüsselrollen eines Projektteams wichtig, um die besprochenen Erwartungen und Ziele in die Projektplanung einfließen zu lassen.

Hinzu kommt, dass bei der Zusammenarbeit zwischen Sponsor und CRO zwei Firmenkulturen aufeinandertreffen. Ist man sich dessen bewusst und geht man konstruktiv an diese Situation heran, kann sich eine sehr erfolgreiche und langjährige Partnerschaft entwickeln. Die häufigsten Herausforderungen bei der Zusammenarbeit zwischen Sponsor und CRO betreffen die Kommunikation und nach Erreichen festgelegter Meilensteine und Zwischenziele eine objektive Analyse über sog. Lessons Learned.

Kommunikationsstrategien: Effektives und effizientes Arbeiten erfordert klare und geregelte Kommunikation. Schon in der frühen Zusammenarbeit sollte dies abgestimmt und in einem Kommunikationsplan dokumentiert werden. Dieser sollte festlegen, welche Formate der Kommunikation wann genutzt werden, z. B. E-Mail, Online-Plattformen, Präsenz- oder Online-Formate der persönlichen Besprechungen und Sitzungen.

Die Häufigkeit der Kommunikation sollte auch festgelegt werden, da zu seltenes Kommunizieren zu Missverständnissen oder Fehlern, zu häufiges Kommunizieren zu Beunruhigung und Beeinträchtigung führen kann.

Die Teilnehmergruppe ist ebenfalls zu benennen, um klar zu regeln, wer welche Informationen erhalten soll, um im Vorfeld Verzögerungen und Spannungen zu vermeiden.

Auch auf die Transparenz der Informationsweiterleitung ist zu achten, um die Erwartungshaltungen von Sponsor und CRO zu klären und gleichzeig die Einhaltung zu beachten.

Eskalationspläne und -wege sind ebenfalls wichtig, sofern es Abweichungen von Vereinbarungen bzw. kritische Ereignisse gibt. Es muss eindeutig geregelt sein, wer wann zu informieren ist.

Gerade bei internationalen Teams sind auch kulturelle Unterschiede in der Kommunikation zu beachten.

Mitwirkung der CRO bei der Planung und Definition von Zielparametern: Es ist empfehlenswert, die CRO – besonders bei Projekten mit hoher Priorität – bei der Planung frühzeitig miteinzubeziehen. Gerade bei großen Studienprogrammen, aber auch bei klinischen Prüfungen in einem speziellen Therapiegebiet kann es sinnvoll sein, Experten zu involvieren. Dies hilft häufig, Risiken zu erkennen und entsprechend agieren und (um-) planen zu können.

Die übertragenen Aufgaben, Bereiche, Funktionen und Länder sollen möglichst detailliert verhandelt werden: Durch Erarbeiten und Benennen von konkreten und messbaren Schlüsselleistungsindikatoren (KPI) oder Service Level Agreements (SLA) können Erwartungen am besten gemessen und erfüllt werden. Service Level Agreements sind vertraglich festgelegte Leistungsparameter, die einen oberen und unteren Schwellenwert haben, der dann zu einer Belohnungs- bzw. einer Strafzahlung führen kann.

Auf eine konkrete und realistische Zeitplanung ist zu achten, die durch fortlaufende kritische Analyse überprüft werden sollte.

Über die Festlegung von konkreten Meilensteinen können Zwischenziele ausgehandelt werden, die vertraglich an Zahlungsziele gebunden sind.

Ressourcenplanung: Personalkosten haben immer noch einen sehr großen Anteil bei der Durchführung klinischer Prüfungen trotz der weiter fortschreitenden Automatisierungsbestrebungen in der Nutzung von IT-Systemen und dem risikobasierten Ansatz. Eine realistische Einschätzung der anfallenden Aufgaben und benötigten Experten, Equipment und Zeiten hilft, die Ressourcen optimal bereit zu halten und zu nutzen und somit die Studienaufgaben sicher, gut und im vorgesehenen Zeitfenster durchführen zu können und eine maximale Kosteneffizienz zu erreichen.

Qualitätssicherung/Qualitätskontrolle: Welches Qualitätsmanagementsystem (QMS) zur Anwendung kommt, ist zu einem sehr frühen Zeitpunkt der Zusammenarbeit festzulegen: das QMS des Sponsors oder das QMS der CRO.

Bei der Entscheidung über die anzuwendenden Prozesse und SOPs ist darauf zu achten, dass sponsorspezifische Modelle zusätzlichen Trainings- und Zeitbedarf für die Mitarbeiter der CRO nach sich ziehen und damit die Kosten erhöhen können.

Über die QMS können leicht die Leistungsparameter gemessen werden, um den Fortschritt und Erfolg des Projektes zu messen.

Literatur

[1] https://www.ich.org/

[2] https://www.ema.europa.eu/en/ich-e6-r2-good-clinical-practice; https://www.ema.europa.eu/en/partners-networks/international-activities/multilateral-coalitions-initiatives/international-council-harmonisation-technical-requirements-registration-pharmaceuticals-human-use

[2a] https://www.ema.europa.eu/en/documents/scientific-guideline/draft-ich-e6-r3-guideline-good-clinical-practice-gcp-step-2b_en.pdf

[3] https://eur-lex.europa.eu/legal-content/EN/TXT/?uri=CELEX%3A02001L0020-20090807

[4] https://eur-lex.europa.eu/legal-content/EN/TXT/?uri=celex%3A32014R0536

[5] https://www.ema.europa.eu/en/human-regulatory/research-development/compliance/good-clinical-practice/gcp-inspectors-working-group

[6] https://www.ema.europa.eu/en/human-regulatory/research-development/compliance/good-clinical-practice/qa-good-clinical-practice-gcp

[7] https://ec.europa.eu/health/documents/eudralex/vol-10_en#fragment0

[8] https://ec.europa.eu/health/documents/eudralex/vol-10_en#fragment1

[9] Guidance Documents Applying to Clinical Trials. Questions & Answers. Version 11.0 (May 2013). https://ec.europa.eu/health/sites/health/files/files/eudralex/vol-10/ctqa_v11.pdf

[10] The rules governing medicinal products in the European Union, Vol. 10 – Guidance documents applying to clinical trials, Clinical Trials Regulation (EU) No 536/2014, Questions & Answers, Version 6.5, July 2023. https://health.ec.europa.eu/system/files/2023-07/regulation5362014_qa_en.pdf

[11] https://www.gesetze-im-internet.de/amg_1976/BJNR024480976.html

[12] GCP-Verordnung (GCP-V). Verordnung über die Anwendung der Guten Klinischen Praxis bei der Durchführung von klinischen Prüfungen mit Arzneimitteln zur Anwendung am Menschen v. 9. August 2004 (BGBl. I S. 2081), die zuletzt durch Art. 8 des Gesetzes v. 19. Okt. 2012 (BGBl. I S. 2192) geändert worden ist. https://www.bfarm.de/SharedDocs/Downloads/DE/Arzneimittel/KlinischePruefung/GCP-Verordnung.pdf?__blob=publicationFile

[13] Implementing Regulation 2017/556. https://eur-lex.europa.eu/legal-content/EN/TXT/?uri=CELEX:32005L0028

[14] Schiemann C, Wachenhausen H, Outsourcing von klinischen Prüfungen. Pharm. Ind. 81, Nr. 12, 1664-1675 (2019)

[15] https://www.dimdi.de/dynamic/de/glossar/glossareintrag/Contract-Research-Organization-CRO-00001/

[16] Herman J. The Nuts & Bolts of CRO Selection.NeoTrials 2018. https://www.neotrials.com/uploads/7/9/0/4/79049986/the_nuts__bolts_of_cro_selection-wp.pdf

[17] https://health.ec.europa.eu/system/files/2018-03/eudralex_vol10_chapter4_guidance-prep_0.pdf

[18] 23 August 2017 EMA/431267/2016 Annex IV – to guidance for the conduct of good clinical practice inspections – sponsor and CRO Adopted by GCP Inspectors Working Group (GCP IWG) 29 November 2017. https://health.ec.europa.eu/system/files/2018-03/eudralex_vol10_chapter4_guidance-conduct_annex4_0.pdf

[19] Herman J. 5 Major Challenges. In: CRO Outsourcing – And How To Overcome Them. 2018. https://www.clinicalleader.com/doc/major-challenges-in-cro-outsourcing-and-how-to-overcome-them-0001

[20] https://www.acrohealth.org/wp-content/uploads/2019/10/CRO-Forum-RBQM-Oversight-Paper-FINAL-Oct-2019.pdf

[21] Leitlinie der Kommission — Anleitung zur Eingabe und Veröffentlichung ergebnisbezogener Informationen über klinische Prüfungen im Rahmen der Umsetzung von Artikel 57 Abs. 2 der Verordnung (EG) Nr. 726/2004 und Artikel 41 Abs. 2 der Verordnung (EG) Nr. 1901/2006. https://eur-lex.europa.eu/legal-content/DE/TXT/?uri=CELEX%3A52012XC1006%2801%29

[22] Mitteilung der Kommission — Ausführliche Anleitung zum Antrag auf Genehmigung der klinischen Prüfung eines Humanarzneimittels bei den zuständigen Behörden, zur Unterrichtung über signifikante Änderungen und zur Mitteilung über den Abschluss der klinischen Prüfung (CT 1) (europa.eu). https://eur-lex.europa.eu/legal-content/DE/TXT/PDF/?uri=CELEX:52010XC0330(01)&from=DE

[23] Mitteilung der Kommission — Ausführliche Anleitung für die Erstellung, Prüfung und Vorlage der Berichte über bei klinischen Prüfungen von Humanarzneimitteln auftretende unerwünschte Ereignisse/Nebenwirkungen (CT-3) (europa.eu). https://eur-lex.europa.eu/legal-content/DE/TXT/PDF/?uri=CELEX:52011XC0611(01)&from=EN

Der letzte Zugriff auf alle Links erfolgte am 21.11.2023.

A.7.6 Prüfer und Prüfstelle, Einwilligung der Prüfungsteilnehmer

R. F. Schlenk

A.7.6.1 Einleitung

Die Entwicklung eines Arzneimittels von der Identifizierung und Charakterisierung eines neuen Moleküls mit potenzieller therapeutischer Wirksamkeit bis zur Zulassungsreife ist mit einem Langstreckenlauf vergleichbar und nimmt zwischen 6–12 Jahren in Anspruch, manchmal aber auch deutlich länger, wie das Beispiel von Midostaurin [1] zeigt. In diesem Zeitraum werden klinische Prüfungen der Phase I–III durchgeführt und in Abhängigkeit von der Indikation etwa 2 000 Patienten, wie bei der akuten myeloischen Leukämie, bis hin zu 10 000 Patienten bei Herzkreislauferkrankungen mit der neuen Substanz behandelt. Die Situation hat sich durch die beschleunigten Zulassungsverfahren, vor allem durch die FDA, in den letzten Jahren etwas verändert; so wurde z. B. Pembrolizumab durch die FDA 2014 auf Basis einer Phase-I/II-Studie mit lediglich n = 173 behandelten Patienten zugelassen [2]. Nach Zulassung durch die entsprechenden Behörden muss als ausreichend gesichert gelten, dass dieses Medikament wirksam und unbedenklich ist, so dass es einer großen Zahl von Patienten unter Einhaltung der in der Fachinformation aufgeführten Sicherheitsmaßnahmen verordnet werden kann. Aus diesen Ausführungen folgt unmittelbar, dass die Behandlung und Betreuung von Patienten in klinischen Prüfungen durch ein Studienteam mit speziellen Kenntnissen durchgeführt werden müssen. Für den verantwortlichen Arzt (Prüfer nach AMG) einer klinischen Prüfung an einem Studienzentrum und seinen Stellvertretern sind die inhaltlichen und formalen Voraussetzungen im AMG [3], der GCP-V [4] und in der EU-Verordnung 536/2014 [5] definiert. Gleichzeitig mit ihr tritt auch das AMG mit den durch das 4. AMG-

Änderungsgesetz erfolgten Änderungen (AMG neue Fassung – n. F.) [6] in Kraft. ▶ Kap. A.2 Änderungen unter Verordnung (EU) 536/2014 und AMG.

A.7.6.2 Rechtliche Grundlagen zur Definition Prüfer vs. Leiter der klinischen Prüfung (national/EU)

Die rechtlichen Rahmenbedingen für die Tätigkeit eines Arztes in klinischen Prüfungen sind bisher in Deutschland im AMG a. F. und der GCP-V fixiert [3,4]. Darüber hinaus sind europäische und internationale Leitlinien zu beachten, wie die ICH-Leitlinie E6(R2) Good Clinical Practice, die am 14.07.2017 in der EU wirksam wurde [7].

Im deutschen AMG a. F. (§ 40 Abs. 1) sind die Voraussetzungen/Rahmenbedingen der Einhaltung der Guten klinischen Praxis für den Prüfer wie folgt definiert: *„Der Sponsor, der Prüfer und alle weiteren an der klinischen Prüfung beteiligten Personen haben bei der Durchführung der klinischen Prüfung eines Arzneimittels bei Menschen die Anforderungen der guten klinischen Praxis nach Maßgabe des Artikels 1 Abs. 3 der Richtlinie 2001/20/EG einzuhalten."* [3]

Der Begriff Gute klinische Praxis (GCP) ist in der EG-Richtlinie 2001/20 sowie der VO (EU) 536/2014 wie folgt definiert:

> *„Die gute klinische Praxis umfasst einen Katalog international anerkannter ethischer und wissenschaftlicher Qualitätsanforderungen, die bei der Planung, Durchführung und Aufzeichnung klinischer Prüfungen an Menschen sowie der Berichterstattung über diese Prüfungen eingehalten werden müssen. Die Einhaltung dieser Praxis gewährleistet, dass die Rechte, die Sicherheit und das Wohlergehen der Teilnehmer an klinischen Prüfungen geschützt werden und dass die Ergebnisse der klinischen Prüfungen glaubwürdig sind."* (EG-Richtlinie 2001/20, Art. 1, Satz 2) [36]

> *„[...] „gute klinische Praxis" [...] einen Katalog detaillierter ethischer und wissenschaftlicher Qualitätsanforderungen, die bei der Planung, Aus- und Durchführung, Überwachung, Prüfung, Aufzeichnung, Analyse klinischer Prüfungen sowie bei der Berichterstattung darüber eingehalten werden müssen, mit denen sichergestellt wird, dass die Rechte, die Sicherheit und das Wohl der Prüfungsteilnehmer geschützt werden und die im Rahmen der klinischen Prüfung gewonnenen Daten zuverlässig und belastbar sind; [...]"* (VO (EU) 536/2014 Art. 2 Nr. 30) [5]

In Deutschland wird die Einhaltung der Guten Klinischen Praxis durch das AMG a. F. sowie die GCP-V und seit dem 31.01.2022 durch die VO (EU) 536/2014 und das AMG n. F. rechtsverbindlich geregelt.

A.7.6.2.1 Anforderungen an den Prüfer (Richtlinie 2001/20/EG)

Der Prüfer ist in der Richtlinie 2001/20/EG Art. 2f wie folgt definiert:

> *„[...] Arzt oder eine Person, die einen Beruf ausübt, der in den Mitgliedstaaten für Forschungsarbeiten wegen des wissenschaftlichen Hintergrunds und der erforderlichen Erfahrungen in der Patientenbetreuung anerkannt ist. Der Prüfer ist für die Durchführung der klinischen Prüfung in einer Prüfstelle verantwortlich. Wird eine Prüfung in einer Prüfstelle von einem Team vorgenommen, so ist der Prüfer der verantwortliche Leiter des Teams und kann als Hauptprüfer bezeichnet werden."* [36]

A.7.6.2.2 Anforderungen an den Prüfer (AMG a. F.)

Im AMG a. F. ist in § 4 weiterhin präzisiert:

> *„Prüfer ist in der Regel ein für die Durchführung der klinischen Prüfung bei Menschen in einer Prüfstelle verantwortlicher Arzt oder in begründeten Ausnahmefällen eine andere Person, deren Beruf auf Grund seiner wissenschaftlichen Anforderungen und der seine Ausübung voraussetzenden Erfahrungen in der Patientenbetreuung für die Durchführung von Forschungen am Menschen qualifiziert. Wird eine Prüfung in einer Prüfstelle von mehreren Prüfern vorgenommen, so ist der verantwortliche Leiter der Gruppe der Hauptprüfer. Wird eine Prüfung in mehreren Prüfstellen durchgeführt, wird vom Sponsor ein Prüfer als Leiter der klinischen Prüfung benannt."* [3]

A.7.6.2.3 Leiter der klinischen Prüfung, LKP (nur in Deutschland gem. AMG a. F.)

Eine Präzisierung der Voraussetzungen und Aufgaben des Leiters der klinischen Prüfung (LKP) erfolgte durch den Vorstand der Bundesärztekammer in der Sitzung vom 25. April 1997 [8] anhand eines Konsensus-Vorschlags interessierter Verbände der Ärzteschaft und der pharmazeutischen Industrie unter Moderation des Vorstandsmitgliedes der Arzneimittelkommission der Ärzteschaft.

Die allgemeine Beschreibung des LKP lautet:

> *„Der Leiter der klinischen Prüfung (LKP) hat die ärztliche Gesamtverantwortung für die Studie. Er entscheidet verantwortlich über die ärztliche Vertretbarkeit, über Beginn, Fortführung und Abbruch der Studie im Falle unvertretbarer Risiken gegenüber Probanden und Patienten. Er ist verantwortlich für die Durchführung der Studie entsprechend dem Prüfplan, die Übermittlung der Ergebnisse und die Abgabe einer abschließenden Beurteilung an den Sponsor."* [8]

Die Aufgaben des LKP umfassen [8]:

A. Beurteilung der ärztlichen Vertretbarkeit der Studie
- *a. Beurteilung der Ergebnisse der pharmakologisch-toxikologischen Prüfungen.*
- *b. Abwägung von Nutzen und Risiko der Studie.*
- *c. Beurteilung und evtl. Korrektur des Prüfplans.*
- *d. Einschätzung der Durchführbarkeit.*

B. Überprüfung der weiteren Voraussetzungen für den Beginn der Studie, insbesondere
- *a. Anzeige bei Behörden, Einholung des Votums der Ethikkommissionen und Vorlage der Unterlagen bei der Bundesoberbehörde.*
- *b. Planung der Logistik (apparative Ausrüstung, Transfer der Prüfpräparate, Prüfbögen, Daten).*
- *c. Rekrutierung geeigneter Prüfärzte.*
- *d. Rekrutierung von Probanden/Patienten.*
- *e. Einhaltung der gesetzlichen Bestimmungen für eine klinische Prüfung.*

C. Aufgaben bei der Durchführung der Studie Überprüfung
- *a. Organisation des Studienablaufs und der Datengewinnung gemäß Prüfplan.*
- *b. Einsatz der Monitore.*
- *c. Überwachung der Studie (Bewertung sicherheitsrelevanter Ereignisse und neuer wissenschaftlicher Erkenntnisse).*
- *d. Beratung der Prüfer in grundsätzlichen Fragen der Studie.*

D. Beendigung der Studie
- *a. Entscheidung über vorzeitigen Studienabbruch, wenn die ärztliche Vertretbarkeit nicht mehr gegeben ist, unter Berücksichtigung der im Prüfplan genannten Kriterien.*
- *b. Mitwirkung bei Erstellung des Abschlußberichtes.* [8]

Die notwendigen Kenntnisse, die Voraussetzungen und die entsprechenden Nachweise sind für Prüfer und LKP identisch (▶ Kap. A.7.6.3.1).

Anzumerken ist, dass dies eine Empfehlung älteren Datums ist und von einem nicht normbildenden Gremium vorgeschlagen wurde. Diese Empfehlungen sind haftungs- und weisungsrechtlich nicht relevant, insbesondere da sie über verschiedene Prüfstellen hinweg nicht realisierbar sind.

A.7.6.2.4 Clinical Trials Regulation (CTR) – VO (EU) 536/2014

In der Verordnung (EU) 536/2014 erfolgen die Begriffsbestimmungen bez. des Prüfers in Art. 2 Abs. 15 und 16:

> *„(15) „Prüfer" eine für die Durchführung einer klinischen Prüfung an einer Prüfstelle verantwortliche Person;*

(16) „Hauptprüfer" einen Prüfer, bei dem es sich um den verantwortlichen Leiter eines Prüferteams handelt, das die klinische Prüfung an einer Prüfstelle durchführt." [5]

Von Bedeutung ist, dass kein Stellvertreter des Prüfers definiert ist. Auch entfällt gemäß dieser EU-Verordnung der Leiter der klinischen Prüfung.

In Art. 49 der Verordnung (EU) 536/2014 wird die Eignung des Prüfers definiert:

„Artikel 49 ***Eignung der an der Durchführung einer klinischen Prüfung mitwirkenden Personen***

Bei dem Prüfer handelt es sich um einen Arzt gemäß nationalem Recht oder um eine Person, die einen Beruf ausübt, durch den sie aufgrund der dafür erforderlichen wissenschaftlichen Kenntnisse und Erfahrung bei der Patientenbetreuung in dem betroffenen Mitgliedstaat anerkanntermaßen für die Rolle als Prüfer qualifiziert ist.

Andere an der klinischen Prüfung mitwirkenden Personen müssen durch Ausbildung, Fortbildung und Erfahrung zur Durchführung ihrer Tätigkeitausreichend qualifiziert sein." [5]

Darüber hinaus werden in Art. 73 die Aufgaben des Hauptprüfers definiert:

„Artikel 73 **Hauptprüfer**

Ein Hauptprüfer stellt an einer Prüfstelle sicher, dass die klinische Prüfung den Anforderungen der Verordnung entspricht.

Der Hauptprüfer weist den Mitgliedern des Prüferteams ihre Aufgaben so zu, dass die Sicherheit der Prüfungsteilnehmer sowie die Zuverlässigkeit und Belastbarkeit der im Rahmen der klinischen Prüfung in der Prüfstelle gewonnenen Daten nicht gefährdet werden." [5]

In Anhang I sind die notwendigen Qualifikationsnachweise aufgeführt:

„Außerdem ist eine Beschreibung der Qualifikation der Prüfer anhand eines aktuellen Lebenslaufes und anderer relevanter Dokumente zu übermitteln. Frühere Aus- oder Weiterbildung in Bezug auf die Grundsätze der guten klinischen Praxis oder aus der Arbeit mit klinischen Prüfungen und Patientenbetreuung gewonnene Erfahrungen sind zu beschreiben." [5]

Diese Bestimmungen gelten seit 31.01.2022, wobei der Sponsor für klinische Prüfungen, die innerhalb eines Jahres nach Geltungsdatum begonnen wurden, den Rechtsrahmen wählen konnten. Für klinische Prüfungen, die vor Beginn des Geltungsdatums der EU-Verordnung begonnen wurden, gilt eine 3-jährige Übergangsfrist. Diese Frist gilt auch für klinische Prüfungen, die nach dem Geltungsdatum noch nach altem Recht begonnen wurden.

A.7.6.3 Anforderungen an Prüfer und Prüfstelle

A.7.6.3.1 Qualifikation des Prüfers

Die Mindest-Qualifikation des Prüfers wird im AMG (alter Fassung – a. F.) wie folgt definiert:

„Die klinische Prüfung eines Arzneimittels darf bei Menschen nur durchgeführt werden, wenn und solange [...] sie in einer geeigneten Einrichtung von einem angemessen qualifizierten Prüfer verantwortlich durchgeführt wird und die Prüfung von einem Prüfer mit mindestens zweijähriger Erfahrung in der klinischen Prüfung von Arzneimitteln geleitet wird, [...]" (§ 40 Abs. 1 Nr. 5 AMG a. F.) [3].

Die fachliche Qualifikation wird durch die Ethik-Kommissionen in klinischen Prüfungen i. d. R. an Facharztausbildungen festgemacht. Das bedeutet, dass der Prüfer im idealen Fall Facharzt im entsprechenden Fachgebiet ist oder bei Ärzten in der Weiterbildung kurz vor der Facharztanerkennung stehen.

Darüber hinaus muss zumindest für den LKP eine mindestens **zweijährige praktische Erfahrung in klinischen Prüfungen** nachgewiesen werden. Dieser Nachweis der Erfahrung in klinischen Prüfungen wird durch die Auflistung der klinischen Prüfungen im Lebenslauf samt der darin eingenommenen Funktion sowie dem Zeitraum der Beteiligung erreicht.

In größeren Studienzentren sind diese Informationen mittlerweile strukturiert im Klinikinformationssystem erfasst und können auf Kopfdruck jederzeit tagesaktuell ausgegeben werden (▶ Kap. A.7.6.4.4).

Die Qualifikationen von Ärzten umfassen neben der fachlichen Qualifikation im Indikationsgebiet und praktischer Erfahrung in klinischen Prüfungen auch **nachgewiesene Kenntnisse** zu **GCP**. Dazu hatten der Vorstand der Bundesärztekammer am 13./14.12.2018 sowie der Arbeitskreis Medizinischer Ethik-Kommissionen in seiner Mitgliederversammlung vom 09.11.2018 [9] überarbeitete Empfehlungen verabschiedet, welche die aus dem Jahr 2016 [10] ersetzen.

Aufgrund des Starts der Umsetzung der Verordnung (EU) Nr. 536/2014 im Januar 2022 hat der Vorstand der Bundesärztekammer am 23.04.2020 auf Empfehlung der Ständigen Konferenz der Geschäftsführungen und der Vorsitzenden der Ethik-Kommissionen der Landesärztekammern den Update-Kurs für Hauptprüfer/Prüfer und ärztliche Mitglieder eines Prüfungsteams bei klinischen Prüfungen nach dem AMG und der Verordnung (EU) Nr. 536/2014 sowie ebenfalls die vom Arbeitskreis Medizinischer Ethik-Kommissionen in der Bundesrepublik Deutschland (AKEK) am 18.03.2020 verabschiedete curriculare Fortbildung als verpflichtend beschlossen. In dieser Fortbildung werden insbesondere Kenntnisse zur Verordnung (EU) Nr. 536/2014 vermittelt [11].

a. Als konkrete Ausgestaltung der Kurse und als aktualisierte curriculare Fortbildung sowie die Qualitätssicherung mit Beschreibung der Anforderung an Referenten hat der Vorstand der Bundesärztekammer am 08.03.2021 auf Empfehlung der Ständigen Konferenz der Geschäftsführungen und der Vorsitzenden der Ethik-Kommissionen der Landesärztekammern die, ebenfalls vom AKEK am 14.02.2021 verabschiedete, Fassung beschlossen [12]. Einen AMG-Grundlagenkurs von mindestens 8 Unterrichtseinheiten (UE) sollen alle ärztlichen Mitglieder der Prüfgruppe (inkl. Prüfer und Stellvertreter) vorweisen. Eine Anerkennung von Vorerfahrung ist möglich.
b. Darüber hinaus sollen Prüfer und Stellvertreter mindestens einen Aufbaukurs von wiederum 8 UE vorweisen. Ein Aufbaukurs muss nicht absolviert werden, sofern zuvor ein zweitägiger Prüferkurs entsprechend des Curriculums aus dem Jahr 2013 absolviert wurde.
c. Ein Auffrischungskurs von mindestens 4 UE soll alle 3 Kalenderjahre erfolgen, soweit nicht in diesem Zeitraum an der Durchführung klinischer Prüfungen aktiv teilgenommen wurde. Das bedeutet, dass die kontinuierliche Praxis in klinischen Prüfungen diese Auffrischung ersetzen kann.
d. Allerdings sind bei wesentlichen rechtlichen Änderungen, wie z. B. das Inkrafttreten der Verordnung (EU) Nr. 536/2014, Update-Kurse von mindestens 2 UE notwendig.

Die Inhalte der notwendigen Fortbildungen [12] sind im Rahmen der curricularen Fortbildung durch die Beschlüsse der Bundesärztekammer festgelegt (Rechtliche und Ethische Grundlagen sowie konkrete Durchführung einer klinischen Prüfung; Besondere Verantwortung des Prüfers für die Prüfungsteilnehmer und das Prüferteam; Grundzüge des Organisationsmanagements, Spezielle Aufgaben, Qualitätssicherung und Überwachung; Planung und Vorbereitung, Durchführung, Update zu rechtlichen und ethischen Normen) und können unter den Links im Detail eingesehen werden: Grundlagenkurs [13], Aufbaukurs [14], Auffrischungskurs [15].

A.7.6.3.2 Schulung des Prüfers über die mit der klinischen Prüfung verbundenen Risiken

Neben den allgemeinen Qualifikationen ist es dem Gesetzgeber in Deutschland sehr wichtig, dass der Prüfer insbesondere mit den pharmakologisch-toxikologischen Eigenschaften des Prüfpräparates vertraut ist und diesbezüglich von dem für die pharmakologisch-toxikologische Prüfung verantwortlichen Wissenschaftler schriftlich und/oder mündlich informiert wird. Ein Studium der Investigator's Brochure (IB) ist ausreichend.

„[...] jeder Prüfer durch einen für die pharmakologisch-toxikologische Prüfung verantwortlichen Wissenschaftler über deren Ergebnisse und die voraussichtlich mit der klinischen Prüfung verbundenen Risiken informiert worden ist, [...]" (§ 40 Abs. 1 Nr. 7 AMG a. F.) [3]

Die pharmakologisch-toxikologische Prüfung umfasst dabei die nachstehenden Untersuchungen, die – abhängig vom jeweiligen Produkt –, durchzuführen sind (Anhang I der Richtlinie 2001/83/EG) [38]:

Pharmakodynamik

I. primäre Pharmakodynamik (Wirkungen des Wirkstoffes bei vorgeschlagener therapeutischer Verwendung)

II. sekundären Pharmakodynamik (allgemeine pharmakodynamische Wirkung des Wirkstoffes)

III. Sicherheitspharmakologie (Auswirkungen des Wirkstoffes auf wichtige physiologische Funktionen, insbesondere Herz und Kreislauf, Atemwege, Zentralnervensystem)

Pharmakokinetik (ADME)

I. Aufnahme in den Körper (A = Absorption)

II. Verteilung (D = Distribution)

III. Verstoffwechselung (M = Metabolisierung)

IV. Ausscheidung (E = Exkretion)

Toxikologie

I. Toxizität bei einmaliger Verabreichung (Single Dose Toxicity)

II. Toxizität bei wiederholter Verabreichung (Repeated Dose Toxicity)

Genotoxizität

Karzinogenität

Reproduktions- und Entwicklungstoxizität

Lokale Verträglichkeit

▶ Kap. A.1 Anforderungen an die Zulassung von Arzneimitteln

In First-in-Human-Studien erlangt diese Belehrung besondere Bedeutung, da zum eingesetzten Wirkstoff noch keine Erfahrungen am Menschen vorliegen. Hier sind vor allem die maximale Initialdosis (Maximum Recommended Starting Dose, MRSD) für die erste Anwendung am Menschen wichtig, welche aus Toxizitätsdaten bei wiederholter Verabreichung in Tierversuchen ermittelt wird. In diesem Zusammenhang spielen zwei Begriffe eine wichtige Rolle:

- NOAEL (No Observed Adverse Effect Level) ist die Maximaldosis, die im Tierversuch keine toxikologisch bedeutsamen Wirkungen hervorruft;
- HED (Human Equivalent Dose) mit Umrechnung der NOAEL anhand der Körperoberfläche oder des Körpergewichts oder eines Kompartimentmodells;

anschließend erfolgt die Verringerung um einen Sicherheitsfaktor mit Erhalt der empfohlenen maximalen Initialdosis.

Ein alternativer Ansatz für die Berechnung der MRSD ist die kleinstmögliche Konzentration eines Wirkstoffes, bei der ein messbarer Effekt gerade noch zu erwarten ist (Minimal Anticipated Biological Effect Level, MABEL). Der MABEL basiert auf Ergebnissen pharmakologischer In-vitro- und In-vivo-Studien mit möglichst niedrigen Dosen und ist daher meistens deutlich niedriger als der NOAEL.

Gemäß der Verordnung (EU) 536/2014 finden sich im Anhang I Abschnitt E Abs. 26–30 der Umfang der Information, die Prüfern und anderen an der klinischen Prüfung Beteiligten zur Verfügung gestellt werden muss.

A.7.6.3.3 Aufstellen der Prüfgruppe und Benennung des Stellvertreters

Die Durchführung einer klinischen Prüfung an der Prüfstelle erfolgt i. d. R. durch eine Gruppe von Personen (Prüfer, Stellvertreter, weitere ärztliche Mitglieder der Prüfgruppe, nichtärztliche Mitglieder der Prüfgruppe wie Studienassistenz (Study Nurse), Medizinische Dokumentare, und ggf. Case-Manager). Im AMG a. F. finden sich dazu folgende Ausführungen:

> *„(1a) Der Prüfer bestimmt angemessen qualifizierte Mitglieder der Prüfgruppe. Er hat sie anzuleiten und zu überwachen sowie ihnen die für ihre Tätigkeit im Rahmen der Durchführung der klinischen Prüfung*

> *erforderlichen Informationen, insbesondere den Prüfplan und die Prüferinformation, zur Verfügung zu stellen. Der Prüfer hat mindestens einen Stellvertreter mit vergleichbarer Qualifikation zu benennen."* (§ 40 Abs. 1a AMG a. F.) [3]

Gemäß AMG a. F. ist die Benennung eines Stellvertreters mit vergleichbarer Qualifikation, was insbesondere die Facharztnachweise, die notwendigen GCP-Schulungen und die Erfahrung in klinischen Prüfungen betrifft, zwingend. Die Forderungen können insbesondere bei kleineren Praxen mit nur einem verantwortlichen Arzt schwierig zu erfüllen sein, so dass ein Zusammenschluss mehrerer Praxen, für die Erfüllung der gesetzlichen Anforderungen, notwendig sein kann. Allerdings ist dabei zu beachten, dass eine vertragliche Grundlage für die Zusammenarbeit im Rahmen der klinischen Prüfung existiert, welche die Verantwortlichkeiten klar regelt.

In der Verordnung (EU) 536/2014 wird kein Stellvertreter und dessen Qualifikationen verlangt, in Art. 73 ist lediglich die Delegation von Aufgaben an Mitglieder des **Prüferteams durch den Hauptprüfer** explizit aufgeführt. Insofern kann sich die Situation ggf. in Zukunft für kleinere Praxen bez. Stellvertreterregelung ändern.

In größeren Einheiten ist nach AMG und der Verordnung (EU) Nr. 536/2014 die Delegation von Aufgaben an die Mitglieder der **Prüfgruppe** möglich. Dabei werden nichtärztliche und ärztliche Mitglieder unterschieden. In großen Studienzentren kann die Durchführung der klinischen Prüfung durch angestellte Ärzte in der Funktion als Prüfer erfolgen. In diesem Fall ist eine vertragliche Grundlage mit der Prüfstelle notwendig, nämlich der **Prüfstellenvertrag**. Darin werden die Verantwortlichkeiten, Rechte und Pflichten im Rahmen der klinischen Prüfung definiert. Zeichnende Vertragspartner müssen auf Seiten der Prüfstelle auf jeden Fall der kaufmännisch Verantwortliche und der Abteilungsleiter der medizinischen Fachabteilung sein, der als Prüfer benannte Arzt muss im Vertrag benannt werden. Dadurch wird vertraglich sichergestellt, dass der Prüfer Zugriff auf ausreichend Personal erhält, um die klinische Prüfung durchführen zu können, und dass er darüber hinaus gegenüber den Mitgliedern der Prüfgruppe im Rahmen der klinischen Prüfung weisungsbefugt ist.

Die Organisation der Prüfgruppe muss zwingend schriftlich niedergelegt werden, i. d. R. durch das **Delegation Log**, was meist vom Sponsor zur Verfügung gestellt wird. Sollte dies nicht der Fall sein, dann kommen die SOPs der Prüfstelle zum Tragen und das in der entsprechenden SOP als Anlage hinterlegte Delegation Log findet Verwendung.

Während einer klinischen Prüfung ist es wesentlich, dass der Prüfer bzw. sein Stellvertreter die Prüfgruppe regelmäßig über spezifische Inhalte der klinischen Prüfung informiert und bez. neuer Inhalte schult. Idealerweise erfolgt dies im Rahmen von regelmäßigen Treffen der Prüfgruppe z. B. im Zusammenhang mit **regelmäßig stattfindenden Treffen des gesamten Studienteams** mit SOP-konformer Anwesenheitsliste, schriftlicher Agenda sowie Protokoll inkl. Anhängen (z. B. Meldungen von Suspected Unexpected Serious Adverse Reaction (SUSAR) des eigenen Zentrums, neue vom Sponsor versendete Suspected Adverse Reaction Reports (entfällt nach EU 536/2014), Protokoll-Amendments). Somit kann der Prüfer einfach seine Study-Oversight in der Prüfstelle nachweisen und darüber hinaus kann jedes einzelne Prüfstellen-Teammitglied seine Schulungen/Informationen im Rahmen der Studie dokumentieren und ggf. bei Abwesenheit anhand der Dokumente im Selbststudium nachholen.

A.7.6.3.4 Regelmäßige Prüfung des Belastungsgrads und der Risikoschwelle

Entsprechend § 40 Abs. 4 Nr. 4 AMG a. F. erwartet der Gesetzgeber eine regelmäßige Überprüfung des Belastungsgrades der Prüfungsteilnehmenden durch die klinische Prüfung und des Nutzen-Risiko-Verhältnisses des Prüfpräparates: *„Die klinische Prüfung darf nur durchgeführt werden, wenn sie für die betroffene Person mit möglichst wenig Belastungen und anderen vorhersehbaren Risiken verbunden ist; sowohl der Belastungsgrad als auch die Risikoschwelle müssen im Prüfplan eigens definiert und vom Prüfer ständig überprüft werden."* [3]

Idealerweise erfolgt die Überprüfung des Belastungsgrades und der Risikoschwelle durch den Prüfer auch regelmäßig an die betroffene Person sowie im Rahmen der Teammeetings, in denen auch SUSARs aus der klinischen Prüfung kommuniziert und kommentiert werden. Dies hat den Vorteil, dass durch das Protokoll und die Anwesenheitsliste (▶ Kap. A.7.6.3.3) klar nachgewiesen werden kann, dass der Belastungsgrad und die Risikoschwelle der klinischen Prüfung **ständig** diskutiert und überprüft werden.

In der Verordnung (EU) 536/2014 ist die regelmäßige Überprüfung der Nutzen-Risiko-Abschätzung in § 28 Abschnitt (e) dargestellt und verankert diese im Prüfplan mit entsprechenden Definitionen und Festlegungen sowie einer kontinuierlichen Überprüfung [5].

A.7.6.3.5 Eignung der Prüfstelle

Eine allgemeingültige, studienunabhängige Bestätigung der Geeignetheit einer Prüfstelle ist nicht möglich, da diese stets im Kontext der jeweiligen klinischen Prüfung und des Anforderungsprofils des Prüfplans zu beurteilen ist. Weder das AMG noch die GCP-V enthalten eine Definition der Prüfstelle sowie inhaltliche Vorgaben zu deren Geeignetheit. Allerdings sind in ICH-GCP 4.2 [7] allgemeine Vorgaben definiert.

- ICH-GCP 4.2.1: ausreichend Prüfungsteilnehmer
- ICH-GCP 4.2.2: ausreichend Zeit des Prüfers
- ICH-GCP 4.2.3: qualifiziertes Personal in ausreichender Anzahl
- ICH-GCP 4.2.4: ausreichendes Training des Personals vor und während der klinischen Prüfung bez. Prüfplan, Prüfpräparate sowie Pflichten und Aufgaben im Rahmen der klinischen Prüfung.

Basierend auf § 7 Abs. 3 Nr. 8 GCP-V werden bei der Vorlage einer klinischen Prüfung bei der für die Prüfstelle zuständigen Ethik-Kommission die Angaben zur Eignung der Prüfstelle, insbesondere zur Angemessenheit der dort vorhandenen Mittel und Einrichtungen verlangt. Handreichungen zur Erstellung studienspezifischer Formulare werden vom AKEK und der EMA zur Verfügung gestellt [16,17]. In diesen Formularen wird die angemessene Infrastruktur nachgewiesen, unter anderem die apparative und räumliche Ausstattung, Notfallversorgung sowie Archivierung.

In der Verordnung (EU) 536/2014 ist im Art. 51 ausgeführt, dass Einrichtungen, in denen klinische Prüfungen durchgeführt werden, für die Durchführung einer klinischen Prüfung gem. Verordnung (EU) 536/2014 geeignet sein müssen. Im Anhang I der Verordnung (EU) 536/2014 „Antragsdossier für den Erstantrag" sind in den Anschnitten M und N weitere Spezifikationen zur Eignung des Prüfers (M) und der Prüfstelle (N) aufgeführt. Diese Anforderungen sind mit den in der GCP-V aufgeführten Anforderungen vergleichbar.

A.7.6.4 Anzeige-, Dokumentations- und Mitteilungspflichten von Prüfern

Im Rahmen klinischer Prüfungen gibt es eine Reihe von Anzeige-, Dokumentations- und Mitteilungspflichten: einerseits gegenüber dem Sponsor, andererseits gegenüber Behörden und den Ethik-Kommissionen. Die Anzeige-, Dokumentations- und Mitteilungspflichten gegenüber dem Sponsor sind im Prüfstellenvertrag dokumentiert und geregelt; unter anderem wann und wie die Studiendokumentation erfolgt, wie und in welchen Abständen Monitoring durchgeführt wird, wie die Zusammensetzung der Prüfgruppe umgesetzt und dokumentiert wird etc.

Die Anzeige-, Dokumentations- und Mitteilungspflichten von Prüfern gegenüber den zuständigen Länderbehörden und den Ethik-Kommissionen finden sich in § 67 Abs. 1 und 3 AMG sowie in § 12 GCP-V (außer Kraft getreten am 22.01.2022 für nach neuem Verfahren eingereichte klinische Prüfungen, behält Gültigkeit im Rahmen der Übergangfrist bis 31.01.2025). Gemäß der Verordnung (EU) 536/2014 entfallen zukünftig die Anzeigepflichten nach § 67 Abs. 1–3 AMG n. F. [6]; es gelten jedoch die Anzeigepflichten für den Sponsor in Art. 36–38 der EU-Verordnung.

In Art. 36 sind die Mitteilung zu Beginn einer klinischen Prüfung und das Ende der Rekrutierung von Prüfungsteilnehmern verankert, in Art. 37 sind die Mitteilungspflichten bei Ende der klinischen Prüfung, der vorübergehenden Unterbrechung, dem vorzeitigen Abbruch der klinischen Prüfung und Einreichung von Ergebnissen zusammengefasst und in Art. 38 die vorübergehende Unterbrechung oder der vorzeitige Abbruch durch den Sponsor aus Gründen der Sicherheit der Prüfungsteilnehmer. Die Mitteilungen erfolgen ausnahmslos über das EU-Portal und durch den Sponsor.

A.7.6.4.1 Anzeige der klinischen Prüfung bei der zuständigen Landesbehörde

Die klinische Prüfung muss der zuständigen Landesbehörde entsprechend des von der Zentralstelle der Länder für Gesundheitsschutz bei Arzneimitteln und Medizinprodukten bereitgestellten Formulars gemeldet werden [18], welches alle notwendigen Aspekte der Meldung bei den zuständigen Landesbehörden abbildet.

A.7.6.4.2 Anzeige der Beendigung bzw. Unterbrechung einer klinischen Prüfung

Den Landesbehörden ist es wichtig, zeitnah die Beendigung von klinischen Prüfungen mitgeteilt zu bekommen, die Verantwortung dafür liegt beim Prüfer. Bei **regulärer Beendigung** gilt eine Frist von **90 Tagen**, bei **vorzeitiger Beendigung**, aber auch bei **Unterbrechungen** der klinischen Prüfung durch den Sponsor muss die Unterrichtung der zuständigen Landesbehörde innerhalb von **15 Tagen** unter Angabe der Gründe für den Abbruch oder die Unterbrechung erfolgen (§ 12 Abs. 2 GCP-V [4]).

A.7.6.4.3 Übertragung der Anzeigepflicht auf den Sponsor

Die Anzeigepflicht inkl. der Beendigung bzw. Unterbrechung einer klinischen Prüfung bei den zuständigen Landesbehörden kann der Prüfer dem Sponsor übertragen. Diese Übertragung muss schriftlich dokumentiert werden mit Ablage im Investigator Site File (ISF). Die Möglichkeit der Übertragung der Anzeigepflicht einer klinischen Prüfung bei den zuständigen Landesbehörden auf den Sponsor wird häufig bei Pharma-sponsored Trials (PST) genutzt.

A.7.6.4.4 Unterrichtung des Sponsors bei Auftreten schwerwiegender unerwünschter Ereignisse

§ 12 Abs. 4 GCP-V legt fest, wie schwerwiegende unerwünschte Ereignisse (SAE) an den Sponsor übermittelt werden müssen. Diese Übermittlung ist für die Gewährleistung der Sicherheit der Teilnehmer an klinischen Prüfungen mit demselben Prüfmedikament essenziell. Beispielsweise wurde die Behandlung von Patienten mit JAK2-positiven myeloproliferativen Erkrankungen mit Fedratinib in entsprechenden Phase-II-Studien unmittelbar abgebrochen, nachdem Fälle mit Wernicke-Enzephalopathie als SAE gemeldet wurden [19]. Dies erfolgte unmittelbar nachdem international drei Fälle in den klinischen Prüfungen mit Fedrafinib aufgetreten waren. Da diese Nebenwirkung potenziell tödlich verlaufen kann, waren die zeitnahen und korrekten SAE-Meldungen wichtig, um allen anderen Patienten unter Therapie mit Fedratinib rasch die Dosisreduktion bzw. das Abbrechen der Behandlung mit Fedratinib kommunizieren zu können. Nach Anpassung des Sicherheitsmanagements konnte die klinische Entwicklung später fortgeführt werden [20].

In der GCP-V wird die zeitliche Komponente der SAE-Meldung mit dem Adverb **„unverzüglich"** präzisiert. Die gängige Interpretation ist hierbei innerhalb von 24 Stunden nach Bekanntwerden, was in der Verordnung (EU) Nr. 536/2014 nun fixiert ist. Da insbesondere stationäre Aufnahmen oder Verlegungen auf eine Intensivstation im Klinik-Informations-System (KIS) klar dokumentiert sind, besteht für Kliniken durchaus die Notwendigkeit SAEs auch am Wochenende bzw. an Feiertagen zu melden, um diese Frist einhalten zu können. Dies kann z. B. durch die Bereitstellung der Serious-Adverse-Event(SAE)-Formulare der entsprechenden klinischen Prüfung im KIS förderlich sein. Da die Meldung **pseudonymisiert** erfolgen muss, ist es auch notwendig das Studienpseudonym im KIS zu hinterlegen, um die Erstmeldung jederzeit (z. B. Wochenende, Feiertage) auch bei geplanten Abwesenheiten der Studienassistenz zu ermöglichen. Die Erfassung der Daten zu klinischen Prüfungen im KIS mit Verknüpfung zu den an der Prüfstelle eingeschlossenen Studienteilnehmenden inkl. der Studienpseudonyme wird momentan an vielen Kliniken bereits umgesetzt und zeigt klar auf, wie diese Daten für die korrekte Umsetzung der klinischen Prüfung sowohl aus klinischer als auch budgettechnischer Sicht nutzbar sind. Um die Erstmeldung jederzeit möglich zu machen, ist eine wesentliche Voraussetzung, die SAE-Formulare als ausdruckbare elektronische Dokumente bei den entsprechenden klinischen Prüfungen im KIS zu hinterlegen. Wichtig ist insbesondere die zeitnahe Erstmeldung, die dann durch einen **ausführlichen schriftlichen Bericht** zu einem späteren Zeitpunkt ergänzt werden kann. Ausgenommen sind unerwünschte Ereignisse, die laut Prüfplan oder Prüferinformation nicht unverzüglich berichtet werden müssen (▶ Kap. A.7.2 Pharmakovigilanz (PV)).

A.7.6.4.5 Unterrichtung des Sponsors über laut Prüfplan entscheidende unerwünschte Ereignisse und unerwartete klinisch-diagnostische Befunde

Der Prüfer ist verpflichtet, den Sponsor über unerwünschte Ereignisse und unerwartete klinisch-diagnostische Befunde, die im Prüfplan für die Bewertung der klinischen Prüfung als entscheidend bezeichnet werden, innerhalb der im Prüfplan angegebenen Fristen zu unterrichten. Diese unerwünschten Ereignisse werden auch als Adverse Events of Special Interest (AESI) bezeichnet und sind i. d. R. unerwünschte Ereignisse, die bekannt sind, aber für die Nutzen-Risiko-Bewertung im Rahmen klinischer Prüfungen mittelbar relevant werden können. Deshalb werden diese unerwünschten Ereignisse und unerwarteten klinisch-diagnostischen Befunde im Prüfplan definiert und sind fristgerecht zu melden. Das bedeutet, auch diese Meldungen sind als Teil des genehmigten Prüfplanes, dessen Einhaltung verpflichtend ist, gesetzlich gefordert und überwacht.

A.7.6.4.6 Meldung von Todesfällen an die zuständigen Ethik-Kommissionen, die zuständige Bundesoberbehörde sowie den Sponsor gem. GCP-V [4]

Bei Todesfällen in klinischen Prüfungen hat der Prüfer die Pflicht, den zuständigen Ethik-Kommissionen (federführende und für die Prüfstelle zuständige), der zuständigen Bundesoberbehörde sowie dem Sponsor alle für die Erfüllung ihrer Aufgaben erforderlichen Auskünfte zu übermitteln; dies erfolgt pseudonymisiert unter Verwendung des Studienpseudonyms.

A.7.6.4.7 Meldung von schädlichen Auswirkungen auf die Gesundheit nicht betroffener Personen bei klinischen Prüfungen mit Arzneimitteln aus gentechnisch veränderten Organismen gem. GCP-V [4]

Sollten Prüfer im Rahmen klinischer Prüfungen mit Arzneimitteln, die aus einem gentechnisch veränderten Organismus oder einer Kombination von gentechnisch veränderten Organismen bestehen oder solche enthalten, **schädliche Auswirkungen** auf die **Gesundheit nicht betroffener Personen** und die **Umwelt** beobachten, muss der Sponsor der klinischen Prüfung wiederum unverzüglich (innerhalb von 24 Stunden nach Bekanntwerden) unterrichtet werden.

A.7.6.5 Aufklärung und Einwilligung von an klinischen Prüfungen beteiligten Personen

A.7.6.5.1 Allgemeingültige Grundsätze

Die zur Teilnahme an einer klinischen Prüfung vorgesehenen Prüfungsteilnehmenden sind in einer für sie **verständlichen Sprache** (muss nicht die Muttersprache sein) in einem persönlichen Gespräch und schriftlich mittels der Patienteninformation über **die Ziele**, den **erwarteten Nutzen**, die für sie damit **verbundenen Unannehmlichkeiten** und **Risiken** sowie über den **genauen Ablauf** einer klinischen Prüfung aufzuklären. Dies muss im allgemeinen Behandlungskontext auch **bestehende Behandlungsalternativen** beinhalten. Insofern ist darauf zu achten, dass aufklärende ärztliche Mitglieder der Prüfgruppe auch die **entsprechende medizinische Qualifikation und Erfahrung** dazu haben und im Delegation Log explizit **die Übernahme dieser Aufgabe dokumentiert ist**. Entscheidend bei der Aufklärung ist darauf abzuheben, dass die Teilnahme **freiwillig** ist und dass die Teilnahme an der Studie **abgelehnt werden kann** oder **jederzeit ohne Angabe von Gründen das Ausscheiden aus der klinischen Prüfung möglich ist**, ohne Nachteile für die weitere Behandlung befürchten zu müssen. Probanden und Prüfungsteilnehmende müssen wissen, worin sie eingewilligt haben; dies ist durch das aufklärende ärztliche Mitglied der Prüfgruppe auch geeignet zu prüfen.

Wichtig ist es darauf zu achten, dass keine Abhängigkeiten zwischen dem aufklärenden Arzt und den potenziellen Prüfungsteilnehmenden bestehen bzw. keine Auswirkungen auf den Aufklärungsprozess haben; in einer solchen Situation sollten andere ärztliche Mitglieder der Prüfgruppe die Aufklärung übernehmen. Wichtig ist es bei der Aufklärung die persönliche, familiäre und soziale Situation der potenziellen Teilnehmenden sowie die individuelle Zumutbarkeit einer Teilnahme an der klinischen Prüfung zu berücksichtigen.

Betroffene Personen werden über die Vorteile eines zu prüfenden Arzneimittels (Prüfmedikation) im Vergleich zu(r) Standardtherapie(n) informiert. Dabei dürfen die möglichen Vorteile des Prüfproduktes oder des Medizinproduktes **nicht in übertriebener Weise** herausgestellt werden.

Sofern betroffene Personen einer **Placebo-Gruppe** zugeteilt werden können, ist der Prozess der Randomisierung und ihrer Auswirkungen verständlich zu erklären.

Es gilt der Grundsatz, dass betroffene Personen im Aufklärungsgespräch zwar zu einer Studienteilnahme motiviert, nicht aber überredet werden sollen (gemeinsame Entscheidungsfindung, Shared Decision Making). In einem Streitfall kann ansonsten eine Patienteneinwilligung als sittenwidrig angesehen werden, die dann nach § 226 StGB rechtlich ungültig ist.

In der Verordnung (EU) 536/2014 sind die Voraussetzungen und die Umsetzung der Aufklärung und Einwilligung in den Art. 28 und 29 dargelegt. In § 40b AMG n. F. [6] sind ergänzende Vorschriften zu beachten bei der Einwilligung eines Prüfungsteilnehmers bzw. eines gesetzlichen Vertreters, wenn der Teilnehmer nicht in der Lage ist, die Einwilligung nach der Aufklärung zu erteilen. Bei **Minderjährigen** ist zu beachten, dass bei Vorliegen des Verständnisses und einer eigenen Meinung zu relevanten Informationen zur klinischen Prüfung die Einwilligung nur erfolgen kann, wenn der Minderjährige selbst auch mündlich und schriftlich zustimmt. Darüber hinaus ist die mündliche und schriftliche Ablehnung der Teilnahme durch Minderjährige, die nicht in der Lage sind, die relevanten Informationen einer klinischen Prüfung zu verstehen und sich eine Meinung dazu zu bilden, jederzeit vom Prüfer zu würdigen und zu beachten. Die Verordnung (EU) 536/2014 legt außerdem fest, dass bei Minderjährigen, die im Verlauf der klinischen Prüfung die rechtliche Fähigkeit zur Einwilligung nach Aufklärung erreichen, die ausdrückliche Einwilligung nach Aufklärung eingeholt werden muss, um die klinische Prüfung fortführen zu können (Art. 32 Abs. 3).

Bei **gruppennützigen klinischen Prüfungen** mit nicht einwilligungsfähigen Erwachsenen ist zu beachten, dass Patienten nur eingeschlossen werden können, wenn sie zuvor zu einem Zeitpunkt mit vorhandener Einwilligungsfähigkeit die Zustimmung schriftlich nach vorheriger ärztlicher Aufklärung festgelegt haben, bei bestimmten gruppennützigen klinische Prüfungen teilnehmen zu wollen. In diesem Fall muss der Betreuende des Patienten prüfen, ob diese Vorfestlegungen auf die jeweils aktuelle Situation zutreffen.

Minderjährige dürfen in **gruppennützige klinische Prüfungen** nur unter der Voraussetzung eingeschlossen werden, dass ein Nutzen für die Bevölkerungsgruppe, zu der der betroffene Minderjährige gehört, zur Folge haben wird und der betroffene Minderjährige im Vergleich zur Standardbehandlung seiner Krankheit durch die klinische Prüfung nur einem minimalen Risiko und einer minimalen Belastung ausgesetzt wird (Verordnung (EU) 536/2014 Art. 32g–ii).

Bei Menschen, die seit ihrer **Geburt oder Kindheit nicht einwilligungsfähig sind**, bleiben **gruppennützige klinische Prüfungen** in Deutschland verboten. Dies leitet sich aus dem Umstand ab, dass bei diesen Patienten nie zuvor ein Zeitpunkt mit vorhandener Einwilligungsfähigkeit bestand mit der Möglichkeit einer informierten Einwilligung.

A.7.6.5.2 Aufklärung bei Fehlen ausreichender Deutschkenntnisse

Bei Prüfungsteilnehmenden mit nicht ausreichenden Kenntnissen der deutschen Sprache ist die schriftliche Patienteninformation und Einwilligungserklärung in eine für diese verständliche Sprache zu übersetzen. Die **Übersetzung muss qualifiziert** sein (staatlich zertifiziertes Übersetzungsbüro) und muss der Ethik-Kommission zur Prüfung und Genehmigung vorgelegt werden. Um der Ethik-Kommission die Prüfung zu ermöglichen, sind i. d. R. Vor- und Rückübersetzungen notwendig. Das Aufklärungsgespräch muss ebenfalls in einer für den Patienten verständlichen Sprache erfolgen; z. B. kann Englisch bei guten Englischkenntnissen des Prüfungsteilnehmenden eine Alternative sein. Davon muss sich der Aufklärende allerdings selbst überzeugen und dies auch in der Patientenakte sowie der Aufklärung dokumentieren.

Muss die Aufklärung in einer Sprache erfolgen, die das aufklärende ärztliche Mitglied der Prüfgruppe nicht spricht, ist ein staatlich zertifizierter **unabhängiger Dolmetscher** hinzuzuziehen; Familienangehörige sind hierbei nicht unabhängig genug, da nicht geprüft werden kann, welche konkreten Informationen **verbal transportiert** werden. Im Gegensatz dazu kann bei professionellen staatlich zertifizierten unabhängigen (nicht verwandt oder verschwägert mit dem potenziellen Prüfungsteilnehmenden) Dolmetschern davon ausgegangen werden, dass eine Eins-zu-eins-Übersetzung erfolgt. Zu bedenken ist allerdings, dass bei Einschluss von Prüfungsteilnehmenden in klinische Prüfungen ihre Betreuung im Verlauf der Prüfung gesichert sein muss, unter anderem der verbale Austausch mit Ärzten und Pflegekräften in Bezug auf studienspezifische Maßnahmen und Nebenwirkungen der Prüfsubstanz. Das kann im Extremfall bedeuten, dass professionelle staatlich zertifizierte unabhängige Dolmetscher durchgehend verfügbar sein müssen. Beispielsweise können **Einträge in der Pflegekurve**, dass eine verbale Kommunikation mit dem Patienten nicht möglich war, unmittelbar bei einer **behördlichen Inspektion** zu einem **„Major Finding"** mit Schließung der Prüfstelle führen (▶ Kap. A.7.8 GCP-Inspektion).

A.7.6.5.3 Strukturierte Aufklärung gem. ICH-GCP

Die Aufklärung von Prüfungsteilnehmenden beinhaltet kursorisch zusammengestellt nach ICH-GCP 4.8.10 a–t folgende Punkte:

- Angabe, dass es sich um ein Forschungsvorhaben handelt
- Ziele der klinischen Prüfung
- Dauer und Ausmaß der Studienbeteiligung
- Beschreibung der Abläufe während der Studie, Aufzählung studienbedingter Untersuchungen und Untersuchungen
- Beschreibung neuartiger Verfahren, experimentelle Untersuchungen, die in Abweichung von in der medizinischen Praxis üblichen Untersuchungen durchgeführt werden
- Beschreibung der Prüfung einschließlich der Vergleichsgruppen und der Methoden, mit denen die Zuweisung zu einer Gruppe erfolgt
- Anzahl der erwarteten Studienteilnehmer
- Nutzen der klinischen Prüfung für die Versuchsperson
- Nutzen für Andere
- vorhersehbare Risiken für die Versuchsperson
- vorhersehbare Risiken für Andere
- Rechte und Pflichten als Studienteilnehmer
- Informationen über mögliche Alternativbehandlungen (Standardtherapie), deren Risiken und Nutzen
- Zusicherung der Vertraulichkeit hinsichtlich der Studienteilnahme
- Unterlagen bez. der Identität der Probanden bleiben im Rahmen der geltenden Gesetze vertraulich
- Der Prüfungsteilnehmende gestattet zuständigen Behörden und Beauftragten des Sponsors (Monitor) den Zugriff auf seine Patientenunterlagen.
- Die Identität der Prüfungsteilnehmenden wird dabei nicht preisgegeben.
- Eine Veröffentlichung der Studienergebnisse ist nur möglich, wenn die Identität der Prüfungsteilnehmenden nicht preisgegeben wird.
- Zusicherung, dass dem Prüfungsteilnehmenden oder dessen Vertreter neue Erkenntnisse, die sich aus seiner Teilnahme an der klinischen Prüfung ergeben, mitgeteilt werden
- Angaben zu Vergütungen bzw. zusätzlichen medizinischen Behandlungsmaßnahmen, wenn es im Rahmen der klinischen Prüfung zu Gesundheitsschäden kommt
- finanzielle Zuwendungen für die Studienteilnahme
- Vergütung bzw. Ersatz von Auslagen
- Information über die Rolle des Sponsors
- Ansprechperson bei Fragen im Zusammenhang mit der Prüfung
- Ansprechperson im Fall von Gesundheitsschäden

- Ansprechperson zu Fragen der Rechte der Versuchspersonen
- Umstände für einen Studienabbruch durch den klinischen Prüfer
- Umstände für einen Studienabbruch durch den Sponsor
- freiwillige Teilnahme, Rücktritt jederzeit
- Bestehen des gesetzlichen Versicherungsschutzes und der Versicherungsbedingungen (§ 40 (1) 8 AMG)

A.7.6.5.4 Empfohlene Darstellung der Häufigkeit von aufgetretenen Nebenwirkungen

Bei der Darstellung potenzieller Nebenwirkungen sollen gem. §§ 22–24 AMG i. V. m. § 29 Abs. 1 AMG und der SmPC-Leitlinie [21] die folgenden Häufigkeitsangaben verwendet werden.

sehr häufig	mehr als 1 von 10 Behandelten
häufig	weniger als 1 von 10, aber mehr als 1 von 100 Behandelten
gelegentlich	weniger als 1 von 100, aber mehr als 1 von 1 000 Behandelten
selten	weniger als 1 von 1 000, aber mehr als 1 von 10 000 Behandelten
sehr selten	weniger als 1 von 10 000 Behandelten, nicht bekannt (Häufigkeit auf Grundlage der verfügbaren Daten nicht abschätzbar)

A.7.6.5.5 Aufklärung über die Bestimmungen der Probanden-/Patienten-Versicherung

Weiterhin sind Prüfungsteilnehmende über die Bestimmungen der bestehenden Probandenversicherung zu unterrichten und es ist ihnen eine Kopie der Versicherungsbedingungen auszuhändigen. Gemäß den Versicherungsbedingungen gehört es zu ihren Obliegenheiten, dass sie sich während der Dauer der klinischen Prüfung einer anderen medizinischen Behandlung nur im Einvernehmen mit dem klinischen Prüfer unterziehen, nicht an einer anderen klinischen Prüfung teilnehmen und eine Gesundheitsschädigung, die als Folge der klinischen Prüfung eingetreten sein könnte, dem Versicherer selbst unverzüglich anzuzeigen haben (Gewährleistung des Versicherungsschutzes). Unterstützend kann die Meldung auch durch den Prüfer im Auftrag der Prüfungsteilnehmenden erfolgen, sobald diese von den Prüfungsteilnehmenden oder Angehörigen Kenntnis über Gesundheitsschädigungen erhalten haben.

A.7.6.5.6 Aufklärung über vorzeitige Beendigung der klinischen Prüfung

Prüfungsteilnehmende sind auch darauf hinzuweisen, dass der Prüfer aufgrund seiner ärztlichen Erfahrung oder auch der Sponsor eine klinische Prüfung jederzeit beenden kann, wenn dies durch den aktuellen Stand der wissenschaftlichen Kenntnis über die Prüfsubstanzen und der daraufhin erfolgten Nutzen-Risiko-Bewertung ärztlich geboten ist.

A.7.6.5.7 Unterzeichnung der Einwilligungserklärung – Prozessdokumentation

Den Prüfungsteilnehmenden ist für ihre Entscheidung ausreichend Zeit zu gewähren, bevor sie die Zustimmung zur Teilnahme erteilen. Die verwendete schriftliche Einwilligungserklärung muss sämtliche Aufklärungspunkte enthalten, sie ist vom aufklärenden ärztlichen Mitglied der Prüfgruppe und vom Prüfungsteilnehmenden bzw. in besonderen Fällen vom Zeugen zu datieren, Name und Vorname sind in Blockschrift zu notieren sowie zu unterschreiben und sie wird in Kopie dem Prüfungsteilnehmenden ausgehändigt. Das Original wird im ISF abgelegt. Von der Verwendung von **zwei Originalen** wird **abgeraten**, da die notwendige **Individualisierung** (s. u.) der schriftlichen Aufklärung i. d. R. nicht zweimal identisch vorgenommen wird und dann zwei unterschiedliche Versionen der Einwilligungserklärung existieren würden.

Zur Erleichterung des Nachweises, dass die Aufklärung vollständig stattgefunden und der Prüfungsteilnehmende diese auch vollinhaltlich verstanden hat, sollte in der Einwilligungserklärung unter „Ärztliche Vermerke zum Aufklärungsgespräch" stichwortartig dokumentiert werden, welche besonderen Fragen besprochen wurden **(Individualisierung der Aufklärung)**. Die Aufklärung und das schriftliche Einverständnis zu einer klinischen Prüfung ist in der **ärztlichen Dokumentation** zwingend aufzuführen, idealerweise mit **Beschreibung des Prozesses** (Datum und Uhrzeit der Ausgabe der Patienteninformation, Datum und Uhrzeit des Aufklärungsgespräches sowie Datum und Uhrzeit des schriftlichen Einverständnisses). Darüber hinaus ist der Vermerk in der ärztlichen Dokumentation hilfreich und verpflichtend, dass dem Prüfungsteilnehmenden oder dem gesetzlichen Vertreter **die Kopie der Einverständniserklärung und die Versicherungsunterlagen ausgehändigt wurden**.

Der Nachweis einer ordnungsgemäß erfolgten Aufklärung eines einwilligungsfähigen oder nicht einwilligungsfähigen Prüfungsteilnehmenden obliegt in streitigen Fällen dem Prüfer. Sofern die Dokumentation hierüber unvollständig ist, wird zu Lasten des Arztes vermutet, dass eine nicht dokumentierte Maßnahme auch nicht durchgeführt wurde [5,22]. In klinischen Prüfungen verbleibt deshalb die Originaleinwilligungserklärung an der Prüfstelle und wird im ISF abgelegt. Bei Monitorbesuchen, Audits und Inspektionen werden i. d. R. als eine der ersten Maßnahmen die Einwilligungserklärungen der Prüfungsteilnehmenden geprüft.

Durch seine Unterschrift auf der Einwilligungserklärung erklärt der Prüfungsteilnehmende seine freiwillige Teilnahme und seine Absicht, dem Prüfplan und den Anweisungen des Prüfers zu folgen und die Fragen vollständig zu beantworten, die ihm/ihr im Verlauf der Prüfung gestellt werden.

Die Einwilligungserklärung **muss vor Durchführung studienbezogener Maßnahmen** vorliegen (vor Erhebung der Anamnese, Voruntersuchungen, Screening und/oder apparativen oder Laboruntersuchungen für die Auswahl zur Teilnahme an einer klinischen Prüfung). Bei der Überweisung von Prüfungsteilnehmenden an andere Ärzte zur Durchführung von Screening-Untersuchungen, sind diese in der Einwilligungserklärung zu benennen. Bei Durchführung der klinischen Prüfung in einem Klinikum, sind die Durchführung notwendiger Screening- und Verlaufsuntersuchungen zwingend im inklusiven Prüfstellenvertrag oder internen Vereinbarungen abzubilden. Den untersuchenden Ärzten ist entweder eine Kopie der Einwilligungserklärung zu übermitteln bzw. es reicht die Dokumentation der Einverständniserklärung im KIS.

A.7.6.5.8 Datenschutzrechtliche Einwilligung im Rahmen der Einwilligung zu einer klinischen Prüfung

Zusammen mit der Einwilligung in die klinische Prüfung wird die datenschutzrechtliche Einwilligung erteilt (§ 40 Abs. 1 Nr. 3c AMG). Darüber hinaus gelten die Datenschutz-Grundverordnung (EU) 2016/679 [23], das Bundesdatenschutzgesetz [24] und die entsprechende Landesdatenschutzgesetze [z. B. 25–27]. Der Arbeitskreis der medizinischen Ethik-Kommissionen hat verschiedene Handreichungen und Musterpatienteninformation und -Einwilligungserklärungen veröffentlicht, die auf den Internetseiten der einzelnen Ethik-Kommissionen und des Arbeitskreises abrufbar sind.

Wichtige datenschutzrechtliche Aspekte der Aufklärung sollten mindestens folgende Punkte umfassen:

a) Erklärung der Begrifflichkeiten Pseudonymisierung und Anonymisierung

b) Speicherung und Weitergabe von Daten im Studienkontext erfolgen immer pseudonymisiert.

c) Weitergabe pseudonymisierter Daten im Zusammenhang mit Nebenwirkungen an den Sponsor (ggf. IMP-Hersteller, Behörden)

d) Einsichtnahme in personenbezogen Daten an den Prüfstellen zum Zweck der Überprüfung und Verifizierung durch Monitore, Auditoren, Inspektoren

e) jederzeitiges Widerrufsrecht, mit der Einschränkung, dass im Fall eines Widerrufs zur Teilnahme an der klinischen Prüfung, die bis zu diesem Zeitpunkt gespeicherten Daten, insbesondere Angaben über die Gesundheit der Teilnehmenden, weiterhin verwendet werden dürfen

f) Dauer der Datenspeicherung

g) gesetzlichen Bestimmungen nach dem Infektionsschutzgesetz (IfSG) insbesondere bez. Tests auf das humane Immundefizienz-Virus (HIV), die bei positivem Wert eine verschlüsselte Meldung an das Robert-Koch-Institut nach sich ziehen bzw. bei einem positiven Befund der Tests auf das Hepatitis-B- oder Hepatitis-C-Virus eine namentliche Meldung an das zuständige Gesundheitsamt zur Folge haben

h) Mitteilung an den Hausarzt, damit dieser bez. der Teilnahme an der klinischen Prüfung informiert werden kann

i) das Recht, jederzeit Auskunft über gespeicherte Daten (einschließlich einer unentgeltlichen Kopie) sowie deren Berichtigung zu verlangen

Darüber hinaus sind im Rahmen klinischer Prüfungen erhobene Daten qualitativ hochwertig und deshalb für die wissenschaftliche Nachnutzung sehr wertvoll. Deshalb wird zumindest in IITs meist die Zustimmung zur **wissenschaftlichen Nachnutzung der pseudonymisierten Daten** eingeholt. Dies wird gem. Art. 28 Abs. 2 der Verordnung (EU) 536/2014 auch explizit unter der Voraussetzung ausschließlicher wissenschaftlicher Nutzung erlaubt. Dabei ist unbedingt darauf zu achten, dass ggf. eine gemeinschaftliche Nutzung der pseudonymisierten Daten auch mit Partnern in Ländern mit möglicherweise **niedrigerem Datenschutzniveau als in der EU**, erfolgen kann.

Zunehmend werden im akademischen wissenschaftlichen Kontext auch **Treuhandstellen** [28] eingerichtet, die ggf. eine **Re-Kontaktierung von Teilnehmern an klinischen Prüfungen** im späteren Verlauf vornehmen können, um z. B. zusätzliche für wissenschaftliche Fragen relevante Informationen oder Biomaterialien zur Verfügung stellen zu können, um über neue Forschungsvorhaben/Studien informiert werden zu können, um eine erneute Einwilligung in die Verknüpfung von Studiendaten mit medizinischen Informationen aus anderen Datenbanken einholen zu können. Das Konzept der Datentreuhänderschaft ermöglicht die Erfassung personenbezogener Daten abgekoppelt von den Studiendaten durch eine unabhängige und neutrale Vertrauensinstanz, die Daten zwischen Datengeber (z. B. Studienteilnehmende) und Datennutzer (z. B. dem Sponsor) sicher und gesetzeskonform vermittelt. Dieses Konstrukt ermöglicht die Einhaltung der Datenschutzvorschriften, zugleich aber eröffnet es die Möglichkeit, z. B. Studienteilnehmende erneut zu kontaktieren (u. a. während der Laufzeit der klinischen Prüfung, um bisher nicht erfasste Daten zu erhalten oder nach Ablauf der klinischen Prüfung wichtige Langzeitbeobachtungen zu ermöglichen). Die Datentreuhänderschaft erhöht das Vertrauen insbesondere in der digitalen Zukunft mit einem hohen Sicherheitsbedürfnis bez. Datenschutz in der vernetzten Welt und ermöglicht es zeitgleich, wichtige Forschungsfragen durch datenschutzkonforme Re-Kontaktierung von Studienteilnehmenden bearbeiten zu können [29].

A.7.6.5.9 Erneute Einholung der Einwilligungserklärung bei Amendments

Sollten sich im Verlauf einer klinischen Prüfung neue Erkenntnisse ergeben, die eine erneute Risikoabwägung erfordern mit Anpassung der Patienteninformation (nach Genehmigung durch die Ethik-Kommission), ist von allen in der Prüfung befindlichen Prüfungsteilnehmenden erneut das schriftliche Einverständnis auf der von der Ethik-Kommission geprüften neuen Version der Patienteninformation und Einwilligungserklärung einzuholen. Dies gilt insbesondere für Prüfplanänderungen (Amendments), die die Sicherheit der Prüfungsteilnehmenden betreffen [30, Kap. 4.8.2 in [7]).

A.7.6.5.10 Honorierung der Teilnahme an einer klinischen Prüfung

▶ Kap. C.14 Honorierung betroffener Personen

Gemäß Richtlinie 2001/20/EG Art. 4d und Art. 5d [36] sollen Minderjährigen und nicht einwilligungsfähigen Erwachsenen *„keine Anreize oder finanzielle Vergünstigungen mit Ausnahme einer Entschädigung gewährt werden"*. Analog wird in § 40 Abs. 4 Nr. 5 AMG a. F. [3] für Minderjährige bestimmt: *„Vorteile mit Ausnahme einer angemessenen Entschädigung dürfen nicht gewährt werden"*.

Die Verordnung (EU) 536/2014 legt für klinische Prüfungen mit nicht einwilligungsfähigen Prüfungsteilnehmern (Art. 31 Abs. 1d), mit Minderjährigen (Art. 32 Abs. 1d) und mit schwangeren oder stillenden Frauen (Art. 33d) fest, dass diesen über eine Entschädigung für Ausgaben und Einkommensausfälle, die sich direkt aus der Teilnahme an der klinischen Prüfung ergeben, **keine** finanziellen Anreize oder anderweitige Anreize, zu gewähren sind. Beispiele für Aufwendungen, die in direktem Zusammenhang mit der Teilnahme an den klinischen Prüfungen stehen, sind Reisekosten für den Prüfungsteilnehmer und ggf. den gesetzlich benannten Vertreter. Die Informationen zur Entschädigung sind im Antragsdossier (Anhang I, P) anzugeben und unterliegen der Bewertung durch die Mitgliedstaaten (ergänzende Informationen und Formblatt „Compensation for trial participants – Template", siehe [31]).

Eine angemessene Entschädigung von Probanden und Patienten, die von einer Teilnahme an einer klinischen Prüfung keinen gesundheitlichen Nutzen haben, richtet sich nach dem zeitlichen Aufwand.

A.7.6.5.11 Aufklärung und Einwilligung bei nicht einwilligungsfähigen Personen

Personen, die nicht rechtswirksam in eine klinische Prüfung einwilligen können, dürfen nach der Richtlinie 2001/20/EG Art. 5 [36] nicht in klinische Prüfungen einbezogen werden.

Entsprechend bestimmt das AMG (a. F.) in § 41 Abs. 3 Nr. 1, 3 und 4 [3]:

> *„Auf eine klinische Prüfung bei einer volljährigen Person, die nicht in der Lage ist, Wesen, Bedeutung und Tragweite der klinischen Prüfung zu erkennen und ihren Willen hiernach auszurichten und die an einer Krankheit leidet, zu deren Behandlung das zu prüfende Arzneimittel angewendet werden soll, findet § 40 Abs. 1 bis 3 mit folgenden Maßgaben Anwendung:*
>
> 1. *Die Anwendung des zu prüfenden Arzneimittels muss nach den Erkenntnissen der medizinischen Wissenschaft angezeigt sein, um das Leben der betroffenen Person zu retten, ihre Gesundheit wiederherzustellen oder ihr Leiden zu erleichtern; außerdem müssen sich derartige Forschungen unmittelbar auf einen lebensbedrohlichen oder sehr geschwächten klinischen Zustand beziehen, in dem sich die betroffene Person befindet, und die klinische Prüfung muss für die betroffene Person mit möglichst wenig (therapeutischen/diagnostischen) Belastungen und anderen vorhersehbaren Risiken verbunden sein; sowohl der Belastungsgrad als auch die Risikoschwelle müssen im Prüfplan eigens definiert und vom Prüfer ständig überprüft werden. Die klinische Prüfung darf nur durchgeführt werden, wenn die begründete Erwartung besteht, dass der Nutzen der Anwendung des Prüfpräparates für die betroffene Person die Risiken überwiegt oder keine Risiken mit sich bringt.*
> 2. *Die Einwilligung wird durch den gesetzlichen Vertreter oder Bevollmächtigten abgegeben, nachdem er entsprechend § 40 Abs. 2 aufgeklärt worden ist. § 40 Abs. 4 Nr. 3 Satz 2 und 4 gilt entsprechend.*
> 3. *Die Forschung muss für die Bestätigung von Daten, die bei klinischen Prüfungen an zur Einwilligung nach Aufklärung fähigen Personen oder mittels anderer Forschungsmethoden gewonnen wurden, unbedingt erforderlich sein. § 40 Abs. 4 Nr. 2 gilt entsprechend.*
> 4. *Vorteile mit Ausnahme einer angemessenen Entschädigung dürfen nicht gewährt werden."* [3]

Somit können wegen des erforderlichen Individualnutzens bei klinischen Prüfungen mit Arzneimitteln, z. B. psychiatrische Patienten, Unfallpatienten mit eingeschränkter Einsichtsfähigkeit, Demenzkranke, Komapatienten, nicht an placebokontrollierten klinischen Prüfungen teilnehmen.

Diese Festlegung wird in durch die Verordnung (EU) 536/2014 und § 40b AMG n. F. modifiziert, insofern gruppennützige klinische Prüfungen mit nicht einwilligungsfähigen Erwachsenen möglich sind, wenn Patienten zuvor zu einem Zeitpunkt mit vorhandener Einwilligungsfähigkeit die Zustimmung schriftlich nach vorheriger ärztlicher Aufklärung festgelegt haben bei bestimmten gruppennützigen klinische Prüfungen teilnehmen zu wollen (▶ Kap. A.7.6.5.1).

A.7.6.5.12 Aufklärung und Einwilligung bei gebärfähigen Frauen

Nehmen Frauen im gebärfähigen Alter an einer klinischen Prüfung teil, sind sie darüber aufzuklären, dass zum Ausschluss einer Schwangerschaft vor Studienbeginn, während der klinischen Prüfung und nach deren Beendigung ein Schwangerschaftstest durchgeführt werden muss.

Gebärfähige Frauen, die an einer klinischen Arzneimittelprüfung teilnehmen, sind über die Ergebnisse reproduktionstoxikologischer tierexperimenteller Untersuchungen und deren Bedeutung für den Menschen aufzuklären. Der Inhalt dieser Aufklärung ist Bestandteil der schriftlichen Patienteninformation.

Weiterhin ist darüber aufzuklären, dass ein Kind aus einer unerwarteten Schwangerschaft während einer klinischen Prüfung bei Versagen der Kontrazeption juristisch keinen Schaden darstellt, eine medizinische Indikation zum Schwangerschaftsabbruch daher nicht in jedem Fall gegeben ist und der Prüfer oder Auftraggeber der klinischen Prüfung nicht zur Unterhaltspflicht herangezogen werden können.

In der Verordnung (EU) 536/2014 sind in Art. 33 die Voraussetzungen für klinische Prüfungen bei schwangeren und stillenden Frauen zusammengefasst. Klinische Prüfungen mit schwangeren oder stillenden Frauen dürfen nur durchgeführt werden, wenn über die allgemeinen Voraussetzungen (Art. 28) hinaus

a. ein direkter Nutzen der die Risiken weit überwiegt für die betroffene schwangere oder stillende Frau oder ihren Embryo oder Fötus oder ihr Kind nach der Geburt vorliegt, oder
b. wenn kein direkter Nutzen für die betroffene schwangere oder stillende Frau oder ihren Embryo, ihren Fötus oder ihr Kind nach der Geburt vorliegt, durch eine klinische Prüfung mit Frauen, die nicht schwanger sind oder nicht stillen, keine vergleichbaren Ergebnisse gewonnen werden können und die klinische Prüfung dazu beiträgt, Ergebnisse zu gewinnen, die für schwangere oder stillende Frauen oder für Frauen im Zusammenhang mit der Fortpflanzung oder für andere Embryonen, Föten oder Kinder von Nutzen sein können, und sie für die betroffene schwangere oder stillende Frau, den Embryo, den Fötus oder das Kind nach der Geburt nur ein minimales Risiko birgt und nur eine minimale Belastung darstellt.

A.7.6.5.13 Aufklärung und Einwilligung bei Kindern und Jugendlichen (Minderjährigen)

Da diese Altersgruppe noch nicht geschäftsfähig ist, gilt für das Einholen der Patienteneinwilligung der § 40 Abs. 4 Nr. 3 AMG (a. F.) [3]:

> *„Die Einwilligung wird durch den gesetzlichen Vertreter (nach § 1626 BGB) abgegeben, nachdem er entsprechend Abs. 2 aufgeklärt worden ist. Sie muss dem mutmaßlichen Willen des Minderjährigen entsprechen, soweit ein solcher feststellbar ist. Der Minderjährige ist vor Beginn der klinischen Prüfung von einem im Umgang mit Minderjährigen erfahrenen Prüfer über die Prüfung, die Risiken und den Nutzen aufzuklären, soweit dies im Hinblick auf sein Alter und seine geistige Reife möglich ist; erklärt der Minderjährige, nicht an der klinischen Prüfung teilnehmen zu wollen, oder bringt er dies in sonstiger Weise zum Ausdruck, so ist dies zu beachten.*
>
> *Ist der Minderjährige in der Lage, Wesen, Bedeutung und Tragweite der klinischen Prüfung zu erkennen und seinen Willen hiernach auszurichten, so ist auch seine Einwilligung erforderlich. Eine Gelegenheit zu einem Beratungsgespräch nach Abs. 2 Satz 2 ist neben dem gesetzlichen Vertreter auch dem Minderjährigen zu eröffnen."*

Nach § 104 Nr. 1 BGB ist geschäftsunfähig, wer nicht das 7. Lebensjahr vollendet hat. Ein Minderjähriger, der das 7. Lebensjahr vollendet hat, ist in der Geschäftsfähigkeit beschränkt und bedarf zu einer Willenserklärung der Einwilligung seines gesetzlichen Vertreters (§§ 106 und 107 BGB).

Kinder sind wie Erwachsene – sobald sie einsichtsfähig sind – vollinhaltlich über eine geplante klinische Prüfung mit ihnen aufzuklären und sollen ihre schriftliche, datierte Einwilligung geben (Kinder können sich auch eigenverantwortlich für ihre Religionszugehörigkeit ab dem 10. Lebensjahr entscheiden und sind ab 14 Jahren bereits strafmündig). Die Aufklärung hat jedoch in einer Sprache zu erfolgen, die für diese Altersgruppe altersgemäß verständlich ist.

Im Abschnitt der Einwilligungserklärung für ärztliche Vermerke zum Aufklärungsgespräch, in dem der aufklärende Arzt handschriftlich die Art der Aufklärung einschließlich weiterer Informationen dokumentiert, sind die o. g. Punkte zu vermerken. Dies beinhaltet auch die Dokumentation darüber, dass seitens der Eltern keine unzulässige Beeinflussung des Kindes erfolgte, da die Einwilligung des Minderjährigen Vorrang vor der Entscheidung der Eltern hat.

Verweigern die Eltern eines nicht einwilligungsfähigen Minderjährigen eine lebensnotwendige Behandlung – auch im Rahmen einer klinischen Prüfung – ist das Vormundschaftsgericht hinzuzuziehen.

Zur Absicherung darüber, dass es sich bei den Eltern rechtmäßig um die gesetzlichen Vertreter des Kindes handelt, kann die Einsichtnahme in die Geburtsurkunde des Kindes erforderlich werden.

Eine Honorierung der Eltern für die Teilnahme ihrer Kinder an einer klinischen Prüfung darf in keinem Fall erfolgen; es ist aber erlaubt, Kosten (Fahrtkosten) zu erstatten, die durch die Studienteilnahme des Kindes den Eltern oder sonstigen Angehörigen entstehen.

In § 40b AMG n. F. [6] sind ergänzende Vorschriften für Minderjährige ausgeführt, insbesondere dass bei Vorliegen des Verständnisses und einer eignen Meinung zu relevanten Informationen zur klinischen Prüfung die Einwilligung nur erfolgen kann, wenn der Minderjährige selbst auch mündlich und schriftlich zustimmt. Darüber hinaus ist die mündliche und schriftliche Ablehnung der Teilnahme durch Minderjährige, die nicht in der Lage sind, die relevanten Informationen einer klinischen Prüfung zu verstehen und sich eine Meinung dazu zu bilden, jederzeit vom Prüfer zu würdigen und zu beachten.

A.7.6.6 Ärztliche Berufsordnung und Ethik-Kommissionen

Die Verpflichtung zur Einhaltung der Deklaration von Helsinki wurde 2006 in § 15 der Musterberufsordnung (MBO) wieder eingefügt und ist auch in der aktuellen Version unverändert abgebildet in der Fassung der Beschlüsse des 124. Deutschen Ärztetages 2021 in Berlin, geändert durch Beschluss des Vorstandes der Bundesärztekammer am 14.12.2018: *„(4) Ärztinnen und Ärzte beachten bei der Forschung am Menschen die in der Deklaration von Helsinki des Weltärztebundes niedergelegten ethischen Grundsätze für die medizinische Forschung am Menschen."* [34]

Nach ICH-GCP (Kap. 2.1 und 4.8.1 in [7]) sind die Grundsätze der Deklaration von Helsinki einzuhalten; die EU-GCP-Richtlinie 2001/20/EG besagt: *„(2) Die anerkannten Grundsätze für die Durchführung klinischer Prüfungen am Menschen stützen sich auf den Schutz der Menschenrechte und der Würde des Menschen [...], wie beispielsweise in der Erklärung von Helsinki in der Fassung von 1996 ausgeführt wird."* [36]

In der Verordnung (EU) 536/2014 wird im eingehenden Begründungsteil Abschnitt 43 und 80 auf die Grundsätze der Deklaration von Helsinki hingewiesen. In der Deklaration von Helsinki wird festgelegt:

> *„2. Die Planung und Durchführung eines jeden Versuches am Menschen sollte eindeutig in einem Versuchsprotokoll niedergelegt werden; dieses sollte einem besonders berufenen unabhängigen Ausschuss zur Beratung, Stellungnahme und Orientierung zugeleitet werden. Dieser Ausschuss sollte unabhängig von Prüfarzt und Sponsor und in Übereinstimmung mit den Gesetzen und Bestimmungen des Landes sein, in dem der Versuch stattfindet.*
>
> *3. Biomedizinische Forschung am Menschen sollte nur von wissenschaftlich qualifizierten Personen und unter Aufsicht eines klinisch erfahrenen Arztes durchgeführt werden. Die Verantwortung für die Versuchsperson trägt stets ein Arzt und nie die Versuchsperson selbst, auch dann nicht, wenn sie ihr Einverständnis gegeben hat." [33]*

Die Inhalte der Deklaration von Helsinki (2013) bez. der Aufgaben des „unabhängigen Ausschusses" – der Ethik-Kommission – wurden eindeutig erweitert:

> *„15. The research protocol must be submitted for consideration, comment, guidance and approval to a research ethics committee before the study begins. This committee must be independent of the researcher, the sponsor and any other undue influence. It must take into consideration the laws and regulations of the country or countries in which the research is to be performed as well as applicable international norms and standards but these must not be allowed to reduce or eliminate any of the protections for research subjects set forth in this Declaration. The committee must have the right to monitor ongoing studies. The researcher must provide monitoring information to the committee, especially information about any serious adverse events. No change to the protocol may be made without consideration and approval by the committee."* [33]

Hinzuweisen ist darauf, dass der Weltärztebund die normative Helsinki-Deklaration für Ärzte erarbeitet und regelmäßig aktualisiert hat (zuletzt 2013) mit der Aufforderung der Übernahme der ethischen Normen auch durch andere Forschungsgruppen: *„2. Although the Declaration is addressed primarily to physicians, the WMA encourages other participants in medical research involving human subjects to adopt these principles."* [33]

Biomedizinische Forschung am Menschen muss den allgemein anerkannten wissenschaftlichen Grundsätzen entsprechen; sie muss auf ausreichenden Laboratoriums- und Tierversuchen sowie einer umfassenden Kenntnis der wissenschaftlichen Literatur aufbauen. Sie ist nur zulässig, wenn die Bedeutung des Versuchsziels in einem angemessenen Verhältnis zum Risiko für die Versuchsperson steht.

Die Verantwortung für die Versuchsperson trägt stets ein Arzt und nie die Versuchsperson selbst, auch dann nicht, wenn sie ihr Einverständnis gegeben hat.

Aufgrund der in die ärztliche Berufsordnung aufgenommenen Verpflichtung zur Beratung der Ärzte vor der Durchführung klinischer Versuche am Menschen durch eine kompetente, nach Landesrecht gebildete, berufsständische Ethik-Kommission, wurden auch in Deutschland seit 1979 Ethik-Kommissionen bei den Landesärztekammern (n = 20), Universitätskliniken (n = 34) und teilweise auch in größeren Kliniken gegründet. Diese Ethik-Kommissionen sind öffentlich-rechtlich organisiert und haben die Aufgabe der Verkehrssicherungspflicht zum Schutz von Probanden und Patienten in Kliniken und Praxen bei der Durchführung klinischer Versuche am Menschen inklusive klinischer Prüfungen.

Die Kontrollaufgabe als rechtsverbindlicher Akt der institutionellen Ethik-Kommissionen ist mit möglichen zivilrechtlichen (Schadensersatzansprüche) und strafrechtlichen Risiken verbunden, wenn fehlerhafte Entscheidungen getroffen werden. Deshalb haben die Landesärztekammern für die Mitglieder ihrer Ethik-Kommissionen eine Haftpflichtversicherung (Vermögensschadenshaftpflicht) abgeschlossen; für die Mitglieder universitärer Ethik-Kommissionen bestehen z. T. unterschiedliche analoge Absicherungen.

Auch nach dem Disziplinarrecht (Dienst-, Hausrecht) medizinischer Fakultäten an Universitäten und einigen Krankenhäusern müssen sich angestellte Ärzte als Prüfärzte von der Ethik-Kommission der medizinischen Fakultät bzw. des Krankenhauses beraten lassen; diese Voten sind nach dem Disziplinarrecht bindend.

Die Richtlinie 2001/20/EG definiert in Art. 2 k:

> „*Ethik-Kommission, ein unabhängiges Gremium in einem Mitgliedstaat, das sich aus im Gesundheitswesen und in nichtmedizinischen Bereichen tätigen Personen zusammensetzt und dessen Aufgabe es ist, den Schutz der Rechte, die Sicherheit und das Wohlergehen von an einer klinischen Prüfung teilnehmenden Personen zu sichern und diesbezüglich Vertrauen der Öffentlichkeit zu schaffen, indem es unter anderem zu dem Prüfplan, der Eignung der Prüfer und der Angemessenheit der Einrichtungen sowie zu den Methoden, die zur Unterrichtung der Prüfungsteilnehmer und zur Erlangung ihrer Einwilligung nach Aufklärung benutzt werden, und zu dem dabei verwendeten Informationsmaterial Stellung nimmt.*" [36]

Die Richtlinie der Kommission 2005/28 Art. 6 (2): „*Die Ethik-Kommissionen bewahren die wesentlichen Dokumente über alle klinischen Prüfungen nach Artikel 15 Abs. 5 der Richtlinie 2001/20/EG nach Abschluss der Prüfung mindestens drei Jahre auf. Sie bewahren die Dokumente länger auf, wenn dies aufgrund anderer geltender Anforderungen erforderlich ist.*" [37]

Nach der für die in Deutschland tätigen Ärztinnen und Ärzte (MBO-Ä 1997 – in der Fassung der Beschlüsse des 121. Deutschen Ärztetages 2018 in Erfurt, geändert durch Beschluss des Vorstandes der Bundesärztekammer am 14.12.2018 gilt nach § 15 Abs. 1 weiterhin auch nach der aktuellen (Muster-)Berufsordnung in der Fassung des Beschlusses des 124. Deutschen Ärztetages v. 5. Mai 2021 in Berlin:

> „*Ärztinnen und Ärzte müssen sich vor der Durchführung biomedizinischer Forschung am Menschen – ausgenommen bei ausschließlich epidemiologischen Forschungsvorhaben – durch eine bei der Ärztekammer oder bei einer Medizinischen Fakultät gebildeten Ethik-Kommission über die mit ihrem Vorhaben verbundenen berufsethischen und berufsrechtlichen Fragen beraten lassen. Dasselbe gilt vor der Durchführung gesetzlich zugelassener Forschung mit vitalen menschlichen Gameten und lebendem embryonalen Gewebe.*" [34]

§ 2 Abs. 5 MBO-Ä fordert: „*Ärztinnen und Ärzte sind verpflichtet, sich über die für die Berufsausübung geltenden Vorschriften unterrichtet zu halten.*" [34]

Die MBO-Ä selbst entfaltet keine rechtliche Wirkung, sie bedarf der Übernahme in das jeweilige Satzungsrecht der Ärztekammern der Länder (Landesrecht).

Ärztinnen und Ärzte werden durch die Ethik-Kommissionen beraten. Sofern von Ethik-Kommissionen eine falsche Empfehlung abgegeben und diese vom Arzt befolgt wird, ist der handelnde Arzt verantwortlich und nicht vor Strafe geschützt.

Im Rahmen der Verordnung EU 536/2014 wird das Verfahren bez. Genehmigung der Durchführung einer klinischen Prüfung in der Form vereinheitlicht, dass die Genehmigung der Behörde für eine Klinische Prüfung das Votum der Ethik-Kommission enthält (▶ Kap. A.2 Änderungen unter Verordnung (EU) 536/2014 und AMG).

A.7.6.7 Zusammenarbeit von Prüfer und Sponsor

Die Zusammenarbeit zwischen Prüfern und Sponsoren ist essenziell für das Gelingen einer klinischen Prüfung. Insbesondere die Motivation des Prüfteams an der Prüfstelle entscheidet darüber, ob ausreichend Probanden oder Patienten für eine klinische Prüfung gescreent und eingeschlossen werden. Wichtige Parameter sind dabei u. a.

a) innovatives IMP, mit vermutetem erheblichem Nutzen für Patienten

b) gute Unterstützung des Prüfteams durch Monitore und zentrale studienunterstützende Einheiten (z. B. rasche Beantwortung von Rückfragen)

c) auskömmliche Finanzierung der klinischen Prüfung für die Prüfstelle

d) regelmäßige Updates zur klinischen Prüfung (z. B. Newsletter)

Die Zusammenarbeit von Prüfern und Sponsoren ist im Prüfstellenvertrag mit Rechten und Pflichten klar geregelt. Ansonsten sollten sie einschlägigen Empfehlungen bei der Zusammenarbeit zwischen Ärzten und der pharmazeutischen Industrie entsprechend den Inhalten der Berufsordnung und des Strafgesetzbuchs folgen. Dies spiegelt sich u. a. in der freiwilligen Selbstkontrolle der pharmazeutischen Industrie und FSA-Kodex [32] wider.

A.7.6.8 Prüfer als Sponsoren „nichtkommerzieller" klinischer Prüfungen

Ärzte, die ohne Beteiligung eines pharmazeutischen oder medizintechnischen Unternehmens Arzneimittel oder Medizinprodukte allein oder in Zusammenarbeit mit einer anderen Institution/Labor entwickeln, sind nach den ICH-GCP-Leitlinien (CPMP/ICH135/95) [7] „Sponsor-Investigator". Sie sind verpflichtet, zusätzlich zu den ärztlichen Verantwortlichkeiten bei der Durchführung klinischer Prüfungen auch diejenigen eines Auftraggebers/Sponsors klinischer Prüfungen einzuhalten und deren Einhaltung gem. AMG und EU-Regularien sicherzustellen. Im praktischen Alltag kommt diese Konstellation in Deutschland aufgrund der rechtlichen, insbesondere haftungsrechtlichen Rahmenbedingungen, wenn überhaupt sehr selten vor. Meist wird die Sponsor-Funktion in akademischen, durch Prüfer initiierten Studien (Investigator Initiated Trial, IIT) von Universitätskliniken bzw. gemeinnützigen Dienstleistern, wie z. B. die Arbeitsgemeinschaft Internistische Onkologie (AIO [35]) übernommen.

ICH-GCP 1.54 Sponsor-Investigator:

> *„An individual who both initiates and conducts, alone or with others, a clinical trial, and under whose immediate direction the investigational product is administered to, dispensed to, or used by a subject. The term does not include any person other than an individual (e.g., it does not include a corporation or an agency). The obligations of a sponsor-investigator include both those of a sponsor and those of an investigator."* [7]

Der Begriff Sponsor-Investigator bezieht sich ausschließlich auf Einzelpersonen, d. h. er umfasst keine Körperschaft bzw. anderen Träger. Der Sponsor-Investigator übernimmt die Verantwortung für die Veranlassung, Organisation und Finanzierung einer klinischen Prüfung (§ 4 Nr. 24 AMG), wenn seine Organisation die Sponsor-Eigenschaft nicht übernimmt.

Somit kann jeder Arzt als Sponsor einer klinischen Prüfung auch mit einem zugelassenen Arzneimittel unabhängig vom Zulassungsinhaber, dem pharmazeutischen Unternehmer fungieren, auch, wenn die Prüfung außerhalb der zugelassenen Indikation/Population durchgeführt wird. Allerdings ist zu bedenken, dass die Gesamtverantwortung für die klinische Prüfung dann beim Sponsor-Investigator liegt (▶ Kap. A.7.5 Sponsor und CRO).

Literatur

[1] Kim ES. Midostaurin: First Global Approval. Drugs. 2017 Jul;77(11):1251-1259.

[2] Hamid O, et al. Safety and tumor responses with lambrolizumab (anti-PD-1) in melanoma. N Engl J Med. 2013 Jul 11;369(2):134-44.

[3] https://www.gesetze-im-internet.de/amg_1976/

[4] GCP-Verordnung (GCP-V). Verordnung über die Anwendung der Guten Klinischen Praxis bei der Durchführung von klinischen Prüfungen mit Arzneimitteln zur Anwendung am Menschen v. 9. August 2004 (BGBl. I S. 2081), die zuletzt durch Art. 8 des Gesetzes v. 19. Okt. 2012 (BGBl. I S. 2192) geändert worden ist. https://www.bfarm.de/SharedDocs/Downloads/DE/Arzneimittel/KlinischePruefung/GCP-Verordnung.pdf?__blob=publicationFile

[5] Verordnung (EU) Nr. 536/2014 des Europäischen Parlaments und des Rates vom 16. April 2014 über klinische Prüfungen mit Humanarzneimitteln und zur Aufhebung der Richtlinie 2001/20/EG Text von Bedeutung für den EWR. https://eur-lex.europa.eu/legal-content/DE/TXT/?uri=celex%3A32014R0536

[6] Viertes Gesetz zur Änderung arzneimittelrechtlicher und anderer Vorschriften. https://dip.bundestag.de/vorgang/.../73043

[7] ICH-Guideline for good clinical practice E6(R2). 1 Dec 2016, EMA/CHMP/ICH/135/1995, Step 5. https://www.ema.europa.eu/en/ich-e6-r2-good-clinical-practice

[8] Arzneimittelkommission der deutschen Ärzteschaft: Anforderungsprofil des Leiters der Klinischen Prüfung. DÄBl. 1997; 94(41): A-2680 / B-2285 / C-2148

[9] DOI: 10.3238/arztbl.2019.Empfehlungen_AMG_MPG_2019

[10] DOI: 10.3238/arztbl.2016.Empfehlungen_AMG_MPG_2016

[11] DOI: 10.3238/arztbl.2020.Upate-Kurs_AMG_2020

[12] https://www.akek.de/wp-content/uploads/2022_05_13-Bekanntgabe_Curriculare_Fortbildungen.pdf

[13] DOI: 10.3238/arztbl.2021.Grundlagenkurs_AMG_MPG_2021

[14] DOI: 10.3238/arztbl.2021.Aufbaukurs_AMG_MPG_2021

[15] DOI: 10.3238/arztbl.2021.Auffrischungskurs_AMG_MPG_2021

[16] Handreichung „Bei der Ethik-Kommission vorzulegende Qualifikationsnachweise für Prüfer, Stellvertreter und Prüfstelle". https://www.bundesaerztekammer.de/fileadmin/user_upload/downloads/pdf-Ordner/MuE/Handreichung-Qualifikationsnachw.pdf

[17] https://health.ec.europa.eu/system/files/2022-09/site_suitability_template_en.pdf

[18] Anzeige einer klinischen Prüfung gem. § 67 Abs. 1 und 3 AMG und § 12 Abs. 1-3 GCP-V bei der zuständigen Landesbehörde. https://www.zlg.de/index.php?eID=dumpFile&t=f&f=6930&token=cc54a2fc0d19d2f59d27e48976f3e66d1f3065f1

[19] Zhang Q, et al. The Janus kinase 2 inhibitor fedratinib inhibits thiamine uptake: a putative mechanism for the onset of Wernicke's encephalopathy. Drug Metab Dispos. 2014 Oct;42(10):1656-62.

[20] Myelofibrose: Zulassung für Fedratinib. DÄBl. 2021; 118(11): [43]

[21] https://ec.europa.eu/health/sites/default/files/files/eudralex/vol-2/c/smpc_guideline_rev2_en.pdf

[22] Patientenrechte in Deutschland. BAnz 54 Nr. 240b, 2002.

[23] http://eur-lex.europa.eu/legal-content/DE/TXT/HTML/?uri=CELEX:32016R0679&from=DE

[24] https://www.gesetze-im-internet.de/bdsg_2018/

[25] http://www.landesrecht-bw.de/jportal/?quelle=jlink&query=DSG+BW&psml=bsbawueprod.psml&max=true&aiz=true

[26] https://www.gesetze-bayern.de/Content/Document/BayDSG/

[27] https://datenschutz.hessen.de/sites/datenschutz.hessen.de/files/content-downloads/HDSG.pdf

[28] Reng C-M, Debold P, Specker C, Pommerening K, Generische Lösungen zum Datenschutz für die Forschungsnetze in der Medizin, Medizinisch Wiss. Verlagsges., 2006.

[29] Sicherer Austausch von Gesundheitsdaten über Datentreuhänder, DÄBl.; 18. Nov. 2019. https://www.aerzteblatt.de/nachrichten/107369/Sicherer-Austausch-von-Gesundheitsdaten-ueber-Datentreuhaender

[30] Dal-Ré R, Avendaño C, Gil-Aguado A, Gracia D, Caplan AL. When should re-consent of subjects participating in a clinical trial be requested? A case-oriented algorithm to assist in the decision-making process. Clin Pharmacol Ther. 2008 May;83(5):788-93. DOI: 10.1038/sj.clpt.6100357

[31] EudraLex - Volume 10 - Clinical trials guidelines. Set of documents applicable to clinical trials that will be authorised under Regulation EU No 536/2014, Questions & Answers – draft Sept. 2021, Question 9.1; Template „Compensation for trial participants". https://ec.europa.eu/health/documents/eudralex/vol-10_en

[32] FSA – Kodex für die Zusammenarbeit der pharmazeutischen Industrie mit Ärzten, Apothekern und anderen Angehörigen medizinischer Fachkreise 2021; Verhaltenskodex der Mitglieder des AKG (Arzneimittel und Kooperation im Gesundheitswesen). https://www.ak-gesundheitswesen.de/wp-content/uploads/AKG-Verhaltenskodex-22-04-2015-2.pdf https://www.fsa-pharma.de/site/assets/files/62528/2021_fsa_kodex_fachkreise_ansichtsdatei_04_01_2020.pdf

[33] WMA Deklaration von Helsinki – Ethische Grundsätze für die medizinische Forschung am Menschen. Oktober 2013. https://www.bundesaerztekammer.de/fileadmin/user_upload/_old-files/downloads/pdf-Ordner/International/Deklaration_von_Helsinki_2013_20190905.pdf

[34] (Muster-)Berufsordnung für die in Deutschland tätigen Ärztinnen und Ärzte – MBO-Ä 1997 – in der Fassung des Beschlusses des 124. Deutschen Ärztetages v. 5. Mai 2021 in Berlin.

[35] Arbeitsgemeinschaft Internistische Onkologie in der Deutschen Krebsgesellschaft e.V. http://www.aio-studien-ggmbh.de/

[36] Richtlinie 2001/20/EG des Europäischen Parlaments und des Rates v. 4. April 2001 zur Angleichung der Rechts- und Verwaltungsvorschriften der Mitgliedstaaten über die Anwendung der guten klinischen Praxis bei der Durchführung von klinischen Prüfungen mit Humanarzneimitteln (ABl. L 121 v. 1.5.2001, S. 34) https://eur-lex.europa.eu/LexUriServ/LexUriServ.do?uri=CONSLEG:2001L0020:20070126:DE:PDF

[37] Richtlinie 2005/28/EG der Kommission v. 8. April 2005 zur Festlegung von Grundsätzen und ausführlichen Leitlinien der guten klinischen Praxis für zur Anwendung beim Menschen bestimmte Prüfpräparate sowie von Anforderungen für die Erteilung einer Genehmigung zur Herstellung oder Einfuhr solcher Produkte. https://eur-lex.europa.eu/legal-content/DE/TXT/PDF/?uri=CELEX:32005L0028&from=EN

[38] Richtlinie 2001/83/EG des Europäischen Parlaments und des Rates vom 6. November 2001 zur Schaffung eines Gemeinschaftskodexes für Humanarzneimittel. https://eur-lex.europa.eu/legal-content/DE/ALL/?uri=celex%3A32001L0083

Der letzte Zugriff auf alle Links erfolgte am 21.11.2023.

A.7.7 Studienabschlussbericht

R. Billiones, C. Fetzer

A.7.7.1 Zielsetzung des Studienabschlussberichts

Nach Abschluss einer klinischen Prüfung muss ein klinischer Studienabschlussbericht (Clinical Study Report, CSR) erstellt werden. Der CSR hat mehrere Zielsetzungen:

- Der CSR ist Teil der klinischen Studiendokumentation, die gem. ICH-Leitlinie E6(R2) zur Guten Klinischen Praxis [1], der EU-Verordnung über klinische Prüfungen mit Humanarzneimitteln (EU CTR 536/2014) [2] und für konfirmatorische klinische Prüfungen in Drittstaaten gem. dem deutschen Arzneimittelgesetz (AMG) [3] der Behörde vorgelegt werden muss.
- Der CSR kann Bestandteil eines Dossiers zum Antrag auf Marktzulassung sein, eingegliedert in das Modul 5 des Zulassungsdossiers (Common Technical Document, CTD) gem. ICH-Leitlinie M4 zum organisatorischen Aufbau des CTD für die Zulassung von Humanarzneimitteln [4].
- Der CSR ist Teil des Anforderungskatalogs der externen Leitlinie zur Umsetzung der EMA-Policy 0070 zur Veröffentlichung von klinischen Daten über Humanarzneimittel [5]. Diese gilt für Zulassungsanträge im zentralisierten Verfahren oder unter Art. 58 (Produkte, die ausschließlich außerhalb der EU vermarktet werden).

Es ist wichtig, den CSR so zu verfassen, dass er all diese Zielsetzungen erfüllt. So kann man vermeiden, dass mehrere Versionen erstellt oder unnötige Überarbeitungen durchgeführt werden müssen.

A.7.7.2 Typen von Studienberichten

Ein vollständiger **klinischer Studienabschlussbericht** (auch als integrierter CSR bezeichnet) folgt der Standardgliederung, die in der ICH-Leitlinie E3 über Struktur und Inhalt klinischer Studienabschlussberichte [6] dargelegt ist. Das dazugehörige Dokument Fragen und Antworten (ICH E3 Questions and Answers) [7] enthält hierzu wichtige Aktualisierungen und Klarstellungen.

Gemäß der US FDA-Leitlinie zur Vorlage von verkürzten Berichten und Zusammenfassungen zur Unterstützung eines Zulassungsantrags [8] dürfen **verkürzte klinische Studienabschlussberichte** für Studien vorgelegt werden, die nicht dazu vorgesehen sind, einen Beitrag zur Beurteilung der Wirksamkeit des Produktes zu leisten oder maßgebliche Informationen über die klinische Pharmakologie zu liefern. In der EU gibt es keine entsprechende Leitlinie über verkürzte Studienabschlussberichte.

A.7.7.3 Struktur und Inhalt des CSR-Haupttextes

Struktur und Inhalt eines CSR sind in der ICH-Leitlinie E3 [6] detailliert beschrieben. Allerdings beschreibt diese Leitlinie den CSR als ein papierbasiertes Dokument. Ein CSR gemäß ICH E3 hat 16 Kapitel. Der Haupttext besteht aus den Kapiteln 1–13 und 15. Kapitel 14 enthält tabellarische Analysen und Abbildungen, und Kap. 16 enthält Anlagen zum Bericht.

Inzwischen haben sich außerdem in der Branche verschiedene Verfahrensregeln etabliert, die über die ICH-E3-Struktur hinausgehen oder von ihr abweichen, um modernen Studiendesigns, den Anforderungen an Transparenz und Offenlegung sowie der elektronischen Vorlage von Unterlagen bei Behörden Rechnung zu tragen. Zwei häufig verwendete alternative Strukturen für den Haupttext werden nachfolgend beschrieben, sie werden im Allgemeinen von den Behörden akzeptiert.

- Die **CORE Reference** (**C**larity and **O**penness in **R**eporting: **E**3-based) [9] lehnt sich, mit geringen Abweichungen, eng an die ICH-E3-Struktur an. Sie hat den Charakter eines Benutzerhandbuchs zur Erstellung eines CSR unter Verwendung der ICH-E3-Struktur, die aber modifiziert wurde, um aktuellen regulatorischen Anforderungen zu genügen.
- **TransCelerate** Biopharma hat, als Teil seines Portfolios an klinischen Dokumentenvorlagen, CSR-Vorlagen [10] entwickelt, die als Microsoft-Word-Dateien (einfache sowie technisch ausgestattete eCSR-Fassungen) zugänglich sind. Die TransCelerate CSR-Vorlage folgt nicht der ICH-E3-Struktur, Nummerierung und Granularität, sie enthält aber alle Elemente eines ICH-E3-CSR. Die diesem Vorlagen-Portfolio zugrunde liegende Überlegung ist die Wiederverwendung von ähnlichen Inhalten aus den 3 zentralen klinischen Studiendokumenten Prüfplan, Statistischer Auswertungsplan und CSR durch Setzen von Hyperlinks. Dies dient der Konsistenz und Effizienz.

Die Inhaltsverzeichnisse der 3 Vorlagen sind in Tab. 1 einander gegenübergestellt (s. Beitragsende).

CSR-Titelseite: Die Titelseite eines CSR (CSR Kap. 1) sollte außer den in ICH E3 genannten Informationen die EU CT-Nummer und, falls zutreffend, die NCT-Nummer (aus dem US-Studienregister ClinicalTrials.gov) enthalten.

CSR-Synopse: Die Zusammenfassung (Synopse, CSR Kap. 2) [6] steht am Anfang des Berichts. Sie sollte als eigenständiger Teil verfasst werden, der auch ohne Bezugnahme auf den Haupttext verständlich ist. Die Synopse jedes CSR wird gemäß ICH-Leitlinie M4 im CTD [4] vom Haupttext abgetrennt und in das Modul 2.7.6 integriert.

Eine CSR-Synopse ist üblicherweise bis zu 3 Seiten lang, kann bei komplexeren und besonders relevanten Studien aber länger sein (z. B. 10 Seiten). In einer Synopse können zur besseren Verständlichkeit nach Bedarf Tabellen und Abbildungen verwendet werden [6,7].

Die ICH-Leitlinie E3 [6] zeigt ein Beispiel für eine tabellarisch angelegte Synopse.

A.7.7.4 CSR-Anlagen

Die CSR-Anlagen wurden ursprünglich in der ICH-Leitlinie E3 beschrieben. Kapitel 14 enthält statistische Tabellen und Abbildungen. Kapitel 16.1 enthält Dokumente, die die Studiendurchführung beschreiben; damit wird die Beurteilung der Studie erleichtert. Kapitel 16.2 enthält Datenlisten auf Patientenebene. Kapitel 16.3 enthält Fallberichte von Studienteilnehmern, die verstorben sind oder schwerwiegende unerwünschte Ereignisse oder unerwünschte Ereignisse erlitten haben, die zum Studienabbruch geführt haben. Kapitel 16.4 war ursprünglich eine Anforderung der US-FDA für papierbasierte Anlagen, die inzwischen durch elektronische Datensätze abgelöst wurden. Das ICH E3 Q&A-Dokument [7] bietet Klarstellungen und Vereinfachungen hinsichtlich der in Kap. 16.1 vorzulegenden Dokumente an.

Die EMA bietet weiterführende Leitlinien über Inhalt und Anlagen von CSRs, die Bestandteil von Zulassungsdossiers sind; siehe EMA-Leitlinie zur Aufnahme von Anlagen von klinischen Studienabschlussberichten in Anträge auf Marktzulassung [11].

A.7.7.5 Unterzeichner des CSR

Der CSR erfordert nach ICH E3 (Kap. 16.1.5) die Unterschrift mindestens einer der folgenden Personen: Hauptprüfer bzw. koordinierender Prüfer der klinischen Prüfung **oder** medizinisch verantwortlicher Repräsentant des Sponsors [6].

In der EU müssen alle CSRs, die Bestandteil eines Zulassungsantrags sind, vom Prüfer (monozentrische Studien) oder koordinierenden Prüfer (multizentrische Studien) unterzeichnet sein; siehe EMA-Leitlinie zur Unterschrift des koordinierenden Prüfers auf klinischen Studienabschlussberichten [13].

Außerdem wird erwartet, dass der Biostatistiker den CSR genehmigt und unterzeichnet, wie in der ICH-Leitlinie E9 über statistische Prinzipien für klinische Studien [14] festgelegt.

Ursprünglich war eine Unterschrift auf Papier gefordert, heutzutage akzeptieren die meisten Behörden validierte elektronische Unterschriften.

A.7.7.6 Veröffentlichung des CSR

Hinsichtlich der Veröffentlichung von Studienabschlussberichten definiert die EMA Policy 0070 [5,9] zwei Arten von Berichten. Die **Fassung für die wissenschaftliche Überprüfung** (in der CORE Reference auch als „**Erstverwendungs-CSR**" (Primary Use CSR) bezeichnet) ist die Fassung für die behördliche Überprüfung und umfasst den vollständigen Haupttext und alle CSR-Anlagen. Die redigierte Fassung des klinischen Studienabschlussberichtes (in der CORE Reference auch als „**Zweitverwendungs-CSR**" (Secondary Use CSR) bezeichnet) wird zur Veröffentlichung verwendet und umfasst den redigierten Haupttext des CSR und ausgewählte Anlagen (nach derzeitigem Stand Kap. 14, Kap. 16.1.1, 16.1.2, 16.1.9, künftig geplant auch Kap. 16.2). Der Zweitverwendungs-CSR ist geschwärzt oder pseudonymisiert, um personenbezogene Daten gemäß der Datenschutz-Grundverordnung zu schützen [15]. Beide Fassungen sollten mit Ausnahme der geschwärzten und pseudonymisierten Punkte deckungsgleich sein. Die Ergebnisse und Schlussfolgerungen aus der Studie sollten vor und nach der Schwärzung oder Pseudonymisierung gleich sein; für eine detaillierte Anleitung siehe EMA Policy 0070 [5].

Die Antragsteller haben die Möglichkeit, Angaben im CSR zu schwärzen, die als vertrauliche Geschäftsinformationen eingeschätzt werden (Commercially Confidential Information, CCI). Der Antragsteller muss in diesem Fall die gewünschten Schwärzungen vorschlagen und anhand eines Kriterienkatalogs rechtfertigen; die Schwärzungen dürfen nur mit Genehmigung der EMA vorgenommen werden. Im Allgemeinen wird nur ein geringer Teil der vorgeschlagenen CCI-Schwärzungen genehmigt.

A.7.7.7 Zusammenfassung der Ergebnisse klinischer Studien für medizinische Laien

Mit Wirksamwerden der Verordnung EU CTR 536/2014 [2] muss der Sponsor eine Zusammenfassung der Ergebnisse der klinischen Prüfung zusammen mit einer für einen Laien verständlichen Zusammenfassung vorlegen. Eine **Zusammenfassung für Laien** ist ein eigenständiges Dokument, das nicht in den vollständigen CSR eingegliedert wird, aber parallel zu diesem erstellt und anschließend in die relevanten Sprachen übersetzt werden soll.

Empfehlungen zu Struktur und Inhalt von Zusammenfassungen für Laien finden sich im EMA-Dokument „Summaries of Clinical Trial Results for Laypersons (2018) - Recommendations of the expert group on clinical trials for the implementation of Regulation (EU) No 536/2014 on clinical trials on medicinal products for human use" [16].

A.7.7.8 Elektronische Vorlage und Einreichung von CSRs

Im Allgemeinen werden regulatorische Dokumente einschließlich der CSRs den Behörden auf elektronischem Weg vorgelegt, indem sie über ein Gateway oder ein Portal hochgeladen werden. Gemäß der Verordnung EU CTR 536/2014 [2] müssen der CSR und die Zusammenfassung für Laien durch das Clinical Trial Information System (CTIS) vorgelegt werden. Für Erstverwendungs-CSRs im Rahmen eines Zulassungsantrags bei der EMA siehe die harmonisierte technische Leitlinie zu elektronischen eCTD-Einreichungen in der EU [17]. Für die USA ist die Leitlinie „Guidance for Industry Providing Regulatory Submissions in Electronic Format - Certain Human Pharmaceutical Product Applications and Related Submissions Using the eCTD Specifications" maßgeblich [18].

Anleitungen zu den Zweitverwendungs-CSRs bietet die EMA Policy 0070 [5].

A.7.7.8.1 Zeitliche Vorgaben zur Einreichung von CSRs

Gemäß der Verordnung EU CTR 536/2014 [2] (▶ Kap. A.2 Änderungen unter Verordnung (EU) 536/2014 und AMG) müssen der Erstverwendungs-CSR und die Zusammenfassung für Laien innerhalb eines Jahres nach der letzten Visite des letzten Studienteilnehmers erstellt und im CTIS vorgelegt werden. Bei Studien mit Kindern läuft die Frist 6 Monate nach der letzten Visite des letzten Studienteilnehmers ab, siehe Leitlinie zur Eingabe von Daten über klinische Studien mit Kindern in die EudraCT-Datenbank [19].

Der Zweitverwendungs-CSR (zur Veröffentlichung geschwärzt oder pseudonymisiert) gemäß EMA Policy 0070 ist etwa 70 Tage nach der Bekanntgabe der Stellungnahme des EMA CHMP zum Zulassungsantrag vorzulegen [5]. Die Vorlage hat unabhängig vom Ergebnis der Stellungnahme zu erfolgen.

A.7.7.8.2 Funktionsübergreifendes Team zur CSR-Erstellung

Die Erstellung eines CSR ist ein funktionsübergreifendes Unterfangen. Die wesentlichen Mitglieder des Studienteams, die an der Erstellung und Durchsicht des CSR beteiligt sind, umfassen Vertreter aus mindestens folgenden Bereichen:

- Medical Writing
- Biostatistik
- Medizin
- Clinical Operations
- Pharmakovigilanz/Arzneimittelsicherheit
- Qualitätssicherung
- Dokumentation/elektronische Publikation
- falls zutreffend: klinische Pharmakokinetik, Pharmakologie, Biomarker
- leitender Prüfer

Tab. 1. Clinical Study Report (CSR): Inhaltsverzeichnisse der Vorlagen.

ICH E3 CSR Structure (1996)	CORE Reference CSR Template (2016)	Transcelerate CSR Template (2021)
1. Title Page	**1. Title Page**	**Title Page**
2. Synopsis	**2. Synopsis**	**Synopsis**
3. Table of Contents	**3. Table of Contents**	**Table of Contents**
4. List of Abbreviations and Definition of Terms	**4. List of Abbreviations and Definition of Terms**	**List of Abbreviations and Definition of Terms**
5. Ethics	**5. Ethics**	**Ethics**
5.1 Independent Ethics Committee and/or Institutional Review Board	5.1 Independent Ethics Committee and/or Institutional Review Board	Independent Ethics Committee and/or Institutional Review Board
5.2 Ethical Conduct of the Study	5.2 Ethical Conduct of the Study	Ethical Conduct of the Study
5.3 Subject Information and Consent	5.3 Subject Information and Consent	Subject Information and Consent
6. Investigators and Study Administrative Structure	**6. Investigators and Study Administrative Structure**	*see 3.2*
7. Introduction	**7. Introduction**	**1. Introduction**
8. Study Objectives	**8. Study Objectives and Endpoints**	**2. Study Objectives, Endpoints and Estimands**
–	8.1 Objectives	–
–	8.2 Endpoints	–
9. Investigational Plan	**9. Investigational Plan**	**3. Investigational Plan**
9.1 Overall Study Design and Plan – Description	9.1 Overall Study Design and Plan	3.1 Overview of Study Design
9.2 Discussion of Study Design, Including the Choice of Control Groups	9.2 Discussion of Study Design, Including the Choice of Control Groups	3.1.1 Discussion of Study Design
–	–	3.1.2 Changes in Study Conduct
–	–	3.2 Investigators and Study Administrative Structure
9.3 Selection of Study Population	9.3 Selection of Study Population	3.3 Selection of Study Population
9.3.1 Inclusion Criteria	9.3.1 Inclusion Criteria	3.3.1 Inclusion/Exclusion Criteria
9.3.2 Exclusion Criteria	9.3.2 Exclusion Criteria	–
9.3.3 Removal of Patients from Therapy or Assessment	9.3.3 Removal of Subjects from Therapy or Assessment	3.3.2 Removal of Participants from Intervention or Study
–	9.3.4 Stopping or Suspending the Study	–
9.4 Treatments	9.4 Treatment	3.4 Study Intervention
9.4.1 Treatments Administered	9.4.1 Treatment Administered	3.4.1 Study Intervention(s) Administered
–	9.4.1.1 Investigational Product(s)	–
–	9.4.1.2 Non-Investigational Product(s)	–
9.4.2 Identity of Investigational Product(s)	9.4.2 Identity of Investigational Product(s)	–
–	9.4.3 Avoidance of Bias	3.4.2 Measures to Minimize Bias

Fortsetzung nächste Seite

Forts. Tab. 1

ICH E3 CSR Structure (1996)	CORE Reference CSR Template (2016)	Transcelerate CSR Template (2021)
9.4.3 Methods of Assigning Subjects to Treatment Groups	9.4.3.1 Methods of Assigning Subjects to Treatment Groups	–
9.4.6 Blinding	9.4.3.2 Blinding and Unblinding	–
9.4.4 Selection of Dose(s) in the Study	9.4.4 Selection of Dose(s) and Timing of Dose for Each Subject	–
9.4.5 Selection of Timing and Dose(s) for Each Patient	–	–
9.4.8 Treatment Compliance	9.4.5 Treatment Compliance	3.4.3 Study Intervention Compliance
9.4.7 Prior and Concomitant Therapy	9.4.6 Prior and Concomitant Therapy	3.4.4 Prior, Concomitant, and/or Post-Intervention Therapy
9.5 Efficacy and Safety Variables	9.5 Efficacy and Safety Variables	3.5 Study Assessments and Procedures
9.5.1 Efficacy and Safety Measurements Assessed and Flow Chart	9.5.1 Efficacy and Safety Measurements Assessed and Schedule of Assessments	3.5.1 Planned Measurements and Timing of Assessments
9.5.3 Primary Efficacy Variable	9.5.1.1 Primary Efficacy Measurement	–
–	9.5.1.2 Secondary Efficacy Measurements	–
–	9.5.1.3 Other Efficacy Measurements	–
–	9.5.1.4 Safety – Adverse Events	–
–	9.5.1.5 Safety – Clinical Laboratory Evaluation	–
–	9.5.1.6 Safety – Vital Sign Measurements	–
–	9.5.1.7 Safety – Physical Examination	–
9.5.2 Appropriateness of Measurements	9.5.2 Appropriateness of Measurements	3.5.2 Appropriateness of Measurements
–	–	3.5.3 Additional Summary of Specific Measurements
–	9.5.3 Pharmacologic and Pharmacodynamic Measurements	–
9.5.4 Drug Concentration Measurements	9.5.3.1 Pharmacokinetic Measurements	–
–	9.5.3.2 Pharmacokinetic Parameters	–
–	9.5.3.3 PD Measurements	–
–	9.5.3.4 PD Parameters	–
–	9.5.4 Other Measurements	–
9.6 Data Quality Assurance	9.6 Data Quality Assurance	3.6 Data Quality Assurance
–	–	3.6.1 Study Monitoring
–	–	3.6.2 Investigator Training
–	–	3.6.3 Laboratory Procedures
–	–	3.6.4 Investigator Responsibilities
–	–	3.6.5 Clinical Data Management
–	–	3.6.6 Clinical Quality Assurance Audits
–	–	3.6.7 Quality Tolerance Limits

Fortsetzung nächste Seite

Forts. Tab. 1

ICH E3 CSR Structure (1996)	CORE Reference CSR Template (2016)	Transcelerate CSR Template (2021)
9.7 Statistical Analysis Methods Planned in the Protocol and Determination of Sample Size	9.7 Statistical Analysis Methods Planned in the Protocol and Determination of Sample Size	3.7 Statistical Analysis
9.7.1 Statistical and Analytical Plans	9.7.1 Statistical Plans	3.7.1 Statistical Plans
–	9.7.1.1 General Approaches	–
–	9.7.1.2 Primary Efficacy Endpoint Methodology	–
–	9.7.1.3 Secondary Efficacy Endpoint Methodology	–
–	9.7.1.4 Other Efficacy Endpoint Methodology	–
–	9.7.1.5 Safety Endpoint Methodology	–
–	9.7.1.6 PK and PD Endpoint Methodology	–
–	9.7.1.7 Other Endpoint Methodology	–
9.7.2 Determination of Sample Size	9.7.2 Determination of Sample Size	–
9.8 Changes in the Conduct of the Study or Planned Analysis	9.8 Changes in the Conduct of the Study or Planned Analysis	–
–	9.8.1 Changes in the Conduct of the Study	*see 3.1.2*
–	9.8.2 Changes in the Planned Analyses	3.7.2 Changes in Planned Analysis Prior to Study Unblinding or Database Lock
–	9.8.3 Changes Following Study Unblinding and Post-Hoc Analyses	3.7.3 Changes Following Study Unblinding and Post-Hoc Analyses
10. Patients	**10. Study Subjects**	**4. Study Participants**
10.1 Disposition of Patients	10.1 Disposition of Subjects	4.1 Disposition of Participants
10.2 Protocol Deviations	10.2 Protocol Deviations	4.2 Protocol Deviations
11. Efficacy Evaluation	–	–
11.1 Data Sets Analyzed	10.3 Data Sets Analyzed	4.3 Analysis Sets
11.2 Demographic and Other Baseline Characteristics	10.4 Demographic and Other Baseline Characteristics	4.4 Demographic and Other Baseline Characteristics
–	10.4.1 Demography	–
–	10.4.2 Baseline Disease Characteristics	–
–	10.4.3 Medical History and Concurrent Illnesses	–
–	10.4.4 Prior and Concomitant Treatments	4.5 Prior, Concomitant, and Post-Intervention Therapy
11.3 Measurements of Treatment Compliance	10.5 Measurements of Treatment Compliance	4.6 Exposure and Study Intervention Compliance
–	10.6 Extent of Exposure	4.6.1 Exposure
–	–	4.6.2 Dose Modifications
–	–	4.6.3 Measurement of Compliance
–	**11. Efficacy and Other Evaluations**	**5. Evaluation of Response to Study Intervention**

Fortsetzung nächste Seite

Forts. Tab. 1

ICH E3 CSR Structure (1996)	CORE Reference CSR Template (2016)	Transcelerate CSR Template (2021)
11.4 Efficacy Results and Tabulations of Individual Patient Data	11.1 Efficacy Results	5.1 Efficacy and/or Immunogenicity
11.4.1 Analysis of Efficacy	11.1.1 Primary Efficacy Endpoint	–
–	11.1.2 Secondary Efficacy Endpoints	–
–	11.1.3 Other Efficacy Endpoints	–
–	11.1.4 Post-Hoc Analyses	–
11.4.2 Statistical/Analytical Issues	11.2 Results of Statistical Issues Encountered During the Analysis	–
11.4.2.1 Adjustments for Covariates	11.2.1 Adjustments for Covariates	–
11.4.2.2 Handling of Withdrawals, Discontinuations or Missing Data	11.2.2 Handling of Withdrawals, Discontinuations or Missing Data	–
11.4.2.3 Interim Analyses and Data Monitoring	11.2.3 Interim Analyses and Data Monitoring	–
11.4.2.4 Multicentre Studies	11.2.4 Multicentre Studies	–
11.4.2.5 Multiple Comparison/Multiplicity	11.2.5 Multiple Comparison/Multiplicity	–
11.4.2.6 Use of an „Efficacy Subset" of Subjects	11.2.6 Use of an „Efficacy Subset" of Subjects	–
11.4.2.7 Examination of Subgroups	11.2.7 Examination of Subgroups	–
11.4.3 Tabulation of Individual Response Data	11.2.8 Tabulation of Individual Response Data	–
–	–	5.2 Safety *see below (after 5.9) for detailed subheadings*
–	11.3 Pharmacokinetic, Pharmacodynamic and Other Analyses Results	5.3 Pharmacokinetics
11.4.4 Drug Dose, Drug Concentration, and Relationships to Response	11.3.1 Drug Dose, Drug Concentration and Relationships to Response	5.4 Pharmacodynamics
11.4.5 Drug-Drug and Drug-Disease Interactions	11.3.2 Drug-Drug and Drug-Disease Interactions	–
11.4.6 By-Patient Displays	–	5.5 Genetics
–	–	5.6 Biomarkers
–	–	5.7 Immunogenicity
–	–	5.8 [Health Economics] or [Medical Resource Utilization and Health Economics]
–	11.3.3 Other Endpoints	5.9 Other
11.4.7 Efficacy Conclusions	11.4 Efficacy Results Summary	–
12. Safety Evaluation	**12. Safety Evaluation**	5.2 Safety
12.1 Extent of Exposure	*see 10.6*	*see 4.6*
12.2 Adverse Events	12.1 Adverse Events	5.2.1 Safety Summary
12.2.1 Brief Summary of Adverse Events	12.1.1 Brief Summary of Adverse Events	5.2.2 Adverse Events
12.2.2 Display of Adverse Events	12.1.2 Most Frequently Reported Adverse Events	–

Fortsetzung nächste Seite

Forts. Tab. 1

ICH E3 CSR Structure (1996)	CORE Reference CSR Template (2016)	Transcelerate CSR Template (2021)
12.2.3 Analysis of Adverse Events	12.1.3 Categorisation of all Adverse Events	–
12.2.4 Listing of Adverse Events by Patient	–	–
12.3 Deaths, Other Serious Adverse Events, and Other Significant Adverse Events	12.2 Analysis of Deaths, Other Serious Adverse Events, and Other Clinically Meaningful Adverse Events	–
12.3.1 Listing of Deaths, Other Serious Adverse Events and Other Significant Adverse Events	12.2.1 Deaths, Other Serious Adverse Events, Discontinuations due to Adverse Events and Other Adverse Events of Special Interest	–
12.3.1.1 Deaths	12.2.1.1 Deaths	5.2.2.1 Deaths
12.3.1.2 Other Serious Adverse Events	12.2.1.2 Other Serious Adverse Events	5.2.2.2 Serious Adverse Events
–	12.2.1.3 Discontinuations due to Adverse Events	5.2.2.3 Discontinuation and/or Dose Modification due to Adverse Events
12.3.1.3 Other Significant Adverse Events	12.2.1.4 Other Adverse Events of Special Interest	5.2.2.4 Adverse Events of Special Interest
–	–	5.2.2.5 Other Significant Adverse Events
12.3.2 Narratives of Deaths, Other Serious Adverse Events and Certain Other Significant Adverse Events	12.2.2 Narratives of Deaths, Other Serious Adverse Events, and Certain Other Clinically Meaningful Adverse Events	–
12.3.3 Analysis and Discussion of Deaths, Other Serious Adverse Events and Other Significant Adverse Events	–	–
12.4 Clinical Laboratory Evaluation	12.3 Clinical Laboratory Evaluation	5.2.3 Evaluation of Clinical Laboratory Tests
12.4.1 Listing of Individual Laboratory Measurements by Patient (16.2.8) and Each Abnormal Laboratory Value (14.3.4)	12.3.1 Individual Laboratory Measurements by Subject and Abnormal Laboratory Values	–
12.4.2 Evaluation of Each Laboratory Parameter	12.3.2 Evaluation of Laboratory Values	–
12.4.2.1 Laboratory Values over Time	12.3.2.1 Laboratory Values over Time	–
12.4.2.2 Individual Patient Changes	12.3.2.2 Individual Subject Changes in Laboratory Values	–
12.4.2.3 Individual Clinically Significant Abnormalities	12.3.2.3 Individual Clinically Meaningful Laboratory Abnormalities	–
12.5 Vital Signs, Physical Findings and Other Observations Related to Safety	12.4 Vital Signs, Physical Examinations, and Other Observations Related to Safety	5.2.4 Other Safety Evaluations
–	12.4.1 Vital Signs	5.2.4.1 Vital Signs
–	–	5.2.4.2 Electrocardiograms
–	12.4.2 Physical Examination Findings	5.2.4.3 Physical Examination Findings
–	–	5.2.4.4 Safety Observations Related to [Medical Device or Combination Product]

Fortsetzung nächste Seite

Forts. Tab. 1

ICH E3 CSR Structure (1996)	CORE Reference CSR Template (2016)	Transcelerate CSR Template (2021)
–	12.4.3 Other Observations Related to Safety	5.2.4.5 Other Observations Related to Safety
12.6 Safety Conclusions	12.5 Safety Results Summary	-
-	-	5.10 Interpretation on the Validity or Limitations of Study Results
13. Discussion and Overall Conclusions	**13. Discussion and Overall Conclusions**	**6. Conclusions**
–	13.1 Discussion	–
–	13.2 Conclusions	–
14. Tables and Graphs Referred to but not Included in the Text	**14. Tables and Figures**	–
14.1 Demographic Data	14.1 Demographic Data	–
14.2 Efficacy Data	14.2 Efficacy Data	–
14.3 Safety Data	14.3 Safety Data	–
14.3.1 Displays Of Adverse Events	14.3.1 Displays of Adverse Events	–
14.3.2 Listing of Deaths, Other Serious and Significant Adverse Events	14.3.2 Listing of Deaths, Other Serious and Clinically Meaningful Adverse Events	–
14.3.3 Narratives of Deaths, Other Serious Adverse Events and Certain Other Significant Adverse Events	14.3.3 Narratives of Deaths, Other Serious Adverse Events and Certain Other Clinically Meaningful Adverse Events	–
14.3.4 Abnormal Laboratory Values Listing (Each Patient)	14.3.4 Data Listings (Each Subject) for Abnormal Clinically Meaningful Laboratory Values, Vital Signs, Physical Examinations and Other Observations Related to Safety	–
–	14.4 Other Data	–
15. Reference List	**15. Reference List**	**7. Reference List**
16. Appendices	**16. Appendices**	–

Literatur

[1] ICH E6 Guideline for Good Clinical Practice. https://www.ich.org/page/search-index-ich-guidelines

[2] Regulation (EU) 536/2014 on clinical trials on medicinal products for human use (EU CTR 536/2014). Verfügbar auf https://eur-lex.europa.eu/legal-content/EN/TXT/?uri=celex%3A32014R0536 und EudraLex Vol.10 Clinical trials guidelines. https://ec.europa.eu/health/documents/eudralex/vol-10_en#fragment1

[3] Gesetz über den Verkehr mit Arzneimitteln (Arzneimittelgesetz - AMG) in der Fassung der Bekanntmachung v. 12.12.2005 (BGBl. I S. 3394), zuletzt geändert durch Art. 1 des Gesetzes v. 19.07.2023 (BGBl. I S. 197). https://www.gesetze-im-internet.de/amg_1976/

[4] ICH M4 Organisation of the Common Technical Document for the Registration of Pharmaceuticals for Human Use. https://www.ich.org/page/search-index-ich-guidelines

[5] EMA Policy 0070 External guidance on the implementation of the European Medicines Agency policy on the publication of clinical data for medicinal products for human use. https://www.ema.europa.eu/en/human-regulatory/marketing-authorisation/clinical-data-publication

[6] ICH E3 Structure and content of clinical study reports (1996). https://www.ich.org/page/search-index-ich-guidelines

[7] ICH E3 Questions and Answers (2012). https://www.ich.org/page/search-index-ich-guidelines

[8] FDA GfI on Submission of Abbreviated Reports and Synopses in Support of Marketing Applications. https://www.fda.gov/regulatory-information/search-fda-guidance-documents/submission-abbreviated-reports-and-synopses-support-marketing-applications

[9] CORE Reference (Clarity and Openness in Reporting: E3-based). An Open Access Resource to Support Authoring of Clinical Study Reports for Interventional Studies. https://www.core-reference.org/

[10] TransCelerate Biopharma Clinical Content & Reuse Assets. https://www.transceleratebiopharmainc.com/assets/clinical-content-reuse-solutions/

[11] EMA Note for Guidance on the Inclusion of Appendices to Clinical Study Reports in Marketing Authorisation Applications (CHMP/EWP/2998/03 /Final). https://www.ema.europa.eu/en/inclusion-appendices-clinical-study-reports-marketing-authorisation-applications

[12] Veröffentlichung der Prüfzentren in Ergebnisberichten gem. § 42b Arzneimittelgesetz (AMG), 19 June 2020. https://www.bfarm.de/SharedDocs/Downloads/DE/Arzneimittel/Zulassung/folgeverfahren/42bAMG/Bekanntmachung_42b_AMG-Pruefer_und_Zentren.pdf?__blob=publicationFile&v=6

[13] EMA Note for Guidance on Coordinating Investigator Signature of Clinical Study Reports – Scientific Guideline. 18.10.2001. https://www.ema.europa.eu/en/coordinating-investigator-signature-clinical-study-reports

[14] ICH E9 Statistical Principles for Clinical Trials 1998. https://www.ich.org/page/search-index-ich-guidelines

[15] Regulation (EU) 2016/679 General Data Protection Regulation. https://eur-lex.europa.eu/legal-content/EN/TXT/?uri=uriserv%3AOJ.L_.2016.119.01.0001.01.ENG&toc=OJ%3AL%3A2016%3A119%3ATOC

[16] Summaries of Clinical Trial Results for Laypersons (2018) - Recommendations of the expert group on clinical trials for the implementation of Regulation (EU) No 536/2014 on clinical trials on medicinal products for human use. https://health.ec.europa.eu/system/files/2020-02/2017_01_26_summaries_of_ct_results_for_laypersons_0.pdf

[17] Harmonised Technical Guidance for eCTD Submissions in the EU. v3.2. http://esubmission.ema.europa.eu/ectd/

[18] US FDA GfI Providing Regulatory Submissions in Electronic Format – Certain Human Pharmaceutical Product Applications and Related Submissions Using the eCTD Specifications. https://www.fda.gov/regulatory-information/search-fda-guidance-documents/providing-regulatory-submissions-electronic-format-certain-human-pharmaceutical-product-applications-0

[19] Guidance on the information concerning paediatric clinical trials to be entered into the EU Database on Clinical Trials (EudraCT) in accordance with Article 41 of Regulation (EC) No 1901/2006. https://eur-lex.europa.eu/legal-content/EN/TXT/?uri=CELEX%3A52009XC0204%2801%29

Der letzte Zugriff auf alle Links erfolgte am 24.11.2023.

A.7.8 GCP-Inspektion

G. Schwarz

A.7.8.1 Regulatorische Erwägungen zu Ziel und Zweck von GCP-Inspektionen

Klinische Prüfungen sind ein wesentlicher Bestandteil der klinischen Forschung zur Entwicklung neuer und zur weiteren Verwendung bekannter Arzneimittel. Gut konzipierte und sachgerecht durchgeführte klinische Prüfungen helfen Schlüsselfragen der Gesundheitsversorgung und der Arzneimittelentwicklung zu beantworten. Ihre Ergebnisse sind wichtig für evidenzbasierte Entscheidungen im Gesundheitswesen. Unzureichend konzipierte und/oder schlecht durchgeführte klinische Prüfungen hingegen können die Sicherheit der Prüfungsteilnehmer gefährden und unzureichende oder unzuverlässige Resultate liefern und sind daher unethisch [1].

Im Erwägungsgrund 15 der Richtlinie 2001/20/EG haben das Europäische Parlament und der Europäische Rat erläutert, dass sich „*die Beteiligung von Menschen an klinischen Prüfungen nur dann rechtfertigen lässt, wenn geprüft wird, dass die Anforderungen der Guten Klinischen Praxis (GCP) eingehalten werden und wenn die Daten, Informationen und Unterlagen daraufhin kontrolliert werden, dass sie ordnungsgemäß erstellt, aufgezeichnet und wiedergegeben werden*“. Daraus ergibt sich eine Verpflichtung für die Mitgliedstaaten, die Einhaltung von GCP behördlich durch Inspektionen zu überprüfen. Die Sicherstellung der Einhaltung von GCP „*gewährleistet, dass die Rechte, die Sicherheit und das Wohlergehen der Teilnehmer an klinischen Prüfungen geschützt werden und die Ergebnisse der klinischen Prüfungen glaubwürdig sind."* (Art. 1 Abs. 2 Richtlinie 2001/20/EG) [2].

Die Richtlinie 2001/20/EG wurde zum 31.01.2022 durch die Verordnung (EU) 536/2014 [3] abgelöst. In deren Erwägungsgründen 51 und 52 wird ausgeführt:

> *„Die im Rahmen der klinischen Prüfung gewonnenen Daten sollten so aufgezeichnet, gehandhabt und aufbewahrt werden, dass dadurch die Sicherheit und die Rechte der Prüfungsteilnehmer sowie die Zuverlässigkeit und Belastbarkeit der im Rahmen der klinischen Prüfung gewonnenen Daten gewahrt bleiben und eine akkurate Berichterstattung und Auswertung sowie eine wirksame Überwachung durch den Sponsor und wirksame Inspektionen durch die Mitgliedstaaten sichergestellt sind. [...] Um die Einhaltung des Prüfplans und der vorliegenden Verordnung nachweisen zu können, sollte von Sponsor und Prüfer je eine als fortlaufende Akte zu führende Dokumentation (Master File) zu der klinischen Prüfung angelegt und geführt werden, in dem die für eine wirksame Überwachung (Überwachung durch den Sponsor und Inspektion durch die Mitgliedstaaten) relevanten Dokumente enthalten sind. Der Master File zur klinischen Prüfung sollte in geeigneter Weise archiviert werden, damit auch nach Beendigung der klinischen Prüfung eine Überwachung möglich bleibt."*

In Erwägungsgrund 64 ist ergänzend festgestellt *„Um die Einhaltung dieser Verordnung sicherzustellen, sollten die Mitgliedstaaten in der Lage sein, Inspektionen durchzuführen, und über die hierfür notwendigen Kapazitäten verfügen".*

GCP-Inspektionen dienen somit der Überprüfung der Einhaltung der einschlägigen gesetzlichen Bestimmungen sowie der wissenschaftlichen und ethischen Standards der Guten Klinischen Praxis. Diese zielen gemeinsam darauf ab, die Rechte, die Sicherheit und das Wohlergehen der Prüfungsteilnehmer zu schützen und valide Prüfungsergebnisse zu gewährleisten, die wiederum evidenzbasierte Entscheidungen bei der Arzneimittelentwicklung und -zulassung sowie bei der Arzneimitteltherapie ermöglichen.

A.7.8.2 Begriffsdefinition

Der Begriff „Inspektion" ist in Art. 2 Abs. 2 Nr. 31 der Verordnung (EU) 536/2014 [3] wie folgt definiert:

> *„eine von einer zuständigen Behörde durchgeführte amtliche Überprüfung von Unterlagen, Einrichtungen, Aufzeichnungen, Qualitätssicherungssystemen und allen sonstigen Ressourcen, die nach Ansicht der zuständigen Behörde im Zusammenhang mit der klinischen Prüfung stehen und die sich in der Prüfstelle, in den Einrichtungen des Sponsors und/oder des Auftragsforschungsinstituts oder in sonstigen Einrichtungen befinden können, die nach Ansicht der zuständigen Behörde inspiziert werden sollten."*

A.7.8.3 Europäische Rechtsvorschriften für GCP-Inspektionen

Rechtliche Regelungen für die Durchführung von GCP-Inspektionen finden sich sowohl in der Richtlinie 2005/28/EG [4], die sich auf die Richtlinie 2001/20/EG, insbesondere auf deren Art. 1 Abs. 3, Art. 13 Abs. 1 und Art. 15 Abs. 5 stützt, als auch in der Durchführungsverordnung (EU) 2017/556 [5], die wiederum auf Art. 78 der Verordnung (EU) 536/2014 beruht.

Erwägungsgrund 10 der Durchführungsverordnung (EU) 2017/556 erläutert die Implikationen der Übergangsbestimmungen in Art. 98 der Verordnung (EU) Nr. 536/2014 für die Durchführung von GCP-Inspektionen:

> *„Die Richtlinie 2005/28/EG der Kommission sollte aufgehoben werden, um sicherzustellen, dass für die Durchführung von Inspektionen hinsichtlich der guten klinischen Praxis bei klinischen Prüfungen, einschließlich klinischer Prüfungen im Sinne der Richtlinie 2001/20/EG des Europäischen Parlaments und des Rates, nur ein einziges Regelwerk gilt. Um jedoch die Kohärenz mit Artikel 98 der Verordnung (EU) Nr. 536/2014 zu gewährleisten, in dem eine Übergangsfrist festgelegt ist, während der für bestimmte Anträge auf Genehmigung einer klinischen Prüfung die Richtlinie 2001/20/EG weiterhin gilt, sollte die Richtlinie 2005/28/EG – mit Ausnahme ihrer Kapitel 5 und 6, die Inspektionsverfahren hinsichtlich der guten klinischen Praxis sowie die Inspektoren betreffen – während der genannten Übergangsfrist wei-*

terhin für alle auf der Grundlage der Richtlinie 2001/20/EG genehmigten klinischen Prüfungen gelten.“ [5]

Daraus folgt, dass seit 31.01.2022 für Inspektionsverfahren und Inspektoren die Regelungen der Durchführungsverordnung (EU) 2017/556 gelten, bei der Inspektionsdurchführung jedoch die rechtlichen Regelungen zur Anwendung kommen, auf Basis derer die zu inspizierende klinische Prüfung genehmigt wurde.

A.7.8.3.1 Gegenseitige Anerkennung von Inspektionsergebnissen

Die von Inspektoren der Mitgliedstaaten durchgeführten GCP-Inspektionen erfolgen im Namen der Europäischen Gemeinschaft. Die Ergebnisse sind von allen Mitgliedstaaten anzuerkennen (Art. 11 Durchführungsverordnung (EU) 2017/556 [5]; Art. 15 Abs. 1 Richtlinie 2001/20/EG) [2].

Als Voraussetzung für die gegenseitige Anerkennung der Inspektionsergebnisse hat die EU-Kommission regulatorische Standards festgelegt, die sich in Kap. 2 und 3 der Durchführungsverordnung (EU) 2017/556 und in den Kap. 5 und 6 der Richtlinie 2005/28/EG [4] befinden. Diese umfassen die Anforderungen an die Qualifikation von Inspektoren, deren Pflichten und rechtlichen Kompetenzen sowie Anforderungen an die Durchführung der Inspektionsverfahren.

A.7.8.3.2 Qualifikation von Inspektoren

Gemäß Art. 78 Abs. 1 der Verordnung (EU) 536/2014 [3] sind Inspektoren von den Mitgliedstaaten formal zu ernennen und sie tragen dafür Sorge, dass die Inspektoren angemessen qualifiziert und geschult sind. Die Qualifikationsanforderungen sind in Art. 21 der Richtlinie 2005/28/EG [4] und in Art. 4 der Durchführungsverordnung (EU) 2017/556 [5] detailliert dargelegt:

„1. Die Inspektoren verfügen über einen Universitätsabschluss oder gleichwertige Erfahrung in den Bereichen Medizin, Pharmazie, Pharmakologie, Toxikologie oder in anderen Bereichen, die für die Grundsätze der guten klinischen Praxis relevant sind.

2. Sie erhalten geeignete Schulungen, einschließlich der Teilnahme an Inspektionen. Der Bedarf an Schulungen, die sie benötigen, um ihr Kompetenzniveau aufrechtzuerhalten oder zu verbessern, wird regelmäßig von einer für diese Aufgabe benannten Person ermittelt.

3. Die Inspektoren verfügen über Kenntnisse der Grundsätze und Prozesse, die bei der Entwicklung von Arzneimitteln und bei der klinischen Forschung zur Anwendung kommen; darüber hinaus verfügen sie über Kenntnisse der auf Unionsebene und nationaler Ebene geltenden Vorschriften und Leitlinien zur Durchführung klinischer Prüfungen und zur Erteilung von Zulassungen.

4. Sie sind in der Lage, eine fachliche Bewertung hinsichtlich der Einhaltung der auf Unionsebene und nationaler Ebene geltenden Rechtsvorschriften und Leitlinien vorzunehmen. Sie sind außerdem in der Lage, die Datenintegrität sowie Fragen bezüglich der ethischen Durchführung klinischer Prüfungen zu beurteilen.

5. Die Inspektoren sind mit den Verfahren und technischen Methoden für die Aufzeichnung und das Management klinischer Daten vertraut und kennen die Organisation der Gesundheitsversorgungssysteme in den betreffenden Mitgliedstaaten und gegebenenfalls in Drittländern sowie die diesbezüglichen Vorschriften.

6. Sie sind in der Lage, das Ausmaß des Risikos hinsichtlich der Sicherheit der Prüfungsteilnehmer sowie hinsichtlich der Datenintegrität zu bewerten.

7. Die Inspektoren kennen die geltenden Vorschriften zur Vertraulichkeit und zum Schutz personenbezogener Daten.

8. Die Mitgliedstaaten führen Aufzeichnungen über Qualifikationen, Schulungen und Erfahrung jedes Inspektors und halten diese Aufzeichnungen auf dem aktuellen Stand, solange der Inspektor im aktiven im aktiven Dienst ist.“

A.7.8.3.3 Unparteiigkeit von Inspektoren und Geheimhaltungspflicht

Inspektoren sollen ihre Verantwortlichkeiten unabhängig von jeglichem Einfluss, der ihre Unparteilichkeit oder ihr Urteil beeinträchtigt und frei von Interessenkonflikten wahrnehmen. Zu diesem Zweck geben Inspektoren gem. Art. 5 der Durchführungsverordnung (EU) 2017/556 [5] jährlich eine Erklärung über ihre finanziellen Interessen und sonstige Verbindungen zu den Parteien ab, die möglicherweise einer Inspektion unterzogen werden. Diese Erklärungen werden bei der konkreten Zuweisung von Inspektionsverfahren an Inspektoren berücksichtigt.

Inspektoren unterliegen der Pflicht zur Geheimhaltung in Bezug auf vertrauliche Informationen, zu denen sie im Rahmen ihrer dienstlichen Aufgabenerfüllung Zugang und Kenntnis erhalten.

A.7.8.3.4 Harmonisierung der Inspektionsdurchführung

Um die Durchführung von Inspektionsverfahren durch die jeweils zuständigen, nationalen Behörden der Mitgliedstaaten zu vereinheitlichen, wurde die GCP Inspectors Working Group (GCP IWG) von der Kommission per Mandat [6] ermächtigt, hierfür Leitlinien und Verfahrensanweisungen zu entwickeln. Diese wurden gem. Art. 29 der Richtlinie 2005/28/EG [4] bzw. Art. 9 der Durchführungsverordnung (EU) 2017/556 [5] von der Europäischen Kommission veröffentlicht und werden bei Bedarf aktualisiert und durch weitere Leitlinien ergänzt. Sie finden sich in der Rechtssammlung der Kommission für Arzneimittel (Vol. 10 Clinical trials guidelines, chapter IV Inspections, EudraLex [7]). Auf der Internetseite der Europäischen Kommission sind die entsprechenden Leitlinien differenziert nach altem und neuem Recht dargestellt.

Auch für die von der EMA koordinierten Inspektionsverfahren im Rahmen von Zulassungsanträgen gemäß der Verordnung (EG) Nr. 726/2004 [8] wurden von dieser Arbeitsgruppe entsprechende Leitlinien und Verfahrensanweisungen entwickelt. Diese sind auf der EMA-Homepage veröffentlicht [9] und werden ebenfalls bei Bedarf aktualisiert und durch weitere Leitlinien ergänzt.

A.7.8.3.5 Inspektionszeitpunkte und Schwerpunkte

Die gesetzlichen Bestimmungen sehen vor, dass die Behörden klinische Prüfungen vor, während oder nach der Durchführung einer klinischen Prüfung, im Rahmen der Prüfung von Anträgen auf Erteilung einer Arzneimittelzulassung und im Rahmen des Follow-up nach Erteilung einer solchen Zulassung inspizieren können. (Durchführungsverordnung (EU) 2017/556, Art. 2 [5]; Richtlinie 2005/28/EG, Kap. 6 Art. 23 Abs. 1 [4]).

GCP-Inspektionen können angekündigt und erforderlichenfalls unangekündigt, routinemäßig oder anlassbezogen erfolgen. Sie erfolgen i. d. R. vor Ort, können jedoch auch teilweise aus der Ferne (remote) erfolgen, sofern die spezifische Inspektionsfragestellung aus der Ferne sachgerecht überprüft werden kann.

Der Zeitpunkt, Gesamtumfang und die Schwerpunkte von GCP-Inspektionen unterscheiden sich je nach Anlass und Zielsetzung.

GCP-Inspektionen im Rahmen der Überwachung haben häufig einen anderen Umfang und andere Schwerpunkte als GCP-Inspektionen im Rahmen der Zulassung. Die Schwerpunkte können z. B. in der Überprüfung der Sicherheit und der Rechte der Prüfungsteilnehmenden und/oder des Qualitätsmanagementsystems der inspizierten Einrichtung bestehen. In solchen Fällen spiegelt der Inspektionsbericht diesen engeren Fokus wider und enthält z. B. keine Angaben zur Qualität und/oder Integrität der erhobenen Daten.

A.7.8.3.6 Bildung von Inspektionsteams

Sind für bestimmte GCP-Inspektionen besondere Kenntnisse und Fähigkeiten erforderlich, so können die Behörden der Mitgliedstaaten Inspektorenteams benennen, die gemeinsam die erforderlichen Voraussetzungen für die Durchführung der Inspektionen erfüllen. Bei Bedarf kann das Inspektionsteam auch durch Sachverständige ergänzt werden (Art. 10 Nr. 1 Durchführungsverordnung (EU) 2017/556 [5]; Art. 27 lit. a Richtlinie 2005/28/EG [4]). EU-Mitgliedstaaten können sich zudem gegenseitig bei der Durchführung von GCP-Inspektionsverfahren unterstützen (Art. 15 Richtlinie 2001/20/EG [2]; § 15 Abs. 2 GCP-V [10]; Art. 9 Nr. 4 Durchführungsverordnung (EU) 2017/556) [5]).

GCP-Inspektionen innerhalb der EU erfolgen in der Verantwortung desjenigen Mitgliedstaates, in dem die Inspektion stattfindet (Art. 78 Abs. 2 der Verordnung (EU) Nr. 536/2014 [3]).

A.7.8.3.7 Koordinierende Rolle der EMA

In zentralen Zulassungsverfahren gemäß Verordnung (EG) Nr. 726/2004 kann die EMA GCP-Inspektionen anfordern und koordinieren (Art. 23 Abs. 2 Richtlinie 2005/28/EG) [4].

Die verschiedenen Schritte eines von der EMA koordinierten GCP-Inspektionsverfahrens und die Schnittstellen zwischen den Inspektoraten der Mitgliedstaaten, dem Ausschuss für Humanarzneimittel (CHMP) und der EMA sind in der von der GCP IWG erstellten „Procedure for coordinating GCP inspections requested by the CHMP" [11] beschrieben. Darin finden sich auch Regelungen zur Bildung von Inspektionsteams.

Durch Art. 78 Abs. 5 der Verordnung (EU) 536/2014 wurde die koordinierende Rolle der EMA erweitert: *„Um die vorhandenen Ressourcen effizient zu nutzen und Doppelarbeit zu vermeiden, koordiniert die Agentur die Zusammenarbeit zwischen den betroffenen Mitgliedstaaten bei Inspektionen, die in Mitgliedstaaten oder in Drittländern durchgeführt werden, sowie bei Inspektionen, die im Rahmen eines Zulassungsantrags gemäß der Verordnung (EG) Nr. 726/2004 durchgeführt werden."* [3]

A.7.8.3.8 Befugnisse von Inspektoren

Die Befugnisse der Inspektoren sind in Art. 10 der Durchführungsverordnung (EU) 2017/556 [5] geregelt. Diese sind:

- *„Die Inspektoren sind befugt, die Prüfstellen, Unterlagen, Einrichtungen, Aufzeichnungen, einschließlich individueller Patientenakten, Qualitätsregelungen, Daten sowie sonstige Ressourcen und Einrichtungen zu inspizieren, bei denen die zuständige Behörde einen Bezug zu der klinischen Prüfung als gegeben erachtet.*
- *Im Rahmen der Durchführung einer Inspektion haben die Inspektoren Zugang zu Betriebsräumen und sonstigen zugehörigen Räumlichkeiten sowie zu Daten, einschließlich individueller Patientenakten.*
- *Die Inspektoren sind befugt, Kopien von Aufzeichnungen, Ausdrucke von elektronischen Aufzeichnungen und Fotos von Räumlichkeiten und Ausrüstung zu machen.*
- *Sie sind befugt, jeden Vertreter oder jeden Mitarbeiter der inspizierten Einrichtung sowie jede an der klinischen Prüfung beteiligte Partei zum Gegenstand und für die Zwecke der Inspektion zu befragen und die Antwort zu dokumentieren.*
- *Die Inspektoren sind befugt, sich direkt mit den Prüfungsteilnehmern in Verbindung zu setzen, insbesondere bei dem begründeten Verdacht, dass diese über ihre Teilnahme an der klinischen Prüfung nicht ausreichend informiert wurden."*

A.7.8.3.9 GCP-Inspektionsberichte

Über durchgeführte GCP-Inspektionen sind gem. Art. 15 Nr. 2 Richtlinie 2001/20/EG [2] bzw. Art. 78 Abs. 6 der Verordnung (EU) 536/2014 [3] Inspektionsberichte zu erstellen. Detaillierte Angaben zu Erstellung, Inhalt und Format sind in der Leitlinie „Guidance for the preparation of good clinical practice inspection reports and communication of inspection" [12] aufgeführt.

Gemäß dieser Leitlinie sind in Inspektionsberichten folgende Mindestangaben aufzunehmen:

1. Angaben zu Ort, Zeit und Inhalt der Inspektion sowie der an der Inspektion Beteiligten; Auflistung der für die Inspektion in Anwendung gebrachten Referenztexte und -dokumente
2. Durchführung und Organisation der Inspektion (falls zutreffend)
3. Erhebung und Handhabung der in der inspizierten klinischen Prüfung generierten Daten, der durchgeführten Datenauswertungen sowie der dabei ein- bzw. ausgeschlossenen Daten
4. Benennung der Dokumente, die während der Inspektion geprüft wurden, einschließlich einer Zusammenfassung des durchgeführten Quelldatenabgleichs

5. Bewertung der sicherheitsrelevanten Dokumente und der Berichterstattung von Sicherheitsdaten
6. während der Inspektion überprüfte Aspekte
7. Bewertung der Einhaltung bzw. Nichteinhaltung der nationalen Bestimmungen, der geltenden EU-Gesetzgebung und der Grundsätze von GCP
8. Angabe, ob der inspizierten Einrichtung oder einer anderen beteiligten Partei (z. B. dem Prüfer, Sponsor, Antragsteller) Gelegenheit zur Stellungnahme gegeben wurde, ob und wann Stellungnahmen eingegangen sind und ob diese akzeptiert wurden oder nicht. Dies kann in einen Anhang zum Inspektionsbericht aufgenommen werden.

Die Inspektoren fassen im Inspektionsbericht ihre Beobachtungen und die Abweichungen von geltendem Recht, von den einschlägigen Leitlinien zu klinischen Prüfungen, vom Prüfplan, seinen Anhängen und mit ihm assoziierten Dokumenten (z. B. Monitoringplan, statistischer Analyseplan, prüfungsspezifische Manuale) und geltenden Standardarbeitsanweisungen des Sponsors und/oder der inspizierten Einrichtung zusammen.

Zu den einschlägigen Leitlinien gehören insbesondere die „ICH E6 Good clinical practice" und eine Reihe weiterer ICH Efficacy Guidelines zu klinischen Prüfungen in der jeweils im Durchführungszeitraum der inspizierten klinischen Prüfung gültigen Fassung [13] sowie z. B. die „Guideline on the content, management and archiving of the clinical trial master file (paper and/or electronic)" [14] und die "Guideline on computerised systems and electronic data in clinical trials [15].

ICH E2A	Clinical safety data management: definitions and standards for expedited reporting
ICH E3	Structure and content of clinical study reports
ICH E6	Guideline for good clinical practice
ICH E8	General considerations for clinical studies
ICH E9	Statistical principles for clinical trials
ICH E17	General principles for planning and design of multi-regional clinical trials
ICH E19	Selective approach to safety data collection in specific late-stage pre-approval or post-approval clinical trial

Die festgestellten Mängel sind im Inspektionsbericht gemäß der nachfolgenden im Anhang 1 der Leitlinie „Guidance for the preparation of good clinical practice inspection reports and communication of inspection" [12] aufgeführten Kriterien und Erläuterungen in „geringfügig", „schwerwiegend" oder „kritisch" einzustufen:

Critical	*Conditions, practices or processes that adversely affect the rights, safety or well-being of the subjects and/or the quality and integrity of data.* *Critical observations are considered totally unacceptable.* *Possible consequences: rejection of data and/or legal action required.* *Remark: Observations classified as critical may include a pattern of deviations classified as major, bad quality of the data and/or absence of source documents. Manipulation and intentional misrepresentation of data belong to this group.*
Major	*Conditions, practices or processes that might adversely affect the rights, safety or well-being of the subjects and/or the quality and integrity of data.* *Major observations are serious deficiencies and are direct violations of GCP principles.* *Possible consequences: data may be rejected and/or legal action required.* *Remark: Observations classified as major, may include a pattern of deviations and/or numerous minor observations.*

Minor	*Conditions, practices or processes that would not be expected to adversely affect the rights, safety or well-being of the subjects and/or the quality and integrity of data.* *Possible consequences: Observations classified as minor, indicate the need for improvement of conditions, practices and processes.* *Remark: Many minor observations might indicate a bad quality and the sum might be equal to a major finding with its consequences.*
Comments	*The observations might lead to suggestions on how to improve quality or reduce the potential for a deviation to occur in the future.*

GCP-Inspektoren sind verpflichtet, im Inspektionsbericht eine Gesamtaussage darüber zu treffen, inwieweit die Durchführung, Dokumentation und Berichterstattung der klinischen Prüfung insgesamt oder in Teilbereichen als GCP-konform oder nicht GCP-konform anzusehen ist [12].

Bei zulassungsbezogenen GCP-Inspektionen sollen die Inspektoren zudem eine Empfehlung abgeben, ob die Integrität der inspizierten Prüfungsergebnisse deren Berücksichtigung im Rahmen der Arzneimittelzulassung zulässt (§ 25 AMG) [16].

Der Inspektionsbericht ist der inspizierten Partei und dem Sponsor in Übereinstimmung mit den für das Inspektionsverfahren anzuwendenden Vorgaben und den Zielen der Inspektion zu übermitteln.

Der inspizierten Partei und/oder dem Sponsor ist die Möglichkeit zur Stellungnahme zum Inspektionsbericht innerhalb einer vorgegebenen Frist einzuräumen. Die Inspektoren bewerten eingegangene Stellungnahmen und teilen schriftlich mit, ob diese akzeptiert wurden und welche Auswirkungen sie ggf. auf die ursprünglichen Inspektionsergebnisse haben. Eingegangene Stellungnahmen und deren Bewertungen können als Anhänge zum Inspektionsberichts aufgenommen werden.

Gemäß Art. 11 Abs. 1 Richtlinie 2001/20/EG [2] geben die Mitgliedstaaten, in deren Hoheitsgebiet eine GCP-Inspektion durchgeführt wurde, einen in der „Procedure for standardisation of GCP inspection entries in EudraCT" (ENTR/F/2/SF D(2008) 34962) [17] vorgegebenen, begrenzten Satz an Informationen in die europäische Datenbank zu klinischen Prüfungen (EudraCT-Datenbank) ein. Dadurch wird die gegenseitige Unterrichtung der Mitgliedstaaten, der EMA sowie der EU-Kommission über geplante und stattgefundene GCP-Inspektionen gewährleistet.

Hat eine Behörde oder eine Ethik-Kommission aufgrund der ihr zugewiesenen Aufgaben ein berechtigtes Interesse am Inhalt eines von einer anderen nationalen oder europäischen Behörde erstellten Inspektionsberichts, kann sie einen schriftlichen, begründeten Antrag an diese richten. Auf Basis eines solchen Antrags wird der entsprechend der Richtlinie 2001/20/EG als grundsätzlich vertraulich erachtete Inspektionsbericht den Behörden anderer Mitgliedstaaten, Ethik-Kommissionen und der EMA zur Verfügung gestellt. Das Vorgehen ist in der „Guidance for exchange of GCP inspection reports according to article 15 (2) of Directive 2001/20/EC" (ENTR/F/2/SF D(2009) 16349) geregelt [18].

Erwägungsgrund 67 der Verordnung (EU) 536/2014 erläutert, dass alle relevanten Informationen zu klinischen Prüfungen über das EU-Portal in der EU-Datenbank erfasst und öffentlich zugänglich gemacht werden sollten, damit ein ausreichendes Maß an Transparenz besteht. Seit Ablösung der Richtlinie 2001/20/EG durch die Verordnung (EU) 536/2014 [3] werden Inspektionsberichte über klinische Prüfungen, die nach dieser Verordnung genehmigt wurden, über das EU-Portal „Clinical Trials Information System (CTIS)" öffentlich zugänglich gemacht (Art. 78 Abs. 6 Verordnung (EU) 536/2014): *„Nach einer Inspektion erstellt der Mitgliedstaat, unter dessen Verantwortung die Inspektion durchgeführt wurde, einen Inspektionsbericht. Der Mitgliedstaat macht den Inspektionsbericht der inspizierten Stelle sowie dem Sponsor der betreffenden klinischen Prüfung zugänglich und speist ihn über das EU-Portal in die EU-Datenbank ein."* Die Veröffentlichung des Berichts erfolgt unter Unkenntlichmachung personenbezogener Daten und/oder Geschäftsgeheimnisse der inspizierten Einrichtung bzw. des Sponsors.

A.7.8.4 Durchführung von GCP-Inspektionen

A.7.8.4.1 Nationale GCP-Inspektionen – Deutschland

Zuständig für GCP-Inspektionen im Rahmen der **Überwachung** klinischer Prüfungen sind gem. § 64 Abs. 1 AMG [19] die jeweiligen Behörden der Bundesländer. Diese Überwachungsinspektionen können sowohl routinemäßig als auch anlassbezogen erfolgen und laufende oder bereits abgeschlossene klinische Prüfungen umfassen. Die Zuständigkeit richtet sich dabei nach der Lokalität der Betriebsstätte der zu inspizierenden Einrichtung.

Zuständig für die Durchführung von GCP-Inspektionen im Zusammenhang mit **Genehmigungsverfahren für klinische Prüfungen** sind gem. § 42c AMG [21] die beiden Bundesoberbehörden (BfArM und PEI) im Rahmen ihrer jeweiligen Zuständigkeit gem. § 77 AMG [20]. Diese genehmigungsbezogenen GCP-Inspektionen können sowohl im Rahmen des Erstgenehmigungsantrags als auch bei einem Antrag auf nachträgliche, wesentliche Änderung initiiert werden.

Die beiden Bundesoberbehörden sind gem. § 42c i. V. m. § 25 Abs. 5 AMG [21] auch zuständig für die Durchführung von GCP-Inspektionen im Zusammenhang mit **Zulassungsanträgen für Humanarzneimittel**. Hierzu führt das AMG in § 25 Abs. 5 Satz 3 und 4 [16] folgendes aus:

> *„Die zuständige Bundesoberbehörde kann in Betrieben und Einrichtungen, die Arzneimittel entwickeln, herstellen, prüfen oder klinisch prüfen, zulassungsbezogene Angaben und Unterlagen, auch im Zusammenhang mit einer Genehmigung für das Inverkehrbringen gemäß Artikel 3 Abs. 1 oder 2 der Verordnung (EG) Nr. 726/2004 überprüfen. Zu diesem Zweck können Beauftragte der zuständigen Bundesoberbehörde im Benehmen mit der zuständigen Behörde Betriebs- und Geschäftsräume zu den üblichen Geschäftszeiten betreten, Unterlagen einsehen sowie Auskünfte verlangen."*

GCP-Inspektionen zur Überprüfung der Meldepflicht nach Art. 52 („Meldung schwerwiegender Verstöße") der Verordnung (EU) Nr. 536/2014, GCP-Inspektionen im Zusammenhang mit der Entscheidung über Maßnahmen nach Art. 77 („Von den Mitgliedstaaten zu ergreifende Korrekturmaßnahmen") der Verordnung (EU) Nr. 536/2014 [3], die die Genehmigung einer klinischen Prüfung betreffen und GCP-Inspektionen in Drittstaaten obliegen gem. § 42c AMG [21] ebenfalls den Bundesoberbehörden entsprechend der jeweiligen Zuständigkeit.

Bei Inspektionen auf deutschem Hoheitsgebiet setzen sich die zuständigen Behörden der Länder und des Bundes ins Benehmen.

Bei Ersuchen eines anderen Mitgliedstaates der EU oder des EWR um Unterstützung wird die für den zu überprüfenden Sachverhalt gem. § 42c zuständige Behörde der Länder oder des Bundes tätig.

Stellen Inspektoren im Rahmen der Inspektion Verstöße fest, die gem. § 95ff AMG [22] straf- oder bußgeldbewehrt sind, informieren sie die hierfür zuständigen Referate ihrer jeweiligen Behörde detailliert über den Sachverhalt, die dann nach juristischer Prüfung des Sachverhalts ggf. Ordnungswidrigkeitenverfahren einleiten oder Strafanzeige stellen.

Gemäß § 68 Abs. 1 Nr. 2 AMG [23] haben sich *„die [...] zuständigen Behörden und Stellen des Bundes und der Länder [...] bei Zuwiderhandlungen oder bei Verdacht auf Zuwiderhandlungen gegen Vorschriften des Arzneimittelrechts [...] für den jeweiligen Zuständigkeitsbereich unverzüglich zu unterrichten und bei der Ermittlungstätigkeit gegenseitig zu unterstützen".*

Die vom Antragsteller bzw. dem Sponsor oder der inspizierten Einrichtung zu zahlenden Inspektionsgebühren lassen sich den Gebührenordnungen der Bundesländer und des Bundes entnehmen. Im Falle der Bundesoberbehörden ergeben sich diese aus dem Gesetz über Gebühren und Auslagen des Bundes - BGebG [24] und der Besonderen Gebührenverordnung BMG – BMGBGebV [25].

A.7.8.4.2 Durch die EMA koordinierte, zulassungsbezogene GCP-Inspektionen

Im Rahmen zulassungsbezogener GCP-Inspektionen überprüfen Inspektoren die mit dem Zulassungsantrag eingereichten Ergebnisse klinischer Prüfungen auf deren GCP-Konformität. Die Inspektionsverfahren werden i. d. R. im laufenden Zulassungsverfahren routine- oder anlassbezogene durchgeführt (Pre-approval GCP Inspections). Sie können, insbesondere anlassbezogen, auch nach erteilter Zulassung erfolgen (Post-approval GCP Inspections).

Zulassungsbezogene Inspektionen können grundsätzlich weltweit durchgeführt werden. Sollen Einrichtungen in Drittländern inspiziert werden, müssen diese den europäischen Inspektoren vorab schriftlich bestätigen, dass sie der Durchführung der Inspektion zustimmen und diese unterstützen. Handelt es sich bei der Einrichtung um eine Prüfstelle, an dem auch prüfungsteilnehmerbezogene Quelldaten eingesehen werden sollen, ist eine zusätzliche Voraussetzung, dass die an der Prüfung Teilnehmenden in der Patientenaufklärung einer solchen Einsichtnahme schriftlich zugestimmt haben (Written Informed Consent).

Bei Inspektionen in Drittländern überprüfen die Inspektoren, ob die Ergebnisse der Prüfungen nach wissenschaftlichen und ethischen Standards gewonnen wurden, die denen der Europäischen Union gleichwertig sind.

A.7.8.4.2.1 GCP-Inspektionen in zentralen Zulassungsverfahren

Im EMA-Dokument „Points to consider for assessors, inspectors and EMA inspection coordinators on the identification of triggers for the selection of applications for „routine" and/or „for cause" inspections, their investigation and scope of such inspections (EMA/INS/GCP/167386/2012)" [27] sind zahlreiche Aspekte aufgeführt, die durch Assessoren, Inspektoren und EMA-Inspektionskoordinatoren bei der Identifizierung von Auslösern für Inspektionen zu bedenken sind. Dieses Dokument enthält auch Informationen, wie der Inhalt und Umfang (Scope) eines Inspektionsverfahrens festgelegt werden kann. Für Bioäquivalenzstudien finden sich entsprechende Aspekte und Hinweise in der Leitlinie „Guidance on triggers for inspections of bioequivalence trials: Quick scan", die in EudraLex, Vol. 10 veröffentlicht ist (EMA/745861/2016) [28].

Details zur Koordinierung dieser Inspektionsverfahren lassen sich der Standardverfahrensanweisung der EMA mit dem Titel „Co-ordination of GCP inspections" entnehmen [29]. Für durch die EMA koordinierte Inspektionen ergeben sich die Inspektionsgebühren (Fees) aus der Gebührenordnung der EMA (Council Regulation (EC) No. 297/95 of 10 Febr. 1995 on fees payable to the European Agency for the Evaluation of Medicinal Products) [26] und deren Ergänzungen.

A.7.8.4.2.2 GCP-Inspektionen in dezentralen Zulassungsverfahren und Verfahren der gegenseitigen Anerkennung

Die Koordinierung von GCP-Inspektionen im Kontext von dezentralen Zulassungsverfahren (DCP) und Verfahren der gegenseitigen Anerkennung (MRP) ist in der Leitlinie „Guidance for coordination of GCP inspections requested in the context of marketing authorisation applications for mutual recognition and decentralised procedures and cooperation between Member States" (EMA/431276/2016) geregelt [30].

Das Inspektionsteam bei zulassungsbezogenen GCP-Inspektionen sollte vorzugsweise aus mindestens zwei Inspektoren aus zwei verschiedenen Mitgliedstaaten bestehen, wobei für jede zu inspizierende Einrichtung ein leitender Inspektor (LI) zu benennen ist. Befindet sich eine zu inspizierende Einrichtung in der EU oder im Europäischen Wirtschaftsraum (EWR), so wird die Funktion des LI grundsätzlich vom Inspektorat desjenigen Landes übernommen, in dem sich die zu inspizierende Einrichtung befindet. Bei Inspektionen in Drittstaaten wird die LI-Funktion für jede zu inspizierende Einrichtung innerhalb des Inspektionsteams frei vereinbart.

Wenn in einem DCP oder MRP die Inspektion nicht vom Referenz-Mitgliedstaat (RMS), sondern von einem beteiligten Mitgliedstaat (CMS) ausgelöst wird, sollten dessen GCP-Inspektoren an der Inspektion beteiligt werden [30].

A.7.8.5 Maßnahmen des Sponsors und/oder der inspizierten Einrichtung

Im Anschluss an eine GCP-Inspektion ist die inspizierte Einrichtung und – sofern die Inspektion bzw. die festgestellten Mängel auch den Sponsor betreffen – auch der Sponsor verpflichtet, eine Ursachenanalyse (Root Cause Analysis) und eine Folgenabschätzung (Impact Assessment) für die im Inspektionsbericht aufgeführten Mängel durchzuführen, insbesondere, wenn diese die Sicherheit der Prüfungsteilnehmer oder die Zuverlässigkeit der Prüfungsergebnisse erheblich beeinträchtigen oder beeinträchtigen könnten (siehe ICH GCP 5.20 Non-compliance [1]). Auf Basis der Ergebnisse dieser beiden Analysen sind geeignete Korrekturmaßnahmen (Corrective Actions) – sofern sich diese Mängel retrospektiv korrigieren lassen – sowie Maßnahmen zur Vermeidung künftiger, ähnlich gelagerter Mängel (Preventive Actions) festzulegen. Die Festlegung und Umsetzung der Maßnahmen liegt in der Eigenverantwortung der inspizierten Einrichtung und des Sponsors und ist zu dokumentieren. Hierbei ist zu überprüfen, ob die durchgeführten Maßnahmen das angestrebte Ziel erreicht haben oder ob weitere Maßnahmen erforderlich sind. Die zuständige Behörde kann eine Nachbesserung der Korrekturmaßnahmen verlangen, wenn sie diese für unzureichend oder ungeeignet hält (▶ Kap. A.7.8.6).

Die Ergebnisse der Folgenabschätzung (Impact Assessment) sind durch den Sponsor bei der statistischen Auswertung und bei der Erstellung des Abschlussberichtes der inspizierten klinischen Prüfung zu berücksichtigen. Dies ergibt sich aus der Einleitung der ICH-E3-Leitlinie: „*[...]and identify ways in which the study as conducted differed from the protocol, and to discuss the statistical methods and analyses used to account for these deviations from the planned protocol.*" und deren Anforderung einer Patientendatenliste zu Protokollverstössen (16.2.2 Protocol deviations) [31].

Die eigenverantwortliche Umsetzung der Maßnahmen durch die inspizierte Einrichtung und den Sponsor kann Gegenstand (Schwerpunkt oder Teilaspekt) einer behördlichen Folgeinspektion sein.

A.7.8.6 Maßnahmen der inspizierenden Behörden

Behörden sind legitimiert, im Rahmen ihrer jeweiligen Zuständigkeiten Anordnungen gegenüber der inspizierten Einrichtung und/oder dem Sponsor zur Beseitigung festgestellter Mängel und Verstöße bzw. zur Vermeidung zukünftiger Mängel und Verstöße zu treffen. Nähere Regelungen dazu finden sich in den §§ 42 und 69 AMG [32].

Der Sponsor ist auch über studienspezifische Anordnungen von Abhilfemaßnahmen zu informieren, wenn diese nicht an ihn, sondern an eine vom Sponsor an der Prüfungsdurchführung beteiligte Partei (Prüfer, Dienstleister) ergehen. Der von der Anordnung betroffenen Partei ist Gelegenheit zur Stellungnahme innerhalb einer vorgegebenen Frist einzuräumen.

Sollten Inspektoren eine unmittelbare Gefahr für Leben oder Gesundheit der Prüfungsteilnehmer feststellen, ordnet die zuständige Behörde zur Gefahrenabwehr die sofortige Unterbrechung der klinischen Prüfung an.

Prüfer, Sponsoren und alle sonstigen an der Durchführung von klinischen Prüfungen beteiligten Einrichtungen sind gem. § 66 AMG verpflichtet, Inspektionen zu dulden und Inspektoren bei der Erfüllung ihrer dienstlichen Aufgaben zu unterstützen. Gemäß § 64 Abs. 5 AMG [19] kann jedoch ein gem. § 66 AMG [32] zur Auskunft Verpflichteter die „*Auskunft auf solche Fragen verweigern, deren Beantwortung ihn selbst oder einen seiner in § 383 Abs. 1 Nr. 1–3 der Zivilprozessordnung bezeichneten Angehörigen der Gefahr strafrechtlicher Verfolgung oder eines Verfahrens nach dem Gesetz über Ordnungswidrigkeiten aussetzen würde*".

A.7.8.7 Unterrichtungspflichten von Inspektoren

Die Inspektoren unterrichten andere nationale Behörden, nationale Ethik-Kommissionen und ggf. die Behörden anderer Mitgliedstaaten in Abhängigkeit von deren Zuständigkeit über festgestellte Mängel, die erhebliche Auswirkungen auf die Sicherheit der Prüfungsteilnehmenden und/oder die Datenintegrität haben oder haben könnten.

Die Auswirkungen und somit die Unterrichtungspflichten müssen sich nicht auf die inspizierte klinische Prüfung beschränken; systematische oder signifikante Mängel in der Verantwortung des Sponsors können sich auch bei anderen klinischen Prüfungen desselben Sponsors auswirken und systematische oder signifikante

Mängel in der Verantwortung der inspizierten Einrichtung (z. B. Prüfstelle, bioanalytisches Labor) auf klinische Prüfungen unterschiedlicher Sponsoren.

Je nach Relevanz und Dringlichkeit unterrichten sich die GCP-Inspektoren unterschiedlicher Behörden entweder durch direkten Kontakt oder gem. EMA/INS/GCP/285522/2013 [31] während der Quartalssitzungen der GCP IWG.

A.7.8.8 Internationale Zusammenarbeit bei GCP-Inspektionsaktivitäten

Vor dem Hintergrund der zunehmenden Globalisierung der Arzneimittelentwicklung vereinbarten die EMA und die FDA im Juli 2009 eine gemeinsame Initiative (gem. EMEA/INS/GCP/541006/2008 [33]) zur Zusammenarbeit im Bereich von GCP-Inspektionsaktivitäten. Grundlage hierfür sind Vertraulichkeitsvereinbarungen gem. EMA/490709/2017 [34] zwischen der Europäischen Kommission, der EMA, den teilnehmenden Mitgliedstaaten und der FDA. Aufgrund der positiven Erfahrungen im 18-monatigen Pilotprojekt (Januar 2014–Juni 2015) wurde die Initiative unter Einbeziehung der aus dem Pilotprojekt gewonnenen Erkenntnisse fortgesetzt.

Ein wesentliches Element der Zusammenarbeit ist der Erfahrungsaustausch in Bezug auf Verfahrensaspekte von GCP-Inspektionen, die Interpretation und Weiterentwicklung von GCP-Standards und die Schlussfolgerungen aus GCP-Inspektionsergebnissen. In diesem Zusammenhang halten sich EMA, Europäische Kommission und FDA über die Entwicklung GCP-bezogener Gesetzgebung und regulatorischer Leitlinien auf dem Laufenden und geben sich gegenseitig Gelegenheit zur Vorabstellungnahme. Zudem führen sie gemeinsame Trainingsprogramme und gemeinsame Inspektionen (Joint Inspection) durch oder nehmen als Beobachter an Inspektionen der jeweils anderen Partei teil (Observed Inspection). Ein weiterer Schwerpunkt der Zusammenarbeit besteht im regelmäßigen Informationsaustausch über geplante GCP-Inspektionen und deren Ergebnisse.

Die japanische Arzneimittel- und Medizinproduktebehörde (PMDA) ist seit Juni 2017 Beobachter dieser Zusammenarbeit.

Darüber hinaus bestehen auf Arbeitsebene Kontakte zwischen Inspektoraten einzelner EU-Mitgliedstaaten und der WHO. So bitten WHO-Inspektoren europäische Kolleginnen und Kollegen gelegentlich um Unterstützung bei der Durchführung von WHO-GCP-Inspektionen.

Danksagung

Ich bedanke mich bei meinem Team, insbesondere bei Frau Cathrin Chilla, Frau Tareta Hartong-Harrach und Herrn Dr. Torsten Stemmler, die mich bei der Erstellung des Buchkapitels auf unterschiedliche Weise unterstützt und zu dessen Gelingen beigetragen haben.

Literatur

[1] ICH E6 (R3) Draft Guideline for good clinical practice (GCP) (R3) Step 2b v. 19. Mai 2023. https://www.ema.europa.eu/en/documents/scientific-guideline/draft-ich-e6-r3-guideline-good-clinical-practice-gcp-step-2b_en.pdf

[2] Richtlinie 2001/20/EG des Europäischen Parlaments und des Rates v. 04. Apr. 2001 zur Angleichung der Rechts- und Verwaltungsvorschriften der Mitgliedstaaten über die Anwendung der guten klinischen Praxis bei der Durchführung von klinischen Prüfungen mit Humanarzneimitteln (ABl. L 121 v. 01.05.2001, S. 34), zuletzt geändert durch die Richtlinie (EU) 2022/642 des Europäischen Parlaments und des Rates v. 12. Apr. 2022 (ABl. L 118 v. 20.04.22, S. 4). https://eur-lex.europa.eu/legal-content/EN/TXT/PDF/?uri=CELEX:02001L0020-20220101&qid=1690986626654

[3] Verordnung (EU) Nr. 536/2014 des Europäischen Parlaments und des Rates v. 16. Apr. 2014 über klinische Prüfungen mit Humanarzneimitteln und zur Aufhebung der Richtlinie 2001/20/EG. https://eur-lex.europa.eu/legal-content/DE/TXT/PDF/?uri=CELEX:32014R0536

[4] Richtlinie 2005/28/EG der Kommission v. 08. Apr. 2005 zur Festlegung von Grundsätzen und ausführlichen Leitlinien der guten klinischen Praxis für zur Anwendung beim Menschen bestimmte Prüfpräparate sowie von Anforderungen für die Erteilung einer Genehmigung zur Herstellung oder Einfuhr solcher Produkte. https://eur-lex.europa.eu/legal-content/EN/TXT/PDF/?uri=CELEX:32005L0028&qid=1690895894244

[5] Durchführungsverordnung (EU) 2017/556 der Kommission v. 24. März 2017 über die Einzelheiten der Inspektionsverfahren hinsichtlich der guten klinischen Praxis gemäß der Verordnung (EU) Nr. 536/2014 des Europäischen Parlaments und des Rates. https://eur-lex.europa.eu/legal-content/EN/TXT/PDF/?uri=CELEX:32017R0556

[6] Mandate, objectives and rules of procedure for the CHMP Safety Working Party (SWP). EMEA/CHMP/SWP/142030/2004 Rev. 4. 13. Dec 2018. https://www.ema.europa.eu/en/documents/other/mandate-objectives-rules-procedure-chmp-safety-working-party_en.pdf

[7] EudraLex, Vol. 10 Clinical trials guidelines. https://health.ec.europa.eu/medicinal-products/eudralex/eudralex-volume-10_en

[8] Verordnung (EG) Nr. 726/2004 des Europäischen Parlaments und des Rates v. 31. März 2004 zur Festlegung von Gemeinschaftsverfahren für die Genehmigung und Überwachung von Human- und Tierarzneimitteln und zur Errichtung einer Europäischen Arzneimittel-Agentur. ABl. L 136 v. 30.04.2004, S. 1, zuletzt geändert durch die Verordnung (EU) Nr. 2019/5 v. 11. Dez. 2018. https://eur-lex.europa.eu/legal-content/DE/TXT/PDF/?uri=CELEX:02004R0726-20190330&from=EN

[9] Good clinical practice (GCP) inspection procedures (EMA). https://www.ema.europa.eu/en/human-regulatory/research-development/compliance/good-clinical-practice/good-clinical-practice-gcp-inspection-procedures

[10] Verordnung über die Anwendung der Guten Klinischen Praxis bei der Durchführung von klinischen Prüfungen mit Arzneimitteln zur Anwendung am Menschen (GCP-Verordnung) v. 09. August 2004 (BGBl. I S. 2081), zuletzt geändert durch Artikel 8 des Gesetzes v. 19. Okt. 2012 (BGBl. I S. 2192). https://www.bfarm.de/SharedDocs/Downloads/DE/Arzneimittel/KlinischePruefung/GCP-Verordnung.pdf?__blob=publicationFile

[11] Procedure for coordinating GCP inspections requested by the CHMP (EMA), 25 March 2014 EMA/INS/GCP/55482/2013. https://www.ema.europa.eu/en/documents/regulatory-procedural-guideline/ins-gcp-1-procedure-coordinating-good-clinical-practice-inspections-requested-chmp_en.pdf

[12] Guidance for the preparation of good clinical practice inspection reports and communication of inspection findings (EMA), 09 June 2017, EMA/359169/2016. https://health.ec.europa.eu/system/files/2018-03/eudralex_vol10_chapter4_guidance-prep-reports_0.pdf

[13] ICH Efficacy Guidelines. European Medicines Agency. https://www.ema.europa.eu/en/human-regulatory/research-development/scientific-guidelines/ich/ich-efficacy

[14] Guideline on the content, management and archiving of the clinical trial master file (paper and/or electronic). 06 Dec. 2018. EMA/INS/GCP/856758/2018. Good Clinical Practice Inspectors Working Group (GCP IWG). https://www.ema.europa.eu/en/documents/scientific-guideline/guideline-content-management-archiving-clinical-trial-master-file-paper/electronic_en.pdf

[15] Guideline on computerised systems and electronic data in clinical trials. 09 March 2023. EMA/INS/GCP/112288/2023. Good Clinical Practice Inspectors Working Group (GCP IWG). https://www.ema.europa.eu/en/documents/regulatory-procedural-guideline/guideline-computerised-systems-electronic-data-clinical-trials_en.pdf

[16] Gesetz über den Verkehr mit Arzneimitteln (Arzneimittelgesetz - AMG). § 25 Entscheidung über die Zulassung. https://www.gesetze-im-internet.de/amg_1976/__25.html

[17] Procedure for standardisation of GCP Inspection Entries in EudraCT. EC, 5 Nov. 2008. ENTR/F/2/SF D(2008) 34962. https://ec.europa.eu/health/sites/health/files/files/eudralex/vol-10/2008_11/2008_09_16_guideline_procedure-cgp-eudract_en.pdf

[18] Guidance for exchange of GCP inspection reports according to article 15 (2) of Directive 2001/20/EC; EC, rev 1. 13.05.2009. ENTR/F/2/SF D(2009) 16349. https://ec.europa.eu/health/sites/health/files/files/eudralex/vol-10/2009_05_13-exchange-gcp_en.pdf

[19] Gesetz über den Verkehr mit Arzneimitteln (Arzneimittelgesetz - AMG). § 64 Durchführung der Überwachung. https://www.gesetze-im-internet.de/amg_1976/__64.html

[20] Gesetz über den Verkehr mit Arzneimitteln (Arzneimittelgesetz - AMG). § 77 Zuständige Bundesoberbehörde. https://www.gesetze-im-internet.de/amg_1976/__77.html

[21] Gesetz über den Verkehr mit Arzneimitteln (Arzneimittelgesetz - AMG). § 42c Inspektionen. https://www.gesetze-im-internet.de/amg_1976/__42c.html

[22] Gesetz über den Verkehr mit Arzneimitteln (Arzneimittelgesetz - AMG). § 95 Strafvorschriften. https://www.gesetze-im-internet.de/amg_1976/__95.html

[23] Gesetz über den Verkehr mit Arzneimitteln (Arzneimittelgesetz - AMG). § 68 Mitteilungs- und Unterrichtungspflichten. https://www.gesetze-im-internet.de/amg_1976/__68.html

[24] Gesetz über Gebühren und Auslagen des Bundes – BGebG. Bundesgebührengesetz v. 7. August 2013 (BGBl. I S. 3154), zuletzt geändert durch Art. 2 des Gesetzes v. 16. Juli 2021 (BGBl. I S. 3019). https://www.gesetze-im-internet.de/bgebg/BGebG.pdf

[25] Besondere Gebührenverordnung BMG für die individuell zurechenbaren Leistungen in seinem Zuständigkeitsbereich (Besondere Gebührenverordnung BMG - BMGBGebV) v. 24.09.2023 (BGBl. I S. 4391), die durch Art. 1 der Verordnung vom 20.01.2023 (BGBl. 2023 I Nr. 18) geändert worden ist. Stand: Geändert durch Art. 4 V v. 06.07.2022 I 1102. Hinweis: Änderung durch Art. 1 V v. 20.1.2023 I Nr. 18 textlich nachgewiesen, dokumentarisch noch nicht abschließend bearbeitet. https://www.gesetze-im-internet.de/bmgbgebv/BMGBGebV.pdf

[26] Council Regulation (EC) No 297/95 of 10 Feb 1995 on fees payable to the European Agency for the Evaluation of Medicinal Products. Verordnung (EG) Nr. 297/95 des Rates v.10. Feb. 1995 über die Gebühren der Europäischen Agentur für die Beurteilung von Arzneimitteln. https://eur-lex.europa.eu/legal-content/DE/TXT/PDF/?uri=CELEX:01995R0297-20230401

[27] Points to consider for assessors, inspectors and EMA inspection coordinators on the identification of triggers for the selection of applications for „routine" and/or „for cause" inspections, their investigation and scope of such inspections. 17 July 2013. EMA/INS/GCP/167386/2012. Good Clinical Practice Inspectors Working Group (GCP IWG). https://www.ema.europa.eu/en/documents/other/points-consider-assessors-inspectors-european-medicines-agency-inspection-coordinators_en.pdf

[28] Guidance on triggers for inspections of bioequivalence trials: Quick scan. 21.02.2017. EMA/745861/2016. https://www.ema.europa.eu/en/documents/regulatory-procedural-guideline/guidance-triggers-inspections-bioequivalence-trials-quick-scan_en.pdf

[29] EMA. Standard operating procedure. Document no.: SOP/INSP/2020. 25-SEP-12. https://www.ema.europa.eu/en/documents/sop/standard-operating-procedure-co-ordination-gcp-inspections_en.pdf

[30] Guidance for coordination of GCP inspections requested in the context of marketing authorisation applications for mutual recognition and decentralised procedures and cooperation between Member States. 07.03.2018. EMA/431276/2016. https://health.ec.europa.eu/system/files/2018-03/eudralex_vol10_chapter4_guidance-coord-gcp_0.pdf

[31] EMA/INS/GCP/285522/2013 ICH E3 Structure and Content of Clinical Study Reports. Note for Guidance on Structure and Content of Clinical Study Reports (CPMP/ICH/137/95). https://www.ema.europa.eu/en/documents/scientific-guideline/ich-e-3-structure-content-clinical-study-reports-step-5_en.pdf

[32] Gesetz über den Verkehr mit Arzneimitteln (Arzneimittelgesetz - AMG) in der Fassung der Bekanntmachung v. 12.12.2005 (BGBl. I S. 3394), zuletzt geändert durch Art. 1 des Gesetzes v. 19.07.2023 (BGBl. I S. 197). https://www.gesetze-im-internet.de/amg_1976/

[33] EMEA-FDA GCP Initiative. 31 July 2009 Doc. Ref. General-EMEA/INS/GCP/541006/2008. https://www.ema.europa.eu/en/documents/other/european-medicines-agency-food-drug-administration-good-clinical-practice-initiative_en.pdf

[34] Statement of Authority and Confidentiality Commitment from the European Commission's Directorate-General for Health and Food Safety and the EMA not to publicly Disclose non-public information shared by the US FDA. EMA/490709/2017. 03.08.2017. https://www.ema.europa.eu/en/documents/other/statement-authority-confidentiality-commitment-european-comissions-directorate-general-health-food_en.pdf

Der letzte Zugriff auf alle Links erfolgte am 24.11.2023.

Klinische und sonstige Prüfungen mit Medizinprodukten

Teil B

B.1 Voraussetzungen für klinische Prüfungen mit Medizinprodukten

Abgrenzung von Medizinprodukten und Arzneimitteln unter besonderer Berücksichtigung von Kombinationsprodukten

J. Plessl

B.1.1 Einstufung des Produkts als Medizinprodukt

Eine entscheidende Fragestellung bei der Planung eines klinischen Entwicklungsprogramms für ein neues Produkt ist die Einstufung in den korrekten rechtlichen Rahmen, d. h., handelt es sich bei dem Produkt um ein Arzneimittel oder um ein Medizinprodukt? Fragen zur Abgrenzung zu Kosmetika, Lebens- bzw. Nahrungsergänzungsmitteln oder Bedarfsgegenständen sollten im vorliegenden Kontext keine Rolle spielen, da diese Produkte über keine medizinische Zweckbestimmung verfügen, die im Rahmen einer klinischen Prüfung untersucht werden könnte. Ferner gibt es keinen Prozess, der der Zulassung oder der Konformitätsbewertung entspricht, für den solche Daten benötigt würden.

B.1.1.1 Abgrenzung zwischen Medizinprodukt und Arzneimittel

Die Abgrenzungsfrage zwischen Arzneimitteln und Medizinprodukten kann sich gelegentlich etwas schwieriger gestalten, insbesondere bei den sog. Kombinationsprodukten mit einem Medizinprodukt- und einem Arzneimittelanteil oder auch bei Produkten, die aus Stoffen oder Zubereitungen aus Stoffen bestehen.

Anhand der Begriffsbestimmung in Art. 2 MDR (Verordnung (EU) 2017/745) [1] ist ein Medizinprodukt wie folgt definiert:

> *„1. 'Medizinprodukt' bezeichnet ein Instrument, einen Apparat, ein Gerät, eine Software, ein Implantat, ein Reagenz, ein Material oder einen anderen Gegenstand, das dem Hersteller zufolge für Menschen bestimmt ist und allein oder in Kombination einen oder mehrere der folgenden spezifischen medizinischen Zwecke erfüllen soll:*
>
> - *Diagnose, Verhütung, Überwachung, Vorhersage, Prognose, Behandlung oder Linderung von Krankheiten,*
> - *Diagnose, Überwachung, Behandlung, Linderung von oder Kompensierung von Verletzungen oder Behinderungen,*
> - *Untersuchung, Ersatz oder Veränderung der Anatomie oder eines physiologischen oder pathologischen Vorgangs oder Zustands,*
> - *Gewinnung von Informationen durch die In-vitro-Untersuchung von aus dem menschlichen Körper – auch aus Organ-, Blut- und Gewebespenden – stammenden Proben*
>
> *und dessen bestimmungsgemäße Hauptwirkung im oder am menschlichen Körper weder durch pharmakologische oder immunologische Mittel noch metabolisch erreicht wird, dessen Wirkungsweise aber durch solche Mittel unterstützt werden kann.*

Die folgenden Produkte gelten ebenfalls als Medizinprodukte:

- *Produkte zur Empfängnisverhütung oder -förderung,*
- *Produkte, die speziell für die Reinigung, Desinfektion oder Sterilisation*[1] *der in Artikel 1 Abs. 4 genannten Produkte und der in Abs. 1 dieses Spiegelstrichs genannten Produkte bestimmt sind."*

In diesem Zusammenhang muss auch auf die Arzneimitteldefinition hingewiesen werden, die spiegelbildlich im Begriff des Funktionsarzneimittels in Art. 1 Nr. 2 lit. b) Richtlinie 2001/83/EG [2] regelt, dass als Arzneimittel alle Stoffe oder Stoffzusammensetzungen gelten,

> *„die im oder am menschlichen Körper verwendet oder einem Menschen verabreicht werden können, um entweder die menschlichen physiologischen Funktionen durch eine pharmakologische, immunologische oder metabolische Wirkung wiederherzustellen, zu korrigieren oder zu beeinflussen oder eine medizinische Diagnose zu erstellen".*

Daher wird im „Gegenstand und Geltungsbereich" in Art. 1 Abs. 6 lit. b) MDR [1] explizit festgestellt: *„Bei der Entscheidung, ob ein Produkt in den Geltungsbereich der Richtlinie 2001/83/EG oder dieser Verordnung fällt, ist insbesondere die hauptsächliche Wirkungsweise des Produkts zu berücksichtigen."*

B.1.1.2 Pharmakologische, immunologische oder metabolische Wirkung

Legaldefinitionen der Begriffe pharmakologische, immunologische oder metabolische Wirkung selbst sind wiederum weder in der Richtlinie 2001/83/EG noch in der MDR definiert [3]. Zur Auslegungshilfe hat die Koordinierungsgruppe Medizinprodukte (Medical Device Coordination Group, MDCG) das Dokument MDCG 2022-5 „Guidance on borderline between medical devices and medicinal products under Regulation (EU) 2017/745 on medical devices" veröffentlicht [4]. Dort werden folgende Definitionen der Begriffe gegeben:

"'**Pharmacological means'** *is understood as an interaction typically at a molecular level between a substance or its metabolites and a constituent of the human body which results in initiation, enhancement, reduction or blockade of physiological functions or pathological processes.*
Examples of constituents of the human body may include, among others: cells and their constituents (cell membranes, intracellular structures, RNA, DNA, proteins, e.g. membrane proteins, enzymes), components of extracellular matrix, components of blood and components of body fluids.

Examples of action via 'pharmacological means':

- *interaction between a ligand (e.g. agonist, antagonist) and a receptor;*
- *interaction between a substance and membrane lipids;*
- *interaction between a substance and components of the cytoskeleton.*

'Immunological means' *is understood as an action initiated by a substance or its metabolites on the human body and mediated or exerted (i.e. stimulation, modulation, blocking, replacement) by cells or molecules involved in the functioning of the immune system (e.g. lymphocytes, toll-like receptors, complement factors, cytokines, antibodies).*

Examples of action via 'immunological means':

- *modulation of an immune response (e.g. suppressing, blocking, activating, enhancing);*
- *replacement, reconstitution or introduction of natural or modified immune cells or molecules;*
- *triggering an immune response against the targeted tissues, cells or antigens by immune-specific recognition;*
- *targeting action of other linked or coupled substances.*

B | Medizinprodukte

[1] Art. 1 Abs. 4 MDR: *„Für die Zwecke dieser Verordnung werden Medizinprodukte und ihr Zubehör sowie die in Anhang XVI aufgeführten Produkte, auf die diese Verordnung gemäß Absatz 2 Anwendung findet, im Folgenden als „Produkte" bezeichnet."*

Examples of substances acting via immunological means: vaccine, tetanus anti-serum, monoclonal antibodies, CAR-T cells, anti-venom, C1 esterase inhibitor.

When immunological recognition is used to target or direct the effects of linked or coupled substances, this recognition cannot be considered an ancillary action. Such products would therefore be deemed to act via immunological means and cannot be considered a medical device.

*'**Metabolic means**' is understood as an action of a substance or its metabolites which involves an alteration, including stopping, starting or changing the rate, extent or nature of a biochemical process, whether physiological or pathological, participating in, and available for, function of the human body.*

The term 'biochemical processes' is understood as reactions available for the human body including anabolic and catabolic reactions and transport of substances between compartments. An interaction with a known receptor is not a prerequisite for the metabolic means of action.

Examples of action via 'metabolic means':

- *the movement of water due to active transport of electrolytes mediated by e.g. Na/K ATPase pumps;*
- *inhibition of endogenous enzymes, including the digestive enzymes;*
- *altering the electrolyte balance of the serum.*

The definitions above should be read in conjunction with the following notes.

***Note 1**: In the context of these modes of action, a definition of the term 'substance' is given in Directive 2001/83/EC:*

*„**Substance:** Any matter irrespective of origin which may be:*

- *human, e.g. human blood and human blood products;*
- *animal, e.g. micro-organisms, whole animals, parts of organs, animal secretions, toxins, extracts, blood products;*
- *vegetable, e.g. micro-organisms, plants, parts of plants, vegetable secretions, extracts;*
- *chemical, e.g. elements, naturally occurring chemical materials and chemical products obtained by chemical change or synthesis."*

This definition of substance includes cells or molecules involved in functioning in the immune system.

The fact that a substance fits into the definition of the term 'substance' according to Article 1 (3) of Directive 2001/83/EC does not necessarily mean that the product may not be qualified as a medical device. Some types of substance are explicitly excluded from the scope of the MDR as per Article 1 (6), for example viable biological material or viable organisms used in order to achieve or support the specific medical purpose of the product.

***Note 2**: Examples of 'interactions' include the following: covalent bonding, H-bonds, electrostatic, and van der Waals forces.*

***Note 3**: For the determination of the principal mode of action of a product, only those effects that fall within the principal intended action (described in the manufacturer's labelling and claims and based on state of the art scientific data) of the product should be taken into account. See definition of 'principal mode of action' above.*

***Note 4**: The 'action on the human body' is to be understood to include action on any of its constituents. Such constituents include also exogenous substances, organisms or pathogens within or on the body. For the purposes of applying the MDR, the definitions for pharmacological, immunological, metabolic means of action also apply to explanted constituent parts of the body that are intended to be (re)introduced in the body or to assisted reproduction procedures.*

***Note 5**: Although not an exhaustive criterion, the presence of a dose-response correlation is indicative of a pharmacological, metabolic or immunological mode of action."*

MDCG 2022-5 führt auch Beispiele dafür an, was typischerweise unter einer Medizinprodukt-Wirkungsweise zu verstehen ist:

> *"Typically, the medical device's principal intended action is achieved by physical means (including mechanical action, physical barrier such as a film, lubrication, heat transfer, radiation, ultrasound, replacement of or support to organs or body functions). Furthermore, hydration or dehydration and pH modification may also be means by which a medical device achieves its principal intended action."*

Die MDCG-Leitlinien stellen eine wichtige Auslegungshilfe dar, sind aber nicht als offizielle Position der Europäischen Kommission anzusehen [5]:

> *"The document is not a European Commission document and it cannot be regarded as reflecting the official position of the European Commission. Any views expressed in this document are not legally binding and only the Court of Justice of the European Union can give binding interpretations of Union law."*

In diesem Zusammenhang sollte auch das "Manual on borderline and classification for medical devices under Regulation (EU) 2017/745 on medical devices and Regulation (EU) 2017/746 on *in vitro* diagnostic medical devices" Erwähnung finden [6]. In diesem „Manual" werden die Vereinbarungen der beteiligten Mitgliedstaaten der MDCG im Zuge des Austauschs im Rahmen des Helsinki-Verfahrens dokumentiert [7].

B.1.2 Kombinationsprodukte

Produkte, die eine Kombination aus einem Arzneimittel oder Wirkstoff und einem Medizinprodukt sind, werden entweder von der MDR oder von der Richtlinie 2001/83/EG erfasst. Damit soll gewährleistet werden, dass es bei den Konsultationen in der Bewertungsphase vor dem Inverkehrbringen und bei dem Austausch von Informationen im Zusammengang mit Vigilanzaktivitäten, bei denen es um solche kombinierten Produkte geht, ein sinnvolles Zusammenspiel gibt. Im Fall von Arzneimitteln, die ein Medizinprodukt enthalten, sollte im Rahmen des Zulassungsverfahrens für dieses Medizinprodukt in geeigneter Weise bewertet werden, ob das Medizinprodukt den grundlegenden Sicherheits- und Leistungsanforderungen gemäß dieser Verordnung entspricht. Die Richtlinie 2001/83/EG wird durch Art. 117 MDR entsprechend ergänzt.

Für die Einstufung als Medizinprodukt eines solchen Kombinationsproduktes sind Art. 1 Abs. 8 und Abs. 9 einschlägig. Gemäß Art. 1 Abs. 8 MDR ist entscheidend, dass es beim Inverkehrbringen einen Stoff als integralen Bestandteil enthält, der für sich allein genommen als Arzneimittel im Sinne von Art. 1 Nr. 2 Richtlinie 2001/83/EG gelten würde, auch wenn es sich um ein Arzneimittel aus menschlichem Blut oder Blutplasma im Sinne von Art. 1 Nr. 10 der genannten Richtlinie handelt.

Wirkt der Stoff nur unterstützend, d. h. wird die Hauptwirkung maßgeblich über physikalische, physikochemische oder ähnliche Wirkungsweisen bzw. -mechanismen erzeugt, ist das Fertigprodukt ein Medizinprodukt [8]. Wird die bestimmungsgemäße Hauptwirkung aber zum überwiegenden Anteil von dem Stoff erfüllt, der der für sich allein genommen als Arzneimittel gelten würde, handelt es sich um ein Arzneimittel.

Des Weiteren ist gem. Art. 1 Abs. 9 ein Produkt, das dazu bestimmt ist, ein Arzneimittel im Sinne von Art. 1 Nr. 2 Richtlinie 2001/83/EG abzugeben, als Medizinprodukt einzustufen. Werden das Produkt, das zur Abgabe eines Arzneimittels bestimmt ist, und das Arzneimittel jedoch so in Verkehr gebracht, dass sie ein **einziges untrennbares Gesamtprodukt** bilden, das **ausschließlich zur Verwendung in dieser Verbindung** bestimmt und **nicht wiederverwendbar** ist, ist das Produkt als Arzneimittel zuzulassen und es kommen die entsprechenden gesetzlichen Bestimmungen zur klinischen Prüfung zur Anwendung.

Ist das Produkt hingegen als Medizinprodukt einzustufen, gelten die entsprechenden Bestimmungen des Kap. VI MDR über klinische Bewertungen und klinische Prüfungen (Art. 61–82 MDR).

Literatur

[1] Verordnung (EU) 2017/745 des Europäischen Parlaments und des Rates v. 5. Apr. 2017 über Medizinprodukte, zur Änderung der Richtlinie 2001/83/EG, der Verordnung (EG) Nr. 178/2002 und der Verordnung (EG) Nr. 1223/2009 und zur Aufhebung der Richtlinien 90/385/EWG und 93/42/EWG des Rates, ABl. L 117 v. 05.05.2017. https://eur-lex.europa.eu/legal-content/DE/TXT/PDF/?uri=CELEX:02017R0745-20230320

[2] Richtlinie 2001/83/EG des Europäischen Parlaments und des Rates v. 6. Nov. 2001 zur Schaffung eines Gemeinschaftskodexes für Humanarzneimittel. https://eur-lex.europa.eu/legal-content/DE/ALL/?uri=celex%3A32001L0083

[3] Fuhrmann S, Klein B, Fleischfresser A. Arzneimittelrecht. 2. A. Baden-Baden: Nomos; 2014. Fleischfresser § 2 Rn. 129.

[4] MDCG 2022 – 5 Guidance on borderline between medical devices and medicinal products under Regulation (EU) 2017/745 on medical devices. April 2022. https://health.ec.europa.eu/system/files/2023-06/mdcg_2022-5_en.pdf

[5] MDCG 2022 – 5, Hinweis Seite 1.

[6] Manual on borderline and classification for medical devices under Regulation (EU) 2017/745 on medical devices and Regulation (EU) 2017/746 on in vitro diagnostic medical devices; Version 3 – Sept 2023. https://health.ec.europa.eu/system/files/2023-09/md_borderline_manual_en.pdf

[7] Helsinki Procedure 2021. Exchange of information between medical device competent authorities on borderline and classification cases. https://health.ec.europa.eu/system/files/2021-09/md_border-class_helsinki-proc-mdr-ivdr_en_0.pdf

[8] Anhalt E, Dieners P. Medizinprodukterecht. Praxishandbuch. 2. A. München: CH Beck; 2017. Anhalt/Sachs § 3 Rn. 6.

Der letzte Zugriff auf alle Links erfolgte am 20.11.2023.

B.2 Konformitätsbewertung von Medizinprodukten

C. Schübel

Medizin-
produkte

B

B.2.1 Allgemeine und rechtliche Grundlagen

Mit Einführung der europäischen Medizinprodukterichtlinien (Richtlinie 90/385/EWG – aktive Implantate (AIMD) [1], und Richtlinie 93/42/EWG – Medizinprodukte (MDD) [2] hat sich der europäische Gesetzgeber bewusst entschlossen, Medizinprodukte in Europa einem anderen Rechtsrahmen zu unterwerfen als Arzneimittel. Während Arzneimittel einem Zulassungsverfahren unterliegen, hat man bei Medizinprodukten einen anderen Weg beschritten. Einen behördlich genehmigten Marktzugang gibt es bei Medizinprodukten nicht. Die Verantwortung für den Marktzugang bleibt beim Hersteller des Medizinproduktes, er allein ist dafür verantwortlich, dass sein Medizinprodukt die grundlegenden Sicherheits- und Leistungsanforderungen erfüllt. Dieser Ansatz wird in der EU als sog. „New Approach" (Verordnung (EG) Nr. 765/2008 über die Vorschriften für die Akkreditierung und Marktüberwachung im Zusammenhang mit der Vermarktung von Produkten) [3] bezeichnet und spiegelt sich in der CE-Kennzeichnung der Produkte wider.

Im Übrigen unterliegen nicht nur Medizinprodukte diesem New Approach (Neue Konzeption auf dem Gebiet der technischen Harmonisierung und Normung), sondern er wurde auch für andere Produktgruppen, wie persönliche Schutzausrüstung, Spielzeug etc., gewählt. Aus dem New Approach ergeben sich Konsequenzen, die Medizinprodukte von Arzneimitteln bez. ihres Zulassungsweges abgrenzen und es schon in einer frühen Phase der Entwicklung notwendig machen, genau festzulegen, ob es sich bei dem in der Entwicklung befindlichen Produkt um ein Medizinprodukt handelt oder um ein Arzneimittel oder um eine Kombination.

Die wichtigsten Unterschiede von Medizinprodukten zu Arzneimitteln sind, dass die Bewertung der Medizinprodukte, die auf dem Markt platziert werden sollen, keiner behördlichen Kontrolle unterliegt und die behördlichen Aufgaben sich im Wesentlichen auf die Marktüberwachung der Medizinprodukte beschränken. Die Erklärung der Marktfähigkeit des Produktes erfolgt durch den Hersteller selbst mit der sog. Konformitätserklärung und dem Aufbringen der CE-Kennzeichnung.

B.2.1.1 Harmonisierte Normen für den Nachweis der grundlegenden Sicherheits- und Leistungsanforderungen

Mit der Konformitätserklärung bestätigt der Hersteller, dass sein Produkt für die Anwendung am Menschen bzw. Patienten sicher ist und dass es seinen angegebenen Zweck erfüllt. Ebenso muss er nachweisen, dass der Nutzen des Produktes, wie in der europäischen Verordnung für Medizinprodukte (EU) 2017/745 (Medical Device Regulation, MDR) [4] definiert, gegeben ist.

Die Anforderungen an Sicherheit und Leistung eines Medizinproduktes sind im Anhang I MDR festgelegt, können aber aufgrund des weiten Spektrums von Medizinprodukten, die noch dazu ständigen Innovationen unterworfen sind, nur einen Rahmen bilden und bedürfen genauerer und spezifischer Regelungen. Es ist eine Eigenschaft des New Approach auf die europäische Normung als Regelwerk zu verweisen.

Verantwortlich für die Normensetzung, also die Entwicklung von Normen, sind die einzelnen Normeninstitute der europäischen Mitgliedstaaten, als Beispiel wäre hier das Deutsche Institut für Normung (DIN) oder der Verband der Elektrotechnik Elektronik Informationstechnik (VDE) für die Bundesrepublik Deutschland zu nennen. Organisiert sind die einzelnen Normeninstitute der Mitgliedstaaten der europäischen Union im Europäischen Komitee für Normung (CEN) und im Europäischen Komitee für elektrotechnische Normung (CENELEC). Beim CEN und bei CENELEC liegt der Auftrag der Europäischen Kommission, harmonisierte Normen für Europäische Normen und Richtlinien zu erarbeiten. Diese harmonisierten Normen haben für die Darstellung der Sicherheit, Leistung und Nutzen einen besonderen Stellenwert. Nach Ausarbeiten der Norm auf europäischer Ebene durch die einzelnen Normeninstitute der Mitgliedstaaten unter Federführung des CEN/CENELEC schlägt das CEN oder CENELEC der Europäischen Kommission die entsprechend ausgearbeitete Norm zur Harmonisierung vor. Eine Norm gilt aber erst dann als harmonisiert, wenn sie im Europäischen Amtsblatt als harmonisiert veröffentlicht ist. Entscheidend hierfür ist, dass die Norm die Anforderungen der entsprechenden europäischen Verordnung (z. B. Anhang I Verordnung (EU) 2017/745) abbildet und konkretisiert.

Als Beispiel wäre hier die Norm für die Durchführung der klinischen Prüfung von Medizinprodukten zu nennen:

Klinische Prüfung von Medizinprodukten an Menschen – Gute klinische Praxis: DIN EN ISO 14155:2021-05 [7]. Eine Harmonisierung mit der Medizinprodukteverordnung (EU) 2017/745 [4] wird in den nächsten 3 Jahren erwartet. Wichtig ist zu erwähnen, dass die Vorläuferversion DIN EN ISO 14155:2011 nur für die Richtlinie 93/42/EWG harmonisiert war, somit als harmonisierte Norm keine Gültigkeit für die MDR hat. Grundsätzlich gilt, dass nur die aktuellen Normen-Versionen – hier DIN EN ISO 14155:2021-05 – den Stand der Wissenschaft oder Technik widerspiegeln und deshalb verwendet werden sollten.

Bei Einhaltung von harmonisierten Normen gilt die sog. **Konformitätsvermutung**, d. h., dass mit Einhaltung der Norm auch auf die Einhaltung der europäischen Richtlinie oder Verordnung geschlossen werden kann. Daraus ergibt sich, dass Hersteller und Auftragsforschungsinstitute bei der Planung und Durchführung klinischer Prüfungen für die Zertifizierung von Medizinprodukten gut beraten sind, sich an die Vorgaben der ISO 14155 in ihrer gültigen und harmonisierten Version zu halten und dies zu dokumentieren.

Neben der Vereinheitlichung der Normen in der EU und EWR wird auch eine internationale Harmonisierung der Normen angestrebt. Dies wird federführend von der Internationalen Organisation für Normung (ISO) betrieben. So ist auch die DIN EN ISO 14155 eine international anerkannte Norm mit dem Ziel, die Durchführung multizentrischer internationaler klinischer Prüfungen von Medizinprodukten zu erleichtern und den Zugang zu Wirtschaftsräumen außerhalb der EU zu ermöglichen.

Bei der ISO 14155 handelt es sich um eine sog. **horizontale Norm**, d. h., sie ist für alle Medizinprodukte außer den In-vitro-Diagnostika, deren Leistungsbewertungsprüfungen durch die DIN EN 13612 [8] geregelt werden, gültig. Die klinischen Prüfungen mit Medizinprodukten sollen entsprechend ihren Vorgaben durchgeführt werden. Neben den horizontalen Normen existieren **produktspezifische Normen**. Diese Normen machen Vorgaben, wie die Sicherheit und Leistung bestimmter Produkte oder Produktgruppen nachzuweisen sind, welche Anforderungen speziell für diese Produkte gelten.

Beispielhaft wären zwei Normen zu nennen: Die eine Norm regelt die Anforderungen an Herzklappen ISO 5840 [9], das andere Beispiel ist die Norm für Intraokular-Linsen ISO 11979-8 [10]. Beide Normen haben dezidierte Anforderungen an das Design und den Prüfplan der klinischen Prüfung. So sind Herzklappen vor Zertifizierung an 150 Patienten zu testen, der Überwachungszeitraum muss pro Patienten mindestens ein Jahr betragen, insgesamt ist ein Überwachungszeitraum von 400 Patientenjahren darzustellen. Mindestens 5 Zentren müssen an der Studie beteiligt sein, jedes Zentrum muss mindestens 20 Patienten in der Studie einschließen. Die zu prüfenden Parameter sind spezifiziert. Ähnlich verhält es sich bei den Intraokular-Linsen. Hier ist ein vergleichendes Prüfdesign zu wählen, mindestens 330 Patienten sind zu implantieren. Ebenfalls sind die Studiendauer und die zu prüfenden Parameter festgelegt.

Daraus ergibt sich für den Hersteller die Notwendigkeit nicht nur die horizontale Norm ISO 14155 [7] einzuhalten, sondern auch zu prüfen, ob es bezüglich der zu testenden Produkte weitere detaillierte Anforderungen zum Studiendesign gibt.

Nach jetzigem Stand der Liste der harmonisierten Normen kann gesagt werden, dass für die Mehrheit der Medizinprodukte diese spezifischen Anforderungen an klinische Prüfungen **nicht** existieren. Gleiches gilt für Leistungsbewertungsprüfungen von In-vitro-Diagnostika.

Eine **besondere Herausforderung** ergibt sich für Hersteller von Medizinprodukten und Sponsoren, die klinische Prüfungen zum Zwecke der Konformitätsbewertung durchführen, oder Auftragsforschungsinstitute,

- wenn es bezüglich der zu prüfenden Produkte keine harmonisierten Normen gibt, diese veraltet sind, oder die revidierte Norm schon als Entwurf verfügbar ist.
- Die für die klinische Prüfung Verantwortlichen befinden sich dann im Dilemma, einer Norm, die mit der Gesetzgebung harmonisiert ist, zu folgen oder einen Normentwurf zu wählen, der den aktuellen Stand der Technik widerspiegelt. Meist werden die Normen, die als Entwurf vorliegen über die folgenden Jahre harmonisiert, so dass es für die meisten der o. g. Fälle Sinn ergibt, die neueren, nicht harmonisierten Normen (Normentwürfe) anzuwenden. Sollten keine harmonisierten Normen vorliegen, ist dem Hersteller oder Sponsor zu raten, sich in Analogie an andere verfügbare Normen zu halten, da sie zumindest den gültigen Stand der Technik widerspiegeln.

Bei innovativen Produkten, die oftmals Gegenstand einer klinischen Prüfung sind und die noch nicht durch Normen beschrieben sind, kann es sinnvoll sein, aus Teilen verschiedener Normen einen Anforderungskatalog für das neue, zu prüfende Medizinprodukt zusammenzustellen. Dieser Anforderungskatalog und eine Begründung dieses Vorgehens sind in die technische Dokumentation aufzunehmen und mit der Benannten Stelle abzusprechen.

B.2.1.2 Bedeutung der MDCG-Guidance-Dokumente im Rahmen des Konformitätsbewertungsverfahrens

Neben den Normen spiegeln die Medical-Device-Coordination-Group(MDCG)-Dokumente der Europäischen Kommission die Sichtweise der Behörden und der Kommission wider. Diese Dokumente sind Nachfolger der MEDDEV (MEDical DEVices)-Dokumente, die diese Funktion bei der Interpretation der beiden europäischen Medizinprodukterichtlinien ausgeübt haben. Teilweise referenzieren die MDCG-Dokumente noch auf MEDDEV-Dokumente, die dadurch noch Hilfestellung bei der Interpretation der jetzigen gesetzlichen Vorgaben leisten. Die MDCG-Dokumente, obwohl rechtlich nicht bindend, interpretieren und konkretisieren die Anforderungen der MDR. Die Anforderungen an die klinische Bewertung werden von diesen Dokumenten erläutert, z. B. hinsichtlich des Umfangs klinischer Daten oder wann ein zu zertifizierendes Produkt zu einem bereits im Markt befindlichem Produkt als ähnlich betrachtet und damit als Grundlage klinischer Daten dienen kann. Es wird erwartet, dass in den nächsten Jahren der Bestand an MDCG-Dokumenten anwachsen wird. Bei der Planung klinischer Prüfungen sollte immer das Vorhandensein aktueller MDCG-Dokumente überprüft werden und falls anwendbar diese berücksichtigt werden. Zu finden sind diese Dokumente auf der Webseite der Europäischen Kommission [5].

B.2.1.3 Gemeinsame Spezifikationen nach MDR

Im Gegensatz zu den beiden älteren Medizinprodukterichtlinien MDD [2] und AIMD [1] sieht die MDR [4] das Instrument der gemeinsamen Spezifikationen vor, um neben den Vorgaben durch harmonisierte Normen und MDCG-Dokumenten [5] rechtsverbindlich Anforderungen an bestimme Produkte oder Produktklassen oder zu gewissen Themengebieten erlassen zu können. Die Europäische Kommission kann durch in Art. 9 MDR festgelegte Durchführungsrechtsakte diese gemeinsamen Spezifikationen erlassen, sie sind dadurch rechtsverbindlich. Derzeit gibt es noch keine gemeinsamen Spezifikationen, die Produkte, die klinische Bewertung oder die Durchführung von klinischen Prüfungen betreffen (Stand: Februar 2023). Den Herstellern oder Sponsoren, die klinische Prüfungen zum Zweck einer Konformitätsbewertung durchführen, sei aber nahegelegt, bei der Planung einer klinischen Prüfung zu prüfen, ob es für diese klinische Prüfung eines Medizinproduktes spezielle Anforderungen aus gemeinsamen Spezifikationen gibt.

B.2.1.4 Aufgaben der Benannten Stellen

In der Philosophie des New Approach liegt die Verantwortung für die Produkte allein beim Hersteller. Es ist aber die Intention des europäischen Gesetzgebers, gerade bei Medizinprodukten, die mit höherem Risiko für Patient und Anwender verbunden sind, eine zusätzliche Kontrolle vor und in der Vermarktungsphase zu implementieren. Aus diesem Grund wurden Benannte Stellen geschaffen. Die Benannten Stellen sind privatrechtliche Organisationen, die im Auftrag der Mitgliedstaaten entweder das Qualitätsmanagementsystem der Hersteller überwachen und bei Produkten der höchsten Risikoklasse (Klasse III, Implantate) ebenfalls die technische Dokumentation des betreffenden Produktes überprüfen. Um die Konformität des Produktes erklären zu können, braucht der Hersteller von der mit den Prüfungen, sog. Konformitätsbewertungsverfahren, beauftragten Benannten Stelle eine Prüfauslegungsbescheinigung (Zertifikat) für sein Qualitätsmanagementsystem und/oder seiner technischen Dokumentation.

Prüfgegenstand der Benannten Stelle in diesem Verfahren werden immer auch die für das Produkt erhobenen klinischen Daten sein. Es obliegt der Benannten Stelle auch, die entsprechenden beim Hersteller implementierten Verfahren zur Generierung klinischer Daten zu überwachen. Hierzu zählen auch die Prozeduren oder SOPs, die die Planung und Durchführung einer klinischen Prüfung zur Konformitätsbewertung oder Bestätigung von Leistung und Sicherheit beim Hersteller oder Sponsor regeln.

B.2.1.5 Klinischen Daten nach MDR – Definition und Generierung

Die für den Nachweis der klinischen Sicherheit und Leistung notwendigen Daten sind in Kap. 1 Art. 2, 48 MDR [4] als „klinische Daten" wie folgt definiert:

> *„klinische Daten" bezeichnet Angaben zur Sicherheit oder Leistung, die im Rahmen der Anwendung eines Produkts gewonnen werden und die aus den folgenden Quellen stammen:*
>
> *klinische Prüfung(en) des betreffenden Produkts,*
>
> *klinische Prüfung(en) oder sonstige in der wissenschaftlichen Fachliteratur wiedergegebene Studien über ein Produkt, dessen Gleichartigkeit mit dem betreffenden Produkt nachgewiesen werden kann,*
>
> *in nach dem Peer-Review-Verfahren überprüfter wissenschaftlicher Fachliteratur veröffentlichte Berichte über sonstige klinische Erfahrungen entweder mit dem betreffenden Produkt oder einem Produkt, dessen Gleichartigkeit mit dem betreffenden Produkt nachgewiesen werden kann,*
>
> *klinisch relevante Angaben aus der Überwachung nach dem Inverkehrbringen, insbesondere aus der klinischen Nachbeobachtung nach dem Inverkehrbringen;"* [4]

Aus der Definition der klinischen Daten wird ersichtlich, dass der Gesetzgeber nicht zwingend klinische Prüfungen zur Zertifizierung eines Medizinproduktes fordert. Für den Hersteller ergibt sich daraus die Möglichkeit die klinische Sicherheit und Leistung des Produktes anhand einer klinischen Prüfung nachzuweisen, alternativ bleibt die Möglichkeit auf bereits bestehende klinische Daten in Form von Studien oder anderweitig klinischen Erfahrungen von Referenzprodukten zurückzugreifen. Diese Referenzprodukte können sowohl eigene Produkte sein oder aber auch Produkte von Konkurrenten. Allein aus der Definition der klinischen Daten ist aber schon ersichtlich, dass gerade die klinische Nachbeobachtung bei Medizinprodukten eine besondere Rolle spielt. Die Durchführung klinischer Nachbeobachtungen wird durch die MDR in erhöhtem Maße gefordert.

B.2.1.5.1 Äquivalenzverfahren zur Vermeidung bzw. Aufwandsreduzierung klinischer Prüfungen

Der Verweis auf schon etablierte Referenzprodukte, deren Sicherheit und Leistung ausreichend durch klinische Prüfungen belegt sein müssen, kann als Strategie dienen, um Kosten und Zeitaufwand klinischer Studien zu vermeiden. In Anhang XIV Teil A MDR [4] sind die Anforderungen an dieses Vorgehen beschrieben. Zusammenfassend ist dieser Weg nur wählbar, wenn für das Referenzprodukt die Äquivalenz – in der MDR [4] als Gleichartigkeit bezeichnet – in sowohl technischer, biologischer und auch klinischer Sicht nachweisbar ist. Besonders im technischen Vergleich müssen Bauart oder Spezifikationen nicht zwingend gleich sein, hier reicht es, wenn eine Ähnlichkeit nachgewiesen werden kann. Es sind Unterschiede erlaubt, solange sie keine Auswirkung auf die klinische Sicherheit oder Leistung des Produktes haben. Unter dem klinischen Aspekt zeigt sich, dass das Referenzprodukt zu dem gleichen Zweck, in den gleichen Indikationen eingesetzt werden und die gleichen Kontraindikationen haben muss. Eine Erweiterung des beabsichtigten Zwecks und der medizinischen Indikationen, sofern diese festlegbar sind, lassen sich mit diesem Verfahren, auch als Äquivalenzroute bezeichnet,

nicht erreichen. Näheres findet sich auch in einem MDCG-Guidance-Dokument (MDCG 2020-5, Guidance on clinical evaluation – Equivalence) [5]. Diese MDCG-Leitlinie kann im Wesentlichen so zusammengefasst werden, dass diese Äquivalenzroute nur begangen werden kann, wenn zwischen dem zu zertifizierenden Produkt und dem Referenzprodukt, obwohl in der technischen Bauart durchaus Unterschiede möglich sind, **kein klinisch signifikanter Unterschied** besteht (s. a. Annex XIV Teil A Nr. 3 MDR [4]). Daraus lässt sich schlussfolgern, dass innovative Produkte zur Zertifizierung i. d. R. eine klinische Prüfung benötigen. Allerdings können Daten von ähnlichen Produkten zur unterstützenden Bewertung des eigenen Produktes, z. B. hinsichtlich der Sicherheit oder auch zur Erstellung des Planes, für die klinische Bewertung herausgezogen werden [5].

B.2.1.5.2 Klinische Bewertung ohne klinische Daten

Der Vollständigkeit halber sei erwähnt, dass der EU-Gesetzgeber für Produkte einfacherer Bauart (z. B. Mundspatel) oder für chirurgische Instrumente einfacherer Bauart, wie Scheren, Pinzetten, eine weitere Möglichkeit des Nachweises der klinischen Sicherheit und Leistung offenlässt. In diesem Fall kann auf klinische Daten verzichtet werden. Voraussetzung ist, dass die Risiken des Produktes in der Risikoanalyse vollständig beschreibbar sind – und zwar ohne am Menschen Daten erheben zu müssen – und die Interaktion mit dem menschlichen Körper klar darstellbar oder gar nicht vorhanden ist.

Gerade dieser Weg erlaubt es Herstellern, insbesondere von Klasse-I-Produkten, klinische Prüfungen zu vermeiden.

B.2.1.5.3 Klinische Bewertung

Die gesamten klinischen Daten eines Medizinproduktes werden in der klinischen Bewertung zusammengefasst. Diese ist ein zentrales Element der technischen Dokumentation, das einer kontinuierlichen Überarbeitung im gesamten Lebenszyklus des Produktes unterliegt. Das derzeit gültige Guidance-Dokument ist MEDDEV 2.7.1 rev4 [6], das sich zwar auf die Anforderungen der MDD [4] bezieht, aber ebenfalls in MDCG-Dokumenten [5] bereits zitiert wird. Eine Überarbeitung und Weiterentwicklung als MDCG-Dokument wird 2024 oder auch 2025 erwartet.

Wesentliche Bestandteile der klinischen Bewertung sind:

- **Beschreibung des Produktes,** um die Funktionsweise des Produktes, seine Zweckbestimmung und, wenn notwendig, seine medizinischen Indikationen und Kontraindikation darzulegen.
- **Darstellung des sog. State of the Art.** In diesem Kapitel einer klinischen Bewertung werden die derzeit verfügbaren Alternativverfahren therapeutischer oder diagnostischer Art beschrieben. Wichtig ist, dass sich diese Diskussion nicht nur auf Medizinprodukte beschränkt, sondern auch andere Methoden, wie operative Verfahren oder Therapien/Diagnostik mit Arzneimitteln, miteinschließen muss. Damit ist der Autor des State of the Art gefordert, sich nicht nur mit therapeutischen bzw. diagnostischen Verfahren der Medizintechnik auseinanderzusetzen, sondern auch Arzneimitteltherapien oder operative Verfahren zu beschreiben und zu diskutieren. Dieses Kapitel ist besonders wichtig für die abschließende Nutzen-Risiko-Abschätzung des Produktes, um die eigenen Daten mit denen als medizinischer Standard geltenden Verfahren vergleichen zu können.
- **Darstellung der eigenen Daten.** Dies können, wie oben beschrieben präklinische Daten sein oder dokumentierte Studien gleichartiger Produkte, und v. a. auch klinische Daten, die mit dem Produkt selbst erhoben worden sind. Darunter fallen Machbarkeitsstudien und klinische Prüfungen (auch First-in-Human-Prüfungen). Im Laufe des Lebenszyklus eines Produktes werden diese Studiendaten mit Erkenntnissen aus der Überwachung nach Inverkehrbringen und besonders mit Studienergebnissen aus der klinischen Nachbeobachtung ergänzt.
- **Abschluss der klinischen Bewertung.** Diesen bildet die kritische Diskussion der mit dem oder für das Produkt erhobenen klinischen Ergebnisse im Abgleich mit den derzeit verfügbaren und im State of the Art dargestellten alternativen Diagnose- und Behandlungsmethoden, die dem Stand der medizinischen Wissenschaft entsprechen. Diskutiert wird im Einzelnen die Leistungsfähigkeit des Produktes, die Sicherheit, die verbleibenden Restrisiken und Nebenwirkungen und die daraus resultierende Akzeptanz des Nutzen-Risiko-Verhältnisses.

Grundsätzlich gilt, dass klinische Prüfungen in jedem Fall dann durchgeführt werden müssen, wenn auf anderem Wege, über Nachweis der klinischen Leistung und Sicherheit mithilfe eines äquivalenten Produktes, nicht genügend Daten generiert werden können. Dies hat die Europäische Kommission in dem Guidance-Dokument MEDDEV 2.7/4 [6] bereits 2010 so ausgeführt.

Artikel 61 (4)–(6) MDR [4] stellt darüber hinausgehende Anforderungen zur Notwendigkeit im Rahmen der Zertifizierung/dem Konformitätsbewertungsverfahren Daten aus klinischen Prüfungen vorlegen zu müssen. So fordert dieser Artikel, dass Produkte der Risikoklasse III und Implantate einer klinischen Prüfung bedürfen, um erstmalig in Verkehr gebracht werden zu dürfen. Hier gibt es jedoch gelistete Ausnahmen, wie Schrauben oder Platten zu Frakturversorgung. Ebenfalls können klinisch **nicht** signifikante Modifikationen von Produkten ohne erneute oder zusätzliche klinische Prüfungen auf den Markt gebracht werden. Ergänzt werden diese Anforderungen der MDR [4] durch ausführende Bestimmungen in MDCG-Dokumenten [5].

B.2.1.5.3.1 Risikoanalyse und Risikomanagement

Die Grundlage der MDR ist, dass die klinische Bewertung in periodischen Abständen bis zum Ende des Lebenszyklus des Produktes, der bei Implantaten deutlich über die Vermarktungsphase des Produktes hinausgehen kann, aktualisiert wird und mit der Risikoanalyse des Produktes, nach Anforderungen der MDR [4] und der ISO 14971 abgeglichen wird. Die Darstellung der Risiken und v. a. der verbleibenden Risiken haben in Risikoanalyse und klinische Bewertung kongruent zu sein.

B.2.1.5.4 Plan der klinischen Bewertung

Entwicklungsbegleitend ist die klinische Bewertung zu planen, und in einem „Plan zur klinischen Bewertung" zu dokumentieren. Die Anforderungen finden sich in Anhang XIV Teil A MDR [4], hier weist der Gesetzgeber daraufhin, dass dieser Plan ggf. zu aktualisieren ist. Der Plan der klinischen Bewertung stellt somit ein wichtiges Instrument im Verlauf der Projektentwicklung dar. Benötigte Daten, Zeit und daraus resultierende Kosten lassen sich für die Entwicklung abschätzen. Das Vorgehen zur Erstellung eines Plans zur klinischen Bewertung kann wie folgt beschrieben werden und nimmt die Struktur einer klinischen Bewertung auf:

- Das geplante oder vielleicht schon als Prototyp existierende Produkt wird beschrieben. Der Zweck, bestimmungsgemäßer Gebrauch, Indikationen, Kontraindikationen und das zu behandelnde Patientenkollektiv werden festgelegt.
- Im nächsten Schritt wird die beabsichtigte Leistung, die mit der Verwendung des Produktes entstehenden und verbleibenden Risiken, etwaige bekannte Nebenwirkungen und der Nutzen festgelegt.
- Wie in jeder klinischen Bewertung sollte der Stand der Wissenschaft für die mit dem Produkt beabsichtigte Therapie oder Diagnostik beschrieben werden. Publizierte Artikel, Consensus Statements von Fachgesellschaften, Health Technology Assessments, Review-Artikel, Metaanalysen dienen als Grundlage.
- Aus der Bewertung der wissenschaftlichen Literatur zum Stand der Wissenschaft ergeben sich dann die Anforderungen bez. der geforderten Leistung des Produktes, seiner Sicherheit und seinem Nutzen. Ebenfalls lassen sich hier schon im Vergleich zu anderen Produkten oder Verfahren mögliche Designs klinischer Prüfungen, die Studienziele und mögliche Parameter erkennen, um für das Produkt Leistung, Sicherheit und Nutzen zu zeigen. In diesem, auf die Darstellung des State of the Art folgenden Schritt, wird festgelegt, mit welchen klinischen Daten die Konformität des Produktes gezeigt werden kann.

B.2.1.5.5 Klinischer Entwicklungsplan

An diesem Punkt des Plans der klinischen Bewertung fordert die MDR den sog. klinischen Entwicklungsplan. Während der Plan der klinischen Bewertung festlegt, mit welchen klinischen Daten für ein Produkt oder auch eine Modifikation eines Produktes in die Zertifizierung gegangen wird, legt der klinische Entwicklungsplan die Abfolge der notwendigen Studien fest. Da es im Gegensatz zur Arzneimittelentwicklung keine feste Reihung von Studien von Phase I, über Phase II und Phase III zur Zulassung gibt, ist der Hersteller eines Medizinproduktes aufgefordert, dies vorab für sich festzulegen.

Beispielhaft werden in **Anhang XIV MDR** folgende Studientypen in der notwendigen Reihung der Entwicklung genannt:

- First-in-Human-Studien,
- Durchführbarkeits- oder Machbarkeitsstudien,
- Pilotstudien bis hin zu
- pivotalen klinischen Prüfungen, die die Leistung und Sicherheit des Produktes auch an größeren Patientenpopulationen aufzeigen sollen und damit ausschlaggebend für die Zertifizierung des Produktes sind.

Nähere Ausführungen finden sich in der ISO 14155 [7] im informativen Anhang, lit. I. Grundsätzlich wird auch hier zwischen folgenden Entwicklungsstadien unterschieden:

- Pilotstadium
- Bestätigungsstadium (Pivotal Stage)
- Stadium nach dem Inverkehrbringen

Daraus ergeben sich bezogen auf das mögliche Design: explorative Studien, konfirmatorische klinische Prüfungen und klinische Beobachtungsstudien.

Ebenfalls gilt es, die klinischen Prüfungen in den klinischen Entwicklungsplan aufzunehmen, die in der Vermarktungsphase die klinische Leistung des Produktes, seine Sicherheit und seinen Nutzen für den Patienten bestätigen sollen.

Hier ist es wichtig zu erwähnen, dass die Planung der Studien im Rahmen der klinischen Nachbeobachtung, Prüfgegenstand der Benannten Stelle im Konformitätsbewertungsverfahren ist.

B.2.1.5.6 Konformitätsbewertung und Zertifizierung durch die Benannten Stellen

Aufgabe der Benannten Stelle ist es, im Konformitätsbewertungsverfahren die klinischen Daten, die mithilfe von Literaturrecherchen und der durchgeführten klinischen Prüfungen erhoben worden sind, zu prüfen. Dies erfolgt im Rahmen des Assessments der klinischen Bewertung des Herstellers. Neben dem klinischen Entwicklungsplan, sind auch die einzelnen Prüfpläne, die Bescheide der einzelnen Behörden, die am Genehmigungsverfahren für die klinischen Prüfungen beteiligt waren, und die zustimmende Stellungnahme der federführenden Ethik-Kommission einzureichen. Die Ergebnisse aller klinischen Prüfungen werden dann in Bezug zum State of the Art der klinischen Bewertung, zu Risikoanalyse und der Nutzen-Risiko-Abschätzung des Produktes bewertet. Bei Produkten niedriger Risikoklassen kann auch nur eine exemplarische Prüfung einzelner Produkte oder Produktgruppen stattfinden.

Ein Scientific Advice bei der Zulassungsbehörde, wie es in der Arzneimittelzulassung empfohlen wird, ist im Rahmen des Konformitätsbewertungsverfahrens bei einer Benannten Stelle nicht vorgesehen, da Benannte Stellen keine Beratungen durchführen dürfen. Benannte Stellen können im Rahmen ihres Auftrages jedoch Vorbewertungen (Pre-assessments) anbieten.

Neben der Unterlagenprüfung wird das Qualitätsmanagementsystem des Herstellers geprüft. Daraus ergeben sich für Hersteller, deren Medizinprodukte mithilfe klinischer Prüfungen zertifiziert worden sind, im Wesentlichen zwei Szenarien:

1. Der Hersteller hat die klinische Prüfung unter eigener Regie durchgeführt. Deshalb muss sein QM-System die Verfahren abbilden, die notwendig sind, um klinische Prüfungen durchzuführen. Dies beginnt mit der Planung, Erstellung der Dokumente, wie Prüfplan, Patienteneinverständniserklärung, Investigator's Brochure etc. Es setzt sich fort mit der eigentlichen Durchführung und Überwachung (Monitoring, Audits) und endet mit der Fertigstellung des Prüfberichts. Im Rahmen des QM-Audits werden diese Verfahren von der Benannten Stelle auditiert.
2. Der Hersteller führt die klinische Prüfung nicht selbst durch, sondern beauftragt ein Auftragsforschungsinstitut dies zu tun, wobei auch hier Beauftragungen von Teilleistungen möglich sind. Jetzt liegt es in der Verantwortung des Herstellers, das Auftragsforschungsinstitut zu auditieren und die Einhaltung der dort etablierten Verfahren zu prüfen. Eine Benannte Stelle kann einen sog. kritischen Lieferanten, wie es ein Auftragsforschungsinstitut darstellt, ebenfalls, auch unangekündigt, auditieren.

B.2.1.5.7 Studien im Rahmen der Marktüberwachung

Die klinische Nachbeobachtung von Medizinprodukten nach dem Inverkehrbringen ist in der MDR gesondert gefordert. Dem Gesetzgeber ist es wichtig, dass Medizinprodukte am Markt nicht nur im Rahmen der Vigilanz überwacht werden, sondern aktiv beobachtet werden. Explizit werden neben Anwenderbefragungen, Registern, klinische Studien genannt, die als Instrument dienen sollen, die klinische Leistung, die Sicherheit und den Nutzen des Produktes zu bestätigen. Zweck dieser Studien soll es auch sein nachzuweisen, dass die Häufigkeiten von Restrisiken oder unerwünschten Nebenwirkungen bei Zertifizierung richtig abgeschätzt worden sind. Ebenfalls soll es Aufgabe dieser Studien der klinischen Nachbeobachtung sein, auch bisher unbekannte Risiken zu identifizieren. Daraus ergibt sich, dass man bei diesen Studien von höheren Patientenzahlen und längeren Beobachtungszeiträumen ausgehen muss als bei Studien, die zur Zertifizierung eines Medizinproduktes dienen.

Alle Maßnahmen, die geplant sind, werden in einem Plan zur klinischen Nachbeobachtung zusammengefasst und dokumentiert. Die Anforderungen finden sich im Anhang XIV Teil B MDR [4]. Es muss noch darauf hingewiesen werden, dass dieser Plan zur klinischen Nachbeobachtung Prüfgegenstand bei der Zertifizierung durch die Benannte Stelle ist.

B.2.1.5.8 Sonstige klinische Prüfung

Bisher war es möglich, dass klinische Einrichtungen (Kliniken, Universitäten) Studien mit Medizinprodukten in eigener Regie durchführen. Bezeichnet werden diese Studien als Investigator Initiated Trials (IIT). Diese Studien waren in der Medizinprodukterichtlinie nicht definiert, das MPG und die MPKPV fanden für sie keine Anwendung. Der europäische Gesetzgeber hat diese Lücke gefüllt und in der MDR [4] die „sonstigen klinischen Prüfungen" definiert. Dies sind, unabhängig davon wer sie durchführt, alle klinischen Prüfungen, die mit Medizinprodukten, die nicht dem Zweck des Nachweises oder der Bestätigung der Leistung und Sicherheit eines Medizinproduktes dienen. Das MPDG, § 4 Abs. 4 nimmt Hersteller weitgehend von der Durchführung sonstiger klinischen Prüfungen aus, indem klargestellt wird, dass sonstige klinische Prüfungen *"nicht Teil eines systematischen und geplanten Prozesses zur Produktentwicklung oder der Produktbeobachtung eines gegenwärtigen oder künftigen Herstellers"* sein dürfen. Als Ausnahme wäre hier zu nennen, wenn ein Hersteller nur eine rein wissenschaftliche Fragestellung untersucht. Dies wäre dann der Ethik-Kommission plausibel in der Antragstellung nach Berufsrecht darzustellen. Die Anforderungen an die sonstigen klinischen Prüfungen sind in Art. 82 mit Verweis auf Art. 62 MDR [4] festgelegt und werden im Medizinproduktedurchführungsgesetz (MPDG § 43) ergänzt (▶ Kap. B.5.4 Planung aus Sponsorensicht und ▶ Kap. B.5.5 Sponsor und CRO).

Die wesentlichen Anforderungen des Art. 82 i. V. m. Art. 62 MDR bezogen auf „sonstige klinische Prüfungen" sind:

- Eine nach nationalem Recht eingesetzte Ethik-Kommission hat keine ablehnende Stellungnahme in Bezug auf die klinische Prüfung abgegeben.
- Der Sponsor oder sein rechtlicher Vertreter oder ein Ansprechpartner ist in der EU niedergelassen.
- Schutzbedürftige Bevölkerungsgruppen und Prüfungsteilnehmer werden angemessen geschützt.
- Einwilligung nach Aufklärung ist erteilt.
- Einhaltung der Anforderungen des Datenschutzes
- Prüfprodukt(e) entspricht bzw. entsprechen den grundlegenden Sicherheits- und Leistungsanforderungen; hinsichtlich dieser Punkte wurden alle Vorsichtsmaßnahmen zum Schutz der Gesundheit und der Sicherheit der Prüfungsteilnehmer getroffen. Dies umfasst ggf. technische und biologische Sicherheitsprüfungen und eine vorklinische Bewertung sowie Bestimmungen im Bereich der Sicherheit am Arbeitsplatz und der Unfallverhütung unter Berücksichtigung des neuesten Erkenntnisstands.
- **Der Prüfer muss die erforderlichen wissenschaftlichen Kenntnisse und Erfahrungen bei der Patientenbetreuung haben.**

Leistungsbewertung von in-vitro Diagnostika in Analogie zur klinischen Bewertung

Ein nationaler Normenentwurf fehlt derzeit noch; MDCG-Dokumente müssen noch geschaffen werden.

Literatur zu B.2.1

[1] Richtlinie des Rates v. 20. Juni 1990 zur Ausgleichung der Rechtsvorschriften der Mitgliedstaaten über aktive implantierbare medizinische Geräte (90/385/EWG). ABl. L 189, 20.07.1990, S. 17

[2] Richtlinie 3/42/EWG des Rates v. 14. Juni 1993 über Medizinprodukte. ABl. L 169, 12.07.1993. S. 1

[3] Verordnung (EU) Nr. 765/2008 des Europäischen Parlaments und des Rates v. 9. Juli 2008 über die Vorschriften für die Akkreditierung und Marktüberwachung im Zusammenhang mit der Vermarktung von Produkten und zur Aufhebung der Verordnung (EWG) Nr. 339/93 des Rates. ABl. L 2018/30

[4] Verordnung (EU) 2017/745 des Europäischen Parlaments und des Rates v. 5. April 2017 über Medizinprodukte, zur Änderung der Richtlinie 2001/83/EG, der Verordnung (EG) Nr. 178/2002 und der Verordnung (EG) Nr. 1223/2009 und zur Aufhebung der Richtlinien 90/385/EWG und 93/42/EWG des Rates. ABl. L 117, 5.5.2017, S. 1

[5] https://health.ec.europa.eu/system/files/2023-03/mdcg_ongoing-guidance.pdf

[6] https://ec.europa.eu/health/sites/health/files/md_sector/docs/md_guidance_meddevs.pdf

[7] Klinische Prüfung von Medizinprodukten an Menschen – Gute klinische Praxis. DIN EN ISO 14155:2021-05, Berlin: Beuth https://www.beuth.de/de/norm/din-en-iso-14155/336718854

[8] DIN EN 13612:2002-08, Leistungsbewertung von In-vitro-Diagnostika, Berlin: Beuth https://www.beuth.de/de/norm/din-en-13612/44554207

[9] DIN EN ISO 5840-1:2021-05 Herz- und Gefäßimplantate - Herzklappenprothesen (ISO 5840-1:2021), Berlin: Beuth https://www.beuth.de/de/norm/din-en-iso-5840-1/326044544

[10] DIN EN ISO 11979-8:2017-08, Ophthalmische Implantate - Intraokularlinsen - Teil 8: Grundlegende Anforderungen (ISO 11979-8:2006), Berlin: Beuth https://www.beuth.de/de/norm/din-en-iso-11979-8/264732164

Der letzte Zugriff auf alle Links erfolgte am 24.11.2023.

B.2.2 Medizinprodukte ohne CE-Kennzeichnung oder mit geändertem bestimmungsgemäßem Gebrauch

Der Begriff „klinische Prüfung" ist in der MDR sehr weit gefasst. In Art. 2 findet sich folgende Definition, die aus der bereits bestehenden Normung übernommen wurde: „*'klinische Prüfung' bezeichnet eine systematische Untersuchung, bei der ein oder mehrere menschliche Prüfungsteilnehmer einbezogen sind und die zwecks Bewertung der Sicherheit oder Leistung eines Produkts durchgeführt wird;*" [1]

B.2.2.1 Allgemeine Anforderungen

B.2.2.1.1 Sicherheit und Leistung

Die Begriffe klinische Leistung und klinischer Nutzen, die für die Durchführung jeglicher klinischen Prüfung wichtig sind, finden sich in Art. 2 MDR:

> „*'Klinische Leistung' bezeichnet die Fähigkeit eines Produkts, die sich aufgrund seiner technischen oder funktionalen – einschließlich diagnostischen – Merkmale aus allen mittelbaren oder unmittelbaren medizinischen Auswirkungen ergibt, seine vom Hersteller angegebene Zweckbestimmung zu erfüllen, sodass bei bestimmungsgemäßer Verwendung nach Angabe des Herstellers ein klinischer Nutzen für Patienten erreicht wird;*
>
> *'Klinischer Nutzen' bezeichnet die positiven Auswirkungen eines Produkts auf die Gesundheit einer Person, die anhand aussagekräftiger, messbarer und patientenrelevanter klinischer Ergebnisse einschließlich der Diagnoseergebnisse angegeben werden, oder eine positive Auswirkung auf das Patientenmanagement oder die öffentliche Gesundheit;*" [1]

Der Zweck einer klinischen Prüfung ist vom Gesetzgeber vorgegeben; folgende Punkte sollte die klinische Prüfung nach Art. 62 Abs. 1 MDR [1] erfüllen:

a) Es soll gezeigt werden, dass das Produkt, so wie es entwickelt und hergestellt wurde, seinen Zweck am Menschen erfüllt. Der Gesetzgeber weist ausdrücklich darauf hin, dass es sich hier um das final entwickelte und hergestellte Produkt handeln muss und schließt ebenfalls die Verpackung des Produktes mit ein. Der Hersteller hat zu prüfen, dass die vom ihm ausgelobte Leistung am Patienten erfüllt wird.

b) Ein weiterer Zweck der klinischen Prüfung ist es, den vom Hersteller für den Patienten ausgelobten Nutzen zu zeigen. Im Vergleich zur Medizinprodukterichtlinie (MDR) ist diese Anforderung in der Medizinprodukteverordnung (MPV) neu festgelegt worden, wie auch der klinische Nutzen ebenfalls erstmalig definiert worden ist.

c) Des Weiteren gilt es, in der klinischen Prüfung ebenfalls die Sicherheit des Produktes darzustellen. Daraus resultiert auch die Anforderung unerwünschte Nebenwirkungen und Risiken zu detektieren und zu bewerten.

Bezüglich des zu prüfenden Medizinproduktes ergeben sich aus dem Art. 62 Abs. 4 (i) und (l) MDR [1] folgende Anforderungen:

> *„i) die klinische Prüfung ist so geplant, dass sie mit möglichst wenig Schmerzen, Beschwerden, Angst und allen anderen vorhersehbaren Risiken für die Prüfungsteilnehmer verbunden ist und sowohl die Risikoschwelle als auch das Ausmaß der Belastung im klinischen Prüfplan eigens definiert und ständig überprüft werden;"* [1]

Hier erwartet der Gesetzgeber eine maximale Risikoreduktion für alle Prüfungsteilnehmer, darunter sind Patienten/Probanden, Anwender, aber auch beteiligte Dritte zu verstehen. Dies beinhaltet nicht nur die durch das Design der klinischen Prüfung entstehenden Risiken, sondern schließt auch mit ein, dass vom Produkt selbst möglichst wenig Risiken ausgehen dürfen (Art. 62, Abs. 4).

> *„l) das betreffende Prüfprodukt bzw. die betreffenden Prüfprodukte entspricht bzw. entsprechen den grundlegenden Sicherheits- und Leistungsanforderungen gemäß Anhang I mit Ausnahme der Punkte, die Gegenstand der klinischen Prüfung sind; hinsichtlich dieser Punkte wurden alle Vorsichtsmaßnahmen zum Schutz der Gesundheit und der Sicherheit der Prüfungsteilnehmer getroffen. Dies umfasst gegebenenfalls technische und biologische Sicherheitsprüfungen und eine vorklinische Bewertung sowie Bestimmungen im Bereich der Sicherheit am Arbeitsplatz und der Unfallverhütung unter Berücksichtigung des neuesten Erkenntnisstands;"* [1]

Jedes Medizinprodukt muss die grundlegenden Sicherheits- und Leistungsanforderungen, wie in Anhang I MDR festgelegt, erfüllen, bevor es rechtmäßig in Verkehr gebracht werden darf. Genau diese Anforderungen müssen auch Medizinprodukte in der klinischen Prüfung erfüllen, um das Risiko für den Patienten in der klinischen Prüfung möglichst gering zu halten (s. a. Art. 62 Abs. 3 Satz 1 und Abs. 4 (l) MDR). Dies bedeutet:

Die Risiken des Medizinproduktes, soweit bekannt, müssen in der Risikoanalyse bereits betrachtet sein, risikomindernde Maßnahmen müssen implementiert sein.

Daraus ergibt sich, dass die chemischen, physikalischen und biologischen Eigenschaften des Produktes vor Beginn der klinischen Prüfung bereits geprüft und entsprechend dokumentiert sein müssen. Die entsprechenden, insbesondere vorhandenen harmonisierten Normen sind dabei zu berücksichtigen.

Aus dem Anhang I MDR ergibt sich für ein Medizinprodukt eine Liste von Anforderungen, die erfüllt werden müssen. Normen spezifizieren diese Anforderungen an die jeweiligen Medizinprodukte. Werden die Normen erfüllt, ist zu folgern, dass auch die Sicherheits- und Leistungsanforderungen erfüllt werden, da in den Normen der allgemein anerkannte Stand der Technik dargestellt ist. Die Erfüllung dieser Sicherheits- und Leistungsanforderungen ist ein wesentlicher Bestandteil der Voraussetzungen, um mit einem Medizinprodukt überhaupt in eine klinische Prüfung gehen zu können. Im Genehmigungsverfahren muss der Hersteller oder Sponsor gegenüber der Behörde bestätigen, dass die Sicherheits- und Leistungsanforderungen eingehalten werden. Dies gilt auch für Sponsoren von „sonstigen klinischen Prüfungen".

B.2.2.1.2 Technische Dokumentation

In Anhang II MDR ist die technische Dokumentation einleitend wie folgt beschrieben: *„Die vom Hersteller zu erstellende technische Dokumentation und, sofern erforderlich, deren Zusammenfassung wird in klarer, organisierter, leicht durchsuchbarer und eindeutiger Form präsentiert und umfasst insbesondere die in diesem Anhang aufgeführten Bestandteile."* [1]

Die Inhalte der technischen Dokumentation lassen sich wie folgt zusammenfassen (Abschn. 1.1, Anhang II MDR):

- Produktbeschreibung- und Spezifikation, einschließlich Beschreibung früherer oder ähnlicher Generationen von Produkten
- Informationen zur Produktkennzeichnung: Hier sei erwähnt, dass das Produkt ausdrücklich als Medizinprodukt zur klinischen Prüfung bestimmt gekennzeichnet werden muss.
- Dokumentation zum Nachweis der Sicherheits- und Leistungsanforderungen, einschließlich der Angabe der verwendeten Normen
- Dokumentation des Risikomanagements
- Dokumentation zu Verifizierung und Validierung des Produktes
- Bereits erhobene vorklinische und klinische Daten: Darunter fallen auch die Tests zur biologischen Sicherheit, klinische Prüfungen, First-in-Human-Studien, Machbarkeitsstudien, die evtl. schon durchgeführt worden sind.

B.2.2.2 Anforderungen an den Sponsor

Der Sponsor ist in Art. 2 (49) MDR [1] wie folgt definiert: *„'Sponsor' bezeichnet jede Person, jedes Unternehmen, jede Einrichtung oder jede Organisation, die bzw. das die Verantwortung für die Einleitung, das Management und die Aufstellung der Finanzierung der klinischen Prüfung übernimmt."* [1]

Nach Art. 8 MDR, gilt auch für Sponsoren klinischer Prüfungen, dass die Konformität der Produkte und der klinischen Prüfung dann angenommen werden kann, wenn die harmonisierten Normen eingehalten werden. Damit gilt, dass die Durchführung einer klinischen Prüfung den Anforderungen der MDR gerecht wird, wenn sie nach den Vorgaben der harmonisierten ISO-Norm 14155 durchgeführt wird.

Bei **Sponsoren mit Sitz außerhalb der EU**, ist nach Art. 62 (2) MDR [1] ein Vertreter innerhalb der EU zu benennen, der die Sponsorenverantwortung übernimmt.

Auch bei ausschließlich national durchgeführten oder bei national und in Drittstaaten durchgeführten klinischen Prüfungen muss ein Sponsor oder ein rechtlicher Vertreter des Sponsors vorhanden sein, der seinen Sitz in einem Mitgliedstaat der Europäischen Union oder in einem anderen Vertragsstaat des Europäischen Wirtschaftsraums hat. Dies ist national durch das MPDG § 25 geregelt. Dies zu entscheiden, liegt im Ermessenspielraum der jeweiligen Behörde des Mitgliedstaates, in dem die klinische Prüfung stattfindet:

> *„Die Mitgliedstaaten können auf die Anwendung des Unterabsatzes 1 auf klinische Prüfungen, die ausschließlich in ihrem Hoheitsgebiet oder in ihrem Hoheitsgebiet und im Hoheitsgebiet eines Drittstaats durchgeführt werden, verzichten, sofern sie sicherstellen, dass der Sponsor zumindest einen Ansprechpartner für diese klinische Prüfung in ihrem Hoheitsgebiet benennt, über den die gesamte in dieser Verordnung vorgesehene Kommunikation mit dem Sponsor abgewickelt wird."* (Art. 62 Abs. 2 MDR [1])

Dieses Verfahren ist bei multizentrischen klinischen Prüfungen, an denen mehrere EU-Mitgliedstaaten beteiligt sind, nicht anwendbar, da eine Abstimmung der Behörden stattfinden müsste.

Dem Sponsor einer klinischen Prüfung obliegt es, den Ersatz von Schäden, die Teilnehmern an klinischen Prüfungen durch ihre Teilnahme entstehen, zu gewährleisten. Hier bleibt die MDR sehr unspezifisch und verlagert die Verantwortlichkeit, dies zu regeln auf die Ebene der Gesetzgebung der einzelnen Mitgliedstaaten (Art. 69 MDR).

Das Medizinprodukterecht-Durchführungsgesetz (MPDG) regelt in § 26 den Schadensersatz in Deutschland (► Kap. C.10 (Probanden-)Versicherung).

Es ergeben sich für klinische Prüfungen in Deutschland hinsichtlich des Schadensersatzes Änderungen zu den bisherigen Vorgaben des Medizinproduktegesetzes: Nach § 26 Abs. 5 MPDG kann bei klinischen Prüfungen innerhalb des bestimmungsgemäßen Zweckes und ohne zusätzliche belastende und invasive Verfahren zwar auf eine Versicherung für die Patienten verzichtet werden, aber nur unter der Bedingung, dass eine anderweitige geeignete Versicherung für den Sponsor oder Prüfer besteht. In der Konsequenz besteht also immer eine Versicherungspflicht.

B.2.2.3 Genehmigungsverfahren

Vor Beginn einer klinischen Prüfung im Rahmen des Konformitätsbewertungsverfahrens, d. h., die klinische Prüfung wird durchgeführt, um Sicherheit und Leistung eines Produktes nachzuweisen, muss sich der Sponsor diese klinische Prüfung durch die jeweils zuständige Behörde genehmigen lassen. Die MDR [1] unterscheidet hier zwischen **nationalen Genehmigungsverfahren** und einem gesamteuropäischen Verfahren – in der MDR als **koordiniertes Bewertungsverfahren** (Art. 78) bezeichnet. Unabhängig davon bei welcher Behörde eingereicht wird oder ob es sich um das koordinierte Bewertungsverfahren handelt, sind die einzureichenden Unterlagen durch den Anhang XV MDR vorgegeben.

B | Medizinprodukte

B.2.2.4 Antragsunterlagen gem. Anhang XV Kap. II MDR

Die einzureichenden Unterlagen bestehen aus 3 Teilen:

- dem eigentlichen Antragsformular,
- dem Handbuch des klinischen Prüfers und
- dem Prüfplan (weitere Erläuterungen ► Kap. B.5.4 Planung aus Sponsorensicht).

Im Anhang XV MDR [1] sind die Anforderungen an den **Prüfplan,** der in der Verantwortung des Sponsors liegt, **gesetzlich bindend** aufgeführt. Bisher (unter der MDD) wurden die Inhalte des Prüfplans durch die harmonisierte ISO-Norm 14155 geregelt, Abweichungen waren deshalb mit Begründung möglich. Die Inhalte des Handbuchs für den klinischen Prüfer waren ebenfalls in der ISO 14155 gesetzlich nicht bindend vorgegeben und lagen in der Hoheit der einzelnen Mitgliedstaaten.

Weitere vom Sponsor vorzulegende bzw. bereitzuhaltende Unterlagen sind (► Kap. B.5.4 Planung aus Sponsorensicht):

- Unterzeichnete Erklärung der natürlichen oder juristischen Person über die grundlegenden Sicherheits- und Leistungsanforderungen, die für die Herstellung des Prüfprodukts verantwortlich ist.
- Gutachten bzw. die Gutachten der betroffenen Ethik-Kommission(en) in Kopie, soweit dies in den nationalen Bestimmungen vorgesehen ist (sequenzielles Verfahren).
- Nachweis von Versicherung- oder sonstiger Deckung für Schadensersatz für die Prüfungsteilnehmer
- Dokumente, die zur Einholung der Einwilligung nach Aufklärung zu verwenden sind, einschließlich der Aufklärungshinweise für Prüfungsteilnehmer und der schriftlichen Einwilligung nach Aufklärung
- Beschreibung der Vorkehrungen für die Einhaltung der Vorschriften zum Schutz und zur Vertraulichkeit personenbezogener Daten, insbesondere der dafür getroffenen organisatorischen und technischen Maßnahmen

Auf Anfrage der zuständigen nationalen Behörde, die den Antrag überprüft, sind ggf. weitere Angaben zur technischen Dokumentation erforderlich. Der Sponsor ist verpflichtet, die o. a. Unterlagen der zuständigen nationalen Behörde mit dem Antrag auf Genehmigung vorzulegen bzw. auf Anfrage bereitzuhalten. Zuständige Behörden in Deutschland sind neben der jeweils zuständigen Bundesoberbehörde (BfArM oder PEI für Leistungsprüfungen) die zuständigen Landesbehörden, die die klinischen Prüfungen überwachen. Diese Überwachungspflicht der Landesbehörden ist in § 68 MPDG geregelt.

B.2.2.5 Antragstellung bei Behörden

Für Medizinprodukte, die noch keine CE-Kennzeichnung tragen, d. h., das Konformitätsbewertungsverfahren noch nicht durchlaufen haben oder zu einem Zweck eingesetzt werden, der noch nicht geprüft wurde, gilt (Art. 70 MDR [1]):

B.2.2.5.1 Nationales Verfahren

Validierungsphase

- Im nationalen Verfahren reicht der Sponsor (gewöhnlich ist dies der Hersteller, es sei denn, er lagert die Verantwortung für eine klinische Prüfung an ein Auftragsforschungsinstitut aus) den Antrag auf Genehmigung bei einer oder bei den einzelnen Behörden ein, in deren Hoheitsgebiet die klinische Prüfung durchgeführt werden soll. Die Einreichung der Unterlagen erfolgt künftig über die EUDAMED Datenbank.
- Innerhalb von 10 Tagen prüft die genehmigende Behörde, ob die Unterlagen vollständig sind, dabei dient der Anhang XV als Prüfgrundlage. In dieser Validierungsphase stellt die Behörde ebenfalls fest, ob die klinische Prüfung überhaupt in den Geltungsbereich der Medizinprodukteverordnung (MDR) fällt, oder ob die klinische Prüfung z. B. unter Arzneimittelrecht durchzuführen ist.
- Sollten die Unterlagen unvollständig sein oder hat die Behörde Zweifel, dass es sich hier um eine klinische Prüfung nach Medizinprodukterecht handelt, hat der Antragsteller 10 Tage Zeit, um weitere Unterlagen nachzureichen oder zu begründen, dass es sich nicht um eine klinische Prüfung nach Arzneimittelrecht handelt. Diese 10-Tages-Frist kann die Behörde um 20 Tage verlängern.
- Nach Einreichung der weiteren Unterlagen muss der Mitgliedstaat innerhalb von 5 Tagen antworten.
- Alle o. g. Fristen können die Behörden der Mitgliedstaaten um jeweils weitere 5 Tage verlängern.

Inhaltliche Prüfung durch die Behörde. Nach dieser Validierungsphase der durch den Sponsor eingereichten Unterlagen beginnt die eigentliche inhaltliche Prüfung durch die Behörde (Abb. 1):

- Dazu hat die Behörde 45 Tage Zeit, kann aber diese Frist um weitere 20 Tage verlängern, wenn die Einbeziehung weiterer Sachverständiger dies erfordert.
- Dieses Verfahren ist mit sog. Clock-Stops belegt. Jederzeit kann die Behörde in diesen 45 (60) Tagen weitere Unterlagen nachfordern. In diesem Fall wird die Frist angehalten und läuft erst dann weiter, wenn der Sponsor die nachgeforderten Unterlagen eingereicht hat.
- Nach positiver Prüfung durch die Behörde erfolgt die Genehmigung für die klinische Prüfung.

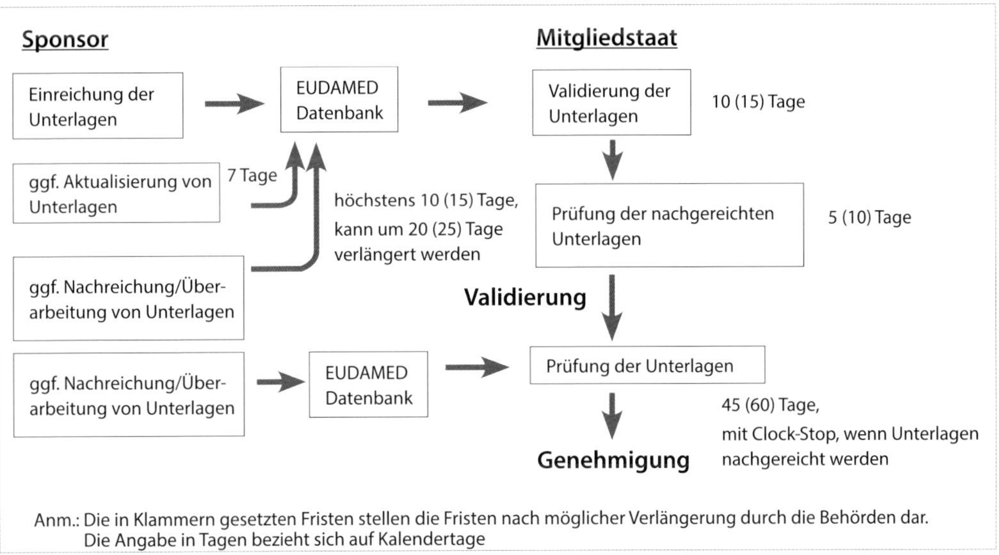

Abb. 1. Nationales Genehmigungsverfahren einer klinischen Prüfung (Art. 70 MDR).

Zusätzlich zu den o. g. Fristen (Kalendertage) müssen weitere 10 Kalendertage hinzugerechnet werden, innerhalb derer die Behörde die Klassifizierung des jeweiligen Medizinproduktes prüft. Für Produkte der Klasse I und für nichtinvasive Produkte der Klasse IIa und IIb sieht der EU-Gesetzgeber ein vereinfachtes Verfahren vor. In diesem Fall kann der Sponsor – unmittelbar nach der Validierung der Unterlagen durch die Behörden – mit der klinischen Prüfung beginnen. Wie mit nichtinvasiven Medizinprodukten der Klasse IIb zu verfahren ist, d. h., ob nach der Validierung mit dem Patienteneinschluss begonnen werden kann, liegt in der Hoheit der einzelnen Mitgliedstaaten. Hier gibt es eine Öffnungsklausel der MDR mit Verweis auf die Regelung durch nationale Gesetzgebung. Für Deutschland schließt das MPDG dieses vereinfachte Verfahren für nichtinvasive Medizinprodukte der Klasse IIb aus.

Koordiniertes Bewertungsverfahren bei klinischen Prüfungen in mehreren EU-Mitgliedstaaten. Um die Antragstellung auf Genehmigung einer multizentrischen, in mehreren EU-Mitgliedstaaten durchgeführten klinischen Prüfung zu vereinfachen, sieht der Gesetzgeber ein zusätzliches „koordiniertes Bewertungsverfahren" vor (Art. 78 MDR) (Abb.2). Dieses Verfahren muss spätestens 2027 von allen Mitgliedstaaten angeboten werden.

Die Einreichung der Unterlagen erfolgt künftig ebenfalls über die EUDAMED Datenbank. Die Mitgliedstaaten, in denen die klinische Prüfung durchgeführt werden soll, werden dann über EUDAMED informiert.

Im Gegensatz zu dem beschriebenen Verfahren, schlägt der Sponsor einen **koordinierenden Mitgliedstaat bzw. dessen Behörde** vor. Die beteiligten Behörden haben dann 6 Tage Zeit, um den Vorschlag des Sponsors zu übernehmen oder sich aus ihren Reihen auf eine koordinierende Behörde zu einigen. In diesem Verfahren gelten für die koordinierenden Behörden zur Validierung der Unterlagen die gleichen Fristen und Fristverlängerungen wie im nationalen Verfahren. Der Mitgliedstaat hat jedoch die Kommentare der beteiligten Behörden anderer Mitgliedstaaten zu berücksichtigen. Diese haben nach Eingang der Unterlagen 7 Tage Zeit, um zu kommentieren. Für die initiale inhaltliche Bewertung hat die koordinierende Behörde 26 Tage Zeit, den beteiligten Mitgliedstaaten einen Entwurf ihres Berichtes zur Verfügung zu stellen. Bis zum Tag 38 nach Beginn der inhaltlichen Prüfung können die beteiligten Mitgliedstaaten diesen Entwurf kommentieren. Am Tag 45 wird der fertige Bewertungsbericht von der koordinierenden Behörde and die beteiligten Mitgliedstaaten übermittelt.

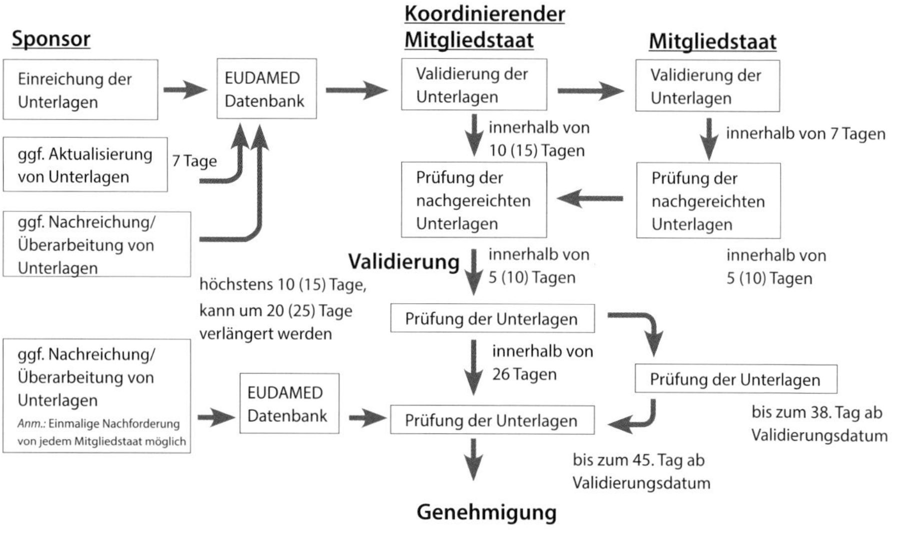

Anm.: Die in Klammern gesetzten Fristen stellen die Fristen nach möglicher Verlängerung durch die Behörden dar.

Abb. 2. Koordiniertes Bewertungsverfahren bei klinischen Prüfungen in mehreren EU-Mitgliedstaaten.

Die MDR sieht auch vor, dass jeder beteiligte Mitgliedstaat jeweils einmal in diesem Verfahren zusätzliche Unterlagen vom Sponsor anfordern kann, die Frist des einzelnen Mitgliedstaates ist dann mit einem Clock-Stop belegt. Dies kann zu zusätzlichen Verzögerungen in dem koordinierenden Bewertungsverfahren führen. Hier ist wichtig zu erwähnen, dass gem. Art. 78 MDR der Bericht der koordinierenden Behörde für die Mitgliedstaaten nicht bindend, sondern nur zu berücksichtigen ist. Eine Ablehnung des zustimmenden Berichtes des koordinierenden Mitgliedstaates kann jedoch **nur aus den folgenden Gründen** erfolgen:

- Wenn der Mitgliedstaat der Auffassung ist, dass eine Teilnahme an der klinischen Prüfung dazu führen würde, dass ein Prüfungsteilnehmer in diesem betroffenen Mitgliedstaat eine schlechtere Behandlung als gemäß normaler klinischer Praxis erhalten würde.
- Wenn ein Verstoß gegen nationale Rechtsvorschriften vorliegen würde.
- Wenn Bedenken hinsichtlich der Sicherheit der Prüfungsteilnehmer sowie der Zuverlässigkeit und Belastbarkeit der übermittelten Unterlagen bestehen.

B.2.2.6 Zustimmende Bewertung durch die Ethik-Kommission

Für alle klinische Prüfungen gilt, dass eine zustimmende Bewertung einer nationalen Ethik-Kommission vorliegen muss. Das Verfahren der Bewertung der Ethik-Kommission ist nicht in der MDR geregelt, sondern die MDR verweist auf die nationalen gesetzlichen Bestimmungen der einzelnen Mitgliedstaaten (Art. 62 Abs. 4 b) MDR [1]). In Deutschland wird dies durch das Medizinprodukterecht-Durchführungsgesetz (MPDG) vorgegeben (▶ Kap. B.5.4 Planung aus Sponsorensicht).

Die **inhaltlichen Ablehnungsgründe** für eine zustimmende Bewertung der Ethik-Kommission sind in § 37 (2) MPDG wie folgt festgelegt:

> *„[...] die vorgelegten Unterlagen einschließlich des Prüfplans, des Handbuchs des Prüfers und der Modalitäten für die Auswahl der Prüfungsteilnehmer nicht dem Stand der wissenschaftlichen Erkenntnisse entsprechen, insbesondere wenn die klinische Prüfung ungeeignet ist, den Nachweis der Sicherheit, der Leistung oder des Nutzens des Produktes für Patienten oder die Prüfungsteilnehmer zu erbringen."* [4]

Weiterhin kann die Ethik-Kommission die klinische Prüfung aus **formalen Gründen ablehnen**, wenn die entsprechenden Fristen zur Nachreichung von Dokumenten nicht eingehalten werden. Ebenso erfolgt eine Ablehnung, wenn die inhaltlichen Bedingungen einer klinischen Prüfung wie in Art. 62 (4) c–k MDR nicht eingehalten werden.

B.2.2.7 Weitere Pflichten des Sponsors

Ist die klinische Prüfung von den Behörden genehmigt bzw. kann nach Validierung der Unterlagen bei Produkten der Klasse I oder nichtinvasiv angewendeten Produkten der Klasse IIa und IIb begonnen werden und liegt die zustimmende Bewertung der Ethik-Kommission vor, hat der Sponsor im Verlauf der klinischen Prüfung nach MDR, Anhang XV, Kap. III folgende Pflichten:

- Der Sponsor benennt einen von der Prüfstelle unabhängigen Monitor, um sicherzustellen, dass die Prüfung im Einklang mit dem klinischen Prüfplan, den Grundsätzen der guten klinischen Praxis und der MDR durchgeführt wird.
- Der Sponsor schließt die Nachbeobachtung der Prüfungsteilnehmer ab.
- Der Sponsor weist – z. B. durch interne oder externe Kontrollen – nach, dass die Prüfung im Einklang mit der guten klinischen Praxis durchgeführt wird.

Das Aufzeichnen und Sammeln der Daten ist für den Sponsor in Art. 72 Kap. III Anhang XV MDR geregelt.

Es ist wichtig zu erwähnen, dass sich der europäische Gesetzgeber auf die harmonisierte ISO-Norm 14155 „Klinische Prüfung von Medizinprodukten an Menschen – Gute klinische Praxis" bezieht.

B.2.2.8 Informationspflichten des Sponsors

Nach Art. 77 MDR [1] hat der **Sponsor bei Beendigung, vorübergehender Aussetzung oder vorzeitigem Abbruch** zusammengefasst folgende Informationspflichten gegenüber den Behörden (▶ B.5.5 Sponsor und CRO):

- vorübergehende Aussetzung in einem Mitgliedstaat:
  Mitteilung an den jeweiligen Mitgliedstaat unter Angabe von Gründen

- vorübergehende Aussetzung oder Abbruch der klinischen Prüfung aus Sicherheitsgründen:
  Mitteilung an alle Mitgliedstaaten, in denen die klinische Prüfung durchgeführt wird, innerhalb von 24 Stunden
- Ende einer klinischen Prüfung:
  letzter Besuch des letzten Prüfungsteilnehmers, sofern nicht ein anderer Zeitpunkt im klinischen Prüfplan festgelegt ist
- Mitteilungen des Sponsors zum Ende der klinischen Prüfung:
  Jedem Mitgliedstaat, wird – innerhalb von 15 Tagen – das Ende der klinischen Prüfung in diesem Mitgliedstaat mitgeteilt; bei einer klinischen Prüfung in mehreren Mitgliedstaaten werden alle Mitgliedstaaten innerhalb von 15 Tagen über die Beendigung der klinischen Prüfung informiert.
- Vorlage eines Berichts über die klinische Prüfung an diejenigen Mitgliedstaaten, in denen eine klinische Prüfung durchgeführt wurde:
  Bericht ist innerhalb eines Jahres nach Beendigung oder innerhalb von 3 Monaten nach dem vorzeitigen Abbruch oder der vorübergehenden Aussetzung der klinischen Prüfung vorzulegen.

Abschließender Bericht. (▶ Kap. B.5.7 Studienabschlussbericht) Die Inhalte des abschließenden Berichtes sind im Anhang XV, Kap. III, Abschnitt 7 MDR definiert und sollen insbesondere folgende Angaben enthalten:

- Deckblatt/Einleitungsseite mit Angabe des Titels der Prüfung und Informationen zum Prüfprodukt sowie Angaben zu den koordinierenden Prüfern und den Hauptprüfern jeder Prüfstelle mit Unterschriften/Angaben zum Verfasser und Datum des Berichts
- Zusammenfassung der klinischen Prüfung, mit u. a. Titel und Zweck sowie Ergebnissen und Schlussfolgerungen; Beschreibung des Prüfprodukts, insbesondere seiner genau definierten Zweckbestimmung
- Zusammenfassung in leicht verständlicher Sprache
- detaillierte Zusammenfassung des klinischen Prüfplans; detaillierte Zusammenfassung der Ergebnisse der klinischen Prüfung, insbesondere mit der Demografie der Prüfungsteilnehmer und der Ergebnisanalyse in Bezug auf die ausgewählten Endpunkte sowie das Vorgehen bei fehlenden Daten und aus der Prüfung ausgeschiedenen Patienten
- Übersicht über schwerwiegende unerwünschte Ereignisse, unerwünschte Wirkungen des Produkts und Produktmängel sowie über etwaige Korrekturmaßnahmen
- Diskussion und Gesamtschlussfolgerungen, die Sicherheits- und Leistungsergebnisse, die Bewertung von Risiken und klinischem Nutzen, die Erörterung der klinischen Relevanz gemäß dem Stand des klinischen Wissens, spezielle Vorsichtsmaßnahmen für bestimmte Patientenpopulationen sowie Folgerungen mit Blick auf das Prüfprodukt und Grenzen der Prüfung umfassen.

B.2.2.9 Klinische Prüfungen in der Vermarktungsphase

Für klinische Prüfungen, die mit bereits zertifizierten Medizinprodukten durchgeführt werden, z. B. im Rahmen der Nachbeobachtung (Post-Market-Clinical-Follow-up(PMCF)-Studien), gelten unterschiedliche Regelungen (Art. 74 Abs. 1 und 2 MDR [1]). In diesen Verfahren treten die Hersteller als Sponsoren der klinischen Prüfungen auf:

- **Klinische Prüfungen mit zertifizierten Medizinprodukten, innerhalb der Zweckbestimmung, aber mit zusätzlichen belastenden oder invasiven Verfahren für die Patienten:**
  Der Sponsor muss diese klinischen Prüfungen 30 Tagen vor Beginn bei der zuständigen Behörde **anzeigen**. Dies erfolgt über die EUDAMED Datenbank; Unterlagen – wie oben aufgeführt entsprechend Anhang XV Teil II MDR – sind Teil des Anzeigeverfahrens. Die zustimmende Stellungnahme einer Ethik-Kommission ist notwendig (s. a. §§ 31 und 33 (2) MPDG).
- **Klinische Prüfungen mit zertifizierten Medizinprodukten, innerhalb der Zweckbestimmung ohne zusätzliche belastende oder invasive Verfahren:** Bei klinischen Prüfungen im Rahmen der Zweckbestimmung **ohne** zusätzliche belastende oder invasive Verfahren für den Patienten, findet weder ein behördliches Genehmigungs- noch ein behördliches Anzeigeverfahren statt. Die zustimmende Stellungnahme einer Ethik-

Kommission ist notwendig (s. a. §§ 31 und 33 (2) MPDG). Dies sind Studien, die im Rahmen der klinischen Nachbeobachtungen durchgeführt werden. Jedoch sind auch bei solchen Studien die Anforderungen des Anhang XV MDR (s. o.) zu erfüllen.

- **Klinische Prüfungen mit zertifizierten Medizinprodukten, aber außerhalb der Zweckbestimmung:** Hier gelten die üblichen Bestimmungen der klinischen Prüfung gem. Art. 62–81 MDR, d. h. Genehmigung durch die zuständige Behörde und die zustimmende Stellungnahme einer Ethik-Kommission.

B.2.3 Anforderungen an PMCF-Studien mit zertifizierten Medizinprodukten

Artikel 74 der deutschen Fassung der MDR ist ungenau, da nicht klar hervorgeht, ob die u. st. Anforderungen hinsichtlich der Einbeziehung von Ethik-Kommissionen für alle von Herstellern als Sponsoren durchgeführten klinischen Prüfungen gelten, die

- mit zertifizierten Medizinprodukten und innerhalb der Zweckbestimmung durchgeführt werden oder
- nur bei solchen, bei denen zusätzliche belastende/invasive Verfahren einbezogen sind.

In Deutschland gilt folgende Rechtsauffassung: Nur für PMCF-Studien mit zusätzlichen belastenden Verfahren gelten folgende u. st. Anforderungen (Verweise auf Art. 62 Abs. 4 lit. b–k und m, Art. 75–77, Art. 80 Abs. 5 und 6 sowie Anhang XV, soweit einschlägig). Hier sind insbesondere zu nennen:

- Eine nach nationalem Recht eingesetzte Ethik-Kommission hat keine ablehnende Stellungnahme in Bezug auf die klinische Prüfung abgegeben.
- Der Sponsor oder sein rechtlicher Vertreter oder ein Ansprechpartner ist in der Union niedergelassen.
- Schutzbedürftige Bevölkerungsgruppen und Prüfungsteilnehmer werden angemessen geschützt.
- Der erwartete Nutzen für die Prüfungsteilnehmer oder für die öffentliche Gesundheit rechtfertigt die vorhersehbaren Risiken und Nachteile, und die Einhaltung dieser Bedingung wird ständig überwacht.
- Einwilligung nach Aufklärung ist erteilt.
- Einhaltung des Datenschutzes
- Die klinische Prüfung ist so geplant, dass sie mit möglichst wenig Schmerzen, Beschwerden, Angst und allen anderen vorhersehbaren Risiken für die Prüfungsteilnehmer verbunden ist und sowohl die Risikoschwelle als auch das Ausmaß der Belastung im klinischen Prüfplan eigens definiert und ständig überprüft werden.
- Die Verantwortung für die medizinische Versorgung der Prüfungsteilnehmer trägt ein Arzt mit geeigneter Qualifikation oder ggf. ein qualifizierter Zahnarzt oder jede andere Person, die nach nationalem Recht zur Bereitstellung der entsprechenden Patientenbetreuung im Rahmen einer klinischen Prüfung befugt ist. Die Prüfungsteilnehmer/gesetzlichen Vertreter werden keiner unzulässigen Beeinflussung, etwa finanzieller Art, ausgesetzt, um sie zur Teilnahme an der klinischen Prüfung zu bewegen.

PMCF-Studien ohne zusätzliche belastende oder invasive Maßnahmen unterliegen nach der jetzigen Rechtsauffassung nur der Berufsordnung, d. h., es besteht alleine eine Beratungspflicht bei der Ethik-Kommission.

Die bisherigen betrachteten Regelungen betreffen klinische Prüfungen, die von Sponsoren oder Herstellern durchgeführt werden, um entweder Sicherheit, Leistung und Nutzen eines Medizinproduktes nachzuweisen oder zu bestätigen (klinische Nachbeobachtung (PMCF)). Hier sei erwähnt, dass diese PMCF-Studien ebenfalls die Definition „klinische Prüfung" der MDR erfüllen.

B.2.4 Sonstige klinische Prüfungen

▶ Kap. B.5.4 Planung aus Sponsorensicht und ▶ B.5.5 Sponsor und CRO.

Der EU-Gesetzgeber wollte auch solche klinischen Prüfungen mit Medizinprodukten regeln, die **nicht** zu Zwecken der Prüfung oder Bestätigung der Konformität durchgeführt werden, sondern Forschungsvorhaben z. B. in Universitäten sind. Dazu definierte er die „sonstigen klinischen Prüfungen" und legte hierzu Mindestanforderungen fest (Art. 82 MDR), die weitgehend den oben dargestellten Anforderungen an PMCF-Studien entsprechen. In „sonstigen klinischen Prüfungen" müssen ebenfalls die grundsätzlichen ethischen und wissenschaftlichen Vorgaben eingehalten werden (Art. 82 i. V. m. Art. 62 Abs. 3, S. 1 MDR):

> *„Klinische Prüfungen werden so konzipiert und durchgeführt, dass der Schutz der Rechte, der Sicherheit, der Würde und des Wohls der an der Prüfung teilnehmenden Prüfungsteilnehmern gewährleistet ist und Vorrang vor allen sonstigen Interessen hat und die gewonnenen klinischen Daten wissenschaftlich fundiert, zuverlässig und solide sind."*

„Sonstige klinische Prüfungen", die **außerhalb** der Zweckbestimmung des Produktes und/oder mit zusätzlichen belastenden oder invasiven Verfahren für den Patienten durchgeführt werden, müssen der zuständigen Behörde angezeigt und eine nach nationalem Recht gebildete Ethik-Kommission angehört werden (Art. 82 i. V. m. Art. 62 Abs. 3 MDR), wobei die weiteren Regularien den Mitgliedstaaten in ihren nationalen Gesetzgebungen vorbehalten bleiben (§ 47 MPDG und ▶ Kap. B.5.4 Planung aus Sponsorensicht sowie ▶ Kap. B.5.5 Sponsor und CRO).

Für „sonstige klinische Prüfungen" **innerhalb der Zweckbestimmung und ohne belastende/invasive Verfahren** für den Prüfungsteilnehmer gelten die o. g. Regelungen hinsichtlich der Anzeigepflicht gegenüber der zuständigen Behörde **nicht** (§ 47 Abs. 3 MPDG). **Die durchführenden Ärzte unterliegen aber dem ärztlichen Berufsrecht und müssen sich berufsrechtlich durch die zuständige Ethik-Kommission beraten lassen (§ 15 der (Muster-)Berufsordnung für Ärztinnen und Ärzte).**

Zusammenfassend lassen sich die Anforderungen an die Genehmigung durch Behörden und zustimmende Bewertung durch die Ethik-Kommissionen wie folgt darstellen (Tab. 1).

Tab. 1. Klinische Prüfungen und deren Verfahren bei Behörden und Ethik-Kommissionen.

Typ der klinischen Prüfung	Notwendige Verfahren (MDR und MPDG)
klinische Prüfungen vor Zertifizierung; Sponsor: Hersteller	Genehmigung durch das BfArM; zustimmende Stellungnahme durch die EK (Verfahren sind in MDR/MPDG beschrieben)
klinische Prüfungen mit CE-Kennzeichnung gem. Art. 74 (2) MDR: außerhalb der Zweckbestimmung Sponsor: Hersteller	Genehmigung durch das BfArM; zustimmende Stellungnahme durch die EK (Verfahren sind in MDR/MPDG beschrieben)
klinische Prüfungen mit CE-Kennzeichnung gem. Art. 74 (1) MDR: innerhalb der Zweckbestimmung, zur Bestätigung der Leistung und Sicherheit (PMCF-Studien) Sponsor: Hersteller	Beratungspflicht durch die EK nach Berufsordnung
klinische Prüfungen mit CE-Kennzeichnung gem. Art. 74 (1) MDR: innerhalb der Zweckbestimmung, zur Bestätigung der Leistung und Sicherheit und zusätzlich invasiv/belastend Sponsor: Hersteller	Anzeigeverfahren beim BfArM; zustimmende Stellungnahme der EK (Unterlagen gem. § 33 (2) MDR i. V. m. MDR, Anhang XV, Kap. II)

Fortsetzung nächste Seite

Forts. Tab. 1

Typ der klinischen Prüfung	Notwendige Verfahren (MDR und MPDG)
„sonstige klinische Prüfungen" gem. Art. 82 MDR i. V. m. § 47 (3) MPDG: innerhalb der Zweckbestimmung durchgeführt, ohne belastende/invasive Maßnahmen Sponsor: Forschungseinrichtung oder Untersuchung einer reinen wissenschaftlichen Fragestellung durch einen Hersteller	keine Anzeige beim BfArM; keine zustimmende Bewertung der EK, aber: Beratungspflicht durch die EK nach § 15 Berufsordnung für Ärztinnen und Ärzte (MBO-Ä)
„sonstige klinische Prüfungen" gem. Art. 82 i. V. m. § 47 (1,2) MPDG: außerhalb der Zweckbestimmung und/oder mit belastenden/invasiven Maßnahmen Sponsor: Forschungseinrichtung oder Untersuchung einer reinen wissenschaftlichen Fragestellung durch einen Hersteller	Anzeigeverfahren beim BfArM; zustimmende Stellungnahme der EK

Weitere Ausführungen zur Durchführung einer klinischen Prüfung, zur Erstellung des Prüfplans und des Handbuchs des klinischen Prüfers finden sich in der für die abgelöste Medizinprodukterichtlinie (MDD [2], AIMD [3]) harmonisierten ISO-Norm 14155 Klinische Prüfung von Medizinprodukten an Menschen – Gute klinische Praxis. Eine Harmonisierung mit der MDR [1] wird in nächster Zeit erwartet.

Besonders sei auf die normativen und informativen Anhänge dieser Norm hingewiesen, die die Anforderungen des Anhang XV MDR bezüglich der Methodik einer klinischen Prüfung spezifizieren. Konkrete Anforderungen zu bestimmten Medizinprodukten oder Produktgruppen finden sich in der ISO 14155 nicht. Hier sei auf produktspezifische Normen verwiesen.

Literatur zu B.2.2–B.2.4

[1] Verordnung (EU) 2017/745 des Europäischen Parlaments und des Rates v. 5. April 2017 über Medizinprodukte, zur Änderung der Richtlinie 2001/83/EG, der Verordnung (EG) Nr. 178/2002 und der Verordnung (EG) Nr. 1223/2009 und zur Aufhebung der Richtlinien 90/385/EWG und 93/42/EWG des Rates. ABl. L 117 v. 5.5.2017, S. 1

[2] Richtlinie 93/42/EWG des Rates v. 14. Juni 1993 über Medizinprodukte. ABl. L 169, 12.7.1993, S. 1

[3] Richtlinie des Rates v. 20. Juni 1990 zur Angleichung der Rechtsvorschriften der Mitgliedstaaten über aktive implantierbare medizinische Geräte (90/385/EWG). ABl. L 189, 20.7.1990, S. 17

[4] Gesetz zur Durchführung unionsrechtlicher Vorschriften betreffend Medizinprodukte (Medizinprodukterecht-Durchführungsgesetz - MPDG). BGBl. Jg. 2020 Teil I, S. 960. https://www.gesetze-im-internet.de/mpdg/

Der letzte Zugriff auf alle Links erfolgte am 30.11.2023.

B.3 Medizinische Apps – Medical Device Software (MDSW)

N. Rämsch-Günther, U. Schriever, T. Sudhop, W. Lauer

B | Medizin-produkte

B.3.1 Einleitung

Digitalisierung und Gesundheits-Apps sind in aller Munde. Entsprechende Anwendungen auf Mobilgeräten und webbasierte Möglichkeiten zur Erfassung und Auswertung von Gesundheitsdaten halten immer mehr Einzug in den privaten Alltag und in die medizinische Versorgung. Mit den vielfältigen Chancen digitaler Innovationen werden zugleich aber auch neue Fragen und Herausforderungen im regulatorischen Bereich aufgeworfen, u. a. zur Verlässlichkeit der generierten medizinischen Informationen, zur Sicherheit und Benutzerfreundlichkeit der Anwendungen und zu deren Einordnung in den regulatorischen Kontext bei Arzneimitteln und Medizinprodukten. Dies betrifft sowohl die generelle Einordnung medizinischer Anwendungen als auch z. B. ihre regulatorische Behandlung in klinischen Prüfungen von Arzneimitteln und Medizinprodukten.

Obwohl im allgemeinen Sprachgebrauch oft von „Medizinischen Apps" oder „Gesundheitsanwendungen" die Rede ist und diese vielleicht sogar in den einschlägigen App-Stores unter der Rubrik „Medizin" gefasst werden, ist regulatorisch insbesondere anhand der vom Hersteller zugewiesenen Zweckbestimmung im Einklang mit den entsprechenden Aussagen im Produkt, in den Gebrauchsinformationen, in den Werbe- oder Verkaufsunterlagen (wie z. B. dem Webauftritt) und den Angaben bei der klinischen Bewertung/Leistungsbewertung zwischen Nichtmedizinprodukten und Medizinprodukten zu unterscheiden (zur Definition der Zweckbestimmung siehe jeweils Art. 2 Nr. 12 der Verordnung (EU) 2017/745 – MDR [1] bzw. Verordnung (EU) 2017/46 – IVDR [2]). Sobald eine Software als Medizinprodukt einzuordnen ist, spricht man gem. Leitfaden MDCG 2019-11 [3], der von der Medical Device Coordination Group (MDCG) unter Vorsitz der Europäischen Kommission erstellt wurde, von einer „Medical Device Software" (MDSW). Eine Einstufung von Software, wie z. B. Apps als Arzneimittel, ist nach derzeitiger allgemeiner Einschätzung in Europa aufgrund der fehlenden pharmakologischen, immunologischen oder metabolischen Wirkweise nicht möglich, obwohl in der Diskussion zu diesen Produkten manchmal fälschlicherweise von „Digital Drugs" gesprochen wird. Konkrete gesetzliche Rahmenbedingungen und Kriterien sowie Praxishinweise für die Abgrenzung von z. B. Apps als Medizinprodukten sowie die im Nachgang erforderliche Zuordnung zu einer der Medizinprodukte-Risikoklassen werden im Weiteren genannt und erläutert.

Sofern eine App oder anderweitige Software als Medizinprodukt einzustufen ist und in Verkehr gebracht werden soll (Art. 2 Nr. 28 MDR bzw. Art. 2 Nr. 21 IVDR), ist entsprechend den Vorgaben der europäischen Verordnungen MDR und IVDR vor dem Inverkehrbringen ein Konformitätsbewertungsverfahren – ggf. unter Einbeziehung einer Benannten Stelle – durchzuführen, das immer auch eine klinische Bewertung auf Basis klinischer Daten umfassen muss. In diesem Zusammenhang kann die Durchführung einer eigenen klinischen Prüfung des Produktes erforderlich, das Produkt also Gegenstand einer klinischen Prüfung nach MDR oder Leistungsbewertungsprüfung nach IVDR sein. Daher werden in diesem Kapitel Rahmenbedingungen und Voraussetzungen entsprechender klinischer Prüfungen erläutert.

Unabhängig von der Eigenschaft als Medizinprodukt können digitale Anwendungen auch in klinischen Prüfungen nach Arzneimittelrecht zum Einsatz kommen, z. B. im Rahmen der Diagnostik zum Patienteneinschluss, als Werkzeuge zur Studiendurchführung oder im Zusammenhang mit digitalen Biomarkern für klinische Endpunkte. Auch hier ist es wichtig, die jeweilige Einordnung und den regulatorischen Status des digitalen Produktes zu berücksichtigen, da davon sowohl eventuelle Anforderungen und Nachweise im Rahmen der Arzneimittelprüfungen abhängen als sich ggf. auch Verpflichtungen für zusätzliche Maßnahmen nach Medizinprodukterecht ergeben können. Auch diese Aspekte werden hier nachfolgend dargestellt und erläutert.

B.3.2 Apps/Software als Medical Device Software – Feststellung des rechtlichen Status

Bei der Beantwortung der Frage, ob es sich bei einer App (Applikation) bzw. allgemein bei einer Software um ein Medizinprodukt handelt, wird eine Abgrenzungsentscheidung bzw. eine Entscheidung zur Feststellung des rechtlichen Status getroffen. Es handelt sich immer um eine Einzelfallentscheidung bezogen auf eine ganz konkrete App/Software in einer bestimmten Anwendung.

Entscheidend hierbei ist, ob die Software die Definition eines Medizinproduktes erfüllt.

Gesetzliche Grundlage für diese Feststellung des rechtlichen Status bilden die in Art. 2 Nr. 1 und Art. 2 Nr. 12 MDR genannten Begriffsbestimmungen „Medizinprodukt" und „Zweckbestimmung" [1]:

> „1. *'Medizinprodukt' bezeichnet ein Instrument, einen Apparat, ein Gerät, eine Software, ein Implantat, ein Reagenz, ein Material oder einen anderen Gegenstand, das dem Hersteller zufolge für Menschen bestimmt ist und allein oder in Kombination einen oder mehrere der folgenden spezifischen medizinischen Zwecke erfüllen soll:*
>
> - *Diagnose, Verhütung, Überwachung, Vorhersage, Prognose, Behandlung oder Linderung von Krankheiten,*
> - *Diagnose, Überwachung, Behandlung, Linderung von oder Kompensierung von Verletzungen oder Behinderungen,*
> - *Untersuchung, Ersatz oder Veränderung der Anatomie oder eines physiologischen oder pathologischen Vorgangs oder Zustands,*
> - *Gewinnung von Informationen durch die In-vitro-Untersuchung von aus dem menschlichen Körper – auch aus Organ-, Blut- und Gewebespenden – stammenden Proben*
>
> *und dessen bestimmungsgemäße Hauptwirkung im oder am menschlichen Körper weder durch pharmakologische oder immunologische Mittel noch metabolisch erreicht wird, dessen Wirkungsweise aber durch solche Mittel unterstützt werden kann.*
>
> *Die folgenden Produkte gelten ebenfalls als Medizinprodukte:*
>
> - *Produkte zur Empfängnisverhütung oder -förderung,*
> - *Produkte, die speziell für die Reinigung, Desinfektion oder Sterilisation der in Artikel 1 Abs. 4 genannten Produkte und der in Abs. 1 dieses Spiegelstrichs genannten Produkte bestimmt sind.*
>
> 12. *'Zweckbestimmung' bezeichnet die Verwendung, für die ein Produkt entsprechend den Angaben des Herstellers auf der Kennzeichnung, in der Gebrauchsanweisung oder dem Werbe- oder Verkaufsmaterial bzw. den Werbe- oder Verkaufsangaben und seinen Angaben bei der klinischen Bewertung bestimmt ist."* [1]

Als Voraussetzung dafür, dass es sich bei einer App/Software um ein Medizinprodukt handelt, muss ihr bei Verwendung entsprechend den Angaben des Herstellers eine medizinische Zweckbestimmung gemäß der Begriffsdefinition für ein Medizinprodukt nach MDR zukommen.

Der Leitfaden MDCG 2019-11 spricht hier von einer Medical Device Software (MDSW) [3].

Für das Vorliegen einer Software als *In-vitro*-Diagnostikum (IVD) muss sie zusätzlich die Definition für ein IVD entsprechend der Begriffsdefinition nach Art. 2 Nr. 2 IVDR erfüllen [2]:

> *„'In-vitro-Diagnostikum' bezeichnet ein Medizinprodukt, das als Reagenz, Reagenzprodukt, Kalibrator, Kontrollmaterial, Kit, Instrument, Apparat, Gerät, Software oder System – einzeln oder in Verbindung*

miteinander – vom Hersteller zur In-vitro-Untersuchung von aus dem menschlichen Körper stammenden Proben, einschließlich Blut- und Gewebespenden, bestimmt ist und ausschließlich oder hauptsächlich dazu dient, Informationen zu einem oder mehreren der folgenden Punkte zu liefern

a) über physiologische oder pathologische Prozesse oder Zustände,

b) über kongenitale körperliche oder geistige Beeinträchtigungen,

c) über die Prädisposition für einen bestimmten gesundheitlichen Zustand oder eine bestimmte Krankheit,

d) zur Feststellung der Unbedenklichkeit und Verträglichkeit bei den potenziellen Empfängern,

e) über die voraussichtliche Wirkung einer Behandlung oder die voraussichtlichen Reaktionen darauf oder

f) zur Festlegung oder Überwachung therapeutischer Maßnahmen.

Probenbehältnisse gelten als auch In-vitro-Diagnostika." [2]

Erwägungsgrund Nr. 19 der MDR führt weiter aus, welche Software als Medizinprodukt anzusehen ist. Dies greift der Leitfaden MDCG 2019-11 auf und konkretisiert, dass Software neben einer medizinischen Zweckbestimmung weitere Bedingungen erfüllen muss, um der Regulation als Medizinprodukt zu unterliegen.

Hierzu sind folgende Fragestellungen neben weiteren zu berücksichtigen:

- Liegt eine andere Zweckbestimmung als die Speicherung, Archivierung oder verlustfreie Kompression, Kommunikation oder eine einfache Suche von Daten vor?
- Ist der Einsatz zum Nutzen eines individuellen Patienten vorgesehen?

Der Leitfaden MDCG 2019-11 nennt als Beispiele für Software, die nicht zum Nutzen eines individuellen Patienten vorgesehen wird, solche, die nur dazu bestimmt ist, Populationsdaten zu aggregieren, Diagnose- oder Behandlungspfade (Pathways) aufzuzeigen, die nicht auf den individuellen Patienten ausgerichtet sind, oder auch Software, die nur für epidemiologische Studien oder Register bestimmt ist.

Der Regulation als Medizinprodukt unterliegt jedoch Software,

- die dazu bestimmt ist, ein Medizinprodukt zu steuern oder dessen Anwendung zu beeinflussen,
- die vom Hersteller als „Zubehör" zu einem Medizinprodukt gem. Art. 2 Nr. 2 MDR bzw. IVD gem. Art. 2 Nr. 4 IVDR bestimmt ist,
- die zu der Gruppe von Produkten ohne medizinische Zweckbestimmung gem. Anhang XVI MDR gehört,

ungeachtet der Frage, ob der Software selbst eine medizinische Zweckbestimmung zugrunde liegt.

Wird eine App/Software als Medizinprodukt bzw. als IVD (Untergruppe von Medizinprodukten) abgegrenzt, unterliegt sie vollumfänglich den Vorgaben der Regulation von Medizinprodukten bzw. IVD.

Der Leitfaden MDCG 2019-11 bietet in der jeweils aktuellen Version neben einem vollständigen Entscheidungsbaum zur Frage der Feststellung des rechtlichen Status von „Medical Device Software" auch weiterführende Erläuterungen sowie Beispiele.

Neben dem genannten Leitfaden listet das fortlaufend erweiterte „Manual on borderline and classification under Regulations (EU) 2017/745 and 2017/746" [4] konkrete Abgrenzungsbeispiele. Weitere Orientierung bieten diverse Entscheidungshilfen europäischer Medizinprodukte-Behörden, wie z. B. die BfArM-Orientierungshilfe [5].

B.3.3 Medical Device Software – Klassifizierung

Entsprechend Art. 51 MDR werden Medizinprodukte unter Berücksichtigung der vom Hersteller festgelegten Zweckbestimmung und den damit verbundenen Risiken in die Klassen I, IIa, IIb und III eingestuft. Die Klassifizierung erfolgt gemäß den Klassifizierungsregeln im Anhang VIII MDR.

Bei der Frage der Klassifizierung einer App/Software sollten zunächst insbesondere die Durchführungsvorschriften 3.3. und 3.5. im Anhang VIII MDR berücksichtigt werden [1]:

„3.3. Software, die ein Produkt steuert oder dessen Anwendung beeinflusst, wird derselben Klasse zugerechnet wie das Produkt.

Ist die Software von anderen Produkten unabhängig, so wird sie für sich allein klassifiziert.

3.5. Wenn unter Berücksichtigung der vom Hersteller festgelegten Zweckbestimmung auf ein und dasselbe Produkt mehrere Regeln oder innerhalb derselben Regel mehrere Unterregeln anwendbar sind, so gilt die strengste Regel/Unterregel, sodass das Produkt in die jeweils höchste Klasse eingestuft wird." [1]

Gemäß den Begriffsbestimmungen in Art. 2 Nr. 4 MDR gilt Software als „aktives Medizinprodukt". Neben den Klassifizierungsregeln 9–13 für aktive Medizinprodukte sind auch weitere Klassifizierungsregeln von Relevanz für Software und müssen berücksichtigt werden, z. B. Regel 15 für Produkte, die zur Empfängnisverhütung oder zum Schutz vor der Übertragung von sexuell übertragbaren Krankheiten eingesetzt werden und Regel 22 für Produkte z. B. mit geschlossenen Regelsystemen.

Während die Regeln 9 und 10 allgemein bei aktiven therapeutischen bzw. aktiven diagnostischen Medizinprodukten Anwendung finden, behandelt Regel 11 speziell die Klassifizierung von Software [1]:

„Software, die dazu bestimmt ist, Informationen zu liefern, die zu Entscheidungen für diagnostische oder therapeutische Zwecke herangezogen werden, gehört zur Klasse IIa, es sei denn, diese Entscheidungen haben Auswirkungen, die Folgendes verursachen können:

- *den Tod oder eine irreversible Verschlechterung des Gesundheitszustands einer Person; in diesem Fall wird sie der Klasse III zugeordnet, oder*
- *eine schwerwiegende Verschlechterung des Gesundheitszustands einer Person oder einen chirurgischen Eingriff; in diesem Fall wird sie der Klasse IIb zugeordnet.*

Software, die für die Kontrolle von physiologischen Prozessen bestimmt ist, gehört zur Klasse IIa, es sei denn, sie ist für die Kontrolle von vitalen physiologischen Parametern bestimmt, wobei die Art der Änderung dieser Parameter zu einer unmittelbaren Gefahr für den Patienten führen könnte; in diesem Fall wird sie der Klasse IIb zugeordnet.

Sämtliche andere Software wird der Klasse I zugeordnet." [1]

Der Leitfaden MDCG 2019-11 empfiehlt, die Risikoeinstufung für den ersten Absatz der Regel 11 in Analogie zum „Risk Framework" des International Medical Device Regulators Forum (IMDRF) [6] zu sehen.

Hier erfolgt eine Kategorisierung des Risikos basierend auf einer Kombination aus Bedeutung der Information für die Gesundheitsversorgung/medizinische Entscheidung sowie der Kritikalität der Gesundheitssituation oder dem Zustand des Patienten.

Die Klassifizierung von Software als IVD in die Klassen A, B, C und D erfolgt gem. Art. 47 Nr. 1 IVDR unter Berücksichtigung der vom Hersteller vorgegebenen Zweckbestimmung und den damit verbundenen Risiken nach den Klassifizierungsregeln im Anhang VIII IVDR.

Neben dem Leitfaden MDCG 2019-11 listet das fortlaufend erweiterte „Manual on borderline and classification under Regulations (EU) 2017/745 and 2017/746" [4] konkrete Klassifizierungsbeispiele. Unterstützung bei der Entscheidungsfindung zur Klassifizierung von Medizinprodukten oder IVD bietet u. a. auch die Guidance MDCG 2021-24 [6a], die Guidance MDCG 2020-16 [7] und weitere Leitfäden, die auf den Seiten der Europäischen Kommission in den jeweils aktuellen Versionen veröffentlicht werden [8] wie auch diverse Entscheidungshilfen europäischer Medizinprodukte-Behörden, z. B. die BfArM-Orientierungshilfe [5].

B.3.4 Medical Device Software in der klinischen Prüfung nach Medizinprodukterecht

B.3.4.1 Allgemeine Anmerkungen

Das folgende Unterkapitel beschreibt primär Software, die ein eigenständiges Medizinprodukt (Medical Device Software; auch „Software as a Medical Device, SaMD") darstellt, und nicht Software, die Bestandteil eines anderen Medizinproduktes (Software, die ein Medizinprodukt steuert oder dessen Anwendung beeinflusst; auch „Software in a Medical Device, SiMD") ist, da sich deren Regulation nach dem Gesamtsystem richtet. Natürlich gelten auch für Software, die dazu bestimmt ist, ein Medizinprodukt zu steuern oder dessen Anwendung zu beeinflussen, die Vorgaben bez. Qualitätsmanagement, Risikobetrachtung etc.

Die Regulation klinischer Prüfungen von Medical Device Software (MDSW) unterscheidet sich grundsätzlich nicht von derjenigen anderer Medizinprodukte. Es gibt keine gesonderten Vorgaben. Alle Anforderungen, die für Medizinprodukte gelten, sind zu erfüllen. So ist z. B. das Inverkehrbringen nur erlaubt, wenn die Software ein entsprechendes CE-Kennzeichen trägt oder selbst als Prüfprodukt in einer klinischen Prüfung zur Anwendung kommt.

Allgemeine Hinweise dazu, wie der angemessene Grad an medizinischer Evidenz für Medical Device Software ermittelt werden kann, bietet der Leitfaden MDCG 2020-1 [9]. Er enthält auch Hinweise zu klinischen Prüfungen. Auch das International Medical Device Regulators Forum (IMDRF) [10] und die FDA [11] haben entsprechende Leitfäden zu Software als Medizinprodukt auf ihren Internetseiten veröffentlicht.

Inwieweit ein Antrag zur Autorisierung einer klinischen Prüfung durch die zuständige Ethik-Kommission und Bundesoberbehörden erforderlich ist, hängt von verschiedenen Faktoren ab. Relevant ist hier der Status der Software (CE-Kennzeichen vorhanden? Anwendung innerhalb der Zweckbestimmung?) und der Kontext der Anwendung innerhalb der klinischen Prüfung (Werden die Teilnehmenden im Vergleich zur Standardanwendung zusätzlichen invasiven oder belastenden Verfahren unterzogen?). Auch eine Zuordnung zu den In-vitro-Diagnostika ist möglich (Art. 2 Nr. 2 IVDR). In diesem Fall sind die gesetzlichen Vorgaben für IVD zu berücksichtigen, die sich seit dem Geltungsbeginn am 26.05.2022 nach der IVDR in Verbindung mit dem MPDG richten und durch diese reguliert werden. Des Weiteren hängt das zu wählende Antragsverfahren von der Risikoklassifizierung der Software ab (▶ Kap. B.3.3). Da die Zweckbestimmung maßgeblich für die Klassifizierung eines Medizinproduktes ist, sollte sie derjenigen entsprechen, die für den Marktzugang angedacht ist. Ansonsten besteht die Gefahr, dass die in der klinischen Prüfung generierten Daten das Konformitätsbewertungsverfahren nicht ausreichend unterstützen. Hier sollte möglichst frühzeitig eine Abstimmung mit der gewählten Benannten Stelle oder, wenn keine solche zu beteiligen ist, mit in der Medizinprodukteentwicklung erfahrenen Experten erfolgen.

Abbildung 1 bietet einen Überblick für die Entscheidungsfindung im Falle einer Regulation nach der Verordnung (EU) 2017/745 (MDR) in Verbindung mit dem Medizinprodukterecht-Durchführungsgesetz (MPDG) [13].

Ist die geplante klinische Prüfung bei der Bundesoberbehörde anzuzeigen oder ist durch diese eine Genehmigung notwendig, muss der Antrag alle gem. Anhang XV Kap. II MDR geforderten Dokumente enthalten. Er ist elektronisch über die EUDAMED-Datenbank bzw. in der Übergangszeit bis zu deren Verfügbarkeit über das deutsche Medizinprodukte-Informations- und Datenbanksystem (DMIDS) einzureichen. Da dem Antrag/der Anzeige bei der Bundesoberbehörde die zustimmende Bewertung durch die Ethik-Kommission beizufügen ist, muss der Antrag zuvor bei der zuständigen Ethik-Kommission eingereicht werden (sequenzielles Antragsverfahren).

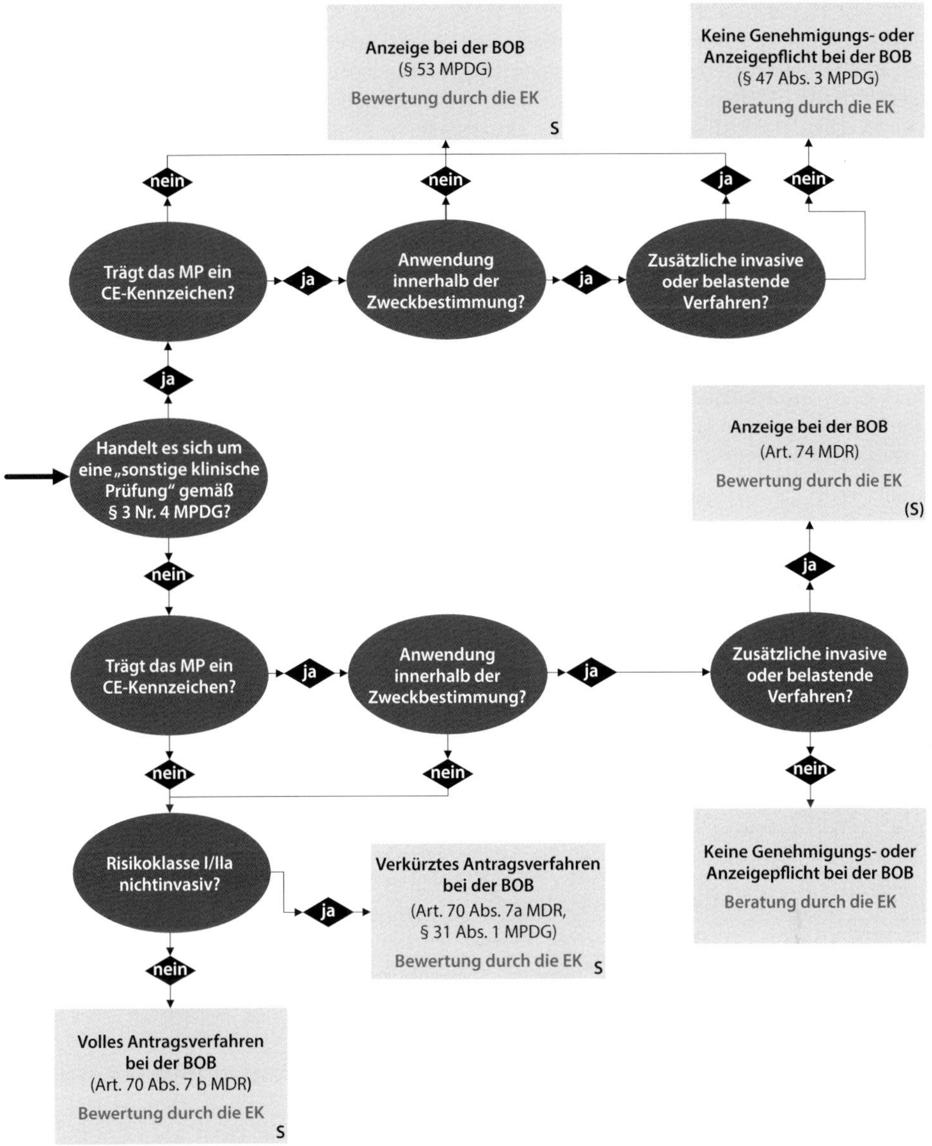

Schwarze Schrift = Verfahren bei der Bundesoberbehörde (BOB).

Graue Schrift = Verfahren bei der Ethik-Kommission (EK).

Bewertung durch die EK – Es ist eine zustimmende Stellungnahme der EK notwendig, die im Rahmen eines Antragsverfahrens bei der EK erteilt wird. Beratung durch die EK – Es ist eine Beratung beteiligter Prüfärzte nach Berufsrecht erforderlich.

S = SAE-Meldepflichten gem. Art. 80 MDR bzw. § 64 MPDG.

(S) = SAE-Meldepflichten für SAEs mit Kausalzusammenhang zum vorausgegangenen Prüfverfahren, die Vigilanz-Bestimmungen sind zu beachten (Art. 80 Abs. 5 und 6 MDR).

Anm. d. Verf.: Ggf. sind zusätzlich Vigilanz-Bestimmungen gem. Art. 87–90 MDR zu berücksichtigen.

Abb. 1. Entscheidungshilfe für die regulatorische Einstufung einer klinischen Prüfung eines Medizinproduktes, – maßgeblich sind die entsprechenden Vorgaben des MPDG.

B.3.4.2 Anforderungen an die Software vor Beginn der klinischen Prüfung

Nach Art. 62 Abs. 4 lit. l MDR kann eine klinische Prüfung nur durchgeführt werden, wenn das betreffende Prüfprodukt bzw. die betreffenden Prüfprodukte den grundlegenden Sicherheits- und Leistungsanforderungen gem. Anhang I MDR mit Ausnahme der Punkte, die Gegenstand der klinischen Prüfung sind, entspricht bzw. entsprechen. Hinsichtlich der Punkte, die Gegenstand der klinischen Prüfung sind, sind alle Vorsichtsmaßnahmen zum Schutz der Gesundheit und der Sicherheit der Prüfungsteilnehmer zu treffen. Dies umfasst ggf. technische und biologische Sicherheitsprüfungen und eine vorklinische Bewertung sowie Bestimmungen im Bereich der Sicherheit am Arbeitsplatz und der Unfallverhütung unter Berücksichtigung des neuesten Erkenntnisstandes. Weitere Informationen zu den grundlegenden Sicherheits- und Leistungsanforderungen eines Medizinproduktes siehe Anhang I MDR. Die dortigen Regelungen gehen teilweise direkt auf Software ein (z. B. Punkte 14.2 lit. f, 17, 17.1–4). Da Software nach Art. 2 Nr. 4 MDR immer als aktives Medizinprodukt gilt, sind auch die hierfür gültigen Vorgaben aus Anhang I Kap. II Nr. 18 MDR zu beachten.

Diese Vorgaben sind so zu verstehen, dass alle Testungen, die ohne die Beteiligung von Menschen durchgeführt werden können, zuvor durchgeführt werden müssen, um die Sicherheit und Leistungsfähigkeit – so weit möglich – im Vorfeld sicherzustellen. Hierzu gehört ferner die Identifizierung von Risiken (z. B. Fehlangaben oder Ergebnisungenauigkeiten, Fehlbedienung, Einflüsse des Betriebssystems oder anderer Software) und deren Minimierung.

Grundsätzlich ist der Hersteller dafür verantwortlich, die für sein Produkt einschlägigen Normen zu identifizieren und deren Vorgaben, soweit zutreffend, zu berücksichtigen. Tabelle 1 enthält einen Teil der Normen, die bei einer Medical Device Software in der aktuell gültigen Fassung evtl. zu berücksichtigen sind.

Tab. 1. Bei Medical Device Software ggf. anwendbare Normen.

DIN EN ISO 14155	Klinische Prüfung von Medizinprodukten an Menschen – Gute klinische Praxis
DIN EN ISO 14971	Medizinprodukte – Anwendung des Risikomanagements auf Medizinprodukte
DIN EN ISO 13485	Medizinprodukte – Qualitätsmanagementsysteme – Anforderungen für regulatorische Zwecke
DIN EN ISO 9000	Qualitätsmanagementsysteme – Grundlagen und Begriffe
DIN EN ISO 9001	Qualitätsmanagementsysteme – Anforderungen
DIN EN ISO/IEC 25066	System- und Software-Engineering – Qualitätskriterien und Bewertung von Systemen und Softwareprodukten (SQuaRE) – Allgemeines Industrieformat (CIF) zur Gebrauchstauglichkeit – Evaluierungsbericht
DIN EN ISO 9241	Ergonomie der Mensch-System-Interaktion
DIN EN 62304	Medizingeräte-Software – Software-Lebenszyklus-Prozesse
DIN EN 80001	Sicherheit, Effektivität und Daten- und Systemsicherheit bei Implementierung und Gebrauch von eingebundenen Medizinprodukten oder eingebundener Gesundheitssoftware
ISO 20916	In-vitro-Diagnostika – Klinische Leistungsuntersuchungen an menschlichem Untersuchungsmaterial – Gute Studienpraxis

B.3.4.3 Antrag bei der Bundesoberbehörde – Dokumentenerstellung

Dem Antrag auf Genehmigung einer klinischen Prüfung bei der zuständigen Bundesoberbehörde (BOB) sind die Dokumente nach Vorgabe des Anhangs XV Kap. II MDR beizufügen. Als die wichtigsten Unterlagen sind hier das Handbuch des Prüfers (Anhang XV Kap. II Nr. 2 MDR) und der klinische Prüfplan (Anhang XV Kap. II Nr. 3 MDR) zu nennen, da sie alle notwendigen Informationen zur klinischen Prüfung selbst (z. B. Studiendesign, Fragestellung der Prüfung, zu erhebende Daten, Endpunkte, geplante Datenanalyse) und zum Prüfprodukt (z. B. Angaben zum wissenschaftlichen und technischen Hintergrund, durchgeführte Testungen) enthalten. Neben den Vorgaben aus der MDR wird auch erwartet, dass die Dokumente die einschlägigen Normen widerspiegeln. Insbesondere sind hier die Normen ISO 14155 (Klinische Prüfung von Medizinprodukten) und ISO 14971 (Risikomanagement) zu nennen. Sie enthalten zudem wertvolle Informationen zur erwarteten Struktur und dem Inhalt der Dokumente. Abweichungen von einschlägigen Normen sind möglich, sollten jedoch wissenschaftlich und nachvollziehbar begründet werden. So ist bei dem immateriellen Produkt Software normalerweise eine Testung der biologischen Verträglichkeit nach ISO 10993 nicht möglich, da sie keinen direkten Körperkontakt hat. Die „Wirkung" erfolgt vielmehr über die Bereitstellung von Informationen, deren Auswirkungen auf die Diagnosestellung und/oder Therapie darzustellen sind.

Ausschlaggebend für eine positive Entscheidung der zuständigen BOB ist, dass aus den eingereichten Informationen wissenschaftlich fundiert hervorgeht, dass insgesamt für die Prüfungsteilnehmenden ein positives Nutzen-Risiko-Verhältnis auch im Vergleich zu evtl. etablierten Standardverfahren angenommen werden kann. Die Risikoanalyse muss zeigen, dass mögliche Risiken identifiziert und entsprechende risikominimierende Maßnahmen durchgeführt wurden. Des Weiteren ist vom Antragsteller darzustellen, dass das Prüfprodukt dem aktuellen Stand der Wissenschaft und Technik entspricht und davon auszugegangen werden kann, dass es in der Lage ist, die ihm zugesprochene Leistung zu erbringen.

Die folgende nicht abschließende Liste enthält mögliche Punkte und Fragestellungen, zu denen je nach Anwendbarkeit zum Nachweis der zuvor genannten Aspekte Informationen zur Verfügung gestellt werden sollten:

- Beschreibung der Funktionalität
- Welche Auswirkungen haben die zur Verfügung gestellten Daten auf die Diagnosestellung und/oder Therapie?
- Input-Daten für verschiedene Funktionalitäten mit Angaben, inwieweit diese sicherheitskritisch sind und wie diesbezügliche Risiken minimiert wurden
- Output-Daten und Anforderungen an diese (z. B. Formatvorgaben, länderabhängige Darstellung in verschiedenen Einheiten)
- Inwieweit liegen den verwendeten Algorithmen medizinisch-wissenschaftlich etablierte Standardmethoden zugrunde (z. B. bei der Berechnung von Therapieempfehlungen)?
- Nachweis der bzw. über die Validierung der Software
- Wird das Konzept des Lebenszyklus-Ansatzes hinsichtlich der Konzeption, kontinuierlichen Verbesserung, der technischen Dokumentation und der Zweckauslegung des Medizinproduktes berücksichtigt?
- Beachtung der besonderen Aspekte im Bereich des Datenschutzes (Schnittstellen, Übertragung von Daten, Datenausgabe etc.)
- Welche Schnittstellen sind vorgesehen und welchen Anforderungen müssen diese genügen?
- Wird bei Kombination mit anderen Geräten deren Zweckbestimmung berücksichtigt?
- Wie werden die Leistungsfähigkeit und Sicherheit der Software nach Modifikationen sichergestellt?
- Auf welchen Geräten kann die Software eingesetzt werden?
- Gibt es spezielle Anforderungen an diese Geräte (z. B. Sensorausstattung und deren Spezifikationen)?
- Für welche Betriebssysteme inkl. deren Versionen ist die Software geeignet? Gibt es Einschränkungen?
- Wie wird die Software gegen die Einflussnahme durch andere Software inkl. des Betriebssystems geschützt (z. B. Änderungen durch (automatisierte) Updates, Beeinträchtigungen der Datenverfügbarkeit oder der Datenübertragung)?
- Welche Risiken ergeben sich in Hinblick auf Datenschutz und Informationssicherheit und wie können sie vermieden werden?
- Ist die Benutzeroberfläche an die Zielgruppe angepasst (z. B. Laien, Kinder)?
- Sind sensible (Nutzer-)Einstellungen ausreichend vor unbefugtem Zugriff geschützt (z. B. Kinder)?

B.3.5 Medizinische Apps – Software in klinischen Prüfungen nach Arzneimittelrecht

B.3.5.1 Allgemeine Anmerkungen

Der nachfolgende Abschnitt beschreibt die Anforderungen an Apps und computergestützte Systeme, die in klinischen Prüfungen genutzt werden, aber weder Medizinprodukte im Sinne der MDR oder IVDR noch Bestandteil eines anderen Medizinproduktes sind (Software, die ein Medizinprodukt steuert oder dessen Anwendung zu beeinflusst; auch „Software in a Medical Device", SiMD). Aufgrund der Vielzahl von Produkten und Systemen können hier nur exemplarisch bestimmte Aspekte diskutiert werden.

Computergestützte Systeme kommen schon seit langem in klinischen Prüfungen zum Einsatz und sind daher auch in der aktuellen ICH-GCP-Leitlinie E6(R2) [14], die die Qualitätsstandards für klinische Prüfungen von Humanarzneimitteln definieren, adressiert. Häufig ersetzen solche Systeme weitgehend klassische Papierdokumentationen, wie z. B. elektronische Prüfbögen (electronic Case Report Forms, eCRF) oder elektronische Patiententagebücher (eDiaries) oder andere Formen eines elektronischen „Patient Reported Outcomes" (ePRO). Während anfänglich direkt am Körper getragene Computersysteme (Wearables) weitgehend für Fitness- oder andere Formen des Activity-Trackings einschließlich des Schlafverhaltens im Freizeitumfeld genutzt wurden, werden diese Systeme mehr und mehr auch in klinischen Arzneimittelprüfungen verwendet und kommen teilweise sogar als „Direct Data Capture (DDC) Tools", die unmittelbar Quelldaten (Source Data) in einer klinischen Prüfung erfassen, zur Anwendung.

Neben der eigentlichen Anwendung solcher Systeme in einer klinischen Prüfung werden entsprechende Produkte auch im Vorfeld dieser, z. B. zur Rekrutierung (eRecruitment) oder zur Aufklärung und Information von potenziell Teilnahmeinteressierten verwendet.

Während ältere Systeme primär PC-orientiert waren und anfänglich meist auf reinen Fat-Client-Lösungen basierten, also Applikationen, die klassisch für das jeweilige Betriebssystem eines PC programmiert wurden, ist es heute weitgehend Standard, webbasierte und/oder App-basierte Systeme zu verwenden, die sich auch oder sogar nur noch ausschließlich auf Smart Devices nutzen lassen. Diese Mobile-first-Strategie basiert u. a. auch auf der Tatsache, dass längst nicht alle Haushalte über einen PC, aber nahezu alle Erwachsenen heutzutage über ein Smartphone mit einem der beiden Betriebssysteme Android® bzw. iOS® verfügen und so elektronische Anwendungen damit leichter mobil an Smartphones als an klassischen PCs genutzt werden können. Für solche mobilen Systeme und deren Nutzung im medizinischen Kontext hat sich neben dem eher weitgefassten Begriff *eHealth* seit ein paar Jahren zusätzlich der Begriff *mHealth* etabliert [15].

Bei der Betrachtung elektronischer Systeme, die dazu genutzt werden, Studien zu steuern oder Daten zu erfassen, aber nicht Medizinprodukte im engeren Sinne darstellen, lassen sich im Wesentlichen 4 Themengebiete identifizieren, die vom besonderen Interesse sind und daher bei der Risikobetrachtung im Rahmen der Planung und Durchführung einer klinischen Arzneimitteprüfung besonders analysiert werden sollten:

- Sicherstellung der Vertraulichkeit von Informationen der Studienteilnehmenden
- Datenintegrität
- Validierung der Systeme (i. d. R. durch den Sponsor)
- Kontrollierbarkeit der Systeme durch Monitor, Auditoren und Behörden

B.3.5.2 Sicherstellung der Vertraulichkeit von Patienteninformationen

Artikel 56 der Verordnung (EU) Nr. 536/2014 zu klinischen Prüfungen von Arzneimitteln [16] verlangt, dass alle Daten zu einer klinischen Prüfung durch Sponsor und Prüfer so aufgezeichnet, verarbeitet, behandelt und gespeichert werden, *„[…], dass sie korrekt übermittelt, ausgelegt und überprüft werden können, wobei gleichzeitig die Vertraulichkeit der Unterlagen und der personenbezogenen Daten der Prüfungsteilnehmer gemäß dem geltenden Recht zum Datenschutz gewahrt bleibt."* [16]

Dieses Grundprinzip, bereits in der Deklaration von Helsinki verankert, ist auch fundamentaler Bestandteil der ICH-GCP-Leitlinie und ist vollumfänglich ebenso auf elektronische Systeme anzuwenden. Dabei ist der Grundsatz zu beachten, dass nur der Prüfer bzw. das Prüfteam an der Prüfstelle die Identität einer an einer klinischen Prüfung teilnehmenden Person kennen darf. Dem Sponsor einer klinischen Arzneimittelprüfung oder auch Systembetreibern elektronischer Systeme in klinischen Prüfungen darf die Identität hingegen keinesfalls bekannt gemacht werden [17].

Eine Zwitterstellung nehmen in diesem Zusammenhang klinische Monitore in klinischen Arzneimittelprüfungen ein. Diese i. d. R. vom Sponsor beauftragten Personen dürfen qua Gesetz und aufgrund der vom Prüfungsteilnehmer bei Einschluss in die klinische Prüfung erteilten Zustimmungen Einblick in die Patientenunterlagen und Quelldaten eines Prüfungsteilnehmers in der Prüfstelle nehmen und müssen so auch Einblick in die entsprechenden elektronischen Patientensysteme nehmen können, ohne dass sie dabei unbefugt Einsicht in die medizinischen Unterlagen anderer Personen, z. B. im Rahmen von Einblick in elektronische Krankenhausinformationssysteme, nehmen können. Um sicherzustellen, dass nur autorisierte Personen Einblick in die Daten eines elektronischen Systems in einer klinischen Prüfung nehmen können, sollte sowohl der Schreib- wie auch der Lesezugriff auf die Daten nur nach vorheriger Autorisierung erfolgen können. Dabei sollten die Zugriffe in einem manipulationssicheren Log-File-System protokolliert werden, um eine spätere Kontrolle des Datenzugriffs auf sensible Patientendaten nachvollziehen zu können.

B.3.5.3 Datenübertragung

Bei der mobilen Erfassung und Übertragung von Daten, die direkt über Apps oder Wearables bei Studienteilnehmern erfasst und übertragen werden, fallen neben den reinen Anwendungsdaten, die grundsätzlich erhoben und verarbeitet werden sollen, zusätzliche Overhead- oder Meta-Daten an, die erhebliche Informationsmengen umfassen können und missbräuchlich dazu genutzt werden können, um Prüfungsteilnehmer zu identifizieren oder zu überwachen (Tracking). Das beginnt bei der IP-Adresse des Smart Device eines Prüfungsteilnehmers, aus der sich häufig relativ genau Lokalisationsdaten ermitteln und Bewegungs-/Zeitprofile erstellen lassen. Auch die verwendete Hard- und Software eines Prüfungsteilnehmers gibt Aufschlüsse über die nutzende Person eines Smart Device und kann so z. B. bei den Systembetreibern ein ungewolltes Tracking der Prüfungsteilnehmer trotz Verschlüsselung des eigentlichen Datenstroms ermöglichen. Es muss eigentlich nicht mehr erwähnt werden, aber grundsätzlich sind die Daten eines Prüfungsteilnehmers bei der Übertragung in Netzwerken nach aktuellem Stand der Technik sicher zu verschlüsseln. Dies gilt auch bei Übertragung in einem geschlossenen (z. B. Inhouse-WiFi-) Netzwerk, da der Zugriff auf ungesicherte Systeme mit modernen Tools einfach möglich ist. Im Rahmen einer Risikobetrachtung bei der Planung und Durchführung einer klinischen Prüfung sind solche Risikoszenarien zu betrachten und entsprechende Maßnahmen zum Schutz vor Missbrauch zu ergreifen und auch im Verlauf auf Effizienz und Einhaltung zu prüfen.

B.3.5.4 Frameworks

In der modernen Softwareentwicklung ist die Nutzung von Frameworks nahezu unvermeidbar. Diese enthalten Software-Klassen oder Funktionen, die den Zugriff z. B. auf die Benutzeroberfläche, Sensoren und Aktoren eines Smart Device überhaupt erst praktisch ermöglichen. Neben den jeweiligen Betriebssystemen kommen dabei häufig auch Frameworks großer Tech-Firmen zum Einsatz, die je nach Nutzung auch Informationen an Dritte weiterleiten. Diese Risiken sind bereits bei der Planung zu prüfen und entsprechend zu berücksichtigen („Security by Design").

Neben unspezifischen Frameworks stehen seit ein paar Jahren zumeist plattformspezifische Research-Frameworks, wie z. B. das ResearchKit der Fa. Apple [18] zur Verfügung, welches viele forschungsspezifische Funktionalitäten einschließlich der Nutzung der Smartphone-Sensoren bietet, die auch in klinischen Arzneimittelprüfung eingesetzt werden können. Dennoch ist auch bei solchen Frameworks stets zu prüfen, ob die verwendeten Elemente geeignet sind, in einer klinischen Arzneimittelprüfung GCP-konform genutzt werden zu können, d. h., ob sie die Anforderung an die o. g. Aspekte vollumfänglich erfüllen.

B.3.5.5 Electronic Informed Consent (eConsent)

Die schriftliche Einwilligung nach vorheriger Aufklärung (Informed Consent) ist elementare Voraussetzung zur Teilnahme an einer klinischen Arzneimittelprüfung und muss jederzeit gegenüber den kontrollierenden Behörden, z. B. im Rahmen einer GCP-Inspektion, nachgewiesen werden können. Die strengen Regeln verlangen i. d. R. eine eigenhändige Unterschrift für den sog. Informed Consent, deren elektronisches Substitut derzeit nur die qualifizierte elektronische Signatur (QeS) darstellt. Obwohl viele Personen bereits über entsprechende Smartcards verfügen, die technisch in der Lage wären, eine QeS bereitzustellen, besteht für die meisten Personen derzeit keine Möglichkeit aufgrund des Fehlens eines entsprechenden Zertifikats mittels QeS ihre Einwilligung zur Studienteilnahme elektronisch zu erteilen. Zwar bieten manche Frameworks Unterschriftenmodule zur Einwilligung, z. B. per Finger- oder Stiftunterschrift auf dem Display eines Smartphones oder Tablets an, eine solche digitale Unterschrift ist derzeit aber nicht als Substitut einer eigenhändigen Unterschrift akzeptabel, da sie nicht als QeS akzeptiert werden kann. Sofern eine QeS zum Einsatz kommt, ist sicherzustellen, dass diese beim Prüfer auch noch Jahre nach Ende der klinischen Prüfung z. B. durch Inspektoren im Rahmen einer GCP-Inspektion überprüft werden können.

B.3.5.6 Datenintegrität

Datenintegrität bzw. Datenreliabilität sind ein fundamentales GCP-Prinzip und werden daher in der Verordnung (EU) Nr. 536/2014 zu klinischen Arzneimittelprüfungen gesetzlich verlangt. Die ICH-GCP-Leitlinie E6(R2) geht insbesondere im Abschnitt 5.5.3 vertieft auf den Umgang mit elektronischen Systemen ein. Als Grundanforderung an elektronische Systeme gilt [14], dass

- die Systeme risikobasiert validiert sind,
- SOPs zur Systemeinrichtung, -installation und -verwendung vorhanden sind,
- die Systeme so konzipiert sind, dass jede Änderung an jeglichen Daten dokumentiert wird ohne, dass der vorherige Dateneintrag gelöscht wird (Audit-, Edit-, Daten-Trails) und dass Änderungen nur durch zuvor festgelegte und dokumentierte Personen erfolgen dürfen,
- die Integrität der Daten einschließlich der Daten, die Kontext, Inhalt und Struktur der eigentlichen Daten beschreiben, sichergestellt ist,
- die Systeme hinreichend vor unbefugten Datenzugriff geschützt sind und dass
- eine angemessene Datensicherung erfolgt.

Bei verblindeten Studien muss sichergestellt sein, dass bei der Dateneingabe und weiteren Datenverarbeitung die Verblindung vollständig aufrechterhalten werden kann. Die o. g. SOPs sollten Systemvalidierung und -funktionsüberprüfung, Datenerfassung und -verarbeitung, Systemwartung, Systemsicherheitsmaßnahmen, Änderungskontrollen, Datensicherung, Systemwiederherstellung sowie die Vorkehrungen für Notfälle und die Außerbetriebnahme des Systems beschreiben.

B.3.5.7 Validierung

Genau wie z. B. Labormethoden müssen auch elektronische Datenverarbeitungssysteme vor ihrem Einsatz in klinischen Arzneimittel- wie auch Medizinprodukteprüfungen validiert sein. Die ICH-GCP-Leitlinie E6(R2) definiert die Validierung von computerisierten Systemen als einen *„Prozess der Etablierung und Dokumentation, dass die spezifizierten Anforderungen eines computerisierten Systems konsistent vom Entwurf bis zur Stilllegung des Systems oder bis zur Überführung in ein neues System erfüllt werden können"* [14].

Das Ausmaß der Validierung sollte auf einer Risikobewertung beruhen. Diese sollte die beabsichtigte Nutzung des Systems und das Potenzial des Systems, den Schutz der Prüfungsteilnehmer und die Zuverlässigkeit der klinischen Prüfungsergebnisse zu beeinflussen, berücksichtigen. Die Validierungsprozeduren und erwarteten Ergebnisse sind in SOPs für die Systeme exakt zu beschreiben.

B.3.5.8 Kontrollierbarkeit der Systeme durch Monitore, Auditoren und Behörden

Sowohl im Rahmen von Qualitätssicherung wie auch der Qualitätskontrolle müssen Auditoren und klinische Monitore elektronische Systeme begutachten können. Gleiches gilt für die Einsichtnahme von Behördenvertretern im Rahmen von GCP-Inspektionen in laufenden oder bereits abgeschlossenen klinischen Prüfungen. Für letztere Einsichtnahmen und Quelldatenabgleiche (Source Data Verification, SDV) durch klinische Monitore gilt, dass hier i. d. R. auf Daten von Studienteilnehmern zugegriffen werden muss oder die Authentizität der Daten in Bezug auf Inhalt und Zeitpunkt der Erhebung – i. d. R. stichprobenartig – überprüft wird. Durch entsprechende Audit-, Edit- und Data-Trails muss dabei nachvollzogen werden können, wer wann Daten erhoben, editiert oder gar gelöscht hat. Dabei muss jederzeit im Fall einer Änderung oder eines Löschvorgangs der vorherige Inhalt eines geänderten oder gelöschten Dateneintrags vollständig erkennbar bleiben. Durch entsprechende Rechte- und Rollenkonzepte und ein sog. Delegation Log muss schon vor Beginn einer klinischen Prüfung klargestellt sein, welche Personen in welchem Umfang berechtigt sind, entsprechende Eingaben und Änderungen an elektronischen Systemen vorzunehmen.

Die Systeme müssen eine Auditierung und eine Inspektion durch dritte Berechtigte auch nach einer Außerbetriebnahme eines elektronischen Systems ermöglichen; d. h., neben der Systemverfügbarkeit muss auch eine Systembedienung nach Reaktivierung aus einer erfolgten Stilllegung möglich sein. Sofern es sich dabei um Smart-Device-Apps handelt, ist eine Archivierung nicht nur der Anwendung, sondern auch mindestens eines Gerätes erforderlich, um die App auch in Zukunft für Kontrollzwecke reaktivieren zu können.

Literatur

[1] Verordnung (EU) 2017/745 des Europäischen Parlaments und des Rates v. 5. April 2017 über Medizinprodukte, zur Änderung der Richtlinie 2001/83/EG, der Verordnung (EG) Nr. 178/2002 und der Verordnung (EG) Nr. 1223/2009 und zur Aufhebung der Richtlinien 90/385/EWG und 93/42/EWG des Rates. https://eur-lex.europa.eu/legal-content/DE/TXT/?uri=CELEX:02017R0745-20200424

[2] Verordnung (EU) 2017/746 des Europäischen Parlaments und des Rates v. 5. April 2017 über In-vitro-Diagnostika und zur Aufhebung der Richtlinie 98/79/EG und des Beschlusses 2010/227/EU der Kommission. https://eur-lex.europa.eu/legal-content/DE/TXT/HTML/?uri=CELEX:32017R0746&from=EN

[3] Medical Device Coordination Group (MDCG). MDCG 2019-11 Guidance on Qualification and Classification of Software in Regulation (EU) 2017/745 – MDR and Regulation (EU) 2017/746 – IVDR. https://health.ec.europa.eu/system/files/2020-09/md_mdcg_2019_11_guidance_qualification_classification_software_en_0.pdf

[4] Medical Device Coordination Group (MDCG). Manual on borderline and classification for medical devices under Regulation (EU) 2017/745 on medical devices and Regulation (EU) 2017/746 on *in vitro* diagnostic medical devices. https://health.ec.europa.eu/system/files/2022-12/md_borderline_manual_12-2022_en.pdf

[5] Bundesinstitut für Arzneimittel und Medizinprodukte (2015) BfArM Orientierungshilfe Medical Apps. https://www.bfarm.de/DE/Medizinprodukte/Aufgaben/Abgrenzung-und-Klassifizierung/_node.html

[6] International Medical Device Regulators Forum (IMDRF). Software as a Medical Device (SaMD). https://www.imdrf.org/working-groups/software-medical-device-samd

[6a] Medical Device Coordination Group (MDCG). MDCG 2021-24 Guidance on classification of medical devices. https://health.ec.europa.eu/system/files/2021-10/mdcg_2021-24_en_0.pdf

[7] Medical Device Coordination Group (MDCG). MDCG 2020-16 rev. 2. Guidance on Classification Rules for *in vitro* Diagnostic Medical Devices under Regulation (EU) 2017/746. https://health.ec.europa.eu/system/files/2023-02/md_mdcg_2020_guidance_classification_ivd-md_en.pdf

[8] Medical Device Coordination Group (MDCG). Guidance – MDCG endorsed documents and other guidance https://health.ec.europa.eu/medical-devices-sector/new-regulations/guidance-mdcg-endorsed-documents-and-other-guidance_en

[9] Medical Device Coordination Group. MDCG 2020-1 Guidance on Clinical Evaluation (MDR)/Performance Evaluation (IVDR) of Medical Device Software. https://ec.europa.eu/health/sites/default/files/md_sector/docs/md_mdcg_2020_1_guidance_clinic_eva_md_software_en.pdf

[10] https://www.imdrf.org/

[11] https://www.fda.gov/medical-devices

[12] Medizinproduktegesetz in der Fassung der Bekanntmachung v. 7. August 2002 (BGBl. I S. 3146); jeweils in der aktuell gültigen Fassung. https://www.bundesgesundheitsministerium.de/fileadmin/Dateien/3_Downloads/Gesetze_und_Verordnungen/GuV/M/Verordnung_ueber_klinische_Pruefungen_von_Medizinprodukten_bf.pdf

[13] Gesetz zur Durchführung unionsrechtlicher Vorschriften betreffend Medizinprodukte (Medizinprodukterecht-Durchführungsgesetz v. 28. April 2020 (BGBl. I S. 960) – MPDG); jeweils in der aktuell gültigen Fassung. https://www.gesetze-im-internet.de/mpdg/

[14] Guideline for good clinical practice E6(R2), EMA/CHMP/ICH/135/1995. https://www.ema.europa.eu/en/ich-e6-r2-good-clinical-practice

[15] https://apps.who.int/iris/bitstream/handle/10665/44607/9789241564250_eng.pdf?sequence=1

[16] Verordnung (EU) Nr. 536/2014 des Europäischen Parlaments und des Rates v. 16. April 2014 über klinische Prüfungen mit Humanarzneimitteln und zur Aufhebung der Richtlinie 2001/20/EG. https://eur-lex.europa.eu/legal-content/DE/TXT/HTML/?uri=CELEX:32014R0536&from=DE

[17] Qualification opinion on eSource Direct Data Capture (DDC). EMA/CHMP/SAWP/483349/2019. https://www.google.com/url?sa=t&rct=j&q=&esrc=s&source=web&cd=&cad=rja&uact=8&ved=2ahUKEwiooMbAysX0AhUyRPEDHWuVCwQQFnoECAYQAQ&url=https%3A%2F%2Fwww.ema.europa.eu%2Fen%2Fdocuments%2Fregulatory-procedural-guideline%2Fqualification-opinion-esource-direct-data-capture-ddc_en.pdf&usg=AOvVaw2WijSbr2kh7i8nqs3zgx0Z

[18] https://www.apple.com/de/researchkit/

Der letzte Zugriff auf alle Links erfolgte am 20.11.2023.

B.4 Prüfprodukte

B.4.1 Sponsor: Prüfprodukt Medizinprodukt (gem. MDR) und In-vitro-Diagnostikum (gem. IVDR)

K. Schulze-Forster, S. Zietze, K. Thaele

B.4.1.1 Rechtliche Rahmenbedingungen für Medizinprodukte (gem. MDR) und In-vitro-Diagnostika

Bei der Neuordnung der rechtlichen Rahmenbedingungen für Medizinprodukte, die durch die Verordnung (EU) 2017/745 (MDR) [1] geregelt sind, kann hinsichtlich der Anforderungen an die Konformitätsbewertung von Medizinprodukten eine Angleichung an die hohen Standards festgestellt werden, die für die Zulassung von Arzneimitteln schon seit Jahrzehnten gelten (▶ Kap. B.2 Konformitätsbewertung von Medizinprodukten).

Entsprechende Anforderungen bestehen mit der Verordnung (EU) 2017/746 (IVDR) [2] an In-vitro-Diagnostika (IVD). Nach Ablauf der Übergangsfrist am 26. Mai 2022 ist die IVDR alleinige Rechtsgrundlage für das Inverkehrbringen neuer IVD, die am 26. Mai 2022 noch nicht nach der IVD-Richtlinie 98/79/EG [3] im Markt waren. Zwar haben der Europäische Rat und das Europäische Parlament einen Vorschlag der Europäischen Kommission vom 14. Okt. 2021 zur Verlängerung von Übergangsfristen ohne Veränderungen angenommen und durch die EU-Verordnung 2022/112 am 25. Jan. 2022 beschlossen. Damit sind aber ausschließlich die Übergangsfristen für zum Stichtag im Markt befindliche Produkte verlängert worden, und zwar in Abhängigkeit von der neuen Risikoklassifizierung. Je höher die Risikoklasse, desto kürzer die zusätzlich gewährte Zeit. Dabei dürfen keine signifikanten Veränderungen am Produkt vorgenommen werden. Dies würde zur sofortigen Zulassungspflicht nach IVDR führen.

In beiden europäischen Verordnungen wird bereits in den Erwägungsgründen dargelegt, dass diese Verordnungen auch die klinischen Prüfungen bzw. die Leistungsstudien umfassen, auch wenn die verwendete Terminologie leicht unterschiedlich ist (▶ Kap. B.2.1 und ▶ Kap. B.2.2):

- MDR-Erwägungsgrund (2): *„[...] werden mit dieser Verordnung hohe Standards für Qualität und Sicherheit der Medizinprodukte festgelegt, indem unter anderem dafür gesorgt wird, dass die im Rahmen klinischer Prüfungen gewonnenen Daten zuverlässig und solide sind und dass die Sicherheit der an klinischen Prüfungen teilnehmenden Prüfungsteilnehmer geschützt wird."* [1]
- IVDR-Erwägungsgrund (2) *„[...] werden mit dieser Verordnung hohe Standards für Qualität und Sicherheit von In-vitro-Diagnostika festgelegt, indem unter anderem dafür gesorgt wird, dass die im Rahmen Leistungsstudien gewonnenen Daten zuverlässig und solide sind und dass die Sicherheit der an Leistungsstudien teilnehmenden Prüfungsteilnehmer geschützt wird."* [2]

Damit sind klinische Prüfungen und Leistungsstudien wesentliche Vorgaben im MD-/IVD-Recht, mit dessen Hilfe die Qualität und Sicherheit von Produkten sichergestellt werden soll.

Auch Art. 1 (Gegenstand und Geltungsbereich) der beiden Verordnungen nennt jeweils klinische Prüfungen bzw. Leistungsstudien und stellt klar, dass

- MDR: *„Diese Verordnung gilt ferner für in der Union durchgeführte klinische Prüfungen, die diese Medizinprodukte und dieses Zubehör betreffen."* [1] und
- IVDR: *„Diese Verordnung gilt ferner für in der Union durchgeführte Leistungsstudien, die diese In-vitro-Diagnostika und dieses Zubehör betreffen."* [2]

Hinsichtlich der Qualitätsanforderungen an Prüfprodukte und an Produkte zur Leistungsprüfung gelten somit grundsätzlich alle Regelungen, wie sie auch für bereits im Markt befindliche Produkte gelten, sofern Produkte für klinische Prüfungen bzw. Leistungsprüfungen in den Verordnungen nicht ausdrücklich ausgenommen sind.

Zu berücksichtigen ist, dass für den gleichen Sachverhalt bei Medizinprodukten und IVD verwendete Begriffe in den beiden Verordnungen teilweise unterschiedlich gewählt wurden. Für Medizinprodukte werden die aus der Arzneimittelprüfung bekannten Begriffe verwendet: klinische Prüfung, Prüfprodukt. Diese Nähe zum Arzneimittel könnte daher stammen, dass ein Medizinprodukt – so wie ein Arzneimittel – i. d. R. nur direkt am oder mit Probanden geprüft werden kann, während ein In-vitro-Diagnostikum ohne direkten Patientenkontakt auskommt.

Tabelle 1 stellt die Begriffe aus den Begriffsbestimmungen der Rechtstexte direkt gegenüber. Im direkten Vergleich der IVD-Richtlinie 98/79/EG zur IVD-Verordnung (EU) 2017/746 wird sehr deutlich, dass die Anforderungen, insbesondere im Bereich der IVD maßgeblich erweitert wurden.

Tab. 1. Zusammenstellung der mit klinischen Prüfungen oder Leistungsstudien verwendeten Begriffe.

MDR (EU) 2017/745 [1]	IVDR (EU) 2017/746 [2]	IVD-Richtlinie 98/79/EG [3]
klinische Bewertung	Leistungsbewertung	–
klinische Prüfung	Leistungsstudie	–
Prüfprodukt	Produkt für Leistungsstudien	Produkt für Leistungsbewertungszwecke
klinischer Prüfplan	Leistungsstudienplan	–
klinische Daten	–	–
Sponsor	Sponsor	–
Prüfungsteilnehmer	Prüfungsteilnehmer	–
klinischer Nachweis	klinischer Nachweis	–
klinische Leistung	klinische Leistung	–
klinischer Nutzen	klinischer Nutzen	–
Prüfer	Prüfer	–

B.4.1.2 Prüfprodukte: Definitionen und Anforderungen gem. MDR

B.4.1.2.1 Definitionen

Definitionen der zentralen Begriffe gem. MDR [1]:

- MDR, Art. 2, Nr. 45: *„[...] 'klinische Prüfung' bezeichnet eine systematische Untersuchung, bei der ein oder mehrere menschliche Prüfungsteilnehmer einbezogen sind und die zwecks Bewertung der Sicherheit oder Leistung eines Produkts durchgeführt wird."*
- MDR, Art. 2, Nr. 46: *„'Prüfprodukt' bezeichnet ein Produkt, das im Rahmen einer klinischen Prüfung bewertet wird."*

Jedes Produkt muss den grundlegenden Sicherheits- und Leistungsanforderungen genügen, die in Anhang I MDR festgelegt sind. Art. 5 Abs. 3 MDR stellt klar, dass eine klinische Bewertung gem. Art. 61 MDR Teil dieser grundlegenden Sicherheits- und Leistungsanforderungen ist: *„Ein Nachweis der Einhaltung der grundlegenden Sicherheits- und Leistungsanforderungen umfasst auch eine klinische Bewertung gemäß Artikel 61."* [1]

B.4.1.2.2 Prüfprodukte: Anforderungen gem. MDR und DIN-ISO-Normen

Bezogen auf klinische Prüfprodukte legt Art. 62 MDR in Abs. 4, lit. l) „Allgemeine Anforderungen an zum Nachweis der Konformität von Produkten durchgeführt klinische Prüfungen" folgendes fest:

> *„[...] das betreffende Prüfprodukt bzw. die betreffenden Prüfprodukte entspricht bzw. entsprechen den grundlegenden Sicherheits- und Leistungsanforderungen gemäß Anhang I mit Ausnahme der Punkte, die Gegenstand der klinischen Prüfung sind; hinsichtlich dieser Punkte wurden alle Vorsichtsmaßnahmen zum Schutz der Gesundheit und der Sicherheit der Prüfungsteilnehmer getroffen. Dies umfasst gegebenenfalls technische und biologische Sicherheitsprüfungen und eine vorklinische Bewertung sowie Bestimmungen im Bereich der Sicherheit am Arbeitsplatz und der Unfallverhütung unter Berücksichtigung des neuesten Erkenntnisstands".* [1]

Somit müssen hinreichende nichtklinische und klinische Informationen zum Prüfprodukt vorliegen, um die vorgeschlagene klinische Prüfung zu rechtfertigen. Die Risikobewertung muss eine objektive Überprüfung der publizierten und verfügbaren nicht publizierten medizinischen und wissenschaftlichen Daten enthalten oder darauf verweisen (s. a. ISO-Norm 14155 „Klinische Prüfung von Medizinprodukten an Menschen – Gute klinische Praxis") [4].

Weiterhin gibt diese Norm vor, dass für das Prüfprodukt vom Sponsor **Risikotoleranzgrenzen** vorab festgelegt oder ermittelt werden müssen und ein Verfahren der Risikobewertung vorzusehen ist, durch das festgestellt werden kann, ob bei Erreichen oder Überschreiten der Grenzwerte Maßnahmen erforderlich sind.

Der besondere Status als Prüfprodukt erlaubt es dem Hersteller, die Produkte auch außerhalb seines Einflussbereiches Dritten zur Verfügung zu stellen, damit die notwendigen klinischen Prüfungen durchgeführt werden können. Eine solche Überlassung im Rahmen klinischer Prüfungen gilt nicht als „Bereitstellung auf dem Markt" oder als „Inverkehrbringen" (Art. 2 Nr. 27 bzw. 28 MDR [1]). Auf dem Prüfprodukt, der Gebrauchsanweisung oder der Verpackung muss angegeben sein, dass das Prüfprodukt ausschließlich zur Verwendung in einer klinischen Prüfung bestimmt ist (Anhang I, Kap. III, 23.2 q, 23.3 f MDR [1]).

Entsprechendes regelt § 14 des Medizinprodukterecht-Durchführungsgesetzes (MPDG) [5] zur Abgabe von Prüfprodukten. Danach darf ein Prüfprodukt zum Zwecke der Durchführung einer klinischen Prüfung an Ärzte, Zahnärzte oder sonstige Personen, die aufrund ihrer beruflichen Qualifikation zur Durchführung dieser Prüfungen befugt sind, nur abgegeben werden, wenn es die in der MDR genannten Anforderungen für ein Prüfprodukt erfüllt.

Für das Risikomanagement sind die Vorgaben der ISO-Norm 14971 „Medizinprodukte – Anwendung des Risikomanagements auf Medizinprodukte" [6] zu beachten.

B.4.1.2.3 Entwicklungsphase

Schon die Entwicklungsphase ist von normativen Dokumentationspflichten begleitet, die später auch als „Entwicklungsakte" Teil der Gesamtdokumentation sind. Art. 10 Abs. 9 MDR (Allgemeine Pflichten der Hersteller) beschreibt den Umfang des notwendigen Qualitätsmanagementsystems und nennt (lit. g) *„[...] die Produktrealisierung einschließlich Planung, Auslegung, Entwicklung, Herstellung und Bereitstellung von Dienstleistungen".* [1]

Art. 10 legt somit grundsätzlich fest, dass ein Qualitätsmanagementsystem einzuführen ist.

Die notwendige Detaillierung ist in der harmonisierten ISO-Norm 13485 „Medizinprodukte – Qualitätsmanagementsysteme – Anforderungen für regulatorische Zwecke" [7] zu finden. Diese Norm hat damit für Medizinprodukte die gleiche Bedeutung wie der EU-GMP-Leitfaden für Arzneimittel [12] und legt vollumfänglich fest, welche Elemente in einem QMS enthalten sein müssen und in welchem Umfang. Diese Norm dient als Zertifizierungsgrundlage für Benannte Stellen als Aussteller von QMS-Zertifikaten.

In der zurzeit gültigen Ausgabe der ISO-Norm 13485 ist der Punkt 7.3 der Entwicklung gewidmet und beschreibt ausführlich mit seinen weiteren Unterpunkten auch den erwarteten **Ablauf der Entwicklung**: Entwicklungsplanung – Entwicklungseingaben – Entwicklungsergebnisse – Entwicklungsbewertung – Entwicklungsverifizierung – Entwicklungsvalidierung – Übertragung der Entwicklung (an die Herstellung *[Anm. d. Verf.]*). Die Verpflichtung zur Durchführung einer klinischen Bewertung wird unter Punkt 7.3.7 (Entwicklungsvalidierung) ausdrücklich genannt.

B.4.1.2.4 Herstellung von klinischen Prüfprodukten

Im Regelfall wird der Hersteller des zu prüfenden Medizinproduktes auch der Sponsor der klinischen Prüfung sein. Erwägungsgrund MDR Art. 2 (63) [1] lässt dies ausdrücklich zu: *„Sowohl der Hersteller als auch eine andere natürliche oder juristische Person sollte der Sponsor sein können, der die Verantwortung für die klinische Prüfung übernimmt."* Die Aufgaben des Sponsors ergeben sich aus der Definition dieses Begriffs in Art. 2 (49) MDR: *'Sponsor' bezeichnet jede Person, jedes Unternehmen, jede Einrichtung oder jede Organisation, die bzw. das die Verantwortung für die Einleitung, das Management und die Aufstellung der Finanzierung der klinischen Prüfung übernimmt."*

Falls der Sponsor nicht in der EU bzw. im Europäischen Wirtschaftsraum (EWR) niedergelassen ist, hat er sicherzustellen, dass eine natürliche oder juristische Person als sein rechtlicher Vertreter in der EU bzw. im EWR niedergelassen ist (Art. 62 (2) MDR). Dies ist entsprechend auch in § 25 MPDG „Sponsor oder rechtlicher Vertreter des Sponsors" festgelegt.

Der Sponsor kann das jeweilige Prüfprodukt selbst herstellen oder einen Lohnhersteller mit der Herstellung beauftragen, wobei aber die Gesamtverantwortung für die klinische Prüfung beim Sponsor verbleibt. Mit dem Antrag auf Genehmigung der klinischen Prüfung muss der Sponsor auch einreichen, eine

> *„unterzeichnete Erklärung der natürlichen oder juristischen Person, die für die Herstellung des Prüfprodukts verantwortlich ist, dass das betreffende Produkt mit Ausnahme der Punkte, die Gegenstand der klinischen Prüfung sind, den grundlegenden Sicherheits- und Leistungsanforderungen entspricht und dass hinsichtlich dieser Punkte alle Vorsichtsmaßnahmen zum Schutz der Gesundheit und der Sicherheit des Prüfungsteilnehmers getroffen wurden."* (Anhang XV, Kap. II, 4.1 MDR [1]).

Damit hat der Sponsor zwar nicht unmittelbar die Verantwortung für die Qualität des Prüfprodukts, muss sich jedoch von der Einhaltung der grundlegenden Anforderungen überzeugen.

Im Handbuch des Prüfers müssen die klinischen und nichtklinischen Angaben zum Prüfprodukt enthalten sein, die für die Prüfung relevant sind und zum Zeitpunkt des Antrags vorliegen (Anhang XV Kap. II, 2 MDR). Weitere Erläuterungen dazu gibt die ISO-Norm 14155, „Gute klinische Praxis – Abschnitt B.2 Informationen über das Prüfprodukt" [4]. In der Prüferbroschüre müssen hinsichtlich der Prüfprodukte u. a. folgende Informationen enthalten sein:

- allgemeine Beschreibung des Prüfprodukts und seiner Bestandteile, einschließlich aller verwendeten Materialien
- Zusammenfassung relevanter Herstellungsprozesse und entsprechender Validierungsprozesse, um zu zeigen, dass die Prüfprodukte in einem kontrollierten Prozess hergestellt und geprüft werden, der den geltenden Vorschriften entspricht
- Herstelleranweisungen für Installation, Aufrechterhaltung hygienischer Bedingungen und Gebrauch des Prüfproduktes, einschließlich Lagerungs- und Handhabungsanforderungen
- Vorkehrungen, die ggf. nach der Verwendung (z. B. Entsorgung) getroffen werden müssen
- Muster für das Etikett, z. B. ein Sticker oder eine Kopie, die Gebrauchsanweisung oder eine Verweisung auf diese sowie Informationen über eine eventuell erforderliche Schulung

Die serienmäßige Herstellung von Medizinprodukten muss unter einem Qualitätsmanagement erfolgen. Erstaunlicherweise nimmt die Verordnung diese Verpflichtung zurück für Produkte für Leistungsstudien (Art. 10, Abs. 9, Satz 3):

> *„Die Hersteller von Produkten, bei denen es sich nicht um Prüfprodukte handelt, müssen ein Qualitätsmanagementsystem einrichten, dokumentieren, anwenden, aufrechterhalten, ständig aktualisieren und kontinuierlich verbessern, das die Einhaltung dieser Verordnung auf die wirksamste Weise sowie einer der Risikoklasse und der Art des Produkts angemessenen Weise gewährleistet."* [1]

Die ISO-Norm 14155 [4] stellt hier also eine weitergehende Forderung auf, nach dem Prüfprodukte in einem „kontrollierten Prozess" hergestellt und geprüft werden sollen.

Auf jeden Fall ist es aber sachgerecht, auch die Produktion von Prüfprodukten unter einem Qualitätsmanagementsystem stattfinden zu lassen, um nachweisen zu können, dass diese Produkte in allen ihren Eigenschaften identisch sind mit den späteren kommerziellen Produkten. Dies gilt insbesondere auch bezogen auf die Sicherheit der Prüfungsteilnehmer.

Am Ende des Herstellungsprozesses muss ein Produkt stehen, das in der klinischen Prüfung verwendet werden kann und darf, da das Prüfprodukt die zu diesem Zeitpunkt anwendbaren Punkte aus den grundlegenden Sicherheits- und Leistungsanforderungen gem. Anhang I erfüllen muss. Kap. II des Anhangs I beschreibt dazu „Anforderungen an Auslegung und Herstellung" (MDR). Diese Anforderungen beschreiben die unterschiedlichsten Sicherheitsaspekte für Anwender, Patienten und Dritte. Diese müssen schon bei der Entwicklung berücksichtigt werden. Dazu zählen u. a. die Vermeidung toxischer, brennbarer oder explosiver Stoffe, Berücksichtigung von biologischen Gefahren, Schutz vor Strahlen sowie mechanischen und thermischen Risiken. Auch das Herstellungsverfahren selbst muss so ausgelegt sein, dass Infektionen und mikrobielle Kontaminationen vermieden werden.

Neben produktspezifischen Bedingungen werden auch Anforderungen an Validierungen und Räumlichkeiten genannt: Produkte, die als „steril" gekennzeichnet werden, werden mittels Verwendung geeigneter validierter Verfahren hergestellt, verpackt und sterilisiert. Produkte, die sterilisiert werden sollen, werden unter angemessenen und kontrollierten Bedingungen und in angemessenen und kontrollierten Räumlichkeiten hergestellt und verpackt. Dies erinnert an die Vorgaben im Arzneimittelbereich, ohne jedoch Reinraumklassen zu definieren.

Auch die ISO-Norm 13485 [7] fordert, dass die Produktion so geplant, durchgeführt, überwacht und gelenkt wird, dass sichergestellt ist, dass das Produkt der Spezifikation entspricht (Normpunkt 7.5.1). Als Mittel dazu werden u. a. Qualifikation der Infrastruktur, Implementierung festgelegter Arbeitsvorgänge und die Implementierung von Produktfreigabe angeführt. Auch hier wird die Validierung von Sterilisationsprozessen und Sterilbarrieresystemen gefordert. Die Rückverfolgbarkeit (auch in Punkt 7.5.9 nochmals gesondert erwähnt) muss gewährleistet werden und die hergestellte Menge „identifiziert" werden können.

Prüfprodukte in „Sonstigen klinischen Prüfungen" (▶ Kap. B.5.5 Sponsor und CRO)

Art. 82 MDR legt fest, dass bei der Durchführung „Sonstiger klinischer Prüfungen" hinsichtlich der Prüfprodukte bestimmte Regelungen des Art. 62 MDR einzuhalten sind. Dazu gehört auch Art. 62 Abs. 4 lit. l, der die Anforderungen an das Prüfpräparat definiert. Darin wird geregelt, dass *„[...] das betreffende Prüfprodukt den grundlegenden Sicherheits- und Leistungsanforderungen gem. Anhang I entspricht, mit Ausnahme der Punkte, die Gegenstand der klinischen Prüfung sind; hinsichtlich dieser Punkte sind alle Vorsichtsmaßnahmen zum Schutz der Gesundheit und der Sicherheit der Prüfungsteilnehmer zu treffen."* [1]

B.4.1.2.5 Für die Einhaltung der Regulierungsvorschriften verantwortliche Person

Das im Arzneimittelbereich verwendete Prinzip einer natürlichen „Sachkundigen Person", die die persönliche Verantwortung für die Freigabe von Prüfpräparaten übernimmt, ist hier nicht vorgesehen. Ebenso gibt es im Herstellungs- und Freigabeprozess keine nachzuweisenden, zwingend zu benennenden Mandatsträger, wie Leiter der Herstellung oder Leiter der Qualitätskontrolle mit gesetzlich geregelten Verantwortungsbereichen.

Art. 15 MDR führt jedoch eine **für die Einhaltung der Regulierungsvorschriften verantwortliche Person – Person Responsible for Regulatory Compliance (PRRC)** ein, mit Mindestqualifikationen. Jeder Hersteller muss eine solche verantwortliche Person benennen. Diese Position stellt eine Erweiterung des bisherigen „Sicherheitsbeauftragten für Medizinprodukte" dar (§ 30 MPG) [8].

Die Verantwortliche Person ist gem. Art. 15 (3) e) MDR [1] auch dafür verantwortlich, dass *„im Fall von Prüfprodukten die Erklärung gemäß Anhang XV Kapitel II Abschnitt 4.1 abgegeben wird."*

Für diese Erklärung wird folgendes festgelegt:

> „*4.1. Eine unterzeichnete Erklärung der natürlichen oder juristischen Person, die für die Herstellung des Prüfprodukts verantwortlich ist, dass das betreffende Produkt mit Ausnahme der Punkte, die Gegenstand der klinischen Prüfung sind, den grundlegenden Sicherheits- und Leistungsanforderungen entspricht und dass hinsichtlich dieser Punkte alle Vorsichtsmaßnahmen zum Schutz der Gesundheit und der Sicherheit des Prüfungsteilnehmers getroffen wurden.*" [1]

Wie weitgehend diese Forderung hinsichtlich der Verantwortung für die Konformität der Produkte interpretiert und wie sie von der Verantwortung des Sponsors abgegrenzt wird, der die gesamte Verantwortung für die klinische Prüfung trägt, ist derzeit unklar.

Die europäische Koordinierungsgruppe für Medizinprodukte hat zwar das Dokument MDCG 2019-7 „Guidance on Article 15 of the Medical Device Regulation (MDR) and in vitro Diagnostic Device Regulation (IVDR) regarding a 'person responsible for regulatory compliance' (PRRC)" [9] herausgegeben, aber diesen Punkt nicht weiter erläutert, sondern ganz im Gegenteil erklärt, dass dieses Papier nicht die Rolle und Verantwortlichkeiten der verantwortlichen Person interpretiert.

B.4.1.2.6 Kennzeichnung

Bei der Kennzeichnung für die Produkte in der klinischen Prüfung gibt es zu der späteren Marktversion 3 wesentliche Unterschiede:

1. Das Produkt darf noch nicht als Medizinprodukt bezeichnet werden, sondern muss den Hinweis tragen, dass es *„ausschließlich für klinische Prüfungen"* bestimmt ist (Anhang I, 23.2. q bzw. 23.3. f. MDR [1]).
2. Das Produkt darf noch keine CE-Kennzeichnung tragen. Dies ergibt sich für Medizinprodukte aus Art. 20 Abs. 1 MDR [1]: *„Mit Ausnahme von Sonderanfertigungen oder Prüfprodukten tragen alle Produkte, die als den Anforderungen dieser Verordnung entsprechend betrachtet werden, die CE-Konformitätskennzeichnung gemäß Anhang V."*
   Es können auch CE-gekennzeichnete Produkte zur Anwendung kommen, wenn klinische Prüfungen mit schon auf dem Markt befindlichen Produkten durchgeführt werden. Solche klinischen Prüfungen dienen entweder der weitergehenden Bewertung oder der Veränderung bzw. Ausweitung der Zweckbestimmung.
3. Das Produkt benötigt noch keine eindeutige Produktidentifikation (Art. 27 (1) MDR). Das in Anhang VI Teil C beschriebene System zur eindeutigen Produktidentifikation (im Folgenden „UDI-System" – Unique Device Identification System) ermöglicht die Identifizierung und erleichtert die Rückverfolgung von Produkten, bei denen es sich nicht um Sonderanfertigungen und Prüfprodukte handelt.

Dieses „UDI-System" wurde neu mit der MDR eingeführt und soll die Rückverfolgung von Produkten erleichtern. Die Codes werden in einer UDI-Datenbank eingetragen (EUDAMED: European Databank on Medical Devices). Die Datenbank wird durch die Europäische Kommission gem. Art. 28 MDR eingerichtet. Damit sind zukünftig alle vermarkteten Medizinprodukte in dieser europäischen Datenbank enthalten.

Alle anderen Kennzeichnungsverpflichtungen bleiben bestehen, auch für den Umfang der Gebrauchsanweisung. Das Anbringen aller notwendigen Informationen kann eine Herausforderung darstellen, wenn ein Produkt klein ist oder durch seine Beschaffenheit keine Anbringung einer Kennzeichnung erlaubt. Die vom Hersteller bereitgestellten Angaben können in Form von international anerkannten Symbolen erfolgen. Diese Symbole sollten einer harmonisierten Norm entsprechen. Gibt es keine harmonisierte Norm für den betreffenden Bereich, sind die Symbole in der beigegebenen Produktdokumentation zu erläutern (Anhang I, Kap. III MDR). Dies sollte auch bei Prüfpräparaten anwendbar sein, allerdings gibt es hierzu keine spezifische Regelung.

Für Medizinprodukte sind Symbole in der harmonisierten ISO-Norm 15223-1 [10] verfügbar. Beispiele sind die Sanduhr für das Verfalldatum, das schwarze Fabriksymbol zur Bezeichnung des Herstellers und das Thermometersymbol für die Lagertemperatur. Diese sind aber in ihrer Anzahl limitiert und decken nur einen Bruchteil der benötigten Informationen ab. Damit nun nicht jeder Hersteller seine eigenen Symbole definiert, entwickeln und veröffentlichen Branchenverbände wie MedTech Europe zusätzliche Symbole, um auch für die Anwender eine Einheitlichkeit zu erreichen (z. B. Use of Symbols to Indicate Compliance with the MDR [11]).

B.4.1.2.7 Lagerung und Transport

Nach Anhang I (Grundlegende Sicherheits- und Leistungsanforderungen), Kap. III MDR [1] müssen die Lagerbedingungen sowohl auf der Verpackung als auch in der Gebrauchsanweisung angegeben sein.

Es wird weiterhin erwartet, dass die Produkte so ausgelegt, hergestellt und verpackt werden, dass ihre Merkmale und Leistung während des Transports und der Lagerung z. B. durch Temperatur- oder Feuchtigkeitsschwankungen nicht beeinträchtigt werden (Anhang I Kap. I, Nr. 7).

Für Medizinprodukte werden zur Verifizierung und Validierung des Produkts (Anhang II 6) auch Informationen zu Stabilität und Haltbarkeitsdauer gefordert, diese sind jedoch nicht so detailliert dargelegt.

Die ISO-Norm 13485 beschreibt unter 7.5.11 „Produkterhaltung", dass eine Organisation Verfahren zur Erhaltung der Konformität des Produkts u. a. auch während der Lagerung und des Vertriebs dokumentieren muss. Gegen zu erwartende Bedingungen und Gefährdungen muss das Produkt geschützt werden, dazu dienen geeignete Verpackungen und Versandbehälter. Wenn dies allein nicht für den Produkterhalt ausreicht, müssen Anforderungen an „Sonderbedingungen" dokumentiert werden. Solche Sonderbedingungen werden wohl v. a. definierte Temperaturen darstellen, z. B. Kühllagerung bei 2–8 °C.

Diese grundlegenden Anforderungen sind grundsätzlich auch für Prüfprodukte anwendbar. Die ISO-Norm 14155 (Good Clinical Practice (GCP)) führt hierzu unter u. a. aus, dass auch für Prüfprodukte gilt, dass sie in Übereinstimmung mit diesen grundsätzlichen Prinzipien konstruiert, hergestellt, behandelt und gelagert sowie in Übereinstimmung mit der Gebrauchsanweisung des Herstellers verwendet werden müssen. Dies ist im Hinblick auf den Schutz der Gesundheit und der Sicherheit der Prüfungsteilnehmer eine essenzielle Vorgehensweise.

B.4.1.2.8 Dokumentation

Die sog. „technische Dokumentation" ist das zentrale Dokument über den gesamten Lebenszyklus eines Medizinproduktes und enthält auch die klinische Bewertung. Der Hersteller verfasst die technische Dokumentation und hat diese auf dem neuesten Stand zu halten. Die Anhänge II und III der MDR beschreiben die Dokumentation im Detail, wobei Anhang III der Überwachung nach dem Inverkehrbringen gewidmet ist und daher noch keine Bedeutung hat, wenn sich ein Produkt in der klinischen Prüfung befindet.

In Anhang II 6.1 MDR werden vorklinische und klinische Daten als Teil der technischen Dokumentation genannt. Aufgenommen werden müssen *„[...] der Bericht über die klinische Bewertung sowie seine Aktualisierungen und der Plan für die klinische Bewertung gemäß Artikel 61 Abs. 12 und Anhang XIV Teil A"* [1].

Hier ist auch auf die Verpflichtung des Sponsors hinzuweisen, dass er einen Bericht über die klinische Prüfung zu erstellen hat, der u. a. eine Beschreibung des Prüfproduktes und seiner definierten Zweckbestimmung enthält (Anhang XIV, Kap. III Nr. 7 MDR).

Weitere anwendbare Vorschriften zur Dokumentation sind auch in der ISO-Norm 13485 [7] enthalten. Die Zusammenstellung von produktbezogenen Dokumenten zum Nachweis der Konformität wird dort als Medizinproduktakte (4.2.3) bezeichnet und bleibt im Detaillierungsgrad weit hinter der MDR zurück. Es sind aber zusätzlich Vorschriften zur Lenkung von Dokumenten (4.2.4) und Aufzeichnungen (4.2.5) enthalten. Diese betreffen u. a. die Herausgabe, Aktualisierung, Verteilung, Schutz vor Verlust, Datenerhalt und Aufbewahrungsfristen von Dokumenten und Aufzeichnungen.

B.4.1.3 Produkte für Leistungsstudien von In-vitro-Diagnostika (IVD): Definitionen und Anforderungen gem. IVDR

Die Anforderungen an die Produkte für Leistungsstudien gem. IVDR entsprechen weitgehend denjenigen für Prüfprodukte gemäß MDR. Wie bereits ausgeführt, endete die Übergangsperiode zur IVDR am 26. Mai 2022. Nachstehend wird deshalb eine Übersicht über die seitdem für alle IVD zu erfüllenden Anforderungen gegeben. Auch die Bestimmungen der harmonisierten Norm „Medizinprodukte – Qualitätsmanagementsysteme – Anforderungen für regulatorische Zwecke" (ISO 13485) [7] ist auf IVD anzuwenden.

Für einige IVD ist nicht das BfArm, sondern das Paul-Ehrlich-Institut (PEI) als nationale Oberbehörde gem. § 32 (2) MPG [8] zuständig. Das betrifft die in Anhang II der Richtlinie 98/79/EG genannten In-vitro-Diagnostika, die zur Prüfung der Unbedenklichkeit oder Verträglichkeit von Blut- oder Gewebespenden bestimmt sind oder Infektionskrankheiten betreffen. Zu den genannten Aufgaben gehören auch Genehmigungen von klinischen Prüfungen und Leistungsbewertungsprüfungen nach den §§ 22a und 24 MPG.

Auch für die Zukunft verbleiben Zuständigkeiten beim PEI für IVD gem. § 85 MPDG „Zuständigkeiten und Aufgaben der Behörden"; dies gilt insbesondere hinsichtlich der Einrichtung eines Referenzlaboratoriums der EU nach Art. 100 IVDR beim PEI.

B.4.1.3.1 Definitionen

Im Folgenden einige Definitionen der zentralen Begriffe gem. IVDR [2]:

> Art. 2, Nr. 42: *„**'Leistungsstudie'** bezeichnet eine Studie zur Feststellung oder Bestätigung der Analyseleistung oder der klinischen Leistung eines Produkts."*
>
> Art. 2, Nr. 45: *„**'Produkt für Leistungsstudien'** bezeichnet ein Produkt, das von einem Hersteller zur Verwendung in einer Leistungsstudie bestimmt ist."*
>
> Art. 57 (1): *„Der Hersteller gewährleistet, dass ein **Produkt für Leistungsstudien** den grundlegenden Sicherheits- und Leistungsanforderungen nach Anhang I in allen Punkten mit Ausnahme der von der Leistungsstudie abgedeckten Aspekte entspricht und dass bezüglich dieser Aspekte alle Vorkehrungen zum Schutz der Sicherheit und Gesundheit des Patienten, des Anwenders oder anderer Personen getroffen wurden."*

B.4.1.3.2 Produkte für Leistungsstudien

Somit muss auch ein Produkt für Leistungsstudien den grundlegenden Sicherheits- und Leistungsanforderungen genügen, die in Kap. VI IVDR mit den Art. 56–77 „Klinischer Nachweis, Leistungsbewertung und Leistungsstudien" sowie im Anhang I IVDR festgelegt sind bzw. es müssen hinreichende nichtklinische und klinische Informationen zum Prüfprodukt vorliegen, um die vorgeschlagene klinische Prüfung zu rechtfertigen.

Auch hier erlaubt der besondere Status „Produkt für Leistungsstudien" dem Hersteller, die Produkte außerhalb seines Einflussbereiches Dritten zur Verfügung zu stellen, damit die notwendigen Prüfungen durchgeführt werden können. Eine solche Überlassung gilt nicht als „Bereitstellung auf dem Markt" oder „Inverkehrbringen" (Art. 2 Nr. 20 bzw. 21 IVDR). Voraussetzung ist, dass das Produkt mit einem entsprechenden Hinweis „Produkt für Leistungsstudien" gekennzeichnet ist (Anhang I, 20.2 e bzw. 20.4.1 d IVDR).

B.4.1.3.3 Entwicklungsphase

Wie bei Medizinprodukten ist die Entwicklungsphase eines Produktes für Leistungsstudien von normativen Dokumentationspflichten begleitet (Art. 10 IVDR Allgemeine Pflichten der Hersteller). Das notwendige Qualitätsmanagementsystem umfasst grundsätzlich *„die Produktrealisierung einschließlich Planung, Auslegung, Entwicklung, Herstellung und Bereitstellung von Dienstleistungen".*

Für „Produkte für Leistungsstudien" (Art. 10, Abs. 8, Satz 3 IVDR) ist spezifisch festgelegt:

> *„Die Hersteller von Produkten bei denen es sich nicht um Produkte für Leistungsstudien handelt, müssen ein Qualitätsmanagementsystem einrichten, dokumentieren, anwenden, aufrechterhalten, ständig aktualisieren und kontinuierlich verbessern, das die Einhaltung dieser Verordnung auf die wirksamste Weise sowie auf eine der Risikoklasse und der Art des Produkts angemessene Weise gewährleistet."* [2]

Damit wäre, wie bei den Medizinprodukten, die Verpflichtung zur Entwicklung und Produktion der Produkte für Leistungsstudien unter einem Qualitätsmanagementsystem zunächst nicht gegeben. Im Gesamtkontext mit vielfältigen Nachweispflichten und den Ausführungen der Norm 13485 „Medizinprodukte – Qualitätsmanagementsysteme – Anforderungen für regulatorische Zwecke" [7] gerade zum Thema Entwicklung (7.3) scheint dies aber nicht sinnvoll zu sein.

B.4.1.3.4 Produktion von Produkten für Leistungsstudien

Die serienmäßige Herstellung von IVDs muss unter einem Qualitätsmanagement erfolgen. Erstaunlicherweise nimmt die Verordnung diese Verpflichtung zurück für Produkte für Leistungsstudien (IVDR Art. 10, Abs. 8, Satz 3):

> „*Die Hersteller von Produkten bei denen es sich nicht um Produkte für Leistungsstudien handelt, müssen ein Qualitätsmanagementsystem einrichten, dokumentieren, anwenden, aufrechterhalten, ständig aktualisieren und kontinuierlich verbessern, das die Einhaltung dieser Verordnung auf die wirksamste Weise sowie auf eine der Risikoklasse und der Art des Produkts angemessene Weise gewährleistet.*" [2]

Es ist aber sinnvoll, auch die Produktion der Produkte für Leistungsstudien unter einem Qualitätsmanagementsystem stattfinden zu lassen, um nachzuweisen, dass diese Produkte in allen ihren Eigenschaften identisch sind mit den späteren kommerziellen Produkten.

Art. 57 Abs. 1 IVDR nimmt den Hersteller für Produkte für Leistungsstudien in die Pflicht:

> „*Der Hersteller gewährleistet, dass ein Produkt für Leistungsstudien den grundlegenden Sicherheits- und Leistungsanforderungen nach Anhang I in allen Punkten mit Ausnahme der von der Leistungsstudie abgedeckten Aspekte entspricht und dass bezüglich dieser Aspekte alle Vorkehrungen zum Schutz der Sicherheit und Gesundheit des Patienten, des Anwenders oder anderer Personen getroffen wurden.*" [2]

Die Leistungsbewertung selbst muss wieder als Prozess in das Qualitätsmanagementsystem des Herstellers integriert sein (Art. 10, Abs. 8, lit. f IVDR).

B.4.1.3.5 Für die Einhaltung der Regulierungsvorschriften verantwortliche Person

Die „Überwachung nach dem Inverkehrbringen" (Art. 78 IVDR) ist Aufgabe der „für die Einhaltung der Regulierungsvorschriften verantwortlichen Person" (Person Responsible for Regulatory Compliance, PRRC).

Gemäß Art. 10 (3) IVDR erhält die „verantwortliche Person" erstmalig eine Verantwortung für bestimmte Bereiche von Leistungsstudien

> „*e) für Produkte für Leistungsstudien, die im Rahmen interventioneller klinischer Leistungsstudien oder anderer für die Prüfungsteilnehmer mit Risiken verbundener Leistungsstudien verwendet werden sollen, die in Anhang XIV Abschnitt 4.1 genannte Erklärung abgegeben wird.*" [2]

Hinsichtlich der abzugebenden Erklärung ist Folgendes gefordert:

> „*1. Eine unterzeichnete Erklärung der natürlichen oder juristischen Person, die für die Herstellung des Produkts für Leistungsstudien verantwortlich ist, dass das betreffende Produkt mit Ausnahme der Punkte, die Gegenstand der klinischen Leistungsstudie sind, den grundlegenden Sicherheits- und Leistungsanforderungen gemäß Anhang I entspricht und dass hinsichtlich dieser Punkte alle Vorsichtsmaßnahmen zum Schutz der Gesundheit und der Sicherheit des Prüfungsteilnehmers getroffen wurden.*" [2]

Auch hier wird abzuklären sein, wie weitgehend diese Forderung nach Verantwortung für die Konformität der Produkte für die verantwortliche Person interpretiert und wie sie von der Verantwortung des Sponsors abgegrenzt wird, der die gesamte Verantwortung für Einleitung, Management und Aufstellung der Finanzierung der Leistungsstudie übernimmt (Art. 2 Nr. 57 IVDR).

B.4.1.3.6 Kennzeichnung

Auch bei den IVD gibt es bei der Kennzeichnung der Produkte für Leistungsstudien zu der späteren Marktversion folgende Unterschiede:

- **Kennzeichnung**: Das Produkt muss den Hinweis tragen, „*[...] dass es sich um ein „Produkt für Leistungsstudien" handelt*" (Anhang I, 20.2 e IVDR) [2].
- **Gebrauchsanweisung**: „*Hinweis, dass es sich bei dem Produkt um ein In-vitro-Diagnostikum handelt, oder, wenn es sich bei dem Produkt um ein „Produkt für Leistungsstudien" handelt, einen Hinweis auf diesen Sachverhalt.*" (Anhang I, 20.4.1 d IVDR) [2].

- **Das Produkt darf noch keine CE-Kennzeichnung tragen**: *„Mit Ausnahme von Produkten für Leistungsstudien tragen alle Produkte, die als den Anforderungen dieser Verordnung entsprechend betrachtet werden, die CE-Konformitätskennzeichnung gemäß Anhang V* (Art. 18 Abs. 1 IVDR) [2].
- Es können auch CE-gekennzeichnete Produkte zur Anwendung kommen, wenn Studien mit schon auf dem Markt befindlichen Produkten durchgeführt werden. Solche Studien dienen entweder der weitergehenden Bewertung oder der Veränderung bzw. Ausweitung der Zweckbestimmung (Art. 70 „Leistungsstudien in Bezug auf Produkte, die die CE-Kennzeichnung tragen dürfen").
- Das Produkt benötigt noch keine eindeutige Produktidentifikation im System zur eindeutigen Produktidentifikation (UDI-System – Unique Device Identification System) gem. Art. 24 IVDR.

Alle anderen Kennzeichnungsverpflichtungen bleiben aber bestehen, auch für den Umfang der Gebrauchsanweisung.

Das Anbringen aller notwendigen Informationen kann eine Herausforderung darstellen, wenn ein IVD aus vielen Bestandteilen (z. B. Fläschchen oder Vials) geringer Größe besteht, die in einem Umkarton zusammengefasst sind. Solch eine Konfiguration ist typisch für einen diagnostischen Kit. Der Hersteller hat gem. Art. 20 Abs. 9 IVDR dafür zu sorgen,

> *„[...] dass dem Produkt die Informationen gemäß Anhang I Abschnitt 20 in einer bzw. mehreren Amtssprache(n) der Union beiliegen, die von dem Mitgliedstaat, in dem das Produkt dem Anwender oder Patienten zur Verfügung gestellt wird, festgelegt wird bzw. werden. Die Angaben auf der Kennzeichnung müssen unauslöschlich, gut lesbar und für den vorgesehenen Anwender oder Patienten klar verständlich sein."* [2]

Damit werden mehrere Sprachen berücksichtigt werden müssen. Zusätzliche Anforderungen gelten für Produkte zur Eigenanwendung und patientennahe Tests. Es gibt aber auch Bestimmungen, die die Kennzeichnung erleichtern:

a. die Gebrauchsanweisung kann bei Produkten für Fachkreise („beruflicher Gebrauch") *„dem Anwender in anderer Form als in Papierform (z. B. elektronisch) bereitgestellt werden, es sein denn, das Produkt ist für patientennahe Tests vorgesehen."* (Anhang I 20.1 f IVDR [2]). Daher ist es z. B. möglich, verschiedene Sprachversionen einer Gebrauchsanweisung auf einer Webseite zum Download bereitzustellen.

b. Die vom Hersteller bereitgestellten Angaben können in Form von international anerkannten Symbolen gemacht werden. Diese Symbole sollten einer harmonisierten Norm entsprechen. Gibt es keine harmonisierte Norm für den betreffenden Bereich, sind die Symbole in der beigegebenen Produktdokumentation zu erläutern (Anhang I 20.1 h IVDR [2]). Die Verwendung von Symbolen war auch schon in der IVD-Richtlinie gleichsinnig geregelt (Anhang I B 8.2.).

Die Symbole in der harmonisieren Norm EN ISO 15223-1 [10] sind auch für IVDs anwendbar. Beispiele sind die Sanduhr für das Verfalldatum, das schwarze Fabriksymbol zur Bezeichnung des Herstellers und das Thermometersymbol für die Lagertemperatur.

B.4.1.3.7 Lagerung und Transport

In der technischen Dokumentation für IVD (Anhang II 6.3.) werden Informationen aus Stabilitätsprüfungen zur Untermauerung der Haltbarkeit gefordert. Diese müssen an mindestens 3 Chargen ermittelt worden sein. Ebenso ist die Haltbarkeit nach Anbruch zu untersuchen und in der Gebrauchsanweisung anzugeben. Explizit wird die Untersuchung der Transportstabilität gefordert bei unterschiedlichen Transportbedingungen unter Beachtung von extremen Temperaturen.

Die ISO-Norm 13485 [7] beschreibt unter 7.5.11 „Produkterhaltung", dass die Maßnahmen zur Erhaltung der Konformität des Produkts eingeführt und dokumentiert werden müssen, u. a. auch während Lagerung und Vertrieb. Gegen zu erwartende Bedingungen und Gefährdungen muss das Produkt geschützt werden, dazu dienen geeignete Verpackungen und Versandbehälter. Wenn dies allein nicht für den Produkterhalt ausreicht, müssen Anforderungen an „Sonderbedingungen" dokumentiert werden. Solche Sonderbedingungen werden wohl v. a. definierte Temperaturen darstellen, z. B. Kühllagerung bei 2–8 °C oder tiefer.

B.4.1.3.8 Dokumentation

Die sog. „technische Dokumentation" ist das zentrale Dokument über den gesamten Lebenszyklus eines IVD und enthält auch die klinische Bewertung. Der Hersteller verfasst die technische Dokumentation und hat diese auf dem neuesten Stand zu halten. Der entsprechende Abschnitt in Anhang II, Nr. 6.2 (Informationen zur klinischen Leistung und zum klinischen Nachweis. Bericht über die Leistungsbewertung) IVDR ist kurzgehalten, weil er auf Anhang XIII referenziert und festlegt, dass die Dokumente der klinischen Leistungsstudie und/oder ein ausführlicher Hinweis darauf in die technische Dokumentation aufgenommen werden.

Weitere anwendbare Vorschriften zur Dokumentation sind auch in der Norm 13485 [7] enthalten. Die Zusammenstellung von produktbezogenen Dokumenten zum Nachweis der Konformität wird dort als Medizinproduktakte (4.2.3) bezeichnet und bleibt im Detaillierungsgrad weit hinter der IVDR zurück. Es sind aber zusätzlich Vorschriften zur Lenkung von Dokumenten (4.2.4) und Aufzeichnungen (4.2.5) enthalten. Diese betreffen u. a. die Herausgabe, Aktualisierung, Verteilung, Schutz vor Verlust, Datenerhalt und Aufbewahrungsfristen von Dokumenten und Aufzeichnungen.

Literatur

[1] Verordnung (EU) 2017/745 des Europäischen Parlaments und des Rates v. 5. April 2017 über Medizinprodukte, zur Änderung der Richtlinie 2001/83/EG, der Verordnung (EG) Nr. 178/2002 und der Verordnung (EG) Nr. 1223/2009 und zur Aufhebung der Richtlinien 90/385/EWG und 93/42/EWG des Rates. ABl. L 117, 5. Mai 2017. https://eur-lex.europa.eu/eli/reg/2017/745/oj

[2] Verordnung (EU) 2017/746 des Europäischen Parlaments und des Rates v. 5. April 2017 über In-vitro-Diagnostika und zur Aufhebung der Richtlinie 98/79/EG und des Beschlusses 2010/227/EU der Kommission. ABl. L 117, 5. Mai 2017. https://eur-lex.europa.eu/eli/reg/2017/746/oj

[3] Richtlinie 98/79/EG des Europäischen Parlaments und des Rates v. 27. Oktober 1998 über In-vitro-Diagnostika. ABl. L 331, 07. Dezember 1998. https://eur-lex.europa.eu/eli/dir/1998/79/oj

[4] Klinische Prüfung von Medizinprodukten an Menschen – Gute klinische Praxis (ISO 14155:2021-05); Deutsche Fassung EN ISO 14155:2020. https://www.beuth.de/de/norm/din-en-iso-14155/336718854

[5] Gesetz zur Durchführung unionsrechtlicher Vorschriften betreffend Medizinprodukte (Medizinprodukterecht-Durchführungsgesetz - MPDG). BGBl. Jg. 2020 Teil I, S. 960.

[6] Medizinprodukte - Anwendung des Risikomanagements auf Medizinprodukte (DIN EN ISO 14971:2022-04); Deutsche Fassung EN ISO 14971:2019 + A11:2021. https://www.beuth.de/de/norm/din-en-iso-14971/348493801

[7] Medizinprodukte - Qualitätsmanagementsysteme - Anforderungen für regulatorische Zwecke. (DIN EN ISO 13485:2021-12).. https://www.beuth.de/de/norm/din-en-iso-13485/332674603

[8] Gesetz über Medizinprodukte (Medizinproduktegesetz – MPG). BGBl. Jg. 2002 Teil I, S. 3146.

[9] MDCG 2019-7 Guidance on Article 15 of the Medical Device Regulation (MDR) and in vitro Diagnostic Device Regulation (IVDR) regarding a „person responsible for regulatory compliance" (PRRC). https://ec.europa.eu/docsroom/documents/36166

[10] Medizinprodukte - Bei Aufschriften von Medizinprodukten zu verwendende Symbole, Kennzeichnung und zu liefernde Informationen – Teil 1: Allgemeine Anforderungen (DIN EN ISO 15223-1:2022-02); Deutsche Fassung der EN ISO 15223-1:2021. https://www.beuth.de/de/norm/din-en-iso-15223-1/337409967

[11] Use of Symbols to Indicate Compliance with the MDR. December 2019, Version 2.0. https://www.medtecheurope.org/wp-content/uploads/2019/05/191217_MD-labelling_Symbols-guidance_REVISED_FINAL.pdf

[12] EU-GMP-Leitfaden. EU-Leitfaden der Guten Herstellungspraxis für Arzneimittel und Wirkstoffe. https://www.bundesgesundheitsministerium.de/gmp

Der letzte Zugriff auf alle Links erfolgte am 27.11.2023.

B.4.2 Überwachende Behörde

A. Gießler

B.4.2.1 Allgemeines

Die überwachende Behörde ist auch zuständig für die Überwachung des Umgangs mit den Prüfprodukten in der Prüfstelle und beim Sponsor. Dies erfolgt i. d. R. bei einer Inspektion vor Ort. Die Überwachung bezieht sich immer auf das/die Prüfprodukt(e) und den/die Komparator(en), falls ein Komparator in der klinischen Prüfung verwendet wird. Der Begriff Komparator wird in der MDR, im MPDG und in der DIN EN ISO 14155:2021-05 verwendet, aber nur in der Norm definiert als Medizinprodukt, Therapie (z. B. aktive Behandlung, übliche klinische Praxis), ein Placebo oder keine Behandlung, das (die) in einer klinischen Prüfung in der Kontrollgruppe verwendet wird (werden) (3.12 DIN EN ISO-Norm 14155) [4]. Einfachheitshalber wird im Folgenden immer nur vom Prüfprodukt gesprochen.

Wenn die Prüfprodukte nicht mehr in der Prüfstelle sind, weil z. B. die klinische Prüfung so weit fortgeschritten ist, dass alle Prüfprodukte verwendet und/oder die restlichen Prüfprodukte an den Sponsor zurückgeschickt wurden, werden nur Teilaspekte überprüft, wie die Schulung des Personals oder der Verwendungsnachweis der Prüfprodukte.

In der DIN EN ISO-Norm 14155 heißt es in Kap. 4, I: *„Prüfprodukte müssen in Übereinstimmung mit den grundsätzlichen Prinzipien (Deklaration von Helsinki) konstruiert, hergestellt, behandelt und gelagert werden. Sie müssen in Übereinstimmung mit dem genehmigten CIP, der eine positive Stellungnahme erhalten hat, der IB (Prüferbroschüre) und der Gebrauchsanweisung des Herstellers verwendet werden."* [4].

Diese Aspekte werden bei einer Inspektion überprüft und bei Nichteinhaltung resultieren daraus Mängel.

B.4.2.2 Dokumente und Schulung des Personals

Das Handbuch des Prüfers (Investigator's Brochure/Prüferbroschüre) enthält die klinischen und nichtklinischen Angaben zum Prüfprodukt, die für die Prüfung relevant sind und zum Zeitpunkt des Antrags vorliegen (Anhang XV Kap. II Nr. 2 Verordnung (EU) 2017/745) [2]. Des Weiteren sind in diesem Abschnitt der Verordnung (EU) 2017/745 sehr detailliert die notwendigen Inhalte des Handbuchs beschrieben. Das Handbuch muss immer der Ethik-Kommission und der Bundesoberbehörde zur Genehmigung vorgelegt werden (Anhang XV Kap. II Nr. 2 Verordnung (EU) 2017/745 i.V.m. § 33 Abs. 2 Nr. 1a) MPDG [2]. Der AKEK hat am 07.07.2021 die neue Checkliste für die einzureichenden Unterlagen für klinische Prüfungen nach Art. 62 und 82 sowie 74 MDR auf seiner Homepage veröffentlicht, die im Mai 2023 aktualisiert wurde [5].

Vor Beginn der klinischen Prüfung muss der Sponsor eine Schulung der Prüfer sicherstellen, die auch die Anwendung des Prüfprodukts, den Verwendungsnachweis für das Prüfprodukt und das Handbuch beinhaltet (9.2.1 h) DIN EN ISO-Norm 14155) [4].

Bei einer Inspektion wird insbesondere überprüft,

- wann die Schulung stattfand,
- wer die Schulung durchgeführt hat,
- wer teilgenommen hat,
- welche Inhalte geschult wurden und
- wie lange die Schulung gedauert hat.

Die Schulung muss vor Einschluss des 1. Prüfungsteilnehmers stattfinden. Wenn im Laufe der klinischen Prüfung neue Mitglieder des Prüfteams dazukommen, müssen diese auch geschult werden. Im Delegation Log muss der Hauptprüfer festlegen, welche Aufgaben bez. des Prüfprodukts an welche Personen delegiert werden. Die Dokumentation dazu muss im Prüferordner abgelegt sein. Bei einer Inspektion wird immer überprüft, ob die Person für die entsprechende Aufgabe, z. B. Entgegennahme oder Anwendung des Prüfprodukts, geschult war, ob sie im Delegation Log für diese Aufgabe eingetragen wurde und ob sie diese Aufgabe ausgeführt hat und nicht eine andere Person. Wenn das nicht zutrifft, wäre das ein schwerwiegender Mangel für die Prüfstelle.

Außerdem muss das aktuelle, genehmigte Handbuch im Prüferordner abgelegt sein und allen Prüfern zur Verfügung stehen. Der Hauptprüfer muss den Erhalt des Handbuchs und aller nachfolgenden Änderungen schriftlich bestätigen (6.5 DIN EN ISO-Norm 14155) [4].

Der Sponsor ist verpflichtet das Handbuch zu aktualisieren, sobald neue Informationen zur Verfügung stehen, z. B. Änderung des Risikos, und er muss diese Änderungen begründen (6.5 DIN EN ISO-Norm 14155) [4]. Die neuen Informationen müssen den Prüfern rechtzeitig zur Verfügung gestellt werden (Kap. II Nr. 2 Verordnung (EU) 2017/745) [2]. Ob der Sponsor das Handbuch aktualisiert hat und wann und wie er es den Prüfern zur Verfügung stellt, wird bei einer Inspektion anhand der Dokumentation im TMF überprüft. Das Verfahren dazu sollte in einer SOP beschrieben sein.

Das Handbuch gehört zu den wesentlichen Dokumenten einer klinischen Prüfung, das nach Anhang E der DIN EN ISO-Norm 14155 [4] beim Sponsor und in der Prüfstelle vor und während der klinischen Prüfung vorliegen muss.

Die Gebrauchsanweisung bezeichnet die vom Hersteller zur Verfügung gestellten Informationen, in denen der Anwender über die Zweckbestimmung und korrekte Verwendung eines Produktes sowie über eventuell zu ergreifende Vorsichtsmaßnahmen unterrichtet wird (Art. 2 Nr. 14 Verordnung (EU) 2017/745) [2]. Der Anwender kann ein Prüfer oder der Prüfungsteilnehmer selbst sein.

Für Medizinprodukte der Klassen I und IIa ist eine Gebrauchsanweisung nicht notwendig, wenn die sichere Anwendung ohne Gebrauchsanweisung gewährleistet ist (Anhang I Kap. III Nr. 23.1 d Verordnung (EU) 2017/745) [2].

Für den Inhalt der Gebrauchsanweisung gibt es diverse Anforderungen im Anhang I Kap. III Nr. 23.1 und 23.4 der Verordnung (EU) 2017/745 [2]. Dieses Dokument muss der Ethik-Kommission und der Bundesoberbehörde zur Genehmigung vorgelegt werden – wenn diese Informationen vorhanden sind – als Teil des Handbuchs des Prüfers (Anhang XV Kap. II Nr. 2.2 Verordnung (EU) 2017/745) [2].

Die Gebrauchsanweisung muss in deutscher Sprache vorliegen. Nur in begründeten Fällen dürfen die Informationen auch in englischer Sprache oder einer anderen für den Anwender des Medizinproduktes leicht verständlichen Sprache zur Verfügung gestellt werden, wenn diese Informationen ausschließlich für professionelle Anwender bestimmt sind und die sicherheitsbezogenen Informationen auch in deutscher Sprache oder in der Sprache des Anwenders zur Verfügung gestellt werden (§ 8 Abs. 2 MPDG) [1]. Die Gebrauchsanweisung muss so verfasst sein, dass sie von dem vorgesehenen Anwender ohne Schwierigkeiten verstanden wird und ist ggf. mit Zeichnungen und Schaubildern zu ergänzen (Anhang I Kap. III Nr. 23.1 a Verordnung (EU) 2017/745) [2]. Die Überwachungsbehörde prüft in der Prüfstelle, ob die genehmigte Gebrauchsanweisung vorhanden ist und – soweit möglich – ob diese verstanden wird, also das Prüfprodukt entsprechend angewendet wird. Dabei wird nicht unterschieden, ob das Prüfprodukt CE-gekennzeichnet ist oder nicht.

B.4.2.3 Verwendungsnachweis für das Prüfprodukt

In der DIN EN ISO-Norm 14155 ist sehr genau beschrieben, welche Angaben der Verwendungsnachweis (Device Accountability) für das Prüfprodukt enthalten muss.

Der Sponsor muss Aufzeichnungen aufbewahren, die den Verbleib aller Prüfprodukte aus einer Lieferung an die Prüfstelle bis zur Rückführung oder Entsorgung dokumentieren. Außerdem muss er über Anweisungen zur sicheren Rückführung oder Entsorgung von Prüfprodukten, einschließlich der möglicherweise gefährlichen Produkte, verfügen und ggf. geeignete Verpackungsmaterialien zur Verfügung stellen (7.9 DIN EN ISO-Norm 14155) [4]. Diese Dokumente werden bei einer Inspektion geprüft. Die Überprüfung erstreckt sich auch auf die Qualifikation der dafür verantwortlichen Personen.

Der Hauptprüfer oder ein autorisierter Vertreter muss Aufzeichnungen aufbewahren, die Folgendes dokumentieren:

a. Name(n) der Person(en), die das Produkt erhalten, rückgeführt oder entsorgt hat/haben
b. Annahmedatum, Identifizierung und Menge jedes Prüfproduktes (Chargennummer/Seriennummer oder eindeutiger Code)

c. Verfallsdatum, sofern zutreffend

d. Datum bzw. Daten der Anwendung

e. Identifizierung des Prüfungsteilnehmers

f. sofern zutreffend, Datum der Rückführung/Explantation aus dem Prüfungsteilnehmer

g. Datum der Rückführung nicht verwendeter, verfallener oder nicht funktionsfähiger Prüfprodukte, sofern zutreffend

h. sofern zutreffend, Datum und Dokumentation der Entsorgung der Prüfprodukte nach Anweisung des Sponsors

Für den gesamten Prozess des Verwendungsnachweises müssen schriftlich niedergelegte Verfahren eingeführt werden (7.9 DIN EN ISO-Norm 14155) [4].

In der Prüfstelle wird überprüft, ob der **Verwendungsnachweis** nachvollziehbar und aktuell ist. Der tatsächliche Bestand an Prüfprodukten wird mit dieser Liste abgeglichen. Im Delegation Log muss festgelegt sein, wer für die Eingangskontrolle der Prüfprodukte und die Eintragungen in den Verwendungsnachweis verantwortlich ist. Es wird überprüft, ob diese Person entsprechend geschult wurde und die Eintragungen auch wirklich von ihr vorgenommen werden und nicht von einer anderen Person.

Selbst bei einer angekündigten Routineinspektion kommt es vor, dass der Verwendungsnachweis nicht aktuell ist, weil z. B. die dafür verantwortliche Person im Urlaub ist und der Hauptprüfer die Aufgabe nicht an ein weiteres Mitglied des Prüfteams delegiert hat. Wenn es sich um eine große Anzahl an Prüfprodukten handelt, deren Verwendung nur in den einzelnen Patientenakten nachvollzogen werden kann, kostet das bei einer Inspektion sehr viel Zeit. Das führt i. d. R. zu einem höher bewerteten Mangel und einer höheren Inspektionsgebühr für die Zeit, die der Inspektor zusätzlich investieren musste (allerdings ist die Gebührenerhebung in den Ländern unterschiedlich geregelt).

Der Sponsor muss ein Verfahren für **Notfälle** festlegen, mit dem die sofortige Identifizierung und ggf. der sofortige Rückruf der bei der Prüfung verwendeten Produkte ermöglicht werden (Art. 72 Nr. 6 Verordnung (EU) 2017/745) [2].

B.4.2.4 Kennzeichnung

Die allgemeinen Anforderungen an die vom Hersteller gelieferten Informationen zum Produkt stehen in Anhang I Kap. III Nr. 23 Verordnung (EU) 2017/745 [2]. Sie müssen die Identifizierung des Produkts und des Herstellers ermöglichen, sowie alle relevanten Informationen über die Sicherheit und Leistung des Produkts für den Anwender enthalten. Diese Angaben können auf dem Produkt selbst, auf der Verpackung oder in der Gebrauchsanweisung angebracht sein.

Unter Nr. 23.2 Verordnung (EU) 2017/745 [2] sind die Angaben für die Kennzeichnung gelistet. Die Hersteller verwenden üblicherweise Symbole, um die Informationen klar verständlich und auf minimalem Platz zu kommunizieren. Diese Symbole sind durch die DIN EN ISO-Norm 15223-1 festgelegt (▶ Kap. B.4.1.2.6). Es gibt keine gesonderten Anforderungen, wie ein Sponsor ein Prüfprodukt kennzeichnen muss. Deswegen werden die in der Verordnung genannten Anforderungen für die Kennzeichnung von Produkten auch für Prüfprodukte zugrunde gelegt. Auch die Kennzeichnung mit Symbolen wird auf Prüfprodukten angewendet.

Es wird überprüft, ob die Kennzeichnung gut lesbar und ob sie vollständig ist. Es geht z. B. nicht, dass auf einem größeren, schwer zu bewegenden Prüfprodukt die Kennzeichnung an der Rückwand oder auf dem Boden angebracht ist. Überprüft wird auch das Datum, bis zu dem eine gefahrlose Anwendung des Prüfprodukts möglich ist. Es darf nicht abgelaufen sein, auch dafür gibt es ein Symbol (Anhang I Kap. III Nr. 23.2i Verordnung (EU) 2017/745) [2].

Zusätzliche Angaben für die Sterilverpackung finden sich unter Anhang I Kap. III Nr. 23.3 Verordnung (EU) 2017/745 [2].

Wenn das Produkt lediglich für klinische Prüfungen vorgesehen ist, muss die Kennzeichnung auch die Aufschrift „ausschließlich für klinische Prüfungen" enthalten (Anhang I Kap. III Nr. 23.2 q Verordnung (EU) 2017/

745) [2]. In der Verordnung ist keine Ausnahme vorgesehen für Produkte, die die CE-Kennzeichnung haben. Diese Bezeichnung erleichtert auch die Zuordnung des Prüfprodukts zu einer klinischen Prüfung, insbesondere wenn gleiche oder sehr ähnliche Medizinprodukte in dieser Prüfstelle auch in der Routine verwendet werden.

B.4.2.5 Lagerung/Zugang

Die Lagerbedingungen für das Prüfprodukt müssen im CIP oder im Handbuch des Prüfers und in der Gebrauchsanweisung beschrieben sein. Dazu gehören Angaben zu Temperatur, Licht, Trockenheit usw. Im normativen Anhang B der DIN EN ISO-Norm 14155 [4] heißt es unter B.2 f, dass der Hersteller Lagerungs- und Handhabungsanforderungen festlegen muss.

Die Kennzeichnung muss ggf. einen Hinweis auf besondere Lagerungs- und/oder Handhabungsbedingungen enthalten (Anhang I Kap. III Nr. 23.2 k Verordnung (EU) 2017/745) [2].

Wichtig ist in der Prüfstelle, dass nicht nur ausreichende Lagerungskapazität zur Verfügung steht, sondern dass das Prüfprodukt, insbesondere das nicht CE-gekennzeichnete Prüfprodukt, unter Verschluss ist. Der Hauptprüfer muss sicherstellen, dass das Prüfprodukt ausschließlich von den im Delegation Log festgelegten autorisierten Anwendern und in Übereinstimmung mit dem CIP und der Gebrauchsanweisung verwendet wird (10.6 d DIN EN ISO-Norm 14155) [4]. Ein häufiger Mangel, der bei Inspektionen festgestellt wird, ist die freie Zugänglichkeit zum Prüfprodukt, weil es z. B. in einem nicht abgeschlossenen Schrank gelagert wird in einem Raum, zu dem viele Personen, die nichts mit der klinischen Prüfung zu tun haben, Zugang haben.

Wenn das Prüfprodukt dem Prüfungsteilnehmer mit nach Hause gegeben wird und er dieses dort verwendet oder betätigt, dann muss der Hauptprüfer den Prüfungsteilnehmer mit den erforderlichen, korrekten Anweisungen zum Gebrauch und Umgang sowie zur Lagerung und Rückführung von Prüfprodukten versehen (10.7 c DIN EN ISO-Norm 14155) [4].

B.4.2.6 In-vitro-Diagnostika

Bei der Überwachung von In-vitro-Diagnostika werden im Prinzip die gleichen Aspekte geprüft.

Oft sind die In-vitro-Diagnostika jedoch nicht in den Prüfstellen. Dort werden dann nur die Proben aus dem menschlichen Körper genommen (Blut, Urin, Gewebe usw.) und an den Sponsor oder ein Labor geschickt. Bei Leistungsstudien können auch Labore, in denen die In-vitro-Diagnostika untersucht werden, Prüfstellen sein, die der Überwachung unterliegen.

Literatur

[1] Medizinprodukterecht-Durchführungsgesetz v. 28. April 2020 (BGBl. I S. 960) – MPDG. https://www.gesetze-im-internet.de/mpdg/MPDG.pdf

[2] Verordnung (EU) 2017/745 des Europäischen Parlaments und des Rates v. 05. April 2017 über Medizinprodukte, zur Änderung der Richtlinie 2001/83/EG, der Verordnung (EG) Nr. 178/2002 und der Verordnung (EG) Nr. 1223/2009 und zur Aufhebung der Richtlinien 90/385/EWG und 93/42/EWG des Rates. https://eur-lex.europa.eu/legal-content/DE/TXT/PDF/?uri=CELEX:32017R0745&from=DE

[3] Verordnung (EU) 2017/746 des Europäischen Parlaments und des Rates v. 05. Apr. 2017 über In-vitro-Diagnostika und zur Aufhebung der Richtlinie 98/79/EG und des Beschlusses 2010/227/EU der Kommission. https://eur-lex.europa.eu/legal-content/DE/TXT/PDF/?uri=CELEX:32017R0746

[4] DIN EN ISO 14155:2021-05. Klinische Prüfung von Medizinprodukten an Menschen – Gute klinische Praxis. https://www.beuth.de/de/norm/din-en-iso-14155/336718854

[5] AKEK Checkliste_MDR_Antragsunterlagen_Stand-Mai-2023-02-0.docx, https://www.akek.de/medizinproduktegesetz-mpg/

Der letzte Zugriff auf alle Links erfolgte am 20.11.2023.

B.5 Planung und Durchführung

B.5.1 Vulnerable Personen

C. Schübel

B.5.1.1 Definition

Unter „vulnerable Personen" werden die Probanden oder Patienten verstanden, die eines besonderen Schutzes bedürfen. Der EU-Gesetzgeber hat hier 3 Personengruppen festgelegt:

- nicht einwilligungsfähige erwachsene Prüfungsteilnehmer,
- Minderjährige und
- schwangere oder stillende Frauen.

Zusätzlich zu den Bestimmungen, die gem. Art. 62 (4) MDR [1] für jeden Prüfungsteilnehmer in einer klinischen Prüfung gelten, sind für diese Personengruppen besondere Vorsichtsmaßnahmen zu treffen und die nachstehend aufgeführten **weiteren** Bestimmungen einzuhalten.

B.5.1.2 Nicht einwilligungsfähige Prüfungsteilnehmer

Nicht einwilligungsfähige Prüfungsteilnehmer dürfen gem. Art. 64 MDR [1], sofern sie ihre Einwilligung nach Aufklärung nicht **vor** Verlust ihrer Einwilligungsfähigkeit erteilt oder sie diese verweigert haben, nur dann an klinischen Prüfungen teilnehmen, wenn **alle** folgenden Voraussetzungen erfüllt sind:

a) *ihr gesetzlicher Vertreter hat eine Einwilligung nach Aufklärung erteilt;*

b) *der nicht einwilligungsfähige Prüfungsteilnehmer hat die Informationen gemäß Artikel 63 Abs. 2 MDR in einer Form erhalten, die seiner Fähigkeit, diese zu begreifen, angemessen ist;*

c) *der ausdrückliche Wunsch eines nicht einwilligungsfähigen Prüfungsteilnehmers, der in der Lage ist, sich eine Meinung zu bilden und die in Artikel 63 Abs. 2 MDR genannten Informationen zu beurteilen, die Teilnahme an der klinischen Prüfung zu verweigern oder seine Teilnahme daran zu irgendeinem Zeitpunkt zu beenden, wird vom Prüfer beachtet;*

d) *über eine Entschädigung für Ausgaben und Einkommensausfälle, die sich direkt aus der Teilnahme an der klinischen Prüfung ergeben, hinaus gibt es für die Prüfungsteilnehmer oder ihre gesetzlichen Vertreter keine finanziellen oder anderweitigen Anreize;*

e) *die klinische Prüfung ist im Hinblick auf nicht einwilligungsfähige Prüfungsteilnehmer unerlässlich und Daten von vergleichbarer Aussagekraft können nicht im Rahmen klinischer Prüfungen an einwilligungsfähigen Personen oder mittels anderer Forschungsmethoden gewonnen werden;*

f) *die klinische Prüfung steht im direkten Zusammenhang mit einem Krankheitszustand, an dem der Prüfungsteilnehmer leidet;*

g) *es gibt wissenschaftliche Gründe für die Erwartung, dass die Teilnahme an der klinischen Prüfung einen direkten Nutzen für den nicht einwilligungsfähigen Prüfungsteilnehmer zur Folge haben wird, der die Risiken und Belastungen überwiegt.* [1]

Der Prüfungsteilnehmer wird so weit wie möglich in den Einwilligungsprozess einbezogen. **Eine alleinige gruppennützige Forschung ist damit für nicht einwilligungsfähige Prüfungsteilnehmer ausgeschlossen.** Hier besteht ein Unterschied zum Vorgehen bei klinischen Prüfungen mit Arzneimitteln, bei denen der Gesetzgeber unter bestimmten Umständen Gruppennutzen zukünftig bei nicht einwilligungsfähigen Erwachsenen zulässt [3]. Dies gilt ab Wirksamwerden der Verordnung (EU) 536/2014 [4].

B.5.1.3 Klinische Prüfungen mit Minderjährigen

Gemäß Art. 65 MDR [1] dürfen klinische Prüfungen mit Minderjährigen nur dann durchgeführt werden, wenn **alle folgenden Voraussetzungen erfüllt** sind:

a) *Ihr gesetzlicher Vertreter hat eine Einwilligung nach Aufklärung erteilt;*

b) *die Minderjährigen haben von im Umgang mit Minderjährigen erfahrenen oder entsprechend ausgebildeten Prüfern oder Mitgliedern des Prüfungsteams die Informationen gemäß Artikel 63 Abs. 2 MDR in einer ihrem Alter und ihrer geistigen Reife entsprechenden Weise erhalten;*

c) *der ausdrückliche Wunsch eines Minderjährigen, der in der Lage ist, sich eine Meinung zu bilden und die in Artikel 63 Abs. 2 MDR genannten Informationen zu beurteilen, die Teilnahme an der klinischen Prüfung zu verweigern oder seine Teilnahme daran zu irgendeinem Zeitpunkt zu beenden, wird vom Prüfer beachtet;*

d) *über eine Entschädigung für Ausgaben und Einkommensausfälle, die sich direkt aus der Teilnahme an der klinischen Prüfung ergeben, hinaus gibt es für den Prüfungsteilnehmer oder seinen gesetzlichen Vertreter keine finanziellen oder anderweitigen Anreize;*

e) *Ziel der klinischen Prüfung ist die Erforschung von Behandlungen für einen Krankheitszustand, der nur Minderjährige betrifft, oder die klinische Prüfung ist zur Bestätigung von im Rahmen klinischer Prüfungen an einwilligungsfähigen Personen oder mittels anderer Forschungsmethoden gewonnener Daten in Bezug auf Minderjährige unerlässlich;*

f) *die klinische Prüfung steht entweder unmittelbar im Zusammenhang mit dem Krankheitszustand, an dem der betroffene Minderjährige leidet, oder kann aufgrund ihrer Beschaffenheit nur mit Minderjährigen durchgeführt werden;*

g) *es gibt wissenschaftliche Gründe für die Erwartung, dass die Teilnahme an der klinischen Prüfung einen direkten Nutzen für den Minderjährigen zur Folge haben wird, der die Risiken und Belastungen überwiegt;*

h) *der Minderjährige wird seinem Alter und seiner geistigen Reife entsprechend in den Prozess der Einwilligung nach Aufklärung einbezogen;*

i) *hat der Minderjährige während der klinischen Prüfung gemäß dem nationalen Recht die rechtliche Fähigkeit zur Einwilligung nach Aufklärung erreicht, so muss seine ausdrückliche Einwilligung nach Aufklärung eingeholt werden, bevor dieser Prüfungsteilnehmer die Teilnahme an der klinischen Prüfung weiterführen kann.* [1]

Die Punkte f) und g) **schließen einen alleinigen Gruppennutzen** bei Minderjährigen aus.

B.5.1.4 Klinische Prüfungen mit schwangeren oder stillenden Frauen

Klinische Prüfungen mit schwangeren oder stillenden Frauen sind in Art. 66 MDR [1] geregelt. Diese klinischen Prüfungen dürfen nur durchgeführt werden, wenn alle folgenden Voraussetzungen erfüllt sind:

a) *Die klinische Prüfung hat unter Umständen einen direkten Nutzen für die betroffene schwangere oder stillende Frau oder ihren Embryo oder Fötus oder ihr Kind nach der Geburt zur Folge, der die Risiken und Belastungen überwiegt, oder*

b) *bei Forschungsvorhaben mit stillenden Frauen wird in besonderem Maße dafür Sorge getragen, dass eine Beeinträchtigung der Gesundheit des Kindes ausgeschlossen ist, und*

c) *über eine Entschädigung für Ausgaben und Einkommensausfälle, die sich direkt aus der Teilnahme an der klinischen Prüfung ergeben, hinaus gibt es für die Prüfungsteilnehmerin keine finanziellen oder anderweitigen Anreize.* [1]

B.5.1.5 Klinische Prüfungen in Notfallsituationen

Darüber hinausgehend regelt die MDR auch klinische Prüfungen mit Prüfungsteilnehmern, bei denen aufgrund eines Notfalls kein Einverständnis eingeholt werden kann. Diese klinischen Prüfungen sollen, wenn für den medizinischen Fortschritt und die Entwicklung von Produkten erforderlich, durchgeführt werden können. Die Voraussetzungen, die **alle** erfüllt sein müssen, sind in Art. 68 MDR [1] festgelegt:

a) *Aufgrund der Dringlichkeit der Situation, die sich aus einem plötzlichen lebensbedrohlichen oder einem anderen plötzlichen schwerwiegenden Krankheitszustand ergibt, ist der Prüfungsteilnehmer nicht in der Lage, im Voraus eine Einwilligung nach Aufklärung zu erteilen und Informationen über die klinische Prüfung zu erhalten;*

b) *es gibt wissenschaftliche Gründe für die Erwartung, dass die Teilnahme des Prüfungsteilnehmers an der klinischen Prüfung potentiell einen direkten klinisch relevanten Nutzen für den Prüfungsteilnehmer zur Folge hat, mit dem eine nachweisbare gesundheitsbezogene Verbesserung erreicht wird, die das Leiden des Prüfungsteilnehmers lindert und/oder seine Gesundheit verbessert, oder mit dem die Diagnose seiner Krankheit ermöglicht wird;*

c) *es ist nicht möglich, innerhalb der für die Behandlung zur Verfügung stehenden Zeit im Vorfeld dem gesetzlichen Vertreter alle Informationen bereitzustellen und eine vorherige Einwilligung nach Aufklärung von diesem einzuholen;*

d) *der Prüfer bescheinigt, dass der Prüfungsteilnehmer nach seiner Kenntnis zuvor keine Einwände gegen die Teilnahme an der klinischen Prüfung geäußert hat;*

e) *die klinische Prüfung steht in direktem Zusammenhang mit dem Krankheitszustand des Prüfungsteilnehmers, der die Einholung der Einwilligung nach Aufklärung des Prüfungsteilnehmers oder seines gesetzlichen Vertreters nach Aufklärung und die Bereitstellung der Informationen innerhalb der für die Behandlung zur Verfügung stehenden Zeit unmöglich macht, und die klinische Prüfung kann aufgrund ihrer Art ausschließlich in Notfallsituationen durchgeführt werden;*

f) *die klinische Prüfung stellt im Vergleich zur Standardbehandlung der Krankheit des Prüfungsteilnehmers nur ein minimales Risiko und eine minimale Belastung für den Prüfungsteilnehmer dar.* [1]

Ein alleiniger Gruppennutzen ist auch bei klinischen Prüfungen in Notfallsituationen ausgeschlossen. Für den Prüfungsteilnehmer muss, wie unter Punkt b) aufgeführt, ein direkter Nutzen erwartet werden können.

Die unter Punkt d) aufgeführte Notwendigkeit, dass der Prüfarzt bestätigt, der Prüfungsteilnehmer hätte keine Einwände geäußert, wird in vielen Notfallsituation, wie z. B. der klinischen Prüfung externer Defibrillatoren, **nicht umsetzbar sein**, da hier meist kein vorheriger Kontakt mit dem Prüfungsteilnehmer bestand.

Weiter führt der Art. 68 MDR aus, dass die Einwilligung nach Aufklärung vom Prüfer unverzüglich beim Prüfungsteilnehmer oder Betreuer einzuholen ist. Sobald ein Patient im Verlauf der klinischen Prüfung wieder einwilligungsfähig wird, ist seine Einwilligung nach Aufklärung zur weiteren Teilnahme an der klinischen Prüfung einzuholen.

Sollte der gesetzliche Vertreter oder Patient retrospektiv die Einwilligung jedoch nicht erteilen, muss ihm mitgeteilt werden, dass er der Nutzung seiner Daten widersprechen kann; die gespeicherten Daten dürfen aber in diesem Fall unter bestimmten Voraussetzungen weiterhin verwendet werden (Art. 62 (5) MDR, § 29 Ziff. 2 MPDG und ► Kap. B.5.4 Planung aus Sponsorensicht).

Abschließend sei angemerkt, dass der Gesetzgeber in Deutschland festgelegt hat, dass Personen, die aufgrund einer behördlichen Anordnung oder einer gerichtlichen Anordnung oder Genehmigung freiheitsentziehend untergebracht sind, nicht in eine klinische Prüfung oder eine sonstige klinische Prüfung einbezogen werden dürfen (§ 27 MPDG [2] i. V. m. Art. 67 MDR).

Literatur

[1] Verordnung (EU) 2017/745 des Europäischen Parlaments und des Rates v. 5. April 2017 über Medizinprodukte, zur Änderung der Richtlinie 2001/83/EG, der Verordnung (EG) Nr. 178/2002 und der Verordnung (EG) Nr. 1223/2009 und zur Aufhebung der Richtlinien 90/385/EWG und 93/42/EWG des Rates. ABl. L 117 v. 5.5.2017, S. 1. https://eur-lex.europa.eu/legal-content/DE/TXT/?uri=CELEX%3A32017R0745

[2] Gesetz zur Anpassung des Medizinprodukterechts an die Verordnung (EU) 2017/745 und die Verordnung (EU) 2017/746 (Medizinprodukte-EU-Anpassungsgesetz – MPEUAnpG) – Art. 1 Gesetz zur Durchführung unionsrechtlicher Vorschriften betreffend Medizinprodukte (Medizinprodukterecht-Durchführungsgesetz – MPDG) 2. MPDG

[3] Viertes Gesetz zur Änderung arzneimittelrechtlicher und anderer Vorschriften. 20. Dez. 2016. (4. AMG-Änderungsgesetz). https://www.bgbl.de/xaver/bgbl/start.xav?startbk=Bundesanzeiger_BGBl&jumpTo=bgbl116s3048.pdf#__bgbl__%2F%2F*%5B%40attr_id%3D%27bgbl116s3048.pdf%27%5D__1608545061505

[4] Verordnung (EU) Nr. 536/2014 des Europäischen Parlaments und des Rates v. 16. April 2014 über klinische Prüfungen mit Humanarzneimitteln und zur Aufhebung der Richtlinie 2001/20/EG (ABl. L 158 v. 27.05.2014, S. 1), zuletzt geändert am 17.11.2016

Der letzte Zugriff auf alle Links erfolgte am 24.11.2023.

B.5.2 Vigilanz für Medizinprodukte

C. Schübel

B.5.2.1 Definitionen

Für die Durchführung der Vigilanz durch den Sponsor einer klinischen Prüfung oder Hersteller eines Medizinproduktes gelten folgende Definitionen (Art. 2 MDR [1]):

- ***'unerwünschtes Ereignis'*** *bezeichnet ein nachteiliges medizinisches Ereignis, eine nicht vorgesehene Erkrankung oder Verletzung oder nachteilige klinische Symptome, einschließlich anormaler Laborbefunde, bei Prüfungsteilnehmern, Anwendern oder anderen Personen im Rahmen einer klinischen Prüfung, auch wenn diese nicht mit dem Prüfprodukt zusammenhängen* (Art. 2 Nr. 57 MDR [1]);
- ***'schwerwiegendes unerwünschtes Ereignis'*** *bezeichnet ein unerwünschtes Ereignis, das eine der nachstehenden Folgen hatte:*
  - *a) Tod,*
  - *b) schwerwiegende Verschlechterung des Gesundheitszustands des Prüfungsteilnehmers, die ihrerseits eine der nachstehenden Folgen hatte:*
    - *i) lebensbedrohliche Erkrankung oder Verletzung,*
    - *ii) bleibender Körperschaden oder dauerhafte Beeinträchtigung einer Körperfunktion,*
    - *ii) stationäre Behandlung oder Verlängerung der stationären Behandlung des Patienten,*
    - *iv) medizinische oder chirurgische Intervention zur Verhinderung einer lebensbedrohlichen Erkrankung oder Verletzung oder eines bleibenden Körperschadens oder einer dauerhaften Beeinträchtigung einer Körperfunktion,*
    - *v) chronische Erkrankung,*
  - *c) fötale Gefährdung, Tod des Fötus oder kongenitale körperliche oder geistige Beeinträchtigungen oder Geburtsfehler* (Art. 2 Nr. 58 MDR [1]);
- ***'Vorkommnis'*** *bezeichnet eine Fehlfunktion oder Verschlechterung der Eigenschaften oder Leistung eines bereits auf dem Markt bereitgestellten Produkts, einschließlich Anwendungsfehlern aufgrund ergonomischer Merkmale, sowie eine Unzulänglichkeit der vom Hersteller bereitgestellten Informationen oder eine unerwünschte Nebenwirkung* (Art. 2 Nr. 64 MDR [1]);
- ***'schwerwiegendes Vorkommnis'*** *bezeichnet ein Vorkommnis, das direkt oder indirekt eine der nachstehenden Folgen hatte, hätte haben können oder haben könnte:*

a) *den Tod eines Patienten, Anwenders oder einer anderen Person,*

b) *die vorübergehende oder dauerhafte schwerwiegende Verschlechterung des Gesundheitszustands eines Patienten, Anwenders oder anderer Personen,*

c) *eine schwerwiegende Gefahr für die öffentliche Gesundheit* (Art. 2 Nr. 65 MDR [1]);

- ***'schwerwiegende Gefahr für die öffentliche Gesundheit'*** *bezeichnet ein Ereignis, das das unmittelbare Risiko des Todes, einer schwerwiegenden Verschlechterung des Gesundheitszustands einer Person oder einer schweren Erkrankung, die sofortige Abhilfemaßnahmen erfordert, bergen könnte, und das eine signifikante Morbidität oder Mortalität bei Menschen verursachen kann oder das für einen bestimmten Ort und eine bestimmte Zeit ungewöhnlich oder unerwartet ist* (Art. 2 Nr. 66 MDR [1]).

B.5.2.2 Vigilanz für nicht zertifizierte Medizinprodukte

Der Sponsor führt vollständige Aufzeichnungen über alle folgenden Elemente (Art. 80 (1) MDR [1]):

- Unerwünschte Ereignisse aller Arten, die im klinischen Prüfplan als entscheidend für die Bewertung der Ergebnisse dieser klinischen Prüfung bezeichnet wurden,
- alle schwerwiegenden unerwünschten Ereignisse,
- jeden Produktmangel, der bei Ausbleiben angemessener Maßnahmen oder eines Eingriffs oder unter weniger günstigen Umständen zu schwerwiegenden unerwünschten Ereignissen hätte führen können,
- alle neuen Erkenntnisse in Bezug auf ein o. g. Ereignis.

Meldeverpflichtungen von Prüfer oder Hauptprüfer

Der Prüfer oder Hauptprüfer meldet gem. § 62 Medizinprodukterecht-Durchführungsgesetz (MPDG) [4] dem Sponsor einer klinischen Prüfung unverzüglich:

- Jede Art von unerwünschten Ereignissen und
- jeden Produktmangel, der bei Ausbleiben angemessener Maßnahmen oder eines Eingriffs oder unter weniger günstigen Umständen zu unerwünschten Ereignissen hätte führen können.

Weiterhin tragen Prüfer und Hauptprüfer dafür Sorge, dass

- Prüfprodukte, die im Verdacht stehen, ein schwerwiegendes unerwünschtes Ereignis verursacht zu haben, nicht verworfen werden, bevor die Bewertung der zuständigen Bundesoberbehörde abgeschlossen ist. Dies schließt nicht aus, dass sie das Prüfprodukt dem Hersteller oder Sponsor zum Zwecke der Untersuchung überlassen (§ 62 Abs. 2 MPDG [4]).

Meldeverpflichtungen des Sponsors

Der Sponsor ist verpflichtet sicherzustellen, dass unerwünschte Ereignisse, schwerwiegende unerwünschte Ereignisse und Vorkommnisse einer klinischen Prüfung durch die Prüfstellen gemeldet werden. Die entsprechenden Verfahren sind im Prüfplan festzulegen (▶ Kap. B.5.4 Planung aus Sponsorensicht). Die Einhaltung dieser Verfahren ist durch das Monitoring und durch Audits zu kontrollieren (▶ Kap. A.7.4 Planung aus Sponsorensicht). Der Sponsor meldet unverzüglich allen Mitgliedstaaten, in denen die klinische Prüfung durchgeführt wird (Art. 80 (2) MDR [1]):

- jedes schwerwiegende unerwünschte Ereignis, das einen Kausalzusammenhang mit dem Prüfprodukt, dem Komparator oder dem Prüfverfahren aufweist oder bei dem ein Kausalzusammenhang durchaus möglich erscheint,
- jeden Produktmangel, der bei Ausbleiben angemessener Maßnahmen oder eines Eingriffs oder unter weniger günstigen Umständen zu schwerwiegenden unerwünschten Ereignissen hätte führen können und
- alle neuen Erkenntnisse in Bezug auf ein gemeldetes Ereignis.

Die Frist, innerhalb deren die Meldung zu erfolgen hat, hängt von der Schwere des Ereignisses ab. Falls notwendig und um eine zügige Meldung sicherzustellen, kann der Sponsor zunächst eine unvollständige Meldung übermitteln und dieser dann die vollständige Meldung folgen lassen. Auf Ersuchen jedes Mitgliedstaates, in dem die klinische Prüfung durchgeführt wird, stellt der Sponsor alle o. g. Informationen zur Verfügung.

Weitere ausführenden Bestimmungen finden sich in dem MDCG-Dokument 2020-10/1 (Safety reporting in clinical investigations of medical devices under the Regulation (EU) 2017/745) und dem MDCG-Dokument 2023-3 (Questions and Answers on vigilance terms and concepts as outlined in the Regulation (EU) 2017/745 on medical devices).

Neben Definitionen und Erklärungen zu Meldeverfahren sollen folgende Fristen für Meldungen in klinischen Prüfungen gelten (MDCG 2020-10/1):

Für alle meldepflichtigen Ereignisse, die auf ein unmittelbares Risiko des Todes, einer schweren Verletzung oder einer schweren Erkrankung hinweisen und die unverzüglichen Maßnahmen für andere Patienten/Probanden, Anwender oder andere Personen oder eine neue Erkenntnis erfordern, gilt: Unverzüglich, jedoch nicht später als spätestens 2 Kalendertage, nachdem der Sponsor Kenntnis erhalten hat.

Für alle anderen meldepflichtigen Ereignisse gemäß Abschnitt 5 oder ein neuer Befund bzw. eine Aktualisierung desselben gilt: Unverzüglich, jedoch nicht später als 7 Kalendertage nachdem der Sponsor Kenntnis erhalten hat.

Der Sponsor meldet den Mitgliedstaaten, in denen die klinische Prüfung durchgeführt wird, außerdem jedes der o. g. meldepflichtigen Ereignisse, das in Drittländern vorgekommen ist, in denen eine klinische Prüfung nach dem gleichen klinischen Prüfplan stattfindet (Art. 80 (3) MDR [1]).

Die Meldungen erfolgen künftig über die EUDAMED Datenbank.

Bis die Funktionsfähigkeit der EUDAMED-Datenbank gegeben ist, hat für alle klinischen Prüfungen, die bei der Bundesoberbehörde (BfArM) beantragt oder angezeigt werden müssen, die Meldung von schwerwiegenden unerwünschten Ereignissen (SAEs) und Produktmängeln nach Vorgabe der europäischen Verordnung 2017/745 (MDR) in Verbindung mit dem Medizinprodukterecht-Durchführungsgesetz (MPDG) zu erfolgen.

Bis dahin gelten aktuell die folgenden Vorgaben:

Es ist die MDCG-SAE-Sammeltabelle aus dem Anhang der MDCG-Leitlinie „Guidance on safety reporting in clinical investigations" als Ersatz für die MEDDEV-SAE-Sammeltabelle zu verwenden.

Für SAEs aus deutschen Prüfstellen ist auch weiterhin das SAE-Einzelmeldeformular des BfArM zu nutzen.

Das BfArM erwartet darüber hinaus unverändert die vierteljährliche zusammenfassende SAE-Bewertung.

Für klinische Prüfungen **vor Zertifizierung** ist eine für die *„Einhaltung der Regulierungsvorschriften verantwortliche Person"* gem. Art. 15 MDR [1], **nicht** gefordert. Die Meldung u. a. von schwerwiegenden unerwünschten Ereignissen (SAE) muss aber durch den Sponsor gewährleistet sein.

B.5.2.3 Vigilanz für Medizinprodukte im Rahmen von PMCF-Studien

Für klinische Prüfungen mit bereits zertifizierten Produkten, die im Rahmen der klinischen Nachbeobachtung und somit im Rahmen ihrer Zweckbestimmung durchgeführt werden, gelten die gleichen Vigilanzbestimmungen, wie für alle Produkte, die sich in der Vermarktungsphase befinden (Art. 74 MDR [1]).

Hier sind **schwerwiegende Vorkommnisse** zu melden und ebenfalls Sicherheitskorrekturmaßnahmen auszuführen. Vorkommnisse unterliegen einem Trendreporting an die zuständige nationale Behörde – in Deutschland das BfArM –, wenn sich eine Veränderung des Risiko-Nutzen-Verhältnisses ergibt. Die entsprechenden Meldeformulare sind durch MEDDEV-Guidance-Dokumente [2] – derzeit nur für die Medizinprodukterichtlinien 93/42/EWG und 90/385/EWG verbindlich – festgelegt. Die Anforderungen über die Meldung sicherheitsrelevanter Ereignisse sind seit Oktober 2022 durch die Guidance-Dokumente MDCG 2020-10/1 rev 1 und MDCG 2020-10/2 rev 1 weiter geregelt und ein Berichtsformular wird bereitgestellt [3].

Für solche Studien der klinischen Nachbeobachtung ist die für die **„Einhaltung der Regulierungsvorschriften verantwortliche Person"** (Person Responsible for Regulatory Compliance, PRRC) (Art. 15 MDR [1]) verantwortlich. Ein **Hersteller** muss über eine solche „verantwortliche Person" verfügen. Zu deren Verantwortlichkeiten gehören u. a.

- die Verpflichtungen zur Überwachung nach dem Inverkehrbringen,

- die Einhaltung der Berichtspflichten bez. der Vigilanz (Art. 87–91 MDR [1]) und
- dass im Fall von Prüfprodukten die Erklärung bez. der grundlegenden Sicherheits- und Leistungsanforderungen (gem. Anhang XV Kap. II Abschn. 4.1 MDR [1]) abgegeben wird.

Die Einsetzung einer verantwortlichen Person für die Einhaltung der Regulierungsvorschriften ist somit nur erforderlich für **Hersteller**, nicht für Sponsoren, die keine Hersteller sind.

B.5.2.4 Vigilanz im Rahmen „sonstiger klinischer Prüfungen"

Der EU-Gesetzgeber wollte auch solche klinischen Prüfungen mit Medizinprodukten regeln, die nicht zu den Zwecken der Prüfung oder Bestätigung der Konformität durchgeführt werden, sondern Forschungsvorhaben, z. B. in Universitäten, sind. Dazu definierte er die „sonstigen klinischen Prüfungen" und legte hierzu Mindestanforderungen fest (▶ Kap. B.2.1 und ▶ Kap. B.2.2). Zusätzlich ist geregelt, dass jeder Mitgliedstaat für ihn geeignete Anforderungen festlegen kann, um *„die Rechte, die Sicherheit, die Würde und das Wohl der Prüfungsteilnehmer zu schützen und die Einhaltung wissenschaftlicher und ethischer Grundsätze zu gewährleisten"* (Art. 82, MDR) [1].

Dies ist mit dem MPDG [4] erfolgt:

- § 63 MPDG legt fest, dass auch bei „sonstigen klinischen Prüfungen" der Prüfer oder Hauptprüfer jegliche unerwünschten Ereignisse oder einen Produktmangel an den Sponsor zur weiteren Bewertung zu melden hat.

Der Sponsor „sonstiger klinischer Prüfungen" meldet gem. § 64 Abs. 1 MPDG über das Deutsche Medizinprodukteinformations- und Datenbanksystem der zuständigen BOB (BfArM) unverzüglich

- jedes schwerwiegende unerwünschte Ereignis, das einen Kausalzusammenhang mit dem Prüfprodukt, dem Komparator oder dem Prüfverfahren aufweist oder bei dem ein Kausalzusammenhang durchaus möglich erscheint,
- jeden Produktmangel, der bei Ausbleiben angemessener Maßnahmen oder eines Eingriffs oder unter weniger günstigen Umständen zu schwerwiegenden unerwünschten Ereignissen hätte führen können
- Die Melde- und Mitteilungspflichten gelten jedoch nicht für die sonstigen klinischen Prüfungen, bei denen die prüfungsbezogene Verwendung des Produktes im Rahmen seiner von der CE-Kennzeichnung umfassten Zweckbestimmung erfolgt, und bei denen die Prüfungsteilnehmer über die normalen Verwendungsbedingungen des Produktes hinaus keinen zusätzlichen invasiven oder belastenden Verfahren unterzogen werden (MPDG § 64 (4)). Dies betrifft aber nicht sonstige klinische Prüfungen nach MPDG § 47 (3), d. h. sonstige klinische Prüfungen mit Medizinprodukten innerhalb ihrer Zweckbestimmung und ohne zusätzliche invasive oder belastende Verfahren. Hier gelten die Meldepflichten wie für jedes andere auf dem Markt befindliche, zertifizierte Medizinprodukte auch.

Literatur

[1] Verordnung (EU) 2017/745 des Europäischen Parlaments und des Rates v. 5. April 2017 über Medizinprodukte, zur Änderung der Richtlinie 2001/83/EG, der Verordnung (EG) Nr. 178/2002 und der Verordnung (EG) Nr. 1223/2009 und zur Aufhebung der Richtlinien 90/385/EWG und 93/42/EWG des Rates. ABl. L 117 v. 5.5.2017, S. 1 https://eur-lex.europa.eu/legal-content/DE/TXT/?uri=CELEX%3A32017R0745

[2] Guidance MEDDEVs. https://ec.europa.eu/health/sites/health/files/md_sector/docs/md_guidance_meddevs.pdf

[3] Guidance - MDCG endorsed documents and other guidance (europa.eu): MDCG 2020-10/1rev1, MDCG 2020-10/2rev1 - Guidance on **safety reporting** in clinical investigations, Appendix: Clinical investigation summary safety report form

[4] Gesetz zur Anpassung des Medizinprodukterechts an die Verordnung (EU) 2017/745 und die Verordnung (EU) 2017/746 (Medizinprodukte-EU-Anpassungsgesetz – MPEUAnpG) – Art. 1 Gesetz zur Durchführung unionsrechtlicher Vorschriften betreffend Medizinprodukte (Medizinprodukterecht-Durchführungsgesetz – MPDG)

[5] MDCG 2023-3 Questions and Answers on vigilance terms and concepts as outlined in the Regulation (EU) 2017/745 on medical devices. February 2023. https://health.ec.europa.eu/system/files/2023-02/mdcg_2023-3_en_0.pdf

Der letzte Zugriff auf alle Links erfolgte am 24.11.2023.

B.5.3 Qualitätsmanagement

Monitoring, Audits und DIN-EN-ISO-Normen

J. Peters

B.5.3.1 Einleitung

Zunächst wird auf die Ausführungen zum Qualitätsmanagement (QM) in klinischen Prüfungen mit Arzneimitteln sowie den dortigen Erläuterungen zum Monitoring verwiesen (▶ Kap. A.7.3 Qualitätsmanagement). Diese sind in ihren Grundsätzen auf klinische Prüfungen und sonstigen klinischen Prüfungen mit Medizinprodukten übertragbar. Die nachfolgenden Darstellungen ergänzen die Anforderungen an das QM in klinischen Prüfungen um die Besonderheiten bei Medizinprodukten, die – produktspezifisch bedingt – auf den Unterschieden zwischen klinischen Prüfungen von Arzneimitteln und denen mit Medizinprodukten beruhen. Auch für Medizinprodukte gilt, dass klinische Daten nur dann aussagekräftig sind, wenn sie nach definierten Qualitätsstandards erhoben wurden. Das Ziel muss auch bei den klinischen Prüfungen mit Medizinprodukten die Sicherstellung sein, dass die klinische Prüfung qualitätsgesichert geplant, durchgeführt und überwacht wird. Daten sind stets gemäß den Vorgaben des Qualitätsmanagementsystems (QMS) zu erfassen, zu dokumentieren, auszuwerten, weiterzugeben und zu archivieren. Wie bei der klinischen Prüfung von Humanarzneimitteln, gehören das Monitoring und die Durchführung von Audits auch bei klinischen Prüfungen von Medizinprodukten zu den wichtigen Maßnahmen einer effektiven Qualitätssicherung.

Dafür sind die verschiedenen Vorgaben aus dem Arzneimittelbereich durchaus übertragbar, z. B. ICH E6(R3) [1] oder auch die „Guideline on the content, management and archiving of the clinical trial master file (paper and/ or electronic)" [2] (▶ Kap. C.4 Validierung von computergestützten Systemen).

B.5.3.2 Qualitätsmanagementsystem (QMS) und QM-Prozesse

Die Verordnung (EU) 2017/745 über Medizinprodukte (MDR) [3] fordert grundsätzlich ein QMS für einen Hersteller. So legt die Verordnung z. B. in Art. 10 Abs. 9 „Allgemeine Pflichten der Hersteller" fest:

> *„Die Hersteller von Produkten, bei denen es sich* **nicht um Prüfprodukte** *handelt, müssen ein Qualitätsmanagementsystem einrichten, dokumentieren, anwenden, aufrechterhalten, ständig aktualisieren und kontinuierlich verbessern, das die Einhaltung dieser Verordnung auf die wirksamste Weise sowie einer der Risikoklasse und der Art des Produkts angemessenen Weise gewährleistet."* [3] [Hervorhebung d. d. Verf.]

Spezifisch für die „Durchführung klinischer Prüfungen" legt Art. 72 Abs. 2 MDR [3] fest:

> *„Um sich zu vergewissern, dass die Rechte, die Sicherheit und das Wohl der Prüfungsteilnehmer geschützt sowie die gemeldeten Daten verlässlich und belastbar sind und die Durchführung der klinischen Prüfung gemäß den Anforderungen dieser Verordnung erfolgt,* **gewährleistet der Sponsor eine angemessene Überwachung der Durchführung der klinischen Prüfung.** *Der Sponsor legt Ausmaß und Art der Überwachung auf der Grundlage einer Bewertung fest, die sämtliche Merkmale der klinischen Prüfung und insbesondere Folgendes berücksichtigt […]"* [3] [Hervorhebung d. d. Verf.]

Somit bezieht sich die Verpflichtung zur Einrichtung eines QMS zwar nicht explizit auf die Durchführung klinischer Prüfungen mit Medizinprodukten, aber um eine qualitätsgesicherte Durchführung einer klinischen Prüfung zu gewährleisten, sollte auch dort ein der jeweiligen klinischen Prüfung angemessenes QMS Anwendung finden und aufrecht gehalten werden.

Dies sollte auch bei der Durchführung „sonstiger klinischer Prüfungen" gem. Art. 82 MDR [3] berücksichtigt werden.

DIN EN ISO-Normen zum Qualitätsmanagement in klinischen Prüfungen und sonstigen klinischen Prüfungen

DIN EN ISO-Normen haben grundsätzlich empfehlenden Charakter, sofern sie nicht als „harmonisierte Normen" gesetzlich verbindlich gemacht werden. Artikel 8 Abs. 1 der Verordnung (EU) 2017/745 [3] nimmt auch im Hinblick auf die Durchführung klinischer Prüfungen Bezug auf die Einhaltung harmonisierter Normen, womit deren Anwendung verbindlich festgeschrieben werden kann. Voraussetzung hierfür ist aber, dass die Fundstellen der harmonisierten Normen im Amtsblatt der Europäischen Union veröffentlicht sind. Die vorhandenen harmonisierten Normen sind gemäß Durchführungsbeschluss der Kommission vom 24. März 2020 ausdrücklich nur im Rahmen der Richtlinie 93/42/EWG verbindlich und nicht für die MDR [9]. Dies gilt auch für die nachstehend genannten Normen.

Medizinprodukte-Norm für Qualitätsmanagementsysteme

Qualitätsmanagementprozesse für klinische Prüfungen können in die entsprechenden Teilbereiche des allgemeinen QMS des Sponsors des Medizinprodukts integriert werden. Dabei sollte sich das QMS an den einschlägigen Vorgaben der folgenden Norm orientieren:

Medizinprodukte – Qualitätsmanagementsysteme – Anforderungen für regulatorische Zwecke
ISO 13485:2021-12 [4]

Von Bedeutung ist auch, dass Qualitätsmanagementprozesse in klinischen Prüfungen nicht Teil der Verfahren sind, die von dieser Norm explizit eingefordert werden. Die ISO-Norm 13485 [4] macht Vorgaben für das gesamte QMS eines Medizinprodukteherstellers und des Lebenszyklus eines Medizinproduktes. Es gibt somit in dieser Norm keine spezifischen Vorgaben für klinische Prüfungen, Qualitätsmanagementprozesse sind aber im Sinn der oben zitierten Verpflichtung des Sponsors zur „Überwachung der klinischen Prüfung" erforderlich (Art. 72 MDR [3]). Daher werden diejenigen inhaltlichen Vorgaben dieser ISO-Norm im Folgenden zusammengefasst wiedergegeben, die für das Qualitätsmanagement in klinischen Prüfungen mit Medizinprodukten – ggf. angepasst und risikogestuft – Verwendung finden können.

Soll ein definierter Normenentwurf in einer klinischen Prüfung Anwendung finden, wird empfohlen, dies in Schriftform vertraglich zwischen Auftraggeber und Auftragnehmer und mit Verweis auf das Ausgabedatum der Norm zu vereinbaren.

Medizinprodukte-Norm für klinische Prüfungen (GCP)

Weiterhin ist für die Durchführung klinischer Prüfungen von Medizinprodukten folgende Norm von Bedeutung:

Klinische Prüfung von Medizinprodukten an Menschen – Gute klinische Praxis
ISO 14155: 2021-05 [6]

Als harmonisierte Norm in ihrer jeweils aktualisierten Version wird sie für klinische Prüfungen zur Konformitätsbewertung gem. Art. 62 Verordnung (EU) 2017/745 i. V. m. Art. 8 der genannten Verordnung mitanzuwenden sein, sobald diese Norm mit einem entsprechenden Hinweis im Amtsblatt der Europäischen Union veröffentlicht ist. Nach einer dahin gehenden Veröffentlichung wird die Konformität mit den Anforderungen der Verordnung (EU) 2017/745 angenommen, wenn u. a. die klinische Prüfung, die klinische Bewertung oder die klinische Nachbeobachtung nach dem Inverkehrbringen in Übereinstimmung mit den jeweiligen Normen oder Teilen davon erfolgte (Art. 8 „Anwendung harmonisierter Normen"). Allerdings ist zu empfehlen, diese Norm auch ohne Veröffentlichung – als den allgemein anerkannten Stand der wissenschaftlichen Erkenntnisse und der Technik – angemessen zu berücksichtigten. Dies auch im Hinblick auf Art. 71 Abs. 3 Verordnung (EU) 2017/745, wonach die Mitgliedstaaten bei einem Antrag auf eine klinische Prüfung z. B. prüfen, dass die klinische Prüfung so angelegt ist, dass eine angemessene Risikominimierung erfolgt. Dabei sind die anwendbaren gemeinsamen Spezifikationen (GS) bzw. harmonisierte Normen einzubeziehen.

Gleiches gilt für klinische Prüfungen mit CE-gekennzeichneten Produkten, in denen invasive oder belastende Verfahren zur Anwendung kommen oder die außerhalb der Zweckbestimmung durchgeführt werden (Art. 74 Verordnung (EU) 2017/745 [3]).

Sonstige klinische Prüfungen innerhalb der Zweckbestimmung und ohne zusätzlich belastende oder invasive Verfahren

Dies sind klinische Prüfungen gem. Art. 82 MDR, die nicht zum Nachweis der Konformität von einem Hersteller gem. Art. 62 Abs. 1 MDR durchgeführt werden. Hier legt § 47 (7) MPDG fest, dass für diese klinischen Prüfungen die Anforderungen des Art. 82 Abs. 1 MDR **nicht** gelten (▶ Kap. B.2.1 und ▶ Kap. B.2.2). Aber auch für solche klinischen Prüfungen ist zu empfehlen, den allgemein anerkannten Stand der wissenschaftlichen Erkenntnisse und der Technik – wie er sich in Normen darstellt – angemessen zu berücksichtigen.

Die ISO 14155 [6] sollte daher derzeit als empfehlende Norm von Sponsoren zur Planung und Durchführung klinischer Prüfungen sowie sonstiger klinischer Prüfungen von Medizinprodukten herangezogen werden. Das setzt aber voraus, dass parallel dazu die gesetzlichen Vorschriften der Verordnung (EU) 2017/745 sowie des MPDG [7] eingehalten werden. Die Norm geht in Kap. 9 „Verantwortlichkeiten des Sponsors" auch auf die Notwendigkeit ein, dass bei Prozessen in klinischen Prüfungen Qualitätsmanagementprinzipien angewendet werden müssen, um sicherzustellen, dass die klinische Prüfung entsprechend den Vorgaben geplant, durchgeführt und überwacht wird. Weiterhin wird festgelegt, dass schriftliche klinische Qualitätsmanagementverfahren einzuführen und dauerhaft anzuwenden sind. Dabei weist diese Norm auch auf die Berücksichtigung der ISO 13485 [4] hin.

Die Daten klinischer Prüfungen, die gemäß den Gesetzesanforderungen und unter Berücksichtigung dieser beiden Normen erhoben werden, sind allgemein als Daten zu betrachten, die die erforderliche Qualität und Aussagekraft im Sinne einer guten klinischen Praxis aufweisen.

Bei Einhaltung der gesetzlichen Vorschriften des Medizinprodukterechts und der genannten Normen ist immer zu beachten, dass an vielen Stellen Übereinstimmung besteht, aber im Hinblick auf neue Regelungen in der MDR [3] möglicherweise auch Abweichungen von der Norm zu berücksichtigen sind. Weiterhin ist zu prüfen, ob studienbedingte Abweichungen von der Norm erforderlich sind. Diese Abweichungen gilt es vorab zu identifizieren und das jeweilige Vorgehen zu begründen, wobei die gesetzlichen Bestimmungen Vorrang haben. Die Abweichungen sind daraufhin in der jeweiligen klinischen Prüfung entsprechend zu beachten und umzusetzen.

Nachfolgend sind diejenigen Angaben aus den beiden ISO-Normen (13485 [4] und 14155 [6]) dargestellt, die grundsätzlich in klinische Prüfungen mit Medizinprodukten Verwendung finden können.

B.5.3.3 Allgemeine Anforderungen an ein Qualitätsmanagementsystem (QMS)

Allgemeine Anforderungen an das QMS finden sich insbesondere in Kap. 4.1 DIN EN ISO 13485 [4]. Demnach muss der Hersteller und somit auch der Sponsor ein QMS einrichten, es dokumentieren und dessen Wirksamkeit für die Dauer klinischer Prüfungen bzw. sogar während des Lebenszyklus seines Produktes aufrechterhalten. Dabei muss für dieses System jede Anforderung, jedes Verfahren, jede Tätigkeit oder Regelung schriftlich erstellt, implementiert und aufrechterhalten werden, die nach dieser Norm oder anwendbaren regulatorischen Anforderungen auch entsprechend zu dokumentieren sind. Auch müssen die Rollen der am QMS Beteiligten dokumentiert werden, die unter den anwendbaren regulatorischen Anforderungen übernommen werden.

Es sind zudem nach diesen allgemeinen Anforderungen Prozesse festzulegen, die für das QMS benötigt werden. Für die Durchführung dieser QMS-Prozesse ist vom Sponsor ein risikobasierter Ansatz für deren Lenkung anzuwenden. Es sollte eine Abfolge und Wechselwirkung dieser Prozesse festgelegt und beschrieben werden.

Für jeden Prozess des QMS sind die erforderlichen Kriterien und Methoden festzulegen, um das wirksame Durchführen und Lenken dieser Prozesse sicherzustellen. Außerdem ist dafür die Verfügbarkeit von Ressourcen und Informationen sicherzustellen, die zur Durchführung und Überwachung dieser Prozesse benötigt werden. Zudem sind erforderliche Maßnahmen zu implementieren, um die geplanten QMS-Ergebnisse zu erreichen sowie die Wirksamkeit dieser QMS-Prozesse aufrechtzuerhalten. Des Weiteren müssen diese Prozesse ausreichend überwacht, gemessen und analysiert werden. Zudem sind Aufzeichnungen bzw. Dokumentationen zu erstellen, um die Übereinstimmung mit diesen Normen und den anwendbaren regulatorischen Anforderungen darlegen zu können. Abweichungen sollen in diesem Zusammenhang stets dokumentiert und begründet werden.

B.5.3.4 Verfahrensanweisungen, Standard Operating Procedures (SOPs)

Sponsoreigene Vorgaben und Abläufe für die Umsetzung eines QMS in die Praxis klinischer Prüfungen müssen wie auch die QM-Vorgaben für andere Prozesse hinsichtlich Entwicklung, Herstellung und Überwachung im Markt nach Zulassung befindlicher Medizinprodukte dokumentiert sein (Kap. 4.2.1 ISO 13485 [4]). Dazu können Verfahrensanweisungen (VA) bzw. Standard Operating Procedures (SOPs) verwendet werden. Diese schriftlich fixierten Verfahrensvorgaben sollten dann auch dauerhaft angewendet werden. Darin sollte die Rollenverteilung bei der Realisierung des QM beschrieben sein, ebenso wer dabei

- welche Tätigkeiten,
- auf welche Art und Weise,
- mit welchen Instrumenten,
- zu welchem Zeitpunkt und
- mit welchem Ziel durchführt.

Es sollte auch festgelegt werden, aus welchem Ergebnis bestimmte Konsequenzen und Schlussfolgerungen gezogen werden (Corrective and Preventive Action, CAPAs). Ablaufdiagramme eignen sich in diesem Zusammenhang für einen schnellen Überblick. Abweichungen von den Anforderungen einer SOP sollten stets begründet und dokumentiert werden.

Validierung von Software für das Qualitätsmanagement

Software für den Einsatz innerhalb des QMS ist vor ihrem Einsatz gem. Kap. 4.1.6 ISO 13485 [4] zu validieren. Die Validierung, deren Ergebnisse und daraus resultierende Erkenntnisse und Schritte sind zu dokumentieren. Die entsprechende Dokumentation ist zu archivieren. Die Archivierungsfristen sollten sich an den allgemeinen Fristen in klinischen Prüfungen orientieren.

B.5.3.5 Allgemeine Anforderungen an die Dokumentation

Anforderungen an die Dokumentation finden sich in Kap. 4.2.1 ISO 13485 [4]. Dokumente für das QMS sollten bez. ihrer Angemessenheit, Richtigkeit und Anwendbarkeit vor ihrer Herausgabe bewertet und genehmigt werden. Sie sind bei Bedarf zu aktualisieren und erneut zu genehmigen. Es sollte dabei sichergestellt werden, dass der aktuelle Überarbeitungsstatus und die Änderungen von Dokumenten leicht identifiziert werden können. Zudem ist sicherzustellen, dass gültige Fassungen anwendbarer Dokumente an den jeweiligen Einsatzorten verfügbar sind. Prinzipiell muss sichergestellt werden, dass Dokumente lesbar, leicht identifizierbar und wieder auffindbar sind.

Es ist auch sicherzustellen, dass Dokumente externer Herkunft, die der Sponsor als notwendig für die Planung und den Betrieb des QMS bestimmt hat, identifiziert werden und ihre Verteilung innerhalb der jeweiligen Strukturen der klinischen Prüfung bzw. des beteiligten Herstellers gelenkt wird. Weiterhin ist dafür Sorge zu tragen, dass ein teilweiser Verlust oder auch ein Totalverlust von Dokumenten vermieden wird. Ebenso wichtig ist es, die nicht vorgesehene Verwendung veralteter Dokumente zu unterbinden.

B.5.3.6 Archivierung von Dokumenten für das QMS/Schutz persönlicher Daten

Es ist auch festzulegen, über welche Zeitspannen mindestens ein Exemplar vorausgegangener, nicht mehr aktueller bzw. nicht mehr gültiger Versionen von Dokumenten aufzubewahren ist. Diese Zeitspanne muss sicherstellen, dass Dokumente, nach denen Medizinprodukte hergestellt und geprüft worden sind, mindestens während der vom Hersteller bestimmten Lebensdauer des Medizinprodukts zugänglich sind, jedoch nicht kürzer als für die Aufbewahrungszeitspanne aller sich ergebenden Aufzeichnungen oder als in den anwendbaren regulatorischen Anforderungen festgelegt ist, jedoch für mindestens 2 Jahre ab Freigabe des Medizinproduktes durch den Hersteller (Kap. 4.2.5 ISO 13485 [4]).

Die MDR [3] schreibt dazu im Anhang XV Kap. III Nr. 3 vor, dass die dort genannten Dokumentationen über einen Zeitraum von mindestens 10 Jahren nach Beendigung der klinischen Prüfung mit dem betreffenden Produkt oder – falls das Produkt anschließend in Verkehr gebracht wird – mindestens 10 Jahre nach dem Inverkehrbringen des letzten Produkts aufzubewahren sind. Bei implantierbaren Produkten beträgt dieser Zeitraum mindestens 15 Jahre. Des Weiteren gibt die MDR an dieser Stelle vor, dass jeder EU-Mitgliedstaat vorzuschreiben hat, dass diese Dokumentation den zuständigen Behörden über den genannten Zeitraum zur Verfügung steht, für den Fall, dass der Sponsor oder sein in diesem Staat niedergelassener Ansprechpartner oder rechtlicher Vertreter gem. Art. 62 Abs. 2 vor Ablauf dieser Frist in Konkurs geht oder seine Tätigkeit aufgibt. Das MPDG [7] setzt diese Vorgabe in § 5 um, wodurch die genannten Zeiten von 10 und 15 Jahren auch für Deutschland gelten.

Es müssen Dokumente angefertigt und aufbewahrt werden, um einen Nachweis der Konformität mit den Anforderungen und des wirksamen Funktionierens des QMS bereitzustellen.

Für die Identifizierung, die Lagerung, den Schutz und die Unversehrtheit, die Wiederauffindbarkeit, die Aufbewahrungsfrist von Dokumenten und die Verfügung über Dokumente sind entsprechende Vorgaben zu machen.

In Übereinstimmung mit den anwendbaren regulatorischen Anforderungen wie der Datenschutz-Grundverordnung der EU (DS-GVO) [5] muss der Sponsor Methoden für den **Schutz von persönlichen Daten**, die in den Dokumenten enthalten sind, festlegen und implementieren, sofern sie nicht in anderen regulatorischen Vorgaben zu finden sind.
An den Dokumenten **vorgenommene Änderungen** müssen identifizierbar bleiben. Es muss stets und dauerhaft erkennbar sein, wer was wann wie geändert hat. Ein entsprechender Audit Trail sollte Verwendung finden.

B.5.3.7 Sponsor: Managementrolle

Wie einleitend zitiert, hat der Sponsor – neben dem Prüfer – sicherzustellen, dass die klinische Prüfung entsprechend dem genehmigten klinischen Prüfplan und gemäß den Anforderungen der MDR durchgeführt wird (Art. 72 MDR). Daher muss sich das Management des Sponsors vergewissern, dass eine angemessene Überwachung der Durchführung der klinischen Prüfung erfolgt. Dazu gehört die Verpflichtung ein QMS zu entwickeln, zu implementieren und aufrecht zu halten. Die Wirksamkeit des QMS ist durch das Management des Sponsors nachzuweisen, indem es

- die Bedeutung der Erfüllung der anwendbaren regulatorischen Anforderungen vermittelt,
- die Qualitätspolitik festlegt,
- sicherstellt, dass Qualitätsziele festgelegt werden,
- Managementbewertungen durchführt und
- die Verfügbarkeit von Ressourcen für das QMS sicherstellt.

Dabei ist auch sicherzustellen, dass anwendbare regulatorische Anforderungen ermittelt und erfüllt werden.

Das Management muss weiterhin sicherstellen, dass die Qualitätsziele einschließlich derer, die für die Erfüllung der anwendbaren regulatorischen Anforderungen und der Anforderungen an Produkte erforderlich sind, für relevante Funktionsbereiche und Ebenen innerhalb des Sponsors festgelegt sind. Die Qualitätsziele müssen messbar sein und mit der Qualitätspolitik im Einklang stehen.

Das Management muss insgesamt sicherstellen, dass die Planung des QMS derart erfolgt, dass die selbst gesetzten Qualitätsanforderungen erfüllbar sind, die gesteckten Qualitätsziele erreicht werden und die Funktionsfähigkeit des QMS aufrechterhalten bleibt, auch wenn Änderungen am QMS geplant und implementiert werden. Für die Einrichtung des QMS ist ein risikobasierter Ansatz zu wählen.

B.5.3.8 Entwicklungsprozesse von Medizinprodukten

Hinweise für das Qualitätsmanagement in der Entwicklung von Medizinprodukten finden sich in Kap. 7.3 ISO 13485 [4]. Dieses Kapitel beschreibt ausführlich mit seinen weiteren Unterpunkten auch den erwarteten Ablauf der Entwicklung: Entwicklungsplanung – Entwicklungseingaben – Entwicklungsergebnisse – Entwicklungsbewertung – Entwicklungsverifizierung – Entwicklungsvalidierung – Übertragung der Entwicklung (an die Herstellung). Die Verpflichtung zur Durchführung einer klinischen Bewertung wird unter dem Punkt 7.3.7 (Entwicklungsvalidierung) ausdrücklich genannt (▶ Kap. B.4.1 Sponsor: Prüfprodukt, Medizinprodukt (gem. MDR) und In-vitro-Diagnostikum (gem. IVDR).

Die Entwicklung von Medizinprodukten ist stets mit einer klinischen Bewertung verbunden. Dabei handelt es sich um die Beurteilung und Auswertung von klinischen Daten, die ein Medizinprodukt betreffen, um die klinische Sicherheit und Leistung des Medizinproduktes zu verifizieren, wenn es wie vom Hersteller vorgesehen angewendet wird. Schon aus diesem Grund muss der Hersteller Verfahren für die Entwicklung dokumentieren. Davon sollten auch die Verfahren für die klinische Bewertung und klinische Prüfungen erfasst sein. Die Entwicklung von Medizinprodukten muss geplant und gelenkt werden. Soweit angemessen sind Dokumente zur Entwicklungsplanung kontinuierlich zu verwenden und während der Entwicklung bei Bedarf zu aktualisieren.

Bei der Entwicklungsplanung müssen dokumentiert werden:

- die Entwicklungsphasen,
- die in jeder Entwicklungsphase benötigten Bewertungen,
- die Verantwortungen und Befugnisse für die Entwicklung,
- die Verfahren zur Sicherstellung der Rückverfolgbarkeit der Entwicklungsergebnisse und
- die erforderlichen Ressourcen, einschließlich der notwendigen Kompetenzen des Personals.

Im Zusammenhang mit der klinischen Bewertung sind Funktions-, Leistungs-, Gebrauchstauglichkeits- und Sicherheitsanforderungen entsprechend dem bestimmungsgemäßen Gebrauch zu identifizieren und als Kriterium für die Bewertung heranzuziehen. Das gilt auch für anwendbare regulatorische Anforderungen und Normen, anwendbare Ergebnisse aus dem Risikomanagement, soweit angemessen, Informationen, die aus früheren ähnlichen Produkten abgeleitet wurden, sowie andere wesentliche Anforderungen für die Entwicklung des Produktes und der Prozesse.

B.5.3.9 Überprüfung des QMS durch Benannte Stellen

Das QMS sollte durch eine Benannte Stelle geprüft werden. Das trifft für alle die Produkte zu, für die nach den Klassifizierungsregeln der MDR die Benannte Stelle in diesem Zusammenhang verantwortlich ist (Art. 52 MDR [3]). Dies kann im Rahmen von Audits durch die Benannte Stelle geschehen.

Bei ihren Audits haben die Benannten Stellen auch die klinische Bewertung zu begutachten sowie zu untersuchen, zu bewerten und zu überprüfen, ob die Verfahren und die Dokumentation der Hersteller hinsichtlich Planung, Durchführung, Bewertung, Berichterstattung und Aktualisierung der klinischen Bewertung die Vorgaben des Anhang XIV angemessen berücksichtigen (Anhang VII, Nr. 4.5.5 MDR [3]). Eine maßgebliche Voraussetzung zur Erfüllung der genannten Anforderungen ist ein funktionsfähiges QMS.

B.5.3.10 Audits – veranlasst durch den Sponsor

Auch Audits, die vom Sponsor veranlasst sind, eignen sich dazu, das eigene QMS auf seine Wirksamkeit hin zu untersuchen. Sie sind abzugrenzen von den Audits, die durch die Benannten Stellen durchgeführt werden (Anhang VII Nr. 4.5.2 MDR [3]).

Die ISO-Norm 14155 [6]zu GCP gibt im Kap. 3 folgende allgemeine Definition für Audits:

> *„Audit: Systematische Überprüfung der mit der klinischen Prüfung in Zusammenhang stehenden Aktivitäten und Dokumente durch (eine) unabhängige Person(en), um festzustellen, ob die Aktivitäten im Zusammenhang mit der klinischen Prüfung entsprechend dem klinischen Prüfplan durchgeführt und ob die Daten entsprechend dem klinischen Prüfplan, den Standardarbeitsanweisungen, dieser internationalen Norm sowie den geltenden regulatorischen Anforderungen dokumentiert, ausgewertet und korrekt berichtet wurden."* [6]

Der Sponsor sollte in geplanten Abständen im Rahmen von Audits ermitteln, ob das QMS die geplanten und dokumentierten QM-Regelungen, die gesetzlichen Regelungen, die anwendbaren Anforderungen der ISO-Normen 13485 [4] sowie 14155 [6] und die eigens festgelegten Anforderungen an das QMS erfüllt, ob es wirksam implementiert ist und aufrechterhalten wird.

Dabei ist ein Verfahren anzuwenden, mit dem dokumentiert wird:

- Verantwortlichkeiten und Anforderungen bei der Planung und Durchführung von Audits,

- deren Aufzeichnung sowie
- der Berichterstattung über die Audit-Ergebnisse.

Diese Audits dürfen alle beteiligten Parteien, Systeme und Einrichtungen einschließen und sind unabhängig und getrennt vom routinemäßigen Monitoring.

Ein Audit-Programm muss geplant werden, wobei der Status und die Bedeutung der zu auditierenden Prozesse und des zu auditierenden Bereichs sowie die Ergebnisse früherer Audits zu berücksichtigen sind. Die Audit-Kriterien, der Audit-Umfang, die Audit-Häufigkeit und die Audit-Methoden müssen festgelegt und aufgezeichnet werden (Kap. 4.2.5 und Kap. 8.2.4 ISO 13485 [4]). Weitere Informationen zu Audits finden sich im „Leitfaden zur Auditierung von Managementsystemen" (ISO 19011 [8]) und der ISO 14155 [6] zu GCP im Kap. 7.1.1 und im Anhang J.

Die Auswahl der Auditoren und die Durchführung der Audits müssen Objektivität und Unparteilichkeit des Audit-Prozesses sicherstellen. Auditoren dürfen ihre eigene Tätigkeit nicht auditieren. Aufzeichnungen über die Audits und deren Ergebnisse einschließlich der Identifikation der auditierten Prozesse und Bereiche sowie der Schlussfolgerungen müssen als solche akzeptiert, umgesetzt und beibehalten werden (Kap. 4.2.5 ISO 13485 [4]). Die für den auditierten Bereich verantwortlichen Personen müssen sicherstellen, dass jegliche notwendigen Korrekturen und Korrekturmaßnahmen ohne ungerechtfertigte Verzögerung zur Beseitigung von Nichtkonformitäten und ihrer Ursachen ergriffen werden. Folgemaßnahmen müssen die Verifizierung der ergriffenen Maßnahmen und die Berichterstattung über die Verifizierungsergebnisse einschließen.

B.5.3.11 Datenanalyse zur Eignung des QMS

Der Sponsor sollte Verfahren zur Ermittlung, Erfassung und Analyse geeigneter Daten dokumentieren, um die Eignung, Angemessenheit und Wirksamkeit des QMS darlegen zu können. Die Verfahren müssen eine Ermittlung der geeigneten Methoden umfassen einschließlich statistischer Methoden und des Umfangs ihrer Anwendung. Die Datenanalyse muss – neben Daten aus Audits – auch Daten einschließen, die durch Überwachung und Messung aus anderen relevanten Quellen gewonnen wurden. Falls die Datenanalyse zeigt, dass das QMS nicht geeignet, angemessen oder wirksam ist, muss diese Analyse als Grundlage für Verbesserung, wie in Kap. 8.5 ISO 13485 [4] gefordert, verwendet werden. Es müssen Aufzeichnungen über die Ergebnisse der Analysen zur Verfügung gehalten werden, wie in Kap. 4.2.5 ISO 13485 [4] beschrieben.

Literatur

[1] Integrated Addendum to ICH E6(R1): Guideline for Good Clinical Practice E6 (R2). https://www.ich.org/page/efficacy-guidelines. Draft ICH E6 (R3) Guideline on good clinical practice (GCP). Step 2b. 25 May 2023. EMA/CHMP/ICH/135/1995. https://www.ema.europa.eu/en/documents/scientific-guideline/draft-ich-e6-r3-guideline-good-clinical-practice-gcp-step-2b_en.pdf

[2] Guideline on the content, management and archiving of the clinical trial master file (paper and/or electronic). https://www.ema.europa.eu/en/documents/scientific-guideline/guideline-content-management-archiving-clinical-trial-master-file-paper/electronic_en.pdf

[3] Verordnung (EU) 2017/745 des Europäischen Parlaments und des Rates v. 5. April 2017 über Medizinprodukte, zur Änderung der Richtlinie 2001/83/EG, der Verordnung (EG) Nr. 178/2002 und der Verordnung (EG) Nr. 1223/2009 und zur Aufhebung der Richtlinien 90/385/EWG und 93/42/EWG des Rates. ABl. L 117 v. 5.5.2017, S. 1 https://eur-lex.europa.eu/legal-content/DE/TXT/PDF/?uri=CELEX:02017R0745-20170505&from=EN

[4] DIN EN ISO 13485:2021-12. Medizinprodukte – Qualitätsmanagementsysteme – Anforderungen für regulatorische Zwecke (ISO 13485:2016); Deutsche und Englische Fassung EN ISO 13485:2016 + AC:2018 + A11:2021. Beuth, Berlin https://www.beuth.de/de/norm/din-en-iso-13485/332674603

[5] Verordnung (EU) 2016/679 des Europäischen Parlaments und des Rates v. 27. April 2016 zum Schutz natürlicher Personen bei der Verarbeitung personenbezogener Daten, zum freien Datenverkehr und zur Aufhebung der Richtlinie 95/46/EG (Datenschutz-Grundverordnung) https://eur-lex.europa.eu/legal-content/DE/TXT/HTML/?uri=CELEX:02016R0679-20160504&from=DE

[6] DIN EN ISO 14155:2021-05. Klinische Prüfung von Medizinprodukten an Menschen – Gute klinische Praxis. Beuth, Berlin https://www.beuth.de/de/norm/din-en-iso-14155/336718854

[7] Medizinprodukterecht-Durchführungsgesetz (MPDG) v. 28. April 2020 (BGBl. I S. 960), das zuletzt durch Art. 3f des Gesetzes v. 28. Juni 2022 (BGBl. I S. 938) geändert worden ist. https://www.gesetze-im-internet.de/mpdg/MPDG.pdf

[8] DIN EN ISO 19011:2018-10 Leitfaden zur Auditierung von Managementsystemen (ISO 19011:2018). Beuth, Berlin https://www.beuth.de/de/norm/din-en-iso-19011/287794262

[9] Durchführungsbeschluss (EU) 2020/437 der Kommission v. 24. März 2020 über die harmonisierten Normen für Medizinprodukte zur Unterstützung der Richtlinie 93/42/EWG des Rates, ABl. v. 25.3.2020, L 90 I/1

Der letzte Zugriff auf alle Links erfolgte am 24.11.2023.

B.5.4 Planung aus Sponsorensicht

E. v. Kleist

B.5.4.1 Klinische Prüfung und sonstige klinische Prüfung (▶ Kap. B.2.1, ▶ Kap. B.2.2)

Die klinische Prüfung ist gem. Art. 2 Nr. 45 der Verordnung (EU) 2017/745 (Medical Device Regulation, MDR) [1] definiert als *„systematische Untersuchung bei der ein oder mehrere menschliche Prüfungsteilnehmer einbezogen sind und die zwecks Bewertung der Sicherheit und Leistung eines Produkts durchgeführt wird."* [1]

Nicht in Art. 2 (Begriffsbestimmungen) jedoch in Art. 82 findet sich die Erläuterung zu „Sonstige klinische Prüfungen": Gegenüber den klinischen Prüfungen werden sonstige klinische Prüfungen *„nicht zu einem in Artikel 62 (1) genannten Zweck durchgeführt"* (z. B. zum Nachweis der Konformität).

Ergänzend definiert das Medizinprodukte-Durchführungsgesetz (MPDG) [2] in § 3 (Ergänzende Begriffsbestimmungen) in Nr. 4 *„sonstige klinische Prüfung"*, dass sie:

a) nicht Teil eines systematischen und geplanten Prozesses zur Produktentwicklung oder Produktbeobachtung eines gegenwärtigen oder künftigen Herstellers ist,

b) nicht mit dem Ziel durchgeführt wird, die Konformität eines Produktes mit den Anforderungen der Verordnung (EU) 2017/745 (MDR) nachzuweisen,

c) der Beantwortung wissenschaftlicher oder anderer Fragestellungen dient und

d) außerhalb eines klinischen Entwicklungsplans Anhang XIV Teil A Ziff. 1 Buchstabe a der Verordnung (EU) 2017/745 erfolgt. [2]

Der EU-Gesetzgeber wollte mit den „sonstigen klinischen Prüfungen" auch Prüfungen mit Medizinprodukten regeln, die nicht zu den Zwecken der Prüfung oder Bestätigung der Konformität durchgeführt werden, sondern Forschungsvorhaben z. B. in Universitäten sind (▶ Kap. B.2.1). Artikel 82 Abs. 2 MDR legt fest, dass auch bei Durchführung einer sonstigen klinischen Prüfung die ethischen und wissenschaftlichen Vorgaben eingehalten werden müssen (Art. 82 Abs. 1 i. V. m. Art. 62 Abs. 2 und 3, Abs. 4 lit. b, c, d, f, h und l und Abs. 6 MDR).

Klinische Prüfungen (jedoch **nicht** „sonstige klinische Prüfungen") stehen somit in Verbindung mit dem Konformitätsverfahren und der CE-Kennzeichnung von Medizinprodukten.

In den folgenden Ausführungen zur Planung von klinischen Prüfungen mit Medizinprodukten soll auf solche klinischen Prüfungen eingegangen werden, die Teil der klinischen Bewertung für Konformitätsbewertungszwecke sind und mit in Art. 62 (1) MDR aufgeführten Zweck oder Zwecken durchgeführt werden.

In der Erläuterung zur Definition „klinische Prüfung" wird in Kap. 3 Ziff. 3.8 der ISO-Norm 14155 [3] darauf hingewiesen, dass die Begriffe „klinischer Versuch" oder „klinische Studie" gleichbedeutend sind mit „klinischer Prüfung".

B.5.4.2 Klinische Bewertung und klinische Nachbeobachtung nach dem Inverkehrbringen

B.5.4.2.1 Klinische Bewertung

Die folgenden Ausführungen zur klinischen Bewertung beziehen sich ausschließlich auf die Aspekte einer klinischen Bewertung, die relevant sind für den Prüfplan einer (individuellen) klinischen Prüfung.

Anhang XV MDR, Kap. I Ziff. 2.4 besagt: *„Die klinischen Prüfungen stehen mit dem Plan für die klinische Bewertung gemäß Anhang XIV Teil A im Einklang."* [1]

Die klinische Bewertung *„bezeichnet einen systematischen und geplanten Prozess zur kontinuierlichen Generierung, Sammlung, Analyse und Bewertung der klinischen Daten zu einem Produkt, mit dem Sicherheit und Leistung, einschließlich des klinischen Nutzens, des Produkts bei vom Hersteller vorgesehener Verwendung überprüft wird"* (Art. 2, Nr. 44 MDR) [1].

Im Rahmen der klinischen Bewertung wird analysiert, ob klinische Daten vorliegen, inwieweit diese für eine CE-Kennzeichnung genügen **oder**, *„[...] ob bzw. welche (weiteren) klinische Daten durch klinische Prüfungen erhoben werden müssen".* Einzelheiten zur klinischen Bewertung sind in Art. 61 MDR festgelegt.

Die Schritte einer klinischen Bewertung umfassen:

(0) Festlegung des Rahmens des Medizinproduktes und Erstellung des *klinischen Bewertungsplans* (▶ Kap. B.5.4.2.2)

(1) Identifizierung relevanter Daten

(2) Analyse der Daten zwecks Beurteilung, ob die grundlegenden Anforderungen hinsichtlich Leistungsfähigkeit und Sicherheit einschließlich des Nutzen-Risiko-Profils für das Konformitätsverfahren erfüllt sind. Diese Analyse schließt auch die Beurteilung aller Unterlagen des Herstellers zum Produkt ein. Es ist außerdem zu bewerten, ob es noch offene Fragen gibt, z. B. seltene Komplikationen, Langzeitleistungsfähigkeit, Sicherheit bei ausgedehnter Anwendung, und ob diese Fragen in der Überwachung nach Inverkehrbringen beantwortet werden können.

(3) Erstellung des klinischen Bewertungsberichts

B.5.4.2.2 Plan für die klinische Bewertung

Der Plan für die klinische Bewertung beinhaltet u. a. einen klinischen Entwicklungsplan mit Begründung für klinische Prüfung(en) sowie die Zielsetzung der klinischen Prüfung(en) und zwar

- sowohl für klinische Prüfungen zur Erlangung des CE-Kennzeichens (Prä-CE)
- als auch für klinische Prüfungen nach Inverkehrbringen zur kontinuierlichen Überwachung (Post-CE).

Die Planung einer individuellen klinischen Prüfung erfolgt somit in direkter Verbindung mit der klinischen Bewertung und dem Plan für die klinische Bewertung.

In Anhang XIV der MDR, Part A Ziff. 1 lit. a [1] sind die Mindestanforderungen an den Plan für die klinische Bewertung aufgeführt:

– Bestimmung der grundlegenden Sicherheits- und Leistungsanforderungen, die mit relevanten klinischen Daten zu untermauern sind;
– Spezifizierung der Zweckbestimmung des Produkts;
– genaue Spezifizierung der vorgesehenen Zielgruppen mit klaren Indikationen und Kontraindikationen;
– detaillierte Beschreibung des angestrebten klinischen Nutzens für die Patienten mit relevanten konkreten Parametern für das klinische Ergebnis;
– Spezifizierung der für die Prüfung der qualitativen und quantitativen Aspekte der klinischen Sicherheit anzuwendenden Methoden unter deutlicher Bezugnahme auf die Bestimmung der Restrisiken und Nebenwirkungen;
– nichterschöpfende Liste und Spezifizierung der Parameter zur auf dem neuesten medizinischen Kenntnisstand beruhenden Bestimmung der Vertretbarkeit des Nutzen-Risiko-Verhältnisses für die verschiedenen Indikationen und die Zweckbestimmung bzw. Zweckbestimmungen des Produkts;

Fortsetzung nächste Seite

B | Medizin-produkte

Forts.

– Angabe, wie Fragen hinsichtlich des Nutzen-Risiko-Verhältnisses für bestimmte Komponenten wie die Verwendung pharmazeutischer, nicht lebensfähiger tierischer oder menschlicher Gewebe zu klären sind und   *– klinischer Entwicklungsplan: von explorativen Studien, wie Studien zur Erstanwendung am Menschen („First-in-man"-Studien), Durchführbarkeitsstudien und Pilotstudien bis hin zu Bestätigungsstudien, wie pivotale klinische Prüfungen, und einer klinischen Überwachung nach dem Inverkehrbringen gemäß Teil B dieses Anhangs [Teil B des Anhangs XIV der MDR, Anm. d. Verf.] unter Angabe von Etappenzielen und Beschreibung möglicher Akzeptanzkriterien.*

Wie bereits angeführt und in ISO 14155 in Annex I detailliert dargestellt, sind die Stadien der klinischen Entwicklung von Medizinprodukten unterteilt nach:

- vor CE-Kennzeichnung (Prä-CE) (ISO 14155 I.2.2)
  - Pilotstadium: gekennzeichnet durch vorwiegend explorative klinische Prüfungen (ISO 14155 I.4.2) (Erstanwendung am Menschen, frühe und/oder herkömmliche Machbarkeitsstudie(n) (Feasibility Study)
  - Bestätigungsstadium (Pivotal Stage): in welchem konfirmatorische klinische Prüfungen(n) durchgeführt werden (ISO 14155 I.3.4, I.4.3)
- nach CE-Kennzeichnung (Post-CE) (ISO 14155 I.2.3)
  - Nachbeobachtungsstudien (Post-Market Clinical Follow-up (PMCF) klinische Prüfungen) (ISO 14155 I.3.4 und MDR, Art. 74)

Während der explorativen Phase erfolgt bei Medizinprodukten durch Erkenntnisse in der Anwendung und Handhabung sowie der Sicherheit eine iterative Optimierung des Produkts. Die klinischen Prüfungen im Pilot-Entwicklungsstadium geben Hinweise auf die weitere Produktentwicklung, eventuelle Änderungen im Produktdesign oder dienen zur Planung der sich anschließenden konfirmatorischen klinischen Prüfung(en).

Wie in der MDCG-Guidance 2021-6 „Questions & Answers regarding clinical investigation" [8] beschrieben, umfassen klinische Prüfungen in der Pilotphase eine begrenzte Anzahl von Prüfungsteilnehmern, um das Medizinprodukt in seiner frühen Entwicklungsphase bez. seiner initialen Sicherheit und Funktionalität zu untersuchen. Die Betrachtung der Sicherheit eines Medizinproduktes steht bei Durchführbarkeitsstudien immer im Fokus. Es kann unterschieden werden (ISO 14155, Annex I, I.5.3 und I.5.4) in frühe Durchführbarkeitsstudien mit kleinen Fallzahlen und in späte Durchführbarkeitsstudien, welche zur Planung der sich anschließenden konfirmatorischen klinischen Prüfung(en) dienen. Bei den Durchführbarkeitsstudien werden meist noch keine statistisch bestimmten Endpunkte und Fallzahlen verwendet, jedoch stellen die Erkenntnisse aus der explorativen Phase die wesentliche Grundlage für das Design der pivotalen klinischen Prüfung(en) dar. Der Aspekt des „Human Factor" spielt bei der Optimierung von Medizinprodukten in der explorativen Phase ebenfalls eine wichtige Rolle.

Dahingegen sollen konfirmatorische (pivotale) klinische Prüfungen die Bestätigung einer wissenschaftlichen Hypothese, d. h. zum Nachweis von sowohl Leistung (Performance) als auch Sicherheit (Safety), gewährleisten. Die Anforderungen an das Design der pivotalen klinischen Prüfungen sind entsprechend hoch, d. h., es müssen aussagekräftige statistische Methoden für die im Prüfplan angegebenen Analysen verwendet werden (ISO 14155 I.3.3). Pivotale klinische Prüfungen sind zumeist Voraussetzung für die CE-Kennzeichnung/Marktzulassung während in der MDCG-Guidance 2021-6 darauf hingewiesen wird, dass Daten, die in klinischen Prüfungen des Pilotstadiums erzeugt wurden, i. d. R. nicht ausreichend sind für die CE-Zertifizierung [8].

Die klinische Bewertung zur CE-Kennzeichnung umfasst auch bereits Ausführungen zur klinischen Nachbeobachtung nach dem Inverkehrbringen. Sofern die Planung für die klinische Nachbeobachtung (Post-Market Clinical Follow-up (PMCF) Plan) bereits verlangt, dass klinischen Prüfungen durchzuführen sind, wird bereits in diesem Plan festgelegt, was zu erheben ist und wie.

PMCF-klinische Prüfungen werden durchgeführt, um weitere Daten zur klinischen Leistungsfähigkeit oder Wirksamkeit in einer größeren Gruppe von Anwendern und Prüfungsteilnehmern zu erhalten und ein besseres Verständnis der Sicherheit des Produkts, z. B. in Zusammenhang mit seltenen unerwünschten Ereignissen oder langfristiger Anwendung, zu bekommen (ISO 14155, Annex I.3.4).

Die Erkenntnisse aus der Nachbeobachtung wiederum fließen in die fortlaufende klinische Bewertung ein und können ebenfalls zu Optimierungen des Medizinproduktes verwendet werden.

Zusammenfassend bedeutet die Verknüpfung der klinischen Bewertung mit klinischen Prüfungen, dass
- klinische Prüfungen in Übereinstimmung mit dem klinischen Bewertungsplan zu erfolgen haben (Anhang XV MDR, Kap. I, Nr. 2.4),
- bei Antragstellung auf Genehmigung einer klinischen Prüfung auch Details des klinischen Bewertungsplans genannt werden müssen (Anhang XV MDR, Kap. II, Nr. 1.5),
- der klinische Prüfplan dem Design und den Angaben zur Rationale und Endpunkten, wie im klinischen Bewertungsplan beschrieben, entsprechen muss (Anhang XV MDR, Kap. II, Nr. 3.6.1.).

B.5.4.3 Grundlagen der Planung

B.5.4.3.1 Regularien und Leitlinien

Bei der Planung und Durchführung von klinischen Prüfungen sind in der EU neben der MDR [1] und nationalen Ergänzungen (in Deutschland das MPDG [2]) weiterhin zu beachten:

- Leitlinien gem. Art. 103 MDR eingerichteten Koordinierungsgruppe Medizinprodukte (Medical Device Coordination Group, MDCG)
  - MDCG 2021-20 Instructions for generating CIV-ID for MDR Clinical Investigations (July 2021) [4]
  - MDCG 2021-8 Clinical investigation application/notification documents (May 2021) [5]
  - MDCG 2021-28 Substantial modification of clinical investigation under Medical Device Regulation (December 2021) [6]
  - MDCG 2020-10/1, MDCG 2020-10/2 Safety reporting in clinical investigations of medical devices and Appendix Clinical investigation summary safety report form (May 2020) [7]
  - MDCG 2021-6 Rev. 1 Regulation (EU) 2017/745 – Questions & Answers regarding clinical investigation (Dezember 2023) [8]
  - MDCG 2021-1 (Rev 1) Guidance on harmonized administrative practices and alternative technical solutions until EUDAMED is fully functional (May 2021) [9]
- DIN EN ISO 14155 [3], welche den europäischen harmonisierten Standard der Guten klinischen Praxis (GCP) für Medizinprodukte beinhaltet
- das von dem International Medical Device Regulators Forum erarbeitete Statement zu „Clinical Investigation" (IMDRF MDCE WG/N57FINAL:2019) [10]
- DIN EN ISO 14971Application of risk management to medical devices [11]

In der MDR finden sich insbesondere in den Art. 62–82 sowie im Anhang XV die Angaben zur Planung und Durchführung von klinischen Prüfungen. Es sei an dieser Stelle darauf hingewiesen, dass Art. 9 besagt, dass für bestimmte Medizinprodukte „Gemeinsame Spezifikationen" (Begriff s. Art. 2 Ziff. 71) per delegierte Rechtsakte festgelegt werden können und dass diese „Gemeinsamen Spezifikationen" auch die Anforderungen zu klinischen Prüfungen (Anhang XV MDR) für diese Produkten beeinflussen können. Detaillierte Ausführungen zur Gesetzgebung einschließlich Leitlinien und Normen siehe ▶ Kap. B.2.1.

Bezüglich verschiedener Gesichtspunkte, die bei konfirmatorischen *Zulassungs*studien in Betracht gezogen werden können, wird an dieser Stelle auf die wertvollen Hinweise in der FDA Guidance „Design Considerations for Pivotal Clinical Investigations for Medical Devices" (November 2013) [13] verwiesen.

B.5.4.3.2 Anforderungen an das Design

Grundsätzlich muss eine klinische Prüfung so gestaltet werden, dass bestimmt werden kann, ob das betreffende Medizinprodukt für den geplanten Zweck und die geplante Population geeignet ist. Es sind alle Maßnahmen zu treffen, dass die Ergebnisse aussagekräftig und verlässlich sind (wissenschaftlich valide) und eine geeignete Aussage hinsichtlich des Nutzen-Risiko-Profils des Produkts liefern, d. h., ob die Leistung bei adäquater Sicherheit gewährleistet wird (ISO 14155, Kap. 6.3).

Bei der Konzeption einer klinischen Prüfung müssen *„alle einschlägigen technischen und funktionalen Merkmale des Produkts, insbesondere die sicherheitstechnischen und leistungsbezogenen Eigenschaften, und ihre erwarteten klinischen Ergebnisse"* in *„angemessener Weise berücksichtigt werden"* (Anhang XV MDR, Kap. I Ziff. 2.5) [1].

Wie bei klinischen Prüfungen mit Arzneimitteln kann das Studiendesign unterschieden werden:

- nach Studienart: randomisiert-kontrollierte klinische Prüfung (Randomised Controlled Trial (RCT)), Kohortenstudie, Querschnittsstudie, Longitudinalstudie, Fallserie, Fallstudie, Registerstudie
- in Bezug auf die Kontrolle: parallel, crossover
- nach Bereitstellung der Prüfmuster: verblindet (Single-Blind, Double-Blind)/offen
- nach Zeitpunkt der Planung: retrospektiv/prospektiv
- nach studienbezogenen Maßnahmen: interventionell/nichtinterventionell
- nach Fragestellung: konfirmatorisch/explorativ
- nach Anzahl der Zentren: monozentrisch/multizentrisch

Für **konfirmatorische klinische Prüfungen** gilt auch für Medizinprodukte als Goldstandard eines Studiendesigns grundsätzlich die verblindete „randomisierte, kontrollierte klinische Prüfung" (RCT), um Verzerrungen (bias) vorzubeugen. Als Kontrollen dienen üblicherweise Placebos oder (Gold)Standard-Therapien – soweit verfügbar.

Die **Durchführbarkeits- oder Pilotstudien** hingegen, die noch Änderungen/Optimierungen des Produkts oder der Anwendetechnik zur Folge haben und zur Bestimmung der Endpunkte für die konfirmatorische klinische Prüfung dienen, können ohne Kontrollgruppe durchgeführt werden.

Folgende Aspekte des **Designs der klinischen Prüfung** sind wichtig in der Bewertung von klinischen Prüfungen:

- Angemessenheit der Fallzahlkalkulation
- Angemessenheit der Endpunkte (dies schließt auch die Validität von Surrogatendpunkten ein, sofern solche verwendet werden)
- Angemessenheit der Kontrollgruppe
- prospektive Randomisierung der Patienten, wenn es sich um eine mehrarmige klinische Prüfung handelt
- Angemessenheit von Ein- und Ausschlusskriterien und Angemessenheit einer Stratifizierung (z. B. hinsichtlich Alter, medizinischer Indikation, Schweregrad des Zustandes, Geschlecht, andere prognostische Faktoren)
- Verteilung von prognostischen Faktoren (bei mehrarmigen/mehreren Gruppen in klinischen Prüfungen: ist die Verteilung vergleichbar?)
- Verblindung (oder Scheinprodukte oder -operationen, Verblindung des Bewerters der Endpunkte)
- Angemessenheit der Nachbeobachtungsperiode (Dauer und Häufigkeit von Untersuchungen in dieser Periode)
- Verlässlichkeit der Methoden, die für die Quantifizierung von Symptomen und Ergebnissen verwendet werden (einschließlich ihrer Validierung)
- Angemessenheit der Dokumentation und des Berichtens von schwerwiegenden unerwünschten Ereignissen und Medizinproduktmängeln
- Angemessenheit von medikamentöser Therapie und Begleitmaßnahmen
- Angemessenheit der Maßnahmen, um vollständige Informationen zu erhalten (z. B. Maßnahmen bei Patienten, die nicht zu den Visiten erscheinen oder die ihre Einwilligung zur Teilnahme an der klinischen Prüfung widerrufen haben, Sensivitätsanalysen bei fehlenden Informationen)

B.5.4.3.2.1 Kontrollgruppen

Placebo bei Medizinprodukten können sein: Scheinprodukt (z. B. inaktives Produkt) oder Scheinoperation, Vergleichsprodukt oder sonstige verfügbare Therapie.

Während in der europäischen Gesetzgebung keine ausführlichen Erläuterungen zur Auswahl der Kontrollgruppe gegeben werden, liefern die Vorgaben in den USA (21 CFR 860.7 (f)(1)(iv) [12] hinsichtlich der **Kontrollgruppe** wertvolle Hinweise auch für klinische Prüfungen in der EU:

> *"A comparison of the results of treatment or diagnosis with a control in such a fashion as to permit quantitative evaluation. The precise nature of the control must be specified and an explanation provided of the methods employed to minimize any possible bias of the observers and analysts of the data. Level and methods of 'blinding,' if appropriate and used, are to be documented. Generally, four types of comparisons are recognized:*
>
> *(a) No treatments. Where objective measurements of effectiveness are available and placebo effect is negligible, comparison of the objective results in comparable groups of treated and untreated patients;*
>
> *(b) Placebo control. Where there may be a placebo effect with the use of a device, comparison of the results of use of the device with an ineffective device used under conditions designed to resemble the conditions of use under investigation as far as possible;*
>
> *(c) Active treatment control. Where an effective regimen of therapy may be used for comparison, e.g., the condition being treated is such that the use of a placebo or the withholding of treatment would be inappropriate or contrary to the interest of the patient;*
>
> *(d) Historical control. In certain circumstances, such as those involving diseases with high and predictable mortality or signs and symptoms of predictable duration or severity, or in the case of prophylaxis where morbidity is predictable, the results of use of the device may be compared quantitatively with prior experience historically derived from the adequately documented natural history of the disease or condition in comparable patients or populations who received no treatment or who followed an established effective regimen (therapeutic, diagnostic, prophylactic)."* [12]

Welche Kontrolle in Betracht gezogen werden kann, hängt von der Art des Medizinprodukts und seines Innovationsgrades ab (Gibt es schon einen therapeutischen Ansatz oder nicht?). Scheinprodukt oder auch Scheinprozedur werden sehr kontrovers diskutiert, denn Scheinprodukte oder Scheinoperationen können sehr wohl ein Risiko für den diesbezüglich behandelten Patienten ohne Nutzen darstellen. Auf der anderen Seite kann hierdurch bestimmt werden, ob das zu prüfende Medizinprodukt selbst nicht nur einen Placebo-Effekt aufweist.

Eine in der Literatur häufig beispielhaft genannte Studie ist die Symplicity-HTN-3-Studie: In dieser Studie wurde nachgewiesen, dass ein Katheterverfahren zur Nierenarteriendenervation nicht besser war als die Scheinbehandlung [14]. Allgemein wird die Anwendung eines Scheinverfahrens oder -produktes nur dann als vertretbar angesehen, wenn es bisher keine wirksame Therapie bzw. kein wirksames Verfahren gibt oder wenn die Vorenthaltung von wirksamer Therapie nur zu einer unbedeutenden, kurzfristig vorübergehenden Verschlechterung des Zustandes des Patienten führt. Zumeist werden jedoch im Rahmen der Nutzen-Risiko-Betrachtung für Patienten in der Kontrollgruppe andere therapeutische Verfahren oder andere Medizinprodukte, die ähnliche Zweckbestimmungen haben, als Kontrolle verwendet.

B.5.4.3.2.2 Randomisierung

Sofern eine Kontrolle verfügbar ist, sollte auch eine Randomisierung in den meisten klinischen Prüfungen möglich sein, wobei die klinische Equipoise, also die ethisch vertretbare Gleichwertigkeit der Behandlungsgruppen und das angemessenes Nutzen-Risiko-Profil zu berücksichtigen sind [16].

B.5.4.3.2.3 Verblindung

Eine Verblindung des zu prüfenden Medizinproduktes und des Vergleichsproduktes ist häufig nicht möglich. Dies trifft meist bei hoch invasiven Verfahren und Medizinprodukten zu sowie bei Vergleichen gegen Arzneimitteltherapie oder operativen Maßnahmen. Soweit möglich kann die Wahl eines geeigneten Endpunktes und die Bewertung durch einen unabhängigen, nicht in die Anwendung involvierten Assessor eine einfache Verblindung zulassen. Sollte eine verblindete Bewertung des Endpunkts nicht möglich sein, so ist auf ein objektives Kriterium als Endpunkt zu achten. Es wird an dieser Stelle auf den Methodology Guide: Methodological Choices for the Clinical Development of Medical Devices (Update Juni 2021) der französischen Behörde Haute Autorité de Santé (HAS) verwiesen [15].

B.5.4.3.2.4 Besonderheit bei klinischen Prüfungen mit Medizinprodukten

Der Erfolg einer klinischen Prüfung, die Aussagen zur klinischen Leistung und Sicherheit, werden durch die **Erfahrung** des Anwenders und einer **Lernkurve** in der Anwendung des neuen Produktes (Performance Bias) stark beeinflusst. Damit muss bei der Planung einer klinischen Prüfung auch eine Phase des Trainings und des Erlernens der Techniken zur Anwendung des Medizinprodukts eingeplant werden. Dies kann z. B. in den explorativen Pilotstudien berücksichtigt werden oder/und es wird eine Vorphase im Rahmen der konfirmatorischen klinischen Prüfung eingeschaltet, die jedoch klar zu definieren ist (d. h. a priori Festlegung, welche Patienten zur Vorphase und welche in die Auswertungsphase gehören).

Insbesondere bei konfirmatorischen klinischen Prüfungen, bei denen durch größere Fallzahlen multizentrisch vorgegangen werden muss, ist eine solche Vorphase sinnvoll. Bei operativen Eingriffen kann versucht werden, Indikatoren für die Bewertung der Lernkurve zu bestimmen. Hinsichtlich der Kontrollgruppe ist in Betracht zu ziehen, dass die Anwendung und/oder das Verfahren des Vergleichsproduktes bekannt ist, jedoch beim neuen Medizinprodukt/dem Prüfprodukt die Lernkurve sich auswirkt. Erfahrung und Lernkurven können auch Einfluss nehmen, sofern im Rahmen der klinischen Prüfung bestimmte Techniken bei der Entnahme von Proben (z. B. Biopsien) oder Auswertung von Röntgenbildern anzuwenden sind.

In Anbetracht einer Lernkurve zumindest für die Anwendung bestimmter Medizinprodukte wird auf die Ausführungen in Anhang XV MDR, Kap. I Ziff. 2.4 verwiesen: *„Klinische Prüfungen werden entsprechend dem klinischen Prüfplan von einer ausreichenden Zahl vorgesehener Anwender und in einer klinischen Umgebung durchgeführt, die für die vorgesehenen normalen Verwendungsbedingungen des Produkts bei der Zielpatientenpopulation repräsentativ ist."* [1]

B.5.4.3.2.5 Klinische Prüfungen für Produkte mit CE-Kennzeichnung

Bei klinischen Prüfungen Post-CE im Rahmen der Nachbeobachtung (PMCF Clinical Investigation), erfolgt die Anwendung des Medizinproduktes gemäß der Zweckbestimmung. Diese klinischen Prüfungen können als „interventionelle" oder „nichtinterventionelle" Studien konzipiert werden, wobei anzumerken ist, dass die Begriffe „interventionell" bzw. „nichtinterventionell" im Gesetz (MDR, MPDG) nicht definiert sind.

Erläuterungen hierzu sind der ISO 14155 zu entnehmen (Annex I, Ziff. I.6.2 und I.6.3). Bei nichtinterventionellen klinischen Prüfungen mit Medizinprodukten ist – ähnlich wie bei nichtinterventionellen Studien mit Arzneimitteln – zu beachten, dass

- die Anwendung im Rahmen der zugelassenen Angaben erfolgt,
- die Anwendung nicht durch die Prüfung getriggert wird, sondern die Entscheidung zur Anwendung des Medizinproduktes vorab erfolgt und ausschließlich durch die klinische Praxis/Routine bestimmt wird,
- die Anwendung nicht verbunden sein darf mit Maßnahmen zusätzlich zur klinischen Praxis/Routine.

In der ISO 14155 wird außerdem im Annex I unter I.6.3 vermerkt *„In general, observational clinical investigations are 'non-interventional'"* [3]. Die Auswertung dieser klinischen Prüfungen erfolgt mit epidemiologischen Methoden. Umfangreiche Ausführungen zur Durchführung von nichtinterventionellen Studien sowohl mit Arzneimitteln als auch Medizinprodukten sind in Hinze et al. [17] gegeben.

In Art. 74 Abs. 1 MDR (Klinische Prüfungen in Bezug auf Produkte, die die CE-Kennzeichnung tragen) [1] wird darauf hingewiesen, dass bei klinischen Prüfungen, bei denen *„Prüfungsteilnehmer zusätzlichen Verfahren zu den bei normalen Verwendungsbedingungen des Produkts durchgeführten Verfahren unterzogen"* werden und *„diese zusätzlichen Verfahren invasiv oder belastend"* sind, ein geändertes behördliches Verfahren stattfindet, nämlich lediglich eine „Notifizierung" (▶ Kap. B.5.4.5.3).

Insbesondere bei implantierten Medizinprodukten mit langer Liegedauer stellen sog. Register (ISO 14155, Annex I, 5.6) bzw. Registerstudien, eine Form der nichtinterventionellen Studien, eine geeignete Studienform für PMCF-klinische Prüfungen dar.

Insgesamt ist zu sagen, dass die Wahl des Designs sowohl im Rahmen der klinischen Bewertung als auch im Prüfplan zu begründen ist, siehe auch ISO 14155, 6.3 [3] und Tab. 1. Dies schließt die Wahl der Studienpopulation, der Endpunkte, der Therapie- und/oder Beobachtungsdauer, die Maßnahmen gegen Verzerrung etc. auch unter Berücksichtigung des Risikos und des Nutzens der Studie mit ein.

Tab. 1. Prüfplaninhalt und -angaben (Table of Contents Clinical Investigation Plan) – Prüfplananforderungen der MDR [1] und Prüfplananforderungen der ISO 14155 [3].

Angaben im Prüfplan	MDR Anhang XV Kap. 2 Nr. 3	ISO 14155: 2021-05* Anhang A	Kommentar
Titel		A 1.2 a	Der Titel kann bereits eine Beschreibung des Studiendesigns enthalten. Ansonsten sollte das Studiendesign in einem separaten Abschnitt dargestellt werden.
Version und Versionsdatum		A 1.2 c, e	
Seitenzahl und Gesamtzahl der Seiten		A 1.2 e	
sofern zutreffend: Änderungshistorie der Versionen		A 1.2 c	
Abkürzungsverzeichnis, Akronyme, ggf. Definitionen		A 1.2 f	
einmalige Kenn-Nr. der Studie: EUDAMED-Nr. Sponsor-Studiennr.	3.1.1 (Art. 70 (1))	A 1.2 b	Es ist aus der Beschreibung in der MDR nicht erkenntlich, wann das elektronische System die Nummer generiert. Vor Einreichung (analog der EudraCT-Nr. bei Arzneimitteln) oder erst nach Einreichung des Antrags, inkl. Prüfplan. Es ist daher zu empfehlen, dass jeder Sponsor eine zusätzliche sponsorspezifische Identifikationsnr. festlegt, und diese ebenfalls für alle Dokumente verwendet.
Angabe des Sponsors (rechtlicher Vertreter)	3.1.2	A 1.3	Name, Anschrift, Kontaktdaten des Sponsors (und falls zutreffend: des rechtlichen Vertreters)
koordinierender Prüfer (Leiter der klinischen Prüfung)/Hauptprüfer/ Prüfer	3.1.3	A 1.4	Einschließlich Adressdaten für jede Prüfstelle, Notfallkontaktdaten des Hauptprüfers sowie die Rolle, die Verantwortlichkeiten und die Qualifikationen der verschiedenen Arten von Prüfern. Gemäß ISO 14155 muss eine vom Prüfplan entkoppelte Liste der Hauptprüfer und Prüfer als eigenständiges Dokument kontinuierlich aktualisiert gehalten werden. Dadurch können andauernde Änderungen und Versionierungen des Prüfplans vermieden werden. Ein separates Dokument ist grundsätzlich auch gem. MDR möglich. Dies sollte aber ausdrücklich im Prüfplan ausgewiesen werden.

Fortsetzung nächste Seite

Forts. Tab. 1

Angaben im Prüfplan	MDR Anhang XV Kap. 2 Nr. 3	ISO 14155: 2021-05* Anhang A	Kommentar
externe Parteien (z. B. CROs, Zentrallabor)		A 1.4	
Finanzierung	3.1.4		kurze Beschreibung der Art der Finanzierung der klinischen Prüfung und eine kurze Beschreibung der Vereinbarung zwischen dem Sponsor und der Prüfstelle
Synopse (allgemeine Übersicht)	3.1.5	A 1.5	Die Synopse der Studie muss in der jeweiligen Sprache des Landes vorliegen, in dem die Studie durchgeführt wird.
Angabe Produkt	3.2	A 2; A 6.2	Kennzeichnung und Beschreibung: Im Einzelnen sind im Rahmen der Beschreibung anzugeben: Zweckbestimmung – Hersteller – genaue Identifizierung und Rückverfolgbarkeit – Zielgruppe – Beschreibung der Materialien, die mit dem menschlichen Körper in Berührung kommen – Dauer der Anwendung – mit der Verwendung verbundene medizinische und chirurgische Verfahren – für die Verwendung erforderliche Schulung und Erfahrung – Sichtung der Referenzliteratur – Beschreibung des gegenwärtigen Standes der Technik bei der klinischen Versorgung im betreffenden Anwendungsbereich – des angestrebten Nutzens des neuen Produkts. Verweis auf die Prüferbroschüre und/oder die Gebrauchsinformation. Es empfiehlt sich, den Prüfplan entsprechend zu untergliedern.
Risiken und klinischer Nutzen (Benefit)	3.3 mit Beschreibung des erwarteten Ergebnisses	A 4	Gemäß ISO 14155 sollen im Rahmen der Risikoanalyse auch mögliche Interaktionen mit Begleittherapien beschrieben werden sowie Schritte, um möglichen Risiken zu begegnen. Das Nutzen-Risiko-Verhältnis muss ausführlich begründet werden.
Hintergrund und Begründung	3.4		Es ist die Relevanz im Kontext des Standes der Technik während der klinischen Praxis zu beschreiben.
Zielsetzung (Objective)	3.5	A 5	Neben der Zielsetzung ist die Hypothese (Überlegenheit, Äquivalenz, Nichtunterlegenheit) sofern zutreffend darzustellen.
Design	3.6 3.6.1	A 3	Die MDR führt aus, dass die Konzeption der klinischen Prüfung mit einem Nachweis ihrer wissenschaftlichen Belastbarkeit und Aussagekraft anzugeben sind. Art der Studie und Begründung für die Wahl des Designs sind aufzuführen, dabei ist auf die klinische Bewertung Bezug zu nehmen. Dies beinhaltet auch den Bezug zur Entwicklungsphase. Unter anderem ist zu begründen, wenn keine Kontrollgruppe mitgeführt wird.
Endpunkte	3.6.1	A 6.1 c, e	primärer Endpunkt, sekundäre Endpunkte Es ist Bezug zur klinischen Bewertung zu nehmen mit Begründung für die Wahl (klinisch relevanter primärer Endpunkt). Annex XV Kap. 1 Ziff. 2.6 führt zu Endpunkten aus: *„Die Endpunkte der klinischen Prüfung beziehen sich auf die Zweckbestimmung, den klinischen Nutzen, die Leistung und die Sicherheit des Produkts. Sie werden mithilfe wissenschaftlich fundierter Methoden festgelegt und bewertet. Der primäre Endpunkt muss produktspezifisch und klinisch relevant sein."*

Fortsetzung nächste Seite

Forts. Tab. 1

Angaben im Prüfplan	MDR Anhang XV Kap. 2 Nr. 3	ISO 14155: 2021-05* Anhang A	Kommentar
			Es sind die Methoden zur Erfassung/Messung der Endpunkte zu beschreiben sowie die Art der Dokumentation.
Vergleichsprodukte/ Kontrollgruppe	3.6.2	A 6.1 a	
Randomisierung, Verblindung	3.6.4	A 6.1 b A 6.4 d	Maßnahmen, mit denen Verzerrungen so gering wie möglich gehalten werden und Handhabung potenzieller Verzerrungsfaktoren. Hinweis, ob stratifizierte Randomisierung (falls zutreffend)
Accountability Prüfprodukt	3.11	A 11	Rechenschaftspflicht bez. des Produkts, insbesondere Kontrolle des Zugangs zum Produkt, Nachbeobachtung des in der klinischen Prüfung verwendeten Produkts und Rückgabe nicht verwendeter, abgelaufener oder schlecht funktionierender Produkte.
Maßnahmen: Plan über die Studienvisiten und Beschreibung der Aktivitäten während der Visiten; Beschreibung von notwendigen, erlaubten/möglichen oder verbotenen Maßnahmen	3.6.2 3.6.5	A 6.1 d, e A 6.2 A 6.4 a A 6.4 h	Angabe von anderen Produkten oder medizinischen Behandlungen, die in der klinischen Prüfung verwendet werden sollen. Beschreibung der im Zusammenhang mit der klinischen Prüfung angewandten klinischen Verfahren und diagnostischen Methoden unter besonderer Hervorhebung etwaiger Abweichungen von der üblichen klinischen Praxis. Es ist anzugeben, wie mit gewonnenen Probenmaterialien umgegangen wird.
Ein-/Ausschlusskriterien	3.6.3	A 6.3 ab A 6.3 j	Beschreibung inkl. Repräsentativität (s. a. Fallzahl)
schutzbedürftige Patienten	3.6.3	A 6.3 k A 15	Sollten schutzbedürftige Prüfungsteilnehmer, wie Kinder, Schwangere und immunschwache oder ältere Prüfungsteilnehmer, in die Prüfung miteinbezogen werden, so ist zu beschreiben, wie der Einwilligungsprozess erfolgt sowie welche Maßnahmen ergriffen werden, um diese Personen zu schützen.
Patienteninformation und Einwilligung	3.13	A 13	Beschreibung des Verfahrens zur Einholung der Einwilligung nach Aufklärung
unerwünschte Ereignisse und Vorkommnisse (Definitionen und Vorgehen hinsichtlich Dokumentations- und Berichtspflichten)	3.14	A 14	Sicherheitsberichterstattung, einschließlich Definitionen für unerwünschte Ereignisse, schwerwiegende unerwünschte Ereignisse und Produktmängel sowie Verfahren und Fristen für die entsprechende Meldung. Sollten für bestimmte Ereignisse abweichende Meldefristen zutreffen, so ist dies mit Begründung aufzuführen. Angabe von Kontaktdaten für die Meldung von schwerwiegenden unerwünschten Ereignissen
Nachbeobachtung (Follow-up)	3.15 3.16	A 6.4 e, f, g	Bedingungen und Verfahren für die Nachbeobachtung der Prüfungsteilnehmer nach Ende der klinischen Prüfung oder bei vorrübergehender Aussetzung der klinischen Prüfung. Eine Beschreibung der Vorkehrungen für die Betreuung der Prüfungsteilnehmer nach Beendigung ihrer Teilnahme an der klinischen Prüfung, sofern die Person eine solche zusätzliche Betreuung aufgrund der Teilnahme an der klinischen Prüfung benötigt und sofern diese sich von der unterscheidet, die bei dem betreffenden Krankheitszustand üblicherweise zu erwarten wäre.

Fortsetzung nächste Seite

Angaben im Prüfplan	MDR Anhang XV Kap. 2 Nr. 3	ISO 14155: 2021-05* Anhang A	Kommentar
vorzeitige Beendigung (Prüfungsteilnehmer, Prüfstelle, gesamte Studie)	3.15	A 6.3 c A 6.1 f A 16	Bedingungen und Verfahren für die Nachbeobachtung der Prüfungsteilnehmer bei vorzeitigem Abbruch einer Prüfung, für die Nachbeobachtung der Prüfungsteilnehmer, die ihre Einwilligung widerrufen haben, und Verfahren für Prüfungsteilnehmer, die zur Nachbeobachtung nicht mehr zur Verfügung stehen. Diese Verfahren umfassen bei implantierbaren Produkten zumindest die Rückverfolgbarkeit. Gemäß ISO ist darzustellen, wann die Anwendung des Prüfprodukts bzw. die gesamte Prüfung für einen Prüfungsteilnehmer vorzeitig zu beenden ist und wie die anschließenden Maßnahmen sein werden. Es ist auszuführen, wie vorzugehen ist, wenn Prüfungsteilnehmer nicht die vorgesehenen Visiten wahrnehmen (Lost to Follow-up). Sofern eine Verblindung vorliegt, ist zu beschreiben, wie im Notfall (zur Behandlung des unerwünschten Ereignisses) für einen einzelnen Patienten eine Entblindung erfolgen kann. Es ist auch anzugeben, ob diese Teilnehmer ersetzt werden müssen.
Monitoring und Auditing	3.6.6	A 6.5	Die MDR verweist auf einen Überwachungsplan; die ISO verwendet den Begriff Monitoringplan. Damit ist anzunehmen, dass eine Beschreibung, ob und in welchem Maß ein Monitoring vorgesehen ist, erforderlich ist. Auch ein Verweis, dass Auditing möglich ist (sowie Inspektionen), ist sinnvoll, da der Prüfplan als Vertrag anzusehen ist und hierin ebenfalls die Verpflichtung der Prüfstelle/des Prüfers zur Mitwirkung bei diesen Aktivitäten aufzuzeigen ist.
Fallzahl	3.6.3	A 6.3 h A 7 e	s. a. Zielsetzung/Hypothese Berücksichtigung einer Drop-out-Rate Bei explorativen Studien, bei denen keine Kalkulation der Fallzahl erforderlich/möglich ist, sollte eine Begründung für die Gruppengröße gegeben werden.
Statistik	3.7	A 7 a–d, h	Statistische Erwägungen, u. a. Information, ob eine Zwischenanalyse vorgesehen ist und ob ggf. eine vorzeitige Beendigung aufgrund statistischer Analysen vorgesehen ist.
Datenverwaltung	3.8	A 8	Methode der Datenerfassung (elektronische oder papierbasierte Erhebungsbögen), falls elektronische Systeme verwendet werden, Angaben über deren Validierung. Datenschutzmaßnahmen und Verfahren über die Datenaufbewahrung
Ausführungen zur Einhaltung des Prüfplans	3.9 3.10	A 10	3.9: Informationen zu etwaigen Änderungen des Prüfplans 3.10: Strategie zur Nachverfolgung und Handhabung von Abweichungen vom klinischen Prüfplan in der Prüfstelle und zu Folgemaßnahmen sowie klares Verbot von Ausnahmeregelungen vom klinischen Prüfplan.
Dauer der Studie		A 6.3 d–g, i	Voraussichtlicher Beginn der Studie (First Patient In) und voraussichtliches Ende der Studie (z. B. Last Patient Last Visit oder Datenbank-Lock; das Studienende muss explizit genannt sein) bzw. Dauer der Einschlussperiode (Enrollment Period). Ferner empfiehlt es sich, nicht nur im Rahmen der Beschreibung der

Fortsetzung nächste Seite

Forts. Tab. 1

Angaben im Prüfplan	MDR Anhang XV Kap. 2 Nr. 3	ISO 14155: 2021-05* Anhang A	Kommentar
			Studienvisiten das Studienende des individuellen Patienten zu beschreiben, sondern auch im Abschnitt „*Dauer der Studie*" aufzuführen. Dabei ist anzugeben, zu welchem Zeitpunkt (in Bezug auf Einwilligung in die Studie) der Einschluss und, falls zutreffend, der Zeitpunkt der Randomisierung sein wird.
Bericht über die klinische Prüfung	3.17		Vorgehensweise bei der Erstellung im Einklang mit den rechtlichen Anforderungen und den ethischen Grundsätzen (Kap. I Abschn. 1 – Ethische Grundsätze: „*Jeder einzelne Schritt der klinischen Prüfung, angefangen von den ersten Überlegungen über die Notwendigkeit und Berechtigung der Studie bis hin zur Veröffentlichung der Ergebnisse, ist in Übereinstimmung mit den anerkannten ethischen Grundsätzen durchzuführen.*" [1])
Publikation	3.17	A 17	Vorgehensweise bei der Erstellung
zusätzliche Angaben Prüfprodukt	3.18		Verzeichnis der technischen und funktionalen Merkmale des Produkts unter besonderer Angabe derjenigen, auf die sich die Prüfung bezieht.
Literaturverzeichnis/ Bibliografie	3.19	A 18	
Erklärung GCP, Deklaration von Helsinki, Rechtsvorschriften	3.12	A 12	Erklärung über die Einhaltung

B.5.4.4 Planung einer klinischen Prüfung mit Medizinprodukten

B.5.4.4.1 Grundsätzliche Anforderungen

Es bestehen hier keine wesentlichen Unterschiede zur Planung von klinischen Prüfungen mit Arzneimitteln. Die Planung beinhaltet insbesondere

- die Erstellung der Studiendokumente
  - Prüfplan
  - Teilnehmerinformation mit Einwilligungserklärung der Teilnehmer sowie datenschutzrechtliche Erklärung
  - Handbuch des Prüfers (Investigator's Brochure, IB)
  - Erhebungsbögen (Case Report Form (CRF)) (in Verbindung mit Datenmanagement und Statistik!)
  - Risk Management Plan
  - Monitoring Plan
- Auswahl der Prüfer und Prüfstellen
- Abschluss der Verträge mit Prüfstellen (Prüfern)
- Einbindung von Auftragsforschungsinstituten (Contract Research Organisation (CRO))
- Einrichtung eines Data Monitoring Committees (DMC)
- Probandenversicherung
- Unterlagen zum Prüfprodukt einschließlich Bereitstellung des Produktes sowie die Unterlagen zum Training
- weitere Planungsschritte: Finanzierung einschließlich Festlegung des Zeitrahmens
- Antragsstellung Behörde(n) und Ethik-Kommission(en)
- Eintrag in eine öffentliche Datenbank

Grundsätzlich ist gleich mit Beginn der Studienplanung darauf zu achten, dass der sog. Trial Master File angelegt wird, in dem alle Unterlagen einschließlich der Kommunikation und der Schriftwechsel zu dieser Studie eingefügt werden (s. a. ▶ Kap. C.2 Trial Master File).

Im Hinblick auf die Planung einer klinischen Prüfung ist insbesondere Art. 62 Abs. 4 MDR von Bedeutung, der auflistet, was zu berücksichtigen ist, um eine klinische Prüfung mit Medizinprodukten durchführen zu können:

„*a) Die klinische Prüfung wird – sofern nichts anderes festgelegt ist – von dem Mitgliedstaat bzw. den Mitgliedstaaten, in dem bzw. denen die klinische Prüfung durchgeführt werden soll, gemäß dieser Verordnung genehmigt;*

b) eine nach nationalem Recht eingesetzte Ethik-Kommission hat keine ablehnende Stellungnahme in Bezug auf die klinische Prüfung abgegeben, die nach dem nationalen Recht des betreffenden Mitgliedstaats für dessen gesamtes Hoheitsgebiet gültig ist;

c) der Sponsor oder sein rechtlicher Vertreter oder ein Ansprechpartner gemäß Abs. 2 ist in der Union niedergelassen;

d) schutzbedürftige Bevölkerungsgruppen und Prüfungsteilnehmer werden gemäß Artikel 64 bis Artikel 68 angemessen geschützt;

e) der erwartete Nutzen für die Prüfungsteilnehmer oder für die öffentliche Gesundheit rechtfertigt die vorhersehbaren Risiken und Nachteile, und die Einhaltung dieser Bedingung wird ständig überwacht;

f) der Prüfungsteilnehmer oder – falls der Prüfungsteilnehmer nicht in der Lage ist, eine Einwilligung nach Aufklärung zu erteilen – sein gesetzlicher Vertreter hat eine Einwilligung nach Aufklärung gemäß Artikel 63 erteilt;

g) der Prüfungsteilnehmer oder – falls der Prüfungsteilnehmer nicht in der Lage ist, eine Einwilligung nach Aufklärung zu erteilen – sein gesetzlicher Vertreter hat die Kontaktdaten einer Stelle erhalten, die ihm bei Bedarf weitere Informationen erteilt;

h) das Recht des Prüfungsteilnehmers auf körperliche und geistige Unversehrtheit, Privatsphäre und Schutz seiner personenbezogenen Daten gemäß der Richtlinie 95/46/EG bleibt gewahrt;

i) die klinische Prüfung ist so geplant, dass sie mit möglichst wenig Schmerzen, Beschwerden, Angst und allen anderen vorhersehbaren Risiken für die Prüfungsteilnehmer verbunden ist und sowohl die Risikoschwelle als auch das Ausmaß der Belastung im klinischen Prüfplan eigens definiert und ständig überprüft werden;

j) die Verantwortung für die medizinische Versorgung der Prüfungsteilnehmer trägt ein Arzt mit geeigneter Qualifikation oder gegebenenfalls ein qualifizierter Zahnarzt oder jede andere Person, die nach nationalem Recht zur Bereitstellung der entsprechenden Patientenbetreuung im Rahmen einer klinischen Prüfung befugt ist;

k) die Prüfungsteilnehmer oder gegebenenfalls ihre gesetzlichen Vertreter werden keiner unzulässigen Beeinflussung, etwa finanzieller Art, ausgesetzt, um sie zur Teilnahme an der klinischen Prüfung zu bewegen;

l) das betreffende Prüfprodukt bzw. die betreffenden Prüfprodukte entspricht bzw. entsprechen den grundlegenden Sicherheits- und Leistungsanforderungen gemäß Anhang I mit Ausnahme der Punkte, die Gegenstand der klinischen Prüfung sind; hinsichtlich dieser Punkte wurden alle Vorsichtsmaßnahmen zum Schutz der Gesundheit und der Sicherheit der Prüfungsteilnehmer getroffen. Dies umfasst gegebenenfalls technische und biologische Sicherheitsprüfungen und eine vorklinische Bewertung sowie Bestimmungen im Bereich der Sicherheit am Arbeitsplatz und der Unfallverhütung unter Berücksichtigung des neuesten Erkenntnisstands;

m) Die Anforderungen des Anhangs XV sind erfüllt." [1]

B.5.4.4.2 Studiendokumente

B.5.4.4.2.1 Prüfplan

Der Begriff Prüfplan wird im Englischen bei den Medizinprodukten als „Clinical Investigation Plan (CIP)" bezeichnet; gleichwohl lässt die ISO auch die Terminologie „Protocol" zu (Trial/Study Protocol ist der übliche Begriff bei Arzneimittelprüfungen). Eine Gegenüberstellung der Anforderungen an den Inhalt des Prüfplans in der MDR und in der ISO 14155 (Anhang A (normativ)) ist Tab. 1 zu entnehmen.

Im Hinblick auf den Prüfplan bestimmt die MDR (Anhang XV, Kap. I Ziff. 2.1):

> *„Klinische Prüfungen sind nach einem angemessenen Prüfplan durchzuführen, der dem Stand von Wissenschaft und Technik entspricht und so angelegt ist, dass sich die Angaben des Herstellers zur Sicherheit, zur Leistung und zu den Aspekten bezüglich Nutzen-Risiko der Produkte gemäß Artikel 62 Abs. 1 bestätigen oder widerlegen lassen; die klinischen Prüfungen müssen eine angemessene Zahl von Beobachtungen umfassen, damit wissenschaftlich gültige Schlussfolgerungen gezogen werden können. Die Begründung für die Konzeption und die gewählte statistische Methode werden wie in Kapitel II Abschnitt 3.6 dieses Anhangs beschrieben dargestellt."* [1]

Weiterhin ist in Anhang XV MDR, Kap. II Ziff. 3 [1] festgelegt, dass der Prüfplan *„die Begründung, Ziele, Konzeption, Methodik, Überwachung, Durchführung, Aufzeichnung und Methode der Analyse für eine klinische Prüfung"* enthält.

Ergänzend weist die ISO 14155 darauf hin, dass auch **Angaben zur Organisation der klinischen Prüfung sowie zum Monitoring** enthalten sein sollen.

Damit das Monitoring ordnungsgemäß durchgeführt werden kann und auch ggf. erkannt werden kann, ob Abweichungen zum Prüfplan auftreten, sollte im Prüfplan bereits bestimmt werden, dass die Eintragungen der Daten, die im Rahmen der Behandlung eines Teilnehmers in der klinischen Prüfung gewonnen werden, „zeitnah" in die Erhebungsbögen vorgenommen werden. Dies gilt ebenfalls für die Unterschrift des (Haupt)Prüfers auf der Abschlussseite. Eine wiederholte verspätete Eintragung außerhalb der im Prüfplan vorgegebenen Fristen kann als Kriterium für den Ausschluss von Prüfer bzw. Prüfstelle im Prüfplan definiert werden.

Ferner sollen im Prüfplan die Verpflichtungen des Prüfers bez. der Dokumentation der im Prüfplan definierten unerwünschten Ereignisse und ihrer Berichterstattung festgelegt sein. Damit wird auch die Anforderung der in Anhang XV MDR, Kap. III Ziff. 2 genannten Verpflichtung des Sponsors erfüllt, nämlich dass er eine Vereinbarung zu schließen hat *„mit der sichergestellt wird, dass er durch den Prüfer bzw. die Prüfer zeitnah über sämtliche schwerwiegende unerwünschte Ereignisse oder jedes andere Ereignis gemäß Artikel 80 Abs. 2 in Kenntnis gesetzt wird"* [1]. Ebenfalls im Prüfplan festzuhalten – oder in der vertraglichen Vereinbarung mit der Prüfstelle/dem Prüfer – ist die im MPDG geforderte Verpflichtung (§ 62 Abs. 2 MPDG [2]) Prüfprodukte, die im Verdacht stehen, ein schwerwiegendes unerwünschtes Ereignis verursacht zu haben, nicht verworfen werden. (▶ Kap. B.5.5.2.3).

Für die Erstellung des Prüfplans ist als Grundsatz gem. Art. 62 Abs. 3 MDR die klinische Prüfung so zu konzipieren (und durchzuführen), *„dass der Schutz der Rechte, der Sicherheit, der Würde und des Wohls der an der Prüfung teilnehmenden Prüfungsteilnehmer gewährleistet ist und Vorrang vor allen sonstigen Interessen hat und die gewonnenen klinischen Daten wissenschaftlich fundiert, zuverlässig und solide sind."* [1]

Im Hinblick auf das Prüfprodukt ist zu beachten, dass

- die Vorgehensweise bei der Durchführung der klinischen Prüfung und die zur Durchführung der klinischen Prüfung angewandten Forschungsmethoden an das zu prüfende Produkt angepasst sind (Anhang XV MDR, Kap. I Ziff. 2.2 und 2.3),
- alle einschlägigen technischen und funktionalen Merkmale des Produkts, insbesondere die sicherheitstechnischen und leistungsbezogenen Eigenschaften, und ihre erwarteten klinischen Ergebnisse im Rahmen des Prüfungskonzepts in angemessener Weise berücksichtigt werden (Anhang XV MDR, Kap. I Ziff. 2.5),
- ein Verzeichnis der technischen und funktionalen Merkmale des Produkts und der damit verbundenen erwarteten klinischen Ergebnisse erstellt wird (Anhang XV MDR, Kap. I Ziff. 2.5).

Ebenfalls im Prüfplan vorzusehen ist eine *„ausreichende Zahl vorgesehener Anwender"* sowie die Durchführung in einer klinischen Umgebung, *„die für die vorgesehenen normalen Verwendungsbedingungen des Produkts bei der Zielpatientenpopulation repräsentativ ist"* (Anhang XV MDR, Kap. I Ziff. 2.4 [1]).

Medizinische Expertise ist bei der Erstellung des Prüfplans einzubinden (ISO 14155, 6.1): Damit die Planung der klinischen Prüfung und der Prüfplan möglichst alle Aspekte der klinischen Routine berücksichtigt und festlegt, wann genau für die Zielsetzung der klinischen Prüfung von der klinischen Routine abgewichen werden muss, ist es zu empfehlen, dass zukünftige Prüfer (bzw. Hauptprüfer oder/und der Leiter der klinischen Prüfung) in die Erstellung des Prüfplans eng einbezogen werden. Wird dies nicht berücksichtigt, kann es später im Verlauf der klinischen Prüfung zu vielen, ungewollten Änderungen auch substanzieller Art kommen.

Grundsätzlich ist – wie oben aufgeführt, siehe Punkt i) – die klinische Prüfung/der Prüfplan so zu gestalten, dass das Risiko für den Teilnehmer und die Belastungen (z. B. Schmerzen, Angst, zusätzliche Wege) so klein wie möglich gehalten werden.

Ebenfalls in die Erstellung des Prüfplans einzubinden ist ein Biostatistiker zur adäquaten Ermittlung der Anzahl der notwendigen Teilnehmer (Fallzahl) und zur Hypothesenbeschreibung (▶ Kap. C.1 Biometrische Studienplanung).

Prüfer/Sponsor: Definitionen

In der MDR ist der Begriff des **Prüfers** wie folgt definiert (Art. 2 Ziff. 54) [1]: *„'Prüfer' bezeichnet eine für die Durchführung einer klinischen Prüfung an einer Prüfstelle verantwortliche Person".*

Der Begriff des **Hauptprüfers** erscheint zwar nicht unter den Definitionen, ist aber im Anhang XV Kap. II zu finden. Im MPDG ist der Begriff des Hauptprüfers definiert in § 3 (Ergänzende Begriffsbestimmungen) (Ziff. 5) [2] als *„verantwortlicher Leiter einer Gruppe von Prüfern, die in einer Prüfstelle eine klinische Prüfung durchführen".*

Ferner ist im MPDG der **Leiter der klinischen Prüfung** (Ziff. 6) [2] umschrieben als *„Prüfer, den der Sponsor mit der Leitung einer im Geltungsbereich dieses Gesetzes mehreren Prüfstellen durchgeführten klinischen Prüfung beauftragt hat".*

Der Begriff des **Sponsors** ist in Art. 2 Ziff. 49 [1] definiert als *„jede Person, jedes Unternehmen, jede Einrichtung oder jede Organisation, die bzw. das die Verantwortung für die Einleitung, das Management und die Aufstellung der Finanzierung der klinischen Prüfung übernimmt".*

Diese Definition entspricht der Definition in der ISO 14155.

B.5.4.4.2.2 Teilnehmerinformation und Einwilligungserklärungen

Die Erstellung einer Teilnehmerinformation mit Einwilligungserklärung als ein Studiendokument ergibt sich aus der Tatsache, dass in klinische Prüfungen nur Personen einbezogen werden dürfen, die gemäß Art. 2 Ziff. 55 MDR [1] ihre *"aus freien Stücken erfolgende"* Einwilligung nach Aufklärung gegeben haben. In Art. 2 Ziff. 55 MDR [1] ist die *"Einwilligung nach Aufklärung"* definiert. Es ist eine:

> *„[...] aus freien Stücken erfolgende, freiwillige Erklärung der Bereitschaft, an einer bestimmten klinischen Prüfung teilzunehmen, durch einen Prüfungsteilnehmer, nachdem dieser über alle Aspekte der klinischen Prüfung, die für die Entscheidungsfindung bezüglich der Teilnahme relevant sind, aufgeklärt wurde, oder im Falle von Minderjährigen und nicht einwilligungsfähigen Personen eine Genehmigung oder Zustimmung ihres gesetzlichen Vertreters, sie in die klinische Prüfung aufzunehmen."*

Besondere Anforderungen hinsichtlich der Einwilligung bei klinischen Prüfungen mit nicht einwilligungsfähigen Personen sind in Art. 64 Abs. 1 a–c MDR aufgeführt und werden in § 28 Abs. 3 MPDG bekräftigt. Der Aufklärungs- und Einwilligungsprozess bei Prüfungen, die Minderjährige einbeziehen, ist in Art. 65 a–c MDR festgelegt; darüber hinaus ist in § 28 Abs. 4 MPDG vorgeschrieben, dass bei Minderjährigen, die in der Lage sind, das Wesen, die Bedeutung und Tragweite der Prüfung zu erkennen die schriftliche Einwilligung zusätzlich zu der des gesetzlichen Vertreters vor Einbeziehung in die Prüfung vorliegen muss. Das bedeutet, dass auch eine Teilnehmerinformation erstellt werden muss, die an das Verständnis der jeweiligen minderjährigen Teilnehmeraltersgruppe angepasst ist. Klinische Prüfungen mit schutzbedürftigen Personen dürfen ohnehin nur unter besonderen Bedingungen in Betracht gezogen und durchgeführt werden, wie in Art. 64 (Nicht einwilligungsfähige Personen), Art. 65 (Minderjährige), Art. 66 (Schwangere und Stillende) sowie Art. 68 (Notfallsituationen) MDR [1] jeweils ausgeführt (▶ Kap. B.5.1 Vulnerable Personen).

Die Aufklärung muss so aufgebaut sein, dass der Prüfungsteilnehmer/gesetzliche Vertreter die Aufklärung verstehen kann und zwar hinsichtlich folgender Aspekte (Art. 63 Abs. 2 a MDR) [1]:

„i) worin das Wesen, die Ziele, der Nutzen, die Folgen, die Risiken und die Nachteile der klinischen Prüfung bestehen,

ii) welche Rechte und Garantien dem Prüfungsteilnehmer zu seinem Schutz zustehen, insbesondere sein Recht, die Teilnahme an der klinischen Prüfung zu verweigern oder diese Teilnahme jederzeit zu beenden, ohne dass ihm daraus ein Nachteil entsteht und ohne dass er dies in irgendeiner Weise begründen müsste,

iii) unter welchen Bedingungen die klinische Prüfung durchgeführt wird; dies schließt die erwartete Dauer der Teilnahme des Prüfungsteilnehmers an der klinischen Prüfung ein, und

iv) welche alternativen Behandlungsmöglichkeiten bestehen, einschließlich der Nachsorgemaßnahmen, wenn die Teilnahme des Prüfungsteilnehmers an der klinischen Prüfung abgebrochen wird;"

Außerdem müssen die Informationen, die dem Prüfungsteilnehmer/gesetzlichen Vertreter gegeben werden, gem. Art. 63 Abs. 2 b–e MDR [1]:

„b) umfassend, knapp, klar, zweckdienlich und für den Prüfungsteilnehmer oder seinen gesetzlichen Vertreter verständlich sein;

c) im Rahmen eines vorangegangenen Gesprächs mitgeteilt werden, das ein Mitglied des Prüfungsteams führt, das gemäß dem nationalen Recht angemessen qualifiziert ist;

d) Angaben über das in Artikel 69 genannte geltende Verfahren zur Entschädigung für Schäden enthalten und

e) die unionsweit einmalige Kennnummer für die klinische Prüfung gemäß Artikel 70 Abs. 1 sowie Informationen über die Verfügbarkeit der Ergebnisse der klinischen Prüfung gemäß Abs. 6 des vorliegenden Artikels enthalten."

In Art. 62 Abs. 5 MDR wird ausdrücklich darauf hingewiesen, dass jeder Einwilligende jederzeit das Recht hat, seine Einwilligung zu widerrufen. Entsprechendes muss in der Teilnehmerinformation aufgeführt werden, siehe obige Angabe zu Art. 63 Abs. 2 (a) (ii). Die Verwendung der Daten, die bis dahin erhoben wurden, können jedoch unter besonderen Umständen genutzt werden (siehe unten: Datenschutz).

Ebenfalls informiert werden muss der Teilnehmer/Vertreter, dass ein Bericht und eine Zusammenfassung in verständlicher Sprache veröffentlicht werden wird, und zwar unabhängig vom Ergebnis. Die Veröffentlichung erfolgt in einem elektronischen System (Art. 73 MDR). *„Soweit möglich sollte darauf hingewiesen werden, wann ein solcher Bericht (Zusammenfassung) verfügbar sein könnte."* (Art. 63 Ziff. 6 MDR [1])

Zusammenfassend sind die Anforderungen an die Teilnehmerinformation, dass sie

- umfassend, knapp, klar, zweckdienlich und verständlich aufgebaut ist – eine Anforderung, die in der Praxis nicht immer einfach umzusetzen ist – und ggf. mit einer Ethik-Kommission zu diskutieren ist,
- in verständlicher (laienhafter) Sprache abgefasst ist.

Es muss während des Aufklärungsgesprächs sichergestellt werden, dass der Teilnehmer/gesetzlicher Vertreter die Informationen verstanden haben (Art. 63 Abs. 5 MDR).

Datenschutz

Neben der Einwilligung zur Teilnahme an einer klinischen Prüfung ist auch die Einwilligung zur Verarbeitung personenbezogener Daten einzuholen. Während in der MDR lediglich in Art. 72 darauf hingewiesen wird, dass bei Verarbeitung der Daten im Rahmen der klinischen Prüfung der Datenschutz gemäß geltendem Recht gewährleistet werden muss, werden im MPDG detaillierte Angaben über die Art der Aufklärung bez. der Einwilligung zu der Verarbeitung personenbezogener Daten gegeben (§ 29 Ziff. 1 MPDG).

Darüber hinaus muss der Teilnehmer aufgeklärt werden, was mit seinen Daten im Fall eines Widerrufs der Teilnahme an der klinischen Prüfung geschieht. Der Teilnehmer ist diesbezüglich gem. § 29 Ziff. 2 MPDG aufzuklären, dass

> *„die gespeicherten Daten im Fall eines Widerrufs der Einwilligung zur Teilnahme an der klinischen Prüfung oder an einer sonstigen klinischen Prüfung allein oder gemeinsam mit dem Widerruf der Einwilligung nach Satz 1, weiterhin im Sinne des Artikels 62 Abs. 5 der Verordnung (EU) 2017/745 verwendet werden dürfen, soweit dies erforderlich ist, um*
>
> *a) Ziele der klinischen Prüfung oder der sonstigen klinischen Prüfung zu verwirklichen oder nicht ernsthaft zu beeinträchtigen oder*
>
> *b) sicherzustellen, dass schutzwürdige Interessen der Prüfungsteilnehmer nicht beeinträchtigt werden"* [2]

Ebenfalls mitzuteilen (§ 29 Ziff. 3 MPDG) sind die Fristen der Speicherung der Daten (gem. Anhang XV MDR, Kap. III Abschn. 3: mindestens 10 Jahre nach Inverkehrbringen des letzten Produktes bzw. mindestens 15 Jahre bei implantierbaren Produkten). Für detaillierte Informationen hinsichtlich der Anforderungen, die sich aus der Datenschutzgesetzgebung ergeben ▶ Kap. C.11 Datenschutz und Datensicherheit in klinischen Prüfungen.

B | Medizin-produkte

B.5.4.4.2.3 Handbuch des Prüfers (Investigator's Brochure, IB)

Das Handbuch des Prüfers muss so gestaltet sein, dass der Grundsatz erfüllt wird:

- *„Die Prüfer haben Zugang zu den technischen und klinischen Daten des Produkts"* (Anhang XV MDR, Kap. I Ziff. 2.7) [1]
- Gemäß Anhang XV MDR, Kap. II Ziff. 2 enthält das Handbuch des Prüfers *„die klinischen und nichtklinischen Angaben zum Prüfprodukt, die für die Prüfung relevant sind und zum Zeitpunkt des Antrags vorliegen"* (ISO 14155, Kap. 3.31 Definitionen).

Bei neuen Informationen/Erkenntnissen oder bei Modifikationen (Optimierungen) des Prüfproduktes während der klinischen Prüfung muss das Handbuch aktualisiert und dem Prüfer zeitnah übermittelt werden (Empfangsbestätigung bez. des Erhalts des Handbuchs sowie etwaiger Aktualisierungen muss in dem Studienordner (Trial Master File) dokumentiert werden.).

Das Handbuch des Prüfers muss gemäß Anhang XV MDR, Kap. II Ziff. 2 insbesondere folgende Informationen enthalten:

> *„2.1. Kennzeichnung und Beschreibung des Produkts, einschließlich Informationen zur Zweckbestimmung, Risikoklassifizierung und geltenden Klassifizierungsregel gemäß Anhang VIII, Konzeption und Herstellung des Produkts sowie Verweis auf frühere und ähnliche Generationen des Produkts.*
>
> *2.2. Herstellerangaben zur Installation, Wartung, Einhaltung von Hygienenormen und Verwendung, einschließlich Lagerungs- und Handhabungsbestimmungen, und – soweit diese Informationen vorliegen – die auf der Kennzeichnung anzubringenden Informationen und die Gebrauchsanweisung, die zusammen mit dem Produkt beim Inverkehrbringen bereitzustellen ist. Des Weiteren Informationen über gegebenenfalls erforderliche einschlägige Schulungen.*
>
> *2.3. Vorklinische Bewertung auf der Grundlage von Daten aus einschlägigen vorklinischen Tests und Versuchen, insbesondere aus Konstruktionsberechnungen, In-vitro-Tests, Ex-vivo-Tests, Tierversuchen, mechanischen oder elektrotechnischen Prüfungen, Zuverlässigkeitsprüfungen, Sterilisationsvalidierungen, Software-Verifizierungen und Validierungen, Leistungsversuchen, Bewertungen der Biokompatibilität und biologischen Sicherheit, sofern zutreffend.*
>
> *2.4. Bereits vorliegende klinische Daten, insbesondere*
>
> *– aus der einschlägigen verfügbaren wissenschaftlichen Fachliteratur zu Sicherheit, Leistung, klinischem Nutzen für die Patienten, Auslegungsmerkmalen und Zweckbestimmung des Produkts und/oder gleichartiger oder ähnlicher Produkte,*

- *sonstige einschlägige verfügbare klinische Daten zu Sicherheit, Leistung, klinischem Nutzen für die Patienten, Auslegungsmerkmalen und Zweckbestimmung gleichartiger oder ähnlicher Produkte desselben Herstellers, einschließlich der Verweildauer des Produkts auf dem Markt, sowie die Daten aus einer Überprüfung der Leistungs- und Sicherheitsaspekte und des klinischen Nutzens und etwaigen unternommenen Korrekturmaßnahmen.*

2.5. *Zusammenfassung der Nutzen-Risiko-Analyse und des Risikomanagements, einschließlich Informationen zu bekannten oder vorhersehbaren Risiken, etwaigen unerwünschten Nebenwirkungen, Kontraindikationen und Warnhinweisen.*

2.6. *Bei Produkten, zu deren Bestandteilen ein Arzneimittel, einschließlich eines Derivats aus menschlichem Blut oder Plasma gehört oder bei Produkten, die unter Verwendung nicht lebensfähiger Gewebe oder Zellen menschlichen oder tierischen Ursprungs oder ihren Derivaten hergestellt werden, detaillierte Informationen zu dem Arzneimittel bzw. den Geweben, den Zellen oder ihren Derivaten sowie zur Erfüllung der relevanten grundlegenden Sicherheits- und Leistungsanforderungen und dem spezifischen Risikomanagement bezüglich des Arzneimittels bzw. der Gewebe oder Zellen oder ihrer Derivate sowie einen Nachweis des durch die Einbeziehung dieser Bestandteile bezüglich des klinischen Nutzens und/oder der Sicherheit des Produkts entstehenden Mehrwerts.*

2.7. *Ein Verzeichnis, aus dem die Erfüllung der einschlägigen grundlegenden Sicherheits- und Leistungsanforderungen des Anhangs I einschließlich der – vollständig oder in Teilen – angewandten Normen und Spezifikationen im Einzelnen hervorgeht, sowie eine Beschreibung der zur Erfüllung der einschlägigen grundlegenden Sicherheits- und Leistungsanforderungen gewählten Lösungen, soweit diese Normen und Spezifikationen nur zum Teil oder überhaupt nicht erfüllt sind oder gänzlich fehlen.*

2.8. *Eine detaillierte Beschreibung der im Laufe der klinischen Prüfung angewandten klinischen Verfahren und Diagnostiktests und insbesondere Angaben zu Abweichungen von der üblichen klinischen Praxis."* [1]

Eine kleinteilige Auflistung des Inhalts des Handbuchs wird in der ISO 14155 Annex B (normativ) gegeben, die inhaltlich mit den o. g. geforderten Angaben jedoch übereinstimmen. Darüber hinaus verweist die ISO 14155 in Annex B noch auf formale Aspekte hin, die – wie bei allen Studiendokumenten berücksichtigt werden sollten – nämlich, dass neben der Bezeichnung des Handbuchs und der Angabe von Sponsor/Hersteller auch die Version des Handbuchs mit Datum genannt sein soll, sofern zutreffend, die **Revisionshistorie** wiedergegeben wird sowie die Seitenzahl mit Gesamtseitenzahl aufgeführt sein soll.

B.5.4.4.2.4 Erhebungsbogen (Case Report Form, CRF)

Der Erhebungsbogen dient zum Erfassen aller Daten, die gemäß Prüfplan gefordert werden. Die ISO 14155 definiert den Erhebungsbogen als *„set of printed, optical or electronic documents for each subject (3.50) on which information to be reported to the sponsor (3.49) is recorded, as required by the CIP*[1] "(Kap. 3, Ziff. 3.6 [3]).

Auch in Kap. 6.3 der ISO 14155 wird eine Beschreibung zum Erhebungsbogen gegeben. Im Annex C (informativ) der ISO 14155 ist eine Auflistung der o. g. Inhalte eines Erhebungsbogens gegeben.

In den Unterlagen für die Beantragung einer klinischen Prüfung bei Behörden und EKs wird der Erhebungsbogen nicht gefordert (▶ Kap. B.5.4.5).

Der CRF ist grundsätzlich mit oder – bei elektronischen CRFs – von dem Datenmanagement zu erstellen. Hinsichtlich der Aspekte, die bei der Erstellung eines CRFs zu beachten sind, wird auf ▶ Kap. C.3 Datenmanagement verwiesen. Ebenfalls in die Erstellung von CRFs miteinzubeziehen ist der für die spätere Auswertung vorgesehene Statistiker (▶ Kap. C.1 Biometrische Studienplanung).

1 CIP = Clinical Investigation Plan/Prüfplan.

B.5.4.4.3 Monitoringplan

Die MDR erwähnt den Monitoringplan im Anhang XV Kap. I (Unterlagen zur Antragsstellung) im Rahmen des Prüfplans unter Ziff. 3.3.6. Darüber hinaus wird im Anhang XV Kap. III Ziff. 4 festgelegt, dass der Sponsor verpflichtet ist, einen von der Prüfstelle unabhängigen Monitor zu benennen. Ausführungen zum Monitoringplan sind in ISO 14155, Kap. 6.7 gegeben.

Dementsprechend enthält der Monitoringplan neben den Angaben der Kontakte (Monitor, beteiligte Personen des Sponsors, beteiligte Personen des Auftragsforschungsinstituts (CRO), sofern zutreffend) und der Kommunikationsstruktur auch die Hinweise zu den Aufgaben, die „on-site" oder remote durchzuführen sind. Der Umfang der Monitoraktivitäten (Anzahl der Monitorvisiten, Trigger für die Durchführung von Monitorvisiten, Aufgaben einzelner Monitorvisiten sowohl für On-Site- als auch für Remote-Monitoring) für eine bestimmte klinische Prüfung ist genau zu beschreiben und wird bestimmt durch die Risikobewertung der klinischen Prüfung unter Berücksichtigung des Designs und der Komplexität sowie der Größe der Prüfung.

Der Monitorplan soll Anweisungen enthalten, wie der Monitor mit Risiken umgehen soll sowie ferner eine Festlegung über den Umfang und die Art der Quelldatenüberprüfung (▶ Kap. B.5.5 Sponsor und CRO, ▶ Kap. C.7 Monitoring) sowie die Berichterstattung beinhalten.

Die On-Site-Monitorvisiten gliedern sich üblicherweise in „Initiierung" (einer jeden teilnehmenden Prüfstelle), die „regulären/kontinuierlichen" Monitorvisiten und -aktivitäten sowie den „Abschlussbesuch" (ebenfalls für jede Prüfstelle). Im Einzelfall, d. h. in Abhängigkeit von der Komplexität einer klinischen Prüfung, können auch Initiierung und Abschluss remote geplant werden (▶ Kap. C.7 Monitoring).

Darüber hinaus kann der Monitoringplan auch das „zentrale Monitoring" beschreiben, wobei dies eine Aufgabe ist, die aufgrund der Qualitätssicherung durch Bewertung einer Vielzahl von Daten, eher durch das Datenmanagement durchzuführen ist. Das zentrale Monitoring ist in der ISO 14155 beschrieben als

- *„eine Fernbeurteilung der erfassten Daten und der Einhaltung, die zusätzliche Monitoringkapazitäten bietet und das Vor-Ort-Monitoring ergänzen oder dessen Ausmaß und Häufigkeit verringern kann."* (Kap. 3, Ziff. 3.35)
- *„Aktivitäten des zentralisierten Monitorings können u. a. die Untersuchung der Datenqualität, Fernkontakte mit dem Prüfort, erneute Stellungnahmen durch die EC, Prüfung von unerwünschten Ereignissen, DMC-Überprüfungen, Verwendungsnachweise für das Prüfprodukt usw. sein."* (Kap. 6.7) [3]

Der Monitoringplan und die Beschreibung der Monitoraktivitäten sind auf Basis der Risikoanalyse einer klinischen Prüfung aufzusetzen mit dem Ziel, dass die Daten, die in einer Prüfstelle erzeugt werden, verlässlich sind und dass der Schutz der Prüfungsteilnehmer fortwährend gewährleistet ist. (ISO 14155, Kap. 6.7)

B.5.4.4.4 Risikomanagement

Im Rahmen der Planung einer klinischen Prüfung ist auch ein Risikomanagement zu betreiben. In Kap. 7.1 verweist die ISO 14155 darauf hin, dass der Sponsor sicherzustellen hat, dass ein kontinuierliches Risikomanagement gewährleistet sein muss, dass alle Aspekte sowohl hinsichtlich des Prüfprodukts als auch hinsichtlich der im Prüfplan geforderten klinischen Verfahren berücksichtigt. Ein entsprechender Risikomanagementplan muss damit bei Beginn der klinischen Prüfung vorliegen.

Risiken zum Prüfprodukt: Die ISO 14155 verweist im Kap. 6.2.2 „Investigational device including clinical procedure risks and their disclosure" auf die Norm ISO 14971, die zur Beurteilung und Abschätzung des Risikos assoziiert mit dem Prüfprodukt sowie des Risikos aufgrund der klinischen Vorgehensweise zur Anwendung des Produkts herangezogen werden soll. Für die Abschätzung des Risikos sollen dabei alle verfügbaren Daten (publizierte, sofern vorhanden sowie nicht publizierte) zugrunde gelegt werden.

In den zuvor genannten Dokumenten für die klinische Prüfung, namentlich Handbuch des Prüfers, Gebrauchsinformation sowie Prüfplan und auch Teilnehmerinformation, sollen die Risiken dargestellt werden, wobei der

Detaillierungsgrad für das jeweiligen Dokument angepasst und angemessen sein soll. Ferner soll im Prüfplan – wie bereits erwähnt – die Vertretbarkeit des Risikos im Verhältnis zum Nutzen erläutert werden.

Resultierend aus der Risikoabschätzung ist auch eine Planung von **Trainingsmaßnahmen** in der Anwendung des Produktes zwecks Risikominimierung vorzusehen.

Risiken bei der Durchführung der klinischen Prüfung (ISO 14155, Kap. 6.2.3): Neben den Risiken, die sich aus dem Prüfprodukt und seiner Anwendung ergeben, kann eine klinische Prüfung auch mit Risiken, die sich aus studienbedingten Maßnahmen und Messungen einschließlich aller Follow-up-Maßnahmen ergeben. Diese Risiken und mögliche risikominimierende Maßnahmen sind zu evaluieren und darzustellen. Dies erfolgt sowohl im Prüfplan als auch durch eine angemessene Beschreibung in der Teilnehmeraufklärung.

B.5.4.4.5 Auswahl der Prüfstellen und Verträge (▶ Kap. C.8 Qualifikation von Prüfer und Prüfstelle)

Die richtige Wahl der Prüfstellen ist ein maßgeblicher Schritt für den anschließenden Erfolg einer klinischen Prüfung (sowohl mit Medizinprodukten als auch mit Arzneimitteln). Ausführungen zu Aspekten, die bei der Auswahl von Prüfstellen bzw. Prüfern zu berücksichtigen sind, werden in den Kap. 6.8 sowie 10.2 und 10.3 ISO 14155 gegeben.

In Art. 62 Abs. 6 MDR sind grundlegende Anforderungen formuliert:

> *„Bei dem Prüfer handelt es sich um eine Person, die einen Beruf ausübt, durch den sie aufgrund der dafür erforderlichen wissenschaftlichen Kenntnisse und Erfahrung bei der Patientenbetreuung in dem betreffenden Mitgliedstaat anerkanntermaßen für die Rolle als Prüfer qualifiziert ist. Alle sonstigen an der Durchführung einer klinischen Prüfung mitwirkenden Mitarbeiter müssen aufgrund ihrer Ausbildung, Fortbildung bzw. Erfahrung auf dem betreffenden medizinischen Gebiet und im Zusammenhang mit klinischen Forschungsmethoden in geeigneter Weise für ihre Tätigkeit qualifiziert sein."* [1]

Ergänzend hierzu fordert das MPDG (§ 30 Abs. 2), dass Prüfer, Hauptprüfer und Leiter einer klinischen Prüfung:

- *„Ärzte/Arztinnen sein müssen (bei für die Zahnheilkunde bestimmten Medizinprodukten Zahnärzte/-innen); [Anm. d. Verf. zu Abs. 3: auch Personen ohne (zahn)ärztliche Qualifikation dürfen als (Haupt) Prüfer tätig werden, sofern „sie zur Ausübung eines Berufs berechtig sind, der zu einer klinischen Prüfung... qualifiziert"]*
- *Erfahrungen im Anwendungsbereich des zu prüfenden Produktes besitzen*
- *im Gebrauch des zu prüfenden Produkts ausgebildet und eingewiesen sind*
- *mit den Grundzügen des Medizinprodukterechts, den rechtlichen und wissenschaftlichen Grundlagen von klinischen Prüfungen vertraut sind*
- *mit dem Prüfplan, und dem Handbuch des klinischen Prüfers vertraut sind*
- *in die sich aus Prüfplan und Handbuch ergebenden Pflichten eingewiesen sind."* [2]

Auch wenn für die Auswahl vorgegebene Checklisten genutzt werden können, so sind auch immer Besonderheiten einer klinischen Prüfung zu berücksichtigen. Bei Medizinprodukten ist – wie im MPDG gefordert – ein wesentliches Auswahlkriterium, ob/dass der vorgesehene Prüfer bereits Erfahrung mit dem Medizinprodukt (oder vergleichbaren Produkten) hat (▶ Kap. B.5.4.3.2 und ▶ Kap. B.5.4.3.2.4).

Der Prüfer/die Prüfstelle sollten bestätigen, dass die erforderliche Zahl geeigneter Patienten im vorgesehenen Einschlusszeitraum vorhanden ist sowie notwendige Ressourcen (Personal/Prüfer und Studienteam in quantitativer und qualitativer Hinsicht) verfügbar sind. Auch die Ausstattung der Prüfstelle ist ein wichtiges Auswahlkriterium. Die MDR legt hierzu folgendes fest (Art. 62 Abs. 7): *„Die Räumlichkeiten, in denen die klinische Prüfung durchgeführt werden soll, müssen für die klinische Prüfung geeignet sein und den Räumlichkeiten, in denen das Produkt verwendet werden soll, ähneln."* [1]

Der sog. „Site Selection Visit" ist häufig eine der Aufgaben eines Monitors; im Rahmen des Selektionsberichts ist die Begründung für die getroffene Wahl zu geben. Daneben kann auch zuvor ein Fragebogen im Sinne einer

B | Medizin-produkte

Durchführbarkeitserhebung (Feasibility Questionnaire) an potenzielle Prüfstellen geschickt werden. Erfahrungen mit Prüfstellen und/oder Prüfärzten aus früheren klinischen Prüfungen können bei der Auswahl genutzt werden, worauf in der ISO 14155 ausdrücklich hingewiesen wird.

Die **Qualifikation des Prüfers** ist durch einen aussagefähigen Lebenslauf nachzuweisen. Dieser sollte auch geeignete Qualifikation(en) in Bezug auf die geplante klinische Prüfung beinhalten, insbesondere hinsichtlich des Umgangs/der Erfahrung auf dem Gebiet, in dem das Prüfprodukt angewendet wird, und der im Prüfplan geforderten Maßnahmen. Dies schließt Erfahrungen in der Einholung der informierten Einwilligung von Prüfungsteilnehmern mit ein. In der Dokumentation zum Prüfer müssen auch **eventuelle Interessenkonflikte**, die die Durchführung der klinischen Prüfung behindern könnten, offengelegt werden. Dies erfolgt üblicherweise in einer „Declaration of Interest" auch als „Financial Disclosure Form" bezeichnet.

Verträge sind mit allen Prüfstellen zu schließen und sind eine der Voraussetzungen, bevor eine klinische Prüfung in einer Prüfstelle gestartet werden kann. Anhang XV MDR, Kap. I Ziff. 3.1.4 fordert, dass eine kurze Beschreibung der finanziellen Regelung mit der Prüfstelle im Prüfplan gegeben werden soll (ISO 14155, Kap. 6.9). Im Vertrag sind neben den finanziellen Vereinbarungen auch Vereinbarungen über die jeweiligen Verantwortlichkeiten und Zuständigkeiten klar zu regeln. Datenschutzrechtliche Aspekte können im Vertrag selbst geregelt oder als separate Vereinbarung (Joint Control/Controller-to-Controller Agreement) vereinbart werden. Einzelheiten zu den vertraglichen Aspekten, speziell zur Frage der Compliance und der Honorierung, siehe ▶ Kap. C.12 Compliance – Vertragsgestaltung – Prozesse und ▶ Kap. C.13 Honorierung von Prüfern.

B.5.4.4.6 Einbeziehung von Auftragsforschungsunternehmen (Contract Research Organisation, CRO)

Im Rahmen der Verpflichtungen und Verantwortlichkeiten des Sponsors führt die ISO 14155 in Kap. 9.3 auch aus, dass der Sponsor grundsätzlich alle oder einzelne Aufgaben (z. B. Prüfplanerstellung, Einreichungen bei Behörden und Ethik-Kommissionen, Monitoring, Datenmanagement, Statistik, Erstellung des Berichts über die klinische Prüfung) an ein externes Unternehmen (Auftragsforschungsunternehmen/CRO) oder an Einzelpersonen übertragen kann. Alle übertragenen Aufgaben müssen ausdrücklich und eindeutig vertraglich fixiert werden. Nicht befreit werden kann der Sponsor von seiner Aufgabe, den Überblick über alle Aktivitäten im Rahmen einer klinischen Prüfung zu behalten und die ordnungsgemäße Durchführung der an eine CRO/eine Einzelperson übertragenen Aufgaben zu überprüfen. Gemäß den Grundsätzen der Guten Klinischen Praxis (GCP) verbleibt die Verantwortlichkeit für die Qualität und Integrität der klinischen Prüfung immer beim Sponsor: *„The ultimate responsibility for the quality and integrity of the clinical investigation conduct shall reside with the sponsor."* (ISO 14155, Kap. 9.3) [3]

Sofern eine CRO erstmals von einem Sponsor für die Übernahme von Aufgaben für eine klinische Prüfung vertraglich eingebunden wird, sollte die CRO qualifiziert (auditiert) werden. Dies muss nicht für jede einzelne klinische Prüfung erneut erfolgen, jedoch sollten Re-Qualifizierungsaudits in regelmäßigen Abständen und/oder in Verbindung mit laufenden klinischen Prüfungen durchgeführt werden.

B.5.4.4.7 Daten-Monitoring-Komitee (Data Monitoring Committee, DMC)

Gemäß ISO 14155, Kap. 9.2.1 hat der Sponsor zu erwägen, ob ein Data Monitoring Committee (auch Data Safety Monitoring Committee (DSMB) genannt) für die jeweilige klinische Prüfung eingebunden werden sollte. Ein DMC ist ein unabhängiges Gremium, welches die erhobenen Daten insbesondere zur Sicherheit und Leistung des Prüfproduktes sowie zur Sicherheit der Teilnehmer sowie des Fortschritts der klinischen Prüfung in regelmäßigen Abständen prüft und bewertet. Die Bewertung des DMC beinhaltet Empfehlungen bezüglich Weiterführung, Änderungen oder aber auch Abbruch einer klinischen Prüfung. Ob ein DMC für eine klinische Prüfung berufen wird, muss im klinischen Prüfplan beschrieben werden. Die Struktur des DMC sowie die inhaltliche Arbeit des DMC wird in einem separaten Dokument, der DMC-Charta, beschrieben, die entweder vom Sponsor oder vom DMC erstellt wird (ISO 14155, Kap. 6.11).

B.5.4.4.8 Versicherung

Der Sponsor einer klinischen Prüfung hat eine Versicherung abzuschließen (Art. 69 MDR sowie § 26 MPDG) und mit den Unterlagen zur Antragsstellung bei der zuständigen Behörde und Ethik-Kommission(en) vorzulegen (Anhang XV MDR, Kap. II Ziff. 4.3).

Der Umfang der Versicherung muss *„[...] in einem angemessenen Verhältnis zu den mit der klinischen Prüfung [...] verbundenen Risiken stehen"* und muss *„[...] auf der Grundlage der Risikoabschätzung so festgelegt werden, dass für jeden Fall des Todes oder der fortdauernden Erwerbsunfähigkeit einer von der klinischen Prüfung [...] betroffenen Person mindestens 500 000 Euro zur Verfügung stehen"* (§ 26 Abs. 3 MPDG [2]).

Diese Bestimmungen zur Versicherung sind somit identisch geblieben im Vergleich zum Medizinproduktegesetz (und auch gleichlautend mit dem Arzneimittelgesetz) (▶ Kap. C.10 (Probanden-)Versicherung).

B.5.4.4.9 Prüfprodukt

Das Prüfprodukt ist definiert als *„ein Produkt, das im Rahmen einer klinischen Prüfung bewertet wird"* (MDR Art. 2 Ziff. 46 [1]).

Hinsichtlich der Kennzeichnung ist zu beachten, dass der Hinweis *„ausschließlich für klinische Prüfungen"* anzubringen ist, sofern das Produkt lediglich für klinische Prüfungen vorgesehen ist (MDR Anhang I, Kap. III, Ziff. 23.2 q).

Das Prüfprodukt muss den grundlegenden Sicherheits- und Leistungsanforderungen gem. Anhang I MDR entsprechen – mit Ausnahme der Punkte, die Gegenstand der klinischen Prüfung sind und wenn hinsichtlich dieser Punkte alle Vorsichtsmaßnahmen zum Schutz und Sicherheit der Prüfungsteilnehmer getroffen wurden: *„Dies umfasst gegebenenfalls technische und biologische Sicherheitsprüfungen und eine vorklinische Bewertung sowie Bestimmungen im Bereich der Sicherheit am Arbeitsplatz und der Unfallverhütung unter Berücksichtigung des neuesten Erkenntnisstands".* [1]

Alle an der Durchführung der Prüfung beteiligten Mitarbeiter müssen – wie bereits dargestellt – eine angemessene **Einweisung/Schulung** in Bezug auf die korrekte Ver- bzw. Anwendung des Prüfproduktes erhalten. Dazu wird in Anhang XV MDR, Kap. I Ziff. 2.7 ausgeführt:

> *„Die Prüfer haben Zugang zu den technischen und klinischen Daten des Produkts. Die an der Durchführung einer Prüfung beteiligten Mitarbeiter erhalten eine angemessene Einweisung und Schulung in Bezug auf die korrekte Verwendung des Prüfprodukts, den klinischen Prüfplan und die bewährte klinische Praxis. Die Schulungen werden verifiziert und erforderlichenfalls vom Sponsor organisiert und in geeigneter Form dokumentiert."* [1]

Die Dokumentation dieser Schulung ist – als Bestandteil der sog. „Essential Documents" (ISO 14155 Annex F „Essential Documents" (informative)) – im Studienordner (Sponsor Trial Master File, Investigator Site File) abzulegen (▶ Kap. C.2 Trial Master File).

In den Antragsunterlagen gem. Anhang XV MDR, Kap. II muss eine kurze Beschreibung des Prüfprodukts, seine Klassifizierung und andere zur Identifizierung des Produkts und der Produktart erforderliche Angaben enthalten sein.

Ferner ist mit den Antragsunterlagen vorzulegen (Anhang XV, Kap. II Ziff. 4.1):

> *„[...] eine unterzeichnete Erklärung der natürlichen oder juristischen Person, die für die Herstellung des Prüfprodukts verantwortlich ist, dass das betreffende Produkt mit Ausnahme der Punkte, die Gegenstand der klinischen Prüfung sind, den grundlegenden Sicherheits- und Leistungsanforderungen entspricht und dass hinsichtlich dieser Punkte alle Vorsichtsmaßnahmen zum Schutz der Gesundheit und der Sicherheit des Prüfungsteilnehmers getroffen wurden."* [1]

Hinsichtlich des Prüfprodukts muss planerisch ebenfalls festgelegt werden, wie das Verfahren für Notfälle ist, *„[...] mit dem die sofortige Identifizierung und erforderlichenfalls der sofortige Rückruf der bei der Prüfung verwendeten Produkte ermöglicht werden."* (Art. 72 Abs. 6 MDR) [1]

B.5.4.4.10 Weitere Planungsschritte

Wie bei allen klinischen Prüfungen – unabhängig davon, ob es sich um ein Medizinprodukt oder ein Arzneimittel handelt – muss ein Budget sorgfältig geplant werden. Es ist damit sicherzustellen, dass die finanziellen Ressourcen die Durchführung der klinischen Prüfung gemäß vorgesehenem Prüfplan erlauben. Dabei ist vor allem auch die zeitliche Durchführung der klinischen Prüfung in den Prüfstellen ein wichtiger Faktor, also wie schnell können die Teilnehmer in der festgelegten Anzahl in die klinische Prüfung eingeschlossen werden. Eine Rekrutierung, die deutlich langsamer verläuft als ursprünglich geplant, hat auch erhebliche finanzielle Auswirkungen, unter anderem dadurch, dass zusätzliche Maßnahmen, z. B. Einbinden zusätzlicher Prüfstellen, ergriffen werden müssen.

B.5.4.5 Antragstellung

B.5.4.5.1 Vorzulegende Unterlagen

B.5.4.5.1.1 Unterlagen für die zuständige Bundesoberbehörde nach MDR

Folgende Unterlagen sind gem. Anhang XV MDR, Kap. II [1] bei Antragstellung auf Genehmigung einer klinischen Prüfung vorzulegen:

1. Antragsformular

„1.1. Name, Anschrift und Kontaktdaten des Sponsors und gegebenenfalls seines in der Union niedergelassenen Ansprechpartners oder rechtlichen Vertreters gemäß Artikel 62 Abs. 2;
1.2. falls diese Angaben nicht mit denen in Abschnitt 1.1 identisch sind, Name, Anschrift und Kontaktdaten des Herstellers des Produkts, das einer klinischen Prüfung unterzogen werden soll, und gegebenenfalls seines Bevollmächtigten;
1.3. Bezeichnung der klinischen Prüfung;
1.4. Status des Antrags auf klinische Prüfung (d. h. Erstantrag, Wiedervorlage, wesentliche Änderung);
1.5. Einzelheiten und/oder Bezugnahme auf den Plan für die klinische Bewertung;
1.6. bei einer Wiedervorlage des Antrags für ein Produkt, für das bereits ein Antrag eingereicht wurde, das Datum bzw. die Daten und die Referenznummer bzw. die Referenznummern des vorherigen Antrags oder, im Fall einer wesentlichen Änderung, ein Verweis auf den Originalantrag. Der Sponsor macht alle Änderungen gegenüber dem vorhergehenden Antrag kenntlich und begründet diese; insbesondere gibt er an, ob sie infolge von Schlussfolgerungen vorangegangener Überprüfungen der zuständigen Behörde oder der Ethik-Kommission vorgenommen wurden;
1.7. bei einem Parallelantrag zum Antrag auf eine klinische Prüfung gemäß der Verordnung (EU) Nr. 536/2014 Verweis auf die amtliche Registriernummer der klinischen Prüfung;
1.8. Angabe der Mitgliedstaaten und der Drittländer, in denen die Durchführung der klinischen Prüfung zum Zeitpunkt des Antrags als Teil einer multizentrischen oder multinationalen Studie geplant ist;
1.9. eine kurze Beschreibung des Prüfprodukts, seine Klassifizierung und andere zur Identifizierung des Produkts und der Produktart erforderliche Angaben;
1.10. Angabe, ob zu den Bestandteilen des Produkts ein Arzneimittel, einschließlich eines Derivats aus menschlichem Blut oder Plasma, gehört oder ob es unter Verwendung nicht lebensfähiger Gewebe oder Zellen menschlichen oder tierischen Ursprungs hergestellt wird;
1.11. Zusammenfassung des klinischen Prüfplans einschließlich des Ziels bzw. der Ziele der klinischen Prüfung, der Anzahl und des Geschlechts der Prüfungsteilnehmer, der Kriterien für die Auswahl der Prüfungsteilnehmer, der Angabe, ob es Prüfungsteilnehmer unter 18 Jahren gibt, der Konzeption der Prüfung wie zum Beispiel die Angabe, ob es sich um eine kontrollierte und/oder randomisierte Studie handelt, und der geplanten Anfangs- und Abschlussdaten für die klinische Prüfung;
1.12. gegebenenfalls Informationen zu einem Komparator, seine Klassifizierung und andere zu seiner Identifizierung erforderliche Angaben;
1.13. Nachweise des Sponsors, dass der klinische Prüfer und die Prüfstelle in der Lage sind, die klinische Prüfung gemäß dem klinischen Prüfplan durchzuführen;
1.14. Einzelheiten des voraussichtlichen Beginns und der voraussichtlichen Dauer der Prüfung;
1.15. Einzelheiten zur Identifizierung der Benannten Stelle, falls sie zum Zeitpunkt der Einreichung des Antrags auf eine klinische Prüfung bereits eingebunden ist;
1.16. Bestätigung, dass der Sponsor davon Kenntnis hat, dass die zuständige Behörde die Ethik-Kommission, die den Antrag prüft oder geprüft hat, kontaktieren kann und
1.17. die Bescheinigung gemäß Abschnitt 4.1."

2. Das Handbuch des Prüfers

3. Der klinische Prüfplan

4. Weitere Informationen

> *„4.1. Eine unterzeichnete Erklärung der natürlichen oder juristischen Person, die für die Herstellung des Prüfprodukts verantwortlich ist, dass das betreffende Produkt mit Ausnahme der Punkte, die Gegenstand der klinischen Prüfung sind, den grundlegenden Sicherheits- und Leistungsanforderungen entspricht und dass hinsichtlich dieser Punkte alle Vorsichtsmaßnahmen zum Schutz der Gesundheit und der Sicherheit des Prüfungsteilnehmers getroffen wurden.*
> *4.2. Sofern gemäß den nationalen Rechtsvorschriften erforderlich, das Gutachten bzw. die Gutachten der betroffenen Ethik-Kommission bzw. -Kommissionen in Kopie. Ist gemäß den nationalen Rechtsvorschriften die Vorlage des Gutachtens bzw. der Gutachten der Ethik-Kommission bzw. -Kommissionen zum Zeitpunkt der Übermittlung des Antrags nicht erforderlich, so wird/werden das Gutachten bzw. die Gutachten in Kopie übermittelt, sobald dieses/diese verfügbar ist/sind.*
> *4.3. Nachweis von Versicherungs- oder sonstiger Deckung für Schadensersatz für die Prüfungsteilnehmer im Verletzungsfall gemäß Artikel 69 und den entsprechenden nationalen Rechtsvorschriften.*
> *4.4. Dokumente, die zur Einholung der Einwilligung nach Aufklärung zu verwenden sind, einschließlich der Aufklärungshinweise für Patienten und der schriftlichen Einwilligung nach Aufklärung.*
> *4.5. Beschreibung der Vorkehrungen für die Einhaltung der geltenden Vorschriften zum Schutz und zur Vertraulichkeit personenbezogener Daten, und zwar insbesondere*
> *– der organisatorischen und technischen Maßnahmen, die getroffen werden, um die verarbeiteten Informationen und personenbezogenen Daten vor unbefugtem Zugriff, unbefugter Bekanntgabe, Verbreitung und Veränderung sowie vor Verlust zu schützen,*
> *– eine Beschreibung der Vorkehrungen zur Wahrung der Vertraulichkeit der Aufzeichnungen und personenbezogenen Daten der Prüfungsteilnehmer und*
> *– eine Beschreibung der Maßnahmen, die im Falle eines Verstoßes gegen die Datensicherheitsvorschriften zur Begrenzung möglicher nachteiliger Auswirkungen getroffen werden.*
> *4.6. Der zuständigen Behörde, die einen Antrag überprüft, werden vollständige Angaben zu der verfügbaren technischen Dokumentation, zum Beispiel detaillierte Unterlagen zu Risikoanalyse/-management oder spezifische Testberichte, auf Anfrage vorgelegt."*

B.5.4.5.1.2 Unterlagen für die zuständige Bundesoberbehörde nach MPDG

Wie in ▶ Kap. B.5.4.5.1.1 unter dem Punkt 4 „Weitere Informationen" Unterpunkt 4.2 genannt, unterliegen gemäß MDR die spezifischen Regelungen zur Einbeziehung von EKs den nationalen Rechtsvorschriften. Dies ist in § 38 Abs. 1 MPDG erfolgt, in dem bez. des Antrags bei der zuständigen BOB festgelegt ist, dass der Antrag neben den Unterlagen gem. Anhang XV MDR, Kap. II auch die **Stellungnahme der zuständigen Ethik-Kommission enthalten** muss.

> Dies bedeutet, dass in Deutschland das Verfahren zum Einholen der Stellungnahme der Ethik-Kommission bereits **vor** dem Antrag auf Genehmigung der klinischen Prüfung bei der zuständigen BOB ablaufen muss, also die beiden Verfahren (EK/BOB) nicht parallel, sondern sequenziell ablaufen müssen. Dies gilt unabhängig von der gewählten Verfahrensweise (▶ Kap. B.5.4.5.3).

B.5.4.5.1.3 Unterlagen für die Ethik-Kommission (EK)

Die Ausführungen hinsichtlich der bei der EK einzureichenden Unterlagen sind in § 33 Abs. 2 MPDG zu finden. Der Antrag bei der EK hat die unter ▶ Kap. B.5.4.5.1.1 aufgeführten Unterlagen zu enthalten. Ausgenommen davon sind die EUDAMED-Nummer (Anhang XV, Kap. II, Ziff. 3.1.1 MDR: Einmalige Kennnummer der klinischen Prüfung gem. Art. 70 Abs. 1), da diese zum Zeitpunkt der Antragsstellung bei der EK noch nicht vorliegt, und natürlich ohne 4.2 gem. Anhang XV MDR, Kap. II (Ergebnis des Verfahrens bei der EK, d. h. das Votum der EK).

B.5.4.5.2 Antragstellung und Antragsverfahren

B.5.4.5.2.1 Ethik-Kommission (EK)

Die Antragstellung bei der Ethik-Kommission gem. § 33 MPDG erfolgt über das Deutsche Medizinprodukte-Informations- und Datenbanksystem (DMIDS) nach § 86 MPDG. Die zu wählende EK ist bei mehreren Prüfstellen in Deutschland diejenige EK, die für den Leiter der klinischen Prüfung zuständig ist.

Das Verfahren bei den EKs musste gemäß MDR national geregelt werden. In Deutschland sind die entsprechenden Bestimmungen in den §§ 32–37 MPDG zu finden. Zu beantragen ist bei der EK, die für den Prüfer (bzw. Hauptprüfer) zuständig ist bzw. bei klinischen Prüfungen mit mehreren Prüfstellen in Deutschland bei der EK, die für den Leiter der klinischen Prüfung zuständig ist.

Das Verfahren bei den Medizinprodukten entspricht also nicht dem „neueren" Verfahren, das bei den Arzneimitteln angewendet wird (Zuständigkeit nach Geschäftsverteilungsplan). Die zuständige EK bewertet den Prüfplan und die erforderlichen Unterlagen (§ 35 Abs. 1 MPDG). Die beteiligten EKs prüfen jeweils die Qualifikation der Prüfer und die Geeignetheit der Prüfstellen in ihrem Zuständigkeitsbereich (§ 35 Abs. 2 MPDG).

Die Frist bei der EK beträgt 10 Tage für die Validierung. Erst nach Vervollständigung des Antrags erhält der Antragsteller innerhalb von 10 Tagen einen Hinweis, dass die Frist der Prüfung der Unterlagen beginnt. Die EK kann einmalig zusätzliche Informationen anfordern. Der Antragsteller sollte für diese Informationen nicht länger als 45 Tage benötigen; diese Zeit gilt als Clock-Stop für die Bearbeitung durch die EK. Die Frist der EK beträgt insgesamt 30 Tage (ohne Clock-Stop); diese Frist kann um 15 Tage verlängert werden.

Sprache: Die Unterlagen, die für den Prüfungsteilnehmer (oder seinen gesetzlichen Vertreter, wenn zutreffend), also die Patienteninformation(en) mit Einwilligungserklärung (einschließlich Datenschutzrechtliche Einwilligung), müssen in deutscher Sprache vorliegen. Alle anderen Unterlagen können in englischer Sprache eingereicht werden.

B.5.4.5.2.2 Zuständige Bundesoberbehörde (BOB)

► Kap. B.2.1

Die Antragsstellung bei der zuständigen BOB soll zukünftig über das in Art. 73 MDR genannte elektronische System (EUDAMED) erfolgen. Solange die EUDAMED-Funktion hinsichtlich der Antragstellung klinischer Prüfungen noch nicht verfügbar ist, erfolgt in Deutschland diese Antragsstellung bei der zuständigen BOB ebenfalls über das DMIDS [9]. Die MDCG hat Formulare entwickelt, die die Antragstellung unterstützen sollen, solange die EUDAMED-Datenbank noch nicht vorliegt. Die Unterlagen beinhalten neben dem Antragsformular (Antrag auf klinische Prüfung) auch Formulare für die Meldung von zusätzlichen Prüfprodukten, zusätzlichen Vergleichsprodukten sowie zusätzlichen Prüfstellen und eine mit dem Antrag abzugebende Checkliste über die eingereichten „Supporting Documents" [5].

Sprache: s. Ethik-Kommission.

Bezüglich der Antragstellung klinischer Prüfungen (Art. 70 MDR) bei den Behörden ist anzumerken, dass dem Antragsteller zwei Möglichkeiten zur Verfügung stehen:

- Einreichung bei jedem Mitgliedstaat, in dem die klinische Prüfung durchgeführt werden soll, separat/eigenständig;
- Einreichung im Rahmen eines „koordinierten Verfahrens", bei dem ein Mitgliedstaat als Referenzstaat benannt wird, der dann die Verfahren bei den beteiligten Mitgliedstaaten koordiniert.

Das „koordinierte Verfahren" ist in Art. 78 MDR beschrieben:

> *„(1) Für eine klinische Prüfung, die in mehreren Mitgliedstaaten durchgeführt werden soll, kann der Sponsor für die Zwecke des Artikels einen einzigen Antrag über das in Artikel 73 genannte elektronische System einreichen, der nach Eingang elektronisch an alle Mitgliedstaaten übermittelt wird, in denen die klinische Prüfung durchgeführt werden soll.*

(2) Der Sponsor schlägt in dem einzigen Antrag gemäß Abs. 1 vor, dass einer der Mitgliedstaaten, in denen die klinische Prüfung durchgeführt werden soll, als koordinierender Mitgliedstaat handelt. Die Mitgliedstaaten, in denen die klinische Prüfung durchgeführt werden soll, einigen sich innerhalb von sechs Tagen nach Übermittlung des Antrags darauf, wer von ihnen die Rolle des koordinierenden Mitgliedstaats übernimmt. Einigen sie sich nicht auf einen koordinierenden Mitgliedstaat, so übernimmt der vom Sponsor vorgeschlagene koordinierende Mitgliedstaat diese Rolle." [1]

Die Verfahrensdauer (nicht koordiniertes Verfahren) für die Einholung der Genehmigung der klinischen Prüfung bei der Behörde hängt ab von der Art der klinischen Prüfung. Tabelle 2 gibt einen Überblick – gemäß den Angaben in Art. 70 MDR.

Tab.2. Verfahren und Verfahrensdauer der Antragstellung bei der Behörde [1].

	Verfahren	Verfahrendauer
1	Antragsteller: Einreichung der Unterlagen gem. Anhang XV MDR, Kap. II. Die EUDAMED-Nr. wird vom elektronischen System generiert.	
2	Behörde: Validierung der Unterlagen, d. h. Prüfung auf Vollständigkeit. Prüfung, ob die klinische Prüfung in den Geltungsbereich der MDR fällt.	10 Tage kann verlängert werden um 5 Tage
3	Antragsteller: Vervollständigung der Unterlagen (bzw. Erstellung einer Stellungnahme, wenn nicht im Geltungsbereich der MDR)	10 Tage kann verlängert werden um 20 Tage
4	Behörde: Prüfung der vollständigen Unterlagen (bzw. der Stellungnahme) Mitteilung der Vollständigkeit: Datum der Validierung*	5 Tage kann verlängert werden um 5 Tage
5	Behörde: Prüfung der Unterlagen Es können einmalig Unterlagen beim Antragsteller nachgefordert werden: In dieser Zeit gilt ein Clock-Stop.	
6	Behörde: Mitteilung an Antragsteller bez. Genehmigung** (oder Versagung)	45 Tage nach Validierungsdatum (ohne Clock-Stop) kann verlängert werden um 20 Tage

* Klinische Prüfungen mit Medizinprodukten der Klasse I und nichtinvasiven Medizinprodukten der Klassen IIa und IIb können gem. Art. 70 Abs. 7a MDR ab dem Datum der Validierung gestartet werden, es sei denn, dies ist national anders geregelt. In Deutschland ist der Start der klinischen Prüfung nach 10 Tagen nach Validierung, wenn die BOB nicht widersprochen hat, nur für die Medizinprodukte der Klasse I und nichtinvasive Medizinprodukte der Klasse IIa möglich (§ 31 Abs. 1 MPDG).

** Klinische Prüfungen mit Medizinprodukten der Klasse IIb und der Klasse III können erst gestartet werden, wenn die Genehmigung vorliegt (Art. 70 Abs. 7b MDR). In Deutschland trifft dies auch für die nichtinvasiven Medizinprodukte der Klasse IIb zu.

B.5.4.5.3 Klinische Prüfungen mit einem Medizinprodukt, das bereits die CE-Kennzeichnung trägt (▶ Kap. B.2.1, ▶ Kap. B.5.5, ▶ Kap. B.5.6)

Weiterhin ist darauf hinzuweisen, dass gem. Art. 74 MDR für klinische Prüfungen mit einem Medizinprodukt, das bereits die CE-Kennzeichnung trägt und bei denen die Anwendung des Produkts im Rahmen der zugelassenen Zweckbestimmung erfolgt (Klinische Prüfung nach Inverkehrbringen; PMCF-klinische Prüfung), bei der jedoch *zusätzlich* zu Routinemaßnahmen invasive oder belastende Untersuchungen angewendet werden, kein Antragsverfahren, sondern eine Notifizierung dieser klinischen Prüfung bei der Behörde erfolgt.

Hinsichtlich der Beurteilung, ob eine zur medizinischen Routine in der klinischen Prüfung zusätzlich geforderte Maßnahme als belastend oder invasiv anzusehen ist, wird auf die MDCG-Leitlinie 2021-6 Frage 9 hingewiesen: Belastende Maßnahmen können verschiedene Maßnahmen sein, welche zu Schmerzen, Unwohlsein, Angst, potenziellen Risiken oder Komplikationen führen können oder auch Behinderungen im Leben oder in Aktivitäten verursachen. Eine Bewertung, ob eine Maßnahme belastend ist, muss aus dem Blickwinkel der betroffenen Person getroffen werden. Insofern wird es erst im Verlauf der Zeit zu genaueren Definitionen kommen [8].

Die Notifizierung hat 30 Tage vor Beginn der klinischen Prüfung zu erfolgen und erfolgt ebenfalls über EUDAMED (sobald verfügbar; ansonsten in Deutschland über das DMIDS). Die Unterlagen sind die gleichen wie bei einer vollständigen Antragsstellung, d. h. die Unterlagen gem. Anhang XV MDR, Kap. II. („*Für klinische*

B | Medizin-produkte

Prüfungen nach dem Inverkehrbringen gelten Artikel 62 Abs. 4 Buchstaben b bis k und m, Artikel 75, 76 und 77 und Art. 80 Absätze 5 und 6 sowie die einschlägigen Bestimmungen des Anhangs XV." [1]). Die Stellungnahme der EK ist wie zuvor beschrieben einzuholen.

B.5.4.5.4 Sonstige klinische Prüfungen

Die Stellung eines Antrags auf eine „sonstige klinische Prüfung" gemäß Definition in § 3 Ziff. 4 MPDG ist in § 48 MPDG beschrieben. Bei sonstigen klinischen Prüfungen ist zunächst ein Antrag auf klinische Prüfung bei der EK zu stellen. Nach Vorliegen des positiven Votums der EK kann die Anzeige bei der zuständigen BOB erfolgen. Die Unterlagen, die bei der zuständigen (§ 48 Abs. 1 MPDG) Ethik-Kommission einzureichen sind, sind in § 48 Abs. 2 MPDG aufgeführt: ▶ Kap. B.5.4.5.1.3, jedoch ohne die in Annex XV Kap. II Ziff. 1.5 und 1.15 aufgeführten Unterlagen sowie den Namen, die Anschrift und die Kontaktdaten des Leiters der sonstigen klinischen Prüfung, sofern zutreffend und alle Angaben und Unterlagen, die die EK für ihre Stellungnahme benötigt.

Die Fristen des Verfahrens gem. §§ 50 und 51 MPDG entsprechen denen wie unter ▶ Kap. B.5.4.5.2.1 beschrieben.

Literatur

[1] Verordnung (EU) 2017/745 des Europäischen Parlaments und des Rates v. 5. Apr. 2017 über Medizinprodukte, zur Änderung der Richtlinie 2001/83/EG, der Verordnung (EG) Nr. 178/2002 und der Verordnung (EG) Nr. 1223/2009 und zur Aufhebung der Richtlinien 90/385/EWG und 93/42/EWG des Rates. (Medical Device Regulation, MDR).

[2] Gesetz zur Anpassung des Medizinprodukterechts an die Verordnung (EU) 2017/745 und die Verordnung (EU) 2017/746 (Medizinprodukte-EU-Anpassungsgesetz – MPEUAnpG) – Artikel 1: Gesetz zur Durchführung unionsrechtlicher Vorschriften betreffend Medizinprodukte (Medizinprodukterecht-Durchführungsgesetz – MPDG)

[3] DIN EN ISO 14155:2021-05. Klinische Prüfung von Medizinprodukten an Menschen – Gute klinische Praxis. https://www.beuth.de/de/norm/din-en-iso-14155/336718854

[4] MDCG 2021-20 Instructions for generating CIV-ID for MDR Clinical Investigations (July 2021). https://health.ec.europa.eu/system/files/2021-07/mdcg_2021-20_en_0.pdf

[5] MDCG 2021-8 Clinical investigation application/notification documents (August 2022). https://www.eclevarmedtech.com/en/mdcg-2021-8-clinical-investigation-application-notification-documents/

[6] MDCG 2021-28 Substantial modification of clinical investigation under Medical Device Regulation (December 2021). https://health.ec.europa.eu/system/files/2022-01/mdcg_2021-28_en.pdf

[7] MDCG 2020-10/1 Safety reporting in clinical investigations of medical devices under the Regulation (EU) 2017/745 May 2020. https://ec.europa.eu/docsroom/documents/41183?locale=en

[8] MDCG 2021-6 Rev. 1 Regulation (EU) 2017/745 – Questions & Answers regarding clinical investigation (Dezember 2023). https://health.ec.europa.eu/system/files/2023-12/mdcg_2021-6_en.pdf

[9] MDCG 2021-1 (Rev 1) Guidance on harmonised administrative practices and alternative technical solutions until EUDAMED is fully functional (May 2021). https://health.ec.europa.eu/system/files/2021-05/2021-1_guidance-administrative-practices_en_0.pdf

[10] International Medical Device Regulators Forum (Medical Device Clinical Evaluation Working Group). Clinical Investigation. Oct. 2019 (IMDRF MDCE WG/N57FINAL:2019). https://www.imdrf.org/sites/default/files/docs/imdrf/final/technical/imdrf-tech-191010-mdce-n57.pdf

[11] DIN EN ISO 14971:2022-04. Medizinprodukte - Anwendung des Risikomanagements auf Medizinprodukte. https://www.beuth.de/de/norm/din-en-iso-14971/348493801

[12] CFR – Code of Federal Regulations Title 21. Subpart B Requirements for Specific Medical Devices. § 812 Investigational device exemptions. https://www.accessdata.fda.gov/scripts/cdrh/cfdocs/cfcfr/CFRSearch.cfm?CFRPart=812&showFR=1

[13] FDA Guidance Design Considerations for Pivotal Clinical Investigations for Medical Devices (November 2013)

[14] Bhatt D L et al. A controlled trial of renal denervation for resistant hypertension. N Engl J Med. 2014 Apr 10;370(15):1393-401. https://pubmed.ncbi.nlm.nih.gov/24678939/

[15] Haute Authorité de Santé (HAS). Methodology for the clinical development of medical devices. Methodology Guide. Update June 2021. https://www.has-sante.fr/upload/docs/application/pdf/2021-09/guide_methodology_for_the_clinical_development_of_md.pdf

[16] Rid A. Der Arzt als klinischer Forscher – ein ethischer Konflikt? https://www.egt.med.uni-muenchen.de/veranstaltungen/archiv/medizinethik/anetterid-24_01_2017.pdf

[17] Hinze C, Gleiter C H, Herbold M (Hrsg.). Nichtinterventionelle Studien (NIS) in Deutschland. 2018. Aulendorf: Editio Cantor Verlag.

Der letzte Zugriff auf alle Links erfolgte am 20.11.2023.

B.5.5 Durchführung aus Sponsorensicht und Sicht der CRO

E. v. Kleist

B.5.5.1 Beginn einer klinischen Prüfung – Voraussetzungen

B.5.5.1.1 Klinische Prüfung zum Nachweis der Konformität

B.5.5.1.1.1 Voraussetzungen nach MDR

Der Sponsor kann unter folgenden Voraussetzungen (Art. 70 Abs. 7 der Verordnung (EU) 2017/745 (Medical Device Regulation, MDR) [1] mit der klinischen Prüfung zum Nachweis der Konformität (gem. Art. 62 Abs. 1 MDR) beginnen:

- Bei Prüfprodukten der Klasse I oder nichtinvasiven Produkten der Klassen IIa und IIb:
  - Unmittelbar nach dem Datum der Validierung des Antrags, sofern im nationalen Recht nichts anderes festgelegt ist (implizite Genehmigung) und
  - sofern nicht eine EK des betreffenden Mitgliedstaates eine ablehnende Stellungnahme in Bezug auf die klinische Prüfung abgegeben hat, die nach dem nationalen Recht des betreffenden Mitgliedstaates für dessen gesamtes Hoheitsgebiet gültig ist.
- Bei allen anderen Prüfprodukten:
  - Sobald der betreffende Mitgliedstaat den Sponsor über seine Genehmigung unterrichtet hat, wobei der Mitgliedstaat den Sponsor über die Genehmigung innerhalb von 45 Tagen nach dem Datum der Validierung unterrichtet (diese Frist kann um weitere 20 Tage verlängert werden, um eine Beratung mit Sachverständigen zu ermöglichen), und
  - sofern nicht eine EK des betreffenden Mitgliedstaates eine ablehnende Stellungnahme in Bezug auf die klinische Prüfung abgegeben hat, die nach dem nationalen Recht des betreffenden Mitgliedstaates für dessen gesamtes Hoheitsgebiet gültig ist.

B.5.5.1.1.2 Umsetzung in deutsches Recht

Bei der Umsetzung dieser EU-rechtlichen Vorgaben in das deutschen Medizinprodukte-Durchführungsgesetz (MPDG) [2] wurde festgelegt, dass die Stellungnahme der zuständigen EK mit den Unterlagen zur Antragstellung auf Genehmigung einer klinischen Prüfung bei der zuständigen Bundesoberbehörde (BOB) eingereicht werden muss, d. h., in Deutschland erfolgen die Einreichung bei der zuständigen EK und die Antragstellung auf Genehmigung der klinischen Prüfung bei der zuständigen BOB konsekutiv, nicht parallel.

Ferner gilt lediglich für Medizinprodukte der Klasse I und nichtinvasive Medizinprodukte der Klasse IIa eine „implizite Genehmigung" (Beginn der klinischen Prüfung nach Validierungsphase); bei nichtinvasiven Medizinprodukten der Klasse IIb, anderen Medizinprodukten der Klasse IIb sowie Medizinprodukten der Klasse III muss die Genehmigung der BOB vorliegen bevor mit der klinischen Prüfung begonnen werden kann (Tab. 1 und ▶ Kap. B.5.4.5.2).

Tab. 1. Voraussetzungen für den Beginn einer klinischen Prüfung.

Medizinprodukte-Durchführungsgesetz (MPDG) [2]	Produktklasse (Klassifizierungsregeln gem. Anhang VIII Kap. III MDR)	Zuständige Bundesoberbehörde (BOB) Voraussetzung: positive Stellungnahme der zuständigen EK liegt vor und ist Teil des Antrages bei BOB (§ 38 Abs. 1 MPDG)
§ 31 Abs. 1	Klasse-I-Produkte/ Nichtinvasive Klasse-IIa-Produkte	Implizite Genehmigung der BOB: Sponsor darf erst beginnen, wenn BOB innerhalb von 10 Tagen nach Validierungsdatum (gem. Art. 70 Abs. 5 MDR) nicht widersprochen hat.
§ 31 Abs. 2	Invasive Klasse-IIa-Produkte/ Klasse-IIb-/III-Produkte	explizite Genehmigung der BOB

B.5.5.1.1.3 Produkte mit CE-Kennzeichnung

Eine klinische Prüfung von Produkten mit CE-Kennzeichnung, die der weitergehenden Bewertung eines Produkts im Rahmen seiner Zweckbestimmung dient (klinische Prüfung nach dem Inverkehrbringen – Post-Market Clinical Follow-up (PMCF) Investigation) und bei der die Prüfungsteilnehmer zusätzlichen Verfahren unterzogen werden, **welche invasiv oder belastend** sind, kann 30 Tage nach Notifizierung begonnen werden (Art. 74 Abs. 1 MDR).

Wird eine klinische Prüfung durchgeführt, die der Bewertung des Produktes außerhalb der Zweckbestimmung dient, so gelten die Bestimmungen für die Durchführung einer klinischen Prüfung.

B.5.5.1.2 Sonstige klinische Prüfungen

Jeder betroffene Mitgliedstaat kann für ihn geeignete zusätzliche Anforderungen für diese Prüfungen definieren, um „*die Rechte, die Sicherheit, die Würde und das Wohl der Prüfungsteilnehmer zu schützen und die Einhaltung wissenschaftlicher und ethischer Grundsätze zu gewährleisten*" (Art. 82 Abs. 2 MDR) [1]. Dies ist für Deutschland im MPDG in § 47 erfolgt. Eine sonstige klinische Prüfung gem. Art. 82 MDR darf nur durchgeführt werden (§ 47 Abs. 1 MPDG), „*wenn und solange*

1. *die vorhersehbaren Risiken und Belastungen gegenüber dem erwarteten Nutzen für die Person, bei der die sonstige klinische Prüfung durchgeführt werden soll, oder die vorhersehbaren Risiken und Belastungen für den Prüfungsteilnehmer, gemessen an der voraussichtlichen Bedeutung des Medizinproduktes für die Heilkunde ärztlich vertretbar sind,*
2. *die sonstige klinische Prüfung so geplant ist, dass sie mit möglichst wenig Schmerzen, Beschwerden, Angst und allen anderen vorhersehbaren Risiken für die Prüfungsteilnehmer verbunden ist und sowohl die Risikoschwelle als auch das Ausmaß der Belastung im klinischen Prüfplan definiert und ständig überprüft werden,*
3. *die Verantwortung für die medizinische Versorgung der Prüfungsteilnehmer eine Ärztin oder ein Arzt, bei für die Zahnheilkunde bestimmten Medizinprodukten eine Zahnärztin oder ein Zahnarzt mit geeigneter Qualifikation trägt,*
4. *die Prüfungsteilnehmer oder ihre gesetzlichen oder rechtsgeschäftlichen Vertreter keiner unzulässigen Beeinflussung, etwa finanzieller Art, ausgesetzt werden, um sie zur Teilnahme an der sonstigen klinischen Prüfung zu bewegen, und*
5. *die Prüfstelle und deren Räumlichkeiten für die sonstige klinische Prüfung geeignet sind.*" [2]

Auch darf mit einer sonstigen klinischen Prüfung nur begonnen werden (§ 47 Abs. 2 MPDG), „*wenn*

1. *eine zustimmende Stellungnahme der zuständigen Ethik-Kommission nach § 52 Abs. 1 vorliegt und*
2. *die sonstige klinische Prüfung der zuständigen Bundesoberbehörde nach § 53 Abs. 1 angezeigt wurde.*" [2]

Sofern in der sonstigen klinischen Prüfung ein Prüfprodukt mit CE-Kennzeichen innerhalb der Zweckbestimmung verwendet wird und sofern *„die Prüfungsteilnehmer über die normalen Verwendungsbedingungen des Produktes hinaus keinen zusätzlichen invasiven oder belastenden Verfahren unterzogen werden"* [2], müssen gem. § 47 Abs. 3 MPDG keine weiteren gesetzlichen Voraussetzungen berücksichtigt werden, d. h., die Voraussetzungen von § 47 Abs. 1 MPDG und die in § 47 Abs. 2 MPDG geforderte zustimmende Bewertung der EK sowie Anzeige an die zuständige BOB entfallen.

Die beteiligten Ärzte unterliegen aber dem ärztlichen Berufsrecht und müssen sich durch ihre zuständige Ethik-Kommission berufsrechtlich beraten lassen.

B.5.5.2 Maßnahmen während der Durchführung einer klinischen Prüfung

B.5.5.2.1 Übersicht

Der Sponsor einer klinischen Prüfung sowie auch einer sonstigen klinischen Prüfung ist verantwortlich für die Einleitung, das Management und die Aufstellung der Finanzierung der klinischen Prüfung (Art. 2, Nr. 49 MDR). Folgende Maßnahmen und Tätigkeiten fallen an:

- Initiierung
- Dokumentation der Daten, Datenschutz
- Dokumentation und Bericht/Meldung von unerwünschten Ereignissen
- Risikomanagement und Korrekturmaßnahmen
- Bilanzierung des Prüfprodukts
- Monitoring
- Durchführung von Änderungen: Verfahren bei wesentlichen Änderungen, Änderungen der Unterlagen
- Organisation von Data-Monitoring-Committee(DMC)-Treffen
- Organisation von Prüfertreffen
- Durchführung von Audits
- Datenmanagement
- Statistik, Erstellung des klinischen Prüfberichts
- Sammlung und Einordung aller entstehenden Unterlagen (essenzielle Dokumente) (Führen der Studienakte)

Gemäß DIN EN ISO 14155, Kap. 9.3 [3] können o. g. Aufgaben und Tätigkeiten auch von einem oder mehreren vom Sponsor beauftragten Auftragsforschungsinstitut(en) (CRO) oder bestimmte Tätigkeiten auch von beauftragten Einzelpersonen durchgeführt werden. Wichtig bei der Beauftragung ist die genaue Beschreibung im Vertrag, aus der zweifelsfrei hervorgehen muss, welche Aufgaben, Tätigkeiten und Funktionen von der CRO oder auch Unterauftragnehmern der CRO übernommen werden sollen. Alle Aufgaben, Tätigkeiten und Funktionen, die nicht beschrieben und vertraglich festgehalten sind, verbleiben beim Sponsor. Der Vertrag mit der genauen Beschreibung der Aufgaben, Tätigkeiten und Funktionen ist Bestandteil der essenziellen Dokumente (▶ Kap. C.2 Trial Master File).

Bevor die Aufgaben an die CRO übertragen werden, muss gem. ISO 14155, Kap. 9.3 [3] der **Sponsor** *„das Vorhandensein von schriftlich niedergelegten Verfahren und deren Einhaltung in der externen Organisation verifizieren"*, d. h., er muss sich vergewissern, dass ein Qualitätsmanagementsystem bei dem externen Dienstleister vorhanden ist. Dies erfolgt i. d. R. durch ein Qualifizierungsaudit. Requalifizierungsaudits sind ebenfalls in regelmäßigen Intervallen vorzusehen.

Die Übertragung der Durchführung einzelner Aufgaben entlastet den Sponsor aber nicht von der Verantwortung für die Qualität und Integrität der Durchführung der klinischen Prüfung. Um dieser Verantwortung nachzukommen, muss der Sponsor die extern beauftragten Aufgaben und die beauftragte(n) CRO(s) einschließlich eventueller Unterauftragsnehmer beaufsichtigen („Sponsor Oversight") und ggf. Audits während der klinischen Prüfung einplanen (▶ Kap. B.5.3 Qualitätsmanagement).

Alle folgenden Ausführungen, die die Verantwortlichkeit des Sponsors in den Gesetzestexten oder in der ISO 14155 beschreiben, gelten somit gleichermaßen auch für die beauftragten CROs oder beauftragte Einzelpersonen.

B.5.5.2.2 Initiierung

Der Start einer klinischen Prüfung erfolgt durch die formelle Initiierung der (ersten) Prüfstelle. Dieser Schritt in einer klinischen Prüfung wird durch den Initiierungsbesuch gekennzeichnet. Dies ist häufig ein Besuch vor Ort in der Prüfstelle, kann aber auch – abhängig von der Komplexität der klinischen Prüfung – in anderer Form z. B. ein Telefonat stattfinden. Die Initiierung ist in einem Bericht zu dokumentieren (ISO 14155, Kap. 7.2).

Im Rahmen des Initiierungsbesuchs werden die in der klinischen Prüfung durchzuführenden Aufgaben am Zentrum besprochen, u. a.:

- Der Prüfplan wird im Detail vorgestellt, einschließlich der Prozesse der Einholung der informierten Einwilligung sowie der Berichtspflichten bei Auftreten von schwerwiegenden unerwünschten Ereignissen.
- Es erfolgt ein Training, wie die Dokumentation der Daten im Erhebungsbogen zu erfolgen hat, insbesondere wenn ein elektronischer Erhebungsbogen (eCRF) verwendet wird.
- Es erfolgt eine Einweisung in den Umgang mit dem Prüfprodukt (einschl. Lagerung und Zugangsregelung, Bilanzierung).

Ferner wird ein Delegation Log erstellt: d. h. eine Liste der an der klinischen Prüfung teilnehmenden Personen unter Angabe ihrer Funktion(en) und Aufgabe(n) in der klinischen Prüfung sowie den Unterschriften (einschließlich Kurzform) dieser Personen (ISO 14155, Kap. 7.2).

Weitere Ausführungen hierzu siehe ▶ Kap. C.7 Monitoring. Nach dieser formellen Initiierung kann der erste Teilnehmer in der/den initiierten Prüfstelle(n) eingeschlossen werden.

B.5.5.2.3 Datenerhebung, Datenschutz

Die Daten, die für die klinische Prüfung zu dokumentieren sind, werden in den Quelldokumenten (Source Documents) als Quelldaten (Source Data) festgehalten und von dort in die Erhebungsbögen (Case Report Forms, CRF) transferiert.

Gemäß Definition in der ISO 14155, Kap. 3 Ziff. 3.47 sind die

- **Quelldaten** *„alle Angaben in ursprünglichen Aufzeichnungen, beglaubigten Kopien von ursprünglichen Aufzeichnungen klinischer Befunde, Beobachtungen oder sonstiger Aktivitäten bei einer klinischen Prüfung, die für die Rekonstruktion und Auswertung der klinischen Prüfung erforderlich sind. Dies schließt elektronische Daten ein, die anfangs in einem elektronischen Format aufgezeichnet wurden."*
- Ein **Quelldokument** ist definiert als (ISO 14155, Kap. 3 Ziff. 3.48) *„Originaldokument oder beglaubigte Kopie eines gedruckten, optischen oder elektronischen Dokuments, das Quelldaten enthält. Beispiele sind: Krankenhausaufzeichnungen, Laboraufzeichnungen, Verwendungsnachweise für das Prüfprodukt, Fotonegative, Röntgenfilme, Aufzeichnungen die am Prüfort, in Laboratorien und in den medizinisch-technischen Abteilungen, die an der klinischen Prüfung beteiligt sind, aufbewahrt werden."* Sofern im Prüfplan oder im Monitoringplan spezifiziert (ISO 14155, Kap. 7.8.2 Anmerkung 2), können Daten auch direkt im CRF dokumentiert werden, d. h. der CRF selbst stellt die Quelle dar [3].

Im Falle der **Korrektur von Daten,** muss sichergestellt werden, dass die ursprüngliche Dateneintragung erkennbar ist (bei elektronischen CRFs (eCRF) erfolgt dies über den Audit Trail, bei papierbasierten CRFs muss hierzu eine genaue Anweisung gegeben werden, wie die Korrektur zu erfolgen hat). Die Korrektur muss nach ISO 14155, Kap. 7.8.2 datiert werden und es muss erkennbar sein, wer die Korrektur vorgenommen hat (Namenskürzel). Grundsätzlich gilt das ALCOA-Prinzip, d. h. *„Der Prüfer muss die Genauigkeit, Zuordnung, Voll-*

ständigkeit, Lesbarkeit und die Aktualität der dem Sponsor übermittelten Daten in den CRFs und allen geforderten Berichten sicherstellen." (ISO 14155, Kap. 7.8.1) [3]

ALCOA stammt aus dem GxP-Umfeld – der Guten Dokumentationspraxis – und bedeutet:

- Attributable (zuordenbar): Eine Aktion kann einer Person oder einem System zugeordnet werden.
- Legible (lesbar): Die Lesbarkeit muss permanent gegeben sein.
- Contemporaneous (zeitgenau): Die Erfassung der Daten erfolgt zum Zeitpunkt ihrer Entstehung.
- Original (original): Die Speicherung erfolgt in originaler Form oder als zertifizierte Kopie (True Copy).
- Accurate (korrekt): Die Daten müssen richtig sein und es darf keine Bearbeitung ohne Dokumentation der Änderungen erfolgen.

Inzwischen sind die Anforderungen von ALCOA erweitert worden (ALCOA plus bzw. ALCOA ++) um die Begriffe: beständig (Enduring), verfügbar und zugänglich (Available and Accessible), komplett (Complete), konsistent (Consistent), glaubwürdig (Credible), bestätigt (Corroborated) sowie nachvollziehbar (Traceable). Insbesondere im Rahmen der Anwendung von elektronischen Daten und Computersystemen ist ALCOA plus/++ zu beachten [7].

Zur Überprüfung des korrekten Transfers der Daten (Source Data Verification) im Rahmen des Monitorings (▶ Kap. B.5.3 Qualitätsmanagement, ▶ Kap. C.7 Monitoring) muss der Prüfer eine Identifizierungsliste (Identification Log) führen (ISO 14155, Kap. 7.5.2), sodass die pseudonymisierten Daten im Erhebungsbogen den Quelldaten zugeordnet und überprüft werden können. Ebenfalls erforderlich ist eine vom Prüfer zu erstellende Auflistung der Art und des Aufbewahrungsortes der Quelldokumente (ISO 14155, Kap. 7.5.3). Weiterhin muss der Prüfer in den Quelldokumenten (z. B. der Patientenakte) den Aufklärungsprozess und das Datum des Einschlusses eines Teilnehmers in die klinische Prüfung eindeutig vermerken (ISO 14155, Kap. 5.8.2 (h)).

Die Dokumentation der Daten und die Datenverarbeitung darf nur **unter Einhaltung der datenschutzrechtlichen Bestimmungen** erfolgen. Für den Sponsor stehen hierzu in Art. 72 MDR folgende Vorgaben:

> *„Abs. (3) Alle Daten zu einer klinischen Prüfung werden durch den Sponsor oder gegebenenfalls den Prüfer so aufgezeichnet, verarbeitet, behandelt und gespeichert, dass sie korrekt übermittelt, ausgelegt und überprüft werden können, wobei gleichzeitig die Vertraulichkeit der Unterlagen und der personenbezogenen Daten der Prüfungsteilnehmer gemäß dem geltenden Recht zum Datenschutz gewahrt bleibt.*
>
> *Abs. (4) Es werden geeignete technische und organisatorische Maßnahmen getroffen, um die verarbeiteten Informationen und personenbezogenen Daten vor unbefugtem oder unrechtmäßigem Zugriff, unbefugter und unrechtmäßiger Bekanntgabe, Verbreitung und Veränderung sowie vor Vernichtung oder zufälligem Verlust zu schützen, insbesondere wenn die Verarbeitung die Übertragung über ein Netzwerk umfasst."* [1]

Im MPDG wird in § 65 zur Verarbeitung und Pseudonymisierung von personenbezogenen Daten von Prüfer/Hauptprüfer bzw. vom Sponsor gefordert:

> *„Abs. (3) Prüfer oder Hauptprüfer müssen vor Übermittlung einer Meldung nach § 63 personenbezogene Daten des Prüfungsteilnehmers unter Verwendung des Identifizierungscodes pseudonymisieren.*
>
> *„Abs. (4) Abs. 3 ist entsprechend anzuwenden auf personenbezogene Daten, die vom Sponsor nach Artikel 80 Abs. 2 und 3 der Verordnung (EU) 2017/745 zu übermitteln sind."* [2]

Bezüglich Meldungen nach § 63 MPDG (Meldepflichten des Prüfers oder Hauptprüfers) sowie Meldungen nach Art. 80 Abs. 2 und 3 MDR (Aufzeichnung und Meldung unerwünschter Ereignisse) siehe ▶ Kap. B.5.5.2.4. Für weitere Ausführungen zum Datenschutz siehe ▶ Kap. C.11 Datenschutz und Datensicherheit.

B.5.5.2.4 Unerwünschte Ereignisse

Nachfolgend ist eine kurze Übersicht über die Verpflichtungen des Sponsors, die im Rahmen der Vigilanz bei klinischen Prüfungen mit Medizinprodukten anfallen. Einzelheiten einschließlich Definitionen siehe ▶ Kap. B.5.2 Vigilanz für Medizinprodukte.

B.5.5.2.4.1 Medizinprodukte vor CE-Kennzeichnung

Die Verpflichtung zur Aufzeichnung von unerwünschten Ereignissen durch den Sponsor ist in Art. 80 Abs. 1 MDR festgelegt:

> *„Der Sponsor führt vollständige Aufzeichnungen über alle folgenden Elemente:*
>
> *a) unerwünschte Ereignisse aller Arten, die im klinischen Prüfplan als entscheidend für die Bewertung der Ergebnisse dieser klinischen Prüfung bezeichnet wurden;*
>
> *b) alle schwerwiegenden unerwünschten Ereignisse;*
>
> *c) jeden Produktmangel, der bei Ausbleiben angemessener Maßnahmen oder eines Eingriffs oder unter weniger günstigen Umständen zu schwerwiegenden unerwünschten Ereignissen hätte führen können;*
>
> *d) alle neuen Erkenntnisse in Bezug auf ein Ereignis gemäß den Buchstaben a bis c."* [1]

Damit der Sponsor dieser Verpflichtung nachkommen kann, muss er vertragliche Vereinbarungen schließen, um sicherzustellen, *„dass er durch den Prüfer bzw. die Prüfer zeitnah über sämtliche schwerwiegende unerwünschte Ereignisse oder jedes andere Ereignis gemäß Artikel 80 Abs. 2 in Kenntnis gesetzt wird."* (Anhang XV MDR, Kap. III Ziff. 2) [1]

Dies erfolgt i. d. R. durch eine entsprechende Beschreibung im Prüfplan, den der Prüfer unterzeichnet; weiterhin sollte dies in der vertraglichen Vereinbarung festgelegt werden, wie auch seine Verpflichtung, dass Prüfprodukte, die in Verdacht stehen ein schwerwiegendes unerwünschtes Ereignis verursacht zu haben, nicht verworfen werden dürfen, solange die Bewertung durch die zuständige Bundesbehörde noch nicht abgeschlossen ist (§ 62 Abs. 2 MPDG) (► Kap. B.5.4.4.2.1, ► Kap. C.12 Compliance – Vertragsgestaltung – Prozesse).

Im Rahmen der Verantwortlichkeit für die Sicherheit der klinischen Prüfung muss der Sponsor die vom Prüfer/Hauptprüfer dokumentierten unerwünschten Ereignisse sowie die berichteten schwerwiegenden Ereignisse oder Produktmängel selbst hinsichtlich Schweregrad und Zusammenhang zum Prüfprodukt bewerten; diese Bewertung ist zu dokumentieren. Bei meldepflichtigen unerwünschten Ereignissen oder Produktmängeln sollten bei unterschiedlicher Bewertung von Sponsor und Prüfer beide Bewertungen in der Meldung beschrieben sein (ISO 14155, Kap. 9.2.5).

Die Verpflichtung des Sponsors, bestimmte unerwünschte Ereignisse zu melden, ist für klinische Prüfungen in Art. 80 Abs. 2 MDR und für sonstige klinische Prüfungen in § 64 Abs. 1 MPDG) festgelegt. Die von der Medical Device Coordination Group (MDCG) erstellte Leitlinie 2020-10/1 [4] enthält detaillierte Ausführungen zur Berichterstattung von Sicherheitsmeldungen auch im Hinblick darauf, dass Sicherheitsmeldungen noch nicht über die EUDAMED-Datenbank erfolgen können. Weiteres – welche unerwünschten Ereignisse in welchem Format und auf welchem Meldeweg zu melden sind – siehe ► Kap. B.5.2 Vigilanz für Medizinprodukte.

Neben den beschriebenen Berichtspflichten an die Behörden, muss der Sponsor das Data Monitoring Committee (DMC) – sofern für die betreffende klinische Prüfung eingerichtet – über unerwünschte Ereignisse informieren (► Kap. B.5.4 Planung aus Sponsorensicht); Umfang und Zeitpunkt dieser Information sind i. d. R. in der Charta des DMC festgelegt. Hinsichtlich der Information von EKs und von Prüfern aus anderen Prüfstellen (bei multizentrischen klinischen Prüfungen) muss jeweils geprüft werden, ob nationale Vorgaben zu beachten sind (ISO 14155, Kap. 9.2.5).

B.5.5.2.4.2 Produkte mit CE-Kennzeichnung

Für klinische Prüfungen von Produkten mit CE-Kennzeichnung (PMCF Investigation) – sofern das Medizinprodukt im Rahmen seiner Zweckbestimmung gemäß CE-Kennzeichnung angewendet wird – **gelten die Bestimmungen der (Routine-)Vigilanz.** Dies ist festgelegt in Art. 74 Abs. 1 MDR: *„Für klinische Prüfungen nach dem Inverkehrbringen gelten Artikel 62 Abs. 4 Buchstaben b bis k und m, Artikel 75, 76 und 77 und Artikel 80 Absätze 5 und 6 sowie die einschlägigen Bestimmungen des Anhangs XV."* [1]

[*Anm. d. Verf.*: „Inverkehrbringen" bezeichnet die erstmalige Bereitstellung eines Produkts, mit Ausnahme von Prüfprodukten, auf dem Unionsmarkt (Art. 2 Nr. 28 MDR).]

In Bezug auf die Pflichten hinsichtlich der „Aufzeichnung und Meldung der bei klinischen Prüfungen auftretenden unerwünschten Ereignisse" (Art. 80 MDR) legt Abs. 5 fest: *„Für klinische Prüfungen nach dem Inverkehrbringen gemäß Artikel 74 Abs. 1* ***gelten statt des vorliegenden Artikels die Vigilanz-Bestimmungen*** *der Artikel 87 bis 90 und der nach Artikel 91 erlassenen Rechtsakte."* [Hervorhebung d. d. Verf.] [1]

Es ist allerdings zu beachten, dass Art. 80 gilt, *„wenn ein Kausalzusammenhang zwischen dem schwerwiegenden unerwünschten Ereignis und dem vorangegangenen Prüfverfahren festgestellt wurde"* (Art. 80 Abs. 6 MDR) [1].

Die MDCG erläutert hierzu:

> *„'Preceding investigational procedure' shall be understood as a procedure which is imposed by the Clinical Investigation Plan and which has taken place before (or coincided in time) with the serious adverse event. This includes but is not limited to the burdensome or invasive procedure(s) which defines whether the study is subject to notification requirements following MDR article 74 (1)."* [4]

B.5.5.2.4.3 Sonstige klinische Prüfungen

Bei sonstigen klinischen Prüfungen muss der Sponsor die Meldeverpflichtungen nach § 64 Abs. 1 MPDG befolgen:

> *„Der Sponsor meldet über das Deutsche Medizinprodukteinformations-und Datenbanksystem nach § 86 der zuständigen Bundesoberbehörde unverzüglich*
>
> *1. jedes schwerwiegende unerwünschte Ereignis im Sinne des Artikels 2 Nummer 58 der Verordnung (EU) 2017/745, das einen Kausalzusammenhang mit dem Prüfprodukt, dem Komparator oder dem Prüfverfahren aufweist oder bei dem ein Kausalzusammenhang durchaus möglich erscheint,*
>
> *2. jeden Produktmangel im Sinne des Artikels 2 Nummer 59 der Verordnung (EU) 2017/745, der bei Ausbleiben angemessener Maßnahmen oder eines Eingriffs oder unter weniger günstigen Umständen zu schwerwiegenden unerwünschten Ereignissen hätte führen können."* [2]

Weitere Ausführungen siehe ▶ Kap. B.5.2 Vigilanz für Medizinprodukte.

B.5.5.2.5 Risikomanagement, Korrekturmaßnahmen

Für den Fall, dass ein Produktmangel während einer klinischen Prüfung auftritt, sollte der Sponsor ein Verfahren beschrieben haben, wie mit dem Produktmangel umzugehen ist. Er hat zu prüfen, ob Korrektur- oder Vorbeugemaßnahmen zu treffen sind (ISO 14155, Kap. 7.4.3).

Diese Überprüfung steht in direkter Verbindung mit der Verpflichtung des Risikomanagements in einer klinischen Prüfung, d. h. der fortlaufenden Risikobewertung bei Auftreten von möglicherweise nicht akzeptablen Risiken während der klinischen Prüfung. In diesem Fall ist ein strukturiertes Vorgehen unter Berücksichtigung der ISO 14971 vorzunehmen. Einer vorläufigen Risikobetrachtung, die der Sponsor ggf. auch gemeinsam mit dem Prüfer/Hauptprüfer oder Leiter der klinischen Prüfung durchführt, und die beinhaltet, ob das aufgetretene Risiko bereits in der vorhandenen Risikobetrachtung (▶ Kap. B.5.4.4.4) berücksichtigt ist oder ob nicht, schließt sich eine umfassende Risikoanalyse an, die – sofern involviert – gemeinsam mit dem Data Monitoring Committee durchgeführt werden sollte. Resultat dieser Risikobetrachtung kann sein, dass das aufgetretene Risiko bereits in der vorliegenden Risikobetrachtung berücksichtigt ist, oder dass Korrekturmaßnahmen zur Reduzierung/Vermeidung des identifizierten Risikos zu treffen sind.

Dabei ist jedoch zu berücksichtigen, dass die Korrekturmaßnahmen die Validität der klinischen Prüfung nicht beeinflussen dürfen. Falls eine Beeinflussung der Validität gegeben ist, muss die klinische Prüfung beendet werden. Ebenfalls zu beenden ist die klinische Prüfung, wenn sich im Rahmen der Risikoanalyse herausstellt, dass für das potenziell unakzeptable Risiko keine Korrekturmaßnahmen möglich sind (ISO 14155, Kap. 7.4.4).

In § 66 MPDG sind die **Verantwortlichkeiten von Sponsor und Prüfer/Hauptprüfer** hinsichtlich der eigenverantwortlichen korrektiven Maßnahmen aufgeführt:

„Abs. (1) Treten während einer klinischen Prüfung oder einer sonstigen klinischen Prüfung Umstände auf, die die Sicherheit der Prüfungsteilnehmer, der Anwender oder Dritter beeinträchtigen können, ergreifen der Sponsor sowie der Prüfer oder Hauptprüfer, der die klinische Prüfung oder die sonstige klinische Prüfung durchführt, unverzüglich alle erforderlichen Sicherheitsmaßnahmen, um die Prüfungsteilnehmer, Anwender oder Dritte vor unmittelbarer oder mittelbarer Gefahr zu schützen.

Abs. (2) Der Sponsor unterrichtet über das zentrale Erfassungssystem beim Deutschen Institut für Medizinische Dokumentation und Information unverzüglich die zuständige Bundesoberbehörde, die für ihn zuständige Behörde sowie die zuständige Ethik-Kommission über diese neuen Umstände." [2]

Weitere Ausführungen zum Risikomanagement siehe ▶ Kap. C.6 Risikomanagement.

B.5.5.2.6 Monitoring

Die Notwendigkeit des Monitorings durch den Sponsor ergibt sich aus den in Art. 72 MDR festgelegten Verpflichtungen:

„(1) Der Sponsor und der Prüfer stellen sicher, dass die klinische Prüfung entsprechend dem genehmigten klinischen Prüfplan durchgeführt wird.

(2) Um sich zu vergewissern, dass die Rechte, die Sicherheit und das Wohl der Prüfungsteilnehmer geschützt sowie die gemeldeten Daten verlässlich und belastbar sind und die Durchführung der klinischen Prüfung gemäß den Anforderungen dieser Verordnung erfolgt, gewährleistet der Sponsor eine angemessene Überwachung der Durchführung der klinischen Prüfung. Der Sponsor legt Ausmaß und Art der Überwachung auf der Grundlage einer Bewertung fest, die sämtliche Merkmale der klinischen Prüfung und insbesondere Folgendes berücksichtigt:

a) die Ziele der klinischen Prüfung und die angewandte Methodik und

b) den Grad der Abweichung der Intervention von der üblichen klinischen Praxis." [1]

Auch die ISO 14155 verweist in Kap. 7.3 auf die Notwendigkeit des Monitorings.

Damit der Sponsor seiner Aufgabe, eine Überwachung/Monitoring durchzuführen, nachkommen kann, wird der Prüfer/Hauptprüfer in § 62 Abs. 4 MPDG verpflichtet, sicherzustellen, dass *„dem Sponsor oder seinem Beauftragten sowohl die Prüfstelle einschließlich der beauftragten Laboratorien als auch jede Art von Daten im Zusammenhang mit der klinischen Prüfung oder sonstigen klinischen Prüfung für Überprüfungen zugänglich sind."* [3]

Für eine genaue Beschreibung des Monitorings siehe ▶ Kap. C.7 Monitoring. An dieser Stelle wird daher nur auf die Ausführungen der ISO 14155 hingewiesen, dass der Sponsor die Aufgabe hat, die Monitoringberichte zu lesen (Kap. 9.2.3 (e)) und bei Feststellung von Abweichungen der Vorgaben des Prüfplans entsprechende Maßnahmen zu ergreifen hat (Kap. 9.2.3 (f, g)).

B.5.5.2.7 Verfahren bei wesentlichen Änderungen

B.5.5.2.7.1 Klinische Prüfungen

Ergeben sich wesentliche Änderungen im Prüfplan oder in den Unterlagen zur klinischen Prüfung nach Art. 62 Abs. 1 MDR, so muss der Sponsor einen Antrag auf wesentliche Änderung stellen. Als wesentliche Änderungen werden gem. Art. 75 Abs. 1 MDR solche gesehen, *„die wahrscheinlich wesentliche Auswirkungen auf die Sicherheit, die Gesundheit oder die Rechte der Prüfungsteilnehmer oder die Belastbarkeit oder Zuverlässigkeit der im Rahmen der Prüfung gewonnenen klinischen Daten haben"* [1].

In der MDCG-Leitlinie 2021-6 [5], Frage 15, wird darüber hinaus ausgeführt, dass Änderungen im Prüfplan, in der Prüferbroschüre, in der Teilnehmerinformation oder in anderen Prüfungsdokumentation möglicherweise als wesentliche Änderungen angesehen werden können. Die Leitlinie 2021-6 bietet im Annex II eine (nicht abschließende) Auflistung von Änderungen, die möglicherweise als substanziell angesehen werden können.

Die ISO 14155 beschreibt in Kap. 5.6.4 (e, Anmerkung) „nichtwesentliche" Änderungen wie folgt:

> „[...] *non-substantial changes (e.g. minor logistical or administrative changes, change of monitor(s), telephone numbers, renewal of insurance) not affecting the rights, safety, and well-being of human subjects, or not related to the clinical investigation objectives or endpoints*" [3]

Im Antrag auf wesentliche Änderung sind die Art der Änderung und die Gründe hierfür mitzuteilen sowie die *„aktualisierte Fassung der einschlägigen Unterlagen gem. Anhang XV Kap. II als Teil der Mitteilung. Änderungen der einschlägigen Unterlagen müssen eindeutig gekennzeichnet sein"* [1]. (Art. 75 Abs. 1 MDR)

Der Antrag auf wesentliche Änderung ist als solcher zu kennzeichnen (Anhang XV MDR, Kap. II, Ziff. 1.4). Ferner wird in Anhang XV MDR, Kap. II Ziff. 1.6 ausgeführt, dass Folgendes anzugeben ist:

> *„bei einer Wiedervorlage des Antrags für ein Produkt, für das bereits ein Antrag eingereicht wurde, das Datum bzw. die Daten und die Referenznummer bzw. die Referenznummern des vorherigen Antrags oder, im Fall einer wesentlichen Änderung, ein Verweis auf den Originalantrag. Der Sponsor macht alle Änderungen gegenüber dem vorhergehenden Antrag kenntlich und begründet diese; insbesondere gibt er an, ob sie infolge von Schlussfolgerungen vorangegangener Überprüfungen der zuständigen Behörde oder der Ethik-Kommission vorgenommen wurden."* [1]

So wie auch der Antrag auf klinische Prüfung, sollen auch Änderungen in der klinischen Prüfung über die EUDAMED-Datenbank erfolgen. Da diese derzeit (2023) noch nicht verfügbar ist, hat die MDCG eine Leitlinie für substanzielle Modifikationen erstellt [6] mit der ein Formular für den Antrag auf wesentliche Änderung verfügbar ist.

Es gilt eine **implizite Genehmigung** nach einer Frist von 38 Tagen, wenn kein Einspruch seitens der zuständigen Behörde erfolgt ist und keine ablehnende Stellungnahme der EK vorliegt (Art. 75 Abs. 3 MDR):

> *„Der Sponsor darf die Änderungen gemäß Abs. 1 frühestens* **38 Tage** *nach der Mitteilung gemäß dem genannten Absatz vornehmen, es sei denn,*
>
> *a) der Mitgliedstaat, in dem die klinische Prüfung durchgeführt wird oder werden soll, hat dem Sponsor mitgeteilt, dass er die Änderungen aufgrund von Artikel 71 Abs. 4 oder aus Gründen der öffentlichen Gesundheit, der Sicherheit oder Gesundheit der Prüfungsteilnehmer und Anwender oder der öffentlichen Ordnung ablehnt, oder*
>
> *b) eine Ethik-Kommission in dem betreffenden Mitgliedstaat hat eine ablehnende Stellungnahme in Bezug auf die wesentliche Änderung der klinischen Prüfung abgegeben, die nach dem nationalen Recht des betreffenden Mitgliedstaats für dessen gesamtes Hoheitsgebiet gültig ist."* [1]

Die Frist von 38 Tagen kann um weitere **7 Tage** verlängert werden, um eine Beratung mit Sachverständigen zu ermöglichen (Art. 75 Abs. 4 MDR).

Regelungen des deutschen MPDG in Umsetzung der MDR

Die maßgeblichen Bestimmungen für in Deutschland durchgeführte klinische Prüfungen finden sich in § 42 MPDG. Hier sind auch die in der MDR beschriebenen Fristen umgesetzt:

> *„Lehnt die zuständige Bundesoberbehörde aus einem der in Artikel 75 Abs. 3 Buchstabe a der Verordnung (EU) 2017/745 genannten Gründe eine wesentliche Änderung der klinischen Prüfung ab, unterrichtet sie den Sponsor innerhalb von 37 Tagen nach Erhalt der Mitteilung über eine wesentliche Änderung. Die Frist verlängert sich um sieben Tage, wenn sich die zuständige Bundesoberbehörde durch Sachverständige beraten lässt." [2]*

§ 42 MPDG legt darüber hinaus fest, welche weitere Fristen im Fall der Beratung mit Sachverständigen gelten. Die zuständige BOB teilt in solchen Fällen dem Sponsor *„spätestens 20 Tage nach Erhalt der Mitteilung über die wesentliche Änderung mit, dass sich die Frist auf Grund der Beratung durch Sachverständige verlängert, und weist zugleich darauf hin, dass sich damit auch die Frist nach Artikel 75 Abs. 3 der Verordnung (EU) 2017/745 entsprechend verlängert."* [2]

Das **Verfahren bei den Ethik-Kommissionen bei wesentlichen Änderungen** ist in den §§ 40 und 41 MPDG geregelt. Im § 40 MPDG wird ausgeführt, wie die EKs über den Antrag des Sponsors auf wesentliche Änderungen informiert werden und die entsprechenden Unterlagen erhalten:

> *„Zugang der Ethik-Kommission zu Mitteilungen:*
>
> *Das Bundesinstitut für Arzneimittel und Medizinprodukte ermöglicht der nach § 33 Abs. 1 zuständigen Ethik-Kommission in geeigneter Form den unverzüglichen Zugang zu der Mitteilung des Sponsors über eine wesentliche Änderung nach Artikel 75 Verordnung (EU) 2017/745."* [2]

Das bei der EK ablaufende Verfahren einschließlich der Fristen ist in § 41 MPDG festgelegt. Bei Unterlagen, die die Qualifikation von Prüfern oder die Eignung der Prüfstelle betreffen, muss die zuständige EK die beteilige Ethik-Kommission involvieren. Dies muss unverzüglich erfolgen und die beteiligten EKs müssen innerhalb von 20 Tagen ihre Stellungnahme an die zuständige EK übermitteln (§ 41 Abs. 2 MPDG):

> *„Sofern die mitgeteilte wesentliche Änderung Auswirkungen auf die Qualifikation der Prüfer oder die Eignung der Prüfstelle hat, holt die zuständige Ethik-Kommission unverzüglich eine Stellungnahme der beteiligten Ethik-Kommission oder der beteiligten Ethik-Kommissionen ein. Die beteiligten Ethik-Kommissionen übermitteln ihre Stellungnahme innerhalb von 20 Tagen nach Erhalt der zu prüfenden Änderungen."* [2]

Die Ethik-Kommission **muss eine Stellungnahme** bezüglich des Antrags auf wesentliche Änderung innerhalb von 37 Tagen **abgegeben haben**; somit besteht für das Verfahren bei der EK keine implizite Genehmigung. Diese Frist kann sich um 7 Tage verlängern, sofern eine Beratung durch Sachverständige erfolgt. Ob eine Beratung durch Sachverständige vorgesehen ist und damit diese Fristverlängerung zutrifft, muss die EK dem Sponsor/Antragsteller spätesten 20 Tage nach Erhalt des Antrags mitteilen. Der entsprechende Abs. 3 des § 41 MPDG hierzu lautet: *„Die Stellungnahme der Ethik-Kommission muss eindeutig eine Zustimmung oder Ablehnung enthalten"* (§ 41 Abs. 4 MPDG). *„Die Ethik-Kommission übermittelt ihre Stellungnahme über das Deutsche Medizinprodukteinformations- und Datenbanksystem nach §86 an die für den Sponsor zuständige Behörde sowie an die zuständigen Behörden, die für die Prüfzentren zuständig sind"* (§ 41 Abs. 5 MPDG) [2].

B.5.5.2.7.2 Sonstige klinische Prüfungen

Bei den sonstigen klinischen Prüfungen (gem. Art. 82 Abs. 1 MDR) besteht nach § 54 Abs. 1 MPDG zum einen eine unverzügliche **Anzeigepflicht**, und zwar sofern sich Änderungen in den *„nach § 48 Abs. 2 und § 53 Abs. 2 eingereichten Unterlagen der zuständigen Bundesoberbehörde und der zuständigen Ethik-Kommission"* ergeben haben. Die Einreichung der Anzeige erfolgt nach § 86 über das Deutsche Medizinprodukteinformations- und Datenbanksystem (DMIDS). Mit der Anzeige sind vom Sponsor eine aktualisierte Fassung der betreffenden Angaben und Unterlagen einzureichen, wobei die Änderungen in den aktualisierten Unterlagen eindeutig zu kennzeichnen sind.

Zum anderen besteht eine **Antragspflicht bei wesentlichen Änderungen** (§ 55 Abs. 1 MPDG), d. h. Änderungen, die *„wahrscheinlich wesentliche Auswirkungen auf die Sicherheit, die Gesundheit oder die Rechte der Prüfungsteilnehmer haben"* [2].

Der Antrag ist bei der zuständigen Ethik-Kommission zu stellen (Antrag auf Stellungnahme zur geplanten Änderung), der Antragsweg erfolgt über das DMIDS. Mittels eines automatisierten Verfahrens teilt das BfArM den Eingang des Antrags sowohl dem Sponsor, also auch der zuständigen EK und den beteiligten EKs mit (§ 55 Abs. 2 MPDG).

Das Verfahren und die Fristen sind in den §§ 57–59 MPDG ausgeführt. Nach Eingang erfolgt zunächst die formale Prüfung, d. h. Überprüfung auf Vollständigkeit und Ordnungsmäßigkeit der Unterlagen, wobei der Antragsteller fehlende oder nicht ordnungsgemäße Unterlagen innerhalb von 10 Tagen nachreichen kann. Nach Mitteilung des Eingangs des ordnungsgemäßen Antrags, hat die zuständige EK eine Frist zur Stellungnahme von 37 Tagen, wobei diese Frist gehemmt wird, wenn (einmalig) zusätzliche Informationen nachgefordert werden (§ 57 MPDG). Die Frist für die Abgabe der zusätzlichen Information wird von der zuständigen EK bestimmt und soll 45 Tage nicht überschreiten (§ 58 Abs. 2 MPDG). Die eindeutige Stellungnahme (positiv oder negativ) wird über das DMIDS an den Sponsor sowie die für die Prüfstellen zuständigen Behörden übermittelt. Somit kann der Sponsor frühestens nach 38 Tagen bei positiver Stellungnahme die wesentlichen Änderungen umsetzen (§ 59 MPDG).

B.5.5.2.7.3 Anmerkungen zu Änderungen bestimmter Unterlagen

Erhebungsbogen (CRF): Im Falle von Prüfplanänderungen im Verlauf einer klinischen Prüfung muss geprüft werden, ob dies den Erhebungsbogen beeinflusst, also auch eine Änderung/Anpassung des CRF erforderlich ist. Wichtig ist, dass auf dem jeweiligen Erhebungsbogen vermerkt ist, welche Version des Prüfplans zugrunde liegt. Da der CRF bei der Erstantragstellung nicht einzureichen ist (▶ Kap. B.5.4 Planung aus Sponsorensicht), ist auch die Anpassung des CRFs bei Prüfplanänderungen nicht anzeigepflichtig oder genehmigungspflichtig.

Teilnehmerinformation: Substanzielle Änderungen in der klinischen Prüfung können auch die Teilnehmerinformation beeinflussen. Daher ist auch die Versionierung der Teilnehmerinformation in Bezug auf die zugrunde liegende Version des Prüfplans zu beachten. Eine geänderte Teilnehmerinformation ist Bestandteil der Antragstellung bei der EK.

Änderungen der Unterlagen in der Prüfstelle/Änderungen des Studienteams: Werden im Verlauf der klinischen Prüfung in der Prüfstelle neue Personen in die klinische Prüfung involviert, so ist neben einer ggf. erforderlichen Antragsstellung bei der EK (Qualifikation Prüfer, Eignung Prüfstelle, s. o.) auch darauf zu achten, dass diese Personen das erforderliche Training, d. h. die erforderliche Einweisung in Prüfplan und alle vorgegebenen Vorgangsweisen sowie die Einweisung in das Prüfprodukt erhalten. Das sog. Delegation Log ist zu aktualisieren (ISO 14155, Kap. 7.6).

B.5.5.2.8 Organisation von Treffen

B.5.5.2.8.1 Data Monitoring Committee (DMC)

Sofern für eine klinische Prüfung ein DMC eingerichtet ist, ist der Sponsor dafür verantwortlich, dass die entsprechenden Zusammenkünfte, ob persönlicher Natur oder per Video-/Telefonkonferenz, organisiert werden. Die Frequenz der Zusammenkünfte ist i. d. R. in der Charta festgelegt. Neben der technischen Organisation (Zeitpunkt, Ort, Zugangsdaten etc.) muss der Sponsor veranlassen, dass dem DMC die erforderlichen Informationen und Daten übermittelt werden. Bei verblindeten klinischen Prüfung ist auf die Aufrechterhaltung der Verblindung für Personen außerhalb des DMC zu achten. Näheres zur Notwendigkeit der Einrichtung eines DMC siehe ▶ Kap. B.5.4 Planung aus Sponsorensicht.

B.5.5.2.8.2 Prüfer

Regulatorisch sind Prüfertreffen nicht vorgesehen. Es hat sich aber gezeigt, dass Prüfertreffen wertvoll sind hinsichtlich Motivation, Erfahrungsaustausch und der Anwendung des Prüfprodukts sowie der Vorgaben des Prüfplans, letzteres verbunden mit gemeinsamen Erwägungen, ob eventuell Änderungen erforderlich sind.

B.5.5.2.9 Durchführung von Audits

Im Rahmen der Guten Klinischen Praxis (ISO 14155, Kap. 7.11) sind Audits während einer klinischen Prüfung durchzuführen. Dabei wird geprüft, ob die Vorgaben des klinischen Prüfplans eingehalten werden, ebenso die gesetzlichen Vorgaben sowie auch die ISO 14155. Ähnlich wie beim Monitoring bereits ausgeführt, muss der Prüfer/die Prüfstelle gewährleisten, dass der Sponsor (oder ein von ihm beauftragter externer Auditor) Zugang zu allen notwendigen Unterlagen, Systemen und Räumen/Einrichtungen erhält. Gründe für ein Audit können sein (nach ISO 14155, Kap. 7.11):

- Bestandteil des Qualitätssicherungsprogrammes des Sponsors
- zur Kontrolle des Monitorings

- Weil schwerwiegende oder wiederholte Abweichungen des Prüfplans bemerkt wurden oder weil Verdacht auf Betrug besteht.
- Weil eine Inspektion an der Prüfstelle bevorsteht, um zu überprüfen, dass die Prüfstelle inspektionsbereit ist.
- ggf. weil es von Behörden gefordert wurde

Weitere Informationen zur Durchführung von Audits siehe ▶ Kap. B.5.3 Qualitätsmanagement.

B.5.5.2.10 Weitere Aktivitäten während der klinischen Prüfung

B.5.5.2.10.1 Bilanzierung des Prüfprodukts

Die ISO 14155 beschreibt die Aufgaben zur Bilanzierung des Prüfprodukts in Kap. 7.9. Es sind schriftliche Verfahren aufzusetzen, wodurch der gesamte Prozess des Verwendungsnachweises sichergestellt ist. Dies betrifft Aufzeichnungen beim Sponsor zur Lieferung von Prüfprodukten und Rücknahme sowie Entsorgung. Dies betrifft auch Aufzeichnungen beim Prüfer hinsichtlich Standort, wer das Prüfprodukt verwendet hat und wer es erhalten hat. Weiteres siehe auch ▶ Kap. B.4.1 Sponsor: Prüfprodukt Medizinprodukt (gem. MDR) und In-vitro-Diagnostikum (gem. IVDR).

B.5.5.2.10.2 Datenmanagement und Statistik

Durch das Datenmanagement erfolgt fortlaufend bereits während der klinischen Prüfung die Überprüfung der vom Prüfer erhobenenen und in die Datenbank eingegebenen Daten. Sofern Daten unvollständig oder unklar erscheinen, wird das Datenmanagement Rückfragen an den Prüfer stellen (oder über den Monitor stellen lassen). Gemäß ISO 14155 sind Vorgehensweisen des Datenmanagements bereits im Prüfplan anzugeben (siehe Anhang A.8). Detaillierte Ausführungen werden zumeist in einem separaten Datenmanagementplan gegeben, siehe ▶ Kap. C.3 Datenmanagement.

Wenn alle Patienten behandelt und die Daten gemäß Püfplan erhoben wurden, erfolgt nach Datenbankschluss die statistische Auswertung der Daten gemäß eines zuvor erstellten statistischen Analyseplans, siehe ▶ Kap. C.1 Biometrische Studienplanung.

B.5.5.2.11 Dokumentation der klinischen Prüfung

Fortlaufend während der Durchführung einer klinischen Prüfung ist auf die Aktualisierung der Prüfdokumentation des Sponsors „Trial Master File" und „Investigator Site File" (Prüfdokumentation beim Prüfer/bei der Prüfstelle) zu achten, d. h. alle entstehenden Dokumente einschließlich Korrespondenzen, insbesondere auch mit EKs und Behörden, müssen in den Files, elektronisch oder papierbasiert, zeitnah zwecks stetiger „Inspection Readiness" eingefügt werden. Der Inhalt der Prüfdokumentationen besteht aus den „essenziellen Dokumenten", die in der ISO 14155 im Anhang E (informativ) aufgeführt sind. Da die ordnungsgemäße Durchführung einer klinischen Prüfung ausschließlich anhand der vorhandenen Dokumentation überprüft werden kann, ist die Vollständigkeit dieser Dokumentationen unerlässlich. Weitere Ausführungen siehe ▶ Kap. C.2 Trial Master File.

B.5.5.3 Beendigung einer klinischen Prüfung

B.5.5.3.1 Vorzeitige Beendigung oder vorübergehende Unterbrechung

Informationspflichten des Sponsors

Artikel 77 Abs. 1 MDR verlangt im Fall einer vorübergehenden Unterbrechung oder im Fall einer vorzeitigen Beendigung, dass der Sponsor diese Maßnahme innerhalb von 15 Tagen der betreffenden Behörde mitteilt, wobei der Grund/die Gründe für die Maßnahme zu nennen ist/sind. Sofern diese Maßnahme nicht die gesamte klinische Prüfung betrifft, sondern nur einzelne Länder, so ist die Behörde des Mitgliedstaates zu informieren, in dem diese Maßnahme getroffen wurde. Die Information erfolgt über EUDAMED (das elektronische System gem. Art. 73 MDR).

Die Frist für die Mitteilung ist verkürzt auf 24 Stunden, sofern Unterbrechung oder Abbruch der klinischen Prüfung aus Sicherheitsgründen erfolgt. In diesem Fall sind auch alle involvierten Mitgliedstaaten, in denen die klinische Prüfung erfolgt, zu informieren.

Sowohl für vorübergehend unterbrochene als auch für vorzeitig abgebrochene klinische Prüfungen ist ein Bericht zu erstellen und vorzulegen. Die Frist hierfür ist in Art. 77 Abs. 5 MDR festgelegt:

> *„Unabhängig vom Ergebnis der klinischen Prüfung legt der Sponsor den Mitgliedstaaten, in denen eine klinische Prüfung durchgeführt wurde, innerhalb eines Jahres nach Beendigung oder* ***innerhalb von drei Monaten nach dem vorzeitigen Abbruch oder der vorübergehenden Aussetzung der klinischen Prüfung*** *einen Bericht über die klinische Prüfung gemäß Anhang XV Kapitel I Abschnitt 2.8 und Kapitel III Abschnitt 7 vor."* [Hervorhebung d. d. Verf.] [1]

Je nachdem wie viele Teilnehmer bereits in die klinische Prüfung einbezogen waren, als die Entscheidung für die Unterbrechung oder für den Abbruch fiel, kann diese Frist eine sehr große Herausforderung sein.

Die Regelungen für die Beendigung einer **sonstigen klinischen Prüfung** sind im MPDG im § 64 Abs. 2 und 3 zu finden. Nach § 64 Abs. 2 MPDG muss der Sponsor bei vorübergehender Aussetzung oder vorzeitigem Abbruch dies der zuständigen EK, der zuständigen BOB sowie der für den Sponsor zuständigen Behörde und den für die Prüfstellen zuständigen Behörden innerhalb von 15 Tagen unter Angabe der Gründe mitteilen. Die Mitteilungsfrist ist auf 24 Stunden verkürzt, wenn die vorübergehende Aussetzung oder der Abbruch aus Sicherheitsgründen erfolgt. Die Mitteilung erfolgt über das DMIDS. Hinsichtlich des Abschlussberichts führt § 64 Abs. 3 MPDG aus, dass dieser innerhalb von 3 Monaten nach vorübergehender Aussetzung oder vorzeitigem Abbruch vorgelegt werden muss. Die Vorlage erfolgt ebenfalls über das DMIDS. Hinsichtlich der inhaltlichen Vorgaben ist Anhang XV Kap. I Abschn. 2.8 sowie Kap. III Abschn. 7 der MDR anzuwenden. Formatgrundlage bildet der Anhang D (normativ) „Klinischer Prüfbericht" der ISO 14155. Weitere Informationen zum Aufbau und Inhalt des klinischen Studienberichts siehe ► Kap. B.5.7 Studienabschlussbericht.

Korrekturmaßnahmen durch Ethik-Kommissionen oder Bundesoberbehörde

Unabhängig von der durch den Sponsor veranlassten vorübergehenden Unterbrechung oder vorzeitigen Beendigung einer klinischen Prüfung können auch EK oder BOB Korrekturmaßnahmen vornehmen (klinische Prüfungen nach Art. 62 Abs. 1 MDR: §§ 44 und 45 MPDG; sonstige klinische Prüfungen: § 60 MPDG). Dies kann auch zum Verbot der Weiterführung der klinischen Prüfung führen (klinische Prüfungen nach Art. 62 Abs. 1 MDR: Art. 46 MPDG; sonstige klinische Prüfungen: § 61 MPDG).

B.5.5.3.2 Reguläre Beendigung der klinischen Prüfung

Das Ende einer klinischen Prüfung muss im klinischen Prüfplan definiert sein. Gemäß Art. 77 Abs. 2 MDR gilt als Ende einer klinischen Prüfung *„der letzte Besuch des letzten Prüfungsteilnehmers, sofern nicht ein anderer Zeitpunkt im klinischen Prüfplan festgelegt ist."* [1]

Aufgrund der Fristen für die Abgabe des Berichts über die klinische Prüfung und da häufig nach Einschluss des letzten Teilnehmers noch eine ganze Reihe von zeitaufwendigen Arbeitsschritten insbesondere im Bereich des Datenmanagements (► Kap. C.3 Datenmanagement) durchzuführen sind, ist in Erwägung zu ziehen, im Prüfplan auch einen anderen Zeitpunkt als Ende der klinischen Prüfung zu nennen (z. B. Schließen der Datenbank – Data Base Lock).

Sobald die klinische Prüfung beendet ist, muss eine Mitteilung an die Behörden in den Mitgliedstaaten, in denen die klinische Prüfung durchgeführt wird, erfolgen. Die Frist hierfür beträgt 15 Tage. Artikel 77 Abs. 3 und 4 MDR legen hierzu fest:

> *„(3) Der Sponsor teilt jedem Mitgliedstaat, in dem eine klinische Prüfung durchgeführt wurde, das Ende dieser klinischen Prüfung in diesem Mitgliedstaat mit. Diese Mitteilung erfolgt innerhalb von 15 Tagen nach Beendigung der klinischen Prüfung in dem betreffenden Mitgliedstaat.*

(4) Wird eine Prüfung in mehreren Mitgliedstaaten durchgeführt, teilt der Sponsor allen Mitgliedstaaten, in denen diese klinische Prüfung durchgeführt wurde, die Beendigung der klinischen Prüfung in allen Mitgliedstaaten mit. Diese Mitteilung erfolgt innerhalb von 15 Tagen nach dieser Beendigung der klinischen Prüfung." [1]

Wie bereits dargestellt, ist ein Bericht vorzulegen; dies hat innerhalb eines Jahres nach (regulärer) Beendigung der klinischen Prüfung zu erfolgen (Art. 77 Abs. 5 MDR). Ferner wird in Abs. 5 ausgeführt, dass dem Bericht über die klinische Prüfung eine Zusammenfassung beizufügen ist, die in einer für die vorgesehenen Anwender leicht verständlichen Sprache verfasst sein muss, Die Einreichung erfolgt über die EUDAMED-Datenbank (das in Art. 73 genannte elektronische System). Weitere Informationen zum Aufbau und Inhalt des klinischen Studienberichts siehe ▶ Kap. B.5.5.3.1 und ▶ Kap. B.5.7 Studienabschlussbericht.

Die Abgabefrist des Berichts für eine **sonstige klinische Prüfung** und die inhaltlichen Anforderungen hierfür sind in § 64 Abs. 3 MPDG genannt. Der Bericht ist der zuständigen BOB innerhalb von 12 Monaten nach Beendigung vorzulegen; die Einreichung erfolgt über das DMIDS. Hinsichtlich der inhaltlichen Vorgaben ist Anhang XV Kap. I Abschn. 2.8 sowie Kap. III Abschn. 7 der MDR anzuwenden.

Literatur

[1] Verordnung (EU) 2017/745 des Europäischen Parlaments und des Rates v. 5. April 2017 über Medizinprodukte, zur Änderung der Richtlinie 2001/83/EG, der Verordnung (EG) Nr. 178/2002 und der Verordnung (EG) Nr. 1223/2009 und zur Aufhebung der Richtlinien 90/385/EWG und 93/42/EWG des Rates. (Medical Device Regulation, MDR).

[2] Gesetz zur Anpassung des Medizinprodukterechts an die Verordnung (EU) 2017/745 und die Verordnung (EU) 2017/746 (Medizinprodukte-EU-Anpassungsgesetz – MPEUAnpG) – Artikel 1: Gesetz zur Durchführung unionsrechtlicher Vorschriften betreffend Medizinprodukte (Medizinprodukterecht-Durchführungsgesetz – MPDG)

[3] DIN EN ISO 14155:2021-05. Klinische Prüfung von Medizinprodukten an Menschen – Gute klinische Praxis. https://www.beuth.de/de/norm/din-en-iso-14155/336718854

[4] MDCG 2020-10/1 Safety reporting in clinical investigations of medical devices under the Regulation (EU) 2017/745 May 2020. https://ec.europa.eu/docsroom/documents/41183?locale=en

[5] MDCG 2021-6 Rev. 1 Regulation (EU) 2017/745 – Questions & Answers regarding clinical investigation (Dezember 2023). https://health.ec.europa.eu/system/files/2023-12/mdcg_2021-6_en.pdf

[6] MDCG 2021-28 Substantial modification of clinical investigation under Medical Device Regulation (December 2021). https://health.ec.europa.eu/system/files/2022-01/mdcg_2021-28_en.pdf

[7] EMA/INS/GCP/112288/2023. Guideline on computerized systems and electronic data in clinical trials. https://www.ema.europa.eu/en/documents/regulatory-procedural-guideline/guideline-computerised-systems-electronic-data-clinical-trials_en.pdf?bcs-agent-scanner=76bbac43-e79c-254f-8ce8-685e2f03aed5

Der letzte Zugriff auf alle Links erfolgte am 27.11.2023.

B.5.6 Prüfer und Prüfstellen

A. Röthler

Die klinische Prüfung mit einem Medizinprodukt darf entsprechend den Vorgaben in der europäischen Medizinprodukteverordnung (MDR) [1] nach Art. 62 Abs. 4j und 7 nur dann durchgeführt werden, wenn eine geeignete Prüfstelle[1] vorhanden ist und wenn gewährleistet werden kann, dass die Verantwortung für die medizinische Versorgung der Prüfungsteilnehmer an der Prüfstelle entweder *„ein Arzt mit geeigneter Qualifikation oder gegebenenfalls ein qualifizierter Zahnarzt"*, oder *„jede andere Person"* trägt, *„die nach nationalem*

[1] Gleichbedeutend mit dem Begriff Prüfort in der ISO 14155:2020-07.

Recht zur Bereitstellung der entsprechenden Patientenbetreuung im Rahmen einer klinischen Prüfung befugt ist". [1]

Um diese Vorgaben zu erfüllen, liegt es in der Verantwortung des Sponsors, vor Beginn der klinischen Prüfung geeignete Prüfstellen und entsprechend qualifizierte Prüfer auszuwählen, die mit den gesetzlichen und ethischen Anforderungen an die klinische Prüfung vertraut sind und die daraus resultierenden Verantwortlichkeiten übernehmen.

Vorgegeben werden diese im Grundsatz in der MDR, deren Vorgaben ergänzt werden durch

- das nationale Medizinprodukterecht-Durchführungsgesetz (MPDG) [2],
- die Deklaration von Helsinki [3], die die ethischen Grundsätze für die medizinische Forschung am Menschen beschreibt,
- die Norm zur klinischen Prüfung DIN EN ISO 14155:2021-05 [4],[2] über die die Gute Klinische Praxis geregelt wird, und
- die Berufsordnung für Ärztinnen und Ärzte in Deutschland [5] oder Zahnärztinnen und Zahnärzte in Deutschland [6], die für ärztliche oder zahnärztliche Prüfer deren Berufspflichten und Behandlungsgrundsätze festlegt.

B.5.6.1 Begrifflichkeiten für Prüfer und Prüfstelle

B.5.6.1.1 Prüfer

Der Begriff des Prüfers wird in Art. 2 (54) MDR wie folgt definiert: *„Prüfer bezeichnet eine für die Durchführung einer klinischen Prüfung an einer Prüfstelle verantwortliche Person."* [1]

Wird die klinische Prüfung von mehreren Prüfern in einer Prüfstelle durchgeführt, so ist vom Sponsor ein Prüfer als **Hauptprüfer** zu bestimmen (gem. § 30 Abs. 1 MPDG).

In dieser Funktion übernimmt der Hauptprüfer die Leitung einer Gruppe von Prüfern, die ihn bei der Durchführung der klinischen Prüfung unterstützen.

Der Begriff des Hauptprüfers ist in Deutschland im MPDG (§ 3 Abs. 5) definiert als:

Hauptprüfer bezeichnet *„den verantwortlichen Leiter einer Gruppe von Prüfern, die in einer Prüfstelle eine klinische Prüfung durchführen."* [2]

Anmerkung: Ist in einer Prüfstelle nur ein Prüfer tätig, obliegen diesem die Verantwortlichkeiten des Hauptprüfers.

Wird hingegen die klinische Prüfung in Deutschland in mehreren Prüfstellen, also multizentrisch, durchgeführt, so hat der Sponsor einen Prüfer als Leiter der klinischen Prüfung (LKP) zu benennen (gem. § 30 Abs. 1 MPDG). Dessen Funktion wird auf nationaler Ebene für Deutschland über das MPDG (§ 3 Abs. 6) definiert.

Leiter der klinischen Prüfung bezeichnet *„einen Prüfer, den der Sponsor mit der Leitung einer im Geltungsbereich dieses Gesetzes in mehreren Prüfstellen durchgeführten klinischen Prüfung beauftragt hat."* [2]

Anmerkung: Da der Prüfplan unter der MDR gemäß den Vorgaben im Anhang XV, Kap. 2, Abs. 3 zu erstellen ist, sind die hier genannten Begrifflichkeiten für den Hauptprüfer und Leiter der klinischen Prüfung rechtsverbindlich im Sinne des MPDG in den Dokumenten zur klinischen Prüfung zu verwenden.

B.5.6.1.2 Prüfstelle

Der Begriff „Prüfstelle" ist weder in der MDR noch im MPDG definiert. Da der Begriff aber gleichbedeutend ist mit dem Begriff „Prüfort" in der Norm DIN EN ISO 14155, kann die darin angegebene Definition zur Erläuterung des Begriffs Prüfstelle herangezogen werden.

---

[2] Abweichend von der hier angegebenen ISO-Norm zur klinischen Prüfung wird in der MDR die ISO 14155:2011 im Erwägungsgrund 64 zitiert. Ergänzend zur MDR sind die Vorgaben aus der neusten zur Verfügung stehenden Version berücksichtigt.

DIN EN ISO 14155, Kap. 3.28: **Prüfort** bezeichnet eine(n) *„Einrichtung oder Ort, in der/an dem die klinische Prüfung durchgeführt wird."* [4]

B.5.6.2 Qualifikationsanforderungen

Die MDR sieht in Art. 62 Abs. 3 vor, dass die ethische Überprüfung der klinischen Prüfung durch eine Ethik-Kommission gemäß nationalem Recht zu erfolgen hat, die u. a. eine Überprüfung der Qualifikation der Prüfer und Prüfstellen beinhaltet (MPDG § 35 Abs. 1 [2]).

Um diese Vorgabe erfüllen zu können, sind auf nationaler Ebene durch die Mitgliedstaaten Qualifikationsanforderungen für Prüfer und Prüfstellen festzulegen, anhand derer die Qualifikationen durch die Ethik-Kommissionen überprüft werden können.

Für Deutschland sind die beruflichen und fachlichen Qualifikationen des Prüfers über das MPDG in § 30 Abs. 2 geregelt. Zusätzlich sind für Hauptprüfer und Prüfstellen die Vorgaben aus der Norm DIN EN ISO 14155 (Kap. 10.2 und 10.3) zu beachten.

Zur Konkretisierung der Anforderungen für einen angemessenen Wissensstand von Prüfern in Bezug auf ihre Aufgaben bei der Durchführung von klinischen Prüfungen haben die Bundesärztekammer und der Arbeitskreis Medizinischer Ethik-Kommissionen (AKEK) in Deutschland Curricula entwickelt und Empfehlungen zur Bewertung der Qualifikation von Prüfern für deutsche Prüfstellen verabschiedet. Aktuell gültige Version siehe [18].

B.5.6.2.1 Allgemeine Qualifikationsanforderungen an Prüfer

Gemäß Art. 62 Abs. 6 MDR handelt es sich beim Prüfer *„um eine Person, die einen Beruf ausübt, durch den sie aufgrund der dafür erforderlichen wissenschaftlichen Kenntnisse und Erfahrung bei der Patientenbetreuung in dem betreffenden Mitgliedstaat anerkanntermaßen für die Rolle als Prüfer qualifiziert ist."* [1]

Entsprechend der Qualifikationsanforderungen für Deutschland (MPDG § 30 Abs. 2) müssen

> *„Prüfer, Hauptprüfer und Leiter der klinischen Prüfung*
>
> *(1) Ärzte oder Ärztinnen oder bei für die Zahnheilkunde bestimmten Medizinprodukten Zahnärzte oder Zahnärztinnen sein,*
>
> *(2) Erfahrungen im Anwendungsbereich des zu prüfenden Produktes besitzen sowie in dessen Gebrauch ausgebildet und eingewiesen sein [siehe auch DIN EN ISO 14155:2020-07, Kap. 10.2 b] und*
>
> *(3) mit den Grundzügen des Medizinprodukterechts, den rechtlichen und wissenschaftlichen Grundlagen von klinischen Prüfungen oder sonstigen klinischen Prüfungen, mit dem Prüfplan und dem Handbuch des klinischen Prüfers vertraut sein und in die sich daraus ergebenden Pflichten eingewiesen worden sein."* [2]

Als Prüfer oder Hauptprüfer dürfen in Deutschland aber auch Personen ohne ärztliche oder zahnärztliche Qualifikation tätig werden, *„sofern sie zur Ausübung eines Berufs berechtigt sind, der zu einer klinischen Prüfung oder einer sonstigen klinischen Prüfung qualifiziert"* (gem. § 30 Abs. 3 MPDG [2]).

Dadurch kann z. B. ein Diplom-Physiker, mit einer Fachanerkennung im Bereich Medizinische Physik, als nichtärztlicher Prüfer oder Hauptprüfer tätig werden, sofern die klinische Prüfung z. B. mit einem Strahlentherapiegerät oder einem Gerät für die Röntgendiagnostik durchgeführt wird.

Ein nichtärztlicher Prüfer darf jedoch keine Prüfungsteilnehmer aufklären, da diese Tätigkeit in Deutschland einem ärztlichen/zahnärztlichen Prüfer vorbehalten ist (gem. § 28 Abs. 2 MPDG).

Der Nachweis der Erfüllung der über das MPDG in § 30 Abs. 2 und 3 vorgegebenen Qualifikationsanforderungen ist vom Prüfer oder Hauptprüfer, in Vorbereitung auf die Einreichung bei der Ethik-Kommission, durch die entsprechenden Dokumente zu erbringen (§ 30 Abs. 6 MPDG).

Dazu gehören die im folgenden genannten Nachweisdokumente, die gemäß der vom AKEK veröffentlichten Checkliste für Antragsunterlagen [19,20] bei Studien nach MPDG bzw. den im Deutschen Medizinprodukte-

Informations- und Datenbanksystem (DMIDS) veröffentlichten Hinweisen zu den Anlagen bei Einreichung einer klinischen Prüfung (KP Anlagen Hinweise) [21] bei der Ethik-Kommission vorzulegen sind. Nachweisdokumente für die Ethik-Kommission:

- **Aktueller Lebenslauf** datiert und unterzeichnet, mit folgenden Angaben:
  - Namen und Dienstanschrift
  - beruflicher Werdegang
  - **fachliche Qualifikation(en), u. a. im Indikationsgebiet/Anwendungsbereich des zu prüfenden Medizinprodukts**
  - klinische Studienerfahrung unter Angabe der Indikationsbereiche, Art der klinischen Prüfung, Funktion und Zeitraum der Mitwirkung
- **Schulungszertifikat zum Prüfprodukt** (aus dem die Ausbildung und die Einweisung in den Gebrauch des zu prüfenden Produkts hervorgeht). Dies setzt eine Schulung des Sponsors zur Anwendung des Prüfprodukts voraus (z. B. im Rahmen eines Prüfertreffens); Schulungsinhalt und -dauer sind in Abhängigkeit von der Komplexität des Medizinprodukts und dessen Einsatz im Rahmen der klinischen Prüfung, durch den Sponsor, festzulegen und in einem Schulungsnachweis vom Sponsor zu dokumentieren.
- **Fortbildungsnachweise zu den allgemeinen Grundzügen des Medizinprodukterechts und den rechtlich/wissenschaftlichen Grundlagen der klinischen Prüfung** basierend auf der aktuell gültigen Gesetzgebung. Die Fortbildungszertifikate über den/die absolvierten Prüfarztkurs(e) dürfen nicht älter als 3 Jahre sein. Ausnahme: Sie können älter sein, wenn Prüfer regelmäßig, ohne Unterbrechung an klinischen Prüfungen mit Medizinprodukten teilgenommen haben. Die Fortbildungszertifikate müssen, je nach Funktion innerhalb der Studie (Hauptprüfer/Prüfer) und bereits absolvierten Fortbildungen, die entsprechenden Anforderungen der curricularen Fortbildungen der Bundesärztekammer[3] und „Empfehlungen“[4] erfüllen.
- **Schriftliche Bestätigung** (datiert und unterzeichnet), des Prüfers und Hauptprüfers, dass er mit dem **Prüfplan und dem Handbuch des klinischen Prüfers** in der aktuellen Version vertraut ist und die daraus resultierenden Pflichten kennt.

Hinweis: Stellvertretend für einzelne Prüfer kann dies vom Hauptprüfer nach erfolgter Schulung für alle teilnehmenden Prüfer schriftlich bestätigt werden.

Da die Ethik-Kommission im Rahmen der Prüfung der Qualifikation des Prüfers auch dessen Unabhängigkeit bewertet (DIN EN ISO 14155, Kap. 10.2c), ist zusätzlich noch eine

- **schriftliche Erklärung** (datiert und unterzeichnet) **zu möglichen wirtschaftlichen und anderen Interessen** des Prüfers oder Hauptprüfers **im Zusammenhang mit dem Prüfprodukt** bei der Ethik-Kommission mit vorzulegen.

Durch die Erklärung wird offengelegt, ob der Prüfer oder Hauptprüfer einem potenziellen Interessenkonflikt (einschließlich eines finanziellen) unterliegt, der die Durchführung der klinischen Prüfung oder die Interpretation der Ergebnisse beeinflussen kann. Auf der Basis dieser Unterlagen wird von der zuständigen Ethik-Kommission die fachliche und generelle Qualifikation als Prüfer oder Hauptprüfer bewertet.

---

3 Curriculare Fortbildungen (Grundlagen-, Aufbau-, Auffrischungs- und Update-Kurs) für Prüfer/Stellv. bzw. Hauptprüfer und Mitglieder einer Prüfgruppe bei klinischen Prüfungen gem. AMG/Verordnung (EU) Nr. 536/2014 und MPDG/Verordnung (EU) Nr. 2007/745.

4 Empfehlungen zur Bewertung der Qualifikation von Prüfern und Stellvertretern sowie zur Bewertung der Auswahlkriterien von ärztlichen Mitgliedern einer Prüfgruppe (gem. AMG, Verordnung (EU) Nr. 536/2014, MPDG/Verordnung (EU) Nr. 2007/745) durch Ethik-Kommissionen.

B.5.6.2.2 Besondere Anforderungen an die Qualifikation des Leiters der klinischen Prüfung (LKP)

Gemäß der Definition für den Leiter der klinischen Prüfung (§ 3 Abs. 6 MPDG) handelt es sich beim LKP selbst um einen Prüfer, der jedoch, anders als beim Prüfer oder Hauptprüfer, immer ein qualifizierter Arzt (oder Zahnarzt bei für die Zahnheilkunde bestimmten Medizinprodukten) sein muss (§ 30 Abs. 2 und 3 MPDG).

Neben der fachlichen Qualifikation als Prüfer muss der Leiter der klinischen Prüfung eine mindestens zweijährige Erfahrung in der Durchführung klinischer Prüfungen mit Medizinprodukten nachweisen können (§ 30 Abs. 4 MPDG).

Anmerkung: Das bedeutet, dass er mindestens zwei Jahre als Prüfer/Hauptprüfer bei einer klinischen Prüfung mit Medizinprodukten tätig gewesen sein muss. Erfahrungen mit klinischen Prüfungen von Arzneimitteln sind als Nachweis der geforderten Zusatzqualifikation nicht ausreichend und werden von der Ethik-Kommission nicht anerkannt.

Zum Nachweis der Qualifikation gegenüber dem Sponsor sind vom Leiter der klinischen Prüfung folgende Unterlagen vorzulegen:

- Qualifikationsnachweise für den Prüfer oder Hauptprüfer ▶ Kap. B.5.6.2.1
- Nachweis, aus dem die zweijährige Erfahrung als Prüfer bei klinischen Prüfungen mit Medizinprodukten hervorgeht im Anwendungsbereich des zu prüfenden Produktes sowie Ausbildung und Einweisung in dessen Gebrauch (MPDG § 30, Abs. 2)

Hinweis: Der Nachweis ist über eine Auflistung der bereits durchgeführten klinischen Prüfungen mit Medizinprodukten, unter Angabe der Anzahl, des zeitlichen Rahmens und deren Anwendungsbereich, zu erbringen. Diese Auflistung kann entweder im aktuellen Lebenslauf integriert sein oder als separates Dokument, datiert und unterzeichnet vom LKP, zur Verfügung gestellt werden.

B.5.6.2.3 Qualifikationsanforderungen an sonstige Mitarbeiter einer klinischen Prüfung

> *„Alle sonstigen an der Durchführung einer klinischen Prüfung mitwirkenden Mitarbeiter müssen aufgrund ihrer Ausbildung, Fortbildung bzw. Erfahrung auf dem betreffenden medizinischen Gebiet und im Zusammenhang mit klinischen Forschungsmethoden in geeigneter Weise für ihre Tätigkeit qualifiziert sein.“* (gem. Art. 62 (6) MDR) [1].

Die berufliche bzw. fachliche Qualifikation der sonstigen Mitarbeiter ist entsprechend ihrer vorgesehenen Tätigkeiten durch den Hauptprüfer sicherzustellen und mittels Lebenslaufes zu dokumentieren.

Im Rahmen der Überprüfung der Eignung der Prüfstelle ist es ratsam, wenn sich der Sponsor von der Qualifikation aller an der klinischen Prüfung teilnehmenden sonstigen Mitarbeiter vergewissert und zum Nachweis einen aktuellen Lebenslauf einholt.

B.5.6.2.4 Anforderungen an die Eignung von Prüfstellen

Die MDR gibt vor, dass die klinische Prüfung an einer geeigneten Prüfstelle durchzuführen ist, deren Räumlichkeiten es ermöglichen, die Prüfungsteilnehmer in einer Umgebung zu behandeln, wie sie für das zu prüfende Medizinprodukt unter normalen Anwendungsbedingungen vorgesehen ist (Kap. 62 Abs. 7 und Anhang XV, Kap. 1 Abs. 2.4 MDR [1]).

Allerdings ist weder in der MDR noch im Medizinprodukterecht-Durchführungsgesetz näher ausgeführt, welche allgemeingültigen Anforderungen sich daraus für die Prüfstellen in Deutschland ableiten lassen.

Diese sind spezifisch im Kontext der jeweiligen klinischen Prüfung zu betrachten und ergeben sich aus dem zu prüfenden Medizinprodukt, der Indikation, der Prävalenz, der benötigten Patientenzahl und dem sonstigen Anforderungsprofil im Prüfplan.

Der Nachweis der Eignung einer Prüfstelle ist durch den Hauptprüfer oder Prüfer in Vorbereitung auf die Bewertung durch die Ethik-Kommission schriftlich gegenüber dem Sponsor zu erbringen. Die Dokumentation sollte über eine Checkliste zur Prüfstelleneignung erfolgen, die Angaben zur Infrastruktur, zur personellen Situation und zu den organisatorischen, administrativen Voraussetzungen an der Prüfstelle enthält (gemäß Punkt 11 der AKEK-Checkliste für Antragsunterlagen bei Studien nach MPDG [19]):

- Angemessene räumliche Ausstattung an der Prüfstelle, wie z. B. eine ausreichende Anzahl an Untersuchungs- und Behandlungsräumen, mit der medizintechnischen Ausrüstung, wie sie vom Hersteller für die Verwendung des Medizinprodukts vorgesehen ist.
- Apparative Ausstattung, die gemäß Prüfplan erforderlich ist, um die Behandlung oder die Diagnostik durchzuführen (z. B. EKG, Röntgen-/MRT-Ausstattung, Zentrifuge, Computer, Fax).
- Gewährleistung einer notfallmedizinischen Versorgung der Prüfungsteilnehmer unter Angabe der Verfügbarkeit einer Notfallversorgung bzw. der Vorgehensweise in Notfallsituationen bei Praxen.
- Ausreichend fachlich qualifiziertes Personal, bestehend aus Prüfern (ärztlichen und ggf. nichtärztlichen) und sonstigen Mitarbeitern (z. B. Study Nurse, Laborarzt), die an der klinischen Prüfung mitwirken.

Der Hauptprüfer/Prüfer sollte in der Checkliste zur Prüfstelleneignung neben der Anzahl an beteiligten Mitarbeitern auch deren Funktion(en) und Qualifikation(en) (z. B. Ausbildung, Studienerfahrung, Schulung) dokumentieren sowie die an die Mitarbeiter delegierten studienrelevanten Aufgaben angeben.

Hinweis: Wenn möglich sollte an der Prüfstelle eine Vertretung für den ärztlichen Hauptprüfer/Prüfer vorhanden sein, um bei dessen Abwesenheit (z. B. bei Krankheit, Urlaub) die medizinische Versorgung der Prüfungsteilnehmer zu gewährleisten. Da ärztliche Prüfer nur nach zustimmender Bewertung durch die Ethik-Kommission an der klinischen Prüfung teilnehmen können, ist rechtzeitig Ersatz zu planen. Alle Prüfer sind in das Formular, das die Hauptprüfer und alle anderen an der Prüfstelle teilnehmenden Personen mit Verantwortlichkeiten listet (im nachfolgenden „Delegation Log" genannt) zu dokumentieren (DIN EN ISO 14155:2021, Anhang E 1.7).

- Angemessene Anzahl von geeigneten potenziellen Prüfungsteilnehmern mit der entsprechenden Indikation. Hier ist vom Hauptprüfer/Prüfer u. a. anzugeben:
  - wie viele Patienten im Durchschnitt pro Jahr in der zu prüfenden Indikation behandelt werden,
  - wie viele Patienten die Prüfstelle plant, in die klinische Prüfung einzuschließen.
- Ausreichende zeitliche Ressourcen zur Durchführung der klinischen Prüfung: In diesem Zusammenhang sind vom Hauptprüfer/Prüfer Angaben zur Anzahl von gleichzeitig laufenden klinischen Prüfungen zu machen unter Angabe der Indikation und der Laufzeit. Hier ist v. a. von Bedeutung, wie mit klinischen Prüfungen der gleichen Indikation bei vergleichbaren Ein- und Ausschlusskriterien und sich überschneidenden Rekrutierungszeiten an der Prüfstelle umgegangen wird.

Da die zuständige Ethik-Kommission im Rahmen ihrer Bewertung über die Eignung der Prüfstellen zur Durchführung der klinischen Prüfung entscheidet, empfiehlt es sich, die Angaben zur Prüfstelleneignung, mit den jeweils gültigen Vorgaben des AKEK abzugleichen.

B.5.6.3 Aufgaben der Prüfer

Die Verantwortlichkeiten des Prüfers bei der Durchführung klinischer Prüfungen lassen sich im Wesentlichen ableiten aus dessen Funktion (Prüfer/Hauptprüfer/Leiter der klinischen Prüfung) und den gesetzlichen Bestimmungen in der MDR (Art. 62 (4j), Art. 72 (1–4), Anhang XV Kap. I [1]).

Diese sind unter Berücksichtigung

- der nationalen Vorgaben in den §§ 62 und 63 MPDG,
- den Vorgaben in der Deklaration von Helsinki, die die ethischen Grundsätze vorgibt (Anhang XV, Kap. I Abs. 1 MDR),
- dem Standard für die Gute Klinische Praxis (siehe MDR Erwägungsgrund 64), gem. DIN EN ISO 14155 (Kap. 10) und

- den berufsrechtlichen Vorgaben für Ärzte bzw. Zahnärzte gemäß deren Berufsordnung

vom Prüfer umzusetzen. Nur so kann ein einheitlicher Qualitätsstandard für die Durchführung der klinischen Prüfung gewährleistet werden, der auch die Sicherheit und Rechte der Prüfungsteilnehmer sicherstellt.

B.5.6.3.1 Verantwortlichkeiten des Leiters der klinischen Prüfung (LKP)

Der Begriff „Leiter der klinischen Prüfung" wird weder in der MDR noch in der DIN EN ISO 14155 beschrieben und ist eine Bezeichnung, die ausschließlich für in Deutschland durchgeführte klinische Prüfungen gilt.

Gemäß den Vorgaben im MPDG bestimmt der Sitz des Leiters der klinischen Prüfung welche Ethik-Kommission in einer multizentrischen klinischen Prüfung zuständig ist. Da keine weiteren sonstigen LKP-spezifischen Aufgaben über das MPDG vorgegeben sind, übernimmt bei in Deutschland durchgeführten klinischen Prüfungen der Leiter der klinischen Prüfung häufig Aufgaben die gemäß DIN EN ISO-Norm 14155 dem **„koordinierenden Prüfer"**[5] obliegen. Gemäß MDR muss über den *„die Prüfung koordinierenden Prüfer"* im klinischen Prüfplan informiert werden. Die Rolle, die Verantwortlichkeiten und die Qualifikationen der verschiedenen Arten von Prüfern sind im Prüfplan anzugeben (Anhang XV Kap. 2 Nr. 3.1.3 MDR). Unter Berücksichtigung der Vorgaben in der DIN EN ISO-Norm 14155 für den koordinierenden Prüfer können zu den Aufgaben des Leiters der klinischen Prüfung z. B. die folgenden Verantwortlichkeiten gehören:

- Den klinischen Prüfplan und alle späteren Änderungen durch Unterschrift mit dem Sponsor zu vereinbaren (gem. DIN EN ISO 14155, Kap. 6.4).
- Den Sponsor bei der Erstellung des Prüfplans zu unterstützen, indem er die Vertretbarkeit der klinischen Prüfung aus medizinischer Sicht prüft, die Abwägung von Nutzen und Risiko der klinischen Prüfung mitbewertet, medizinische Aspekte prüft und zur Durchführbarkeit der klinischen Prüfung Stellung bezieht.
- Den Sponsor bei der Koordination im Rahmen einer klinischen Prüfung zu unterstützen:[6] z. B. könnte es während der Durchführung der klinischen Prüfung zu den Aufgaben des LKP gehören, die Sicherheit der Prüfungsteilnehmer kontinuierlich zu bewerten und im Fall unvertretbarer Risiken den Sponsor im Hinblick auf die weitere Vertretbarkeit der klinischen Prüfung aus ärztlicher Sicht zu beraten. Soll eine solche Beratung durch den LKP erfolgen, setzt das voraus, dass der LKP vom Sponsor über alle sicherheitsrelevanten Ereignisse kontinuierlich informiert wird (z. B. über monatliche Sicherheitsreports).
- Den Bericht zur klinischen Prüfung zu prüfen und dessen Inhalt durch Unterschrift zu bestätigen (gem. DIN EN ISO 14155, Kap. 8.4).

Die Beauftragung als Leiter der klinischen Prüfung ist in einer schriftlichen Vereinbarung mit dem Sponsor zu dokumentieren, über die die Aufgaben als Leiter der klinischen Prüfung von den Verantwortlichkeiten als Hauptprüfer oder Prüfer abgegrenzt werden (siehe Abschn. 3.2 DIN EN ISO 14155, Kap. 6.9).

B.5.6.3.2 Verantwortlichkeiten des Hauptprüfers

Dem Hauptprüfer werden entsprechend seiner Funktion als Leiter eines Teams von Prüfern übergeordnete, koordinierende Aufgaben zugewiesen, die über die Aufgaben des Prüfers hinausgehen. In seiner Funktion als Hauptprüfer hat er gem. DIN EN ISO 14155 (Kap. 10) die Aufgabe,

- die Arbeiten in einer klinischen Prüfung an seiner Prüfstelle zu koordinieren,
- die medizinische Versorgung der Prüfungsteilnehmer sicherzustellen,
- die Durchführung der klinischen Prüfung gemäß Prüfplan sicherzustellen (s. a. Art. 72 Abs. 1 MDR) und
- die Sicherheit der Prüfungsteilnehmer zu gewährleisten.

5 Gemäß Definition in der DIN EN ISO 14155 (Punkt 3.16) handelt es sich beim „koordinierenden Prüfer" um einen *„Prüfer, der durch den Sponsor benannt wird, um bei der Koordination der Arbeit in einer multizentrischen klinischen Prüfung Unterstützung zu leisten."*

6 Diese Verantwortlichkeit ergibt sich aus der Definition des Begriffs „koordinierender Prüfer" in der Norm DIN EN ISO 14155, Punkt 3.16.

Alle weiteren Verantwortlichkeiten des Hauptprüfers ergeben sich aus den Vorgaben in §§ 62 und 63 MPDG, die sowohl für den (einzigen) Prüfer als auch für den Hauptprüfer gelten und im Grunde die in der harmonisierten Norm DIN EN ISO 14155 für den Hauptprüfer vorgesehenen Verantwortlichkeiten widerspiegeln.

B.5.6.3.3 Pflichten des Prüfers oder Hauptprüfers

B.5.6.3.3.1 Medizinischen Versorgung der Prüfungsteilnehmer

Im Rahmen einer klinischen Prüfung obliegt die medizinische Versorgung der Prüfungsteilnehmer in Deutschland einem Arzt oder Zahnarzt (gem. Art. 62 Abs. 4j MDR). Aus diesem Grund muss für die medizinische Versorgung der Prüfungsteilnehmer ein ärztlicher Prüfer oder Hauptprüfer zur Verfügung stehen. Zu dessen Pflichten gehören gem. DIN EN ISO 14155 (Kap. 10.7) u. a. die

- medizinische Behandlung und Betreuung der Prüfungsteilnehmer gemäß Prüfplan
- medizinische Betreuung der Prüfungsteilnehmer im Fall aufgetretener unerwünschter Ereignisse, durch z. B. die Anordnung von Nachsorgeuntersuchungen, zusätzlichen Behandlungen oder Notfallbehandlungen
- Einweisung des Prüfungsteilnehmers in den Gebrauch des Prüfproduktes (u. a. in dessen Anwendung/Bedienung, Lagerung, Rückgabe), sofern die Anwendung durch den Prüfungsteilnehmer vorgesehen ist
- Aushändigung von Materialien an den Prüfungsteilnehmer (z. B. Patientenausweis), die auf dessen Teilnahme an der klinischen Prüfung hinweisen und die Behandlungsmaßnahmen und Informationen zu möglichen Nebenwirkungen/Kontraindikationen enthalten, inkl. der Kontaktadresse und Telefonnummer der Prüfstelle, falls erforderlich
- Pflicht zur Information der Prüfungsteilnehmer über
  - Art und Ursache aufgetretener unerwünschter Ereignisse
  - neue Befunde und ggf. erforderliche zusätzliche medizinische Behandlungen
  - den Verlauf der klinischen Prüfung, einschließlich Unterbrechung und Abbruch
  - das Verhalten in Notfallsituationen
  - das Vorgehen nach Abschluss der klinischen Prüfung
- Anordnungen für erforderliche Notfallbehandlungen, die u. a. eine Entblindung von Prüfprodukten nach sich ziehen können (bei verblindeten klinischen Prüfungen)

Die **Entblindung** eines Prüfprodukts darf nur in Notfallsituationen (z. B. bei schwerwiegendem unerwünschtem Ereignis, schwerwiegendem Vorkommnis, Verdachtsdiagnose mit schwerwiegenden Folgen für die Sicherheit des (betroffenen) Prüfungsteilnehmers) durch den Prüfer erfolgen, wenn dies nach dessen Einschätzung für die Weiterbehandlung und das Wohl des Prüfungsteilnehmers zwingend erforderlich ist.

Die Entblindung ist vom Prüfer auf dem Randomisierungs- oder Decodierungskuvert oder einem entsprechenden Formular zur Entblindung zu dokumentieren. Aus der Dokumentation muss hervorgehen, bei welchem Prüfungsteilnehmer (Angabe der Patientenidentifikationsnummer), aus welchem Grund, durch wen und wann (Datum und Uhrzeit) die Entblindung erfolgt ist. Die Information über die erfolgte Entblindung ist unverzüglich vom Prüfer/Hauptprüfer an den Sponsor weiterzuleiten.

Für den Fall, dass ein Interactive-Response-Technology(IRT)-System, wie z. B. Interactive Voice Response Systems (IVRS) oder Interactive Web Response Systems (IWRS), im Rahmen einer klinischen Prüfung zum Einsatz kommt, kann die Randomisierung, Verwaltung der Prüfmedikation und/oder die Entblindung direkt über ein solches System durchgeführt (entsprechend der Funktionalitäten des Systems) und in diesem System entsprechend dokumentiert werden.

- Pflicht zur Kennzeichnung in den klinischen Berichten (z. B. Patientenakte, Laborbefunde), dass ein Prüfungsteilnehmer in eine bestimmte klinische Prüfung aufgenommen ist. Zur eindeutigen Kennzeichnung der klinischen Berichte ist neben der Patientenidentifikationsnummer die Studiennummer anzugeben.

Hinweis: Die **Patientenidentifikationsnummer** ist für jeden Prüfungsteilnehmer im Rahmen klinischer Prüfungen zu vergeben, um zu gewährleisten, dass die Daten in pseudonymisierter Form erfasst und an den Sponsor weitergeleitet werden (§ 65 Abs. 4 MPDG). Die Patientenidentifikationsnummer ist vom Prüfer in einer Patientenidentifikationsliste einem namentlich benannten Patienten zuzuordnen. Diese ist zum Verbleib an der Prüfstelle bestimmt.

- Ermittlung des **Grundes/der Gründe für das vorzeitige Ausscheiden des Prüfungsteilnehmers** aus der klinischen Prüfung unter Wahrung der Rechte des Prüfungsteilnehmers. Der Abbruchgrund ist im CRF zu dokumentieren.

  Hinweis: Der Prüfungsteilnehmer hat das Recht, die klinische Prüfung ohne Angabe von Gründen jederzeit abzubrechen (Art. 62 Abs. 5 MDR). Ein Abbruch durch den Prüfungsteilnehmer ist durch den Prüfer entsprechend im Dokumentationsbogen (Case Report Form, CRF) und der Studienakte zu dokumentieren.
- **Information des Hausarztes**, dass ein Prüfungsteilnehmer an einer klinischen Prüfung teilnimmt, sofern dies vom Prüfungsteilnehmer gewünscht wird oder für die Durchführung der klinischen Prüfung erforderlich ist. Die Information des Hausarztes (z. B. per Brief) ist nur mit Zustimmung des Prüfungsteilnehmers möglich. Die Zustimmung sollte über die Einwilligungserklärung vom Prüfungsteilnehmer eingeholt werden.

Die Übertragung einzelner Aufgaben auf einen nichtärztlichen Prüfer oder auf die sonstigen Mitarbeiter ist nur mit Autorisierung durch den ärztlichen Prüfer oder Hauptprüfer möglich unter der Voraussetzung, dass diese entsprechend in die für sie vorgesehenen Tätigkeiten eingewiesen sind. Die Einweisung der Mitarbeiter ist vom Prüfer oder Hauptprüfer zu dokumentieren (z. B. im Trainings Log), ebenso wie die im Rahmen der klinischen Prüfung für die Prüfer und sonstigen Mitarbeiter vorgesehenen Autorisierungen (z. B. Dokumentation im CRF, Aufklärung und Einholen der Einwilligung nach Aufklärung, Anwendung/Verabreichung Prüfprodukt, Blutentnahme). Diese sind im Delegation Log unter Angabe des Namens des Mitarbeiters, dessen Funktion und Namenskürzel einzutragen.

Bei der Übertragung von Aufgaben an nichtärztliche Prüfer ist darauf zu achten, dass keine Aufgaben an nichtärztliches Personal delegiert werden, die ausschließlich dem ärztlichen Prüfer oder Hauptprüfer vorbehalten sind, wie z. B.:

- Einholen der Einwilligung nach Aufklärung (gem. § 28 Abs. 2 MPDG),
- Überprüfung und Beurteilung der Ein- und Ausschlusskriterien oder Abbruchkriterien und die daraus abzuleitenden medizinischen Entscheidungen,
- Entscheidungen über diagnostische oder therapeutische Maßnahmen,
- Entscheidungen über die Änderung einer Therapie oder die Weiterbehandlung der Prüfungsteilnehmer nach Ende der klinischen Prüfung oder nach Entblindung,
- Beurteilung von unerwünschten Ereignissen oder Produktmängeln und
- Freigabe der im CRF dokumentierten Patientendaten durch Unterschrift.

B.5.6.3.3.2 Einholen der Einwilligung nach Aufklärung

Prüfer oder Hauptprüfer müssen sicherstellen, dass alle an der klinischen Prüfung teilnehmenden Prüfungsteilnehmer schriftlich ihre **Einwilligung in die Teilnahme** erklärt haben, nachdem sie im Rahmen der **Patienteninformation** über die Art, das Wesen und die Tragweite (einschließlich der Risiken), der klinischen Prüfung mündlich und schriftlich aufgeklärt worden sind.

Das Einholen der Einwilligung in die Teilnahme nach Aufklärung ist ausschließlich einem Prüfer, der Arzt oder bei einer zahnmedizinischen klinischen Prüfung der Zahnarzt ist, vorbehalten (§ 28 Abs. 2 MPDG) und dessen Qualifikation von der Ethik-Kommission geprüft und zustimmend bewertet wurde. Diese Tätigkeit kann **nicht** an nichtärztliche Prüfer delegiert werden.

Das Einholen der Einwilligung nach Aufklärung muss vom ärztlichen Prüfer vor der Durchführung der ersten studienbedingten Maßnahme erfolgen unter Einhaltung des Verfahrens, das im Prüfplan beschrieben ist, und der geltenden gesetzlichen Bestimmungen (§ 28 MPDG), der ethischen Grundsätze (Deklaration von Helsinki) sowie der Vorgaben zur Guten Klinischen Praxis (DIN EN ISO 14155, Kap. 5.8).

Für das Einholen der Einwilligung in die Teilnahme und die Aufklärung des Prüfungsteilnehmers (oder seines gesetzlichen Vertreters[7]) sind vom ärztlichen Prüfer oder Hauptprüfer die folgenden Details zu beachten (Art. 63 Abs. 1 MDR):

- Der Prüfungsteilnehmer ist mündlich und schriftlich über alle relevanten Gesichtspunkte der klinischen Prüfung zu informieren.

Die Information des Prüfungsteilnehmers muss entsprechend der gesetzlichen Vorgaben der MDR (Art. 63 Abs. 2) folgendes beinhalten:

- Ablauf der klinischen Prüfung, einschließlich der Dauer der Teilnahme
- Ziele und erwarteter Nutzen für den Prüfungsteilnehmer
- Belastungen, Risiken und Nachteile im Zusammenhang mit der klinischen Prüfung
- Rechte des Prüfungsteilnehmers und Geltendmachung der Rechte zum Schutz des Prüfungsteilnehmers
- Recht des Prüfungsteilnehmers, die Teilnahme an der klinischen Prüfung zu verweigern oder diese jederzeit ohne Angabe von Gründen zu beenden, ohne dass ihm dadurch Nachteile entstehen
- alternative Behandlungsmöglichkeiten und Nachsorgemaßnahmen (im Fall eines Abbruchs der klinischen Prüfung)
- Information, dass die Ergebnisse der klinischen Prüfung, in Form eines Berichtes und einer für den Anwender verständlichen Zusammenfassung, über die EUDAMED-Datenbank zur Verfügung stehen werden, mit Angabe, wann diese verfügbar sein werden (Art. 63 Abs. 6 MDR)

Die Information der Prüfungsteilnehmer muss in Landessprache erfolgen und sollte umfassend, knapp, klar, zweckdienlich und laienverständlich sein; technische und medizinische Fachausdrücke, die der Prüfungsteilnehmer nicht verstehen kann, sind zu vermeiden.

Dem Prüfungsteilnehmer ist ausreichend Zeit einzuräumen, die schriftliche Information und Einwilligungserklärung zu lesen, zu verstehen und über die Teilnahme an der klinischen Prüfung nachzudenken; erst dann sollte der Prüfungsteilnehmer seine Einwilligung in die Teilnahme geben.

Der Prüfungsteilnehmer muss Gelegenheit haben, Fragen zu Details der klinischen Prüfung zu stellen.

Der Prüfungsteilnehmer darf keiner finanziellen Beeinflussung ausgesetzt werden, die ihn zur Teilnahme an der klinischen Prüfung bewegen (Art. 62 Abs. 4k MDR).

Die Einwilligung in die Teilnahme ist vom Prüfungsteilnehmer eigenhändig zu datieren und zu unterzeichnen.

Zusätzlich zur Einwilligung in die Teilnahme muss der Prüfungsteilnehmer ausdrücklich seine Einwilligung in die Verarbeitung personenbezogener Daten, insbesondere seiner Gesundheitsdaten, geben (§ 29 MPDG). Diese datenschutzrechtliche Einwilligung kann schriftlich oder elektronisch[8] erfolgen. Der Prüfer muss den Prüfungsteilnehmer über den Zweck und den Umfang der Datenverarbeitung aufklären und ihn darüber informieren, was mit seinen Daten passiert. Der Prüfer hat den Prüfungsteilnehmer insbesondere darüber zu informieren, dass seine Daten

- zur Überprüfung der ordnungsgemäßen Durchführung der klinischen Prüfung während der gesamten Dauer von der Überwachungsbehörde oder Beauftragten des Sponsors an der Prüfstelle eingesehen werden dürfen
- in pseudonymisierter Form an den Sponsor oder eine von ihm beauftragte Stelle zur wissenschaftlichen Auswertung weitergeleitet werden dürfen

---

7 Der gesetzliche Vertreter ist für den Fall erforderlich, dass der Prüfungsteilnehmer nicht in der Lage ist, die Einwilligung nach Aufklärung zu erteilen (z. B. bei nicht einwilligungsfähigen Prüfungsteilnehmern, wie z. B. bei Minderjährigen).

8 Die elektronische Einwilligung in die Verarbeitung der personenbezogenen Daten ist nur möglich, wenn die Datenschutzeinwilligung von der Einwilligungserklärung, die schriftlich einzuholen ist (gem. Art. 63 MDR), getrennt vorliegt.

- an den Hersteller, die Benannte Stelle, die Europäische Kommission und, sofern zutreffend, an ein Expertengremium (gem. Art. 106 MDR) im Fall der Verwendung der Prüfungsergebnisse für die Konformitätsbewertung
- vom Prüfer an den Sponsor zur Aufzeichnung, im Fall eines unerwünschten Ereignisses, eines schwerwiegenden unerwünschten Ereignisses oder eines Produktmangels
- vom Sponsor an die Behörden der anderen EU-Mitgliedstaaten (über die EUDAMED-Datenbank) im Fall eines schwerwiegenden unerwünschten Ereignisses, mit oder ohne möglichen Kausalzusammenhang zum Prüfprodukt, einem Komparator oder dem Prüfverfahren

- im Falle des Widerrufs der Einwilligung in die Teilnahme alleine oder gemeinsam mit der datenschutzrechtlichen Einwilligung, weiterverwendet werden dürfen, soweit dies erforderlich ist, um die Ziele der klinischen Prüfung zu verwirklichen oder nicht zu beeinträchtigen oder um sicherzustellen, dass schutzwürdige Interessen der Prüfungsteilnehmer nicht beeinträchtigt werden
- gemäß der gesetzlich vorgeschriebenen Frist gespeichert werden

Der Prüfer, der die Aufklärung durchgeführt hat, unterzeichnet im Anschluss an den Prüfungsteilnehmer die Einwilligungserklärung, bestehend aus der Einwilligung in die Teilnahme und der datenschutzrechtlichen Einwilligung. Eine Kopie der schriftlichen Patienteninformation und unterzeichneten Einwilligungserklärung ist an den Prüfungsteilnehmer auszuhändigen; das Original bleibt in der Prüfstelle.

Hinweis: Zusätzlich ist eine Kopie der Versicherungsbedingungen an den Prüfungsteilnehmer auszuhändigen (gem. DIN EN ISO 14155, Kap. 5.8.4 f).

Der Prozess der Patienteninformation und das Einholen der Einwilligung nach Aufklärung ist in der Kranken- bzw. Studienakte des Prüfungsteilnehmers zu vermerken, unter Angabe:
- welcher Prüfer wann aufgeklärt hat
- welche Version(en) der Patienteninformation/Einwilligungserklärung unterzeichnet wurde (falls nicht anderweitig dokumentiert)
- ob und welche Fragen beantwortet worden sind (falls nicht anderweitig in der Einwilligungserklärung dokumentiert)
- des Datums der Einwilligung des Prüfungsteilnehmers
- dass eine Kopie der Versicherungsbedingungen ausgehändigt worden ist

Die unterzeichneten Einwilligungserklärungen und alle dazugehörigen Unterlagen (z. B. Patienteninformation) sind an der Prüfstelle aufzubewahren.

Hinweis: Gemäß Anhang XV Kap. III Abs. 3 MDR beträgt die Frist zur Archivierung der Dokumente an der Prüfstelle, die in Anhang XV genannt sind, mindestens 10 Jahre nach Beendigung der klinischen Prüfung.

Auf den Dokumenten zur Patienteninformation müssen die unionsweit einmalige Kennnummer für die klinische Prüfung (sog. EUDAMED-Nr.[9]) und die Kontaktdaten der Prüfstelle angegeben sein, an die sich der Prüfungsteilnehmer (oder der gesetzliche Vertreter) im Fall von Fragen wenden kann.

(Muster)-Texte zur Erstellung von Patienteninformationen und Einwilligungserklärungen für klinische Prüfungen mit Medizinprodukten werden i. d. R. vom AKEK zur Verfügung gestellt und sind über dessen Homepage abrufbar.

[9] Bis zur Freigabe des in Art. 73 MDR genannten Moduls in EUDAMED für klinische Prüfungen erfolgt die Vergabe der Kennnummer für klinische Prüfungen für MDR-Studien in der bestehenden europäischen Datenbank EUDAMED, (gem. Richtlinie 93/42/EWG (MDD)). Sie hat die Form CIV-JJ-MM-xxxxxx und kann von allen Zugriffsberechtigten im Antragsformular im Abschnitt „Prüfung" im Feld „Identifikationsnummer EUDAMED" eingesehen werden.

Änderungen der Patienteninformation bei laufenden klinischen Prüfungen

Im Fall einer Änderung der schriftlichen Patienteninformation aufgrund neuer präklinischer oder klinischer Informationen (z. B. aufgrund neuer Risiken) ist die geänderte Version vom Prüfer, nach Vorliegen der dafür erforderlichen Genehmigungen, den Prüfungsteilnehmern in Schriftform zur Verfügung zu stellen und erneut deren schriftliche Einwilligung nach mündlicher Aufklärung einzuholen.

Für Prüfungsteilnehmer, deren Teilnahme an der klinischen Prüfung bereits beendet ist, gilt diese Verpflichtung für den Prüfer nicht mehr (Art. 62 Abs. 5 MDR).

Einwilligung mit Zeugen (Art. 63 Abs. 1 MDR und § 28 MPDG)

Für den Fall, dass der Prüfungsteilnehmer selbst nicht in der Lage ist, die Einwilligung nach Aufklärung schriftlich zu erteilen (z. B. Analphabet oder krankheitsbedingt), kann die Einwilligung nach Aufklärung mündlich vom Prüfungsteilnehmer eingeholt werden, unter Anwesenheit von mindestens einem unparteiischen Zeugen. Dem Prüfungsteilnehmer muss in Anwesenheit des Zeugen der Inhalt der Patienteninformation und Einwilligungserklärung laut vorgelesen und erklärt werden. Art. 63 Abs. 1 MDR: *„Ist der Prüfungsteilnehmer nicht in der Lage, seine Einwilligung nach Aufklärung schriftlich zu erteilen, kann die Einwilligung in geeigneter alternativer Weise in Anwesenheit mindestens eines unparteiischen Zeugen erteilt und aufgezeichnet werden. In diesem Fall unterzeichnet und datiert der Zeuge das Dokument zur Einwilligung nach Aufklärung."* [1]

Nach mündlicher Einwilligung durch den Prüfungsteilnehmer bestätigt der Zeuge auf der Einwilligungserklärung mit Unterschrift und Datum, die Einwilligung des Prüfungsteilnehmers.

Prüfungsteilnehmer, die einen gesetzlichen Vertreter benötigen

Die Einwilligung nach Aufklärung darf nur dann durch einen gesetzlichen Vertreter erfolgen, wenn der Prüfungsteilnehmer selbst nicht in der Lage ist, die Entscheidung zur Teilnahme an der klinischen Prüfung selbst zu treffen (z. B. Kleinkinder, Jugendliche, schwer kranke oder bewusstlose Prüfungsteilnehmer).

Die Einwilligung des gesetzlichen Vertreters ist nur dann wirksam, wenn dieser entsprechend dem beschriebenen Prozess durch einen Arzt (oder Zahnarzt) über das Wesen, die Bedeutung und die Tragweite der klinischen Prüfung aufgeklärt worden ist.

Prozess der Einwilligung bei nicht einwilligungsfähigen Prüfungsteilnehmern (Art. 64 MPG und § 28 MPDG)

Nicht einwilligungsfähige (erwachsene) Prüfungsteilnehmer (z. B. Alzheimer-Patienten) dürfen nur mit Einwilligung eines **gesetzlichen Vertreters** in eine klinische Prüfung eingeschlossen werden unter folgenden Voraussetzungen:

- Der nicht einwilligungsfähige Prüfungsteilnehmer hat die Informationen im Rahmen der Aufklärung in einer Form erhalten, die seiner Fähigkeit, diese zu begreifen, entspricht.
- Der Prüfer beachtet den ausdrücklichen Wunsch eines nicht einwilligungsfähigen Prüfungsteilnehmers, nicht an der klinischen Prüfung teilzunehmen oder die klinische Prüfung zu beenden, sofern der nicht einwilligungsfähige Prüfungsteilnehmer in der Lage ist, sich eine Meinung zu bilden und die Informationen im Rahmen der Patienteninformation zu verstehen.
- Es gibt für den Prüfungsteilnehmer oder den gesetzlichen Vertreter keine finanziellen oder sonstigen Anreize. Ausnahme: Entschädigung für Ausgaben und Einkommensausfälle, die sich direkt aus der Teilnahme an der klinischen Prüfung ergeben.
- Die unterzeichnete Einwilligungserklärung vom gesetzlichen Vertreter liegt vor.
- Der Prüfungsteilnehmer wird so weit möglich in den Prozess der Einwilligung nach Aufklärung einbezogen (z. B. Einholung seiner Einwilligung).

Prozess der Einwilligung bei Minderjährigen (Art. 65 MDR und § 28 MPDG)

Minderjährige können nur mit Einwilligung eines gesetzlichen Vertreters (z. B. Sorgeberechtigten) in eine klinische Prüfung eingeschlossen werden.

- Der Minderjährige ist von einem ärztlichen Prüfer, der im Umgang mit Minderjährigen erfahren oder entsprechend ausgebildet ist, aufzuklären.

- Die Aufklärung hat in einer Art und Weise zu erfolgen, die dem Alter und der geistigen Reife des Minderjährigen entspricht.
- Der Prüfer hat den ausdrücklichen Wunsch eines Minderjährigen, nicht an der klinischen Prüfung teilzunehmen oder die klinische Prüfung zu beenden, zu beachten, sofern der Minderjährige in der Lage ist, sich eine Meinung zu bilden und die Informationen im Rahmen der Patienteninformation zu verstehen.
- Für den Prüfungsteilnehmer oder den gesetzlichen Vertreter darf es keine finanziellen oder sonstigen Anreize geben. Ausnahme: Entschädigung für Ausgaben und Einkommensausfälle, die sich direkt aus der Teilnahme an der klinischen Prüfung ergeben.
- Die Einwilligungserklärung ist vom gesetzlichen Vertreter zu unterzeichnen.
- Ist der Minderjährige selbst in der Lage, Wesen, Bedeutung und Tragweite der klinischen Prüfung zu verstehen und sein Handeln hiernach auszurichten, muss auch seine schriftliche Einwilligung eingeholt werden.

Hinweis: Für den Fall, dass der Minderjährige im Verlauf der klinischen Prüfung volljährig wird, und damit die rechtliche Fähigkeit zur Einwilligung nach Aufklärung erreicht, muss eine ausdrückliche Einwilligung nach Aufklärung vom Prüfungsteilnehmer eingeholt werden, damit dieser die Teilnahme an der klinischen Prüfung fortsetzen kann.

Prozess der Einwilligung bei Notfallpatienten (Art. 68 MDR und § 28 MPDG)

Wenn es im Rahmen einer klinischen Prüfung mit Notfallpatienten für den Prüfer nicht möglich ist, aufgrund der Dringlichkeit der Situation, die sich aus einem plötzlichen lebensbedrohlichen oder einem anderen plötzlichen schwerwiegenden Krankheitszustand ergibt, vor der ersten Intervention die Einwilligung nach Aufklärung vom Prüfungsteilnehmer einzuholen oder die Einwilligung nach Aufklärung vom gesetzlichen Vertreter einzuholen, nachdem diesem die Patienteninformation im Vorfeld bereitgestellt wurde, muss der Prüfer bescheinigen, dass der Prüfungsteilnehmer nach seiner Kenntnis zuvor keine Einwände gegen die Teilnahme an der klinischen Prüfung geäußert hat.

Wenn eine vorherige Einholung der Einwilligung nach Aufklärung durch den Prüfungsteilnehmer und dessen gesetzlichen Vertreter nicht erreichbar ist, darf die Versuchsperson allerdings nur dann in die klinische Prüfung aufgenommen werden, wenn im Prüfplan ein spezifisches Verfahren zur Einholung der Einwilligung beschrieben ist.

Bei Anwesenheit des gesetzlichen Vertreters vor der Aufnahme des Prüfungsteilnehmers in die klinische Prüfung muss dessen Einwilligung nach Aufklärung vorher eingeholt werden.

Unverzüglich nach Beendigung der Notfallsituation ist der Prüfer verpflichtet, die Einwilligung nach Aufklärung für die weitere Teilnahme des Prüfungsteilnehmers an der klinischen Prüfung entweder vom Prüfungsteilnehmer oder dem gesetzlichen Vertreter einzuholen (je nachdem welche Einwilligung zuerst eingeholt werden kann) und die Patienteninformation bereitzustellen.

- Für den Fall, dass die Einwilligung nach Aufklärung zuerst vom gesetzlichen Vertreter eingeholt worden ist, muss der Prüfer die Einwilligung nach Aufklärung des Prüfungsteilnehmers zur weiteren Teilnahme an der klinischen Prüfung einholen, sobald dieser wieder einwilligungsfähig ist.
- Im Fall von nicht einwilligungsfähigen Prüfungsteilnehmern oder Minderjährigen ist die Einwilligung nach Aufklärung unverzüglich vom gesetzlichen Vertreter einzuholen; die Patienteninformation ist dem Prüfungsteilnehmer und seinem gesetzlichen Vertreter sobald als möglich auszuhändigen.
- Erteilt der Prüfungsteilnehmer oder der gesetzliche Vertreter seine Einwilligung nicht, ist er vom Prüfer davon in Kenntnis zu setzen, dass er das Recht hat, der Nutzung der Daten, die im Rahmen der klinischen Prüfung erhoben wurden, zu widersprechen (Art. 68 Abs. 3 MDR).

B.5.6.3.3.3 Sicherstellung der Durchführung der klinischen Prüfung gemäß Prüfplan

Bei der Durchführung der klinischen Prüfung ist vom Prüfer oder Hauptprüfer sicherzustellen, dass diese *„in* ***Übereinstimmung mit dem Prüfplan*** *durchgeführt wird, zu dem die zuständige Ethik-Kommission eine zustimmende Stellungnahme abgegeben hat und den die zuständige Bundesoberbehörde genehmigt hat oder*

der der zuständigen Bundesoberbehörde angezeigt wurde" [Hervorhebung d. d. Verf.] (wie im Fall einer Studie gem. § 74 (1) MDR) (§ 62 Abs. 1, Punkt 1 MPDG [2], Art. 72 Abs. 1 MDR [1]).

Mit der Unterschrift des Prüfervertrags bestätigen Prüfer oder Hauptprüfer schriftlich die klinische Prüfung gemäß Prüfplan durchzuführen. Die Unterschrift wird in Vorbereitung auf den Beginn der klinischen Prüfung an der Prüfstelle vom Sponsor eingeholt.

Vor Beginn der klinischen Prüfung, sprich vor Einschluss des ersten Studienteilnehmers, muss sich der Prüfer oder Hauptprüfer vergewissern, dass alle für den Start erforderlichen Genehmigungen vorliegen. Diese werden der Prüfstelle vom Sponsor in Vorbereitung auf die Initiierung zusammen mit den essenziellen Studiendokumenten (s. u. Essenzielle Studiendokumente) zur Verfügung gestellt.

Kommt es im Verlauf der klinischen Prüfung zu Änderungen bei den essenziellen Studiendokumenten, für die erneut eine Genehmigung bei der zuständigen Behörde und Bewertung durch die Ethik-Kommission erforderlich ist, dürfen die Änderungen erst nach Vorlage der Genehmigung durch die zuständige Behörde und der zustimmenden Bewertung durch die Ethik-Kommission an der Prüfstelle umgesetzt werden. Auch hier liegt es in der Verantwortung des Prüfers oder Hauptprüfers, sich zu vergewissern, dass die Genehmigungen vorliegen (Art. 57 MDR „Wesentliche Änderung einer klinischen Prüfung").

Essenzielle Studiendokumente

Die für die Durchführung der klinischen Prüfung erforderlichen essenziellen Studiendokumente (Dokumente gem. DIN EN ISO 14155, Anhang E) werden üblicherweise der Prüfstelle vor Beginn der klinischen Prüfung mit dem sog. Prüferordner (auch **Investigator File** genannt) durch den Sponsor zur Verfügung gestellt. Dieser beinhaltet neben den Studienunterlagen (z. B. Prüfplan, Handbuch des klinischen Prüfers, Patienteninformation) alle erforderlichen Dokumente/Formulare (z. B. CRF, Einwilligungserklärungen), die zur Dokumentation des Studienverlaufs an der Prüfstelle notwendig sind.

Anhand der Dokumentation der essenziellen Studiendokumente wird vom Sponsor oder einer vom Sponsor beauftragten Person die Durchführung der klinischen Prüfung und die Qualität der erhobenen Daten an der Prüfstelle bewertet. Über sie lässt sich nachweisen, dass die klinische Prüfung unter Einhaltung des Prüfplans und der Guten Klinischen Praxis durchgeführt worden ist.

Aus datenschutzrechtlichen Gründen ist es jedoch untersagt, bestimmte Dokumente/Formulare, über die der Studienverlauf an der Prüfstelle dokumentiert wird, dem Sponsor zugänglich zu machen (z. B. Kopien). Unterlagen, wie die

- Patientenidentifikationsliste, über die eine Zuordnung einer Patientenidentifikationsnummer zu einem namentlich benannten Studienteilnehmer erfolgt,
- die unterschriebenen Einwilligungserklärungen oder
- Kopien der Patientenakte,

sind ausschließlich zum Verbleib an der Prüfstelle bestimmt und werden ausschließlich im Rahmen des Monitorings oder Audits eingesehen und überprüft.

Zur Gewährleistung der ordnungsgemäßen Durchführung der klinischen Prüfung gemäß Prüfplan müssen Prüfer oder Hauptprüfer des Weiteren den **korrekten Umgang mit dem Prüfprodukt sicherstellen** (DIN EN ISO 14155, Kap. 10.6), ▶ Kap. B.4.1 Sponsor: Prüfprodukt Medizinprodukt (gem. MDR) und In-vitro-Diagnostikum (gem. IVDR).

Prüfer oder Hauptprüfer

- tragen die Verantwortung für die Prüfprodukte vom Eintreffen an der Prüfstelle bis zur Rücksendung,
- müssen vollständige Aufzeichnungen über alle erfolgten Lieferungen des Prüfprodukts an die Prüfstelle, den Bestand der Prüfprodukte an der Prüfstelle (falls zutreffend), die Anwendung oder Ausgabe der Prüfprodukte und die Rückgabe oder Entsorgung der Prüfprodukte am Zentrum, führen (Device/Drug Accountability),
- müssen die adäquate Lagerung der Prüfprodukte sicherstellen, ggf. mit einer dokumentierten Temperaturkontrolle,

- müssen die ordnungsgemäße Anwendung des Prüfprodukts gemäß Prüfplan/Gebrauchsanweisung durch autorisierte Anwender sicherstellen,
- sind für die sichere Rücksendung des Prüfprodukts (benutzt oder nicht benutzt) oder die Entsorgung an der Prüfstelle verantwortlich (gemäß den Vorgaben des Sponsors) und
- müssen sämtliche Aufzeichnungen zum Verwendungsnachweis des Produkts archivieren;
- die **Instandhaltung und Kalibrierung der für die Auswertung relevanten Geräte** (z. B. Zentrifuge, Thermometer, MRT) **sicherstellen**, inkl. deren Dokumentation, falls zutreffend;
- die *„vollständige Nachvollziehbarkeit aller Beobachtungen und Befunde, die korrekte Dokumentation der Daten und die korrekte Ableitung von Schlussfolgerungen"* **sicherstellen** (Art. 62 Abs. 1 Punkt 2 MPDG [2], Art. 72 Abs. 3 MDR [1]).

Dies setzt eine ordnungsgemäße und vollständige Datenerhebung und Dokumentation aller im Rahmen der klinischen Prüfung erforderlichen Patienten- und Untersuchungsdaten voraus. Aus der Dokumentation in den sog. **Quelldokumenten** müssen die für die Diagnostik, Behandlung und Therapie des Prüfungsteilnehmers relevanten Umstände und Befunde vollständig nachvollziehbar sein, um eine korrekte Ableitung von Schlussfolgerungen zu gewährleisten.

Zu den Quelldokumenten gehören alle Originalaufzeichnungen, die u. a. in der Krankenakte, in Laborbefunden, Patiententagebüchern, beglaubigten Kopien von klinischen Befunden, Röntgenbildern oder sonstigen dokumentierten Beobachtungen zu finden sind und als **Quelldaten** bezeichnet werden.

Alternativ zur Krankenakte kann an der Prüfstelle eine Studienakte für den Prüfungsteilnehmer angelegt werden, sofern in der Krankenakte ein entsprechender Hinweis über diese zusätzliche Dokumentation enthalten ist.

Die in den Quelldokumenten enthaltenen Quelldaten bilden die Grundlage für die Dokumentation im CRF und den Formularen im Prüferordner.

Über diese sog. Quelldaten muss auch nach dem Ende der klinischen Prüfung innerhalb der gesetzlich vorgeschriebenen Archivierungsfrist – die für die Prüfstellen im Prüfervertrag vorgegeben wird – eine lückenlose Rekonstruktion der erhobenen klinischen Daten, der relevanten Entscheidungen und der daraus abgeleiteten Schlussfolgerungen im Studienverlauf möglich sein.

Zur Sicherung der Datenintegrität müssen die in den Quelldokumenten dokumentierten Quelldaten stets original, vollständig, zeitgenau, korrekt, lesbar, zuordenbar, konsistent, langlebig und verfügbar sein (ALCOA+-Datenintegritätsprinzipien) [23].

Diese Vorgabe gilt auch für die Dokumentation der Daten im CRF.

Welche Quelldaten im Verlauf der klinischen Prüfung zu erheben sind, ist durch den Prüfplan vorgegeben.

Zur besseren Nachvollziehbarkeit der Dokumentation im CRF und in den Formularen des Prüferordners muss in der Prüfstelle definiert sein, wo die entsprechenden Quelldaten dokumentiert sind (z. B. Patientenakte, Laborbefunde). Die Quelldokumente und deren Aufbewahrungsort sind in einem entsprechenden Formular (Source Data Location List) vom Prüfer oder Hauptprüfer anzugeben. In Ausnahmefällen kann auch das CRF direkt als Datenquelle dienen (z. B. Messung in einer visuellen Analogskala), sofern dies über den Prüfplan definiert ist.

Die Quelldaten sind zeitnah im CRF und in den Formularen des Prüferordners zu dokumentieren. Die Dokumentation kann von nichtärztlichen Prüfern oder sonstigen an der klinischen Prüfung teilnehmenden Mitarbeitern übernommen werden, sofern diese entsprechend geschult und autorisiert sind.

Die Richtigkeit, Vollständigkeit, Lesbarkeit und Aktualität aller Eintragungen ist durch die Unterschrift des Prüfers oder Hauptprüfers im CRF und auf den mit Unterschriftsfeld versehenen Formularen im Prüferordner (z. B. Delegation Log, Source Data Location List) zu bestätigen.

> Hinweis: Änderungen und Korrekturen in den Quelldaten, im CRF oder in den Formularen im Prüferordner sind mit Datum und Namenskürzel vom jeweils Ändernden (das muss nicht zwingend der Prüfer oder Hauptprüfer sein) zu bestätigen, ggf. unter Angabe einer Erklärung für die durchgeführte Korrektur.

Änderungen oder Korrekturen sind per Unterschrift auf den entsprechenden Dokumenten vom Hauptprüfer oder seinem autorisierten Vertreter zu bestätigen (DIN EN ISO 14155, Kap. 7.8.2 [4]).

Schutz und Sicherheit der personenbezogenen Daten sicherstellen Art. 72 Abs. 4 MDR): Prüfer oder Hauptprüfer müssen unter Einhaltung der für Deutschland geltenden Datenschutzbestimmungen (gemäß DS-GVO [7] und BDSG [8]) dafür sorgen,

> *„dass die personenbezogenen Daten der Prüfungsteilnehmer während der Durchführung der klinischen Prüfung von allen beteiligten Personen streng vertraulich behandelt werden und gegen unbefugten oder unrechtmäßigen Zugriff, unbefugte und unrechtmäßige Bekanntgabe, Verbreitung und Veränderung sowie vor Vernichtung oder zufälligem Verlust geschützt werden, insbesondere, wenn die Verarbeitung die Übertragung über ein Netzwerk umfasst."* (Art. 62 Abs. 1 Nr. 3 MPDG)

Zur Einhaltung dieser Vorgaben muss der **Prüfer oder Hauptprüfer** an seiner Prüfstelle sicherstellen, dass

- personenbezogene Daten vom Prüfungsteilnehmer nur mit dessen schriftlicher Einwilligung erhoben und dokumentiert werden,
- die Dokumentation und Weitergabe der personenbezogenen Daten an den Sponsor nur in pseudonymisierter Form unter Angabe einer eindeutigen Patientenidentifikationsnummer (gem. § 65 Abs. 3 MPDG) erfolgt,
- alle vom Prüfungsteilnehmer dokumentierten Daten (z. B. in Quelldokumenten, CRF) durch technische oder organisatorische Maßnahmen, wie z. B. über ein Zugangs- und Zugriffsmanagement, vor unberechtigtem Zugriff geschützt sind.

Sofern Patientendaten an der Prüfstelle elektronisch gespeichert werden, z. B. in einer elektronischen Patientenakte (ePA) oder einem elektronischen CRF (eCRF), müssen diese Systeme die Anforderungen der "Guideline on computerised systems and electronic data in clinical trials" (EMA/INS/GCP/112288/2023) erfüllen [9].

Hier ist vorgegeben, dass für solche Systeme u. a.

- eine Zugangsberechtigung über einen passwortgeschützten Zugang vorhanden sein muss,
- ein Audit Trail vorhanden sein muss, über den alle Änderungen an der Dokumentation protokolliert werden, unter Angabe der Person, des Datums und der Zeit,
- ein Back-up-System zur Datensicherung vorhanden sein muss und
- die vollständige Nachvollziehbarkeit aller Eintragungen gewährleistet sein muss.

Im Fall des Widerrufs der Einwilligung des Prüfungsteilnehmers werden keine studienbezogenen Daten mehr nach dem Datum des Widerrufs erhoben und erfasst. Sollte dies doch der Fall sein, müssen diese datenschutzkonform vom Prüfer oder Hauptprüfer gelöscht werden.

Dies gilt jedoch nicht für solche Daten, die vor dem Widerruf der Einwilligung erhoben wurden und die alle weiterverwendet werden dürfen (Art. 62 Abs. 5 MDR).

Alle **Abweichungen vom Prüfplan** sind vollständig zu dokumentieren und zu begründen (im Protocol Deviation Log).

Monitoring oder **Audit** unterstützen: Das MPDG (§ 62 Abs. 1 Nr. 4) gibt vor, dass der Prüfer oder Hauptprüfer ***„dem Sponsor oder seinem Beauftragten** sowohl **die Prüfstelle** einschließlich der beauftragten Laboratorien, als auch **jede Art von Daten** im Zusammenhang mit der klinischen Prüfung, **für Überprüfungen zugänglich"*** [Hervorhebung d. d. Verf.] [2] machen muss (▶ Kap. B.5.3 Qualitätsmanagement und ▶ Kap. C.7 Monitoring).

Durch diese Vorgabe werden Prüfer und Hauptprüfer gesetzlich verpflichtet, einem Monitoring bzw. Auditing zuzustimmen, das vom Sponsor oder seinem Beauftragten zur Verifizierung der korrekten Durchführung der klinischen Prüfung an der Prüfstelle durchgeführt wird.

Im Rahmen des Monitorings oder Auditing müssen **Prüfer oder Hauptprüfer** (gem. DIN EN ISO 14155, Kap. 10.6)

- dem Monitor/Auditor einen Arbeitsplatz zur Verfügung stellen zur Ausübung seiner Tätigkeiten
- dem Monitor/Auditor Zugang zu sämtlichen Räumlichkeiten oder Laboratorien gewährleisten, die zur Überprüfung der korrekten Studiendokumentation und Anwendung des Prüfprodukts erforderlich sind

- dem Monitor/Auditor sämtliche Quelldokumente zur Verfügung stellen, die für den Originaldatenabgleich der Quelldaten und den Daten im CRF erforderlich sind
- für den Monitor/Auditor erreichbar sein, um Fragen beantworten und ggf. erforderliche Ergänzungen/Korrekturen an den Quelldokumenten, im CRF oder den Formularen im Prüferordner vornehmen zu können
- ggf. erforderliche korrektive oder präventive Maßnahmen einleiten, um die Sicherheit der Prüfungsteilnehmer und die korrekte Durchführung der klinischen Prüfung gemäß Prüfplan zu gewährleisten (z. B. Re-Training Mitarbeiter zur korrekten Dokumentation im CRF, Anordnung zusätzlicher Diagnostik)

Die Verpflichtung gilt analog im Fall von durch Aufsichtsbehörden durchgeführte Inspektionen.

Essenzielle Studiendokumente archivieren gemäß den gesetzlich vorgeschriebenen Fristen, die im Prüfplan bzw. im Prüfervertrag dokumentiert sind.

B.5.6.3.3.4 Unerwünschte Ereignisse und Produktmängel – Dokumentations- und Meldepflicht

Im Rahmen klinischer Prüfungen ist es die Verpflichtung des Prüfers oder Hauptprüfers, gem. § 63 Abs. 1 MPDG

1. unverzüglich[10]
   a. jedes schwerwiegende unerwünschte Ereignis (Art. 2 (58) MDR) sowie
   b. jeden Produktmangel (Art. 2 (59) MDR), *„der bei Ausbleiben angemessener Maßnahmen oder eines Eingriffs oder unter weniger günstigen Umständen zu unerwünschten Ereignissen hätte führen können"* [2]
2. entsprechend der zeitlichen Vorgaben des Prüfplans jede Art von unerwünschten Ereignissen (Art. 2 (57) MDR) [2]

an den Sponsor zu melden.

Bezüglich der Meldefrist für die o. g. unverzüglich zu meldenden Ereignisse, ist die in der MDCG-Leitlinie 2020-10/1 zum „Safety Reporting in Clinical Investigations" [10] vorgegebene Meldefrist einzuhalten. Diese gibt vor, dass alle durch den Sponsor meldepflichtigen Ereignisse nach Art. 80 (2) und (6) MDR innerhalb von 3 Kalendertagen nach Bekanntwerden an der Prüfstelle vom Prüfer an den Sponsor zu melden sind.

Die Meldeverpflichtungen des Prüfers oder Hauptprüfers und deren Meldefristen sind vom Sponsor im Prüfplan festzulegen (▶ Kap. B.5.2 Vigilanz für Medizinprodukte).

Für den Beginn der Meldeverpflichtungen des Prüfers/Hauptprüfers ist das Datum des Einschlusses des ersten Prüfungsteilnehmers an der Prüfstelle maßgeblich.

Unter Einhaltung der gesetzlichen Vorgaben, Vorgaben in der MDCG-Leitlinie 2020-10 in Verbindung mit den Vorgaben zur Guten Klinischen Praxis (gem. DIN EN ISO 14155) ergeben sich daraus die folgenden Aufgaben für den Prüfer oder Hauptprüfer:

- Der Prüfer/Hauptprüfer muss alle im Rahmen einer klinischen Prüfung auftretenden Ereignisse und Produktmängel erfassen (z. B. durch eine Befragung der Prüfungsteilnehmer während der Visiten) und in der Patientenakte dokumentieren, hinsichtlich des Risikos (schwerwiegend/nicht schwerwiegend) bewerten (siehe Kategorisierung gem. DIN EN ISO 14155, Anhang F) und in der Patientenakte dokumentieren.

  Im Falle von Ereignissen, die sich auf die Sicherheit der Prüfungsteilnehmer, der Anwender oder Dritter auswirken können, ist der Prüfer oder Hauptprüfer verpflichtet, unverzüglich alle erforderlichen Sicherheitsmaßnahmen einzuleiten (z. B. Nachsorgeuntersuchungen, zusätzliche Diagnostik), um die betroffene(n) Person(en) vor unmittelbarer oder mittelbarer Gefahr zu schützen (§ 66 Abs. 1 MPDG).
- Der Prüfer oder Hauptprüfer muss alle aufgetretenen unerwünschten Ereignisse und Produktmängel zusammen mit den ggf. eingeleiteten Maßnahmen vollständig auf dem im CRF vorgesehenen Meldeformular dokumentieren und dabei die Kausalität des Ereignisses zum Prüfprodukt, Vergleichsprodukt (falls vorhanden) und Prüfverfahren bewerten.

[10] Unverzüglich bedeutet *„ohne schuldhaftes Zögern"* (gem. Legaldefinition nach § 121 Abs. 1 Satz 1 BGB).

Für die Bewertung der Kausalität sind die Vorgaben in der MDCG-Leitlinie 2020-10 (Kap. 9) maßgeblich. Diese sind im Prüfplan vom Sponsor, entsprechend der Leitlinie vorzugeben.

Die Bewertung der Kausalität durch den Prüfer muss unter Einbeziehung der bereits bekannten Risiken bzw. potenzieller Risiken im Zusammenhang mit dem Prüfprodukt – die im Handbuch des klinischen Prüfers und im Prüfplan beschrieben sind – und unter Berücksichtigung vorhandener Begleiterkrankungen und -therapien sowie ggf. vorliegender Risikofaktoren erfolgen.

Stehen zum Zeitpunkt der Erstmeldung nicht alle erforderlichen Daten und Informationen zur Verfügung, können diese zur Wahrung der Meldefrist, in einer Folgemeldung an den Sponsor ergänzt werden.

- Der Prüfer oder Hauptprüfer muss das Meldeformular, innerhalb der im Prüfplan angegebenen Meldefrist(en), an den Sponsor weiterleiten. Die Meldung kann per Fax, E-Mail oder direkt über das eCRF erfolgen.

  Zum Nachweis der Einhaltung der Meldefrist ist im Meldebogen das Bekanntwerden des Ereignisses an der Prüfstelle mit Datum und Uhrzeit anzugeben. Ferner muss über den Versand nachvollziehbar sein, wann der Meldebogen an den Sponsor weitergeleitet worden ist.
- Der Prüfer oder Hauptprüfer stellt dem Sponsor alle von ihm angeforderten Informationen zur Verfügung, die im Zusammenhang mit dem Ereignis für die Meldung und Bewertung durch den Sponsor von Bedeutung sind (Mitwirkungspflicht § 80 MPDG).
- Der Prüfer oder Hauptprüfer hat darauf zu achten, dass alle an den Sponsor weitergeleiteten personenbezogenen Daten des Prüfungsteilnehmers in pseudonymisierter Form dokumentiert sind, unter Angabe einer eindeutigen Patientenidentifikationsnummer (§ 65 Abs. 3 MPDG). Das gilt sowohl für die Erstmeldung als auch für alle im Rahmen von Folgemeldungen übermittelten Daten.

  Der Prüfer oder Hauptprüfer muss sicherstellen, dass Prüfprodukte, die in Verdacht stehen, ein schwerwiegendes unerwünschtes Ereignis[11] verursacht zu haben, nicht verworfen werden bis die Bewertung des Ereignisses durch die zuständige Behörde abgeschlossen ist. *„Dies schließt nicht aus, dass sie das Prüfprodukt dem Hersteller oder Sponsor zum Zwecke der Untersuchung überlassen."* (§ 62 Abs. 2 MPDG [2]).

  Durch diese Vorgabe wird der Behörde die Möglichkeit gegeben, bis zum Abschluss ihrer Bewertung das Produkt selbst zu untersuchen oder z. B. durch den Hersteller untersuchen zu lassen.

  Die Aufgaben des Prüfers oder Hauptprüfers im Rahmen der Berichterstattung über die Sicherheit sind in einer Vereinbarung mit der Prüfstelle vom Sponsor schriftlich zu fixieren (Anhang XV Kap. III, Ziff. 2 MDR).

B.5.6.4 Anforderungen an Prüfer und Prüfstellen bei klinischen Prüfungen nach dem Inverkehrbringen

Für klinische Prüfungen nach dem Inverkehrbringen mit zusätzlich invasiven oder belastenden Verfahren (gem. Art. 74 Abs. 1 MDR) sind die Vorgaben zur klinischen Prüfung auf die Art. 62 Abs. 4. b–k und m, Art. 75–77 und Art. 80 Abs. 5 und 6 MDR beschränkt.

Da gem. Art. 62 Abs. 4j MDR die Verantwortung für die medizinische Versorgung der Prüfungsteilnehmer

> *„ein Arzt mit geeigneter Qualifikation oder ggf. ein qualifizierter Zahnarzt oder jede andere Person, die nach nationalem Recht zur Bereitstellung der entsprechenden Patientenbetreuung im Rahmen einer klinischen Prüfung berechtigt ist, trägt, finden auch die entsprechenden ergänzenden Anforderungen des MPDG, die an Prüfer und Hauptprüfer gestellt werden, für diese Art von klinischen Prüfungen Anwendung"* [1].

Das betrifft insbesondere die

- Qualifikationsanforderungen, die an den Prüfer/Hauptprüfer oder den Leiter der klinischen Prüfung gestellt werden (gem. § 30 Abs. 6 MPDG, Abschn. 2.1–2.3),

[11] Definition siehe Art. 2 (58) MDR.

- Pflichten der Prüfer/Hauptprüfer im Rahmen einer klinischen Prüfung nach Inverkehrbringen, die unter Einhaltung der ethischen Grundsätze gem. Berufsordnung für Ärzte und den Vorgaben zur Guten Klinischen Praxis der DIN EN ISO 14155 anzuwenden sind (Abschn. 3.3.1–3.3.3),
- Dokumentations- und Meldeverpflichtungen der Prüfer/Hauptprüfer (gem. § 63 MPDG, Abschn. 3.3.4).

Die Vorgaben für Prüfer/Hauptprüfer oder Prüfstellen finden keine Anwendung für eine klinische Prüfung nach dem Inverkehrbringen eines Produktes, das bereits die CE-Kennzeichnung trägt, und die innerhalb der von der CE-Kennzeichnung erfassten Zweckbestimmung ohne zusätzlich belastende oder invasive Verfahren für den Prüfungsteilnehmer durchgeführt wird.

Neben den gesetzlichen Vorgaben sind vom Prüfer/Hauptprüfer die Vorgaben in der Norm zur klinischen Prüfung (DIN EN ISO 14155) für alle klinischen Prüfungen nach dem Inverkehrbringen zu berücksichtigen, soweit dies entsprechend der Art der klinischen Prüfung möglich ist.

B.5.6.5 Anforderungen an Prüfer und Prüfstellen bei sonstigen klinischen Prüfungen

Da für die sonstigen klinischen Prüfungen (gem. Art. 82 MDR) die Vorgaben der MDR nur eingeschränkt gültig sind, werden diese durch ergänzende Anforderungen auf nationaler Ebene in Deutschland über das Medizinprodukterecht-Durchführungsgesetz (MPDG) geregelt.

Hinsichtlich der Begrifflichkeiten, die für den Prüfer gelten und der Qualifikationsanforderungen, die an den Prüfer/Hauptprüfer oder den Leiter der klinischen Prüfung gestellt werden, macht das MPDG keinen Unterschied zwischen klinischen und sonstigen klinischen Prüfungen (§ 30 MPDG).

Analog zu den klinischen Prüfungen ist auch für die sonstigen klinischen Prüfungen über das MPDG die Vorgabe statuiert, dass diese nur dann durchgeführt werden dürfen, wenn und solange gewährleistet ist, dass die *„**Verantwortung für die medizinische Versorgung der Prüfungsteilnehmer eine Ärztin oder ein Arzt**, bei für die Zahnheilkunde bestimmten Medizinprodukten eine Zahnärztin oder ein Zahnarzt, **mit geeigneter Qualifikation** trägt"* [Hervorhebung d. d. Verf.] (§ 47 Abs. 1 Nr. 3 MPDG [2]).

Diese Vorgabe ist deshalb erforderlich, da auch bei der sonstigen klinischen Prüfung andere Personen als ein Arzt oder Zahnarzt als Prüfer tätig werden können, sofern sie aufgrund ihrer beruflichen Qualifikation dazu berechtigt sind (§ 30 Abs. 3 MPDG).

Allerdings darf ein nichtärztlicher Prüfer oder Hauptprüfer auch im Rahmen solcher sonstigen klinischen Prüfungen keine Patienten aufklären und deren Einwilligung nach Aufklärung einholen.

Was die Räumlichkeiten betrifft, so müssen auch diese, wie bei der klinischen Prüfung, für die Durchführung der sonstigen klinischen Prüfung geeignet sein (§ 47 Abs. 1 Nr. 5 MPDG). Die Eignung der Prüfstelle ist u. a. dann gegeben, wenn die personelle Situation und die räumliche und apparative Ausstattung es zulassen, die Behandlung und Diagnostik entsprechend dem Prüfplan durchzuführen und eine Notfallversorgung gewährleistet werden kann (vgl. ▶ Kap. B.5.6.2.4).

Für Prüfer und Hauptprüfer gelten für die Durchführung die in § 62 MPDG vorgegebenen Pflichten, die unter Einhaltung der ethischen Grundsätze gemäß der Berufsordnung für Ärzte und den Vorgaben zur Guten Klinischen Praxis der DIN EN ISO 14155 auch bei der sonstigen klinischen Prüfung anzuwenden sind (gem. § 62 MPDG).

Bezüglich der Vigilanzbestimmungen gelten für Prüfer oder Hauptprüfer einer sonstigen klinischen Prüfung die gleichen Dokumentations- und Meldeverpflichtungen wie für die klinische Prüfung gem. § 63 Abs. 1 MPDG.

Vorgaben für Prüfer/Hauptprüfer oder Prüfstellen finden keine Anwendung für eine sonstige klinische Prüfung eines Produktes, das bereits die CE-Kennzeichnung trägt, es sei denn, die sonstige klinische Prüfung dient der Bewertung des Produktes außerhalb der von der CE-Kennzeichnung erfassten Zweckbestimmung oder die klinische Prüfung ist mit belastenden oder invasiven Verfahren für den Prüfungsteilnehmer verbunden (§ 47 Abs. 3 MPDG).

B.5.6.6 Anforderungen an klinische Leistungsstudien mit In-vitro-Diagnostika (IVD)

J. Hain, M. Schuhmacher

Analog zu den klinischen Prüfungen mit Medizinprodukten darf auch eine Leistungsstudie mit einem IVD nur dann durchgeführt werden, wenn die Verantwortung für die medizinische Versorgung der Prüfungsteilnehmer an der Prüfstelle entweder *„ein Arzt mit geeigneter Qualifikation"* oder *„gegebenenfalls jede andere Person"* trägt, *„die nach nationalem Recht zur Erbringung der entsprechenden Patientenbetreuung im Rahmen einer Leistungsstudie befugt ist"* (Art. 58 Abs. 5j IVDR [11]).

Regelungen hinsichtlich der Qualifikationen von Prüfstellen und Prüfern und deren Aufgaben im Rahmen klinischer Leistungsstudien sind über die europäische In-vitro-Diagnostik-Verordnung (IVDR) [11] vorgegeben, die in Verbindung mit der ISO-Norm 20916 für Leistungsstudien mit In-vitro-Diagnostika, über die die gute klinische Praxis festgelegt wird [11,12], und der Deklaration von Helsinki [3] Anwendung findet.

Hinzu kommen in Deutschland die Anforderungen des MPDG [2] für Prüfer und Prüfstellen, die ebenfalls für Leistungsstudien mit In-vitro Diagnostika (IVD) anzuwenden sind. Im nachfolgenden Abschnitt werden die wesentlichen Unterschiede für Studien mit IVD dargestellt.

B.5.6.6.1 Definition des Begriffs Prüfers nach IVDR

Für klinische Leistungsstudien mit IVD gilt die Definition des Prüfers gem. Art. 2 (48) IVDR: *„'Prüfer' bezeichnet eine für die Durchführung einer Leistungsstudie verantwortliche Person an einer Einrichtung, an der die Leistungsstudie durchgeführt wird."* [11]

B.5.6.6.2 Allgemeine Qualifikationsanforderungen an Prüfer, Hauptprüfer, Leiter der klinischen Prüfung und sonstige Mitarbeiter

Hinsichtlich der Qualifikationsanforderungen, die an den Prüfer im Rahmen einer klinischen Leistungsstudie gestellt werden, gibt die IVDR in Art. 58 Abs. 7 vor, dass es sich beim Prüfer um eine Person handeln muss, *„die einen Beruf ausübt, durch den sie aufgrund der dafür erforderlichen wissenschaftlichen Kenntnisse und Erfahrung bei der Patientenbetreuung oder in der Labormedizin in dem betreffenden Mitgliedstaat anerkanntermaßen für die Rolle als Prüfer qualifiziert ist."* [11]

Analog dazu müssen auch die sonstigen mitwirkenden Mitarbeiter bei einer klinischen Leistungsstudie mit IVD *„aufgrund ihrer Ausbildung, Fortbildung bzw. Erfahrung auf dem betreffenden medizinischen Gebiet und im Zusammenhang mit klinischen Forschungsmethoden in geeigneter Weise für ihre Tätigkeit qualifiziert sein"* (gem. Art. 58 Abs. 7 IVDR [11]).

In Art. 62(6) MDR finden sich außerdem folgende, für Deutschland geltende Bestimmungen:

> *„Bei dem* **Prüfer** *handelt es sich um eine Person, die einen Beruf ausübt, durch den sie aufgrund der dafür erforderlichen wissenschaftlichen Kenntnisse und Erfahrung bei der Patientenbetreuung in dem betreffenden Mitgliedstaat anerkanntermaßen für die Rolle als* **Prüfer** *qualifiziert ist. Alle sonstigen an der Durchführung einer klinischen Prüfung mitwirkenden Mitarbeiter müssen aufgrund ihrer Ausbildung, Fortbildung bzw. Erfahrung auf dem betreffenden medizinischen Gebiet und im Zusammenhang mit klinischen Forschungsmethoden in geeigneter Weise für ihre Tätigkeit qualifiziert sein." [Hervorhebung d. d. Verf.]*

B.5.6.6.3 Anforderungen an die Eignung von Prüfstellen für klinische Leistungsstudien mit IVD

Entsprechend der Vorgaben in Art. 58 Abs. 8 IVDR müssen die *„Räumlichkeiten, in denen die Leistungsstudie mit Prüfungsteilnehmern durchgeführt werden soll, für die Leistungsstudie geeignet sein und den Räumlichkeiten, in denen das Produkt verwendet werden soll, ähneln." (Anm. d. Verf.:* Die Prüfung soll in der Umgebung stattfinden, in der das IVD nach der Vermarktung gemäß seiner Zweckbestimmung eingesetzt werden soll.)

Für die Auswahl geeigneter Prüfstellen zur Durchführung von Leistungsstudien ist gem. ISO 20916 (Kap. 5.9.1.) [12] der Sponsor verantwortlich. Die Kriterien für die Standortwahl werden auf der Grundlage des Designs oder der Merkmale der Studie und der beabsichtigten Verwendung des zu untersuchenden IVD-Medizinprodukts festgelegt. Diese Kriterien können Folgendes umfassen:[1]

- angemessene Qualifikationen des Hauptprüfers und des zugehörigen Personals (gem. IVDR, ISO 20916 und MDR),
- angemessene Ressourcen, einschließlich Einrichtungen, Laboratorien, angemessen validierte Ausrüstung und Verfahren,
- Zugang zu einer angemessenen Anzahl geeigneter charakterisierter Proben und/oder
- Nutzung eines Labors mit einem geeigneten Qualitätsmanagementsystem,
- Training zum untersuchten IVD und ggf. Trainingsweitergabe an das Personal.

B | Medizin-produkte

B.5.6.6.4 Aufgaben Prüfer/Hauptprüfer bei der Durchführung klinischer Leistungsstudien mit IVD

Jede klinische Leistungsstudie mit einem IVD ist analog zu den klinischen Prüfungen mit Medizinprodukten in Übereinstimmung mit den anerkannten ethischen Grundsätzen, die ihren Ursprung in der Deklaration von Helsinki [3] haben, durchzuführen (Anhang XIII, Abs. 2.2 IVDR).

Die ISO-Norm 20916 gibt hierzu in Kap. 5.5.2 vor, dass der Hauptprüfer im Rahmen einer IVD-Leistungsstudie die folgenden Verantwortlichkeiten übernimmt:

„Der/die Hauptprüfer muss (müssen)

1) *seine/ihre Zustimmung zum CPSP (Clinical Performance Study Protocol = Prüfplan) schriftlich anzeigen,*
2) *die Durchführung der klinischen Leistungsstudie in Übereinstimmung mit dem CPSP überwachen und eine ethische Durchführung der klinischen Leistungsstudie in Übereinstimmung mit dem CPSP sicherstellen,*
3) *alle Vereinbarungen, Verträge oder Register führen, in denen die Verantwortlichkeiten, Aufgaben und Funktionen aller an der klinischen Leistungsstudie beteiligten Personen festgelegt sind,*
4) *während der gesamten klinischen Leistungsstudie Quelldokumente führen und diese bei Überwachungsbesuchen oder Audits auf Verlangen zur Verfügung stellen,*
5) *sicherstellen, dass das zu untersuchende IVD-Medizinprodukt in Übereinstimmung mit dem CPSP und den Gebrauchsanweisungen verwendet wird,*
6) *keine Änderungen am CPSP ohne Zustimmung des Sponsors und, falls erforderlich, der Ethikkommission vornehmen,*
7) *jede Abweichung vom genehmigten CPSP, die im Verlauf der klinischen Leistungsstudie aufgetreten ist, dokumentieren und erläutern, und Korrekturmaßnahmen festlegen, um weitere Abweichungen zu verhindern,*

[1] Für Details siehe hierzu auch das EMA-Übersichtspapier von 2010 [16].

8) *alle unerwünschten Ereignisse sowie die ergriffenen Maßnahmen dokumentieren, erläutern und dem Sponsor Bericht erstatten,*

9) *die Genauigkeit, Integrität, Vollständigkeit, Lesbarkeit und Aktualität der dem Sponsor gemeldeten Daten sicherstellen,*

10) *die notwendigen Aufzeichnungen führen über die genutzten Laborgeräte und das untersuchte IVD (Bestandslisten, Zertifikate, Prüfungszertifikate, Account),*

11) *die Aufzeichnungen führen über den Probeneingang, Probenbestand und die Integrität der in der Studie verwendeten Proben,*

12) *den Sponsor bei der Durchführung von Überwachungs- und Audittätigkeiten unterstützen,*

13) *für den Monitor zugänglich sein und bei Überwachungsbesuchen Fragen beantworten,*

14) *der Ethikkommission Durchführung von Audittätigkeiten erlauben und sie unterstützen,*

15) *sicherstellen, dass alle Aufzeichnungen im Zusammenhang mit der klinischen Leistungsstudie nach gesetzlichen Vorgaben geführt und aufbewahrt werden,*

16) *potenzielle Interessenkonflikte, auch finanzieller Art, offenlegen, die die Durchführung der klinischen Leistungsstudie oder die Interpretation der Ergebnisse beeinträchtigen könnten, und*

17) *alle relevanten studienbezogenen Mitteilungen dokumentieren."* [12]

B.5.6.6.5 Kommunikation mit der Ethik-Kommission

Beteiligung von Ethik-Kommissionen (ISO 20916 (4.4) [12]):

> *„Vor Beginn einer klinischen Leistungsstudie muss der Sponsor die Anforderungen für die Genehmigung der klinischen Leistungsstudie und/oder der teilnehmenden Prüfstellen durch die Ethikkommission festlegen und berücksichtigen. Es liegt in der Verantwortung des Sponsors, sicherzustellen, dass die Proben nach ethischen Anforderungen entnommen wurden. Die Ethikkommission kann sich dafür entscheiden, bestimmte klinische Leistungsstudien mit IVD-Medizinprodukten von ihrer Genehmigung auszunehmen und/oder auf eine informierte Einwilligung des Patienten/Probanden zu verzichten."* [12]

Der Sponsor sollte in jedem Fall Rücksprache mit der zuständigen Ethik-Kommission halten.

In der ISO 20196 sind für die in A.1 beschriebenen Studien (*Anm. d. Verf.:* analog § 24 MPG, MPKPV und Art. 58 IVDR) zusätzliche Anforderungen an die Kommunikation mit der Ethik-Kommission in Anhang E festgelegt.

Der **Hauptprüfer** muss:

> *„a) dem Sponsor Kopien aller Mitteilungen über klinische Leistungsstudien zwischen dem Hauptprüfer und der Ethik-Kommission, sofern vorhanden, zur Verfügung stellen;*
>
> *b) die schriftliche und datierte Genehmigung/zustimmende Stellungnahme oder eine Verzichtserklärung der Ethik-Kommission für die klinische Leistungsstudie einholen, bevor er alle nachfolgenden Änderungen einleitet und umsetzt;*
>
> *c) die Aufzeichnung und Meldung unerwünschter Ereignisse gemäß Anhang G durchführen.*
>
> *Die Kommunikation mit der Ethik-Kommission kann ganz oder teilweise durch den Sponsor erfolgen; in diesem Fall muss der Sponsor den Hauptprüfer auf dem Laufenden halten."* ISO 20916 (4.4) [12]

B.5.6.6.6 Einholen der „Einwilligung nach Aufklärung"

Definition nach Art. 2 (58) IVDR:

> *„'Einwilligung nach Aufklärung' bezeichnet eine aus freien Stücken erfolgende, freiwillige Erklärung der Bereitschaft, an einer bestimmten Leistungsstudie teilzunehmen, durch einen Prüfungsteilnehmer, nachdem dieser über alle Aspekte der Leistungsstudie, die für die Entscheidungsfindung bezüglich der Teilnahme relevant sind, aufgeklärt wurde, oder im Falle von Minderjährigen und nicht einwilligungsfähigen*

Personen eine Genehmigung oder Zustimmung ihres gesetzlichen Vertreters, sie in die Leistungsstudie aufzunehmen." [11]

ISO 20916 (4.5) [12] Einwilligung nach Aufklärung:

Für die in Anhang 1 beschriebenen Studien (*Anm. d. Verf.:* analog zu Art. 58 IVDR) sind die Anforderungen an die „Einwilligung nach Aufklärung" in Anhang F der ISO-Norm und in Art. 59 der IVDR festgelegt.

Definition Studien	
ISO 20916, Annex A	*„a) die eine interventionelle klinische Leistungsstudie sind oder* *b) bei denen die Probenentnahme in erster Linie zum Zweck der klinischen Leistungsstudie erfolgt und bei der die Probenentnahmeverfahren zusätzliche Risiken für die Versuchspersonen bergen oder* *c) bei denen die Durchführung der Studien zusätzliche Risiken für die Versuchspersonen mit sich bringen."*
IVDR, Art. 58(1)	*„3.* ***die im Rahmen der Leistungsbewertung erhaltenen Ergebnisse für die Diagnostik verwendet werden sollen, ohne dass sie mit etablierten Verfahren bestätigt werden können."*** *[Anm. d. Verf.: Gilt in Ergänzung zur ISO-Norm.]* *a) Proben mittels chirurgisch-invasiver Verfahren ausschließlich zum Zweck der* ***Leistungsstudie*** *entnommen werden,* *b) es sich um eine interventionelle klinische* ***Leistungsstudie*** *gem. Art. 2 Nr. 46 handelt oder* *c) die Durchführung der Studie zusätzliche invasive Verfahren oder andere Risiken für die* ***Prüfungsteilnehmer*** *beinhaltet,"*
[Hervorhebung d. d. Verf.]	

Übrige Fälle (z. B. Studien mit Restproben) werden *„[...] im Einklang mit den geltenden Datenschutzvorschriften durchgeführt"* (IVDR, Art. 57) [11] und sollen mit der zuständigen Ethik-Kommission geklärt werden, siehe ▶ Kap. 5.6.6.8.

Artikel 59 IVDR Einwilligung nach Aufklärung:

„(1) Die Einwilligung nach Aufklärung wird nach entsprechender Aufklärung durch gemäß Abs. 2 von der Person, die das Gespräch gemäß Abs. 2 Buchstabe c geführt hat [in Deutschland immer ein Arzt/Zahnarzt nach § 28(2) MPDG, Anm. d. Verf.], sowie vom Prüfungsteilnehmer oder – falls der Prüfungsteilnehmer nicht in der Lage ist, eine Einwilligung nach Aufklärung zu erteilen – seinem gesetzlichen Vertreter schriftlich erteilt, datiert und unterzeichnet. Ist der Prüfungsteilnehmer nicht in der Lage, seine Einwilligung nach Aufklärung schriftlich zu erteilen, kann die Einwilligung in geeigneter alternativer Weise in Anwesenheit mindestens eines unparteiischen Zeugen erteilt und aufgezeichnet werden. In diesem Fall unterzeichnet und datiert der Zeuge das Dokument zur Einwilligung nach Aufklärung. Der Prüfungsteilnehmer oder – falls der Prüfungsteilnehmer nicht in der Lage ist, eine Einwilligung nach Aufklärung zu erteilen – sein gesetzlicher Vertreter erhält eine Ausfertigung des Dokuments oder gegebenenfalls der Aufzeichnung, mit dem die Einwilligung nach Aufklärung erteilt wurde. Die Einwilligung nach Aufklärung ist zu dokumentieren. Dem Prüfungsteilnehmer oder seinem gesetzlichen Vertreter ist eine angemessene Frist zu gewähren, um über seine Entscheidung, an der Leistungsstudie teilzunehmen, nachzudenken.

(2) Die Informationen, die dem Prüfungsteilnehmer oder – falls der Prüfungsteilnehmer nicht in der Lage ist, eine Einwilligung nach Aufklärung zu erteilen – seinem gesetzlichen Vertreter zur Verfügung gestellt werden, um die Einwilligung nach Aufklärung zu erlangen, müssen

a) den Prüfungsteilnehmer oder seinen gesetzlichen Vertreter in die Lage versetzen zu verstehen,

i) worin das Wesen, die Ziele, der Nutzen, die Folgen, die Risiken und die Nachteile der Leistungsstudie bestehen,

ii) welche Rechte und Garantien dem Prüfungsteilnehmer zu seinem Schutz zustehen, insbesondere sein Recht, die Teilnahme an der Leistungsstudie zu verweigern oder diese Teilnahme jederzeit zu beenden, ohne dass ihm daraus ein Nachteil entsteht und ohne, dass er dies in irgendeiner Weise begründen müsste,

iii) unter welchen Bedingungen die Leistungsstudie durchgeführt wird; dies schließt die erwartete Dauer der Teilnahme des Prüfungsteilnehmers an der Leistungsstudie ein, und

iv) welche alternativen Behandlungsmöglichkeiten bestehen, einschließlich der Nachsorgemaßnahmen, wenn die Teilnahme des Prüfungsteilnehmers an der Leistungsstudie abgebrochen wird;

b) umfassend, knapp, klar, zweckdienlich und für den Prüfungsteilnehmer oder seinen gesetzlichen Vertreter verständlich sein;

c) im Rahmen eines vorangegangenen Gesprächs mitgeteilt werden, das ein Mitglied des Prüfungsteams führt, das gemäß nationalem Recht angemessen qualifiziert ist [in Deutschland immer ein Arzt/Zahnarzt nach § 28(2) MPDG, Anm. d. Verf.] und

d) Angaben über das in Artikel 65 genannte geltende Verfahren zur Entschädigung für Schäden enthalten;

e) die unionsweit einmalige Kennnummer für die Leistungsstudie gemäß Artikel 66 Abs. 1 sowie Informationen über die Verfügbarkeit der Ergebnisse der Leistungsstudie gemäß Abs. 6 des vorliegenden Artikels enthalten.

(3) Die Informationen gemäß Abs. 2 werden schriftlich niedergelegt und dem Prüfungsteilnehmer oder – falls der Prüfungsteilnehmer nicht in der Lage ist, eine Einwilligung nach Aufklärung zu erteilen – seinem gesetzlichen Vertreter zur Verfügung gestellt.

(4) Während des in Abs. 2 Buchstabe c genannten Gesprächs werden dem Informationsbedarf bestimmter Patientengruppen und einzelner Prüfungsteilnehmer und der Art und Weise, in der die Informationen erteilt werden, besondere Aufmerksamkeit gewidmet.

(5) Während des in Abs. 2 Buchstabe c genannten Gesprächs wird sichergestellt, dass der Prüfungsteilnehmer die Informationen verstanden hat.

(6) Der Prüfungsteilnehmer wird darüber informiert, dass ein Bericht über die Leistungsstudie und eine Zusammenfassung, die in einer für den vorgesehenen Anwender verständlichen Sprache formuliert ist, unabhängig vom Ergebnis der Leistungsstudie in dem in Artikel 69 genannten elektronischen System für Leistungsstudien gemäß Artikel 73 Abs. 5 bereitgestellt werden und – soweit möglich – wann sie verfügbar sind.

(7) Diese Verordnung lässt nationales Recht unberührt, das vorschreibt, dass ein Minderjähriger, der in der Lage ist, sich eine Meinung zu bilden und die ihm erteilten Informationen zu beurteilen, zusätzlich zu der Einwilligung nach Aufklärung durch den gesetzlichen Vertreter er selbst der Teilnahme zustimmen muss, damit er an einer Leistungsstudie teilnehmen kann." [11]

B.5.6.6.7 Regelung der Einwilligung nach Aufklärung in besonderen Fällen

In den folgenden Paragrafen sind nach der IVDR die besonderen Aufgaben des Prüfers in besonderen Fällen festgelegt:

- Art. 60 regelt Leistungsstudien mit nicht einwilligungsfähigen Prüfungsteilnehmern.
- Art. 61 regelt Leistungsstudien mit Minderjährigen.
- Art. 62 regelt Leistungsstudien mit schwangeren oder stillenden Frauen.
- Art. 63 regelt zusätzliche nationale Maßnahmen bei Personen, die ihren Pflichtdienst abhalten, denen die Freiheit entzogen wurde, die gerichtlich verfügt nicht an einer Studie teilnehmen dürfen oder die in einem Pflegeheim untergebracht sind.
- Art. 64 regelt Leistungsstudien in Notfällen.

Die ISO-Norm 20916 regelt diese Fälle analog in Anhang F3, in der MDR werden diese Fälle in Art. 64–68 behandelt.

B.5.6.6.8 IVD-Studien mit klinischen Restproben und archivierten Proben

Für Studien, die mit klinischen Restproben oder archivierten Proben durchgeführt werden, heißt es in der ISO-Norm 20916 (4.5) [12]:

> *„Die Einwilligung nach Aufklärung für übrig gebliebene oder archivierte Proben (Restproben aus der klinischen Routine oder Proben aus Biobanken) kann auf verschiedene, im Rahmen dieses ISO Dokuments geeignete Weise eingeholt und dokumentiert werden, je nach den örtlichen rechtlichen Bestimmungen und den Anforderungen der Ethikkommission, wie z. B.:*
>
> - *unterzeichnete Einwilligung nach Aufklärung, wenn ein entsprechendes Formular datiert und vom Probenspender unterschrieben ist;*
> - *authentifizierte elektronische Bestätigung der Einwilligung, die zusammen mit dem Datum dokumentiert wird, was in Form eines Zeitstempels in einer elektronischen Datenbank erfolgen kann;*
> - *Bestätigung der Probenspenderin/des Probanden, wenn diese/dieser physisch nicht in der Lage ist, eine Unterschrift zu leisten; in dieser Situation ist normalerweise ein Zeuge anwesend oder es wird eine Audio- oder Videoaufzeichnung der Einwilligung gemacht; oder*
> - *wenn eine Rechtsprechung ein Opt-out für die Verwendung von Restproben für die medizinische Forschung vorschreibt und es wird vom Probenspender/von der Testperson kein Einspruch erhoben.*
>
> *In einigen Ländern kann eine Ausnahmegenehmigung von der Ethikkommission eingeholt werden.*
>
> *Anmerkung 1:*
>
> *Es kann Fälle geben, in denen die Ethikkommission keine Zuständigkeit für die Bewertung des Studienvorschlags hat, z. B. wenn die vorgeschlagene Studie keine Auswirkungen auf das Spenderrisiko hat. Manchmal delegiert die Ethikkommission die Bewertung an eine andere Kommission.*
>
> *Für übriggebliebene und archivierte Proben könnte eine Patientenaufklärung und die Zustimmung des Patienten/Probanden in allgemeiner Form vorliegen, um die Verwendung der Proben in klinischen Leistungsstudien abzudecken. Sponsoren haben möglicherweise keinen direkten Zugang zu dieser ursprünglichen Patienteneinwilligung, sollten aber die Möglichkeit haben, die Politik der Institution zur Patienteneinwilligung einzuholen und zu überprüfen.*
>
> *Im Sinne der besten Praxis sollten die Proben anonymisiert werden, es sei denn, es ist absolut notwendig, die Patienten/Probanden zu identifizieren.*
>
> *Der Hauptprüfer muss sicherstellen, dass es ein Verfahren gibt, mit dem bei Bedarf die anwendbaren gesetzlichen Anforderungen und ethischen Grundsätze für den Prozess der Patientenaufklärung und Einwilligung im Falle von Restproben und archivierten Proben ermittelt werden können."* [12]

Die Zustimmung der Ethik-Kommission sollte eingeholt werden, wenn Zweifel an der Gültigkeit und Anwendbarkeit der ursprünglichen Einwilligung nach Aufklärung bestehen! [12]

> *„Anmerkung 2:*
>
> *Für die Zwecke dieses Unterabschnitts und aller anderen Abschnitte in der ISO 20916:2019 schließt das Wort „unterzeichnet" sichere elektronische Signaturen ein (sofern gesetzlich erlaubt)."* [12]

Die Verwendung von Restproben sollte immer durch die zuständige Ethik-Kommission beraten werden. Dies stellt auch die Stellungnahme der Zentralen Ethik-Kommission (ZEKO) der Bundesärztekammer selbst klar [17]: *„Eine Stellungnahme zu ethischen Bedingungen der (Weiter-)Verwendung von menschlichen Körpermaterialien für Zwecke medizinischer Forschung der Bundesärztekammer aus dem Jahre 2003 ist auf der Internetseite der zentralen Ethikkommission der Bundesärztekammer zu finden."* [17]

Hier heißt es in Abschnitt G, Beratung durch eine Ethik-Kommission:

> *„Das Arzneimittelgesetz, das Medizinproduktegesetz und die Strahlenschutzverordnung verlangen die Einschaltung einer Ethikkommission vor Durchführung eines (in ihren jeweiligen Anwendungsbereich fallenden) Forschungsvorhabens am Menschen […]* **Im Interesse einer Wahrung der Belange des Be-**

troffenen, im Interesse des Forschers sowie im Interesse der Wahrung des Vertrauens in die Forschung sollte sich der Forscher deshalb stets von einer Ethikkommission beraten lassen (und sollten sich die Ethikkommissionen auch in derartigen Fragen für zuständig erklären). *Dabei mag es sich innerhalb der Ethikkommissionen u. U. anbieten, je nach Bedeutung des Vorhabens für die Betroffenen ein unterschiedlich intensives Verfahren vorzusehen. Beispielsweise mag es vertretbar sein, den Antragsteller eines Forschungsvorhabens, das lediglich anonymisierte Gewebeproben aus Altbeständen einbeziehen soll, allein durch den Vorsitzenden oder ein anderes besonders sachkundiges Mitglied der Kommission zu beraten." [Hervorhebung d. d. Verf.]* [17]

In der entsprechenden Veröffentlichung des deutschen Ärzteblattes [22] heißt es zu einem ausnahmsweisen Verzicht auf eine Einwilligung nach Aufklärung unter Punkt 9.9.:

> *„Die Abwägung zwischen Forschungsziel und persönlichen Belangen des Betroffenen oder Dritter kann ausnahmsweise zu dem Ergebnis führen, dass eine Verletzung der Interessen des Betroffenen oder Dritter nicht gegeben und damit eine individuelle Einwilligung von Rechts wegen nicht erforderlich ist. Dies kommt insbesondere in Betracht, wenn* **sämtliche** *folgenden Voraussetzungen erfüllt sind:*
>
> - *Das Material wird nicht mehr im Interesse des Betroffenen (beispielsweise für Diagnosezwecke) benötigt,*
> - *es wird anonymisiert vorgegangen,*
> - *es werden keine individualisierenden Genuntersuchungen vorgenommen,*
> - *es werden voraussichtlich keine Forschungsergebnisse erarbeitet, die für den Betroffenen oder Familienangehörige von individuellem Belang sein werden,*
> - *es werden keine ethisch umstrittenen Forschungsziele verfolgt,*
> - *es bestehen keine Anhaltspunkte dafür, dass der Betroffene die Forschung ablehnt,*
> - *die Einwilligung kann nur unter unverhältnismäßig hohem Aufwand eingeholt werden."* [Hervorhebung d. d. Verf.] [22]

Auch wenn sämtliche o. g. Punkte zutreffen, es gilt immer:

Die Zustimmung der zuständigen Ethik-Kommission muss dazu eingeholt werden!

Auch in der Deklaration von Helsinki (2013) heißt es dazu unter Punkt 32:

> *„Bei medizinischer Forschung, bei der identifizierbare menschliche Materialien oder Daten verwendet werden, wie zum Beispiel in Biobanken oder ähnlichen Depots enthaltenes Material oder Daten, müssen Ärzte für ihre Sammlung, Lagerung und/oder Wiederverwendung eine informierte Einwilligung einholen. In Ausnahmesituationen kann es sich als unmöglich oder nicht praktikabel erweisen, eine Einwilligung für derartige Forschung zu erhalten.* ***In solchen Situationen darf die Forschung erst nach Beurteilung und Zustimmung einer Forschungs-Ethikkommission durchgeführt werden."*** [Hervorhebung d. d. Verf.] [3]

Außerdem sind bei der Verwendung von Restproben gemäß IVDR immer die Datenschutzrichtlinien zu achten. Im Vorwort (72) wird darauf hingewiesen, dass

> *„[...]die allgemeinen Anforderungen und andere zusätzliche Anforderungen, die sich auf den Datenschutz beziehen, und die Anforderungen, die für gemäß dem nationalen Recht durchgeführte Verfahren – wie die ethische Überprüfung – gelten, weiterhin für sämtliche* **Leistungsstudien** *gelten, einschließlich derjenigen, bei denen Restproben verwendet werden" [Hervorherbungen d. d. Verf.] [11].*

Und weiter in Art. 57(3): *„Die* ***Leistungsstudien****, einschließlich Leistungsstudien, bei denen Restproben verwendet werden, werden im Einklang mit den geltenden Datenschutzvorschriften durchgeführt." [Hervorhebungen d. d. Verf.] [11]*

Medizin-
produkte

B

Literatur

[1] Medizinprodukteverordnung (MDR). Verordnung (EU) 2017/745 des Europäischen Parlaments und des Rates vom 5. April 2017 über Medizinprodukte, zur Änderung der Richtlinie 2001/83/EG, der Verordnung (EG) Nr. 178/2002 und der Verordnung (EG) Nr. 1223/2009 und zur Aufhebung der Richtlinien 90/385/EWG und 93/42/EWG des Rates. EUR-Lex - 32017R0745 - EN - EUR-Lex (europa.eu)

[2] Medizinprodukterecht-Durchführungsgesetz (MPDG). Gesetz zur Durchführung unionsrechtlicher Vorschriften betreffend Medizinprodukte. https://www.bundesgesundheitsministerium.de/medizinprodukte-eu-anpassungsgesetz.html

[3] WMA Deklaration von Helsinki - Ethische Grundsätze für die medizinische Forschung am Menschen. Oktober 2013. https://www.bundesaerztekammer.de/fileadmin/user_upload/_old-files/downloads/pdf-Ordner/International/Deklaration_von_Helsinki_2013_20190905.pdf; https://www.wma.net/policies-post/wma-declaration-of-helsinki-ethical-principles-for-medical-research-involving-human-subjects/

[4] DIN EN ISO 14155:2021-05. Klinische Prüfung von Medizinprodukten an Menschen - Gute klinische Praxis. 2021-05. https://www.beuth.de/de/norm/din-en-iso-14155/336718854;

[5] (Muster-) Berufsordnung für die in Deutschland tätigen Ärztinnen und Ärzte. MBO-Ä 1997 - in der Fassung der Beschlüsse des 124. Deutschen Ärztetages v. 5. Mai 2021 in Berlin.

[6] (Muster-)Berufsordnung für Zahnärzte. MBO-BZÄK 2019 – in der Fassung v. 16. Nov. 2019. https://www.bzaek.de/fileadmin/PDFs/recht/mbo.pdf

[7] Datenschutz-Grundverordnung. Verordnung (EU) 2016/679 des Europäischen Parlaments und des Rates v. 27. April 2016 zum Schutz natürlicher Personen bei der Verarbeitung personenbezogener Daten, zum freien Datenverkehr und zur Aufhebung der Richtlinie 95/46/EG (Datenschutz-Grundverordnung). https://eur-lex.europa.eu/legal-content/DE/TXT/?uri=CELEX%3A32016R0679

[8] Bundesdatenschutzgesetz (BDSG). Bundesdatenschutzgesetz v. 30. Juni 2017 (BGBl. I S. 2097), das durch Art. 12 des Gesetzes v. 20. Nov. 2019 (BGBl. I S. 1626) geändert worden ist. http://www.gesetze-im-internet.de/bdsg_2018/

[9] EMA/INS/GCP/112288/2023. Guideline on computerised systems and electronic data in clinical trials. https://www.ema.europa.eu/en/documents/regulatory-procedural-guideline/guideline-computerised-systems-and-electronic-data-clinical-trials_en.pdf

[10] MDCG 2020-10/1 Leitlinie. Safety reporting in clinical investigations of medical devices under the Regulation (EU) 2017/745 https://ec.europa.eu/health/md_sector/new_regulations/guidance_de

[11] In-vitro Diagnostik Verordnung (IVDR). Verordnung (EU) 2017/746 des Europäischen Parlaments und des Rates v. 5. April 2017 über In-vitro-Diagnostika und zur Aufhebung der Richtlinie 98/79/EG und des Beschlusses 2010/227/EU der Kommission. https://eur-lex.europa.eu/legal-content/DE/TXT/?uri=CELEX:02017R0746-20220128

[12] ISO 20916:2019-05. In-vitro-Diagnostika – Klinische Leistungsuntersuchungen an menschlichem Untersuchungsmaterial - Gute Studienpraxis. https://www.beuth.de/de/norm/iso-20916/309755993; ISO 20916:2019 - In vitro diagnostic medical devices — Clinical performance studies using specimens from human subjects — Good study practice

[13] Medical Device Regulation MDR – Medizinprodukteverordnung. Verordnung (EU) 2017/745 des Europäischen Parlaments und des Rates v. 5. Apr. 2017 über Medizinprodukte, zur Änderung der Richtlinie 2001/83/EG, der Verordnung (EG) Nr. 178/2002 und der Verordnung (EG) Nr. 1223/2009 und zur Aufhebung der Richtlinien 90/385/EWG und 93/42/EWG des Rates. https://eur-lex.europa.eu/legal-content/DE/TXT/PDF/?uri=CELEX:32017R0745&from=DE

[14] MPEUAnpG. Deutscher Bundestag. Drucksache 191/15620. Gesetzentwurf 02.12.2019. https://www.bundesgesundheitsministerium.de/fileadmin/Dateien/3_Downloads/Gesetze_und_Verordnungen/GuV/M/MPEUAnpG-Bundestag_19-15620.pdf

[15] MPKPV. Verordnung über klinische Prüfungen von Medizinprodukten v. 10. Mai 2010 (BGBl. I S. 555), die zuletzt durch Art. 4 der Verordnung v. 13. Juli 2020 (BGBl. I S. 1692) geändert worden ist. https://www.bundesgesundheitsministerium.de/fileadmin/Dateien/3_Downloads/Gesetze_und_Verordnungen/GuV/M/Verordnung_ueber_klinische_Pruefungen_von_Medizinprodukten_bf.pdf

[16] EMA reflection paper for laboratories that perform the analysis or evaluation of clinical trial samples. https://www.ema.europa.eu/en/documents/regulatory-procedural-guideline/reflection-paper-laboratories-perform-analysis-evaluation-clinical-trial-samples_en.pdf

[17] Statement der zentralen EK zur (Weiter-) Verwendung von Körpermaterialien für med. Forschung. https://www.zentrale-ethikkommission.de/fileadmin/user_upload/_old-files/downloads/pdf-Ordner/Zeko/Koerpermat-1.pdf

[18] https://www.akek.de/curriculare-fortbildungen/

[19] Checkliste Antragsunterlagen MPDG (2021). https://www.akek.de/downloads/

[20] https://www.akek.de/medizinproduktegesetz-mpg/

[21] https://www.dimdi.de/static/.downloads/deutsch/kp-anlagen-hinweise-v-1-1-0.pdf

[22] Mitteilungen: Die (Weiter-)Verwendung von menschlichen Körpermaterialien für Zwecke medizinischer Forschung. Dtsch Arztebl 2003; 100(23): A-1632. https://www.aerzteblatt.de/archiv/37253/Mitteilungen-Die-(Weiter-)Verwendung-von-menschlichen-Koerpermaterialien-fuer-Zwecke-medizinischer-Forschung

[23] Franken A, Peters J, Ruppert T. Datenqualität in klinischen Prüfungen. BfArM im Dialog: Aktuelle GCP-Anforderungen in klinischen Prüfungen. BfArm, Bonn 2019. https://www.bfarm.de/SharedDocs/Downloads/DE/Service/Termine-und-Veranstaltungen/dialogveranstaltungen/dialog_2019/190507/03-Franken-Peters-Ruppert.pdf?__blob=publicationFile

Der letzte Zugriff auf alle Links erfolgte am 12.12.2023.

B.5.7 Studienabschlussbericht

C. Frumento, Deutsche Übersetzung C. Fetzer

B.5.7.1 Einleitung

Unternehmen, die Medizinprodukte herstellen, müssen die Sicherheit und Leistung ihrer Produkte während des gesamten Lebenszyklus der Produkte kontinuierlich überwachen, einschließlich Tests und/oder Studien vor dem Inverkehrbringen und Überwachung nach dem Inverkehrbringen. Zu diesem Prozess gehört auch die *klinische Bewertung*[2] eines Produkts. Die MEDDEV 2.7/1 Rev. 4, Kap. 6.4. [1] legt fest, dass der Prozess der klinischen Bewertung von einer qualifizierten Person oder einem Team durchgeführt werden sollte, die/das vom Hersteller unter Berücksichtigung ihrer/seiner Kenntnisse in folgenden Bereichen ausgewählt wird:

- Forschungsmethodik (u. a. Design der klinischen Prüfung und Biostatistik)
- Informationsmanagement (z. B. wissenschaftlicher Hintergrund oder bibliothekarische Qualifikation; Erfahrung mit relevanten Datenbanken wie Embase und Medline)
- regulatorische Anforderungen (auf europäischer und Ebene der Mitgliedstaaten, in denen das Produkt vermarktet wird oder werden soll)
- Medical Writing (z. B. Postgraduiertenerfahrung in einer relevanten wissenschaftlichen Disziplin oder Medizin; Schulung und Erfahrung in Medical Writing, systematischen Reviews und klinischer Datenauswertung)
- Produkttechnologie und ihre Anwendung
- Diagnose und Behandlung der Erkrankungen, die mit dem Produkt diagnostiziert oder behandelt werden sollen, Kenntnis medizinischer Alternativen, Behandlungsstandards und -technologien (z. B. klinische Fachkenntnisse im relevanten medizinischen Fachgebiet)

Spezifische Berufserfahrung und Ausbildung sind erforderlich:

- Ein abgeschlossenes Hochschulstudium auf dem jeweiligen Gebiet und 5 Jahre dokumentierte Berufserfahrung oder
- 10 Jahre dokumentierte Berufserfahrung für Aufgaben, bei denen kein Hochschulabschluss vorausgesetzt wird.

---

2 Ein methodisch fundiertes, fortlaufendes Verfahren zur Sammlung, Bewertung und Analyse von klinischen Daten über ein Medizinprodukt und zur Beurteilung, ob ausreichende klinische Belege vorliegen, die die Einhaltung der relevanten grundlegenden Anforderungen an Sicherheit und Leistung bei Verwendung des Produkts gemäß der Gebrauchsanweisung des Herstellers bestätigen.

B.5.7.2 Bericht über die klinische Prüfung (Clinical Investigation Report, CIR)

Gemäß der Medizinprodukteverordnung (MDR (EU) 2017/745 vom April 2017) [2] sind *klinische Prüfungen*[3] im Allgemeinen Teil des klinischen Bewertungsprozesses von Medizinprodukten vorgeschrieben. Dies ist der Fall, wenn klinische Daten[4] fehlen oder nicht verfügbar sind.

Daher ist der Bericht über die klinische Prüfung (Clinical Investigation Report, CIR) ein wichtiger Teil des Berichts über die klinische Bewertung (Clinical Evaluation Report, CER), der der Benannten Stelle zur Bewertung vorgelegt werden muss. Im Rahmen ihrer Konformitätsbewertungstätigkeit muss die Benannte Stelle die vom Hersteller im CER vorgelegten klinischen Nachweise prüfen. Das Ergebnis dieser Bewertung muss von der Benannten Stelle im Clinical Evaluation Assessment Report (CEAR) eindeutig dokumentiert werden. Die Medical Devices Coordination Group (MDCG) hat eine harmonisierte CEAR-Vorlage veröffentlicht, die eine standardisierte Methode zur Dokumentation der Beurteilung der klinischen Bewertung des Herstellers und der zugehörigen Dokumente durch die Benannte Stelle bietet. Ein wichtiger Teil dieser Bewertung ist die Angemessenheit des Umfangs des CIP und des Studiendesigns für den Nachweis der Sicherheit, der Leistung und der Nutzen-Risiko-Bestimmung des Produkts (MDCG-Vorlage für den Bewertungsbericht zur klinischen Bewertung [6]).

Nachdem die klinische Prüfung durchgeführt und die Ergebnisse gemäß dem statistischen Analyseplan (SAP) ausgewertet wurden, wird ein Bericht über die klinische Prüfung (Clinical Investigation Report, CIR) verfasst, der das Design, die Durchführung, die statistische Analyse und die Ergebnisse der klinischen Prüfung beschreibt (▶ Kap. B.5.5 Sponsor und CRO).

B.5.7.2.1 Fristen für CIR-Einreichungen

Die Medizinprodukteverordnung (MDR) Art. 77, (5) [2] legt fest, dass unabhängig vom Ergebnis der klinischen Prüfung

- der Sponsor den Mitgliedstaaten, in denen die klinische Prüfung durchgeführt wurde, den CIR innerhalb eines Jahres nach Abschluss der klinischen Prüfung vorlegen sollte oder
- innerhalb von 3 Monaten nach vorzeitiger Beendigung oder vorübergehender Aussetzung.

Das deutsche Medizinprodukte-Durchführungsgesetz (MPDG), § 64, (3) [3] stellt dieselben Anforderungen zusätzlich an „andere klinische Prüfungen" und verweist auf Art. 82 (2) MDR [2]. Diesem zufolge

> *„legt jeder betroffene Mitgliedstaat für ihn geeignete zusätzliche Anforderungen für diese Prüfungen fest:*
>
> *(3) Zwölf Monate nach Beendigung der sonstigen klinischen Prüfung legt der Sponsor der zuständigen Bundesoberbehörde über das Deutsche Medizinprodukteinformations- und Datenbanksystem nach § 86 einen Abschlussbericht vor. Wird die sonstige klinische Prüfung vorzeitig abgebrochen oder vorübergehend ausgesetzt, legt der Sponsor den Abschlussbericht innerhalb von drei Monaten nach dem vorzeitigen Abbruch oder der vorübergehenden Aussetzung vor. Auf den Abschlussbericht ist Anhang XV Kapitel I Abschnitt 2.8 und Kapitel III Abschnitt 7 der Verordnung (EU) 2017/745 entsprechend anzuwenden." [3]*

Mit „sonstigen klinischen Prüfungen" wollte der EU-Gesetzgeber auch klinische Prüfungen mit Medizinprodukten regeln, die als Forschungsprojekte, z. B. an Universitäten, durchgeführt werden (▶ Kap. B.5.4 Planung aus Sponsorensicht und ▶ Kap. B.5.5 Sponsor und CRO).

Diese „sonstigen klinischen Prüfungen"

- sind nicht Teil eines systematisch geplanten Entwicklungsprozesses eines Produkts,
- dienen nicht dem Nachweis der Konformität mit den Anforderungen der MDR,

---

[3] Systematische Untersuchung an einem oder mehreren Prüfungsteilnehmern, die durchgeführt wird, um die klinische Leistung, Wirksamkeit oder Sicherheit eines Medizinprodukts zu bewerten.

[4] Die Sicherheits- und/oder Leistungsinformationen, die aus der klinischen Anwendung eines Produkts gewonnen werden und die einen Sicherheits- oder Leistungsanspruch des Produkts unterstützen.

- werden durchgeführt, um wissenschaftliche oder andere das Produkt betreffende Fragen aufzuzeigen,
- werden unabhängig vom klinischen Entwicklungsplan (MDR Anhang XIV Teil A Punkt 1 (a)) durchgeführt.

Beispiele für diesen Typus sind prüferinitiierte klinische Prüfungen, die vom Sponsor unterstützt werden und keinen direkten Einfluss auf die weitere Entwicklung des Produkts oder die CE-Zulassung haben.

B.5.7.2.2 Weitere Anforderungen an CIR-Einreichungen

Dem Clinical Investigation Report (CIR), der den Mitgliedstaaten vorgelegt wird, sollte eine **Zusammenfassung der Sicherheit und klinischen Leistung** beigefügt werden, die in einer für den vorgesehenen Anwender **verständlichen Sprache** formuliert ist [7]. Sowohl der Bericht als auch die Zusammenfassung sollten vom Sponsor über das elektronische System für klinische Prüfungen eingereicht werden. Dieses elektronische System generiert bei der Beantragung eine einheitliche Identifikationsnummer für die klinische Prüfung und wird u. a. für den Austausch von Informationen über klinische Prüfungen, das Hochladen von Informationen, die vom Sponsor zur Verfügung gestellt werden müssen, und die Berichterstattung über schwerwiegende unerwünschte Ereignisse und Produktmängel verwendet.

Der CIR ist auch Teil der technischen Dokumentation, die der Hersteller als Teil des Medizinproduktdossiers einreichen muss, das den Benannten Stellen für die Beantragung der CE-Kennzeichnung, die Verlängerung der CE-Kennzeichnung oder für Audits durch die Aufsichtsbehörden zur Verfügung zu stellen ist.

Bislang hat die Europäische Kommission weder eine CIR-Vorlage noch Empfehlungen zu deren Inhalt veröffentlicht. Die CIRs, wie sie heute geschrieben werden, sind komplexe Dokumente, die in ihrem formalen Inhalt den derzeit verwendeten klinischen Studienberichten für Arzneimittel ähneln (ICH-Guideline E3) [4].

Die von den Herstellern von Medizinprodukten vorzulegenden CIRs haben an Länge und Komplexität zugenommen, da die Anforderungen für die Marktzulassung in Europa und die Erstattung durch die Krankenkassen mit der MEDDEV 2.7/1 Rev. 4 [1] und der MDR (EU) 2017/745 [2] drastisch verschärft wurden. Daher sollte die Erstellung dieses Dokuments Personen mit Erfahrung im regulatorischen Medical Writing einbeziehen.

Soweit möglich, sind Prüfungsteilnehmer entsprechend den Vorgaben im Rahmen der Einwilligungserklärung zu informieren, wann der Bericht über die klinische Prüfung und eine für den vorgesehenen Anwender verständliche Zusammenfassung zur Verfügung stehen werden (Art. 63 (6) MDR (EU) 2017/745) [2].

B.5.7.2.3 Inhalt eines CIR

MDR (EU) 2017/745, Anhang XV, Kap. III (7) [2] beschreibt die Verpflichtung des Sponsors, einen Bericht über die klinische Prüfung (CIR) zu erstellen, der mindestens Folgendes enthält:

> *„Deckblatt/Einleitungsseite bzw. Einleitungsseiten mit Angabe des Titels der Prüfung, des Prüfprodukts, der einmaligen Kennnummer, der Nummer des klinischen Prüfplans und Angaben zu den koordinierenden Prüfern und den Hauptprüfern jeder Prüfstelle mit Unterschriften.*
>
> *Angaben zum Verfasser und Datum des Berichts.*
>
> *Zusammenfassung der Prüfung, die den Titel und den Zweck der Prüfung, eine Beschreibung der Prüfung, des Prüfkonzepts und der angewandten Methoden, die Ergebnisse der Prüfung und die Schlussfolgerung aus der Prüfung umfasst. Datum des Abschlusses der Prüfung und insbesondere genaue Angaben zu Abbrüchen, vorübergehenden Aussetzungen oder Aussetzungen von Prüfungen.*
>
> *Beschreibung des Prüfprodukts, insbesondere seiner genau definierten Zweckbestimmung.*
>
> *Zusammenfassung des klinischen Prüfplans, der die Ziele, das Konzept, ethische Aspekte, Überwachungs- und Qualitätssicherungsmaßnahmen, Auswahlkriterien, Patientenzielgruppen, die Stichprobengröße, Behandlungspläne, die Dauer der Nachbeobachtung, begleitende Behandlungen, die Statistik einschließlich Hypothese, Berechnung der Stichprobengröße und Analysemethoden sowie eine Begründung umfasst.*
>
> *Ergebnisse der klinischen Prüfung, die – mit einer Begründung – die Demografie der Prüfungsteilnehmer, die Ergebnisanalyse in Bezug auf die ausgewählten Endpunkte, Details der Analyse besonderer Unter-*

gruppen und die Übereinstimmung mit dem klinischen Prüfplan umfassen sowie das Vorgehen bei fehlenden Daten und Patienten, die aus der klinischen Prüfung ausscheiden oder zur Nachbeobachtung nicht mehr zur Verfügung stehen, abdecken.

Übersicht über schwerwiegende unerwünschte Ereignisse, unerwünschte Wirkungen des Produkts und Produktmängel sowie über etwaige Korrekturmaßnahmen.

Diskussion und Gesamtschlussfolgerungen, die Sicherheits- und Leistungsergebnisse, die Bewertung von Risiken und klinischem Nutzen, die Erörterung der klinischen Relevanz gemäß dem Stand des klinischen Wissens, spezielle Vorsichtsmaßnahmen für bestimmte Patientenpopulationen, Folgerungen mit Blick auf das Prüfprodukt und Grenzen der Prüfung umfassen." [2]

Drei Dokumente sind für die Erstellung eines CIR entscheidend:

- klinischer Prüfplan (CIP),
- statistischer Analyseplan (SAP) und
- statistischer Analysebericht (SAR).

Diese oder ihre Entsprechungen sind in Tab. 1 aufgeführt. Es ist zu beachten, dass der SAP und der SAR nicht als solche abgelegt/benannt werden müssen, aber die in Tab. 1 beschriebenen Inhalte sollten als Quellen für den CIR zur Verfügung stehen. Ohne diese Informationen kann der CIR nicht geschrieben werden.

Tab. 1. Wichtige Dokumente/Informationen, die zum Schreiben eines CIR erforderlich sind.

Dokument	Inhalt	In der Praxis
klinischer Prüfplan	beschreibt das Design der klinischen Prüfung, die Verfahren und die verantwortlichen Prüfer/Einrichtungen; *„bezeichnet ein Dokument, in dem die Begründung, die Ziele, die Konzeption, die Methodik, die Überwachung, statistische Erwägungen, die Organisation und die Durchführung einer klinischen Prüfung beschrieben werden"* (MDR, Art. 2 (47) [2]).	selten fehlend, entspricht jedoch nicht immer der erwarteten Qualität
statistischer Analyseplan	beschreibt, wie die während der klinischen Prüfung gewonnenen Daten analysiert werden sollen; (vgl. Kap. II, Dokumentation zum Antrag auf klinische Prüfung; 3.7. *„Statistische Erwägungen mit Begründung, ggf. einschließlich einer Leistungsberechnung für den Stichprobenumfang, falls zutreffend.")*	ist manchmal Teil des statistischen Analyseberichts oder des CIP
statistischer Analysebericht	beschreibt die Ergebnisse der Analyse der o. g. Daten	kann verschiedene Bezeichnungen haben

Der Anhang D der ISO 14155:2020 „Klinische Prüfung von Medizinprodukten an Menschen – Gute klinische Praxis" stellt das Inhaltsverzeichnis des CIR gemäß dieser Norm dar. Nach der ISO 14155 ist die Verwendung der vorgegebenen Struktur obligatorisch (Anhang D) [5].

Es ist jedoch zu beachten, dass die von der ISO 14155 empfohlenen Abschnitte des CIR aufgrund der Eigenschaften des Medizinprodukts oder des Studiendesigns möglicherweise nicht für alle klinischen Prüfungen gelten. Die von der ISO 14155 empfohlene Vorlage gilt als Stand der Technik und ist als solche flexibel; in diesen Fällen sollten Änderungen an Struktur und Inhalt des CIR jedoch begründet werden. Ein gutes Beispiel hierfür sind die Abschnitte, die sich auf die Dauer der Nachbeobachtung und die Kontrollgruppen beziehen. Es kann sein, dass eine klinische Prüfung aus ethischen Gründen oder aufgrund der Unmöglichkeit, die Intervention für die Teilnehmer und die beteiligten Prüfer zu verblinden, keine Kontrollgruppe enthält. In solchen Fällen sollten die Gründe, warum diese Abschnitte nicht zutreffen, im Design-Abschnitt erläutert werden.

B.5.7.2.4 Häufige Probleme bei der Erstellung eines CIR

Da die MEDDEV 2.7/1 Rev. 4 vom Juni 2016 [1] und die MDR (EU) 2017/745 [2] nicht mehr ganz neu sind und die Anforderungen für die Marktzulassung (oder Konformitätsbewertung) von Medizinprodukten heute viel strenger sind als noch vor 5 Jahren, verfügen Medizinproduktehersteller nicht immer über die erforderlichen Dokumente in der erforderlichen Qualität oder über genügend Erfahrung im Studiendesign, was zu einigen typischen Schwierigkeiten für das Medical Writing führt. Diese beinhalten oft:

1. Der CIP ist nicht eindeutig oder enthält nicht alle erforderlichen Informationen.
2. Aufgrund der Beschaffenheit des Medizinprodukts ist das klinische Studiendesign sehr kompliziert, was zu komplexen statistischen Analysen führt.
3. fehlende Informationen in Bezug auf die Durchführung der klinischen Prüfung (Namen der Prüfer, Auditoren, Überwachungsplan usw.)
4. SAP ist Teil des CIP oder des statistischen Analyseberichts und evtl. nicht eindeutig als solcher definiert.
5. SAR ist nicht vollständig oder nicht systematisch strukturiert.

Diese Probleme werden hoffentlich seltener werden, sobald sich die Hersteller von Medizinprodukten an die neuen Vorschriften anpassen und ihre Infrastruktur für das Dokumentenmanagement entwickeln.

Tabelle 2 gibt einen Überblick über das Inhaltsverzeichnis und die Quellen/empfohlenen Quellen der für jeden Abschnitt erforderlichen Informationen.

Literatur

[1] MDCG 2020-5 Clinical Evaluation - Equivalence. A guide for manufacturers and notified bodies. Last update: 22/04/2020. Guidelines on Medical Devices. Clinical Evaluation: A guide for Manufacturers and Notified Bodies under Directives 93/42/EEC and 90/385/EEC. MEDDEV 2.7/1 revision 4. https://ec.europa.eu/docsroom/documents/40903?locale=en

[2] Regulation (EU) 2017/745 of the European Parliament and of the Council of 5 April 2017 on medical devices, amending Directive 2001/83/EC, Regulation (EC) No 178/2002 and Regulation (EC) No 1223/2009 and repealing Council Directives 90/385/EEC and 93/42/EEC, in MDR 2017/745. 2017. p. 117. https://eur-lex.europa.eu/legal-content/EN/TXT/?uri=CELEX%3A32017R0745

[3] MPDG, Gesetz zur Durchführung unionsrechtlicher Vorschriften betreffendMedizinprodukte (Medizinprodukterecht-Durchführungsgesetz). 28.04.2020, https://www.gesetze-im-internet.de/mpdg/

[4] ICH E3 Structure and content of clinical study reports Step 5. Last updated 01.07.1996, European Medicines Agency. https://www.ema.europa.eu/en/ich-e3-structure-content-clinical-study-reports

[5] ISO 14155:2020 Clinical investigation of medical devices for human subjects – Good clinical practice. 2020, p. 83. https://www.iso.org/standard/71690.html

[6] MDCG 2020-13. Clinical evaluation assessment report template. July 2020

[7] MDCG 2019-9, Rev. 1. Summary of safety and clinical performance. A guide for manufacturers and notified bodies. MMarch 2022. https://health.ec.europa.eu/system/files/2022-03/md_mdcg_2019_9_sscp_en.pdf

Der letzte Zugriff auf alle Links erfolgte am 20.11.2023.

Tab. 2. Struktur des CIR. Abschnitte, Inhalt und Quellen für den Inhalt (Auszug aus der ISO 14155:2020 [5], modifiziert).

Abschnitt	Inhalt	Quellen	Anmerkungen
Titelseite	Titel	CIP	soll das Design, die Vergleichsgruppe, den Zeitraum, die Anwendungsweise und die Prüfungsteilnehmerpopulation beschreiben
	Prüfprodukt	CIP	Modellnummer, Zubehör
	Kontaktdaten des Sponsors	CIP	
	CIP-Identifikationsnummer	CIP	
	Name des koordinierenden Prüfers, Biostatistikers und weiterer relevanter Beteiligter/Experten	CIP[a]	
	Aussage zur Einhaltung dieses internationalen Standards oder sonstiger geltender Leitlinien und geltender Rechtsvorschriften	CIP	
	Datum des Berichts		
	Autor(en)		
Inhaltsverzeichnis	Abschnitte und Seitenzahlen		
	Tabellenverzeichnis mit Seitenzahlen		
	Abbildungsverzeichnis mit Seitenzahlen		
	Liste der Anhänge		
Zusammenfassung	Titel	CIP	Dieser Abschnitt sollte geschrieben werden, wenn die Abschnitte des Haupttextes final sind.
	Einleitung	Haupttext-Abschnitte[b]	
	Zweck	Haupttext-Abschnitte[b]	
	Prüfungsteilnehmer	Haupttext-Abschnitte[b]	
	verwendete Methodik	Haupttext-Abschnitte[b]	
	Ergebnisse	Haupttext-Abschnitte[b]	
	Schlussfolgerungen	Haupttext-Abschnitte[b]	
	Datum des Beginns und der Beendigung der klinischen Prüfung	SAR	
Einleitung	kurze Aussage zur Einbettung der klinischen Prüfung in den Kontext der Entwicklung des Prüfprodukts und Herstellen einer Verbindung der Ziele, Hypothesen, Zielpopulation, Behandlung und Dauer der Nachbeobachtung zu dieser Entwicklung	CIP	

a Berücksichtigung von Prüfplanänderungen; b Volltextabschnitte des Berichts über die klinische Prüfung; c Andere Dokumente, die Gebrauchsanweisungen, technische Spezifikationen usw. enthalten können.

Fortsetzung nächste Seite

B | Medizinprodukte

Forts. Tab. 2

Abschnitt	Inhalt	Quellen	Anmerkungen
	bei der Entwicklung des CIP befolgte Leitlinien oder sonstige Vereinbarungen/Treffen zwischen dem Sponsor und den Regulierungsbehörden	CIP	
Prüfprodukt	Beschreibung des Prüfprodukts	CIP[a]	
	Zweckbestimmung des Prüfprodukts/ vorherige Zweckbestimmungen	CIP	
	sämtliche Änderungen am Prüfprodukt während der Dauer der klinischen Prüfung oder Änderungen der Prüferbroschüre	CIP[a]	
Prüfmethoden	Ziele	CIP[a]	
	Design	CIP[a]	Einschließlich: • Art der klinischen Prüfung • Endpunkte der klinischen Prüfung • Kontrollgruppen, falls zutreffend
	ethische Erwägungen	CIP[a]	
	Sicherung der Datenqualität	CIP[a]	
	Prüfungsteilnehmer	CIP[a]	Einschließlich: • Einschluss-/Ausschlusskriterien • Stichprobenumfang
	Behandlung und Pläne zur Behandlungszuweisung	CIP[a]	
	Begleitmedikationen/-behandlungen	CIP[a]	
	Dauer der Nachbeobachtung	CIP[a]	
	geplante statistische Analysen	CIP[a] SAP	Einschließlich: • Hypothesen und Kriterien für deren Annahme oder Ablehnung • Berechnung des Stichprobenumfangs • statistische Analysemethoden
Ergebnisse	Datum des Beginns und der Beendigung	SAR	
	Disposition der Prüfungsteilnehmer und verwendeten Produkte	SAR	
	demografische und Ausgangsmerkmale der Prüfungsteilnehmer	SAR	
	Einhaltung des CIP	CIP[a], SAR	
	Analyse der Ergebnisse	SAR	Einschließlich: • Analysen zur klinischen Leistung, Wirksamkeit oder Sicherheit • Zusammenfassung der unerwünschten Ereignisse (AEs) und Nebenwirkungen (ADEs) mit Intensität, erforderlicher Behandlung, Ergebnis und Kausalzusammenhang mit dem Prüfprodukt oder Verfahren

a Berücksichtigung von Prüfplanänderungen; b Volltextabschnitte des Berichts über die klinische Prüfung; c Andere Dokumente, die Gebrauchsanweisungen, technische Spezifikationen usw. enthalten können.

Fortsetzung nächste Seite

Forts. Tab. 2

Abschnitt	Inhalt	Quellen	Anmerkungen
			• Zusammenstellung von beobachteten Produktmängeln, die zu einem SADE geführt haben könnten, und während der klinischen Prüfung ergriffene Korrekturmaßnahmen • Analyse von Subgruppen für spezielle Populationen • Dokumentation über alle Prüfungsteilnehmer mit Beschreibung, wie fehlende Daten oder Abweichung(en) in der Analyse gehandhabt wurden • klare Unterscheidung zwischen primärer Analyse, weiteren im Voraus festgelegten Analysen und zusätzlichen Analysen
Diskussion	Bewertung von Risiken und Nutzen	wissenschaftliche Literatur ODC	
	Diskussion der klinischen Relevanz und Bedeutung der Ergebnisse vor dem Hintergrund existierender Daten	wissenschaftliche Literatur ODC	
	Besonderer Nutzen oder spezifische Vorkehrungen für einzelne Prüfungsteilnehmer oder Gruppen, die als risikogefährdet eingestuft wurden	wissenschaftliche Literatur ODC	
	Auswirkungen auf die Durchführung künftiger klinischer Prüfungen		
	Einschränkungen der klinischen Prüfung	CIP[a] Haupttext-Abschnitte[b]	Einschließlich, aber nicht begrenzt auf: • Auswahl, Retention und Regeltreue der Prüfungsteilnehmer • Auswahl, Retention, Einhaltung (des CIP, der Gebrauchsanweisung) durch Prüfstellen und Anwender • Verzerrung durch fehlende Messwerte oder Störgrößen
Schlussfolgerungen	Basierend auf der Zweckbestimmung und Zielpopulation des Prüfprodukts, sollte relevante Punkte aus dem Abschnitt Diskussion aufgreifen		Die Schlussfolgerung sollte nicht die Ergebnisse wiederholen, sondern klarstellen, ob die Ziele der klinischen Prüfung erreicht und die Hypothese nachgewiesen werden konnten sowie die Auswirkungen der Ergebnisse auf die Zielpopulation beschreiben.
Abkürzungen und Begriffsbestimmungen		CIP SAP und SAR Haupttext-Abschnitte[b] wissenschaftliche Literatur ODC	

a Berücksichtigung von Prüfplanänderungen; b Volltextabschnitte des Berichts über die klinische Prüfung; c Andere Dokumente, die Gebrauchsanweisungen, technische Spezifikationen usw. enthalten können.

Fortsetzung nächste Seite

Forts. Tab. 2

Abschnitt	Inhalt	Quellen	Anmerkungen
Ethik	Bestätigung, dass der CIP und alle Änderungen durch die Ethik-Kommission geprüft wurden		
	Liste aller konsultierten Ethik-Kommissionen		kann in einem Anhang enthalten sein
Prüfer und administrative Struktur der klinischen Prüfung	Organisation der klinischen Prüfung		
	Liste der Prüfer, einschließlich Zugehörigkeiten		kann in einem Anhang enthalten sein
	Namen und Anschriften etwaiger externer Organisationen		kann in einem Anhang enthalten sein
	Namen und Anschriften des Sponsors		
Unterschriftenseite	Unterschriften des Sponsors und des/der koordinierenden Prüfer(s), einschließlich ihres Einverständnisses mit dem Inhalt des Berichts, müssen verfügbar gemacht werden		kann vom CIR getrennt vorliegen
Anhänge	CIP und Änderungen		
	Gebrauchsanweisung des Produkts		
	Abweichungen vom CIP	SAR	
	Tabellen, Abbildungen und Listen der relevanten Datensätze	SAR	
	unerwünschte Ereignisse, Nebenwirkungen und Produktmängel	SAR	
	zurückgezogene Einwilligungen und Studienabbrüche	SAR	
	Audit-Zertifikate		falls zutreffend

a Berücksichtigung von Prüfplanänderungen; b Volltextabschnitte des Berichts über die klinische Prüfung; c Andere Dokumente, die Gebrauchsanweisungen, technische Spezifikationen usw. enthalten können.

B | Medizinprodukte

B.5.8 Inspektion

A. Gießler

Die Begriffe „Überwachung“ und „Inspektion“ sind weder in den Verordnungen (EU) 2017/745 [3] und 2017/746 [4] noch im Medizinprodukterecht-Durchführungsgesetz (MPDG) [5] definiert. In der Praxis wird „Überwachung“ oft verwendet für die allgemeine Kontrolle der Durchführung einer klinischen Prüfung und „Inspektion“ für die Kontrolle der Durchführung einer klinischen Prüfung vor Ort.

B.5.8.1 EU

In Art. 72 Abs. 5 Verordnung (EU) 2017/745 wird ausgeführt: *„Die Mitgliedstaaten überprüfen in geeignetem Ausmaß die Prüfstelle(n), um zu kontrollieren, ob die klinischen Prüfungen gemäß den Anforderungen dieser Verordnung und dem genehmigten Prüfplan durchgeführt werden.“* [3]

In Art. 76 Abs. 1 werden die Maßnahmen genannt, die ein Mitgliedstaat ergreifen kann, wenn bei der Durchführung der klinischen Prüfung die Anforderungen dieser Verordnung nicht eingehalten werden. Der Mitgliedstaat muss seine Entscheidung und die Gründe dafür allen Mitgliedstaaten (in denen die klinische Prüfung stattfindet) und der Kommission über das elektronische System mitteilen (Art. 76 Abs. 3).

Die Überwachung einer Leistungsstudie gem. Verordnung (EU) 2017/746 ist in Art. 68 Abs. 5 geregelt und im Wortlaut sehr ähnlich: *„Die Mitgliedstaaten überprüfen in geeignetem Ausmaß die Einrichtung(en), in der/denen die Leistungsstudie durchgeführt wird, um zu kontrollieren, ob die Leistungsstudien gemäß den Anforderungen dieser Verordnung und dem genehmigten Prüfplan durchgeführt werden."* [4]

Gemeinsame Inspektionen einer klinischen Prüfung mit Medizinprodukten oder einer Leistungsstudie mit In-vitro-Diagnostika durch mehrere Mitgliedstaaten – wie sie bei klinischen Prüfungen mit Arzneimitteln durchgeführt werden – sind nicht vorgesehen.

Auch sonst ist die Überwachung von klinischen Prüfungen mit Arzneimitteln in Art. 78 der Verordnung (EU) 536/2014 sehr viel detaillierter beschrieben, als dies in den Regularien für Medizinprodukte der Fall ist. In Art. 78 ist u. a. beschrieben, dass die Inspektoren angemessen qualifiziert und geschult sein müssen, welcher Mitgliedstaat die Verantwortung für eine Inspektion hat, dass bei einer multinationalen klinischen Prüfung die anderen Mitgliedstaaten unterrichtet werden müssen und dass der Inspektionsbericht in das EU-Portal eingespeist werden muss.

B.5.8.2 Bundesoberbehörde und Ethik-Kommission

Klinische Prüfungen mit Medizinprodukten werden in Deutschland weder von der Bundesoberbehörde noch von der Ethik-Kommission überwacht oder inspiziert. Die Überwachung obliegt ausschließlich der zuständigen Landesbehörde. Diese informiert die Bundesoberbehörde und die Ethik-Kommission über die angeordneten Maßnahmen (§ 68 Abs. 3 MPDG), (s. a. ▶ Kap. B.5.8.3.3, [5]).

Die Verordnung (EU) 2017/746 wurde mit dem Art. 3 des Medizinprodukte-EU-Anpassungsgesetzes (MPEUAnpG) in das deutsche Gesetz implementiert [5]. Leistungsstudien mit In-vitro-Diagnostika werden ebenfalls nicht von der Bundesoberbehörde oder der Ethik-Kommission überwacht. Da sich die Überwachung von klinischen Prüfungen und Leistungsstudien (sowohl im EU-Recht als auch im nationalen Recht) nicht wesentlich unterscheiden, wird im Folgenden nicht gesondert auf die Überwachung von Leistungsstudien eingegangen.

B.5.8.3 Zuständige Behörde

B.5.8.3.1 Gesetzliche Grundlagen der Überwachung

Die Überwachung von klinischen Prüfungen und sonstigen klinischen Prüfungen ist im § 68 MPDG [5] festgeschrieben:

> *„Die zuständige Behörde überprüft in angemessenem Umfang, ob Betriebe und Einrichtungen, die Produkte klinisch prüfen, und Sponsoren die Verpflichtungen, die ihnen nach der Verordnung (EU) 2017/745 sowie nach diesem Gesetz und den auf seiner Grundlage erlassenen Rechtsverordnungen obliegen, einhalten und ob die klinische Prüfung oder sonstige klinische Prüfung gemäß dem genehmigten, zustimmend bewerteten oder angezeigten Prüfplan durchgeführt wird."* [5]

Hier hat der deutsche Gesetzgeber die Überwachung auch auf die Sponsoren ausgeweitet – so wie es schon seit 2010 im MPG steht und durchgeführt wurde – und geht damit über die Vorgaben in der Verordnung (EU) 2017/745 hinaus [3].

- *„Sie überwacht die vom Sponsor nach § 66 durchgeführten Maßnahmen."*
- § 66 MPDG betrifft die eigenverantwortlichen korrektiven Maßnahmen, die ein Sponsor unverzüglich ergreifen muss, um Prüfungsteilnehmer, Anwender oder Dritte vor unmittelbarer oder mittelbarer Gefahr zu schützen.
- *„Der Überwachung durch die zuständigen Behörden unterliegen Betriebe und Einrichtungen, in denen Produkte [...] klinisch geprüft [...] und Sponsoren [...]"* (§ 77 Abs. 1 Nr. 1 und 2 MPDG) [5].

Die behördlichen Befugnisse im Rahmen der Durchführung der Überwachung sind in § 79 MPDG beschrieben. Unter anderem legt Abs. 1 Nr. 4 fest, dass die Inspektoren Unterlagen über die klinische Prüfung oder die sonstige klinische Prüfung einsehen dürfen [5]. Dazu gehören auch:

- **personenbezogene Daten von Prüfungsteilnehmern (Quelldaten)**, siehe auch § 29 Nr. 1a MPDG [5]

Außerdem dürfen die zuständigen Behörden

- **personenbezogene Daten von Sponsoren, Prüfern, Hauptprüfern, Leitern von klinischen Prüfungen** oder sonstigen klinischen Prüfungen verarbeiten, soweit dies zur Erfüllung ihrer Überwachungsaufgaben nach den §§ 68 und 69 MPDG erforderlich ist (§ 65 MPDG) [5].

Wenn Inspektoren Kopien dieser Unterlagen vor der Inspektion einsehen möchten oder bei der Inspektion mitnehmen, müssen die personenbezogenen Daten geschwärzt werden.

Die Landesbehörden sind auf der Homepage des BfArM gelistet [1]. Sie werden in den einzelnen Bundesländern unterschiedlich bezeichnet, z. B. Regierungspräsidium, Regierung von Oberbayern oder Behörde für Gesundheit und Verbraucherschutz und nehmen außer der Überwachung von klinischen Prüfungen mit Medizinprodukten sehr unterschiedliche Aufgaben wahr. In einigen Bundesländern ist die Überwachung von klinischen Prüfungen mit Medizinprodukten zentralisiert, z. B. in Hessen, in anderen Bundesländern aufgeteilt nach Überwachungsbezirk, z. B. in Baden-Württemberg, oder nach aktiven und nichtaktiven Medizinprodukten, z. B. in Bayern.

Im Jahr 2012 wurde die Allgemeine Verwaltungsvorschrift zur Durchführung des Medizinproduktegesetzes (MPGVwV) vom BMG erlassen, die sich an die zuständigen Behörden richtet [6]. Darin wurde festgelegt, dass die Überwachung in Deutschland nach einem gemeinsamen Rahmenüberwachungsprogramm durchgeführt werden soll mit Kriterien für risikobasierte Überwachungsmaßnahmen, Überwachungsintervalle und Art der Überwachungsmaßnahmen sowie die personelle und sachliche Ausstattung für die Durchführung der Überwachung. Als zentrale Koordinierungsstelle ist die Zentralstelle der Länder für Gesundheitsschutz bei Arzneimitteln und Medizinprodukten (ZLG) benannt. Sie ist für die Weiterentwicklung des Qualitätssystems der Medizinprodukteüberwachung zuständig (§ 9 MPGVwV) [6]. Für die Umsetzung der Vorgaben wurden bei der ZLG Fachexpertengruppen (FEG) gebildet, die Verfahrensanweisungen zur Qualitätssicherung der Medizinprodukteüberwachung entwickeln bzw. überarbeiten. Die FEG 03 „Klinische Prüfung" befasst sich mit Themen des Vollzugs und entwickelt(e) dementsprechende Verfahrensanweisungen [2]. Sie erleichtern dem Inspizierten die Vorbereitung auf eine Überwachungsmaßnahme.

Die Verfahrensanweisungen werden regelmäßig aktualisiert und den gültigen Gesetzen/Regularien angepasst.

Die MPGVwV wurde an die EU-Verordnungen und das MPDG angepasst und am 12.06.2023 wurde die neue MPRVwV veröffentlicht.

B.5.8.3.2 Durchführung einer Inspektion

In der Regel werden Inspektionen angekündigt, d. h. der Inspektor vereinbart einen Termin mit der Prüfstelle oder dem Sponsor. Es werden auch unangekündigte Inspektionen anlassbezogen durchgeführt, wenn der zuständigen Behörde ein dringender Verdacht vorliegt, dass eine klinische Prüfung nicht GCP-gerecht durchgeführt wird. Anlässe können z. B. sein, dass die Landesbehörde erfährt, dass bei Patienten studienbedingte Untersuchungen durchgeführt werden, bevor diese die Einverständniserklärung für die klinische Prüfung unterschrieben haben oder dass schwerwiegende unerwünschte Ereignisse (SAE) von der Prüfstelle nicht an den Sponsor gemeldet werden.

Der Inspektor bereitet die Inspektion mit den Unterlagen vor, die der Sponsor für die zustimmende Bewertung bei der Ethik-Kommission und Genehmigung/Anzeige bei der Bundesoberbehörde über das DMIDS-Portal eingereicht hat. Diese Unterlagen können die zuständigen Landesbehörden im DMIDS-Portal einsehen. Zur Ergänzung kann der Inspektor Unterlagen von der Prüfstelle und/oder dem Sponsor anfordern, wie z. B. das Delegation Log oder die Device Accountability. Die meisten Inspektionen werden von zwei Inspektoren durchgeführt, es gibt aber auch Inspektionen mit einem oder drei Inspektoren. Das ist abhängig von der Art der klinischen Prüfung, der personellen Ausstattung der zuständigen Behörde oder ob es sich um eine länderübergreifende Überwachung handelt.

Wer vor Ort bei der Überwachung anwesend sein soll oder darf, hängt vom Inspektor und der Prüfstelle/dem Sponsor ab und wird im Vorfeld vom Inspektor abgeklärt.

In der Regel wird die Inspektion mit einem Eingangsgespräch eröffnet. Dann erfolgt die Überprüfung der Studienunterlagen inkl. Quelldokumente, Begehung der Räume, in denen die klinische Prüfung durchgeführt wird und Interviews mit den an der klinischen Prüfung beteiligten Personen. Ein schriftlicher Ablaufplan wird nicht regelhaft vor der Inspektion an den Inspizierten versandt (so wie es bei Inspektionen von klinischen Prüfungen mit Arzneimitteln üblich ist).

In der Prüfstelle prüfen manche Inspektoren nach dem Eingangsgespräch mit dem Hauptprüfer und ggf. Prüfern ohne weitere Anwesende die Unterlagen vor Ort. Andere Inspektoren möchten mindestens eine Person dabeihaben, die sich mit den Studienunterlagen auskennt (z. B. Studienassistenz) und diese schneller heraussuchen kann. Ein weiterer Teil der Inspektoren begrüßt auch die Anwesenheit von Sponsorvertretern, Monitoren, Prüfern und Studienassistenz, um direkt vor Ort Interviews zu führen, Fragen zu klären, Unterlagen herbeizuschaffen usw.

Bei der Sponsorinspektion sind von Sponsorseite i. d. R. mindestens der Projektmanager und die für das Qualitätsmanagement verantwortliche Person anwesend.

Am Ende der Inspektion wird ein Abschlussgespräch mit allen Beteiligten geführt. Dabei werden die Beanstandungen mit den verantwortlichen Personen der inspizierten Einrichtung besprochen und die beabsichtigten Maßnahmen – vorbehaltlich ggf. erforderlicher behördeninterner Prüfung/Beratung – mitgeteilt.

Grundlage für eine Inspektion sind die o. g. Verfahrensanweisungen, die von der ZLG_Fachexpertengruppe 03 erarbeitet wurden [2].

Prüfpunkte bei einer Inspektion:

- vollständige Dokumentation (vgl. Anhang E der DIN EN ISO 14155 [8])
- Kennzeichnung/Gebrauchsanweisung des/der Medizinproduktes/Medizinprodukte
- Device Accountability
- vertragliche Regelungen
- Geeignetheit der Prüfstelle
- Einweisung der Prüfer (Anwender)
- Delegation Log
- Einhaltung des Prüfplans/Dokumentation der Abweichungen
- Umgang mit Adverse Events (AE) und Serious Adverse Events (SAE), Produktmängeln (Vigilanzsystem)
- Dokumentation der Aufklärung und Einwilligung der Prüfungsteilnehmer
- Versicherungsunterlagen und deren Aushändigung an die Prüfungsteilnehmer
- Quelldatendokumentation und Eintragungen im Case Report Form (CRF)
- Überwachung der klinischen Prüfung in den Prüfstellen durch den Sponsor (Monitoring)
- Archivierung
- Qualitätssystem des Sponsors
- Einhaltung Datenschutz

Einige der Prüfpunkte können naturgemäß nur in der Prüfstelle angeschaut werden, wie z. B. die Quelldatendokumentation und andere nur beim Sponsor, wie z. B. dessen Qualitätssystem. Bei einer Inspektion können jeweils nur einzelne Themenbereiche geprüft bzw. Schwerpunkte gelegt werden.

Wichtig ist, dass die Dokumentation vollständig und nachvollziehbar ist, z. B. die Einweisung der Prüfer (Anwender):

- Wann wurde die Einweisung durchgeführt (bei der Initiierungsvisite, an einem anderen Tag)?
- Wer hat die Einweisung durchgeführt?
- Wer war anwesend (Unterschriftsliste)?
- Wie lange hat die Einweisung gedauert?
- Welche Unterlagen wurden dafür vom Sponsor zur Verfügung gestellt?
- Wenn ein Prüfer (Anwender) an diesem Termin nicht anwesend war, wer hat wann die Einweisung dieser Person durchgeführt?

Im § 80 MPDG sind die **Duldungs- und Mitwirkungspflichten der Überwachten** festgelegt:

> *„[...] die beauftragten Personen sowie die sonstigen in der Überwachung tätigen Personen bei der Erfüllung ihrer Aufgaben zu unterstützen, insbesondere diesen Personen die Produkte zugänglich zu machen, erforderliche Prüfungen zu gestatten, hierfür benötigte Mitarbeiter und Hilfsmittel bereitzustellen, Auskünfte zu erteilen und Unterlagen vorzulegen.*
>
> *Die zur Auskunft verpflichtete Person kann die Auskunft auf solche Fragen verweigern, deren Beantwortung ihr selbst oder einer ihrer in § 383 Abs. 1 Nr. 1–3 der Zivilprozessordnung bezeichneten Angehörigen die Gefahr zuziehen würde, wegen einer Straftat oder Ordnungswidrigkeit verfolgt zu werden. Die verpflichtete Person ist über ihr Recht zur Verweigerung der Auskunft zu belehren."* [5]

Medizin-
produkte

B

B.5.8.3.3 Mängel und Maßnahmen

Im Medizinproduktebereich gibt es bisher keine Verfahrensanweisung durch die Fachexpertengruppe 03 „Klinische Prüfung" für Inspektionsberichte, die das Format und die konkrete Einstufung von Beanstandungen vorgeben (im Gegensatz zum Arzneimittelbereich). Weder in der Verordnung (EU) 2017/745 [3] noch im MPDG [5] gibt es dafür Vorgaben.

Im Folgenden werden typische Beanstandungen/Mängel genannt, die häufig in den inspizierten Einrichtungen vorgefunden wurden:

- Nicht alle Prüfer verfügen über die aktuellen Unterlagen der klinischen Prüfung.
- Das Vigilanzsystem funktioniert nicht, z. B. werden SAE nicht oder zu spät an den Sponsor gemeldet, da in der Prüfstelle nicht bekannt ist, wie die Definition des SAE ist und wer wann an wen das SAE melden muss.
- Die Prüfprodukte sind nicht nur den Prüfern zugänglich, sondern werden so aufbewahrt, dass andere Mitarbeiter der Einrichtung darauf Zugriff haben.
- Das Delegation Log ist unvollständig. Es fehlen Spalten, z. B. für die Unterschriften oder die Abzeichnung durch den Hauptprüfer. Häufig sind nicht alle Aufgaben gelistet, die bei der klinischen Prüfung ausgeführt werden müssen und können so auch nicht den an der klinischen Prüfung Beteiligten zugeordnet werden.
- Vertreter von Sponsoren sind bei der Prozedur in der Prüfstelle anwesend und der Prüfungsteilnehmer wurde darüber nicht aufgeklärt.
- Versicherungsdokumente wurden nicht an die Prüfungsteilnehmer ausgehändigt.
- Für Daten im CRF existieren keine Quelldokumente.

In der Regel erfolgt eine Einstufung der Mängel in Schweregrade (schwere, mittelschwere und leichte Mängel). Nicht jeder Mangel wird immer gleich eingestuft, da die Einstufung von verschiedenen Faktoren abhängt, z. B.:

- Auswirkung des Mangels auf die Sicherheit der Prüfungsteilnehmer
- Auswirkung des Mangels auf die Datenintegrität
- in welcher Phase sich die klinische Prüfung befindet (Rekrutierung, aktive Phase, Follow-up-Phase)
- Anzahl der Mängel insgesamt
- ob es sich um wiederholte Mängel handelt

Nach der Inspektion wird der inspizierten Einrichtung ein Mängelschreiben übersendet. Wenn in der Prüfstelle Mängel gefunden wurden, die nur der Sponsor beseitigen kann, erhält dieser ggf. auch ein Mängelschreiben oder wird von der Prüfstelle informiert.

Die zuständige Behörde ergreift die Maßnahmen, die notwendig sind, um einen Verstoß zu beseitigen und künftigen Verstößen vorzubeugen (§ 78 Abs. 1 MPDG) [5]. Art und Ausmaß der Maßnahmen hängen von den festgestellten Mängeln sowie dem Grad der daraus resultierenden potenziellen Gefährdung ab. Der Beginn oder die weitere Durchführung der klinischen Prüfung oder der sonstigen klinischen Prüfung kann verboten oder eingeschränkt werden (§ 78 Abs. 1 Nr. 5 MPDG) [5]. In der Regel wird angeordnet, festgestellte Mängel innerhalb einer bestimmten Frist zu beseitigen. Über die Beseitigung der Beanstandungen und Auflagen muss die inspizierte Einrichtung schriftlich berichten. Dabei kann der Inspizierte schreiben, dass die Mängel beseitigt wurden oder, wenn dies nicht zeitnah möglich ist, auch zunächst nur einen Maßnahmeplan vorlegen, der vom Inspizierten dann abgearbeitet wird. Gegebenenfalls entscheidet der Inspektor, eine Nachinspektion durchzuführen.

> *„Die zuständige Behörde unterrichtet über das Deutsche Medizinprodukteinformations- und Datenbanksystem nach § 86 die zuständige Ethik-Kommission sowie die zuständige Bundesoberbehörde über nach § 78 angeordnete Maßnahmen und trägt den Unterrichtungspflichten nach Artikel 76 Abs. 3 der Verordnung (EU) 2017/745 Rechnung."* (§ 68 Abs. 3 MPDG [5])

> *„Hat die zuständige Behörde im Rahmen von Überwachungstätigkeiten Grund zu der Annahme, dass ein Produkt ein unvertretbares Risiko für die Gesundheit oder Sicherheit von Patienten, Anwendern oder anderen Personen oder für andere Aspekte des Schutzes der öffentlichen Gesundheit darstellt, teilt sie dies der zuständigen Bundesoberbehörde unter Angabe der Gründe mit."* (§ 77 Abs. 4 MPDG [5])

In § 93 MPDG sind die Strafvorschriften genannt, wenn eine (sonstige) klinische Prüfung entgegen § 31 oder § 47 Abs. 2 MPDG beginnt, entgegen § 46 MPDG fortgesetzt oder entgegen § 47 MPDG durchgeführt wird [5]. Bei Verdacht auf eine solche Straftat wird die Staatsanwaltschaft informiert.

Ordnungswidrigkeiten mit einer Geldbuße bis zu 30 000 Euro können nach § 94 MPDG eingeleitet werden.

Wenn eine klinische Prüfung dem Medizinprodukterecht und dem Arzneimittelrecht unterliegt, weil z. B. ein nicht zugelassenes Arzneimittel getestet wird und ein nicht CE-zertifiziertes MP geprüft wird, kann diese klinische Prüfung nach dem Medizinprodukterecht und nach dem Arzneimittelrecht – i. d. R. von unterschiedlichen Inspektoren – inspiziert werden.

Literatur

[1] Zuständige Landesbehörden für klinische Prüfungen/Leistungsbewertungsprüfungen/Leistungsstudien. https://www.bfarm.de/DE/Medizinprodukte/Ueberblick/Institutionen/Landesbehoerden-Klinische-Pruefung/_node.html

[2] https://www.zlg.de/medizinprodukte/dokumente/agmp-verfahrensanweisungen/

[3] Verordnung (EU) 2017/745 (MDR): https://eur-lex.europa.eu/legal-content/DE/TXT/PDF/?uri=CELEX:32017R0745&from=DE

[4] Verordnung (EU) 2016/746 (IVDR): https://eur-lex.europa.eu/legal-content/DE/TXT/?uri=uriserv:OJ.L_.2017.117.01.0176.01.DEU

[5] Medizinprodukterecht-Durchführungsgesetz v. 28. April 2020 (MPDG). https://www.gesetze-im-internet.de/mpdg/MPDG.pdf

[6] Allgemeine Verwaltungsvorschrift zur Durchführung des Medizinproduktegesetzes (Medizinprodukte-Durchführungsvorschrift – MPGVwV) v.18. Mai 2012. http://www.verwaltungsvorschriften-im-internet.de/bsvwvbund_18052012_BMG.htm

[7] Verordnung über klinische Prüfungen von Medizinprodukten (MPKPV). Gesamtausgabe in der Gültigkeit v. 26.05.2020 bis 25.05.2021. V aufgeh. durch Art. 9 Abs. 1 Satz 2 Nr. 4 V v. 21.4.2021 I 833 (MPEUAnpV) mWv 26.5.2021 https://www.bundesgesundheitsministerium.de/fileadmin/Dateien/3_Downloads/Gesetze_und_Verordnungen/GuV/M/Verordnung_ueber_klinische_Pruefungen_von_Medizinprodukten_bf.pdf

[8] DIN EN ISO 14155:2021-05. Klinische Prüfung von Medizinprodukten an Menschen – Gute klinische Praxis (ISO 14155:2021-05); Deutsche Fassung EN ISO 14155:2020. https://www.beuth.de/de/norm/din-en-iso-14155/336718854

Der letzte Zugriff auf alle Links erfolgte am 20.11.2023.

B.6 In-vitro-Diagnostika

F. Spitzenberger

B.6.1 Regulatorische Rahmenbedingungen in der EU

In-vitro-Diagnostika (IVD) bilden als Teilmenge der Medizinprodukte insofern eine besondere Produktfamilie, als diese Produkte i. d. R. nicht *am* oder *im* Menschen zur Anwendung kommen, sondern Produkte zur medizinischen Laboratoriumsuntersuchung von aus dem menschlichen Körper stammenden Proben darstellen. Die Proben werden *außerhalb* des Körpers, nämlich in vitro (*lateinisch* im Glas) untersucht.

Die Bedeutung der In-vitro-Diagnostik zeigt sich darin, dass über 60 % aller klinischen Diagnosen maßgeblich auf Ergebnissen der medizinischen Laboratoriumsdiagnostik beruhen und diese somit zentraler Bestandteil der evidenzbasierten Medizin ist [1,2]. So ermöglicht die medizinische Laboratoriumsdiagnostik mittlerweile nicht nur die Diagnose von bestehenden Krankheiten und deren rechtzeitige Behandlung, sondern liefert auch Informationen über die Prädisposition für einen bestimmten gesundheitlichen Zustand oder eine bestimmte Krankheit, z. B. durch Gentests. Auch sind therapiebegleitende Diagnostika (Companion Diagnostics) auf dem Markt, deren Anwendung auf der Grundlage der Bestimmung spezifischer Marker die Eignung von Patienten für eine bestimmte Behandlung mit einem Arzneimittel feststellen lässt [3].

IVD werden als Produkte für den Fachanwender zur Nutzung im medizinischen Laboratorium (Labordiagnostika) und für Laien als sog. Produkte zur Eigenanwendung (Selbsttests, wie z. B. Schwangerschaftstests, Blutzuckertestsysteme) in Verkehr gebracht. In den letzten Jahren hat sich auch die Kategorie der Point-of-Care-Testing(POCT)-Diagnostika (Near-Patient Testing Devices) rasant entwickelt. Im medizinischen Laboratorium, vor allem im universitären Umfeld, finden aber auch selbstentwickelte Testsysteme, sog. IVD aus Eigenherstellung (Laboratory Developed Tests, LDT) eine breite Anwendung [4].

Die regulatorische Harmonisierung der In-vitro-Diagnostika begann in Europa mit den Regelungen der Richtlinie 98/79/EG [5] (sog. IVD-Richtlinie), die in Deutschland im Jahr 2002 mit Inkrafttreten des 2. Medizinprodukteänderungsgesetzes (2. MPG-ÄndG) in nationales Recht umgesetzt wurde. Zuvor wurden die Anforderungen an IVD in Deutschland sehr heterogen in verschiedenen Regelwerken, wie dem Arzneimittelgesetz, Eichgesetz, Gerätesicherheitsgesetz und der Medizingeräteverordnung formuliert. In einzelnen EU-Mitgliedstaaten fehlten bisweilen Regelungen gänzlich, sodass die Rechtsharmonisierung in diesem Bereich einen europaweit einheitlichen Standard für alle Produkthersteller einerseits und Patienten- und Nutzergruppen andererseits verwirklichte [6].

Mit dem Ziel der Angleichung der regulatorischen Rahmenbedingungen an den aktuellen Stand von Wissenschaft und Technik, der Harmonisierung mit internationalen Regelwerken und der Anpassung an das neu gefasste und seit dem 26. Mai 2021 gültige europäische Regelwerk für Medizinprodukte außerhalb der IVD-Branche [7] wurde die IVD-Richtlinie durch eine im Jahr 2017 in Kraft getretene europäische Verordnung über In-vitro-Diagnostika, die Verordnung (EU) 2017/746 [8] (IVDR) abgelöst. Die Übergangsfrist bis zur vollständigen Gültigkeit der IVDR beträgt jedoch 5 Jahre, sodass ein Großteil der Anforderungen seit 26. Mai 2022 verbindlich anzuwenden ist. Das Ziel dieses Kapitels ist die Darstellung der wesentlichen regulatorischen Inhalte der IVDR und der möglichen Konsequenzen für die betroffenen Stakeholder im Bereich der In-vitro-Diagnostik.

B.6.2 Geltungsbereich der IVDR

Nach der bis zum 25. Mai 2022 bestehenden Legaldefinition gem. § 3 Nr. 4 Medizinproduktegesetz [9] ist ein IVD:

> *„ein Medizinprodukt, das als Reagenz, Reagenzprodukt, Kalibriermaterial, Kontrollmaterial, Kit, Instrument, Apparat, Gerät oder System einzeln oder in Verbindung miteinander nach der vom Hersteller festgelegten Zweckbestimmung zur In-vitro-Untersuchung von aus dem menschlichen Körper stammenden Proben einschließlich Blut- und Gewebespenden bestimmt ist und ausschließlich oder hauptsächlich dazu dient, Informationen zu liefern*
>
> *a) über physiologische oder pathologische Zustände oder*
>
> *b) über angeborene Anomalien oder*
>
> *c) zur Prüfung auf Unbedenklichkeit oder Verträglichkeit bei den potentiellen Empfängern oder*
>
> *d) zur Überwachung therapeutischer Maßnahmen."*

Diese nationale Definition eines IVD hatte somit vollständig die mittlerweile über 20 Jahre alte Definition nach Art. 1, Abs. 2 b) der Richtlinie 98/79/EG übernommen.

Mit der Definition von IVD nach IVDR wird der Begriff um einige wesentliche Elemente erweitert, um den mittlerweile etablierten, weiteren Anwendungsgebieten dieser Produkte und den dazugehörigen Technologien einen adäquaten Rechtsrahmen zu geben. So wird z. B. „Software" explizit als IVD benannt, sofern diese – einzeln oder in Verbindung mit anderen Systemen – die Zweckbestimmung eines IVD gem. Art. 2, Abs. 2 der Verordnung erfüllt. Ob Software im Rahmen der Abgrenzung als Medizinprodukt nach der Verordnung (EU) 2017/745 (MDR) oder als IVD nach der IVDR einzuordnen ist und demnach entsprechende regulatorische Vorgaben zu erfüllen hat, muss im Einzelfall detailliert auf der Basis der Zweckbestimmung der betreffenden Software entschieden werden. Die nach Art. 103 MDR bzw. nach den Art. 98 und 99 IVDR etablierte Medical Device Coordination Group (MDCG) hat zu diesem Aspekt den Leitfaden MDCG 2019-11 publiziert [10].

Mit der erweiterten Definition werden zum einen einzelne Zweckbestimmungen ergänzt (z. B. hinsichtlich der Gewinnung von Informationen über kongenitale körperliche und geistige Beeinträchtigungen), zum anderen aber auch völlig neue Zweckbestimmungen von IVD eingeführt, z. B. zur Prädispositionsbestimmung (z. B. Genetic Testing) und zur therapiebegleitenden Diagnostik. Diese betreffen Produkte, die in den letzten Jahren zunehmend an analytischer und medizinischer Bedeutung im Rahmen der sog. personalisierten Medizin gewonnen haben, sich aber in der ehemaligen Legaldefinition nach MPG nicht oder nur unzureichend reflektierten (▶ Kap. A.5.2 Arzneimittel für Kinder, Arzneimittel für seltene Erkrankungen und personalisierte Medizin).

Ein „therapiebegleitendes Diagnostikum" bezeichnet nach Art. 2 Nr. 7 IVDR nun

> *„ein Produkt, das für die sichere und wirksame Verwendung eines dazugehörigen Arzneimittels wesentlich ist, um*
>
> *a) Patienten vor und/oder während der Behandlung zu identifizieren, die mit der größten Wahrscheinlichkeit von dem dazugehörigen Arzneimittel profitieren, oder*
>
> *b) Patienten vor und/oder während der Behandlung zu identifizieren, bei denen wahrscheinlich ein erhöhtes Risiko von schwerwiegenden unerwünschten Reaktionen infolge einer Behandlung mit dem dazugehörigen Arzneimittel besteht".* [8]

Die oben ausgeführte Begriffserweiterung für IVD ist auch insofern relevant, als hierdurch auch für Systeme, die auf künstlicher Intelligenz basieren (sog. KI-Systeme), die aus Software bestehen und vom Hersteller als IVD eingeordnet werden, grundsätzlich die IVDR anzuwenden ist. Auch wenn der europäische Gesetzgeber mit den neuen Aufzählungspunkten c) und e) nach Art. 2, Nr. 2 der IVDR-Definition grundsätzlich auf therapiebegleitende IVD abzielt, kann es sich durch diese Punkte ebenfalls ergeben, dass bestimmte KI-Systeme als IVD gelten, da mit Hilfe von KI-Systemen auf der Basis von Datenanalysen wahrscheinliche Zustandsvorhersagen getroffen werden können. Dies unterstützt die Sichtweise, dass die in der IVDR enthaltene Definition von IVD auch

Software einschließt, die auf Formen der künstlichen Intelligenz beruht, obwohl der Begriff der künstlichen Intelligenz in der IVDR keine direkte Erwähnung findet.

Mit der IVDR wird neben den o. g. Diagnostika noch eine weitere Produktkategorie erstmalig auf EU-Ebene gesetzlich definiert, nämlich die sog. **Produkte für patientennahe Tests** (Device for Near-Patient Testing). Diese werden als Produkte bezeichnet, die *„nicht für die Eigenanwendung, wohl aber für die Anwendung außerhalb einer Laborumgebung, in der Regel in der Nähe des Patienten oder beim Patienten, durch einen Angehörigen der Gesundheitsberufe bestimmt"* sind (Art. 2, Abs. 6 IVDR) [8]. International hat sich für diese Produkte die Bezeichnung Point-of-Care-Diagnostika etabliert, die eine Untersuchung als Point-of-Care-Testing (POCT) oder Near-Patient-Testing (auch Bedside-Testing) ermöglichen. Die Anwendung erfolgt i. d. R. durch ärztliches und pflegerisches Stationspersonal ohne laborspezifische Kenntnisse. Die Definition für Produkte für patientennahe Tests ist nach der IVDR im Vergleich zum nationalen und internationalen Begriffsverständnis sehr weit gefasst [11].

Die Auswirkungen des aktuellen Stands von Wissenschaft und Technik zeigen sich darüber hinaus in der Definition für Produkte zur Eigenanwendung, die mittels „Diensten der Informationsgesellschaft angeboten werden" können, d. h. durch Internetverkäufe.

Neu werden auch die Begriffe **Einmalprodukt** (*„bezeichnet ein Produkt, das dazu bestimmt ist, für eine einzige Maßnahme verwendet zu werden"*) und **Kit** (*„bezeichnet eine Gruppe von zusammen verpackten Komponenten, die zur Verwendung für die Durchführung einer spezifischen In-vitro-Untersuchung bestimmt sind, oder einen Teil davon"*) in die gesetzliche Definition aufgenommen, auch wenn diese im Fachjargon schon lange etabliert sind und auch in vielen Leitfäden Erwähnung finden (Art. 2 Nr. 9 und Art. 2 Nr. 11 IVDR) [8].

Neben den Produkten für den allgemeinen Laborbedarf oder allein für Forschungszwecke bestimmte Produkte sind – wie auch schon nach den bisherigen Regelungen der Richtlinie 98/79/EG – auf internationaler Ebene zertifizierte Referenzmaterialien und Materialien, die für externe Qualitätsbewertungsprogramme verwendet werden, von den Anforderungen der IVDR ausgeschlossen (Art. 1 Abs. 3 IVDR). Das ist auch sinnvoll, denn obschon diese Materialien elementar für die Rückführbarkeit und damit für die „Zuverlässigkeit" der Untersuchungsergebnisse sind bzw. der externen Qualitätssicherung der Untersuchungsverfahren dienen, erfüllen diese Produkte nicht die Definition eines IVD und würden die Hersteller solcher Produkte vor derzeit wohl unlösbare Aufgaben stellen.

Der Geltungsbereich der IVDR wird schließlich insofern signifikant im Vergleich zum Geltungsbereich der IVD-Richtlinie erweitert, als für sog. Produkte aus Eigenherstellung, d. h. Produkte, *„die ausschließlich innerhalb von in der Union ansässigen Gesundheitseinrichtungen hergestellt und verwendet"* werden, gewisse Mindestanforderungen und auch Mindestbedingungen formuliert werden, unter denen diese Produkte von der Pflicht zur CE-Kennzeichnung ausgenommen werden können (▶ Kap. B.6.4.5).

B.6.3 Klassifizierungsfragen

Im Gegensatz zu Medizinprodukten nach Richtlinie 93/42/EWG [12] wurde im Rahmen der IVD-Richtlinie seinerzeit kein allgemein anwendbares und auf den Stand der Wissenschaft und Technik flexibel reagierendes Klassifizierungssystem gewählt. Stattdessen weist die Richtlinie 98/79/EG zwar eine risikobasierte Einteilung von IVD auf, aber diese Einteilung beruht auf einem starren Listenprinzip.

Das bedeutet, dass IVD, mit denen ein besonderes Risiko für die öffentliche und individuelle Gesundheit verbunden wird, nach der IVD-Richtlinie in einer besonderen Liste aufgeführt sind. Diese Liste, die sog. Liste A nach Anhang II der Richtlinie 98/79/EG, enthält die sog. „Hochrisiko-IVD". Produkte mit einem geringeren Risiko für die öffentliche Gesundheit, aber einem hohen individuellen Risiko, werden in der sog. Liste B nach Anhang II der Richtlinie 98/79/EG geführt. Produkte, die als IVD zu Eigenanwendung mit einem erhöhten individuellen Risiko für Patienten assoziiert werden, werden nach der IVD-Richtlinie als eigenständige Risikokategorie geführt, es sei denn, diese Produkte sind Bestandteil der Listen nach Anhang II. Als vierte Kategorie werden die sog. „sonstigen IVD" unterschieden, mit denen ein nur geringes Risiko für die öffentliche und individuelle Gesundheit verbunden wird.

Eine bedeutende Veränderung durch die IVDR stellt die Einführung des neuen Klassifizierungssystems nach Anhang VIII IVDR dar. Da die Kategorisierung der IVD nach dem starren „Listenprinzip" des Anhangs II der IVD-Richtlinie von Anfang an umstritten war, wird die seit dem 26. Mai 2022 gültige, durch den Hersteller entsprechend der Zweckbestimmung des Produkts erfolgende Anwendung von Klassifizierungsregeln gefolgt von der Einordnung der Produkte in die Risikoklassen A, B, C und D (A = geringste Risikoklasse, D = höchste Risikoklasse) grundsätzlich als sinnvoll, flexibel und als Verbesserung empfunden.

Zudem folgt man damit den internationalen Empfehlungen der Global Harmonization Task Force (GHTF) bzw. deren Folgeinitiative, des Internationalen Medizinprodukteforums (International Medical Device Regulators Forum, IMDRF). Für das Klassifizierungssystem lag im Rahmen der Erarbeitung der IVDR vor allem die GHTF-Leitlinie GHTF/SG1/N045:2008 zugrunde [13]. Die GHTF-Leitlinie wurde zwischenzeitlich durch ein IMDRF-Dokument aktualisiert [14]. Tabelle 1 illustriert das mit der IVDR eingeführte, risikobasierte Klassifizierungskonzept auf der Basis der genannten GHTF-Leitlinie.

B | Medizin-produkte

Tab. 1. Risikoklassifizierung von IVD in die 4 Klassen A, B, C und D nach Verordnung (EU) 2017/746 [8].

Klasse	Risikoniveau		Beispiele
	individuell	öffentliche Gesundheit	
A	gering	gering	Analysesysteme für klinische Chemie (Laborgeräte), mikrobiologische Nährmedien
B	moderat	gering	Urinteststreifen, Schwangerschaftstest, zahlreiche Reagenzien, Kontrollen und Kalibratoren, die nicht in die Klasse C oder D fallen
C	hoch	moderat	Nachweis Röteln, PSA, HLA-Typisierung, therapiebegleitende Diagnostika, sofern nicht Klasse D
D	hoch	hoch	HIV-Screening Tests, AB0-Blutgruppenbestimmung, SARS-CoV-2-Antigen- und Antikörpertestsysteme

Der Anhang VIII der IVDR besteht aus zwei wesentlichen Teilen:

- Durchführungsvorschriften mit insgesamt 10 Hinweisen zur Anwendung der Regeln und
- 7 Klassifizierungsregeln.

Es ist allerdings zu erwarten, dass das neue Klassifizierungssystem für IVD mit den sich daraus ergebenden Konformitätsbewertungsverfahren vielfach zu einer erstmalig notwendigen Bewertung bzw. zu einer vertieften Bewertung von bereits am Markt befindlichen Produkten durch Benannte Stellen führen wird.

Denn zahlreiche Produkte, die nach der IVD-Richtlinie als „sonstige IVD" kategorisiert und somit ohne Beteiligung einer Benannten Stelle die CE-Kennzeichnung erlangen konnten, werden nach der IVD-Verordnung als Klasse B-, Klasse C- oder sogar Klasse D-Produkte klassifiziert und benötigen daher die Einbindung einer Benannten Stelle im Rahmen des Konformitätsbewertungsverfahrens. Ein besonders aktuelles Beispiel bilden hier die Testsysteme auf SARS-CoV-2-Antigene bzw. Antikörper, die eine drastische Höherklassifizierung durch die IVDR erfahren.

Therapiebegleitende Diagnostika werden nach den neuen Klassifizierungsregeln mindestens als Klasse C-Produkte klassifiziert und erfahren stets ein Verfahren zur Bewertung der technischen Dokumentation durch die Benannte Stelle gefolgt von einem Konsultationsverfahren der Benannten Stelle bei der zuständigen Arzneimittelbehörde bezüglich der Eignung des IVD in Verbindung mit dem betreffenden Arzneimittel (Anhang IX, Abschnitt 5.2, IVDR).

Zu Erleichterung der in der Praxis oft anspruchsvollen und komplizierten Risikoklassifizierung von IVD wurde im November 2020 das MDCG-Dokument MDCG 2020-16 publiziert, welches bereits die zweite Revision erfahren hat [15].

B.6.4 Konformitätsbewertungsverfahren

B.6.4.1 Allgemeine Anforderungen

Von zentraler Bedeutung für die grundsätzlichen Anforderungen im Rahmen der Konformitätsbewertung von IVD ist der allgemeine Anforderungskatalog für Hersteller nach Art. 10 der IVDR (und im Übrigen auch der MDR). Mit den EU-Verordnungen werden die allgemeinen Pflichten der Hersteller von Medizinprodukten erstmals umfassend im Gesetzestext dargestellt und in dieser Form auch erstmals losgelöst von den sog. grundlegenden Anforderungen für Medizinprodukte bzw. IVD nach Anhang I der Verordnungen betrachtet.

Unabhängig von der Risikoklasse eines Medizinprodukts gehören danach folgende Elemente zu den grundlegenden Verpflichtungen für Hersteller hinsichtlich der Konformitätsbewertung von Medizinprodukten (Abb. 1):

1. Einrichtung und Aufrechterhaltung eines Qualitätsmanagementsystems
2. Einrichtung und Aufrechterhaltung eines Risikomanagementsystems
3. Erstellung und Aktualisierung der technischen Dokumentation (einschließlich der Dokumentation zur klinischen Bewertung eines Produkts)
4. EU-Konformitätserklärung
5. CE-Kennzeichnung
6. Einrichtung und Aufrechterhaltung eines Systems der ständigen Marktbeobachtung (Post Market Surveillance).

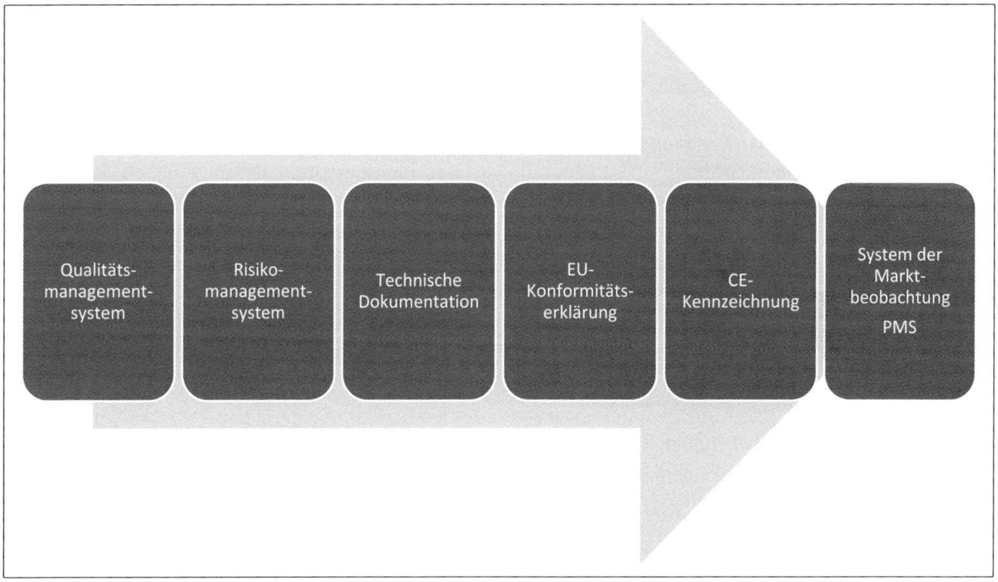

Abb. 1. Zentrale Elemente der Konformitätsbewertung für Medizinprodukte/IVD aller Risikoklassen.

Zwar sind die normativen Anforderungen an das Qualitäts- und Risikomanagementsystem auch im Bereich der Herstellung von IVD seit langem durch die Normen DIN EN ISO 13485 [16] und DIN EN ISO 14971 [17] festgelegt, aber die gesetzlichen Anforderungen nach Richtlinie 98/79/EG enthielten nur sehr oberflächliche und in der Nomenklatur veraltete Bezeichnungen zu diesen zentralen Elementen der Konformitätsbewertung.

Mit der IVDR zählt gem. Art. 10 und nachgeordneten Anhängen die Einrichtung eines umfassenden Qualitäts- und Risikomanagementsystems, welches alle Teile und Komponenten der Organisation des Herstellers sowie alle Phasen des Lebenszyklus eines Produkts betrifft, nunmehr zu den auch gesetzlich dokumentierten Anforderungen.

Das **System der Marktbeobachtung** (Post-Market Surveillance (PMS)) dient dazu, nach dem Inverkehrbringen während des gesamten Lebenszyklus eines IVD seitens des Herstellers Marktdaten zu erfassen und zu bewerten, um die klinische Leistung des Produkts zu überprüfen. Zu den Daten gehören u. a. Ergebnisse aus der Beschwerdebearbeitung, aus der Überwachung der klinischen Literatur und ggf. aus dem sog. Vigilanz-Reporting, d. h. aus Vorkommnismeldungen und den damit verbundenen Risikobewertungen. Neu ist vor allem die sog. **Nachbeobachtung der Leistung nach dem Inverkehrbringen** (Post-Market Performance Follow-up) gem. Anhang XIII, Teil B der IVDR, die als fortlaufender Prozess zur Aktualisierung der Leistungsbewertung eines Produkts verstanden wird.

Analog zu den Vorschriften der MDR wird in der IVDR gem. Art. 15 [8] außerdem die Einrichtung einer neuen Funktion, der *„für die Einhaltung der Regulierungsvorschriften zuständigen Person"* gefordert. Die Aufgaben dieser Person gehen weit über diejenigen des nach § 30 MPG etablierten Sicherheitsbeauftragten für Medizinprodukte hinaus [18].

B.6.4.2 Spezifika der Konformitätsbewertungsverfahren

Allein bei Produkten der Klasse A kann der Hersteller zukünftig das Konformitätsbewertungsverfahren in vollständiger Eigenverantwortung durchführen (Ausstellung einer EU-Konformitätserklärung gem. Art. 17 und Anhang IV, Erfüllung der grundlegenden Sicherheits- und Leistungsanforderungen nach Anhang I, technische Dokumentation gem. Anhang II und Anhang III). Mit steigender Risikoklasse steigt auch das Ausmaß der Anforderungen an den Hersteller hinsichtlich der Konformitätsbewertung und der Einbindung der Benannten Stelle. Die entsprechenden Konformitätsbewertungsverfahren sind in den Anhängen IX–XI aufgeführt und folgen weiterhin einem modularen Prinzip der Konformitätsbewertung.

Im Vergleich zu den Anforderungen nach der Richtlinie 98/79/EG sind vor allem folgende Neuerungen gem. IVDR hervorzuheben:

1. Bei Produkten zur Eigenanwendung und Produkten für patientennahe Tests der Klassen B, C und D muss der Hersteller das in Anhang IX Abschnitt 5.1 genannte Verfahren zur Bewertung der technischen Dokumentation befolgen.
2. Die nach IVD-Richtlinie für Hochrisikoprodukte des Anhang II, Liste A durchzuführende „Überprüfung der hergestellten Produkte" ist nach IVDR für Produkte der Klasse D als sog. „Stichprobenuntersuchung" der hergestellten Produktchargen nach Anhang IX, Abschnitt 4.12 bzw. nach Anhang XI, Abschnitt 5 obligatorisch durch ein gem. Art. 100 benanntes Referenzlaboratorium durchzuführen. Dabei überprüft das Referenzlaboratorium u. a. mittels Laborprüfungen, ob das Produkt die angegebene Leistung erbringt und den Spezifikationen entspricht.
3. Therapiebegleitende Diagnostika werden mindestens als Klasse C-Produkte klassifiziert (Anhang VIII, Regel 3 f IVDR) und erfahren stets ein Verfahren zur Bewertung der technischen Dokumentation durch die Benannte Stelle gefolgt von einem Konsultationsverfahren der Benannten Stelle bei der zuständigen Arzneimittelbehörde bezüglich der Eignung des IVD in Verbindung mit dem betreffenden Arzneimittel (Anhang IX, Abschnitt 5.2 IVDR).
4. Für alle Produkte der Klasse D ist im Rahmen der Bewertung der technischen Dokumentation von der Benannten Stelle zwingend ein wissenschaftliches Gutachten durch ein benanntes EU-Referenzlaboratorium einzuholen. Das innerhalb von 60 Tagen vom Laboratorium zu erstellende Gutachten ist von der Benannten Stelle in die Dokumentation zum Produkt aufzunehmen und bei der Entscheidung über die Ausstellung der Konformitätsbescheinigung gebührend zu berücksichtigen. Auch darf die Benannte Stelle nicht gegen ein für das betreffende Produkt negatives Gutachten des Referenzlaboratoriums entscheiden.
5. Bei der Erstzertifizierung von Klasse D-Produkten, für die keine sog. „Gemeinsamen Spezifikationen" (▶ Kap. B.6.4.3) vorliegen, muss die Benannte Stelle darüber hinaus ein Expertengremium gem. Art. 106 der Verordnung (EU) 2017/745 (MDR) zum Bericht des Herstellers über die Leistungsbewertung des betref-

fenden IVD konsultieren. Die Ansichten der Expertenkommission sind ebenfalls entsprechend gebührend zu berücksichtigen (Anhang IX, Abschnitt 4 IVDR).

6. Die sog. EG-Prüfung nach Anhang VI der Richtlinie 98/79/EG (Einzelprüfung der hergestellten Produkte bzw. Kontrolle und Erprobung der Produkte auf statistischer Grundlage) ist in der neuen IVD-Verordnung nicht mehr vorgesehen und entfällt.

B.6.4.3 Normen und gemeinsame Spezifikationen

Die IVDR spezifiziert gem. Art. 8 die mit der Anwendung harmonisierter Normen einhergehende Konformitätsvermutung. Die Besonderheit zur Ausführung sog. „Gemeinsamer Spezifikationen" gem. Art. 9 IVDR, die im Rahmen der IVD-Richtlinie bisher als „Gemeinsame technische Spezifikationen" bezeichnet und bisher nur für Produkte nach Anhang II, Liste A erarbeitet wurden [19,20] bleibt erhalten bzw. wird noch ausgeweitet. So wurde schon gemäß einer Kommunikation der MDCG aus dem Jahr 2021 geplant, in einer ersten Runde weitere, durch die sog. „Subgroup IVD" der MDCG erarbeitete Gemeinsame Spezifikationen für Testsysteme zur Blutgruppenbestimmung nach dem Kidd- und Duffy-System, zum Nachweis der Erreger der Chagas-Krankheit und der Syphilis sowie zur Detektion von Cytomegalovirus und von Epstein-Barr-Virus vorzugeben [21]. Dieses erfüllte sich im Juli 2022 mit der Veröffentlichung der Durchführungsverordnung (EU) 2022/1107 [22].

Auf internationaler (ISO TC 212) und europäischer (CEN TC 140) Ebene wurde zur Konkretisierung der Anforderungen an die Durchführung sog. klinischer Leistungsstudien und interventioneller klinischer Leistungsstudien, die in ihrer expliziten Ausführung erst mit der IVDR Eingang in die regulatorischen Anforderungen finden, die Norm ISO 20916 „In vitro diagnostic medical devices – Clinical performance studies using specimens from human subjects – Good study practices" erarbeitet [23].

B.6.4.4 Benannte Stellen und EU-Referenzlaboratorien

Ein wesentlicher Bestandteil der Revision des europäischen Medizinprodukterechts stellt die Harmonisierung und Spezifizierung der Anforderungen an Benannte Stellen dar. Hierin wird einer der Schlüssel zur Verbesserung der Qualität, Sicherheit und Leistung der Medizinprodukte einschließlich IVD erkannt.

Die von den Benannten Stellen für IVD zu erfüllenden Anforderungen sind im Anhang VII der IVDR festgelegt. Zu diesen gehört insbesondere die Verpflichtung der Benannten Stellen zu unangekündigten Fabrikbesuchen bei Herstellern und ggf. Zulieferern, zur Durchführung von Produktprüfungen im Rahmen der Konformitätsbewertungstätigkeit, zur Konsultation bei therapiebegleitenden Diagnostika (zuständige Arzneimittelbehörde oder EMA) und zur Meldung jedes neuen Antrags auf Konformitätsbewertung für ein Produkt der Klasse D an die sog. Koordinierungsgruppe Medizinprodukte mit Rückmeldung einer entsprechend zuständigen Expertenkommission (▶ Kap. B.6.4.2).

Da der Prozess zur Benennung der Stellen sehr komplex und zeitaufwendig ist, kommt es zu deutlichen Verzögerungen bei der Benennung der Stellen, was dazu führt, dass die Verfügbarkeit von Benannten Stellen gerade im IVD-Sektor bisher (Stand Mai 2023) sehr eingeschränkt ist. Zusätzlich wird der Umstand dadurch erschwert, dass die ohnehin nur wenigen Benannten Stellen aufgrund der Corona-Pandemie in den Jahren 2020 und 2021 deutlich weniger Audits mit nachfolgenden Zertifizierungen nach den neuen Anforderungen durchführen konnten als für den Normalfall hätte erwartet werden können.

Die Einrichtung der von der EU-Kommission zu benennenden, sog. **EU-Referenzlaboratorien** (EURL) nach Art. 100 ist ein Novum, das mit der IVDR einhergeht. Zwar greift die Mehrzahl der Benannten Stellen im Rahmen von Auslegungsprüfungen und im Rahmen der Überprüfung der hergestellten Produkte bereits unter dem Regime der IVD-Richtlinie auf qualifizierte Prüflaboratorien, wie z. B. das ehemals nach § 15 (5) MPG anerkannte Prüflaboratorium für In-vitro-Diagnostika am PEI als Unterauftragnehmer zurück, aber erst mit der IVDR wird die Einbindung EU-weit benannter Referenzlaboratorien obligatorisch. Die Aufgaben der Referenzlaboratorien betreffen v. a. die Sicherstellung der Qualität und Leistung von Hochrisikoprodukten durch Anwendung geeigneter Prüfverfahren und durch entsprechende wissenschaftliche Beratung zum Stand der Technik. Die grundsätzlichen Kriterien zur Benennung werden in Art. 100 IVDR ausgeführt und zielen vor allem auf die Kompetenz und Unabhängigkeit der Laboratorien und ihrer Mitarbeiter (Abb. 2). Eine Akkreditierung wird allerdings nicht als Voraussetzung für die Anerkennung als EU-Referenzlaboratorium genannt. Das Verfahren und die genaueren Kriterien zur Benennung der EURL sowie weitere Details zu ihren Aufgaben werden in der Durchführungsverordnung (EU) 2022/944 dargelegt [24].

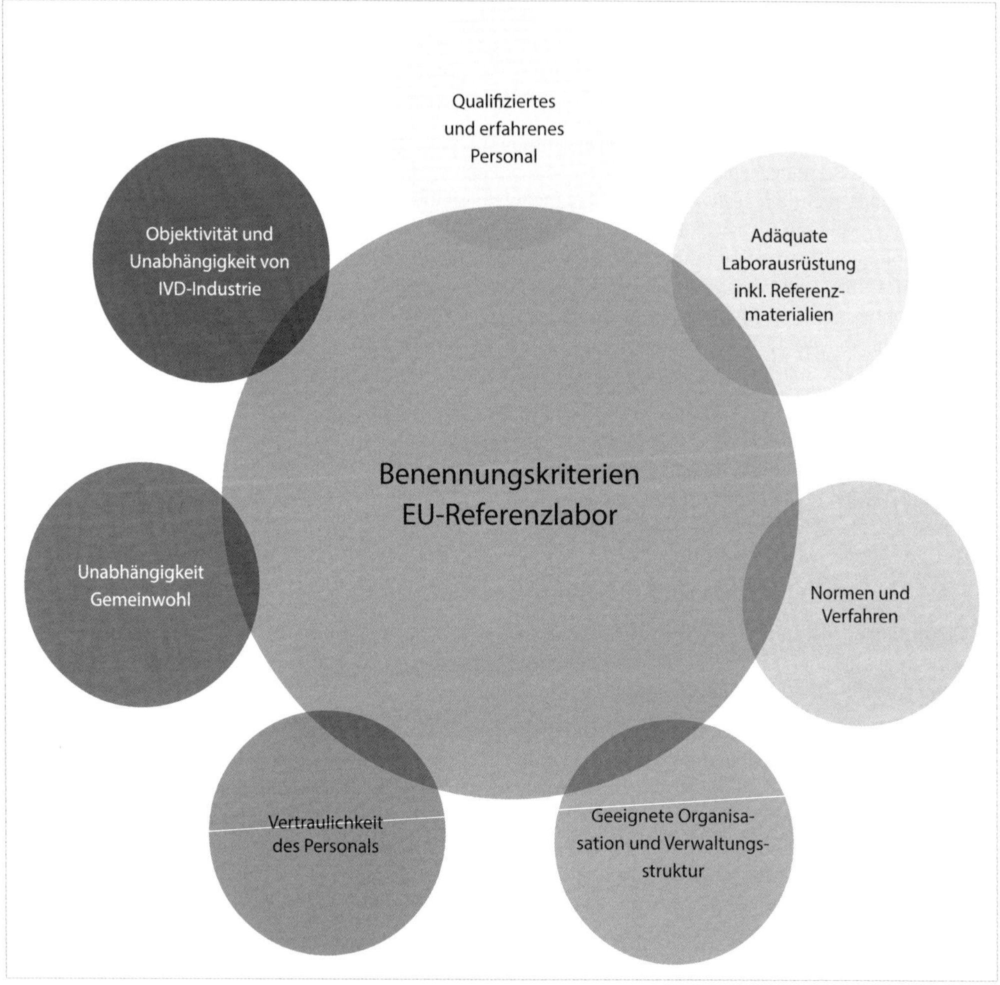

Abb. 2. Kriterien zur Benennung von Referenzlaboratorien der EU gem. Art. 100, IVDR.

B.6.4.5 IVD aus Eigenherstellung: Anforderungen an medizinische Laboratorien

Auch für medizinische Laboratorien und deren übergeordnete Gesundheitseinrichtungen bringt die IVD-Verordnung einige Neuerungen und Herausforderungen mit sich. Anders als noch in der Richtlinie 98/79/EG werden sog. Produkte aus Eigenherstellung, also Produkte, *„die in Gesundheitseinrichtungen hergestellt und verwendet werden"*, gem. Art. 5 (5) IVDR in den Anwendungsbereich der Verordnung aufgenommen und in eingeschränktem Maße den Anforderungen an die Konformitätsbewertung unterworfen. Bei Produkten aus Eigenherstellung finden Untersuchungsverfahren Anwendung, die im Laborjargon i. d. R. als „In-Haus-Verfahren" (Laboratory-Developed Test) bezeichnet werden.

Für Produkte aus Eigenherstellung aller Klassen wird zunächst gefordert, dass die grundlegenden Sicherheits- und Leistungsanforderungen gem. Anhang I IVDR erfüllt werden. Dieses schließt u. a. die Erfüllung umfangreicher Anforderungen an ein Risikomanagementsystem für die Entwicklung und Herstellung dieser Produkte ein. Im Zentrum der Anforderungen nach Anhang I IVDR stehen außerdem die Anforderungen an den Nachweis, dass die analytische und klinisch-diagnostische Leistung nach dem Stand der Technik und entsprechend der Zweckbestimmung der Produkte erreicht wird (▶ Kap. B.6.6).

Die Pflicht zur Durchführung eines vollständigen Konformitätsbewertungsverfahrens einschließlich der CE-Kennzeichnung entfällt (nur) dann, wenn folgende weitere Bedingungen durch die Gesundheitseinrichtung bzw. das medizinische Laboratorium erfüllt werden (Art. 5, Abs. 5 IVDR):

- Herstellung und Verwendung in nur einer Einrichtung (Legal Entity) und ohne industriellen Maßstab
- Etablierung eines geeigneten Qualitätsmanagementsystems
- Übereinstimmung mit EN ISO 15189 [25] und ggf. nationalen Anforderungen (z. B. Akkreditierung)
- dokumentierte Begründung zur Verwendung von IVD aus Eigenherstellung im Vergleich zur Verwendung von auf dem Markt verfügbaren IVD
- Bereitstellung von Informationen zur Verwendung auf Ersuchen der zuständigen Überwachungsbehörde
- öffentlich verfügbare Erklärung zur Konformität mit Produktangaben
- für IVD der Klasse D: vollständige, in den Details für die zuständige Überwachungsbehörde nachvollziehbare Validierungsdokumentation
- Produktbeobachtung und ggf. Durchführung korrektiver und präventiver Maßnahmen

Diese Regelung stellt damit europaweit ein Mindestmaß an Qualität, Sicherheit und Leistung der IVD aus Eigenherstellung sicher, ohne die Möglichkeiten derjenigen Laboratorien einzuschränken, die mit der Entwicklung von Spezialtests flexibel und im Sinne des Gesundheitsschutzes der Bevölkerung auf Herausforderungen durch neue oder seltene Krankheitserreger, für die keine industriell gefertigten IVD verfügbar sind, reagieren können. Allerdings ergeben sich Fragen zur genauen Auslegung der o. g. Anforderungen und Bedingungen, die national und europäisch diskutiert werden [26,27]. Die MDCG hat im Januar 2023 zu diesem Thema einen Leitfaden publiziert [28].

B.6.5 Transparenz und Rückverfolgbarkeit: Produktkennzeichnung und -registrierung, EUDAMED

Aus der Transparenzinitiative der europäischen Gesetzgebung folgt eine wesentliche Anforderung nach Kap. III der IVDR.

Auch Hersteller von IVD – analog zu den Herstellern anderer Medizinprodukte – müssen ihre Produkte zukünftig mit einer einmaligen Produktnummer, der Unique Device Identification (UDI) kennzeichnen, die eine Rückverfolgung der Produkte ermöglicht. Die UDI besteht dabei aus einer dem Hersteller und dem Produkt eigenen Produktkennung (Device Identifier, DI) als auch einer Herstellungskennung (Production Identifier, PI), die die Einheit des hergestellten Produkts und ggf. der abgepackten Produkte ausweist.

Hersteller bzw. weitere, in der Verordnung benannte Wirtschaftsakteure und die von ihnen auf dem EU-Markt in Verkehr gebrachten Produkte müssen in der zentralen europäischen Datenbank (EUDAMED) registriert werden. Dabei wird eine einzige Registrierungsnummer (Single Registration Number, SRN) für den Hersteller, bevollmächtigten Vertreter bzw. den Importeur vergeben.

Hersteller von Produkten mit hohem Risiko (Klasse C, D) müssen außerdem einen Kurzbericht über Sicherheit und Leistung (Summary of Safety and Performance, SSP, Art. 29 IVDR) öffentlich über EUDAMED zugänglich machen, der auch die wichtigsten Elemente der dem betreffenden IVD zugrundeliegenden Leistungsbewertungsdaten enthält. Damit ist zu erwarten, dass Betreibern und Anwendern zukünftig deutlich detailliertere Informationen vor allem zur Leistung der Produkte zur Verfügung stehen werden, als dieses bisher über die Produktinformationen erfolgte.

B.6.6 Leistungsbewertung und klinischer Nachweis für In-vitro-Diagnostika

Wird gem. Anhang I der Richtlinie 98/79/EG vor allem die Leistung eines IVD hinsichtlich seiner analytischen und diagnostischen Leistungsparameter im Mittelpunkt der Konformitätsbewertung gesehen, erfährt dieses Konzept mit der IVDR eine grundlegende Erweiterung.

Im Fokus der Konformitätsbewertung und damit auch der technischen Dokumentation eines IVD stehen nach Art. 56 und Anhang XIII der IVDR 3 zentrale Elemente:

1. Nachweis der wissenschaftlichen Validität
2. Nachweis der analytischen Leistung
3. Nachweis der klinischen Leistung

Als allgemeines methodologisches Prinzip muss der Hersteller hierzu nach Anhang XIII

- anhand einer systematischen Auswertung der wissenschaftlichen Literatur die für das Produkt und seine Zweckbestimmung verfügbaren einschlägigen Daten finden und sämtliche verbleibenden ungelösten Fragen oder Datenlücken ermitteln
- die verfügbaren Daten durch Bewertung ihrer Eignung für die Bestimmung der Sicherheit und Leistung des Produkts beurteilen
- neue oder zusätzliche analytische und klinische Daten, die für die Behandlung noch offener Fragen erforderlich sind, erzeugen

Der Begriff der wissenschaftlichen Validität eines Analyten (auch „Messgröße" genannt), wird mit der IVDR neu eingeführt und bezeichnet den *„Zusammenhang eines Analyten mit einem bestimmten klinischen oder physiologischen Zustand"*. Der Nachweis der wissenschaftlichen Validität kann durch Vergleiche mit bereits auf dem Markt befindlichen Produkten, durch die wissenschaftliche Literatur, durch einvernehmliche Expertengutachten oder durch eigene Studien zum Nachweis des Wirkungsprinzips und durch Ergebnisse aus klinischen Leistungsstudien erfolgen. Der Hersteller muss einen Bericht über die wissenschaftliche Validität erstellen.

Zur Analyseleistung gehört die Fähigkeit eines IVD, den in Frage stehenden Analyten technisch mit den erforderlichen Leistungsgrößen zu bestimmen. Zu den i. d. R. zu bestimmenden analytischen Leistungsgrößen gehören, soweit für das jeweilige Untersuchungsverfahren zutreffend, die Kenngrößen Genauigkeit (einschließlich Präzision und Richtigkeit), analytische Sensitivität, analytische Spezifität, Linearität, Wiederholbarkeit, Reproduzierbarkeit, Rückverfolgbarkeit und Robustheit. Der Nachweis der analytischen Leistung erfolgt entweder auf der Grundlage bereits verfügbarer Studiendaten bzw. auf der Grundlage der Ergebnisse analytischer Leistungsstudien oder einer Kombination beider Datenquellen.

Klinische Leistungsstudien dienen der Feststellung oder Bestätigung der Leistungsaspekte eines Produkts, die nicht anhand von analytischen Leistungsstudien, Literatur und/oder aus diagnostischen Routinetests gewonnenen Erfahrungen festgestellt werden können. Die bei der Durchführung klinischer Leistungsstudien gewonnenen Daten werden im Rahmen des Leistungsbewertungsverfahrens verwendet und sind Teil des klinischen Nachweises für das Produkt. Anders als bei den Kenngrößen der analytischen Leistung korreliert die klinische Leistung eines bestimmten Messwerts mit einem bekannten oder charakterisierten Status eines Individuums, d. h. eines Patienten oder eines Probanden. Die klinische Leistungsbewertung eines IVD evaluiert daher i. d. R. den sog. „prädiktiven Wert" eines Produktes bzw. Untersuchungsverfahrens: d. h., die Fähigkeit, mit einer adäquaten Wahrscheinlichkeit zu bestimmen, ob eine Person mit einem mithilfe des Produkts gewonnenen positiven Testergebnis den Zustand, der Gegenstand der Untersuchung ist, tatsächlich aufweist (sog. positiver prädiktiver Wert), bzw. ob eine Person mit einem mithilfe des Produkts gewonnenen negativen Testergebnis einen bestimmten Zustand tatsächlich nicht aufweist (sog. negativer prädiktiver Wert).

Beispielsweise müssen Produkte für patientennahe Tests nach der IVDR zusätzlich auf die in verschiedenen medizinischen Umgebungen (z. B. Patientenwohnung, Notaufnahmen, Ambulanzen) erzielten klinischen Leistungen nachweislich getestet werden. Generell müssen sie so konzipiert und hergestellt werden, dass sie ihre

Zweckbestimmung unter Berücksichtigung der Fertigkeiten und Möglichkeiten der vorgesehenen Anwender sowie der Auswirkungen der normalerweise zu erwartenden Schwankungen in der Verfahrensweise und der klinischen Umgebung der vorgesehenen Anwender bestimmungsgemäß erfüllen können.

In ihrer Gesamtheit bilden die aus der Leistungsbewertung gewonnenen Daten und Erkenntnisse den sog. „klinischen Nachweis" für das IVD-Produkt. Der klinische Nachweis wird gem. Art. 2, Nr. 36 IVDR wie folgt definiert:

> *„bezeichnet die klinischen Daten und die Ergebnisse der Leistungsbewertung zu einem Produkt, die in quantitativer und qualitativer Hinsicht ausreichend sind, um qualifiziert beurteilen zu können, ob das Produkt sicher ist und den angestrebten klinischen Nutzen bei bestimmungsgemäßer Verwendung nach Angabe des Herstellers erreicht".* [8]

Der Zusammenhang zwischen den Leistungsdaten und dem klinischen Nachweis wird in Abb. 3 nochmals mit den nach der IVDR vorliegenden Definition illustriert.

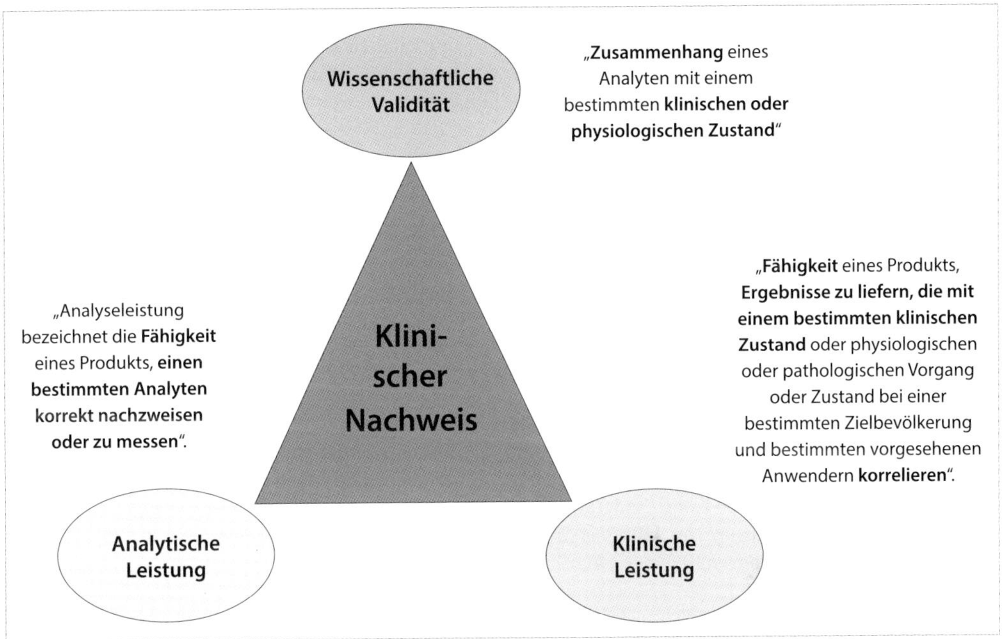

Abb. 3. Der klinische Nachweis eines IVD ergibt sich gemäß IVDR aus Daten und Erkenntnissen zur Beurteilung der wissenschaftlichen Validität, der analytischen Leistung und der klinischen Leistung.

B.6.7 Nationale Regelungen und Übergangszeit

B.6.7.1 Besonderheiten für Leistungsstudien von IVD nach den alten Regelungen des MPG und MPKPV

Nach den alten Regelungen des Medizinproduktegesetzes (MPG) und der nachgeordneten Verordnung MPKPV wurden Leistungsbewertungsstudien von IVD immer dann analog zu den Medizinprodukten, die keine IVD sind, behandelt, wenn die Studien nicht ausschließlich auf Restproben zurückgriffen und

1. eine invasive Probenahme ausschließlich oder in erheblicher zusätzlicher Menge zum Zwecke der Leistungsbewertung eines In-vitro-Diagnostikums erfolgte oder
2. im Rahmen der Leistungsbewertungsprüfung zusätzlich invasive oder andere belastende Untersuchungen durchgeführt wurden oder

3. die im Rahmen der Leistungsbewertung erhaltenen Ergebnisse für die Diagnostik verwendet werden sollten, ohne dass sie mit etablierten Verfahren bestätigt werden konnten.

Unter den unter 1.–3. genannten Bedingungen waren alle Anforderungen, wie diese gem. §§ 20–23 MPG ausgeführt werden, für IVD entsprechend anzuwenden (§ 24 MPG).

Für Studien, die ausschließlich mit Restproben durchgeführt wurden, entfielen diese Anforderungen vollständig (dieses galt demnach auch für die Einholung einer Genehmigung durch die Bundesoberbehörde oder für die Einholung eines zustimmenden Votums durch eine Ethik-Kommission). Allerdings spielen bei jeder Art von klinischer Leistungsbewertungsüberprüfung ethische Erwägungen eine Rolle, denn gem. § 24 MPG wurde betont, dass *„die Einwilligung der Person, von der die Proben entnommen werden, erforderlich [ist], soweit das Persönlichkeitsrecht oder kommerzielle Interessen dieser Person berührt sind"* [9].

B.6.7.2 MPEUAnpG und MPDG

Mit der Veröffentlichung des „Gesetz zur Anpassung des Medizinprodukterechts an die Verordnung (EU) 2017/745 und die Verordnung (EU) 2017/746" (MPEUAnpG) [29] wurden die Weichen für eine grundlegende Novellierung des nationalen Medizinprodukterechts durch das sog. „Gesetz zur Durchführung unionsrechtlicher Vorschriften betreffend Medizinprodukte – Medizinprodukterecht-Durchführungsgesetz" (MPDG) [30] gestellt.

Im Einklang mit dem europäischen Recht regelt das MPDG die Belange über Medizinprodukte nur noch insoweit, als tatsächlich nationaler Regelungsbedarf nach den EU-Verordnungen gestattet oder erforderlich ist.

Für IVD wurden besondere Übergangsregelungen vorgesehen, da die IVDR erst ein Jahr später (ursprünglich angedacht war ein Zeitraum von 2 Jahren Übergangszeit, die durch die „Verschiebung" der MDR um ein Jahr auf ein Jahr reduziert wurde) als die MDR ihre volle Gültigkeit entfaltet. Insofern galten die Bestimmungen des MPG in der bis zum 25. Mai 2020 gültigen Fassung für IVD bis zum 25. Mai 2022.

Im Hinblick auf die Leistungsbewertung von IVD und die Durchführung von Leistungsstudien ist nach dem jetzigen Kenntnisstand zu erwarten, dass für Studien, die ausschließlich mit Restproben durchgeführt werden, mit dem MPEUAnpG bzw. dem MPDG keine größeren Änderungen im Vergleich zum Status quo erwartet werden, was eine eventuelle Genehmigungspflicht durch die Behörde oder eine Vorlage bei einer nach Medizinprodukterecht einberufenen Ethik-Kommission beträfe (auf die nämlich nach MPG und auch nach MPDG in diesen Fällen verzichtet werden kann). Anders als in der IVDR, die keine diesbezügliche Definition enthält, wird der Begriff der sog. „Restprobe" im MPDG erstmals auf gesetzlicher Ebene definiert und als *„Restmaterial menschlicher Körpersubstanzen, das aus einer medizinisch indizierten Entnahme stammt"* bezeichnet (§ 3, Nr. 7 MPDG).

Für alle weiteren Leistungsstudien werden die zuvor dargelegten Konzepte und Anforderungen gelten, wobei sich die nationalen Regelungen im MPDG v. a. auf die Zuständigkeiten von Behörden und der eingesetzten Ethik-Kommissionen beziehen.

So führt das MPDG gem. § 31a **besondere Anforderungen für Leistungsstudien** aus, für die nach Art. 58, Abs. 1 lit. a der Verordnung (EU) 2017/746 *„Stichproben mittels chirurgisch-invasiver Verfahren ausschließlich zum Zweck der Leistungsstudie entnommen werden".* Sofern im Rahmen solch einer Leistungsstudie die Probenahme kein erhebliches klinisches Risiko für den Prüfungsteilnehmer darstellt, darf *„abweichend von Artikel 66 Abs. 7 Buchstabe a der Verordnung (EU) 2017/746 erst begonnen werden, wenn die zuständige Bundesoberbehörde innerhalb von zehn Tagen nach dem Validierungsdatum nach Artikel 66 Abs. 5 der Verordnung (EU) 2017/746 nicht widersprochen hat und die nach § 33 Abs. 1 zuständige Ethik-Kommission hierfür eine zustimmende Stellungnahme abgegeben hat"* [29].

Außerdem gilt, dass Leistungsstudien, die nach Art. 58 Abs. 1 lit. b (interventionelle klinische Leistungsstudie) oder lit. c (Durchführung der Studie beinhaltet zusätzliche invasive Verfahren oder andere Risiken für die Prüfungsteilnehmer) der Verordnung (EU) 2017/746 durchgeführt werden, erst begonnen werden dürfen, wenn die zuständige Bundesoberbehörde hierfür eine Genehmigung erteilt hat und die nach § 33 Abs. 1 MPDG zuständige Ethik-Kommission hierfür eine zustimmende Stellungnahme abgegeben hat.

Für unter **Einsatz von Restproben durchgeführte Leistungsstudien von therapiebegleitenden Diagnostika** wird mit dem MPDG gem. § 31b die Anzeigepflicht beim BfArM und PEI geregelt (▶ Kap. B.4.1 Sponsor: Prüfprodukt Medizinprodukt (gem. MDR) und In-vitro-Diagnostikum (gem. IVDR).

Im Unterschied zu Nicht-IVD-Medizinprodukten enthalten weder die europäischen noch die nationalen Regelungen Vorgaben zu IVD-Studien, die als Analoga zu den sog. „sonstigen klinischen Prüfungen" nach Art. 82 MDR aufzufassen wären.

Unter „sonstigen klinischen Prüfungen" nach Art. 82 MDR versteht man akademische, wissenschaftsinitiierte klinische Prüfungen, die nicht Konformitätsbewertungszwecken dienen [31,32]. Laborprodukte, die ausschließlich zu Forschungszwecken eingesetzt werden (sog. Research-Use-Only(RUO)-Produkte) fallen nicht unter das Regime der IVDR (Art. 1 Abs. 3 lit. a IVDR).

B.6.8 Corona-Regelungen der EU im Bereich IVD

Die Corona-Pandemie hat auch den IVD-Sektor stark in den Fokus gerückt, da die unterschiedlichen Testsysteme zum Nachweis des SARS-CoV-2-Erregers zunächst meist als IVD aus Eigenherstellung in medizinischen Laboratorien entwickelt wurden und erst im Anschluss schrittweise kommerziell erhältlich waren [33].

Nach einiger Zeit war eine Vielzahl von Testsystemen zur professionellen Anwendung CE-gekennzeichnet als sog. „sonstige IVD" nach der Richtlinie 98/79/EG auf dem EU-Markt erhältlich, wohingegen Tests zur Eigenanwendung durch Laien – wohl aufgrund der im üblichen Verfahren zur CE-Kennzeichnung erforderlichen, zeitaufwendigen Einbindung einer Benannten Stelle – meist zunächst auf der Grundlage einer Sonderzulassung nach § 11 MPG die Verkehrsfähigkeit erlangt haben, bevor diese im Rahmen eines regulären Konformitätsbewertungsverfahrens CE-gekennzeichnet wurden.

Die EU-Kommission hat während der Pandemie durch fortlaufende Publikationen Empfehlungen und Informationen zu den Mindestanforderungen an die Leistung von SARS-CoV-2-Testsystemen gegeben [34,35]. Auf dieser Basis und auf der Grundlage von WHO-Empfehlungen [36] haben auch das PEI sowie das BfArM Hinweise und Kriterien veröffentlicht [37].

Für SARS-CoV-2-Testsysteme, deren Hersteller nicht über eine EU-Konformitätserklärung verfügen, die vor dem 26. Mai 2022 ausgestellt wurde und für die daher nicht die verlängerten Übergangsbestimmungen nach der Änderungsverordnung (EU) 2022/112 gelten (▶ Kap. B.6.9), werden nach der IVDR aufgrund der Höherklassifizierung dieser Produkte deutlich strengere Anforderungen gestellt als nach den Anforderungen der IVD-Richtlinie.

B.6.9 Implementierung der IVDR

Mit der IVDR wird ein EU-weit einheitlich umzusetzender Rechtsrahmen für IVD geschaffen, der sich den internationalen Rahmenbedingungen vor allem hinsichtlich der Produktklassifizierung und der Konformitätsbewertung anpasst bzw. – insbesondere im Zusammenhang mit der Leistungsbewertung – auch Standards setzt und für erhöhte Transparenz und Flexibilität bei allen Interessenvertretern des europäischen Medizinproduktesystems sorgen dürfte. Horizontal relevante Aspekte, z. B. im Hinblick auf das Datenbank-Informationssystem EUDAMED, die Verfahren zur Marktüberwachung durch Behörden und die Marktbeobachtung durch Hersteller, werden sowohl in der MDR als auch in der IVDR harmonisiert und erleichtern daher die Anwendung.

Mit der Erweiterung des Geltungsbereiches, dem neuen Produktklassifizierungskonzept und den erhöhten inhaltlichen und organisatorischen Anforderungen zur Durchführung der Konformitätsbewertungsverfahren entstehen neue Herausforderungen für Hersteller, Benannte Stellen und Laboratorien, aber auch für behördliche Institutionen. Nicht zuletzt darauf dürfte die im Vergleich zur MDR längere Übergangszeit von 5 Jahren zur Umsetzung der neuen Anforderungen der IVDR zurückzuführen sein.

Das Ziel der IVDR-Implementierung unterstützen die EU-Kommission und die MDCG durch eine fortlaufende Vorbereitungs- und Implementierungsstrategie, die alle paar Monate aktualisiert wird und die im Hinblick auf den IVD-Sektor u. a. den Stand der MDCG-Dokumente, die Verfügbarkeit Benannter Stellen, den Status der Benennung der EU-Referenzlaboratorien, gemeinsame Spezifikationen, Besonderheiten bei therapiebegleitenden Diagnostika und In-Haus-Verfahren sowie die Veröffentlichung harmonisierter Normen vorsieht [21].

Parallel dazu wurden im Laufe des Jahres 2021 die Stimmen verschiedener Stakeholder – vor allem seitens der Industrie und der medizinischen Laboratorien lauter –, die eine Verschiebung des Gültigkeitsbeginns der IVDR analog zur MDR um mindestens ein Jahr forderten [38].

Mit der Veröffentlichung der Verordnung (EU) 2022/112 wurden verlängerte, nach der Risikoklasse gestaffelte Übergangsbestimmungen für das Inverkehrbringen und den Abverkauf von IVD-Bestandsprodukten (Legacy Devices) und eine Verschiebung der Anwendung von Anforderungen für Inhouse-In-vitro-Diagnostika eingeführt [39]. Dieses soll den Druck auf die Industrie zur Erfüllung der Vielzahl der neuen IVDR-Anforderungen abmildern und damit die Verfügbarkeit der teilweise lebenswichtigen IVD auf dem EU-Markt sicherstellen. Gleichzeitig wird medizinischen Laboratorien mehr Zeit geboten, um die Anforderungen nach Art. 5 Abs. 5 der IVDR vollständig zu erfüllen.

Mit der Verordnung (EU) 2023/607 wurde beim Übergang von der IVD-Richtlinie hin zur IVDR nochmals nachgebessert, indem die in der IVDR ursprünglich vorgesehene Abverkaufsfrist für IVD-Bestandsprodukte vollständig abgeschafft wurde [40].

Es bleibt abzuwarten, ob und inwieweit eine zeitgerechte Implementierung der IVDR unter den geänderten Umsetzungsfristen angesichts der weiter bestehenden hohen Anforderungen für alle Stakeholder und der verzögerten Bereitstellung der regulatorischen Infrastruktur (▶ Kap. B.6.4.4) gelingen kann.

Literatur

[1] Beastall GH. Adding value to laboratory medicine: a professional responsibility. Clin Chem Lab Med 2013; 51(1):221–227. https://doi.org/10.1515/cclm-2012-0630.

[2] Hallworth MJ. The „70% claim“: what is the evidence base? Ann Clin Biochem 2011; 48:487–8.

[3] Valla V, Alzabin S, Koukoura A, Lewis A, Nielsen AA, Vassiliadis E. Companion Diagnostics: State of the Art and New Regulations. Biomark Insights. 2021 Oct 11; 16:11772719211047763. doi:10.1177/11772719211047763. eCollection 2021.

[4] Spitzenberger F, Patel J, Gebuhr I, Kruttwig K, Safi A, Meisel C. Laboratory-Developed Tests: Design of a Regulatory Strategy in Compliance with the International State-of-the-Art and the Regulation (EU) 2017/746 (EU IVDR [In Vitro Diagnostic Medical Device Regulation]). Ther Innov Regul Sci. 2021 Jul 21:1–18. doi:10.1007/s43441-021-00323-7. Epub ahead of print. PMID: 34291407; PMCID: PMC8294224.

[5] Richtlinie 98/79/EG des Europäischen Parlaments und des Rates v. 27. Okt. 1998 über In-vitro-Diagnostika (ABl. L 331 v. 07.12.1998, S. 1), zuletzt geändert durch Richtlinie 2011/100/EU der Kommission v. 20. Dez. 2011 (ABl. L 341 v. 22.12.2011, S. 50).

[6] Luppa, Schlebusch: POCT – Patientennahe Labordiagnostik, 2. A. 2012. Heidelberg: Springer.

[7] Verordnung (EU) 2017/745 des Europäischen Parlaments und des Rates v. 5. April 2017 über Medizinprodukte, zur Änderung der Richtlinie 2001/83/EG, der Verordnung (EG) Nr. 178/2002 und der Verordnung (EG) Nr. 1223/2009 und zur Aufhebung der Richtlinien 90/385/EWG und 93/42/EWG des Rates.

[8] Verordnung (EU) 2017/746 des Europäischen Parlaments und des Rates v. 5. April 2017 über In-vitro-Diagnostika und zur Aufhebung der Richtlinie 98/79/EG und des Beschlusses 2010/227/EU der Kommission.

[9] Medizinproduktegesetz in der Fassung der Bekanntmachung v. 7. August 2002 (BGBl. I S. 3146), das zuletzt durch Art. 223 der Verordnung v. 19. Juni 2020 (BGBl. I S. 1328) geändert worden ist.

[10] Medical Device Coordination Group Document. MDCG 2019-11. Guidance on Qualification and Classification of Software in Regulation (EU) 2017/745 – MDR and Regulation (EU) 2017/746 – IVDR; October 2019.

[11] Spitzenberger, F.: Neue EU-Verordnung über In-vitro-Diagnostika - Inhalte und Konsequenzen für Hersteller, Laboratorien, Benannte Stellen und Behörden, Medizinprodukte-Journal – MPJ 2017, 24. Jg., Heft 1.

[12] Richtlinie 93/42/EWG des Rates v. 14. Juni 1993 über Medizinprodukte.

[13] GHTF/SG1/N045:2008: Principles of In Vitro Diagnostic (IVD) Medical Devices classification; Global Harmonization Task Force, 19 February 2008.

[14] International Medical Device Regulators Forum. Principles of In Vitro Diagnostic (IVD) Medical Devices Classification. IMDRF/IVD WG/N64FINAL:2021. 21 January 2021.

[15] Medical Device Coordination Group Document. MDCG 2020-16 rev. 2. Guidance on Classification Rules for in vitro Diagnostic Medical Devices under Regulation (EU) 2017/746; February 2023.

[16] DIN EN ISO 13485:2016: Medizinprodukte – Qualitätsmanagementsysteme – Anforderungen für regulatorische Zwecke (ISO 13485:2016); Deutsche Fassung EN ISO 13485:2016 + AC:2018 + A11:2021.

[17] DIN EN ISO 14971:2020: Medizinprodukte –Anwendung des Risikomanagements auf Medizinprodukte (ISO 14971:2019); Deutsche Fassung EN ISO 14971:2019 + A11:2021.

[18] Medical Device Coordination Group Document. MDCG 2019-7. Guidance on Article 15 of the Medical Device Regulation (MDR) and in vitro Diagnostic Device Regulation (IVDR) regarding a 'person responsible for regulatory compliance' (PRRC).

[19] Commission Decision of 27 November 2009 amending Decision 2002/364/EC on common technical specifications for in vitro diagnostic medical devices, 2009/886/EC; Corrigendum to Commission Decision 2009/886/EC of 27 November 2009 amending Decision 2002/364/EC on common technical specifications for in vitro diagnostic medical devices (OJEU L 318 of 4 December 2009).

[20] Commission decision of 20 Dec. 2011 amending Decision 2002/364/EC on common technical specifications for in vitro diagnostic medical devices.

[21] MDCG Joint implementation and preparedness plan for Regulation (EU) 2017/746 on in vitro diagnostic medical devices (IVDR); February 2023.

[22] Durchführungsverordnung (EU) 2022/1107 der Kommission v. 4. Juli 2022 zur Festlegung gemeinsamer Spezifikationen für bestimmte In-vitro-Diagnostika der Klasse D gemäß der Verordnung (EU) 2017/746 des Europäischen Parlaments und des Rates.

[23] ISO 20916:2019: In vitro diagnostic medical devices – Clinical performance studies using specimens from human subjects – Good study practice.

[24] Durchführungsverordnung (EU) 2022/944 der Kommission v. 17. Juni 2022 mit Durchführungsbestimmungen zur Verordnung (EU) 2017/746 des Europäischen Parlaments und des Rates hinsichtlich der Aufgaben von und der Kriterien für Referenzlaboratorien der Europäischen Union im Bereich der In-vitro-Diagnostika

[25] EN ISO 15189:2022: Medical laboratories – Requirements for quality and competence

[26] Hoffmüller P, Brüggemann M, Eggermann T, Ghoreschi K, Haase D, Hofmann J, Hunfeld KP, Koch K, Meisel C, Michl P, Müller J, Müller C, Rabenau HF, Reinhardt D, Riemenschneider MJ, Sachs UJ, Sack U, Stenzinger A, Streichert T, von Neuhoff N, Weichert W, Weinstock C, Zimmermann S, Spitzenberger F; AWMF Ad hoc Commision In-vitro Diagnostic Medical Devices. Advisory opinion of the AWMF Ad hoc Commission In-vitro Diagnostic Medical Devices regarding in-vitro diagnostic medical devices manufactured and used only within health institutions established in the Union according to Regulation (EU) 2017/746 (IVDR). Ger Med Sci. 2021 Jun 1;19:Doc08. doi:10.3205/000295. PMID:34194291; PMCID: PMC8204380.

[27] Bank PCD, Jacobs LHJ, van den Berg SAA, et al. The end of the laboratory developed test as we know it? Recommendations from a national multidisciplinary taskforce of laboratory specialists on the interpretation of the IVDR and its complications. Clin Chem Lab Med. 2020. https://doi.org/10.1515/cclm-2020-1384.

[28] Medical Device Coordination Group Document. MDCG 2023-1. Guidance on the health institution exemption under Article 5(5) of Regulation (EU) 2017/745 and Regulation (EU) 2017/746. January 2023.

[29] Gesetz zur Anpassung des Medizinprodukterechts an die Verordnung (EU) 2017/745 und die Verordnung (EU) 2017/746 (Medizinprodukte-EU-Anpassungsgesetz, MPEUAnpG) v. 28. April 2020.

[30] Medizinprodukterecht-Durchführungsgesetz v. 28. April 2020 (BGBl. I S. 960), das zuletzt durch Art. 3f des Gesetzes v. 28. Juni 2022 (BGBl. I S. 938) geändert worden ist.

[31] BT-Drs. 19/15620, S. 88.

[32] Gassner U.M., Lempp, H.-V. Abgrenzungsfragen zu klinischen Prüfungen und Leistungsstudien in der Praxis. MPJ, 28. Jg., Heft 4, 2021.

[33] Lieberman JA, Pepper G, Naccache SN, et al. Comparison of commercially available and laboratory-developed assays for in vitro detection of SARS-CoV-2 in clinical laboratories. J Clin Microbiol. 2020; 58:00821. https://doi.org/10.1128/JCM.00821-20.

[34] European Commission. COVID-19 Tests. Q&A on in vitro diagnostic medical device conformity assessment and performance in the context of COVID-19. February 2021.

[35] Medical Device Coordination Group Document. MDCG 2021-21. Guidance on performance evaluation of SARS-CoV-2 in vitro diagnostic medical devices. August 2021.

[36] World Health Organization. Antigen-detection in the diagnosis of SARS-CoV-2 infection using rapid immunoassays. Interim Guidance. 11 September 2020.

[37] Paul-Ehrlich-Institut. Mindestkriterien für SARS-CoV-2 Antigentests im Sinne von § 1 Abs. 1 Satz 1 TestVO: Antigenschnelltests. 11.06.2021.

[38] EuroLabNews. Issue no. 3/2020. News from EFLM Functional Units. Postponement of the EU Medical Device Regulation to 26 May 2021. Reported by Christa Cobbaert, EFLM observer in the IVD Working Group under the MDCG of the EC.

[39] Verordnung (EU) 2022/112 des Europäischen Parlaments und des Rates v. 25. Jan. 2022 zur Änderung der Verordnung (EU) 2017/746 hinsichtlich der Übergangsbestimmungen für bestimmte In-vitro-Diagnostika und des späteren Geltungsbeginns der Bedingungen für hausinterne Produkte.

[40] Verordnung (EU) 2023/607 des Europäischen Parlaments und des Rates v. 15. März 2023 zur Änderung der Verordnungen (EU) 2017/745 und (EU) 2017/746 hinsichtlich der Übergangsbestimmungen für bestimmte Medizinprodukte und In-vitro-Diagnostika.

Der letzte Zugriff auf alle Links erfolgte am 20.11.2023.

Dokumente und Prozesse

- ▶ *C.1 Biometrische Studienplanung*
- ▶ *C.2 Trial Master File*
- ▶ *C.3 Klinisches Datenmanagement*
- ▶ *C.4 Validierung von computergestützten Systemen*
- ▶ *C.5 Randomisierung*
- ▶ *C.6 Risikomanagement*
- ▶ *C.7 Monitoring*
- ▶ *C.8 Qualifikation von Prüfer und Prüfstelle*
- ▶ *C.9 Transparenz von Studien und Studiendaten*
- ▶ *C.10 (Probanden-)Versicherung*
- ▶ *C.11 Datenschutz und Datensicherheit in klinischen Prüfungen*
- ▶ *C.12 Compliance – Vertragsgestaltung – Prozesse*
- ▶ *C.13 Honorierung von Prüfern*
- ▶ *C.14 Honorierung betroffener Personen*
- ▶ *C.15 Biologische Proben und Laboranalytik*
- ▶ *C.16 Radioaktive Stoffe oder ionisierende Strahlen*

Teil C

C.1 Biometrische Studienplanung

A. Koch, O. Böhm

C.1.1 Entwicklung des Studienkonzepts

Eine wesentliche Grundlage für die Planung von klinischen Prüfungen ist die ICH-Leitlinie E3 [3], die die Struktur und den Inhalt des Auswertungsberichts einer klinischen Prüfung beschreibt. Da offensichtlich nur berichtet werden kann, was auch erhoben wurde, sind die Vorgaben für einen Bericht wichtig für das, was im Studienplan und dem Studienprotokoll berücksichtigt werden muss. Den Strukturvorgaben des Auswertungsberichts bereits bei der Planung zu folgen, ist auch deshalb effizient, weil dann das Studienprotokoll am Ende der Studie direkt zu einem Auswertungsbericht weiterentwickelt werden kann.

Aus biometrisch-methodischer Sicht ist die sorgfältige Entwicklung des Prüfplanes vor allen Dingen deshalb wichtig, weil Wahlmöglichkeiten bei der Durchführung der klinischen Prüfung die Variabilität der Studienergebnisse erhöhen kann und Wahlmöglichkeiten bei der Interpretation der Studienergebnisse eine sachgerechte Interpretation der Studie erschweren oder sogar unmöglich machen können. Beschreibt das Studienprotokoll nur vage, ob die Beobachtungen zweier Therapiegruppen mit dem t-Test oder dem Wilcoxon-Test verglichen werden sollen, oder wenn im Studienprotokoll gar nur von einem „geeigneten" Test gesprochen wird, so kann die Studie eigentlich nur dann sachgerecht interpretiert werden, wenn entweder alle „geeigneten" Tests zur gleichen Schlussfolgerung führen würden oder wenn die Multiplizität der formalen Gewinnchancen post hoc berücksichtigt wird. In beiden Fällen wird die Chance dramatisch reduziert, überhaupt auf eine Wirksamkeit der experimentellen Therapie schließen zu können.

Auch unter dem Einfluss der Richtlinien der Arzneimittelzulassung [35] hat sich die Qualität der Studienplanung in den letzten Jahrzehnten dramatisch verbessert und derartig grobe Mängel der Studienplanung sind in der Tat selten geworden. Trotzdem: subtile Wahlmöglichkeiten, manchmal auch nur dadurch verursacht, dass die Hauptverantwortlichen der Protokollentwicklung gemeinsam ganz sicher sind, wie der Text eines Studienprotokolls zu verstehen ist, stellen eine Herausforderung der Studienplanung dar. Dass Studienprotokolle heute unabhängig von Ethik-Kommissionen und (bei Studien zu Arzneimitteln und Medizinprodukten) von den entsprechenden Zulassungsbehörden gelesen werden, ist eine Stärke unseres Systems zur Genehmigung von Studien am Menschen, die einen wesentlichen Beitrag zur sachgerechten Studienplanung leistet.

Auch unter Berücksichtigung der vorgenannten Hilfestellungen bleibt die Entwicklung eines guten Prüfplanes, der eindeutig, lesbar und nicht überladen aufgeschrieben ist, eine herausfordernde Aufgabe. Es ist sinnvoll, sich an dem zu orientieren, was in einer Indikation üblich ist, denn die Ergebnisse einer neuen Studie sollen ja in den Kontext des bestehenden Wissens eingeordnet werden können. Ein achtloses Cut-and-Paste ist aber umgekehrt der größte Feind der vorgenannten sorgfältigen Studienplanung und umso größer der zeitliche und oder inhaltliche „Abstand" zwischen der Untersuchung ähnlicher Fragestellungen ist, umso wichtiger ist es, jeden Aspekt des Studiendesigns noch einmal sorgfältig zu beleuchten. Darüber hinaus stellt die Planung jeder Studie einen Abgleich zwischen einem Idealzustand und den Restriktionen der therapeutischen Realität dar, weshalb nur dringend empfohlen werden kann, lange und sorgfältig über das prinzipielle Konzept der Studie nachzudenken, bevor dieses Konzept dann unter Zuhilfenahme von so viel Information wie möglich, in ein volles Studienprotokoll entwickelt wird. Späte Entscheidungen über Designänderungen führen zur Notwendigkeit, Änderungen an vielen verschiedenen Stellen des Studienprotokolls vorzunehmen (z. B. führt eine Änderung des Zeitpunktes der Feststellung des primären Endpunktes zu Änderungen im Studienprotokoll, ggf.

der Auswertungsmethodik und dem Umgang mit fehlenden Werten), sodass dann die vorgenannten Wahlmöglichkeiten nur mit großem Aufwand vermieden werden können.

In der ICH-Leitlinie E3 [3] findet sich in Annex 1 auch ein Vorschlag für die Synopse einer klinischen Prüfung und eine Gliederung des Ergebnisberichts (Abb. 1), die bisher auch als Grundlage zur Erfüllung der Berichtspflicht an die Aufsichtsbehörden akzeptiert wurde. In leicht abgewandelter Form stellt sie auch die Grundlage der Förderanträge für klinische Studien beim Bundesministerium für Bildung und Forschung (BMBF) und der Deutschen Forschungsgemeinschaft (DFG; und vielen anderen Fördereinrichtungen) dar und ist geeignet, die frühe interdisziplinäre Diskussion in der Planung einer klinischen Studie zu strukturieren.

Aus der Sicht des finalen Berichts sollte sich die Planung der Studie zunächst darauf konzentrieren, das Studienziel (Objective) genau zu fassen, die Methodik (Methodology) und die erforderliche Patientenzahl festzulegen, die Patientenpopulation durch Diagnose und die wesentlichen Ein- und Ausschlusskriterien zu definieren und die experimentelle Therapie hinreichend in Bezug auf ihre Anwendungsmodalitäten und die Behandlungsdauer zu beschreiben. Die genaue Beschreibung der Vergleichstherapie leistet einen weiteren Beitrag dazu, die interessierende Patientenpopulation genau zu definieren.

Eine genaue Beschreibung der Kriterien, mit deren Hilfe die Wirksamkeit und Sicherheit der Therapie dann beschrieben werden soll sowie die zugehörige statistische Methodik komplettieren die strukturelle Beschreibung des Studienvorhabens.

Eine sorgfältige Dokumentation der betroffenen Personen ist wesentliches Merkmal der Durchführung einer klinischen Studie: Neben den primär für den Studienerfolg ausschlaggebenden Zielgrößen werden weitere Variablen benötigt, mit deren Hilfe der Behandlungseffekt plausibel begründet werden muss und die Konsistenz der therapeutischen Wirkung kritisch hinterfragt werden soll. Ebenso wird ein breites Netz an Variablen aufgespannt, um den Nachweis zu erbringen, dass der therapeutische Nutzen mögliche Nebenwirkungen (speziell bei pharmakologischen Interventionen) überwiegt. In diesem Rahmen werden auch Laborwerte erhoben, die die Unbedenklichkeit der Auswirkungen der Metabolisierung und Ausscheidung des Arzneimittels auf das Organsystem abschätzen lassen. Trotzdem verstellt eine zu frühe Befassung mit all diesen Aspekten, die von enormer Bedeutung für die Ausgestaltung des Prüfplanes sind, den Blick für die Entwicklung eines einfachen realitätstauglichen Studiendesigns und sollte aus diesem Grund nicht zu früh die Diskussion in der Studienplanung behindern.

C.1.2 Ausarbeitung des Prüfplans

Wie erwähnt sollte der Ausarbeitung des Prüfplans (*syn.* Studienprotokoll) eine sorgfältige Entwicklung des Studienkonzeptes vorangehen. Ist das Konzept klar, so beginnt die Ausarbeitung im Detail. Wir vertreten die Auffassung, dass der Prüfplan der üblicherweise gemeinschaftlich unterschriebene „Vertrag" der beteiligten Parteien für die wissenschaftliche Durchführung einer klinischen Studie ist. Daraus resultiert, dass eigentlich alle Teile des Prüfplanes von den beteiligten Experten, dem klinischen Studienleiter, den Prüfärzten, Studienschwestern, Monitoren, medizinischen Dokumentaren, Datenmanagern, Pharmakovigilanzexperten und nicht zuletzt den Biometrikern verstanden sein müssen. Es folgt der klare Anspruch, den Prüfplan so klar und so einfach aufzuschreiben, dass er von allen Beteiligten auch verstanden werden kann.

Aus diesem Grund ist es auch extrem schwierig, die Verantwortung für die biometrische Planung der Studie seitens des verantwortlichen Biometrikers ausschließlich auf das Kapitel Statistik des Studienprotokolls zu beschränken. Eine sachgerechte Fallzahlplanung muss an den Stand des Wissens in Bezug auf die Ergebnisse anderer Studien in der Indikation, die nun weiter beforscht werden soll, anknüpfen. Hierfür müssen die Endpunkte, an denen der Erfolg der Studie formal fest gemacht werden soll, verstanden und korrekt prozeduralisiert sein. Studien, die in dieser Hinsicht nicht korrekt an den Stand des Wissens anknüpfen, können formal erfolgreich („signifikant") sein, die Therapieforschung bringen sie nicht weiter, wenn sie isoliert für sich alleine stehen, weil z. B. ein leicht modifizierter Endpunkt gewählt wurde, die Patientenpopulation im Vergleich zu vorausgegangenen Studien in nicht nachvollziehbarer Form modifiziert wurde oder das Vergleichsarzneimittel nicht gemäß seiner bisherigen Validierung verwendet wird, denn unter den vorgenannten Bedingungen ist es

Name of Sponsor/Company:	Individual Study Table Referring to Part of the Dossier	*(For National Authority Use only)*
Name of Finished Product:	Volume:	
Name of Active Ingredient:	Page:	
Title of Study::		
Investigators:		
Study centre(s):		
Publication (reference)		
Studied period (years): (date of first enrolment) (date of last completed)	Phase of development:	
Objectives:		
Methodology:		
Number of patients (planned and analysed):		
Diagnosis and main criteria for inclusion:		
Test product, dose and mode of administration, batch number:		
Duration of treatment:		
Reference therapy, dose and mode of administration, batch number:		

Name of Sponsor/Company:	Individual Study Table Referring to Part of the Dossier	*(For National Authority Use only)*
Name of Finished Product:	Volume:	
Name of Active Ingredient:	Page:	
Criteria for evaluation: Efficacy Safety		
Statistical methods:		
Summary - Conclusions **Efficacy Results:** **Safety Results:** **Conclusion** Date of report		

Abb.1. Synopse für den Auswertungsbericht einer klinischen Studie nach Appendix 1 der ICH-Guideline E3 [3].

nicht möglich, eine Überlegenheit einer experimentellen Therapie über den (modifiziert untersuchten) Standard zu interpretieren. Dies soll nicht als Plädoyer dafür verstanden werden, das Design klinischer Studien zur Untersuchung von neuen Therapien in einer Indikation „in Beton" zu gießen, sondern ist ein Aufruf dafür, sorgfältig darüber nachzudenken, wie Innovation in die Versuchsplanung eingeführt wird/werden kann, ohne dass das Hauptziel des Humanexperimentes, nämlich die Beantwortung der Frage, ob eine neue Therapie wirksam und sicher ist und folglich einen Fortschritt in der Behandlung der Patienten mit sich bringt, gefährdet oder aus den Augen verloren wird. Experimente mit dem Instrument klinische Studie sollten mit besonderer Sorgfalt durchgeführt werden und unter diesen Umständen sollten sich alle Beteiligten über den Nutzen und die möglichen Risiken (z. B. dass eine Studie nicht sachgerecht interpretiert werden kann) bewusst sein.

Die Leitlinien der medizinischen Fachgesellschaften, wie sie z. B. in Deutschland von der AWMF (Arbeitsgemeinschaft der Wissenschaftlichen Medizinischen Fachgesellschaften, die derzeit 180 wissenschaftlich arbeitende medizinische Fachgesellschaften als Mitglieder und 3 assoziierte Gesellschaften vertritt) betreut und entwickelt werden, beschreiben den Konsens in Bezug auf die sachgerechte Behandlung einer Erkrankung (den therapeutischen Standard). Die indikationsspezifischen Guidelines der Arzneimittelzulassung (der ICH) beschreiben mithilfe welcher Endpunkte in den verschiedenen Erkrankungen und Entwicklungsphasen der Therapieerfolg beschrieben werden sollte und sind damit auch für die biometrische Studienplanung von besonderer Bedeutung. Im europäischen Kontext der Arzneimittelentwicklung findet man diese Guidelines auf den EMA-Internetseiten und häufig am einfachsten, in dem man z. B. „EMA Guideline heart failure" eingibt und dann die entsprechende Seite auswählt; biometrische Guidelines der EMA siehe [55].

Mit der Einführung des Estimand-Konzepts im Rahmen der als Addendum entwickelten Revision der ICH-Guideline E9 R1 [26] ist der Versuch unternommen worden, das Auswertungskonzept für eine klinische Prüfung auf eine in sich geschlossene Basis zu stellen, die den Weg von der Fokussierung der klinischen Fragestellung über die präzise Beschreibung der Zielvariable beschreibt, die in einer spezifischen Population ausgewertet werden soll. Fehlende Werte als Folge sog. „Intercurrent Events" und das Konzept der Sensitivitätsanalysen zur Untersuchung/zum Beleg der Robustheit der Schlussfolgerungen sind in dieses Konzept integriert. Intercurrent Events erlauben aber auch die Abbildung des Therapieabbruchs, Medikamentenwechsels, Nutzung nicht zulässiger Begleitmedikation und anderer Ereignisse nach dem Start der Behandlung eines Patienten im Rahmen einer Studie, die nicht geplant, nicht vorgesehen oder sogar nicht gewünscht waren. Die Attribute des Estimands, die genaue Beschreibung der Behandlung, die Population, der Endpunkt, der erhoben werden soll, und die Beschreibung der Intercurrent Events (sowie der Strategien zum Umgang dieser Intercurrent Events im Rahmen der klinischen Prüfung) sowie das Effektmaß, mit dem auf der Ebene der Population die zur Untersuchung anstehenden Therapien verglichen werden sollen, betreffen Aspekte der Studienplanung, die für sich bereits separat sorgfältig diskutiert wurden, nun aber zusätzlich in einem gemeinsamen Kontext im Rahmen der Estimands beschrieben werden. Zu den Stärken der Estimand-Diskussion gehört, dass die methodische Diskussion nun auf breiter Basis als interdisziplinär offen zu diskutierendem Aspekt der biometrischen Studienplanung verstanden wird. Zu den Nachteilen gehört, dass Aspekte der Planung konfirmatorischer klinischer Prüfungen, wie z. B. das klare Bekenntnis zur Bedeutung des jetzt „Policy Estimand" genannten Auswertungsprinzips, auch in Situationen diskutiert wird, in denen ein allseitiges Verständnis für die Wichtigkeit des Ansatzes bestand, den Beitrag einer Behandlung zum Gesamtzustand des Patienten am Ende des Beobachtungszeitraumes zu bemessen.

Häufig sehen Biometriker ihre primäre Verantwortung im Rahmen der Studienplanung in der sachgerechten Auswahl der statistischen Verfahren für die primäre und die sekundären Auswertungen zur Wirksamkeit und Sicherheit einer Therapie. Ein besonderes Augenmerk wird zu Recht darauf gelegt, die primäre Auswertung so aufzuschreiben, dass Entscheidungen über die Wirksamkeit einer Therapie unter Einhaltung eines präspezifizierten Fehlers 1. Art getroffen werden können. Dies ist jedoch nicht ausreichend, denn der formale Nachweis der Wirksamkeit ist nur der erste Schritt im Rahmen der Gesamtbewertung eines Arzneimittels/Medizinprodukts: Wie auch im Folgenden noch beschrieben, ist der aus statistischer Sicht eher noch herausforderndere Schritt, die Bewertung eines positiven Nutzen-Risiko-Verhältnisses. Weniger strukturiert und deutlich stärker auf die Einbindung medizinischer/inhaltlicher Expertise angewiesen, sollten Biometriker auch diesen Aspekt im Rahmen der Planung der Studie mitberücksichtigen. Wichtige Fragen in diesem Bereich sind: Ist die betrachtete Patientenpopulation eher homogen oder heterogen in Bezug auf die Prognose? Können Untergruppen definiert werden, die eine deutlich unterschiedliche Prognose aufweisen und folglich auch prädiktiv sein könnten? Für diese Faktoren würde eine stratifizierte Randomisierung und in der Folge auch eine stratifizierte Auswertung vorgesehen werden müssen. Ist der primäre Endpunkt der Studie ein zusammengesetzter Endpunkt, dessen Komponenten im Rahmen der Auswertung bezüglich ihrer Konsistenz mit dem Hauptergebnis der Studie diskutiert werden müssen? Welche Chancen bestehen, dass negative Auswirkungen der Therapie auf diese Komponenten erkannt werden können? Eine sorgfältige Studienplanung muss auch zu diesen Punkten Stellung beziehen.

C.1.3 Studienziele/formaler Wirksamkeitsnachweis

Auf nationaler Ebene darf nach AMG (§ 25 Entscheidung über die Zulassung, Satz (2) [5]) die zuständige Bundesoberbehörde die Zulassung nur dann versagen, wenn einer oder mehrere der folgenden aus der methodischen Sicht der Versuchsplanung wichtigen Gründe erfüllt ist/sind:

- Die Unterlagen sind unvollständig (Unterabschnitt 1),
- das Arzneimittel ist nicht nach dem jeweils gesicherten Stand der Erkenntnisse ausreichend geprüft worden (Unterabschnitt 2),
- dem Arzneimittel fehlt die vom Antragsteller angegebene therapeutische Wirksamkeit oder diese ist nach dem jeweils gesicherten Stand der wissenschaftlichen Erkenntnisse vom Antragsteller unzureichend begründet (Unterabschnitt 4) oder
- das Nutzen-Risiko-Verhältnis ist ungünstig (Unterabschnitt 5).

Ähnliche Kriterien finden sich auch in der europäischen Gesetzgebung (Art. 26 Richtlinie 2001/83/EG [6] und Art. 12 Verordnung (EG) 726/2004 [57]).

Zum Nachweis der Wirksamkeit und der Einschätzung eines positiven Nutzen-Risiko-Verhältnisses einer experimentellen Therapie sind klinische Prüfungen zum Vergleich der experimentellen Therapie mit einer oder mehreren Kontrollgruppen erforderlich. Der Vergleich mit einer Kontrollgruppe soll sicherstellen, dass die Wirksamkeit und Sicherheit einer experimentellen Therapie (Prüfintervention, Arzneimittel oder Medizinprodukt) beim einzelnen Patienten eindeutig von anderen Faktoren, wie z. B. dem natürlichen Krankheitsverlauf, der Erwartung der Prüfer und der Patienten und der Wirksamkeit und Sicherheit anderer therapeutischer, akzeptierter, Standardinterventionen, festgestellt werden kann.

Nach wie vor ist die randomisierte Doppelblindstudie, häufig durchgeführt im Parallelgruppendesign, die die experimentelle Therapie mit Placebo oder dem gegenwärtigen therapeutischen Standard vergleicht, der Goldstandard für den Nachweis der Wirksamkeit und eines positiven Nutzen-Risiko-Verhältnisses einer experimentellen Therapie. In einer derartigen Studie wird auf Wirksamkeit geschlossen, wenn bezüglich präspezifizierter Kriterien die experimentelle Therapie einer Placebo-Behandlung oder dem bisherigen therapeutischen Standard überlegen ist oder wenn die experimentelle Therapie jedenfalls nicht schlechter als der bisherige therapeutische Standard abschneidet (wobei Kriterien festzulegen sind, wie diese sog. Nichtunterlegenheit der Therapie festgestellt wird).

Die Auswahl des Studiendesigns ist zu begründen. Dies ergibt sich z. B. aus Anhang 1 Nr. 5.2.5.1 der Richtlinie 2001/83/EG [6]:

- Klinische Prüfungen sind *„in der Regel als ‚kontrollierte klinische Prüfungen' und soweit möglich randomisiert durchzuführen, wobei zum Vergleich je nach Einzelfall ein Placebo oder ein bereits bekanntes Arzneimittel mit nachgewiesenem therapeutischem Wert heranzuziehen ist. Jedes andere Prüfdesign ist zu begründen."*

C.1.4 Auswahl und Begründung der Kontrollgruppe

Placebos (*lateinisch* placebo = ich werde gefallen) sind Scheinpräparate bzw. Scheinprodukte (inerte Substanzen/Medikamente, Leerpräparate oder -produkte, ohne pharmakologisch wirksame Bestandteile, evtl. mit Hilfsstoffen, wie Geschmacks- oder Farbstoffen; Zero-dose), die soweit irgend möglich nicht von der zur Untersuchung stehenden Therapie oder dem Medizinprodukt unterschieden werden können. Ziel einer klinischen Prüfung ist es im Allgemeinen, die Wirksamkeit und Verträglichkeit eines Prüfpräparates (Arzneimittel) oder eines Prüfproduktes (Medizinprodukte) zu untersuchen. Dabei ist zwischen spontanen Verbesserungen im Zeitverlauf, der Erwartung des Patienten, der Erwartung des Arztes und dem Einfluss der Behandlung an sich, der eigentlichen Wirkung eines Prüfpräparates (oder eines Prüfproduktes) zu unterscheiden. Die doppelblinde Behandlung mit Prüfsubstanz (oder dem Prüfprodukt) und Placebo sorgt auch dafür, dass nicht (möglicherweise in bester Absicht) Verzerrungen in die klinische Prüfung getragen werden (z. B. unbehandelte Patienten könnten systematisch mehr bewegt werden, Vitamin C erhalten, um die Nichtbehandlung auszugleichen), denn das Grundprinzip vergleichender Therapiestudien ist, dass alle Patienten (mit Ausnahme der Gabe von experimenteller Therapie oder Placebo/Kontrolle) gleichbehandelt und beobachtet werden.

Patienten, die mit Placebo behandelt werden, sind nicht unbehandelt: Es gibt einen durchaus messbaren Placebo-Effekt. Der Haupt-*Nutzen* einer Placebo-Behandlung ist eher, dass die im Rahmen einer doppelblinden und placebokontrollierten Studie behandelten Patienten der gleichen Unsicherheit dahingehend ausgesetzt sind, ob sie behandelt werden oder nicht. Der Effekt in der Placebo-Gruppe wird genutzt, um den Therapieeffekt um diese unsystematischen Effekte zu „adjustieren".

Bei der Planung klinischer Prüfungen ist festzulegen, ob eine placebobehandelte Kontrollgruppe bei der Behandlung der betreffenden Erkrankung wissenschaftlich erforderlich und ethisch vertretbar ist. Dafür sind die folgenden Überlegungen hilfreich:

Existiert eine wirksame Therapie, so erscheint es zunächst unethisch, Patienten mit Placebo zu behandeln. So wurde in Art. 29 der Deklaration von Helsinki von 2000 [7] zunächst festgehalten, dass die *„gegenwärtig beste Methode"* der Kontrollgruppe zugutekommen solle und ein Placebo verwendet werden könne, wenn kein erprobtes Verfahren verfügbar sei.

Andererseits ist bekannt, dass auch etablierte Arzneimittel in bestimmten Indikationen immer wieder im Placebo-Vergleich scheitern. Beispiele sind klinische Prüfungen im Bereich Antihistaminika (etwas vereinfacht: ein Unterschied zu Placebo konnte nicht gemessen werden, da im beobachteten Untersuchungszeitraum saisonal gar keine Pollen in der Luft waren) und im Bereich Antidepressiva (ebenso vereinfacht: ein Unterschied zu Placebo konnte nicht gemessen werden, da es allen beobachteten betroffenen Personen per se zu gut oder zu schlecht ging).

Häufig scheitern klinische Prüfungen auch daran, dass die „Therapieverbesserung" durch Placebo, also der „Placebo-Effekt", sich als deutlich größer zeigt, als es bei der Studienplanung ursprünglich erwartet wurde. Aber auch in derartigen Situationen ist der Einschluss einer Placebo-Gruppe (evtl. zusätzlich zu einer Therapiegruppe, die mit dem aktuellen Standard behandelt wird) nicht verzichtbar. Erweisen sich in solch einer Studie ohne Placebo-Gruppe die experimentelle Therapie und die Standardtherapie gleich wirksam, so können immer noch beide Therapien lediglich genauso gut wie Placebo gewesen sein. Alternativ zum Vergleich gegenüber einer Placebo-Gruppe wäre es ansonsten nur möglich die Wirksamkeit von Arzneimitteln und Medizinprodukten zu untersuchen, bei denen die begründete Hoffnung besteht, dass sie dem bisherigen therapeutischen Standard überlegen sind.

Im EMEA/CPMP "Position Statement on the use of placebo in clinical trials with regard to the revised Declaration of Helsinki"; EMEA/17424/01, 2001 [9] erklärte der CPMP, dass auch zukünftig die Notwendigkeit von placebokontrollierten Studien zum Nachweis von Wirksamkeit und Sicherheit von Arzneimittel in den Bereichen der Prophylaxe, Diagnose und Therapie besteht und dass ein generelles Verbot von placebokontrollierten Studien dazu führen würde, dass wichtiges wissenschaftliches Erkenntnismaterial, das zur Beurteilung neuer Arzneimittel benötigt wird, fehlen würde und dies den Interessen der Patienten entgegensteht. Trotzdem räumt auch die revidierte Deklaration von Helsinki von 2013 [8] der placebokontrollierten Studie nur einen engen Raum ein.

Unbestritten ist hingegen, dass es ethisch nicht vertretbar ist, zum Zweck einer klinischen Prüfung bei Patienten mit schwerwiegenderen Erkrankungen eine erforderliche, wirksame Therapie abzusetzen und diese durch ein Placebo zu ersetzen. Wichtig ist es auch darauf hinzuweisen, dass eine Placebo-Kontrolle nicht notwendigerweise bedeutet, dass die Patienten unbehandelt sind: speziell kardiovaskuläre Erkrankungen und Diabetes betreffen multimorbide Patienten, die zum Zeitpunkt des Einschlusses in die klinische Prüfung mit ggf. mehreren Arzneimitteln behandelt werden. Die Erkrankungen, deren Behandlung gerade nicht Gegenstand der wissenschaftlichen Untersuchung ist, werden natürlich unverändert weitergeführt bzw. die Patienten können nicht eingeschlossen werden, wenn es Medikamenteninteraktionen mit der experimentellen Therapie geben würde. Ebenso können Patienten, die z. B. bezügl. ihres Blutzuckerspiegels nicht optimal eingestellt sind, sehr wohl für eine begrenzte Zeit in einem Placebo-Vergleich zum neuen Antidiabetikum bezügl. einer Verbesserung ihres Blutzuckerspiegels untersucht werden, wobei dann die bisherige Behandlung des Blutzuckerspiegels unverändert weitergeführt wird (sog. Add-on Design).

Zusammen mit der ICH-Leitlinie E10: Choice of control group [10] bilden die vorgenannten Dokumente bzgl. der Deklaration von Helsiniki [8,9] den regulatorischen Rahmen für die Diskussion um die Entscheidung über die Auswahl der Kontrollgruppe, aber auch viele indikationsspezifische Leitlinien geben Auskunft über die Erwartungen in Bezug auf die entsprechende Auswahl (s. a. CPMP/ICH/364/96: 2.1 – Placebo-Kontrolle [10], CPMP/EWP/518/97 – Depression [11]; CPMP/EWP/238/95 – Hypertonie [12]).

Die Festlegung auf eine zugelassene, wirksame Standardtherapie (sog. Goldstandard, Best-known Therapy) kann insbesondere bei multinationalen und weltweiten Prüfungen eine Herausforderung darstellen, denn die Zulassungen von neuen therapeutischen Interventionen (Arzneimittel und/oder Medizinprodukte) erfolgen in verschiedenen Ländern häufig noch zu unterschiedlichen Zeitpunkten, die therapeutischen Traditionen können unterschiedlich sein und auch seitens der Arzneimittelhersteller mag es in der Vergangenheit nicht attraktiv gewesen sein, eine Zulassung in einer bestimmten Region anzustreben. Innerhalb Europas ist etabliert, dass eine Standardtherapie, die nur in einzelnen Ländern eine nationale Zulassung besitzt, akzeptiert wird, wenn kein Erkenntnismaterial vorliegt, das die Wirksamkeit und oder Sicherheit in Frage stellt und auch die therapeutische Relevanz gegeben ist. Im internationalen Raum empfiehlt sich eine frühzeitige Einbindung der entsprechenden Zulassungsbehörden und die ICH-Guideline E17 beschreibt den internationalen Konsens zur Planung solcher Multi-Regional Clinical Trials (MRCTs) [13].

Neben den direkten internen Kontrollen werden gelegentlich einarmige Studien und einarmige Studien, in denen die Ergebnisse mit historischen oder externen Kontrollen verglichen werden, vorgeschlagen. Diese werden kurz in ▶ Kap. C.1.9 diskutiert.

C.1.5 Randomisierung und Stratifizierung

De facto ist die zufällige Zuteilung der Patienten zu den Therapiegruppen einer Studie die einzige Möglichkeit, mit guter Wahrscheinlichkeit zu erreichen, dass die Therapiegruppen bezüglich bekannter *und* unbekannter Risikofaktoren vergleichbar sind. Wenn keine anderen Verzerrungen in die klinische Prüfung hineingetragen wurden (z. B., weil nicht alle Patienten mit Ausnahme der therapeutischen Intervention gleichbehandelt und beobachtet wurden), dann kann im Rahmen vorgegebener Irrtumswahrscheinlichkeiten geschlossen werden, dass Therapie A der Therapie B in der betrachteten Patientenpopulation überlegen ist, wenn dies auf der Basis der vorgegebenen globalen Studienergebnisse begründet ist [4].

Die Randomisierung ist nutzlos, wenn Arzt oder Studienteilnehmer die Therapiezuteilung des nächsten Patienten kennen, der in die Studie aufgenommen werden soll: Nur wenn der Patient zunächst in die Studie eingeschlossen wird und dann die Therapiezuteilung erfolgt, kann sichergestellt werden, dass es keine bewusste oder unbewusste Selektion von Patienten für eine der untersuchten Therapien gibt. Dieses Prinzip wird englisch „Admission before Allocation" genannt.

Zunächst mag es so erscheinen, als ob die streng zufällige Zuteilung der Patienten zu den Therapiegruppen am besten dadurch sichergestellt werden kann, dass nach Prüfung der Ein- und Ausschlusskriterien und Aufnahme des Patienten in die klinische Prüfung eine Münze geworfen wird. Dieses Vorgehen kann jedoch nicht empfohlen werden, da es schwer möglich ist, nachvollziehbar und glaubwürdig zu beschreiben, dass keine unbeabsichtigte Manipulation stattgefunden hat und mögliche Imbalancen zwischen den Therapiegruppen tatsächlich rein zufällig entstanden sind.

Aus diesem Grund werden üblicherweise Randomisierungslisten erstellt und dieser werden gegenüber allen Beteiligten der klinischen Prüfung geheim gehalten. Speziell in offenen Studien sollte die Randomisierung zentral per Fax, Telefon oder via Internet durchgeführt werden, sodass überzeugend dargestellt werden kann, dass stets zuerst der Patient der Prüfstelle bekannt gemacht wurde, die Prüfung der Ein- und Ausschlusskriterien und die Patientenaufklärung erfolgreich abgeschlossen wurden, bevor dann die Therapiezuteilung erfolgt. Viele der verfügbaren Systeme zur internetbasierten Datenerfassung für klinische Studien erlauben es auch, die Prüfung der Ein- und Ausschlusskriterien und die Zuteilung der Patienten zu den Therapiegruppen abzubilden.

Voraussetzung für eine Randomisierung auf z. B. 2 Behandlungsgruppen ist das Prinzip der Unsicherheit/ Gleichgewicht der erkenntnislogischen Unsicherheit (Equipose): Aus ärztlicher Sicht darf keine der Behandlungen der anderen nach aktuellem Kenntnisstand überlegen sein, sodass sich Patienten nach vollständiger Aufklärung bei freier Entscheidung gleichwertig für eine von beiden Behandlungsmöglichkeiten entscheiden könnten. Randomisierte Studien müssen scheitern, wenn Therapien miteinander verglichen werden, die von den Patienten nicht als nahezu gleichwertig empfunden werden (z. B. Radikaloperation vs. Chemotherapie), da Chancen und Risiken nicht als ungefähr gleichgewichtig empfunden werden. Auch möglicher Nutzen einer experimentellen Therapie und mögliche Risiken, die während der Durchführung der Studie nicht vollständig bekannt sind oder hinreichend quantifiziert werden können, müssen in einem für den Patienten und den behandelnden Arzt in einem nachvollziehbaren Verhältnis stehen.

Die ordnungsgemäße Randomisierung stellt u. a. sicher, dass:

- die Erwartungen von Prüfern oder betroffenen Personen in Bezug auf die Wirksamkeit und Sicherheit von experimenteller Therapie und Kontrolltherapie keinen Einfluss darauf haben können, ob und wann ein Patient in eine klinische Prüfung aufgenommen wird (prüfer- und patientenbezogene Einflussfaktoren);
- die Schweregrade der zu untersuchenden Erkrankung gleichmäßig in den Behandlungsgruppen verteilt sind (krankheitsbezogene Einflussfaktoren);
- die Begleitmedikationen gleichmäßig in den Behandlungsgruppen verteilt sind (behandlungsbezogene Einflussfaktoren).

Klassisch werden 2 Arten der Randomisierung unterschieden: Bei einer einfachen Randomisierung wird für die Gesamtzahl der Patienten in einem Zug eine Randomisierungsliste erstellt, die die Patienten den Behandlungsgruppen zuordnet. Hat man eine derartige Liste mit Hilfe eines Zufallszahlengenerators erstellt, so empfiehlt es sich, die Liste bezüglich der Balance der Therapiegruppen zu prüfen und beim Vorliegen grober Imbalancen (z. B., falls eine unterschiedliche Gesamtanzahl der Patienten pro Therapiegruppe erzeugt wurde oder falls sehr große Blöcke von Randomisierungsnummern ohne Therapiewechsel erzeugt wurden), eine neue Liste zu erstellen. Sobald eine geeignete Randomisierungsliste ohne solche Imbalancen erstellt ist, sollte diese Liste als formales Dokument signiert und im Trial Master File (TMF) abgelegt werden.

Eine Randomisierung in Blöcken balanciert demgegenüber die Behandlungsgruppen in regelmäßigen Abständen. Wird auf 2 Therapiegruppen z. B. mit Blocklänge 4 randomisiert, so werden Permutationen der Sequenz „AABB" für die Randomisierung benutzt. Damit ist sichergestellt, dass nach jeweils 4 randomisierten Patienten die Therapiegruppen ausgeglichen sind.

Die Angaben zur Blockgröße sollten den Prüfärzten nicht bekannt gemacht werden, um die Chance zu minimieren, dass aufgrund bereits erfolgter Therapiezuteilungen auf die Zuteilung des nächsten Patienten geschlossen werden kann. Die Blockgrößen sind deshalb nicht im Studienprotokoll, sondern direkt im TMF zu dokumentieren, z. B. in einem separaten, für die Prüfärzte nicht einsehbaren Randomisierungsplan. In offenen Studien empfiehlt es sich, Randomisierungslisten mit variabler Blocklänge zu erstellen. Dabei werden dann z. B. Blöcke der Länge 4 und 6 zufällig gemischt.

Wird verschiedenen Behandlungsgruppen die gleiche Patientenzahl zugeordnet, spricht man von balancierter Randomisierung, bei ungleichen Patientenzahlen, z. B. 2-mal Verum vs. 1-mal Placebo, von unbalancierter

Randomisierung. Letztere hat den Vorteil, dass weniger Patienten Placebo ausgesetzt werden und schneller Daten zur Verträglichkeit und Wirksamkeit der neuen experimentellen Therapie gewonnen werden können. Zu den Nachteilen gehören, dass im Rahmen der Nutzen-Risiko-Bewertung eines Arzneimittels die Therapieeffekte in relevanten Untergruppen der Patientenpopulation deskriptiv geprüft werden, um einen Eindruck davon zu gewinnen, ob das Medikament im Wesentlichen in allen Bereichen der intendierten Patientenpopulation gleich wirkt. Hier werden die Kontrollgruppen schnell klein und erlauben dann nur noch sehr unscharfe Betrachtungen. Eine balancierte Randomisierung hat auch Vorteile, wenn eine experimentelle Therapie in einem Umfeld mit vielen Begleittherapien untersucht wird: Wenn die Kontrollgruppe nur halb so groß wie die Therapiegruppe ist, fällt es schwerer zu erkennen, welche Nebenwirkungen von der experimentellen Therapie und welche durch die Begleitmedikationen verursacht wurde.

Eine Randomisierung wird als stratifizierte Randomisierung bezeichnet, wenn separate Randomisierungslisten für Untergruppen (Strata) der Patientenpopulation erstellt werden, denn es ist durchaus nicht unplausibel, dass der Therapieeffekt nicht in allen Risikogruppen der Patientenpopulation konstant ist: So ist nicht unbedingt zu erwarten, dass eine Therapie der Herzinsuffizienz die gleiche Verbesserung (z. B. in Bezug auf die Mortalität) bei Patienten im Stadium NYHA II/III wie im Stadium NYHA IV erzielen kann. Ähnliches gilt auch in der Onkologie, wenn es um Patienten in unterschiedlichen Tumorstadien geht. Auch das Nutzen-Risiko-Verhältnis kann sich in solchen Situationen deutlich unterscheiden. Die Diskussion darum, wie die Struktur der Patientenpopulation bezüglich prognostischer Faktoren (die möglicherweise dann auch prädiktiv für die Wirksamkeit der experimentellen Therapie sein können) im Studiendesign abgebildet werden soll, ist ein Kennzeichen einer guten Studienplanung.

Erfolgt die Randomisierung stratifiziert, so sollte auch die Auswertung diese Strata berücksichtigen. Dabei gilt das Prinzip der sparsamen Modellierung: Nur die wichtigsten prognostischen Faktoren können und sollen für die Stratifizierung von Randomisierung und Auswertung berücksichtigt werden, bestimmen damit aber auch, welche Untergruppen von besonderer Bedeutung im Rahmen der Auswertung der Studie betrachtet werden. Zentrum (Land oder Region in Zeiten multinationaler oder weltumspannender Studien) ist ein relevanter quasi als Default gesetzter Faktor für die Stratifizierung von Randomisierung und Auswertung: Die Erwartung zum Zeitpunkt der Studienplanung ist, dass der Therapieeffekt „robust" gegen kleinere Unterschiede im Bereich der Begleitmedikation oder der möglicherweise unterschiedlichen Behandlungstraditionen ist. Die stratifizierte Randomisierung nach Zentrum/Land oder Region erlaubt es deskriptiv, diese Annahme zu unterfüttern und grobe Abweichungen von dieser Annahme zu erkennen [4]. Speziell wenn Studien in unterschiedlichen Regionen der Welt durchgeführt werden, sollte die Stratifizierung nach Region auch in der Fallzahlplanung berücksichtigt werden, da sich hinter dem Faktor Region möglicherweise unterschiedliche Ethnizitäten, medizinische Traditionen, aber auch der Einfluss unterschiedlicher Gesundheitssysteme verbergen können [13].

Mit dynamischer Randomisierung wird eine randomisierte Patientenzuordnung bezeichnet, bei der die Wahrscheinlichkeit für die Zuordnung des nächsten Patienten zu einer der Behandlungsgruppen nicht konstant ist, sondern von den Kovariablen der bisher eingeschlossenen Patienten abhängt, sodass insgesamt eine Balance bezüglich der Kovariablen optimiert wird. Als Vorteil wird häufig gesehen, dass für eine größere Anzahl von Kovariablen eine „Balance" erreicht werden kann, der direkte Nachteil ist, dass die Diskussion darum, welches die wichtigsten prognostischen und möglicherweise prädiktiven Kovariablen einer Erkrankung sind, dann häufig nicht mit der gleichen Strenge geführt wird, wie das erforderlich ist, wenn eine klassische stratifizierte Randomisierung erfolgt.

Bei multizentrischen Studien ist es sinnvoll, die randomisierte Patientenaufnahme zentral durchzuführen. Die Randomisierung kann durch eine Telefon- oder Computer-Randomisierung mit Fax- und nachfolgender brieflicher Bestätigung an das Studienzentrum erfolgen. Die zentrale Randomisierung hat weiterhin den Vorteil, dass bereits bei der Patientenaufnahme die Ein- und Ausschlusskriterien durch eine Randomisierungszentrale überprüft werden. So werden Unklarheiten über eine eventuelle Patientenaufnahme rechtzeitig abgeklärt.

Grundsätzlich gilt, dass vorzeitig ausgeschiedene Patienten, deren Daten vorhersehbar nicht auswertbar sind, nicht ersetzt werden, da ansonsten das Prinzip der Aufnahme in die Studie vor Zuteilung der Studientherapie nicht gewahrt werden könnte. Eine Randomisierungsliste ist daher so umfangreich zu erstellen, dass genügend

Reserve-Randomisierungen möglich sind. Ein entsprechender Aufschlag auf die vorher berechnete Fallzahl muss vorgenommen werden.

Zu Zeiten, als Computerunterstützung bei der Studiendurchführung noch nicht in dem Umfang verfügbar war, wie dies heute der Fall ist, wurde vielfach eine Umschlag-Randomisierung durchgeführt: Die Prüfstellen erhalten dafür mit aufsteigenden Nummern versehene Randomisierungskuverts. Nach Erteilung der schriftlichen Patienten-Einwilligungserklärung (in diesen Fällen mit Unterschrift, Datum und auch Uhrzeit, durch Prüfer und Patient) werden die Randomisierungskuverts in der streng zeitlichen Reihenfolge der Patientenaufnahme entsprechend der aufsteigenden Nummern geöffnet und die Zuordnung der Patienten zur jeweiligen Behandlungsart festgestellt.

Offensichtlich ist es schwierig, den Prozess so aufzusetzen, dass das Prinzip „Aufnahme des Patienten in die klinische Prüfung vor Zuteilung der Therapie" zweifelsfrei belegt werden kann. Mindestvoraussetzungen sind, dass nach Öffnung des Randomisierungskuverts auf dem innen enthaltenen Randomisierungsblatt/-code vermerkt werden sollte, wer, wann (Uhrzeit, Datum) das Kuvert geöffnet hat. Der Randomisierungscode sollte dann entweder in ein dafür vorgesehenes Feld im Prüfbögen des jeweiligen Patienten eingeklebt oder zusammen mit der Liste der Patientenaufnahme im TMF der Prüfstelle abgeheftet werden. Bei verblindeten Studien enthalten die Randomisierungskuverts zusätzlich zu den obigen Angaben eine eindeutige Patienten-Randomisierungsnummer (Unequivocal Patient Identifyer) sowie als Behandlungsart die zu verwendende Nummer der verblindeten und im Studienzentrum gelagerten oder nach Randomisierung zuzusendenden nummerierten Studienmedikationspackung. Abzulehnen ist die Angabe der zu verwendenden Studienmedikationen nach z. B. Gruppe A oder Gruppe B in den Randomisierungskuverts und Bezeichnung der verblindeten Studienmedikationspackungen nach Behandlungsgruppe A und B, da in Einzelfällen die Einhaltung der Verblindung über die gesamte Studiendauer nicht zu gewährleisten ist. Eine solche Studie würde nicht als doppelblinde Studie gewertet werden.

Durch die Verfügbarkeit entsprechender Computerprogramme wurde diese Vorgehensweise aber inzwischen weitgehend abgelöst. Diese Computerprogramme erlauben es technisch über das Internet zu jeder Tages- und Nachtzeit eine Randomisierung durchzuführen (zentrale web-basierte Randomisierung/Interactive Web Response System, IWRS). Somit ist eine Umschlag-Randomisierung eigentlich nicht mehr erforderlich, da die Glaubwürdigkeit des Prozesses vergleichsweise schwer formal prüfbar und damit überzeugend dargestellt werden kann.

Relevante Diskussionen zum Thema Randomisierung, Stratifikation und Berücksichtigung in der Auswertung und Interpretation der Studienergebnisse finden sich in den ICH-Leitlinien E9 [4], E17 [13], E5 [14], Points to Consider on Adjustment for Baseline Covariates [15], und der Guideline on investigation of subgroups in confirmatory clinical trials [2].

C.1.6 Verblindung der Studienintervention

Goldstandard-Design für die Wirksamkeitsprüfung eines neuen Arzneimittels oder der Leistungsprüfung des Medizinproduktes ist die randomisierte und doppelblinde Studie, in der weder Arzt noch Patient die Zuteilung der Therapie kennen oder erraten können. In einer derartigen klinischen Prüfung ist dann eine beabsichtigte oder unbeabsichtigte Beeinflussung des beobachteten Behandlungseffekts praktisch nicht möglich. Randomisierte Doppelblindstudien sind auch aus dem Grund so beliebt, weil (im Gegensatz zu nichtinterventionellen, beobachtenden Studien) die kritische Prüfung der Ergebnisse einfacher und überzeugender dargestellt werden kann und durch die Randomisierung (wenn andere Designfehler vermieden werden) eine interne Validität der Studie erreicht werden kann.

Mögliche Konsequenzen einer fehlenden Verblindung der Therapien sind vielfältig. Fragen, die dann im Rahmen der Diskussion der Studienergebnisse überzeugend beantwortet werden müssten, schließen die folgenden Punkte mit ein:

- Haben die Prüfer die „Behandlungserfolge" in der Kontrollgruppe genauso beobachtet und dokumentiert wie in Kenntnis der Anwendung der experimentellen Therapie?
- Haben die Prüfer die bereits lange bekannten Nebenwirkungen des therapeutischen Standards bei Arzneimitteln oder Risiken und vorhersehbare unerwünschte Wirkungen bei der Anwendung von Medizinprodukten mit gleicher Sorgfalt, wie die ggf. neuen unerwünschten Wirkungen der experimentellen Therapie, dokumentiert?
- Haben Prüfer und Studienpersonal Therapie- und Kontrollgruppe wirklich gleichbehandelt und beobachtet, sodass der einzige Unterschied zwischen den beiden Therapiegruppen tatsächlich nur die angewendete Therapie ist?
- Können systematische, aber nicht deklarierte Unterschiede zwischen den Therapiegruppen (z. B. in Bezug auf die Begleitmedikation) ausgeschlossen werden?
- Können subjektive Effekte auf die Prüfungsteilnehmer ausgeschlossen werden, wenn diese wissen, welche Behandlung sie erhalten haben?

Es ist ein Kennzeichen guter Studienplanung, inwieweit diesen Überlegungen in der Begründung des Studiendesigns Rechnung getragen wird. Wann immer möglich, sollte in klinischen Prüfungen einschließlich der Phase I ein vergleichendes Design mit randomisierter Zuordnung zu den Interventions- bzw. Behandlungsmöglichkeiten gewählt werden, auch wenn dies organisatorisch aufwendiger und mit höheren Kosten verbunden ist.

Man spricht von einfacher Verblindung, wenn wenigstens der Prüfungsteilnehmer, nicht aber der Arzt gegenüber der zugeordneten Therapie verblindet ist. Weil in einer einfachblinden Studie der Arzt bewusst oder unbewusst eine Verzerrung in die Studie hineintragen kann (z. B., weil er für Placebo-Patienten auf andere Art das Fehlen der aktiven Therapie zu kompensieren sucht), sollte doch immer der bestmögliche Standard in Bezug auf die Verblindung angestrebt werden.

Werden z. B. Standard- und experimentelle Therapie unterschiedlich häufig angewendet (wie einmal tägliche Anwendung vs. Anwendung am Morgen und am Abend), so kann im Rahmen der klinischen Prüfung die zweite Arzneimittelgabe durch ein Placebo ersetzt werden. Bei unterschiedlicher Applikationsform (z. B. intravenöse vs. subkutane Applikation) kann eine sog. Double-Dummy-Design genutzt werden, bei dem die eine Hälfte der Patienten Verum subkutan und ein intravenöses Placebo und die andere Hälfte intravenös mit Verum und subkutan mit Placebo behandelt wird. Während im zweiten Beispiel die Belastung der Patienten gegen die größere Robustheit der Studiendurchführung und Interpretation der Ergebnisse abgewogen werden muss, erfährt im ersten Beispiel kein Patient eine höhere Belastung im Vergleich zum gegenwärtigen Standard.

Es gibt jedoch Situationen, in denen die Verblindung nur eingeschränkt oder gar nicht möglich ist. Beispiele sind:

- Randomisierte klinische Prüfungen zur Bewertung der Wirksamkeit und Sicherheit eines neuen Arzneimittels bzw. zur Bewertung der Sicherheit und Leistung eines neuen Medizinproduktes, bei der eine Verblindung nicht möglich oder nicht erfolgreich ist, da z. B. eine bekannte, aber irrelevante Nebenwirkung oder ein Vorkommnis einen Therapiearm und somit die klinische Prüfung quasi zuverlässig entblindet.
- Prüfungen mit Arzneimitteln, in denen eine Verblindung auch im Rahmen eines Double-Dummy-Designs nicht möglich ist oder die gegen ein Medizinprodukt geprüft werden.
- Prüfungen mit Medizinprodukten, in denen eine Verblindung gegenüber einem anderen Medizinprodukt nicht möglich ist.

In diesen Fällen sollte erwogen werden, dass zumindest die Bewertung des Therapieerfolgs in Unkenntnis der Therapiezuteilung erfolgen sollte (eine sog. beobachterblinde Studie). Auch wenn es im Einzelfall einen nicht unerheblichen logistischen Aufwand bedeutet, dieses Prinzip überzeugend umzusetzen, wird doch die Glaubwürdigkeit der Studie zumindest im Hinblick auf die Güte der Bewertung des Therapieerfolgs deutlich verbessert. Bilder, Filmaufnahmen u. Ä., die dann sorgfältig verblindet und an anderer Stelle bewertet werden, können diskutiert werden.

Auch das Vorliegen einer Nebenwirkung, die in Einzelfällten zu einer Entblindung der Therapie führen kann, sollte nicht zu schnell als Argument gegen eine generelle Verblindung der klinischen Prüfung genutzt werden. Auch in dieser Situation wäre ja die Prüfung für die Mehrzahl der Patienten ohne das Risiko einer Verzerrung durchführbar.

In der Diskussion um ein adäquates Studiendesign wird immer wieder vorgetragen, dass eine Verblindung nicht unbedingt erforderlich sei und eine „pragmatische" Herangehensweise auch ausreichend wäre. Macht man sich allerdings klar, wieviel Zeit, Geld und Energie erforderlich sind, um Patienten für eine randomisierte Studie zu gewinnen, sie in diesem Kontext zu behandeln und diese Behandlung auch zu dokumentieren, so ist der zusätzliche Aufwand für eine Verblindung häufig eher marginal, leistet aber einen dramatischen Beitrag dazu, dass die Studienergebnisse erfolgreich interpretiert werden können.

C.1.7 Endpunkte

Daten und Messwerte, die in klinischen Studien erhoben werden, werden als Endpunkte oder Zielvariablen bezeichnet, wenn mit ihrer Hilfe der Einfluss der therapeutischen Intervention bemessen werden soll. Pharmakokinetische Untersuchungen beschreiben z. B. den zeitlichen Verlauf der Aufnahme, Metabolisierung und Ausscheidung eines Arzneimittels. Endpunkte in klinischen Studien der Phase III sollen den Einfluss der Therapie auf den Verlauf der zugrunde liegenden Behandlung bemessen lassen und müssen folglich geeignet sein, die Wirksamkeit und ein positives Nutzen-Risiko-Verhältnis der therapeutischen Intervention abzuschätzen.

C.1.7.1 Primäre und sekundäre Endpunkte

Als primären Endpunkt einer Studie bezeichnet man die Messvariable, auf deren Basis formal entschieden wird, ob eine experimentelle Therapie als wirksam zur Behandlung einer Erkrankung angesehen werden soll. Beispiele sind quantitativ gemessener Schmerz in einem bestimmten Zeitraum, die Dauer einer Erkrankung oder die Änderung der Nierenfunktion im Studienverlauf. In einigen Fällen besteht die Übereinkunft, dass die Wirksamkeit einer Therapie nicht nur anhand des Effekts auf einen Endpunkt bemessen werden kann: Die Alzheimer-Erkrankung wird mindestens in den Dimensionen Gedächtnisleistung/Erinnerungsfähigkeit und der Fähigkeit, das tägliche Leben zu meistern, beschrieben [16]. In diesem Fall spricht man dann von ko-primären Endpunkten. Die statistischen Auswirkungen (beide Zielvariablen können zu dem für die Studie festgelegten Fehler 1. Art bewertet werden, aber in aller Regel muss die Fallzahl erhöht werden, damit die Gesamtgüte der Studie (Power) ausreicht) sind in der Guideline zur Berücksichtigung von Multiplizität in klinischen Studien [17] diskutiert.

Alle übrigen Variablen werden als sekundäre Endpunkte oder Variablen zur Beschreibung der Sicherheit/ Sicherheitsendpunkte bezeichnet. Sie haben die Aufgabe, die primären Variablen kritisch zu hinterfragen, in einen Kontext einzuordnen, oder zusätzliche Aspekte zu beleuchten: z. B. spielen zusammengesetzte Endpunkte (Composite Endpoints) eine wichtige Rolle, wenn der eigentlich interessierende Endpunkt nicht so häufig auftritt oder methodisch-inhaltlich mit anderen Variablen verbunden ist. Bei Studien zur Thromboseprophylaxe bei Patienten, die nach chirurgischen Eingriffen immobilisiert und ein erhöhtes Risiko für die Bildung einer Thrombose im tiefen Venensystem haben, wird ein zusammengesetzter Endpunkt betrachtet, in dem das Auftreten einer tiefen Beinvenenthrombose, einer Lungenembolie oder eines Todesfalls zusammengefasst wird. Inhaltlich wird die Auffassung vertreten, dass eine Lungenembolie letztlich die Folge einer nicht entdeckten tiefen Venenthrombose ist und das Vorliegen einer Lungenembolie die Mortalität substanziell erhöht [18]. Zeigt ein Medikament einen positiven Effekt auf diesen zusammengesetzten Endpunkt, so sollten auch die einzelnen Komponenten zumindest einen positiven Trend zeigen und werden daher als sekundäre Endpunkte einzeln aufgeführt und bewertet [17].

Gelegentlich werden einzelne sekundäre Endpunkte als wichtigste sekundäre Endpunkte ausgezeichnet (Key Secondary Endpoints). Damit soll zum Ausdruck gebracht werden, dass diese Endpunkte aus inhaltlicher Sicht mit dem primären Endpunkt verbunden sind und folglich positive Effekte zeigen sollten, falls der primäre Wirksamkeitsnachweis erfolgreich war. Auch würden negative Ergebnisse in diesen Endpunkten die Glaubwürdigkeit des Hauptergebnisses in Frage stellen. Für die Zulassung eines Arzneimittels ist der Nachweis von Nichtunterlegenheit (gleichwertige oder bessere Wirksamkeit) ausreichend. Erzielt ein Arzneimittel diese Wirksamkeit über einen anderen Wirkmechanismus, der möglicherweise zusätzliche Vorteile hat, so könnten diese Vorteile über diese Key Secondary Endpoints beschrieben werden und im statistischen Konzept der Studie so berücksichtigt werden, dass Schlussfolgerungen unter formaler Kontrolle einer Irrtumswahrscheinlichkeit möglich sind (hierarchische Testung von Endpunkten [17]) und dann auch behauptet werden können. Ein gutes Beispiel wäre eine onkologische Therapie, die bei gleichem progressionsfreiem Überleben eine „signifikant" besserer Verträglichkeit aufweist, wobei dieser Aspekt dann in gleicher Weise wie der primäre Endpunkt sorgfältig definiert werden muss.

Unter den Key Secondary Endpoints findet sich häufig auch die Mortalität. Diese Fälle bedürfen einer sorgfältigen Betrachtung in den Fällen, in denen Mortalität der eigentlich interessierende Endpunkt ist und nur deshalb nicht als primärer Endpunkt gewählt wird, weil die Befürchtung besteht, dass Mortalitätsunterschiede nur schwer zu zeigen sind (sog. Relegated Primary Endpoints) und Überlegungen zur Machbarkeit im direkten Konflikt mit der Aussagefähigkeit der Studie stehen. Hier muss dann geprüft werden, wie relevant ein für sich alleinstehendes signifikantes Ergebnis im primären Endpunkt ist (oder um ein berühmtes Zitat von John Tukey zu verlängern: *„Kritisch zu diskutieren ist, ob ein nicht signifikantes Ergebnis in einem relevanten Endpunkt nicht doch informativer ist als ein signifikantes Ergebnis in einem Endpunkt, dessen Relevanz nicht gegeben oder nicht beurteilbar ist."*). Weitere Überlegungen finden sich im folgenden Abschnitt.

Alle übrigen Endpunkte werden als exploratorisch bezeichnet, d. h., es gibt keine wirkliche Erwartung bez. der Ergebnisse in diesen Endpunkten, sie sind Teil der erweiterten Therapieforschung, die ein wesentliches Element jeder Therapiestudie sein muss, die aber nicht dazu führen darf, dass die Studie nicht mehr ordnungsgemäß durchgeführt werden kann, weil die Dokumentationslast für die beteiligten Prüfärzte und Studienschwestern zu groß wird. Für die Interpretation gilt ähnlich wie für die Inspektion der Ergebnisse der Untergruppen einer klinischen Studie im Rahmen der erweiterten Nutzen-Risiko-Bewertung, dass unerwartete (negative) Ergebnisse für die experimentelle Therapie mindestens sorgfältig diskutiert werden müssen [2].

C.1.7.2 Zur Auswahl von primären Zielvariablen in therapeutischen Studien

Die primäre Zielvariable einer klinischen Prüfung benennt den Parameter, mit dessen Hilfe der Nachweis der Wirksamkeit bzw. der Leistung einer therapeutischen Intervention formal geführt werden soll. Dafür muss ein Kriterium gewählt werden, das eine klinisch relevante Veränderung bei einem behandlungsbedürftigen Patienten mit einer bestimmten Erkrankung (in einer bestimmten Indikation, einer definierten Zweckbestimmung) darstellt. Bei Arzneimitteln ist der alleinige Nachweis einer pharmakodynamischen Wirkung üblicherweise nicht ausreichend, um daraus auf eine allgemeingültige therapeutische Wirksamkeit zu schließen [4].

Der Unterschied zwischen den Studienarmen bezüglich des primären Endpunktes (z. B. beschrieben als Differenz oder Quotient von Mittelwerten oder Erfolgsraten, die in den Studienarmen beobachtet werden) wird als Therapieeffekt bezeichnet und am Ende im Rahmen der statistischen Auswertung konfirmatorisch getestet und letztlich dahingehend bewertet, ob ein Therapieeffekt belegt werden konnte, der über Zufallsschwankungen hinaus geht. Offensichtlich hat dann die Auswahl des primären Endpunktes einen direkten Einfluss auf die Patientenzahl (Fallzahl), die in die Studie eingeschlossen werden muss. Wie bereits in ▶ C.1.1 zur Konzeption der Studie erläutert, sind die Spielräume für die Auswahl des primären Endpunktes üblicherweise gering: Wenn Studienergebnisse nicht isoliert stehen sollen, müssen sie dem Standard folgen, der durch andere Therapiestudien, die Leitlinien der Fachgesellschaften und die regulatorischen Guidelines für die Untersuchung bestimmter Erkrankungen definiert werden. Auch bei der Entwicklung der regulatorischen Guidelines werden die medizinischen Fachgesellschaften gehört, um das Wissen zum gegenwärtigen Behandlungsstandard korrekt wiederzugeben.

Wo Freiheiten bzgl. der Wahl des primären Endpunktes bestehen, ist es aus statistischer Sicht natürlich für die Fallzahl günstiger, einen Endpunkt zu wählen, der eine geringere Variabilität aufweist, bei dem eine größere Separation der Behandlungsarme zu einem früheren Zeitpunkt zu erwarten steht, der robuster gegen den Einfluss variabler Begleiterkrankungen ist und (z. B. im Kontext multizentrischer klinischer Studien) einfacher und verlässlicher gemessen werden kann: Wie bereits erwähnt sind alle diese Erwägungen nachrangig im

Vergleich zur primären Diskussion darum, was als klinisch relevante Veränderung in der zur Diskussion stehenden Indikation angesehen werden kann.

Neben der eindeutigen Beschreibung der Zielvariablen und der ebenso eindeutigen Beschreibung der Auswertung ist es aus methodischer Sicht auch erforderlich, dass man die Robustheit und Störanfälligkeit der Messung der primären Zielvariablen mit in die Auswahlentscheidung einbringt. Der vorzeitige Abbruch der Beobachtung durch den Patienten (Withdrawal, Drop-out) wirkt sich z. B. stärker in Studien aus, die einen metrischen Endpunkt erheben, für den dann kein Wert verfügbar ist (und der dann ersetzt werden muss), als in Studien, die Erfolg oder Misserfolg der Therapie qualitativ bewerten und häufig die Annahme plausibel ist, dass ein Misserfolg angenommen werden kann, wenn der Erfolg nicht direkt beobachtet wurde. Der Umgang mit fehlenden Werten und anderen Ereignissen, die die Beobachtung des primären Endpunktes zwischen Einschluss des Patienten in die Studie und Studienabschluss stören (Intercurrent Events), sind Gegenstand der Revision zu ICH-E9 [26], er muss im Studienprotokoll beschrieben werden.

Der Vergleich der nichtsteroidalen Antirheumatika mit den Cox-2-Hemmern verdeutlicht, dass in der Therapieforschung gelegentlich exzessive Therapiestudien zur Untersuchung der Sicherheit erforderlich sind, die zeitgleich mit den Studien zur Bewertung der Wirksamkeit oder sogar im Nachgang dazu durchgeführt werden müssen, um Verdachtsmomente bezüglich eines schweren Risikos durch die Therapie auszuschließen oder zu quantifizieren. Je nach dem Stand des Wissens müssen dann Sicherheitsparameter als ko-primäre Endpunkte mitberücksichtigt werden.

C.1.7.3 Zusammengesetzte Endpunkte (Composite Endpoints)

Bei einigen Indikationen oder klinischen Fragestellungen werden traditionell zusammengesetzte Endpunkte untersucht. Dies ist der Fall, wenn Endpunkte inhaltlich in Zusammenhang stehen (z. B. schwerwiegende Blutungskomplikationen zur Zusammenfassung von Schlaganfall und Blutungen, die eine Reoperation erforderlich machen) und jeder einzelne Endpunkt eine sehr geringe Inzidenz hat. Andere Beispiele sind MACE (Major Cardiovascular Events) als zusammengesetzter Endpunkt aus Tod, nicht tödlichem Herzinfarkt oder nicht tödlichem Schlaganfall.

Sie dienen bei genauer Definition als primäre Endpunkte und können neben der inhaltlichen Sinnhaftigkeit der Zusammenfassung auch dazu führen, dass eine geringere Studienfallzahl erforderlich ist. Wie bereits erläutert ist dann aber im Rahmen der Auswertung sorgfältig zu prüfen, dass die Therapieeffekte auf die Komponenten negative Effekte auf schwerwiegendere Komponenten hinreichend ausschließen lassen. So wäre ein positiver Effekt auf einen zusammengesetzten Endpunkt aus den Ereignissen Rehospitalisierung und Tod nur schwer zu bewerten, wenn deutlich positive Effekte auf die Rehospitalisierungsrate im Widerspruch zu einer tendenziell erhöhten Mortalität stehen würden.

Es ist eine wichtige Aufgabe, im Rahmen der Studienplanung zu klären, welche Trennschärfe die Studie auch bezüglich des selteneren Endpunktes aufweist und damit bereits zu diesem Zeitpunkt mögliche Hindernisse der Interpretation zu adressieren. So könnte man überlegen, welche Verschlechterung in Bezug auf die Mortalität mit der geplanten Fallzahl (unter der Annahme, dass sich die experimentelle Therapie und die Kontrolle bez. der Mortalität nicht unterscheiden) ausgeschlossen werden kann und dies mit den Zulassungsbehörden vorab zu diskutieren.

Zulassungsbehörden akzeptieren – insbesondere für schwerwiegende Erkrankungen (die unbehandelt akut oder in Kürze zu einem u. U. irreversibel schwerwiegenderen und/oder lebensbedrohlichen Zustand führen; für die eine anerkannt wirksame Therapie nicht zur Verfügung steht) – einen Wirksamkeitsnachweis, der indirekt auf kritisch ausgewählten und begründeten Surrogatparametern und/oder intermediären Parametern beruht. Solchermaßen erteilte Zulassungen (Exceptional Circumstances: „*applicant can show that they are unable to provide comprehensive data on the efficacy and safety of the medicine for which authorisation is being sought, due to the rarity of the condition it is intended for, limited scientific knowledge in the area concerned, or ethical considerations involved in the collection of such data*" [19]; Conditional Approval: „*medicine's benefits outweigh its risks*" [20]; für z. B. die Behandlung lebensbedrohlicher Erkrankungen oder Erkrankungen, für die noch keine wirksame Therapie zur Verfügung steht) erfolgen üblicherweise jedoch mit der Auflage, den Nachweis der Wirksamkeit bezüglich der relevanten Endpunkte nachzuliefern. In diesem Sinne könnte ein Wirksamkeitsnachweis mithilfe eines zusammengesetzten Endpunktes eine Voraussetzung für eine bedingte Zulassung sein, die dann zu einem späteren Zeitpunkt, z. B. durch die abschließenden Mortalitätsdaten, komplettiert und in eine vollständige Zulassung umgewandelt wird.

C.1.7.4 Surrogatparameter, Surrogatendpunkte, Biomarker

In der ICH-Leitlinie E8 zu den allgemeinen Überlegungen für klinische Prüfungen [21] findet sich die folgende Definition:

> *„A surrogate parameter is an endpoint that is intended to relate to a clinically important outcome but does not in itself measure a clinical benefit. Surrogate endpoints may be used as primary endpoints when appropriate (when the surrogate is reasonably likely or well known to predict clinical outcome). The methods used to make the measurements of the endpoints, both subjective and objective, should be validated and meet appropriate standards for accuracy, precision, reproducibility, reliability, and responsiveness (sensitivity to change over time)."*

Gemäß dieser Definition ist also ein Surrogatendpunkt ein Messwert, der im Zusammenhang zu einem klinischen Endpunkt steht (der den Krankheitszustand eines Patienten oder das Ergebnis einer Behandlung beschreibt), der aber selbst keinen klinischen Nutzen beschreibt.

In der täglichen ärztlichen Praxis werden viele Therapieentscheidungen auf der Basis solcher Surrogatparameter getroffen, weil diese Surrogatparameter einen hohen prognostischen Wert haben. Dies beginnt bei einer erhöhten Körpertemperatur als möglicher Hinweis auf einen grippalen Effekt und der routinemäßigen Messung von Puls und Blutdruck und wird durch Laborwerte ergänzt.

Sollen derartige Surrogatparameter als Endpunkte in klinischen Studien genutzt werden, müssen gesicherte Erkenntnisse dazu vorliegen, wie zuverlässig ein derartiger Surrogatendpunkt einen klinischen Endpunkt vorhersagen kann. Dies wird als Validierung eines Surrogatendpunktes bezeichnet und in aller Regel müssen Daten aus Studien vorgelegt und bewertet werden. Offensichtlich sind Surrogatendpunkte nur dann sinnvoll nutzbar, wenn sie zu einem früheren Zeitpunkt als ein relevanter klinischer Endpunkt mit hinreichender Genauigkeit gemessen werden können.

Etablierte Surrogatendpunkte im Rahmen der Arzneimittelentwicklung und von Zulassungsstudien sind z. B.:

- Blutdrucksenkung bei Hypertonie (Golden Surrogate Endpoint) [12] als Parameter zur Verhinderung der klinisch relevanten kardiovaskulären Endpunkte [22,23], Herzhypertrophie, -insuffizienz, -infarkt und/oder Apoplex
- Blutzuckersenkung oder Senkung des HbA1 bei Typ-I-Diabetes als Hinweis einer möglichen Verminderung/Verhinderung von diabetischen Folgeerkrankungen und Spätschäden
- Erhöhung der Remissionsraten, Verlängerung der Remissionsdauer, progressionsfreien Intervalle, „tumor burden outcomes" bei Tumorerkrankungen
- Blutcholesterinkonzentration/Lipoproteine/Senkung des Serum LDL-Cholesterols bei Hypercholesterinämie, Senkung des HbAlc durch orale Antidiabetika bez. Überleben (Gesamtmortalität; kardiovaskuläre oder zerebrovaskuläre Todesursache)

Je nachdem, wie gut die Korrelation belegt ist, können die vorgenannten Surrogatendpunkte auch als primäre Endpunkte in konfirmatorischen klinischen Prüfungen der Phase III genutzt werden oder stehen zur Verfügung, wenn in einer Dosisfindungsstudie der Phase II die minimal wirksame Dosis einer Therapie identifiziert oder der Rahmen möglicher Dosierungen so weit eingeschränkt werden muss, dass dann mit machbarer Patientenzahl Wirksamkeit und Sicherheit einer Dosis eines Testarzneimittels abschließend nachgewiesen werden können.

Die Entwicklung und Validierung von Surrogatendpunkten ist ein wesentlicher Bestandteil der Therapieforschung und leistet einen wesentlichen Beitrag dazu, dass Arzneimittel effizienter entwickelt werden können, ist aber selbst nicht ohne Aufwand und einer stetigen Weiterentwicklung unterworfen. Erfahrungen können sich jedoch mit dem Fortschritt der wissenschaftlichen Erkenntnisse ändern, wie auch bisher von Zulassungsbehörden akzeptierte Surrogatparameter im Verlauf einer klinischen Entwicklung anders bewertet werden können. Häufig ist die Entwicklung eines Surrogatendpunktes als Teil eines Entwicklungsprogramms (wo dann die Eigenschaften eines Surrogatendpunktes zur Vorhersage des klinischen Endpunktes direkt untersucht werden können) eher eine Investition in die Zukunft der Arzneimittel- oder Medizinproduktentwicklung in der beforschten Indikation.

Im Rahmen der Entwicklung von Generika zu chemisch definierten Arzneimitteln sind die Fläche unter der Konzentrations-Zeit-Kurve des Plasma-Spiegels (AUC) und das Maximum (C_{max}) dieser Kurve etablierte Surrogatendpunkte, mit deren Hilfe bei hinreichender Gleichheit auf Gleichwertigkeit von Generikum und Referenzarzneimittel geschlossen wird (da auf diesem Wege eine gleiche Bioverfügbarkeit des Wirkstoffes bestätigt wird).

Ein zunehmendes mechanistisches Verständnis von Erkrankungen und Therapien führt dazu, dass Biomarker identifiziert werden können, mit denen der Verlauf einer Erkrankung oder wichtiger noch das Ansprechen einer Therapie vorhergesagt werden kann. Diese Biomarker müssen, damit sie in der medizinischen Therapie zuverlässig genutzt werden können, wie jeder diagnostische Test validiert werden. Dies setzt voraus, dass die interessierende Eigenschaft des Biomarkers (zur Auswahl von Patienten, die von einer Therapie profitieren können, zur Therapiesteuerung, als Surrogatendpunkt für den Therapieerfolg) genau beschrieben und dann untersucht wird). Das von der FDA entwickelte Konzept der „Companion Diagnostics" [24] beschreibt diesen Prozess und die Anforderungen aus der Sicht einer gemeinschaftlichen Wirksamkeitsbewertung von diagnostischem Test und zugehöriger Therapie [24] sehr gut und ist auch für den europäischen Rechtsrahmen von Bedeutung, auch wenn die finalen Anforderungen etwas unterschiedlich sind [25].

C.1.7.5 Beurteilungsskalen und Score-Systeme

Dort, wo der Erfolg einer Therapie nicht direkt metrisch messbar ist, wie dies für Blutdruck, Blutzuckerspiegel, Überlebenszeit, Ansprechen eines Tumors möglich ist, muss der Therapieerfolg durch den behandelnden Arzt und/oder durch den Patienten selbst beurteilt werden. Bei der Bemessung des primären Therapieerfolges wird der Einschätzung des behandelnden Arztes an vielen Stellen eine gewisse Präferenz gegenüber der Selbsteinschätzung durch den Patienten gegeben, die dann im Rahmen einer Beurteilungsskala erfolgt. Dem sind Grenzen gesetzt, wenn Krankheitssymptome eben nur vom Patienten beurteilt werden können.

Beurteilungsskalen werden traditionell in der Psychiatrie (Müdigkeit, Angst, Depression, Alzheimer, Appetit, Inkontinenz, Impotenz, Schlafqualität), bei der Schmerzerfassung (Krebs, Rheuma) oder bei der Erfassung der Lebensqualität angewendet. Schmerz, Migräne, Juckreiz, Sodbrennen sind derartige Schlüsselsymptome, die nur vom Patienten angemessen beurteilt werden können und sind in den entsprechenden Indikationsgebieten als primäre Endpunkte akzeptiert. Sie werden als Patient Reported Outcomes (PROs) bezeichnet. Zum Beispiel kann eine Visuelle Analogskala (VAS), auf der der Patient seine aktuellen Schmerzen auf einem horizontalen Strich markiert (der dann ausgemessen wird), eine 10-Punkte-Lickert-Skala, auf der der Patient seine aktuellen Schmerzen anzeigen kann und komplexe Erhebungsbögen zu Art und Umfang der Schmerzen eingesetzt werden.

Allen gemeinsam ist, dass sie für den Einsatz in klinischen Prüfungen validiert sein müssen, damit der Bezug zum Verlauf der Erkrankung wohlverstanden ist, Änderungssensitivität belegt ist und auch eine minimal relevante Änderung (Minimally Important Difference, MID) angegeben werden kann. Unabhängig davon, ob ein Messinstrument vom Arzt als Fremdbewertung erhoben wird, oder ob der Patient als Selbstbeurteilung Auskunft gibt, müssen die Modalitäten der Erhebung genau festgelegt werden, für die z. B. im Bereich der Psychologie üblicherweise detaillierte Beschreibungen vorgelegt werden. Die Validierung muss auch den Einfluss länderspezifischer und kultureller Aspekte einschließen.

Auch die krankheitsbezogene Lebensqualität (Health-Related Quality of Life, HRQL) gehört zu diesen Endpunkten. HRQL wird als breites, multidimensionales Konzept zur Erfassung der subjektiven Einschätzung eines Patienten im Hinblick auf die Auswirkungen seiner Erkrankung und deren Behandlung auf sein tägliches Leben, seine physische, psychische und soziale Funktionsfähigkeit und sein Wohlergehen genutzt. Als wichtiger sekundärer Endpunkt wird sie in vielen Therapiestudien mitgemessen, um die Auswirkungen der z. B. in der Onkologie häufig sehr einschneidenden Konsequenzen der therapeutischen Intervention mitzubeschreiben und zu quantifizieren. Die EMA-Leitlinie (HRQL) [1] betont die Bedeutung der Validierung und diskutiert, dass HRQL üblicherweise als sekundärer Endpunkt gemessen und berichtet wird sowie entsprechende Hinweise in Abschnitt 5.1 der Fach- und Gebrauchsinformation durch Daten belegt werden müssen. Die Leitlinie lässt explizit die Möglichkeit offen, dass ein Wirksamkeitsnachweis über eine Verbesserung der gesundheitsbezogenen Lebensqualität bei gleichzeitigem Nachweis einer nicht unterlegenen Wirksamkeit bezüglich der Schlüsselsymptome der Erkrankung möglich ist. Ebenso wird diskutiert, unter welchen Bedingungen eine Überlegenheit in einer Subskala eines multidimensionalen HRQL-Scores interpretiert werden kann.

Bei schwerkranken Patienten sind Selbstbeurteilungen häufig weder durchführbar noch ethisch vertretbar. Alternativ können Befragungen von nahestehenden Personen oder von Therapeuten der Patienten durchgeführt werden (Proxi-Ratings).

Zur Standardisierung der Antworten und leichteren Auswertung ist die Verwendung von Fragebögen mit vorgegebenen Antworten (Multiple Choice Questionnaires) sinnvoll, jedoch in einer Sprache, die für die Probanden oder Patienten verständlich ist. Auch ist verständlich vorzugeben, ob nur eine Antwort oder wie viele Antworten angekreuzt werden sollen.

Werden in einer klinischen Prüfung Fremdbeurteilungen durch Prüfer (Ärzte, Assistenzpersonal, Psychologen) durchgeführt, so sollten diese ausreichend – z. B. mittels Videofilme von zu Beurteilenden – trainiert werden, um die Variabilität der Beurteilung zu begrenzen. Gegebenenfalls sollte der Erfolg der Trainingsmaßnahmen mittels vordefinierter Kriterien/Tests überprüft werden. In seltenen Fällen mag es erforderlich sein, dass mehrere Gutachter einen Patienten bewerten, sodass die Variabilität der Begutachtung bewertbar wird. Dabei sollte aber der Bezug zur späteren Anwendungssituation nicht verloren gehen, sodass die Studienergebnisse dann auch die spätere therapeutische Situation widerspiegeln.

Bei der Auswertung von z. B. Videoaufzeichnungen, Röntgenbildern, sonstigen bildgebenden Methoden von zu Beurteilenden durch Fremdbeurteiler sollten die Aufzeichnungen nicht in der zeitlichen Reihenfolge der erfolgten Aufzeichnungen, sondern pro zu Beurteilendem oder über alle zu Beurteilenden in randomisierter Reihenfolge beurteilt werden.

Auch bei der Prüfung von Medizinprodukten können zur Erfassung der Wirksamkeit und Funktionsfähigkeit, Verträglichkeit und Unbedenklichkeit zusätzlich zu der Beurteilung durch Prüfärzte, Fremdbeurteiler (Blind Observer) herangezogen werden.

C.1.8 Fallzahlplanung

Die Fallzahlschätzung ist für eine klinische Prüfung auch aus ethischen Gründen erforderlich, da nur so viele Patienten in die Prüfung aufgenommen werden dürfen, wie unbedingt erforderlich sind, um das vorgegebene Ziel mit guter Wahrscheinlichkeit zu erreichen. Letztlich hängt die Fallzahl für eine Überlegenheitsstudie vom vorgegebenen Fehler 1. Art (der Wahrscheinlichkeit, fälschlich auf Wirksamkeit der Therapie zu schließen), dem erwarteten Unterschied zwischen Therapie und Kontrolle, der Streuung der Daten und davon ab, mit welcher Sicherheit man den vorgegebenen Effekt auch als signifikant erkennen können möchte. Diese Wahrscheinlichkeit nennt man Güte oder Power der Studie.

Unter sonst gleichen Bedingungen steigt die Fallzahl, wenn man den Fehler 1. Art verkleinern möchte, wenn sie durch die klinische Prüfung in der Lage sein soll, kleinere Unterschiede zwischen Therapie und Kontrolle nachzuweisen, wenn das Problem mit einer größeren Streuung behaftet ist, oder wenn man eine größere Power haben möchte.

Ähnliche Überlegungen treffen auch für Nichtunterlegenheitsstudien zu, wobei dann nicht der Unterschied zwischen experimenteller Therapie und Standard (die häufig als gleich wirksam angenommen werden), sondern der „Abstand" zur zusätzlich zu spezifizierenden Nichtunterlegenheitsschranke ausschlaggebend ist, die mit statistischer Sicherheit Unterschiede in der Wirksamkeit zwischen den beiden Therapien ausschließen soll, die nicht mehr als irrelevant hingenommen werden könnten.

Übliche Vorgaben sind ein Fehler 1. Art von $\alpha = 0{,}05$ bei zweiseitiger Testung (bzw. $\alpha = 0{,}025$ bei einseitiger Testung oder zur Untersuchung von Nichtunterlegenheitsfragestellungen, Fehler 2. Art $\beta = 0{,}20$ (eine aus

5 gleichartigen Studien würde fehlschlagen, selbst wenn das Arzneimittel die angenommene Wirksamkeit aufweist) oder Fehler 2. Art $\beta = 0{,}10$. Die klinisch relevante Differenz (der Abstand zwischen experimenteller Therapie und Kontrolltherapie oder Placebo) bei Studien zur Überlegenheit gegenüber einer anderen Intervention muss ausreichend medizinisch begründet sein. Es ist wenig sinnvoll, in der Planung von Therapieunterschieden auszugehen, die nur ein Wunderarzneimittel erreichen könnte, denn viele in der praktischen Anwendung wertvolle Therapien würden dann formal an einer zu kleinen Fallzahl scheitern.

Die biometrische Auswertung der Wirksamkeits- und Verträglichkeitsdaten derjenigen Patienten, die aus verschiedenen Gründen nicht nachbeobachtet werden konnten (Lost to Follow-up und Non-compliance), hat im Sinne einer „Worst Case Analysis" zu erfolgen. Dabei sollte die Rate der aus diesem Grund nicht auswertbarer Patienten so gering wie möglich sein, d. h. kleiner als z. B. 5 %. Mit zunehmendem Anteil an fehlenden Werten wird die Interpretation der Ergebnisse schwieriger und sollte auch bei der Auswahl des geeigneten Endpunktes berücksichtigt werden. Geeignete Maßnahmen sollten ergriffen werden, um möglichst häufig die Ergebnisse aller Patienten zum Studienende vorliegen zu haben, selbst wenn ein Patient entschieden hat, die Studientherapie nicht weiter fortzuführen. Diese Problematik wird ausführlich im Addendum ICH E9(R1) [26] diskutiert.

Neuere adaptive statistische Verfahren erlauben eine Anpassung der ursprünglichen Fallzahl an die Ergebnisse von Zwischenauswertungen, um damit die Unsicherheiten der ursprünglichen Fallzahlplanung einzuschränken bzw. auszugleichen. Überlegungen hierzu finden sich im „Reflection paper on methodological issues in confirmatory clinical trials planned with an adaptive design (CHMP/EWP/2459/02)" [36].

Sofern ausreichende Daten über klinisch relevante Unterschiede zur Wirksamkeit oder Verträglichkeit, über als äquivalent zu betrachtende Wirksamkeits- oder Verträglichkeitsdaten oder über beeinflussende Wirksamkeitsparameter nicht aus der Literatur vorliegen, können epidemiologische Daten herangezogen oder Pilotstudien zur orientierenden Gewinnung solcher Informationen durchgeführt werden. Trotzdem muss man sich vor Augen halten, dass die Situationen, in denen keine ausreichende Information zum Abschneiden der Patienten unter Standardbedingungen vorliegen, eher selten geworden sind.

Bei der Untersuchung von schwerwiegenden und lebensbedrohlichen Erkrankungen, für die es keine wirksame oder ausreichend wirksame, anerkannte Therapie gibt (z. B. in der Onkologie), werden für die Planung einer ersten Untersuchung bei Patienten sog. Simon-1-Stage- und Simon-2-Stage-Designs empfohlen, die es erlauben, mit einer begrenzten Anzahl von Patienten formal auszuschließen, dass eine Therapie nicht wenigsten eine z. B. 20%ige Ansprechrate aufweist.

Der Bereich der seltenen Erkrankungen ist breit gefächert und umfasst Erkrankungen wie zystische Fibrose, für die randomisierte Studien für neue Therapien regelhaft durchgeführt werden, und extrem seltene Stoffwechselerkrankungen, an denen innerhalb der EU nur wenige hundert Patienten erkrankt sind. Dazwischen gibt es einen großen Bereich seltener Erkrankungen (Orphan Diseases), bei denen die erforderliche, auf einer biometrischen Studienplanung beruhende Patientenzahl in vielen Fällen nicht verfügbar ist. Auch in solchen Fällen gilt, dass die Schätzungen für den Therapieeffekt aus einer randomisierten klinischen Prüfung den geringsten Verzerrungen unterliegen. Aus diesem Grund sollte unbedingt erwogen werden, die Studie auch dann randomisiert durchzuführen, wenn von vorneherein klar ist, dass ein „signifikantes" Ergebnis nicht erzielt werden kann und bestenfalls konsistent positive Trends in mehreren wichtigen Endpunkten gezeigt werden können. Schließlich erzwingt der randomisierte Kontext der Studie in ganz anderem Umfang verlässliche Ergebnisse, als dies jemals auch bei bestem Willen und trotz großem Aufwand aus einer historisch kontrollierten Studie oder einem Register für die Erkrankung abgeleitet werden könnte. Zusätzlich sollte der Anspruch bestehen, die Studiendaten auf breiter Basis in ein Register einzubringen, um damit eine Entwicklung des Therapieerfolgs über die Zeit beschreiben zu können.

C.1.9 Spezielle Studiendesigns

In der Leitlinie CPMP/ICH378/95 [27] werden Parallelgruppen-, Cross-over-, Dosis-Wirkungs-, faktorielle und gruppensequenzielle Designs sowie Designs zur „forced" Titration beschrieben. Weitere Hinweise zu Studiendesigns sind in den Leitlinien CPMP/EWP/QWP/1401/98 (Bioverfügbarkeit und Bioäquivalenz) [28], CPMP/ICH/291/95 (General Considerations) [21] oder CPMP/ICH/364/96 (Choice of Control Groups) [10] enthalten.

Das jeweilige Design einer klinischen Prüfung muss auch für Patienten zumutbar und vertrauenswürdig sein. Die Ethik-Kommissionen prüfen die Prüfpläne und müssen die Durchführung von Studien nach dem Arzneimittel- und Medizinproduktegesetz zustimmend bewerten, bevor diese begonnen werden dürfen. Für diejenigen, die eine klinische Prüfung planen, ist es wichtig, darauf zu achten, dass der Unterschied zwischen den beiden Therapien, die miteinander verglichen werden sollen, nicht „zu groß" wird. Die Rekrutierung für die klinische Prüfung wird scheitern, wenn bei Arzt oder Patient der Eindruck entsteht, dass Nutzen und Risiken der beiden Behandlungsgruppen (Standard mit einem bekannten Sicherheitsprofil und Novum mit eventuell besserer Wirksamkeit, aber deutlich schlechter untersuchter Sicherheit) nicht mehr miteinander vergleichbar sind. Wichtig für die Vergleichbarkeit ist es auch, darauf zu achten, dass die außerhalb der experimentellen und Kontrolltherapie durchgeführten zusätzlichen Behandlungen standardisiert durchgeführt werden und dem Stand des Wissens entsprechen.

C.1.9.1 Studien zur Untersuchung einer Dosis-Wirkungs-Beziehung

Klinische Prüfungen, die für ein neues Arzneimittel die Auswahl einer bestimmten Dosis begründen sollen und die dafür eine Dosis-Wirkungs-Beziehung untersuchen, sollten – sofern möglich – doppelblind und placebo- und/oder verumkontrolliert durchgeführt werden. Ziel der Phase II ist es, eine Dosis zu identifizieren, die in der Hinsicht minimal ist, dass für alle kleineren Dosierungen deutliche Verluste in der Wirksamkeit akzeptiert werden müssten. Da man häufig davon ausgehen muss, dass Nebenwirkungen dosisproportional auftreten, schafft man damit die Voraussetzung, dass in Phase III, in der dann differenziert das Nutzen-Risiko-Verhältnis der Therapie bestimmt wird, auch klar ist, dass durch eine weitere Reduktion der Dosis keine Verbesserung des Sicherheitsprofils erreicht werden kann, ohne dass substanzielle Verluste auf Seiten der Wirksamkeit hinzunehmen wären.

Die wichtigsten Punkte sind also die Bestimmung der

- minimal wirksamen Dosierung eines Prüfpräparates
- ggf. maximal wirksame Dosierung
- Dosis, bei der eine Wirksamkeitssteigerung bei einer weiteren Dosissteigerung ausbleibt
- Dosis-Wirkungs-Kurve
- optimale/initiale Erst-/Loading-/Startdosis
- Dosis, die ggf. für eine Dauertherapie geeignet ist

Bei Prüfpräparaten mit kurzer Halbwertszeit kann initial ein Design gewählt werden, bei dem so lange schrittweise vorher festgelegte Dosissteigerungen durchgeführt werden, bis eine maximale Wirksamkeit erreicht oder weitere Dosissteigerungen aufgrund von unerwünschten Arzneimittelwirkungen nicht mehr möglich sind (Forced Titration). Dieses Design geht von der Annahme aus, dass die vorgesehenen Einnahmeintervalle ausreichen, um Überhangeffekte auszuwaschen oder eine Kumulation auszuschließen.

Die Prinzipien der Dosisfindung sind in der ICH-Leitlinie E4 [27] in gut strukturierter Weise zusammengefasst. Die Leitlinie begründet auch, weshalb Investitionen in das Phase II-Programm eines Arzneimittels das Risiko für späte und teure Fehlschläge in Phase III-Studien reduzieren helfen.

C.1.9.2 Cross-over-Design/Change-over-Design

Nach einer Placebo- oder Auswaschphase werden Patienten randomisiert 2 oder mehreren verschiedenen Sequenzen zugeordnet. Im einfachsten Fall wird ein Patient entweder der Sequenz „Therapie A gefolgt von

Therapie B" oder der Sequenz „Therapie B gefolgt von Therapie A" zugeordnet. In diesem Studiendesign erhält also jeder Patient alle Therapien, die miteinander verglichen werden sollen und ist damit seine eigene Kontrolle. Vielfach resultiert hieraus eine deutliche Reduktion der Variabilität und die Möglichkeit der Reduktion der Fallzahl.

Ein Cross-over-Design ist nicht geeignet, wenn ein Endpunkt untersucht wird, der irreversibel ist. Denn die Grundvoraussetzung dieses Designs ist, dass der Patient zu Beginn der zweiten Periode quasi wieder im gleichen Zustand ist, wie zu Beginn der ersten Periode. Es können also in diesem Design nur chronische Erkrankungen untersucht werden, bei denen keine (oder nur eine sehr langsame) Verschlechterung eintritt (z. B. Asthma, zystische Fibrose).

Zusätzlich werden die einzelnen Behandlungsperioden durch zwischengeschaltete Auswaschperioden (> 5–10 x Halbwertszeiten der Prüfpräparate) unterbrochen, die ausreichend lang sein müssen, um Überhangeffekte auszuschließen. Eine Studie im Cross-over Design kann offen und doppelblind durchgeführt werden.

Weiterhin muss es für die untersuchte Erkrankung ausgeschlossen sein, dass das Absetzen einer Studienmedikation nicht zu einer unzumutbaren Verschlechterung des Krankheitsgeschehens führt (Rebound-Effect). In diesem Fall würde der Patient direkt auf das neue Medikament umgesetzt werden. Die Messungen könnten aber erst erfolgen, wenn das erste Medikament nicht mehr systemisch verfügbar ist und der gemessene Therapieeffekt nur noch von der aktuellen Therapie abhängt.

Häufigste Anwendung des Cross-over-Designs sind Bioverfügbarkeits- und Bioäquivalenzstudien, sowie Interaktionsstudien, in denen untersucht wird, ob Kombinationen einer experimentellen Therapie mit gebräuchlichen Arzneimitteln in dieser Indikation zu einer Veränderung der Kinetik (Aufnahme, Metabolisierung, Ausscheidung) der beteiligten Partner führt, die dann die Wirksamkeit eines der beteiligten Arzneimittel beeinflussen könnte.

- **Vorteile:** Jeder Patient ist seine eigene Kontrolle; geringere Probanden- bzw. Patientenzahlen und weniger Untersuchungszeitpunkte als bei einem parallelen Design erforderlich (intraindividuelle Variabilität ist geringer als die interindividuelle Variabilität).
- **Nachteile:** Überhangeffekte, erwarteter vorzeitiger Ausfall von Patienten oder Probanden, sowie die Annahme, dass die Patienten zu Beginn der zweiten Periode wieder in einem stabilen „Ausgangszustand" sind, sind Kontraindikationen für die Anwendung dieses Designs.

In komplizierten Versuchsansätzen können auch mehr als 2 Arzneimittel miteinander verglichen werden. Aufgrund der hohen Anzahl von Bioäquivalenzstudien, die im Bereich der Zulassung von Generika durchgeführt werden, ist das Vorgehen zur Durchführung und Bewertung hoch standardisiert. Die entsprechenden Vorgaben finden sich in der EMA-Leitlinie Bioäquivalenz [28].

C.1.9.3 Faktorielles Design

Im einfachsten Fall dieses Studientyps werden jedem Patienten randomisiert 2 Therapien (A und Placebo zu A, sowie B und Placebo zu B) zugeordnet, sodass 4 Therapiegruppen entstehen: Placebo, Therapie A, Therapie B, Therapie AB.

Ein faktorielles Design erlaubt die Untersuchungen von Interaktionen oder den Nachweis der Wirksamkeit von Kombinationspräparaten, auch in verschiedenen Dosierungen im Vergleich zur Wirksamkeit der Einzelkomponenten und ggf. zu Placebo. Damit ist eine Kombinationsbegründung möglich, da ja Arzneimittel nur dann fix miteinander kombiniert werden sollen, wenn daraus ein Vorteil für die Behandlung erwächst. Kompliziertere faktorielle Designs werden auch eingesetzt, wenn z. B. 2 blutdrucksenkende Arzneimittel in verschiedenen Dosierungen miteinander kombiniert werden sollen, um den Nachweis zu erbringen, unter welchen Bedingungen tatsächlich ein Nutzen aus der Kombination erwächst (sog. Response Surface Designs).

C.1.9.4 Enrichment Design und Randomized Withdrawal Design

Bei Erkrankungen mit hohem Leidensdruck, aber durchaus erfolgreicher Placebo-Behandlung, ist offensichtlich, dass eine hohe Fallzahl erforderlich ist, um einen Therapieeffekt nachweisen zu können, da die experimentelle Therapie deutlich dem Placebo überlegen sein muss. Man spricht von einem Enrichment Design, wenn zunächst alle Patienten mit Placebo behandelt werden und dann nur diejenigen Patienten randomisiert werden, die kein Ansprechen auf Placebo zeigen. Ein Enrichment Design ist dann erfolgreich, wenn der Therapieeffekt (d. h. der Zusatznutzen der aktiven Therapie) in Placebo-Non-Respondern deutlich größer ist als bei Placebo-Respondern.

Wesentlicher Nachteil ist, dass auf diesem Wege zwar ein prinzipieller Wirksamkeitsnachweis erbracht werden kann, die Relevanz dieses Behandlungseffektes und das Nutzen-Risiko-Verhältnis in der später intendierten Patientenpopulation aber in Gegenwart einer hohen Erfolgsrate von Placebo nicht abgeschätzt werden kann. Die Anwendung dieses Ansatzes bleibt besonderen Situationen vorbehalten, zu denen z. B. die Untersuchung von Arzneimitteln für seltene Leiden gehört. Streng genommen wäre es ja erforderlich, dass man auch in der späteren klinischen Anwendung zunächst Placebo-Responder identifiziert und dann von der Behandlung ausschließen würde.

Man spricht von einem Randomized Withdrawal Design, wenn Patienten, die eine Therapie erhalten, im randomisierten Experiment entweder diese Therapie weiter erhalten oder aber auf Placebo randomisiert werden. Nachzuweisen ist, dass diejenigen Patienten, die weiter die aktive Therapie erhalten, besser als die Patienten der Placebo-Gruppe abschneiden.

Dieses Design kann genutzt werden, um die Dauer einer Erhaltungstherapie zu rechtfertigen, da es ja durchaus in vielen Indikationen zumindest theoretisch möglich ist, dass die Patienten nach einer bestimmten Zeit keine weitere Behandlung mehr benötigen. Gelegentlich ist es eine Option, wenn die Randomisierung chronisch erkrankter Patienten auf eine Placebo-Behandlung schwieriger erscheint als das kurzzeitige Absetzen der Medikation und die sofortige Weiterbehandlung, sobald sich Zeichen der Verschlechterung des Patientenzustands zeigen, obwohl theoretisch kein Unterschied zwischen beiden Ansätzen besteht.

Ähnlich können zur eindeutigeren Unterscheidung der Wirksamkeit von Prüfmedikationen und dem natürlichen Verlauf einer Erkrankung oder dem Wiederauftreten einer Erkrankung in der Abschlussphase einer klinischen Prüfung randomisiert und verblindet einige oder mehrere Studienmedikationen durch Placebo ersetzt werden, wenn dies ethisch vertretbar ist (Placebo-controlled Randomized Withdrawal). Zu beachten ist, dass die Auswertung der Studie dann unbedingt die Randomisierung berücksichtigen muss.

C.1.9.5 Randomisierung vs. verzögerten Start

Erscheint eine Placebo-Kontrolle für die eigentlich erforderliche Studiendauer ethisch nicht vertretbar, so kann man ggf. einen maximal verzögerten Behandlungsbeginn diskutieren und dann auf den sofortigen oder den verzögerten Beginn der Therapie randomisieren. Wird in einem derartigen Design Überlegenheit gezeigt, so ist ein formaler Wirksamkeitsnachweis für die experimentelle Therapie erbracht. Offensichtlich ist die Bewertung von möglichen späten Risiken der Arzneimitteltherapie nur eingeschränkt möglich, da im Studienverlauf alle Patienten die experimentelle Therapie erhalten. Auch dieses Design bleibt also eher dem begründeten Einzelfall für Situationen vorbehalten, in denen eine placebokontrollierte Studie für die gesamte erforderliche Behandlungsdauer schwierig zu vertreten ist (Studien zur Behandlung von pädiatrischen Erkrankungen, seltene Erkrankungen).

C.1.9.6 Add-on Design

Bei einer Reihe von Erkrankungen, wie z. B. ein erhöhter Blutzuckerspiegel, ist häufig die erzielbare Wirksamkeit mit einer Monotherapie begrenzt. Zu irgendeinem Zeitpunkt ist die Einführung eines weiteren Wirkprinzips erforderlich, weil der Patient unzureichend behandelt ist. Wenn dann die schwerwiegende Erkrankung eine Dauertherapie erforderlich macht, kann nicht gegen Placebo als einzige Vergleichsbehandlung geprüft werden. In dieser Situation werden die Studienpatienten nach Erfassung der Wirksamkeit und Verträglichkeit unter der andauernden Standardbehandlung auf die zusätzliche Behandlung mit Placebo oder der experimentellen Therapie randomisiert.

Beispiele finden sich bei den onkologischen Therapien, v. a. aber in der Behandlung der Epilepsie, der Herzinsuffizienz. Der Wirkungsmechanismus der Prüfmedikation ist dann üblicherweise ein anderer als derjenige der etablierten Standardtherapien, die der Patient bereits als Dauertherapie erhält. Im Bereich der Behandlung des Typ-2-Diabetes ist es allerdings nicht unüblich, dass Medikamente als einzige Behandlung randomisiert gegen eine Standardtherapie und gleichzeitig auch in anderen Studien im Add-on-Design (z. B. zu Metformin) untersucht werden.

C.1.9.7 Prospektive vergleichende nicht randomisierte Studie

Von den Zulassungsbehörden kann die Durchführung von Studien nach der Zulassung (Post-Authorisation) für Arzneimittel gem. § 28 Abs. 3a, Nr. 2 und Nr. 6 AMG angeordnet werden [5]. Dies kann sowohl die Wirksamkeit als auch die Sicherheit betreffen: Post-Authorisation Efficacy Study (PAES) und Post-Authorisation Safety Study (PASS). Auch bei Medizinprodukten können die Benannten Stellen die Hersteller verpflichten, bestimmte Studien über die klinische Nachbeobachtung nach dem Inverkehrbringen (Placing on the Market) durchzuführen (Art. 56 Abs. 3, Art. 83, Anhang XIV Teil B Verordnung (EU) 2017/745 über Medizinprodukte [37]).

Bei Studien zur Wirksamkeit von Arzneimitteln wäre der Vergleich mit akzeptierter Standardtherapie auch im Rahmen einer randomisierten und doppelblinden Studie möglich. Dies gilt selbst dann, wenn in unterschiedlichen Ländern oder Regionen verschiedene Standardtherapien etabliert sind (z. B. die CLASS-Studie, die den Cox-II-Inhibitor Celecoxib in USA und in Europa gegen Diclofenac bzw. Ibuprofen verglichen hat). In aller Regel werden diese Studien jedoch offen und beobachtend durchgeführt. Sorgfältig muss zum Zeitpunkt der Studienplanung durchdacht werden, ob die intendierten Schlussfolgerungen auch prinzipiell gezogen werden können.

Unbestreitbar hat eine prospektive Studie, in der die Information zu einem Patienten einheitlich dokumentiert wird, Vorteile gegenüber der retrospektiven Auswertung von Information, die in der Vergangenheit nach unterschiedlichen Standards in einer Krankenakte dokumentiert wurde. Der Verzicht auf die Randomisierung bedeutet aber auch, dass die Ergebnissicherheit abnimmt, denn ob ein „Therapieeffekt" dann zweifelsfrei interpretiert werden kann, ist nicht mehr eine direkte Folge des experimentellen Ansatzes. Sie hängt davon ab, wie glaubwürdig im Rahmen der primären Auswertung und ggf. einer großen Anzahl von Sensitivitätsanalysen eine hinreichende Glaubwürdigkeit aufgezeigt werden kann, dass beobachtete Therapieeffekte nicht die Folge einer Verzerrung sind, die dadurch zustande gekommen ist, dass die unterschiedlich behandelten Patientengruppen bezüglich ihres Risikoprofils einfach nicht vergleichbar sind.

C.1.9.8 Einarmige Studie, historisch/extern kontrollierte Studie

Der Nutzen einarmiger Studien ist häufig limitiert, da an vielen Stellen die Interpretation der Ergebnisse nur sehr eingeschränkt möglich ist. Nicht vergleichende Prüfungen sind in der frühen Phase I und manchmal auch in späteren Phasen in besonderen Situationen akzeptabel. So werden z. B. neue Substanzen in der Onkologie „Last Line" in einarmigen Studien an Patienten erprobt, die quasi alle anderen bekannt wirksamen Therapien durchlaufen haben. Ziel ist es dann, einen ersten Eindruck von der möglicherweise erzielbaren Remissionsrate eines Tumors unter Therapie zu gewinnen. Die Interpretation dieser Ansprechraten ist außerordentlich schwierig, wenn nicht ausgeschlossen werden kann, dass der Patient auch ohne die neue Substanz rein zufällig (oder auf der Basis einer intendierten oder nicht intendierten Selektion) so gut im Zeitverlauf abgeschnitten hätte. Einarmige Studien sind zum Nachweis der Wirksamkeit dann gut interpretierbar, wenn das Studienergebnis aller klinischen Erfahrung widerspricht.

In den letzten Jahren hat es speziell in der Onkologie in Kombination mit dem Vormarsch der individualisierten Therapiekonzepte (Subgroup Medicine, Precision Medicine, Targeted Therapies) viele, z. T. auch erfolgreiche Versuche gegeben, eine (bedingte) Zulassung auf der Basis früher und/oder unkontrollierter Studien zu erhalten, sodass also formal ein Wirksamkeitsnachweis auf der Basis einer einarmigen Studie möglich war. Die Diskussion wird kontrovers geführt und ist nicht immer erkenntnislogisch sorgfältig ausgearbeitet, denn streng genommen sind einarmige Studien nur dann unproblematisch interpretierbar, wenn, wie oben erwähnt, das Ergebnis aller klinischer Erfahrung widerspricht. Dies ist häufig schwer zu belegen. Eine Verkleinerung des primären Tumors wird dann häufig als Kriterium genannt, das ohne Therapie nicht eintreten könne. Andererseits werden immer wieder spontane Tumorregressionen berichtet und die Einschätzung eines positiven Nutzen-Risiko-Verhältnisses ist auf der Basis einer einarmigen Studie selbst dann schwer zu beurteilen, wenn eine beachtliche Ansprechrate unter Therapie beobachtet wurde.

Externe/historische Kontrollen werden vorgeschlagen, um diesen Mangel auszugleichen. Die entsprechenden Patientendaten sind dann an anderem Ort und oder zu einer anderen Zeit erhoben worden, sie müssen jedoch die Auswahlkriterien der Studie erfüllen. Somit sind die Daten an einem anderen Ort als der Prüfinstitution entstanden und wurden zu einer zu dieser Zeit üblichen Standardbehandlung beobachtet. Multiple Verzerrungsquellen sind denkbar und möglich und bereits zum Zeitpunkt der Studienplanung muss diskutiert werden, weshalb sie im aktuellen Kontext nicht auftreten, keine Rolle spielen oder nur von untergeordneter Bedeutung sind.

Offensichtlich kann nur geprüft werden, was auch mit hinreichender Sorgfalt außerhalb des Studienkontextes (oder in einem anderen Studienkontext) erhoben und dokumentiert wurde. Speziell der Vergleich zu historischen Kontrollen, die mit einem zur damaligen Zeit etablierten Standard behandelt wurden, muss sorgfältig daraufhin durchdacht werden, inwieweit Begleitmedikation und diagnostische Standards über die Zeit gleichgeblieben sind oder Veränderungen unterworfen waren. Durchdacht werden muss auch, wie gegenüber dem Leser der Studienergebnisse ein entsprechender Beleg überzeugend dargestellt werden kann. In ähnlicher Weise schließt ein externer Vergleich Zentrumseffekte mit ein, die, wenn nicht direkt irgendwelchen Variablen zuordenbar, in den Therapieeffekt „miteingerechnet" werden.

Externe oder historische Kontrollgruppen sollten jedoch grundsätzlich vermieden werden, da die Interpretierbarkeit der Studie letztlich a priori nicht garantiert werden kann, sondern davon abhängig ist, inwieweit die Beschreibung der Unterschiede zwischen Studienpatienten und externen Kontrollen erfasst und beschrieben werden kann und daher ist sie letztlich nur post hoc bewertbar. Aus diesem Grund ist es außerordentlich hilfreich, zunächst sicherzustellen, dass die Bewertung der Ergebnisse der einarmigen Studie ohne Zuhilfenahme der externen Kontrollen möglich ist und die „Kontextualisierung" der Ergebnisse klar als sekundäres Ziel der Studienbewertung zu formulieren. Generell sollte der Rückgriff auf einarmige Studien den Fragestellungen vorbehalten sein, für die eine randomisierte kontrollierte Studie aus allgemein akzeptierten Gründen nicht möglich ist.

Wenn die Wirksamkeit eines Arzneimittels belegt ist und es darum geht, Informationen über eher seltene Nebenwirkungen zu gewinnen, werden gelegentlich einarmige PASS angeordnet. Es gilt jedoch, dass eine vergleichende Studie einen deutlich größeren Erkenntnisgewinn liefern kann.

Weitere Anwendungen sind:

- Dosis-Eskalationsstudien
- Erste klinische Prüfungen bei Indikationen, für die keine wirksame Therapie existiert (aber ein randomisierter Vergleich gegen die vom Arzt bestimmte beste Standardbehandlung (Physician's Best Choice)), sind ebenfalls häufig möglich.
- Sogenannte Open-Label-Extension-Studies, die nach Abschluss einer randomisierten Studie den Patienten die Möglichkeit geben, die experimentelle Therapie weiter zu erhalten und in denen weiterführende Erkenntnisse zur Sicherheit des Arzneimittels bei längerer Behandlungsdauer gewonnen werden können.
- Compassionate-Use-Studien vor und nach Erteilung der Zulassung eines Arzneimittels in einer Indikation, für die keine wirksame Therapie existiert.

In allen Fällen ist jedoch zum Zeitpunkt der Studienplanung ein Konsens darüber sicherzustellen, dass die intendierten Schlussfolgerungen auch ohne Vergleich zweifelsfrei abgeleitet werden können. Speziell für den prinzipiellen Nachweis der Wirksamkeit gilt auch weiterhin, dass man eher die Randomisierung in frühere Phasen der Arzneimittelentwicklung bringen sollte, wenn ein wesentliches Interesse darin besteht, Arzneimittel mit erwartet großer Wirksamkeit schnell und überzeugend für eine Marktzulassung vorzubereiten.

C.1.9.9 Studiendesigns mit Zwischenauswertungen

Für fast alle der vorgenannten Studiendesigns können Zwischenauswertungen vorgesehen werden, denn selbst in großen Entwicklungsprogrammen mit extensiven Untersuchungen in der Phase II bleibt zu Beginn der Phase III noch eine hinreichend große Unsicherheit bezüglich der Wirksamkeit der experimentellen Therapie. Bei Studien, bei denen aufgrund der niedrigen Häufigkeit des Auftretens des zu untersuchenden Krankheitsbildes lange rekrutiert werden muss oder die eine lange Beobachtungsdauer benötigen, ist es dann eine ethische Forderung, dass zu einem bestimmten Zeitpunkt im Studienverlauf geprüft wird, ob eventuell der Therapieeffekt so groß ist, dass die Studie bereits zu diesem Zeitpunkt erfolgreich abgeschlossen werden könnte, oder ob es Hinweise darauf gibt, dass die Studie nie das vorgegebene Studienziel erreichen wird. Es wäre auch möglich, dass zu diesem Zeitpunkt erkenntlich ist, dass das Nutzen-Risiko-Profil der experimentellen Therapie nicht akzeptabel ist.

Bekannt ist, dass der Fehler 1. Art verletzt wird, wenn die Daten einer Studie mehrfach ohne entsprechende statistische Korrekturen ausgewertet werden. In der Zwischenzeit sind jedoch statistische Methoden entwickelt worden, die es erlauben, unter Kontrolle des Fehlers 1. Art sehr flexibel Zwischenauswertungen im Design der Studie vorzusehen.

Man spricht von einem sequenziellen Design (Sequentialplan), wenn die Studie nach jedem Patienten ausgewertet wird. Erfolgt die Auswertung, nachdem eine Gruppe von Patienten randomisiert und beobachtet wurde, spricht man von einem gruppensequenziellen Plan. Nach verschiedenen Regeln (z. B. nach den Regeln von Peter C. O'Brien and Thomas R. Fleming [57]) wird dann der Fehler 1. Art zwischen Zwischen- und Endauswertung aufgeteilt. In den letzten Jahren sind sog. Adaptive Designs entwickelt worden, die es erlauben, das Design der Studie in begrenztem Umfang zum Zeitpunkt der Zwischenauswertung anzupassen (z. B. Fallzahlrekalkulation, Abwerfen eines Dosisarms).

Um die Integrität der Studie nicht zu gefährden, müssen Vorkehrungen getroffen werden und v. a. unabhängige Einrichtungen mit der Auswertung von Zwischenergebnissen und der Beurteilung und Entscheidung über den Fortgang beauftragt werden. Eine Möglichkeit ist die Einrichtung eines unabhängigen Gremiums, wie z. B. des Independent Data Monitoring Committees (IDMC).

C.1.10 Methodische Guidelines im Bereich Studienplanung

Nach einer kurzen Einführung geben die folgenden Abschnitte sehr knapp die wichtigsten Gesichtspunkte aus den biometrisch-regulatorischen Guidelines wieder, die für die Studienplanung von besonderer Bedeutung sind. Ausgewählt wurden:

- EMA/CPMP/EWP/1776/99 Rev. 1 (2010): Guideline on missing data in confirmatory clinical trials [29]
- ICH E9 Statistical principles for clinical trials [4]
- Points to consider on switching superiority and non-inferiority [30]
- Points to consider on multiplicity issues in clinical trials [17]
- Points to consider on missing data [31]
- Points to consider on applications with 1. Meta-Analyses, 2. One Pivotal Study [32]
- Reflection paper on methodological issues in confirmatory clinical trials planned with an adaptive design [36]

Kaum zu überschätzen ist die Bedeutung der methodischen Leitlinien für die Qualität der biometrischen Studienplanung. Zu diesen Leitlinien gehören ICH E3 (Beschreibung, wie der Abschlussbericht einer klinischen Prüfung aussehen soll) [3], ICH E6(R2) oder GCP [33], welche die Verantwortlichkeiten bei der Durchführung von klinischen Prüfungen klärt sowie ICH E9 [4] (Statistische Prinzipien für klinische Prüfungen) und ICH E10 (Auswahl der Kontrollgruppe in einer klinischen Prüfung) [10].

In ICH E6(R2), dem zentralen Dokument, werden quasi die Minimalanforderungen an einen Prüfplan festgehalten (z. B. Festlegung der primären und sekundären Endpunkte, Beschreibung der Patientenpopulation, Studiendesign, Fallzahlplanung, Auswertungsstrategie). Jedoch werden längst nicht alle Themen genannt, die für die Planung einer qualitativ hochwertigen klinischen Prüfung diskutiert und aufgeschrieben werden müssen (wie z. B. die Rolle von prognostischen Faktoren und die Möglichkeit, die Randomisierung zu stratifizieren).

Wie bereits erwähnt finden sich viele wichtige Informationen in der ICH-Guideline E3, in der beschrieben wird, wie ein Auswertungsbericht für eine klinische Studie strukturiert sein sollte; es wird auch geklärt, was zum Zeitpunkt der Planung beschrieben werden muss. In Sektion 9 der vorgeschlagenen Gliederung des Auswertungsberichtes werden explizit noch einmal die wesentlichen Aspekte des Studienprotokolls genannt.

Um die Rolle der europäischen Guidelines richtig einschätzen zu können, sind eventuell die folgenden Überlegungen hilfreich:

- Fast jede Empfehlung zu den verschiedenen Aspekten der Versuchsplanung, die in den europäischen Leitlinien zum Ausdruck gebracht wird, ist durch die Literatur zum Thema biometrische Versuchsplanung abgedeckt. In vielen Situationen sind jedoch in der Literatur unterschiedliche Argumente, ggf. aus unterschiedlichen Blickwinkeln, zu finden. In solchen Fällen geben Leitlinien (traditionell leider nicht begründet) einer Position mehr Gewicht als möglicherweise ebenfalls in der Literatur vertretenen anderen Empfehlungen.
- Die ICH-Leitlinien gewinnen ihre Bedeutung aus dem Abstimmungsprozess zwischen den Zulassungsbehörden in den 3 Regionen USA, Japan und EU, in den auch Vertreter der pharmazeutischen Industrie eingebunden sind. In der EU wurden wiederum viele der Leitlinien ursprünglich entwickelt, um die in den europäischen Zulassungsbehörden häufig heterogenen Anforderungen an klinische Prüfungen in den einzelnen Indikationsgebieten zu harmonisieren. Im Prozess der Verabschiedung der Leitlinien ist eine öffentliche Kommentierung vorgesehen. Dieser Prozess ermöglicht den Dialog mit Industrie und Wissenschaft, die beide schon immer relevante Beiträge zur Diskussion und somit zum Inhalt der regulatorischen Leitlinien geleistet haben. In beiden Fällen, sowohl bei der Verabschiedung einer ICH-Leitlinie als auch bei der Finalisierung einer europäischen Leitlinie, liegt jedoch die Verantwortung für den Inhalt der finalisierten Dokumente bei den Zulassungsbehörden (▶ Kap. A.1 Anforderungen an die Zulassung von Arzneimitteln; ▶ Kap. A.5.2 Arzneimittel für Kinder, Arzneimittel für seltene Erkrankungen und personalisierte Medizin).
- Leitlinien sind keine Gesetze: Missverständnisse existieren auf allen Seiten, die dann den praktischen Umgang mit den Dokumenten erschweren. Die Zulassungsbehörden bemühen sich aus ihrer Sicht, ihre Anforderungen in den Leitlinien allgemeingültig zu beschreiben, was die Planung und Umsetzung im Rahmen einer konkreten klinischen Prüfung basierend auf diesen Dokumenten u. U. aber erschwert. Umgekehrt werden die Inhalte von Leitlinien seitens der Industrie mitunter überbewertet und die in den Leitlinien vorgegebenen Strategien befolgt, selbst wenn die Konsequenz eine suboptimale Planung ist.

Die Befolgung der in den Leitlinien beschriebenen Prozesse erhöht die Akzeptanz der Daten und ihrer Interpretation im Zulassungsprozess. Es wäre jedoch optimal, wenn diese Leitlinien oder Points to Consider (PtC) im strengen Sinne des Wortes verstanden würden. Leitlinien sollten die „Defaults" klären (d. h. im Kontext hier festlegen, welche Aspekte des Studiendesigns nicht weiter zu begründen sind). Allen Beteiligten sollte jedoch auch klar sein, dass ein Abweichen von den Vorgaben möglich ist. Dies ist dann allerdings wissenschaftlich zu begründen.

Ein gutes Beispiel aus der Biometrie wäre die Verblindung einer klinischen Prüfung: Während eventuell für die ethische Bewertung der Studie zu klären ist, ob die Verblindung unvermeidbar ist (bzw. der potenzielle Nutzen für den Erkenntnisgewinn eventuelle Risiken aufwiegen kann), wäre aus Sicht der Zulassungsbehörden hier nichts zu erklären, da in diesem Bereich klar die doppelblinde Studie der Goldstandard für den Erkenntnisgewinn in der Medizin ist.

Obwohl also eine klare Präferenz für doppelblinde klinische Prüfungen besteht, werden auch offene Studien durchgeführt. Dann ist jedoch im Prüfplan zu begründen, weshalb eine Verblindung der klinischen Prüfung nicht möglich oder nicht erforderlich ist, um valide Erkenntnisse abzuleiten.

C.1.10.1 ICH E9 – Statistical Principles for Clinical Trials

Biometrische Überlegungen sind in viele indikationsspezifische Leitlinien im europäischen regulatorischen Kontext miteingeflossen. Die Entwicklung eigenständiger methodischer Leitlinien hat jedoch ihren Ausgangspunkt in der Entwicklung der ICH E9-Guideline Statistical Principles for Clinical Trials genommen. In diesem Dokument werden die grundlegenden Prinzipien der Planung, Durchführung und Auswertung von klinischen Prüfungen festgelegt. Unter der Referenz CPMP/EWP/2330/99 [32] ist diese Leitlinie in das europäische Normensystem übernommen worden. Sie basiert auf einem im europäischen regulatorischen Kontext entwickelten Dokument.

ICH E9 definiert den Begriff der konfirmatorischen Studie als adäquat kontrollierte klinische Prüfung, in der präspezifizierte Hypothesen bewertet werden und mit deren Hilfe die Wirksamkeit und Sicherheit einer Therapie belegt und der Behandlungseffekt geschätzt werden kann. Zu diskutieren ist auch (a priori), inwieweit die Ergebnisse einer konfirmatorischen klinischen Prüfung auf die tatsächliche Patientenpopulation verallgemeinert werden können. Dies sollte als klarer Hinweis darauf verstanden werden, dass ein Feintuning der Studienpopulation, das in einer Phase II-Studie Sinn machen mag, wenn es darum geht, einen ersten Eindruck davon zu gewinnen, ob ein Arzneimittel prinzipiell wirksam ist, in einer konfirmatorischen klinischen Prüfung eher kontraproduktiv ist.

Eingeführt werden die prinzipiellen Ansätze, die Wirksamkeit einer Therapie zu belegen:

- der Nachweis der Überlegenheit einer experimentellen Therapie über Placebo (oder ein aktives Vergleichsarzneimittel),
- der Nachweis der Äquivalenz eines neuen und eines bereits zugelassenen Arzneimittels oder
- der Nachweis der Nichtunterlegenheit gegenüber einem wohlbegründeten Standardarzneimittel.

Weitere wichtige Aspekte, die in ICH E9 geklärt worden sind:

- die Notwendigkeit der genauen Beschreibung der Studienpopulation,
- die Notwendigkeit, einen primären Endpunkt festzulegen,
- dass für zusammengesetzte Variablen auch stets die Komponenten zu berichten sind.

ICH E9 wird auch zitiert, wenn es darum geht, dass multizentrische Studien stratifiziert geplant und ausgewertet werden sollten: Zentrum ist einer der wichtigsten prognostischen Faktoren überhaupt, da letztlich Zentrum ein Surrogat dafür ist, dass ein Arzneimittel in unterschiedlichen Anwendungssituationen eingesetzt wird (wie z. B. leicht unterschiedliche Patientenpopulationen, unterschiedliche Auffassungen über eine angemessene Begleittherapie (die jedoch weitestgehend im Protokoll beschrieben sein sollte) sowie von unterschiedlichen Pflege- und Versorgungsansätzen).

Klar festgelegt ist auch, dass die primäre Auswertung grundlegend beschrieben sein sollte. Details der Auswertung und der Plan für die Auswertung von sekundären Variablen können durchaus in einem separaten statistischen Auswertungsplan beschrieben werden. Offensichtlich ist jedoch auch, dass eine unscharfe Beschreibung der primären (d. h. konfirmatorischen) Auswertung den Fehler 1. Art nicht mehr kontrolliert, wenn am Ende mehrere Interpretationen möglich sind, wie die primäre Auswertungsstrategie zu verstehen sein könnte.

Im Rahmen der Datenauswertung wird auch die Rolle der verschiedenen Auswertungspopulationen beschrieben. Die Auswertung aller eingeschlossenen und randomisierten Patienten (Full Analysis Set) nach einem ITT-Prinzip (Intention to Treat = so, wie die Zuordnung zu den Behandlungsgruppen entsprechend der Randomisierung geplant war) ist in Studien zum Nachweis der Überlegenheit eines neuen Arzneimittels gegenüber Standard oder Placebo konservativ, und wird daher i. d. R. auch als primäre Auswertungspopulation eingesetzt. Häufig wird behauptet, dass in Nichtunterlegenheits- oder Äquivalenzstudien die sog. Per-Protocol-Auswertung, die Studienabbrecher, fehlende Werte und Patienten ausschließt, die den Prüfplan verletzt haben, konservativ sei. Dies ist jedoch nicht immer der Fall, da ja auch noch von Bedeutung ist, ob z. B. das Fehlen eines Messwertes informativ ist. Prüft man den genauen Wortlaut in ICH E9, so findet man dort, dass im Falle von Nichtunterlegenheits- oder Äquivalenzstudien die Auswertung des „Full Analysis Sets" im Allgemeinen nicht konservativ ist. Es wird jedoch nicht behauptet, dass Per-Protocol-Auswertungen unbedingt konservativ sein müssen.

Somit sollte speziell in Nichtunterlegenheits- oder Äquivalenzstudien im Rahmen der Studienplanung diskutiert und im Studienprotokoll definiert werden, welche Auswertungspopulation für die primäre Analyse eingesetzt werden soll.

C.1.10.2 Points to consider on switching between superiority and non-inferiority

Allgemein bekannt ist zwischenzeitlich, dass aus einem nicht signifikanten Test auf Überlegenheit nicht automatisch auf Gleichheit der Wirksamkeit zweier Therapien geschlossen werden kann: Kontraintuitiv würde man nämlich seine Chance, Gleichheit oder Äquivalenz zweier Therapien zu belegen, dadurch verbessern können, dass man eine möglichst kleine Studie plant und durchführt. Da Hypothesen nur falsifiziert und nicht bewiesen werden können, ist also für den Nachweis der Gleichheit oder Äquivalenz zweier Therapien nachzuweisen, dass der Unterschied zwischen den beiden Therapien irrelevant klein ist (d. h. das Konfidenzintervall für den Therapieeffekt gänzlich im Intervall ±5 liegt, wobei 5 die präspezifizierte Irrelevanzgrenze bezeichnet). Man spricht von Nichtunterlegenheit, wenn eine relevante Verschlechterung der neuen Therapie gegenüber der alten Therapie ausgeschlossen werden muss, die neue Therapie aber sehr wohl besser sein darf (z. B. also ein neues Medikament die Mortalität noch stärker senkt, als dies mit der Kontrolltherapie möglich gewesen ist).

Im Points-to-Consider-Dokument [30] wird diskutiert, was geschlossen werden kann, wenn die Erwartungen der Planung nicht oder nicht in vollem Umfang erfüllt werden konnten.

Trivialerweise darf auf Überlegenheit geschlossen werden, wenn in einer Nichtunterlegenheitsstudie am Ende signifikante Überlegenheit gezeigt wird (d. h. das Konfidenzintervall liegt nicht nur auf der richtigen Seite der Nichtunterlegenheitsschranke, sondern kann sogar den Wert 0 ausschließen, der Gleichheit der Therapien bezeichnen würde, wenn der Therapieeffekt als Differenz der Schätzwerte in den Therapiegruppen dargestellt wird. Da jedoch a posteriori jeder beobachtete Grad der Unterlegenheit als irrelevant gerechtfertigt werden könnte, ist es offensichtlich im streng konfirmatorischen Sinne nicht möglich, eine fehlgeschlagene Überlegenheitsstudie als Nichtunterlegenheitsstudie zu interpretieren, wenn nicht vor Studienbeginn eine Nichtunterlegenheitsschranke festgelegt und gerechtfertigt wurde.

Die logische Konsequenz ist, dass wann immer Nichtunterlegenheit einer neuen Therapie gegenüber einer eingeführten Therapie ein adäquates Studienziel ist, man zunächst eine Nichtunterlegenheitsstudie planen und eine Nichtunterlegenheitsschranke rechtfertigen sollte. Falls am Ende Überlegenheit nachgewiesen werden kann, ist dieses Ergebnis in jedem Fall interpretierbar und auch erwünscht. Die Guideline diskutiert darüber hinaus die Rolle von ITT und Per-Protokoll-Population als Basis für die primäre Auswertung in Nichtunterlegenheits-, Äquivalenz- und Überlegenheitsstudien.

Interessanterweise ist es nicht ICH E9, sondern dieses Points-to-Consider-Dokument, das man heranziehen kann, wenn man im regulatorischen Kontext die Präferenz für die Festlegung des Fehlers 1. Art auf 5 % (im zweiseitigen Test) oder 2,5 % (im einseitigen Test) begründen möchte. Durch diese Festlegung des Fehlers 1. Art ist es dann letztlich irrelevant, ob einseitig oder zweiseitig getestet wird.

Festgelegt wird auch, dass die Bioäquivalenzstudien die einzige Ausnahme darstellen. Dort darf traditionell auf Äquivalenz geschlossen werden, wenn das 90%-Konfidenzintervall ganz im Akzeptanzbereich liegt, der (für den Quotienten der Mittelwerte) quasi standardmäßig auf den Bereich von 0,8–1,25 festgelegt wird.

Im Falle der therapeutischen Äquivalenzstudie wird wieder gefordert, dass das 95%-Konfidenzintervall ganz im Akzeptanzbereich liegt, sodass dann (wie auch im Fall der Überlegenheitsstudie und im Fall der Nichtunterlegenheitsstudie) der regulatorische Fehler einer positiven Entscheidung auf der Basis einer Studie auf 2,5 % begrenzt ist.

C.1.10.3 Points to consider on multiplicity issues in clinical trials [17]

ICH E9 war in einer Zeit geschrieben worden, als die Mehrzahl der Studienprotokolle noch nicht dem Anspruch der sorgfältigen Präspezifikation der Studie und der Auswertungsstrategie genügt haben. Dass der primäre Endpunkt bereits zum Zeitpunkt der Studienplanung festgelegt wird, war eher die Ausnahme als die Regel. Speziell im regulatorischen Kontext, in dem dann die spezifische Wirksamkeit eines Arzneimittels nachzuweisen ist, war dann häufig eine belastbare Aussage über die Wirksamkeit nicht oder nur schwer ableitbar.

Gemeingut ist heutzutage, dass beim unkontrollierten Testen mehrerer Variablen, der Fehler 1. Art (d. h. die Wahrscheinlichkeit, dass man fälschlicherweise auf Wirksamkeit eines Arzneimittels schließt, das in Wirklichkeit unwirksam ist) nicht kontrolliert werden kann.

Hieraus resultiert die in ICH E9 geäußerte Präferenz dafür, dass bevorzugt ein primärer Endpunkt in einer konfirmatorischen Studie festgelegt werden sollte. Offensichtlich ist, dass es Situationen gibt, in denen mehr als eine Variable zur Beschreibung der Wirksamkeit eines Medikaments erforderlich ist. Ob und unter welchen Bedingungen daraus ein Problem im Sinne der Kontrolle des Fehlers 1. Art resultiert, wird in diesem Points-to-Consider-Dokument diskutiert.

Andererseits ist Multiplizität in klinischen Studien quasi natürlich: Keine Studie wird ausschließlich zu dem Zweck geplant und durchgeführt, dass am Ende nur eine primäre Variable getestet wird. Häufig werden weitere Variablen schon deshalb benötigt, um das in der primären Zielvariablen gefundene Ergebnis kritisch zu hinterfragen. Ein Wirksamkeitsnachweis wird als robust bezeichnet, wenn der in der primären Zielvariablen gesehene Therapieeffekt durch die Konsistenz des Ergebnisses in verwandten Endpunkten und in relevanten Subgruppen der Patientenpopulation unterstützt wird.

Im o. g. Points-to-Consider-Dokument [17] wird festgelegt, dass in einer Studie der studienweise Fehler 1. Art, d. h. die Wahrscheinlichkeit, eine wahre Nullhypothese auf der Basis der vorliegenden Studie zu verwerfen (d. h. fälschlicherweise einen Therapieeffekt zu erklären, wo in Wirklichkeit keiner vorliegt), kontrolliert werden soll.

Im Einzelnen werden die folgenden Fragen adressiert:

- Wann (und wann nicht) ist eine Adjustierung des Fehlers 1. Art erforderlich?
  (Die erfrischend einfache Antwort wird auch gleich an dieser Stelle gegeben: Wann immer es eine Auswahlmöglichkeit gibt, z. B. welcher von mehreren Endpunkten wichtig ist und einen signifikanten Unterschied zeigen sollte, besteht ein Problem mit der Kontrolle des Fehlers 1. Art, das zu diskutieren ist.)
- Wie muss man mit der Multiplizität in sekundären Variablen umgehen?
- Wie sind signifikante Ergebnisse in Subgruppenanalysen zu bewerten?
- Unter welchen Bedingungen können Ergebnisse in Subgruppen zu einer Einschränkung der Zulassung führen?
- Welche Anforderungen bestehen an zusammengesetzte Endpunkte?

Gelegentlich werden Multiplizitätsprobleme in klinischen Studien übersehen oder die Bewertungsstrategie wird nicht in einer Form aufgeschrieben, die zweifelsfrei klarmacht, in welcher Folge Endpunkte oder Hypothesen bearbeitet werden sollen. Unter diesen Bedingungen muss ein konservatives Vorgehen für die Bewertung der Studienergebnisse gefunden werden. Dabei ist konservativ wie immer so definiert, dass bei Anwendung einer Strategie zum Umgang mit einem Multiplizitätsproblem die Nullhypothese nicht häufiger abgelehnt wird, als das durch den Fehler 1. Art vorgegeben ist. Wenn nun nicht klar ist, welcher (von z. B. 2 Endpunkten) denn als primärer Endpunkt vorgesehen gewesen ist, dann bleibt häufig nur die Anwendung der Bonferroni-Regel, um die Einhaltung des Fehlers 1. Art garantieren zu können. Dabei wird der vorgegebene Fehler 1. Art durch die Anzahl der in Frage stehenden primären Endpunkte geteilt und zur Bewertung der Hypothesen herangezogen. Dies führt naturgemäß zu extrem konservativen Entscheidungen.

Werden mehrere Endpunkte benötigt, um die Wirksamkeit einer Therapie in einem bestimmten Anwendungsgebiet zu beschreiben, so besteht die Möglichkeit, entweder die Endpunkte als ko-primär auszuzeichnen oder aber sie zu hierarchisieren (d. h. die Nullhypothese bezüglich eines Endpunktes, der an einer späteren Stelle in der Hierarchie steht, kann nur konfirmatorisch bewertet werden, wenn alle vorausgegangenen Nullhypothesen abgelehnt wurden). Unabhängig davon, ob ko-primäre Endpunkte gewählt werden oder aber eine Hierarchie aufgezeichnet wird, ist eine Adjustierung des Fehlers 1. Art nicht erforderlich, da ja bezüglich aller primären Endpunkte die Nullhypothese abgelehnt, also Wirksamkeit belegt werden muss. Erforderlich ist es jedoch, die Power der Studie zu erhöhen.

Es wird auch vorgeschlagen, dass Hypothesen für sekundäre Fragestellungen oder sekundäre Endpunkte bezüglich ihrer Wichtigkeit angeordnet werden. Hat man dann die Hypothesen bezüglich der primären Endpunkte abgelehnt, so kann man bei Anordnung der sekundären Endpunkte ggf. weiter konfirmatorische Schlussfolgerungen unter Kontrolle des Fehlers 1. Art treffen. Speziell die FDA ist an dieser Stelle sehr streng und fordert, dass, wenn Wirksamkeit bezüglich sekundärer Endpunkte behauptet werden soll, diese Entscheidungen auch unter Kontrolle des Fehlers 1. Art getroffen werden müssen.

Deutlich wird in dieser Diskussion, dass allein die Hierarchisierung von Endpunkten nicht ausreichend ist: Es muss auch festgelegt werden, unter welchen Bedingungen die Studie als erfolgreich oder zielführend bezeichnet werden soll. Bleibt hier Unklarheit, müsste man (gemäß dem oben ausgeführten Prinzip der konservativen Entscheidungsfindung) dann fordern, dass alle der Hierarchie angehörigen Hypothesen auch abgelehnt werden müssen.

Speziell im Dialog mit den Zulassungsbehörden kann eine Hierarchisierung von Endpunkten ohne klare Abgrenzung zwischen primären und sekundären Fragestellungen auch falsche Erwartungen wecken (nämlich, dass eine Therapie nur dann für wirksam erklärt werden soll, wenn alle in der Hierarchie genannten Hypothesen auch abgelehnt werden). Ist dann zum Zeitpunkt der Auswertung nur eine Hypothese abzulehnen, so mag das dann aus Sicht der medizinischen Gutachter nicht ausreichend sein. Dieses Problem wird aber nicht notwendigerweise in der kritischen Durchsicht eines Studienprotokolls identifiziert, weil zu diesem Zeitpunkt die beeindruckende Anzahl von primären Hypothesen eine ausreichend robuste Bewertung der Wirksamkeit erwarten ließ.

Extrem wichtig ist auch das in dieser Leitlinie vorgestellte generelle Prinzip, dass Schaden (oder ein negatives Nutzen-Risiko-Verhältnis) nicht bewiesen werden muss. Es genügt der begründete Verdacht.

Sektion 3.3 erwähnt spezifisch, dass die Zulassung verweigert werden kann, wenn inkonsistente Ergebnisse in einer klinischen Prüfung beobachtet werden. Dies ist unabhängig davon, ob eine solche Strategie präspezifiziert wurde oder nicht. So ist z. B. eine Einschränkung der Indikation möglich, wenn in einer relevanten Untergruppe der untersuchten Patientenpopulation keine Wirksamkeit des Arzneimittels zu sehen ist bzw. das Nutzen-Risiko-Verhältnis negativ erscheint, selbst wenn global die experimentelle Therapie der Kontrolle überlegen gewesen ist.

Ähnlich würde man erwarten, dass in klinischen Prüfungen mit einem zusammengesetzten Endpunkt als primärem Endpunkt die experimentelle Therapie alle Komponenten des primären Endpunktes positiv beeinflusst. Wenn hieran am Ende ein begründeter Zweifel besteht, dann ist es sehr wohl möglich, dass die Zulassung nicht erteilt werden kann.

Erwähnt wird auch, dass eine derartige Entscheidung nach sorgfältiger Prüfung getroffen wird und es nicht so ist, dass z. B. Untergruppen ohne weitergehende Überlegungen zur Plausibilität des beobachteten Ergebnisses einfach ausgeschlossen werden.

C.1.10.4 Points to consider on missing data

Fehlende Werte (nicht beobachtete oder nicht berichtete Ergebnisse für einzelne Patienten in einer klinischen Prüfung, die den primären Endpunkt oder aber auch eine Kovariable betreffen) sind ein inhärentes Problem von Humanexperimenten. Einer der wichtigsten Sätze in der EU-Leitlinie bez. fehlender Werte [31] ist, dass fehlende Werte das ITT-Prinzip stören (also, dass alle Patienten so ausgewertet werden sollen, wie sie randomisiert wurden). Soll unter diesen Bedingungen eine ITT-Auswertung durchgeführt werden, muss man Annahmen über den unbeobachteten Wert treffen. Erfolgt die Auswertung auf der Per-Protocol-Population (in die alle Patienten aufgenommen werden, die die Studie ordnungsgemäß abgeschlossen haben), so erfüllt diese Auswertung möglicherweise nicht mehr die Anforderungen an einen Vergleich zweier strukturgleicher Therapiegruppen.

So ist es in einer placebokontrollierten Studie durchaus vorstellbar, dass der Anteil der Patienten, der die weitere Teilnahme an der Studie verweigert, in beiden Therapiegruppen gleich groß ist. Die Gründe hierfür können aber sehr unterschiedlich sein. So ist es möglich, dass ein Patient in der Placebo-Gruppe die weitere Teilnahme abgelehnt hat, weil er sich nicht ausreichend behandelt sieht, während andere Patienten die weitere Studienteilnahme in der Verum-Gruppe verweigern, weil sie die Nebenwirkungen des experimentellen Arzneimittels nicht ertragen können. Die entsprechenden Subpopulationen der ursprünglich durch Randomisierung gebildeten Verum- und Placebo-Gruppe können so unterschiedlich sein, dass die beiden Therapiegruppen nicht mehr vergleichbar sind und keine konfirmatorischen Schlussfolgerungen mehr abgeleitet werden können.

Statistische Methoden existieren, die zu optimalen Tests und Schätzern für den Therapieeffekt unter verschiedenen Annahmen an die Struktur der fehlenden Werte führen können. Häufig ist eine Missing-Completely-at-Random(MCAR)- oder eine Missing-at-Random(MAR)-Annahme erforderlich. Bedauerlicherweise sind die zugrunde liegenden Annahmen darüber, wie die fehlenden Werte entstanden sind, nicht testbar. Sorgfältig ist bereits zum Zeitpunkt der Studienplanung zu überlegen, welche Annahmen für unbeobachtete Werte eine konservative Auswertungsstrategie darstellen. Wichtig ist es, den Unterschied zwischen Präspezifikation der primären Auswertung und von Sensitivitätsanalysen zu verstehen: Die Festlegung einer primären Auswertungsstrategie zum Zeitpunkt der Studienplanung ist dringend erforderlich, um sicher erklären zu können, dass die gesehenen Werte nicht die gewählte Auswertungsstrategie beeinflusst haben. Gibt es jedoch einen substanziellen Anteil an fehlenden Werten, dann kann genauso offensichtlich eine einzige Auswertung nicht mehr die notwendige Evidenz für die Wirksamkeit der Therapie beibringen. Weitere Auswertungen unter verschiedenen Annahmen und Ersetzungsstrategien sind dringend erforderlich.

Wichtig für die Auswertbarkeit der klinischen Prüfung ist auch, dass ein Widerruf der Teilnahme an der Prüfung durchaus bedeuten kann, dass der Patient weiterhin die Einwilligung gibt, dass wenigstens die weiteren Messungen im Verlauf der Studie durchgeführt werden können. Aber auch die derart erhobenen Werte beantworten nicht die Frage, was der Befund für diesen Patienten gewesen wäre, wenn er die klinische Prüfung bis zu ihrem vorgeplanten Ende durchlaufen hätte. Die Auswertung unter Einschluss aller Patienten, die ursprünglich in dieser Studie randomisiert wurden, ist allerdings schon hilfreich, um globale Wirksamkeit zu beurteilen, weil die Messung des Zustandes des Patienten dann nicht über ein Modell geschätzt werden muss.

In der Literatur wird als Lösung häufig die Auswertung mit einem gemischten Modell vorgeschlagen. Bezüglich dieser Modelle für die primäre Auswertung in einer klinischen Studie besteht auch weiterhin eine gewisse Zurückhaltung. Gemischte Modelle schätzen den Therapieeffekt, den man gesehen hätte, wenn der Patient in der Studie geblieben wäre. Seitens der Zulassungsbehörden wird jedoch vielfach die Auffassung vertreten, dass es wichtiger wäre, wenn man beschreiben könnte, wie sich die unterschiedlich behandelten Therapiegruppen über die Zeit entwickelt haben. Dieses Ziel ist eher nicht mit der Auswertung mit einem gemischten Modell zu erhalten, sondern würde eher dadurch beschrieben, dass man, wie zuvor beschrieben, bei allen Patienten den primären Endpunkt zu Studienende bemisst.

Diskutiert werden auch die Vor- und Nachteile von Responder-Analysen. Fehlende Werte werden dann häufig als Non-Responder gezählt. Treten gehäuft fehlende Werte in einer metrischen Variablen auf, ist eine Responder-Analyse gelegentlich die einzige Auswertung, die leicht interpretiert werden kann. Responder-Analysen sind auch besonders geeignet, sich schnell zu verdeutlichen, wie robust das Ergebnis bezüglich Annahmen über den Ausgang bei Patienten mit fehlenden Werten ist.

Enthalten in dieser Leitlinie ist auch der beste Rat für den Umgang mit fehlenden Werten: Nach wie vor ist es am besten, das Auftreten von fehlenden Werten zu vermeiden. Leider gibt es aber Faktoren, die das Risiko erhöhen, eine größere Anzahl von fehlenden Werten in einer klinischen Prüfung zu haben: Neben schwierigen Erkrankungen (wie z. B. bipolare Störungen) kann auch eine lange Studiendauer das Risiko erhöhen, dass der Endpunkt eines Patienten nicht beobachtet werden kann, wenn dieser am Studienende gemessen wird (durch das erhöhte Risiko des Ausscheidens eines Patienten aus der Studie vor dem Studienende). Auch dies sind Aspekte, die bei der Studienplanung Beachtung finden müssen.

C.1.10.5 Points to consider on applications with 1. Meta-Analyses and 2. One Pivotal Study [32]

Die Zusammenfassung von unabhängigen Studien wird als Metaanalyse bezeichnet. Üblicherweise wird erwartet, dass für die Zulassung eines neuen Arzneimittels mehrere unabhängige klinische Prüfungen durchgeführt werden, die alle geeignet sind, die Wirksamkeit eines neuen Arzneimittels oder eines bekannten Arzneimittels in einer neuen Indikation zu belegen. In ICH E9 war quasi in Aussicht gestellt worden, dass u. U. eine Zulassung auch auf der Basis einer Metaanalyse möglich sein könnte. Spezifische Umstände wurden jedoch nicht genannt, unter denen dies möglich sein sollte, und de facto sind nur außerordentlich wenige Zulassungsanträge bekannt, die auf der Basis einer Metaanalyse entschieden wurden.

Akzeptierte Anwendungen von Metaanalysen im regulatorischen Kontext sind:

1. eine genauere Schätzung für den Behandlungseffekt anzugeben,
2. zu überprüfen, ob ein global positiver Therapieeffekt auch in präspezifizierten relevanten Untergruppen zu sehen ist,
3. einen Wirksamkeitsnachweis für seltene, aber klinisch relevante Endpunkte zu erbringen, für die eine größere Fallzahl in den Einzelstudien erforderlich wäre,
4. die Sicherheit in Untergruppen der Patientenpopulation zu beschreiben oder seltene unerwünschte Arzneimittelwirkungen in allen Patienten zu entdecken,
5. die Dosis-Wirkungs-Beziehung zu schätzen und
6. offensichtlich widersprüchliche Studienergebnisse zu bewerten.

Festgelegt wird auch, dass die Heterogenität der Einzelstudien zu diskutieren ist. Falls der Nachweis der Wirksamkeit für einen sekundären Endpunkt (z. B. Mortalität) angestrebt wird, ist die Präspezifikation von großer Bedeutung. In diesem Zusammenhang wird auch gefordert, dass für eine Metaanalyse ein Studienprotokoll bevorzugt zusammen mit dem gesamten Entwicklungsprogramm für ein Arzneimittel aufgeschrieben wird. Ebenso wird darauf hingewiesen, dass die Qualität der eingeschlossenen Studien zu diskutieren ist.

Voraussetzung für die Ableitung einer positiven Behauptung über das Testarzneimittel (Claim) sind die folgenden Bedingungen:

1. In einzelnen Studien ist Wirksamkeit belegt worden.
2. Studien, die nicht zielführend (signifikant) waren, sollten wenigstens positive Trends zeigen.
3. Eine Diskussion ist erforderlich, dass keine Studienselektion stattgefunden hat.
4. Untersuchungen zur Robustheit der Studienergebnisse sollten vorgelegt werden.

Ausgeführt wird an anderer Stelle ferner, dass die Heterogenität der Studienergebnisse unabhängig davon diskutiert werden muss, ob der formale Test auf Interaktion signifikant ist oder nicht. Es wird darauf hingewiesen, dass eine Metaanalyse nicht dazu geeignet ist, auszubalancieren, dass primär eigenständig geplante Studien, die für sich allein einen Wirksamkeitsnachweis erbringen sollten, dann hinterher einfach in einer Metaanalyse zusammengefasst werden, um so das ursprüngliche Ziel letztlich indirekt zu erreichen.

Eng verwandt ist das Thema, unter welchen Umständen *eine* pivotale Studie für die Zulassung ausreichen sollte. Es ist ein wissenschaftliches Prinzip, dass die Ergebnisse von klinischen Studien repliziert werden sollten. Diese sog. Zwei-Studien-Regel ist erstmals in der FDA-Guideline „Providing Clinical Evidence of Effectiveness for Human Drug and Biological Products" [59] erwähnt. Explizit wird darauf hingewiesen, dass die Entwicklung eines Arzneimittels sich über mehrere Phasen vollzieht: So wird im Rahmen von Phase II-Studien, wenn die Dosisfindung für das Arzneimittel etabliert wird, bereits relevante Information über die Wirksamkeit des Arzneimittels abgeleitet. Daraus resultierend könnte man die Auffassung vertreten, dass eine Phase III-Studie ausreichen sollte, diese vorausgegangenen Untersuchungsergebnisse zu replizieren. Empirisch ist jedoch klar, dass es eine große Anzahl von Studien der Phase III mit demselben Arzneimittel in derselben Population gibt, die jedoch unterschiedliche Ergebnisse gezeigt haben. Tritt dies auf, so ist dies ein klarer Indikator dafür, dass die experimentelle Situation, die in Studie und Replikation untersucht wird, nicht vollständig verstanden ist.

Derartige Situationen sind nicht selten und unterstreichen die Wichtigkeit der unabhängigen Replikation von Studienergebnissen.

Die Leitlinie nennt nun Indikationen und Kontraindikationen für die Situation, in der man mit einer *einzelnen* pivotalen Studie eine Zulassung würde erreichen wollen:

Replikation ist von besonderer Bedeutung, wenn es z. B.:

- Mängel oder Unklarheiten in der Beschreibung der pharmakologischen Rationale gibt oder der Wirkmechanismus des Arzneimittels nicht völlig klar ist,
- ein neues pharmakologisches Prinzip untersucht wird,
- in Phase I oder Phase II nur beschränkte Informationen generiert wurden,
- ein Indikationsgebiet beforscht wird, in dem schon viele Therapien untersucht wurden, aber auch viele Studien fehlgeschlagen sind, wie dies z. B. für die Indikation Schlaganfall zutrifft. Unter diesen Bedingungen sollte unbedingt über eine Replikation eines positiven Studienergebnisses nachgedacht werden.

Umgekehrt werden Kriterien genannt, die eine Studie erfüllen sollte, wenn sie alleinige Basis für eine Zulassung nach Phase III erfüllen soll; hierzu gehört:

- dass die Studie interne Validität besitzt, d. h., es sollte keine Hinweise darauf geben, dass irgendwo eine Verzerrung aufgetreten ist,
- dass die untersuchte Patientenpopulation externe Validität besitzen sollte,
- dass die klinische Relevanz des Behandlungseffekts gegeben sein sollte und ein strengeres Signifikanzniveau als die üblichen 5 % angestrebt wird,
- dass die Konsistenz der Ergebnisse zu bewerten ist:
  In relevanten präspezifizierten Subgruppen sollten ähnliche Ergebnisse für den Behandlungseffekt gezeigt werden können und ebenso sollten die Ergebnisse für alle relevanten Endpunkte zu konsistenten Ergebnissen führen,
- dass kein Zentrum die Schätzung des Therapieeffekts dominieren sollte,
- dass die untersuchten Hypothesen eine große Plausibilität besitzen sollten.

Anzumerken bleibt, dass die Guideline nicht spezifisch in Bezug darauf ist, was ein angemessener Fehler 1. Art für eine derartige Studie ist: Wäre ein Signifikanzniveau von 1 % ausreichend oder sollte die Studie mit einer genügend großen Fallzahl geplant werden, dass der Therapieeffekt am Ende für noch kleinere Signifikanzniveaus belegt werden kann?

C.1.10.6 Reflection paper on methodological issues in confirmatory clinical trials planned with an adaptive design [36]

Klinische Studien benötigen häufig viele Jahre, um eine ausreichende Patientenzahl zu rekrutieren und jeden einzelnen Patienten für einen angemessenen Zeitraum nachzuverfolgen. Hinzu kommt, dass selbst nach einem hervorragend geplanten Phase II-Programm am Ende noch viele Unsicherheiten bleiben, wenn es darum geht, die konfirmatorischen Phase III-Studien zu planen. Diese Unsicherheiten betreffen häufig die Fallzahl, die man am Ende benötigen wird, die Frage, ob die Patientenpopulation in ausreichender Form beschrieben werden kann und gelegentlich noch wesentlich fundamentalere Aspekte der Studienplanung, wie z. B. die Frage der Beobachtungsdauer pro Patienten. Folglich gibt es ein großes Interesse, Zwischenauswertungen durchzuführen, bei denen eben nicht nur geprüft werden kann, ob etwa die Studie wegen erwiesener Wirksamkeit der experimentellen Therapie abgebrochen werden muss, sondern bei denen eventuell auch die Studie wegen Erfolglosigkeit (d. h., das vorgeplante Studienziel kann nicht erreicht werden (Futility)) abgebrochen werden kann oder aber bestimmte Aspekte des Studiendesigns auf der Basis der Resultate der Zwischenauswertung angepasst oder modifiziert werden können. Gruppensequenzielle Pläne wurden entwickelt, um dafür zu sorgen, dass durch die wiederholte Auswertung der akkumulierenden Studiendaten der Fehler 1. Art nicht kompromittiert wird. Die zugehörige Methodik hat eine große Flexibilität in Bezug darauf erreicht, dass die Zwischenauswertungen flexibel im Studienverlauf platziert werden können und auch der zu dem Zeitpunkt der Zwischenauswertung ausgegebene Fehler 1. Art sehr flexibel allokiert werden kann.

Ein Problem war jedoch immer noch ungelöst geblieben: Die Gesamtfallzahl der Studie konnte nicht erhöht werden, selbst wenn zu einer frühen Zwischenauswertung offensichtlich wurde, dass die Studie zwar geeignet wäre, einen relevanten Therapieeffekt zu belegen, aber mit großer Wahrscheinlichkeit dieser relevante Behandlungseffekt kleiner als der a priori der Fallzahlplanung zugrunde liegende Effekt sein würde und folglich die Studie wegen Erfolglosigkeit scheitern muss. Man könnte nun die Auffassung vertreten, dass dieser Fall bei eigentlich gut geplanten Studien nicht verkommen sollte, schließlich sollte sie ja bezüglich ihrer Fallzahl so geplant sein, dass alle relevanten Therapieeffekte auch gesichert werden können. Eine Fallzahlrekalkulation sollte also letztlich nur erforderlich werden, wenn die Variabilität der Studie unterschätzt worden ist.

Dies würde jedoch verkennen, dass am Ende stets eine Nutzen-Risiko-Bewertung für ein neues Arzneimittel durchgeführt wird und es folglich sehr wohl möglich ist, dass (z. B. durch ein besseres Wissen über die Verträglichkeit eines Arzneimittels) im Studienverlauf auch ein kleinerer als der ursprünglich geplante Therapieeffekt ein positives Nutzen-Risiko-Verhältnis belegen können würde.

Die grundlegende Idee der Arbeit von Bauer u. Köhne [34] ist, dass man eine klinische Studie quasi als eine Metaanalyse von 2 Teilstudien verstehen kann, von denen zunächst die erste durchgeführt wird und dann die Fallzahl so rekalkuliert wird, dass durch die Kombination von beiden Teilstudien am Ende (z. B. mit dem Fischer-Produktkriterium) eine globale Nullhypothese über beide Studienabschnitte abgelehnt werden kann.

Da gemäß der ursprünglichen Idee im einfachsten Fall lediglich die p-Werte der beiden Studienabschnitte miteinander kombiniert werden, ist damit eine große Flexibilität erreicht. De facto kann nicht nur im zweiten Studienabschnitt die Fallzahl angepasst werden, sondern es wäre auch möglich, dass z. B. im zweiten Studienabschnitt die Beobachtungsdauer verlängert würde oder aber sogar der primäre Endpunkt geändert oder modifiziert werden könnte.

Es hat einige Zeit gedauert, bis diese große Flexibilität sorgfältig genug durchdacht war. Ein statistisches Konzept für eine Studie darf nicht nur unter der Nullhypothese den Fehler 1. Art einhalten, sondern muss auch unter der eigentlich angestrebten Alternative zu interpretierbaren Ergebnissen führen. Hierfür sind zusätzliche, nicht statistische Regeln einzuführen, die garantieren, dass im einfachsten Fall über 2 Stufen hinweg das Gesamtergebnis der Studie interpretierbar ist.

Die Diskussion dieser Regeln ist der Gegenstand des o. g. Reflection Papers [36]. Da die Forschung auf diesem Gebiet sehr aktiv ist und quasi jeden Tag neue Anwendungsmöglichkeiten der adaptiven Idee diskutiert werden, haben es sich die Autoren des Reflection Papers zum Ziel gesetzt, einfache Regeln zu diskutieren, mit deren Hilfe die Akzeptabilität der interessierenden Designmodifikationen diskutiert werden kann. Häufig begründen sich diese Regeln daraus, dass zumindest im Bereich der Phase III-Studien eine präspezifizierte Hypothese konfirmiert werden soll, die bereits in Phase II erstmalig belegt wurde und für die bereits eine ausreichende Plausibilität besteht. Im Einzelnen wurden die folgenden Regeln diskutiert:

1. Die statistische Methodik muss den Fehler 1. Art kontrollieren können, wie das allgemein für klinische Studien der Phase III erforderlich ist. Ebenso ist es erforderlich, dass es Methoden gibt, mit deren Hilfe man den zugehörigen Therapieeffekt schätzen kann: Die prinzipielle Wirksamkeit eines Arzneimittels mag ausschließlich auf der Basis eines signifikanten p-Wertes beurteilbar sein, für eine detaillierte Nutzen-Risiko-Bewertung müssen jedoch die entsprechenden Behandlungseffekte für Nutzen und für Risiko gegeneinander balanciert werden.
2. Ebenso sind standardisierte Behandlungseffekte (Mittelwertdifferenz geteilt durch die Standardabweichung) geeignet, prinzipielle Wirksamkeit zu belegen. Sie sind allerdings nicht in klinischen Einheiten interpretierbar und kein geeignetes Effektmaß in klinischen Studien der Phase III. Dies ist in der Logik der adaptiven Designs eine bedauerliche Einschränkung, da der Rückgriff auf standardisierte Effektmaße den Raum der Möglichkeiten vergrößern würde, welche Aspekte des Studiendesigns zum Zeitpunkt der Zwischenauswertung geändert werden könnten.
3. Im Studienprotokoll ist zu erklären, weshalb trotz der Modifikation des Studiendesigns keine deutlichen Unterschiede bezüglich der geschätzten Behandlungseffekte zu erwarten sind. Es ist eben nicht trivial, dass

der während einer Studie geschätzte Therapieeffekt davon unberührt bleibt, wenn substanzielle Änderungen am Studiendesign vorgenommen werden. Diese Situation unterscheidet sich nicht wesentlich von der einer Metaanalyse, bei der ebenfalls vor Zusammenfassung der Studienergebnisse geklärt werden muss, ob dies aus Sicht der Versuchsplanung überhaupt möglich ist. Gleichermaßen ist hier zu diskutieren, ob die vorgeplante Designmodifikation die Studie nicht so grundlegend verändert, dass am Ende möglicherweise keine geschlossene Behandlungsempfehlung abgeleitet werden kann.

4. Offensichtlich profitiert jede Studie von einem Konzept, wie der Fehler 1. Art kontrolliert werden kann. Voraussetzung einer konfirmatorischen Studie der Phase III ist jedoch, dass der Forschungsgegenstand, der hier untersucht werden soll, bereits besser als z. B. in einer exploratorischen Phase II-Studie verstanden ist. In Phase II besteht die Notwendigkeit, ausführlich zu begründen, weshalb Aspekte des Studiendesigns noch einmal modifiziert werden müssen. Gute Begründungen in dieser Hinsicht sind, dass eine schwierige experimentelle Situation untersucht wird (z. B. erschwert ein unklarer Placebo-Effekt a priori eine korrekte Fallzahlplanung). Insbesondere kann aber die Möglichkeit, spezifische Aspekte der Studienplanung im Studienverlauf zu verändern, keine Entschuldigung für nicht zielführende, lückenhafte Überlegungen während der Planungsphase der Studie sein.

5. Vor diesem Hintergrund sind heutzutage Fallzahlrekalkulationen (insbesondere bei schwer vorhersagbarer Variabilität des Behandlungseffektes) akzeptierter Standard für die Anwendung adaptiver Designs. Im Gegensatz dazu ist die Änderung oder Modifikation des primären Endpunktes plausibles Ziel für eine präspezifizierte Designmodifikation, da dieser ja zum Zeitpunkt der Studienplanung reflektiert hat, was nach bestehendem Wissen das relevante Ziel der therapeutischen Intervention darstellt. Entsprechend wäre post hoc schwer plausibel zu machen, wieso sich dies im Studienverlauf noch einmal ändern sollte.

C.1.11 Bewertung eines therapeutischen Zusatznutzens

C.1.11.1 Arzneimittel

Im Sozialgesetzbuch (SGB) V (AMNOG 2010) ist die *„Bewertung des Nutzens und der Kosten von Arzneimitteln"* gefordert (sog. frühe Nutzenbewertung) [38]:

> ***„§ 35a Bewertung des Nutzens von Arzneimitteln mit neuen Wirkstoffen***
>
> *(1) Der Gemeinsame Bundesausschuss (G-BA) bewertet den Nutzen von erstattungsfähigen Arzneimitteln mit neuen Wirkstoffen. Hierzu gehört insbesondere die Bewertung des Zusatznutzens gegenüber der zweckmäßigen Vergleichstherapie, des Ausmaßes des Zusatznutzens und seiner therapeutischen Bedeutung. Die Nutzenbewertung erfolgt auf Grund von Nachweisen des pharmazeutischen Unternehmers, die er einschließlich aller von ihm durchgeführten oder in Auftrag gegebenen klinischen Prüfungen spätestens zum Zeitpunkt des erstmaligen Inverkehrbringens als auch der Zulassung neuer Anwendungsgebiete des Arzneimittels an den Gemeinsamen Bundesausschuss elektronisch zu übermitteln hat […]*
>
> *Bei Arzneimitteln, die pharmakologisch-therapeutisch vergleichbar mit Festbetragsarzneimitteln sind, ist der medizinische Zusatznutzen nach Satz 3 Nummer 3 als therapeutische Verbesserung entsprechend § 35 Abs. 1b Satz 1 bis 5 nachzuweisen. Legt der pharmazeutische Unternehmer die erforderlichen Nachweise trotz Aufforderung durch den Gemeinsamen Bundesausschuss nicht rechtzeitig oder nicht vollständig vor, gilt ein Zusatznutzen als nicht belegt."*

Im SGB V wird auch die Rolle des IQWIG und die prinzipielle Arbeitsweise festgelegt:

> *„§ 35b (1) Der Gemeinsame Bundesausschuss beauftragt auf Grund eines Antrags nach § 130b Absatz 8 das Institut für Qualität und Wirtschaftlichkeit im Gesundheitswesen mit einer Kosten-Nutzen-Bewertung. In dem Auftrag ist insbesondere festzulegen, für welche zweckmäßige Vergleichstherapie und Patientengruppen die Bewertung erfolgen soll sowie welcher Zeitraum, welche Art von Nutzen und Kosten und welches Maß für den Gesamtnutzen bei der Bewertung zu berücksichtigen sind; das Nähere regelt der Gemeinsame Bundesausschuss in seiner Verfahrensordnung; für die Auftragserteilung gilt § 92*

Absatz 3a entsprechend mit der Maßgabe, dass der Gemeinsame Bundesausschuss auch eine mündliche Anhörung durchführt. Die Bewertung erfolgt durch Vergleich mit anderen Arzneimitteln und Behandlungsformen unter Berücksichtigung des therapeutischen Zusatznutzens für die Patienten im Verhältnis zu den Kosten; Basis für die Bewertung sind die Ergebnisse klinischer Studien sowie derjenigen Versorgungsstudien, die mit dem Gemeinsamen Bundesausschuss nach Absatz 2 vereinbart wurden oder die der Gemeinsame Bundesausschuss auf Antrag des pharmazeutischen Unternehmens anerkennt; § 35a Absatz 1 Satz 3 und Absatz 2 Satz 2 gilt entsprechend. Beim Patienten-Nutzen sollen insbesondere die Verbesserung des Gesundheitszustandes, eine Verkürzung der Krankheitsdauer, eine Verlängerung der Lebensdauer, eine Verringerung der Nebenwirkungen sowie eine Verbesserung der Lebensqualität, bei der wirtschaftlichen Bewertung auch die Angemessenheit und Zumutbarkeit einer Kostenübernahme durch die Versichertengemeinschaft, angemessen berücksichtigt werden. Das Institut bestimmt auftragsbezogen über die Methoden und Kriterien für die Erarbeitung von Bewertungen nach Satz 1 auf der Grundlage der in den jeweiligen Fachkreisen anerkannten internationalen Standards der evidenzbasierten Medizin und der Gesundheitsökonomie. Das Institut gewährleistet vor Abschluss von Bewertungen hohe Verfahrenstransparenz und eine angemessene Beteiligung der in § 35 Abs. 2 und § 139a Abs. 5 Genannten. Das Institut veröffentlicht die jeweiligen Methoden und Kriterien im Internet."

Dieser Verpflichtung kommt das IQWIG mit der Veröffentlichung der „Allgemeinen Methoden" auf seiner Internetseite [41] nach und steht bezüglich seiner Arbeitsweise im regelhaften Dialog mit der Fachöffentlichkeit.

Bei dieser „Beauftragung" soll der G-BA festlegen, *„für welche zweckmäßige Vergleichstherapie und Patienten-Gruppen die Bewertung erfolgen soll sowie welcher Zeitraum, welche Art von Nutzen und Kosten und welches Maß für den Gesamtnutzen bei der Bewertung zu berücksichtigen sind; [...]"*

Der zu analysierende therapeutische Zusatznutzen eines Arzneimittels – rechtlich bisher nicht definiert – beinhaltet somit alle relevanten therapeutischen Vorteile des Arzneimittels gegenüber einer oder mehrerer zugelassener und als wirksam anerkannter „zweckmäßiger" Vergleichstherapien.

Bei **Orphan Drugs** (Arzneimittel für seltene Leiden) beschreibt das Committee for Orphan Medicinal Products (COMP; EMEA/COMP/15893/2009) [42]: *„Significant benefit based on an assumption of improved efficacy, improved safety and major contribution to patient care."*

Es ist die Aufgabe dieses Gremiums indikationsbezogen unter Berücksichtigung der verfügbaren Behandlungen festzulegen, wie ein derartiger Vorteil aus klinischer Sicht zu definieren ist, der, wenn nachgewiesen, kommerzielle Vorteile für den pharmazeutischen Hersteller des entsprechenden Arzneimittels nach sich zieht. Folgerichtig wird dann der Zusatznutzen eines entsprechenden Arzneimittels in aller Regel nicht noch einmal durch das IQWIG bewertet (► Kap. A.1.1.6.2; ► Kap. A.5.2 Arzneimittel für Kinder, Arzneimittel für seltene Erkrankungen und personalisierte Medizin).

C.1.11.2 Medizinprodukte hoher Risikoklasse: Bewertung neuer Untersuchungs- und Behandlungsmethoden

Die rechtlichen Grundlagen dieser obligatorischen und fristgebundenen Nutzenbewertung sind in § 137h SGB V [38] sowie in der Medizinproduktemethodenbewertungsverordnung (MeMBV) [39] gegeben. Der G-BA hat damit die Aufgabe, stationär erbringbare Untersuchungs- und Behandlungsmethoden zu bewerten,

- für die von einem Krankenhaus erstmalig eine Anfrage auf zusätzliches Entgelt für die Vergütung gestellt wird (solche Anfragen zu neuen Untersuchungs- und Behandlungsmethoden – sog. NUB-Anfragen – sind an das Institut für das Entgeltsystem im Krankenhaus (InEK) zu stellen),
- deren technische Anwendung maßgeblich auf dem Einsatz von Medizinprodukten hoher Risikoklasse beruht und
- die ein neues theoretisch-wissenschaftliches Konzept aufweisen.

Liegen bei einer Methode alle genannten Voraussetzungen vor, bewertet der G-BA, ob der Nutzen der Methode als belegt anzusehen ist. Der G-BA hat das nähere Verfahren nach § 137h SGB V in seiner Verfahrensordnung (8. Abschnitt des 2. Kapitels) festgelegt.

Zur Frage, ob die Voraussetzungen für ein Bewertungsverfahren nach § 137h SGB V vorliegen, können sich Krankenhäuser und Medizinproduktehersteller beim G-BA bereits vor einer NUB-Anfrage beim InEK, also im Vorfeld des Verfahrens, beraten lassen. Im Rahmen dieses Beratungsangebots kann der G-BA einen rechtlich verbindlichen Beschluss darüber fassen, ob die Voraussetzungen für eine Bewertung der Methode vorliegen.

C.1.11.3 Separate Studien zum Nachweis eines Zusatznutzens

Bisher wurden in den seltensten Fällen separate Studien zum Nachweis eines Zusatznutzens durchgeführt. Inzwischen wurde dem G-BA aber die Möglichkeit eröffnet, eine sog. "anwendungsbegleitende Datenerhebung" zu fordern (§ 35a Abs. 3b SGB V [38]).

Dies gilt insbesondere für neue Arzneimittel, bei denen die Studiendaten zum Zeitpunkt der Zulassung für die Bewertung des Nutzens und Zusatznutzens nur wenig aussagekräftig sind, z. B. Arzneimittel für seltene Leiden). In diesen Fällen kann der G-BA vom pharmazeutischen Unternehmer verlangen, dass während der Behandlung mit diesem Arzneimittel in der täglichen Praxis Daten gesammelt werden. Diese anwendungsbegleitende Datenerhebung soll helfen, mehr über den Nutzen und Schaden des neuen Arzneimittels zu erheben. Details zum Verfahren der anwendungsbegleitenden Datenerhebung hat der G-BA im 5. Kapitel seiner Verfahrensordnung festgelegt.

Bei der klinischen Entwicklung eines Arzneimittels – analog natürlich auch eines Medizinproduktes – sollten diese Parameter und Gesichtspunkte folglich, in den für die Zulassung oder das Konformitätsbewertungsverfahren erforderlichen klinischen Prüfungen untersucht und die Ergebnisse im entsprechenden Dossier deutlich dargestellt werden.

Im Rahmen des Scientific-Advice-Verfahrens der EMA zur Beratung in Vorbereitung der Zulassung eines Arzneimittels über Art und Umfang der Untersuchungen zu Qualität, Präklinik und Klinik ist derzeit ein paralleles Konsultationsverfahren unter Berücksichtigung der europäischen HTA(Health Technology Assessment)-Institutionen (EUnetHTA) möglich. Nähere Informationen finden sich unter dem Stichwort „Parallel consultation with regulators and health technology assessment bodies" auf der EMA-Webseite [43].

Von Bedeutung ist auch, dass inzwischen die Europäische HTA-Verordnung verabschiedet und in Kraft getreten ist. In der Verordnung ist eine Übergangsphase von 3 Jahren vorgesehen, sie wird ab dem 12. Januar 2025 zunächst Anwendung finden für neue Onkologika, Arzneimittel für neuartige Therapien (ATMP), z. B. zur Zelltherapie und zur Gentherapie und einigen Medizinprodukten (▶ Kap. A.1 Anforderungen an die Zulassung von Arzneimitteln).

Literatur

[1] EMEA/CHMP/EWP/139391/2004 (2005) Reflection Paper on the Regulatory Guidance for the Use of Health-Related Quality of Life (HRQL) Measures in the Evaluation of Medicinal Products

[2] Guideline on the investigation of subgroups in confirmatory clinical trials (EMA/CHMP/539146/2013)

[3] ICH Topic E3 - Note for Guidance on Structure and Content of Clinical Study Reports (CPMP/ICH/137/95)

[4] ICH Topic E9 - Note for Guidance on Statistical Principles for Clinical Trials (CPMP/ICH/363/96)

[5] Gesetz über den Verkehr mit Arzneimitteln (Arzneimittelgesetz – AMG) in der Fassung der Bekanntmachung v. 12.12.2005 (BGBl. I S. 3394), zuletzt geändert durch Art. 1 des Gesetzes v. 19.07.2023 (BGBl. I S. 197). https://www.gesetze-im-internet.de/amg_1976/AMG.pdf; § 25 Entscheidung über die Zulassung; § 28 Abs. 3a Nr. 2 und Nr. 6

[6] Richtlinie 2001/83/EG des Europäischen Parlaments und des Rates zur Schaffung eines Gemeinschaftskodexes für Humanarzneimittel (Text von Bedeutung für den EWR), Amtsblatt Nr. L 311 v. 28.11.2001. https://eur-lex.europa.eu/legal-content/DE/TXT/PDF/?uri=CELEX:32001L0083&from=DE

[7] WMA Deklaration von Helsinki – Ethische Grundsätze für die medizinische Forschung am Menschen (revidierte Version Oktober 2000)

[8] WMA Deklaration von Helsinki – Ethische Grundsätze für die medizinische Forschung am Menschen (revidierte Version Oktober 2013)

[9] EMEA/CPMP Position Statement on the use of placebo in clinical trials with regard to the revised Declaration of Helsinki; EMEA/17424/01, 2001

[10] ICH Topic E10 – Note for Guidance on Choice of Control Group in Clinical Trials (CPMP/ICH/364/96)

[11] Note for guidance on clinical investigation of medicinal products in the treatment of depression (CPMP/EWP/518/97, Rev 1, 2002).

[12] Guideline on clinical investigation of medicinal products in the treatment of hypertension (CPMP/EWP/238/95 Rev. 3; 2009).

[13] ICH Guideline E17 on general principles for planning and design of multi-regional clinical trials (EMA/CHMP/ICH/453276/2016 Rev. 1)

[14] ICH E5 (R1) Ethnic factors in the acceptability of foreign clinical data (CPMP/ICH/289/95)

[15] Points to Consider on Adjustment for Baseline Covariates (CPMP/EWP/2863/99, adopted 2003)

[16] Guideline on the clinical investigation of medicines for the treatment of Alzheimer's disease (CPMP/EWP/553/95 Rev. 2)

[17] Points to Consider on Multiplicity issues in Clinical Trials (CPMP/EWP/908/99, adopted 2002)

[18] Guideline on clinical investigation of medicinal products for prevention of venous thromboembolism (VTE) in non-surgical patients (EMA/CPMP/EWP/6235/04 Rev. 1)

[19] Dinutuximab beta for treating neuroblastoma Technology appraisal guidance. Published 22 August 2018 www.nice.org.uk/guidance/ta538

[20] https://www.ema.europa.eu/en/glossary/conditional-marketing-authorisation

[21] ICH E8 – Note for Guidance on General Considerations for Clinical Trials (CPMP/ICH/291/95)

[22] Guideline on the clinical investigation of anti-anginal medicinal products in stable angina pectoris (CPMP/EWP/234/95/rev. 1)

[23] Points to consider on the clinical investigation of new medicinal products for the treatment of acute coronary syndrome (ACS) without persistent ST segment elevation (CPMP/EWP/570/98)

[24] https://www.fda.gov/medical-devices/in-vitro-diagnostics/companion-diagnostics

[25] https://www.ema.europa.eu/en/human-regulatory/overview/medical-devices

[26] ICH E9(R1) Addendum on estimands and sensitivity analysis in clinical trials to the guideline on statistical principles for clinical trials (CHMP/ICH/436221/2017) https://www.ema.europa.eu/en/documents/scientific-guideline/ich-e9-r1-addendum-estimands-sensitivity-analysis-clinical-trials-guideline-statistical-principles_en.pdf

[27] ICH Topic E4 – Note for guidance on dose response information to support drug registration (CPMP/ICH/378/95)

[28] Guideline on the investigation of bioequivalence (CPMP/EWP/QWP/1401/98 Rev. 1/Corr)

[29] Guideline on Missing Data in Confirmatory Clinical Trials (CPMP/EWP/1776/99 Rev. 1)

[30] Points to consider on switching between superiority and non-inferiority (CPMP/EWP/482/99) https://www.ema.europa.eu/en/documents/scientific-guideline/points-consider-switching-between-superiority-non-inferiority_en.pdf

[31] Points to Consider on Missing Data (CPMP/EWP/1776/99, adopted 2001)

[32] Points to consider on application with 1. Meta-analyses; 2. One pivotal study (CPMP/EWP/2330/99, adopted 2001) https://www.ema.europa.eu/en/documents/scientific-guideline/draft-points-consider-validity-interpretation-meta-analyses-one-pivotal-study_en.pdf; https://www.ema.europa.eu/en/documents/scientific-guideline/points-consider-application-1meta-analyses-2one-pivotal-study_en.pdf

[33] Integrated addendum to ICH E6(R1): Guideline for good clinical practice E6(R2)

[34] Bauer P, Köhne K, Evaluation of experiments with adaptive interim analyses. Biometrics 1994; 50:1029-1041

[35] https://ec.europa.eu/health/documents/eudralex/vol-2_en

[36] Reflection paper on methodological issues in confirmatory clinical trials planned with an adaptive design (CHMP/EWP/2459/02)

[37] Verordnung (EU) 2017/745 des Europäischen Parlaments und des Rates v. 5. April 2017 über Medizinprodukte, zur Änderung der Richtlinie 2001/83/EG, der Verordnung (EG) Nr. 178/2002 und der Verordnung (EG) Nr. 1223/2009 und zur Aufhebung der Richtlinien 90/383/EWG und 93/42/EWG des Rates, EU-Amtsblatt Nr. L117/1 v. 05.05.2017)

[38] Sozialgesetzbuch (SGB) Fünftes Buch (V) – Gesetzliche Krankenversicherung – (Art. 1 des Gesetzes v. 20. Dez. 1988, BGBl. I S. 2477) zuletzt geändert durch Art. 9 G. v. 16.08.2023 BGBl. 2023 I Nr. 217 https://www.gesetze-im-internet.de/sgb_5/

[39] Verordnung über die Voraussetzungen für die Bewertung neuer Untersuchungs- und Behandlungsmethoden mit Medizinprodukten hoher Risikoklasse nach § 137h des Fünften Buches Sozialgesetzbuch (Medizinproduktemethodenbewertungsverordnung - MeMBV) v. 15. Dez. 2015 (BGBl. I S. 2340) https://www.gesetze-im-internet.de/membv/MeMBV.pdf

[40] Verordnung (EU) 2021/2282 des Europäischen Parlaments und des Rates v. 15. Dez. 2021 über die Bewertung von Gesundheitstechnologien und zur Änderung der Richtlinie 2011/24/EU (EU-HTA), ABl. 22. Dez. 2021 https://eur-lex.europa.eu/legal-content/DE/TXT/PDF/?uri=CELEX:32021R2282&from=DE

[41] https://www.iqwig.de/ueber-uns/methoden/methodenpapier/

[42] EMEA/COMP/15893/2009 Significant benefit of orphan drugs: concepts and future developments. https://www.ema.europa.eu/en/documents/presentation/presentation-workshop-support-orphan-medicines-development-orphan-designation-orphan-medicines-eu_en.pdf; https://www.ema.europa.eu/en/documents/report/workshop-report-demonstrating-significant-benefit-orphan-medicines-concepts-methodology-impact_en.pdf

[43] https://www.ema.europa.eu/en/human-regulatory/research-development/scientific-advice-protocol-assistance/parallel-consultation-regulators-health-technology-assessment-bodies

[44] Karnofsky DA, Burchenal JH. The clinical evaluation of chemotherapeutic agents in cancer. In: MacLeod CM (Ed.), Evaluation of Chemotherapeutic Agents. Columbia University Press, New York, 1949:199-205

[45] Bullinger M, Kirchberger I, Ware J. Der deutsche SF-36 Health Survey. Übersetzung und psychometrische Testung eines krankheitsübergreifenden Instruments zur Erfassung der gesundheitsbezogenen Lebensqualität. Z. f. Gesundheitswiss. 3:21-36, 1995

[46] Röhmel J, Hauschke D, Koch A, Pigeot I, Biometrische Verfahren zum Wirksamkeitsnachweis im Zulassungsverfahren: Nicht-Unterlegenheit in klinischen Studien. Bundesgesundheitsblatt – Gesundheitsforschung – Gesundheitsschutz 48:562-571 (2005)

[47] Koch A, Biostatistical methods for demonstrating efficacy in the regulatory setting: An epistemological approach to adaptive designs. Bundesgesundheitsblatt – Gesundheitsforschung – Gesundheitsschutz 48:572-579 (2005) https://www.ema.europa.eu/en/documents/scientific-guideline/points-consider-switching-between-superiority-non-inferiority_en.pdf

[48] Points to Consider on Non-inferiority Margin (CPMP/EWP/2158/99)

[49] Points to Consider on Choice of Delta (CPMP/EWP/2158/99)

[50] Lehmacher W, Wassmer G, Adaptive sample size calculations in group sequential trials. Biometrics 1999;55:1286-1290

[51] Fleming TR, One sample multiple testing procedure for phase II clinical trials. Biometrics 1982;38:143-151

[52] Simon R, Optimal two-stage designs for phase II clinical trials. Control Clin Trials 10:1-10 (1989)

[53] Omura GA, Modified Fibonacci Search. J Clin Oncol 21 (16):3177, 2003

[54] Gehan EA, The determination of the number of patients required in a preliminary and a follow-up trial of a new chemotherapeutic agent. J Chron Dis 13:346-353 (1961)

[55] https://www.ema.europa.eu/en/human-regulatory/research-development/scientific-guidelines/clinical-efficacy-safety/biostatistics

[57] O'Brien PC, Fleming TR. A Multiple Testing Procedure for Clinical Trials. Biometrics Vol. 35, No. 3 (Sep. 1979), pp. 549-556 https://doi.org/10.2307/2530245, https://www.jstor.org/stable/2530245

[58] Verordnung (EG) Nr. 726/2004 des Europäischen Parlaments und des Rates v. 31. März 2004 zur Festlegung von Gemeinschaftsverfahren für die Genehmigung und Überwachung von Human- und Tierarzneimitteln und zur Errichtung einer Europäischen Arzneimittel-Agentur. ABl. L 136 v. 30.4.2004, S. 1, zuletzt geändert durch die Verordnung (EU) Nr. 2019/5 v. 11. Dezember 2018, https://eur-lex.europa.eu/legal-content/DE/TXT/PDF/?uri=CELEX:02004R0726-20190330&from=EN

[59] FDA-Guideline Providing Clinical Evidence of Effectiveness for Human Drug and Biological Products. 1998, https://www.fda.gov/media/71655/download

Der letzte Zugriff auf alle Links erfolgte am 20.11.2023.

C.2 Trial Master File

Die Story der klinischen Prüfung

D. Rescheleit

Im Rahmen klinischer Prüfungen müssen alle wesentlichen Dokumente gesammelt, gepflegt, bewahrt und Inspektoren zugänglich gemacht werden. Die ICH-Guideline E6(R2) beschreibt im ersten Satz des Kap. 8 „Essential documents for the conduct of a clinical trial" Inhalt und Zweck des Trial Master File (TMF): „*Essential Documents are those documents which individually and collectively permit evaluation of the conduct of a trial and the quality of the data produced. These documents serve to demonstrate the compliance of the investigator, sponsor and monitor with the standards of Good Clinical Practice and with all applicable regulatory requirements.*" [1]

Auch die DIN EN ISO 14155 für die klinische Prüfung mit Medizinprodukten beschreibt im Kap. 7 und im Anhang E detailliert die Dokumente zur klinischen Prüfung und Dokumentation und deren Kontrolle [2].

Diese essenziellen Dokumente stellen den Inhalt des TMF und dessen prüferspezifischen Teil, den Investigator Site File (ISF), dar und müssen fortlaufend und zeitnah in den TMF eingepflegt werden. Die Aktualität ermöglicht allen Beteiligten eine ordnungsgemäße Durchführung der klinischen Prüfung. Da viele Personen, Institutionen und CRO an diesen Prozessen beteiligt sind, kommt dem Management des TMF eine entscheidende Rolle zu. Alle Beteiligten sollten wissen, welche essenziellen Dokumente und Daten zu welchen Zeitpunkten übermittelt werden müssen. Ein aktueller Status ist entscheidend für die Qualitätssicherung des TMF. Sämtliche Änderungen in einer klinischen Prüfung, z. B. sog. Amendments bis hin zur Zusammensetzung von Studienpersonal und Dienstleistern, müssen im TMF durch eine vollständige Dokumentation nachvollziehbar abgebildet sein. Der TMF muss die Geschichte und Entwicklung der klinischen Prüfung so „erzählen", dass sie auch Dritte, z. B. Inspektoren, ohne Erklärungen der Involvierten nachvollziehen können.

Monitore, Auditoren und Inspektoren müssen anhand der im TMF gesammelten und verwalteten Dokumente und Daten jederzeit die Einhaltung des Prüfplans, der geltenden gesetzlichen Bestimmungen, der GCP-Prinzipien, die Qualität der klinischen Prüfung und die Integrität der Daten beurteilen können. Das muss auch ohne die erklärende Unterstützung der Verantwortlichen beim Sponsor, einer CRO oder den Prüfern gelingen.

Um dies zu erreichen und laufend die Vollständigkeit, Lesbarkeit und Korrektheit der Dokumente und Daten des TMF zu gewährleiten, sollten Sponsoren und CROs über SOPs verfügen, die das Aufsetzen, die Pflege und die Archivierung des TMF sowie die darauf bezogenen Zuständigkeiten regeln.

C.2.1 Rechtliche Grundlagen

Wie schon erwähnt gibt die ICH-GCP E6(R2) die wesentlichen Dokumente in einem TMF im Kap. 8 vor [1]. Hier sind die Dokumente nach den Phasen (vor, während und am Ende) einer klinischen Prüfung gelistet und deren Zweckbestimmung beschrieben.

Seit dem 18. Juni 2019 gilt die „Guideline on the content, management and archiving of the clinical trial master file (paper and/or electronic)" die von der GCP IWG der EMA erarbeitet wurde. Diese Leitlinie soll die Sponsoren und Prüfer/Institutionen bei der Einhaltung der Anforderungen der geltenden Gesetzgebung (Richtlinie 2001/20/EG [3] und Richtlinie 2005/28/EG [4]) sowie der ICH-GCP E6 hinsichtlich Struktur, Inhalt,

Verwaltung und Archivierung des TMF unterstützen [5]. Sie berücksichtigt bereits prospektiv die spezifischen Anforderungen der Verordnung (EU) Nr. 536/2014 über klinische Prüfungen an den TMF, im Folgenden auch kurz CTR – Clinical Trials Regulation – genannt [6], die am 31. Januar 2022 in Kraft getreten ist (▶ Kap. A.2 Änderungen unter Verordnung (EU) 536/2014 und AMG).

C.2.2 Sponsor, CRO, Prüfer – Verantwortung und Aufgaben

In klinischen Prüfungen arbeiten verschiedene Parteien zusammen, um Daten für die Beurteilung eines Arzneimittels oder Medizinproduktes zu sammeln – der Sponsor mit seinen Dienstleistern und der/die Prüfer. Insbesondere Sponsor und Prüfer dürfen sich in ihrer Unabhängigkeit nicht beeinflussen, daher sollen bestimmte Dokumente und Daten während der Studie nicht beiden Parteien zugänglich sein. Zu diesem Zweck und zum Schutz der personenbezogenen Daten muss der Prüfer Unterlagen, die betroffene Personen identifizieren könnten, eigenständig verwalten. Es muss sichergestellt sein, dass der Sponsor keinen Zugriff auf diese Dokumente hat (▶ Kap. C.11 Datenschutz und Datensicherheit). Im Kap. 10.1 der DIN EN ISO 14155 steht unter den allgemeinen Pflichten des Prüfers, dass er *„auch die Datensicherheit und die Rechte der einbezogenen Versuchspersonen [...] sicherzustellen"* hat [2]. Dafür und zum Vorhalten und Pflegen sämtlicher Dokumente, die es dem Prüfer ermöglichen die klinische Prüfung ordnungsgemäß durchzuführen, alle regulatorischen Erfordernisse zu erfüllen und deren Einhaltung nachzuweisen, wird ein sog. Prüfarztordner (Investigator Site File (ISF) bzw. in der CTR prüfergeführter Master File genannt) angelegt. Eine genaue Abgrenzung, welche Dokumente beim Sponsor bzw. beim Prüfer aufbewahrt werden müssen, findet sich im Kap. 8 der ICH E6(R2) [1] und im Anhang E der DIN EN ISO 14155 [2]. Da der Prüfer für die bei ihm aufbewahrten Dokumente verantwortlich ist, muss er auch die Kontrolle darüber haben, wie in Abschnitt 4.9.4 der ICH E6(R2) [1] beschrieben.

TMF und ISF sind nicht tatsächlich eigenständige Akten; der ISF oder Prüfer Master File ist immer auch Teil des TMF. Hier sei auf das Zitat aus der ICH E6(R2) am Anfang dieses Beitrags verwiesen, das eindeutig so zu interpretieren ist, dass der TMF nicht nur die vom Sponsor erstellten und verwalteten Aufzeichnungen umfasst, sondern auch die Aufzeichnungen, die vom Prüfer erstellt und verwaltet werden. Sie werden getrennt von den Unterlagen des Sponsors aufbewahrt, sind aber dennoch Teil des TMF.

> Entgegen der oft gebräuchlichen Ansicht ist der TMF also nicht die Akte mit den essenziellen Dokumenten des Sponsors und der ISF die Akte mit denen des Prüfers, sondern beide zusammen bilden den Trial Master File.

In der EMA-TMF-Leitlinie heißt es dazu in Kap. 3.1: *„Es sollte nur einen TMF für eine klinische Prüfung geben, der aus dem Sponsor- und dem Prüfarztteil besteht. Bei der Organisation des TMF ist es wichtig, einige Dokumente, die nur vom Sponsor erstellt und/oder aufbewahrt werden, von denen zu trennen, die nur vom Prüfer/von der Institution erstellt und/oder aufbewahrt werden [...]"* [5]

Folgerichtig gibt es in elektronischen Systemen nur einen TMF mit rollenspezifischen, dem Prüfer oder dem Sponsor zugänglichen und von ihnen verwalteten Teilen.

Der Sponsor kann einen Teil seiner Aufgaben und Funktionen an eine CRO delegieren. Er muss aber jederzeit uneingeschränkten Zugriff auf die Dokumente und Daten haben, um seinen Verpflichtungen nachkommen und Kontrolle ausüben zu können. An dieser Stelle wird schnell verständlich, dass das Führen eines elektronischen TMF Vorteile bietet, bedenkt man, welche Zeit es in Anspruch nehmen kann, eine aktuelle Version eines Dokuments auf sicherem Wege allen Prüfstellen, z. B. durch Post oder Kurier, zugänglich zu machen. In elektronischen Systemen stehen die Informationen direkt allen Prüfärzten zur Verfügung, es kann elektronisch unterschrieben werden und eine Empfangsbestätigung wird beim Öffnen automatisch generiert.

So gaben bei einer Umfrage unter 524 Sponsoren und CROs 52 % der Befragten an, dass sie eTMF-Anwendungen nutzen, um den Studienstart bis zum Einschluss des ersten Patienten zu beschleunigen [7]. Insbesondere solche Systeme, die zusätzliche Tools der Zusammenarbeit bieten, haben auch ein Potenzial zur Kostenersparnis [8].

Alle Aufgaben zum Aufsetzen, der Pflege, Übergabe und Archivierung des TMF oder deren Übertragung an eine CRO müssen schriftlich vereinbart werden. Das kann in einem TMF-Plan oder in einem Vertrag detailliert beschrieben werden. Nachfolgend sind die wichtigsten Punkte aufgelistet, die dabei generell (unabhängig ob Papier- oder eTMF) berücksichtigt werden sollten (vgl. auch Kap. 3.2. in [5]):

- verantwortliche Partei für Pflege und Lagerung, auch für Teilbereiche des TMF
- geltende Richtlinien und Gesetze
- Struktur und Index
- rollenbasierte Zugangsregelungen
- geltende SOPs
- Trainingsanforderungen
- Dokumentenmanagement
- Dokumente, die jede Partei aufbewahren sollte
- Verwaltung der Korrespondenz
- Form der Übermittlung an die Behörden
- bei Betreuung durch eine CRO:
  - Zugang für den Sponsor
  - Übergabe an den Sponsor
- Aufbewahrungszeiten
- Archivierung
- Zugang bei Inspektionen (während der Studie oder der Archivierungsfrist)
- Vorgehen bei Fusionen, Übernahmen und Liquidation des Sponsors oder eines Dienstleisters

Bei einem eTMF zusätzlich:

- Systemanforderungen, Service Level Agreement (SLA)
- Validierungsanforderungen und geltende Standards (z. B. GAMP 5, ISO/IEC 27001, 21 CFR Part 11)
- Change Control Management
- User Acceptance Tests
- Back-up und Disaster Recovery
- User Management
- Formate und Namenskonventionen der Dateien
- Archivformate und Medien für die Übergabe and Sponsor und Prüfer

Diese Punkte sollten als Minimalanforderung an die zu regelnden Bedingungen in einem TMF-Plan oder Vertrag betrachtet werden.

Um die geforderte Qualität des TMF und der darin befindlichen Dokumente sicher zu stellen, sollten risikobasierte Verfahren zur Qualitätssicherung etabliert sein.

Solche Verfahren müssen es ermöglichen zu überprüfen, ob die Dokumente korrekt benannt und zeitnah abgelegt wurden sowie am zugewiesenen Ort auffindbar sind, der nur autorisierten Nutzern zugänglich sein darf. Dass diese Prozesse funktionieren, sollte regelmäßig geprüft werden.

C.2.3 Elektronischer TMF, Papier-TMF, Hybrid

Grundsätzlich wird nicht zwischen Papier- und elektronischem TMF (eTMF) oder einem Hybrid-TMF, der elektronische und Papierdokumentation kombiniert, unterschieden. Somit werden an papierbasierte und elektronische TMF die gleichen Anforderungen gestellt. Allerdings muss bei einem eTMF berücksichtigt werden, dass das System validiert ist, dies betrifft insbesondere die dabei ablaufenden automatisierten und teilautomatisierten Prozesse und alle Aspekte der Sicherheit. Besondere Beachtung verlangt der rollenbasierte Benutzerzugang und – wie bei jedem elektronischen System – User Management, Support, Training und Back-ups der Daten.

Beim ersten Kontakt mit einem eTMF erscheint der damit verbundene Aufwand oft sehr hoch, doch vergleicht man klinische Prüfungen mit papierbasiertem und elektronischem TMF, wird man die Vorteile sehr schnell erkennen. So sparen Monitore wertvolle Zeit bei ihren Besuchen an den Prüfstellen, da die Kontrolle der Dokumente des ISF zentral erfolgen kann. Der Status der Dokumentation in den einzelnen Sektionen des TMF ist schneller kontrollierbar, z. B. die Vollständigkeit der zentrumspezifischen Dokumente und der Dokumente für Einreichungen bei Behörden und Ethik-Kommissionen. Fehlende Dokumente und Doppelungen können leichter identifiziert werden, post- und papierbasierte Unterschriftenrunden können entfallen, da im System elektronisch oder digital unterschrieben werden kann. Allgemein können in elektronischen Systemen durch Standardisierung von Prozessen die Qualität und Inspektionssicherheit gesteigert werden.

Eine Umfrage unter 146 Sponsoren und CROs ergab, dass 61 % der Befragten, die eTMF-Anwendungen einsetzen, davon berichten, besser auf Inspektionen vorbereitet zu sein [9]. Das deckt sich mit den Erfahrungen des Autors, der bei solchen Inspektionen mit signifikant weniger oder keinen Mängeln konfrontiert war.

Auch wenn man Hybridsysteme betreibt, sollte man versuchen, am Ende der klinischen Prüfung Dokumente auf ein System zu konzentrieren, um ein kompaktes Archiv zu generieren, das über die lange Aufbewahrungsfrist allen Anforderungen entspricht und somit jederzeit als Informationsquelle im Rahmen von Inspektionen zugänglich ist. Es kann, nicht nur in diesem Zusammenhang, durchaus lohnend sein ein Papier-TMF in ein eTMF zu konvertieren oder den papierbasierten Teil eines Hybrids in einen elektronischen zu migrieren, insbesondere bei langen Archivierungszeiten von 25 Jahren. Die Dokumente werden bei professionellen Anbietern mit OCR-Texterkennung digitalisiert, so dass man später auch im Inhalt der langzeitarchivierbaren PDF-Dokumente suchen kann.

C.2.3.1 TMF – Set-up und Struktur

Zum Aufsetzen des TMF gibt die ICH E6(R2) vor, dass er zu Beginn der klinischen Prüfung sowohl beim Prüfer/bei der Institution als auch im Büro des Sponsors angelegt werden soll. Die DIN EN ISO 14155 beschreibt im Kap. 7.8 die Dokumentation und Kontrolle der Dokumente [2].

Wesentlich für die Struktur ist der Index des TMF. Er muss vor Beginn der klinischen Prüfung etabliert werden, um das Einpflegen der Dokumente an der richtigen Stelle zu erleichtern sowie das Wiederauffinden zu garantieren. Dies gilt auch für den ISF. Die Struktur von TMF und ISF wird meist vom Sponsor vorgegeben, damit eine Einheitlichkeit zwischen den Prüfstellen gewährleistet ist. Die Kontrolle des ISF obliegt dem Prüfer, oft unterstützt vom Monitor. Der Index selbst sollte Standards folgen, damit sich auch Dritte in TMF zurechtfinden, aber er sollte auch die individuellen Dokumentationserfordernisse des spezifischen Prüfplans berücksichtigen. So können Sektionen eines Standards irrelevant (z. B. Zentrallabor) aber auch zusätzliche Sektionen erforderlich sein.

Ein solcher Standard ist das TMF-Referenzmodell, das sich als Referenz für die Struktur, Taxonomie und Metadaten etabliert hat. Es geht auf eine Arbeitsgruppe der Drug Information Association (DIA) zurück und ist jetzt Teil des Clinical Data Interchange Standards Consortium (CDISC). Das TMF-Referenzmodell ist kein Standard im Sinne einer Norm, es sollte also an die spezielle klinische Prüfung adaptiert werden. Es kann für elektronische Systeme oder papierbasierte TMF genutzt werden und unterstützt oder erfordert keine spezielle Technologie. Der Einsatz ist nicht verpflichtend. Materialien zum TMF-Referenzmodell sind im Internet lizenzfrei zugänglich [10].

Da der TMF die Dokumentation vieler Abteilungen, Fachbereiche, Zulieferer und Dienstleister enthält, kann es erforderlich sein, dass er zentral oder dezentral aufgesetzt wird. Neben den Dokumenten, die während und durch die klinische Prüfung generiert werden, sind auch Dokumente aus schon vorhandenen Repositorien relevant, z. B. SOPs, Trainingsunterlagen, Validierungsnachweise, E-Mail-Verzeichnisse, GMP-relevante Dokumente. Daneben werden auch Dokumente in verschiedenen Abteilungen generiert oder aufbewahrt, oder es sind zentrale Dokumente aus verschiedenen klinischen Prüfungen relevant. Beim Set-up des TMF sollte man sich, auch zusammen mit den involvierten Dienstleistern, klar darüber sein, wo welche Dokumente gelagert sind, wer welche Dokumente erstellt und wie sie im TMF zusammengeführt werden. Die weiteren Systeme, z. B. die separate Dokumentation von Trainingsunterlagen, Verfahrensanweisungen, Manuals, sollten in ihrer Anzahl so gering wie möglich gehalten werden und die Pflege und Lagerung der Dokumente im primären TMF konzentriert sein.

Aber auch ein risikobasierter Ansatz für den TMF kann dessen Inhalt beeinflussen. Die Empfehlungen der Expertengruppe zur Umsetzung der Verordnung (EU) Nr. 536/2014 sagen dazu im Kap. 4.5, dass die wesentlichen Dokumente in begründeten Fällen (vor Beginn der klinischen Prüfung) ergänzt oder reduziert werden sollten. Die Begründung sollte sich auf das Ergebnis einer Risikobewertung stützen, aus der hervorgeht, welche Anpassungen vorgenommen werden können, die dazu führen, dass einige der Dokumente nicht mehr relevant sind [11].

Dokumente und Daten sollten in den jeweiligen thematischen Sektionen chronologisch abgelegt werden, damit sie leichter auffindbar sind und die Entwicklung nachvollziehbar wird.

Das gleiche gilt auch für die relevante Korrespondenz; der größte Teil liegt fast immer als E-Mail vor. Daher sollte auch diese in elektronischen Systemen aufgrund des Dateinamens (generiert aus dem Betreff der E-Mail) zuordenbar sein. Hierzu bietet es sich an in den Hauptsektionen Ordner anzulegen, um eine thematische Zuordnung zu gewährleisten. Es sollte sämtliche Korrespondenz in den TMF aufgenommen werden, die es ermöglicht, Entscheidungen und Änderungen nachzuvollziehen, ebenso die gesamte Korrespondenz mit Behörden und Ethik-Kommissionen oder Ausschüssen von Fachgremien und Gutachtern (z. B. Safety Review Board, Data Review Board, Steering Committee). Die Übernahme von Datenträgern mit dem gesamten E-Mail-Verkehr für den Zeitraum der Studie, wie es teilweise praktiziert wird, ist nicht akzeptabel und auch nicht im Sinne des Sponsors oder Prüfers. Bei E-Mails muss zudem darauf geachtet werden, dass die relevanten Anhänge und der Korrespondenzstrang erhalten bleiben.

Verwendet man einen reinen Papier-TMF, muss die relevante E-Mail-Korrespondenz ausgedruckt abgelegt werden.

C.2.3.2 eTMF-Systeme

Die einfache Speicherung der gescannten Dokumente eines Papier-TMF in einem elektronischen System stellt keinen eTMF dar, vielmehr gehören dazu auch die Prozesse, die die Integrität der Dokumente garantieren. Daher muss ein sog. Audit Trail implementiert sein, in dem sämtliche Aktivitäten und Veränderungen an den Dokumenten (Hochladen, Erstellen, Kopieren, Ändern, Löschen, Freigeben, Sperren) zusammen mit Nutzer, Datum und Uhrzeit gespeichert werden.

Ein eTMF ist auch Instrument des Studienmanagements. Man kann in den einzelnen Bereichen (Prüfstelle, Ethik-Kommission, Behörde etc.) zeitnah nachverfolgen, ob die notwendigen essenziellen Dokumente vollständig sind und bestimmte Meilensteine erreicht wurden.

Ein eTMF-System muss, um die sichere Funktion zu garantieren, validiert sein, so wie es auch für andere elektronische Systeme, z. B. den eCRF, gefordert wird (▶ Kap. C.4 Validierung von computergestützten Systemen). Wird das System von Dritten bereitgestellt, müssen die Validierungsunterlagen für den Sponsor einsehbar sein. Anpassungen für eine spezielle klinische Prüfung sollten mit Hilfe von sog. User Acceptance Tests (UAT) überprüft werden und das Produktivsystem durch den Sponsor abgenommen und freigegeben werden. Nutzer des Systems müssen eigene rollenbasierte Konten besitzen, die durch individuelle Passwörter gesichert sind. Diese Konten müssen gesperrt und die Berechtigungen angepasst werden können. Benutzer sollten nachweislich trainiert werden, bevor sie Zugang zu einem eTMF-System erhalten.

Das System muss sicher sein, indem es nur autorisierten Benutzern zugänglich ist und Schadsoftware sowie Angriffe von außen abwehrt; regelmäßige Back-ups auf einem separaten Server sollten durchgeführt werden, die eine Wiederherstellung der Daten mit keinen oder nur geringen Datenverlust möglich machen.

Für den Prüfer-TMF (ISF) ist der Prüfer verantwortlich, daher muss er Kontrolle über seine Dokumente und ständigen Zugang zu seinem Teil des eTMF haben. Meist werden zentrale Dokumente, wie z. B. der Prüfplan und die Investigator's Brochure, durch Sponsor oder CRO in den Teil des Prüfer-TMF geladen oder verlinkt. Diese Prozesse, inkl. des Zugriffs durch den Prüfer, müssen lückenlos im Audit Trail gespeichert sein. Dem Sponsor wiederum muss der Zugriff auf personenbezogene Patientendaten im Prüfer-TMF verwehrt sein.

Für die Bereitstellung und Unterhaltung eines eTMF-Systems ist der sog. System Owner verantwortlich. In der Regel ist das der Sponsor oder ein von ihm beauftragter Dienstleister bzw. eine bei diesem angesiedelte Person, die die Verantwortung für alle Aspekte des Systems in Bezug auf Management, Betrieb, Technik und häufig auch das Budget trägt.

In den letzten 10 Jahren haben sich verschiedene eTMF-Systeme etabliert. Die meisten basieren auf bestehenden Dokumentenmanagementsystemen und implementieren neue Funktionen oder konfigurieren die Systeme, um sie optimal als eTMF nutzen zu können und die Regularien in klinischen Prüfungen zu erfüllen. Um für seine Zwecke das passende System zu finden, sollen hier einige Kriterien aufgelistet werden, die zu berücksichtigen sind:

- Bereitstellung der Validierungs-, Installations- und Betriebsdokumentation durch den Anbieter
- Konformität mit geltenden Regularien
- Möglichkeit der Zusammenarbeit in verschiedenen, definierbaren Arbeitsgruppen
- adaptierbare Vorlagen der Struktur für verschiedene Studienszenarien (z. B. Arzneimittel, Medizinprodukte, Register)
- anpassbare Metadaten
- elektronische/digitale Unterschriftenfunktion[1]
- vorbereitete und anpassbare Prozesse zum Review und der Freigabe von Dokumenten
- rollenbasierte Benutzerkonten
- Prüfer-TMF (ISF)
- individuelle Dateinamenskonventionen
- anpassbare Benachrichtigungsfunktionen für den Benutzer
- systemweite Suchfunktionen in Dateinamen, Dokumentinhalten und Metadaten
- Monitoring der Vollständigkeit von Sektionen des TMF, der Einhaltung von Namenskonventionen und des Erreichens von Meilensteinen
- Implementierung der E-Mail-Korrespondenz
- umfangreicher, leicht erreichbarer Support, auch telefonisch
- kurze Set-up-Zeiten
- Schnittstellen zu anderen Systemen
- geringer Trainingsaufwand
- Export und Archivierung

[1] Oft werden die Begriffe elektronische und digitale Signatur synonym verwendet. Während die *elektronische* Signatur einen Unterzeichner mit einem Dokument oder Datensatz verbindet, kann bei einer *digitalen* Signatur über einen kryptografischen Algorithmus und mit einem digitalen Zertifikat die Identität des Unterzeichners verifiziert und die Integrität des Dokuments oder Datensatzes überprüft und authentifiziert werden.

C.2.3.3 Management von Dokumenten im eTMF

Das verlässlichste Format der Speicherung von Dokumenten ist das PDF/A zur Langzeitarchivierung (LZA). In den Normen der ISO 19005 (▶ Kap. C.2.3.4) sind das Dateiformat und der Mechanismus definiert, der das visuelle Erscheinungsbild über die Zeit hinweg bewahrt, unabhängig von den Werkzeugen und Systemen, die zur Erstellung, Speicherung oder Wiedergabe der Dateien verwendet werden. Ebenfalls ist hier der Rahmen für die Aufzeichnung des Kontextes und der Historie elektronischer Dokumente in Metadaten beschrieben (ISO 19005-1, ISO 19005-2, ISO 19005-3, ISO 19005-4).

Werden dynamische Dateien, z. B. Microsoft Excel oder SAS-Datensätze, für die Langzeitarchivierung im TMF in PDF/A-Dateien umgewandelt, so sollte die Ursprungsdatei im System der Generierung verbleiben.

Neben den Metadaten, die dem Audit Trail zugrunde liegen, können noch weitere Metadaten definiert werden, die den Inhalt oder die Eigenschaften der Dokumente beschreiben. Diese sollten konsistent im ganzen System verwendet werden.

In eTMF-Systemen sollte man sich über Namenskonventionen einigen. Diese können sich an denen orientieren, die beim Sponsor gebräuchlich sind und auch für jeden Dritten, z. B. einen Inspektor, nachvollziehbar sind. Dateinamen sollten Informationen enthalten, wie Datum der Genehmigung oder des Eingangs, Nummer der Prüfstelle oder Name des Prüfers, Studiencode, Dokumententitel und relevante Zusatzinformationen, z. B. JJJJMMTT-Dokumententitel-zusätzliche Information-Zentrumsnummer-Studiencode. Der Dateiname sollte aber nicht zu lang gewählt werden, da manche Archivformate solche Namen kürzen.

Die automatische Versionierung (Auto-Versioning) ermöglicht, jede gespeicherte Änderung eines Dokuments als eigene Version zu speichern und in den Metadaten eine eindeutige Versionsnummer zuzuordnen.

Während der Bearbeitung eines Dokumentes durch einen Benutzer sollte es vor der Veränderung durch Dritte geschützt sein, wenn kein simultanes Bearbeiten möglich ist.

Verschiedene Versionen eines Dokuments, z. B. ersetzte und überholte Prüfplanversionen, müssen im TMF erhalten bleiben, um die klinische Prüfung rekonstruieren zu können. Auch bei der Entwicklung von Dokumenten sollten die Vorversionen erhalten bleiben, die z. B. in den SOPs der beteiligten Parteien vorgeschriebene Prozesse der Entwicklung und Freigabe dokumentieren. Dies umfasst aber sicher nicht jede Version eines Entwurfes, die bei der Nutzung der Autoversionierung in einem Dokumentmanagementsystem entsteht. Hier können bei der Entwicklung des Protokolls oder des finalen Reports schnell Versionszahlen im dreistelligen Bereich erreicht werden. Die Prozesse, die zu neuen Versionen führen (Erstellung, Überprüfung, Abnahme, Freigabe) sollten mit diesen Dokumenten verbunden sein; in elektronischen Systemen als Metadaten.

Kopien müssen von ausreichender Qualität und vollständig sein, dabei müssen Inhalt, Struktur und Eigenschaften erhalten bleiben. Änderungen sind nur akzeptabel, wenn sie der Verbesserung der Qualität dienen. Das zu garantieren, bedarf es eines festgeschriebenen Prozesses. Kopien, die Originale irreversibel ersetzen, müssen zertifizierte Kopien sein. Eine zertifizierte Kopie (elektronisch oder Papier) muss eine exakte „Kopie" (unabhängig von der Art des verwendeten Mediums) des Originaldokuments sein, die verifiziert wurde (z. B. durch eine datierte Unterschrift oder durch Erzeugung in einem validierten Prozess), dass sie dieselben Informationen wie das Original hat, einschließlich Daten, die den Kontext, den Inhalt und die Struktur beschreiben [1]. Bevor Originale der zertifizierten Kopien vernichtet werden, sollte in einem festgeschriebenen Verfahren die Qualität der Kopien kontrolliert werden (▶ Kap. C.4 Validierung von computergestützten Systemen).

C.2.3.4 Archivierung

„Der Sponsor benennt innerhalb seiner Organisation Personen, die für die Archivierung zuständig sind. Der Zugang zu den Archiven ist nur diesen Personen gestattet. […] Jede Änderung des Inhalts des Master Files über die klinische Prüfung muss rückverfolgbar sein." (Art. 58, CTR) [6]. Der Zugriff auf oder die Herausgabe von Dokumenten und Dateien muss erfasst werden und die Rückführung im Fall von Papierdokumenten gesichert sein. In elektronischen Systemen erfolgt diese Protokollierung automatisch durch den sog. Audit Trail.

Ebenso wird im Art. 58 der CTR gefordert, dass jede Übertragung der Eigentumsrechte zu dokumentieren ist und die Verpflichtungen auf den neuen Eigentümer übergehen. So tritt bei Firmenübernahmen oder bei der Aufgabe der Tätigkeit des Sponsors der Nachfolger in die Pflichten der Archivierung ein. Geht der Sponsor in Konkurs, so ist zumindest in der MDR bestimmt worden, dass den Behörden des Mitgliedstaates die Dokumentation zur Verfügung gestellt werden muss [12].

Die GCP-Verordnung (§ 13 Abs. 10) macht den Sponsor für die Aufbewahrung der wesentlichen Dokumente, einschließlich der Prüfbögen verantwortlich [13]. Er muss somit auch die korrekte Archivierung durch die Prüfer absichern. Die Bedingungen dafür sollten beide im Prüfervertrag fixieren. Der Prüfer oder dessen Institution müssen den Sponsor über jegliche Änderung der Archivierungsbedingungen an der Prüfstelle schriftlich informieren. Wie die Archivierung tatsächlich umgesetzt wird, sollte mit Hinblick auf lange Archivierungsfristen noch einmal am Ende der Studie besprochen und geregelt werden. Das kann im Bericht zur Abschlussvisite bei der Prüfstelle festgehalten werden.

Derzeit fordert Art. 17 der Richtlinie 2005/28/EG: *„Die wesentlichen Dokumente werden so archiviert, dass sie den zuständigen Behörden auf Verlangen rasch bereitgestellt werden können."* [4]

Präzisiert wird dies in Zukunft durch Art. 58 der CTR: *„Der Inhalt des Master Files wird so archiviert, dass sichergestellt ist, dass er ohne weiteres verfügbar ist und den zuständigen Behörden unmittelbar auf Anforderung zugänglich ist."* [6]

Das heißt also, dass alle wesentlichen Dokumente des TMF auch für die gesamte Zeit der Archivierung nach der klinischen Prüfung, jederzeit verfügbar sein müssen. Das ist eine nicht zu unterschätzende Herausforderung, da der TMF oft auf verschiedenen Medien (Papier, Server, bewegliche Speichermedien) gespeichert ist und bei Hybriden auch an verschiedenen Orten gelagert sein kann.

Ein Archiv benötigt auch während der Archivierungsfristen Pflege. Das ist schon dem Umstand geschuldet, dass die Dokumente auf den gewählten Medien in ihrer Qualität vollständig und lesbar erhalten werden müssen (Art. 17 der Richtlinie 2005/28/EG und Art. 58 der CTR).

An die Archivierung von Papierdokumenten werden hohe Anforderungen an die Umgebungsbedingungen gestellt: Temperatur, Feuchtigkeit, Licht, Ungeziefer, Brandschutz und Zugangskontrolle.

In elektronischen Systemen sind die Anforderungen nicht minder aufwendig. Der geforderte Audit Trail muss auch weiterhin erhalten bleiben und aktualisiert werden. Jedes Öffnen einer Datei mit Benutzer, Datum und Uhrzeit muss dort registriert sein.

Bei elektronischer Speicherung muss man bedenken, dass auch solche Medien altern, nach vielen Jahren unbrauchbar oder nicht mehr nutzbar sind. Das hat zur Folge, dass Daten und Dokumente im Verlauf der Archivierungsfrist eventuell auf andere Medien übertragen werden müssen. Auch solche Prozesse bedürfen der Validierung und das Ergebnis muss eine Qualitätskontrolle durchlaufen. Hier eine Liste der gebräuchlichsten Speichermedien und deren geschätzte Haltbarkeit [14]:

Speichermedium	Haltbarkeit
HDD	5 Jahre
SSD und Flash-Speicher	10 Jahre
CD±R, CD±RW	10–30 Jahre
DVD±R, DVD±RW	10–30 Jahre
CD-ROM, DVD, BD	30–50 Jahre

Das Dateiformat ist ebenfalls entscheidend, wenn Dokumente und Daten auch in Zukunft lesbar sein sollen. Es muss garantiert sein, dass dann eine Software verfügbar ist, die das ermöglicht. Wie bereits erwähnt, bietet sich das PDF/A-Format an. Erinnern wir uns an die Anforderungen an Dateien in einem eTMF, so müssen die Darstellung des Inhalts und die mit dem Dokument verbundenen Metadaten erhalten bleiben. Sie sollten in verschiedenen Programmen darstellbar sein, Schutzmechanismen implementiert und im besten Fall auch noch einen geringen Speicherbedarf haben. Für die Langzeitarchivierung wird dies durch das PDF/A-Format garantiert, dessen Eigenschaften und Funktionen normiert sind. Da hierzu oft Unklarheit herrscht, sind die Normen nachfolgend mit ihren grundsätzlichen standardisierten Eigenschaften gelistet:

PDF/A-1	- Norm ISO 19005-1:2005 [15] - basiert auf PDF-Version 1.4 - PDF/A-1b (basic) - langfristig unverändertes Aussehen - Einbettung von digitalen Signaturen - Metadaten
PDF/A-1a (accessible), erweitert Level A um	- Strukturinformationen - das Erhalten der logischen Dokumentstruktur und natürlichen Lesereihenfolge - Unicode Textsemantik - Barrierefreiheit
PDF/A-2	- Norm ISO 19005-2:2011 [16] - Level A und Level B werden um Funktionen von PDF 1.7 (ISO 32000-1:2008) erweitert, z. B. transparente Elemente und Ebenen. - zusätzlich PDF/A-2u (Unicode) - gesamter Text in Unicode - vollständig durchsuchbar und extrahierbar
PDF/A-3	- Norm ISO 19005-3:2012 [17] - wie PDF/A-2, jedoch können zusätzlich beliebige Dateitypen als Anlage eingebettet werden - Anhänge können Textstellen, Seiten oder dem gesamten Dokument zugeordnet werden - Der PDF/A-3-Standard gewährleistet nicht die Verarbeitung von eingebetteten Anhängen, sie sind lediglich extrahierbar.
PDF/A-4	- Norm ISO 19005-4:2020-11 [18] - PDF/A-4 verbessert die Archivierung von ausfüllbaren Formularen - Unterstützung nicht statischer Inhalte in JavaScript - Informationen zu Werten und Logik eines interaktiven Formulars können gespeichert und archiviert werden. - vereinfachter Umgang mit digitalen Signaturen - Ersetzt die vorherigen Konformitiätsstufen a, und b durch die Profile e und f: o PDF/A-4e ist für technische Dokumente und die Einbindung von 3D-Inhalten gedacht. o PDF/A-4f Anfordungen von PDF/A-3 wurden teilweise übernommen und erlaubt somit die Einbettung beliebiger Dateien.

Sollten die im nächsthöheren Standard verfügbaren Funktionen nicht nötig sein, so wird empfohlen den kleinsten möglichen Standard zu nutzen. Da PDF/A-1 und PDF/A-2 weiterhin erhalten bleiben, ist dies kein Problem. Alle 4 Standards sind abwärtskompatibel, daher besteht auch keine Notwendigkeit Archive nach PDF/A-4 zu migrieren. Eine vielleicht entscheidende Einschränkung für die Lesbarkeit und Darstellung in PDF/A-1 ist die fehlende Transparenz. Beim Speichern aus Office-Programmen oder der Weiterverarbeitung nach dem Scannen sollte dies Beachtung finden.

Bei einem eTMF, der durch ein Cloud Data Center gehostet wird, kann man sicher auch in Erwägung ziehen, das System fortzuführen und die User auf die Archivare zu beschränken. Den Prüfern könnte man in einem solchen Fall gesicherten Zugang zum eISF garantieren und diesen somit auf gleiche Weise archivieren. Dabei muss der Schutz der personenbezogenen Daten und eine strikte rollenbasierte Abgrenzung der Datensätze über den gesamten Archivierungszeitraum garantiert werden. Der Dienstleister für das Hosting sollte nach der DIN EN ISO/IEC 27001:2017-06 zertifiziert sein, die die Anforderungen an die IT-Sicherheit und das dazu nötige Managementsystem festlegt [19]. Dabei sollte man aber bedenken, das sich während der langen Archivierungszeiten nicht nur die Hardware überlebt, hierfür wird ein zertifizierter Hoster Verfahren haben, sondern auch die Server-Software. Der eTMF muss also auf neue Betriebssysteme migriert werden und die darauf aufsetzende eTMF-Software ebenfalls weiterhin sicher sein. Dieses Vorgehen sollte in einer SOP festgelegt sein und verlangt einen abschließenden Qualitätscheck der migrierten Dokumente und Daten.

Dienstleister für die Archivierung bieten verschiedene Lösungen an:

- interne Archivierung, wenn der TMF im eigenen Hause archiviert werden soll
- externe Archivierung durch
  - Digitalisierung und Speicherung der Scans
  - Datenträgerarchivierung
  - Data Hosting

Externe Dienstleister sollten ein Provider Assessment durchlaufen, bevor diese beauftragt werden, schließlich geht die gesamte Dokumentation einer klinischen Prüfung in fremde Hände. Normen und Gesetze zur Datensicherheit müssen dabei eingehalten werden. Die Erfüllung der DIN EN ISO/IEC 27001:2017-06 und der DS-GVO inkl. der Etablierung geeigneter technischer und organisatorischer Maßnahmen (TOM) sind essenziell. Auch hier bleibt der Sponsor voll verantwortlich für sämtliche Prozesse rund um die Archivierung, daher sollte er immer Zugriff haben und über den Status des Archivs und den Ort der Lagerung informiert sein. Jede Änderung, z. B. der Umzug eines Archivs oder des Servers, muss dem Sponsor mitgeteilt werden. Dies sollte auch bei gesellschaftsrechtlichen Änderungen beim Dienstleister, wie z. B. Firmenübernahmen und Insolvenzen bedacht und im Dienstleistungsvertrag berücksichtigt werden. Der Sponsor muss in solchen Fällen, aber auch grundsätzlich, die Möglichkeit haben, Umzüge in andere Archive oder auf andere Server bzw. die Migrationen in andere Systeme bei anderen Dienstleistern zu veranlassen.

C.2.3.4.1 Archivierungsfristen

Die Archivierungsfristen sind abhängig davon, zu welchem Zweck und unter welcher Richtlinie die klinische Prüfung durchgeführt wurde. Die Richtlinie 2005/28/EG schreibt für klinische Prüfungen, die nach Richtlinie 2001/20/EG durchgeführt wurden, die Archivierung durch Sponsor und Prüfer für mindestens 5 Jahre nach Abschluss der klinischen Prüfung vor (Art. 17) [4].

Dient die klinische Prüfung der Erlangung einer Genehmigung für das Inverkehrbringen, schreibt die Richtlinie 2001/83/EG [20] (mit Änderung durch die Richtlinie 2003/63/EG [21]) dem Zulassungsinhaber die Aufbewahrung der wesentlichen Dokumente des TMF für 15 Jahre nach Abschluss oder Abbruch der Prüfung oder mindestens 2 Jahre nach Erteilung der letzten Genehmigung für das Inverkehrbringen vor (Anhang I, 5.2c).

Gemäß § 13 Abs. 10 der GCP-Verordnung stellt der Sponsor sicher, dass die wesentlichen Dokumente, einschließlich der Prüfbögen, nach der Beendigung oder dem Abbruch der Prüfung mindestens 10 Jahre aufbewahrt werden (GCP-V) [13].

Die CTR fordert in Art. 58 grundsätzlich eine Archivierungsfrist von 25 Jahren nach Abschluss der klinischen Prüfung für den Sponsor- sowie den Prüfer-Master File [6]. Für die Übergangsbestimmungen von der Richtlinie 2001/20/EG zur CTR findet man Hilfe in der „Clinical Trial Regulation: Questions & Answers" [22].

In der nach dem Korrigendum v. 7. April 2020 seit dem 26. Mai 2021 gültigen Medizinprodukteverordnung (MDR) wird die Aufbewahrung der Dokumentation über einen Zeitraum von mindestens 10 Jahren nach Beendigung der klinischen Prüfung mit dem betreffenden Produkt oder, falls das Produkt anschließend in Verkehr gebracht wird, mindestens 10 Jahre nach dem Inverkehrbringen des letzten Produktes gefordert. Bei implantierbaren Produkten beträgt dieser Zeitraum mindestens 15 Jahre [12].

Unter Umständen können nationale Vorschriften und Gesetze für Dokumente der Probanden, der Prüfsubstanz, des Medizinprodukts oder der Zulassung längere Archivierungsfristen vorschreiben. In solchen Fällen ist immer die jeweils längere Frist rechtlich bindend.

Literatur

[1] CPMP/ICH/135/1995 Guideline for good clinical practice. ICH E6 (R2)

[2] DIN EN ISO 14155:2021-05, Klinische Prüfung von Medizinprodukten an Menschen – Gute klinische Praxis. (ISO 14155:2020)

[3] Directive 2001/20/EC on the approximation of the laws, regulations and administrative provisions of the Member States relating to the implementation of good clinical practice in the conduct of clinical trials on medicinal products for human use

[4] Directive 2005/28/EC on laying down principles and detailed guidelines for GCP as regards investigational medicinal products for human use, as well as the requirements for authorisation of the manufacturing or importation of such products

[5] Good Clinical Practice Inspectors Working Group (GCP IWG), Guideline on the content, management and archiving of the clinical trial master file (paper and/or electronic). 2019

[6] Regulation (EU) No 536/2014 on clinical trials on medicinal products for human use, and repelling Directive 2001/20/EC

[7] Davidson A, Fast Tracking Study Start-Up from Site Selection to First-Patient Enrollment. Appl. Clin. Trials, Vol. 29, Nr. 11, pp. 12–13, 2020

[8] Hartwig G, Rescheleit D, Koch T, Weltweit gemeinsam – Collaboration in Theorie und Praxis. Wirtsch Inform Manag, Bd. 8, pp. 58–61, 2016

[9] Mol R v, The Key to Inspection Readiness: Using Your eTMF as a Process Tool. J Clin Studies, Vol. 29, Nr. 6, pp. 40–42, 2015

[10] Trial Master File Reference Model, 01 03 2021. https://tmfrefmodel.com/resources

[11] Risk proportionate approaches in clinical trials – Recommendations of the expert group on clinical trials for the implementation of Regulation (EU) No 536/2014 on clinical trials on medicinal products for human use, 2017

[12] Regulation (EU) 2017/745 of the European Parliament and of the Council of 5 April 2017 on medical devices, amending Directive 2001/83/EC, Regulation (EC) No 178/2002 and Regulation (EC) No 1223/2009 and repealing Council Directives 90/385/EEC and 93/42/EEC

[13] Verordnung über die Anwendung der Guten Klinischen Praxis bei der Durchführung von klinischen Prüfungen mit Arzneimitteln zur Anwendung am Menschen (GCP-Verordnung, GCP-V). 2012

[14] Däßler R, Datenträger und Speicherverfahren für die digitale Langzeitarchivierung. in nestor Handbuch: Neuroth H, Oßwald A, Scheffel R, Strathmann S, Huth K (Hrsg.) Eine kleine Enzyklopädie der digitalen Langzeitarchivierung. Vers. 2.3, p. 10:17. https://nestor.sub.uni-goettingen.de/handbuch/nestor-handbuch_23.pdf

[15] ISO 19005-1:2005-10, Document management – Electronic document file format for long-term preservation. Part 1: Use of PDF 1.4 (PDF/A-1)

[16] ISO 19005-2:2011-07, Document management - Electronic document file format for long-term preservation. Part 2: Use of ISO 32000-1 (PDF/A-2)

[17] ISO 19005-3:2012-10, Document management – Electronic document file format for long-term preservation. Part 3: Use of ISO 32000-1 with support for embedded files (PDF/A-3)

[18] ISO 19005-4:2020-11, Document management – Electronic document file format for long-term preservation. Part 4: Use of ISO 32000-2 (PDF/A-4)

[19] DIN EN ISO/IEC 27001:2017-06, Informationstechnik - Sicherheitsverfahren - Informationssicherheitsmanagementsysteme - Anforderungen (ISO/IEC 27001:2013 einschließl. Cor 1:2014 und Cor 2:2015); Deutsche Fassung EN ISO/IEC 27001:2017

[20] Directive 2001/83/EC of the European Parliament and of the Council of 6 Nov 2001 on the Community code relating to medicinal products for human use

[21] Directive 2003/63/EC of 25 June 2003 amending Directive 2001/83/EC of the European Parliament and of the Council on the Community code relating to medicinal products for human use (Text with EEA relevance)

[22] Regulation (EU) No 536/2014 Questions & Answers. November 2020

Der letzte Zugriff auf alle Links erfolgte am 20.11.2023.

C.3 Klinisches Datenmanagement

J. Atarodi, I. Strehlau

Der Beitrag gibt Einblick in die zentralen Themen und wesentlichen Aktivitäten im Datenmanagement klinischer Prüfungen. Der Fokus liegt dabei ausschließlich auf der Arbeit mit elektronischen Dokumentationsbögen (Case Report Form, CRF) in klinischen Datenmanagementsystemen. Über den Umgang mit papierbasierten CRF bietet die Literatur zahlreiche, auch heute noch gültige Werke [5–7].

Die Tätigkeiten eines klinischen Datenmanagementteams sind umfangreich. Die unterschiedlichen Aufgabenbereiche tragen dazu bei, verlässlich geprüfte und belastbare Daten für die statistische Auswertung einer klinischen Prüfung bereitzustellen.

Die Ausführung dieser Datenmanagementaktivitäten wird in jedem Unternehmen und jeder Forschungseinrichtung etwas anders ausgeprägt sein. Ungeachtet dessen folgen alle Tätigkeiten standardisierten Prozessen mit bemerkenswerter Detailtiefe sowie regulatorischen Anforderungen, die durch Zitate aus der Leitlinie ICH-GCP E6(R2) [1] und dem Referenzstandard ISO 14155 [2] belegt werden.

Die notwendige Sorgfalt, Genauigkeit und Detailtreue ist heute immer noch **die** klassische Tugend klinischer Datenmanager. Diese paart sich idealerweise mit sehr guten kommunikativen Fähigkeiten und einem ausgereiften technischen Verständnis, um in global agierenden Teams technisch komplexe und anspruchsvolle Aufgaben zu lösen.

Regulatorische Anforderungen an die beteiligten Personen	
ICH-GCP E6(R2) [1]	ISO 14155:2020 [2]
2.8. Each individual involved in conducting a trial should be qualified by education, training, and experience to perform his or her respective task(s). *5.5.1. The sponsor should utilize appropriately qualified individuals to supervise the overall conduct of the trial, to handle the data, to verify the data, to conduct the statistical analyses, and to prepare the trial reports.* *5.7. Allocation of responsibilities* *Prior to initiating a trial, the sponsor should define, establish, and allocate all trial- related duties and functions.*	*4 h) Each individual involved in designing, conducting, recording, and reporting a clinical investigation shall be qualified by education, training, and experience to perform his or her respective task(s).* *5.5 Responsibilities* *All parties involved in the conduct of the clinical investigation shall share the responsibility for its ethical conduct in accordance with their respective roles in the clinical investigation.* *6.1 General* *All parties participating in the design and conduct of the clinical investigation shall be qualified by education, training, or experience to perform their tasks and this shall be documented appropriately (see 9.2.1).*

C | Dokumente und Prozesse

C.3.1 Regulatorische Definitionen und Anforderungen

Sowohl ICH-GCP E6(R2) als auch ISO 14155 definieren wichtige Begriffe, wie z. B. Adverse Event/Adverse Drug Reaction/Adverse Device Effect:

Adverse Drug Reaction/Adverse Event/Adverse Device Effect		
	ICH-GCP E6(R2) [1]	ISO 14155:2020 [2]
Adverse Drug Reaction (ADR)	*1.1. Adverse Drug Reaction (ADR)* *In the pre-approval clinical experience with a new medicinal product or its new usages, particularly as the therapeutic dose(s) may not be established: all noxious and unintended responses to a medicinal product related to any dose should be considered adverse drug reactions. The phrase responses to a medicinal product means that a causal relationship between a medicinal product and an adverse event is at least a reasonable possibility, i.e., the relationship cannot be ruled out. Regarding marketed medicinal products: a response to a drug which is noxious and unintended and which occurs at doses normally used in man for prophylaxis, diagnosis, or therapy of diseases or for modification of physiological function (see the ICH Guideline for Clinical Safety Data Management: Definitions and Standards for Expedited Reporting).*	
Adverse Event (AE)	*1.2. Adverse Event (AE)* *Any untoward medical occurrence in a patient or clinical investigation subject administered a pharmaceutical product and which does not necessarily have a causal relationship with this treatment. An adverse event (AE) can therefore be any unfavourable and unintended sign (including an abnormal laboratory finding), symptom, or disease temporally associated with the use of a medicinal (investigational) product, whether or not related to the medicinal (investigational) product (see the ICH Guideline for Clinical Safety Data Management: Definitions and Standards for Expedited Reporting).*	*3.2 Adverse Event (AE)* *untoward medical occurrence, unintended disease or injury, or untoward clinical signs (including abnormal laboratory findings) in subjects (3.50), users or other persons, whether or not related to the investigational medical device (3.29) and whether anticipated or unanticipated.* *Note 1 to entry: This definition includes events related to the investigational medical device or the comparator (3.12).* *Note 2 to entry: This definition includes events related to the procedures involved.* *Note 3 to entry: For users or other persons, this definition is restricted to events related to the use of investigational medical devices or comparators.*
Adverse Device Effect (ADE)		*3.1 Adverse Device Effect (ADE)* *adverse event (3.2) related to the use of an investigational medical device (3.34)* *Note 1 to entry: This definition includes adverse events resulting from insufficient or inadequate instructions for use, deployment, implantation, installation, or operation, or any malfunction (3.33) of the investigational medical device.* *Note 2 to entry: This definition includes any event resulting from use error (3.53) or from intentional misuse of the investigational medical device.* *Note 3 to entry: This includes 'comparator' (3.12) if the comparator is a medical device.*

ICH-GCP E6(R2) [1]	ISO 14155:2020 [2]
Audit Trail	
1.9. Audit trail *Documentation that allows reconstruction of the course of events.*	*3.4 Audit trail* *documentation that allows reconstruction of the course of events*
Certified Copy	
1.63. Certified Copy *A copy (irrespective of the type of media used) of the original record that has been verified (i.e., by a dated signature or by generation through a validated process) to have the same information, including data that describe the context, content, and structure, as the original.*	*3.7 Certified Copy* *copy (irrespective of the type of media used) of the original record that has been verified (i.e. by a dated signature or by generation through a validated process) to have the same information including data that describe the context, content, and structure, as the original*
Computer System/Computerized System	
1.65. Validation of Computerized Systems *A process of establishing and documenting that the specified requirements of a computerized system can be consistently fulfilled from design until decommissioning of the system or transition to a new system. The approach to validation should be based on a risk assessment that takes into consideration the intended use of the system and the potential of the system to affect human subject protection and reliability of trial results.*	*3.13 Computer system* *hardware and software (including associated documents, e.g., user manual) that creates, modifies, maintains, archives, retrieves, or transmits in digital form information related to the conduct of a clinical investigation (3.8)*
Case Report Form, CRF	
1.11. Case Report Form (CRF) *A printed, optical, or electronic document designed to record all of the protocol required information to be reported to the sponsor on each trial subject.*	*3.6 Case report form (CRF)* *set of printed, optical or electronic documents for each subject (3.50) on which information to be reported to the sponsor (3.49) is recorded, as required by the CIP*
Risk Management	
5.0 Quality Management *... The methods used to assure and control the quality of the trial should be proportionate to the risks inherent in the trial and the importance of the information collected. The sponsor should ensure that all aspects of the trial are operationally feasible and should avoid unnecessary complexity, procedures, and data collection. Protocols, case report forms, and other operational documents should be clear, concise, and consistent.* *The quality management system should use a risk-based approach as described below.*	

ICH-GCP E6(R2) beschreibt in Kap. 5 zusätzlich die Schritte der Risikoidentifizierung, -bewertung, -kontrolle, -kommunikation, -prüfung und -berichtung:

ISO 14155:2020 [2]
Risikoidentifizierung, -bewertung, -kontrolle, -kommunikation, -prüfung und -berichtung
6.2.1 General *The decision to embark upon or continue a clinical investigation of an investigational medical device requires that the residual risk(s), as identified in the risk analysis, as well as risk(s) to the subject associated with the clinical procedure including follow-up procedures required by the CIP be balanced against the anticipated benefits to the subjects.* *Risk management activities shall be performed throughout the clinical investigation (see Figure H.1). For both the investigational device including clinical procedure (see 6.2.2) and clinical investigation process (see 6.2.3), the sponsor shall predefine or establish risk acceptability thresholds and trigger a risk assessment to determine whether actions are needed as soon as thresholds are reached or exceeded (see Annex H).*

Die Leitlinie ICH-GCP E6(R2) wurde u. a. überarbeitet, um die technologischen Entwicklungen der letzten Jahre widerzuspiegeln und die Planung, Durchführung, Überwachung, Aufzeichnung und Berichterstattung klinischer Prüfungen zu verbessern, effizienter zu gestalten und die Zuverlässigkeit der Prüfungsergebnisse sicherzustellen. Der Referenzstandard ISO 14155 wurde ebenfalls überarbeitet:

Überarbeitungen und wesentliche Änderungen	
ICH-GCP E6(R2) [1]	**ISO 14155:2020 [2]**
Since the development of the ICH GCP Guideline, the scale, complexity, and cost of clinical trials have increased. Evolutions in technology and risk management processes offer new opportunities to increase efficiency and focus on relevant activities. When the original ICH E6(R1) text was prepared, clinical trials were performed in a largely paper-based process. Advances in use of electronic data recording and reporting facilitate implementation of other approaches. For example, centralized monitoring can now offer a greater advantage, to a broader range of trials than is suggested in the original text. Therefore, this guideline has been amended to encourage implementation of improved and more efficient approaches to clinical trial design, conduct, oversight, recording and reporting while continuing to ensure human subject protection and reliability of trial results. Standards regarding electronic records and essential documents intended to increase clinical trial quality and efficiency have also been updated.	*inclusion of a summary section of GCP principles (see Clause 4);* – *reference to registration of the clinical investigation in a publicly accessible database (see 5.4);* – *inclusion of clinical quality management (see 9.1);* – *inclusion of risk-based monitoring (see 6.7);* – *inclusion of statistical considerations in Annex A;* – *inclusion of guidance for ethics committees in Annex G;* – *reinforcement of risk management throughout the process of a clinical investigation (planning to consideration of results) including Annex H;* – *clarification of applicability of the requirements of this document to the different clinical development stages (see Annex I);* – *inclusion of guidance on clinical investigation audits (see Annex J).*

Darüber hinaus wird im Kap. 7.8 Document and Data Control (ISO 14155) folgendes definiert und gefordert:

ISO 14155:2020 [2]
Kapitel 7.8 Document and Data Control
7.8.1 Traceability of documents and data *All documents and data shall be produced and maintained in a way that ensures reliability, integrity, control and traceability. All documents, and subsequent versions, related to a clinical investigation shall be identifiable, traceable and appropriately stored to provide a complete history of the clinical investigation. Where relevant, the accuracy of translations shall be guaranteed and documented.* *The investigator shall ensure the accuracy, attribution, completeness, legibility and timeliness of the data reported to the sponsor on the CRFs and in all required reports. All copies of the retained original source documents shall be certified, as indicated by a dated signature by a member of the investigation site team unless generated through a validated process. Special requirements should be applied to the capture, review and retention of electronic source data, to ensure reliability, quality, integrity and traceability (see Reference [12]).* *If assignment to a treatment group is blinded/masked in any way, it shall be safeguarded throughout the clinical investigation, including data entry and processing. Written procedures for decoding blinded/masked clinical investigations shall be followed.* *7.8.2 Recording of data* *The data reported on the CRFs shall be derived from source documents and be consistent with these source documents, and any discrepancies shall be explained in writing. The CIP shall specify which data can be recorded directly in the CRFs.* *NOTE 1 The acceptance of direct entry of source data in the CRF can be subject to a hospital's specific documentation requirements.* *NOTE 2 Data that can be directly recorded in the CRFs can also be documented in the monitoring plan.* *The CRFs shall be signed and dated by the principal investigator or his/her authorized designee(s). Any change or correction to data reported on a CRF shall be dated, initialled and explained if necessary, and shall not obscure the original entry (i.e., an audit trail shall be maintained); this applies to both written and electronic changes or corrections.*

ISO 14155:2020 [2]
The sponsor shall: *a) provide guidance to the principal investigators or his/her authorized designee on making such corrections; the sponsor shall have written procedures to ensure that changes or corrections in CRFs are documented, are necessary, are legible and traceable, and are endorsed by the principal investigator or his/her authorized designee; records of the changes and corrections shall be maintained,* *b) ensure that it is possible to compare the original data and observations with the processed data, if data are transformed during processing;* *c) use an unambiguous subject identification code that allows identification of all the data reported for each subject. The link between the code and each subject shall be retained by the principal investigator in a secure location.* *7.8.3 Electronic clinical data systems* *Validation of electronic clinical data systems is necessary in order to evaluate the authenticity, accuracy, reliability, and consistent intended performance of the data system from design until decommissioning of the system or transition to a new system.* *These requirements are applicable to any electronic records as defined in 3.21, including electronic CRFs, electronic systems used for entering and processing data from paper CRFs received from sites and other electronic systems required in the clinical investigation.* *When electronic clinical databases or electronic clinical data systems are used, written procedures shall be implemented to* *a) describe system validation and functionality testing, data collection and handling, system maintenance, system security measures, change control, data backup, recovery, contingency planning, and decommissioning,* *b) establish and document requirements for the electronic clinical data system to receive and process data,* *c) verify and validate that the requirements for the electronic clinical data system can be consistently met,* *d) ensure attributability, completeness, reliability, consistency, and logic of the data entered,* *e) ensure accuracy of reports,* *f) ensure that data changes are documented and that there is no deletion of entered data, i.e. maintain an audit trail, data trail and edit trail,* *NOTE National regulations on data protection can require deletion.* *g) maintain a security system that prevents unauthorized access to the data, both internally and externally,* *h) maintain a list of individuals who have access to the electronic data system as well as the dates of access, privileges granted to each user and removal of access,* *i) ensure the accuracy and completeness of the data reported to the sponsor in the CRFs by implementing a signature by the principal investigator or authorized designee,* *j) maintain adequate backup, retention and retrievability of the data,* *k) train users on the use of the system, and* *l) safeguard the blinding, if any (e.g., maintain blinding during data entry, and processing).*

C.3.2 Prozesse und zeitliche Abläufe im Datenmanagement (DM)

Prozesse im klinischen Datenmanagement sind detailreich und werden in das Qualitätsmanagementsystem eingebettet (Abb. 1). Die Prozesse werden in schriftlichen, kontrollierten Standardarbeitsanweisungen (SOPs) beschrieben. Diese enthalten wiederum Anhänge und Formblätter, um die Prozessdokumentation, die Kontrollschritte und finale Freigabe nachvollziehbar zu machen.

Aufgrund der Komplexität und des hohen technischen Anspruchs an das Aufgabengebiet gibt es des Öfteren zusätzliche technische Arbeitsanweisungen, die unterschiedliche Bezeichnungen tragen, z. B. Arbeitsinstruktion (Working Instruction, WI). Diese Dokumente enthalten detaillierte, bisweilen systemspezifische Instruktionen, um eine standardisierte Bearbeitung einzelner Vorgänge zu gewährleisten.

Die nachfolgend gelisteten Aktivitäten geben einen Überblick über die wesentlichen Tätigkeiten im klinischen Datenmanagement und entsprechen in etwa dem Ablauf in der täglichen Praxis:

- Kontrolle des Prüfplans mit dem Fokus auf die DM-relevanten Themen
- Entwicklung Case Report Form (CRF) gemäß internationaler Datenstandards (CDISC/CDASH)
- Evaluierung und Definition der technischen Anforderungen
- Entwicklung der Datenbankspezifikation
- Beauftragung und Einrichtung der Entwicklungs- und Testumgebung der Applikation
- Implementierung des CRF-Dokumentationsbogens
- Implementierung weiterer Systeme/Systemmodule, wie z. B.:
  - einem elektronischen Patientenfragebogen oder -tagebuch (electronic Patient-Reported Outcome, ePRO)
  - einem Interaktiven Antwortsystem (Interactive Response System, IRT) zur
    - Randomisierung von Patienten
    - Verwaltung und Logistik des Prüfproduktes
- Entwicklung zentraler DM-Dokumente, wie z. B. dem Datenmanagementplan (DMP), Datenvalidierungsplan (DVP) und der CRF-Ausfüllanleitung (CRF Completion Guide)
- Integration externer Daten entweder als Import in den CRF oder das Zusammenführen der externen Daten mit den exportierten klinischen Datensätzen per Programm
- Datenabgleich (Reconciliation(s)) von inhaltlich gleichen Datensätzen aus unterschiedlichen Quellen/Datenbanken, um unzulässige Diskrepanzen festzustellen, diese zu lösen und einen vordefinierten Grad an Übereinstimmung zu erzielen
- Überprüfung und Bereinigung der Daten in Zusammenarbeit mit den Prüfstellen
- Kodierung medizinischer Begriffe
- Qualitätskontrollen inkl. „Quality Check"
- Datenbankschluss (Database Lock)
- Weiterverarbeitung der Daten, z. B. Entblindung, statistische (Zwischen)Analysen
- Archivierung der CRF-Daten
- Abschaltung der Applikation (sofern zutreffend, da systemabhängig)
- Archivierung der klinischen Daten und Dokumentation

Es empfiehlt sich, zumindest für alle o. g. wesentlichen Arbeitsschritte im klinischen Datenmanagement SOPs vorzuhalten.

Unternehmen und Forschungseinrichtungen, die nicht mit einem Dienstleister zusammenarbeiten, der für das klinische Datenmanagementsystem zuständig ist, benötigen darüber hinaus SOPs, um die technische Betreuung des Systems, die Verwaltung der Entwicklungs-, Test-, oder Produktivumgebung sicherzustellen. Prozesse, wie z. B. das Hosting, die Sicherung und zuverlässige Wiederherstellung der Daten im Katastrophenfall, werden gemäß dieser SOPs beschrieben, dokumentiert, kontrolliert und nachvollziehbar gemacht.

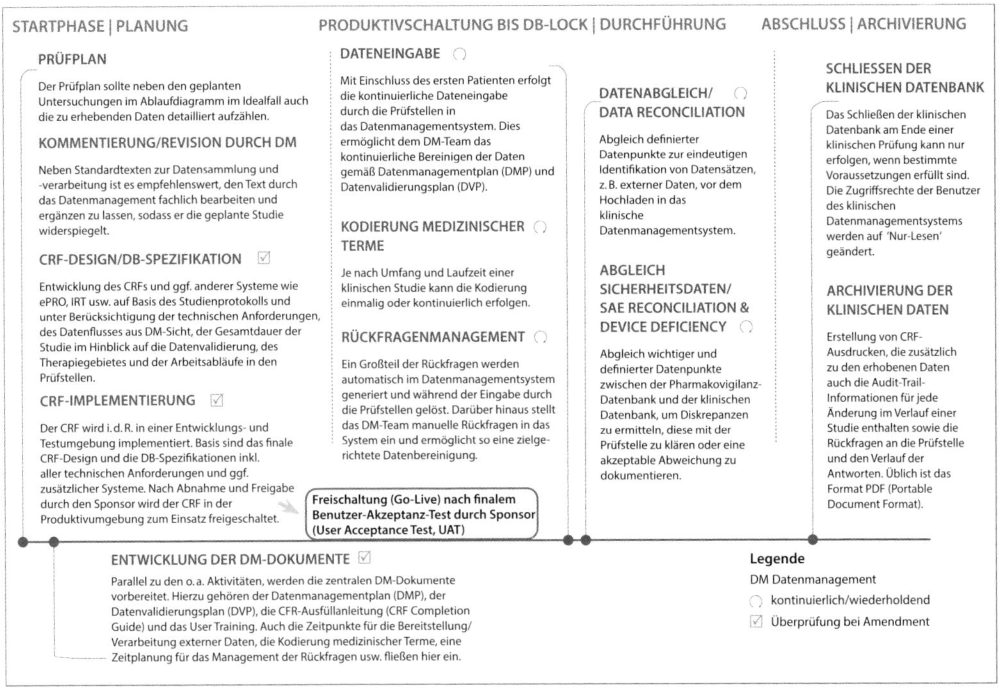

Abb. 1. Übersicht zeitlicher Abläufe im klinischen Datenmanagement.

C.3.3 Internationale Standards für Datenerfassung und -Austausch (CDISC)

Heute werden Daten in klinischen Prüfungen oft gemäß den Standards des „Clinical Data Interchange Standards Consortium" (CDISC), einer gemeinnützigen Gesellschaft mit Sitz in den USA, erfasst und prozessiert. Diese Gruppe hat es sich zur Aufgabe gemacht, Standards zu entwickeln, mit deren Hilfe die Daten unabhängig von den Systemen und über die verschiedenen Therapiegebiete hinweg prozessiert werden können. Die CDISC-Standards werden u. a. von den Zulassungsbehörden, wie der FDA oder der EMA, für die Einreichung klinischer Daten im Rahmen der Arzneimittelzulassung akzeptiert, empfohlen oder vorausgesetzt.

Der CRF wird auf Grundlage des Prüfplans und der Clinical-Data-Acquisition-Standards-Harmonization (CDASH)-Bibliothek spezifiziert. Diese beschreibt die inhaltliche Struktur und Organisation zur Datenerfassung. Sie dient der Erfassung der Patientendaten in einem standardisierten Format und vereinfacht sowohl die Erfassung der Daten durch die Prüfstellen als auch die Transformation der Datensätze in das „Study Data Tabulation Model" (SDTM), für die weitere Verarbeitung [9].

Nach der Spezifikation wird der CRF in einem klinischen Datenmanagementsystem implementiert und getestet. Nach der Freigabe des klinischen Datenmanagementsystems werden die Studiendaten erfasst, bereinigt und abschließend in SDTM-Datensätze transformiert. Dies führt zu einer einheitlichen Datenstruktur, welche dann die Basis für die Programmierung der Analysedatensätze und der statistischen Auswertung bildet.

Das SDTM bietet einen Standard für die Organisation und Formatierung von Daten, um Prozesse bei der Erfassung, Verwaltung, Analyse und Berichterstattung zu vereinfachen. Die Implementierung von SDTM unterstützt die Datenaggregation und -lagerung, fördert die systematische Durchsuchung und die Wiederverwendung, erleichtert die gemeinsame Nutzung sowie andere wichtige Datenüberprüfungsaktivitäten und verbessert das behördliche Prüfungs- und Genehmigungsverfahren.

SDTM ist der erforderliche Standard für die behördliche Einreichung klinischer Daten in den USA (FDA) und Japan (PMDA). Auch die EMA empfiehlt die Einreichung der Daten im CDISC-Standard.

Zusätzlich kommt SDTM aber auch bei nichtklinischen Daten, Medizinprodukten und pharmakogenomischen bzw. -genetischen Studien zur Anwendung [10].

Der SDTM Implementation Guide dient Unternehmen und Forschungseinrichtungen als Leitfaden für die Organisation, die Struktur und das Format von Standardtabellendatensätzen für klinische Prüfungen [11].

Neben CDASH und SDTM bietet CDISC noch weitere Standards, die den gesamten Ablauf einer klinischen Studie umfassen. Zudem gibt es die kontrollierte Terminologie (Controlled Terminology, CT), welche für eine einheitliche und systematische Erfassung sorgen. Die CT gibt dabei genau vor, wie einzelne Datenpunkte zu erfassen sind, in dem diese die Antwortmöglichkeiten für bestimmte Abfragen verbindlich vorschreibt und Anpassungen dieser nicht gestattet sind [12].

C.3.4 Projektmanagement im Klinischen Datenmanagement

Vor Beginn der Arbeiten wird sichergestellt, dass die vertraglichen Voraussetzungen fixiert und die Verantwortlichkeiten aller in die klinische Prüfung involvierten Parteien klar definiert wurden.

Projektmanagement – Regulatorische Anforderungen	
ICH-GCP E6(R2) [1]	ISO 14155:2020 [2]
5.1.4. *Agreements, made by the sponsor with the investigator/institution and any other parties involved with the clinical trial, should be in writing, as part of the protocol or in a separate agreement.*	*6.9 Agreement(s)* *There shall be an agreement between the sponsor and the principal investigator(s)/investigation site(s) and any other relevant parties (e.g. investigators, CRO(s), and core laboratories), which defines the responsibilities of each party in the clinical investigation. All agreements shall be recorded in writing, signed, and dated by all parties involved.* *The agreement shall identify instances where, by participating in a clinical investigation, the parties share regulatory responsibilities with the sponsor.*

Heute kommt es im interdisziplinären Zusammenspiel mehr denn je auf einen zentralen, dem Projektstart vorangestellten Austausch aller Projektbeteiligten an, um den Erfolg eines Projektes zu sichern. Seit der Einführung und intensiven Nutzung computergestützter Systeme hat das Datenmanagement spezialisierte, technisch anspruchsvolle Aufgaben übernommen und ist von Beginn an in die Planung und Durchführung klinischer Prüfungen eingebunden.

Aus diesem Grund hat es sich in Datenmanagementgruppen etabliert, dass erfahrenere Datenmanager das Projekt intern steuern, überwachen und als zentrale Ansprechpartner für das Projektteam fungieren. Die Projektsteuerung umfasst folgende Hauptaktivitäten:

- Zuordnung der Verantwortlichkeiten im Datenmanagement für das interne Studienteam
- Ermittlung des Schulungsbedarfs für die (Studien-)Dokumente und Systeme
- Zeitplanung der internen Datenmanagementarbeiten
- Steuerung des Aufgabenbereichs gemäß der vereinbarten und projektspezifischen Leistungsbeschreibung
- Überwachung und Kontrolle der internen Datenmanagementaufgaben, um sicherzustellen, dass die Projektdurchführung wie vorgesehen verläuft.
- interdisziplinäre Kommunikation mit dem Projektteam und enger Austausch mit der Projektleitung
- Risikomanagement für die internen Datenmanagementbereiche einschließlich Identifizierung, Analyse, Reaktionsplanung und Überwachung des Projekts

- Management der Kosten einschließlich Budgetierung und Kostenkontrolle, damit das Projekt im Rahmen des genehmigten Budgets durchgeführt werden kann.

Das Datenmanagement führt das gesamte Projektteam gezielt und proaktiv durch alle Tätigkeiten und Prozesse, für die es Prozessverantwortung trägt.

C.3.4.1 Auswahl klinischer Datenmanagementsysteme

Jedes Unternehmen und jede Forschungseinrichtung, unabhängig davon, ob Sponsor oder CRO, sollte vor der Auswahl eines klinischen Datenmanagementsystems die eigenen Anforderungen an ein solches System spezifizieren. Die Anforderungen, die ein Sponsor an ein solches System hat, unterscheiden sich von denen einer CRO. Es ist sinnvoll, ein System nicht nur aus der Sicht einer Nutzergruppe zu betrachten, sondern möglichst alle Nutzergruppen, die später mit dem System arbeiten, bei der Spezifikation der Anforderungen einzubinden.

In der Regel erfolgt im Anschluss eine ausführliche Marktanalyse, da der Markt stetig wächst und Systeme für unterschiedliche Anforderungen zur Auswahl bietet. Es werden Systeme in die engere Auswahl gezogen und die spezifizierten Anforderungen in Erstgesprächen und Vorführungen der Funktionalitäten geprüft.

Das Auswahlverfahren sollte möglichst umfassend gestaltet werden, die Funktionalitäten intensiv hinterfragt und z. B. auch Berichte, die das System als „Standardberichte" ausgibt, mit Musterausgaben belegt werden. Es gilt, schon während der Auswahlphase sämtliche „Eventualitäten" abzuklopfen und so eine zukunftsweisende Entscheidung zu treffen. Im Idealfall ist es möglich, Kontakt zu anderen Nutzern der Systeme aufnehmen und so einen realitätsnahen Eindruck betreffs der Systemtauglichkeit erlangen.

Weiterhin ist der angebotene Service zu prüfen, insbesondere:

- Wer ist für den Support zuständig?
- Wo ist der Support ansässig? Gibt es eine Zeitverschiebung bei der Betreuung?
- Welche Antwortzeiten können vereinbart werden?
- Welche Kosten sind damit verbunden?
- Erfolgt eine systematische Erfassung und Bearbeitung der Supportanfragen?

Sobald ein System ausgewählt wurde, schließt sich die Qualifizierung und Auditierung des Lieferanten an. Auditoren mit spezialisierter Erfahrung im Bereich der Validierung computerisierter Systeme (CSV) sollten die erforderliche Überprüfung durchführen. ICH-GCP E6(R2) und ISO 14155 definieren und fordern:

Computerised System Validation, CSV	
ICH-GCP E6(R2) [1]	**ISO 14155:2020 [2]**
5.19.2. Selection and qualification of auditors *a) The sponsor should appoint individuals, who are independent of the clinical trials/systems, to conduct audits.* *b) The sponsor should ensure that the auditors are qualified by training and experience to conduct audits properly. An auditor's qualifications should be documented.*	*7.11 Auditing* *Audits of the clinical investigation may be conducted to evaluate compliance with the CIP, written procedures, this document and the applicable regulatory requirements (see Annex J). These audits may cover all involved parties, systems, processes, and facilities, and are independent of, and separate from quality control functions or routine monitoring. An audit can be used* *a) as a routine part of the sponsor's quality assurance,* *b) to assess the effectiveness of the monitoring activity,* *c) whenever there are serious or repeated CIP deviations or suspicion of fraud,* *d) to bring an investigation site into „inspection readiness" (i.e., to prepare the investigation site for a potential regulatory inspection),* *e) when requested or suggested by a regulatory authority.*

Computerised System Validation, CSV	
ICH-GCP E6(R2) [1]	ISO 14155:2020 [2]
	The auditors shall be qualified by training and experience to conduct audits and shall be independent of the clinical investigation. *The auditing of clinical investigation systems and processes shall be conducted in accordance with written procedures or specific plan on what to audit, how to audit, the frequency of audits, and the form and content of audit reports and audit certificates.* *The audit plan or procedures for a clinical investigation audit shall be guided by the importance of the clinical investigation, the number of subjects in the clinical investigation, the type and complexity of the clinical investigation, the level of risk to the subjects and any identified problem(s).* *The audit results shall be documented and communicated to relevant parties. If applicable, an audit certificate shall be kept in the sponsor files.*

Weitere wichtige Informationen enthält die „Notice to sponsors on validation and qualification of computerised systems used in clinical trials" v. 07. April 2020 (EMA/INS/GCP/467532/2019). Dieses Dokument ist über die Internetseite der EMA verfügbar [3].

C.3.4.2 Datenmanagementplan

Der Datenmanagementplan wird in der Planungsphase erstellt. Er gibt Auskunft über alle zentralen Abläufe einer klinischen Prüfung bezogen auf das Datenmanagement. Er beschreibt ausführlich das Management der klinischen Daten von der Erhebung bis zur Archivierung und dabei insbesondere:

- Welche Arbeiten werden im Rahmen der klinischen Prüfung durchgeführt?
- Wer ist für die Tätigkeiten verantwortlich?
- Wie ist das Zusammenspiel mit dem Projektteam festgelegt?
- Wie sind die Verantwortlichkeiten voneinander abgegrenzt?
- Welche SOPs kommen zur Anwendung?
- Welche Prozesse müssen ggf. zusätzlich beschrieben werden?
- Welche Fachbereiche werden in die Entwicklung des Dokuments einbezogen?
- Welche Systeme kommen zum Einsatz?
- Wie werden die Daten erhoben, verarbeitet und archiviert?
- Wo werden die Daten gespeichert?

Der Datenmanagementplan beschreibt alle projektspezifischen Tätigkeiten im klinischen Datenmanagement, die sich aus dem Prüfplan und der Leistungsbeschreibung ableiten lassen. In ICH-GCP E6(R2) heißt es:

Datenmanagementplan
ICH-GCP E6(R2) [1]
2.10. *All clinical trial information should be recorded, handled, and stored in a way that allows its accurate reporting, interpretation and verification.* *This principle applies to all records referenced in this guideline, irrespective of the type of media used.* *5.1.1.* *The sponsor is responsible for implementing and maintaining quality assurance and quality control systems with written SOPs to ensure that trials are conducted and data are generated, documented (recorded), and reported in compliance with the protocol, GCP, and the applicable regulatory requirement(s).*

Abgeleitet aus ISO 14155 Kap. A.8 Data Management umfasst der Datenmanagementplan:

Datenmanagementplan
ISO 14155:2020 [2] Kapitel A.8 Data Management
a) Methods (e.g. CRF) for data entry and collection. *b) Procedures used for CRF tracking, data review, database cleaning, and issuing and resolving data queries. Specifically, timely, and reliable processes for recording data and rectifying errors and omissions, medical coding uniformity, and reconciliation, if applicable, are necessary to ensure delivery of a quality database and the achievement of the clinical investigation objectives through the implementation of the planned analysis.*

Sollte im Laufe der Prüfung eine Überarbeitung des Prüfplans erforderlich sein, müssen die Auswirkungen auf das Datenmanagement geprüft und ebenfalls in den Datenmanagementplan aufgenommen werden.

C.3.4.3 Entwicklung des CRF und der klinischen Datenbank

Die Entwicklung des Dokumentationsbogens beginnt auf Basis des präfinalen, besser noch finalen Prüfprotokolls. ICH-GCP E6(R2) und ISO 14155 legen folgende Definitionen für den CRF fest:

Case Report Form (CRF)	
ICH-GCP E6(R2) [1]	ISO 14155:2020 [2]
1.11. Case Report Form (CRF) *A printed, optical, or electronic document designed to record all of the protocol required information to be reported to the sponsor on each trial subject.*	*3.6 Case report form, CRF* *set of printed, optical or electronic documents for each subject (3.50) on which information to be reported to the sponsor (3.49) is recorded, as required by the CIP.* *6.6 Case report forms (CRFs)* *The CRFs shall be developed to capture the data for each enrolled subject as required by the CIP. The CRFs shall include information on the condition of each subject upon entering, and during the course of the clinical investigation, exposure to the investigational device and any other therapies (see Annex C).* *CRFs completion guidelines can also be developed to provide instructions to the investigation site team for accurate completion, correction and signature of CRFs along with expectations on handling clinical investigation deviations and unknown data, thus reducing the need of sponsor data queries.* *A procedure shall be in place to ensure, that when it is necessary to amend the CIP, the sponsor shall review the CRFs to determine if an amendment of these documents is also necessary.*

Zu Beginn sollte ein interdisziplinäres Team für die Entwicklung des CRF benannt und die jeweiligen Verantwortlichkeiten und zeitlichen Abläufe festgelegt werden.

Jeder Dokumentationsbogen sollte über eindeutige Identifikatoren verfügen. Hierzu zählen u. a. der Name des Sponsors sowie die IDs der Prüfstelle und des Patienten.

In einem ersten Schritt werden die Daten identifiziert, die basierend auf dem Prüfplan in der klinischen Prüfung erfasst und zur Beantwortung des Studienziels ausgewertet werden sollen.

In einem zweiten Schritt werden diese Daten organisiert. Die zu erhebenden Daten werden den Abfragezeitpunkten zugeordnet, wie etwa:

- Visiten mit Zusatzinformation, z. B. mit einer lfd. Nr. oder dem Zusatz Voruntersuchung, Erstuntersuchung, Ende der Studie, Nachuntersuchung, Anhang und inhaltlich definiert, z. B.:

- Datum der Visite
- Einverständniserklärung
- Ein- und Auschlusskriterien
- demographische Daten
- Anamnese
- körperliche Untersuchung
- Vitalparameter
- Laboruntersuchungen
- ggf. weitere Messergebnisse
- Begleiterkrankungen
- Begleitmedikationen
- unerwünschte Ereignisse/Gerätedefekte
- Notfallentblindung (falls zutreffend)
- Dokumentation (vorzeitiges) Studienende

Details zu den zu erhebenden Datenpunkten, wie etwa der Feldname und das Feldformat, werden bei der CRF-Entwicklung definiert. Die meisten Unternehmen und Forschungseinrichtungen verfügen über Standardbibliotheken zur Datenerhebung. Diese sollten auf internationalen Standards basieren (▶ Kap. C.3.3), um Fehler zu minimieren und standardisiert und effizient arbeiten zu können.

Der CRF sollte insgesamt so aufgebaut werden, dass eine leichte Navigation durch den Benutzer ermöglicht wird. Es müssen sämtliche technischen Anforderungen gemäß dem Prüfplan umgesetzt werden. Der Datenfluss sollte für den Benutzer optimiert sein, aber ebenso für das Datenmanagement mit Blick auf den Datenexport und die Datenbereinigung im Verlauf der klinischen Prüfung ausgerichtet werden. Auch die Gesamtdauer der Studie, das Therapiegebiet, das Vermeiden doppelter Datenerhebung findet während der CRF-Entwicklung Berücksichtigung.

Der CRF kann in einem separaten Dokument gestaltet werden, welcher von den Mitgliedern eines interdisziplinären Teams zur CRF-Entwicklung gut verstanden und geprüft werden kann. Hier hat sich z. B. ein CRF-Mock-up (CRF-Entwurf), der sich grafisch stark an einen papierbasierten CRF anlehnt, bewährt, in dem zusätzlich auch die technischen Details z. B. zur Navigation aufgeführt sind. Alternativ ist eine rein tabellarische Zusammenstellung möglich, in der die Felder und Informationen beschrieben und den jeweiligen Erhebungsbögen zugeordnet werden.

In vielen Unternehmen wird die CRF-Entwicklung aber bereits innerhalb des klinischen Datenmanagementsystems vorgenommen und als Ausdruck mit grafischer Darstellung des CRF inkl. einer Annotation von Feldnamen, Feldtypen und Feldgrößen für die Überprüfung zur Verfügung gestellt.

Der CRF wird i. d. R. in einer Entwicklungs- und Testumgebung implementiert. Basis sind das finale CRF-Design, wie es z. B. im CRF-Mock-up definiert ist, und die Datenbankspezifikationen. Darüber hinaus werden zusätzliche Anforderungen im klinischen Datenmanagementsystem definiert, wie z. B.:

- automatisierte Benachrichtigungen aus dem System
  - Randomisierung eines Patienten
  - SAE-Meldungen
- Übersetzung von Patientenfragebögen in Landessprachen (ePRO)
- Konfiguration der Benutzerrollen und Arbeitsabläufe

- Patientenstatus in der Zentrumsübersicht
- Randomisierung

Nach Abnahme und Freigabe durch den Sponsor wird der CRF in der Produktivumgebung zum Einsatz freigeschaltet.

C.3.4.4 Revision des Prüfplans und Auswirkung auf die klinische Datenbank

Falls im Verlauf der klinischen Prüfung eine Änderung des Prüfplans erfolgt, werden die Auswirkungen auf den CRF und die eingesetzten Systeme evaluiert. Ist eine Änderung des CRF und der klinischen Datenbank notwendig, wird der CRF aktualisiert und die Datenbank entsprechend erweitert. Alle geplanten Änderungen werden vor Beginn der Umsetzung dokumentiert, kontrolliert und freigegeben. Sobald die Änderungen in der Entwicklungs- und Testumgebung implementiert und erfolgreich getestet wurden, kann eine neue Version des CRF im Produktivsystem freigeschaltet werden.

C.3.4.5 Management externer Daten

In klinischen Prüfungen werden verschiedene Untersuchungen durchgeführt, deren Messergebnisse entweder händisch durch die Prüfstellen in die klinischen Datenmanagementsysteme übertragen werden oder als sog. externe Daten weitestgehend automatisiert importiert werden. Dies betrifft z. B. Labor- und EKG-Daten bzw. generell Daten, die in einem von der klinischen Datenbank separaten System erhoben wurden.

Bei Studienbeginn werden die Verantwortlichkeiten, die Art der Datenintegration und der Arbeitsablauf festgelegt. In einer Vereinbarung zur Datenübermittlung werden folgende Details dokumentiert:

- Art der Daten und Dateiformat
- Auflistung der Parameter, Feldbezeichnungen und -typen
- Übertragungsmedium
- Art des Transfers (kumulativ oder inkrementell)
- Häufigkeit der Transfers (Test- und Produktivphase)

Während der Startphase der klinischen Prüfung werden die CRF-Formulare in das klinische Datenmanagementsystem implementiert und die Schnittstelle für den Datenimport eingerichtet. Die Validierung erfolgt über den Import der Testdaten im Rahmen des Benutzerakzeptanztests (User Acceptance Test, UAT). Nach der Produktivschaltung des Systems werden die Untersuchungsergebnisse der Patienten zu den vereinbarten Zeitpunkten importiert. Die Prüfstelle bewertet anschließend im System die klinische Relevanz der Messwerte, z. B. von Labordaten.

C.3.4.6 Training, Systemzugang, Ausfüllhilfe und Unterstützung der Anwender im Verlauf

Ein wichtiger Punkt in der Verwaltung und Betreuung klinischer Datenmanagementsysteme ist das Training der Anwender auf das eingesetzte System. Nur so kann sichergestellt werden, dass diese die Funktionsweise des Systems beherrschen.

In vielen klinischen Datenmanagementsystemen ist eine computergestützte Schulung (eLearning) Teil des Systems. Die Anwender können sich gemäß ihrer Zugangsrolle auf die Handhabung des spezifischen Systems trainieren. Das kann z. B. der CRF sein, aber auch das Patiententagebuch oder ein Randomisierungstool.

Wenn keine Trainingsfunktion im System integriert ist, muss über einen anderen Weg sichergestellt werden, dass die Anwender eine ihrer Rolle angemessene Schulung auf das System erhalten, z. B. als Mitarbeiter der Prüfstelle, klinische Monitore. Regulatorische Anforderungen sind:

Training und Unterstützung der Anwender	
ICH-GCP E6(R2) [1]	ISO 14155:2020 [2]
5.5.3. *b) Maintains SOPs for using these systems.* *The SOPs should cover system setup, installation, and use. The SOPs should describe system validation and functionality testing, data collection and handling, system maintenance, system security measures, change control, data backup, recovery, contingency planning, and decommissioning. The responsibilities of the sponsor, investigator, and other parties with respect to the use of these computerized systems should be clear, and the users should be provided with training in their use.*	*7.8.3 Electronic clinical data systems* *k) train users on the use of the system, and [...]*

Darüber hinaus sollte für jede klinische Prüfung eine CRF-Ausfüllhilfe erstellt werden, die studienspezifische Details behandelt und dem Benutzer klare Anweisungen gibt, wie der CRF auszufüllen ist. ISO 14155 empfiehlt:

Case Report Forms (CRFs) – Ausfüllhilfe
ISO 14155:2020 [2]
6.6 Case Report Forms (CRFs) *The CRFs shall be developed to capture the data for each enrolled subject as required by the CIP. The CRFs shall include information on the condition of each subject upon entering, and during the course of the clinical investigation, exposure to the investigational device and any other therapies (see Annex C).* *CRFs completion guidelines can also be developed to provide instructions to the investigation site team for accurate completion, correction and signature of CRFs along with expectations on handling clinical investigation deviations and unknown data, thus reducing the need of sponsor data queries.* *A procedure shall be in place to ensure, that when it is necessary to amend the CIP, the sponsor shall review the CRFs to determine if an amendment of these documents is also necessary.*

Zugang zum System erhalten und in der jeweiligen Studie aktiv werden dürfen die Anwender erst, wenn sie das Training erfolgreich absolviert haben und ihr Zugang gemäß ihrer studienspezifischen Rolle freigeschaltet wurde.

Im Verlauf wird sorgfältig dokumentiert, welchem Anwender zu welchem Zeitpunkt und in welcher Rolle Zugang zum System/zu den Systemen gewährt wurde. Darüber hinaus wird engmaschig und in regelmäßigen Abständen geprüft, welche Änderungen sich ergeben haben.

Hier ist ein enger Austausch zwischen den Projektmanagern, den klinischen Monitoren und den Datenmanagern notwendig, um sicherzustellen, dass der Zugang für Anwender, die nicht mehr aktiv sind, sofort gesperrt wird und diese keinen Zugriff und somit keine Dokumentationsmöglichkeit mehr haben.

Regulatorische Anforderungen sind:

Systemzugang	
ICH-GCP E6(R2) [1]	ISO 14155:2020 [2]
5.5.3. *e) Maintain a list of the individuals who are authorized to make data changes (see 4.1.5 and 4.9.3).*	*7.8.3 Electronic clinical data systems* *h) maintain a list of individuals who have access to the electronic data system as well as the dates of access, privileges granted to each user and removal of access, [...]*

C.3.4.7 Statusberichte und Metriken

In gut entwickelten klinischen Datenmanagementsystemen sind eine Vielzahl von Standardberichten softwareseitig implementiert, die zu folgenden Aspekten Auskunft über den Status und Metriken geben:

- Rekrutierung insgesamt und pro Prüfstelle
- CRF-Dokumentation insgesamt, pro Prüfstellen und Patient
- Anzahl und Bearbeitungsdauer der Rückfragen
- Prognose geplanter Visiten

Die Verfügbarkeit einzelner Berichte ist zumeist an die Rolle der CRF-Benutzer gekoppelt und sie können von diesen dann jederzeit im System abgerufen werden. In klinischen Prüfungen hat es sich zusätzlich etabliert, dass das Datenmanagement der Projektleitung und dem Studienteam regelmäßig Statusberichte übermittelt, die in der Setup-Phase definiert wurden. Falls es zu Verzögerungen in der Dokumentation oder der Bearbeitung der Rückfragen kommt, können dem entgegensteuernde Maßnahmen frühzeitig ergriffen werden.

Zusätzlich zu den Standardberichten können in den Systemen studienspezifische Berichte programmiert werden, in dem Daten aus einzelnen Formularen aufgelistet oder aus verschiedenen Formularen zusammengeführt werden. Diese Berichte bilden z. B. die Grundlage für die medizinische Kontrolle (Medical Review) der Daten.

C.3.4.8 Abgleich der Sicherheitsdaten

In klinischen Prüfungen werden unerwünschte Ereignisse und Wirkungen eines Produktes sowie Gerätemängel in standardisierten CRF-Formularen dokumentiert. Die Meldungen schwerwiegender Ereignisse erfolgt über zwei Wege:

- Ausdruck aus dem CRF und Datenerfassung durch die Pharmakovigilanz oder Vigilanz für Medizinprodukte
- automatisierte Übertragung der Daten in die Pharmakovigilanzdatenbank oder Vigilanzdatenbank für Medizinprodukte

Wenn die Daten nicht automatisiert übertragen werden, werden die Sicherheitsdaten im Verlauf der Studie verglichen. Dabei werden die Ereignisse und deren Einträge zwischen der klinischen und der Vigilanzdatenbank verglichen, die in der Startphase festgelegt wurden, z. B.:

- Ereignisbeschreibung
- demografische Daten
- Beginn und Ende
- Schweregrad
- Kausalzusammenhang

Der Zeitplan und die Häufigkeit des Abgleichs werden ebenfalls zu Beginn der Studie in Abhängigkeit von der Indikation, der Anzahl der Patienten und der Projektdauer festgelegt. Zu den vereinbarten Stichtagen werden die Daten aus beiden Datensätzen extrahiert und verglichen. Bei Unstimmigkeiten wird eine Rückfrage an den Prüfer adressiert und die Daten dann entsprechend der Antwort in der Datenbank korrigiert. Dieser Vergleich wird so lange wiederholt, bis die Daten in beiden Datenbanken übereinstimmen oder eine Diskrepanz als akzeptabel erachtet wird.

Um Sicherheitsdaten, die nicht in die dafür vorgesehenen Formulare eingetragen wurden, identifizieren zu können, werden in einer klinischen Prüfung Kontrollprozesse etabliert. Bei monitorierten Prüfungen werden die Freitexte im Rahmen der regelmäßigen Datenüberprüfung auf nicht dokumentierte oder gemeldete Ereignisse überprüft. Darüber hinaus können in einer nichtinterventionellen Prüfung alle CRF-Einträge in bestimmten Zeitabständen auf versteckte Sicherheitsdaten überprüft werden.

C.3.4.9 Bereinigung der Daten

Im Rahmen der CRF-Entwicklung wird durch das Datenmanagement ein Datenvalidierungsplan entwickelt. In diesem Dokument werden „Edit Checks" definiert, anhand derer die im CRF erhobenen Patientendaten später geprüft werden. Diese Checks prüfen die Eingaben auf Vollständigkeit, Plausibilität, die Einhaltung bestimmter Normbereiche sowie das konsistente Zusammenspiel der Daten über unterschiedliche Visiten und Formulare hinweg.

Edit Checks, die in das System programmiert wurden, können während der Dateneingabe zu einer Rückfrage führen, falls die Daten unvollständig und nicht konsistent sind. Diese Rückfragen sollten durch die Prüfstellen möglichst direkt bearbeitet werden, da die Daten im Anschluss einer weiteren, manuellen Überprüfung unterzogen werden. Dabei werden i. d. R. komplexere Datenkonstellationen mithilfe von Datenauflistungen kontrolliert. Inkonsistenzen werden als manuelle Rückfragen in den CRF eingestellt und durch das Zentrum beantwortet.

Die Prüfstellen leisten einen hohen Beitrag zum Erreichen einer hohen Datenqualität, indem sie die Daten rechtzeitig und vollständig in den CRF eintragen und mögliche Rückfragen beantworten. Eine verständliche und eindeutige Formulierung der Rückfragen erleichtert den Prüfstellen die Bearbeitung. Dabei ist zu beachten, dass die Fragen nicht suggestiv formuliert werden.

Je nach Studiengröße und -dauer bietet es sich an, gemeinsam mit dem klinischen Projektmanagement ein Konzept festzulegen, zu welchen Zeitpunkten die Datenprüfung erfolgt.

In der Praxis hat sich eine enge Zusammenarbeit zwischen den Prüfstellen, Monitoren und dem Datenmanagement bewährt!

Alle Änderungen und Korrekturen werden unter Angabe eines Grundes in einem Audit Trail aufgezeichnet. Hier definieren ICH-GCP E6(R2) und ISO 14155:

Datenbereinigung/Edit Check	
ICH-GCP E6(R2) [1]	ISO 14155:2020 [2]
4.9.3. *Any change or correction to a CRF should be dated, initialed, and explained (if necessary) and should not obscure the original entry (i.e., an audit trail should be maintained); this applies to both written and electronic changes or corrections (see 5.18.4 (n)). Sponsors should provide guidance to investigators and/or the investigators' designated representatives on making such corrections. Sponsors should have written procedures to assure that changes or corrections in CRFs made by sponsor's designated representatives are documented, are necessary, and are endorsed by the investigator. The investigator should retain records of the changes and corrections.*	*7.8.2 Recording of data* *The data reported on the CRFs shall be derived from source documents and be consistent with these source documents, and any discrepancies shall be explained in writing. The CIP shall specify which data can be recorded directly in the CRFs.* *NOTE 1 The acceptance of direct entry of source data in the CRF can be subject to a hospital's specific documentation requirements.* *NOTE 2 Data that can be directly recorded in the CRFs can also be documented in the monitoring plan. The CRFs shall be signed and dated by the principal investigator or his/her authorized designee(s). Any change or correction to data reported on a CRF shall be dated, initialled and explained if necessary, and shall not obscure the original entry (i.e. an audit trail shall be maintained); this applies to both written and electronic changes or corrections.* *The sponsor shall:* *a) provide guidance to the principal investigators or his/her authorized designee on making such corrections; the sponsor shall have written procedures to ensure that changes or corrections in CRFs are documented, are necessary, are legible and traceable, and are endorsed by the principal investigator or his/her authorized designee; records of the changes and corrections shall be maintained, [...]*

C.3.4.9.1 Kodierung Medizinischer Begriffe – MedDRA/WHODrug Global

Zu Beginn einer klinischer Arzneimittel- oder Medizinprodukteprüfung wird festgelegt, nach welchen Wörterbüchern medizinische Begriffe kodiert werden. In der Regel kommen das MedDRA-Wörterbuch sowie das Drug-Global Wörterbuch der WHO zum Einsatz. Es wird schriftlich festgelegt:

- Welche Wörterbücher kommen in der klinischen Prüfung zum Einsatz?
- Liegt für alle Parteien eine gültige Lizenzierung der eingesetzten Version(en) vor?

- Zu welchen Zeitpunkten wird kodiert?
- Nach welcher Version wird kodiert?
- Ist im Verlauf ein Versionswechsel geplant, z. B. vor dem Datenbankschluss?
- Wer ist für die Kontrolle und Freigabe der kodierten Begriffe verantwortlich?
- Gibt es spezielle Vorgaben und Anforderungen für die Kodierung?

Hilfreich ist der Einsatz unterstützender Auto-Kodiersysteme (Auto-Encoding Tools), die in Verbindung mit einem klinischen Datenmanagementsystem eingesetzt werden. Diese ermöglichen es, kontinuierlich zu kodieren und zeitnah Rückfragen an die Prüfstelle zu richten. Die Überprüfung sämtlicher Kodierungen auf Korrektheit, Konsistenz und Vollständigkeit wird dokumentiert.

MedDRA ist ein Wörterbuch, welches die einheitliche Klassifizierung von unerwünschten Ereignissen und Arzneimittelnebenwirkungen in klinischen Prüfungen mit Arzneimitteln ermöglicht. Da es bis in die 1990er Jahre keine standardisierte Terminologie gab, die regelmäßig gepflegt wurde, wurde durch die ICH-Partner, einschließlich der WHO, das MedDRA-Wörterbuch entwickelt. Das ICH-Sekretariat unterstützt auch das ICH MedDRA Management Committee.

Seit 1993 entstand somit eine hierarchische, mehrachsige, mehrsprachige und umfangreiche Terminologie, die sorgfältig von der MSSO (Maintenance and Support Services Organization) gepflegt und zweimal pro Jahr aktualisiert wird (März und September). Aktuelle Informationen zu MedDRA inkl. Dokumentation, Videos, Trainings, Erläuterungen zur Subskription und Lizenzierung sowie Neuigkeiten und Veranstaltungen sind auf der Internetseite zu finden [13]. MedDRA ist inzwischen in 14 Sprachen verfügbar, z. B. Chinesisch, Deutsch, Englisch, Französisch, Italienisch, Japanisch, Koreanisch, Portugiesisch, Russisch, Spanisch, Tschechisch, Ungarisch.

Das **WHODrug Global-Wörterbuch** umfasst sowohl chemisch-definierte Arzneimittel als auch pflanzliche Arzneimittel. Es liefert eine einzigartige Arzneimittelcode-Hierarchie, ist sehr umfangreich und bietet ein konsistentes Arzneimittelwörterbuch mit exakter Terminologie für die Kodierung von Begleitmedikationen. Das Wörterbuch dient der Identifizierung von Arzneimittelnamen und der Auswertung von Arzneimittelinformationen, einschließlich der Wirkstoffe und der anatomischen und therapeutischen Klassifizierung der Produkte, aus fast 150 Ländern.

Das WHODrug Global-Wörterbuch wird zweimal pro Jahr aktualisiert, jeweils im März und September. Das Wörterbuch unterliegt strengen Lizenzbestimmungen. Aktuelle Informationen zu WHODrug Global inkl. Dokumentation, Trainings, Erläuterungen zur Subskription und Lizenzierung sowie Neuigkeiten und Veranstaltungen siehe [14].

C.3.4.9.2 Abweichungen vom Prüfplan

Vor Einschluss des ersten Patienten werden mögliche Prüfplanabweichungen im Studienverlauf und deren Bewertung schriftlich definiert. Verschiedene Abweichungen werden durch die Monitore identifiziert und dokumentiert. Das Datenmanagement unterstützt deren Ermittlung und identifiziert Protokollverstöße aus dem klinischen Datenmanagementsystem per Programm. Alle Prüfplanabweichungen werden zusammengeführt, aus medizinischer Sicht geprüft und spätestens vor dem Schließen der Datenbank bewertet. Dies erfolgt z. B. im Rahmen einer (verblindeten) Besprechung zum Prüfen von Daten, einem sog. (Blind) Data Review Meeting ((B)DRM).

C.3.5 Qualitätskontrollen im Rahmen der Qualitätssicherung

Die Prozessschritte im klinischen Datenmanagement werden durch Qualitätskontrollen gestützt. Der Weg bis zur Produktivschaltung eines klinischen Datenmanagementsystems besteht z. B. aus vielen internen Kontrollschritten, die i. d. R. neben Peer-Reviews, also Überprüfungen durch Berufskollegen aus dem Datenmanagement, auch das strukturierte Einholen von Kommentaren durch das klinische Team, das Statistikteam besteht. Dies ist ein integraler Bestandteil der DM-Prozesse und SOPs.

Einen wichtigen Bestandteil für den Nachweis der Datenintegrität bildet eine Qualitätskontrolle, die vor dem Schließen der Datenbank durchgeführt wird. Sie gibt Aufschluss darüber, ob der Prozess der Datenüberprüfung und Rückfragenbearbeitung erfolgreich war. Die Kontrolle erfolgt zu 100 % für die primären Endpunkte, Sicherheitsdaten und andere kritischen Datenpunkte. Die übrigen Daten werden stichprobenhaft für 10 % der behandelten Patienten kontrolliert. Die zu überprüfenden Datenpunkte werden während der CRF-Entwicklung im Datenmanagementplan definiert.

Da die Daten heutzutage in den meisten klinischen Prüfungen direkt durch die Prüfstellen in die klinischen Datenmanagementsysteme eingegeben werden, konzentriert sich das Datenmanagement auf die Kontrolle der bearbeiteten und geschlossenen Rückfragen:

- Wurden die Rückfragen korrekt und verständlich beantwortet?
- Wurden die Daten der Antwort entsprechend geändert?
- Wurden die Daten geändert, obwohl die Prüfstelle deren Richtigkeit bestätigt hat?
- Hätte ggf. eine erneute Rückfrage gestellt werden müssen?

Die Qualitätssicherungskontrolle wird abhängig von der Projektdauer und im Zusammenspiel mit der Datenbereinigung durchgeführt und bei Studienbeginn geplant.

C.3.5.1 Schließen der Datenbank

In klinischen Prüfungen wird die Datenbank für eine finale Auswertung am Studienende oder für eine Zwischenanalyse im Projektverlauf geschlossen. Wenn die Daten für die geplanten Analysen vollständig und konsistent sind, ist die darauffolgende Schließung der Datenbank ein wichtiger Meilenstein für das gesamte Studienteam. Im Detail müssen zu diesem Zeitpunkt folgende Voraussetzungen geprüft und erfüllt sein:

- Die CRF-Formulare und Visiten sind vollständig erfasst.
- Die Daten aus externen Quellen sind vollständig importiert.
- Die Überprüfung der Daten gemäß Datenvalidierungsplan ist abgeschlossen.
- Alle erforderlichen Patientendaten sind als geprüfte Quelldaten verifiziert.
- Die Kodierung der Diagnosen, Ereignisse und Medikationen ist abgeschlossen.
- Der Abgleich der Sicherheitsdaten ist abgeschlossen.
- Die Qualitätssicherungskontrolle ist durchgeführt.
- Die Rückfragen zu den Daten sind abschließend geklärt oder als unlösbar dokumentiert.
- Der finale statistische Analyseplan liegt unterschrieben vor.
- Die Prüfplanabweichungen sind dokumentiert und bewertet.
- Die erforderlichen Formulare und Visiten sind vom Prüfer im System signiert.

Mit dem Schließen der Datenbank und der Übergabe der Daten für die statistische Endauswertung werden die Zugriffsrechte der CRF-Benutzer eingeschränkt. Die Datenbank wird schreibgeschützt (Read-only), um die Daten vor unbeabsichtigten Änderungen zu schützen.

C.3.5.2 Transfer der Daten

Bei Studienbeginn werden die Zeitpunkte und Empfänger sowie die Art und das Format der Datensätze festgelegt, die im weiteren Verlauf transferiert werden. In der Regel stellt das Datenmanagement in klinischen Prüfungen die aus den Datenmanagementsystemen exportierten Rohdaten sowie in das SDTM-Format überführte Daten für die Weiterverarbeitung und Archivierung bereit.

In den letzten Jahren hat sich der Datentransfer über gesicherte Plattformen etabliert. Die Übertragung wird vom Sender in einer Dokumentation protokolliert und vom Empfänger bestätigt. Die Erstellung einer Prüfsumme, also ein Wert, der mithilfe einer logischen und arithmetischen Operation für die zu übertragenden Dateien berechnet wird, bildet dabei eine wichtige qualitätssichernde Maßnahme, um die Integrität der Daten über den Transferweg zu gewährleisten.

C.3.5.3 Archivierung der klinischen Daten

Am Ende einer klinischen Prüfung werden die klinischen Daten zur Archivierung an den Sponsor übermittelt. Neben den beschriebenen Schritten zum Transfer der Daten ist es notwendig, nach Datenbankschluss die Daten aus dem klinischen Datenmanagementsystem als elektronische CRF-Ausdrucke für jede Prüfstelle und für den Sponsor zur Verfügung zu stellen. Diese CRF-Ausdrucke enthalten wichtige Metadaten, wie z. B.:

- Identifikation der klinischen Prüfung
- Identifikation der Prüfstelle
- Identifikation des Patienten (numerische Kombination aus Prüfstelle und Patienten-Nr.)
- Status des CRF (monitoriert (SDVed), CRF verriegelt (locked) etc.)
- Audit-Trail-Informationen für jede Änderung, die am CRF erfolgt ist
- Rückfragen und Verlauf der Antworten

Die CRF-Ausdrucke ermöglichen den Zugriff auf die klinischen Daten und Metadaten zu einem beliebigen Zeitpunkt nach der Archivierung, z. B. in Audits oder Inspektionen, in einem mit Lesezeichen versehenen, für Menschen lesbaren Format.

C.3.6 Unterstützung des Studienteams durch das Datenmanagement

Aufgrund der technischen Spezialisierung bietet das Datenmanagement als zentrales Bindeglied zum klinischen Projektteam in jeder Studienphase Lösungsmöglichkeiten.

Im Studienverlauf verkürzt z. B. eine kontinuierliche Bereinigung der Daten die Zeit vom letzten Patienten, der die Studie beendet, bis zum Schließen der Datenbank.

Auch im Rahmen des zentralen Monitorings unterstützt das Datenmanagement das Projektteam, indem es Daten systematisch aufbereitet und zur Verfügung stellt. Mit Hilfe dieser zentralen Kontrolle und Steuerung der Daten ist es möglich, die Daten zentrumsübergreifend zu prüfen, zu bewerten und Qualitätsprobleme, Datentrends sowie relevante Abweichungen vom Prüfplan frühzeitig zu erkennen.

Reports und Metriken bieten dem gesamten Studienteam eine gute Statusübersicht. Dies betrifft auch komplexere klinische Prüfungen, in denen verschiedene Systeme zum Einsatz kommen.

Deshalb sollte das Datenmanagement frühzeitig als Ansprechpartner in die Planung einer klinischen Prüfung eingebunden werden und es sollte während der gesamten Studiendurchführung ein enger Austausch bestehen.

Literatur

Weiterführende Literatur zum Thema Klinisches Datenmanagement ist i. d. R. in englischer Sprache verfügbar, z. B.: Blokdyk, Clinical Data Management Standard Requirements (2021) [4]; Elsley, A Guide to GCP for Clinical Data Management (2017) [5]; Mc Fadden, Management of Data in Clinical Trials (2015) [6]; Prokscha, Practical Guide to Clinical Data Management (2011) [7].

Die SCDM (Society for Clinical Data Management) ist eine Gesellschaft für klinisches Datenmanagement: Sie hat erstmals im September 2000 ein Standardwerk herausgegeben – das GCDMP© (Good Clinical Data Management Practices). Das Werk stand zunächst nur den ca. 2 400 Mitgliedern zur Verfügung und ist inzwischen auch für Nichtmitglieder über die Internetseite abrufbar [8]: Das Hauptwerk wurde 2013 komplett überarbeitet. Derzeit sind 3 Kapitel aus den Jahren 2019 und 2020 in einer aktualisierten Fassung verfügbar. Weitere

Kapitel werden derzeit überarbeitet. Die SCDM bietet darüber hinaus Fortbildungskurse über ihre Internetseite an [15]. Datenmanager und Datenmanagerinnen werden nach einer umfangreichen Prüfung als „Certified Clinical Data Manager©" (CCDM©) zertifiziert; für diese Zertifizierung müssen bestimmte Voraussetzungen erfüllt werden, siehe [16].

Die ACDM (Association for Clinical Data Management) bietet ebenfalls ein sehr gutes Angebot für klinische Datenmanagerinnen und -manager. Es gibt (Inhouse-)Fortbildungsangebote, Datenmanagement-Expertengruppen (DMEG), die sich mit speziellen Themen im klinischen Datenmanagement beschäftigen, z. B. mit dem Thema CDM Metrics [17]. Die ACDM bietet auch Diskussionen zu „Hot Topics" im Datenmanagement an; weitere Informationen siehe [18].

[1] ICH Guideline for Good Clinical Practice E6(R2). December 2016.

[2] ISO 14155:2020. Clinical investigation of medical devices for human subjects – Good clinical practice. 3rd edition 2020-07.

[3] EMA, Inspections Office. Notice to sponsors on validation and qualification of computerised systems used in clinical trials (EMA/INS/GCP/467532/2019). 7. April 2020 https://www.ema.europa.eu/en/documents/regulatory-procedural-guideline/notice-sponsors-validation-qualification-computerised-systems-used-clinical-trials_en.pdf

[4] Blokdyk G. Clinical data management Standard Requirements. 5STARCooks. 2021.

[5] Elsley M. A Guide to GCP for Clinical Data Management. Canary Publications. 2017

[6] Mc Fadden E. Management of Data in Clinical Trials. 2/e. Wiley India. 2015

[7] Prokscha S. Practical Guide to Clinical Data Management. 3/e. CRC Press. 2011

[8] Society for Clinical Data Management (SCDM). Good Clinical Data Management Practices. Revised edition 2019/2020.

[9] ttps://www.cdisc.org/standards/foundational/cdash

[10] https://www.cdisc.org/standards/foundational/sdtm

[11] https://www.cdisc.org/standards/foundational/sdtmig

[12] https://www.cdisc.org/standards

[13] www.meddra.org

[14] www.who-umc.org

[15] https://www.pathlms.com/scdm/

[16] https://scdm.org/wp-content/uploads/2021/03/SCDM_CCDM_Handbook.pdf

[17] https://acdmglobal.org/articles-2/new-data-management-expert-groups-dmes/

[18] https://acdmglobal.org/training-courses/

Der letzte Zugriff auf alle Links erfolgte am 20.11.2023.

C.4 Validierung von computergestützten Systemen

M. Schwabedissen, F. Henrichmann, J. Gebhardt, O. Herrmann

C.4.1 Validierung als Teilbereich des Qualitätsmanagements

C.4.1.1 Validierung als angewendetes Qualitätsmanagement – Plan-Do-Check-Act

Die Validierung wird fälschlicherweise von vielen Forschern als Aufgabe der IT-Abteilung gesehen. Sowohl aus regulatorischer Sicht als auch aus Sicht der Validierungspraxis, ist dies jedoch nicht korrekt, da die Validierung eines computergestützten Systems aus einer fundierten Kenntnis des zu unterstützenden Prozesses gespeist wird.

Ein computergestütztes System wird eingeführt, damit es mit seinem integrierten Werkzeug den Menschen nutzt, die einen Prozess ausführen. Mit der Validierung soll der Nachweis geführt werden, dass das computergestützte System tatsächlich den konkret durchzuführenden Prozess so unterstützt, wie es von ihm erwartet wird. Diese geplante Anwendung des Systems ist der sog. beabsichtigte Zweck bzw. „Intended Use" des computergestützten Systems.

Dabei kann man die Validierungsaktivitäten an sich als Anwendung des aus dem Qualitätsmanagement bekannten Deming-Kreis bzw. PDCA-Zyklus verstehen – ein iterativer Zyklus aus Planungs-, Durchführungs-, Prüfungs- und Anpassungsaktivitäten (Plan-Do-Check-Act). Im Deming-Kreis werden zunächst Erwartungen festgelegt und Tätigkeiten geplant, dann werden sie durchgeführt, im Anschluss wird das Ergebnis geprüft und ggf. nachgebessert und erneut durchgeführt und geprüft – bis das Ergebnis den Erwartungen entspricht.

Bezogen auf die Validierung eines computergestützten Systems bedeutet das, dass ein Anforderungskatalog zunächst die Erwartungen an das System aus Sicht des Prozesses beschreibt und, nachdem ein Testsystem bereitsteht, dann geprüft wird, ob das computergestützte System auch wirklich diese Anforderungen erfüllt – und zwar in der geplanten Anwendungsart der Nutzer. Konkret bedeutet dies, dass der Sponsor eine Aussage machen muss, ob das System für seine Studie akzeptabel ist. Diese Aussage kann der Sponsor jedoch nur auf Basis dokumentierter Nachweise treffen [1].

Alle Tätigkeiten in diesem Validierungsprozess werden dabei typischerweise **risikobasiert** (Risk-based) skaliert und geplant. So werden kritische Prozessschritte und die damit verbundenen Funktionen des computergestützten Systems genauer betrachtet und intensiver geprüft, während weniger kritische Aspekte mit weniger Aufwand geprüft werden. Die Kritikalität leitet sich dabei aus dem spezifischen Prozess ab – so sollte z. B. eine Funktion, die gar nicht genutzt wird (auch wenn sie im System vorhanden ist), keine Validierungsressource in Anspruch nehmen. Mit Kritikalität ist die Bedeutung des Systems für Patientensicherheit, Datenintegrität und Produktqualität im Kontext des zu unterstützenden Prozesses zu verstehen. Im klinischen Umfeld ist z. B. ein System zur automatisierten Randomisierung und Management von Prüfmedikationsdistribution von hoher Kritikalität. Hier spielt auch der Grad der Automatisierung und der Komplexität eine wichtige Rolle.

Im Gegensatz dazu, ist der Einsatz typischer Office-Software (z. B. Microsoft Word, Excel) i. d. R. nicht zu validieren, da hier der Grad der Automatisierung niedrig ist und der Nutzer die Kontrolle über die Outputs und deren Qualität hat. Sollten Office-Produkte, insbesondere Excel, studien- oder prozessspezifisch angepasst werden (z. B. durch Makros oder komplexe Formeln), sind die Risiken dieser Anpassungen in Bezug auf Patientensicherheit, Datenintegrität und Produktqualität zu bewerten und ggf. zu validieren. Ähnlich verhält es sich bei der mit Medizinprodukten mitgelieferten Betriebs-Software, die unverändert gemäß Herstellerspezifikation beim Einsatz des Medizinprodukts angewendet wird. Wenn jedoch eine solche Software konfiguriert wird, um z. B. eine Schnittstelle zu einem weiteren System herzustellen, dann müsste diese Konfiguration hinsichtlich ihrer Validierungspflicht bewertet werden.

Die Validierungspflicht leitet sich also nicht aus der Software selbst, sondern aus dem Gebrauch (Intended Use) der Software im Prozess ab.

C.4.1.2 Regulatorischer Kontext

Die ICH-Guideline E6 (R2) fordert im Kapitel „Quality Management" die Validierung von computergestützten Systemen, welche klinische Daten erfassen oder verarbeiten [1]. Des Weiteren sind SOPs zu erstellen und zu befolgen. Das gilt für die Validierung von Systemen inkl. deren Testen, der Datenerfassung und Verarbeitung, als auch die notwendigen operativen Prozesse wie Back-up, Änderungsmanagement (Change Control) usw. bis hin zur Außerbetriebnahme.

Die internationalen regulatorischen Erwartungen sind in der „Good Practices for Computerised Systems in Regulated „GXP" Environments" der PIC/S beschrieben, welche z. B. auch direkt in der EU im „Annex III Guidance for the conduct of Good Clinical Practice Inspections Computer Systems" referenziert wird [2].

In Abhängigkeit davon, auf welchem Territorium eine klinische Prüfung durchgeführt wird bzw. an welche Behörde die Ergebnisse der Prüfung/Daten eingereicht werden, sind im Rahmen der Validierung außerdem die internationalen Richtlinien zu elektronischen Daten und elektronischen Unterschriften im GxP-Umfeld zu beachten, z. B.:

- EU Vol. 4 Good Manufacturing Practice Medicinal Products for Human and Veterinary Use.
  Annex 11 Computerised Systems [10]
- USA: 21 CFR Part 11 Electronic Records; Electronic Signatures – Scope and Application [11]

Diese Regularien fordern Kontrollen, z. B. Audit Trails, und Zugangskontrollen in GxP-relevanten computergestützten Systemen. Weiterhin legen sie Akzeptanzkriterien für elektronische Unterschriften für diese Systeme fest.

Es sollte beachtetet werden, dass alle Regularien den Sponsor einer klinischen Prüfung verantwortlich für die Validierung der genutzten computergestützten Systeme machen. Diese Verantwortung kann nicht komplett an einen Lieferanten übertragen werden. Dieser Aspekt wurde auch nochmals 2020 in der „Notice to sponsors on validation and qualification of computerised systems used in clinical trials" der EMA explizit hervorgehoben [3].

Weiterführende Informationen zur Validierung von computergestützten Systemen findet man u. a. im GAMP 5-Leitfaden: Ein risikobasierter Ansatz für konforme GxP-computergestützte Systeme [4] und im ISPE GAMP Good Practice Guide: Validation and Compliance of Computerized GCP Systems and Data (Good eClinical Practice) [5].

C.4.1.3 Definitionen und relevante Rollen

C.4.1.3.1 Validierung als Verantwortung des Sponsors (oder seines Delegierten)

Bevor wir auf die Verantwortlichkeiten in der Validierung von computergestützten Systemen eingehen, ist es notwendig den Begriff „Computergestütztes System" eindeutig zu definieren und abzugrenzen. Ein computergestütztes System, oft auch als computerisiertes System bezeichnet, besteht aus dem Computersystem und der unterstützten Funktion oder dem Prozess. Das Computersystem besteht aus Software und allen Hardwarekomponenten. Das computergestützte System wird von ausgebildetem Personal gemäß den SOPs genutzt, um einen Prozess kontrolliert auszuführen. Hierbei ist zu berücksichtigen, dass jedes computergestützte System sich in einem operativen Umfeld mit technischen, prozeduralen und menschlichen Faktoren befindet (Abb. 1).

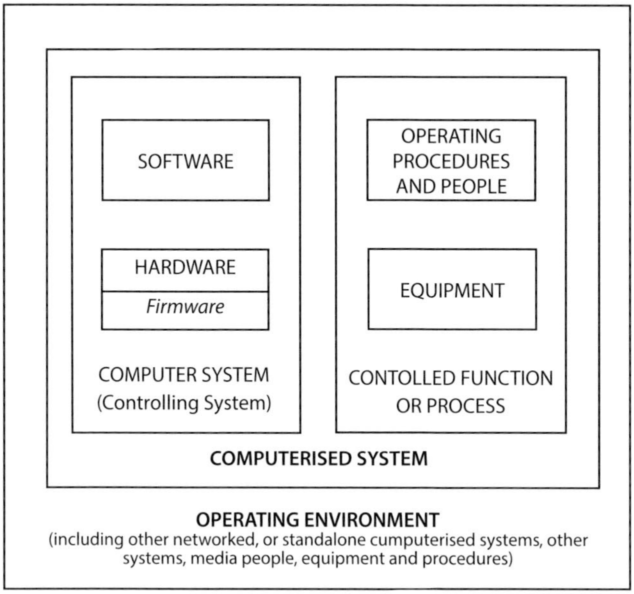

Abb. 1. Das computergestützte System (PIC/S PI 011 Guidance) [2].

Wie bereits in ▶ Kap. C.4.1.2 beschrieben, ist der Sponsor einer klinischen Prüfung verantwortlich für die Validierung aller im Rahmen der klinischen Prüfungen genutzten computergestützten (computerised) Systeme. Typischerweise werden in einer klinischen Prüfung eine Vielzahl an Systemen genutzt (z. B. EDC, eTMF/ISF, CTMS, IRT, Statistikprogramme), welche unterschiedliche Prozesse (z. B. Datenerfassung, Verblindung, Dokumentationsmanagement und Tracking, Monitoring, Datenmanagement, Biostatistik) unterstützen. Für jeden Prozess ist ein Prozesseigner verantwortlich, der durch die Systemeigner unterstützt wird, die für die adäquate Unterstützung des Prozesses durch Computersysteme verantwortlich sind. Sponsoren/Prüfstellen beziehen die notwendige Software für ihre Computersysteme i. d. R. von spezialisierten Softwarelieferanten.

Wenn z. B. der Sponsor eine eTMF-Plattform bereitstellt und eine ISF-Funktionalität vorsieht und deren Anwendung erlaubt oder vorgibt, dann muss der Sponsor diese Funktionalität ebenfalls in seiner Validierung berücksichtigen. Der Sponsor gibt dann auch den Gebrauch der Funktionalität vor (z. B. mittels Trainings sowie eines Manuals für die Prüfstellen). Im Rahmen der Validierung müsste der Sponsor prüfen, ob er auch Tests mit den Prüfstellen (oder einer Prüfstelle exemplarisch) durchführen möchte.

Für eine effiziente und erfolgreiche Validierung eines computergestützten Systems ist es notwendig, dass die Vertreter der Sponsorenorganisation ihr Studien- und Prozessverständnis und die IT-Organisationen (intern bzw. extern) sowie Softwarelieferanten ihre technische Expertise in die Validierung einbringen. Die Validierungsaufwände können nur dann optimal skaliert werden, wenn die Risiken durch den Einsatz des Computersystems für die Patientensicherheit und Datenintegrität im Prozess klar identifiziert wurden und die bereits erfolgten und dokumentierten Kontrollen durch den Softwarelieferanten und IT-Dienstleister genutzt werden können. So können z. B. Wiederholungen von funktionalen Tests vermieden werden, wenn diese bereits nachweislich durch den Softwarelieferanten durchgeführt und dokumentiert wurden. Ein solcher Nachweis kann z. B. durch ein Lieferanten-Audit erbracht werden.

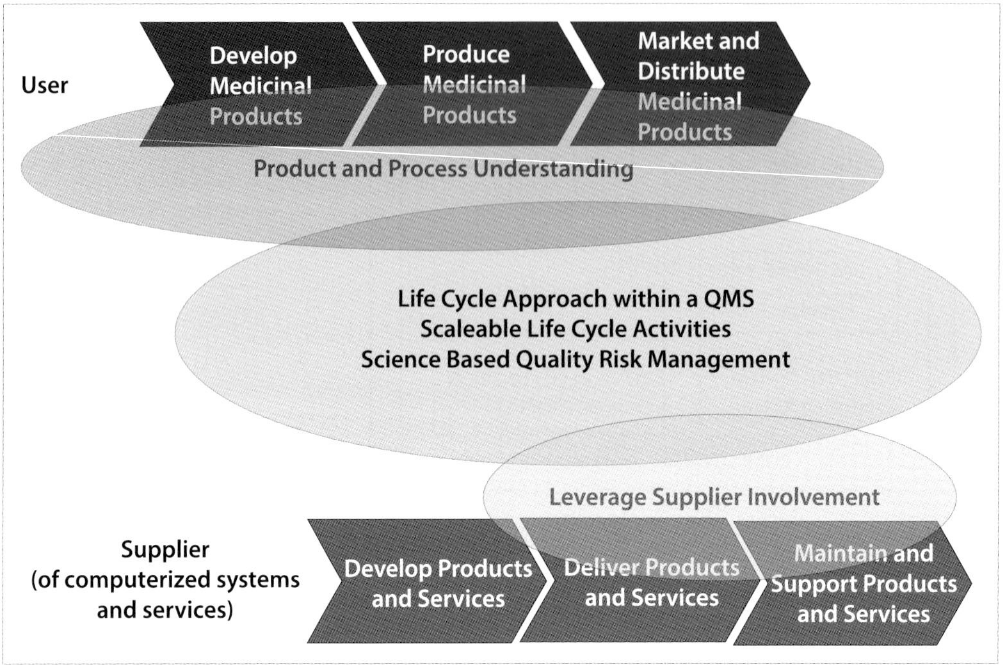

Abb. 2. Key concepts of the GAMP 5 Guide. © ISPE 2008 [4].

C | Dokumente und Prozesse

C.4.1.3.2 Rolle des Prozesseigners

Der Prozesseigner ist die Person, die für die Definition und Umsetzung eines Prozesses verantwortlich ist. Üblicherweise ist das der Leiter der entsprechenden Funktionseinheit oder der Abteilung (Abb. 2) [4].

Der Prozesseigner muss verantwortlich sicherstellen, dass

- die Anforderungen an das System definiert und dokumentiert sind,
- alle den Prozess unterstützenden Computersysteme für den vorgesehenen Zweck geeignet sind,
- SOPs für den Betrieb vorhanden sind und angewendet werden und
- nur autorisierte und trainierte Personen Zugang zum System erhalten.

C.4.1.3.3 Rolle des Systemeigners

Der Systemeigner ist die Person, die für Verfügbarkeit, Service und Instandhaltung eines Systems sowie für die Sicherheit der auf diesem System gespeicherten Daten verantwortlich ist (Abb. 2) [4].

Der Systemeigner muss verantwortlich sicherstellen, dass

- das computergestützte System gewartet wird und verfügbar bleibt,
- notwendige Änderungen in Abstimmung mit dem Prozesseigner implementiert werden,
- Systemzugang nur autorisierten Personen möglich ist.

C.4.1.3.4 Rolle des Lieferanten im Kontext des computergestützten Systems

Der Lieferant ist die Person oder Organisation, die die für die Studie notwendige Software sowie Serviceleistungen bereitstellt und/oder Hardware herstellt. Lieferanten sollten ihre Produkte nach einem dokumentierten Verfahren herstellen und qualifizieren. Oft übernehmen Lieferanten auch Teile der Systemimplementierung und -wartung, für die sie dann auch verantwortlich sind. Der Sponsor bleibt aber für die Sicherstellung der Compliance der gesamten Supply Chain verantwortlich und muss alle Lieferanten qualifizieren und risikobasiert monitorieren.

C.4.1.3.5 Rolle der Quality Assurance (QA)

Während Qualität bei der Validierung eine Teamverantwortung ist, die alle Beteiligten fordert, spielt die Quality Assurance (QA) eine essenzielle Rolle im Prozess. Die QA stellt sicher, dass aktuelle regulatorische Anforderungen korrekt interpretiert und in Vorgabedokumenten, wie Policies, Prozessen, Arbeitsanweisungen o. Ä., umgesetzt werden. Außerdem stellt die QA als unabhängige Instanz die Compliance der Validierungsaktivitäten mit diesen Vorgaben sicher. Kernaufgaben der QA sind dabei u. a. die QA-Freigabe von Validierungsdokumenten, die Planung und Durchführung von internen Audits und Lieferanten-Audits, die Erstellung von Trendanalysen zur kontinuierlichen Verbesserung und das Management von Behördeninspektionen.

C.4.1.3.6 Rollenverteilung – Beispiele

Die Verteilung der o. g. Rollen kann je nach Organisation und System unterschiedlich organisiert sein. Wichtig ist bei allen Konstellationen, dass die ausführende Instanz sich nicht (nur) selbst prüft. Insbesondere dem Sponsor kommt hier eine wichtige Rolle zu, da der Sponsor die ultimative Verantwortung, für die in seiner klinischen Prüfung verwendeten computergestützten Systeme trägt. Somit muss der Sponsor schon aus Eigeninteresse nachweisen können, dass er seiner Sorgfaltspflicht nachgekommen ist und alle computergestützten Systeme in seiner klinischen Prüfung

1. gelistet hat,
2. auf deren Validierungspflicht geprüft hat,
3. die validierungspflichtigen Systeme auch tatsächlich erfolgreich validiert hat – ***bevor*** die Systeme zur Anwendung kommen – und
4. die Systeme und die damit verbundenen Daten über den gesamten Lebenszyklus kontrolliert.

Einige typische Organisationsmodelle sind hier exemplarisch beschrieben, um die mögliche Verteilung von Rollen und Verantwortlichkeiten zu illustrieren.

Beispiel 1. Pharmazeutischer Hersteller als Sponsor mit externer CRO als Datenmanagementpartner (inkl. SaaS-EDC System)

In diesem Fall überträgt der Sponsor einer CRO die Verantwortung für einen Teil der Sponsorpflichten. Diese CRO als Vertretung des Sponsors muss nun sicherstellen, dass die Sponsorpflichten nachweislich erfüllt werden. Dazu gehört oft auch der Nachweis der Validierung der in der klinischen Prüfung angewendeten computergestützten Systeme für den „beabsichtigten Zweck" in der klinischen Prüfung. In diesem Kontext kommt es oft zu folgenden Konstellationen:

1. Der Sponsor möchte die Studiendurchführung und statistische Analyse an eine CRO outsourcen. Die CRO hat die notwendige Software lizensiert und betreibt diese in ihrem eigenen Datacenter.

   In diesem Fall auditiert der Sponsor das QMS der CRO mit dem Fokus auf:

   - Prozesse zur Studiendurchführung
   - Prozesse zur Validierung der computergestützten Systeme
   - IT-Sicherheit/Back-up & Restore/Disaster Recovery
   - Lieferantenauswahl und Bewertung

2. Generelle QM-Prozesse, wie SOP-Management, CAPA-Management: Der Sponsor möchte die Studiendurchführung und statistische Analyse an eine CRO outsourcen. Die CRO hat die notwendige Software als Software-as-a-Service (SaaS) lizensiert. Die Software läuft in den Datencentern der Softwareanbieter bzw. bei Cloud-Service-Providern.

C | Dokumente und Prozesse

In diesem Fall auditiert der Sponsor das QMS der CRO mit dem Focus auf:

- Prozesse zur Studiendurchführung
- Prozesse zur Validierung der computergestützten Systeme
- Lieferantenauswahl und Bewertung
- generelle QM-Prozesse, wie SOP-Management, CAPA-Management usw.

Die CRO auditiert die SaaS-Lieferanten in Bezug auf:

- Prozesse zu Entwicklung, Betrieb und Validierung der computergestützten Systeme
- IT-Sicherheit/Back-up & Restore/Disaster Recovery
- Support-Prozesse
- Lieferantenauswahl und -bewertung

Sollten die SaaS-Lieferanten ihrerseits Services zur Softwareentwicklung oder zum Hosting nutzen (z. B. Cloud-Service-Provider) sind diese zu auditieren/evaluieren mit dem Focus auf:

- Prozesse zur Entwicklung, Hosting und Validierung der computergestützten Systeme
- IT-Sicherheit/Back-up & Restore/Disaster Recovery
- Supportprozesse

Durch diese aufeinander aufbauenden Qualifizierungsmaßnahmen, welche die relevanten Teile des jeweiligen QMS auf die Anforderungen der qualifizierenden Organisation prüfen, wird die gesamte Lieferkette qualifiziert und eine „Hierarchie des Vertrauens" aufgebaut.

Wie bereits oben erwähnt, sollte beachtetet werden, dass alle Regularien den Sponsor einer klinischen Prüfung verantwortlich für die Validierung der genutzten computergestützten Systeme machen. Diese Verantwortung kann nicht komplett an einen Softwarelieferanten oder CRO übertragen werden. Die klare, detaillierte Definition von allen Verantwortlichkeiten für die Studiendurchführung als auch für die Validierung in den entsprechenden Verträgen und Vereinbarungen ist unerlässlich.

Tab. 1. Mögliche Rollenzuordnung bei Auslagerung des Datenmanagementprozesses an eine CRO.

Rolle	Wem zugeordnet?	Zugriff auf Dokumentation durch Sponsor im Falle einer Inspektion
Prozesseigner	CRO Lead-Datenmanager	Ja
Systemeigner	CRO System-Administrator	Ja
Lieferant 1	Softwarehersteller inkl. seines Hosting-Dienstleisters (als Subunternehmer)	Ja, wenn Qualifizierungsdokumentation beim Lieferanten liegt.
QA	CRO QA (Aufsichtspflicht liegt jedoch bei Sponsor QA)	Ja

In Tab. 1 wird deutlich, wie eine Audit-Kette zur Sicherung der Qualität des Datenmanagementprozesses mitsamt den beteiligten computergestützten Systemen aufgebaut werden kann:

1) Der Sponsor auditiert die CRO und betrachtet dabei sowohl die Datenmanagementprozesse, die Validierungsdokumentation in der CRO als auch die Lieferantenqualifizierungsprozesse, die spezifische Qualifizierung des Softwareherstellers und die des internen bzw. externen Hostingdienstleisters (z. B. Audit-Bericht/Audit-Zertifikat der CRO über Auditierung des Softwareherstellers und des Hostingdienstleisters). Der Sponsor belegt mit seinem Audit-Bericht, dass er im Rahmen seines Audits geprüft hat, ob die CRO wiederum den Softwarehersteller korrekt qualifiziert hat. Das Minimum besteht in der Sichtung des Audit-Zertifikats und der Prüfung des Lieferantenqualifizierungsprozesses der CRO und z. B. deren Audit-Checklisten. Außerdem sollte der Sponsor den CRO-eigenen Validierungsbericht über das Datenmanagementsystem prüfen. Dort müssten spezifische Dokumente referenziert sein, die den gesamten Lebenszyklus des Systems nachvollziehbar darstellen können – selbst, wenn diese Dokumente beim Softwarehersteller liegen sollten.

2) Die CRO auditiert den Softwarehersteller, wobei sie nicht nur die Softwareherstellungsprozess betrachtet, sondern ebenfalls die Qualifizierungsdokumentation und die Supportprozesse des Hostingdienstleisters.

3) In Verträgen bzw. Service Level Agreements (SLA) muss sichergestellt werden, dass im Falle einer Inspektion/eines Audits alle (Sub-)Unternehmer bereit sind, den Inspektoren/den Auditoren direkte Einsicht in ihre Dokumentation zu gewähren.

An diesem Beispiel wird deutlich, wie wichtig das sorgfältige Auditieren der primären Dienstleister für die Absicherung der Verantwortung des Sponsors ist. Dienstleister sollten in einem risikobasierten Audit-Programm des Sponsors regelmäßig auditiert werden. Die Breite, Tiefe und Häufigkeit der Audits ist risikobasiert zu planen (▶ Kap. A.7.3 Qualitätsmanagement).

Beispiel 2. Akademische Forschungseinrichtung als Sponsor, mit Benennung einer Sponsorvertretung und Beauftragung einer internen „CRO" als Datenmanagementpartner inkl. On-Premise-EDC-System

In diesem Fall überträgt die Sponsororganisation die Verantwortung für die Sponsorpflichten auf eine Vertretung. Diese Vertretung muss nun sicherstellen, dass die Sponsorpflichten nachweislich erfüllt werden. Dazu gehört auch der Nachweis der Validierung der in der klinischen Prüfung angewendeten computergestützten Systeme für den „beabsichtigten Zweck" in der klinischen Prüfung.

Die Sponsorvertretung ist jedoch i. d. R. selbst nicht auch gleichzeitig „Datenmanager". In unserem Szenario beauftragt die Sponsorvertretung eine interne organisatorische Einheit (CRO oder KKS o. Ä.), die die Datenmanagementaktivitäten übernimmt und das EDC-System ebenfalls mitbringt. In der Regel werden diese EDC-Systeme durch die CRO von einem Softwarehersteller erworben bzw. lizensiert und der Betrieb über Service Level Agreements und Verträge geregelt.

Betrachtet man nun die Rollen des Prozesseigners, des Systemeigners sowie die Rolle des Lieferanten, so gibt es folgende Möglichkeiten der Rollenverteilung (Tab. 2):

Tab. 2. Mögliche Rollenzuordnung bei Auslagerung des Datenmanagementprozesses an eine interne CRO/ein internes KKS.

Rolle	Wem zugeordnet?
Prozesseigner	CRO/KKS Lead Datenmanager
Systemeigner	CRO/KKS System-Administrator
Lieferant 1	Softwarehersteller
Lieferant 2 Infrastruktur	Sponsor-Organisation – Rechenzentrum
QA	CRO/KKS QA (Aufsichtspflicht liegt jedoch bei Sponsor-QA)

Die Sponsorvertretung hat hier die Aufsichtspflicht, d. h. die Sponsorvertretung muss:

- Die CRO/das KKS qualifizieren (z. B. über ein Audit) und dabei feststellen, dass die CRO wiederum den Softwarehersteller (z. B. über ein Audit) qualifiziert hat und nachweislich selbst sichergestellt hat, dass das EDC-System für die Zwecke des Datenmanagements allgemein tauglich ist (Grundvalidierung der Plattform auch der Prozesseignerperspektive).
- Die CRO/das KKS **oder** die Sponsorvertretung muss den Infrastruktur-Dienstleister (Rechenzentrum) ebenfalls qualifiziert haben. Alternativ könnte die Sponsororganisation als Ganzes ihr eigenes Rechenzentrum gemäß GCP-Anforderungen qualifizieren lassen.
- Sicherstellen, dass die CRO ordentlich dokumentierte Prozesse von ihren angebotenen Dienstleistungen (auch im Zusammenhang mit dem computergestützten System) hat.
- Sicherstellen, dass das CRO-Personal für die übernommenen Tätigkeiten qualifiziert ist.
- Dokumentierte Vorgaben zu der spezifischen EDC-Ausprägung für seine Studie machen (z. B. über den Prüfplan und über Review der Spezifikationen, z. B. CRF-Mock-ups).

- Über Reviews den Prozess der studienspezifischen Konfiguration (häufig „eCRF-Qualifizierung") des computergestützten Systems mit dessen Abnahme überwachen.
- Das studienspezifische eCRF bzw. die studienspezifische Konfiguration für den Produktivbetrieb (Anwendung in seiner Studie) freigeben.
- Sämtliche Dokumentation über die studienspezifische Konfiguration (studienspezifisches eCRF) und über die Qualifizierung der CRO im TMF ablegen (lassen).

C.4.2 Validierungsprojekt zur Erlangung eines „validierten" Status

C.4.2.1 Planung – Prozessmodell, Layer-Modell

Obwohl klinische Prüfungen i. d. R. einem standardisierten Prozess folgen, unterscheiden sie sich doch in ihren individuellen Anforderungen. Jede klinische Prüfung hat anderen Endpunkte, erhebt unterschiedliche Daten zu unterschiedlichen Produkten und Krankheiten in unterschiedlichen Systemen. Aus diesem Grund ist i. d. R. eine studienspezifische Konfiguration oder Anpassung von Standardsystemen notwendig. Das folgende Layer-Modell aus dem ISPE GAMP Good Practice Guide: Validation and Compliance of Computerized GCP Systems and Data [5] illustriert den Validierungsansatz (Abb. 3).

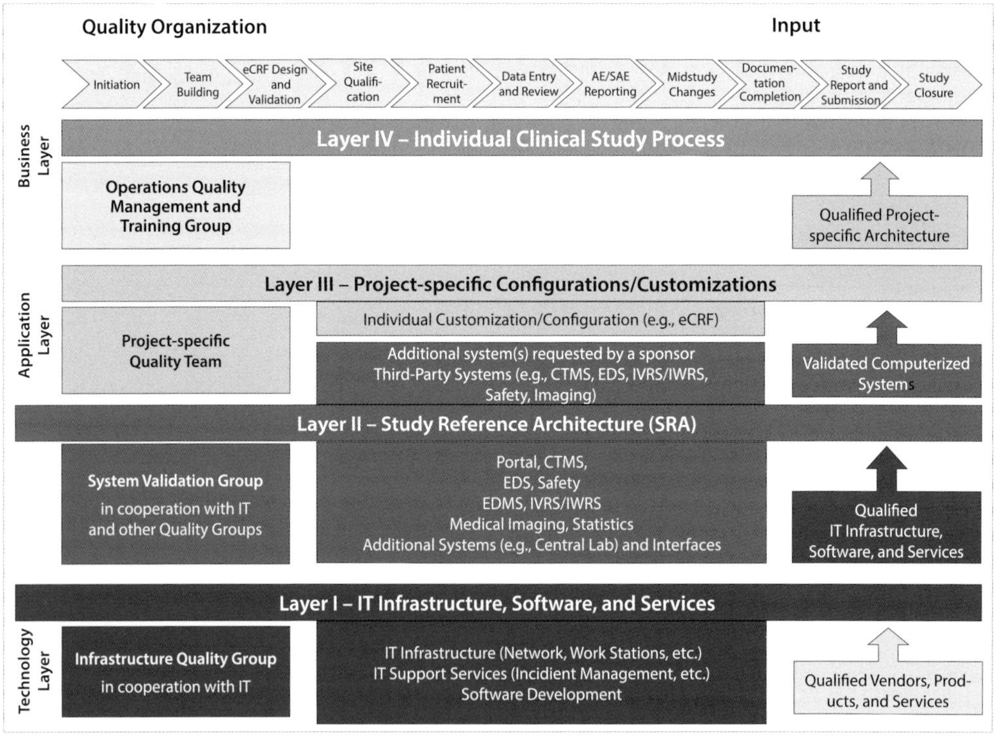

Abb. 3. Clinical Project Validation Layers. © ISPE 2017 [5].

Layer I. Die Basis aller Systeme ist die Infrastruktur, auf der die Systeme installiert werden. Hierzu gehören alle Hardware und technische Basissoftware, wie Betriebssysteme, virtuelle Maschinen, Datenbanksoftware. In der Regel wird dieser Layer durch eine interne oder qualifizierte externe IT-Organisation zur Verfügung gestellt, nach den anzuwendenden Richtlinien qualifiziert und dokumentiert.

Layer II. Basierend auf dieser qualifizierten Infrastruktur wird dann die Referenzarchitektur für Studien (Study Reference Architecture (SRA)) aufgebaut. Diese beinhaltet alle Systeme, wie EDC, eTMF, IRT, CTMS, die potenziell zur Durchführung einer klinischen Prüfung benötigt werden. Diese Systeme sind jedoch noch nicht konfiguriert für die speziellen Anforderungen einer Studie. Bei der Einführung dieser Systeme sind diese zu validieren, um sicherzustellen, dass die zur Verfügung gestellten Funktionalitäten und Konfigurationsoptionen den Anforderungen an den generellen Studienprozess und das geplante Studien-Portfolio genügen. In der Regel wird dieser Layer durch ein studienunabhängiges Validierungsteam validiert und in Zusammenarbeit mit der IT-Organisation gewartet.

Layer III. Im Kontext einer konkreten klinischen Prüfung sind nur die notwendigen Systeme aus der Referenzarchitektur für klinische Prüfungen auszuwählen, zu konfigurieren und ggf. zu integrieren. Dazu gehört das Erstellen von eCRFs in EDC-Systemen, Erstellen von Ablagestrukturen und Workflows in TMS-Systemen, Konfiguration der Randomisierungen im IRT-System usw. Auch das Erstellen von Schnittstellen (Interfaces) zu anderen internen oder externen Systemen ist oft notwendig. In der Regel wird dieser Layer durch ein studien- und systemspezifisches Validierungsteam validiert.

Layer VI. Dieser Layer ist nicht direkt relevant für computergestützte Systeme, aber alle bisherigen Validierungs-, Qualifizierungs- und Implementierungsmaßnahmen müssen darauf abzielen, diesen Prozess-Layer optimal zu unterstützen.

Bei der Planung eines Validierungsprojekts kann das Layer-Modell helfen, die Validierungsaktivitäten auf den verschiedenen Ebenen zu planen und die Dokumentation, die das Ausführen dieser Aktivitäten nachweisen soll, vorab zu definieren. Die tatsächlichen Maßnahmen sollten immer risikobasiert skaliert werden, so dass die bereitgestellten Ressourcen vor allem dort eingesetzt werden, wo in einem computergestützten System die höchsten Risiken mit Auswirkungen auf die Patientensicherheit/auf Patientenrechte und Datenintegrität existieren. Diese Aspekte werden in einem mit Referenz auf die dokumentierte Risikoanalyse im Validierungsplan festgehalten, der vor Beginn der ersten Validierungsaktivitäten freigegeben werden muss.

C.4.2.2 Durchführung

Die Validierungsaktivitäten werden gemäß Validierungsplan ausgeführt. Dazu können u. a. Qualifizierungsmaßnahmen für Dienstleister oder der Infrastruktur zählen, der Abschluss von Dienstleistungsverträgen, das Testen von Funktionen oder Konfigurationen im System bzw. die Abnahmetests vor finaler Freigabe des Systems gehören.

Es gilt das Prinzip: Was nicht dokumentiert wurde, ist nicht gemacht worden. Alle Validierungsaktivitäten werden also (gem. Validierungsplan) dokumentiert. Abläufe, wie z. B. das Durchführen von Abnahme-/Akzeptanztests, sollten ebenfalls vorab schriftlich definiert werden, z. B. in einer SOP und der Verwendung von vorab genehmigten Testskripts, die zur Protokollierung des Testens genutzt werden. Auch bei diesen Dokumenten ist der Detailgrad der Dokumentation risikobasiert zu skalieren. In diesen Vorgabedokumenten kann der Umgang mit Abweichungen definiert werden, die z. B. beim Testen auftreten können. So werden üblicherweise Abweichungen bei Testungen sauber protokolliert und bewertet, ob sie „kritisch" oder „nicht kritisch" sind. Als „kritisch" sind solche Abweichungen zu bewerten, die maßgebliche negative Auswirkungen auf die beabsichtigte Nutzung oder die regulatorische Compliance haben könnten. Während nicht kritische Abweichungen i. d. R. zunächst toleriert werden können, sind kritische Abweichungen vor Freigabe des Systems nachweislich zu beheben. Bei einer nicht kritischen Abweichung sollte geprüft werden, ob die Behebung der Abweichung in ein zukünftiges Release verschoben werden kann oder ob die Abweichung akzeptiert wird. Der geplante Umgang mit Abweichungen muss in jedem Fall dokumentiert werden (z. B. im Testbericht).

C.4.2.3 Berichterstellung/Reporting

Bei jedem Validierungsprojekt entsteht ein Validierungsbericht. Der Bericht dient als Beleg dafür, dass die im Validierungsplan geplanten Aktivitäten durchgeführt und die geplante Dokumentation generiert wurde. Abweichungen vom Plan können an dieser Stelle dargestellt und bewertet werden.

C.4.2.4 Inklusion der Validierungsdokumentation in den TMF einer klinischen Prüfung

Gemäß der Notice to sponsors [3], muss die Qualifizierungsdokumentation für die in einer klinischen Prüfung genutzten computergestützten Systeme für Inspektoren vollständig zugänglich sein, gleichgültig wo sie gelagert wird. Dabei sind nicht alle Dokumente als Teil des studienspezifischen TMF zu sehen.

Teil des TMF sind typischerweise die *studienspezifischen* Validierungsdokumente. Die Qualifizierungsdokumentation zur allgemeinen Qualifizierung der Software wiederum darf außerhalb des TMF gelagert werden, da diese *studienübergreifende Gültigkeit* haben könnte. Ein konkretes Beispiel soll hier die Möglichkeiten beleuchten:

Ein von einer CRO/einem KKS genutztes eCRF wird von einem Softwarehersteller als On-Premise-Installation bereitgestellt.

Im Sponsor-TMF einer klinischen Prüfung, die mit dieser Software durchgeführt wird, wäre damit folgende Validierungs-/Qualifizierungsdokumentation abzulegen:

- Kopien der Audit-Zertifikate der Qualifizierungsaudits der CRO, das kurz die Inhalte des Audits darstellt, inkl. Prüfung der Qualfzierungsdokumentation des Softwareherstellers. (Wenn die CRO bereit ist, eine Kopie des eigenen Audits des Softwareherstellers bereitzustellen, dann ist dies zu begrüßen.)
- Kopie eines Validierungszertifikats der Grundvalidierung der eCRF-Plattform oder Kopie des Validierungsberichts
- Originale der studienspezifischen Abnahmedokumentation/„Validierungsdokumentation" des studienspezifischen eCRF gemäß Prüfplan und weiteren Spezifikation (dazu gehören mindestens die Spezifikationen/der Prüfplan, der Validierungsplan, die Testdokumentation, der Validierungsbericht und die Freigabe des eCRFs für die Nutzung in der klinischen Prüfung „in Produktion").
- Die Dokumentation über Änderungen am studienspezifischen eCRF, die nach Produktivfreigabe stattfinden.

Außerhalb des Sponsor-TMFs abzulegen, jedoch für den Zugriff durch Inspektoren bereitzuhalten, sind folgende Dokumentationen, wobei die Dokumentation unterschiedlich verortet sein kann.

CRO hält bereit:

- Originale der Dokumentation der Grundvalidierung der eCRF-Plattform: mindestens Nutzeranforderungen, Feststellung der Validierungsrelevanz, Systemrisikoanalyse, Validierungsplan, Performance-Qualifikations-Plan (PQ-Tests), Performance-Qualifikations-Bericht (PQ-Test), Validierungsbericht, Dokument zur Freigabe des Systems (bzw. der Systemversion), ggf. mit Validierungszertifikat über die Grundvalidierung
- Originale der Audit-Berichte/Audit-Zertifikate der Qualifizierung der eCRF-Plattform (inkl. Installationsqualifikation etc.)
- Originale der Qualifizierungsdokumente des Softwareherstellers (z. B. Audit-Bericht) und periodischer Reviews des Service
- Originale der mit dem Softwarehersteller vereinbarten Verträge (Service Level Agreements)
- Dokumentation aus dem Änderungsmanagement, die **nicht** studienspezifisch ist (z. B. Änderungen an der Infrastruktur, die sich jedoch nicht auf die Softwareversion oder Konfiguration der eCRFs auswirken).
- Dokumentation über das Training und die Qualifikationen des eigenen Personals

Softwarehersteller hält potenziell bereit:

- interne Qualifikationsdokumentation zur Softwareentwicklung und -qualifizierung, insbesondere System-Requirements-Dokumentation (funktionale Spezifikationen, Design-Spezifikationen etc.) und Testdokumentation für Releases (Hinweis: Die Struktur der Dokumentation eines Softwareherstellers ist stark vom Software-Entwicklungslebenszyklusmodell des Herstellers abhängig; Hersteller, die „agil" entwickeln, werden i. d. R. anders dokumentieren als Hersteller, die nach einem klassischen „Wasserfallmodell" entwickeln.)
- Dokumentation über Qualifikation des eigenen Personals

Defizite in der Dokumentation des Softwareherstellers sind bezüglich ihres Risikos zu bewerten und, falls notwendig, geeignete Maßnahmen zur Risikominimierung zu initiieren. Dies kann zu erhöhten Validierungsaufwänden auf Seiten des Sponsors oder CROs führen.

Gemäß Aussage der Notice to sponsors [3] möchten die europäischen GCP-Inspektoren potenziell alle Dokumente bis hin zur grundlegende Qualifikationsdokumentation jeder in einer klinischen Prüfung angewendeten Software zeitnah prüfen können – unabhängig davon, wo sich die Dokumentation befindet.

C.4.3 Maßnahmen zur Aufrechterhaltung des Validierungsstatus

Ein validiertes computergestütztes System muss nach Erlangen des validierten Status in diesem aktiv gehalten werden. Dies erfolgt durch ein geregeltes Änderungsmanagement. Jede Änderung am System, egal in welchem „Layer" (Abb. 3), muss dokumentiert und risikobewertet werden, da sich Änderungen in allen Ebenen auf die Funktionstüchtigkeit des Systems und die Integrität der damit verarbeiteten Daten auswirken können.

Ein typisches Änderungsmanagement umfasst folgende Schritte:

1. Auslösen der Änderung über einen Änderungsantrag
2. Prüfung des Risikos im Zusammenhang mit der gewünschten Änderung und Planung von risikominimierenden Maßnahmen (z. B. Intensität, mit der die Änderung getestet wird, welche Komponenten mit betroffen sein könnten)
3. Planung der Änderungsdurchführung (ggf. mit Information der User und anderer Beteiligten)
4. Ausführung der Änderung mit Dokumentation der Qualitätskontrollen (z. B. Tests) im Änderungsprozess
5. Abschluss der Änderung mit Änderungsbericht
6. Ablage der Dokumentation

Bei der Prüfung der Risiken sollte auch die „Außenwirkung" des Systems eine Rolle spielen. So wäre z. B. bei einer Änderung an einem computergestützten System, das für die Erfassung klinischer Daten in elektronischem Format entwickelt wurde (Electronic-Data-Capture(EDC)-System), daran zu denken, dass für die Implementierung einer Änderung im Produktivsystem ggf. der Zugang für die Nutzer für eine Zeit eingeschränkt werden muss.

Des Weiteren muss das Änderungsmanagement auch adäquate Prozesse für Notfallmaßnahmen, Routine- und Wartungsaktivitäten und der Außerbetriebnahme eines Systems inklusive Archivierungsaktivitäten und Datenmigration beinhalten. Umfangreiche Vorschläge und Details hierzu siehe [12].

C.4.4 Besondere Anwendungsfälle – Datenintegrität

C.4.4.1 Datenintegrität bei Scanprozessen (▶ Kap. C.2 Trial Master File)

Beim Scannen von Dokumenten in GCP-Bereich spielt folgende Frage eine wichtige Rolle: Was passiert mit dem eingescannten Original und wie kommen die digitalisierten Kopien zum Einsatz?

Insbesondere wenn Papieroriginale vernichtet werden sollen oder wenn auf Basis der digitalisierten Kopien wichtige Entscheidungen im Verlauf der klinischen Prüfung bzw. die Compliance des Studienverlaufs belegt werden sollen (TMF-Relevanz der Dokumente), so sind die Anforderungen an die Qualität der Scans sehr hoch. De facto stellt man hier ähnliche Ansprüche wie an jede „Certified Copy" (zertifizierte Kopie) eines Dokuments: die Kopie muss den exakt gleichen Informationsgehalt haben (inkl. aller relevanten Metadaten) und der Prozess zur Erstellung der zertifizierten Kopie muss validiert worden sein [1].

Dennoch werden im Studienumfeld auch Dokumente gescannt, die allein der Führung einer unkritischen Arbeitsablage mit Schnellzugriff dienen oder die eher unwesentlich für die Dokumentation der Studie an sich sind (z. B. Scans von SOPs, die an Auditoren übermittelt werden, damit eine Vorabsichtung off-site möglich ist). Dennoch sollte bei ***allen*** gescannten Dokumenten darauf geachtet werden, dass sich jederzeit die Notwendigkeit einer zertifizierten Kopie aus der Verwendung eines solchen Scans zur Entscheidungsfindung in GxP-Prozessen ergeben kann.

Bei der Etablierung von Scanprozessen ist somit an erster Stelle eine Risikobewertung notwendig, die das eigentliche Ziel des Scannens im Blick hat und aus dieser Perspektive die zu scannenden Dokumente auf das mit ihrem Inhalt bzw. ihrer Bedeutung verbundenen Risiko hin prüft. So lassen sich i. d. R. Dokumententypen identifizieren, die z. B. den höchsten Qualitätsansprüchen genügen müssten, während andere eine weniger hohe Bedeutung haben. Diese Risikoanalyse des Scangutes muss vom Datenbesitzer vorgenommen werden, denn nur der Datenbesitzer hat die Möglichkeit das Risiko, das mit einem bestimmten Dokument verbunden ist, zu bewerten.

Durch die Risikobewertung entscheidet der Datenbankbesitzer, wie hoch die notwendige Scanqualität sein muss, um die Bedeutung der im Dokument enthaltenen Information zu erhalten.

Die Scanprozesse müssen validiert werden, insbesondere wenn „ersetzendes Scannen" angestrebt wird, wo die Scans als zertifizierte Kopie dienen [6,7]. Die Scanabläufe müssen geplant, dokumentiert und qualitätsgesichert werden, das zu nutzende Equipment muss qualifiziert und gewartet werden und die Personen, die das Scannen selbst ausführen oder die Qualitätskontrollen machen, müssen trainiert werden. Die Qualitätskontrollen sind vorab zu definieren und zu dokumentieren.

Die Qualitätskontrollen sollten auf Basis der bereits erwähnten Risikoanalyse geplant werden und sollten folgende Qualitätskriterien prüfen:

- Kongruenz zwischen der im Original enthaltenen Information und dem Informationsgehalt der gescannten „zertifizierten Kopie"
- Präzision der begleitenden Metadaten des Dokuments
- Genauigkeit des Dateinamens, inkl. der Darstellung der gescannten Version als eine neue Version (gegenüber dem Papieroriginal)
- Qualität des Scanbildes (Auflösung und Lesbarkeit wie beim Original, Farbe – wenn die Farbe die Bedeutung der Information mitträgt, z. B. bei handschriftlichen Notizen oder Hervorhebungen)
- Erhalt des Audit Trails zum Dokument (z. B. im eTMF), falls vorhanden
- freigegebener, validierter Zertifizierungsprozess

Grundsätzlich wird es ebenfalls Akzeptanzkriterien für das Digitalisat (die gescannten Dokumente) geben, die vorab zu definieren und bei Abschluss des Scanprozesses zu dokumentiert und zu prüfen sind.

Nach Abschluss des Scannens an sich, muss das Digitalisat in einem nachhaltigen Format in einer geeigneten Ablage abgelegt werden und ggf. indexiert oder gebündelt werden. Dies dient dem besseren Auffinden und der langfristigen Archivierung des Scangutes. Hier könnten insbesondere bei (e)TMF-relevanten Dokumenten systematisch durchstrukturierte Ansätze, wie das TMF-Reference-Model, nützlich sein [8].

Weitere Normen, wie z. B. die BSI Technische Richtlinie 03138 – Ersetzendes Scannen (RESISCAN), geben ebenfalls praktische Hinweise zum rechtssicheren Scannen [9].

C.4.4.2 Datenintegritätsaspekte bei eSource (elektronischen Quelldaten)

Als „eSource" bezeichnet man elektronische Quelldaten (z. B. elektronischen Patientenakten), die in der klinischen Prüfung an einer Prüfstelle ausgewertet werden, um die Studiendaten zu erheben. Ausschlaggebend für die Klassifizierung von Daten als „eSource" ist vor allem, ob diese Daten die primäre Aufzeichnung der Daten darstellen, anhand derer die klinische Bewertung der Daten stattfindet. Als eSource können z. B. digital erfasste Daten aus Bildgebungsverfahren in DICOM-Systemen, Labordaten in LIMS oder auch Daten aus digitalen Patientenakten sein, die an der Prüfstelle zur Erfassung der klinischen Behandlungsdaten eines Patienten genutzt werden.

Wenn solche eSource-Daten zur Anwendung kommen sollen, so müssen die computergestützten Systeme, die diese Daten halten, sichern und darstellen, für die Nutzung als eSource validiert sein.

Die EMA hat 2010 zu diesem Thema ein „Reflection Paper" herausgegeben, das die Erwartungen an solche Systeme skizziert [6]. Die Anforderungen sind teilweise so hoch (z. B. hinsichtlich eines vollständigen Audit Trails, Zugriffsregelungen mit Direktzugriff durch Monitore und Inspektoren, Sicherstellung des Zugriffs ausschließlich auf Daten von Studienpatienten, Sicherung der Daten vor Veränderung durch Nicht-Studienteammitglieder, Möglichkeit der Erstellung einer zertifizierten Kopie der Daten, Sicherstellung der regulatorisch vorgesehenen Retentionszeiten), dass insbesondere bei elektronischen Patientenakten auf Ausdrucke der Daten mit Unterschrift und Datum ausgewichen wird.

C.4.4.3 Innovationen als Herausforderungen für die Datenintegrität

Da die klinische Forschung sich im Kern mit Innovationen beschäftigt, sind auch die unterstützenden Systeme häufig hochinnovativ. So drängen neue Technologien wie Patient Devices und „Wearables", „virtual Study"-Software, Artificial Intelligence oder Medical Apps in die klinische Forschung. Diese Technologien bringen potenziell neue Herausforderungen und Gefahren für die Datenintegrität in den klinischen Prüfungen mit sich und müssen demensprechend bewertetet, validiert und kontrolliert werden (▶ Kap. B.3 Medizinische Apps und Medical Device Software (MDSW)). Relevante Organisationen, wie z. B. die ISPE, veröffentlichen zu diesen innovativen Ansätzen zeitnah mögliche Risiken, Qualitäts- und Validierungsansätze.

Literatur

[1] EMA. Guideline for good clinical practice E6(R2) Addendum (EMA/CHMP/135/1995). 15. Dez. 2016. https://www.ema.europa.eu/en/documents/scientific-guideline/ich-e-6-r2-guideline-good-clinical-practice-step-5_en.pdf

[2] PIC/S. Good Practices for Computerised Systems in Regulated „GXP" Environments (PI 011-3). 25. Sept. 2007. https://picscheme.org/docview/3444

[3] EMA. Inspections Office. Notice to sponsors on validation and qualification of computerized systems used in clinical trials (EMA/INS/GCP/467532/2019). 7. April 2020

[4] ISPE. GAMP®5: A Risk-Based Approach to Compliant GxP Computerized Systems, Second Edition August 2022

[5] ISPE. GAMP® Good Practice Guide: Computerized GCP Systems & Data. Tampa (FL): ISPE 2017

[6] EMA. GCP Inspectors Working Group. Reflection Paper on Expectations for Electronic Source Data and Data Transcribed to Electronic Data Collection Tools in Clinical Trials (EMA/INS/GCP/454280/2010). 9. Juni 2010

[7] EMA. GCP Inspectors Working Group. Guideline on the content, management and archiving of the clinical trial master file (EMA/INS/GCP/856758/2018). 6. Dezember 2018

[8] TMF Reference Model. https://tmfrefmodel.com/

[9] Bundesamt für Sicherheit in der Informationstechnik. BSI Technische Richtlinie 03138 Ersetzendes Scannen (BSI TR-03138 RESISCAN). 23. April 2020

[10] https://health.ec.europa.eu/system/files/2016-11/annex11_01-2011_en_0.pdf

[11] FDA. Guidance for Industry. 21 CFR Part 11 Electronic Records, Electronic Signatures – Scope and Application. September 2003. https://www.fda.gov/regulatory-information/search-fda-guidance-documents/part-11-electronic-records-electronic-signatures-scope-and-application

[12] ISPE. GAMP® Good Practice Guide. A risk-based approach to operation of GxP computerized systems. 2010

Der letzte Zugriff auf alle Links erfolgte am 20.11.2023.

C.5 Randomisierung

C. Glasmacher

Sankt Random sei – so wird gerne gewitzelt – der Schutzpatron der Statistiker. Ein Blick in die mathematische Theorie hinter allen statistischen Tests, so wie sie bei der Auswertung klinischer Studien zum Einsatz kommen, zeigt, dass der Zufall ein zentrales Konzept und eine Voraussetzung für diese Auswertungen und der auf ihnen aufbauenden Schlussfolgerungen ist.

Doch auch fernab aller mathematischen Heiligkeit des Zufallsprinzips gibt es ganz profane Gründe für die Randomisierung, also der zufälligen Zuweisung von Patienten bzw. anderen Studienteilnehmern[1] zu Behandlungsvarianten in klinischen Studien. Randomised Clinical Trials (RCT) gelten aus gutem Grund als die Studienform mit der höchsten wissenschaftlichen Evidenz, und die einschlägigen ICH-Guidelines (E6(R2): Good Clinical Practice [1], E8: General Considerations for Clinical Trials [2], E9: Statistical Principles for Clinical Trials [3],[2] E10: Choice of Control Group in Clinical Trials [4]) heben unisono Randomisierung und Verblindung als wirkungsvolle Techniken zur Vermeidung von Verzerrungen (Bias) hervor.

C.5.1 Randomisierungsmethoden für die Behandlungszuordnung

Der häufigste Typ klinischer Prüfungen ist die Studie im Parallelgruppendesign mit zwei gleich großen Behandlungsgruppen. Hierbei werden die Patienten auf die beiden Gruppen aufgeteilt, bekommen die jeweilige Behandlungsvariante, abschließend werden die Behandlungserfolge gemessen und die mittleren Ergebnisse der Gruppen miteinander verglichen. Die Validität dieses Vergleiches hängt davon ab, ob die beiden Behandlungsgruppen vergleichbar sind, d. h., dass in keiner der Gruppen mehr Patienten mit schlechten oder guten Chancen (z. B. aufgrund von Vorerkrankungen oder anderer Einflussfaktoren) vorhanden sind als in der anderen. Andernfalls läge eine Verzerrung bzw. Bias vor.

Ist eine zufällige Verteilung der Patienten auf die beiden Gruppen eine gute Methode, um vergleichbare Gruppen zu schaffen? Wäre es nicht besser, die Patienten planmäßig und ganz unzufällig so zu verteilen, dass sich möglichst ähnliche Gruppen ergeben?

Gegen letzteres sprechen einige Argumente: Hierfür müsste bei Studienstart schon bekannt sein, wer in die Studie kommt und welche Eigenschaften diese Personen haben. Das ist bei klinischen Studien eigentlich nie gegeben, da die Patienten erst nach und nach im Verlauf der Studie rekrutiert werden. Ferner müsste auch bekannt sein, welche Eigenschaften wie mit den Behandlungsergebnissen zusammenhängen – also ein Wissen gegeben sein, dass meistens unsicher oder gar nicht vorhanden ist. Wesentlich ist in diesem Zusammenhang, dass ein solches Vorgehen Manipulationen ermöglicht und damit die Glaubhaftigkeit der Studienergebnisse vom Vertrauen in die Ehrlichkeit der Person oder Instanz abhängt, die die Behandlungsvarianten zuordnet. Schließlich könnte diese auch eine ihr gefällige Aufteilung wählen.

---

1 Nicht alle klinischen Prüfungen werden an Patienten, also kranken und behandlungsbedürftigen Menschen, durchgeführt. An Pharmakokinetik-Studien der Phase I und Bioäquivalenz-Studien nehmen i. d. R. Probanden, also gesunde Menschen, teil. Für die Randomisierung ergibt sich daraus kein Unterschied. Der Lesbarkeit zuliebe wird in diesem Text immer der Begriff „Patient" verwendet und auch die Beispiele beziehen sich auf Krankheiten, d. h. auf Studien mit Patienten.

2 ICH E9: *„[...] these [blinding and randomisation – Anm. d. Verf.] should be normal features of most controlled clinical trials intended to be included in a marketing application [...]"*

Insbesondere im regulatorischen Kontext klinischer Prüfungen, wo die Beweislast für eine korrekte Studiendurchführung beim Sponsor bzw. bei den Durchführenden der Studie liegt, kann das nicht ausreichen!

Ist die zufällige Zuteilung zu den Behandlungsgruppen hier besser? Was den Schutz vor Manipulation angeht, ist der Zufall hier eindeutig die Methode der Wahl, da kein Beteiligter an der Studiendurchführung mehr Einfluss auf die Behandlungszuordnung hat.

C.5.1.1 Einfache und uneingeschränkte Randomisierung

Anders sieht es hinsichtlich der Vergleichbarkeit der Behandlungsgruppen aus: Bei einer einfachen und uneingeschränkten Randomisierung (Unrestricted Randomization) ist zufällig selbst die schiefste denkbare Aufteilung möglich - wenn auch sehr unwahrscheinlich.

Unter einer einfachen und uneingeschränkten Randomisierung versteht man eine Verfahrensweise, bei der für jeden Patienten per Zufall einzeln und mit konstanten Wahrscheinlichkeiten (→ einfach) entschieden wird, in welche Behandlungsgruppe dieser kommt, und die vorherigen oder folgenden Behandlungszuordnungen die einzelnen Zufallsentscheidungen nicht beeinflussen (→ uneingeschränkt).

Eine einfache und uneingeschränkte Randomisierung wäre realisiert, wenn bei jedem Patienten der Wurf einer *fairen* Münze über die Behandlungsgruppe entscheidet. *Fair* bedeutet hier, dass die Chancen für Kopf oder Zahl jeweils 50 % betragen. Bei einer kleinen Studie mit nur 12 Patienten (solch geringe Fallzahlen können bei Bioäquivalenz- und Pharmakokinetik-Studien durchaus ausreichend sein), beträgt das Risiko 12-mal die gleiche Behandlungsgruppe zu erhalten, lediglich $0{,}5^{12} \approx 0{,}0244$ %. Dieses Risiko ist zwar sehr klein, aber auf jeden Fall vorhanden. Die Chance hingegen, exakt eine 6-zu-6-Aufteilung zu erhalten, beträgt aber lediglich ≈22,56 %. Wäre auch eine geringe Abweichung von der perfekten Gleichverteilung von 5-zu-7 akzeptabel, steigen die Chancen hierfür auf 61,23 % und bei 4-zu-8 auf 85,40 %.

Bei unendlich vielen Fällen oder unendlich vielen Wiederholungen mag der Zufall derartige Unbalanciertheiten ausmitteln. Solch ein theoretischer Mittelwert ist aber nicht relevant, schließlich geht es um die Randomisierung einer einzelnen konkreten Studie.

Ist die perfekte Balanciertheit der Gruppengröße überhaupt erforderlich? Nein, statistische Tests, die balancierte Designs voraussetzen, werden in der klinischen Forschung selten gebraucht. Die perfekte Balanciertheit der Gruppengröße ist i. d. R. mit den heute verfügbaren statistischen Auswertungs- und Rechenverfahren nicht erforderlich. Kleinere Abweichungen sind gut zu verkraften und auch mit dem weiter unten vorgestellten avancierteren Randomisierungsmethoden nicht auszuschließen. Größere Abweichungen oder zu kleine Fallzahlen in relevanten Untergruppen (s. u.) hingegen sind nicht mehr akzeptabel oder praktikabel.

C.5.1.2 Randomisierung durch Permutation

Mit einem einfachen Trick lässt sich garantieren, dass beiden Behandlungsgruppen gleich viele Patienten zugeordnet werden: Alle geplanten Behandlungen der Studie – nehmen wir an, es seien 100 Verum- und 100 Placebo-Behandlungen – werden in Form von Losen in eine Tombola geworfen. Danach wird Los für Los eine Behandlungsvariante nach der anderen gezogen bis die Tombola geleert ist. Die Patienten werden in der Reihenfolge ihres Studieneinschlusses dieser Randomliste zugeordnet. Der Zufall bestimmt hier also nicht immer wieder einzelne Behandlungszuordnungen, sondern deren Reihenfolge. Dies wird Permutation genannt und gleichgültig, welche Reihenfolge uns Sankt Random bei diesen Zufallslisten beschert, jede mögliche Variante hat – sobald der letzte Patient eingeschlossen ist – garantiert gleich große Behandlungsgruppen, in unserem Beispiel nämlich 100 Verum- und 100 Placebo-Behandlungen.

Auch wenn diese Randomisierungsmethode vor unbalancierten Gruppen zuverlässig schützt, ist man nicht vor Ungleichverteilungen innerhalb der Randomliste gefeit: Zufällig könnten alle 100 Verum-Behandlungen auf den vorderen Listenplätzen landen und alle 100 Placebo-Behandlungen auf den hinteren Plätzen. Das ist sehr, sehr unwahrscheinlich, aber eindeutig möglich. Häufungen der einen oder der anderen Behandlungsvariante innerhalb der Liste sind bei diesem Verfahren nicht auszuschließen.

Wäre es nicht gleichgültig, wenn sich Placebo-Behandlungen am Studienanfang und Verum-Behandlungen am Studienende häufen, solange am Studienende alles ausgeglichen ist? Nein, denn das würde Verzerrungen durch Zeiteffekte Tür und Tor öffnen: In der Regel ist die medizinische Welt am Ende einer Studie eine andere als zu Anfang. So ist der Standard-of-Care selten über einen längeren Zeitraum konstant, die Versorgungsbedingungen für unsere Patienten werden auch im strikt kontrollierten Rahmen einer klinischen Studie i. d. R. besser. Das heißt, Patienten haben unabhängig von ihren jeweiligen Behandlungen am Studienanfang schlechtere Chancen auf ein gutes Therapieergebnis als am Studienende. Wäre die Verum-Behandlung in unserem Beispiel nur so gut wie ein Placebo und würden sich die Placebo-Behandlungen vermehrt am Studienanfang häufen, so würde schon der Zeiteffekt alleine zu einem Erfolg des Verums beitragen – einfach, weil die meistens am Studienende eingeschlossenen Verum-Patienten mit einem besseren Standard-of-Care behandeltet würden.[3]

C.5.1.3 Randomisierung mit der Methode der permutierten Blöcke

Dieses Problem lässt sich mit einfachen Mitteln lösen, nämlich indem man die Randomliste in viele Blöcke aufteilt, jedem davon die Behandlungsvarianten im konstant gleichen Verhältnis zuteilt und dann innerhalb jedes Blockes permutiert, d. h. die Reihenfolge per Zufall bestimmt: der sog. Methode der permutierten Blöcke (Permuted Block Randomization).

Bei gleich großen Behandlungsgruppen (1:1-Verhältnis) wie im obigen Beispiel ist die kleinstmögliche Blockgröße 2. Hätten wir eine Studie mit z. B. 3 gleich großen Dosisgruppen und einer Placebo-Gruppe (1:1:1:1-Verhältnis) ist die kleinstmögliche Blockgröße 4 und bei einer Studie mit Verum-, Placebo- und aktiver Kontrollgruppe (1:1:1-Verhältnis) ist die die kleinstmögliche Blockgröße 3. Das heißt, die kleinstmögliche Blockgröße ist die Summe der Verhältniszahlen[4] aller Gruppengrößen.

Mit 2 Behandlungsgruppen (A und B) im 1:1-Verhältnis und der kleinstmöglichen Blockgröße von 2 (Blöcke mit „[" und „]" dargestellt) könnte eine Randomliste z. B. wie folgt aussehen:

[A B] [B A] [A B] [A B] [B A] [A B] [B A] [B A] [A B] [A B] [B A] ...

Die Häufung einer Behandlungsvariante im zeitlichen Verlauf der Studie ist hier ausgeschlossen, da nach jedem zweiten Patienten der jeweilige Block vollständig ist und somit eine perfekte Balanciertheit gegeben ist.

Auch wenn die kleinstmögliche Blockgröße die bestmögliche Balanciertheit im Studienverlauf bietet (in unserem Beispiel kann die eine Behandlungsgruppe maximal einen Patienten mehr oder weniger haben als die andere), ist es selten sinnvoll, diese zu nehmen, da es bei kleinen Blockgrößen leichter ist, die letzte(n) Behandlung(en) eines Blocks zu erraten, wenn man zu den ersten eine begründete Vermutung hat. Angenommen, eine typische Nebenwirkung von Behandlung A verrät, dass ein Patient mit einer *ungeraden* Randomnummer (→ erster Patient eines Blocks) sehr wahrscheinlich Behandlung A erhalten hat, so lässt sich daraus schlussfolgern, dass der nächste Patient (*gerade* Randomnummer → letzter Patient des Blocks) Behandlung B bekommen wird, da in diesem Block nur einmal „B" übrig ist.

Jedes Vielfache der kleinstmöglichen Blockgröße (z. B. 4er, 6er oder 8er Blöcke anstelle von 2er Blöcken oder 6er, 9er oder 12er Blöcke anstelle von 3er Blöcken) ist möglich und mit wachsender Blockgröße werden derartige Vorhersagen immer schwieriger. Deshalb ist es i. d. R. sinnvoller, größere Blöcke zu wählen. Der Preis hierfür sind Abstriche bei der Balanciertheit und u. U. ein höherer Aufwand bei der Logistik der Studienmedi-

[3] Ein aktuelles Gedankenspiel zu fatalen Bias aufgrund von Zeiteffekten sind Impfstoffstudien zu saisonal gehäuft auftretenden infektiösen Virus-Krankheiten wie COVID-19 oder auch Influenza: Insbesondere im Herbst ist das Ansteckungsrisiko für diese hoch. Für einen fairen Vergleich von Impfstoffen müssen deshalb die Behandlungsvarianten gleichmäßig über die Zeit – insbesondere die Jahreszeiten – verteilt sein.
Ein häufiger Grund für Zeiteffekte sind auch Amendments des Studienprotokolls. Wenn z. B. in der Schlussphase die Ein- und Ausschlusskriterien gelockert werden, um ein Rekrutierungsziel zu erreichen, kann die Studienpopulation ab diesem Moment systematisch bessere oder schlechtere Therapieprognosen haben.

[4] Diese Summenregel gilt auch für die später beschriebenen unbalancierten Designs, bei denen die Gruppen unterschiedlich groß sind (z. B. 1:2-Verhältnis → kleinste Blockgröße = 3).

kation. Die ICH-Guideline E9: Statistical Principles for Clinical Trials [3] verlangt hier, eine Blocklänge zu wählen, die sowohl Unbalanciertheiten vermeidet als auch das Erraten der letzten Behandlungen am Blockende ausreichend erschwert.

In diesem Zusammenhang ist es sehr wichtig, Randomisierungsdetails wie die Blockgröße nicht im Studienprotokoll oder anderen dem ganzen Studienteam zugänglichen Dokumenten zu nennen: *„Investigators and other relevant staff should generally be blind to the block length."* [3], denn wer die Blockgröße nicht kennt, hat auch schlechte Ratechancen beim beschriebenen „Abzählen" der vermuteten Behandlungsvarianten. Für die Randomisierungsdetails sollte deshalb ein gesonderter Randomisierungsplan erstellt oder andere Planungsdokumente mit eingeschränktem Leserkreis gewählt werden.

Einen endgültigen Schlussstrich unter derartiges „Abzählen" zieht die Methode der permutierten Blöcke mit variierenden Blockgrößen (Permuted Block Randomization with Varying Block Sizes): Hier werden Blöcke unterschiedlicher Größe zufällig aneinandergereiht und die Behandlungen innerhalb dieser zufällig (wie oben beschrieben) permutiert. Bei 2 Behandlungsgruppen (A und B) im 1:1-Verhältnis könnten 2er, 4er und 6er Blöcke (mit „[" und „]" dargestellt) zufällig gemischt werden und eine Randomliste könnte z. B. wie folgt aussehen:

[A B] [B A A B] [A B] [B A A B B A] [B A A B] [A B] [A B B A] ...

Wenn die Blockgröße zufällig ist, besteht keine Chance das Ende und den Anfang der Blöcke zu bestimmen und seine Ratechancen für kommende Behandlungen über ein reines Zufallsergebnis zu steigern.

Mit Randomlisten nach der Methode der permutierten Blöcke – entweder mit einer ausreichend großen konstanten oder einer variierenden Blockgröße – ist der Großteil randomisierter klinischer Prüfungen grundsätzlich gut zu bewältigen. (Dynamische Randomisierungsmethoden, die eine Alternative hierzu darstellen, werden weiter unten kurz beschrieben). Für eine reibungslose Studiendurchführung sind allerdings weitere Details der Randomisierungsprozedur und Studienmedikationslogistik sowie deren gegenseitige Abstimmung entscheidend:

- zentrale versus lokale Randomisierung
- Stratifizierung
- Studienmedikationslogistik
- multizentrische Studien
- Länge der Randomliste und Nachrandomisierung
- besondere Studiendesigns

C.5.2 Zentrale vs. lokale Randomisierung

Der Akt der Randomisierung eines konkreten Patienten ist recht gewöhnlich: Es wird einfach auf der Randomliste die nächste freie Position mit Randomnummer und Behandlungsvariante dem neuen Patienten zugeteilt. Dies kann sowohl lokal im Zentrum als auch zentral geschehen.

Bei der lokalen Randomisierung werden den Zentren separate Abschnitte der Randomliste zugeteilt, die diese dann Patient für Patient der Reihe nach abarbeiten. Bei der zentralen Randomisierung hingegen, erfolgt die Zuteilung durch eine zentrale Instanz, z. B. als eine Funktion des eCRFs, als gesonderte Dienstleistung per Web-Interface (Interactive Web Response System, IWRS) oder als Telefondienst. Beide Verfahren haben Vor- und Nachteile.

Lokale Randomisierung

Der Hauptvorteil der lokalen Randomisierung ist der im Allgemeinen geringere Aufwand, so bedarf es z. B. keiner zentralen Randomisierungsinstanz, die qualifiziert und validiert werden muss.

Da bekannt ist, welche Abschnitte der Randomliste (d. h. welche Randomnummern) welchem Zentrum zugeteilt sind, kann die Studienmedikation mit den entsprechenden Randomnummern auch von verblindeten Mitarbeitern des Studienteams verwaltet und verschickt werden.

Zentrale Randomisierung

Bei einer zentralen Randomisierung ist den Prüfärzten in den einzelnen Zentren nicht bekannt, welches die nächste freie Position auf der Randomliste ist, da sie nicht wissen, ob und wann Patienten an anderen Zentren eingeschlossen wurden. Ferner können sich benachbarte Randomnummern (die zum gleichen Block gehören könnten) auf unterschiedliche Zentren verteilen. Dadurch fehlt dem einzelnen Prüfarzt jegliche Grundlage, um Behandlungszuordnungen entsprechend einer vermuteten Blockgröße abzuzählen. Das stärkt die Verblindung der Randomprozedur wesentlich!

Häufig bieten Dienstleister für zentralisierte Randomisierung auch eine Notfallentblindung über das entsprechende Webportal an. Das kritische Ereignis einer Notfallentblindung kann dabei mit einem fälschungssicheren elektronischen Zeitstempel versehen werden, so dass – im Gegensatz zu klassischen Notfallkuverts – eine nachprüfbare Dokumentation des exakten Entblindungszeitpunktes möglich ist.

(Zu bedenken ist allerdings, dass nicht nur die gute Dokumentation bei einer Notfallentblindung entscheidend ist, sondern auch deren Verfügbarkeit. Bei Studienzentren in Ländern mit unzuverlässiger Internetversorgung, kann die Möglichkeit zur Online-Entblindung unzureichend und das klassische Notfallkuvert überlegen oder eine sinnvolle Ergänzung sein.)

Die zentrale Randomisierungsinstanz kann vor der Zuteilung zu einer Behandlungsgruppe die Ein- und Ausschlusskriterien der Studie abfragen und prüfen (z. B. in Form einer eCRF-Seite, die vorher ausgefüllt sein muss). So lässt sich die versehentliche Randomisierung von ungeeigneten Patienten in eine Studie wirkungsvoll verhindern.

Durch eine Kombination mit einer zentralen Logistik für die Studienmedikation können überflüssige Lagerbestände an den Studienzentren reduziert werden, indem Medikations-Kits nur bei Bedarf, d. h. nach erfolgter Randomisierung der Patienten, an die entsprechenden Zentren verschickt werden (▶ Kap. C.5.4).

C.5.3 Stratifizierung

Unter Stratifizierung wird die Einteilung einer Population oder Stichprobe in Schichten (*stratum* (lat.) Schicht) verstanden. Bei einer stratifizierten Randomisierung werden separate Randomlisten für verschiedene Strata (z. B. Geschlechts-, Alters- oder Gewichtsgruppen) der Stichprobe benutzt.

Welchen Nutzen hat das? Auch bei einer perfekt balancierten Randomliste nach der Methode der permutierten Blöcke könnten zufällig alle Männer in Behandlungsgruppe A und alle Frauen in Behandlungsgruppe B landen. Das ist zwar extrem unwahrscheinlich, aber auch kleinere Unbalanciertheiten innerhalb der Geschlechtergruppen könnten zu einer Geschlechter-Bias führen und die Interpretierbarkeit der Studienergebnisse wesentlich einschränken. Insbesondere bei kleinen Studien kann es für die statistische Auswertbarkeit fatal sein, wenn es in einer der Untergruppen, die durch Kombination der Strata und Behandlungsgruppen gebildet werden, zu wenig Patienten gibt. Derartige Probleme können nicht auftreten, wenn es für jedes Stratum eine eigene Randomliste gibt. Dann ist innerhalb jedes Stratums eine gute Balanciertheit gewährleistet.

Durch eine Stratifizierung können die Einflüsse von Prognosefaktoren, demografischen Charakteristika und allen sonstigen bei Baseline bestimmbaren Variablen kontrolliert und entsprechende Bias verhindert werden. Trotz dieses Nutzens sollten nur wenige – max. 2–3 – Stratifizierungsfaktoren verwendet werden, da der Aufwand bezüglich der Studiendurchführung und Studienmedikationslogistik mit jedem weiteren Stratifizierungsfaktor rasant steigt. Bei der Auswahl der Stratifizierungsfaktoren sollte die Priorität auf jenen Faktoren liegen, bei denen der größte Einfluss auf den primären Endpunkt zu erwarten ist.

Ein ganz anders gearteter – nämlich logistischer – Anwendungsgrund für Stratifizierungen sind z. B. gewichtsabhängige Dosisgruppen: Je nach individuellem Körpergewicht brauchen die Patienten unterschiedliche Dosen, d. h. unterschiedliche Studienmedikations-Kits. Es kann – je nach Beschaffenheit der Studie – einfacher sein, die Studienmedikation in mehreren Stärken mit jeweils eigenen Randomlisten separat bereitzustellen, als nur eine einzige Randomliste zu verwenden und dann je nach Körpergewicht unterschiedliche Medikationsmengen oder -stärken auszugeben.

Faktoren, die zur Stratifizierung der Randomisierung verwendet wurden, *sollen* gemäß ICH E9 [3] in der späteren statistischen Auswertung *berücksichtigt* werden: *„[...] should be accounted for later in analysis"*.[5]

C.5.4 Studienmedikationslogistik

Es reicht nicht, per Randomliste einem Studienpatienten eine Behandlung zuzuweisen, er muss diese – i. d. R. in Form der passenden Studienmedikation – auch erhalten und sobald mehr als ein Zentrum an der Studie teilnimmt, kommt hier die Studienmedikationslogistik ins Spiel.

Am einfachsten lässt sich die Studienmedikationslogistik bei lokaler Randomisierung bewältigen: Wenn die Randomliste nach Zentren stratifiziert ist, ist klar, welche Studienmedikations-Kits zum jeweiligen Zentrum gehören und an dieses vorab geliefert werden können. Genauso einfach ist die Logistik, wenn den Zentren stets Pakete aus ganzen Blöcken zugeteilt werden (z. B. bei 4er Blöcken könnten die Randomnummern 1–12 an das erste Zentrum, die Randomnummern 13–24 an das zweite Zentrum ausgeliefert werden[6]). Die Zentren weisen dann die vorhandenen Randomnummern bzw. Medikations-Kits der Reihe nach den eingeschlossenen Patienten zu. Lücken in diesen lokalen Randomnummernreihen können übersprungen werden, solange die Reihenfolge eingehalten wird, da immer nur ganze Blöcke vorhanden sind oder fehlen (d. h. an andere Zentren vergeben werden). Nachteilig an diesem Verfahren ist, dass diese Pakete aus mehreren ganzen Blöcken an vielen Zentren nur angebrochen, aber nicht aufgebraucht werden, so dass eine entsprechende, über die geplante Fallzahl hinausgehende Zusatzmenge an Studienmedikation benötigt wird.

Theoretisch lässt sich diese Zusatzmenge an Studienmedikation vollständig eliminieren, wenn es keine Medikationsvorräte an den Zentren gibt und erst nach erfolgter Randomisierung die passende Medikation von einem Zentrallager verschickt wird. Möglich ist eine solche Logistik-Prozedur im Zusammenspiel mit einer zentralen Randomisierung. Zwangsweise kommt es dabei zu einer Verzögerung zwischen Randomisierung und Behandlungsstart aufgrund der notwendigen Zeit für den Transport der Studienmedikation vom Zentrallager zum jeweiligen Zentrum. Die Praktikabilität dieser einfachen Logistik-Prozedur hängt davon ab, ob eine solche Verzögerung im Kontext der jeweiligen Studie akzeptabel ist.

Nicht bei allen Indikationen ist dies der Fall! Bei akuten Krankheiten und Notfällen ist z. B. eine sofortige Behandlung notwendig, weshalb ein gewisser Vorrat an Studienmedikamenten stets an den Zentren bereitgehalten werden muss. Effiziente Logistik-Prozeduren für solche Fälle kombinieren die zentrale Randomisierung und Medikationsverwaltung wie folgt:

Alle Medikations-Kits tragen „chaotische" ID-Nummern, d. h. zufällige Nummern oder Codes ohne erkennbare Ordnung oder Reihenfolge, die zwar die Kits eindeutig benennen, aus denen aber keine Schlüsse über deren

---

5 Viele Studienstatistiker legen diesen weich formulierten Soll-Satz so aus, dass in der primären Auswertung alle Stratifizierungsfaktoren auch im statistischen Modell vorhanden sein müssen bzw. die Auswertung für diese Stratifizierungsfaktoren adjustiert werden muss. An anderer Stelle stellt die ICH E9 [3] klar, dass unadjustierte Auswertungen durchaus *primär* und adjustierte *supportiv* sein können.

6 Nachteilig an diesem einfachen Verfahren ist, dass es nur mit konstanten Blockgrößen funktioniert und die Chargengröße beim Medikationsversand Rückschlüsse auf die Blockgröße zulässt, da diese immer ein Vielfaches der Blockgröße ist. Die Wahl der Blockgröße bei der Randomisierung und der Anzahl ganzer Blöcke in den Versandchargen sollte sowohl einer ausreichenden Verblindung (große Blöcke und Versandchargen erschweren das Erraten der Behandlungen am Block- bzw. Chargenende) als auch einer sparsamen Verwendung der Studienmedikation (kleine Versandpakete vermeiden unverbrauchte Restbestände an den Zentren) Rechnung tragen.

Inhalt – also die Behandlungsvariante – geschlossen werden können. An den Studienzentren gibt es begrenzte Medikationsvorräte, und die Randomisierungs- und Studienmedikationszentrale kennt die ID-Nummern der Medikations-Kits, die im Vorrat liegen bzw. die bereits ausgegeben wurden. Das zentrale Randomisierungssystem geht nun in 2 Schritten vor: Zuerst wird der Patient per Randomliste einer Behandlungsgruppe zugeordnet. Danach nennt das System die ID-Nummer eines Medikations-Kits aus dem jeweiligen Vorrat, das die passende Behandlung enthält.

Derartige Kombinationen aus zentraler Randomisierung und zentraler Studienmedikationslogistik können komplex, aufwendig und teuer werden, lohnen sich aber bei knapper bzw. teurer Studienmedikation. Bei der Planung solcher Prozeduren empfiehlt es sich, den Studienstatistiker und andere Experten des Studienteams miteinzubeziehen.

C.5.5 Multizentrische Studien

Ohne multizentrische Studien ließen sich für viele Indikationen nicht genügend Patienten rekrutieren und untersuchen. Sie sind heute eher die Regel als die Ausnahme im Alltag der klinischen Forschung.

Wie soll mit dem Faktor Zentrum umgegangen werden? Soll die Randomisierung nach diesem stratifiziert werden oder nicht?

Im vorherigen Abschnitt wurde eine einfache Prozedur zur Studienmedikationslogistik bei lokaler Randomisierung vorgestellt. Diese funktioniert nur, wenn entweder die Randomliste nach Zentren stratifiziert ist oder wenn den Zentren nur Pakete aus ganzen Blöcken zugeteilt werden, was letztendlich einer impliziten Stratifizierung entspricht. Die vorgestellten Prozeduren mit zentraler Randomisierung und Medikationsverwaltung verlangen hingegen keine Stratifizierung nach dem Zentrum – widersprechen einer solchen aber genauso wenig.

Wenn das Zentrum einen relevanten Einfluss auf den primären Endpunkt hat, ist eine Stratifizierung nach dem Zentrum statistisch sinnvoll. Für die Durchführbarkeit der entsprechenden statistischen Auswertungen müssen aber alle Behandlungsgruppen in allen Zentren ausreichend häufig vorhanden sein – im Notfall müssen zu kleine Zentren sinnvoll zusammengelegt werden.[7]

Wenn bei einer geplanten Studie zu erwarten ist, dass viele Zentren diese Mindestpatientenzahl (z. B. eine Blockgröße) nicht erreichen werden, ist eine nach Zentrum stratifizierte Randomisierung nicht praktikabel.

C.5.6 Länge der Randomliste und Nachrandomisierung

Mindestens die geplante Fallzahl ist i. d. R. zu kurz! Aber was ist eine gute oder wenigstens ausreichende Länge für eine Randomliste?

Randomnummern kosten eigentlich nichts bzw. nur wenig Rechenzeit. Deshalb sollten Randomlisten direkt zu Anfang mit üppiger Reserve erstellt werden. Anders sieht es mit der Studienmedikation oder Notfallkuverts aus. Hier ist die Reserve nicht kostenlos und sollte deshalb nicht unnötig überdimensioniert werden.

Einige typische Gründe, die eine Reserve an Randomnummern und Studienmedikation erfordern, sind im Folgenden dargestellt.

[7] Es ist üblich, alle Zentren mit weniger als einer bestimmten Patientenzahl für die statistische Auswertung in einem virtuellen Zentrum der „kleinen" Zentren zu poolen.

Ungenutzte Reserven an Zentren

Randomnummern-Reserven sind an den einzelnen Zentren notwendig, wenn die Randomliste nach Zentren stratifiziert wird oder wenn den Zentren nur Pakete aus ganzen Blöcken zugeteilt werden (s. o.). Die Aufteilung der Patienten auf die Zentren kann normalerweise weder vorhergesagt noch vorherbestimmt werden, so dass jedes Zentrum für eine gewisse Patientenanzahl bestückt sein muss. Am Ende der Studie bleiben dann an allen Zentren einige Randomnummern ungenutzt.

Bei einfachen Logistikprozessen für die Studienmedikation mit lokaler Randomisierung (wie oben beschrieben) sind die Randomnummern mit den Medikations-Kits verbunden. Hier ist die Anzahl der Reserve-Randomnummern gleich der Anzahl der Medikations-Kits und entsprechend viele Medikations-Kits bleiben dann am Studienende ungenutzt.

Die beschriebenen, komplexeren Logistikprozesse mit zentraler Randomisierung und Medikationsverwaltung und separaten ID-Nummern für die Medikations-Kits können den Bedarf an Studienmedikation wesentlich verringern.

Studienabbrecher

Die Fallzahlplanung visiert nicht immer eine bestimmte Anzahl eingeschlossener oder randomisierter Patienten an. Genauso gut kann die Anzahl der „Completer" (d. h. Patienten ohne Studienabbruch) oder der Per-Protokoll-Patienten (d. h. Patienten ohne schwerwiegende Protokollverletzungen) das Ziel sein. Dementsprechend muss eine Reserve für Studienabbrecher, Protokollverletzer usw. eingeplant werden.

Im Übrigen ist es wenig ratsam, die Randomnummern von Studienabbrechern zu „recyceln", d. h. diese Nummer dem „Ersatzpatienten" direkt zuzuteilen. Dadurch würden zwar die Balancen und Verhältnisse zwischen den Behandlungsgruppen gesichert, aber die Behandlungszuordnung für den Ersatzpatienten wäre nicht mehr randomisiert, sondern deterministisch. Gemäß ICH E9 [3] sollte hier jedoch stets ein kleines Quäntchen Zufall dabei sein: *„[...] deliberate element of chance into the assignment of treatments to subjects [...]"*

Fallzahladaption

Bei Studiendesigns mit Fallzahladaption wird während des Studienverlaufs eine (meist entblindete) Interimsanalyse durchgeführt und die Fallzahl aufgrund deren Ergebnisses adaptiert. Je nachdem kann sich diese erhöhen oder verringern. Wenn eine solche Fallzahladaption geplant ist, sollte die Randomliste über eine angemessene Reserve verfügen.

(Auch ohne geplante und entblindete Interimsanalyse kann sich eine Anpassung der Fallzahl ergeben, z. B. wenn sich im verblindeten Review der bereits erfassten Daten herausstellt, dass die Wirklichkeit der Studie von zentralen Annahmen der Fallzahlplanung abweicht.)

Studienmedikation über dem Verfallsdatum

Wenn eine Studie länger läuft als die Haltbarkeitsdauer der Studienmedikation, muss letztere ausgetauscht und ersetzt werden. In diesem Fall werden auch neue ID-Nummern für die Medikations-Kits bzw. – je nachdem, wie Randomisierung und Studienmedikationslogistik organisiert sind – neue Randomnummern benötigt.

Wenn ein solcher Fall absehbar ist (z. B. wenn die Studienmedikation nur kurze Zeit haltbar ist) können direkt entsprechend lange Listen für Randomnummern und Medikations-IDs erstellt werden. Genauso gut kann aber auch nachrandomisiert werden, d. h. es werden ganz neue Listen mit gleicher Struktur erstellt. Wichtig ist dann, dass die neuen Listen eigene Zahlenbereiche haben und es keine Überschneidungen mit den alten Listen gibt.

C.5.7 Besondere Studiendesigns

Es gibt in der klinischen Forschung nicht nur Parallelgruppen-Designs mit balancierten (d. h. gleich großen) Behandlungsgruppen! Die Besonderheiten der wichtigsten weiteren Designs sind im Folgenden beschrieben.

Crossover-Studien

Bei Crossover-Studien bekommen alle Patienten alle (≥ 2) Behandlungsvarianten nacheinander. An die Stelle von Patientengruppen mit der einen oder anderen Behandlungsvariante treten hier aufeinanderfolgende Behandlungsperioden mit der einen oder anderen Behandlungsvariante. Per Zufall wird hier nicht bestimmt, wer was bekommt, sondern in welcher Reihenfolge er alles bekommt.

Die Randomlisten für Crossover-Studien weisen dementsprechend den Patienten Behandlungs*sequenzen* anstelle von Behandlungs*gruppen* zu. Bei einem einfachen 2 * 2 Crossover mit den beiden Behandlungsvarianten A und B, wären die beiden Behandlungssequenzen A→B und B→A möglich und eine passende Randomliste mit 4er Blöcken (mit „[" und „]" dargestellt) könnte z. B. wie folgt aussehen:

[A→B,B→A,A→B,B→A] [A→B,A→B,B→A,B→A] [A→B,B→A,B→A,A→B] [A→B,B→A,A→B,B→A] ...

Für komplexere Crossover-Studien mit mehr als 2 Behandlungsperioden ergeben sich weit mehr als 2 mögliche Reihenfolgen bzw. Behandlungssequenzen: Bei 3 Behandlungsperioden sind es 6 mögliche Reihenfolgen, bei 4 Behandlungsperioden schon 12. Entsprechend komplex werden dann auch die Randomlisten. Es kann aus praktischen Erwägungen – nicht nur in Bezug auf die Randomisierung – sinnvoll sein, nur eine Auswahl der möglichen Reihenfolgen in einer Studie umzusetzen.

Letztendlich treten bei Crossover-Studien nur die Behandlungs*sequenzen* an die Stelle der Behandlungs*gruppen* und der eigentliche Randomisierungsprozess bleibt in seinem Kern unverändert.

Unbalancierte Behandlungsgruppen

Balancierte – d. h. gleich große – Behandlungsgruppen sind in den meisten Fällen ein statistisches Optimum: In der Regel ist hier der Fallzahlbedarf am geringsten bzw. die statistische Power am höchsten. Und einige wenige spezielle statistische Analysen funktionieren nur, wenn alle Gruppen gleich stark besetzt sind.

Nichtsdestotrotz gibt es Situationen, in denen unterschiedlich große Behandlungsgruppen von Vorteil sind. Dies ist bei den folgenden 2 Beispielen der Fall:

- Einige Staaten verlangen für eine Zulassung von Arzneimitteln oder Medizinprodukten die Behandlung einer minimalen Anzahl von Patienten ihrer eigenen Volksgruppe mit dem neuen Arzneimittel bzw. Medizinprodukt, um eine ausreichende Datengrundlage für die Verträglichkeits- und Sicherheitsbeurteilung zu haben.

  Diese Mindestanzahl an Verum-Patienten kann über den statistisch notwendigen Fallzahlbedarf liegen, was zu einer unnötig hohen Power und damit zu einer Ressourcenverschwendung führt. Die Größe der Vergleichsgruppe ist hingegen behördlich nicht vorgeschrieben und kann u. U. aufgrund der statistischen Fallzahlschätzung deutlich kleiner dimensioniert werden.

  So könnte eine unbalancierte Studie mit 100 Verum-Patienten (→ behördlich festgesetzte Mindestanzahl) vs. 50 Placebo-Patienten (→ laut Fallzahlschätzung ausreichend für geplante Power) sinnvoller sein als ein balanciertes Design. Die Randomisierung würde dementsprechend mit einem 2:1-Verhältnis umgesetzt.
- Bei Dosis-Eskalationsstudien werden nacheinander sich steigernde Dosisstärken gegen Placebo getestet. Die Randomisierung wird hierbei nach Dosisstärken stratifiziert. Häufig werden bei diesen Studien Verum und Placebo im 6:2-Verhältnis randomisiert. Hintergrundidee ist, dass sich aus den jeweils nur 2 Placebo-Patienten pro Stratum eine gepoolte Placebo-Gruppe bilden lässt, sobald mehrere Dosisstufen untersucht wurden. Ab der 3. Dosisstufe ist diese gepoolte Placebo-Gruppe genauso groß wie die einzelnen Dosisgruppen.

Offene Studien

Die Verblindung der Behandlungsvariante funktioniert nur zusammen mit einer Randomisierung (oder einem anderen von außen nicht durchschaubaren Zuordnungsverfahren), aber Randomisierung funktioniert auch ohne Verblindung.

Bei nicht verblindeten, d. h. offenen Studien ist ab dem Moment der Randomisierung bekannt, welche Behandlung verabreicht wird, und somit können die entsprechenden Bias nicht mehr durch das Studiendesign ausgeschlossen werden. Die Randomisierung schützt aber weiterhin vor einer Auswahlverzerrung (Selection Bias) sofern die Positionen der Randomliste nacheinander abgearbeitet und die Behandlungsvarianten erst offengelegt werden, nachdem ein Patient dieser Position verbindlich zugeordnet wurde.

Ein solches Vorgehen lässt sich gut mit einer zentralen Randomisierung umsetzen. Günstiger aber ausreichend sind Randomisierungskuverts: Hier gibt es für jede Randomnummer der Liste ein Kuvert, das außen mit dieser Nummer beschriftet ist. Im verschlossenen Kuvert steckt die jeweilige Behandlungszuordnung. Die Patienten werden bei Einschluss in die Studie zuerst einer Randomnummer und damit einem Kuvert zugeordnet. Erst danach wird das Kuvert mit der Behandlungszuordnung geöffnet.

Dynamische Randomisierung

Im Gegensatz zu den bereits beschriebenen Verfahren arbeitet die dynamische Randomisierung nicht mit einer vor Studienbeginn erstellten und dann unveränderlichen Randomliste. Bei diesen Verfahren werden vor Einschluss jedes neuen Patienten die aktuellen Balancen der Behandlungsgruppen betrachtet und dann bei der Randomisierung des nächsten Patienten die Wahrscheinlichkeiten zugunsten der unterbesetzten Behandlungsgruppe verschoben. Wenn z. B. bereits 10 Patienten zu Verum und 14 zu Placebo randomisiert wurden, könnte der nächsten Patienten mit einer Wahrscheinlichkeit von 75 % pro Verum versus 25 % pro Placebo randomisiert werden. Dadurch wird schrittweise eine bessere Balance der Behandlungsgruppen begünstigt.

Diese als „Biased Coin" bekannten Verfahren sind vor allem dann sinnvoll, wenn eine Vielzahl von Baseline-Charakteristika ausbalanciert werden muss und diese Vielzahl nicht mehr durch Stratifizierungen gehandhabt werden kann. In diesem Fall werden die Balancen der Behandlungsgruppen innerhalb der jeweiligen Strata betrachtet und die Zuordnungswahrscheinlichkeiten pro Stratum angepasst.

Die Verfahren zur dynamischen Randomisierung können auf sehr unterschiedliche Weisen umgesetzt werden. Wichtig ist hierbei, dass der Zuordnungsalgorithmus niemals deterministisch wird, sondern immer ein Mindestmaß an Zufälligkeit bei der Behandlungszuordnung bewahrt.

Cluster-Randomisierung

In manchen Studiensituationen ist es nicht möglich, Patienten einzeln, sondern nur gruppenweise (d. h. in Clustern) den Behandlungsvarianten zuzuordnen. Das kann z. B. der Fall sein, wenn Behandlungsvarianten verglichen werden sollen, bei denen für jede Variante eine andere „apparative" Ausrüstung notwendig ist, die nicht an jedem Zentrum bereitgestellt werden kann.

In solchen Fällen können per Randomisierung ganze Zentren den Behandlungsvarianten zugeordnet werden und die Patienten bekommen dann – ohne weiteren Randomisierungsschritt oder weiteres Zufallselement – die Variante des Zentrums, das sie in die Studie eingeschlossen hat.

Solche Cluster-Randomisierungen sind in der Studiendurchführung sehr einfach, bringen aber sehr große statistische Probleme mit: Es werden andere Analyseverfahren benötigt, die oft einen so hohen Fallzahlbedarf haben, dass eine wirtschaftlich effiziente Studienumsetzung nicht mehr gegeben ist.

C.5.8 Der Akt der Randomisierung

Über die zufällige und unverzerrte Zuweisung einer Behandlungsvariante hinaus hat der Akt der Randomisierung eine besondere Bedeutung im Studienverlauf!

Wer sich randomisieren lässt, hat seine Intention zur Behandlung (Intention-to-Treat) zum Ausdruck gebracht und muss gemäß dem Intention-to-Treat-Prinzip in die statistische Auswertung eingeschlossenen werden. Die ICH E9 [3] verlangt keine absolut strikte Befolgung des Intention-to-Treat-Prinzips. Nichtsdestotrotz verlangt sie, dass alle *randomisierten* Patienten in das „Full-Analysis-Set (FAS)" eingeschlossen werden, es sei denn:

- ein entscheidendes Einschlusskriterium wird nicht erfüllt,
- es wurde keine einzige Dosis der Studienmedikation verwendet oder
- es fehlen sämtliche Daten von Zeitpunkten nach der Randomisierung.

Für den Fall, dass ein Patient – z. B. aufgrund eines Fehlers – anders als per Randomliste festgelegt behandelt wird, schreibt das Intention-to-Treat-Prinzip bei strikter Auslegung sogar vor, dass dieser „as Randomized" ausgewertet wird und nicht „as Treated".

Die meisten Auswertungen einer Studie basieren auf anderen Analysepopulationen als dem der randomisierten Patienten. Laut ICH E3 [5] muss jedoch im Kapitel für die Disposition der Patienten auch die Anzahl der randomisierten Patienten und insbesondere das Auftreten von Post-Randomisierungsabbrüchen ausgewertet und dargestellt werden.

Fälschlicherweise randomisierte Patienten, die z. B. ein Einschlusskriterium der Studienpopulation nicht erfüllen, können zum Problem werden. Im ungünstigsten Fall können sie aus einer relevanten Analysepopulation nicht ausgeschlossen werden und verwässern das eigentlich gute Studienergebnis (auf Basis aller eigentlich beabsichtigen Patienteneinschlüsse). Aber auch wenn sie – wie oben beschrieben – aus dem Full-Analysis-Set (oder anderen Studienpopulationen) richtlinienkonform ausgeschlossen werden können, bringen solche Ausschlüsse einen zusätzlichen Dokumentationsbedarf mit sich oder machen zusätzliche Sensitivitätsauswertungen[8] nötig und können die Glaubwürdigkeit der Studie in Frage stellen. Deshalb sollte der Studienablauf so geplant werden, dass dem Akt der Randomisierung eine zuverlässige Prüfung der Ein- und Ausschlusskriterien vorrausgeht. Dies lässt sich in die Abläufe einer zentralen Randomisierung (s. o.) aber auch in die einer lokalen Randomisierung einbauen.

Während der Studie ist es wichtig, dass die Randomliste nachweisbar unter Verschluss bleibt und nur den Personen zugänglich ist, die diese unbedingt zur Erfüllung ihrer Aufgaben (z. B. Herstellung, Verpackung und Etikettierung der Studienmedikation oder Notfallentblindungen) kennen müssen. Für Zugriffe auf die Randomliste vor der finalen Entblindung (z. B. für Interimsanalysen oder Notfallentblindungen) müssen im Studienprotokoll passende Prozeduren und auch die entsprechende Dokumentation geplant sein.

C.5.9 Zufallsalgorithmen

Gibt es überhaupt so etwas wie „Zufall"? Diese Frage beschäftigt insbesondere die moderne Chaosforschung und – je nach Definition des Phänomens „Zufall" – fallen die Antworten unterschiedlich aus. An einem Ort können wir jedoch die Existenz von Zufall abschließend und definitiv verneinen und dieser Ort sind unsere Computer. Trotzdem setzen wir unsere Computer ein, um mit Zufallsalgorithmen Randomlisten zu erstellen.

Ein Computer kann weder würfeln, noch Münzen werfen, sondern nur mit vollkommen konstanter Genauigkeit Berechnungen durchführen. Dementsprechend kann er keinen echten Zufall generieren. Zufallsalgorithmen produzieren nur vermeintlichen Zufall, indem sie einen numerischen Eingangswert in eine „wilde" Rechenprozedur stecken, bei der ein Ergebniswert herauskommt, der in keiner offensichtlichen oder erkennbaren Relation zum Eingangswert steht. Wenn der Eingangswert nur minimal (z. B. in einer hinteren Kommastelle) geändert wird, ist die Änderung im Ausgangswert keinesfalls genauso klein, sondern kann beliebig groß werden. Umgekehrt kann eine große Änderung des Eingangswertes zu einer kleinen Änderung des Ausgangswertes

[8] Unter Sensitivitätsauswertungen bzw. *supplementären* Auswertungen werden Varianten der Hauptauswertungen (z. B. Auswertung einschließlich der Patienten, die bei der Hauptauswertung ausgeschlossen sind) verstanden [6]. Der Ergebnisvergleich von Sensitivitäts- und Hauptauswertungen gibt Aufschluss darüber, ob das Studienergebnis robust gegenüber dieser Variation ist oder nicht.

führen. Aber ein unveränderter Eingangswert führt immer zum gleichen Ausgangswert – schließlich kann ein Computer nur mit vollkommen konstanter Genauigkeit Berechnungen durchführen.

Bei der Erstellung von Zufallslisten wird der Ausgangswert des vorangegangenen Schritts wieder als neuer Eingangswert in den Zufallsalgorithmus gesteckt usw. Heraus kommen dabei beliebig lange Listen ohne jede erkennbare Ordnung. Die scheinbar zufälligen Listen hängen ausschließlich vom Eingangswert für den ersten Durchgang des Zufallsalgorithmus – dem sog. Seed – ab. Wenn der Seed bekannt ist, können die Berechnungen der wiederholten Durchläufe des Zufallsalgorithmus exakt wiederholt werden und diese führen zu genau den gleichen Zufallslisten.

Um mehr oder weniger echten Zufall in die Randomisierung einzubringen, kann lediglich der Seed zufällig oder wenigstens unvorhersagbar festgelegt werden. Gängige Statistikprogramme machen dies z. B., indem sie eine Nutzereingabe (z. B. Datum und sekundengenaue Uhrzeit, zu der eine Taste gedrückt wurde) als Seed verwenden.

In ICH E9 [3] wird die Reproduzierbarkeit der Randomliste verlangt: *„The randomisation schedule should be reproducible (if the need arises)."* Dies ist mit Hilfe des Seed-Wertes und dem verwendeten Zufallsalgorithmus möglich. Einerseits muss der Seed-Wert dokumentiert werden, um der Guideline zu genügen, anderseits muss dieser bis zum Studienende zuverlässig unter Verschluss gehalten werden, damit niemand Unbefugtes die Randomliste reproduzieren und somit die Studie vorzeitig entblinden kann.

Literatur

[1] Guideline for good clinical practice E6(R2) (EMA/CHMP/ICH/135/1995)

[2] ICH Topic E 8, General Considerations for Clinical Trials (CPMP/ICH/291/95)

[3] ICH Topic E 9, Statistical Principles for Clinical Trials, Note for Guidance on Statistical Principles for Clinical Trials (CPMP/ICH/363/96)

[4] ICH Topic E 10, Choice of Control Group in Clinical Trials, Note For Guidance on Choice Of Control Group In Clinical Trials (CPMP/ICH/364/96)

[5] ICH Topic E 3, Structure and Content of Clinical Study Reports (CPMP/ICH/137/95)

[6] ICH E9 (R1) Addendum on estimands and sensitivity analysis in clinical trials to the guideline on statistical principles for clinical trials (EMA/CHMP/ICH/436221/2017)

C.6 Risikomanagement

B. E. Widler

C.6.1 Regulatorischer Hintergrund

Im Bereich klinischer Entwicklung/klinischer Forschung ist das Konzept der Risikoabschätzung und des Risikomanagements bezüglich Nutzen-Risiko-Verhältnis eines neuen Prüfpräparates schon seit langem bekannt und von Behörden gefordert: Dokumente, wie die Prüferinformation (Investigator's Brochure) bewerten das klinische Risiko eines Prüfpräparats anhand von Daten zur Substanzklasse, zu präklinischen Beobachtungen und klinischen Erkenntnissen. Ferner dienen die Prozesse und regulatorischen Anforderungen bezüglich der Meldung von schweren unerwarteten Nebenwirkungen (SUSAR – Suspected Unexpected Serious Adverse Reaction), einer zeitnahen Bewertung bzw. einer allfälligen Revision des Nutzen-Risiko-Verhältnisses des Prüfpräparates. Alle diese Prozesse sind gut eingespielt und dienen der Patientensicherheit.

Die Bewertung der operativen Risiken einer klinischen Prüfung, wie z. B. Risiken des Studiendesigns, Auswahl der Prüfstellen, der beteiligten Länder, der Partner oder der medizinischen Auftragsinstitute (CRO), war hingegen bis vor kurzem kein Schwerpunkt bei der Planung und Durchführung einer klinischen Studie. Solche Risiken wurden weitgehend durch eine Überprüfung „vor Ort" mittels Monitoring und Audits abgeklärt. Es ist unschwer zu erkennen, dass solche Methoden es kaum erlauben, Risiken frühzeitig bzw. proaktiv zu erkennen, zu bewerten und dann auch adäquat damit umzugehen.

Die Veröffentlichung der ICH-Guidelines Q8 Pharmaceutical Development [1], Q9 Quality Risk Management [2] und Q10 Pharmaceutical Quality Systems [3] haben Bewegung ins operative Risikomanagement von klinischen Studien gebracht. Diese Guidelines wurden zwar für GMP-Herstellprozesse geschrieben, aber bereits kurz nach deren Veröffentlichung hat Dr. Fergus Sweeney von der EMA bei einem DIA-Eurometing eloquent dargelegt, dass die in diesen Guidelines beschriebenen Prinzipien und Methoden sich mühelos auch auf die klinische Entwicklung und Studien übertragen lassen. Ab 2010 folgten dann weitere Meilensteine zum Thema Risikomanagement: Die Veröffentlichungen der CTTI (Clinical Trials Transformation Initiative) – einer öffentlich-privaten Partnerschaft von FDA und Industrievertretern unter der Ägide der Duke University (Durham, NC, USA) – enthielten grundsätzliche Überlegungen und Methoden zu Quality by Design von klinischen Studien und den dazugehörigen Qualitätsplänen, siehe [4].

Die FDA veröffentlichte dann 2013 zu diesem Thema die „Guidance for Industry – Oversight of Clinical Investigations – A Risk-Based Approach to Monitoring" [5]. Dieses Guidance-Dokument gibt Empfehlungen bzw. dokumentiert die Erwartungen der FDA zu zentralisiertem und Prüfstellen-Monitoring, risikobasiertem Monitoring, Bestimmung kritischer Daten und Prozesse zur Entwicklung und Pflege eines integrierten Monitoringplans.

Auch die EMA unter Federführung der Inspectors' Working Party hat sich im gleichen Jahr mit dieser Thematik befasst und veröffentlichte das „Reflection paper on risk based quality management in clinical trials" [6]. Diese Empfehlungen gehen noch weiter als die Guideline der FDA und nehmen das Thema von ICH Q10 bezüglich des Risikobewertungszyklus auf. Die Elemente dieses Zyklus sind:

1. **Risikoerkennung und Bewertung** (Risk Identification and Assessment)
   1.1. Informationserhebung zur Risikoerkennung
   1.2. Risikopriorisierung zwecks einer effizienten Risikobewertung

C | Dokumente und Prozesse

2. Risikokontrolle
   2.1. Risikoschutz- und Präventionsmaßnahmen (Risk Mitigation) und Risikoakzeptanz
   2.2. Qualitätstoleranzgrenzwerte (Quality Tolerance Limit, QTL)
3. **Überprüfung der Risiken und Rückmeldung zu Risikostatus und Risikominderung**
   3.1. Risikoüberprüfungszyklus
   3.2. Kommunikation von Risiken und qualitätsrelevanten Erkenntnissen

Parallel zu den Aktivitäten in den USA und der EU hat sich auch die OECD dieser Thematik angenommen: Glücklicherweise waren die gleichen Vertreter, die bereits bei CTTI, FDA und EMA die Richtlinien mit erarbeitet haben, auch in dieser OECD-Arbeitsgruppe vertreten. 2013 veröffentlichte die OECD das Dokument „Recommendation on the Governance of Clinical Trials" [7]. Diese Leitlinie präzisiert Konzepte der FDA- und EMA-Prinzipien und Ansätze, darüber hinaus wird das Konzept der Risikostratifizierung bzw. Risikokategorisierung eingeführt:

- **Kategorie A:** klinische Studien/Prüfungen, die im Rahmen der Zulassung erfolgen (bestimmungsgemäßer Gebrauch)
- **Kategorie B:** klinische Studien/Prüfungen, in der die Anwendung des Prüfpräparats außerhalb des Rahmens der Zulassung erfolgt, aber deren Anwendung in der Studie sich nicht grundsätzlich von der zugelassenen Anwendung unterscheidet
- **Kategorie C:** klinische Studien/Prüfungen mit Prüfpräparaten ohne irgendwelche Zulassung

Dank dieser Kategorisierung können der regulatorische sowie der Studienmanagementaufwand an das Risiko der Studien angepasst werden: Kategorie-A-Studien haben das kleinste Risiko und bedingen deshalb auch weniger Kontrolle seitens der Aufsichtsbehörden bzw. des Sponsors, d. h., der Partei, die die Verantwortung für die Studie trägt, während Kategorie-C-Studien strikte Kontrollen voraussetzen. Dieser Ansatz fokussiert Ressourcen von Behörden und Sponsoren auf Studien, die möglicherweise ein größeres Risiko bezüglich Patientensicherheit und Patientenrechten bzw. Datenintegrität haben. Diese Kategorisierung findet sich wieder in der EU-Verordnung zu klinischen Prüfungen (Verordnung (EU) Nr. 536/2014) und u. a. in der schweizerischen sowie auch der britischen Heilmittelgesetzgebung.

Das Jahr 2017 war ein wichtiges Jahr bezüglich Risikomanagement in der klinischen Entwicklung und Forschung. In diesem Jahr hat die EU die Revision der ICH E6 Leitlinie zur „Guten Klinischen Praxis" (GCP) in Kraft gesetzt. Diese Revision übernimmt, was vorab durch die FDA-, EMA- und OECD-Arbeitsgruppen erarbeitet wurde: Prinzipien von Quality by Design und Qualitätsrisikomanagement sind nun verbindlich für alle Studien. Das ist ein großer Fortschritt, da diese Prinzipien auch von den Inspektoren eingefordert werden.

Schließlich hat die FDA 2019 einen Entwurf zu einer Richtlinie „A Risk-Based Approach to Monitoring of Clinical Investigations Questions and Answers Guidance for Industry" veröffentlicht [8]. Ziel dieser Richtlinie ist es, Sponsoren die Sichtweise der FDA zu Monitoringstrategie und -Ansatz darzulegen, zu Inhalt des Monitoringplans sowie zur Nachbearbeitung und Kommunikation von Erkenntnissen aus dem Monitoring.

Das Thema Risikomanagement in der klinischen Entwicklung/Forschung wird uns auch in naher Zukunft beschäftigen, denn eine weitere Revision der ICH-E6-GCP-Leitlinie ist bereits in Bearbeitung [14]; der Zeitpunkt der Verabschiedung durch die jeweiligen Landesbehörden dieser weiteren Revision ist zurzeit nicht absehbar.

C.6.2 Allgemeines Risikomanagement

Das Risikomanagement-*Universum* in der klinischen Entwicklung/Forschung muss aus dem klinischen Risikomanagement, d. h. aus einer begleitenden Risiko-Nutzen-Abwägung sowie dem operativen Risikomanagement bestehen. Das operative Risikomanagement muss die zum Einsatz kommenden Systeme, Prozesse sowie die beteiligten Parteien umfassen.

C.6.2.1 Klinisches Risikomanagement

In der Planungsphase gilt es bezüglich Risikomanagement für die klinischen Experten des Sponsors abzuklären, ob der Prüfplan mit der gängigen medizinischen Praxis in den Ländern, wo die Studie geplant ist, vereinbar ist und ob die erforderlichen Messungen mit der geforderten Genauigkeit durchgeführt werden können. Beispiele dazu sind die Stabilität von Laborproben, Anforderungen an die Qualität von Messungen, wie die genaue Positionierung des Gliedes bei einer Röntgenaufnahme, der Bedarf an einer zentralen Auswertung der Messung, wie der Bestimmung der Tumorgröße. Mit Input zu den operativen Risiken des Prüfplans ist dieser dann bereit für die Einreichung bei den zuständigen Behörden.

Während der Studie ist nicht nur die bereits erwähnte Bewertung des Nutzens und des Risikos des Prüfpräparats Aufgabe der klinischen Experten des Sponsors, sondern auch das sorgfältige Studium der Fachliteratur bzw. der Verlautbarungen von Behörden zu Studien mit Prüfsubstanzen der gleichen Klasse bzw. Wirkungsweise, um zeitnah mögliche Risiken für die Teilnehmer an der stattfindenden Studie zu erkennen, zu bewerten und allenfalls entsprechende Schutz- bzw. Gegenmaßnahmen zu treffen, d. h., Anpassungen des Prüfplans (Protocol Amendment) zu veranlassen.

C.6.2.2 Operatives Risikomanagement

Relativ neu ist die Erkenntnis, dass operative Aspekte einer Studie proaktiv, d. h. vor der Finalisierung des Prüfplans, bezüglich der möglichen Risiken zu bewerten sind. Solche Risikoanalysen werden heutzutage von Inspektoren eingefordert.

Im Allgemeinen gilt es, Risikoanalysen durchzuführen zu den in der Studie zur Anwendung gelangenden Systemen und Prozessen, zu den beteiligten Parteien (Lizenzgeber/-nehmer, Auftragsinstitute, akademische/wissenschaftliche Zulieferer) und zu den operativen Aspekten des Prüfplans (▶ Kap. C.6.3).

Risikoanalyse der studienrelevanten Systeme

Es gilt abzuklären, ob die Systeme (z. B. Software und Prozesse fürs Datamanagement, Biostatistik, Projektmanagement, Pharmakovigilanz, SOP-Management) richtig aufgesetzt bzw. validiert sind und es somit sichergestellt ist, dass darin verarbeitete Daten auch korrekte Resultate liefern und es weder zu Datenverlusten oder Datenveränderungen kommen kann. Auch muss die Langzeitlesbarkeit aller Informationen gewährleistet sein und alle Zugriffe auf das System sowie Änderungen an den Daten müssen rückverfolgbar sein (Audit Trail). In diesem Zusammenhang gilt es insbesondere sicherzustellen, dass nicht nur die eigentlichen Daten, sondern auch die sog. Metadaten, wie z. B. der Audit Trail, sicher gespeichert werden.

Der Aufwand für diese Risikoanalyse kann gemindert werden, wenn die Analysen im Rahmen einer strategischen Risikoanalyse erfolgen, die projekt-/studienübergreifend gestaltet ist. Eine solche Risikoanalyse muss Erkenntnisse aus Kennzahlen (▶ Kap. C.6.2.3) und aus CAPAs (▶ Kap. C.6.4) verarbeiten. Diese Informationen sind unter Umständen mittels System-Audits zu vervollständigen.

Risikoanalyse der studienrelevanten Prozesse

Hand in Hand mit der Risikoanalyse der Systeme gilt es, auch die dazugehörigen Prozesse auf deren Risiko-Anfälligkeit bzw. Robustheit zu überprüfen. Systeme und Prozesse sind ja die beiden Seiten der gleichen Medaille: Ein gutes System wird zum Risiko, wenn die unterstützenden Prozesse nicht effizient aufgesetzt sind oder die Prozessvorgaben (z. B. Vorschriften in SOPs) nicht befolgt werden. Auch diese Risikobewertung wird am besten im Rahmen einer strategischen Risikoanalyse durchgeführt, daher empfiehlt es sich, System- und Prozess-Risikoanalyse als ganzheitliche Analyse durchzuführen.

TransCelerate – eine Initiative einiger Firmen der forschenden Industrie – bietet einen strukturierten Fragebogen, der eine solche Risikoanalyse unterstützt [9].

Risikoanalyse der studienrelevanten Partner

Zu diesem Thema steht die Bewertung der für die Studie relevanten Auftragsinstitute (CRO), Labore, Prüfmittellager und Transporteure etc. im Vordergrund. Dies beginnt mit einer faktenbasierten Auswahl der Dienstleister: Das Einholen eines sog. RFI (Request for Information) und RFP (Request for Proposal) ist das Standardvorgehen, das viele Sponsoren befolgen. Der Sponsor unterbreitet dem potenziellen Vertragspartner eine detaillierte Beschreibung der zu erledigenden Arbeiten/geforderten Dienstleistungen und verlangt im Gegenzug präzise Informationen über den potenziellen Partner, z. B. Daten zum Umsatz, zur finanziellen Stabilität, zu Subunternehmen, zum Einsatz gelangende Systeme, QMS (Qualitätsmanagementsystem), zu den für den Einsatz vorgesehenen Sachbearbeitern. Inspektoren erwarten, dass der Sponsor die Auswahl des Dienstleisters aufgrund eines systematischen, auf Risikominimierung ausgelegten Ausleseverfahrens belegen kann. Es empfiehlt sich sehr, dass der Sponsor entsprechende Vorlagen (Templates) als Teil seiner SOPs bereitstellt, z. B. als Anhänge zur „Vendor Qualification and Management SOP", da solche Vorlagen nicht nur die beschriebenen Risikoanalysen erleichtern, sondern auch sicherstellen, dass eine immer gleiche Methodik angewendet wird.

Sobald ein Vertrag mit dem Partner unterzeichnet ist, gilt es die nächsten Schritte des Risikomanagements anzugehen. Insbesondere müssen folgende Aspekte vereinbart bzw. reglementiert werden:

- Mittels Austauschs eines sog. Quality Agreements (Vereinbarung zur Qualität) werden die gegenseitigen Verpflichtungen, Aufgaben und Verantwortlichkeiten bezüglich Qualitätssicherung und GCP festgelegt. Zum Beispiel gilt es festzulegen, für welche Tätigkeiten welche SOPs zur Anwendung kommen – jene des Partners oder jene des Sponsors. Als Teil dieser Vereinbarung sind auch die Maßnahmen zu beschreiben, wie der Sponsor Aufsicht über seinen Partner ausüben kann, sei dies mittels Kennzahlen (▶ Kap. C.6.2.3), Audits oder anderer Maßnahmen.
- Ein weiteres wichtiges Dokument ist der Kommunikationsplan (Communication Plan), mit dem die beiden Vertragspartner vereinbaren, mit welcher Frequenz und auf welchen Wegen, welche Informationen zur Studie ausgetauscht werden, und wie und welche Partei diese Kommunikation und insbesondere Beschlüsse dokumentiert. Es ist z. B. wichtig, dass klare Kommunikationswege vereinbart sind, wenn es Probleme, Vertragsverstöße o. Ä. gibt.

All diese Maßnahmen erlauben es dem Sponsor, das Risiko der Zusammenarbeit abzuschätzen und, wo Schwachstellen erkannt werden – sei es von Anfang an oder während der Studie – entsprechende Gegenmaßnahmen zu treffen. Die Erwartung der Inspektoren ist, dass der Sponsor jederzeit eine klare Übersicht der Risikolage hat und die entsprechenden Maßnahmen trifft und dies auch in der Studiendokumentation (Trial Master File) dokumentiert.

C.6.2.3 Daten schlagen Meinungen

In anderen Industrien, wie der Luftfahrt- oder Automobilindustrie, ist es schon seit vielen Jahren Praxis, Qualität bzw. Risiken, die zu mangelhafter Qualität führen könnten, mittels Qualitätskennzahlen zu messen. Im Unterschied zum GMP-Bereich in der Pharmabranche beginnt man in der klinischen Entwicklung/Forschung erst seit Kurzem, diese Methodik zu nutzen. Es ist unbestritten, dass risikobasiertes bzw. zentrales Monitoring (Risk-based Monitoring/Centralized Monitoring) nur möglich ist und das Risiko von GCP-Verstößen gemindert werden kann, wenn das Befolgen der Prozesse und des Prüfplans anhand objektiver Kriterien überwacht wird. Qualität bzw. Risiken sollten nicht mehr aufgrund subjektiver Eindrücke eines Monitors oder auch eines Auditors alleine verifiziert werden, sondern sich in erster Linie auf objektive Daten abstützen. In der Literatur werden Qualitätskennzahlen auch als Key Performance Indicator (KPI) und Key Risk Indicator (KRI) bezeichnet, wobei KPIs dazu dienen, die Prozesseffizienz zu messen. Beispiele typischer KPIs sind die maximale Anzahl von Ausschussware pro Charge, die maximale Dauer einer Verspätung oder die maximale Anzahl von Verspätungen pro Tag, Woche oder Monat. Beispiele typischer KRIs sind die maximale Anzahl von Prüfplanverstößen pro Prüfstelle, die maximale Dauer bis zur Dateneingabe im elektronischen Prüfbogen (eCRF) oder die Anzahl verspäteter Nebenwirkungsmeldungen an die Behörden. Die Beispiele bezüglich Ausschussware und Prüfplanverstößen zeigen, wie vom Konzept und Prinzip her KPIs und KRIs sich sehr ähnlich sind.

Zu jedem KPI oder KRI muss ein Grenzwert definiert werden, da es nicht Ziel des Risikomanagements ist, null Fehler zu machen oder ein 100 % perfektes Produkt zu liefern, aber eine Schwelle (Grenzwert) soll nicht überschritten werden. Im Bereich klinischer Forschung hat sich der Ausdruck Quality Tolerance Limit (QTL) eingebürgert. Die Definition eines Grenzwerts muss aufgrund objektiver Kriterien erfolgen. Diese können sich auf Erkenntnisse historischer Daten stützen oder es gibt diesbezüglich Behördenvorgaben. Für letzteres ist der 98 %-Grenzwert für die rechtzeitige Einreichung eines SUSAR ein gutes Beispiel. Historische Daten können herangezogen werden, um z. B. die mittlere Dauer zwischen Patientenvisite und Dateneingabe im elektronischen Prüfbogen zu berechnen und daraus dann einen Grenzwert zu bestimmen: Zum Beispiel 95 % der Daten werden innerhalb von 5 Tagen eingegeben und so setzt der Sponsor den Grenzwert (QTL) für den KRI „zeitnahe Dateneingabe" auf 5 Tage fest.

Es kommt aber relativ häufig vor, dass weder historische Daten noch Vorgaben seitens der Behörde vorliegen. Dann muss entweder der Grenzwert berechnet oder sogar ein iteratives Verfahren zur Bestimmung des Grenzwerts angewendet werden. Zum Beispiel kann man einen „vernünftigen" Grenzwert wie folgt berechnen: Der Biostatistiker berechnet aufgrund des statistischen Modells für die Studie die maximale Zahl von Patienten mit Prüfplanverstößen, so dass die Studie noch auswertbar ist; angenommen, es dürfen nicht mehr als 20 Patienten gegen die Prüfplanvorschriften verstoßen, dann setzt man den Grenzwert auf 15 für die maximal tolerierte Anzahl der Protokollverstöße für die Studie fest, so dass es noch eine 25%ige Sicherheitsmarge gibt. Aus dieser Zahl lässt sich dann auch die maximal tolerierte Anzahl der Protokollverstöße pro Prüfstelle festlegen. Wenn auch eine Berechnung des Grenzwerts nicht möglich ist, setzt man als Ultima Ratio nach bestem Wissen und Gewissen einen provisorischen Grenzwert fest und „validiert" diesen mittels enger Kontrollen des dazugehörigen Prozesses. Zum Beispiel, der Sponsor möchte den Umfang der Überprüfung der Quelldaten (Source Document Verification) auf 30 % der Patienten einschränken und zu diesem Zweck setzt er Grenzwerte für die Anzahl der Übertragungsfehler von der Patientenakte in den Prüfbogen. Als erste Iteration wird als Grenzwert < 2 Übertragungsfehler pro Patientenvisite, < 4 Fehler pro Patienten und 0 Übertragungsfehler bei Nebenwirkungen gewählt. Um diese Annahme zu verifizieren und allenfalls zu „validieren", wird an einer durch statistische Methoden berechneten Stichprobe eine 100%ige Quelldatenüberprüfung durchgeführt. Wenn bei dieser Art der Überprüfung die Anzahl der Fehler die Hypothese zu deren Anzahl nicht überschreitet, dann ist der hypothetisch angenommene Grenzwert für ein bestimmtes Zentrum und für eine bestimmte Studie bestätigt. Sollte die Anzahl der Fehler diesen Grenzwert übersteigen, dann muss der Grenzwert in einem zweiten Iterationsschritt neu bestimmt werden und die Verifikation beginnt von Neuem.

C.6.2.4 Risikomanagementmethoden

Die bekannteste und auch in der klinischen Forschung am meisten verbreitete Risikoanalyse- und -management-Methode ist die Failure Mode and Effects Analysis (FMEA, Fehlermöglichkeits- und Einflussanalyse). Ziel dieser Methode ist eine systematische Inventarisierung der Beschreibung der Risiken (auch bekannt als Failure Mode) und deren quantitative Bewertung bezüglich der Eintrittswahrscheinlichkeit des Risikos (Likelihood), dessen Auffindbarkeit (Detectability) und Auswirkung (Impact). Die Eintrittswahrscheinlichkeit ist abhängig von der Robustheit des untersuchten Prozesses und stützt sich in den meisten Fällen auf die Komplexität des Prozesses oder auf historische Daten. Die Auffindbarkeit ist abhängig von den Kontrollen, die eingesetzt werden, um den Prozess zu überprüfen (je effizienter die Kontrollen angelegt sind, desto besser die Auffindbarkeit; dieser Wert kann also einen positiven Effekt auf das Risiko haben). Bei der Bewertung der Auswirkung eines Risikos muss immer das sog. „Worst Reasonable Case Scenario" (d. h. der GAU – größter anzunehmender Unfall: Im Falle des Risikomanagements die schlimmste, noch als glaubwürdig einzustufende Folge des Eintreffens des Risikos) bewertet werden, z. B. muss, wenn es möglich ist, dass durch einen Fehler in einer Studie ein Patient zu Tode kommen könnte, dies in der Risikobewertung auch so erfasst werden. Aus der Multiplikation dieser 3 Kennwerte errechnet sich die Risikoprioritätszahl (RPZ). Die RPZ erlaubt es, Risiken zu priorisieren und auch – wenn bei klinischen Studien angewendet – Risiken ganz verschiedener Studien untereinander zu vergleichen. Dadurch ermöglicht die FMEA-Analyse es dem Sponsor, nicht nur die operative Risikoanalyse (▶ Kap. C.6.2.2) durchzuführen, sondern deren Resultate auch für die Ausgestaltung des Monitoringplans jeder einzelnen Studie zu verwenden. Im Falle von unvorhergesehenen Risiken oder Risiken mit größerer als erwarteter Eintrittswahrscheinlichkeit oder Auswirkung oder auch Kontrollen, die sich als weniger „griffig" als geplant erwiesen haben, erlaubt die FMEA eine faktenbasierte Fehleranalyse (▶ Kap. C.6.4), weil die FMEA sich auf objektive Daten abstützt. Dies bedeutet also, dass für die Risikoanalyse nicht Meinungen von Individuen herangezogen werden sollten, sondern Fakten zusammengestellt werden müssen, die es ermöglichen, eine Aussage zu den 3 Faktoren Auswirkung, Wahrscheinlichkeit und Auffindbarkeit zu treffen. Nur so wird die Risikoanalyse unabhängig von individuellen Meinungen.

Es gibt weitere Methoden zur Risikobewertung, wie Ishikawa-Diagramme (auch Fischgrät-Diagramm genannt), Fehlerbaumanalysen (Fault Tree Analysis) oder der berühmte Deming-Kreis [11] mit seiner Plan-Do-Check-Act-Abfolge (PDCA-Zyklus).

C.6.3 Risikomanagement vor Beginn einer Studie

Wie bereits in ▶ Kap. C.6.2.2 erwähnt, gehört zum modernen Risikomanagement auch eine gründliche Risikobewertung des Prüfplans und der dazugehörigen Abläufe. Es geht dabei nicht nur um eine Ab- und Einschätzung der medizinischen/klinischen Risiken, sondern vor allem auch darum, operative Risiken der Studie zu erkennen, zu bewerten und entsprechende Risikominimierungsmaßnahmen zu treffen. Diese operativen Risiken können mannigfaltig sein: z. B. Unterschiede in der klinischen Praxis von Land zu Land, Verfügbarkeit von Medikamenten zur Standardtherapie von Land zu Land, Stabilität von Laborproben, unterschiedliche Einfuhrbestimmungen für Prüfpräparate, unterschiedliche Ausfuhrbestimmungen für Bio-/Laborproben.

TransCelerate hat auch einen strukturierten Fragebogen – das Risk Assessment and Categorization Tool (RACT) – entwickelt, um das operative Risiko einer Studie vor deren Beginn abzuschätzen [12].

Das RACT gliedert die Risiken nach den folgenden Risikokategorien:

- Patientensicherheit (Safety)
- Entwicklungsphase (Study Phase)
- Komplexität (Complexity)
- Studienpopulation (Subject Population)
- Technologie (Technology)
- Datenerhebung zum Prüfbogen (Data Collection, CRF Source)
- Endpunkte (Endpoints)
- organisatorische Erfahrung (Organizational Experience)
- Prüfpräparat (Investigational Product/Study Medication)
- Logistik Prüfpräparat/Nachschubkette (IP Logistics/Supply Chain)
- Verblindung (Blinding)
- operative Komplexität (Operational Complexity)
- Geographie (Geography)

Es wendet hier die FMEA-Methodologie an, um das Risiko zu bewerten. Das RACT erlaubt es also, alle operativen Risiken einer Studie nach einem standardisierten Fragekatalog abzuarbeiten und auch entsprechende Gegenmaßnahmen zu definieren. Um vollen Nutzen aus einer solchen Analyse zu ziehen, muss diese vor der endgültigen Finalisierung des Prüfplans erfolgen und v. a. vor der Einreichung des Prüfplans bei der Ethik-Kommission und Arzneimittelbehörde. Dies ist auch die Erwartung der Inspektoren, die eine verspätete Risikoanalyse als Inspektionsbefund bemängeln: Zu Recht führen sie an, dass diese nicht zielführend ist, wenn die Risikoanalyse erst nach Einreichung des Antrags bei den Behörden erfolgt, denn die Wahrscheinlichkeit, dass der Sponsor eine durch die Risikoanalyse bedingte Prüfplanänderung auch zeitnah umsetzt, ist sehr gering.

C.6.4 Risikomanagement während der Studie

Ursachenanalyse (Root Cause Analysis)

Ein wichtiger Aspekt des Risikomanagements ist Erkennung von Prozessabweichungen und GCP-Verstößen. Während Prüfplanverstöße im Allgemeinen im Rahmen der routinemäßigen Monitoringtätigkeiten bearbeitet werden, sind Mängel von Prozessen und Systemen mittels einer vertieften Abklärung (Investigation) auf ihre

Ursachen und mögliche Korrektur- bzw. Präventionsmaßnahmen zu untersuchen. Dabei hat die Ursachenanalyse eine zentrale Bedeutung: Ohne eine eingehende Untersuchung zu den Ursachen eines Fehlers oder Verstoßes ist es nicht möglich, zielführende Korrektur- bzw. Präventionsmaßnahmen (Corrective and Preventive Action, CAPA) zu treffen. In der Tat, wenn man sich mit einer vermeintlichen Fehlerquelle zufriedengibt, ist die Wahrscheinlichkeit groß, dass die CAPAs „nicht greifen" und somit das Problem nur „übertüncht", aber nicht behoben wird. Für die genaue Bestimmung der Ursachen des Problems bieten sich Instrumente der Risikoanalyse an, z. B. das bereits erwähnte Ishikawa-Diagramm.

CAPA

CAPAs müssen dreierlei Aspekte sicherstellen:

- **C = Corrections:** Der Fehler wird korrigiert. Sofern das nicht möglich ist, weil der Fehler nicht mehr korrigierbar ist, dann ist es wesentlich, dass Linderungsmaßnahmen (Mitigating Action) getroffen und dokumentiert werden. Beispielsweise wie im Fall eines Patienten, der vergessen hat, seine Einverständniserklärung zu datieren; einen solchen Fehler könnte man ja nur mit einer Zeitreise beheben. Als Linderungsmaßnahme kann in diesem Fall der Patient aber gebeten werden, bei der nächsten Studienvisite eine handschriftliche Anmerkung auf der Einverständniserklärung anzubringen, dass er sein Einverständnis zur Studienteilnahme rechtzeitig abgegeben hat, es aber unterlassen hatte, diese zu datieren.
- **CA = Corrective Actions:** Korrekturmaßnahmen beschreiben und dokumentieren den Vorgang, um ähnliche Prozessdefekte oder Fehler zu entdecken, sei dies in der gleichen Studie oder auch in anderen Studien. Im oben erwähnten Beispiel würde dies bedeuten, dass überprüft wird, ob von anderen Patienten das Datum auch vergessen wurde, als sie die Einverständniserklärung unterschrieben haben.
- **PA = Preventive Actions:** Präventionsmaßnahmen dienen dem Zweck, ähnlich gelagerte Fehler zu erkennen und entsprechende Gegenmaßnahmen einzuleiten. Im erwähnten Beispiel würden sich als Präventionsmaßnahmen folgende Schritte empfehlen: Den Prüfärzten wird nahegelegt Checklisten zu verwenden, um solche Unterlassungen zu vermeiden, und der Sponsor untersucht seine Prozesse, um andere Bereiche zu erkennen, bei denen die Anwendung von Checklisten nützlich wären.

C.6.5 Risikomanagement nach Studienabschluss

Zu einer ausgewogenen Risikomanagementstrategie gehört auch eine Schlussbewertung nach Studienabschluss. Dazu gehören eine Beurteilung der dokumentierten Risiken (Failure Modes): Wurden Risiken übersehen bzw. gibt es Risiken, die gar nicht relevant waren, wurden die Gegen- und Präventionsmaßnahmen zielführend und zeitnah umgesetzt bzw. wurden Risikoindikatoren (KPI und KRI) und die entsprechenden Grenzwerte (QTL) richtig ausgewählt bzw. richtig gesetzt?

Diese Nachbearbeitung wird oft vernachlässigt, denn Studienteammitglieder werden bei Beendigung der Studie rasch wieder neuen Aufgaben zugeteilt. Ein solches Vorgehen ist bezüglich Risikomanagement aber eine verpasste Chance und der Sponsor sollte eine solche Nachbetrachtung zwingend einplanen. Leider verpassen meistens auch andere Studienbeteiligte, wie CROs, Labors, Prüfstellen etc., die Chance, aus in der Studie begangenen Fehlern oder Prozessunzulänglichkeiten, zu lernen und entsprechende Korrekturmaßnahmen bzw. Prozessanpassungen an die Hand zu nehmen.

Eine weitere wichtige Aufgabe für den Studienverantwortlichen des Sponsors ist es, sicherzustellen, dass die Dokumentation zum Risikomanagement und Risikokommunikation, und zwar über alle Phasen der Studie – von der Planung bis zur Schlussbewertung – vollständig im TMF (Studienordner) abgelegt wurde. Dies beinhaltet auch Risikobewertungen eines allfälligen Partners in der Studie bezüglich studienrelevanter Risiken.

C.6.6 Von anderen lernen – Praxisbeispiele

Aus Spears [13] wegweisendem Buch folgen zwei Beispiele aus anderen Industriezweigen, die darlegen, welchen Nutzen man aus intelligentem Risikomanagement ziehen kann.

Die ALCOA-Erfolgsgeschichte

Als in den späten 1980er Jahren ein neuer CEO, Paul O'Neill, bei ALCOA – ein Aluminium-Produzent – das Zepter übernahm, verkündete er als Unternehmensziel innerhalb eines Jahres die Zahl der Unfälle von Angestellten, Auftragnehmern und Besuchern auf null zu drücken. Ferner verfügte er, dass jeder Unfall ihm innerhalb 24 Stunden zu melden sei. Seine Überlegungen zu diesen Maßnahmen waren dreifach: Eine unfallfreie Umgebung bedeutet niedriges Risiko und somit sehr effiziente Prozesse, und die zeitnahe Meldung an den CEO signalisiert allen die Wichtigkeit der Ursachensuche des Unfalls und bewirkt, dass die Ursachen auch zeitnah und dringlich untersucht werden. Innerhalb eines Jahres sanken die Unfallzahlen signifikant und über die weiteren Jahre hatte ALCOA die tiefste Unfallquote in der verarbeitenden Industrie. Ein weiterer positiver Effekt dieser Initiative war, dass der Gewinn von ALCOA deutlich stieg, und dies dank der Trimmung der Prozesse auf Sicherheit und Effizienz. O'Neill gestand später, dass sein eigentliches Ziel die Gewinnoptimierung war, aber ein solches Ziel schwerlich die enthusiastische Unterstützung der Belegschaft bekommen hätte. Die Sicherheit des einzelnen in den Vordergrund zu stellen hingegen hat alle begeistert und aufgrund seiner Überlegung, dass Sicherheit und Prozesseffizienz Hand in Hand gehen, da damit die Prozess-Arbeitsplatzrisiken nachhaltig gemindert werden, wurden beide Ziele erreicht: Arbeitsplatzsicherheit und Gewinnoptimierung.

Erkenntnisse aus der US Navy Erfolgsgeschichte

Die US Navy hat seit der Einführung von Nuklearreaktoren auf ihren Schiffen noch nie einen Reaktorunfall verzeichnet. Der Grund für diese bemerkenswerte Leistung liegt u. a. in zwei der Maßnahmen, die der erste Projektleiter – der legendäre Admiral Hyman G. Rickover – gemacht hatte.

Die eine Maßnahme war das strikte Verbot, einen Mangel oder eine Prozessabweichung zu „umgehen" (keine Workarounds). Rickover war der festen Überzeugung, dass effiziente Prozesse der alleinige Garant für Sicherheit seien. Aus diesem Grund verbot er jegliche Problemumgehungen, weil man seiner Meinung nach damit eine Chance zur Prozessverbesserung aus der Hand gibt und eine Gefahr nicht rechtzeitig beseitigen würde. Es gibt unzählige Beispiele – auch aus dem Gesundheitswesen – die beweisen, dass die Tolerierung von Problemumgehungen tödlich sein kann. Medikamentenunfälle verursachen in den Vereinigten Staaten pro Jahr ungefähr 100 000 Tote [13] – notabene handelt es sich dabei nicht um Todesfälle wegen einer Nebenwirkung, sondern um Fehler bei der Verabreichung eines Medikaments. In vielen dieser Fälle waren die Ursachen der Unfälle auf eine missverständliche Beschriftung und Lagerung des Medikaments zurückzuführen. Die Untersuchungen zu den Unfällen brachten ferner an den Tag, dass es vor dem tödlichen Medikamentenunfall bereits davor zu „Beinaheunfällen" gekommen war und diese nur durch Zufall verhindert wurden. Unter dem Kommando von Admiral Rickover wäre bereits der erste „Beinaheunfall" eingehend untersucht worden und man hätte die Mängel an Beschriftung und Lagerhaltung erkannt.

Die zweite Maßnahme war die Bedeutung, die er quantitativen Erkenntnissen zumaß. Bei QC bzw. Stresstests verlangte er von seinen Ingenieuren, dass sie die Messwerte voraussagen mussten. Wenn die Ingenieure dieses Ziel verfehlten, dann mussten sie den Grund für ihren „Fehlschuss" finden. Seine Überlegung zu dieser Maßnahme war: Wenn man den Prozess versteht, dann kann man auch das Resultat des Experiments voraussagen. Diese „Prozesssicherheit" reduziert das Risiko des Prozesses und erhöht damit die Sicherheit desselben.

Literatur

[1] ICH Q8: EMA/CHMP/ICH/167068/2004

[2] ICH Q9: EMA/CHMP/ICH/24235/2006

[3] ICH Q10: EMA/CHMP/ICH/214732/2007

[4] https://ctti-clinicaltrials.org/recommendations-and-resource/

[5] U.S. Department of Health and Human Services Food and Drug Administration Center for Drug Evaluation and Research (CDER)/Center for Biologics Evaluation and Research (CBER)/Center for Devices and Radiological Health (CDRH)/Office of Good Clinical Practice (OGCP)/Office of Regulatory Affairs (ORA, August 2013, Procedural, OMB Control No. 0910-0733

[6] Reflection paper on risk based quality management in clinical trials: EMA/269011/2013

[7] http://www.oecd.org/sti/inno/oecd-recommendation-governance-of-clinical-trials.pdf

[8] U.S. Department of Health and Human Services Food and Drug Administration Center for Drug Evaluation and Research (CDER)/Center for Biological Evaluation and Research (CBER)/Center for Devices and Radiological Health (CDRH)/Office of Good Clinical Practice (OGCP)/Office of Regulatory Affairs (ORA), March 2019 Procedural

[9] https://transceleratebiopharmainc.com/initiatives/quality-management-system/

[10] W. E. Deming, Out of the Crisis. Massachusetts Institute of Technology, Cambridge 1982

[11] Edwards W. Deming. Some Theory of Sampling. Dover Publications 1966

[12] https://transceleratebiopharmainc.com/assets/rbm-assets/

[13] Steven J. Spear, 2009. The High Velocity Edge. McGraw Hill

[14] ICH Guideline E6 on Good Clinical Practice. Draft ICH E6 Principles. 19 April 2021. https://database.ich.org/sites/default/files/ICH_E6-R3_GCP-Principles_Draft_2021_0419.pdf

Der letzte Zugriff auf alle Links erfolgte am 21.11.2023.

C.7 Monitoring

M. Zehrer

C.7.1 Definition

Die ICH-GCP 1.38 Monitoring [1] beschreibt das Monitoring als kontinuierliche Überwachung klinischer Prüfungen: „*The act of overseeing the progress of a clinical trial, and of ensuring that it is conducted, recorded, and reported in accordance with the protocol, Standard Operating Procedures (SOPs), Good Clinical Practice (GCP), and the applicable regulatory requirement(s).*"

Mit dem Monitoring soll gemäß ICH-GCP 5.18.1 Monitoring: Purpose [1] insbesondere überprüft und sichergestellt werden, dass

- die Rechte und das Wohlergehen der Prüfungsteilnehmer geschützt werden,
- die berichteten Prüfungsdaten korrekt, vollständig und anhand der Originalunterlagen nachprüfbar sind,
- die Durchführung der klinischen Prüfung in Übereinstimmung mit dem (den) gültigen Prüfplan/Amendments, mit GCP und den geltenden gesetzlichen Bestimmungen erfolgt.

Analoge Formulierungen finden sich im Abschnitt 1 und 3.29 des GCP-Standards für Medizinprodukte, der DIN EN ISO 14155 [2]. Wesentliche methodische Unterschiede zwischen den Anforderungen für klinische Prüfungen von Arzneimitteln und Medizinprodukten sind dabei nicht festzustellen.

Die Behörden überprüfen die sachgerechte Durchführung des Monitorings bei Inspektionen. Beispielsweise wird im Jahresbericht für 2018 der Arbeitsgruppe der GCP-Inspektoren der EMA [3] die Nichteinhaltung des Monitoringplans oder ein fehlender Eskalationsprozess zur Lösung von Problemen, die vom Monitor identifiziert wurden, bemängelt.

C.7.1.1 Risikobasiertes Monitoring

Das risikobasierte Monitoring wurde durch ein Addendum in die ICH-GCP E6(R2) [1] eingeführt und gilt in der EU seit 2017. Hintergrund war, die Komplexität und die Kosten klinischer Prüfungen zu reduzieren und einen flexibleren Standard zu ermöglichen. Das risikobasierte Monitoring ist eingebettet in den generellen risikobasierten Ansatz für das Qualitätsmanagement der klinischen Prüfung, bei dem Risiken, kritische Daten und Prozesse identifiziert, bewertet und ihre Handhabung geplant werden (s. a. ICH-GCP 5.0 und 5.18.3 [1], [4,5] sowie ► Kap. C.6 Risikomanagement).

Bei der Festlegung der Monitoringmethode und des Monitoringumfangs sind u. a. das Ziel, die Komplexität, die Größe und die Endpunkte der klinischen Prüfung zu berücksichtigen. Der Sponsor ist aufgefordert, einen systematischen, risikobasierten Ansatz zum Monitoring von klinischen Prüfungen zu entwickeln. Auch wenn i. d. R. Monitoring vor Ort an der Prüfstelle (on-site) vor, während und nach der klinischen Prüfung nötig ist, so kann auch ausschließlich zentrales Monitoring oder eine Kombination aus beidem zum Einsatz kommen, um den spezifischen Anforderungen einer klinischen Prüfung Rechnung zu tragen. Die Rationale zur gewählten Monitoringmethode und zum Monitoringumfang muss dokumentiert werden, z. B. in einem prüfungsspezifischen Monitoringplan (siehe ICH-GCP 5.18.3 und 5.18.7 [1]). Da die klinischen Prüfungen im Design und hinsichtlich der Risikofaktoren sehr unterschiedlich sein können, werden keine definitiven Festlegungen vorgegeben, was und in welchem Umfang zu prüfen ist. Die Arbeitsgruppe der GCP-Inspektoren der EMA hat 2013 zum risikobasierten Ansatz Überlegungen in ihrem „EMA Reflection Paper on Risk Based Quality Management in Clinical Trials" veröffentlicht [6]. Auch die FDA hat dazu in Jahr 2013 eine Guidance verfasst, die mit „Questions and Answers" ergänzt wurde (April 2023) [7,8].

Die Datenverifizierung (Source Data Verification) mit direkter Einsichtnahme des Monitors in die Original-Krankenakte kann ebenfalls prüfungsspezifisch und risikoadaptiert vom Sponsor im Monitoringplan festgelegt und dabei definiert werden, welche Parameter in welchem Umfang zu prüfen sind.

Auch wenn der Begriff des risikobasierten Monitorings im DIN EN ISO-Standard 14155 für Medizinprodukte nicht benutzt wird, so finden sich doch z. B. in den Abschnitten 5.7, 6.3 und 8.2.4 [2] ähnliche Ansätze.

C.7.1.2 On-site Monitoring

Unter On-site-Monitoring versteht man das Monitoring vor Ort, d. h. an der Prüfstelle. Dabei interagiert der Monitor direkt mit dem Prüfer und dem Assistenzpersonal und hat Zugang zu den Originaldaten einschließlich der Einverständniserklärungen. Hierzu zählen insbesondere:

- *Pre-Study* Visit mit dem Ziel, Interesse und Eignung einer Prüfstelle abzuklären
- *Study Initiation* Visit (Einführungsbesuch)
- *On-site* Monitoring Visit, der Monitoringbesuch zur Kontrolle während der Durchführung der klinischen Prüfung
- *Close-out* Visit, der Abschlussbesuch zur Beendigung einer klinischen Prüfung in der jeweiligen Prüfstelle

Generell sollte der erste On-site Monitoring Visit frühzeitig nach dem Einschluss eines oder weniger Patienten durchgeführt werden. Dabei wird überprüft, ob die vorgegebenen Prüfungsabläufe eingehalten und dokumentiert werden. Mängel können so rechtzeitig erkannt, zukünftig verhindert und Informationsdefizite und Missverständnisse im Prüfungsablauf beseitigt werden.

Verschiedene Abteilungen der Prüfstelle, z. B. die Apotheke oder das Labor, können entsprechend des Monitoringplans ebenfalls besucht werden. Bei komplexen Strukturen, z. B. durch die Einbindung von Satellitenprüfstellen oder einer sog. Site Management Organisation, müssen auch dort Monitoringbesuche eingeplant werden.

C.7.1.3 Off-site Monitoring

Unter Off-site Monitoring versteht man Monitoringaktivitäten, für die keine Anwesenheit vor Ort an der Prüfstelle notwendig ist. Man spricht auch von Inhouse- oder Remote Monitoring. Zu diesen Aktivitäten gehören z. B.:

- Vor- und Nachbereitung der On-site Monitoring Visits
- Prüfung des Fortschreitens einer klinischen Prüfung an einer Prüfstelle anhand der zur Verfügung stehenden elektronischen Systeme (z. B. durch Zugang zum elektronischen Case Report Form (eCRF), zu einem Portal des Zentrallabors, zu einem Portal des Interactive-Response-Technology(IRT)-Systems, zu einem Clinical Trial Monitoring System)
- zeitnahe Nachverfolgung z. B. von unvollständigen Datensätzen oder fehlerhaften Eingaben im Case Report Form (CRF)

Der elektronische Zugriff auf Originalpatientendaten oder auch die Nutzung von Kopien von Originalpatientendaten, bei denen die Patientennamen geschwärzt sind, im Sinne eines Remote Monitorings ist wegen der schwierigen Datenschutzlage und der fehlenden Akzeptanz durch zumindest die europäischen, insbesondere die deutschen Behörden [9] (noch) nicht zu empfehlen. In speziellen Fällen, nach entsprechender Risikobewertung und unter Berücksichtigung spezifischer Vorgaben, eröffnet die europäische „Guidance on the Management of Clinical Trials During the COVID-19 (Coronavirus) Pandemic" von 2022 [10] die Möglichkeit zur Durchführung eines Orginaldatenvergleichs auch off-site.

C.7.1.4 Zentrales Monitoring

Während beim Off-site Monitoring das Hauptaugenmerk des zuständigen Monitors auf den eigenen, betreuten Prüfstellen liegt, ermöglicht das zentrale Monitoring (siehe ICH-GCP 5.18.3 [1]) den Blick auf alle beteiligten Prüfstellen in allen beteiligten Ländern. Das zentrale Monitoring ist darauf angewiesen, dass Daten aus den Prüfstellen zeitgerecht vorliegen und Verknüpfungen mit anderen Daten, z. B. des Zentrallabors, eines IRT-Systems oder des Clinical Trial Monitoring Systems zur Verfügung stehen. Diese akkumulierten Daten werden genutzt, um mit statistischen Methoden, z. B. Trends, Datenausreißer, oder Kennzahlen zur Durchführung der klinischen Prüfung zu identifizieren. Zentrales Monitoring kann auch dabei helfen, zuverlässige Daten und potenziell unzuverlässige Daten zu unterscheiden.

Insbesondere der Blick auf systemische Abweichungen ist hier von Interesse, um die genauen Gründe zu identifizieren, die Auswirkungen zu analysieren und entsprechende Korrekturen einleiten zu können. Dazu gehören auch Maßnahmen, die sich auf die Durchführung und Häufigkeit von On-site und Off-site Monitoring auswirken können.

Der Einsatz von entsprechend geschulten Mitarbeitern bei Sponsor oder einem Auftragsinstitut (Contract Research Organisation, CRO) in einem multidisziplinären Team (z. B. mit Datenmanager, Statistiker, Medical Monitor) ist für die Durchführung unerlässlich (▶ Kap. A.7.5 Sponsor und CRO).

C.7.1.5 Monitoringberichte

Jegliche Aktivitäten der Monitore vor, während und nach einer klinischen Prüfung sind als spezieller Monitoring Report, z. B. als Pre-Study Visit Report, Study Initiation Visit Report, (Periodic) Monitoring Report, Telephone Report oder Close-Out Monitoring Visit Report, auf den für die jeweiligen Tätigkeiten vorgegebenen und studienspezifisch ergänzten Formblättern zu dokumentieren. Diese Berichte sollen die Situation in der Prüfstelle deutlich beschreiben.

Es hat sich bewährt, die Berichtsformulare als Checklisten zu gestalten, um eine vollständige Dokumentation aller Teilbereiche zu gewährleisten. Die einzelnen Fragen können mit „ja", „nein", „nicht zutreffend" bzw. „nicht durchgeführt" dokumentiert und zusätzliche Informationen/Klarstellungen in Kommentarfeldern, sofern erforderlich, eingetragen werden.

Auch über das zentrale Monitoring sind Berichte zu erstellen, deren Format an die verwendeten Systeme/Software angelehnt sein sollte.

Monitoring Reports sind vom Monitor zu datieren und zu unterschreiben (ggf. elektronisch), ebenso nach inhaltlicher Überprüfung vom fachlichen Vorgesetzten des jeweiligen Monitors, falls dies in der entsprechenden Prozessbeschreibung so vorgesehen ist. Unverzichtbar ist die zeitnahe Weiterleitung an den Sponsor/Auftraggeber zur Durchsicht und Einleitung weiterer Aktionen, sofern nötig.

C.7.1.6 Monitore

In pharmazeutischen sowie medizintechnischen Unternehmen, klinischen Koordinationszentren und bei Auftragsforschungsinstituten sind für Planung, Organisation und Betreuung klinischer Prüfungen Monitore (Clinical Research Associates, CRAs) zuständig. Sie werden vom Sponsor bestimmt und sind das Bindeglied zwischen Sponsor und Prüfer. Weiter besprechen sie mit dem Prüfer das Ziel einer klinischen Prüfung, die Eigenschaften der Prüfsubstanz/des Medizinproduktes und die Handhabung sowie den zeitlichen Ablauf und Umfang einer vorgesehenen klinischen Prüfung. Auch sollen sie dafür sorgen, dass die Vorschläge und Erfahrungen des Prüfers bei der Erstellung des Prüfplans nach Möglichkeit berücksichtigt werden. Die Aufgaben der Monitore sind in ICH-GCP 5.18.4 [1] bzw. DIN EN ISO 14155 8.2.4 [2] zusammengefasst.

Das Monitoring sollte nur von regelmäßig fortgebildeten Monitoren durchgeführt werden, deren Qualifikationen und berufliche Erfahrung durch ihre Lebensläufe und z. B. durch ihre Teilnahmebestätigungen an Kongressen, Fortbildungen und Schulungen belegt werden können. Ob Monitore regional verschiedene klinische Prüfungen in verschiedenen Indikationsgebieten gleichzeitig betreuen oder indikationsspezifisch (vorübergehend) nur in einem Indikationsgebiet tätig sind, hängt von der internen Struktur des Sponsors/der CRO, der Risikoeinschätzung und Komplexität der klinischen Prüfung ab.

Oft werden auch sog. „Medical Monitors" im Rahmen des Off-site-Monitorings eingesetzt. Diese Monitore sind darauf spezialisiert, die medizinischen/klinischen Aspekte während der klinischen Prüfung off-site zu überwachen. Das kann reichen von der Überprüfung, ob ein Studienteilnehmer die Ein-/Ausschlusskriterien erfüllt, bevor das Prüfprodukt angewandt wird, über den Check von berichteten unerwünschten Ereignissen und Begleitmedikation bis hin zur Einbindung in zentrales Monitoring. Diese Monitore sind i. d. R. medizinisch vorgebildet, z. T. auch Ärzte.

C.7.2 Aktivitäten vor Beginn einer klinischen Prüfung

C.7.2.1 Monitoringplan

Es ist die Verantwortung des Sponsors, dass der gewählte systematische, risikobasierte Ansatz zum Monitoring von klinischen Prüfungen, die Rationale zur gewählten Monitoringmethode und zum Monitoringumfang dokumentiert wird, z. B. in einem Monitoringplan. Darin sollten Anteil und Zusammenspiel des Monitorings vor Ort an der Prüfstelle (on-site) vor, während und nach der klinischen Prüfung, des Off-site Monitorings und des zentralen Monitorings beschrieben werden. Der Monitoringplan ist vom Sponsor zu erstellen.

Umfang und Art der Monitortätigkeiten richten sich primär nach dem Ausmaß, mit dem die Sicherheit oder das Wohlbefinden der Studienteilnehmer bzw. die Qualität der Daten negativ beeinflusst werden können. Der Plan soll die Monitoringstrategie, die Monitoringaufgaben aller beteiligten Parteien, die anzuwendenden Monitoringmethoden und die Gründe für ihre Verwendung beschreiben. Der Plan soll auch die Überwachung kritischer Daten und Prozesse festhalten. Besonderes Augenmerk sollte auf jene Aspekte einer klinischen Prüfung gelegt werden, die keine routinemäßige klinische Praxis sind und zusätzliche Schulungen erfordern. (ICH-GCP 5.18.3 [1], DIN EN ISO 14155 5.7 [2], [4]).

C | Dokumente und Prozesse

Beispiel: Themenblöcke für einen Monitoringplan

Risiken, kritische Prozesse und kritischen Daten, die für das Monitoring relevant sind	Eine Referenz zur Risikogesamtbewertung der klinischen Prüfung ist möglich, aber es sollten die Aspekte hervorgehoben werden, die der Monitor im Auge behalten kann. Erläuterungen von spezifischen Aspekten der klinischen Prüfung – z. B. eine bestimmte Methode – auf die beim Monitoring besonders zu achten ist.
Monitoringstrategie	Rationale des risikobasierten Ansatzes für das Monitoring von z. B. ausschließlich klassischem On-site Monitoring, ausschließlich zentralem Monitoring oder einer Kombination aus beidem; auf den vorigen Abschnitt referenzierend sollte erklärt werden, welche Aspekte (Risiken, kritische Prozesse, kritische Daten) durch welche Monitoringmethode adressiert werden. Eine klinische Prüfung der frühen Phase mit einem innovativen, biotechnologischen Produkt benötigt z. B. andere Schwerpunkte oder Methoden im Vergleich zu einer klinischen Prüfung der Phase III mit einer Prüfmedikament aus einer bekannten Substanzklasse oder einem Medizinprodukt.
Monitoringvisiten	Festlegung der Regeln für Besuche inkl. Zeitfenster, Anzahl, Terminierung des ersten On-site Monitoring Visits in Abhängigkeit von der Rekrutierung, Möglichkeiten der Anpassung der Frequenz an die Rekrutierung. Festlegung, unter welchen Umständen zusätzliche Besuche durchzuführen sind, z. B. aufgrund von besonderen Ereignissen in der klinischen Studie oder Auffälligkeiten beim zentralen Monitoring.
Tätigkeiten beim On-site Monitoring	Erläuterungen der Tätigkeiten, die vor Ort durchgeführt werden müssen, inkl. Zeitfenster und Häufigkeit (nicht alle Aktivitäten müssen bei jedem Besuch erfolgen). Beispiele sind *Source Data Review* und *Source Data Verification* (mit Definition des Umfanges und ggf. Stichproben), Durchsicht des Prüferordners, Besuch/Überprüfung der Apotheke, Überprüfung der Lagerung von biologischen Proben.

Fortsetzung nächste Seite

Forts.

Vorbereitung von Besuchen und Verlaufsmonitoring *(remote)*	Beschreibung, wie welche Informationen oder Systeme (z. B. elektronisches CRF, IRT, Datenbank des Zentrallabors) für die Nachverfolgung des Zentrumsfortschrittes und zur Vorbereitung von On-site-Monitoringvisiten zu nutzen sind.
Kommunikation und Eskalation	Beschreibung, wie, an wen and bis wann der Monitor welche Arten von besonderen Vorkommnissen, Verstößen, Abweichungen oder Risiken (zusätzlich zur Dokumentation im Besuchsbericht) kommunizieren muss. Die Referenz zu einem separaten Kommunikationsplan ist auch möglich.
Zentrales Monitoring	Falls es keinen separaten Plan für das zentrale Monitoring gibt: Festlegung der beteiligten Rollen und deren Aufgaben (z. B. Datenmanager, Medical Monitor), Beschreibung der Hilfsmittel, die benutzt werden, der Häufigkeit, der zu verfassenden Berichte, der Kommunikation mit den Monitoren.
Komitees	Beschreibung, welche Komitees (z. B. Data Monitoring Committee) es gibt und welche Auswirkungen das auf die Arbeit der Monitore haben kann.
Monitoringformblätter und -hilfsmittel	Liste der Formblätter, die zu benutzen sind, und Beschreibung, wo/wie auf diese zugegriffen werden kann. Format: allgemeine Übersicht auf die Spezifika der klinischen Prüfung anzupassen.
Referenzen	Hinweise auf die anzuwendende(n) SOP(s) für das Monitoring, ggf. spezifisch in den entsprechenden Kapiteln des Monitoringplans.

C.7.2.2 Monitortraining vor Auswahl der Prüfstellen

Gerade bei multizentrischen und multinationalen klinischen Prüfungen ist es sehr wichtig, die beteiligten Monitore für die Auswahl der Prüfstellen zu trainieren, um die Vorgehensweise über die gesamte klinische Prüfung hinweg zu vereinheitlichen. Je nach Umfang kann dies bei einem Treffen oder auch über Telefonkonferenzen oder Online-Training-Module erfolgen. Folgende Themen sollten abgedeckt werden:

Informationen, z. B. über:

- das zu prüfende Indikationsgebiet/die zu prüfende Indikation/Erkrankung(en)
- die erwartete Studienpopulation und deren typische Begleiterkrankungen und Behandlungen
- die Differentialdiagnostik des zu prüfenden Indikationsgebietes/der zu prüfenden Indikation/der Erkrankung(en)
- die klinischen und diagnostischen Methoden zur eindeutigen Diagnosestellung der zu prüfenden Erkrankung(en)
- die Therapie(n) der zu prüfenden Erkrankung(en)
- die Studienmedikation, deren pharmakologische Eigenschaften (Klassifikation, Vor- und Nachteile gegenüber der(n) akzeptierten Standardtherapie(n), Verträglichkeitsprofil, Handhabung)
- das zu prüfende Medizinprodukt
- die Inzidenz der zu prüfenden Erkrankung(en) bei niedergelassenen Ärzten, in Spezialambulanzen, in Kliniken und Spezialkliniken

Aspekte in der Handhabung der während der klinischen Prüfung von Prüfstellen und Teilnehmern zu verwendenden Hard- und Software, z. B.:

- eCRFs, Electronic Data Capture (EDC)
- (electronic) Patient Reported Outcome (PRO)
- Tagebücher, die für die Prüfstellenauswahl relevant sind

Besprechung und Diskussion, z. B.:

- des Prüfplans
- der Durchführbarkeit der Prüfung in den vorgesehenen Ländern im geplanten Zeitraum
- des Prüfbogens und weiterer Dokumentationen
- der Drug Accountability/Device Accountability: Überprüfung und Dokumentation
- der Anforderungen an die Einholung der Probanden-/Patienteneinwilligung
- der Anforderungen zur Erfassung der Prüfproduktsicherheit und der Meldeverpflichtungen von Vorkommnissen, UEs, UAWs, SUSARs

Fortsetzung nächste Seite

Forts.

Festlegung der Aufgaben und Verantwortlichkeiten der einzelnen Monitore in den verschiedenen beteiligten Ländern (Organisations-Checkliste) mit • zeitlichen Vorgaben und namentliche Benennungen
Überprüfung • der erforderlichen Qualifikationen der zu selektierenden Prüfärzte • der personellen und apparativen Ausstattung der zu selektierenden Prüfstellen • der beim Prüferselektionsbesuch mit dem zukünftigen Prüfer zu klärenden Fragen • der erforderlichen Inhalte eines Fragebogens für potenzielle Prüfer • der bei einer internationalen klinischen Prüfung zu berücksichtigenden länderspezifischen Regularien, Unterschiede und Besonderheiten
Monitoring-Plan • Häufigkeit der Monitoringbesuche pro Prüfstelle • Anforderungen für die Durchführung des Quelldatenchecks • Konsistenzchecks, die in der Datenverarbeitung nach der Dateneingabe durchgeführt werden.
Audit-Plan • Prozentsatz der zu auditierenden Prüfstellen • Zeitpunkte und zu überprüfende Dokumente und Daten

Zu **überprüfende Originaldaten/-befunde** sind alle Aufzeichnungen in jeder Form (einschließlich auf Papier, sowie magnetische und optische Aufzeichnungen),

- die die Methoden und die Durchführung einer klinischen Prüfung beschreiben,
- äußere Umstände, die eine klinische Prüfung beeinflussen, und
- Maßnahmen, die getroffen wurden.

Art und Umfang der Originalunterlagen können daher von Prüfung zu Prüfung erheblich variieren und sich auch innerhalb einer klinischen Prüfung von Prüfstelle zu Prüfstelle unterscheiden. Es ist daher zu empfehlen, dass der Monitor vor Beginn der klinischen Prüfung genau erhebt, welche Art der Originalunterlagen an der Prüfstelle vorliegen, ob diese Unterlagen auf Papier oder elektronisch gepflegt werden, ggf. welche Systeme dazu verwendet werden und wie der Zugang des Monitors bzw. von Auditoren oder Inspektoren auf die Originalunterlagen gewährleistet ist (siehe ICH-GCP 1.51, 1.52, 4.1.4 und 4.9.7 bzw. ISO 14155 3.38, 3.39 und 6.7 [2]).

Eine von Monitor und Prüfer unterschriebene Vereinbarung, z. B. Source Data Agreement genannt, ist eine gute Hilfe zur Umsetzung der Anforderungen des Monitoringplans. Bei der Erstellung ist zu beachten, welche Direkteinträge in das CRF laut Prüfplan erlaubt sind und welche speziellen Erwartungen, z. B. zur Dokumentation der Vorerkrankungen und Vormedikation bestehen.

C.7.2.3 Erste Schritte zur Auswahl potenzieller Prüfärzte und Prüfstellen

Der ordnungsgemäße Ablauf und der zeitgerechte Abschluss einer klinischen Prüfung hängt wesentlich von der Auswahl geeigneter Prüfärzte ab. Vor der Prüferauswahl sollte daher das Anforderungsprofil für eine bestimmte klinische Prüfung bezüglich der erforderlichen Qualifikation und Erfahrung als Prüfer, der apparativen und personellen Ausstattung und der Patientenklientel analysiert werden.

Speziell bei der Prüfung von implantierbaren Medizinprodukten (MP) sollten Prüfer ausgewählt werden, die chirurgische Erfahrung in der gleichen oder einer ähnlichen Indikation haben und die eine gleiche oder ähnliche Anwendungsmethode bzw. Implantationsmethode verwenden. Gelegentlich kann es sinnvoll sein, ein einheitliches chirurgisches Training am Tiermodell für alle zu beteiligenden Prüfärzte durchzuführen.

Für die Auswahl geeigneter Prüfer ist der Sponsor verantwortlich (ICH-GCP 5.6 [1] bzw. DIN EN ISO 14155 5.8 und 8.2.1 [2]), häufig ist diese Aufgabe an eine CRO delegiert.

Zuerst wird man im Unternehmen vorhandene Prüfarztverzeichnisse daraufhin durchsehen, ob Ärzte aufgeführt sind, mit denen bereits positive Erfahrungen als Prüfer vorliegen und die als Prüfärzte für eine bestimmte klinische Prüfung geeignet erscheinen.

Aus der aktuellen Literatur zum jeweiligen Indikationsgebiet lassen sich weitere potenzielle Prüfärzte identifizieren. Möglich ist auch ein Internet-Screening über Arzt-/Facharzt-/Spezialisten-Gesellschaften/Fachgesellschaften. Auch der sog. Co-ordinating Investigator kann ggf. interessierte Kollegen und Kolleginnen empfehlen. In einigen Ländern bieten auch immer mehr auf Studiendurchführung spezialisierte Prüfstellen ihren Service an. Je nach Indikation kann dies für Sponsor/CRO interessant sein, auch wenn diese Prüfstellen über keinen festen Patientenstamm verfügen.

Eine weitere Quelle sind öffentliche Studienregister. Die WHO stellt eine Plattform mit empfohlenen Registern [L1] zur Verfügung, die als Wegweiser dienen kann.

Die Ausbildung von medizinischem Personal und Ärzten ist international unterschiedlich geregelt. Bei multinationalen klinischen Prüfungen ist es daher wichtig, das System der Ausbildung und Diplome/Abschlüsse im jeweiligen Land zu kennen. Nur so kann gewährleistet werden, dass die zuvor definierten Anforderung für die Mitwirkung bei der klinischen Prüfung erfüllt sind (▶ Kap. C.8 Qualifikation von Prüfer und Prüfstelle).

Grundsätzlich sollten nur Ärzte und Ärztinnen als Prüfer für die Teilnahme an klinischen Prüfungen in Betracht gezogen werden, die wissenschaftliche Herangehensweisen (falsifizierbar/überprüfbar) unterstützen. Die erste Nachfrage zum Interesse an einer Teilnahme eines neuen Prüfers kann telefonisch oder schriftlich mittels eines Fragebogens (Feasibility Questionnaire) erfolgen. Es ist zu überlegen, diese Nachfrage in zwei Schritte aufzuteilen: Abfrage des generellen Interesses und im Anschluss Abfrage weiterführender Informationen zur Prüfstelle.

Im Prinzip dient die Abarbeitung des Fragebogens zur Machbarkeit der Eingrenzung des Kreises potenzieller Prüfärzte, denen ein Pre-Study Visit abgestattet werden soll. Möglich sind z. B.:

Fragen an den Prüfer zu seiner/seinen

- Motivation für die Teilnahme
- Zahl der für eine klinische Prüfung potenziell geeigneten Patienten mit einer bestimmten Erkrankung innerhalb eines bestimmten Zeitraumes
- diagnostischen und therapeutischen Möglichkeiten an der Prüfstelle
- bisherigen Kenntnissen und Erfahrungen mit der Prüfmedikation oder ähnlichen Medikamenten/Medizinprodukten
- Erfahrungen mit klinischen Prüfungen
- Kenntnissen und Erfahrungen mit GCP
- bisherigen wissenschaftlichen Tätigkeiten und Publikationen

Zur Bearbeitung des Fragebogens benötigt der Prüfer eine Kurzbeschreibung des Prüfdesigns, die Beschreibung der Zweckbestimmung eines Medizinproduktes oder der pharmakologischen Klasse eines Prüfpräparates und der Charakterisierung der Patienten. Da zu diesem Zeitpunkt meist noch keine Vertraulichkeitsvereinbarung mit dem Prüfer/der Prüfstelle besteht, sollten keine streng vertraulichen Informationen mitgeteilt werden. Das Angebot einer kleinen Aufwandsentschädigung für das Ausfüllen des Fragebogens – unabhängig von einem tatsächlichen Interesse an der klinischen Prüfung – kann den Rücklauf günstig beeinflussen. Die Art und Höhe der Entschädigung und die Zahlungsmodalitäten sollten juristisch abgeklärt sein.

Beispiel: Feasibility Questionnaire – Anfrage an potenzielle Prüfärzte

Fragebogen (Muster) für telefonische und schriftliche Anfragen bei potenziellen Prüfärzten zur Ermittlung des generellen Interesses an und erste Überprüfung der Eignung zur Teilnahme an einer klinischen Prüfung.

Allgemeine Fragen

Wir planen eine klinische Prüfung mit dem Prüfpräparat ... bei Patienten mit ... (Angabe der Indikation und der wichtigsten Ein- und Ausschlusskriterien, der durchzuführenden Untersuchungen, der Häufigkeit der Untersuchungen und Anzahl der Visiten sowie der Gesamtdauer der klinischen Prüfung; geplanter Beginn: ...)

Sofern Sie grundsätzlich Interesse an dieser klinischen Prüfung und Ihrer Teilnahme haben, möchten wir Sie bitten, diesen Fragebogen auszufüllen und bis spätestens .... an......... (Name/Anschrift/Telefon/Fax/E-Mail) zu schicken. Die von Ihnen übermittelten Informationen ermöglichen uns eine vorläufige Einschätzung Ihrer möglichen Teilnahme an dieser klinischen Prüfung. Ihre Daten helfen uns außerdem, die zu untersuchende Patienten-Population genauer zu definieren.

Wie viele Einwohner hat der Ort/Einzugsbereich, in der/dem Sie praktizieren/in der Klinik tätig sind:

< 25 000: .... 25 000–250 000: .... 250 000–1 Million: .... > 1 Million: ....

Gibt es weitere Ärzte in der Praxis/Abteilung? Nein Ja

Wenn ja, wie viele? ..., deren Spezialisierung/Fachärzte: ....

Patienten-Aufnahme und Behandlung der zu untersuchenden Erkrankung/en

Die folgenden Fragen beziehen sich auf Patienten in Ihrer Praxis/Klinik, die an der ... (Erkrankung) leiden und aus Ihrer Sicht für die Teilnahme an der klinischen Prüfung geeignet wären. Bitte berücksichtigen Sie nur Patienten, die die Auswahlkriterien erfüllen. Selbstverständlich kann es sich bei Ihren Angaben nur um Schätzungen handeln.

Wie viele Patienten mit einer ... (Erkrankung) werden bei Ihnen jeden Monat/jedes Jahr untersucht/behandelt/operiert? Ca. ... Patienten

Wie viel % dieser Patienten sind älter als 65 Jahre: ...; älter als 75 Jahre: ...?

Würden nach Ihrer Meinung Patienten unter einer medikamentösen Therapie bereit sein, diese für einen gewissen Zeitraum (Auswaschperiode) abzusetzen, bevor die Verabreichung der Prüfmedikation beginnen kann? Nein Ja

Wäre es in diesem Fall erforderlich, eine Ausweichmedikation zur Verfügung zu stellen? Nein Ja Wenn ja, welche?

Welche diagnostischen Verfahren bzw. Laboruntersuchungen setzen Sie zur Diagnose der ... (Erkrankung) routinemäßig ein? ....

Welche speziellen diagnostischen Möglichkeiten stehen Ihnen zur weiteren differentialdiagnostischen Abklärung der ... (Erkrankung) zur Verfügung? ....

Wie wird nach der Behandlung/Heilung der ... (Erkrankung) der Grad der physischen Leistungsfähigkeit des Patienten beurteilt? Bitte nennen Sie Ihre häufigsten Bewertungskriterien: ....

Welche Kriterien werden angewandt, um die Funktionstüchtigkeit (Aktivitäten des täglichen Lebens) nach der Heilung der ... (Erkrankung) zu bestimmen? ....

Wie lange bleiben Patienten mit einer ... (Erkrankung) durchschnittlich in ambulanter/stationärer Behandlung? ....

Welchen Einfluss haben die folgenden Faktoren: ... nach Ihrer Erfahrung auf die Dauer des Klinikaufenthaltes/der ambulanten Behandlung dieser Patienten? ....

Bitte listen Sie die medizinischen Voraussetzungen auf, die für die Beendigung der Behandlung oder Entlassung eines Patienten erfüllt sein müssen (schließen Sie bitte nach einer stationären Behandlung soziale Faktoren aus, z. B. Warten auf einen Platz im Pflegeheim/Rehabilitationseinrichtung, Zusage häuslicher Pflege): ....

Wie lange bleiben die Patienten, die anschließend in eine Rehabilitationseinrichtung gehen, durchschnittlich dort? ... Tage/Wochen

Wie lange und wie oft werden die Patienten nach der Behandlung/Entlassung wiedereinbestellt, nachbeobachtet, nachuntersucht? ... Wochen/Monate

In der klinischen Prüfung zu untersuchende Erkrankung/en

Folgende Untersuchungen sollen in der vorgesehenen klinischen Prüfung durchgeführt werden (studienspezifische Anforderungen einfügen): ....

Stehen Ihnen die folgenden apparativen Methoden/Geräte zur Verfügung (studienspezifische Anforderungen einfügen): ....

Sehen Sie irgendwelche vorhersehbaren Probleme, diese Untersuchungen bei Ihren Patienten durchzuführen?

Nein Ja Wenn ja, welche? ....

Haben Sie schon ähnliche klinische Prüfungen in dieser Indikation durchgeführt?

Nein Ja Wenn ja, wie viele klinische Prüfungen wurden durchgeführt? ... klinische Prüfungen;

Fortsetzung nächste Seite

Forts.

Wie viele Patienten wurden pro klinische Prüfung aufgenommen? ca.: ... bis ... Patienten;
Wie viele Patienten konnten in den klinischen Prüfungen pro Monat rekrutiert werden? ...
Welche Faktoren haben die Rekrutierung negativ beeinträchtigt? ....
Welche Faktoren/Maßnahmen haben die Rekrutierung positiv beeinträchtigt? ....
Laufen zurzeit bei Ihnen konkurrierende klinische Prüfungen
- in der gleichen Indikation? Ja Nein
- mit einer ähnlichen Prüfsubstanz(klasse)? Ja Nein
- in anderen Indikationen? Ja Nein
- mit einem Medizinprodukt? Ja Nein

Wann werden diese klinischen Prüfungen beendet sein? ...
Wie viele Patienten könnten nach Ihrer Schätzung von Ihnen monatlich in diese klinische Prüfung aufgenommen werden? ca. ... Patienten
Wie würden Sie die Patienten für diese Prüfung vorselektieren bzw. auswählen?
- in Ihrer Klinikambulanz
- mit Hilfe Ihrer Datenbank
- durch Anschreiben an Ihre Patienten
- Zusammenarbeit mit anderen Praxen/Kliniken

Was würden Sie unternehmen, wenn die Patienten-Rekrutierung langsamer als von Ihnen erwartet verläuft?
....
Welche Patientenansprache bzw. Werbung zur Teilnahme würden Sie befürworten?
Poster in der Praxis/Klinik — lokale Zeitungswerbung — Radio — Fernsehen
Internet — Andere, und zwar ....
Wie könnten Patienten zur Teilnahme und Compliance nach Ihrer Meinung motiviert werden?
....
Waren Sie schon an klinischen Prüfungen beteiligt? Ja Nein
Im entsprechenden Fachgebiet? Ja Nein
Waren Sie als Prüfer in monozentrischen Studien tätig? Ja Nein
als Prüfer in multizentrischen Studien tätig? Ja Nein
Bzw. haben Sie die klinische Prüfung als verantwortlicher Prüfer (in Deutschland) geleitet? Ja Nein
Wie viele klinische Prüfungen mit Arzneimitteln haben Sie bisher durchgeführt? ...
Phasen dieser Prüfungen: Phase I — Phase II — Phase III — Phase IV
Wie viele klinische Prüfungen mit Medizinprodukten haben Sie bisher durchgeführt? ...
In welchen Indikationen? ....
Welche Ethik-Kommission ist evtl. zusätzlich zu derjenigen des Verteilungsplanes zuständig (z. B. an der Klinik)? ....
Welche Überwachungsbehörde ist für Sie zuständig? ....
Wurde Ihr Zentrum schon einmal durch einen Auditor oder Inspektor überprüft? Nein Ja
- Wenn ja, von einer pharmazeutischen/medizintechnischen Firma? Nein Ja
- Wenn ja, von einer Behörde? Nein Ja
- Von welcher Behörde? ....

Haben Sie Erfahrungen in der Zusammenarbeit mit Zentrallaboren bei der Durchführung klinischer Prüfungen? Nein Ja
Sind Ihnen die gesetzlichen Bestimmungen, Richtlinien und Leitlinien zur Durchführung klinischer Prüfungen bekannt? Ja Nein
Gibt es in Ihrer Praxis/Klinik eine(n) Study Nurse/Studienkoordinator(in)? Ja Nein
Verfügen Sie/Ihr(e) Study Nurse/Studienkoordinator(in) über ausreichendes technisches Know-how zur Handhabung von elektronischen Systemen (eCRF, IRT)? Ja Nein
Konnten Sie in früheren klinischen Prüfungen im vorgegebenen Zeitraum die gewünschte Patientenzahl in die klinische Prüfung aufnehmen? Ja Nein

Studienteilnahme

Möchten Sie eine weitere Kollegin/einen weiteren Kollegen für die Teilnahme empfehlen? Nein Ja
und zwar: ....
(Bitte Adresse und Telefon-Nr. angeben)
Sind Sie an einer Teilnahme interessiert und möchten Sie den Prüfplan sowie weitere Informationen erhalten? Ja Nein

Fortsetzung nächste Seite

Forts.

Falls ja, bitte überprüfen und vervollständigen Sie Ihre(n) Titel/Qualifikation und Ihre Anschrift:
Dr. med. Arzt / Facharzt für: weitere Spezialisierungen: ....
Praxis/Klinikanschrift: ....
Telefon-Nr.: .... Fax-Nr.: .... E-Mail: ....

Vielen Dank für das Ausfüllen des Fragebogens. Bitte schicken Sie den Fragebogen per Post/Fax/E-Mail an uns zurück. Falls Sie Fragen zu dieser klinischen Prüfung haben, rufen Sie uns bitte unter der Nummer:
.... / .... an.

Die folgenden weiteren Schritte sind vorgesehen:

- *Sichtung der eingegangenen Fragebögen und Rückmeldung an interessierte Prüfärzte bis....*
- *Übermittlung einer Vertraulichkeitsvereinbarung*
- *Übermittlung weiter Unterlagen, z. B. Prüfplan Prüferinformation*
- *Kontaktaufnahme zur Planung des Pre-Study Visits*

(Es sollte ein Hinweis auf den Datenschutz ergänzt werden, abhängig davon, wie mit den eingesammelten Daten beim Empfänger verfahren werden soll, s. a. ▶ Kap. C.11 Datenschutz und Datensicherheit).

Es sollten nur Prüfer für das weitere Auswahlverfahren berücksichtigt werden, die ihre Antwort fristgerecht übermittelt haben, da sich die Zuverlässigkeit im Vorfeld oft in der weiteren Zusammenarbeit widerspiegelt.

Erscheint der Arzt aus der Sicht des Monitors als Prüfer potenziell geeignet, kann eine entsprechende Rückmeldung an den Arzt erfolgen und eine **Vertraulichkeitsvereinbarung** (z. B. eine rechtlich geprüfte firmeneigene Standardvorlage) zugeschickt werden. Nach Erhalt der unterschriebenen Vertraulichkeitsvereinbarung können der Prüfplan, die vorgesehene Patienten-Information und -Einwilligungserklärung sowie die Prüferinformation zugeschickt werden.

Sofern vorherige Erfahrungen mit klinischen Prüfungen und GCP nicht vorliegen, erhalten interessierte Ärzte Kopien der entsprechenden Anforderungen sowie Hinweise zu Fortbildungsveranstaltungen zu klinischen Prüfungen.

C.7.2.4 Pre-Study Visit

Aus der Gruppe der potenziell geeigneten Prüfärzte werden nun diejenigen ausgewählt, bei denen ein Pre-Study Visit (Synonyme: Pre-Trial Monitoring Visit; Selection Visit) durchgeführt werden soll. Die Vorerfahrung mit der Prüfstelle, falls vorhanden, die Angaben im „Feasibility Questionnaire" und eventuelle Vorgaben zur maximalen Anzahl von Prüfstellen durch die Projektleitung spielen dabei eine wichtige Rolle.

Zur Vorbereitung eines Pre-Study Visits wird überprüft, ob die Voraussetzungen zur Beteiligung eines interessierten Arztes/einer interessierten Ärztin an einer klinischen Prüfung erfüllt sind, welche Abstimmungen und Vereinbarungen zu treffen sind und welche Informationen und Dokumente vom Prüfer während des Pre-Study Visits einzuholen sind.

Falls noch nicht erfolgt, sollte spätestens jetzt eine **Vertraulichkeitsvereinbarung** eingeholt werden.

Basis für den Pre-Study Visit sind die Voraussetzungen für die Durchführung einer klinischen Prüfung von Arzneimitteln/Medizinprodukten entsprechend AMG [11], Medizinprodukterecht-Durchführungsgesetz (MPDG) [12] und GCP-Anforderungen.

Die folgenden Punkte gelten analog auch für den Pre-Study Visit bei Studienkoordinierungszentren und Prüfernetzen:

- Besitzt der Prüfer die erforderliche Qualifikation als Arzt?
- Ist der Prüfer mit dem Indikationsgebiet vertraut und erfahren (Expertise)?
- Sind die gesetzlichen Bestimmungen und GCP-Anforderungen zur Durchführung klinischer Prüfungen bekannt? Falls nicht, würde der Prüfer an einem GCP-Training teilnehmen?
- Hat der Prüfer Erfahrung in der Durchführung klinischer Prüfungen nach GCP?
- Welche potenziellen Studiendaten werden auch/ausschließlich elektronisch gespeichert?

Fortsetzung nächste Seite

Forts.

• Bei elektronischer Patientenakte: Wie sind die Zugangsrechte geregelt, verfügt das System über einen Audit Trail, gibt es eine Dokumentation zur Qualifizierung/Validierung des Systems? • Wie sind diese Daten beim Monitoring zugänglich bzw. können überprüft werden? Gibt es z. B. einen speziellen Lesezugriff für den Monitor? • Sind schon Daten verlorengegangen/wie oft stürzt das System ab? • Wie wird die IT-Infrastruktur gewartet (regelmäßig, von wem)? • Wie ist die Fehlerbehebung geregelt und gibt es Ersatz bei Ausfall der IT-Infrastruktur? • Bei der Anwendung von Betäubungsmitteln: Liegt eine Umgangserlaubnis nach dem Betäubungsmittelgesetz (BtMG) [13] vor? Auf wen ist diese ausgestellt? • Bei der Prüfung von radioaktiven Prüfpräparaten oder Durchführung von Röntgenuntersuchungen: Liegt die Genehmigung nach dem Strahlenschutzgesetz (StrlSchG) [14] vor? • Bei der Prüfung von gentechnologischen Prüfpräparaten: Liegt die Genehmigung nach dem Gentechnikgesetz (GenTG) [15] vor?

Während des Besuches werden noch ausstehende Informationen eingeholt, erforderliche Dokumente vom Prüfer erbeten und die geplante klinische Prüfung in allen Einzelheiten besprochen.

Je nach Vorbereitungsstand der klinischen Prüfung sind u. U. allerdings noch nicht alle unten genannten Punkte final festgelegt. Dann ist es essenziell, sich auf die Punkte zu konzentrieren, die eine Entscheidung für oder gegen eine Teilnahme des Prüfers/der Prüfstelle ermöglichen. Dokumente können auch separat übermittelt, Unterschriften eingeholt oder Schulungen bei Prüfertreffen oder Study Initiation Visit durchgeführt werden. Redundanzen sollten tunlichst vermieden werden.

Der Termin für den Pre-Study Visit sollte vorher schriftlich unter Angabe des Zeitaufwands bestätigt und vom Prüfer zur Verfügung zu stellenden Dokumenten in diesem Schreiben aufgelistet werden. Falls die Anwesenheit anderer Personen der Prüfstelle nötig ist, sollte auch dies vorab abgestimmt werden.

Checkliste für den Pre-Study Visit

Dokumente	Wurden die folgenden Dokumente mit dem Prüfer besprochen? • Investigator's Brochure/Fachinformation • Prüfplan • Probanden-/Patienteninformation und -Einwilligungserklärung • Prüfbogen (CRF) • andere Dokumente • erforderliche Übersetzungen von Prüfunterlagen
Prüfer und Assistenzpersonal	• Steht ein erfahrener Studienkoordinator oder eine Study Nurse zur Verfügung? • Werden weitere Personen beteiligt, die mitverantwortlich für prüfungsbedingte medizinische Entscheidungen sein werden? • Bei klinischen Prüfungen mit Arzneimitteln: Gibt es einen ärztlichen Mitarbeiter an der Prüfstelle mit ausreichender Qualifikation, der den Prüfer bei Bedarf vertreten kann? • Bei internationalen klinischen Prüfungen: Sind die Englischkenntnisse des vorgesehenen Personals ausreichend, um englische Dokumente (Prüfplan, Prüferinformation, Manuals) zu verstehen? • Wurden die Beteiligung des Assistenzpersonals und dessen Verantwortlichkeiten bei der Durchführung einer klinischen Prüfung festgelegt (Auflistung, Namen)? • Ist die Ausbildung des Assistenzpersonals ausreichend? • Wurden die Verpflichtungen des Prüfers diskutiert? • Werden zz. beim Prüfer andere klinische Prüfungen durchgeführt?

Fortsetzung nächste Seite

Forts.

	• Werden zz. beim Prüfer klinische Prüfungen bei der gleichen/ähnlichen Indikation durchgeführt? • Wie viele klinische Prüfungen werden zz. durchgeführt oder sind demnächst geplant? • Ist die erforderliche Patientenzahl mit einer(m) bestimmten zu untersuchenden Erkrankung/Zustand anhand retrospektiver Daten während der vorgesehenen Prüfdauer voraussichtlich vorhanden? • Entspricht das diagnostische Vorgehen und die Therapiegewohnheit des Arztes (an die die Patienten gewöhnt sind) bei der zu untersuchenden Erkrankung zumindest grundsätzlich den Abläufen und der vorgesehenen Therapie in der geplanten klinischen Prüfung? (Falls nicht, wäre eine Umstellung auf die studienspezifischen Abläufe möglich, welche Hindernisse könnten auftreten und sollte daher die klinische Prüfung bei diesem Arzt überhaupt begonnen werden?) • Hat der Prüfer genügend Zeit zur Durchführung der klinischen Prüfung? • Wurden die CVs des Prüfers und weiterer verantwortlich Beteiligter erbeten? • War das zu beteiligende Assistenzpersonal bei der Besprechung anwesend?
Ausstattung des Prüfers	• Stehen ein Computer mit begrenztem passwortgeschütztem Zugang, Internetanschluss, Fax- und Kopiergerät, Telefon und E-Mail-Anschluss zur Verfügung? • Ist die personelle und apparative Ausstattung ausreichend, um die im Prüfplan vorgeschriebenen Untersuchungen durchzuführen? • Stehen die in der klinischen Prüfung zu verwendenden Geräte zur Verfügung? • Sind die Geräte erforderlichenfalls zum Betrieb überprüft/zugelassen (Zertifikate)? • Wurden bei anzuwendenden Medizinprodukten die sicherheitstechnischen und messtechnischen Kontrollen gemäß Medizinprodukte-Betreiberverordnung (MPBetreibV) [16] durchgeführt? • Benötigt der Prüfer eine zusätzliche Ausstattung? • Ist die personelle Ausstattung ausreichend? • Ist die Laborausstattung ausreichend? • Sind die Aufbewahrungs-/Lagerungsmöglichkeiten für die Prüfprodukte vorhanden und adäquat?
Bei Beteiligung des lokalen Labors	• Wurden die Labormethoden mit dem Prüfer besprochen? • Wurde ein zu beteiligendes lokales Labor festgelegt? • Wurde der Leiter des lokalen Labors/Laborarzt darüber informiert, dass Proben aus einer klinischen Prüfung analysiert werden, und dass er (nach Absprache) für Monitoringbesuche und Audits zur Verfügung stehen muss? • Ist das Labor akkreditiert, erfüllt die DIN EN 45001-, ISO 25- und DIN EN ISO 9004-Kriterien? • Bei klinischen Prüfungen mit Arzneimitteln: Ist bereits eine Anzeige nach § 67 AMG [11] für das Labor erfolgt? • Ist das Laborpersonal ausreichend und qualifiziert? • Wurden dem Laborarzt und seinen Mitarbeitern die erforderlichen Informationen zur klinischen Prüfung zur Verfügung gestellt? • Wurden die Labormethoden und die Handhabung der Proben der klinischen Prüfung mit dem Laborpersonal besprochen? • Stehen die – laut Prüfplan – benötigten Laborgeräte/Laboreinrichtungen während der gesamten Dauer der klinischen Prüfung zur Verfügung? • Wurde die Übermittlung der Laborergebnisse an den Prüfer und/oder den Sponsor/die CRO besprochen (papierbasiert, elektronisch)? • Wurde eine Liste mit den Referenzbereichen der Laborparameter und der Labormethoden angefordert/übergeben?

Fortsetzung nächste Seite

Forts.

	• Wurden die Qualitätskontrollmaßnahmen des Labors diskutiert und eine Dokumentation hierüber erbeten? • Ist dem Laborarzt und seinem Personal bekannt, dass Korrekturen von Laborwerten zu datieren, zu signieren und ggf. zu begründen sind? • Wurde der Lebenslauf des Leiters des Labors angefordert/übergeben? • Ist dem Laborarzt und dem Personal die Verpflichtung zur Vertraulichkeit bekannt? • Wie ist die Archivierung der Labordaten geregelt?
Bei Beteiligung eines Zentrallabors	• Sind die vom Zentrallabor zu liefernden Materialien bekannt und in der Prüfstelle zu handhaben/passend zu den Gerätschaften (z. B. Zentrifugen)? • Wurden Probenhandhabung, Versand, Analyse und Ergebnisübermittlung vereinbart/abgestimmt? • Wurde die Übermittlung der Laborergebnisse an den Prüfer besprochen (papierbasiert, elektronisch, Zeitschiene)?
Bei Beteiligung anderer Einrichtungen	• Ist der Erhalt von Befunden/Kopien sowie deren Dokumentation und Archivierungsart und -ort zur Originaldatenüberprüfung sichergestellt?
Prüfpräparat/ Prüfmedikation(en)/ Medizinprodukt	• Wurden Lagerung, Ausgabe und Verbleibsdokumentation der Prüfmedikationen mit dem Apotheker/der Medizinprodukte mit anderen Verantwortlichen besprochen? • Ist die Prüfstelle in der Lage, Lagerung und Verbrauchsdokumentation ordnungsgemäß durchzuführen (Angaben, wo und wie)? • Bei der Prüfung von Betäubungsmitteln: Erfolgt die Lagerung entsprechend § 15 BtMG [13] und werden die Aufzeichnungsvorschriften nach § 17 BtMG [13] eingehalten? Wer verfügt über die Umgangserlaubnis?
Studienspezifische Fragestellungen	• Realistisch geschätzte Rekrutierungsrate ist ... Patienten pro Monat für insgesamt ... Patienten während ... Monaten? • Wie viele Patienten aus der vorhandenen Klientel scheinen aufgrund der Ein- und Ausschlusskriterien für die klinische Prüfung geeignet?
Ethik-Kommission	Die klinische Prüfung wird in der EU von Sponsor/CRO bei den Behörden eingereicht, die sich mit der nach Verteilungsschlüssel zuständigen EK ins Benehmen setzt. Falls für den speziellen Prüfer eine zusätzliche Einreichung notwendig ist (z. B. bei der institutionseigenen EK): • Wurde die Adresse der zuständigen EK erbeten? • Wurde eine Liste der Mitglieder der EK mit Angabe ihrer Qualifikation erbeten, oder ist diese im Internet verfügbar? • Liegt die Verfahrensordnung der EK vor bzw. wurde sie angefordert? • Wie kann der Prüfer bei der Einreichung unterstützt werden?
Behördliche Anforderungen	• Welches ist die für die Prüfstelle zuständige Überwachungsbehörde und die Adresse? • Wurden die Meldepflichten für schwerwiegende und unerwartete unerwünschte Ereignisse und Vorkommnisse besprochen? • Bestehen spezifische Pflichten zur Meldung von Verstößen gegen den Prüfplan, gesetzliche Bestimmungen oder GCP? • Wurde der Inhalt und die Handhabung des Prüferordners besprochen? • Wurden die erforderlichen Dokumentations- und Archivierungsverpflichtungen besprochen?
Verschiedenes	• Wie werden Patienten/Originaldaten in der Prüfstelle erhoben und dokumentiert? Wie werden Originaldaten zu klinischen Prüfungen dort integriert? • Werden in der Prüfstelle Patientenkarteien/Krankenhausakten elektronisch gespeichert?

Fortsetzung nächste Seite

Forts.

	• Erhalten alle Patienten bei Verwendung eines Computerprogramms eine spezielle Computernummer zur eindeutigen Identifizierung und Wiederfindung der Patientendokumentation? • Lässt ein verwendetes Computerprogramm nachträgliche Änderungen/Ergänzungen der Patientendaten zu? Falls ja, wird das Datum der Änderung/Ergänzung automatisch dokumentiert (Audit Trail)? • Bei elektronischen Krankenakten: Kann der Monitor (bzw. ein Auditor oder Inspektor) eine direkten Lesezugriff erhalten, der auf die Studienteilnehmer beschränkt ist? Ist es ansonsten möglich, einen unterschriebenen, datierten Ausdruck des aktuellen Standes der Patientendaten bei jedem Monitoringbesuch zu erhalten? • Sind in der Klinik/Praxis feste Zeiten für Studienpatienten eingeplant? • Wird in der Klinik/Praxis eine Terminliste/ein Terminbuch zur Einbestellung und telefonischen Erinnerung für Studienpatienten geführt?
Monitoring	• Wurden Monitoringhäufigkeit und der erforderliche Zeitaufwand für den Prüfer und sein Assistenzpersonal während des Monitorings besprochen? • Steht dem Monitor ausreichend Platz (nicht das Wartezimmer) zur Verfügung? • Wurde die Überprüfung der Originaldaten (Patientenkartei/Krankenhausakte/elektronische Patientenakte) besprochen? • Wurde festgelegt, welche Originaldaten überprüft werden? (Vorbereitung eines Source Data Agreements, s. o. ► Kap. C.7.2.2)? • Wurden Art, Inhalt und Umfang von Audits und Inspektionen besprochen? • Wurde die erforderliche Zeit für das Monitoring abgestimmt?
Vertragliche Vereinbarungen	• Wurden Honorare für die Prüfärzte der klinischen Prüfung besprochen? • Wurden sämtliche Kosten für zusätzliche Untersuchungen besprochen? • Wurden Aufwandsentschädigungen für Studienteilnehmer besprochen, z. B. Fahrtkostenerstattungen; Honorare für Probanden? • Wurde die Zahlungsweise besprochen? • Wurde der Inhalt des Prüfervertrags besprochen?

Pre-Study Visit Report

Die während des Prüferselektionsbesuches besprochenen Inhalte und getroffenen Vereinbarungen, getätigten Beobachtungen, Feststellungen sowie die erhaltenen Informationen werden auf einem Formblatt, dem Pre-Study Visit Report, festgehalten und dem Sponsor mitgeteilt. In diesem Bericht sollte der Monitor auch eindeutig beschreiben, ob der besuchte Arzt/die besuchte Ärztin zur Studienteilnahme empfohlen wird und/oder ob er/sie zur Teilnahme an zukünftigen anderen Studien geeignet scheint. Unter Berücksichtigung dieser Empfehlung wird dann seitens des Sponsors/der CRO entschieden, welchen Prüfstellen nun konkret eine Teilnahme angeboten wird bzw. welche Prüfstellen ggf. als Back-up-Prüfstellen fungieren könnten. Damit kann dann der Abschluss der nötigen Verträge eingeleitet werden.

Wie bereits erwähnt, können die o. a. Punkte für die Prüferauswahl u. U. nicht alle während eines Besuches geklärt werden. Nachfolgende Telefonate oder Übermittlung von Unterlagen können diese Lücken schließen. Spätestens jedoch beim Initiierungsbesuch sollten alle Punkte abgearbeitet werden.

Die Eignung der Prüfstelle ist zusätzlich auch noch für die Einreichung der klinischen Prüfung bei den europäischen Behörden auf dem Site Suitability Form zu bestätigen (EudraLex Vol. 10 [17]).

C.7.2.5 Monitortraining vor dem ersten Prüfertreffen

Gerade bei multizentrischen und multinationalen klinischen Prüfungen sollten die beteiligten Monitore die Gelegenheit zu Erfahrungsaustausch und Vertiefung der Kenntnisse über die klinische Prüfung erhalten, z. B. bei einem Treffen oder auch über Telefonkonferenzen. Eine besondere Herausforderung stellen Aufteilungen der Monitoringaktivitäten vor Beginn der klinischen Prüfung dar. In einigen CROs werden z. B. das Pre-Study

Monitoring, ggf. sogar noch der Initiierungsbesuch, von anderem Personal durchgeführt als das Monitoring während der klinischen Prüfung. Hier ist auf eine nahtlose Übergabe der Betreuung der Prüfstelle zu achten.

Potenzielle Themen sind:

- Erfahrungsaustausch, Besprechung und Diskussion der bei Pre-Study Visits erhaltenen Informationen, von Ärzten gestellten Fragen und deren Vorschläge zum Ablauf der geplanten Prüfung
- Erarbeitung der evtl. erforderlichen Änderungen des Prüfplans, des Prüfbogens und/oder sonstiger Dokumentationen und Prüfabläufe
- Besprechung der beim Prüfertreffen zu vermittelnden Informationen und Antworten auf die bei den Pre-Study Visits gestellten Fragen und geäußerten Vorschläge
- Besprechung der in den beteiligten Ländern einzuhaltenden Regularien (Prüfgenehmigungen und Zertifikate, Ethik-Kommissionen, Meldeverpflichtungen)
- Zusammenstellung der Präsentationsunterlagen für Prüfertreffen und Prüfstellen
- Aufgabenverteilung für die Durchführung der klinischen Prüfung
- Festlegung evtl. einzubeziehender externer Experten für Trainingsaktivitäten bei Prüfertreffen und in Prüfstellen
- Besprechung der Aufgaben und Verantwortlichkeiten eines oder mehrerer Medical Monitors – sofern beteiligt – und deren Monitor- und Prüferunterstützung
- Training in der Handhabung der während der klinischen Prüfung von Monitoren, Prüfstellen und Studienteilnehmern zu verwendenden Hard- und Software bezüglich eCRFs, Remote Data Entry (RDE) bzw. Electronic Data Capture (EDC), (electronic) Patient Reported Outcome (PRO), Tagebücher oder Remote Study Monitoring (RSM). Falls dieses Training durch Online-Module bereits erfolgt ist, kann man sich auf Fragen zur Handhabung und Verbesserungsvorschläge konzentrieren.
- Training in der Handhabung der während der klinischen Prüfung von Monitoren und Prüfstellen zu verwendenden Formblätter und Dokumentationshilfen und wie auf diese zugegriffen werden kann (z. B. hat es sich etabliert, dass Sponsoren oder CROs Portale im Internet zur Verfügung stellen, auf denen jederzeit Zugriff auf studienspezifische Informationen und Studiendokumente möglich ist).

C.7.2.6 Prüfertreffen

Zur Vorbereitung einer multizentrischen klinischen Prüfung sollte zur Motivation, Abstimmung der zeitlichen und inhaltlichen Abläufe, Vorgehensweisen und Verantwortlichkeiten aller an der klinischen Prüfung Beteiligten ein Prüfärztetreffen bzw. Prüfereinweisungstreffen stattfinden, da dies eine effiziente Möglichkeit der Wissensvermittlung darstellt. Gegebenenfalls kann die Kombination mit einem vorgeschalteten Online-Training, z. B. zum Prüfplan, sinnvoll sein, damit man sich während des Treffens auf spezielle, außerhalb der Routine liegende Aspekte der klinischen Prüfung konzentrieren kann.

Hieran sollten teilnehmen:

- der Co-ordinating Investigator (falls zutreffend),
- der verantwortliche Prüfer für die klinische Prüfung,
- der/die wissenschaftlicher(n) Studienleiter/Berater,
- die beteiligten Prüfstellen, vertreten durch die Prüfer, weitere Mitglieder einer Prüfgruppe und an der klinischen Prüfung beteiligtes Assistenzpersonal, Studienkoordinatoren (oft wird eine Anzahl Teilnehmer pro Prüfstelle vorab festgelegt),
- je nach Design und erwarteter Einbindung in die klinische Prüfung: der/die Laborleiter oder der zuständige Apotheker,
- die Monitore,
- die für die Prüfung verantwortlichen wissenschaftlichen Mitarbeiter des Auftraggebers der klinischen Prüfung und

- bei Einschaltung einer CROs auch deren beteiligte Mitarbeiter.

Der Sponsor einer klinischen Prüfung ist für die Information des Prüfers bei Arzneimitteln (ICH-GCP 5.12 [1]) und das Training aller Prüfer bei Medizinprodukten verantwortlich (DIN EN ISO 14155 8.2.1 [2]).

Programmgestaltung eines Prüfertreffens

Die Gestaltung eines Prüfertreffens erfordert große Sorgfalt, damit es von den Teilnehmern als Gewinn in der Vorbereitungsphase angesehen wird. Dabei sind die Erwartungen der Teilnehmer je nach ihrer vorgesehenen Aufgabe sehr unterschiedlich. Spezifische Workshops können ein geeignetes Mittel zur gezielten Wissensvermittlung sein.

Je nach Design sollten aus der folgenden Liste die benötigten Punkte für das Programm ausgewählt werden. Zu berücksichtigen ist, dass bei Einsatz von elektronischen Systemen, z. B. eines CRFs, spezifische Trainings vor Erteilung des Zugriffes absolviert werden müssen. Redundanzen sollten vermieden werden, um die Zeit für die Klärung wichtiger Fragen zu nutzen.

Beispiele für Programmpunkte:

- klinischer Überblick über die zu untersuchende Erkrankung/Indikation und deren Standardtherapie(n)
- Übersicht zur geplanten klinischen Prüfung:
  - Zielsetzung(en)
  - Fragestellung(en)
- Erkenntnisstand zur Anwendung, Wirksamkeit und Verträglichkeit des Medizinproduktes oder der Prüfmedikation(en) (Prüferinformation)
- Erkenntnisstand zur Wirksamkeit und Verträglichkeit
- Prüfplan zur klinischen Prüfung:
  - besondere, von der sonstigen Behandlungsroutine abweichende Aspekte
  - Anforderungen, Ablaufplanung
  - Ein- und Ausschlusskriterien
  - Erfassung der Wirksamkeits- und Sicherheitsparameter
  - Praktikabilität der Studienaktivitäten – Diskussion aller anlässlich der Pre-Study Visits behandelten Fragen und Vorschläge
  - Erfassung der Repräsentativität der Studienpatienten
- Prüfbögen (CRFs) und deren Handhabung:
  - Anmerkungen, Abkürzungen und Erklärungen im CRF
  - Training des Ausfüllens eines CRFs
  - Durchführung von Korrekturen bei fehlerhaften Eintragungen
  - Zeitvorgaben bis zum Ausfüllen und bis zur(m) Abholung/des Versands der CRFs
  - bei elektronischen CRFs: Schulung für den individuellen Zugang und die korrekte Nutzung des elektronischen Systems/Programms
- Patienten-Rekrutierung und Patienten-Motivation zur Teilnahme
- Erfassung und Dokumentation unerwünschter Ereignisse:
  - Definitionen unerwünschter Ereignisse, deren Erfassung und Dokumentation
  - Meldepflichten von schwerwiegenden und unbekannten unerwünschten Ereignissen an den Auftraggeber, Ethik-Kommission(en) und staatliche Institutionen
  - Definition von indikationsspezifischen, vorhersehbaren Ereignissen (Wirksamkeits- und Sicherheitsrisiken), die zusätzlich zu schwerwiegenden unerwünschten Ereignissen wie diese unverzüglich zu dokumentieren und zu melden sind

- spezielle klinische Untersuchungsmethoden:
  - Vorstellung von Untersuchungsmethoden, die nicht zu Routineuntersuchungen gehören
  - ggf. Training von Gerätehandhabung, Methoden, Beurteilungen (Rater-Training)
- Laboruntersuchungen – in der Prüfstelle und/oder in einem Zentrallabor:
  - Probengewinnung, -handhabung, -aufbereitung, -beschriftung und -versand
  - Übermittlung und Dokumentation von Laborergebnissen
  - spezielle Laboruntersuchungen
  - Konvertierung von Laborwerteinheiten
- Studienmedikation(en)/Prüfmedikation(en)/Medizinprodukte:
  - Verpackung und Lagerungsbedingungen
  - Ausgabe- und Handhabungshinweise für die Anwendung der Prüfmedikation und/oder Medizinprodukte; bei der Prüfung von Betäubungsmitteln: spezielle Anforderung für den Umgang
  - Randomisierung, Verblindung
  - Vorgehen bei einer Entblindung, Dokumentation der Entblindung und Information an den Auftraggeber
  - Verbleibsdokumentation der Prüfmedikationen/Medizinprodukte – Drug/Device Accountability
  - analoge Informationen zu Begleitmedikationen und/oder Ausweichmedikationen
- Organisation der klinischen Prüfung:
  - zeitlicher und organisatorischer Ablauf – Studienhandbuch
  - Zuordnung der Verantwortlichkeiten (Mitarbeiter des Sponsors und der Prüfärzte)
  - Audit-Häufigkeit und -Umfang
  - Dokumentation und Meldepflichten bei vorzeitigen Studienabbrüchen
  - Studienrundschreiben
  - elektronische Kommunikation
- Good Clinical Practice (GCP) und gesetzliche Bestimmungen, Richtlinien und Leitlinien, mit Fokus auf den aktuellen Änderungen oder spezifische, für die klinische Prüfung relevante Aspekte (z. B. bei einer schutzbedürftigen Patientenpopulation):
  - Verantwortlichkeiten des Prüfers in klinischen Prüfungen (AMG [11], MPDG [12], GCP [1,2])
  - Voraussetzungen zur Durchführung klinischer Prüfungen
  - Patientenaufklärung und Einholung der Patienteneinwilligung
- Verantwortlichkeiten des Auftraggebers klinischer Prüfungen, Erläuterungen zum risikobasierten Ansatz für das Monitoring der klinischen Prüfung, Aufgaben der Monitore (Monitoringplan) und Auditoren (Audit-Plan), Durchführung des Monitorings und der Audits
- Überwachung der klinischen Prüfung durch behördliche Inspektionen
- Dokumentation der klinischen Prüfung beim Prüfer: in den Patienten-Originalunterlagen, im Prüferordner; Archivierung der Studiendokumentation

Im Programm eines Prüfertreffens sollte immer ein Zeitraum für die Beantwortung von Fragen vorgesehen werden, die sich vor oder während des Treffens ergeben/angesammelt haben. Den Teilnehmern eines Prüfärztetreffens sollten sämtliche während des Treffens übermittelten Informationen schriftlich, ggf. elektronisch über ein Prüferportal, zur Verfügung gestellt werden. Während des Treffens unterschreiben sämtliche Teilnehmer persönlich auf einer Anwesenheitsliste. Je nach Programmgestaltung sollten separate Teilnehmerlisten für z. B. zeitliche oder thematische Blöcke oder Workshops eingeholt werden.

Nach der Teilnahme an einem Prüfertreffen sollte jeder Prüfer und das beteiligte Assistenzpersonal (entsprechend der individuell dokumentierten Teilnahme) eine Teilnahmebestätigung zur Dokumentation der Schulung erhalten, in der die Inhalte sowie die Dauer der einzelnen Themenblöcke/Inhalte des Prüfärztetreffens aufgeführt sind.

C.7.2.7 Prüferordner – Investigator Site File

Der Prüfer ist verpflichtet, einen Prüferordner mit den erforderlichen regulatorischen und studienspezifischen Unterlagen aufzusetzen und zu pflegen (▶ Kap. C.3 Datenmanagement). Ein solcher Ordner erleichtert die Überprüfung der Vollständigkeit der Dokumentation einer klinischen Prüfung während des Monitorings sowie bei Audits und Inspektionen. Die Überprüfung auf Aktualität und Vollständigkeit durch den Monitor erfolgt entsprechend des Monitorplans, zumindest aber bei Abschluss der klinischen Prüfung. Die Überprüfung vor einem Audit oder einer Inspektion ist ein wichtiger Bestandteil der Vorbereitung.

Pharmacy File: Je nach klinischer Prüfung kann es sinnvoll sein, zusätzlich zum Prüferordner einen sog. Pharmacy File zur Verfügung zu stellen. Dieser sollte sich auf die Unterlagen beschränken, die notwendig sind, damit der eingebundenen Apotheker seine Aufgaben erfüllen und dokumentieren kann, z. B. den Prüfplan, die Prüferinformation, Anleitungen zum Medikationshandling und evtl. nötiger Rekonstitution, Übergabe an das Studienpersonal, Formblätter zur Dokumentation.

Archivierung: Am Ende der klinischen Prüfung muss der Pharmacy File zusammen mit dem Prüferordner archiviert werden.

C.7.2.8 Studienhandbuch für Prüfärzte (Study Reference/Operational Manual)

Eine weitere Möglichkeit, den ordnungsgemäßen Ablauf einer komplexen klinischen Prüfung zu erleichtern, ist die Erstellung eines Studienhandbuches (▶ Kap. A.7.5 Sponsor und CRO). Dieses kann ggf. auf einem studienspezifischen Portal eingesehen werden oder es ist entweder Bestandteil des Prüferordners oder ein separater Ordner für Prüfärzte und beteiligtes Assistenzpersonal, in der jeweiligen Landessprache, sofern lokal keine ausreichenden Englischkenntnisse bestehen. Die Inhalte des Studienhandbuches können anlässlich eines Prüfertreffens vor Studienbeginn oder während des Prüferinitiierungsbesuches vorgestellt und diskutiert werden.

C.7.2.9 Prüfervertrag und Honorarvereinbarung

Zwischen dem Auftraggeber/Sponsor (Zuwendungsgeber) der klinischen Prüfung und den Prüfärzten bzw. Prüfstellen ist vor Beginn der klinischen Prüfung ein Vertrag über die Durchführung und die anfallenden Kosten abzuschließen (ICH-GCP 4.9.6 [1] bzw. DIN EN ISO 14155 8.2.2 [2]). Oft übernimmt die eingebundene CRO auch den Vertragsabschluss im Auftrag des Sponsors (weitere Informationen ▶ Kap. C.12 Compliance/Vertragsgestaltung/Prozesse und ▶ Kap. C.13 Honorierung von Prüfern).

C.7.3 Study Initiation Visit (Einführungsbesuch)

Sind nach dem Pre-Study Visit die erforderlichen Voraussetzungen für den Beginn einer klinischen Prüfung erfüllt und liegen die hierfür erforderlichen Dokumente beim Auftraggeber vor, kann der Study Initiation Visit mit dem Prüfer abgestimmt werden.

Zunächst sollte identifiziert werden, welche Dokumente der Prüfer noch bereitstellen muss, und welche Punkte während des Initiierungsbesuches studien-/zentrumsspezifisch zu besprechen sind. Danach wird der Besuch bzgl. des Zeitpunktes, der voraussichtlichen Dauer, der erforderlichen Teilnahme der an der klinischen Prüfung zukünftig beteiligten Mitarbeiter und der vorzubereitenden Dokumente abgestimmt und schriftlich bestätigt.

Vor dem oder während des Study Initiation Visits erhält der Prüfer den (idealerweise schon so weit als möglich eingerichteten) Prüferordner, das Studienhandbuch, und die für die Durchführung der klinischen Prüfung erforderlichen Prüfpräparate bzw. Medizinprodukte und erforderliche Studienmaterialien. Während des Besuches werden der Studienablauf sowie die durchzuführenden Dokumentationen, Kommunikationsvereinbarungen und Verpflichtungen (erneut) besprochen und überprüft, ob es seit dem Pre-Study Visit Änderungen in der Prüfstelle bezüglich der Ausstattung, des vorgesehenen Assistenzpersonals oder sonstige die klinische Prüfung beeinflussende Änderungen gab.

Der Einführungsbesuch kann auch unter Zuhilfenahme von Demonstrationspackungen der Medikation durchgeführt werden, sofern die Verschickung der Medikation an die Prüfstelle erst nach erfolgter Initiierung mit Überprüfung der vorgesehenen Lagerung (Ort, Zugang, Lagerungsbedingungen) vorgesehen ist. Erfahrungsgemäß führt dieses Vorgehen, wenn gut geplant, nicht zu einer nennenswerten Verzögerung des Starts der Patientenrekrutierung und empfiehlt sich z. B. bei klinischen Prüfungen mit Betäubungsmitteln.

Checklisten für den Study Initiation Visit (Einführungsbesuch)

Prüferordner – regulatorische Voraussetzungen und GCP-Anforderungen	Überprüfung der Vollständigkeit der erforderlichen Dokumente: • unterschriebener Prüfplan einschließlich evtl. Amendments • Prüferinformation • Patienten-Identifizierungsliste • Probanden-/Patienten-Information und -Einwilligungserklärungen (blanko) • Kopie der aktuellen Versicherungsbestätigung • Kopie des GMP-Zertifikates für die Prüfmedikation(en)/des Prüfmusterfreigabezertifikates/der Erklärung des Herstellers zu Medizinprodukten für die klinische Prüfung, sofern nötig • Kopie der Prüfgenehmigung durch die zuständige Behörde (deckt in der EU die zustimmende Bewertung durch die EK ab) • bei klinischen Prüfungen, die vor Anwendung der Verordnung (EU) Nr. 536/2014 [18] genehmigt wurden: Kopien der Meldebestätigung mit der EudraCT-Nr., der Prüfgenehmigung der zuständigen Bundesoberbehörde sowie der zustimmenden Bewertung der Ethik-Kommission • sofern Arzneimittelprüfung: Kopie der Anzeige der klinischen Prüfung bei der zuständigen Landesbehörde (Regierungspräsidium, Bezirksregierung, Gesundheitsamt) • Lebensläufe des Prüfers und der verantwortlich Beteiligten, z. B. unter Nutzung der europäischen Vorlage (EudraLex Vol. 10 [18]) • weitere Formblätter, z. B. FDA-Formular 1572*, Form 3454 und 3455, für IND-Studien oder wenn die zu erwartenden Studienergebnisse für eine Zulassung in den USA verwendet werden sollen • Lebensläufe weiterer beteiligter Prüfärzte und des Assistenzpersonals • Kopie der Referenzbereichstabelle und der Labormethoden • Kopie bzw. Zweitschrift des unterschriebenen Vertrages über die Durchführung der klinischen Prüfung bzw. Verweis, wo dieser Vertrag an der Prüfstelle abgelegt ist • Delegationsliste mit den aktuellen Unterschriftsberechtigten der Prüfstelle einschließlich deren Position, Funktion und Unterschriften/Kürzel, freigegeben durch den Prüfer zur Dokumentation, welche Aufgaben an wen für welchen Zeitraum delegiert werden • Mitgliederliste der Ethik-Kommission, deren berufliche Stellung und die Verfahrensordnung der EK • Formblatt zur Dokumentation der erfolgten Monitoringbesuche (Visit Log) • CRF-Manual, sofern zutreffend und nicht z. B. in das eCRF integriert • Studienhandbuch, sofern zutreffend
Training an der Prüfstelle	• Training der in der Prüfstelle Beteiligten in der Handhabung der während der klinischen Prüfung anzuwendenden elektronischen Systeme (PCs oder Laptops mit vorinstallierter Software, web-basierte Anwendungen): Datenübermittlung per E-Mail oder Internet – sofern dies nicht über die jeweiligen System-Provider erfolgt und als Voraussetzung der Erteilung eines personalisierten Systemzugangs separat durchgeführt wurde • Sind die im Prüfplan vorgeschriebenen Vorgehensweisen und Abläufe allen an der klinischen Prüfung Beteiligten bekannt? • Sind dem Prüfer und dem beteiligten Assistenzpersonal die Richtlinien für das Ausfüllen und die Handhabung der Prüfbögen bekannt?

Fortsetzung nächste Seite

Forts.

Prüfpräparat/ Prüfmedikation(en)/ Medizinprodukte und Studienmaterialien	• Ist der Pharmacy File hinsichtlich der Unterlagen für den eingebundenen Apotheker (falls zutreffend) vorhanden und aktuell? • Ist die Dokumentation der erhaltenen/übergebenen Prüfmedikation/Medizinprodukte und Materialien vollständig und ist der Aufbewahrungsort adäquat? • Wurden die übersandte(n) Prüfmedikation/Medizinprodukte und Materialien überprüft? • Sind die Verfallsdaten ausreichend? • Sind die Voraussetzungen, Vorgehensweisen, Dokumentations- und Informationspflichten bei einer evtl. erforderlichen Entblindung bekannt? • Sind die sonstigen Studienmaterialien ausreichend zur Anwendung während der klinischen Prüfung geeignet, die Handhabung demonstriert und ist der Aufbewahrungsort adäquat?
Labor	• Sind die Laborinformationen und Dokumente (siehe Pre-Study Visit) vollständig? • Wurden die Prüferdaten/Adressen einem beteiligten Zentrallabor übermittelt? • Wurden vom Zentrallabor Handhabungs- und Versandhinweise für Probenmaterial zur Verfügung gestellt? • Wurde ein Labormanual zur Erläuterung spezieller Methoden zur Verfügung gestellt?
Probengewinnung, Handhabung und Lagerung von biologischen Materialien	• Wurde die Lagerung besprochen? • Wurde der Lagerungsort besichtigt? • Ist die Beschriftung der Proben besprochen worden? • Wurden die Handhabung und der Versand der Proben abgestimmt?
Monitoring und Überwachung der klinischen Prüfung (sofern nicht beim Pre-Study Visit besprochen)	• Wurden Häufigkeit, Umfang und Zeitbedarf für das Monitoring besprochen? • Wurde die Möglichkeit der Durchführung von Audits und Inspektionen, deren Bedeutung, Umfang und Zeitbedarf besprochen? • Wurde festgelegt, welche Personen der Prüfstelle bei Monitoringbesuchen, bei Audits und Inspektionen anwesend sein sollten/müssen?
*Zu berücksichtigen sind nationale Vorgaben, unter denen Nicht-US-Prüfärzte dieses Formular unterschreiben können [19].	

Die während des Study Initiation Visit besprochenen Inhalte und getroffenen Vereinbarungen, getätigte Beobachtungen/Feststellungen, übergebenen Dokumente und Materialien sowie die erhaltenen Informationen werden auf einem Formblatt, dem Study Initiation Visit Report, festgehalten und dem Sponsor mitgeteilt. Der Prüfer erhält eine Kopie des Berichtes für den Prüferordner.

C.7.4 Aktivitäten während einer klinischen Prüfung

C.7.4.1 Aktivitäten beim On-site Monitoring

Monitoringbesuche in Prüfstellen werden nach aktuellen Erfahrungen in Europa und auch den USA in Abhängigkeit von der Komplexität einer klinischen Prüfung, der Anzahl der aufgenommenen Patienten pro Prüfstelle, der jeweiligen Phase der klinischen Prüfung und dem Prüfungsverlauf in 4- bis 8-wöchigen Abständen durchgeführt.

Unter diesen Voraussetzungen kann ein Monitor bei den heutigen Qualitätsanforderungen ca. 10 Prüfstellen mit insgesamt ca. 100 Patienten gleichzeitig betreuen, sofern er ausschließlich mit dem Monitoring beschäftigt ist.

Die durchschnittliche Gesamtdauer eines Monitoringbesuches einschließlich der Vorbereitung und Nachbearbeitung beträgt etwa 2 Tage, bei komplexen klinischen Prüfungen mindestens 3 Tage.

Zur Vorbereitung eines Monitoringbesuches werden alle seit dem Study Initiation Visit bzw. dem letzten Onsite Monitoring Visit noch ausstehende Aktivitäten sowie laut Monitoringplan anstehende Aktivitäten identifiziert. Erkenntnisse aus dem Off-site Monitoring (siehe ▶ Kap. C.7.4.2) sollten ebenfalls herangezogen werden.

Es empfiehlt sich, der Prüfstelle vor dem vereinbarten Termin schriftlich mitzuteilen, welche Dokumente bereitzuhalten sind und Gespräche mit bestimmtem Prüfungspersonal und Besuche in Labor oder Apotheke zu verabreden.

Die folgende Checkliste dient als Anhaltspunkt für erwartete Aktivitäten. Welche Aktionen durchgeführt werden, hängt von den Vorgaben des jeweiligen Monitoringplans, der anzuwendenden SOP und der Abgrenzung zu Aktivitäten, die für die spezifische klinische Prüfung beim Off-site Monitoring erledigt werden, ab.

Checkliste für den On-site Monitoring Visit

Erfassung des Patienten-/ Probanden-Status in der klinischen Prüfung	Anzahl der • vorgesehenen Patienten/Probanden, • voruntersuchten Patienten/Probanden, • aufgenommenen Patienten/Probanden, • randomisierten Patienten/Probanden, • vorzeitig ausgeschiedenen Patienten/Probanden, • in der klinischen Prüfung befindlichen Patienten/Probanden, • Patienten/Probanden, bei denen die Applikation(en) im Rahmen der klinischen Prüfung abgeschlossen wurden und • Patienten/Probanden, die die klinische Prüfung regulär beendet haben.
Patientenaufnahme	• Entspricht die Patientenaufnahmerate der Planung? • Wurden Möglichkeiten der Verbesserung der Aufnahmerate/Patientenrekrutierung besprochen?
Unerwünschte Ereignisse/ Vorkommnisse	• Traten seit dem letzten Monitoringbesuch schwerwiegende oder unerwartete unerwünschte Ereignisse/Vorkommnisse auf? • Wurden diese ordnungsgemäß dokumentiert und dem Sponsor gemeldet?
Nachverfolgung aller Drop-outs und Todesfälle	• Abklärung und Dokumentation der Gründe bei allen Patienten mit vorzeitigem Studienabbruch, deren weitere Behandlung (ggf. durch andere Ärzte) • Abklärung und Dokumentation der Todesursachen verstorbener Teilnehmer (Sektionsbefunde und -berichte, Klinikabschlussberichte) • Überprüfung, ob die Drop-out-Rate derjenigen entspricht, die bei der Fallzahlschätzung angenommen wurde – falls nicht, Rückmeldung an den Sponsor veranlassen, so dass ggf. eine Anpassung der Fallzahlschätzung erfolgen kann.
Kontrolle der Prüfbögen (Case Report Forms – CRFs)	Unter Berücksichtigung der Vorgaben im Monitoringplan zu Auswahl und Umfang der Aktivitäten: • Vergleich der Daten in den Prüfbögen mit den Originaldaten (Source Data Verification, SDV) • Überprüfung: – der Prüfbögen auf Plausibilität, Vollständigkeit, Richtigkeit und Lesbarkeit, Data Review genannt – der Zuordnung der Patienten zu den Behandlungen entsprechend der Randomisierung und der Reihenfolge der Aufnahme in die klinische Prüfung – der demographischen Daten – der Ein- und Ausschlusskriterien – der Hauptzielkriterien/-parameter – der Dokumentation von Begleiterkrankungen und -behandlungen – der Verabreichung der Prüfmedikation/des Medizinproduktes – der Daten der Visiten

Fortsetzung nächste Seite

	– ob Korrekturen in Prüfbögen signiert und datiert, erforderlichenfalls begründet sind – ob Laborwerte korrekt, plausibel und vollständig dokumentiert sind (falls manueller Übertrag notwendig) – ob für die Laborwerte Abweichungen von den Referenzbereichen bewertet und hinsichtlich ihrer Relevanz kommentiert sind • Sind die Kommentare in den Prüfbögen plausibel und lesbar? • Wurden CRFs vollständig ausgefüllt? • Sind Unterschrift(en) von den hierzu autorisierten Personen vorhanden? • Sind zeitnahe Unterschrift(en) nach Überprüfung durch den Prüfer vorhanden? • Wurden erforderliche Ergänzungen und Verbesserungen in den Prüfbögen (durch die dazu autorisierten Personen an der Prüfstelle) durchgeführt? • Wurden alle vollständig ausgefüllte Prüfbögen eingesammelt? Diese Punkte treffen sinngemäß auch bei elektronischen Prüfbögen (eCRF) zu – unter Berücksichtigung der gegebenen Möglichkeiten zu Korrekturen (mit persönlichem Log-in des Studienpersonals), elektronischen Unterschriften und schon im System programmierten Plausibilitätsprüfungen. Befunde in den Prüfbögen (fehlende, unrichtige, unklare oder unleserliche Daten und Texte) können/sollten pro Patient auf einer Prüfbögen-Korrekturliste – mit einer NCR(No Carbon Required)-Durchschreibeseite – zur Erleichterung der Durchführung von Korrekturen/Ergänzungen durch den Prüfer oder dessen Studienmitarbeiter und zum Nachweis des ordnungsgemäß durchgeführten Monitorings dokumentiert werden. Eine Kopie/ein Durchschreibeblatt erhält der Prüfer mit der Bitte, die Verbesserungen durchzuführen. Anschließend oder beim nächsten Monitoringbesuch werden dann anhand dieses Korrekturformulars die korrigierten Befunde überprüft. Bei elektronischen Prüfbögen kann der Monitor diese Beanstandungen meist direkt im Prüfbogen mit seinem persönlichen Log-in markieren und einen sog. Query (s. u.) stellen.
Überprüfung der Patienten-Originaldaten/-unterlagen	Zur bereits erwähnten Originaldatenüberprüfung ist es keineswegs ausreichend, die in den Prüfbögen dokumentierten Daten mit den Originaldaten zu vergleichen. Vielmehr sind die Originaldaten auch dahingehend durchzusehen, ob darin enthaltene, studienrelevante Informationen auch vollständig in den Prüfbögen dokumentiert sind. Bei der Originaldatenüberprüfung bezüglich der Vor- und Begleiterkrankungen werden gelegentlich schwerwiegendere oder weitere Diagnosen, als im Prüfbogen dokumentiert, beobachtet. Hierbei ist mit dem Prüfer abzuklären, ob es sich um später nicht bestätigte Verdachtsdiagnosen handelt, die natürlich nicht im Prüfbogen erscheinen dürfen. Solche „Diskrepanzen" sind im Monitoringbericht festzuhalten, um bei Bedarf die Richtigkeit der Daten im Prüfbogen belegen zu können. Anhaltspunkte für die Überprüfung: • Ist die Teilnahme der Patienten an der klinischen Prüfung in der Patientenakte vermerkt (Datum, Identifizierung der klinischen Prüfung über z. B. Studiennummer, Einholung der Patienten-Einwilligung)? • Sind sämtliche im Prüfbogen dokumentierten Daten in den Patientenakten enthalten? • Sind sämtliche in den Originalunterlagen vorhandenen und im Prüfbogen zu dokumentierenden Informationen/Daten/Befunde in den Prüfbögen enthalten, insbesondere: – Sind sämtliche UEs/SUEs/UAWs/Vorkommnisse dokumentiert? – Sind sämtliche Begleiterkrankungen dokumentiert? – Sind sämtliche Begleitmedikationen/-behandlungen dokumentiert? • Ist die Verabreichung der Prüfmedikation/des Medizinproduktes dokumentiert? • Sind weitere Daten/Informationen vorhanden, die auch im Prüfbogen zu dokumentieren wären? • Sind Datum und Kommentar(e) bei einer vorzeitigen Beendigung der klinischen Prüfung und deren Grund dokumentiert?

Fortsetzung nächste Seite

Forts.

	• Sind das Datum des Endes der klinischen Prüfung und ggf. Kommentar(e) zu Ablauf und Ende dokumentiert? Bei der Originaldatenüberprüfung ist die direkte Einsichtnahme des Monitors in die Patientenakte erforderlich. Werden bei elektronischen Patientenakten abgezeichnete Ausdrucke zur Verfügung gestellt, sollte der Monitor die Vollständigkeit des Ausdrucks zumindest stichprobenartig prüfen, z. B. indem er einer Study Nurse über die Schulter schaut. Zertifizierte Fotokopien von Originaldaten sind ebenfalls akzeptabel. Ein vorab erstelltes Source Data Agreement erleichtert es, alle relevanten Quelldaten heranzuziehen.
Abklärung von Queries (schriftliche Nachfragen)	• Wurden schriftliche Nachfragen (Queries) der Monitore oder der Datenverarbeitung vom Prüfer bearbeitet und zurückgeschickt? • Wurden die beantworteten Nachfragen mit den Originalunterlagen auf Übereinstimmung überprüft? • Wurde eine Kopie der zurückgeschickten Nachfragen im entsprechenden CRF oder im Prüferordner dokumentiert? Bei elektronischen CRFs erfolgt die Query-Bearbeitung direkt im Prüfbogen mit dem persönlichen Log-in des zuständigen Mitarbeiters an der Prüfstelle.
Prüfpräparate, Medizinprodukte und Studienmaterialien	• Stimmt die Dokumentation der ausgegebenen Prüfpräparate/Medizinprodukte in den Prüfbögen und ggf. im Prüferordner mit der Zahl der aufgenommenen Patienten überein? • Wer hat Zugang zu(r) „unter Verschluss" aufzubewahrenden Prüfmedikation oder Medizinprodukten? Werden die Zugangsberechtigungen/-beschränkungen beachtet? • Entspricht die Lagerung und der Lagerungsort den vereinbarten Bedingungen? Abweichungen müssen zur Beurteilung der Auswirkungen auf den weiteren Gebrauch der Medikation entsprechend der Vereinbarungen für die klinische Prüfung weitergeleitet und nachfolgend entsprechende Maßnahmen, im Extremfall Sperrung der betroffenen Packungen, eingeleitet werden. • Bei der Prüfung von Betäubungsmitteln: Erfolgt die Lagerung entsprechend § 15 BtMG [13] und werden die Aufzeichnungsvorschriften nach § 17 BtMG [13] eingehalten? • Sind die sonstigen Studienmaterialien noch ausreichend vorhanden – entspricht der Verbrauch der aufgenommenen/voruntersuchten Patientenzahl? • Werden die nicht verbrauchten und zurückgegebenen Prüfmedikationen oder Medizinprodukte zur Vermeidung von Verwechslungen getrennt von den auszugebenden Prüfmedikationen/Medizinprodukten aufbewahrt? • Wurden die weiteren Studienmaterialien auf ausreichende Menge/Anzahl überprüft?
Überprüfung des lokalen Labors	• Handhabung der Proben • Befundweiterleitung und Dokumentation • Änderung von Verantwortlichkeiten oder sonstiger Vorgehensweisen • Änderung von Referenzbereichen oder Labormethoden • Ist die beim Auftraggeber vorhandene Liste mit den Referenzbereichen des lokalen Labors noch aktuell?
Überprüfung der Handhabung biologischer Proben	• Wie beim Einführungsbesuch besprochen? • Wer führt die Probenentnahme und weitere Verarbeitung durch? • Wurde der Lagerungsort besichtigt? • Entsprechen Lagerung und Lagerungsort den vereinbarten Bedingungen? • Wurde die Beschriftung der Proben überprüft?
Überprüfung der Aufklärung und Einwilligung	• Wurden die Studienteilnehmer vor der Aufnahme in die klinische Prüfung korrekt aufgeklärt und die schriftliche Einwilligung eingeholt?

Fortsetzung nächste Seite

Forts.

Überprüfung des Prüferordners	• Vergleich der Patienten-Identifizierungsliste mit den Patienten-Nummern in den Prüfbögen • Wurde allen Patienten die Patientenkarte/Studienteilnahmekarte/Studienausweis ausgehändigt? • Wurde bei überwiesenen Patienten deren Studienteilnahme dem überweisenden Arzt/Hausarzt mitgeteilt, sofern der Patient der Informationsweitergabe an den Hausarzt zugestimmt hat? • Ist der Prüferordner vollständig und aktuell? • Sind alle Prüfplan-Amendments vorhanden und vom Prüfer unterschrieben?

Sofern nach Abschluss von einzelnen Patientenvisiten die entsprechenden Teile aus dem Prüfbogen(-heft) herausgetrennt und vom Monitor mitgenommen werden oder vom Prüfer dem Auftraggeber zugeschickt werden sollen, dürfen in den beim Prüfer verbleibenden Durchschlagseiten des Prüfbogens keine weiteren Befunde eingetragen werden.

Verspätet entdeckte oder nachträglich zur Verfügung gestellte Daten und Befunde sollten bei nachfolgenden Monitoringbesuchen aktiv erfragt werden (Erinnerungswirkung). Die Erfassung solcher Daten ist durch Erstellung manueller Queries möglich.

Zum Abschluss des Monitoringbesuches erfolgt mit dem Prüfer und dem Assistenzpersonal eine Besprechung über den bisherigen Verlauf der klinischen Prüfung, eine eingehende Diskussion der Beobachtungen/zu verbessernde Abläufe und Dokumentationen sowie erforderliche Korrekturen in den Prüfbögen. Sofern eine Abschlussbesprechung nicht möglich ist, sollten die Beobachtungen/zu verbessernden Abläufe und Dokumentationen zusammengefasst und dem Prüfer als kurzer Brief (Monitoring Follow-up Letter) mit der Bitte um Erledigung bis zum nächsten Besuch schnellstmöglich zugeschickt und ggf. telefonisch besprochen werden. Mehrheitlich ist in den SOPs von Sponsoren diese Übersendung nach jedem Monitoringbesuch vorgeschrieben. Diese Follow-up-Briefe dienen in Kombination mit dem Visit Log auch dem Nachweis bei Audits und Inspektionen, dass das Monitoring ordnungsgemäß und SOP-konform durchgeführt wurde und der Prüfer auf Verbesserungen hingewiesen wurde.

Eine Alternative zum Follow-up-Brief wäre das Ausfüllen eines Formblattes mit NCR-Kopie am Ende des Monitoringbesuches, in dem die Beobachtungen/zu verbessernden Abläufe und erforderlichen Korrekturen dokumentiert, vom Prüfer und Monitor datiert und unterschrieben werden und die Kopie beim Prüfer verbleibt.

Es ist ein Gebot der Höflichkeit, nach einem fast immer auch für den Prüfer und dessen Assistenzpersonal zeitaufwendigen Monitoringbesuch sich nachfolgend schriftlich („Thank You Letter"; separat oder als Teil des Follow-up Briefes) kurz zu bedanken – auch unabhängig davon, ob erforderliche Änderungen der Studienabläufe zu bestätigen sind.

C.7.4.2 Aktivitäten beim Off-site Monitoring

Das Off-site Monitoring, teilweise auch Inhouse oder Remote Monitoring genannt, kann heutzutage durch die zur Verfügung stehenden elektronischen Systeme (z. B. Zugang zum elektronischen CRF, zu einem Portal des Zentrallabors, zu einem Portal des IRT-Systems, zu einem Clinical Trial Monitoring System) sehr effizient gestaltet werden und erlaubt es, sich beim On-site Monitoring auf die laut Monitoringplan vorgesehenen Aktivitäten zu konzentrieren. Während des Verlaufs einer klinischen Prüfung beinhaltet das Off-site Monitoring z. B. folgende Aktivitäten:

- Besuchsvorbereitung und Terminabsprache mit Prüfärzten
- Besuchsberichtserstellung
- ggf. Zusammenfassung der Beobachtungen/zu verbessernden Abläufe und Dokumentationen, Brief an den Prüfer und nachfolgendes Telefonat
- Durchsicht der übersandten oder während der Monitoringbesuche eingesammelten Prüfbögen auf Plausibilität und Vollständigkeit sowie Auflistung der erforderlichen Korrekturen und Ergänzungen auf einem Query-Formular, sofern nicht bereits beim On-site Monitoring erledigt

- Weiterleitung des Query-Formulars mit den erforderlichen CRF-Korrekturen und Ergänzungen an den Prüfer zur Bearbeitung und Rücksendung an den Auftraggeber
- Bei einem elektronischen CRF kann der Monitor mit seinem persönlichen Login die seit der letzten Überprüfung ergänzten oder geänderten Daten einsehen, auf Konsistenz und Plausibilität prüfen, und falls nötig Queries direkt im System erstellen.
- Weiterleitung der pseudonymisierten Kopien zusätzlicher Studienbefunde an beteiligte Institutionen zur Bearbeitung/Auswertung, z. B. EKGs, EEGs, Röntgenbefunde, CT, NMR/MIR, PET
- Unterstützung der Prüfärzte bei der Meldung unverzüglich zu berichtenden Vorkommnisse, Risiken oder schwerwiegender unerwünschter Ereignisse an den Sponsor
- Nachverfolgung des Rekrutierungsverlaufes und des Patientenstatus (z. B. zur Vermeidung einer Überrekrutierung oder zur besseren Vorausplanung benötigter Prüfmedikationen und -materialien)
- Erstellung aktueller Statusberichte zum Stand der klinischen Prüfung
- Erfassung, Überprüfung und Dokumentation des Verbleibs der Prüfmedikationen/Medizinprodukte (Drug/Device Accountability) bzw. Abgleich mit den Informationen im IRT-System
- Bearbeitung von Queries, die z. B. das Datenmanagement verfasst hat
- Kommunikation mit Prüfern, beteiligten Institutionen und Behörden
- Prüferbetreuung zwischen Besuchen (Telefon-Monitoring)
- Vorbereitung/Veranlassung der Honorarzuweisungen

Sind zusätzliche Aktivitäten im Rahmen eines Medical Monitorings vorgesehen, erfolgen diese i. d. R. auch offsite mit Hilfe der elektronischen Systeme einer klinischen Prüfung. Beispiele sind:

- kontinuierliche Überprüfung der Einhaltung der Ein- und Ausschlusskriterien, insbesondere vor Randomisierung der Studienteilnehmer
- kontinuierliche Überprüfung der Daten zu Ziel- und Sicherheitsparametern
- Kommunikation mit Auftraggeber und/oder Prüfärzten zu medizinischen Themen und Fragestellungen
- Beratung der Prüfärzte: Dabei ist es nicht akzeptabel, dass der Medical Monitor Ausnahmen, also Prüfplanverstöße, erlaubt (Waiver) oder Entscheidungen für den Prüfer trifft. Der Prüfer hat die medizinische Verantwortung für seine Patienten.
- Durchsicht von Listen zu Vor- und Begleiterkrankungen, unerwünschten Ereignissen/Vorkommnissen, Vor- und Begleitmedikation auf Plausibilität. Veranlassung von Queries, falls notwendig; dies kann auch mit der Prüfung von Codierungen einher gehen.

C.7.4.3 Aktivitäten beim zentralen Monitoring

Unter Berücksichtigung der Vorgaben im Monitoringplan:

- regelmäßige Aktualisierung der akkumulierten Daten und Anwendung der vorbereiteten Programme
- Identifizierung der relevanten Informationen, d. h. derjenigen, die besondere Beachtung, Analyse und evtl. weitere Aktivitäten verlangen. Elektronische Systeme zum zentralen Monitoring nutzen oft Ampelfarben, um auf potenzielle Probleme aufmerksam zu machen.
- Besprechung und Bewertung der Befunde im multidisziplinären Team (z. B. mit Datenmanager, Statistiker, Medical Monitor)
- Bei Bedarf Einholen von Zusatzinformationen z. B. zu einer bestimmten Prüfstelle über den Monitor oder durch Durchsicht der Monitoringberichte. Es kann z. B. sein, dass der Monitor ein bestimmtes Problem in der Prüfstelle bereits erkannt und Gegenmaßnahmen eingeleitet hat.
- Abstimmung über die weiterführenden Maßnahmen und deren Kommunikation an die betroffenen Stellen, z. B. Monitor, Zentrallabor, Datenmanagement
- Einleitung, Durchführung und Nachverfolgung der identifizierten Maßnahmen

- Je nach Situation: Aktualisierung der Risikobewertung der klinischen Prüfung und Anpassung des Monitoringplans
- Je nach Situation: Kommunikation/Eskalation an Teamleitung, Vorgesetzte, den Sponsor, die Qualitätssicherungsabteilung – entsprechend des studienspezifischen Kommunikationsplanes

C.7.4.4 Erfahrungsaustausch der Monitore während einer klinischen Prüfung

Es ist empfehlenswert, den Erfahrungsaustausch der Monitore untereinander während der klinischen Studie zu ermöglichen, z.B. im Rahmen von nationalen oder internationalen Telefonkonferenzen, die meist vom Lead CRA oder dem Projektmanager der klinischen Prüfung organisiert werden, und an denen auch die Fachexperten von Sponsor oder CRO teilnehmen. Themen können sein:

- Erfahrungsaustausch zum Stand und bisherigen Ablauf der klinischen Prüfung:
  - Patienten-Status, Verbesserung der Patienten-Rekrutierung, Motivation von Prüfärzten
  - vorzeitige Beendigung der klinischen Prüfung bei einzelnen Prüfärzten und Klärung der Ursachen
  - erforderliche Änderungen von Abläufen der klinischen Prüfung
  - erforderliche Rekrutierung weiterer Prüfärzte
- Vorstellung und Erfahrungsaustausch über das bisher festgestellte Verträglichkeitsprofil der Prüf- und Vergleichsbehandlungen (UE, SUE, UAW, SUAW) bzw. über Vorkommnisse bei Medizinprodukten und Laborwertveränderungen
- Anpassung der geplanten Patientenzahlen in den teilnehmenden Regionen oder Prüfstellen aufgrund der aktuellen Rekrutierungslage oder z.B. eines Protokoll-Amendments zur Fallzahlbestimmung
- Verbesserung interner und externer organisatorischen Abläufe

C.7.4.5 Co-Monitoring

Zur Überprüfung der Qualität des Monitorings und des Wissensstands der Monitore werden diese in vordefinierten Abständen bei ihren Monitoringbesuchen von erfahrenen Vorgesetzten oder Trainern begleitet (Co-Monitoring). Dabei wird überprüft, ob das Monitoring vom Monitor:

- ordnungsgemäß durchgeführt wurde
- ein Trainingsbedarf bzgl. GCP und weiterer Regularien besteht
- ein indikationsspezifischer Trainingsbedarf besteht
- ein Verhaltenstraining erfolgen sollte

Daraus abzuleiten wären ggf. auch notwendige Verbesserungsmaßnahmen für die betreuten klinischen Prüfungen, z.B. durch befristete Unterstützung durch einen erfahrenen Monitor oder gar den Austausch des Monitors. Ein entsprechender Bericht ist ein rein internes Steuerungsdokument und gehört nicht in die Studiendokumentation.

C.7.4.6 Prüfertreffen während einer klinischen Prüfung

Prüfärztetreffen kurzfristig nach Studienbeginn, z.B. nach 1–3 Monaten, wenn in den meisten Prüfstellen schon 2–3 Patienten in die klinische Prüfung aufgenommen wurden und ein wesentlicher Teil einiger Patientenbehandlungen bereits abgeschlossen ist, können eine sinnvolle Ergänzung der Monitoringaktivitäten sein und dienen z.B. zum Erfahrungsaustausch, zur Verbesserung der Patientenrekrutierung, zur Implementierung erforderlicher Prüfplanänderungen/Amendments und der Diskussion bisher aufgetretener unerwünschter Ereignisse/Vorkommnisse, insbesondere unbekannter und schwerwiegender unerwünschter Ereignisse und deren Therapie und Verlauf. Je nach Dauer einer klinischen Prüfung kann ein Prüfertreffen zu einem späteren Zeitpunkt sinnvoll zur Auffrischung des Wissens über die klinische Prüfung sein und als Motivationsschub die weitere Rekrutierung oder die Aufrechterhaltung der Patientenbetreuung bei Langzeitstudien fördern (Verminderung von Drop-out-Raten).

C.7.5 Aktivitäten zum Ende und nach einer klinischen Prüfung

C.7.5.1 Aktivitäten beim Abschlussbesuch/Close-Out Monitoring Visit

Im Allgemeinen erfolgt der Close-Out Monitoring Visit, also der Abschlussbesuch, vor Ort in der Prüfstelle. Im Rahmen des risikobasierten Ansatzes könnte dieser Abschlussbesuch z. B auch per Telefon erfolgen. Er sollte erst durchgeführt werden, wenn sämtliche Queries der Prüfbögen der jeweiligen Prüfstelle abgeklärt wurden oder mit dem Prüfer vereinbart wurde, dass er hierfür bei Bedarf auch noch nachträglich zur Verfügung steht. Oft wird der Close-Out Monitoring Visit auch erst nach erfolgtem Datenbankschluss durchgeführt.

Die Aktivitäten eines Close-Out Monitoring Visits folgen im Wesentlichen dem Ablauf eines On-site Visits während einer klinischen Prüfung, nur dass alle Patientenbehandlungen und deren Dokumentation sowie die Überprüfung durch den Monitor bereits abgeschlossen wurden. Ziel ist es sicherzustellen, dass alle Aktivitäten ordnungsgemäß abgeschlossen sind, und die notwendige Dokumentation in der Prüfstelle vorhanden ist.

Dokumentiert wird der Besuch im Formular für einen Close-Out Monitoring Visit Report.

Checkliste für den Close-Out Monitoring Visit einer klinischen Prüfung

Prüfmedikation/ Medizinprodukte	• Wurde die Ausgabe, der Verbrauch sowie die Rücknahme nicht verbrauchter Prüfmedikationen/Medizinprodukte dokumentiert und bezüglich der Richtigkeit überprüft? • Wurden nicht verbrauchte Prüfmedikationen/Medizinprodukte zurückgenommen bzw. vereinbarungsgemäß vor Ort vernichtet? • Wurden die Notfallkuverts, falls in der klinischen Prüfung eingesetzt, nach Überprüfung der Unversehrtheit zurückgenommen?
Biologische Proben	• Wurden die (noch) vorhandenen Proben bezüglich ihrer Lagerungsanforderungen überprüft und die (der) weitere Handhabung/Dokumentation/Versand/Vernichtung vereinbart?
Studienmaterialien	• Wurden sonstige Studienmaterialien bezüglich des Verbrauchs überprüft und nicht verbrauchte Materialien zurückgenommen oder vernichtet? • Wurden die nicht benötigten Prüfbögen zurückgenommen?
Prüfer	• Sind sämtliche CRF-Korrekturanforderungen (Query Resolution) durchgeführt und dokumentiert? • Sind alle Honorierungen erfolgt oder veranlasst? • Wurde auf die Möglichkeit von Audits und Inspektionen nach Abschluss der klinischen Prüfung hingewiesen? • Wurde die Archivierungsdauer der Prüfunterlagen in der Prüfstelle besprochen und zugesichert? • Wurde der Ort und die Art der Archivierung besprochen und dokumentiert? • Hat sich der Prüfer verpflichtet, Sponsor oder CRO über Änderungen des Archivierungsortes oder Zuständigkeit während der Archivierungsdauer zu informieren? Es kann nützlich sein, dass der Monitor dazu eine schriftliche Bestätigung, z. B. ein Statement of Record Retention, des Prüfers einholt. • Kommentar zur Prüfstelle (Qualität der Durchführung, Dokumentation und Kommunikation, GCP, andere)
Prüferordner	• Ist der Prüferordner vollständig und aktuell? • Falls ein Audit oder eine Inspektion durchgeführt wurde: Wurden das Ankündigungsschreiben und das Audit-Zertifikat (falls ausgefertigt) abgelegt? (Andere zugehörige Dokumentation, insbesondere die Berichte, sollten separat aufbewahrt werden.) • Wurden Dokumentation und Nachverfolgung aller aufgetretenen schwerwiegenden unerwünschten Ereignisse/Vorkommnisse überprüft und aktualisiert?

Sollten beim Close-Out Monitoring Visit noch Diskussionspunkte offenbleiben oder Aktionen der Prüfstelle nötig sein, muss der Monitor diese wie bei anderen Monitoring Visits auch dem Prüfer mitteilen und auf Klärung bzw. Erledigung bestehen. Wenn nötig, kann auch ein weiterer Besuch vor Ort erfolgen.

Als Zeichen der Höflichkeit sollte der Monitor sich auf jeden Fall beim Prüfer und seinen Mitarbeitern für die Zusammenarbeit in der klinischen Prüfung auch schriftlich bedanken.

Auf Nachfrage kann den beteiligten Prüfärzten eine Teilnahmebestätigung ausgestellt werden. Darin sollte lediglich die Teilnahme, der Zeitraum der klinischen Prüfung und die übertragenen Aufgaben bestätigt werden, aber keine Bewertung enthalten sein.

Beispiel für eine Teilnahmebestätigung

Sponsor Logo
Teilnahmebestätigung
Frau / Herr Dr. med. *XYZ*
Arzt / Facharzt für
....

Hat von November 2020 bis Februar 2023 an der internationalen klinischen Prüfung *XYZ* (Kurztitel einfügen, ggf. eine Angabe zur Indikation, Substanzklasse/dem Medizinprodukt) als Prüfer an der Klinik ***ABC*** teilgenommen.
Übertragene Aufgaben:
Auswahl von Patienten, Aufklärungsgespräche, Bewertung und Meldung von Unerwünschten Ereignissen, Ausfüllen und Kontrolle der CRFs.

Die klinische Prüfung wurde nach den deutschen und europäischen gesetzlichen Bestimmungen und den GCP-Leitlinien nach Erhalt der entsprechenden Genehmigung durchgeführt.

Unterschrift und Position des Verantwortlichen des Sponsors/CROs	Ort	Datum

Analog können auch Bestätigungen für andere Beteiligte an der Prüfstelle erstellt werden, entsprechend angepasst auf den jeweiligen Beitrag bei der Studiendurchführung.

C.7.5.2 Prüfertreffen nach Abschluss einer klinischen Prüfung

Anlässlich eines Prüfärztetreffens nach Beendigung einer klinischen Prüfung und Vorliegen der Ergebnisse können diese diskutiert, evtl. einzelne nicht plausible Befunde und Abläufe geklärt und eine gemeinsame Publikation abgestimmt werden.

Literatur

[1] ICH E6(R2), Integrated Addendum to ICH E6(R1): Guideline for Good Clinical Practice, 2016 https://database.ich.org/sites/default/files/E6_R2_Addendum.pdf

[2] DIN EN ISO 14155:2021-05. Klinische Prüfung von Medizinprodukten an Menschen - Gute klinische Praxis (ISO 14155:2020); Deutsche Fassung EN ISO 14155:2020. https://www.beuth.de/de/norm/din-en-iso-14155/336718854

[3] European Medicines Agency, Annual report of the Good Clinical Practice Inspector's Working Group 2018, EMA/INS/GCP/819744/2018 https://www.ema.europa.eu/en/documents/annual-report/annual-report-good-clinical-practice-inspectors-working-group-2018_en.pdf

[4] Eberhardt R, Herrlinger C. Management und Monitoring klinischer Prüfungen. 7. Aufl., Aulendorf: Editio Cantor Verlag 2018

[5] Küper U, Ortland C. Klinisches Monitoring: mit zielgerichteter Kommunikation neue Wege gehen, Aulendorf: Editio Cantor Verlag 2012

[6] European Medicines Agency: Reflection – Paper on risk based quality management in clinical trials, 2013, EMA/269011/2013 https://www.ema.europa.eu/en/documents/scientific-guideline/reflection-paper-risk-based-quality-management-clinical-trials_en.pdf

[7] U.S. Department of Health and Human Services, Food and Drug Administration, Guidance for Industry, Oversight of Clinical Investigations – A Risk-Based Approach to Monitoring, 2013 https://www.fda.gov/media/116754/download

[8] U.S. Department of Health and Human Services, Food and Drug Administration, Guidance for Industry, A Risk-Based Approach to Monitoring of Clinical Investigations, Questions and Answers, April 2023 https://www.fda.gov/media/121479/download

[9] Zentralstelle der Länder für Gesundheitsschutz bei Arzneimitteln und Medizinprodukten, Votum V0500402 Remote Source Data Verification. 27.01.2022. https://www.zlg.de/index.php?eID=dumpFile&t=f&f=2661&token=29011736220f53d3db60cfcf869fcba418e96420

[10] European Commission, European Medicines Agency, Heads of Medicine Agencies: Guidance on the Management of Clinical Trials During the COVID-19 (Coronavirus) Pandemic. Version 5 (10/02/2022) https://ec.europa.eu/health/sites/health/files/files/eudralex/vol-10/guidanceclinicaltrials_covid19_en.pdf

[11] Gesetz über den Verkehr mit Arzneimitteln (Arzneimittelgesetz - AMG) in der Fassung der Bekanntmachung v. 12.12.2005 (BGBl. I S. 3394), zuletzt geändert durch Art. 1 des Gesetzes v. 19.07.2023 (BGBl. I S. 197). https://www.gesetze-im-internet.de/amg_1976/AMG.pdf

[12] Gesetz zur Durchführung unionsrechtlicher Vorschriften betreffend Medizinprodukte (Medizinprodukterecht-Durchführungsgesetz – MPDG) Ausfertigungsdatum: 28.04.2020, zuletzt geändert durch Art. 3f G v. 28. Juni 2022 (BGBl. I S. 938) https://www.gesetze-im-internet.de/mpdg/MPDG.pdf

[13] Gesetz über den Verkehr mit Betäubungsmitteln (Betäubungsmittelgesetz - BtMG) Ausfertigungsdatum: 28.07.1981, zuletzt geändert durch Art. 1 der Verordnung v. 16. Dez 2022 (BAnz AT 20.12.2022 V1) https://www.gesetze-im-internet.de/btmg_1981/BtMG.pdf

[14] Gesetz zum Schutz vor der schädlichen Wirkung ionisierender Strahlung (Strahlenschutzgesetz - StrlSchG) Ausfertigungsdatum: 27.06.2017, zuletzt geändert durch die Bekanntmachung v. 03. Jan. 2022 (BGBl. I S. 15) https://www.gesetze-im-internet.de/strlschg/StrlSchG.pdf

[15] Gesetz zur Regelung der Gentechnik (Gentechnikgesetz - GenTG) Ausfertigungsdatum: 20.06.1990, zuletzt geändert durch Art. 95 der Verordnung v. 19. Juni 2020 (BGBl. I S. 1328) https://www.gesetze-im-internet.de/gentg/GenTG.pdf

[16] Verordnung über das Errichten, Betreiben und Anwenden von Medizinprodukten (Medizinprodukte-Betreiberverordnung – MPBetreibV) Ausfertigungsdatum: 29.06.1998, zuletzt geändert durch Art. 9 der Verordnung v. 29. November 2018 (BGBl. I S. 2034) https://www.gesetze-im-internet.de/mpbetreibv/MPBetreibV.pdf

[17] EudraLex Vol. 10, Set of documents applicable to clinical trials authorised under Regulation EU No 536/2014, Site suitability form https://health.ec.europa.eu/document/download/f086cb68-7dac-4833-a7a0-5e3621cb96c4_en?filename=site_suitability_template_en.docx

[18] EudraLex Vol. 10, Set of documents applicable to clinical trials authorised under Regulation EU No 536/2014, Investigator Curriculum Vitae template (s. a. Anmerkung zu [17]) https://ec.europa.eu/health/sites/health/files/files/eudralex/vol-10/investigator_cvtemplate_en.pdf https://health.ec.europa.eu/document/download/b7f898da-1dd8-4297-a98a-c927725d14ee_en?filename=investigator_cvtemplate_en.docx

[19] Zentralstelle der Länder für Gesundheitsschutz bei Arzneimitteln und Medizinprodukten, Votum V0500502 v. 28.01.2022, Umgang mit dem US FDA Formblatt 1572 in Deutschland,

[L1] World Health Organization (WHO) International Clinical Trials Registry Platform (ICTRP) https://www.who.int/clinical-trials-registry-platform

Der letzte Zugriff auf alle Links erfolgte am 20.11.2023.

C.8 Qualifikation von Prüfer und Prüfstelle

C. H. Gleiter

C.8.1 Qualifikationsanforderungen

Die ICH-Leitlinie E6 (R2) Addendum fordert in Kap. 4 adäquates Training des Prüfers und dessen Dokumentation [1]. DIN EN ISO 14155 kennt die gleiche Forderung in Kap. 10.2 [2]. Die Richtlinie 2001/20/EG verweist in Art. 1 direkt auf ICH E6, in Art. 2f auf die Qualifikation des Prüfers [3]. Die EU-VO 536/2014 weist in Erwägungsgrund 45 auf die notwendige Qualifikation des Prüfers hin, in Art. 25 auf die Dokumente zur Bewertung des Prüfers. Im Anhang I – M der CTR (Eignung des Prüfers (Angaben für jeden betroffenen Mitgliedstaat) werden wesentliche Merkmale der Prüferqualifikation summarisch aufgezählt und deren Dokumentationserfordernis festgestellt [4]. Die Verordnung (EU) 2017/745 (MDR) kennt ähnliche summarische Aussagen zur Prüferdefinition und -qualifikation in Art. 62 (6). Anhang XV 1.13 definiert die Dokumentationspflicht u. a. der Prüferqualifikation, genauer noch in Anhang XV 3.1.3. Dort wird die Dokumentation im Prüfplan verankert [5]. Alle vorgenannten Fundstellen für die Qualifikation des Prüfers/der Prüfstelle machen nur allgemeine Ausführungen. Detaillierte Forderungen legen die Ethik-Kommissionen auf nationaler, oder, je nach rechtlichem Verfahren, auch auf lokaler Ebene fest. Deshalb sind die entsprechenden Informationsquellen der Bundesärztekammer (BÄK), dem Arbeitskreis der medizinischen Ethik-Kommissionen in der Bundesrepublik Deutschland (AKEK) und der einzelnen Ethik-Kommissionen zu diesen Detailforderungen im Rahmen der Planung einer klinischen Prüfung zu prüfen [6].

Betriebe, in denen klinische Prüfungen durchgeführt werden, können auch unter die Unfallverhütungsvorschrift der DGUV (Deutsche gesetzliche Unfallversicherung) fallen. Die Unfallverhütungsvorschrift „Grundsätze der Prävention" (DGUV Vorschrift 1) fordert vom Unternehmer, dass für die Erste-Hilfe-Leistung eine ausreichende Zahl Ersthelfer zur Verfügung stehen muss. Hierfür dürfen jedoch nur Personen eingesetzt werden, die ihre Aus- und Fortbildung in der Ersten Hilfe bei einer Stelle gem. § 26 Abs. 2 DGUV Vorschrift 1 erhalten haben [7].

Weitere Qualifikation erfordert die Anwendung von Strahlen in klinischen Prüfungen: Die Strahlenschutzverordnung sieht in Abschnitt 9 vor, dass bei *genehmigungsbedürftigen* Anwendungen der beauftragte Arzt oder Zahnarzt (für Aufklärung und Einwilligung, Erhebung bisheriger Strahlenanwendungen) die erforderliche Fachkunde im Strahlenschutz besitzen muss. Der leitende Arzt/Zahnarzt (oder ein gleichwertiger Vertreter) muss während der Anwendung ständig erreichbar sein. Die Anwendung darf nur durch ihn oder einen von ihm beauftragten fachkundigen Arzt/Zahnarzt erfolgen [8].

C.8.2 Dokumentation der Qualifikation

Insbesondere seit Einführung der Richtlinie 2001/20/EG gibt es in Deutschland Bemühungen verschiedener Seiten die Qualifikation der Prüfer- und der Prüfstellen für die Durchführung von klinischen Prüfungen zu standardisieren und zu homogenisieren.

Dies mündete in Curricula, die für diese Qualifizierungsmaßnahmen gemeinsam von BÄK und AKEK empfohlen werden, jedoch rechtlich nicht verbindlich sind. Ausdrücklich empfiehlt der AKEK seinen Mitgliedern, den deutschen Ethik-Kommissionen, sich an den vorgeschlagenen Modus zur Bewertung der Qualifikation zu halten [9].

Die Curricula umfassen für klinische Prüfungen mit Arzneimitteln und Medizinprodukten jeweils einen Basiskurs für Ärzte des Prüfteams und Assistenzpersonal über 8 Unterrichtseinheiten á 45 min sowie einen Aufbaukurs für Ärzte, die Prüfungen an einer Prüfstelle leiten wollen (weitere 8 UE). Sind die jeweiligen Kurse für Arzneimittelprüfungen bereits absolviert, sind für klinische Prüfungen mit Medizinprodukten verkürzte Ergänzungskurse zu je 4 UE ausreichend. Wird die Teilnahme an klinischen Prüfungen mehr als 3 Jahre unterbrochen, ist ein Auffrischungskurs empfohlen (2 UE). Sind umfangreiche regulatorische Änderungen zu berücksichtigen, lautet die Empfehlung, einen Update-Kurs zu belegen (2 UE) [9]. Eine Qualifikation, die nach diesen Vorgaben durchgeführt und entsprechend dieser Dokumentation nachgewiesen wird, wird i. d. R. von Sponsoren, Behörden und Inspektoren akzeptiert. Insofern waren diese Empfehlungen ein wichtiger Schritt in Richtung einer Vereinheitlichung.

Eine weitere Initiative zur Vereinheitlichung von Fort- und Weiterbildung auf europäischer Ebene war das European-Innovative-Medicines-Initiative(IMI)-Projekt, das 2009 mit Unterstützung der Europäischen Kommission und der European Federation of Pharmaceutical Industries and Associations (EFPIA) entstand. Daraus ging die PharmaTrain Federation hervor, die Curricula in klinischer Prüfung evaluiert und zertifiziert bzw. selbst anbietet [10].

Zur Dokumentation der Qualifikation von Prüfer und Prüfstellen gegenüber der Ethik-Kommission (sowohl unter Richtlinie 2001/20/EG, Medizinproduktegesetz (MPG) als auch Verordnung (EU) 536/2014) schlagen die Empfehlungen Mustertabellen vor, die die Prüferqualifikation standardisiert erfassen, ebenso wie Tabellen für die Qualifikation der Prüfstelle und der Mitarbeiter der Prüfstelle. Letztere ist nicht pro Einzelperson aufzuführen, sondern nur für die Mitarbeitergruppe [11].

Die Dokumentation unter VO (EU) 536/2014 gegenüber Behörden wird über die Liste der Dokumente in Anhang I geführt. Für die Verordnung (EU) 2017/745 (MDR) liegen Vorgaben zur Dokumentation der Qualifikation noch nicht vor.

C.8.3 Prüfung und Dokumentation der Qualifikation

Wesentliche Defizite im Bereich Training werden von der GCP Inspector's Working Group der EMA [12] im Bereich unvollständiger Dokumentation bei Qualifikation und Training sowie bei Defiziten im Bereich des Studienpersonals gesehen, das auf studienspezifische Prozesse nicht trainiert ist. Derartige Defizite lassen sich mit einem Qualitätsmanagement steuern und dokumentieren. Hierfür existieren keine regulatorischen Detailvorgaben. Eine staatliche Zertifizierung von Prüferschulungen existiert in Deutschland nicht. Nur der AKEK gibt einige Hinweise auf die Durchführung von Lernerfolgskontrollen, die Ausstellung von Zertifikaten und die Möglichkeit dieses Training teilweise online zu absolvieren. Für letzteres gelten die einschlägigen Qualitätsvorgaben der BÄK, die von der Fortbildungsmaßnahme erfüllt sein müssen [9].

C.8.4 Datenbanken für Prüferqualifikation

Datenbanken als zentrale Ablage für Qualifikationsnachweise sind derzeit ausschließlich außerregulatorisch in Gebrauch. Pars pro toto kann die Shared Investigator Platform der Fa. TransCelerate BioPharma genannt werden, die solche Funktionalitäten anbietet. Qualifikationsnachweise für Personal und Prüfstellen können hinterlegt und damit durch verschiedene Sponsoren genutzt werden. Gleichzeitig werden entsprechende und von verschiedenen Sponsoren anerkannte Weiterbildungsmaßnahmen gelistet. Die Nutzung ist jedoch freiwillig und sollte datenschutzrechtlich bedacht werden [13].

Literatur

[1] Prüfertraining gem. ICH E6 Good Clinical Practice. https://www.ich.org/page/efficacy-guidelines

[2] DIN EN ISO 14155:2021-05. Klinische Prüfung von Medizinprodukten an Menschen - Gute klinische Praxis (ISO 14155:2020); Deutsche Fassung EN ISO 14155:2020. https://www.beuth.de/de/norm/din-en-iso-14155/336718854

[3] Prüferqualifikation gem. EU 2001/20. https://eur-lex.europa.eu/legal-content/DE/TXT/HTML/?uri=CELEX:32001L0020&from=DE

[4] Qualifikation des Prüfers Arzneimittelprüfung. https://eur-lex.europa.eu/legal-content/DE/TXT/HTML/?uri=CELEX:32014R0536&from=DE#d1e2413-1-1

[5] Qualifikation des Prüfers Medizinprodukteprüfung. https://eur-lex.europa.eu/legal-content/DE/TXT/HTML/?uri=CELEX:32017R0745&from=DE#d1e6314-1-1

[6] AKEK – Hinweise für Antragsteller. https://ak-med-ethik-komm.de/index.php?option=com_content&view=category&id=81&Itemid=105&lang=de

[7] Ersthelferqualifikation. https://www.dguv.de/de/praevention/vorschriften_regeln/dguv-vorschrift_1/index.jsp

[8] Qualifikation gem. Strahlenschutzverordnung. http://www.gesetze-im-internet.de/strlschv_2018/

[9] https://www.akek.de/curriculare-fortbildungen/

[10] PharmaTrain Federation. https://www.pharmatrain.eu/

[11] Mustertabellen. https://www.bundesaerztekammer.de/fileadmin/user_upload/downloads/pdf-Ordner/MuE/Handreichung-Qualifikationsnachw.pdf und site suitability template https://www.akek.de/aktuelle-hinweise/eu-verordnung-536-2014/?ref=search

[12] GCP Inspectors Working Group. https://www.ema.europa.eu/en/documents/report/annual-report-good-clinical-practice-inspectors-working-group-2017_en.pdf

[13] Shared investigator platform. https://www.sharedinvestigator.com/home

Der letzte Zugriff auf alle Links erfolgte am 20.11.2023.

C.9 Transparenz von Studien und Studiendaten

C. H. Gleiter

Die Bemühungen um Transparenz für klinische Studien gehen bis in die 1970er Jahre zurück. In den letzten 20 Jahren wurden erhebliche Fortschritte bezüglich der Transparenz erzielt, um Informationen zu Studien sowohl vor der Durchführung (Registrierung) sowie nach dem Abschluss (aggregierte Ergebnisveröffentlichung außerhalb von wissenschaftlichen Publikationen) öffentlich zu machen, als auch eine Sekundärauswertung (Data Sharing) zu erlauben.

In diesem Kapitel wird der Begriff Studien an einigen Stellen ausdrücklich als Überbegriff verwendet, da neben klinischen Prüfungen auch andere Studien den Transparenzregeln unterliegen.

C.9.1 Registrierung

Die öffentliche Registrierung vor Einschluss des ersten Studienteilnehmers wird von der Deklaration von Helsinki (Amendment 2013) in Prinzip 35 empfohlen [1]. Die ICH-Leitlinie E6 (Good Clinical Practice) äußert sich dazu nicht [2]. DIN EN ISO 14155 (Klinische Prüfung von Medizinprodukten an Menschen - Gute klinische Praxis) empfiehlt unter 5. Ethical considerations je nach nationaler Regelung die öffentliche Registrierung [3].

C.9.1.1 Behördenregister

Jede klinische Prüfung mit einem Arzneimittel mit mindestens einem Zentrum in einem EU- oder EWR-Mitgliedstaat, die nach dem 1. Mai 2004 begonnen hat, muss vor Studienbeginn im EudraCT-Register vom Sponsor registriert werden, ferner jede klinische Prüfung mit einem Arzneimittel, die Teil eines PIP ist oder deren Sponsor der Zulassungsinhaber ist und die Anwendung eines Arzneimittels in der pädiatrischen Population als Teil einer EU-Zulassung beinhaltet. Das Register beinhaltet auch Informationen zu älteren pädiatrischen Studien im Rahmen einer EU-Zulassung. Das EudraCT-Register ist als Primärregister beim WHO Registry Network seit September 2011 eingebunden und ist auf der WHO International Clinical Trials Registry Platform (ICTRP) zugänglich. Die rechtliche Grundlage liefert Art. 11 der Richtlinie zur klinischen Prüfung (2001/20/EG) [4] und Art. 41 der Verordnung über Kinderarzneimittel (VO (EG) Nr. 1901/2006) [5].

EudraCT ist grundsätzlich ein Behördenregister, das zwischenzeitlich in Teilen der Öffentlichkeit zugänglich ist [6]. Eine Doppelregistrierung von klinischen Prüfungen mit Arzneimitteln durch die Verordnung (EU) 536/2014 ist nicht vorgesehen, die EudraCT-Registrierung wird durch die Anmeldung in der EU-Datenbank (CTIS) ersetzt [Art. 81;7]. EudraCT bleibt für die Abgabe von Studienberichten und Zugang durch die Öffentlichkeit über den 31.01.2025 bestehen.

Für Medizinprodukte erfolgt in der EUDAMED-Datenbank momentan eine automatische Eintragung durch das DIMDI (Deutsches Institut für Medizinische Information und Dokumentation). Bevor das elektronische System nicht voll funktionsfähig ist, ändert sich daran nichts (Der Eintrag erfolgt nach der Übernahme des DIMDI durch das BfArM über das DMIDS [Deutsches Medizinprodukte-Informations- und Datenbanksystem]). EUDAMED soll erst nach kompletter Fertigstellung eingesetzt werden, dies bedeutet ca. 2024. Die europäischen Verordnungen zu Medizinprodukten (MDR, Verordnung (EU) 2017/745) und zu In-Vitro-Diagnostika (IVDR, Verordnung (EU) 2017/746) sehen eine ähnliche Regelung vor.

C.9.1.2 Registrierung zu Publikationszwecken

Seit 2004 fordern medizinische Fachjournale zunehmend eine öffentliche Registrierung jeder interventionellen Studie mit Versuchspersonen vor dem Einschluss des ersten Studienteilnehmers, um eine Studienpublikation überhaupt zum Review anzunehmen, z. B. [8]. Als Register werden i. d. R. alle Primärportale, die im WHO-Portal verknüpft sind, akzeptiert. Sofern die Publikation einer klinischen Prüfung in bestimmten Fachzeitschriften geplant ist, ist dies zu prüfen, bevor erste Versuchspersonen eingeschlossen werden.

C.9.2 Ergebnisveröffentlichung

Die ICH-Leitlinie E6 (Good Clinical Practice) äußert sich dazu nicht [2]. DIN EN ISO14155 (Klinische Prüfung von Medizinprodukten an Menschen - Gute klinische Praxis empfiehlt unter 5. Ethical considerations je nach nationaler Regelung die öffentliche Publikation in dem Register, in dem die Durchführung der Studie veröffentlicht wurde [3].

Regulatorische Pflichten zur Ergebnisveröffentlichung klinischer Prüfungen mit Arzneimitteln entstehen national aus dem § 42 b des deutschen Arzneimittelgesetzes [9]. Verpflichtet sind einerseits der pharmazeutische Unternehmer nach der Zulassung eines Produkts und andererseits der (jeder) Sponsor im Fall einer klinischen Prüfung mit einem bereits zugelassenen Arzneimittel. Die Berichte gehen in vorgegebenem Berichtsformat [10] an die Bundesoberbehörde, die ihrerseits den Bericht im PharmNet.Bund-Portal einstellt.[1] Zwischenzeitlich müssen Prüfstellen und Prüfärzte genannt werden [11]. Die Berichte nach § 42 b AMG sind bei Studien unter CTR nur noch für Daten aus Drittstaaten zu liefern, da unter CTR eigenständige Abschlussberichte über CTIS einzureichen sind.

Die Ergebnisse von Arzneimittelprüfungen in der EU und dem EWR (unter 2001/20/EG) können in Teilen auf dem EudraCT-Register eingesehen werden [12]. Dies betrifft alle Phase II–IV-Studien seit 2004, verantwortlich für den Inhalt der Ergebnismitteilungen ist allein der Sponsor [4].

Die Verordnung (EU) 536/2014 sieht ebenfalls die Veröffentlichung von Studiendaten vor: Unabhängig vom Ergebnis der klinischen Prüfung übermittelt der Sponsor innerhalb eines Jahres ab dem Ende der klinischen Prüfung in allen betroffenen Mitgliedstaaten eine Zusammenfassung der Ergebnisse der klinischen Prüfung an die EU-Datenbank. Dieser ist eine Zusammenfassung angefügt, die in einer für Laien verständlichen Weise formuliert ist (Art. 37 [13]). Der Prüfungsteilnehmer wird in der Information zur Studie darüber informiert, dass die Zusammenfassung der Ergebnisse der klinischen Prüfung und eine für Laien verständliche Zusammenfassung, unabhängig vom Ergebnis der klinischen Prüfung in der in Art. 81 genannten EU-Datenbank gem. Art. 37 Abs. 4 bereitgestellt werden, sowie – soweit möglich – wann dies geschehen wird (Art. 29 [14]). Für das Verfassen eines Laienberichts wurde ein Good-Lay-Summary-Practice-Leitfaden erstellt [22].

Die Einsicht ist über CTIS vorgesehen. Hier ist eine Public Website für **General Public** vorgesehen. Von der Veröffentlichung ausgenommene Informationen sind in Art. 84 (1) zusammengefasst, etwa persönliche Daten, kommerziell relevante Daten, v. a. im Bereich der Zulassung. Nur Daten, zu denen eine Entscheidung seitens des betroffenen Mitgliedstaates getroffen wurde, werden (in komplettem Umfang) veröffentlicht. Commercially Confidential Information (CCI) wird durch den „Aufschubmechanismus" berücksichtigt, Details siehe [21]. Finanzielle Vereinbarungen zwischen Sponsor und Prüfstelle werden nicht veröffentlicht. Inspektionsberichte werden ebenfalls veröffentlicht (durch den Inspektor) ohne die Möglichkeit eines Aufschubs, je nach Zuteilung der klinischen Prüfung zu einer vordefinierten Gruppe. Sponsoren müssen Berichte zu Inspektionen in Drittländern einreichen. Diese werden dann veröffentlicht. Das gleiche gilt für Meldungen von Sponsoren zu schwerwiegenden Verstößen gegen die Verordnung oder den Prüfplan im Lauf einer klinischen Prüfung.

C | Dokumente und Prozesse

[1] Im PharmNet.Bund-Portal wurde seit vielen Jahren das Arzneimittelinformationssystem des Bundes (AMIS) verwendet. Dieses wird derzeit umgestellt auf AmAnDa mit AMIce- Rechercheoberfläche für die Öffentlichkeit.

Die MDR-Verordnung (EU) 2017/745 sieht eine ähnliche Veröffentlichung von Daten aus klinischen Prüfungen auf wissenschaftlicher und Laienebene vor [14]. Die IVDR-Verordnung (EU) 2017/746 kennt eine gleichartige Regelung zur Veröffentlichung von Daten aus klinischen Prüfungen [15].

C.9.2.1 Reguläre wissenschaftliche Publikation

Bei freiwilliger Registrierung einer Studie in einer öffentlichen Datenbank ist i. d. R. auch die Mitteilung der Ergebnisse freiwillig (z. B. eine in der EU durchgeführte klinische Prüfung kann freiwillig in einem ausländischen Register eingetragen werden). Wesentlich ist die Feststellung, dass in Studienregistern eingefügte aggregierte Ergebnisberichte nicht als Erstveröffentlichung gelten und reguläre wissenschaftliche Publikationen der Daten nach wie vor im Sinne einer Erstveröffentlichung möglich sind, z. B. [8].

Für die Publikation randomisierter Studien existieren Mustervorgaben, z. B. Consort Statement und Consort Extensions, die nicht verpflichtend sind [16].

Die Prozesse bei den Verlagen wissenschaftlicher Publikationen sollten an die Gute Wissenschaftliche Publikationspraxis angepasst sein [17].

C.9.3 Data Sharing

C.9.3.1 Europäische Zulassungsagentur (EMA)

Die EMA hat 2015 begonnen klinische Daten aus zentralen Zulassungsverfahren öffentlich zugänglich zu machen. Dies erfolgte in zwei Schritten, zuerst die Möglichkeit Berichte klinischer Prüfungen einzusehen, dann in einem zweiten Schritt der Zugang zu (anonymisierten) Daten auf Patientenebene [18]. Diese Öffnung betrifft ausschließlich Arzneimittelzulassungsstudien der Antragsteller. Die Daten der Clinical Reports sind zur Einsicht für jeden Nutzer auf Antrag freigegeben. Für das Herunterladen der Daten muss sich der Nutzer identifizieren [18].

Für Daten aus klinischen Prüfungen von Medizinprodukten gibt es derzeit keine analogen Regeln. Gemäß Art. 77 der MDR *„kann die Kommission Leitlinien zum Format und zur Freigabe von Rohdaten für die Fälle erlassen, in denen der Sponsor beschließt, freiwillig Rohdaten freizugeben"* [14]. Dies ist bisher noch nicht geschehen.

C.9.3.2 Medizinische Fachjournale

Seit 2018 fordert eine zunehmende Zahl von medizinischen Fachjournalen ein Data Sharing Statement. Die Journale, die sich zum ICMJE (International Committee of Medical Journal Editors) zusammengeschlossen haben, verlangen seit 2019 einen Data Sharing Plan bereits bei der (öffentlichen) Registrierung der experimentellen Studie [19,20].

Literatur

[1] Declaration of Helsinki. https://www.wma.net/policies-post/wma-declaration-of-helsinki-ethical-principles-for-medical-research-involving-human-subjects/

[2] ICH E6 Good Clinical Practice. https://www.ich.org/page/efficacy-guidelines

[3] ISO 14155. Clinical investigation of medical devices for human subjects – Good clinical practice. DIN EN ISO 14155:2021-05; Klinische Prüfung von Medizinprodukten an Menschen - Gute klinische Praxis (ISO 14155:2020); Deutsche Fassung EN ISO 14155:2020. https://www.beuth.de/de/norm/din-en-iso-14155/336718854

[4] Richtlinie 2001/20/EG. https://eur-lex.europa.eu/LexUriServ/LexUriServ.do?uri=CONSLEG:2001L0020:20090807:DE:PDF

[5] Verordnung über Kinderarzneimittel (Verordnung (EG) 1901/2006). https://eur-lex.europa.eu/LexUriServ/LexUriServ.do?uri=OJ:L:2006:378:0001:0019:DE:PDF

[6] EU Clinical Trials Register. https://www.clinicaltrialsregister.eu/about.html

[7] Veröffentlichungspflicht nach VO (EU) 536/2014. https://eur-lex.europa.eu/legal-content/DE/TXT/HTML/?uri=CELEX:32014R0536&from=DE#d1e2413-1-1

[8] ICMJE. http://www.icmje.org/about-icmje/faqs/

[9] Veröffentlichungspflicht § 42b Arzneimittelgesetz Deutschland. https://www.gesetze-im-internet.de/amg_1976/__42b.html

[10] Bekanntmachung zum Format von § 42b AMG-Berichten. Bekanntmachung zur Veröffentlichung der Ergebnisse klinischer Prüfungen nach § 42b des Arzneimittelgesetzes (AMG) v. 03.08.2011. https://www.bfarm.de/SharedDocs/Downloads/DE/Arzneimittel/Zulassung/folgeverfahren/42bAMG/Bekanntmachung_42b_AMG.pdf;jsessionid=6FFB70D53370566A738D6AEB8011BAE1.2_cid344?__blob=publicationFile&v=3

[11] Veröffentlichung von teilnehmenden Zentren. Veröffentlichung der Prüfzentren in Ergebnisberichten gem. § 42b Arzneimittelgesetz(AMG) v. 19.06.2020. https://www.bfarm.de/SharedDocs/Downloads/DE/Arzneimittel/Zulassung/folgeverfahren/42bAMG/Bekanntmachung_42b_AMG-Pruefer_und_Zentren.pdf;jsessionid=B708506274E16ACB28D166E2A0679A3B.1_cid319?__blob=publicationFile&v=6

[12] Ergebnisse klinischer Arzneimittelprüfungen. https://www.clinicaltrialsregister.eu/

[13] Veröffentlichungspflicht nach VO (EU) 536/2014. VO (EU) Nr. 536/2014 des Europäischen Parlaments und des Rates v. 16. April 2014 über klinische Prüfungen mit Humanarzneimitteln und zur Aufhebung der Richtlinie 2001/20/EG. https://eur-lex.europa.eu/legal-content/DE/TXT/HTML/?uri=CELEX:32014R0536&from=DE#d1e2413-1-1

[14] MDR Veröffentlichungspflicht. VO (EU) 2017/745 des Europäischen Parlaments und des Rates v. 5. April 2017 über Medizinprodukte, zur Änderung der Richtlinie 2001/83/EG, der Verordnung (EG) Nr. 178/2002 und der Verordnung (EG) Nr. 1223/2009 und zur Aufhebung der Richtlinien 90/385/EWG und 93/42/EWG des Rates. https://eur-lex.europa.eu/legal-content/DE/TXT/HTML/?uri=CELEX:32017R0745&from=DE#d1e6314-1-1

[15] IVDR Veröffentlichungspflicht. VO (EU) 2017/746 des Europäischen Parlaments und des Rates v. 5. April 2017 über In-vitro-Diagnostika und zur Aufhebung der Richtlinie 98/79/EG und des Beschlusses 2010/227/EU der Kommission. https://eur-lex.europa.eu/legal-content/DE/TXT/HTML/?uri=CELEX:32017R0746&qid=1579612316692&from=EN#d1e5858-176-1

[16] Consort statement. http://www.consort-statement.org/

[17] Good scientific publishing. Statement on scientific publications by three national Academies. 24 Oct 2016. https://www.leopoldina.org/uploads/tx_leopublication/2016_Joint_Statement_on_scientific_publications.pdf

[18] Zugang zu Studiendaten (EMA). European Medicines Agency policy on publication of clinical data for medicinal products for human use. 21 March 2019. https://www.ema.europa.eu/en/documents/other/european-medicines-agency-policy-publication-clinical-data-medicinal-products-human-use_en.pdf

[19] Taichman DB et al. Data sharing statements for clinical trials – a requirement of the International Committee of Medical Journal Editors. Dtsch. Ärztebl. Int. 2017; 401 -3. DOI: 10.3238/arztebl.2017.0401

[20] Miller J et al. Sharing of clinical trial data and results reporting practices among large pharmaceutical companies: cross sectional descriptive study and pilot of a tool to improve company practices. BMJ 2019;366:14127

[21] Regeln für die Veröffentlichung durch CTIS. Appendix, on disclosure rules, to the „Functional specifications for the EU portal and EU database to be audited – EMA/42176/2014" 05 Oct 2015 https://www.ema.europa.eu/en/documents/other/appendix-disclosure-rules-functional-specifications-eu-portal-eu-database-be-audited_en.pdf

[22] Good Lay Summary Practice. 04 Oct 2021. https://ec.europa.eu/health/sites/default/files/files/eudralex/vol-10/glsp_en.pdf

Der letzte Zugriff auf alle Links erfolgte am 20.11.2023.

C.10 (Probanden-)Versicherung

R. Haas

Im Vergleich mit anderen Ländern Europas sind die gesetzlichen Vorgaben zu klinischen Studien in Deutschland ungleich komplexer. Es sind historische Gründe, weil eine verschuldensunabhängige, strenge Arzneimittelhaftung bereits 10 Jahre vor der 1985 verabschiedeten europäischen Produkthaftungsrichtlinie 85/374/EWG [3] im Rahmen des neuen Arzneimittelgesetzes (AMG) 1978 eingeführt wurde. Hier sind erstmals auch Anforderungen zu einer Probandenversicherung, welche dem Schutz des Menschen in der klinischen Forschung dienen, näher beschrieben.

Das Medizinproduktegesetz (MPG) mit ähnlichen Regelungen folgte mit großem zeitlichen Abstand 1995 [6]. Es wurde durch die europäische Verordnung (EU) 2017/745 über Medizinprodukte (Medical Devices Regulation, MDR) abgelöst [7], die mit den meisten Bestimmungen, zusammen mit dem Medizinprodukterecht-Durchführungsgesetz (MPDG) am 26. Mai 2021 in Kraft trat [8]. Die Probandenversicherung ist keine Haftpflichtversicherung, sondern eine Versicherung sui generis. Der Begriff des schadenauslösenden Ereignisses ist an denjenigen der Unfallversicherung angelehnt, es finden sich aber auch Elemente, die der Haftpflichtversicherung zugeordnet werden könnten.

Weit vor Entstehung der Probandenversicherung erlassene Vorschriften zum Umgang mit radioaktiven Stoffen oder ionisierenden Strahlen in der medizinischen Forschung setzen eine spezielle Haftpflichtdeckung voraus. Es greift das Strahlenschutzgesetz (StrSchG) [9], welches die Vorschriften der Röntgenverordnung (RöV) [10] und der Strahlenschutzverordnung (StrSchV) [11] ersetzt hat. Dabei ist zu unterscheiden, ob die Anwendung dieser Stoffe/Strahlen im Rahmen einer klinischen Prüfung eines Arzneimittels oder Medizinproduktes erfolgt oder davon unabhängig durchgeführt wird. In der Praxis kommen damit ganz unterschiedliche Bedingungen zu Probandenversicherungen zum Einsatz, obwohl diese im Ergebnis weitgehend identisch sind – was den Deckungsumfang und die Entschädigungsleistung anbelangt.

Klären Sie zunächst generell, um welche Art von Studie es sich handelt, damit der passende Versicherungsschutz zur Anwendung kommt.

Klinische Prüfungen zu Arzneimitteln (AMG): Bis weit in die zweite Hälfte des vergangenen Jahrhunderts waren Versuchspersonen, welche an klinischen Studien teilnahmen, gegen die finanziellen Folgen durch studienbedingte Schädigungen nicht geschützt. Wer sich für die Pharmaforschung zur Verfügung stellte, tat dies regelmäßig auf eigenes Risiko. Vor dem Hintergrund der Arzneimittelkatastrophe durch den Wirkstoff Thalidomid (besser bekannt unter dem Namen Contergan und dessen bis in die Gegenwart andauernden Folgen) verabschiedete der Weltärztebund 1964 in der Deklaration von Helsinki erstmals ethische Grundsätze für die Arzneimittelforschung am Menschen. Diese beinhalten auch die Forderung nach angemessener Entschädigung für den Fall, dass die Testperson eine gesundheitliche Beeinträchtigung erleiden sollte. Das vor der Verabschiedung stehende Arzneimittelgesetz von 1961 wurde in einem über zehnjährigen Verfahren bis 1976 komplett überarbeitet [5].

Es trat Anfang 1978 in Kraft und wurde inzwischen mehrfach novelliert. Im 6. Abschnitt, *Schutz des Menschen bei der klinischen Prüfung*, sind u. a. die grundsätzlichen Voraussetzungen zur Probandenversicherung verankert.

Klinische Prüfungen zu Medizinprodukten (MPDG): Die Notwendigkeit, die MDR [7] zu Medizinprodukten umzusetzen, bildete den Grundstein zum Medizinprodukterecht-Durchführungsgesetz (MPDG), welches 2021 in Kraft trat [8] und das Medizinproduktegesetz (MPG) [7] aus dem Jahre 1995 ablöste. Im Gegensatz zu Arzneimitteln ist für Medizinprodukte keine Zulassung in engerem Sinne, sondern die Eignung für den vorgesehenen Verwendungszweck zu belegen. Diese kann durch methodisch einwandfreie Verfahren nachgewiesen und/oder durch eine klinische Prüfung erfolgen. Am Ende des Prozesses steht die CE-Kennzeichnung (▶ Kap. B.2 Konformitätsbewertung von Medizinprodukten).

Klinische Prüfungen nach AMG oder MPDG mit Einsatz radioaktiver Stoffe oder ionisierender Strahlung zum Zweck der medizinischen Forschung: Das Strahlenschutzgesetz (StrlSchG) greift neben dem AMG oder MPG und schreibt eine *Zusatz-Haftpflichtversicherung* vor [9].

Klinische Studien außerhalb des AMG oder MPDG mit Einsatz radioaktiver Stoffe oder ionisierender Strahlung zum Zweck der medizinischen Forschung: Das Strahlenschutzgesetz (StrlSchG) verlangt zwingend den Abschluss einer speziellen *Haftpflichtversicherung* [9].

Klinische Studien ohne Versicherungspflicht nach AMG oder MPDG: Die Abgrenzung zu versicherungspflichtigen Studien gemäß AMG oder MPDG ist schwierig und setzt eine genaue Definition des Studienzieles voraus. Daneben geht es häufig um Studien mit Nahrungsergänzungsmitteln, Vitaminprodukten oder Kosmetika.

Wege-Unfall-Versicherung: Ob der Sponsor verpflichtet ist, die Testperson auch auf dem Weg von und zur Prüfstelle ausreichend zu versichern, ist umstritten. Weder das AMG noch das MPDG schreiben eine Wege-Unfall-Versicherung vor. Die Gesetze sagen nur, dass die Versicherung „bei der klinischen Prüfung" leisten müsse. Ob darunter bereits der Weg zum Studienzentrum gemeint ist, wird unter Juristen kontrovers diskutiert. Fakt ist, dass z. B. ein Unfall auf dem Rückweg von der Prüfstelle, ausgelöst durch eine späte körperliche Reaktion auf eine Medikamentengabe oder Behandlung, unter die Deckung der Probandenversicherung fällt. Verunglückt die Testperson hingegen auf dem Weg zur Prüfstellen, weil sie durch Unachtsamkeit bei Glätte stürzte, kann dieses Ereignis wohl kaum der klinischen Prüfung zugerechnet werden.

Eine andere Beurteilung der Situation könnte gegeben sein, wenn:

- der Testperson eine chronische Medikamenteneinnahme, insbesondere des Prüfpräparats vorgeschrieben wurde,
- sie sich in festgelegten Abständen in der Prüfstelle einfinden muss,
- auf dem direkten Weg dorthin eine Gesundheitsschädigung eintritt, welche einen Unfall nach sich zieht und
- der Auslöser für dieses Geschehen mit an Sicherheit grenzender Wahrscheinlichkeit auf die Medikamenteneinnahme zurückgeführt werden kann. Den Nachweis der Kausalität muss die Testperson erbringen.

Etliche Ethik-Kommissionen haben zu dieser Problematik allerdings ihre eigene Sicht der Dinge und raten mehr oder weniger unverhohlen, eine Wege-Unfall-Versicherung abzuschließen. Die zugehörigen Versicherungsbedingungen basieren auf denjenigen der klassischen Unfallversicherung, d. h. eine Entschädigung ist primär nur bei Tod oder Dauerinvalidität fällig. Die Versicherungssummen können frei vereinbart werden. Da der zeitliche Rahmen sehr begrenzt ist, weil der Unfall auf dem Hin- oder Rückweg zum Studienzentrum eingetreten sein muss, ist die Prämie vergleichbar günstig.

Nichtinterventionelle Studien in Deutschland NIS: Diese sind nicht Gegenstand des hier vorliegenden Werkes und werden anderweitig behandelt [1].

C.10.1 Gesetzliche Anforderungen

C.10.1.1 Arzneimittelgesetz – 6. Abschnitt: Schutz des Menschen bei der klinischen Prüfung

§ 40a Allgemeine Voraussetzungen für die klinische Prüfung

In diesem Paragrafen werden neben einer Vielzahl von Grundvoraussetzungen die Anforderungen an eine Probandenversicherung präzisiert. Greift man diese auf und stellt sie hintereinander so liest man:

„Eine klinische Prüfung eines Arzneimittels darf bei Menschen nur durchgeführt werden, solange [...] für den Fall, dass bei der Durchführung der klinischen Prüfung ein Mensch getötet oder der Körper oder die Gesundheit eines Menschen verletzt wird, eine Versicherung, die auch Leistungen gewährt, wenn kein anderer für den Schaden haftet, nach folgenden Maßstäben besteht:

Die Versicherung muss zugunsten der von der klinischen Prüfung betroffenen Personen bei einem in einem Mitgliedstaat der Europäischen Union oder einem anderen Vertragsstaat des Abkommens über den Europäischen Wirtschaftsraum zum Geschäftsbetrieb zugelassenen Versicherer genommen werden. Der Umfang muss in einem angemessenen Verhältnis zu den mit der klinischen Prüfung verbundenen Risiken stehen und auf der Grundlage der Risikoabschätzung so festgelegt werden, dass für jeden Fall des Todes oder der dauernden Erwerbsunfähigkeit einer von der klinischen Prüfung betroffenen Person mindestens 500 000 Euro zur Verfügung stehen. Soweit aus der Versicherung geleistet wird, erlischt ein Anspruch auf Schadensersatz." [5]

Kernaussagen und Erläuterungen

Die Versicherung muss leisten, wenn kein anderer für den Schaden haftet.

Die geschädigte Person muss also nicht darlegen, wer ursächlich für den Schaden verantwortlich ist. Es genügt im Fall eines Schadenersatzanspruchs der Nachweis, dass man als Testperson an der Studie teilgenommen hat.

Der Versicherer muss seinen Sitz in der EU oder im EWR haben.

Es versteht sich von selbst, weil ansonsten Schadenersatzansprüche nur unter sehr erschwerten Bedingungen durchsetzbar wären.

Die Angemessenheit des Versicherungsschutzes und die Entschädigungsleistung je Person.

Die mit der klinischen Prüfung verbundenen Risiken einzuschätzen und daraus einen angemessenen Umfang zur Versicherungsleistung abzuleiten, ist wahrlich nicht einfach. Der Gesetzgeber erwartet zunächst, dass mind. 500 000 Euro je Person bereitzustellen sind. Übernimmt man diese Forderung telquel, müsste sich die Deckungssumme der Probandenversicherung nach der Formel *500 000 Euro x Anzahl der Testpersonen* bemessen. Klinische Prüfungen, insbesondere in der Phase III, können durchaus mit z. B. 400 Probanden angelegt sein. Damit würde sich rein rechnerisch eine Deckungssumme von 200 Mio. Euro ergeben, welche der Versicherungsmarkt aber nicht hergibt. Die Obergrenze für eine klinische Prüfung liegt i. d. R. bei 5–10, allenfalls 20 Mio. Euro Deckungssumme. Das AMG stellt hier in der Tat eine unerfüllbare Forderung in den Raum. Der Ausweg aus diesem Dilemma ergibt sich aus dem Hinweis "Risikoeinschätzung vs. Versicherungsleistung". Eine Arzneimittelstudie, unabhängig von der geplanten Phase, beginnt nicht am ersten Tag mit allen Testpersonen gleichzeitig. Die GCP-V (Verordnung über die Anwendung der Guten Klinischen Praxis bei der Durchführung von klinischen Prüfungen mit Arzneimitteln zur Anwendung am Menschen) und die Verordnung (EU) 536/2014 geben vor, dass selbst wenige Zwischenfälle – auch Verdachtsfälle –, welche eine Gesundheitsschädigung zur Folge haben könnten, umgehend dem Sponsor und der BOB zu melden sind. Parallel werden in diesem Stadium klinische Prüfungen meist unterbrochen oder auch gänzlich gestoppt, um Serienschäden zu vermeiden.

Die jahrzehntelange Erfahrung zeigt, dass eine Deckungssumme für alle an einer klinischen Prüfung teilnehmenden Testpersonen von bis zu 10 Mio. Euro als angemessen betrachtet werden kann. Rein theoretisch können damit immerhin 20 Probanden mit der Höchstentschädigung von 500 000 Euro versorgt werden. Und im internationalen Vergleich ist eine Regeldeckungssumme von 10 Mio. Euro immer noch mehr als außergewöhnlich.

Hinweis: Soweit ein Sponsor regelmäßig jedes Jahr mehrere klinische Prüfungen startet, kann er eine sog. Jahrespolice abschließen. Diese unterscheidet sich von der oben beschriebenen Objektpolice dadurch, dass eine deutlich höhere Deckungssumme von 50 oder 100 Mio. Euro angeboten wird. Natürlich steht diese dann nur einmal pro Jahr und für alle klinischen Prüfungen in diesem Zeitraum zur Verfügung. Es besteht das Risiko einer nicht ausreichenden Absicherung für den Fall, dass mehre klinische Prüfungen gleichzeitig von Personenschäden betroffen sind.

Kein Anspruch auf Schadenersatz nach erfolgter Leistung des Versicherers

Damit soll primär die Erlangung einer mehrfachen Entschädigung für ein und denselben Schaden unterbunden werden. Es wäre ansonsten denkbar, dass sowohl gegen den Sponsor als auch gegen den Prüfarzt gleichartige Forderungen erhoben werden.

Die Probandenversicherung gewährt Leistungen, auch wenn kein anderer für den Schaden haftet, ein im internationalen Vergleich erheblicher Vorteil für die geschädigte Person. Eine Bestätigung, an der klinischen Prüfung teilgenommen zu haben, genügt als Nachweis für die Geltendmachung des Schadenersatzanspruchs. Diese Haftungserleichterung hat ihren Preis, denn Schmerzensgeld gewährt die Probandenversicherung nicht. Die maximale Leistung der Probandenversicherung für die einzelne Person erwies sich in mehr als 40 Jahren der Anwendung dieser Bestimmung als stets ausreichend.

Es bleiben im Wesentlichen also nur folgende Haftpflichttatbestände übrig, welche (in einem separaten Verfahren) außerhalb der Probandenversicherung geltend gemacht werden können: Dies betrifft:

- Schäden,
  - soweit sie die Versicherungssumme von 500 000 Euro übersteigen,
  - die später als 5 Jahre nach Abschluss der klinischen Prüfung beim einzelnen Probanden eintreten sowie
- Schmerzensgeld.

Ausnahmen

Eine Ausnahmeregelung findet sich in § 40 (1b):

> *„Einer Versicherung [...] bedarf es nicht bei klinischen Prüfungen mit zugelassenen Arzneimitteln, wenn die Anwendung gemäß den in der Zulassung festgelegten Angaben erfolgt und Risiken und Belastungen durch zusätzliche Untersuchungen oder durch den Therapievergleich gering sind und soweit eine anderweitige Versicherung für Prüfer und Sponsor besteht."* [5]

Erläuterung: Diese Ausnahmeregelung ist eher theoretischer Natur und praxisfremd. Die Bedingung, dass eine anderweitige, gleichwertige Versicherung existiert, ist kaum zu erfüllen. Weder die Betriebshaftpflicht-, Arzthaftpflicht-, noch die Pharma-Produkthaftpflicht-Versicherung decken die Risiken möglicher Personenschäden aus einer klinischen Prüfung. Die für die klinische Prüfung zuständige Genehmigungsbehörde könnte auf den Nachweis einer Versicherung verzichten. Dabei wird jedoch übersehen, dass allein die zuständige Ethik-Kommission (EK) final darüber entscheidet, ob sie den Sponsor aus der Versicherungspflicht nach Abs. (1) Satz 3 Nr. 8 entlässt. Das ist kaum vorstellbar, weil sich die EK damit selbst unkalkulierbaren haftungsrechtlichen Risiken aussetzen würde.

C.10.2 Klinische Prüfungen mit Medizinprodukten

C.10.2.1 MDR – Medical Device Regulation (EU) 2017/745

Die MDR-Verordnung (EU) 2017/745 [7] unterscheidet zwischen:

- klinischen Prüfungen und
- sonstigen klinischen Prüfungen.

Die Definition, welche Prüfung der jeweiligen Gattung zuzurechnen ist, regelt Art. 62, Abs. 1 Allgemeine Anforderungen an zum Nachweis der Konformität von Produkten durchgeführte **klinische Prüfungen** sowie Art. 82, Abs. 1 Anforderungen an **sonstige klinische Prüfungen**.

Art. 69 behandelt Schadensersatz. Auszugsweise: *„Die Mitgliedstaaten stellen sicher, dass Verfahren zur Entschädigung [...] in Form einer Versicherung [...] bestehen [...] und der Art und dem Umfang des Risikos entsprechen."* [7]

Zur Umsetzung der MDR In Deutschland wurde dazu das Medizinprodukterecht-Durchführungsgesetz (MPDG) [8] verabschiedet, welches das MPG [6] in weiten Teilen seit 26. Mai 2021 ablöst.

C.10.2.2 MPDG – Kap. 4 Anforderungen an klinische Prüfungen und sonstige klinische Prüfungen

Abschnitt 1 – § 26 Versicherungsschutz

„(1) Zugunsten der von einer klinischen Prüfung oder einer sonstigen klinischen Prüfung betroffenen Personen ist eine Versicherung bei einem Versicherer, der in einem Mitgliedstaat der Europäischen Union oder in einem anderen Vertragsstaat des Abkommens über den Europäischen Wirtschaftsraum zum Geschäftsbetrieb zugelassen ist, abzuschließen." [8]

Erläuterung: *Der Versicherer muss seinen Sitz in der EU oder im EWR haben.*

Es versteht sich von selbst, weil ansonsten Schadenersatzansprüche nur unter sehr erschwerten Bedingungen durchsetzbar wären.

„(2) Die abzuschließende Versicherung muss für Schäden haften, wenn bei der Durchführung der klinischen Prüfung oder der sonstigen klinischen Prüfung ein Mensch getötet oder der Körper oder die Gesundheit eines Menschen verletzt wird, und auch Leistungen gewähren, wenn kein anderer für den Schaden haftet." [8]

Erläuterung: *Die Versicherung muss leisten, wenn kein anderer für den Schaden haftet.*

Die geschädigte Person muss also nicht darlegen, wer ursächlich für den Schaden verantwortlich ist. Es genügt im Fall eines Schadenersatzanspruchs der Nachweis, dass man als Testperson an der Studie teilgenommen hat.

„(3) Der Umfang der abzuschließenden Versicherung muss in einem angemessenen Verhältnis zu den mit der klinischen Prüfung oder der sonstigen klinischen Prüfung verbundenen Risiken stehen und auf der Grundlage der Risikoabschätzung so festgelegt werden, dass für jeden Fall des Todes oder der fortdauernden Erwerbsunfähigkeit einer von der klinischen Prüfung oder der sonstigen klinischen Prüfung betroffenen Person mindestens 500 000 Euro zur Verfügung stehen." [8]

Erläuterung: *„Die Angemessenheit des Versicherungsschutzes und die Entschädigungsleistung je Person."*

Die mit der klinischen Prüfung verbundenen Risiken einzuschätzen und daraus einen angemessenen Umfang zur Versicherungsleistung abzuleiten, ist wahrlich nicht einfach. Der Gesetzgeber erwartet zunächst, dass mind. 500 000 Euro je Person bereitzustellen sind. Übernimmt man diese Forderung telquel, müsste sich die Deckungssumme der Probandenversicherung nach der Formel *500 000 Euro x Anzahl der Testpersonen* bemessen. Klinische Prüfungen mit Medizinprodukten werden i. d. R. mit weniger Probanden als bei Arzneimittelstudien durchgeführt. Trotzdem zeigt sich auch hier, dass mit *nur* 100 Personen eine sehr hohe Deckungssumme (50 Mio. Euro) nachgewiesen werden müsste. Die Obergrenze für eine Studie liegt i. d. R. bei 5–10 Mio. Euro. Das MPDG stellt hier in der Tat eine nahezu unerfüllbare Forderung in den Raum. Der Ausweg aus diesem Dilemma ergibt sich aus dem Hinweis "Risikoeinschätzung vs. Versicherungsleistung". Eine Studie mit Medizinprodukten beginnt nicht am ersten Tag mit allen Testpersonen gleichzeitig. Entsprechend der Meldevorgaben sind Zwischenfälle – auch Verdachtsfälle –, welche eine Gesundheitsschädigung zur Folge haben könnten, umgehend dem Sponsor und den Behörden zu melden. Parallel werden in diesem Fall Studien meist unterbrochen oder auch gänzlich gestoppt, um Serienschäden zu vermeiden.

Die jahrzehntelange Erfahrung zeigt, dass eine Deckungssumme für alle an einer Studie teilnehmenden Testpersonen von bis zu 10 Mio. Euro als angemessen betrachtet werden kann. Rein theoretisch können damit immerhin 20 Probanden mit der Höchstentschädigung von 500 000 Euro versorgt werden. Und im internationalen Vergleich ist eine Regeldeckungssumme von 10 Mio. Euro immer noch mehr als außergewöhnlich.

Hinweis: Soweit ein Sponsor regelmäßig jedes Jahr mehrere klinische Studien startet, kann er eine sog. Jahrespolice abschließen. Diese unterscheidet sich von der oben beschriebenen Objektpolice dadurch, dass eine deutlich höhere Deckungssumme von 50 oder 100 Mio. Euro angeboten wird. Natürlich steht diese dann nur einmal pro Jahr und für alle Studien in diesem Zeitraum zur Verfügung. Es besteht das Risiko einer nicht ausreichenden Absicherung für den Fall, dass mehre Studien gleichzeitig von Personenschäden betroffen sind.

Erläuterung: *Soweit aus der Probandenversicherung eine Leistung erbracht wird, erlischt ein Anspruch auf Schadenersatz.*

Damit soll primär die Erlangung einer mehrfachen Entschädigung für ein und denselben Schaden unterbunden werden. Es wäre ansonsten denkbar, dass sowohl gegen den Sponsor als auch gegen den Prüfarzt gleichartige Forderungen erhoben werden. Die Probandenversicherung gewährt Leistungen, auch wenn kein anderer für den Schaden haftet. Im internationalen Vergleich ist dies ein nicht zu unterschätzender Vorteil für die geschädigte Person. In Deutschland muss kein Nachweis geführt werden, wer ursächlich den durch die klinische Prüfung entstandenen Schaden zu vertreten hat. Diese Haftungserleichterung hat ihren Preis, denn Schmerzensgeld gewährt die Probandenversicherung nicht. Die maximale Leistung der Probandenversicherung für die einzelne Person erwies sich in mehr als 40 Jahren als stets ausreichend.

Abschnitt 2 – § 47 Anforderungen an sonstige klinische Prüfungen

Das MPDG [8] hält hier eine Ausnahmeregelung für sonstige klinische Prüfungen bereit. In Verbindung mit § 3 Ziff. 4 (ergänzende Begriffsbestimmungen) wird, in den Abschnitten (1) und (2) explizit benannt, was es bei einer sonstigen klinischen Prüfung zu beachten gilt. Folgt man weiter dem Abschnitt (3) so ergibt sich, dass in bestimmten Situationen eine Versicherungspflicht nicht erforderlich ist, wenn:

a. das Produkt bereits eine CE-Kennzeichnung nach Art. 20 Abs. 1 der MDR Verordnung 2017/745 trägt,

b. die sonstige klinische Prüfung dieses Produktes im Rahmen der von der CE-Kennzeichnung umfassten Zweckbestimmung durchgeführt wird,

c. die Prüfungsteilnehmer über die normalen Verwendungsbedingungen des Produktes hinaus keinen zusätzlichen invasiven oder belastenden Verfahren unterzogen werden.

Erläuterung: Im Prinzip wurde hier, auf den ersten Blick kaum erkennbar, die alte Ausnahmeregel des § 23b MPG [6] wieder zum Leben erweckt. Ob und in welchen Fällen die eingeschaltete Ethik-Kommission den Sponsor von der Versicherungspflicht gem. § 26 MPDG [8] befreit, kann an dieser Stelle nicht vorhergesagt werden. Zur Vermeidung allfälliger Auslegungsprobleme und zeitlicher Verzögerungen im Genehmigungsverfahren wird der Abschluss einer Probandenversicherung auf freiwilliger Basis unbedingt empfohlen.

C.10.3 Klinische Studien mit Anwendung radioaktiver Stoffe oder ionisierender Strahlung am Menschen zum Zweck der medizinischen Forschung

Das Strahlenschutzgesetz (StrSchG) [9] greift unabhängig oder im Zusammenhang neben den Regelungen des AMG bzw. MPDG. Zu beachten ist der Abschnitt 5 StrSchG: Medizinische Forschung.

Die §§ 31 und 32 behandeln verschiedene Szenarien:

- § 31 Genehmigungsbedürftige Anwendung radioaktiver Stoffe oder ionisierender Strahlung:
  Die Strahlen sind Gegenstand der Prüfung.
- § 32 Anzeigebedürftige Anwendung radioaktiver Stoffe oder ionisierender Strahlung:
  Die Strahlen sind nicht Gegenstand der Prüfung.

Ergänzend dazu regelt § 35 die nachzuweisende Deckungsvorsorge. Eine *anzeigebedürftige Anwendung* liegt dann vor, wenn

1. das Forschungsvorhaben der Prüfung von Sicherheit oder Wirksamkeit eines Therapieverfahrens dient,
2. ausschließlich volljährige Personen eingeschlossen werden,
3. bei diesem Personenkreis eine Krankheit vorliegt, die im Rahmen der Behandlung geprüft wird,

4. die Anwendung radioaktiver Stoffe oder ionisierender Strahlung selbst nicht Gegenstand des Forschungsvorhabens sind und

5. die Art der angezeigten Anwendungen anerkannte Standardverfahren zur Untersuchung am Menschen entsprechen.

Nur wenn diese 5 Kriterien zutreffen, ist eine *Anzeige* beim BfS einzureichen. In allen anderen Fällen ist ein *Genehmigungsantrag* beim BfS zu stellen [13].

C.10.3.1 StrlSchG Teil 2, Kap. 2 Vorabkontrolle bei radioaktiven Stoffen oder ionisierender Strahlung, Abschnitt 5

§ 31 Genehmigungsbedürftige Anwendung radioaktiver Stoffe oder ionisierender Strahlung am Menschen zum Zweck der medizinischen Forschung

> *(1) Wer zum Zweck der medizinischen Forschung radioaktive Stoffe oder ionisierende Strahlung am Menschen anwendet, bedarf der Genehmigung, sofern die Anwendung radioaktiver Stoffe oder ionisierender Strahlung am Menschen zum Zweck der medizinischen Forschung nicht nach § 32 Abs. 1 anzeigebedürftig ist. Einer Genehmigung bedarf ferner, wer von einer nach dieser Vorschrift genehmigten Anwendung wesentlich abweicht.*
>
> *(4) Die zuständige Behörde darf die Genehmigung nur erteilen, wenn*
>
> *[...]*
>
> *7. die erforderliche Vorsorge für die Erfüllung gesetzlicher Schadensersatzverpflichtungen getroffen ist [...].*
>
> *(5) Die Vorsorge zur Erfüllung gesetzlicher Schadensersatzverpflichtungen im Sinne des Absatzes 4 Nummer 7 ist für den Zeitraum vom Beginn der Anwendung bis zum Ablauf von zehn Jahren nach Beendigung des Forschungsvorhabens zu treffen.*
>
> *Absatz 4 Nummer 7 findet keine Anwendung, soweit die Vorgaben der Atomrechtlichen Deckungsvorsorge-Verordnung durch die getroffene Vorsorge zur Erfüllung gesetzlicher Schadensersatzverpflichtungen nach den entsprechenden Vorschriften des Arzneimittelgesetzes oder des Medizinproduktegesetzes dem Grunde und der Höhe nach erfüllt sind.* [9]

Unterstellt wird also die Durchführung einer klinischen Prüfung zu Arzneimitteln oder Medizinprodukten. Der Sponsor ist jetzt gefordert, sein Forschungsvorhaben daraufhin zu prüfen, ob der Einsatz radioaktiver Stoffe oder ionisierender Strahlung im Rahmen seiner Studie der Heilkunde oder der medizinischen Forschung zuzurechnen ist (Abb. 1).

Handelt es sich um:

- **Heilkunde** – genügt die Probandenversicherung gem. AMG bzw. MPDG
- **medizinische Forschung** – wird eine Zusatz-Haftpflichtversicherung zur Probandenversicherung für die genehmigte deckungsvorsorgepflichtige Anwendung radioaktiver Stoffe oder ionisierender Strahlung am Menschen zum Zweck der medizinischen Forschung bei Durchführung einer nach AMG oder MPDG versicherungspflichtigen klinischen Prüfung (AVB Strl-Zusatz-HV) erforderlich

Bitte beachten: Soweit bei genehmigungsbedürftiger Anwendung radioaktiver Stoffe oder ionisierender Strahlung im Rahmen des Forschungsvorhabens keine Versicherungspflicht nach AMG oder MPDG gegeben ist, muss eine Haftpflichtversicherung für die deckungsvorsorgepflichtige Anwendung radioaktiver Stoffe oder ionisierender Strahlung am Menschen zum Zweck der medizinischen Forschung ohne Durchführung einer nach AMG oder MPG versicherungspflichtigen klinischen Prüfung (AVB Strl-HV) nachgewiesen werden. Diese Haftpflichtversicherung leistet nur, wenn ein Verschulden der an der Durchführung der klinischen Prüfung beteiligten natürlichen und juristischen Personen (z. B. Krankenhausträger, Arzneimittelhersteller, Ärzte und sonstiges medizinisches Personal) einschließlich der vom Versicherungsnehmer dabei zu einer Verrichtung bestellten Personen vorliegt. Eine Mindestdeckungssumme hat der Gesetzgeber nicht vorgegeben, d. h. die Limits sind frei vereinbar und orientieren sich am Risiko des Forschungsvorhabens.

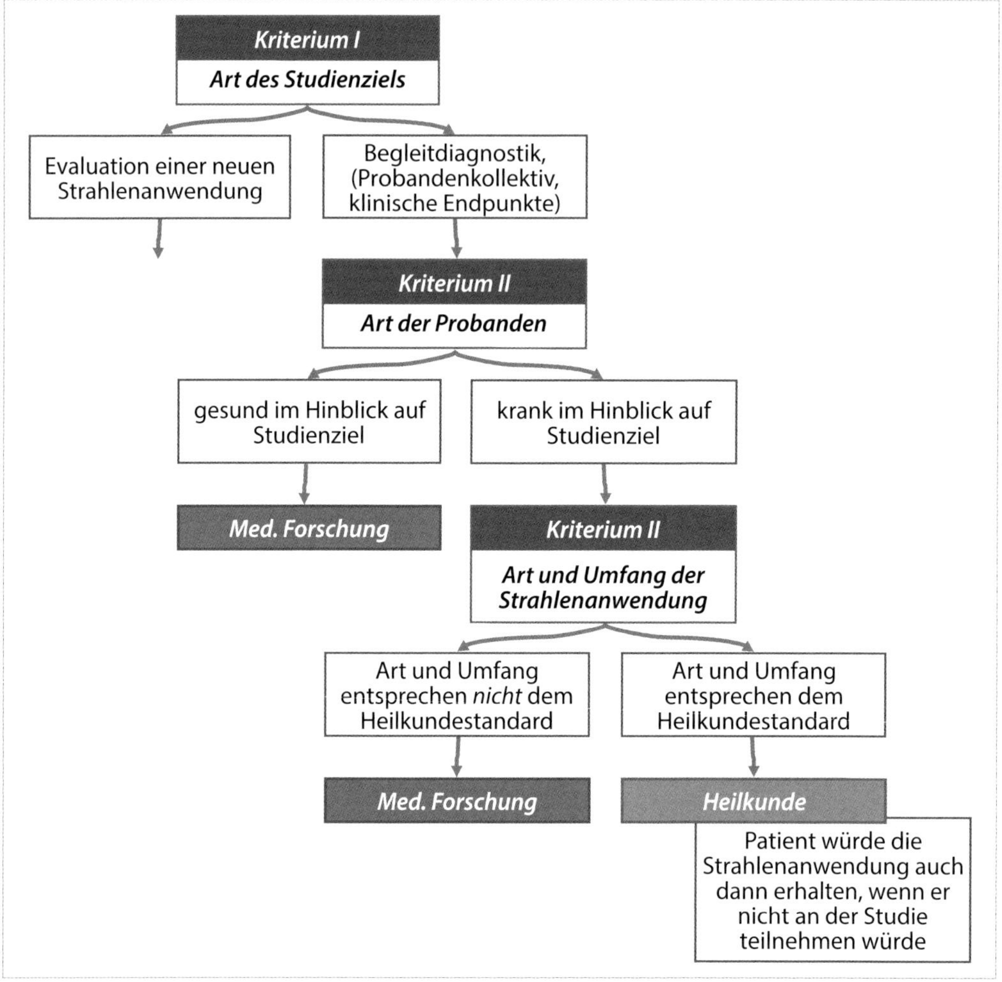

Abb. 1. Entscheidungsbaum zur Abgrenzung zwischen Heilkunde und medizinischer Forschung.

§ 32 Anzeigebedürftige Anwendung radioaktiver Stoffe oder ionisierender Strahlung am Menschen zum Zweck der medizinischen Forschung

„(1) Wer beabsichtigt, radioaktive Stoffe oder ionisierende Strahlung am Menschen zum Zweck der medizinischen Forschung anzuwenden, hat dies der zuständigen Behörde vorher schriftlich oder elektronisch anzuzeigen, wenn das Forschungsvorhaben die Prüfung von Sicherheit oder Wirksamkeit eines Verfahrens zur Behandlung volljähriger, kranker Menschen zum Gegenstand hat und die Anwendung radioaktiver Stoffe oder ionisierender Strahlung selbst nicht Gegenstand des Forschungsvorhabens ist.

(3) Der Anzeige ist der Nachweis beizufügen, dass die erforderliche Vorsorge für die Erfüllung gesetzlicher Schadensersatzverpflichtungen nach Maßgabe des § 35 getroffen ist. Einrichtungen des Bundes und der Länder sind nicht zur Vorlage dieses Nachweises verpflichtet, soweit das Prinzip der Selbstversicherung der jeweiligen Körperschaft zur Anwendung kommt." [9]

Obgleich es hier um die Sicherheit oder Wirksamkeit eines *Verfahrens* geht,

- dass in erster Linie der Behandlung volljähriger, kranker Menschen dient,
- radioaktive Stoffe oder ionisierende Strahlung nicht Gegenstand des Forschungsvorhabens sind,

verlangt der Gesetzgeber in § 35 (1) und (2) eine Deckungsvorsorge (Versicherung), die auch dann leistet, wenn kein anderer für den Schaden haftet. Diese Anforderung zwingt im Ergebnis zum Abschluss einer Probandenversicherung nach dem AMG oder MPDG, was auch in der Realität in den allermeisten Fällen mit einer Prüfung von Arzneimitteln oder Medizinprodukten verknüpft ist.

Eine Haftpflichtversicherung für die deckungsvorsorgepflichtige Anwendung radioaktiver Stoffe oder ionisierender Strahlung am Menschen zum Zweck der medizinischen Forschung ohne Durchführung einer nach AMG oder MPG versicherungspflichtigen klinischen Prüfung (AVB Strl-HV) entspricht nicht den Anforderungen des § 32 StrSchG, denn diese Police bietet keinen verschuldensunabhängigen Versicherungsschutz.

Das BfS stellt ergänzend klar, dass auch eine Probandenversicherung für eine nicht der Versicherungspflicht unterliegende klinische Prüfung den Anforderungen nicht genügt [13].

Fazit: Das StrSchG ist in der Ausgestaltung der §§ 32 und 35 in sich widersprüchlich.

§ 35 Deckungsvorsorge bei der anzeigebedürftigen Anwendung radioaktiver Stoffe oder ionisierender Strahlung am Menschen zum Zweck der medizinischen Forschung

Die Anforderungen nach § 35 (1) und (2) entsprechen im Prinzip denen einer Probandenversicherung nach AMG oder MPDG, ohne auf diese explizit Bezug zu nehmen. Eine spezielle Police, wie hier beschrieben (für anzeigepflichtige Untersuchungen im Rahmen von klinischen Prüfungen, die nicht ein Arzneimittel oder Medizinprodukt prüfen), ist derzeit am Markt nicht erhältlich.

§ 35 (3) zeigt den Ausweg aus diesem Dilemma: ersatzweise genügt nämlich eine Probandenversicherung nach AMG oder MPDG. Ob diese Lösung vom Versicherer mitgetragen wird, hängt allein von dessen Einzelfallprüfung ab. Einen Rechtsanspruch darauf gibt es nicht.

C.10.4 Klinische Studien ohne Versicherungspflicht nach AMG oder MPDG

Im Rahmen dieser Studien werden meist Nahrungsergänzungsmittel und Kosmetika getestet. Diese fallen i. d. R. nicht unter die Vorschriften des AMG oder MPDG.

Ob Studien zur Therapieoptimierung versichert werden müssen, definiert sich im Allgemeinen über das Ziel der Untersuchung. Soweit die vorgenannten Studien einer Ethik-Kommission zur Beurteilung vorgelegt werden, ist deren Votum häufig mit der Empfehlung verknüpft, auf freiwilliger Basis eine Probandenversicherung abzuschließen. Die Versicherer bieten dazu passende Verträge mit Leistungen an, welche an die Policen des AMG bzw. MPDG angelehnt sind, ohne jedoch auf diese Gesetze explizit Bezug zu nehmen.

C.10.5 Versicherungsbedingungen für klinische Studien

Dieses Kapitel befasst sich mit den Allgemeinen Versicherungsbedingungen (AVB) für klinische Studien (Probandenversicherung). Es sind Musterbedingungen des Gesamtverbandes der Deutschen Versicherungswirtschaft (GDV).

Sie wurden unter Mitwirkung von Behörden, dem Arbeitskreis Medizinischer Ethik-Kommissionen in Deutschland (AKEK), den Industrieverbänden und den Versicherungsgesellschaften erarbeitet. Ihre Anwendung ist unverbindlich, abweichende Vereinbarungen zwischen Versicherer und Versicherungsnehmer (i. d. R. der Sponsor) sind möglich, wenngleich diese in der Praxis so gut wie nie vorkommen.

Der Aufbau der AVB ist weitgehend einheitlich, richtet sich aber nach der Art des zu prüfenden Produktes bzw. des Zieles der klinischen Prüfung (Arzneimittel, Medizinprodukte). Das der Prüfung jeweils zugrunde liegende Gesetz (AMG oder MPDG) wird berücksichtigt. Soweit im Rahmen einer klinischen Prüfung radioaktive Stoffe oder ionisierende Strahlen eingesetzt werden, kommen spezielle Bedingungen zur Anwendung. Dies gilt ebenso für Studien, die keiner gesetzlichen Versicherungspflicht unterliegen. Die nachfolgenden Ausführungen behandeln nicht die allgemeinen Verpflichtungen der Vertragspartner, wie z. B. eine pünktliche Zahlung der Versicherungsprämie oder die Rechtsfolgen bei fehlerhaften Angaben zum Risiko – dies würde den Rahmen dieses Kapitels sprengen. Es geht hier um eine Zusammenfassung von Kernpunkten der Versicherungsbedingungen zur schnellen Information und Übersicht für das mit der Planung einer klinischen Prüfung befasste medizinische Personal, keinesfalls um eine detaillierte juristische Ausarbeitung und Bewertung.

Die Versicherungsbedingungen in toto liegen jedem Versicherungsangebot und jeder -police bei oder können vor Vertragsabschluss beim gewählten Versicherer angefordert und nachgelesen werden. Alle Musterbedingungen des GDV stehen als PDF zum Download bereit [2]. Der GDV empfiehlt unverbindlich deren Anwendung.

A.	AVB für versicherungspflichtige klinische Prüfung von Arzneimitteln
B.	AVB für versicherungspflichtige klinische Prüfung von Medizinprodukten
C.	AVB für die Zusatz-Haftpflichtversicherung für die genehmigte deckungsvorsorgepflichtige Anwendung radioaktiver Stoffe oder ionisierender Strahlung am Menschen zum Zweck der medizinischen Forschung bei Durchführung einer nach AMG oder MPDG versicherungspflichtigen klinischen Prüfung
D.	AVB für die Haftpflichtversicherung für die deckungsvorsorgepflichtige Anwendung radioaktiver Stoffe oder ionisierender Strahlung am Menschen zum Zweck der medizinischen Forschung ohne Durchführung einer nach AMG oder MPG versicherungspflichtigen klinischen Prüfung (AVB Strl-HV)
E.	AVB für eine nicht der Versicherungspflicht unterliegende klinische Prüfung
F.	AVB für Wege-Unfallversicherungen
G.	Sonderverträge

Die wichtigsten Bestimmungen der AVB für versicherungspflichtige klinische Prüfungen von Arzneimitteln oder Medizinprodukten gem. **A und B** werden hier zusammengefasst und inhaltlich verkürzt behandelt, sie dienen allein der Information und dem besseren Verständnis derselben. Sie sind nicht rechtsverbindlich. In allen Zweifelsfällen gelten die AVB in ihrer vereinbarten Form. Die Nummerierungen aus den Musterbedingungen wurden übernommen/beibehalten.

Bestimmungen der AVB für versicherungspflichtige klinische Prüfungen von Arzneimitteln oder Medizinprodukten	
1. Versichertes Risiko	
1.1 Gegenstand der Versicherung, Versicherungsfall	Versicherungsschutz besteht für den Fall, dass die Testperson (versicherte Person) bei Teilnahme an einer klinischen Prüfung getötet, ihr Körper oder ihre Gesundheit verletzt wird. Die Gesundheitsschädigung muss während der Laufzeit der Versicherung eingetreten sein. Als versicherte Person gilt auch das bereits gezeugte, aber noch ungeborene Kind.
1.2 Ethik-Kommission und Genehmigungsbehörde	Voraussetzung für den Versicherungsschutz ist eine • zustimmende Bewertung der Ethik-Kommission sowie • die Genehmigung der Bundesoberbehörde. Wird die Genehmigung zurückgenommen, widerrufen oder ruhend gestellt, darf die klinische Prüfung nicht fortgesetzt werden. Der Versicherungsnehmer muss diese Anordnung befolgen. Verstößt er dagegen, greifen die Rechtsfolgen gem. Ziffer 4.4 der AVB. Versicherungsschutz besteht nach Studienabbruch für notwendige Abschlussmaßnahmen (Follow-up), bei bereits in die klinische Prüfung einbezogenen versicherten Personen, längstens jedoch für 6 Monate.

Fortsetzung nächste Seite

C | Dokumente und Prozesse

Bestimmungen der AVB für versicherungspflichtige klinische Prüfungen von Arzneimitteln oder Medizinprodukten	
1.3 Versicherungsumfang	Gesundheitsschädigungen durch • bei der klinischen Prüfung eingesetzte Arzneimittel, Medizinprodukte oder sonstige Stoffe • Maßnahmen am Körper der versicherten Person (z. B. Untersuchungen, invasive Eingriffe) Unabhängig von der klinischen Prüfung bereits bestehende Krankheiten oder andere Ursachen werden zur Bemessung des Schadens nicht berücksichtigt.
1.4 Ausschlüsse	Ausgeschlossen von der Versicherung sind Gesundheitsschädigungen:
1.4.1	wenn • diese durch das zu testende Produkt über ein vertretbares Maß nicht hinausgehen • mit Sicherheit eintretende (Neben-)Wirkungen vor Beginn der klinischen Prüfung bekannt gemacht wurden
1.4.2	durch • Fortbestehen und/oder Verschlimmerung derselben, auch wenn die Testperson nicht an der klinischen Prüfung teilgenommen hätte
1.4.3	durch • genetische Schäden (Veränderungen am Erbgut). Dieser Ausschluss greift **nicht**, wenn es sich um eine organische Schädigung mit Auswirkung auf das klinische Erscheinungsbild (Phänotyp) handelt.
1.4.4	durch • vorsätzliches Nichtbefolgen ärztlicher Anweisungen
1.5 Zeitliche Geltung	
1.5.1	Der versicherte Zeitraum einer klinischen Prüfung beginnt mit der Screening-/Rekrutierungsphase und endet mit den Nachbehandlungen/-beobachtungen.
1.5.2	Der Gesundheitsschaden der Testperson muss spätestens • 5 Jahre nach deren Ausschluss aus der klinischen Prüfung eingetreten sein und ist – spätestens innerhalb von 10 Jahren nach Beendigung der klinischen Prüfung dem Versicherer zu melden. • Die Gesundheitsschädigung ist im Zweifel zu dem Zeitpunkt eingetreten, an dem die Testperson erstmals einen Arzt konsultiert und die Symptome in einem Zusammenhang mit der klinischen Prüfung vermutet werden.
2. Beginn des Versicherungsschutzes, Dauer des Vertrages und Versicherungssteuer	
2.1	Der Versicherungsschutz beginnt zu dem in der Police vereinbarten Datum. Die Prämie ist einschließlich der Versicherungssteuer rechtzeitig zu bezahlen.
2.2	Der Vertrag wird für die gesamte Laufzeit (Studiendauer) abgeschlossen. Eine notwendige Verlängerung muss rechtzeitig angezeigt und kann ggf. vereinbart werden.
3. Leistungen des Versicherers	
3.1 Versicherungsleistung, Versicherungssummen	
Versicherungsleistung	1. Der Versicherer übernimmt im Rahmen der vereinbarten Versicherungssumme den Geldbetrag, der zum Ausgleich des materiellen Schadens durch eine Gesundheitsschädigung der Testperson oder deren Tod erforderlich ist. Schmerzensgeld ist ausgeschlossen. 2. Der materielle Schaden ist die Differenz zwischen der tatsächlichen Vermögenslage der Testperson und derjenigen Vermögenslage, die bestehen würde, wenn sie den Gesundheitsschaden nicht erlitten hätte. Leistungen aus Krankenversicherungen, Ansprüche aus Gehaltsfortzahlungen etc. werden angerechnet. Es gelten die im BGB verankerten Grundsätze zur Berechnung eines Schadens.

Fortsetzung nächste Seite

Forts.

Bestimmungen der AVB für versicherungspflichtige klinische Prüfungen von Arzneimitteln oder Medizinprodukten	
	Zwei Beispiele zum besseren Verständnis, was entschädigt wird: a. Das Testprodukt hat vollkommen unerwartet irreversible Nervenschädigungen hervorgerufen, durch welche der Proband jetzt stark gehbehindert ist. Den Beruf als Handwerker kann er nicht mehr ausüben, seine Wohnung in der oberen Etage ist ohne Aufzug nur sehr schwer erreichbar. Ersetzt werden neben den notwendigen Heilbehandlungskosten (auch Rückforderungen der Krankenversicherung) eingetretene und zukünftige finanzielle Einbußen, z. B. Umschulungskosten in einen anderen Beruf, zusätzliche Aufwendungen für Haushaltshilfen, Gehaltseinbußen, Umzugskosten in eine barrierefreie Wohnung. Die Aufzählung ist beispielhaft, nicht abschließend. b. Der Proband stirbt durch toxische Nebenwirkungen des Prüfpräparats. Soweit dieser gegenüber seinen Familienangehörigen (Ehepartner, Kinder in Ausbildung) unterhaltspflichtig war, werden diese Zahlungen jetzt von der Probandenversicherung übernommen. Das gleiche gilt für angemessene Bestattungskosten. 3. Der Versicherer übernimmt Heilbehandlungskosten sowie eine Geldrente, solange die Gesundheitsschädigung eine Erwerbsminderung zur Folge hat, eine Vermehrung der Bedürfnisse oder sonstige vermehrte Aufwendungen eintreten. Anstelle einer Rente kann eine Kapitalzahlung erfolgen. 4. Der Versicherer übernimmt im Falle des Todes die Kosten der Bestattung. Er trägt ferner die Unterhaltsleistungen, zu der die Testperson während der mutmaßlichen Dauer ihres Lebens gegenüber Dritten verpflichtet gewesen wäre (z. B. Ehepartner, Kinder). 5. Es gilt ausschließlich deutsches Recht. 6. Übersteigt der Kapitalwert der Rentenzahlungen die vereinbarte Versicherungssumme, sind Kürzungen möglich.
3.1.2 Versicherungssummen	1. Es gelten die vertraglich vereinbarten Versicherungssummen, z. B. 500 000 Euro je geschädigte Testperson (Sublimit) und 10 Mio. Euro für alle Versicherungsfälle aus der klinischen Prüfung. 2. Übersteigen die Leistungen (Sublimits) je geschädigte Person die vereinbarte Gesamtleistung für alle Versicherungsfälle, erfolgen anteilige Kürzungen.
3.2 Kosten	
3.2.1	Kosten für medizinische Gutachten trägt der Versicherer und werden nicht auf die Entschädigungsleistung angerechnet.
3.2.2	Anwaltskosten der geschädigten Person werden nicht erstattet.
3.3 Erklärung über die Leistungspflicht	Der Versicherer muss innerhalb eines Monats nach Vorlage aller Nachweise zum geltend gemachten Schaden eine verbindliche Erklärung zu dessen Regulierung abgeben.
4. Obliegenheiten	
4.1 Vorvertragliche Anzeigepflichten des Versicherungsnehmers	
4.1.1 Vollständigkeit und Richtigkeit von Angaben über gefahrerhebliche Umstände	Der Versicherungsnehmer (i. d. R. der Sponsor) muss alle Informationen zu seiner klinischen Prüfung offenlegen und die vom Versicherer gestellten Fragen vollumfänglich und wahrheitsgemäß beantworten. Dies gilt auch, wenn er einen Dritten damit beauftragt; dessen Aussagen muss er sich zurechnen lassen. Vermeiden Sie spätere Diskussionen bei der Auslegung strittiger Umstände, wer im Vorfeld welche Fragen hätte stellen oder Angaben hätte liefern müssen. Legen Sie dem Versicherer am besten den Prüfplan oder eine Synopse desselben vor. Hilfreich ist zusätzlich das Muster einer Patientenaufklärung und Einverständniserklärung. Der Versicherer kann danach entscheiden, ob und zu welchen Bedingungen (auch: Prämienkalkulation) er einen Versicherungsvertrag eingehen will. Dieses Vorgehen hat sich in der Praxis bewährt. Die unter 4.1 der AVB anwendbaren Sanktionen bei Nichtbeachtung sind sehr umfangreich, weswegen an dieser Stelle auf eine Beschreibung verzichtet wird. Mehr als ein Dutzend Fallkonstellationen sind gelistet und umfassen die Möglichkeiten:

Fortsetzung nächste Seite

Forts.

Bestimmungen der AVB für versicherungspflichtige klinische Prüfungen von Arzneimitteln oder Medizinprodukten	
	4.1.2 Rücktritt 4.1.3 Beitragsänderung oder Kündigungsrecht 4.1.4 Anfechtung
4.1.5 Ansprüche der versicherten Person, Rückgriffsrecht des Versicherers gegenüber dem Versicherungsnehmer	Der Versicherer muss die versicherte Person auch im Falle seiner Leistungsfreiheit in jedem Fall entschädigen, denn diese darf keinen Nachteil durch fehlerhafte Handlungen erleiden, welche sie nicht zu verantworten hat. Der Versicherer kann dafür beim Versicherungsnehmer Regress für erbrachte Aufwendungen nehmen.
4.2 Obliegenheiten des Versicherungsnehmers vor Eintritt des Versicherungsfalles	
4.2.1	Der Versicherungsnehmer muss, soweit er die klinische Prüfung selbst durchführt, 1. die gesetzlichen Vorschriften des AMG bzw. MPDG einhalten, 2. die versicherte Person oder deren gesetzlicher Vertreter über das Bestehen der Probandenversicherung informieren, 3. die versicherte Person oder deren gesetzlicher Vertreter ausdrücklich anweisen, dass keine andere medizinische Behandlung ohne Rücksprache mit dem Prüfarzt erfolgen darf. Ausgenommen bleiben medizinische Notfälle. Der Prüfarzt ist darüber unverzüglich zu informieren.
4.2.2	Soweit die klinische Prüfung im Auftrag des Versicherungsnehmers von einem Dritten durchgeführt wird, muss dieser die unter 4.2.1 genannten Vorgaben einhalten.
4.3 Obliegenheiten des Versicherungsnehmers und der versicherten Person nach Eintritt des Versicherungsfalles	
4.3.1	Gesundheitsschädigungen oder der Tod der versicherten Person sind dem Versicherer unverzüglich anzuzeigen. Wird im Falle des Todes ein Zusammenhang mit der klinischen Prüfung vermutet, kann der Versicherer eine Obduktion veranlassen.
4.3.2	Für den Versicherungsnehmer und die versicherte Person besteht eine gesetzliche Schadensminderungspflicht nach dem BGB. Beide müssen an der Aufklärung der Umstände, welche zum Schaden führten, im Rahmen des Zumutbaren beitragen.
4.3.3	Die unter 4.3.2 genannten Auflagen gelten auch für den gesetzlichen Vertreter.
4.4 Rechtsfolgen von Obliegenheitsverletzungen, Rückgriffsrecht des Versicherers gegenüber dem Versicherungsnehmer	
4.4.1 Obliegenheitsverletzungen des Versicherungsnehmers	Hier werden unter (1) und (2) – siehe AVB – verschiedene Szenarien gelistet und Rechtsfolgen aufgezeigt. Die versicherte Person wird in jedem Fall entschädigt. Dem Versicherer steht jedoch ggf. ein Regress gegenüber dem Versicherungsnehmer für erbrachte Leistungen zu.
4.4.2 Obliegenheitsverletzungen der versicherten Person	Bei vorsätzlicher Verletzung einer Obliegenheit entfällt eine Entschädigung. Beruhte die Verletzung nur auf grober Fahrlässigkeit, kann der Versicherer die Entschädigung kürzen. Auf einen vollständigen oder teilweisen Wegfall der Entschädigung bei einer Verletzung der Auskunfts- oder Aufklärungspflicht nach Eintritt des Schadens muss der Versicherer die versicherte Person schriftlich hinweisen. Die Leistungspflicht des Versicherers besteht, soweit die versicherte Person • diese Obliegenheit nicht grobfahrlässig verletzt hat, • nachweist, dass deren Verletzung weder für die Feststellung des Schadens noch für die dem Versicherer obliegenden Leistung ursächlich war. Die vorgenannten Auflagen gelten auch für den gesetzlichen Vertreter.
5. Gefahrerhöhung	
5.1 Begriff der Gefahrerhöhung	Diese liegt regelmäßig dann vor, wenn eine Änderung des Prüfplans erfolgt, welche sich auf die Sicherheit der Testperson auswirken kann.

Fortsetzung nächste Seite

Forts.

Bestimmungen der AVB für versicherungspflichtige klinische Prüfungen von Arzneimitteln oder Medizinprodukten	
5.2 Pflichten des Versicherungsnehmers	
5.2.1	Ohne Zustimmung des Versicherers darf keine Gefahrerhöhung vorgenommen werden. (Beispiele zum besseren Verständnis dazu unter 5.5)
5.2.2	Soweit versehentlich eine nachträgliche Gefahrerhöhung ohne Zustimmung des Versicherers vorgenommen wurde, ist ihm diese bei Erkenntnis unverzüglich anzuzeigen.
5.2.3	Gleiches gilt, wenn die Gefahrerhöhung auch ohne Willen des Versicherungsnehmers erfolgte.
5.3 Rechtsfolgen von Pflichtverletzungen	
5.3.1 Kündigung	Der Versicherer kann den Vertrag bei vorsätzlicher oder grober Fahrlässigkeit einer Verletzung von Ziffer 5.2.1 fristlos kündigen. Er hat ebenso die Möglichkeit der Kündigung mit einer Frist von einem Monat in den Fällen 5.2.2 und 5.2.3.
5.3.2 Vertragsanpassung	Statt einer Kündigung des Vertrages kann der Versicherer eine Mehrprämie verlangen oder alternativ die Gefahrerhöhung vom Versicherungsschutz ausschließen. Dem Versicherungsnehmer steht für diese Fälle ein außerordentliches Kündigungsrecht zu.
5.3.3 Erlöschen	Das Recht des Versicherers den Vertrag zu kündigen oder anzupassen, muss innerhalb eines Monats nach Kenntnis der Gefahrerhöhung erfolgen.
5.4 Umfang des Versicherungsschutzes bei Gefahrerhöhung	Dem Versicherer stehen verschiedene Möglichkeiten zu, wie er damit umgehen will.
5.4.1	Tritt nach einer Gefahrerhöhung der Versicherungsfall ein, bei welcher der Versicherungsnehmer seine Pflichten nach 5.2.1 vorsätzlich verletzt hat, ist der Versicherer von der Verpflichtung zur Leistung frei. Erfolgte diese grob fahrlässig, kann der Versicherer seine Leistung kürzen.
5.4.2	Bei einer Gefahrerhöhung nach 5.2.2 und 5.2.3 ist der Versicherer bei vorsätzlicher Pflichtverletzung von der Verpflichtung zur Leistung frei, wenn der Versicherungsfall einen Monat, nachdem eine Anzeige zur Gefahrerhöhung hätte erfolgen müssen, eintritt. Bei grober Fahrlässigkeit greifen die Bestimmungen nach 5.4.1 entsprechend.
5.4.3	Der Versicherer bleibt zur Leistung verpflichtet, wenn der Versicherungsnehmer nachweist, dass die Gefahrerhöhung nicht ursächlich für den Schadeneintritt oder dessen Umfang war, oder wenn bei Eintritt des Schadens die Kündigungsfrist des Versicherers abgelaufen, aber eine Kündigung nicht erfolgt war.
5.5 Mitversicherte Gefahrerhöhung	Die Bestimmungen nach 5.2–5.4 werden nicht angewendet, wenn sich die Gefahr nur unerheblich erhöht hat. Hierunter sind beispielhaft, aber nicht abschließend, folgende Situationen zu verstehen: Gegenüber dem Prüfplan, der dem Versicherer bekannt gemachten wurde, • wird die Anzahl der Visiten von 10 auf 12 erhöht, • erfolgen 8 statt 5 Blutentnahmen, • wird die Dosierung des Prüfpräparats geringfügig angehoben. Eine Gefahrerhöhung ist jedoch gegeben, wenn in den Prüfplan z. B. • eine Laparoskopie aufgenommen wird, • zusätzlich weitere Arzneimittel intravenös verabreicht werden, • die Dauer der Medikation erheblich verlängert wird.
5.6 Anspruch der versicherten Person, Rückgriffsrecht des Versicherers gegenüber dem Versicherungsnehmer	Der Versicherer bleibt gegenüber der versicherten Person, nicht aber dem Versicherungsnehmer, zur Leistung verpflichtet. Der Versicherer kann beim Versicherungsnehmer Regress nehmen.

C. AVB für die Zusatz-Haftpflichtversicherung für die genehmigte deckungsvorsorgepflichtige Anwendung radioaktiver Stoffe oder ionisierender Strahlung am Menschen zum Zweck der medizinischen Forschung bei Durchführung einer nach AMG oder MPDG versicherungspflichtigen klinischen Prüfung

Wie der Titel schon zeigt, stehen diese AVB nicht allein, sondern kommen nur im Zusammenhang mit einer Probandenversicherung nach **A** oder **B** zur Anwendung. Sie zielen auf Fälle nach § 31 Strahlenschutzgesetz (StrSchG) ab.

Resümee: Wird die Testperson bei Teilnahme an einer klinischen Prüfung zu Arzneimitteln oder Medizinprodukten durch den Einsatz radioaktiver Stoffe oder ionisierender Strahlen geschädigt, tritt diese Zusatz-Haftpflichtversicherung ein, soweit die Probandenversicherung nicht zur Leistung verpflichtet ist. Die Versicherungssumme für die einzelne versicherte Person ist mit derjenigen der Probandenversicherung identisch. Im Gegensatz zu dieser gewährt die Zusatz-Haftpflichtversicherung – es wäre der einzige Vorteil – auch Schmerzensgeld. Eine Addition der Versicherungssummen aus beiden Policen findet jedoch nicht statt.

D. AVB für die Haftpflichtversicherung für die deckungsvorsorgepflichtige Anwendung radioaktiver Stoffe oder ionisierender Strahlung am Menschen zum Zweck der medizinischen Forschung ohne Durchführung einer nach AMG oder MPG versicherungspflichtigen klinischen Prüfung (AVB Strl-HV)

Diese Versicherung bezieht sich auf Fälle nach § 32 Strahlenschutzgesetz (StrSchG) und steht allein.

Resümee: Es geht um Forschungsvorhaben, mit denen die Sicherheit oder Wirksamkeit eines Verfahrens zur Behandlung kranker Menschen nachgewiesen werden soll. Die Anwendung radioaktiver Stoffe oder ionisierender Strahlen selbst ist dabei nicht Gegenstand des Forschungsvorhabens.

§ 35 StrSchG verlangt den Nachweis der Deckungsvorsorge (Haftpflichtversicherung). Die Versicherungsbedingungen orientieren sich weitgehend an denjenigen der Probandenversicherung, insbesondere der Versicherungssumme (500 000 Euro je versicherte Person).

E. AVB für eine nicht der Versicherungspflicht unterliegende klinische Prüfung

Versicherungsschutz wird geboten, wenn es um die Anwendung eines Verfahrens, Arzneimittels, Stoffes, Medizinproduktes oder sonstigen Produktes außerhalb einer Versicherungspflicht geht. Diese klinische Prüfung zielt darauf ab, über die Anwendung im Einzelfall hinaus nach einer wissenschaftlichen Methodik (Prüfplan) Erkenntnisse über den therapeutischen oder diagnostischen Wert, die Leistungsfähigkeit, die Sicherheit, die Unbedenklichkeit oder die Verträglichkeit zu gewinnen. Die AVB nehmen keinen Bezug auf Gesetze, wie z. B. AMG oder MPDG. Rechte und Pflichten entsprechen dennoch weitgehend den AVB für versicherungspflichtige klinische Prüfungen. Ein Hauptmerkmal ist, dass die Versicherungssumme(n) zwischen den Vertragspartnern frei vereinbart werden kann und niemand an eine Mindestsumme gebunden ist. Beachtet werden sollte aber, dass nahezu alle Versicherer die Prüfung des Vorhabens durch eine Ethik-Kommission zur Auflage machen, weil sie selbst die Risiken nicht einschätzen möchten.

F. AVB für Wege-Unfallversicherungen

Es handelt sich um eine klassische Unfallversicherung, die Entschädigung bei dauerhafter Invalidität oder Tod bietet. Versicherungsschutz besteht nur für Unfälle, die sich auf dem direkten Weg vom oder zur Prüfstelle ereignen. Eine Verpflichtung zum Abschluss verlangt kein Gesetz.

G. Sonderverträge

Sponsoren oder Versicherungsnehmer, welche jährlich eine Vielzahl von klinischen Prüfungen (> 10 klinische Prüfungen) starten, können mit den Versicherungsgesellschaften sog. Jahresverträge abschließen. Die Leistungen für die einzelne versicherte Person sind gegenüber Einzelverträgen (Objektversicherung) identisch. Sie unterscheiden sich nur dadurch, dass eine sehr hohe Gesamtdeckung (oft 50 Mio. Euro oder 100 Mio. Euro) geboten wird, welche dann aber für alle im gleichen Jahr begonnene klinischen Prüfungen zur Verfügung stehen muss. *Vorteil:* Günstigere Prämie durch Bündelung gleichartiger, wiederkehrender Risiken. *Nachteil:* Höherer administrativer Kontrollaufwand. *Risiken:* Werden mehrere klinische Prüfungen innerhalb eines Jahres von Schäden betroffen, könnte die vereinbarte Gesamtdeckungssumme nicht ausreichend sein.

Literatur

[1] Hinze C, Gleiter C, Herbold M. Nichtinterventionelle Studien (NIS) in Deutschland. Aulendorf: Editio Cantor; 2018

[2] GDV (Gesamtverband der Versicherungswirtschaft) – Musterbedingungen. https://www.gdv.de/de/ueber-uns/unsere-services/musterbedingungen-23924

[3] Europäische Produktehaftungsrichtline 85/374/EWG. https://eur-lex.europa.eu/legal-content/DE/TXT/PDF/?uri=CELEX:31985L0374&from=DE

[4] Produkthaftungsgesetz v. 15. Dez. 1989 (BGBl. I S. 2198), zuletzt durch Art. 5 des Gesetzes v. 17. Juli 2017 (BGBl. I S. 2421) geändert. https://www.gesetze-im-internet.de/prodhaftg/ProdHaftG.pdf

[5] Arzneimittelgesetz in der Fassung der Bekanntmachung v. 12. Dez. 2005 (BGBl. I S. 3394), zuletzt durch Art. 1 des Gesetzes v. 19.07.2023 (BGBl. I S. 197). geändert. https://www.gesetze-im-internet.de/amg_1976/

[6] Medizinproduktegesetz in der Fassung der Bekanntmachung v. 7. August 2002 (BGBl. I S. 3146), zuletzt durch Art. 223 der Verordnung v. 19. Juni 2020 (BGBl. I S. 1328) geändert. https://www.gesetze-im-internet.de/mpg/

[7] Medical Device Regulation. Verordnung (EU) 2017/745 des Europäischen Parlaments und des Rates v. 5. April 2017 über Medizinprodukte. https://eur-lex.europa.eu/legal-content/DE/TXT/PDF/?uri=CELEX:32017R0745&from=DE

[8] Medizinprodukterecht-Durchführungsgesetz. Gesetz zur Anpassung des Medizinprodukterechts an die Verordnung (EU) 2017/745 und die Verordnung (EU) 2017/746 (Medizinprodukte-EU-Anpassungsgesetz – MPEUAnpG) v. 28. April 2020. https://www.bundesgesundheitsministerium.de/fileadmin/Dateien/3_Downloads/Gesetze_und_Verordnungen/GuV/M/Anpassung_des_Medizinprodukterechts.pdf

[9] Strahlenschutzgesetz v. 27. Juni 2017 (BGBl. I S. 1966), zuletzt durch Bekanntmachung v. 3. Jan. 2022 (BGBl. I S. 15) geändert. https://www.gesetze-im-internet.de/strlschg/StrlSchG.pdf

[10] Röntgenverordnung (RöV). Verordnung über den Schutz vor Schäden durch Röntgenstrahlen v. 30. April 2003 – außer Kraft seit 31. Dez. 2018

[11] Strahlenschutzverordnung. https://www.gesetze-im-internet.de/strlschv_2018/StrlSchV.pdf

[12] Bundesamt für Strahlenschutz (BfS). Entscheidungshilfe: Anwendungsvoraussetzungen § 31 Abs. 1 oder § 32 Abs. 1 StrlSchG. https://www.bfs.de/SharedDocs/Downloads/BfS/DE/unterlagen/medizinische-forschung/entscheidungshilfe.html

[13] Bundesamt für Strahlenschutz (BfS). Häufig gestellte Fragen zum Thema „studienbedingte Strahlenanwendungen in der medizinischen Forschung". https://www.bfs.de/DE/themen/ion/anwendung-medizin/forschung/med-forschung-faq/medizinische-forschung-faq.html#Thema_f Abschnitt F 2

Der letzte Zugriff auf alle Links erfolgte am 20.11.2023.

C.11 Datenschutz und Datensicherheit in klinischen Prüfungen

R. Mathes

C.11.1 Grundlagen, Grundbegriffe, Grundregeln zum Datenschutz

C.11.1.1 Datenschutz: Hintergrund und Aufgaben

Die verfassungsrechtliche Grundlage für den Datenschutz ist das Recht auf informationelle Selbstbestimmung, das im Volkszählungsurteil 1983 festgestellt wurde.[1] Schutzgut sind das Persönlichkeitsrecht und die Privatsphäre des Betroffenen. Danach hat jeder Mensch die Befugnis, selbst über die Preisgabe und Verwendung seiner persönlichen Daten zu bestimmen. Einschränkungen dieses Rechts sind nur im überwiegenden Allgemeininteresse zulässig und bedürfen einer verfassungsgemäßen gesetzlichen Grundlage.

Das Datenschutzrecht soll die o. g. Rechte garantieren und dient in erster Linie dem Schutz des Einzelnen vor dem Missbrauch seiner Daten, u. a. durch unbekannte Nutzung, Persönlichkeitsprofile, böswillige Nutzung. Mit zunehmender Automatisierung und Möglichkeiten und Methoden der Datenverarbeitung der Notwendigkeit diese zu regeln, entstanden so zahlreiche Regelungen in den verschiedenen Rechtsbereichen, die sich aber nicht nur innerhalb der EU, sondern auch innerhalb Deutschlands je nach Bundesland und Regelungsbereich oft z. T. wesentlich voneinander unterschieden.

Die seit 2018 geltende Datenschutzgrundverordnung (DS-GVO)[2] standardisiert die Regelungen zum Datenschutz in der EU und soll so zeitgemäßen und umfassenden Schutz der Persönlichkeitsrechte des Einzelnen garantieren. Die DS-GVO enthält umfangreiche Informations- und Transparenzpflichten sowie Rechte für Betroffene. Sie beinhaltet Dokumentations- und Rechenschaftspflichten, Meldepflichten bei Verstößen, regelt formale Anforderungen an Verarbeitungen sowie erhöhte Anforderungen an die Verarbeitungssicherheit. Die Befugnisse der Aufsichtsbehörden wurden erweitert, damit haben Verstöße gegen Datenschutzregelungen erhebliche Konsequenzen, die bis zur Untersagung der Verarbeitung gehen können und hohe Bußgelder möglich machen. Da gerade Gesundheitsdaten besonderen Schutz genießen, muss sich auch die medizinische Forschung eng an den Grundsätzen und Pflichten des Datenschutzes nach DS-GVO orientieren, um das Haftungs- und Schadensrisiko von Einrichtungen und Mitarbeitern zu minimieren. Darüber hinaus ist die Umsetzung des Datenschutzes auch ein Qualitätsfaktor und bildet eine Grundlage für das Vertrauen der Patienten, Probanden, Sponsoren, Geldgeber sowie der öffentlichen Meinung.

C.11.1.2 Begrifflichkeiten im Datenschutz

Das Datenschutzrecht verwendet feststehende Begriffe für die relevanten Daten, Personenkreise und Tätigkeiten, von denen im Weiteren die Anwendbarkeit des Datenschutzrechts, Pflichten, Rechte und Rechtsfolgen abhängen.

1 BVerfG, Urteil v. 15. Dez. 1983 – 1 BvR 209/83 l

2 Datenschutzgrundverordnung (DS-GVO), https://dsgvo-gesetz.de/

C.11.1.2.1 Personenbezogene Daten

Datenschutz bezieht sich nicht auf alle möglichen Daten und was als solches bezeichnet wird. Es geht im Datenschutzrecht ausschließlich um personenbezogene Daten. Gemäß Art. 4 Ziff. 1 DS-GVO sind das *„alle Informationen, die sich auf eine identifizierte oder identifizierbare natürliche Person beziehen“.* Damit fallen juristische Personen, aber auch verstorbene Personen nicht unter den Anwendungsbereich der DS-GVO.[3]

C.11.1.2.1.1 Identifizierbarkeit

Maßstab für den Personenbezug ist die Identifizierbarkeit der Person. Einerseits ist eine Person identifiziert, wenn sich ihre Identität direkt aus den Daten selbst ergibt.

Andererseits wird eine Person identifizierbar, wenn ihre Identität durch die Kombination des Datums mit anderen Informationen feststellbar wird. Relevant sind so auch alle Informationen, welche über Zwischenschritte eine Person identifizieren. Soweit und solange die Informationen aus sich heraus Rückschluss auf eine einzelne Person zulassen, handelt es sich um Daten einer bestimmten Person.

Beispiele für direkte oder indirekte Identifizierbarkeit sind:

- persönliche Grunddaten wie Name, Anschrift, Geburtsdatum, Nationalität, Bankverbindung, Telefonnummer, Mailadresse, Standortdaten, Konto-, Kreditkartennummer, Personalausweisnummer, Sozialversicherungsnummer, sonstige Kennnummern, besondere Merkmale
- Familiendaten, z. B. Daten über Angehörige
- Daten über Wohnverhältnisse, z. B. Inhaber einer Sozial- oder Werkswohnung
- Daten über Einkommen, Vermögensverhältnisse, Besteuerung, SCHUFA-Score-Wert
- Daten natürlicher Personen in Verträgen
- Besondere Arten von Daten, wie rassische und ethnische Herkunft, politische Meinungen, religiöse oder philosophische Überzeugungen, Gewerkschaftszugehörigkeit, sexuelle Orientierung, Gesundheit, genetische und biometrische Daten sowie Daten, die einer beruflichen Schweigepflicht unterliegen. Diese Datenkategorien unterliegen gem. Art. 9 Abs. 1 DS-GVO besonderem Schutz und strengeren Regeln als andere Datenarten.

Die Identifizierbarkeit ist das maßgebliche Kriterium für die Frage, ob Daten als anonym oder pseudonym angesehen werden können.

C.11.1.2.1.2 Anonyme Daten

Anonyme Daten werden definiert als Informationen, *„die sich nicht auf eine identifizierte oder identifizierbare natürliche Person beziehen, oder personenbezogene Daten, die in einer Weise anonymisiert worden sind, dass die betroffene Person nicht oder nicht mehr identifiziert werden kann“* bzw. nur mit einem unverhältnismäßig großen Aufwand.[4]

Anonyme Daten sind also Daten, bei denen keine Zuordnungsmöglichkeit zu einer spezifischen betroffenen Person existiert. Das gilt sowohl für den Daten Verarbeitenden als auch andere Personen (Dritte). Keinem darf es möglich sein, eine natürliche Person zu bestimmen, selbst unter Verwendung *„aller Mittel, die vernünftigerweise eingesetzt werden können“.*[5] Demnach können nicht nur direkt personenbezogene Daten, sondern

---

[3] vgl. DS-GVO Erwägungsgrund 27, Satz 1

[4] DS-GVO Erwägungsgrund 2; Artikel-29-Datenschutzgruppe, WP 216, S. 10; Der Bundesbeauftragte für den Datenschutz, Konsultationsverfahren Anonymisierung, S. 5

[5] Artikel-29-Datenschutzgruppe, WP 216, S. 6

auch pseudonymisierte Daten nie anonym sein.[6] Denn hier ist einer anderen Person als dem Verarbeitenden, eben dem Inhaber der Zuordnungsliste, die Identifizierung leicht möglich.

Nur wenn keine Identifizierung möglich ist, handelt es sich nicht mehr um personenbeziehbare Daten i. S. d. Datenschutzrechts. Die DS-GVO und ihre Anforderungen gelten nicht für anonyme Daten.[7] Damit sind die Verarbeitung und Weitergabe anonymer Daten ohne Weiteres zulässig.

C.11.1.2.1.3 Pseudonyme/Pseudonymisierte Daten

Im Gegensatz zur Anonymisierung wird Pseudonymisierung in der DS-GVO ausführlich behandelt und definiert als

> *„Verarbeitung personenbezogener Daten in einer Weise, dass diese ohne Hinzuziehung zusätzlicher Informationen nicht mehr einer spezifischen betroffenen Person zugeordnet werden können, sofern diese zusätzlichen Informationen gesondert aufbewahrt werden und technischen und organisatorischen Maßnahmen unterliegen, die gewährleisten, dass die personenbezogenen Daten nicht einer identifizierten oder identifizierbaren natürlichen Person zugewiesen werden".*[8]

Pseudonymisierte Daten sind also ebenfalls Daten, welche die Verarbeitenden keiner spezifischen Person zuordnen können. Im Gegensatz zu anonymen Daten besteht aber hier die grundsätzliche Möglichkeit der Zuordnung für andere durch die Einbeziehung weitergehender Informationen („Zuordnungsregeln"). Nur stehen die zur Zuordnung benötigten Informationen dem Verarbeitenden nicht zur Verfügung, sondern werden gesondert aufbewahrt und durch technische und organisatorische Maßnahmen vor dem Zugriff durch den Verarbeitenden geschützt.

Für pseudonymisierte Daten gelten die gleichen Voraussetzungen und Rechtsgrundlagen wie für personenbezogene Daten. Pseudonymisierung versteht sich als Schutzmaßnahme (Art. 32 DS-GVO), gewährt aber keine Erleichterungen für die Nutzung oder Weitergabe.

C.11.1.2.2 Datenverarbeitung

Darunter fällt nach Art. 4 Ziff. 2 DS-GVO jeder mit oder ohne Hilfe automatisierter Verfahren ausgeführte Vorgang oder Vorgangsreihe im Zusammenhang mit personenbezogenen Daten. Als Vorgänge genannt werden Erheben, Erfassen, Organisation, Ordnen, Speicherung, Anpassung oder Veränderung, Auslesen, Abfragen, Verwendung, Offenlegung durch Übermittlung, Verbreitung oder andere Form der Bereitstellung, Abgleich oder Verknüpfung, Einschränkung, Löschen oder Vernichtung. Letztendlich ist also alles, was man mit Daten machen kann, Datenverarbeitung. Umfasst sind sowohl elektronische Verarbeitung (programmgesteuert, durch IT) als auch nichtautomatisierte Verarbeitung (z. B. Kartei, Akten, Archiv, Entsorgung).

C.11.1.2.3 An der Datenverarbeitung Beteiligte

Im Datenschutzrecht gibt es für die Beteiligten bestimmte festgelegte Begrifflichkeiten, die im Zusammenspiel von Bedeutung sind und aus denen sich die jeweiligen Rechte und Pflichten ergeben.

---

6 vgl. Art. 29 Datenschutzgruppe, WP 216, S. 10; Art. 29 Datenschutzgruppe WP 136, S. 18ff; GMDS, Arbeitshilfe zur Pseudonymisierung/Anonymisierung, Punkt 4.4, S. 4; S. 45. Die vereinzelt für die Sekundärdatenforschung vertretene Auffassung, dass pseudonymisierte Daten für den Empfänger als faktisch anonymisiert zu betrachten sind, lässt sich anhand der Neudefinition der Begrifflichkeiten und Abhängigkeit von der Identifizierbarkeit mit Inkrafttreten der DS-GVO nicht mehr ausreichend begründen. (Vertreter der faktischen Anonymisierung nach wie vor: TMF, Stellungnahme zum Konsultationsverfahren Anonymisierung des Bundesbeauftragten)

7 DS-GVO Erwägungsgrund 26

8 DS-GVO Art. 4 Abs. 5

C.11.1.2.3.1 Betroffene

Die von der Datenverarbeitung Betroffenen sind die Personen, deren Daten verarbeitet werden. In klinischen Studien sind das in erster Linie die Studienteilnehmer/Patienten, an denen die Testverfahren durchgeführt werden. Das Datenschutzrecht legt umfassende Rechte der Betroffenen fest:

- das Informationsrecht (Art. 13, 14 DS-GVO)
- das Auskunftsrecht (Art. 15 DS-GVO)
- das Recht auf Berichtigung, Löschung und Einschränkung der Verarbeitung (Art. 16–18 DS-GVO)
- das Recht auf Datenübertragbarkeit (Art. 20 DS-GVO)
- das Recht auf Widerspruch (Art. 21 DS-GVO)
- das Recht auf Widerruf (bei erteilter Einwilligung, Art. 7 Abs. 3 DS-GVO)

C.11.1.2.3.2 Verantwortlicher

Als für die Datenverarbeitung Verantwortlicher gilt die natürliche oder juristische Person/Behörde/Einrichtung/Stelle, die über die Zwecke und Mittel der Verarbeitung personenbezogener Daten entscheidet. Der Verantwortliche muss bei jedem Verarbeitungsvorgang die Einhaltung des Datenschutzrechts durch geeignete Maßnahmen gewährleisten und haftet dafür.

In klinischen Studien ist Verantwortlicher für die Verarbeitung der erhaltenen Studiendaten der Sponsor, der die Studie initiiert und in dessen Auftrag die Studie erfolgt. Also z. B. eine Universität, ein Universitätsklinikum oder eine andere Forschungseinrichtung, bei Arzneimittelstudien das Pharmaunternehmen, das das zu testende Medikament entwickelt hat, bei Medizinproduktestudien der Hersteller des Medizinprodukts.

Das Studienzentrum oder die Prüfstelle, also die Klinik/Einrichtung, an der die Studie durchgeführt wird und die das nötige Personal, insbesondere die verantwortlichen Prüfärzte zur Verfügung stellt, ist zunächst für ihren Bereich (Verarbeitung der Patientendaten) Verantwortlicher.

In Bezug auf die Verarbeitung der Daten für die Studie im Studienzentrum sind darüber hinaus noch weitere Konstellationen der Verantwortlichkeit möglich.

C.11.1.2.3.3 Gemeinsam Verantwortliche (Joint Controllership)

Mit der DS-GVO wurde die gemeinsame Verantwortlichkeit etabliert. So können nach Art. 4 Ziff. 7 DS-GVO für eine Datenverarbeitung auch mehrere Stellen gemeinsam verantwortlich sein. In der Folge treffen jeden Verantwortlichen die datenschutzrechtlichen Pflichten und Betroffene können ihre Rechte nach DS-GVO gegenüber jedem Verantwortlichen geltend machen. Die gemeinsam Verantwortlichen unterliegen der gesamtschuldnerischen Haftung nach Art. 26 Abs. 3 DS-GVO.

Voraussetzung für gemeinsame Verantwortlichkeit ist eine gemeinsame Entscheidung über Zwecke und wesentliche Elemente der Mittel der Datenverarbeitung (Art. 6 DS-GVO). Jeder der Beteiligten muss einen bestimmenden, tatsächlichen Einfluss auf die Datenverarbeitung nehmen.

Anhaltspunkte für die gemeinsame Verantwortlichkeit sind z. B.:

- (Mit-)Entscheidung über die Zwecke der Datenverarbeitung oder
- (Mit-)Entscheidungen bezüglich der Mittel der Datenverarbeitung, wie z. B. welche Daten verarbeitet werden, für welche Zwecke, wie lange, wer Zugang zu ihnen hat bzw. Zugriff auf diese haben darf, ob/durch wen gelöscht werden darf.
- Zweck der Datenverarbeitung lässt sich nicht ohne den anderen Beteiligten verfolgen.

Dabei genügt es, wenn der steuernde Einfluss sich entweder auf den Zweck oder die wesentlichen Mittel der Verarbeitung erstreckt. Zur Begründung gemeinsamer Verantwortlichkeit müssen die Parteien nicht gleichrangig und/oder gleichmäßig beteiligt sein und die Kontrolle muss sich nicht auf alle Umstände und Phasen der Verarbeitung erstrecken.[9]

---

9 Europäischer Datenschutzausschuss (EDSA/EDPB), Guidelines Controller Processor, S. 19f, EuGH, Urteil v. 05.06.2018 – C-210/16 (Facebook-Fanpages), Rn. 43

C.11.1.2.3.3.1 Verantwortlichkeit bei klinischen Studien

Die Rolle der Kooperationspartner, Sponsoren und Studienzentren ist abhängig von der konkreten Gestaltung und den Einflussmöglichkeiten im Rahmen der Datenverarbeitung für die Studie. Das muss von den Beteiligten in jedem Einzelfall geprüft werden. Da die Gestaltung der Verträge zwischen Sponsor und Studienzentren bzw. das Erfordernis zusätzlicher Vereinbarungen vom Ergebnis abhängen, sollten Rechtsabteilung und ggf. der Datenschutz frühzeitig beteiligt werden.

Gemeinsame Verantwortlichkeit zwischen Kooperationspartnern sowie Auftraggeber und Studienzentrum wird in folgenden Konstellationen angenommen:[10]

- Bei Forschungsprojekten, wenn sich Einrichtungen mit unterschiedlichem Know-how zusammenschließen, weil sie gemeinsam forschen wollen. Dazu müssen sie unweigerlich auf einen gemeinsamen Datenbestand zugreifen.
- Wenn einzelne Beteiligte für bestimmte Teile bzw. Phasen einer Verarbeitung zwar getrennt verantwortlich sind, jedoch die Daten über eine gemeinsame Plattform zusammengetragen werden. Die gemeinsame Verarbeitung/Verantwortlichkeit beschränkt sich dann auf den Betrieb der Plattform.
- Bei klinischen Studien, wenn die Beteiligten (Sponsor, Studienzentren/Prüfärzte) jeweils in Teilbereichen Entscheidungen über die Verarbeitung treffen.

Maßgeblich für die Anwendung der gemeinsamen Verantwortlichkeit in klinischen Studien ist der Handlungsspielraum, der den Beteiligten hinsichtlich der Datenverarbeitung für die Studie bleibt.

Eindeutig ist die gemeinsame Verantwortung immer dann, wenn Sponsor und Prüfer/Prüfeinrichtung beschließen, gemeinsam eine klinische Studie zu starten und gemeinsam das Studienprotokoll erstellen (d. h. Zweck, Methodik/Design der Studie, zu sammelnde Daten, Kriterien für den Ausschluss/Einschluss von Probanden, Wiederverwendung von Datenbanken (falls relevant) usw.).[11]

Ebenfalls gilt gemeinsame Verantwortung auch dann, wenn der Sponsor die Studie nur initiiert, die Studiengestaltung aber völlig dem Studienzentrum/der Prüfeinrichtung überlässt.[12]

Keine gemeinsame Verantwortlichkeit liegt vor, wenn Prüfer/Prüfeinrichtung/Studienzentrum nicht an der Ausarbeitung des Protokolls beteiligt ist, sondern lediglich das bereits vom Sponsor entworfene/ausgearbeitete Protokoll akzeptiert. Dann ist nur der Sponsor als Verantwortlicher zu betrachten und Prüfer/Prüfeinrichtung eher als (Auftrags-)Verarbeiter[13] (▶ Kap. C.11.1.2.3.4).

Gemeinsame Verantwortung ist also dann auszuschließen, wenn das Studienzentrum so gut wie keinen Handlungsspielraum mehr hat bzw. kein nennenswerter Kontrollbeitrag besteht, z. B. wenn der Sponsor alle Schritte der Prüfung vorgibt, alle Dokumente vorfertigt (z. B. auch Muster für Information/Einwilligung) und dem Studienzentrum nicht wesentlich mehr obliegt, als erhobene Studiendaten in ein CRF einzugeben.

Im Fall der gemeinsamen Verantwortlichkeit müssen die Beteiligten eine Vereinbarung hinsichtlich der Verteilung der datenschutzrechtlichen Verantwortlichkeiten und Pflichten aus der DS-GVO schließen (▶ Kap. C.11.4.1.1).

C.11.1.2.3.4 Auftragsverarbeiter

Als solche definiert Art. 4 Ziff. 8 DS-GVO eine Person/Behörde/Einrichtung/Stelle, die personenbezogene Daten im Auftrag des Verantwortlichen verarbeitet.

---

10 Datenschutzkonferenz, Kurzpapier Nr. 16, Gemeinsam Verantwortliche, S. 4; EDPB, Guidelines Controller Processor, S. 22, 23, Beispiele Forschungsplattform und klinische Studien

11 EDPB, Guidelines Controller Processor, Beispiel klinische Studien, S. 23

12 vgl. Art-29-Datenschutzgruppe, WP 169, Bsp. 25. Der EuGH führt dazu aus: Sofern eine Stelle die Verarbeitung eines anderen Verantwortlichen veranlasst und von deren Ergebnissen profitiert, ist sie mit diesem gemeinsam verantwortlich i. S. v. Art. 26 DS-GVO, auch wenn sie selbst keinen Zugang zu den verarbeiteten personenbezogenen Daten hat. EuGH, Urteil v. 29.07.2019 – C-40/17 (Facebook Plugin), Rn. 74

13 EDPB, Guidelines Controller Processor, Beispiel klinische Studien, S. 23

Die Erhebung, Verarbeitung, Nutzung personenbezogener Daten erfolgt hierbei nicht durch den Verantwortlichen selbst, sondern durch die anderen Stellen bzw. Dienstleister, aber im Auftrag des Verantwortlichen.

Der Auftragsverarbeiter/Auftragnehmer hat keinen steuernden und kontrollierenden Einfluss auf die Zwecke oder wesentlichen Mittel der Verarbeitung. Er führt die Verarbeitung ausschließlich gebunden an die Weisungen des Verantwortlichen durch und wird sinngemäß eher als dessen „verlängerter Arm" tätig. Weiteres Indiz für eine Auftragsverarbeitung kann sein, dass der Auftragnehmer über den Verarbeitungsprozess hinaus keine eigenen Interessen an den Daten hat oder an dem Ergebnis, welches aus der Verarbeitung resultiert.

In der Folge bleibt der Auftraggeber für Einhaltung des Datenschutzrechts verantwortlich. Der Auftragsverarbeiter steht auf der Seite des Auftraggebers und gilt nicht als sog. „Dritter" (▶ Kap. C.11.1.2.3.6). Damit ist die Weitergabe von Daten an ihn kein Verarbeitungsschritt (Offenlegung/Übermittlung), so dass dafür auch keine Rechtsgrundlage oder Einwilligung der Betroffenen erforderlich ist.

Klassische Auftragsverarbeitungen sind z. B.: externe Archivierung, Entsorgung, Digitalisierung, Hosting, Cloud-Dienste, Call-Center, Unterstützung durch Dienstleister bei Datenerhebung, Datenaufbereitung, externe DV-Service/Wartung/Administration, externes Rechenzentrum, Versendung von Briefen über sog. Letter Shops, Schreibdienste, Lohn- und Gehaltsabrechnungen. Inhaltlich umfasst die beauftragte Tätigkeit also immer die Verarbeitung von Daten.

Demgegenüber liegt keine Auftragsverarbeitung vor bei der Inanspruchnahme von Beratungsleistungen, Sachverständigen- und Gutachterbeauftragung sowie der Leistungserbringung von Berufsgeheimnisträgern, z. B. Steuerberatern, Wirtschaftsprüfern, Rechtsanwälten oder Ärzten (z. B. medizinische Teiluntersuchung, Laborleistungen). Kern der Aufgabe ist hier nicht Datenverarbeitung, sondern die Beratungsleistung, die Datenverarbeitung erfolgt nur bei Gelegenheit der eigentlichen Dienstleistung. Folglich gelten diese Dienstleister als Dritte und die Datenweitergabe an sie als eine Übermittlung. Die die „Aufgabe" übernehmende/erbringende Stelle wird selbst Verantwortlicher für die empfangenen Daten und deren Verarbeitung.

Im klinischen Kontext, bzw. Studienkontext wird Auftragsverarbeitung relevant, wenn Dienstleister für die Datenverarbeitung einbezogen werden, z. B. für Cloud Services, Berechnungen, Auswertungen genetischer Daten, Auswertung von CT-/MRT-Bildern hinsichtlich Qualität o. Ä., reine Datenspeicherung (Hosting), Datenaufbereitung, Datenmanagement, Online-Befragungen, Video-Konferenzen/-Sprechstunden.

Wenn sich der Sponsor eines Dienstleisters bedient, den er mit Studienmanagement, Datenmanagement, Monitoring usw. beauftragt (CRO, KKS, Auftragsforschungseinrichtung) überwiegen zumeist ebenfalls Elemente der Auftragsverarbeitung.

Ebenso kann Auftragsverarbeitung auch im Verhältnis Sponsor/Auftraggeber zu den Studienzentren möglich sein (▶ Kap. C.11.1.2.3.3.1), wenn die Studienzentren nur einen sehr engen Handlungsspielraum haben.

Soweit Auftragsverarbeitung vorliegt, muss ein Vertrag nach Art. 28 DS-GVO zwischen den Parteien abgeschlossen werden, in dem Pflichten und Weisungen des Auftraggebers festgelegt werden (▶ Kap. C.11.4.1.2).

C.11.1.2.3.5 Empfänger

Empfänger ist jede Person/Behörde/Einrichtung/Stelle, der personenbezogene Daten offengelegt werden (sowohl einrichtungsintern als auch extern). Einfach jeder, der Daten in irgendeiner Form erhält bzw. zur Kenntnis bekommt.

C.11.1.2.3.6 Dritte

Als Dritter gilt jede Person/Behörde/Einrichtung/Stelle außer Betroffenen, Verantwortlichen, Auftragsverarbeitern oder von diesen zur Datenverarbeitung Befugte. Also alle anderen, die nicht zu den vorstehend aufgeführten Gruppen gehören.

C.11.2 Grundsätze der Datenverarbeitung

Damit die Datenverarbeitung zulässig ist, müssen die gesetzlich festgelegten Grundsätze der Datenverarbeitung durch den/die Verantwortlichen eingehalten werden. Das sind:

- Rechtmäßigkeit der Verarbeitung: insbesondere aufgrund zulässiger Rechtsgrundlage oder Einwilligung („Erlaubnisvorbehalt")
- Verarbeitung nach Treu und Glauben: Fairness, Redlichkeit der Datenverarbeitung
- Transparenz: Informationspflichten, Gewährleistung Betroffenenrechte, Datenschutz durch Technik, entsprechende Voreinstellungen, Zertifizierungen und Siegel
- Zweckbindung: Datenerhebung für festgelegte, eindeutige und legitime Zwecke. Daten dürfen nicht in einer mit diesen Zwecken nicht zu vereinbarenden Weise weiterverarbeitet werden.
- Richtigkeit der Datenverarbeitung: sachlich richtig, auf dem neuesten Stand
- Datenminimierung: Datenvermeidung – Datensparsamkeit – Erforderlichkeit. Datenverarbeitung muss auf das notwendige Maß beschränkt sein. Es dürfen nur tatsächlich zur jeweiligen Aufgabenerfüllung erforderliche Daten verarbeitet werden.
- Speicherbegrenzung: Speicherung in einer Form, die die Identifizierung nur so lange ermöglicht, wie es für die Zwecke der Verarbeitung erforderlich ist. Danach: Löschung, Aufhebung der Identifizierung
- Integrität und Vertraulichkeit: Gewährleistung angemessener Sicherheit der Daten, Schutz vor unbefugter, rechtswidriger Verarbeitung, Verlust, Zerstörung, Schädigung durch geeignete Maßnahmen (technisch-organisatorische Maßnahmen)

Im Hinblick auf die Einhaltung dieser Grundsätze besteht Rechenschaftspflicht der Verantwortlichen. Der Verantwortliche muss also jederzeit eine entsprechende Dokumentation nachweisen können.

C.11.2.1 Grundsatz der Transparenz – Informationspflichten

Ziel ist der Ausschluss heimlicher Verarbeitung personenbezogener Daten. Daraus resultieren umfangreiche Informationspflichten des/der Verantwortlichen (Art. 13, 14 DS-GVO) gegenüber den Betroffenen. Jeder Betroffene einer Datenverarbeitung muss grundsätzlich vor oder bei Datenerhebung über Folgendes informiert werden:

- verantwortliche Stelle/n mit Kontaktdaten
- Datenschutzbeauftragte/r der Stelle/n mit Kontaktdaten
- Zweck und Rechtsgrundlage für die Datenverarbeitung
- Empfänger/Kategorien von Empfängern personenbezogener Daten
- Dauer der Speicherung
- Rechte der Betroffenen (Auskunft, Berichtigung, Löschung, Vergessenwerden, Einschränkung der Verarbeitung, Widerspruch, Recht auf Datenübertragung)
- Beschwerderechte bei den Datenschutz-Aufsichtsbehörden
- wenn relevant: Übermittlung in ein Drittland oder internationale Organisation, Maßnahmen
- wenn relevant: automatisiertes Profiling
- wenn relevant: beabsichtigte Zweckänderung
- wenn relevant: Quelle der Daten (soweit von Dritten stammend)

Die Informationspflichten bestehen bereits zum Zeitpunkt der Erhebung der Daten. Spätestens dann muss der Betroffene also die Informationen zur Kenntnis genommen haben können.

Für Unternehmen und Einrichtungen nehmen die Informationspflichten einen erheblichen Umfang ein. Sie gelten gegenüber Patienten, Personal, Bewerbern, Kunden, Besuchern von Webseiten, in Informations- und

Einwilligungsdokumenten. Entsprechend müssen Prozesse und Abläufe etabliert und im Rahmen der Rechenschaftspflichten dokumentiert werden.

Allerdings gilt die Pflicht zur Information auch nur einmal. Eine (erneute) Information ist nicht mehr erforderlich, wenn der Betroffene schon über die Informationen verfügt (z. B. bei erneuter Aufnahme ins Krankenhaus innerhalb kurzer Zeit, Stellenwechsel von Mitarbeitern innerhalb des Hauses o. Ä.).

C.11.2.2 Grundsatz der Rechtmäßigkeit

Jede Datenverarbeitung, insbesondere von Gesundheitsdaten darf nur aufgrund einer Einwilligung oder Rechtsgrundlage erfolgen (Erlaubnisvorbehalt, vgl. Art. 6 DS-GVO, Art. 9 Abs. 2 DS-GVO).

C.11.2.2.1 Rechtlicher Rahmen bei klinischen Studien

Allgemeine Rechtsgrundlagen und Regelungen zur Datenverarbeitung finden sich u. a. für:

- öffentlich-rechtliche Einrichtungen in den Landesdatenschutzgesetzen
- öffentliche Stellen des Bundes sowie nichtöffentliche Stellen im Bundesdatenschutzgesetz.[14] Hierzu gehören z. B. Krankenhäuser, deren Träger ein Privatrechtssubjekt oder der Bund ist und privatrechtliche Einrichtungen/niedergelassene Ärzte.
- kirchliche Einrichtungen in eigenen Datenschutzgesetzen[15]
- Spezielle Regelungen für Gesundheitsdaten gehen dabei den allgemeinen Datenschutzregelungen vor. So z. B. Regelungen in
  - Landeskrankenhausgesetzen (Krankenhaus, Uni-Klinikum)
  - InfSchG, MeldeG, Sozialgesetzbüchern, GendiagnostikG, Krebsregistergesetze
  - CTR (ab 01.02.2022),[16] Arzneimittelgesetz (AMG), MDR,[17] Medizinproduktegesetz (MPG) und Medizinprodukte-EU-Anpassungsgesetz (MPEUAnpG) mit Medizinprodukterecht-Durchführungsgesetz (MPDG)[18]
  - Verordnungen zu diesen, z. B. GCP-V (bis 26.01 2022)
  - ärztlichen Berufsordnungen (Standesrecht, Kammergesetz)

Korrespondierend zum Erlaubnisvorbehalt besteht die datenschutzrechtliche Verpflichtung zur Wahrung des Datengeheimnisses bzw. Wahrung der Vertraulichkeit personenbezogener Daten in den Landesdatenschutzgesetzen oder Art. 5 Abs. 1f, Art. 32 Abs. 4 DS-GVO. Diese Regelungen untersagen die unbefugte Verarbeitung personenbezogener Daten. Arbeitgeber müssen ihre Mitarbeiter entsprechend verpflichten. Bei unbefugter Datenverarbeitung drohen erhebliche Bußgelder, Freiheitsentzug oder Geldstrafen (vgl. §§ 42, 43 BDSG und die korrespondierenden Regeln in den jeweiligen LDSG).

Im medizinischen Bereich besteht neben dem Datenschutzrecht die berufliche Schweigepflicht gem. § 203 StGB. Dieser Straftatbestand verbietet die Weitergabe bzw. Offenbarung von Informationen über Patienten, wenn nicht eine speziell für Gesundheitsdaten geltenden Rechtsgrundlage oder Einwilligung vorliegt. Auch hier sind Geld- oder Freiheitsstrafen angedroht.

C.11.2.2.1.1 Gesetzliche Erlaubnistatbestände zur Verarbeitung von Gesundheitsdaten

Spezialgesetzliche Erlaubnisse zur Verarbeitung von Gesundheitsdaten sind primär im Rahmen der Patientenversorgung/Behandlung gegeben.

---

14 Bundesgesetze sind, soweit nicht anders angegeben, enthalten in der Gesetzessammlung www.gesetze-im-internet.de

15 Datenschutzgesetz der evangelischen Kirche (DSG-EKD); Datenschutzgesetz der katholischen Kirche (KDG)

16 Clinical Trials Regulation, EU-Verordnung 536/2014 über klinische Prüfungen mit Humanarzneimitteln

17 Medical Device Regulation. Verordnung (EU) 2017/745 7 über Medizinprodukte

18 MPDG Gesetz zur Durchführung unionsrechtlicher Vorschriften betreffend Medizinprodukte

Für die Versorgung im Krankenhaus gelten die Regelungen der Landeskrankenhausgesetze, die den Schwerpunkt auf den Behandlungszusammenhang/Versorgungsauftrag legen. Umfasst ist der Gesamtvorgang Patientenversorgung im Krankenhaus, Mit- und Weiterbehandlung, Gefahrenabwehr, Anspruchsdurchsetzung/-abwehr, Ausbildung, Systembetrieb, Verwaltung.

Für niedergelassene Ärzte und behandelnde Einrichtungen, die nicht Krankenhaus sind, gelten Art. 9 Abs. 2h DS-GVO und § 22 BDSG. Umfasst ist Gesundheitsvorsorge, Beurteilung der Arbeitsfähigkeit des Beschäftigten, medizinischen Diagnostik, Versorgung oder Behandlung im Gesundheits- oder Sozialbereich, Verwaltung von Systemen und Diensten im Gesundheits- und Sozialbereich, Vertrag mit der betroffenen Person, überwiegendes öffentliches Interesse, Gefahrenabwehr.

C.11.2.2.1.2 Gesetzliche Erlaubnisse für die Verarbeitung von Patientendaten zu Forschungszwecken

Grundsätzlich dürfen Daten aus der klinischen Versorgung auch nur für diesen Zweck genutzt werden. Die Nutzung oder Weitergabe von Daten aus der Patientenversorgung für eine klinische Studie oder Forschungszwecke (retrospektive Studie, Sekundärnutzung klinischer Daten), stellt einen anderen Zweck dar, der eine neue Rechtsgrundlage benötigt (vgl. auch ▶ Kap. C.11.2.4). Verwendung und Weitergabe von Patientendaten für Forschung ohne Einwilligung ist nur im Ausnahmefall und unter besonderen Voraussetzungen spezialgesetzlich erlaubt.

C.11.2.2.1.2.1 Landeskrankenhausgesetze (LKHG)

Für Krankenhäuser enthalten die meisten Landeskrankenhausgesetze Regelungen zur Nutzung von Behandlungsdaten zu Forschungszwecken.

In der Regel legitimieren die vorhandenen Regelungen aber nur die sog. „Eigenforschung", d. h. die Nutzung der Patientendaten durch die Behandler, die behandelnden Fachabteilungen zu eigenen Forschungszwecken. Soweit in den Krankenhausgesetzen der Länder für Offenlegung/Weitergabe an Dritte nicht von vornherein das Einholen einer Einwilligung festgelegt ist, besteht die Erlaubnis zur Datenweitergabe allenfalls nur für eigene Forschungszwecke des Krankenhauses.[19] Relevant wird das also dann, wenn eine Studie durch ein Krankenhaus initiiert und durchgeführt wird, dieses Auftraggeber der Studie ist. Für Studienzentren in klinischen Studien dürfte diese Regelung i. d. R. nicht passen, da es sich bei der Studie nicht um ein eigenes Forschungsvorhaben des Studienzentrums handelt, sondern um das des Auftraggebers der Studie.

C.11.2.2.1.2.2 Landesdatenschutzgesetze (LDSG)

Auf Landesebene bestehen zwar in den meisten LDSG sog. Forschungsklauseln, die öffentlichen Stellen die Verarbeitung von Gesundheitsdaten zu Forschungszwecken auch ohne Einwilligung, erlauben. Diese Regeln treten allerdings hinter den speziellen Regelungen zur Forschung in den Landeskrankenhausgesetzen zurück. Deshalb können sie nur in den Bundesländern, in denen das Krankenhausgesetz keine Regelungen zum Thema Nutzung/Übermittlung zu Forschungszwecken trifft, herangezogen werden. Voraussetzung ist, dass

- die Verarbeitung zu diesen Zwecken erforderlich ist und
- Interessen der Betroffenen nicht entgegenstehen oder die Interessen der Verantwortlichen an der Verarbeitung die Interessen der betroffenen Person an der Nichtverarbeitung ihrer Daten erheblich überwiegen.

Die Voraussetzungen entsprechen der ähnlichen, ebenfalls hinter dem spezielleren Recht zurücktretenden Forschungsregelung des § 27 im Bundesdatenschutzgesetz.

[19] vgl. z. B. § 46a LKHG BW

C.11.2.2.1.2.3 Bundesdatenschutzgesetz (BDSG)

Nur soweit nicht spezifischeres Bundes- oder Landesrecht vorrangig ist, bietet § 27 Abs. 1 BDSG einen Erlaubnistatbestand zur Verarbeitung von Gesundheitsdaten zu Forschungszwecken. Relevant ist der Tatbestand daher allenfalls für Krankenhäuser, deren Träger der Bund ist oder für niedergelassene Ärzte.

Diese Regelung gestattet die Verarbeitung von Gesundheitsdaten zu Forschungszwecken auch ohne Einwilligung, wenn

- die Verarbeitung zu diesen Zwecken erforderlich ist und
- die Interessen der Verantwortlichen an der Verarbeitung die Interessen der betroffenen Person an der Nichtverarbeitung ihrer Daten erheblich überwiegen,
- wenn angemessene Schutzmaßnahmen vorgesehen sind, wie z. B. technische und organisatorische Maßnahmen, Pseudonymisierung, Verschlüsselung.

Die von § 27 Abs. 1 BDSG geforderte Interessenabwägung stellt hohe Anforderungen. Die Interessen des oder der Verantwortlichen müssen gegenüber den Interessen der Betroffenen erheblich überwiegen. Ein erhebliches Überwiegen des Interesses an der Forschung kann meist nur angenommen werden, wenn ein öffentliches Interesse am Forschungsvorhaben besteht, es also *„erhebliche Verbesserungen für die Gesundheit oder soziale Sicherheit der Bevölkerung mit sich bringt".*[20] Hinweise für ein öffentliches Interesse an der Durchführung des Forschungsvorhabens können insbesondere sein:[21]

- Bedeutung des Forschungsergebnisses für die betroffenen Patienten selbst, z. B. Behandlung bisher nur schwer oder gar nicht behandelbarer Erkrankungen. Je größer die Auswirkungen des Forschungsergebnisses für die betroffenen Patienten selbst sind, desto geringer wird ihr Interesse an einer Nichtverarbeitung ihrer Daten anzunehmen sein.
- Eine hohe Zahl erkrankter Patienten, welche von dem Forschungsergebnis profitieren.
- Eine Reduzierung der Kosten für die Allgemeinheit, z. B. wenn durch das Forschungsergebnis die Behandlungskosten der untersuchten Erkrankung deutlich reduziert werden.
- relevante Auswirkung auf die volkswirtschaftliche Bedeutung, z. B. Kostenreduzierung bez. nähere Umgebung der Patienten, wirtschaftlicher Verluste Arbeitgeber (Arbeitsausfall), vererbbare Erkrankungen

C.11.2.2.1.3 Vorrang der Einwilligung

Aus den o. g. Rechtsgrundlagen ist Forschung mit Daten aus der Patientenversorgung nur sehr eingeschränkt durch die behandelnde Fachabteilung oder im eigenen Forschungsinteresse möglich. Insbesondere die Weitergabe zu Forschungszwecken anderer wird dadurch nur vereinzelt und im absoluten Ausnahmefall zulässig. Im Rahmen klinischer Studien ist daher im Normalfall keine gesetzliche Grundlage für die Weitergabe von Behandlungsdaten durch ein Studienzentrum gegeben. Auch für die retrospektive Datenverarbeitung, insbesondere Weitergabe in klinischen Studien ist bis auf ein paar restriktive Ausnahmefälle immer eine Einwilligung der Teilnehmer erforderlich.

Dass im Forschungsbereich hinsichtlich fremder Forschungszwecke die Einwilligung Vorrang haben soll, zeigen nicht nur die entsprechenden Regelungen in den Krankenhausgesetzen, sondern auch die Bestrebungen der Datenschutzaufsichtsbehörden für ein strikt einwilligungsbasiertes Vorgehen im Rahmen der Erlaubnis des sog. Broad Consent.[22] Nur mit der Einholung einer entsprechend breit gefassten Einwilligung ist die Nutzung und Weitergabe pseudonymisierter Behandlungsdaten der Patienten für noch nicht konkretisierte Forschungszwecke (auch fremder) möglich – und auch dies nur unter besonderen Voraussetzungen.[23]

---

[20] DS-GVO Erwägungsgrund 54; Buchner/Tinnefeld. Kommentar zur DSGVO § 27 BDSG Rn. 12

[21] GMDS u. a., Klinische Register und Datenschutz, S. 13

[22] Datenschutzkonferenz, Zur Erlaubnis der sog. breiten Einwilligung[426] (*Broad Consent*) in die Nutzung pseudonymisierter klinischer Daten

[23] vgl. dazu Medizininformatik-Initiative, AG Consent, Handreichung zur Anwendung der Patienteninformations- und Einwilligungsdokumente zur Sekundärnutzung von Patientendaten und Mustertext Patienteneinwilligung

Zur rechtssicheren Sekundärdatenforschung und Weitergabe bei retrospektiven Studien ist daher die Umsetzung des Broad Consent in den relevanten Einrichtungen dringend zu empfehlen.

Für prospektive Studien besteht von vornherein keine gesetzliche Erlaubnis zur Datenverarbeitung für Forschung/klinische Studien. Das zentrale Element ist hier immer das Einholen einer informierten Einwilligung in die Datenverarbeitung sowie die Weitergabe.

C.11.2.2.2 Datenschutzrechtliche Studieneinwilligung

Die Einwilligung nach Aufklärung ist sowohl rechtliche Grundlage als auch Grenze der Datenverarbeitung in klinischen Prüfungen. Die allgemeinen Grundlagen und Voraussetzungen für die Einwilligung ergeben sich aus dem Strafrecht, Zivilrecht und dem Datenschutzrecht (Art. 4 Ziff. 11, Art. 6 Abs. 1a, Art. 9 Abs. 2a DS-GVO). Für klinische Studien finden sich zusätzliche Anforderungen.

Um die umfangreichen Voraussetzungen einzuhalten, empfiehlt sich für die Formulierung von Information und Einwilligung für alle Studienarten die Verwendung der Mustertexte des Arbeitskreises Medizinischer Ethik-Kommissionen in der Bundesrepublik Deutschland (AKEK).[24]

C.11.2.2.2.1 Vorgabe: Transparenz und Verständlichkeit

Die Studienteilnehmer müssen nicht nur umfassend über die medizinische Handlung, sondern ganz besonders auch über die Datenverarbeitung in der Studie aufgeklärt werden. Maßgeblich fließt auch der Transparenzgrundsatz ein. Der aufgeklärten Einwilligung (Informed Consent) kommt erhebliche Bedeutung zu, da die Einwilligung nur dann wirksam ist, wenn der Betroffene vorab transparent und umfassend über die Datenverarbeitung informiert wird.

Eine umfassende Aufklärung beinhaltet Information über alle Eventualitäten der Datenverarbeitung. Zum einen soll hiermit der Patient über die Modalitäten der Studie sowie die genutzten Daten und Proben aufgeklärt werden, zum anderen soll er über seine Rechte im Rahmen der Studie (z. B. Widerruf der Einwilligung, Löschung von Daten) informiert werden. Dabei darf der Patient nicht formalistisch mit Informationen zur Datenverarbeitung überschüttet werden. Es geht darum, die Grundlage für die Entscheidung zu liefern. Der Betroffene muss anschließend in der Lage sein, Bedeutung und Tragweite der Studie bzw. der Verarbeitung seiner personenbezogenen Daten zu erkennen und seinen Willen entsprechend auszurichten. Dazu muss also der gesunde Mittelweg zwischen umfassender Information und Verständlichkeit für Betroffene gefunden werden.

C.11.2.2.2.2 Datenschutzrechtliche Aufklärung: grundsätzliche Informationspflichten

Aus dem Grundsatz der Transparenz ergeben sich dir grundsätzlichen Pflichten zur Information gem. Art. 13, 14 DS-GVO für jede Aufklärung:

- verantwortliche Stelle, Kontaktdaten
- Die in dem Projekt für die Datenverarbeitung verantwortliche Stelle (i. d. R. die juristische Person bzw. Institution) ist unter Angabe der Kontaktdaten zu benennen.
- Bei gemeinsamer Verantwortlichkeit müssen alle verantwortlichen Stellen aufgeführt werden (Sponsor, Studienzentrum, ggf. Kooperationspartner) mit Kontaktdaten. Wird verschwiegen, dass die Verarbeitung gemeinsam mit anderen erfolgt, ist die Einwilligung unwirksam.
- Datenschutzbeauftragter, Kontaktdaten
- Die Kontaktdaten des zuständigen Datenschutzbeauftragten sind anzugeben. Bei gemeinsamer Verantwortlichkeit die Datenschutzbeauftragten aller Verantwortlichen (lokal und Sponsor/Studienleitung) mit Kontaktdaten.
- Zweck der Datenverarbeitung

---

[24] AKEK, unter Forschung und Qualität

- Rechtsgrundlage für Datenverarbeitung, berechtigtes Interesse
- Darstellung der Datenverwendung (und ggf. Probenverwendung) und Datenflüsse
- Bei gemeinsamer Verantwortlichkeit muss die Information (und Einwilligung) die Verarbeitung durch alle gemeinsam Verantwortlichen und damit auch die entsprechende Weitergabe untereinander umfassen. Zu erläutern ist, wie diese gemeinsame Verarbeitung ausgestaltet ist, wer welche Verarbeitungsschritte ausführt, wie die Beziehung zueinander ist und wie hier die Datenflüsse sind.
- Kategorien von Empfängern
- Beschreibung der Pseudonymisierung
- wenn relevant: Übermittlung in ein Drittland oder internationale Organisation, Risiken, Maßnahmen
- Dauer der Speicherung
- Information zu Rechten des Betroffenen: Auskunft, Berichtigung, Löschung, Einschränkung der Verarbeitung, Recht auf Datenübertragung, Beschwerde bei den Datenschutz-Aufsichtsbehörden
- Freiwilligkeit, Zweckbindung, Verweigerungsfolgen
- Widerruflichkeit der Einwilligung

C.11.2.2.2.3 Zusätzliche Informationspflichten

Je nach Art der Prüfung und eingeschlossenen Personenkreisen können weitere Pflichten zur Information bestehen.

C.11.2.2.2.3.1 Arzneimittelstudien

Zusätzlich zu Zweck und Umfang der Erhebung und Verwendung der personenbezogenen Daten, insbesondere Gesundheitsdaten ist nach § 40b, Abs. 6 Nr. 1 AMG zu informieren über:

- Einsichtnahme durch Überwachungsbehörden oder Beauftragte des Sponsors (Monitore, Auditoren)
- pseudonymisierte Weitergabe an Sponsor oder von diesem zur wissenschaftlichen Auswertung beauftragte Stelle
- pseudonymisierte Weitergabe an Antragsteller und zuständige Behörde im Fall eines Antrags auf Zulassung
- pseudonymisierte Weitergabe im Fall unerwünschter Ereignisse an den Sponsor
- pseudonymisierte Weitergabe im Fall unerwünschter Ereignisse und schwerwiegender unerwünschter Ereignisse durch Sponsor an die Europäische Datenbank (nach Art. 40 Abs. 1 CTR)
- pseudonymisierte Weitergabe im Fall unerwarteter Ereignisse durch Sponsor an das EU-Portal (nach Art. 53 CTR)
- Teilweise Unwiderruflichkeit der Einwilligung in die Datenverarbeitung nach §§ 40b, Abs. 6 Nr. 2 AMG. Es muss in der Einwilligung darauf hingewiesen werden, dass die gespeicherten Daten weiterhin verwendet werden dürfen, um
  - Wirkungen des zu prüfenden Arzneimittels festzustellen,
  - sicherzustellen, dass schutzwürdige Interessen der betroffenen Person nicht beeinträchtigt werden,
  - der Pflicht zur Vorlage vollständiger Zulassungsunterlagen zu genügen.
- Dauer der Aufbewahrung der Daten bei Prüfer und Sponsor

C.11.2.2.2.3.2 Medizinproduktestudien

Zusätzliche Informationspflichten nach § 29 MPDG:

- Einsichtnahme durch Überwachungsbehörden oder Beauftragte des Sponsors (Monitore, Auditoren)
- pseudonymisierte Weitergabe an Sponsor oder von diesem zur wissenschaftlichen Auswertung beauftragte Stelle

- pseudonymisierte Weitergabe zur Konformitätsbewertung an Hersteller und zuständige Stelle/Behörde, EU-Kommission und ggf. Expertengremien nach Art. 106 MDR
- pseudonymisierte Weitergabe im Fall unerwünschter Ereignisse und Produktmängel an den Sponsor und an die Europäische Datenbank nach Art. 80, 73 MDR
- pseudonymisierte Weitergabe von Sponsor im Fall schwerwiegender unerwünschter Ereignisse an Behörden anderer Mitgliedsstaaten der EU
- Teilweise Unwiderruflichkeit der Einwilligung in die Datenverarbeitung nach § 29 Ziff. 2 MPDG. Es muss darauf hingewiesen werden, dass die gespeicherten Daten weiterhin verwendet werden dürfen, um
  - Ziele der klinischen Prüfung oder der sonstigen klinischen Prüfung zu verwirklichen oder nicht ernsthaft zu beeinträchtigen oder
  - sicherzustellen, dass schutzwürdige Interessen der Prüfungsteilnehmer nicht beeinträchtigt werden.
- Dauer der Aufbewahrung der Daten

C.11.2.2.2.3.3 Strahlungsanwendung

Nach § 28c Abs. 2 Nr. 2 RöV, § 87 Abs. 2 Nr. 2 StrlSchV ist die Anwendung bestimmter Strahlungen am Menschen in der medizinischen Forschung nur zulässig, wenn sich der Proband mit der Mitteilung der durch die Anwendung erhaltenen Strahlenexpositionen an die zuständige Behörde einverstanden erklärt. Die Einwilligung in diesem Punkt ist unwiderruflich. Im Übrigen bleibt die datenschutzrechtliche Einwilligung widerruflich. Auch diese Besonderheit muss in der Information mitgeteilt werden (▶ Kap. C.16 Radioaktive Stoffe oder ionisierende Strahlen).

C.11.2.2.2.3.4 Besonderheiten Minderjährige/nicht Geschäftsfähige

Grundsätzlich ist die Aufklärung/Information des gesetzlichen Vertreters erforderlich, aber auch die Information des Betroffenen selbst.

Liegt Einwilligungsfähigkeit vor, d. h. Minderjährige/nicht Geschäftsfähige sind in der Lage, Wesen, Bedeutung und Tragweite der klinischen Prüfung zu erkennen und ihren Willen hiernach auszurichten, müssen auch diese aufgeklärt werden und die ausdrückliche Einwilligung eingeholt werden.[25] Dementsprechend muss die Aufklärung entsprechend verstandesgerecht für die verschiedenen Personengruppen gestaltet sein.

C.11.2.2.2.3.5 Besonderheiten nicht Einwilligungsfähige, Notfälle

Klinische Prüfungen von Arzneimitteln und Medizinprodukten mit nicht einsichtsfähigen Personen sind von vornherein nur unter engen Voraussetzungen zulässig bei lebensbedrohlichem oder sehr geschwächtem klinischem Zustand, um das Leben der betroffenen Person zu retten, ihre Gesundheit wiederherzustellen oder ihr Leiden zu erleichtern (Art. 31 CTR, § 40b Abs. 3 und 4 AMG, Art. 62, Art. 64 MDR, § 28 Abs. 3 MPDG).

Auch wenn keine Einwilligungsfähigkeit vorliegt, müssen Minderjährige/Geschäftsunfähige über die Studie aufgeklärt werden, soweit im Hinblick auf Alter und geistige Reife möglich. Entscheidend ist der mutmaßliche Wille bzgl. Teilnahme oder Weigerung. Bringen die Minderjährigen/Geschäftsunfähigen ihre Weigerung zum Ausdruck, ist das zwingend zu beachten.

Bei Notfällen, in denen die Einwilligung nicht eingeholt werden kann, darf eine Behandlung (mit dem Medikament) zur Rettung von Leben und/oder Gesundheit, Erleichterung von Leiden erfolgen. Aufklärung und Einwilligung zur weiteren Studienteilnahme sind nachzuholen, sobald dies möglich und zumutbar ist (§ 40b Abs. 5 AMG, Art. 35 CTR, § 29 Abs. 5 MPDG, Art. 68 EU MDR).

---

25 Für Arzneimittelstudien ausdrücklich in Art. 32 CTR, § 40b Abs. 3 AMG geregelt, Medizinproduktestudien in Art. 65 MDR, § 28 Abs. 4 MPDG.

C.11.2.2.2.3.6 Studienbeginn vor Geltung der DS-GVO

Bei laufenden Studien, die vor dem 25.05.2018 begonnen wurden, waren in den Studieninformationen die umfangreicheren Informationspflichten nach DS-GVO noch nicht enthalten. Zwar gilt grundsätzlich, dass Einwilligungen, die vor Wirksamwerden der DS-GVO rechtskonform eingeholt wurden, auch nach Geltung der DS-GVO wirksam bleiben.

Empfohlen wird dennoch, die Patienteninformation um die nach DS-GVO verpflichtenden Informationen zu ergänzen bzw. die fehlenden Informationen nachzureichen (verantwortliche Stelle, Datenschutzbeauftragter, Drittlandübermittlung, Betroffenenrechte, Beschwerderecht Aufsichtsbehörde). Ausreichend ist der Versand an die Teilnehmer zur Kenntnis, eine nochmalige Einwilligung/Unterschrift ist nicht erforderlich.[26]

C.11.2.2.2.4 Datenschutzrechtliche Einwilligungserklärung

Die Einwilligungserklärung muss exakt den Inhalten der Aufklärung/Patienteninformation entsprechen. Zusätzliche Punkte, die nicht in der Information behandelt wurden, dürfen in der Erklärung nicht enthalten sein.

C.11.2.2.2.4.1 Form der Einwilligungserklärung

Die DS-GVO schreibt grundsätzlich keine Schriftform, d. h. Einholung einer schriftlichen Einwilligung mit Unterschrift vor. Möglich sind Textform oder elektronisch, auch aktives Handeln (Nicken) wären ausreichend. Allerdings gilt auch hier die Rechenschaftspflicht gem. Art. 5 DS-GVO, wonach jederzeit nachgewiesen werden können muss, dass die Einwilligung rechtskonform eingeholt wurde. Insofern ist also irgendeine Form der Dokumentation erforderlich.

Bei bloßem aktiven Handeln der Betroffenen hingegen ist das nicht so einfach. Wie dokumentiert man ein Nicken? Insofern ist auch hier eine Unterschrift zum Nachweis empfehlenswert. Insbesondere im Hinblick auf den Gehalt einer Studieneinwilligung, den Nachweis- und Rechenschaftspflichten und ggf. erforderlichen Beweiszweck ist bei Studien die Schriftform die rechtssicherste Verfahrensweise.[27]

Für AMG-Studien bestimmt das Arzneimittelrecht in § 40b Abs. 1 AMG, Art. 29 Abs. 1 CTR ausdrücklich, dass die betroffene Person schriftlich einwilligen muss. Auch die Leitlinien zur guten klinischen Praxis sehen das so vor.[28] Für Medizinproduktestudien gilt gem. Art. 63 Abs. 1 MDR ebenfalls die Schriftform.

Ausnahmen von Schriftform sind nur wegen besonderer Umstände möglich. So ist z. B. bei Personen, die nicht in der Lage sind, zu schreiben, eine mündliche Einwilligung mit Unterschrift eines Zeugen einzuholen (Art. 29 Abs. 1 CTR, Art. 63 Abs. 1 MDR).

C.11.2.2.2.4.2 Weitere Anforderungen an die Einwilligungserklärung

Zwingende Voraussetzung der Einwilligung ist die Freiwilligkeit. Sie darf nicht durch Zwang oder Drohung mit Nachteilen erreicht werden. Ebenso muss die Einwilligung frei von Willensmängeln sein, d. h. sie darf nicht auf Täuschung oder Irrtum o. Ä. beruhen.

Die Einwilligung muss immer durch eine aktive Handlung erfolgen. Damit ist es auch nicht zulässig, Kästchen in der Erklärung standardmäßig vorab anzukreuzen.

Fehler bei der Einholung der Einwilligung führen zu ihrer Unwirksamkeit. Darauf basierende Datenverarbeitungen und medizinische Eingriffe/Handlungen sind rechtswidrig und führen zur Haftung. Auch deshalb ist im Rahmen der Rechenschaftspflichten ein festgelegter, dokumentierter Prozess für den Nachweis der rechtskonformen Aufklärung und Einwilligung erforderlich.

---

26 AKEK, Handreichung Wirksamwerden der DS-GVO

27 Bei elektronischer Aufklärung und Einwilligung (z. B. Online-Studie, Studiendatenerhebung über Internetfragebogen) erfolgt die Umsetzung durch Opt-In mit Protokollierung, vgl. auch DS-GVO Erwägungsgrund 32,

28 Leitlinie zur Guten Klinischen Praxis, ICH E6, Punkt 4.8f

C.11.2.2.2.5 Besondere Einwilligung bei Drittstaatenbeteiligung

Häufig befinden sich Kooperationspartner, Auftraggeber, Sponsoren, CRO und Dienstleister im Studienkontext außerhalb Deutschlands oder der EU. Wenn Daten an Studienbeteiligte in sog. Drittstaaten (vgl. ► Kap. C.11.2.2.3.2) übermittelt werden, gelten besondere Anforderungen an die Studieneinwilligung. Zusätzlich zur grundsätzlichen Einwilligung in die Datenverarbeitung für die Studie müssen die Patienten/Studienteilnehmer ausdrücklich in die Weitergabe ihrer Daten an die Empfänger in einem Drittstaat einwilligen.

In der Information für die Betroffenen/Patienten muss die geplante Übermittlung in einen sog. Drittstaat erläutert werden. Sie müssen über das nicht angemessene Datenschutzniveau im Drittstaat, die bestehenden möglichen Risiken bei Datenübermittlungen in einen Drittstaat ohne angemessenes Datenschutzniveau und dass Betroffenenrechte ggf. nicht durchgesetzt werden können, aufgeklärt werden. Die Einwilligung gilt nur für den konkreten Einzelfall, daher müssen Empfänger benannt bzw. eingegrenzt werden.

Wenn die Studieneinwilligung auch weitere Zwecke, wie die Verarbeitung und Weitergabe von Daten außerhalb des Studienzwecks umfasst, müssen die Betroffenen in der Erklärung nicht nur in den anderen Zweck, sondern auch ausdrücklich in die darin vorgesehene Übermittlung in den Drittstaat einwilligen.[29]

Die Einwilligung zur Übermittlung in den Drittstaat kann jederzeit widerrufen werden, worauf die Betroffenen ebenfalls hingewiesen werden müssen.

Soweit die Studieneinwilligung z. B. von Sponsoren für alle Zentren einheitlich vorgegeben wurde und nicht verändert werden darf, ist es möglich, eine nicht vorhandene Information und Einwilligung in die Drittstaatübermittlung auch auf einem Zusatzblatt einzuholen. Tut das Studienzentrum das nicht, muss es anderweitig für die Zulässigkeit der Übermittlung in den Drittstaat sorgen. Üblich ist hier die Vereinbarung der EU-Standardklauseln zusätzlich zum Studienvertrag mit dem Sponsor (vgl. ► Kap. C.11.2.2.3.2.4).

Ungeachtet der eingeholten Einwilligung in die Übermittlung müssen zwischen den Parteien trotzdem noch Vorgaben für den Datenschutz vereinbart werden. In solchen Data Transfer Agreements (im Studienvertrag oder Datenübertragungsvertrag) werden die Verantwortlichkeiten, Pflichten und auch Sicherheitsmaßnahmen geregelt.[30]

Enthält die Information und Einwilligung zur Studienteilnahme also schon die zusätzliche Information und Einwilligung der Teilnehmer zur Übermittlung an den Sponsor, ggf. CRO und sonstige Einrichtungen im Drittstaat, ist die Datenübermittlung zulässig.

Wenn demgegenüber

- die zusätzliche Information und Einwilligung in den Drittstaatentransfer nicht vorhanden ist,
- nicht ordnungsgemäß umgesetzt ist,
- Datentransfer nicht aufgrund einer Einwilligung erfolgt,
- Dienstleister aus einem Drittstaat einbezogen werden,

muss eine andere Möglichkeit für den rechtskonformen Datentransfer in den Dittstaat gefunden werden.

C.11.2.2.3 Rechtmäßigkeit bei Datenübermittlung in Drittstaaten

Die Rechtmäßigkeit bei einer Übermittlung an Datenempfänger außerhalb der EU/EWR spielt nicht nur im Studienkontext eine Rolle. Sie ist ebenfalls relevant im Behandlungskontext bei gemeinsamer Behandlung von Patienten mit Gesundheitseinrichtungen im Ausland und insbesondere bei Dienstleistungen durch Einrichtungen und Unternehmen im Ausland.

Die Verantwortung für Zulässigkeit der Übermittlung liegt bei der übermittelnden Stelle. Für die eigentliche Datenweitergabe/-übermittlung gelten zunächst die allg. Rechtmäßigkeitsgründe (Art. 6, 9 DS-GVO), d. h., sie

[29] vgl. z. B. Mustertext AKEK, AMG-Studie (CTR), S. 13 (Information), S. 19 (Einwilligungserklärung)

[30] Beispiel: https://www.dkfz.de/en/CanEpi/EGA/Data-Transfer-Agreement-of-Human-Data-for-Research-Purposes-Jan.-2020.pdf

muss grundsätzlich aufgrund gesetzl. Erlaubnis, Rechtsgeschäft, Einwilligung, rechtl. Verpflichtung zulässig sein. Befinden sich die Empfänger der zu übermittelnden Daten jedoch außerhalb der EU/EWR, muss zusätzlich auch die Datenübermittlung in diese anderen Staaten zulässig sein. Unterschieden wird dabei danach, ob der Empfängerstaat ein angemessenes Datenschutzniveau hat oder nicht.

C.11.2.2.3.1 Staaten mit angemessenem Datenschutzniveau

So lange die Übermittlung in Staaten der EU und des EWR (Norwegen, Liechtenstein, Island) erfolgt, gibt es keine Besonderheiten, es gelten die allgemeinen o. g. Voraussetzungen.

Das gleiche gilt für Staaten außerhalb EU/EWR (sog. Drittstaaten) mit angemessenem Datenschutzniveau. Das sind Staaten, in denen ein mit dem Datenschutzrecht der EU vergleichbarer Schutz für personenbezogene Daten besteht. Welche Staaten das sind, legt die EU-Kommission regelmäßig in einem Angemessenheitsbeschluss (Art. 45 Abs. 3 DS-GVO) fest. Derzeit sind enthalten:[31] Andorra, Argentinien, Kanada (Commercial Organisations), Färöerinseln, Guernsey, Israel, Isle of Man, Japan, Jersey, Neuseeland, Schweiz, Uruguay, Großbritannien und Südkorea.

C.11.2.2.3.1.1 Problemfall USA

Gerade beim häufigen Vertragspartner USA ist die Angemessenheit des Datenschutzniveaus seit Jahren immer wieder ein Problem. Bis 2020 entsprach aufgrund Angemessenheitsbeschlusses der EU-Kommission unter Geltung des Privacy Shield EU – USA [32] das Datenschutzniveau in den USA im Wesentlichen dem in Europa. Damit war der Datentransfer aus der EU an US-amerikanische Unternehmen und Institutionen, die das entsprechende Zertifizierungsverfahren für den Privacy Shield durchlaufen hatten, ohne Weiteres zulässig.

Das hat sich allerdings am 16. Juli 2020 gravierend geändert, nachdem der Europäische Gerichtshof im sog. Schrems II-Urteil (Verfahren gegen Facebook) ausdrücklich feststellte, dass in den USA kein angemessenes Schutzniveau im Sinne des Art. 45 Abs. 1 DS-GVO besteht. Vielmehr hatte der EuGH zum wiederholten Mal[33] angemerkt, dass Gesetze der USA[34,35] eine anlasslose Massenüberwachung durch Sicherheitsbehörden wie die NSA oder das FBI ermöglichten und der Datenschutzstandard daher nicht dem in der EU entspreche.[36] Der EU-US-Privacy-Shield wurde ab sofort für ungültig erklärt.[37]

Infolge des Urteils mussten bestehende Übermittlungen in die USA auf Rechtsgrundlage der Zertifizierung im Privacy Shield eingestellt werden, trotzdem durchgeführte Datentransfers waren rechtswidrig und zogen Maßnahmen der Aufsichtsbehörden wie Bußgelder und Schadensersatzforderungen Betroffener nach sich.[38]

Die USA galten damit (wieder) als Drittstaat ohne angemessenes Datenschutzniveau. Zwischenzeitlich wurde nach intensiven Verhandlungen eine grundsätzliche Einigung über einen neuen transatlantischen Rahmen für die Datenübermittlung herbeigeführt. Per Dekret (Executive Order on Enhancing Safeguards for United States

[31] Liste der EU-Kommission unter „Adequacy decisions"

[32] EU-Kommission Durchführungsbeschluss (EU) 2016/1250

[33] Bereits 2015 im sog. Schrems I Urteil, EuGH C-362/14, wodurch der Vorgänger „Safe Harbor" für rechtswidrig erklärt wurde.

[34] FISA (Foreign Intelligence Surveillance Act) Publ. L. No. 95-511, 92 Stat. 1783; die aktuelle Version von FISA gilt als 50 U.S. Code Chapter 36 – „Foreign Intelligence Surveillance"

[35] Presidential Policy Directive – Signals Intelligence Activities 28; Executive Order 12 333

[36] Im Rahmen der nachrichtendienstlichen Erhebungsbefugnisse nach Section 702 FISA, PPD 28 und Executive Order 12 333 können US-amerikanische Anbieter elektronischer Kommunikationsdienste gezwungen werden, den US-Sicherheitsbehörden Zugang zu den personenbezogenen Daten von Personen, die weder US-Bürger noch in den USA ansässig sind, zu gewähren. Die Regelungen ermöglichen zudem die Überwachung und Sammelerhebung der Daten von Nicht-US-Personen sowie des gesamten Internetverkehrs. Diese erheblichen Überwachungsbefugnisse haben keine nennenswerten Beschränkungen oder definierte Voraussetzungen. Gerichtliche Kontrolle ist nicht bzw. nur eingeschränkt möglich. Für EU-Bürger gibt es de facto keine Rechtsschutzmöglichkeiten.

[37] EuGH Urteil C-311/18 (Schrems II)

[38] EuGH Urteil C-311/18 (Schrems II), Rn. 143

Signals Intelligence Activities), ergänzt durch Verordnungen des US-Generalstaatsanwalts wurden die von den USA eingegangenen Verpflichtungen in US-amerikanisches Recht umgesetzt und die betreffenden Pflichten der US-amerikanischen Unternehmen ergänzt. Auf dieser Grundlage hat die EU-Kommission am 13.12.2022 ein Verfahren zur Annahme eines Angemessenheitsbeschlusses für einen sicheren Datenverkehr mit den USA eingeleitet.[39] Der Angemessenheitsbeschluss erging am 10.07.2023. Nachfolger des „Privacy Shields" ist das „EU-U.S. Data Privacy Framework".

Auf dieser Grundlage können europäische Unternehmen personenbezogene Daten an im Privacy Framework zertifizierte Organisationen ohne zusätzliche Datenschutzgarantien übermitteln. Damit ist auch die Übermittlung an IT-Dienstleister wieder zulässig, wenn diese entsprechend zertifiziert sind.

Ob der Angemessenheitsbeschluss allerdings Bestand haben wird, bleibt abzuwarten. Einige Kritikpunkte bez. der Überwachung durch die USA sind nach wie vor nicht ausgeräumt[40] und Datenschutzaktivisten, insbesondere der Kläger aus den Verfahren Schrems I und Schrems II haben bereits angekündigt, die Angemessenheitsentscheidung erneut vor dem EuGH anzufechten.[41]

C.11.2.2.3.2 Übermittlung in Staaten ohne angemessenes Datenschutzniveau

Die Übermittlung an Empfänger in Drittstaaten, für die kein angemessenes Datenschutzniveau festgestellt ist (z. B. China, Russland, Indien, derzeit noch USA), ist nur unter besonderen Voraussetzungen zulässig.

Art. 45, 46 Abs. 1 DS-GVO nennt zur Zulässigkeit der Übermittlung den Nachweis geeigneter Garantien für den Schutz der übermittelten Daten, durchsetzbare Rechte für Betroffene im Drittstaat und wirksame Rechtsbehelfe für Betroffene im Drittstaat. Liegen diese nicht vor, dürfen personenbezogene Daten nicht in einen solchen Staat übermittelt werden bzw. die Übermittlung wird aufsichtsbehördlich untersagt.

Damit die erforderlichen Voraussetzungen für eine rechtskonforme Übermittlung geschaffen werden können, sieht Art. 46 DS-GVO die folgenden Möglichkeiten vor.

C.11.2.2.3.2.1 Zwischenstaatliche Abkommen

Das ist ein rechtlich bindendes und durchsetzbares Dokument zwischen den Behörden oder öffentlichen Stellen der EU und Drittstaaten, mit denen das angemessene Datenschutzniveau hergestellt wird.[42]

C.11.2.2.3.2.2 Vereinbarung der EU-Standardvertragsklauseln

Die EU-Standardvertragsklauseln[43] zwischen einem „Datenexporteur" in der EU und einem „Datenimporteur" im außereuropäischen Ausland enthalten von der EU-Kommission vordefinierte Regelungen, die einen Mindestschutz personenbezogener Daten im EU-Ausland sicherstellen sollen.

Die EU-Standardvertragsklauseln setzen sich aus allgemeinen Klauseln und modular aufgebauten Klauseln zusammen. Es gibt 4 Module je nach Übermittlung:

- von Verantwortlichen an Verantwortliche/Controller – Controller (Modul 1)

39 EU-Kommission, Presseerklärung vom 13.12.2022; EU-Kommission, Adequacy decision for the EU-US Data Privacy Framework; EU-Kommission, Pressemitteilung vom 10.07.2023

40 vgl. Stellungnahmen des Ausschusses des EU-Parlaments und EDSA, an die die EU-Kommissionen jedoch nicht gebunden ist. Kolb/Blickhan, EU-Parlamentsausschuss fordert Ablehnung des EU-US-Datenschutzrahmens; EDPB, Opinion 5/2023

41 NOYB, Statement zur Angemessenheitsentscheidung der Europäischen Kommission vom 13.12.2022; NOYB, Europäische Kommission gibt EU-US-Datentransfers 3. Runde beim EuGH

42 Mit dieser Möglichkeit können z. B. zwischen öffentlich-rechtlichem Universitätsklinikum/Krankenhaus und einer internationalen Organisation Verwaltungsverträge mit Datenschutzinhalten abgeschlossen werden. Internationale Organisationen werden in Art. 46 ff. DS-GVO mit Drittstaaten gleichgesetzt, obwohl für diese die Drittstaatenproblematik, insb. Überwachungsgesetze einzelner Staaten, nicht gelten. Ebenso sind die weiteren Instrumentarien für eine zulässige Übermittlung, wie z. B. die EU-Standardvertragsklauseln nur für Drittstaaten formuliert und für internationale Organisationen nicht anwendbar.

43 EU-Kommission Durchführungsbeschluss (EU) 2021/914 (Standardvertragsklauseln dort im Anhang)

- von Verantwortlichen an Auftragsverarbeiter/Controller – Processor (Modul 2)
- von Auftragsverarbeitern an Auftragsverarbeiter/Processor – Processor (Modul 3)
- von Auftragsverarbeitern an Verantwortliche/Processor – Controller (Modul 4)

Die EU-Standardvertragsklauseln sind feststehend und dürfen inhaltlich nicht verändert werden. Es ist aber möglich, sie in umfangreichere Vertragswerke einzubauen oder um zusätzliche Klauseln zu ergänzen. Es ist auch zulässig aus dem Gesamtwerk nichtrelevante Module herauszustreichen bzw. einen Vertrag für jedes Modul zu erstellen.[44]

Pflicht zur Vorabprüfung des Datenschutzniveaus beim Empfänger (Transfer Impact Assessment)

Die Unterzeichnung der EU-Standardvertragsklauseln allein ist allerdings nicht ausreichend. Denn die Klauseln können keinen effektiven Schutz der übermittelten Daten gewährleisten, wenn der Datenempfänger sie aufgrund für ihn geltenden Rechts überhaupt nicht einhalten kann.

Klausel 14 der EU-Standardvertragsklauseln verpflichtet dazu, ein sog. Transfer Impact Assessment (TIA) durchzuführen. Datenexporteure müssen im Einzelfall prüfen, ob der Empfänger nationalen Gesetzen unterliegt, die gegen die DS-GVO und die Charta der Grundrechte der Europäischen Union verstoßen und ob im Drittstaat unverhältnismäßige staatliche Zugriffsrechte für Dritte auch auf übermittelte Daten bestehen.

Bei der inhaltlichen Prüfung der Gesetzgebung im Drittstaat geht es also nicht mehr um das allgemeine Datenschutzniveau im Empfängerland, sondern darum, ob das konkrete Schutzniveau für die an den Empfänger übertragenen Daten rechtlich oder tatsächlich beeinträchtigt werden kann. Das stellt Verantwortliche vor die Herausforderung, sich mit den örtlichen Gesetzen und Gegebenheiten für den Vertragspartner im Drittland auseinanderzusetzen. Konkrete Vorgaben zur Prüfung oder eine Liste mit Drittstaaten, in denen die Rechtslage bedenklich ist, sind bisher nicht vorhanden.[45] Als potenziell problematische Kandidaten werden seitens der Aufsichtsbehörden zumindest neben den USA z. B. China, Russland und Indien genannt.[46]

Allerdings muss der Datenexporteur das Problem nicht allein lösen, denn Klausel 14 des EU-Standardvertrages sieht ein Zusammenwirken der Vertragsparteien beim TIA vor. Demzufolge können dem Vertragspartner also Fragen zum für ihn geltenden Recht gestellt werden, die folgende Inhalte umfassen sollten:[47]

- Sind dem Vertragspartner in seinem Land geltende Gesetze bekannt, die ihn möglicherweise dazu verpflichten, personenbezogene Daten, die er erhält oder im Auftrag verarbeitet, an Behörden weiterzugeben? Der Fokus liegt dabei auf solchen Gesetzen, die nicht mit dem EU-Recht vereinbar sind, also insbesondere keine gerichtliche Überprüfung bzw. wirksamer Rechtsbehelfe Betroffener vorsehen. Demgegenüber sind allgemeine Gesetze, die den Strafverfolgungsbehörden (Staatsanwaltschaft, Polizei) im konkreten Fall einen individuellen Zugriff auf Daten vorbehaltlich richterlicher Zustimmung gestatten, i. d. R. mit dem EU-Recht vereinbar.
- Gab es in der Vergangenheit solche Anfragen von Behörden zur Offenlegung personenbezogener Daten, die von Vertragspartnern erhalten oder in deren Auftrag verarbeitet wurden? Wenn ja, wie oft?

44 Durchführungsbeschluss (EU) 2021/914 der Kommission v. 04. Juni 2021 (Standardvertragsklauseln dort im Anhang), Klausel 2a. Bei der Gestaltung solcher eigenen Vorlagen ist aber Vorsicht geboten: Klauseln 1, 2, 4–7 sowie Teile von Klausel 3 gelten für alle 4 Varianten. Bei den anderen Klauseln muss genau geprüft werden, ob sie für das Modul einschlägig sind (die relevanten Module und entsprechender Text dazu werden in jeder Klausel aufgeführt).

45 Bei Unsicherheit wegen der Rechtslage im Land des Vertragspartners besteht die Möglichkeit, gezielt bei den Datenschutzaufsichtsbehörden nachzufragen. Hilfestellung können ggf. auch die EU-Kommission, das Auswärtige Amt oder der Europäische Datenschutz-Ausschuss (EDSA) geben. Vorschläge für weitere Informationsquellen macht der Europäische Datenschutzausschuss, EDPB Recommendations 01/20 in Annex 3

46 BfDI, Pressemitteilung v. 16.07.2020; Hamb. DSB, Kommentar im Handelsblatt v. 26.08.2020

47 Für US-Anbieter oder Anbieter mit US-Bezug gibt es schon vorbereitete Musterfragebögen, vgl. z. B. NOYB, Nächste Schritte für Unternehmen; Datenschutzgenerator, Keine Angst vor US-Datentransfers ohne Privacy Shield – Muster, Ratschläge und Checkliste für Standardvertragsklauseln.

- Wie reagiert der Vertragspartner auf Anfragen von Behörden zur Offenlegung personenbezogener Daten? Gibt es dazu eine interne Richtlinie?
- Hat der Vertragspartner technische und organisatorische Maßnahmen getroffen, um den Zugriff Dritter ohne sein aktives Zutun auf die personenbezogenen Daten zu verhindern?

Ergibt die Prüfung, dass der Vertragspartner Gesetzen unterliegt, die den Datenschutz nach DS-GVO beeinträchtigen und damit die Einhaltung der Standardvertragsklauseln nicht möglich ist, müssen zusätzliche Garantien für den Schutz der übermittelten Daten getroffen werden.

Zusätzliche Garantien/Sicherheitsmaßnahmen

Als zusätzliche Garantien, die Gewähr für den Schutz der übermittelten Daten geben, sind die Folgenden denkbar:[48]

- Verschlüsselung, bei der nur der Datenexporteur den Schlüssel hat und die auch von US-Diensten nicht gebrochen werden kann.
- Verarbeitung anonymisierter Daten
- Verarbeitung pseudonymisierter Daten, bei denen die Re-Identifizierung ausschließlich dem Datenexporteur möglich ist und aufgrund entsprechender technischer und organisatorischer Maßnahmen eine Offenlegung oder unbefugte Verwendung verhindert wird.[49]

Ohne diese zusätzlichen Sicherheitsmaßnahmen ist die Übermittlung unzulässig und die Aufsichtsbehörden müssen den Transfer untersagen.

Beispiel: Transfer Impact Assessment (TIA) bei Datenempfängern in den USA

Die Voraussetzungen und Prüfung für ein TIA bei Empfänger in den USA wurden durch die Rechtsprechung des EuGH schon im Wesentlichen vorweggenommen. Daraus ergeben sich zumindest Anhaltspunkte für die Prüfung bei Datentransfer in andere Drittstaaten.

Kommunikationsdienstleister: Die im EuGH-Urteil Schrems II beanstandeten nachrichtendienstlichen Erhebungs- und Überwachungsbefugnisse der US-Geheimbehörden[50] verpflichteten nur Anbieter von elektronischer oder Telekommunikation.[51] Betroffen sind also Dienstleistungen wie Datenhosting, Cloud-Anbieter, Webservice, Social-Media-Plattformen, Videokonferenzanbieter, Anbieter für Online-Befragungen o. Ä.[52]

Da diese Unternehmen gesetzlich explizit verpflichtet waren, Daten an Überwachungsbehörden herauszugeben bzw. Zugriffe zu ermöglichen, war keinerlei Schutz für die an sie übermittelten Daten gewährleistet. Deshalb war gerade die Zusicherung, als Datenempfänger keinen Gesetzen zu unterliegen, die den Datenschutz beeinträchtigen, für diese US-Unternehmen nicht möglich.[53]

C | Dokumente und Prozesse

---

48 Europäischer Datenschutzausschuss, EDPB Recommendations 01/2020, S. 28 ff.

49 EDPB Recommendations 01/2020, Use Case 2: Transfer of pseudonymised data, Rz. 80, S. 28; vgl. auch Landesbeauftragter Rheinland-Pfalz, Datenübermittlung in Drittländer, Anm. 6; anderer Ansicht offenbar Landesbeauftragter Datenschutz Baden-Württemberg, Orientierungshilfe Drittstaatentransfer. In der 1. Aufl. war Pseudonymisierung noch enthalten, in den Folgeauflagen nicht mehr.

50 FISA Section 702 FISA (Foreign Intelligence Surveillance Act, Publ. L. No. 95-511, 92 Stat. 1783. Die aktuelle Version von FISA gilt als 50 U.S. Code Chapter 36 – „Foreign Intelligence Surveillance"; Executive Order 12 333; Presidential Policy Directive – Signals Intelligence Activities.

51 Definition in 50 USC § 1881(b)(4) USC War and National Defense Chapter 36. Foreign Intelligence Surveillance, Subchapter VI. Additional Procedures Regarding Certain Persons Outside the United States, Section 1881.

52 Beispiele für Unternehmen von NOYB aus: Nächste Schritte für EU-Unternehmen und FAQs: z. B. AT&T, Amazon (AWS), Apple, Cloudflare, Dropbox, Facebook, Google, Microsoft, Verizon Media (ehem. Oath & Yahoo), Verizon. Die Überwachungsgesetze gelten auch dann, wenn die Server an Standorten in der EU betrieben werden.

53 Landesbeauftragter Datenschutz Baden-Württemberg, Der EuGH könnte seinen Hebel überschätzen. FAZ v. 20.07.2020; Landesbeauftragter Datenschutz Baden-Württemberg, Orientierungshilfe Drittstaatentransfer; Hamb. DSB, Pressemitteilung v. 16.07.2020; Berliner Datenschutzbeauftragte, Pressemitteilung v. 17.07.2020

Demzufolge müssen zwingend zusätzliche Garantien/Schutzmaßnahmen getroffen werden, d. h., zulässig ist nur die Übermittlung anonymisierter, verschlüsselter (Schlüssel hat nur der Exporteur) oder pseudonymisierter Daten.

Die Verarbeitung von Klardaten durch Kommunikationsdienstleister ist damit ausgeschlossen, weil es dafür keine vorstellbare technische und organisatorische Maßnahme zur Gewährleistung des Datenschutzes gibt.[54] D. h., wenn der Vertragsgegenstand zwingend die Verarbeitung von Klardaten beinhaltet, darf nicht an diesen Dienstleister übermittelt werden.

Damit hat die Rechtsprechung zum Thema Drittstaatentransfer enorme Auswirkungen auf die grundsätzliche Auswahl und Einbeziehung von Kommunikationsdienstleistern aus Drittstaaten, nicht nur im Gesundheitswesen/klinischen Kontext. Die Aufsichtsbehörden verlangen mehr oder weniger ausdrücklich, Dienstleistern ohne Transferproblematik den Vorrang zu geben und wollen dies auch überprüfen.[55] So formuliert der Landesbeauftragte für den Datenschutz Baden-Württemberg sehr deutlich: *„Wenn Sie uns nicht davon überzeugen können, dass der von Ihnen genutzte Dienstleister/Vertragspartner mit Transferproblematik kurz- und mittelfristig unersetzlich ist durch einen zumutbaren Dienstleister/Vertragspartner ohne Transferproblematik, dann wird der Datentransfer vom LfDI Baden-Württemberg untersagt werden."*[56]

Medizinische Einrichtungen: Kliniken, ärztliche geleitete Einrichtungen sind oft sog. geschützte Empfänger, d. h., durch das Recht des Drittlands vor Datenzugriff Dritter geschützt, z. B. aufgrund Berufsgeheimnisses, Schweigepflicht o. Ä., so dass keine zusätzlichen Garantien zum Standardvertrag erforderlich sind.[57] Gerade in den USA werden medizinische Daten bei Gesundheitseinrichtungen und deren Dienstleistern ganz besonders geschützt. Die HIPAA und HITECH Gesetze[58] enthalten zusammen spezifische Leitlinien zum Datenschutz, zur Informationssicherheit und zur Meldung von Verstößen in Bezug auf geschützte Gesundheitsinformationen, die den deutschen Regelungen aus DS-GVO und ITSiG mindestens ebenbürtig sind.

Die Datenübermittlung ist also zulässig. Im Hinblick auf die Überwachung des gesamten Datenverkehrs durch US-Geheimbehörden muss lediglich der Transportweg abgesichert sein. Soweit Klardaten übermittelt werden sollen, reicht eine (für medizinische Klardaten sowieso erforderliche) Ende-zu-Ende-Verschlüsselung bei der Datenübertragung als Sicherheitsmaßnahme aus.

Studienbeteiligte: Arzneimittelhersteller, Medizinproduktehersteller, CRO, Studienzentren und Forschungseinrichtungen fallen nicht unter die Überwachungsgesetze der USA. Zudem werden von vornherein bereits zusätzliche Sicherheitsmaßnahmen umgesetzt, weil der Datenexporteur gesetzlich (z. B. Arzneimittel- und Medizinprodukterecht) zur Verarbeitung und Übermittlung ausschließlich pseudonymisierter Studiendaten verpflichtet ist.

Im Studienkontext kann daher das TIA recht kurz ausfallen. Bei pseudonymisierten Daten ist für die Übermittlung eine Transportverschlüsselung ausreichend.

C.11.2.2.3.2.3 Weitere Transfermechanismen für rechtskonforme Übermittlung

Die folgenden weiteren Möglichkeiten nach Art. 46 DS-GVO sind im klinischen Umfeld oder bei Studien weniger relevant, werden aber der Vollständigkeit halber aufgeführt. Auch bei diesen Transfermechanismen stellt sich aufgrund des EuGH-Urteils (Schrems II) das gleiche Problem wie beim EU-Standardvertrag. Sie binden nur

54 EDPB, Recommendations 01/20, Use Case 6: Transfer to cloud services providers or other processors which require access to data in the clear, S. 26, 27

55 Berliner Datenschutzbeauftragte, Nach Schrems II: Europa braucht digitale Eigenständigkeit. Pressemitteilung v. 17.07.2020; Berliner Datenschutzbeauftragte beteiligt sich an deutschlandweiter Prüfung internationaler Datentransfers von Unternehmen, Pressemitteilung v. 01.06.2021; Landesbeauftragter Datenschutz Baden-Württemberg, Orientierungshilfe Drittstaatentransfer, S. 14

56 Landesbeauftragter Datenschutz Baden-Württemberg, Orientierungshilfe Drittstaatentransfer, S. 14

57 EDPB, Recommendations 01/20, Use Case 4: Protected recipient, S. 25

58 Health Insurance Portability and Accountability Act (HIPAA), Health Information Technology for Economic and Clinical Health (HITECH)

die Parteien, nicht aber staatliche Stellen bzw. haben keinen Einfluss auf das Recht im Drittstaat. Insofern sind die Anforderungen an die Angemessenheit des Schutzniveaus gleich. Daher muss auch hier ein TIA durchgeführt werden und ggf. zusätzliche Garantien und Schutzmaßnahmen getroffen werden.

Zertifizierte verbindliche Konzernregeln (Binding Corporate Rules)

Das sind aufsichtsbehördlich genehmigte interne Unternehmensregeln, welche die Handhabung des Datenschutzes in der Unternehmensgruppe verbindlich festlegen. Relevant v. a. bei international tätigen Konzernen mit internem Datenfluss (auch) in Drittländer. Ein solches Regelwerk ermöglicht multinationalen Konzernen die datenschutzkonforme Übertragung von personenbezogenen Daten aus Europa an ihre Standorte in unsicheren Drittstaaten. Die Regelungen müssen für alle betreffenden Mitglieder der Unternehmensgruppe rechtlich bindend sein und den betroffenen Personen durchsetzbare Rechte gewähren (Art. 47 Abs. 1 lit. a und b DS-GVO).

Aufsichtsbehördlich genehmigte Vertragsklauseln

Das sind individuell ausgehandelte Vertragsklauseln zwischen den Parteien, die durch die zuständige Datenschutzaufsichtsbehörde genehmigt wurden (Art. 46 Abs. 3 lit. a DS-GVO).

Genehmigte Verhaltensgarantien und genehmigte Zertifizierungsverfahren

Dabei handelt es sich i. S. v. Art. 46 Abs. 2 lit. e, f DS-GVO zum einen um branchenspezifische Verhaltensregeln mit rechtsverbindlichen und durchsetzbaren Verpflichtungen des Verantwortlichen oder des Auftragsverarbeiters. Die Regeln sind durch die Aufsichtsbehörde zu genehmigen. Zum anderen handelt es sich um Zertifizierungen nach Art. 42 DS-GVO zusammen mit rechtsverbindlichen und durchsetzbaren Verpflichtungen des Verantwortlichen oder des Auftragsverarbeiters. Die Zertifizierungsmechanismen müssen zuvor aufsichtsbehördlich genehmigt worden sein.

C.11.2.2.3.2.4 Ausnahmeregelungen für die Datenübermittlung in Drittstaaten

Wenn weder ein Angemessenheitsbeschluss vorliegt noch eine der genannten Möglichkeiten die erforderlichen Garantien bietet, kann eine Datenübermittlung in einen Drittstaat dennoch in besonderen, in Art. 49 Abs. 1, S. 1 lit. a–g DS-GVO genannten und abschließenden Fällen zulässig sein.

- Einwilligung (Art. 49 Abs. 1 Unterabs. 1 lit. a DS-GVO):

  Ausdrückliche Einwilligung der betroffenen Person in die Datenübermittlung in ein Drittland nach Information über die Risiken.
- Erforderlichkeit zur Vertragserfüllung (Art. 49 Abs. 1 Unterabs. 1 lit. b und c DS-GVO):

  Wenn und so weit die Übermittlung dieser Daten zum Abschluss oder zur Erfüllung eines Vertrages mit der betroffenen Person in deren Interesse erforderlich ist. Beschränkt auf „gelegentlich" erfolgende Datenübermittlungen, nicht systematisch wiederholend.[59]
- Wichtige Gründe des öffentlichen Interesses (Art. 49 Abs. 1 Unterabs. 1 lit. d DS-GVO):

  Gilt nur für wichtige öffentliche Interessen, die im Recht der EU oder des Mitgliedstaates, dem der Verantwortliche unterliegt, anerkannt sind (Art. 49 Abs. 4 DS-GVO), z. B. Datentransfers im Rahmen der internationalen behördlichen Zusammenarbeit, etwa zwischen Wettbewerbs-, Steuer- oder Zollbehörden.[60] Beschränkt auf „gelegentlich" erfolgende Datenübermittlungen, nicht systematisch wiederholend.
- Verfolgung von Rechtsansprüchen (Art. 49 Abs. 1 Unterabs. 1 lit. e DS-GVO):

  Gerichtlich und außergerichtlich, wenn die Datenübermittlung hierzu erforderlich ist.
- Schutz lebenswichtiger Interessen (Art. 49 Abs. 1 Unterabs. 1 lit. f DS-GVO):

---

59 Wortlaut von DS-GVO Erwägungsgrund 111

60 vgl. DS-GVO Erwägungsgrund 112

Die Datenübermittlung ist zum Schutz lebenswichtiger Interessen der Betroffenen oder anderer Personen erforderlich, wenn die betroffene Person aus physischen oder rechtlichen Gründen nicht in der Lage ist, ihre Einwilligung zu erteilen. Diese Ausnahme ist beschränkt auf „gelegentlich" erfolgende Datenübermittlungen, nicht systematisch wiederholend.[61]

- Übermittlung aus öffentlichen Registern (Art. 49 Abs. 1 Unterabs. 1 lit. g DS-GVO):

  Übermittlung aus einem Register, das gemäß EU-Recht zur Information der Öffentlichkeit bestimmt ist und der Öffentlichkeit oder Personen mit berechtigtem Interesse zur Einsichtnahme offensteht.

  Die Ausnahmetatbestände des Art. 49 Abs. 1 (b–g) DS-GVO dürfen nicht zu einer Aushöhlung des Persönlichkeitsrechtsschutzes bei Datenübermittlungen ins Ausland führen und sind daher besonders restriktiv auszulegen.[62] Datenübermittlung auf dieser Basis dürfte daher nur in sehr seltenen Fällen zulässig sein.

  Wenn auch die Voraussetzungen für eine Ausnahme aus Art. 49 Abs. 1a–g DS-GVO nicht erfüllt sind, gibt es noch eine letzte, besonders restriktiv zu handhabende Ausnahme.

- Wahrung zwingender berechtigter Interessen (Art. 49 Abs. 1 Unterabs. 2 S. 1 DS-GVO):

  Das erfordert ein zwingendes berechtigtes Interesse des Verantwortlichen an der Übermittlung in den Drittstaat im Einzelfall, die Übermittlung darf nicht wiederholt erfolgen, sie betrifft nur eine begrenzte Anzahl von Personen und es dürfen keine überwiegenden schutzwürdigen Interessen oder Rechte und Freiheiten der betroffenen Person entgegen stehen. Der Verantwortliche muss durch geeignete Garantien den Schutz personenbezogener Daten gewährleisten. Diese Punkte müssen kumulativ vorliegen. Zudem muss der Verantwortliche die Aufsichtsbehörde von der Übermittlung in Kenntnis setzen und die betroffenen Personen über die Übermittlung und seine zwingenden berechtigten Interessen unterrichten.

  Für die Übermittlung der Gesundheitsdaten Dritter kommen die in Art. 49 Abs. 1 S. 1 lit. b–g DS-GVO genannten Ausnahmeregelungen i. d. R. nicht in Betracht. Daher bleibt als Ausnahmetatbestand i. d. R. lediglich die Möglichkeit, die Einwilligung der Betroffenen gem. Art. 49 Abs. 1 lit. a DS-GVO einzuholen.

C.11.2.3 Grundsatz der Datenminimierung

Die Datenverarbeitung muss auf das notwendige Maß beschränkt sein (Datenvermeidung, Datensparsamkeit und Erforderlichkeit). Es dürfen nur die für die Studie/Fragestellung unabdingbar notwendigen Daten verarbeitet werden. Unabdingbar notwendig sind die Daten dann, wenn die Studie ohne diese Daten nicht oder nur unter unverhältnismäßig großen Schwierigkeiten erfüllbar wäre. Ausgeschlossen werden soll damit u. a. die Verarbeitung eines Attributes vieler Personen wegen der Erforderlichkeit bei wenigen und v. a. eine Datenverarbeitung „prophylaktisch", „auf Vorrat".

Deshalb muss bei der Studienkonzeption und Planung schon sehr früh festgelegt werden, was das Ziel ist und wofür welche Daten benötigt werden. Denn diese Festlegung ist Maßstab für die spätere Verarbeitung und auch den Inhalt der Aufklärung/Einwilligung.

C.11.2.4 Grundsatz der Zweckbindung

Die Erhebung von Daten ist nur für vorher festgelegte, eindeutige und legitime Zwecke zulässig. Daten dürfen nicht in einer mit diesen Zwecken nicht zu vereinbarenden Weise weiterverarbeitet werden.

Grundsätzlich dürfen Daten zunächst nur für den Zweck verwendet werden, für den sie ursprünglich erhoben/erhalten wurden, z. B. Patientendaten für Behandlung/Abrechnung, Bewerberdaten für Bewerbungsvorgang, Personaldaten für Arbeitsverhältnis/Gehalt. Sollen Daten für andere Zwecke verwendet werden, ist für diese anderen Zwecke eine Einwilligung einzuholen, z. B. für Werbezwecke (auch Newsletter), Qualitätssicherung, Forschung.

---

61 vgl. Wortlaut DS-GVO Erwägungsgrund 111

62 EDSA/EDPB, Leitlinien 2/2018 zu den Ausnahmen nach Art. 49

Auch für die Datenverarbeitung in der Studie gilt, dass Datenverwendung und Weitergabe nur im Rahmen des Zweckes, zu dem die Daten erhoben wurden, möglich sind. Die Datenverarbeitung ist demnach nur im Rahmen des Studienzwecks (abhängig von Zweckfestlegung, entsprechender Einwilligung) zulässig.

Relevant wird die Zweckbindung z. B. bei möglichen Folgestudien, Änderungen des Studiendesigns in laufenden Studien, Erhebung weiterer Daten, Nutzung der Studiendaten für Zwecke außerhalb der Studie oder beabsichtigter Weitergabe der Studiendaten an andere Stellen zu Forschungszwecken außerhalb des Studienzwecks. Solche möglichen weiteren Zwecke müssen bereits in der Planung und Konzeption berücksichtigt werden und entsprechend Bestandteil der Teilnehmerinformation/Einwilligung für die aktuelle Studie sein.

Sollen Daten für Zwecke außerhalb der Studie/des Prüfplans genutzt, weitergegeben oder für künftige Forschungszwecke aufbewahrt werden, muss dafür eine Einwilligung zusätzlich zur (eigentlichen) Einwilligung in die Studie eingeholt werden. Entsprechend muss die Information bereits einen gesonderten Abschnitt für diese Zwecke enthalten, indem das Weitere beschrieben wird.

In der Praxis wird z. T. versucht, eine Studieneinwilligung auf alle möglichen weiteren Datenverwendungen, Zwecke und Empfängerkreise außerhalb der Studie zu erweitern. Solche Versuche, aus jeder Studieneinwilligung einen Broad Consent für die Nutzung und Weitergabe der für die Studie erhobenen Daten auszuweiten, ist kritisch zu sehen. Denn der Broad Consent ist seitens der Aufsichtsbehörden nur unter sehr engen Voraussetzungen und Schutzmaßnahmen bzgl. der Zweckänderung bei Nutzung von Patientendaten zu Forschungszwecken erlaubt worden.[63] Diese engen Voraussetzungen lassen sich bei der unkontrollierten Nutzung und Weitergabe von Daten aus der Studie an unüberschaubare Empfängerkreise kaum einhalten. Hier muss darauf geachtet werden, dass die Zweckrichtung der ursprünglichen Studie im Wesentlichen erhalten bleibt.

Nicht zulässig ist eine pauschale Einwilligung zur Weitergabe der Studiendaten zu „Forschungszwecken". Möglich ist aber die Einwilligung für bestimmte Forschungsbereiche oder Teile von Forschungsprojekten im vom ursprünglichen Zweck zugelassenen Maß (z. B. Erforschung von Prostatakarzinom o. Ä.) an bestimmte Empfängerkategorien.

In der Einwilligungserklärung selbst muss die Einwilligung für den weiteren Zweck ebenfalls in einem gesonderten Abschnitt eingeholt werden. Die Einwilligung in weitere Nutzung und Weitergabe darf nicht zwingend mit der Einwilligung in die Studienteilnahme bedingt sein. Vielmehr muss dieser Teil der Einwilligung optional sein und vom Prüfungsteilnehmer jederzeit gesondert widerrufen werden können. Vgl. dazu auch die gesonderte Vorlage für Sammlung von Biomaterial zusätzlich zur AMG-Studie zur Nutzung außerhalb des Prüfplans.[64]

C.11.2.5 Grundsatz der Speicherbegrenzung

Art. 5 Abs. 1e DS-GVO gibt vor, dass die Speicherung personenbezogener Daten in einer Form erfolgen muss, die die Identifizierung nur so lange ermöglicht, wie es für die Zwecke der Verarbeitung erforderlich ist. Danach besteht die Pflicht zur Löschung/Aufhebung der Identifizierung. Mit dem Grundsatz der Speicherbegrenzung korrespondiert der Anspruch der betroffenen Personen auf Löschung ihrer erhobenen Daten nach Art. 17 Abs. 1 DS-GVO.

Der Grundsatz der Speicherbegrenzung bezieht sich auf die zeitliche Dauer, in der die erhobenen Daten gespeichert und verarbeitet werden dürfen. Grundsätzlich sind die Daten zu löschen/zu vernichten, sobald der Zweck, für den sie erfasst wurden, nicht mehr vorliegt bzw. sie für den Zweck nicht mehr benötigt werden. So erlischt z. B. mit Abschluss der Studie oder Widerruf der Studienteilnahme die Rechtsgrundlage für die Datenverarbeitung und die erhobenen Daten müssten grundsätzlich gelöscht werden.

Ausnahmen von der Löschpflicht bestehen nur dann, wenn eine Rechtsgrundlage für die weitere Speicherung und Verarbeitung besteht (vgl. Art. 17 Abs. 1b und Abs. 3 DS-GVO).

---

63 Datenschutzkonferenz, Zur Erlaubnis der sog. breiten Einwilligung *(Broad Consent)* in die Nutzung pseudonymisierter klinischer Daten

64 AKEK, Mustertext optionale zusätzliche Probensammlung anlässlich einer AMG-Studie

C.11.2.5.1 Ausnahmen von der Löschpflicht

Ausnahmen von der Löschpflicht bestehen bei gesetzlichen Aufbewahrungspflichten. Eine Löschung der Daten ist erst nach deren Ablauf zulässig. Aufbewahrungspflichten bestehen z. B. für:

- **Patientendokumentation:** Mindestens 10 Jahre nach der letzten Behandlung nach Patientenrechtegesetz (§ 630f Abs. 1 BGB) und § 10 Ärztlicher Berufsordnung (MBO)
- **Arzneimittelstudien:**
  - bis 31.01.2022: Mindestens 10 Jahre für die wesentlichen Prüfungsunterlagen inkl. der Prüfungsbögen[65]
  - ab 01.02.2022: Mindestens 25 Jahre für die Trial Master Files nach Art. 58 CTR[66]
- **Medizinproduktestudien:** Für den Sponsor gilt eine Aufbewahrungspflicht von mindestens 10 Jahren nach Beendigung der klinischen Prüfung mit dem betreffenden Produkt oder – falls das Produkt anschließend in Verkehr gebracht wird – mindestens 10 Jahren nach dem Inverkehrbringen des letzten Produkts. Bei implantierbaren Produkten beträgt dieser Zeitraum mindestens 15 Jahre.[67]
- **Spezialgesetzliche Pflichten:** Längere Aufbewahrungsfristen von 30 Jahren sind z. B. bei Einsatz von Blutprodukten, Röntgenbehandlungen, Gentechnik und nach Strahlenschutzverordnung vorgesehen.

C.11.2.5.2 Einschränkungen der Löschpflicht

Grundsätzlich sind alle erhobenen Daten zu löschen. Für klinische Prüfungen nach AMG und MPG gibt es allerdings Ausnahmen bei Widerruf der Einwilligung. Ein Teil der erhobenen Daten muss nicht gelöscht werden.

Arzneimittelstudien: Bereits erhobene Daten dürfen weiter genutzt werden, um

- Wirkungen des zu prüfenden Arzneimittels festzustellen,
- sicherzustellen, dass schutzwürdige Interessen der betroffenen Person nicht beeinträchtigt werden, oder

der Pflicht zur Vorlage vollständiger Zulassungsunterlagen zu genügen.[68]

Medizinproduktestudien: Bereits erhobenen Daten dürfen weiter genutzt werden um

- Ziele der klinischen Prüfung oder der sonstigen klinischen Prüfung zu verwirklichen oder nicht ernsthaft zu beeinträchtigen oder

sicherzustellen, dass schutzwürdige Interessen der Prüfungsteilnehmer nicht beeinträchtigt werden.[69] Demzufolge muss im Fall des Widerrufs genau geprüft werden, welche Daten für die o. g. gesetzlichen Zwecke zwingend erforderlich sind. Darüber hinaus gehende Daten müssen gelöscht werden.

C.11.3 Technische und organisatorische Maßnahmen

Gemäß Art. 24 Abs.1 DS-GVO muss der Verantwortliche technische und organisatorische Maßnahmen umsetzen, um die Einhaltung der DS-GVO sicherzustellen und nachweisen zu können. Weiterhin soll gem. Art. 32 DS-GVO mit den entsprechenden Maßnahmen die Sicherheit der Verarbeitung und ein angemessenes Datenschutzniveau gewährleistet werden. Das Unterlassen erforderlicher Maßnahmen kann zu datenschutzrechtlichen Sanktionen (z. B. Bußgeldern) führen.

---

65 § 13 Abs. 10 GCP-V (in der Fassung bis 26.01.2022)

66 Art. 58 CTR

67 Anhang XV Kap. III Abschn. 3 MDR, § 29 Ziff. 3 MPDG

68 vgl. Art. 40-42 CTR, §§ 40 ff. AMG, § 40b Abs. 6 AMG

69 vgl. §§ 62 ff. MPDG, § 29 Ziff. 2 MPDG

Ziele der Regelung sind u. a. Verlust, Zerstörung, Veränderung, Kenntnisnahme der Daten durch Unbefugte zu verhindern, Datenschutzvorfällen vorzubeugen, Sicherheit zu gewährleisten. Maßstab für die jeweils zu ergreifenden Maßnahmen sind dabei Verhältnismäßigkeit und der jeweilige Stand der Technik, Implementierungskosten, die Eintrittswahrscheinlichkeit und Schwere des Risikos für die Rechte und Freiheiten der Betroffenen sowie Art, Umfang, Umstände und Zweck der Verarbeitung. So bedürfen z. B. Kundenadressen weniger Schutzmaßnahmen als Gesundheitsdaten.

Art. 32 DS-GVO gibt Beispiele vor, die verdeutlichen, was technische und organisatorische Maßnahmen sein können. Die folgende Auflistung von Maßnahmen ist ebenfalls nur beispielhaft und nicht abschließend. Jeder für die Datenverarbeitung Verantwortliche hat insofern einen Spielraum bei der Auswahl gleichwertiger technischer und organisatorischer Maßnahmen.[70]

C.11.3.1 Pseudonymisierung und Verschlüsselung personenbezogener Daten

C.11.3.1.1 Pseudonymisierung

Die Pseudonymisierung wird in Art. 32 Abs. 1 lit. a DS-GVO, Art. 25 Abs. 1 DS-GVO als technische und organisatorische Sicherheitsmaßnahme beschrieben.

Zweck der Maßnahme: Schutz vor Kenntnisnahme durch Unbefugte. Entsprechend der Definition in Art. 4 DS-GVO durch die Verarbeitung personenbezogener Daten in einer Weise, dass die Daten ohne Hinzuziehung zusätzlicher Informationen nicht mehr einer spezifischen betroffenen Person zugeordnet werden können, sofern diese zusätzlichen Informationen gesondert aufbewahrt werden und entsprechenden technischen und organisatorischen Maßnahmen unterliegen.

Mittel technisch: getrennte Speicherung identifizierender Daten und Restdaten, abgetrennte und sichere Verwahrung der Zuordnungsliste

Mittel organisatorisch: interne Anweisungen, Regelungen zur Umsetzung

C.11.3.1.2 Verschlüsselung

Zweck: Verhinderung der Kenntnisnahme durch Unbefugte durch Maßnahmen zur Verschlüsselung (z. B. in stationären und mobilen Speicher-/Verarbeitungsmedien, beim elektronischen Transport)

Mittel technisch: Einsatz von geeigneten kryptografischen Verfahren und Produkten

Mittel organisatorisch: Festlegungen, Kryptokonzept,[71] adäquates Schlüsselmanagement

C.11.3.2 Vertraulichkeit, Integrität, Verfügbarkeit und Belastbarkeit der Systeme

Art. 32 Abs. 1 lit. c DS-GVO fordert Maßnahmen, um die Fähigkeit, die Vertraulichkeit, Integrität, Verfügbarkeit und Belastbarkeit der Systeme und Dienste im Zusammenhang mit der Verarbeitung personenbezogener Daten auf Dauer sicherzustellen.

C.11.3.2.1 Vertraulichkeit (Art. 32 Abs. 1 lit. b DS-GVO)

Im Rahmen der Vertraulichkeit ergeben sich die folgenden Kontrollbereiche.

C.11.3.2.1.1 Zutrittskontrolle

Zweck: Unbefugten muss der Zutritt zu Datenverarbeitungsanlagen, mit denen personenbezogene Daten verarbeitet werden, verwehrt werden (Raum-, Gebäude, Serversicherheit).

---

[70] BSI, IT-Grundschutz-Kompendium; BayLDA, Good Practice bei technischen und organisatorischen Maßnahmen

[71] z. B. BSI, Konzepte und Vorgehensweisen, Kryptokonzept

Mittel technisch: Maßnahmen zur Raum- und Gebäudesicherheit, Sicherheit von Servern, z. B. automatische Zugangskontrollsysteme, Magnet- oder Chipkarten, manuelle Schließsysteme, Sicherheitsschlösser, elektrische Türöffner, Türen mit Knauf, gesicherte Gebäudeschächte, gesicherte Fenster, Alarmanlagen, Videoanlagen, Serverschränke

Mittel organisatorisch: z. B. Schließanweisung, Schlüsselregelung/Liste, Pförtner/Empfang, Mitarbeiterausweise, Besucherregelung/-liste, Besucherausweise, Werkschutz, sorgfältige Auswahl Wachpersonal, Reinigungspersonal

C.11.3.2.1.2 Zugangskontrolle

Zweck: Es muss verhindert werden, dass Datenverarbeitungssysteme von Unbefugten genutzt werden können.

Mittel technisch: z. B. Login mit (sicheren) Kennwörtern oder biometrischen Daten, automatische Sperrmechanismen, Zwei-Faktor-Authentifizierung, Anti-Virus Software, Firewall, Intrusion-Detection-Systeme, VPN, Verschlüsselung von Datenträgern sowie mobilen Geräten

Mittel organisatorisch: Benutzerberechtigungen, Berechtigungsmanagement, zentrale Administration Benutzer, Passwortrichtlinien, Richtlinien für mobile Geräte, allgemeine Datenschutz- und Sicherheitsrichtlinien

C.11.3.2.1.3 Zugriffskontrolle

Zweck: Berechtigte dürfen zur Benutzung eines Datenverarbeitungssystems nur auf die ihrer Zugriffsberechtigung unterliegenden Daten zugreifen können. Personenbezogene Daten dürfen bei der Verarbeitung nicht unbefugt gelesen, kopiert, verändert oder entfernt werden können.

Mittel technisch: z. B. Protokollierung von Zugriffen, insbesondere Eingabe, Änderung und Löschung von Daten, rechtskonforme Löschung und Vernichtung (Schredder, Dienstleister DIN 66399)

Mittel organisatorisch: Berechtigungskonzepte, eingeschränkte Anzahl Administratoren, Benutzerverwaltung, bedarfsgerechte Zugriffsrechte, Tresor

C.11.3.2.1.4 Trennungskontrolle

Zweck: Getrennte Verarbeitung von Daten, die zu unterschiedlichen Zwecken erhoben wurden.

Mittel technisch: Physikalische Trennung von Systemen, Datenbanken, Trennung Test- und Produktivumgebung, Mandantenfähigkeit, Sandboxing (Datenquarantäne)

Mittel organisatorisch: Berechtigungskonzept, Festlegung von Rechten

C.11.3.2.2 Integrität (Art. 32 Abs. 1 lit. b DS-GVO)

Im Rahmen der Integrität ergeben sich die folgenden Kontrollbereiche.

C.11.3.2.2.1 Weitergabekontrolle

Zweck: Bei elektronischer Übertragung, Speicherung oder Transport dürfen Daten nicht unbefugt gelesen, kopiert, verändern oder entfernt werden. Es muss überprüft und festgestellt werden können, an welche Stellen eine Übermittlung personenbezogener Daten durch Einrichtungen zur Datenübertragung vorgesehen ist.

Mittel technisch: z. B. E-Mail-Verschlüsselung, elektronische Signatur, Virtual Private Networks (VPN), Zugriffs-/Abrufprotokollierung, verschlüsselte Verbindungen, sichere Transportbehälter

Mittel organisatorisch: Dokumentation der Datenempfänger, Übersicht regelmäßiger Abruf-/Übermittlungsvorgänge, pseudonymisierte oder anonymisierte Weitergabe, sorgfältige Auswahl von Transportmittel und -personal, Übergabeprotokoll

C.11.3.2.2.2 Eingabekontrolle

Zweck: Es muss nachträglich festgestellt werden können, ob und von wem personenbezogene Daten in Datenverarbeitungssysteme eingegeben, verändert oder entfernt worden sind.

Mittel technisch: z. B. Protokollierung auf verschiedenen Ebenen (z. B. Betriebssystem, Netzwerk, Firewall, Datenbanksystem, Anwendungen, Dokumentenmanagement). Protokollierung Eingabe, Änderung und Löschung von Daten

Mittel organisatorisch: Übersicht, mit welchen Programmen welche Daten eingegeben, geändert oder gelöscht werden können, Nachvollziehbarkeit durch individuelle Nutzernamen (keine Gruppenaccounts), Rechtevergabe für Eingabe, Änderung, Löschung aufgrund Berechtigungskonzeptes, Zuständigkeit für Löschungen. Festlegung, welche Daten protokolliert werden, wer Zugriff auf Protokolle hat, zu welchem Anlass Protokollkontrolle stattfindet, Aufbewahrungsfrist für Protokolle, Löschfrist für Protokolle

C.11.3.2.3 Verfügbarkeit und Belastbarkeit

Art. 32 Abs. 1 lit. b DS-GVO fordert Maßnahmen zur Fähigkeit, die Verfügbarkeit der Daten und den Zugang zu ihnen bei einem physischen oder technischen Zwischenfall rasch wiederherzustellen (Verfügbarkeitskontrolle), sowie Stabilität gegenüber Ausfällen oder Angriffen.

Zweck: Schutz personenbezogener Daten gegen zufällige oder mutwillige Zerstörung bzw. Verlust. Widerstandsfähigkeit oder Ausfallsicherheit von Systemen

Mittel technisch: z. B. Feuer- und Rauchmelder, Feuerlöscher, Serverräume klimatisiert, Überwachung Temperatur sowie Feuchtigkeit, unterbrechungsfreie Stromversorgung (USV), Schutzsteckdosenleisten, RAID-System/Festplattenspiegelung, Videoüberwachung, Alarm bei unberechtigtem Zutritt, Tresor für Datensicherung

Mittel organisatorisch: z. B. Back-up-Strategie (online/offline, on-site/off-site), Back-up-Konzept, regelmäßige Datensicherungen/Back-ups, Kontrolle Sicherungsvorgänge, sichere Aufbewahrung von Sicherungsmedien außerhalb des Serverraums, keine Sanitäranschlüsse/Leitungen in oder über dem Serverraum, Meldewege und Notfallpläne, Restore-Übungen

C.11.3.2.4 Verfahren zur regelmäßigen Überprüfung, Bewertung und Evaluierung

Nach Art. 32 Abs. 1 lit. d DS-GVO besteht die Anforderung, ein Verfahren zur regelmäßigen Überprüfung, Bewertung und Evaluierung der Wirksamkeit der technischen und organisatorischen Sicherheitsmaßnahmen zu etablieren. Daraus ergeben sich Pflichten im Hinblicke auf Datenschutzorganisation bzw. das Datenschutzmanagement in einer Einrichtung.

C.11.3.2.4.1 Datenschutzmanagement

Zweck: Gewährleistung rechtskonformer Datenschutzorganisation

Mittel technisch: Einsatz einer Software für Datenschutzmanagement, Einsatz einer Software für IT-Sicherheitsmanagement

Mittel organisatorisch: Datenschutzkonzept, zentrale Datenschutzdokumentation (verbindliche Regelungen, Verfahrensanweisungen), IT-Sicherheitskonzept, Benennung eines IT-Sicherheitsbeauftragten, Zertifizierungen der IT (ISO 27001, BSI-IT Grundschutz o. Ä.), regelmäßige Überprüfung der technischen Schutzmaßnahmen. Benennung und frühzeitige Einbeziehung eines Datenschutzbeauftragten, regelmäßige Datenschutz-Audits, Verpflichtung der Mitarbeiter auf Datengeheimnis/Vertraulichkeit, regelmäßige Mitarbeiterschulungen/-sensibilisierungen, Durchführung von Datenschutz-Folgenabschätzungen soweit relevant, Umsetzung der Informationspflichten gem. Art. 13 und 14 DS-GVO durch die Einrichtung, Prozesse zur Umsetzung der Betroffenenrechte, Vertragsmanagement bei DS-GVO-Relevanz, Auftragskontrolle (Vertrag und regelmäßige Prüfung von Auftragnehmern vor und während der Vertragsdurchführung

C.11.3.2.4.2 Vorfallreaktionsplan (Incident Response Plan)

Zweck: Erkennen von Sicherheitsverletzungen und angemessene Reaktion auf Sicherheitsverletzungen

Mittel technisch: z. B. Einsatz von Firewall, Spamfilter, Virenscanner, regelmäßige Aktualisierung, Intrusion-Detection-System, Intrusion-Prevention-System

Mittel organisatorisch: Prozesse zu Erkennung und Meldung von Datenschutzvorfällen, Prozesse zum Umgang mit Sicherheitsvorfällen, Einbindung von Datenschutz und IT-Sicherheit bei Vorfällen, Prozesse zur Nachbearbeitung von Vorfällen

C.11.3.2.4.3 Datenschutz durch Technikgestaltung (Privacy by Design)

Zweck: Datenschutz muss bereits bei der Konzipierung von Verfahren und Produkten betrachtet werden.

Mittel technisch: Datenminimierung durch Erhebung/Verarbeitung nur erforderlicher personenbezogener Daten (z. B. Voreinstellungen in Formularen, Pflichtfeldern, Eingabefeldern); Pseudonymisierung, Möglichkeiten zur Datenlöschung, sichere Verschlüsselung und Berechtigungskonzept; einfache Ausübung/Umsetzung von Widerrufsrechten durch technische Maßnahmen (z. B. online), einfache Löschmöglichkeiten, Möglichkeiten zur Auskunftserteilung

C.11.3.2.4.4 Datenschutzfreundliche Voreinstellungen (Privacy by Default)

Zweck: Die Voreinstellungen von Produkten und Verfahren sollen so gestaltet sein, dass sie die Grundprinzipien des Datenschutzes und der IT-Sicherheit von vornherein berücksichtigen.

Mittel technisch: z. B. keine Akzeptanz von Standard-Passwörtern, aktivierte Verschlüsselung, Beschränkung der Berechtigungen von Nutzern, ausgeschaltete Ortungsdienste

Mittel organisatorisch: Auswahl von Systemen, Beschaffung von Produkten, die entsprechende Maßnahmen ermöglichen

C.11.4 Technische und organisatorische Maßnahmen in der Studienpraxis

Im Folgenden werden für klinische Studien relevante technische und organisatorische Maßnahmen sowie Probleme erläutert.

C.11.4.1 Vertragsgestaltung mit den Beteiligten

In der Praxis stellt sich immer wieder die Frage, welche datenschutzrechtlichen Vereinbarungen denn nun zusätzlich zum Studienvertrag abzuschließen sind. Vereinbarung zur gemeinsamen Verantwortlichkeit oder Vertrag zur Auftragsverarbeitung oder bleibt es nur beim Studienvertrag? Unsicherheit und unterschiedliche Auffassungen über die datenschutzrechtliche Konstellation der Beteiligten führen zu Auseinandersetzungen zwischen Sponsoren und Studienzentren und so zu erheblichen Verzögerungen beim Vertragsschluss und damit auch Studienstart.

Kein Zwang zur gemeinsamen Verantwortlichkeit: Gerade die Einordnung der Verantwortlichkeit bei klinischen Studien stößt bei den Studienbeteiligten häufig auf Unsicherheit und Probleme. Einen nicht unerheblichen Beitrag zur Fehleinschätzung leistet dabei die kritisch zu sehende Handreichung des AKEK, wonach bei klinischen Arzneimittelstudien gemeinsame Verantwortlichkeit zwischen Sponsor und Prüfstellen der Regelfall sei.[72] Infolgedessen geben viele Rechtsabteilungen der Studienzentren nun einfach standardmäßig gemein-

---

72 Der AKEK beschreibt einen nur sehr engen Handlungsspielraum der Prüfstellen eher als seltene Ausnahme und gemeinsame Verantwortlichkeit von Sponsor und Prüfstellen als Regelfall, vgl. Arbeitskreis Medizinischer Ethik-Kommissionen, Handreichung datenschutzrechtliche Aspekte, S 4.

same Verantwortlichkeit für alle Studienverträge vor, was naturgemäß regelmäßig zu Problemen mit den Sponsoren führt. Das ist aber eine völlig unnötige Fehlinterpretation. Die Handreichung des AKEK ist nicht zwingend, bezog sich nicht auf alle Studien und ist zudem in diesem Punkt auch noch veraltet.[73]

Kurz gesagt: Auch wenn die Vorlagen der Rechtsabteilung anders ausgestaltet sind, gemeinsame Verantwortlichkeit ist nicht verpflichtend zu vereinbaren. Maßstab ist der Handlungsspielraum des Studienzentrums. Wenn das Studienzentrum so gut wie keinen Handlungsspielraum mehr hat, bzw. kein nennenswerter Kontrollbeitrag besteht, dann besteht überhaupt kein Anlass für gemeinsame Verantwortlichkeit. Etwa wenn der Sponsor alle Schritte der Prüfung vorgibt, alle Dokumente vorfertigt (z. B. auch Muster für Information/Einwilligung) und dem Studienzentrum nicht wesentlich mehr obliegt, als erhobene Studiendaten in ein CRF einzugeben, kommen eher Aspekte der Verarbeitung im Auftrag in Betracht.

Letztendlich entscheidend ist der Wille der vertragsschließenden Parteien und es ist sinnvoll, sich daran zu orientieren, um unnötige Verzögerungen beim Vertragsabschluss zu vermeiden. Lässt sich der Sponsor auf gemeinsame Verantwortung ein, dann wird eine entsprechende Vereinbarung nach Art. 26 abgeschlossen. Wünscht der Sponsor Auftragsverarbeitung, dann ein Vertrag nach Art. 28. Manche Sponsoren wollen nichts von alledem, dann bleibt es bei getrennter Verantwortung und entsprechenden Regelungen im Studienvertrag. Alles ist möglich, nicht davon falsch. Denn es geht lediglich um die datenschutzrechtliche Verantwortlichkeit und Verteilung der datenschutzrechtlichen Pflichten. Das ist aber bei jeder Vertragsform gewährleistet, vorhanden und verteilt. Es besteht also kein Anlass dafür, Studienverträge zu blockieren, nur weil Sponsoren sich nicht auf gemeinsame Verantwortung einlassen wollen.

Keine Rechtsgrundlage für die Datenweitergabe: Oft gehen die Vertragsparteien z. B. bei Kooperationen davon aus, dass der Abschluss der Vereinbarung nach Art. 26 DS-GVO die Rechtsgrundlage dafür ist, um personenbezogene Daten auszutauschen. Auch hier muss noch einmal deutlich gemacht werden, dass die gemeinsame Verantwortlichkeit lediglich die Pflichten und die Haftung gegenüber den Betroffenen regelt. Sie ist keine Rechtsgrundlage für die Datenverarbeitung oder den Datenaustausch zwischen den Beteiligten. Jeder der gemeinsam Verantwortlichen benötigt eine eigene Rechtsgrundlage für seine Datenverarbeitung nach Art. 6 Abs. 1, Art. 9 Abs. 2 DS-GVO und die Übermittlung/Weitergabe von Daten an die anderen (gemeinsam) Verantwortlichen. Üblicherweise ist das die Einwilligung der Betroffenen, in der ausdrücklich über die gemeinsame Verantwortlichkeit informiert werden muss.

Keine Verantwortung die Daten der anderen Vertragspartner: Es ist scheinbar ein verbreiteter Irrtum bei Sponsoren oder Kooperationspartnern, dass der Vertragspartner über gemeinsame Verantwortlichkeit/Joint Controllership Einfluss auf die eigene Datenverarbeitung nehmen kann. Manche Vertragspartner befürchten auch, dass sie damit die Verantwortung für die Patientendatenverarbeitung eines Klinikums auferlegt bekommen.

Das ist aber nicht der Fall. Die gemeinsame Verantwortlichkeit beschränkt sich nur auf den gemeinsam zu verarbeitenden Bereich (gemeinsame Daten, Datenbank, Studiendaten) und regelt die Verteilung der datenschutzrechtlichen Pflichten. Für vor- oder nachgelagerte Vorgänge in der Verarbeitungskette, für die weder Zwecke oder Mittel (gemeinsam) festgelegt werden, besteht keine Verantwortung.[74] Insbesondere für seine Patientendaten kann immer nur das jeweilige Krankenhaus, Studienzentrum, behandelnder Arzt selbst verantwortlich sein.

Keine Rechte an den Daten selbst: Studienbeteiligte glauben, dass sie über eine Vereinbarung zur gemeinsamen Verantwortlichkeit an Ergebnissen der Studie, Nutzungs- und Verwertungsrechten bzw. Veröffentlichungsrechten beteiligt werden. Das ist nicht der Fall. Solche Rechte an den Daten selbst sind Bestandteile

[73] Der AKEK bezieht sich auf die Art-29-Datenschutzgruppe, WP 169, Beispiel 25, in dem seinerzeit (2010) eine Autonomie der Prüfstellen bei AMG-Studien festgestellt wurde. Das WP 169 wurde allerdings mittlerweile ersetzt durch die Guidelines Controller Processor des Europäischen Datenschutzausschusses (EDPB). Dort finden sich an entsprechender Stelle und im zugehörigen Beispiel (S. 23) keine Ausführungen mehr zur Autonomie von Studienzentren bzw. speziell zu Arzneimittelstudien. Insofern ist davon auszugehen, dass keine Unterscheidung mehr gemacht wird und die Ausführungen für klinische Studien auch hier gelten. Maßgeblich ist allein der Handlungsspielraum des Studienzentrums in der konkreten Studie.

[74] EuGH, Urteil v. 29.07.2019 – C-40/17 (Facebook Plugin), Rn. 74

des Studienvertrages als Hauptvertrag. Mit der datenschutzrechtlichen Verantwortlichkeit hat das nichts zu tun. Die Vereinbarung nach Art. 26 DS-GVO begründet keine Verantwortung, sondern regelt nur datenschutzrechtlichen Pflichten aus bereits vorhandener Verantwortlichkeit.

C.11.4.1.1 Vereinbarung über die gemeinsame Verantwortlichkeit

Im Fall der gemeinsamen Verantwortung muss eine entsprechende Vereinbarung nach Art. 26 DS-GVO geschlossen werden. Sie dient dazu, festzulegen, welcher der Vertragspartner welche datenschutzrechtlichen Verantwortlichkeiten und Pflichten aus der DS-GVO zu erfüllen hat, um u. a. die Haftung gegenüber den Betroffenen regeln.

In der Vereinbarung muss in transparenter Form beschrieben werden:

- das innerorganisatorische Verhältnis zueinander, d. h.
  - das Zusammenwirken und die Rollen der Beteiligten und ihrer jeweiligen Beziehung zur betroffenen Person
  - wer konkret welche Verarbeitungsschritte ausführt und welche Funktion die einzelnen Beteiligten in den unterschiedlichen Phasen der Verarbeitung haben
- Regelungen zur Erfüllung der datenschutzrechtlichen Pflichten:
  - Welcher Verantwortliche welche Informationspflichten nach Art. 13 und 14 DS-GVO erfüllt.
  - Welcher Verantwortliche für die Wahrnehmung der Rechte der Betroffenen zuständig ist und diese umsetzt.
  - Welcher Verantwortliche welche weiteren datenschutzrechtlichen Pflichten wahrnimmt und wer intern für die Datensicherheit zuständig ist (z. B. Arbeitsteilung, eigenständige Verantwortung im eigenen Forschungsbereich/Arbeitsbereich).
  - Wer eine Datenschutz-Folgenabschätzung erstellt.
  - Wer das Verzeichnis der Verarbeitungstätigkeiten führt.
- Wie die Haftung im Innenverhältnis geregelt wird.

Zu empfehlen ist die Verwendung von Vertragsinhalten, die den von den Aufsichtsbehörden oder Fachjuristen zur Verfügung gestellten Vertragsmustern entsprechen.[75]

C.11.4.1.2 Vertrag über die Auftragsverarbeitung

Die Einbeziehung von Auftragnehmern unterliegt gem. Art. 28 DS-GVO strengen Voraussetzungen hinsichtlich der erforderlichen Vereinbarung zur Auftragsverarbeitung der Durchführung des Auftragsverhältnisses als auch in Bezug auf die Auswahl eines Dienstleisters.

C.11.4.1.2.1 Vorvertragliche Prüfpflichten des Auftraggebers

Der Auftraggeber darf nur Auftragsverarbeiter heranziehen, die hinreichende Garantien dafür bieten, dass geeignete technische und organisatorische Maßnahmen getroffen werden und der Schutz der Rechte der betroffenen Personen gewährleistet wird. Damit steht im Vorfeld des Vertragsabschlusses die sorgfältige Auswahl des Auftragnehmers.

Um feststellen zu können, ob die vom (potenziellen) Auftragnehmer getroffenen technischen und organisatorischen Sicherheitsmaßnahmen ausreichend sind, muss der Auftraggeber die konkrete Ausgestaltung der Maßnahmen beim Auftragnehmer abfragen. Dementsprechend ist der Auftragsverarbeiter verpflichtet, dem Verantwortlichen alle nötigen Informationen zum Nachweis seiner Pflichten aus Art. 28 Abs. 1 DS-GVO zur Verfügung stellen.

---

[75] z. B. Landesdatenschutzbeauftragter Baden-Württemberg, Vertragsmuster Art. 26 DS-GVO; Hansen-Oest, Datenschutzguru, Kostenloser Mustervertrag

Zur Durchführung der Abfrage gibt es verschiedene Methoden, die auch kombiniert werden können:

- Vorlage von Datenschutzzertifikaten durch den Auftragnehmer
- Sicherheitskonzept (und Richtlinien) des Auftragnehmers
- Berichte über bereits durchgeführte Prüfungen (z. B. Wirtschaftsprüfer, Audit)
- Fragebögen oder Checklisten des Auftraggebers[76]
- Vor-Ort-Prüfung durch den Auftraggeber selbst oder eine durch diesen beauftragte Institution

Die Auswahl der Prüfmethode orientiert sich an den Risikokriterien der Datenverarbeitung, d. h. der Sensitivität der Daten und der Komplexität der Verarbeitung. Je kritischer die Datenverarbeitung, desto zuverlässiger sollte die gewählte Prüfmethode sein.

Eine Vor-Ort-Kontrolle ist nicht immer zwingend, um sich als Auftraggeber von der Einhaltung der datenschutzrechtlichen Anforderungen zu überzeugen. Ein schlüssiges, überprüfbares Datensicherheitskonzept des Auftragsverarbeiters sollte i. d. R. ausreichen. Wichtig ist, dass die Maßnahmen derart detailliert beschrieben werden, dass der Verantwortliche sich ein realistisches Bild davon machen kann, ob das, was der Dienstleister tut, ausreichend ist oder nicht.

In der Praxis liefern viele Auftragnehmer bereits im Vorfeld oder zum Vertragsentwurf ein Sicherheitskonzept oder eine Aufstellung der getroffenen Maßnahmen in Form einer Checkliste mit. Zum Teil fehlt solchen Nachweisen aber die Aussagekraft der Maßnahmenbeschreibungen, weil daraus nicht hervorgeht, welche konkreten Maßnahmen der Dienstleister trifft, um die Sicherheit der personenbezogenen Daten zu gewährleisten. Zum Teil wird allenfalls der Gesetzestext zu den einzelnen Kontrollbereichen nach Art. 32 DS-GVO zitiert, aber keine zugehörigen Sicherheitsmaßnahmen angegeben. In solchen Fällen muss die erforderliche Beschreibung der Maßnahmen nachgefordert werden.

Das Ergebnis der Prüfung ist durch den Verantwortlichen im Rahmen der Rechenschaftspflichten zu dokumentieren. Stellt sich heraus, dass das festgelegte Sicherheitsniveau nicht ausreichend ist, müssen ergänzende Maßnahmen vereinbart werden, deren Umsetzung wiederum überwacht werden muss.

Die endgültig festgelegten Sicherheitsmaßnahmen und ggf. weitere erforderliche Anpassungen/Festlegungen werden dann im Weiteren Bestandteil des Vertrages zwischen Auftraggeber und Auftragnehmer.

C.11.4.1.2.2 Vertragsinhalte

Für den Vertrag zwischen Auftraggeber und Auftragsverarbeiter legt Art. 28 DS-GVO verbindliche Mindestinhalte fest, wie:

- Umfang, Art und Zweck der Verarbeitung, Art der Daten, Kategorien betroffener Personen
- Pflichten und Rechte Auftraggeber und Auftragnehmer
- Umfang der Weisungsbefugnisse des Auftraggebers gegenüber dem Auftragnehmer, dokumentierte Weisungen
- Verpflichtung der Mitarbeiter zu Verschwiegenheit/Schweigepflicht (Letzteres ist bei der Verarbeitung von Gesundheitsdaten wichtig, damit der Dienstleister einer eigenen Schweigepflicht nach § 203 Abs. 3 a. E. StGB (Mitwirkende) nachkommt.)
- Kontrollrechte Auftraggeber, entsprechende Duldungs- und Mitwirkungspflichten Auftragnehmer
- Umsetzung sicherheitstechnischer und organisatorischer Anforderungen
- Einhaltung der Vorgaben zu Unterauftragsverhältnissen
- Unterstützung des Auftraggebers bei Meldung von Datenschutzverletzungen, Datenschutz-Folgeabschätzungen

[76] z. B. BayLDA, Good Practice, Checkliste; Landesbeauftragter Datenschutz Sachsen-Anhalt, Checkliste Technisch-organisatorische Maßnahmen

- Löschung oder Rückgabe Daten/Datenträger nach Abschluss der Verarbeitungsleistung
- Pflicht zur Führung eines Verzeichnisses über Verarbeitungstätigkeiten nach Art. 30 Abs. 2 DS-GVO, Dokumentationspflicht bez. Verzeichnis von Verarbeitungstätigkeiten Auftraggeber

Zur konkreten Vertragsgestaltung sollten Rechtsabteilung und ggf. Datenschutz einbezogen werden. Vom Auftragnehmer vorgelegte Vertragsentwürfe müssen dahingehend überprüft werden, ob die Inhalte den gesetzlichen Vorgaben entsprechen.[77] Deshalb ist grundsätzlich die Verwendung von Verträgen auf Basis der veröffentlichten Musterverträge zu empfehlen.[78]

Wenn eine Auftragsverarbeitung außerhalb der EU/des EWR stattfindet, ist anstelle des Vertrages nach Art. 28 DS-GVO der Abschluss der EU-Standardvertragsklauseln erforderlich. Diese enthalten zusätzlich zu den erforderlichen Inhalten nach Art. 28 DS-GVO auch die Anforderungen der Art. 44 ff. DS-GVO für die Verarbeitungen in Drittstattstaaten (vgl. ▶ Kap. C.11.2.2.3.2.2).

Bezieht der Auftragnehmer Subunternehmer ein, muss der Vertrag zwischen dem Auftragsverarbeiter und dem Subunternehmer die gleichen vertraglichen Verpflichtungen enthalten, die der Auftragnehmer zugunsten des Auftraggebers übernommen hat.

C.11.4.1.2.3 Nachvertragliche Prüfpflicht

Der Auftraggeber muss sich auch während der Vertragslaufzeit grundsätzlich fortlaufend von der Einhaltung der zugesagten technischen und organisatorischen Maßnahmen durch den Auftragsverarbeiter überzeugen. Dementsprechend muss der Auftragsverarbeiter gemäß der vertraglichen Vereinbarung Überprüfungen ermöglichen und dazu beitragen sowie entsprechende Betretungs- und Besichtigungsrechte für Vor-Ort-Kontrollen einräumen. Letzteres kann insbesondere bei konkreten Anlässen bzw. Anhaltspunkten für ein Fehlverhalten des Dienstleisters geboten sein.

C.11.4.2 Umsetzung der Betroffenenrechte

C.11.4.2.1 Prozesse

Zur Umsetzung der Betroffenenrechte müssen Prozesse festgelegt sein, mit denen sichergestellt wird, dass jeder Betroffene seine Rechte wahrnehmen kann. Festzulegen sind Ansprechpartner und Verantwortliche für die Ausübung und Umsetzung der Betroffenenrechte, die Vorgehensweise zur Umsetzung des jeweiligen Rechts, Beantwortung der Anfrage, Verfahren und Zuständige bei Eskalation.

C.11.4.2.1.1 Identifizierung des Betroffenen

Um zu verhindern, dass irgendeine beliebige Person sich als Antragsteller ausgibt, ist eine ausreichende Identifizierung notwendig, um zu verhindern, dass z. B. Auskunft an Unbefugte gegeben wird. Entweder durch persönliches Erscheinen oder schriftlichen Antrag mit Kontaktdaten und Unterschrift (Abgleich mit Einwilligung möglich). E-Mail-Beantwortung nur, wenn bereits Vorkontakt über diese Adresse erfolgte.

Elektronische Anfragen ohne Vorkontakt sind problematisch. Bei Webmailern (web.de, gmx o. Ä.) kann eine beliebige Absenderadresse angegeben werden. In der Praxis kam es schon vor, dass Unbefugte versuchten, auf diese Art Informationen zu erhalten oder Daten löschen zu lassen, um dem Betroffenen zu schaden. Daher ist eine Identitätsprüfung zwingend.

---

77 Hilfreich ist die Checkliste in: BayLDA, Orientierungshilfe Auftragsverarbeitung.

78 Insbesondere die von der EU-Kommission vorgelegten feststehenden Standardvertragsklauseln für Verantwortliche und Auftragsverarbeiter in der EU/im EWR. Weitere Muster z. B. auch: Landesbeauftragter Datenschutz Baden-Württemberg, Musterverträge zur Auftragsverarbeitung, deutsch und englisch; BayLDA Mustervertrag Auftragsverarbeitung; Landesbeauftragte Niedersachsen, Formulierungshilfe Auftragsverarbeitung.

Bei Unsicherheit hinsichtlich der Identität dürfen zusätzliche Informationen erfragt bzw. angefordert werden, die zur Bestätigung der Identität der betroffenen Person erforderlich sind (Art. 12 Abs. 6 DS-GVO). Unter anderem kann um Übersendung einer Ausweiskopie gebeten werden, bei der der Antragsteller außer Adresse und Unterschrift andere Angaben schwärzen kann.[79]

C.11.4.2.1.2 Fristen

Nach Eingang des Antrags durch die Betroffenen beträgt die Frist zur Umsetzung 4 Wochen. In begründeten Ausnahmefällen kann eine Fristverlängerung um maximal weitere 2 Monate beim Betroffenen beantragt/ angekündigt werden (Art. 12 Abs. 3 DS-GVO).

Solche Ausnahmefälle können z. B. in der Komplexität oder Anzahl der Anfragen begründet sein.

Im Folgenden werden die häufigsten Anfragen im Zusammenhang mit klinischen Studien berücksichtigt, das sind Auskunftsanfragen und Löschbegehren. Die übrigen Betroffenenrechte waren in der Studienpraxis bisher nicht von Relevanz.

C.11.4.2.2 Auskunftsrecht und Datenkopie

Jeder Betroffene hat einen Anspruch auf Auskunft darüber, ob überhaupt Daten zu seiner Person verarbeitet werden und wenn ja, welche Daten verarbeitet werden. Der Auskunftsanspruch umfasst:

- verarbeitete Datenkategorien
- Zu welchem Zweck verarbeitet der Verantwortliche die Daten?
- Welche Kategorien personenbezogener Daten verarbeitet der Verantwortliche?
- Welche Empfänger bzw. Kategorien von Empfängern haben oder werden diese Daten erhalten?
- Für welche Dauer plant der Verantwortliche die Daten zu speichern?
- Woher stammen die Daten, soweit diese nicht bei der betroffenen Person selbst erhoben wurden?
- Besteht eine automatische Entscheidungsfindung einschließlich Profiling?

Die entsprechende Antwort korrespondiert mit den Inhalten der Information zur Datenverarbeitung im Rahmen der Informationspflicht (Art. 13, 14 DS-GVO) und kann insofern auch weitgehend standardisiert anhand dieser Inhalte erfolgen.[80] Bei der Beantwortung müssen auch wieder die Informationen über die Betroffenenrechte gegeben werden, also der Textbaustein über Recht auf Auskunft, Berichtigung, Löschung oder Einschränkung der Verarbeitung sowie Widerspruchsrecht gegen diese Verarbeitung und das Beschwerderecht bei der zuständigen Aufsichtsbehörde.

Das Auskunftsrecht enthält auch einen Anspruch der Betroffenen auf Erhalt einer Kopie ihrer gespeicherten Daten, die Gegenstand der Verarbeitung sind (Art. 15 Abs. 3 DS-GVO). Das kann in Form eines Auszugs aus dem verwendeten System, eines Ausdrucks oder einer elektronischen Kopie (z. B. als PDF) geschehen. Dementsprechend müssen Möglichkeiten bestehen oder geschaffen werden, zu einem Studienteilnehmer gehörende Daten zu exportieren, um sie zur Verfügung stellen zu können.

Die erste Kopie ist unentgeltlich zur Verfügung zu stellen, für alle weiteren Kopien kann der Verantwortliche ein angemessenes Entgelt auf Grundlage seiner Verwaltungskosten verlangen. Der kostenlose Anspruch auf Datenkopie führt mittlerweile in der Praxis dazu, dass Patienten eine Kopie ihrer Patientenankte grundsätzlich über den datenschutzrechtlichen Auskunftsanspruch anfordern, statt die kostenpflichtige Kopie nach Patientenrechtegesetz gem. § 630g Abs. 2 BGB.

79 Zu verschiedenen anderen Methoden der Identifizierung vgl. Landesbeauftragter Datenschutz Baden-Württemberg, Identitätsprüfung bei elektronischen Auskunftsersuchen nach Art. 15 DS-GVO

80 Zur Orientierung vgl. z. B. BayLDA, Muster für gute Auskunft nach Art. 15 DS-GVO

C.11.4.2.3 Berichtigung

Unrichtig erhobene Daten müssen zeitnah berichtigt werden, unvollständige Daten ergänzt werden (Art. 16 DS-GVO).

C.11.4.2.4 Löschung

Ein Anspruch Betroffener auf Löschung von Daten gem. Art. 17 Abs. 3 DS-GVO besteht, wenn:

- Die Daten zur Erfüllung des Zwecks, für den sie erhoben wurden, nicht mehr notwendig sind.
- Der Betroffene seine Einwilligung widerruft und die Verarbeitung auf keiner anderen Rechtsgrundlage basiert.
- Die betroffene Person Widerspruch gegen die Verarbeitung einlegt und kein berechtigtes Interesse an der Verarbeitung besteht.
- Die personenbezogenen Daten unrechtmäßig verarbeitet wurden.
- Das Unternehmen aufgrund einer gesetzlichen Pflicht zur Löschung verpflichtet ist. Oder:
- Die personenbezogenen Daten in Bezug auf angebotene Dienste der Informationsgesellschaft gem. Art. 8 Abs. 1 DS-GVO angeboten wurden.

Wird ein Löschanspruch geltend gemacht, muss zuerst geprüft werden, ob einer der Gründe vorliegt, der zur Löschung verpflichtet und dann, ob eine Ausnahme von der Löschpflicht vorliegt. Die Löschpflicht entfällt, wenn eine rechtliche Verpflichtung zur Aufbewahrung der Daten besteht, wie etwa gesetzliche Aufbewahrungsfristen. Bei der Beantwortung einer Löschanfrage muss entsprechend darauf hingewiesen werden, dass das Recht auf Löschung durch gesetzliche Bestimmungen eingeschränkt wird.

Bei klinischen Studien wird der Anspruch auf Löschung überwiegend im Zusammenhang mit dem Widerruf der Einwilligung relevant. Zieht ein Proband seine Einwilligung in die Verarbeitung seiner personenbezogenen Daten zurück, sind sämtliche personenbezogene Studiendaten grundsätzlich zu löschen oder zu anonymisieren. Der Verantwortliche muss die betreffende Verarbeitung beenden und der Betroffene ist dann über die Datenlöschung zu informieren.

Etwas anderes gilt nur, wenn Einschränkungen der Löschpflicht bestehen, wie bei AMG- und MPG-Studien (vgl. ► Kap. C.11.2.5). Auch in diesen Fällen muss bei der Beantwortung einer Löschanfrage entsprechend darauf hingewiesen werden, dass das Recht auf Löschung durch gesetzliche Bestimmungen eingeschränkt wird. Demzufolge muss im Fall des Widerrufs genau geprüft werden, welche Daten für die gesetzlichen Zwecke zwingend erforderlich sind. Darüber hinaus gehende Daten müssen gelöscht werden und die Betroffenen müssen neben der Ausnahmeregelung über die erfolgte Löschung der restlichen Daten entsprechend informiert werden.

C.11.4.3 Umsetzung der Pseudonymisierung

In der klinischen Forschung hat die Verarbeitung pseudonymisierter Daten Vorrang. Die forschungsspezifischen Regelungen in § 27 Abs. 3 BDSG und den jeweiligen LDSG verpflichten von vornherein zur getrennten Speicherung identifizierender Daten und Restdaten. § 42a AMG statuiert nochmals ausdrücklich, dass personenbezogene Daten vor ihrer Übermittlung durch den Prüfer oder den Sponsor unter Verwendung der Identifizierungscodes der betreffenden Person zu pseudonymisieren sind.

Lediglich bei der Ersterhebung im Rahmen der Aufklärung darf bzw. muss noch mit Identifikationsdaten gearbeitet und dokumentiert werden. Jede weitere Erhebung und Verarbeitung personenbezogener Probandendaten müssen dann zwingend in pseudonymisierter Form erfolgen. Deshalb ist die rechtskonforme Pseudonymisierung ein zentrales Element jeder Studie.

Organisatorisch müssen dafür folgende Maßnahmen in der Studienkonzeption vorgesehen und umgesetzt werden:

- Festlegung der durch Pseudonymisierung zu ersetzenden identifizierenden Daten
- Definition der Pseudonymisierungsregel

- Festlegung der Personen, die zur Verwaltung der Pseudonymisierungsverfahren, zur Durchführung der Pseudonymisierung und ggf. der Depseudonymisierung berechtigt sind.
- Festlegung der zulässigen Anlässe für Pseudonymisierungs- und Depseudonymisierungsvorgänge
- zufällige Erzeugung der Zuordnungstabellen oder der in eine algorithmische Pseudonymisierung eingehenden geheimen Parameter
- Schutz der Zuordnungstabellen bzw. geheimen Parameter sowohl gegen unautorisierten Zugriff als auch gegen unautorisierte Nutzung
- Trennung der zu pseudonymisierenden Daten in die zu ersetzenden identifizierenden und die weiteren Angaben

C.11.4.3.1 Entfernung von Identifizierungsmerkmalen

Aus dem Datensatz darf kein Bezug zur Person mehr erkennbar sein. Identifizierende Daten müssen entfernt werden, z. B. Name, Adresse, Geburtsdatum, Beruf, Postleitzahl, Geschlecht, Blutgruppe, Größe, besondere persönliche Merkmale, Patientennummer.

Bei studienrelevanten Daten muss zumindest auf das tatsächlich Erforderliche reduziert werden, z. B. Alter statt Geburtsdatum, PLZ-Raum statt genaue PLZ, Gruppenwerte statt Einzelwerte (Altersgruppe, Berufsgruppe o. Ä.).[81]

C.11.4.3.2 Technische Umsetzung (Papier und elektronisch)

Identifizierende Daten müssen entfernt, gelöscht oder unkenntlich gemacht werden.

Papierdokumente: z. B. durch Schwärzen

In Dateien: Daten löschen oder sonst unkenntlich machen. Ggf. Einsatz von Software, die identifizierende Daten, Datenfelder entfernt oder ersetzt

Bilder/Filme: Identifizierende Merkmale im Film beseitigen, z. B. durch relevante Ausschnitte statt Gesamtbild der Person. Veränderung der Bilddaten so, dass diese Zuordnung nicht mehr möglich ist (Defacing), Einsatz entsprechender Softwarelösungen

Bilddaten (MRT, CT): Einsatz von Softwarelösungen zur Pseudonymisierung von Bilddaten, die z. B. die identifizierenden Daten entfernen bzw. alle Datenfelder, die persönliche Daten enthalten können, ersetzen (durch Dummy-Werte)

Tonaufnahmen: zeitnahes Transkribieren von Interviews

Blut- oder Gewebeproben: Identifikationsnummer oder Barcode

C.11.4.3.3 Prüfen/Risikoanalyse

Bei der Risikoanalyse geht es um die Möglichkeiten unbefugter Depseudonymisierung. Die Prüfung dient dazu, um festzustellen, ob das gewählte Verfahren ausreichenden Schutz für die Patientendaten bietet. Dabei sind folgende Punkte zu untersuchen:

- Sensibilität der verarbeiteten Daten
- Angriffsszenarios
- Analyse der Schwachstellen, insbesondere Anzahl der für eine unbefugte Depseudonymisierung zu kompromittierenden Stellen

Um feststellen zu können, wie hoch ist das Risiko einer Depseudonymisierung ist, muss versucht werden, objektiv zu klären, ob identifizierende Daten wirklich restlos entfernt sind, oder ob aus den Daten/Bildern ein Bezug zur Person herstellbar ist bzw. diese erkennbar ist. Häufige Fehlerquellen sind z. B.:

---

[81] vgl. zu Methoden der Pseudonymisierung: GMDS, Arbeitshilfe zur Pseudonymisierung/Anonymisierung, a. a. O. Punkt 8.3

- Schwärzen mit Filzstift/Textmarker – schwarz ist nicht immer schwarz
- Probandennamen als Bilddateiname, im Meta-Tag einer Studien-Webseite
- einfache Wiederherstellungsmöglichkeiten gelöschter oder veränderter Daten (z. B. Word-Dokument oder PDF, Entpixelung mit Photoshop)

Zu berücksichtigen sind auch Abhängigkeiten: Probandenmenge, Verknüpfungsmöglichkeiten, Zusatzwissen und technische Möglichkeiten Unbefugter.[82]

Problematisch sind charakteristische Merkmale des Betroffenen oder der Krankheit, z. B. einzigartiges Krankheitsbild, seltene Erkrankung, Erkennbarkeit auf Bildern, Videoaufnahmen, z. B. von Therapiegesprächen, Stimmen bei Interviews. Möglichkeiten zur Rekonstruktion von Gesichtern (z. B. craniale Computertomographie (CCT) bei dreidimensionalen Aufnahmen o. Ä.). So wird z. B. bei Studien mit besonderen Erkrankungen und demzufolge wenigen Probanden die Identifizierbarkeit trotz aller Maßnahmen möglich sein. Auch bei Biomaterial, genetischen Daten kann der Personenbezug nicht ausgeschlossen werden.

In solchen Fällen, in denen hohes Risiko für eine Depseudonymisierung bzw. Identifizierbarkeit besteht und nicht ausgeschlossen werden kann, muss die Patienteninformation/Einwilligung entsprechend angepasst werden und auf die Möglichkeit der Identifizierbarkeit hingewiesen werden.

C.11.4.3.4 Zuordnungscodes

Jeder Studienteilnehmer sollte bei Studienbeginn sehr frühzeitig eine individuelle Code-Nummer erhalten, der die erhobenen Daten zugeordnet werden können. Die Identifikation des jeweiligen Datensatzes darf nur noch anhand der ID erfolgen. Kommunikation zwischen Studienbeteiligten und Studiendokumentation dürfen nur anhand der pseudonymen ID und ohne Einsicht in die Zuordnungsliste durchgeführt werden.

Auch aus dem Code darf kein Rückschluss auf die Person möglich sein. Ungeeignet sind deshalb Initialen, Geburtsdatum, Patienten-ID, Fall-ID des Krankenhauses o. Ä. Geeignet sind demgegenüber eine Studiennummer, Zufallszahlen, zusammengesetzte Codes, Hashwerte. Vgl. z. B. eine übliche Codierung bei klinischen Arzneimittelstudien:

123	45	01	001
Studiencode	Ländercode	Zentrumsnummer	Patientennummer

C.11.4.3.5 Doppelte Pseudonymisierung

Besonders schützenswerte (z. B. genetische) Daten müssen durch eine zweifache Verschlüsselung mit einer jeweils anderen Kennziffer gekennzeichnet werden („doppelte Pseudonymisierung").

Die pseudonymisierten Daten werden unter Einbeziehung eines Datentreuhänders (z. B. einer Treuhandstelle, manchmal Datenschutzbeauftragter) bei zwei voneinander unabhängigen Stellen mit getrennter Verantwortung verwaltet. Bei dem zweistufigen Verfahren werden die Daten zuerst durch eine Stelle pseudonymisiert (Zuordnung verbleibt dort) und die so pseudonymisierten Daten dann durch eine andere Stelle mittels Software nochmals pseudonymisiert (Zuordnung verbleibt dort). Damit können die einzelnen Teile nicht zu einer unbefugten Re-Identifikation von betroffenen Personen führen.

Besonders Biomaterialien und die zugehörigen personenbezogenen Daten dürfen grundsätzlich nur in zumindest doppelt pseudonymisierter Form aufbewahrt bzw. gespeichert und insbesondere weitergegeben werden, um einen hinreichend sicheren Schutz des Persönlichkeitsrechts zu erreichen. Bei Weitergabe müssen sich die Empfänger außerdem dazu verpflichten, jeden Versuch zur Re-Identifizierung von Proben und Daten zu unterlassen.[83]

---

82 vgl. zu Risikodarstellung GMDS, Arbeitshilfe zur Pseudonymisierung/Anonymisierung, a. a. O. Punkt 8.4

83 AKEK, Handreichung Biobanken

C.11.4.4 Aufbewahrung und Archivierung

C.11.4.4.1 Aufbewahrung von Unterlagen, Dokumenten, Studienakten

Während der Bearbeitung und Aufbewahrung müssen Zugriffsmöglichkeiten Unbefugter, Zerstörung oder Verlust ausgeschlossen werden können. Räume, in denen Unterlagen, Dokumente, Studienakten verwahrt werden, müssen entsprechend abgesichert sein, Türen und Fenster gegen Einbruch gesichert sein, Schränke verschließbar sein. Zutritt dürfen nur berechtigte Mitarbeiter des Studienteams haben. Dementsprechend müssen Regelungen zum Zugang zu Räumen, Verschluss/Schließregelungen, Umgang mit Studiendokumenten bestehen.

Die Mitarbeiter des Studienteams müssen entsprechend verpflichtet werden, Unterlagen (auch Kopien und Notizen) nicht aus den Räumen/Prüfbereich zu entfernen, soweit nicht im Rahmen der Studiendurchführung erforderlich.

C.11.4.4.1.1 Archivierung der Studienakten

In der Praxis ist die ordnungsgemäße Langzeitarchivierung von Studienakten oft problematisch. So werden z. T. Studienakten ungeordnet in Stapeln oder unbeschrifteten Kartons irgendwo im Patientenaktenarchiv abgelegt. Oder finden sich bei Audits mehr oder weniger zufällig in anderen Archiven, Abstellräumen, Garagen oder im Privatkeller ehemaliger Prüfärzte wieder, wobei der Zustand zwischen leicht angeschimmelt bis zur undefinierbaren Masse schwankt.

Die Archivierung von Studienakten nach Abschluss der Studie muss grundsätzlich nach den gleichen Sicherheitsprinzipien erfolgen, wie die Archivierung von Patientenakten. Deshalb gelten die gleichen Anforderungen an Archivsicherheit/Raumsicherheit, z. B. Brandschutz, Brandschutztüren, Feuerlöscher, Rauchmelder. Schutz vor Wasserschäden (keine Leitungen im Raum) als auch für das Vorhandensein von Regelungen, wie Definition und Dokumentation von Einlagerungsobjekten, Indexierung sowie Zutrittsregelungen, Zulässigkeit und Organisation von Aktenentnahme/Rückgabe (▶ Kap. C.3 Datenmanagement).

C.11.4.4.1.2 Aufbewahrung und Archivierung von Zuordnungs- bzw. Identifizierungslisten

Die Zuordnungsliste und identifizierende Dokumente müssen getrennt von den Studiendaten aufbewahrt werden. Sie dürfen weder in der Krankenakte, Studienakte oder bei den Restdaten abgelegt werden. Erforderlich ist die physikalische Trennung, d. h. gesondertes Dokument, gesonderte Datenbank, Verwahrung in gesichertem Verzeichnis, kryptografisch verschlüsselt oder extern, z. B. im Tresor oder Stahlschrank. Zugriff darf nur der Prüfarzt/Studienleitung der jeweiligen Klinik haben.

Auch bei der Archivierung der Zuordnungslisten muss die physikalische Trennung der pseudonymisierten Unterlagen und der identifizierenden Unterlagen/Zuordnungsliste weitergeführt werden. Die Listen dürfen daher nicht im gleichen Archiv wie die Studienakten gelagert werden.

C.11.4.4.2 Bearbeitung und Archivierung von Studiendaten

Hinsichtlich der Speicherung und Verarbeitung der Studiendaten gelten ebenfalls die gleichen Sicherheitsregeln wie bei der Verarbeitung von Patientendaten. Die grundlegenden technischen und organisatorischen Sicherheitsmaßnahmen bei IT-Nutzung werden i. d. R. von der jeweiligen Klinik/Einrichtung im Rahmen ihres IT-Sicherheitskonzepts vorgegeben.

C.11.4.4.2.1 Sichere Speicherung

Datenspeicherung ist nur im sicheren Verzeichnis auf dem Server der Einrichtung zulässig (Abteilungsverzeichnis, spezielles Verzeichnis für die Studie), evtl. verschlüsselt. Auf Arbeitsplatzrechnern (Festplatte) selbst dürfen keine personenbezogenen oder -beziehbaren Daten gespeichert werden.

Die Ablagesystematik im Verzeichnis muss geregelt sein. Zugriff auf das Verzeichnis dürfen nur berechtigte Mitarbeiter des Studienteams erhalten. Das erfordert das Vorhandensein eines Berechtigungskonzepts, differenzierte Zugriffsrechte, revisionsfähige Benutzerkennungen.

Ebenfalls zu regeln sind Account-Vergabe, Identifikation und Benutzer-Authentifizierung (z. B. Unzulässigkeit von Gruppenaccounts), Protokollierung, Haftung, Sicherheit, Verpflichtung der Mitarbeiter zur dienstlichen Nutzung. Ebenso müssen Passwortregeln und Vorgaben zu Passwortsicherheit bestehen, mit Verpflichtung der Mitarbeiter, Passwörter nicht an Dritte weiterzugeben, regelmäßig zu ändern sowie Sicherheitsregeln einzuhalten.

C.11.4.4.2.2 Einsatz tragbarer Geräte/Datenträger

Bei Nutzung von mobilen Geräten, wie Notebook, Pad, USB-Stick, DVD, Smartphone o. Ä. bestehen immer die gleichen Risiken: Zugang für Dritte, Kenntnisnahme durch Unbefugte, Datenverlust, Datenabzug sind wesentlich einfacher möglich als bei stationären Rechnern. Zusätzlich erhöht sich die Gefahr, dass über diesen Weg Viren, Trojaner, Malware in das Klinik-/Unternehmensnetz gelangen. Handelt es sich dabei auch noch um private Geräte der Mitarbeiter, hat der Arbeitgeber/die Einrichtung keinen Einfluss auf Sicherheitsmaßnahmen und Verhalten in der Freizeit.

Deshalb gilt in den meisten Krankenhäusern für die Verarbeitung von Gesundheitsdaten von vornherein der Grundsatz, dass externe Speichermedien (USB-Stick, DVD o. Ä.) zu vermeiden sind bzw. entsprechende Anschlüsse gesperrt sind. Ebenso ist das Mitbringen bzw. dienstliche Nutzen privater Geräte, wie Notebooks, Pads, grundsätzlich nicht erlaubt.

Soweit mobile Geräte, wie Notebook oder Pad, dienstlich genutzt werden (oder im Homeoffice eingesetzt werden), müssen verbindliche Regelungen zum Einsatz getroffen werden, wie ein grundsätzliches Verbot, personenbezogene Daten darauf zu speichern (außer mit kryptografischer Verschlüsselung im Ausnahmefall). Ebenso müssen umfassende Sicherheitsmaßnahmen eingerichtet werden, wie z. B. Antivirenprogramm, Personal Firewall, Anti-Spy, standardmäßiger Scan bei Anschluss an das Hausnetz, Verzeichnisverschlüsselung.

C.11.4.4.2.3 Speicherung von Zuordnungs- bzw. Identifizierungslisten

Zuordnungslisten und identifizierende Daten/Dokumente dürfen technisch und organisatorisch nur getrennt von den Studiendaten gespeichert werden, so dass das Studienteam keine Möglichkeit zum Zugriff hat. Zum Beispiel anderes Verzeichnis, Verschlüsselung, anderer Datenträger im Tresor/Stahlschrank. Zugang/Zugriff darf nur der Prüfarzt haben.

Die separate Speicherung von pseudonymisierten Daten und Identifikationsdaten muss auch bei der Archivierung beibehalten werden. Archive müssen ebenfalls technisch und organisatorisch voneinander getrennt gehalten werden.

C.11.4.5 Sichere Übermittlung und Offenlegung von Studiendaten

Werden die Daten im Rahmen der Studie versendet (Kommunikation mit Sponsor, CRO, Studienbeteiligten) liegen Verantwortung für den Transport und Haftung beim Versender (Weitergabekontrolle). Ein Versand an oder Einsicht durch Unbefugte bedeutet einen Verstoß gegen das Datengeheimnis und Geheimhaltungspflichten sowie ggf. Bruch der Schweigepflicht und löst eine Meldepflicht an die Aufsichtsbehörde aus (vgl. ► Kap. C.11.5).

C.11.4.5.1 E-Mail im Internet

Risiken: Personenbezogene Daten gehen im Klartext über das Internet (Postkarte), Authentizität/Integrität sind nicht gewährleistet. Der Inhalt ist durch Unbefugte einsehbar und änderbar. Neben dem direkten Versand sind ebenfalls problematisch:

- Weiterleitungen aus dem sicheren Unternehmensnetz heraus über Internet (Webadresse, Homeoffice o. Ä.)
- cc-Verteiler, in denen z. B. Empfänger außerhalb der eigenen Einrichtung die Mail über Internet erhalten oder unbefugte Empfänger enthalten sind

In allen Fällen liegen beim Versand von Gesundheitsdaten Verstöße gegen Datengeheimnis und Schweigepflicht mit den entsprechenden Rechtsfolgen vor.

Daran ändert auch der Versuch nichts, die Haftung mittels sog. Disclaimer ausschließen zu wollen. Eine beliebte Klausel am Ende einer Mail (hier aus einem Krankenhaus) lautet z. B.:

> *„Diese E-Mail und eventuelle Anlagen können vertrauliche und/oder rechtlich geschützte Informationen enthalten. Wenn Sie nicht der richtige Adressat sind oder diese E-Mail irrtümlich erhalten haben, informieren Sie bitte sofort den Absender und vernichten Sie diese E-Mail. Das unerlaubte Kopieren sowie die unbefugte Weitergabe dieser E-Mail ist nicht gestattet."*

Solche Klauseln haben keine rechtliche Wirksamkeit. Insbesondere ändern sie nichts daran, dass die Mail einem Unbefugten zur Kenntnis gelangt und damit der Verstoß geschehen ist. Die datenschutzrechtliche Zuweisung der Verantwortung und Haftung für den Transport an den Versender kann nicht durch eine simple Erklärung abbedungen werden. Ein Haftungsausschluss ist nicht möglich und die Empfänger werden durch solche „Verhaltensregeln" in keiner Weise verpflichtet. Daher kann auf Disclaimer getrost verzichtet werden.

Vielmehr müssen die erforderlichen Sicherheitsmaßnahmen zwingend eingehalten werden:

- einheitliche, verbindliche Regelungen zum Mailversand in Einrichtung/Unternehmen
- Verbot des Versands von unverschlüsselten personenbezogenen Gesundheitsdaten per E-Mail im Internet
- Pflicht zur kryptographischen Ende-zu-Ende-Verschlüsselung (z. B. durch Verschlüsselungssoftware, wie PGP, GPG, S/Mime)
- cc-Verteiler: Befugnis der Empfänger prüfen und ggf. eingrenzen
- auch pseudonymisierte Daten zusätzlich absichern (Transportverschlüsselung: TLS/SSL, VPN)

C.11.4.5.2 Telefax

Risiken: Faxserver, Verwählen, Fehlleitungen, vergessene Amtsnull

C.11.4.5.2.1 Grundsätzliches Sicherheitsproblem bei Faxversand

Lange Zeit war Telefax als sichere Versandmethode das Mittel der Wahl, da bei analogen Faxgeräten eine direkte, sichere Verbindung über die Telefonleitung bestand.

Mittlerweile verläuft die Kommunikation aber zunehmend über PC-Fax/Faxserver sowie Verwendung von Fax-Diensten via Cloud und damit über das Internet. Damit bestehen die gleichen Probleme und Risiken wie bei unverschlüsselter E-Mail im Internet. Insofern ist die Übertragung von unverschlüsselten Gesundheitsdaten über Faxserver als unzulässig zu betrachten.[84]

Auf dieser Basis muss über kurz oder lang eine Ablösung der Telefaxübermittlung im Gesundheitswesen angestrebt werden. Derzeit würde allerdings die völlige Untersagung von Telefaxübermittlungen von Gesundheitsdaten viele und wesentliche Prozesse der Kliniken und Gesundheitseinrichtungen zum Nachteil der Betroffenen (insbesondere Patienten) zum Erliegen bringen. Telefaxnutzung muss aber dann, wenn keine alternative Versandmöglichkeit besteht, auf besonders eilbedürftige Übermittlungen beschränkt werden.[85] Kurzfristig müssen also Alternativen geprüft und genutzt werden, wie Umstellung auf kryptografisch verschlüsselte E-Mail, Portallösungen, bei denen die Kommunikationspartner Nachrichten und Inhalte verschlüsselt abrufen und bereitstellen können oder aber die herkömmliche Briefpost.

[84] vgl. OVG Lüneburg, Urteil v. 22.07.2020 – AZ 11 LA 104/19, Hamb. LfD, Telefax Versand, LfDI Hessen, Kommunikationssicherheit beim Fax. Zu weitgehend LfD Bremen, die mangels Unterscheidbarkeit zwischen digitaler und analoger Faxübertragung Faxversand aller personenbezogener Daten generell für unzulässig hält.

[85] LfDI Hessen, Kommunikationssicherheit beim Fax

C.11.4.5.2.2 Hohes Risiko von Fehlversänden

Fehlversände bei Fax sind in der Praxis weit verbreitet und die Zahl so an Unbefugte verschickter Arztberichte, Befunde, Laborberichte, psychiatrischer Gutachten und anderer hochvertraulicher Dokumente erreicht bedenkliche Ausmaße. Die Dunkelziffer nicht bekanntgewordener Fehlversände liegt noch weit höher.

Die mit Abstand häufigste Ursache ist, dass bei der Zielnummernwahl die sog. Amtsnull vergessen wird. Diese muss bei den Nebenstellengeräten (Telefon, Fax) in Unternehmen vorgewählt werden, wenn Telefonate/Faxsendungen außerhalb des Unternehmens gehen sollen. Wird diese vergessen, wird bei Ferngesprächen die 0 der eingegebenen Vorwahl als Amtsnull interpretiert, gehen Gespräche/Faxe an eine Nummer im eigenen Vorwahlbereich. Bei Ortsgesprächen bleibt das Fax ohne 0 im eigenen Unternehmen. Beispiele:

Eigentliches Ziel:	(0) 0 6221 56 12345	Universitätsklinikum Heidelberg
Tatsächliches Ziel:	(0) 6221 56 12	falscher Empfänger in der eigenen Stadt

oder

Eigentliches Ziel:	(0) 123456	Empfänger in der eigenen Stadt
Tatsächliches Ziel:	12345	falscher Empfänger im eigenen Haus

In jedem Fall geht das Fax an unbefugte Dritte, mit den o. g. Folgen für Datengeheimnis, Schweigepflicht und Meldepflicht. Erforderliche Maßnahmen sind daher:

- einheitliche, verbindliche Regeln zur Faxnutzung im Unternehmen
- Verpflichtung der Mitarbeiter zu Sorgfalt, Nummernkontrolle, Programmierung oft genutzter Nummern
- Ausdruck und Prüfung des Versandprotokolls (oft aus Zeitgründen unterdrückt)
- bei unklarem Verbleib Empfängerkontakt
- regelmäßige Sensibilisierung der Mitarbeiter

C.11.4.5.3 Remote Data Entry

Auch bei Datenübermittlung der pseudonymisierten Daten an den Sponsor online/über eCRF gelten die allgemeinen Grundsätze für Datenübertragung über Internet. Empfohlene Ansätze:

- sichere Identifizierung/Authentifizierung der Nutzer
- sichere Verbindung mit https/SSL oder VPN

Soweit externe Hoster eingesetzt werden, bzw. Clouddienste handelt es sich um Auftragsverarbeitung, was entsprechende vertragliche Regelungen zwischen Auftraggeber und Dienstleister erfordert (vgl. ▶ Kap. C.11.4.1.2).

C.11.4.5.4 Veröffentlichung von Studienergebnissen

Für die Veröffentlichung der Ergebnisse klinischer Studien, sei es in öffentlich zugänglichen Registern oder durch Publikation in wissenschaftlichen Fachzeitschriften, gilt datenschutzrechtlich die gleiche Voraussetzung: Sie darf grundsätzlich nur ohne patientenbezogene Daten erfolgen. Für Arzneimittelstudien legt § 42b Abs. 2 AMG das fest. Das gleiche gilt nach den Forschungsregeln in den Datenschutzgesetzen (§ 24 BDSG oder gleichlautende Regeln in den LDSG (z. B. § 13 Abs. 3 LDSG BW)). Danach dürfen personenbezogene Daten nur veröffentlicht werden, wenn die betroffene Person eingewilligt hat oder dies für die Darstellung von Forschungsergebnissen über Ereignisse der Zeitgeschichte unerlässlich ist.

Vor der Veröffentlichung muss daher noch einmal genau geprüft werden, ob in den zu veröffentlichenden Daten noch identifizierende Merkmale enthalten sind.

C.11.4.6 Entsorgung – Vernichtung – Löschung

Wenn Studiendokumentation entsorgt oder vernichtet werden kann, muss auch dies datenschutzkonform erfolgen. Für die Vernichtung von Dokumenten, Datenträgern, Filmen gibt es verbindliche Vorgaben. DIN 66399 schreibt je nach Schutzstufe und Sicherheitsstufe Partikelgrößen vor. Für personenbezogene Patienten/Gesundheitsdaten wird Schutzstufe 3, Sicherheitsstufe 4 vorausgesetzt.[86]

Ordnungsgemäße Entsorgung von Dokumenten und Datenträgern erfordert:

- ein Entsorgungskonzept,
- Regelungen im Unternehmen zur Entsorgung/Vernichtung,
- Verbot der Entsorgung im Altpapier, Normalmüll, EDV-Schrott,
- Sammlung in verschlossenen, besonders gekennzeichneten Behältern bzw. Räumlichkeiten,
- Vernichtung gem. Schutzklasse 3, Sicherheitsstufe 3-4, z. B. durch Schreddern, Verbrennen

  oder
- datenschutzgerechte Entsorgung nach DIN 66399 durch vertraglich gebundenen Dienstleister. Dabei handelt es sich um Auftragsverarbeitung, für die ein entsprechender Vertrag nach Art. 28 DS-GVO abgeschlossen werden muss.

Ordnungsgemäße Löschung gespeicherter Daten erfordert:

- ein Löschkonzept
- Regelungen im Unternehmen zur Datenlöschung, Hinweis, dass einfaches Löschen oder formatieren nicht ausreicht
- Pflicht zur Nutzung spezieller Löschsoftware (z. B. durch mehrfaches Überschreiben)

C.11.5 Meldepflicht bei Datenschutzverstößen

Die DS-GVO legt in Art. 33 eine Meldepflicht der für die Datenverarbeitung Verantwortlichen bei Datenschutzverstößen innerhalb von 72 Stunden fest. Denn die Verletzung des Schutzes personenbezogener Daten kann zu einem physischen, materiellen oder immateriellen Schaden für Betroffene führen, wenn nicht rechtzeitig und angemessen reagiert wird. Erfolgt die Meldung nicht, nicht richtig, nicht vollständig oder nicht rechtzeitig, sieht Art. 33 DS-GVO ein Bußgeld vor.

C.11.5.1 Datenschutzverstoß

In der DS-GVO werden alle Fälle von Datenschutzverstößen unter dem Begriff der „Verletzung des Schutzes personenbezogener Daten" zusammengefasst (Art. 33 DS-GVO). Eine solche Verletzung (auch Datenpanne oder Data Breach) liegt vor, bei

- Vernichtung, Verlust oder Veränderung personenbezogener Daten (gleichgültig, ob unbeabsichtigt oder unrechtmäßig) oder
- unbefugter Offenlegung bzw. unbefugtem Zugang zu personenbezogenen Daten (vgl. Definition in Art. 4 Nr. 12 DS-GVO).[87]

86 Übersicht zur Vernichtung nach DIN 66399 z. B. hier: https://din66399.de/

87 Beispiele und Informationen zur Meldepflicht, vgl. Art-29-Datenschutzgruppe, Working Paper 250, Leitlinien für die Meldung von Verletzungen des Schutzes personenbezogener Daten

C.11.5.2 Voraussichtliches Risiko für die Rechte und Freiheiten Betroffener

Die Meldepflicht besteht nur dann, wenn der Vorfall voraussichtlich zu einer hohen Gefahr für Rechtsgüter Betroffener führt. Es kommt also immer auf den Einzelfall an. Bei der Ermittlung des Risikos spielt neben der Art der betroffenen Daten auch der Umfang eine Rolle (z. B. wie viele Daten von wie vielen Personen sind betroffen?).

Zu diesen möglichen Schäden zählt die DS-GVO etwa die Diskriminierung von Personen, Identitätsdiebstahl oder -betrug, finanzielle Verluste, Rufschädigung, und weitere erhebliche wirtschaftliche oder gesellschaftliche Nachteile für die Betroffenen. Auch die Aufhebung der Pseudonymisierung und Verletzung des Berufsgeheimnisses fallen darunter.[88]

Allerdings ist nicht jede Datenschutzverletzung auch zu melden. Wenn kein oder nur ein geringes Risiko vorliegt, besteht keine Meldepflicht, z. B. trotz Sicherheitslücke kein unberechtigter Zugriff/Kenntnis von personenbezogenen Daten, gehackter Server oder verlorener Datenträger enthält nur kryptografisch verschlüsselte Daten, fehlversendeter Brief kommt ungeöffnet zurück.

Mehr als nur ein geringes Risiko besteht demgegenüber immer bei (unverschlüsselten, also) personenbezogenen besonderen Datenarten wie Gesundheitsdaten. Deshalb ist in den meisten Fällen aufgrund des höheren Risikos für die Rechte der Betroffenen eine Meldepflicht anzunehmen. In der Praxis fordern Datenschutzaufsichtsbehörden, wie z. B. in Baden-Württemberg, immer eine Meldung, sobald Gesundheitsdaten betroffen sind.

C.11.5.3 Beispiele für eine Meldepflicht

Bei den folgenden Beispielen aus der täglichen Praxis musste der Meldepflicht an die Aufsichtsbehörde nachgekommen werden:

- Gesundheitsdaten (Patientenakten, Dokumente, Besprechungs-/Übergabeberichte, Bettenpläne, OP-Pläne) im Müll, Altpapier, Fußboden vor der Kantine oder auf der Straße
- offene Datenschutzcontainer auf dem Hof, für jeden zugänglich
- gestohlene USB-Sticks mit nicht verschlüsselten Gesundheitsdaten infektiöser Patienten
- gestohlene Aktenordner mit Klardaten von Studienteilnehmern
- verkaufte medizinische Geräte mit Gesundheitsdaten im Speicher
- entsorgte Rechner mit Gesundheitsdaten auf dem Hof oder beim Elektroschrott
- Fehlversand von medizinischen Unterlagen, Patientenrechnungen, Befunden, Studiendaten per Post (falsche Adresse/Person, verwechselte Namen, Hausärzte, Fachärzte, Adressaufkleber)
- Fehlversand von Gehaltsabrechnungen (falsche Adresse, falsche Kuvertierung)
- Fehlversand Fax (Befunde, Studiendaten, Gutachten) an falsche Nummer, fehlende Amtsnull
- Fehlversand unverschlüsselter Mails mit Gesundheitsdaten von Patienten, Daten von Studienteilnehmern (Adresse falsch, vertippt o. Ä.)
- Mailverteiler cc statt bcc, alle Teilnehmer der Patientengruppe für jeden sichtbar
- zu weite Zugriffsberechtigungen in klinischen Informationssystemen, unsichere Systeme, Datenlecks, Hacking
- Zugriff auf Behandlungsdokumente anderer Patienten bei Upload eigener Dokumente auf Server einer Klinik
- sensible Informationen versehentlich in Internet hochgeladen
- Patientendatenaustausch über unsichere Cloud
- Angriff auf Krankenhausserver, Patientendaten zugänglich

[88] vgl. DS-GVO Erwägungsgrund 85

- gestohlene Notebooks mit Studiendaten und Personaldaten
- Versand von Bildern von Patientenakteninhalten an Freunde über WhatsApp
- Upload von Videos mit Patienteninformationen auf Social-Media-Plattformen (Instagram, TikTok)

C.11.5.4 Umsetzung der Meldepflicht

Nach Bekanntwerden des Vorfalls muss der für die Datenverarbeitung Verantwortliche unverzüglich, möglichst innerhalb von 72 Stunden eine Mitteilung an die zuständige Aufsichtsbehörde machen. Die meisten Aufsichtsbehörden haben eine Möglichkeit der Online-Meldung auf ihren Webseiten geschaffen, so dass eine zeitnahe Meldung recht einfach umzusetzen ist.[89] Sollte die Frist von 72 Stunden nicht eingehalten werden, muss die Verzögerung später zusammen mit der Meldung begründet werden.

Sinnvoll und erforderlich ist ein dokumentierter Prozess, wie im Fall eines Datenschutzverstoßes zu verfahren ist, also:

- wie gewährleistet wird, dass der Verstoß den Verantwortlichen bekannt wird
- wie der Vorgang zur Abstimmung bzgl. Meldungserfordernis abläuft (z. B. Recht, Datenschutzkoordinator, DSB, Leitung)
- wie die 72-Stunden-Frist gewahrt wird
- wer an die Aufsichtsbehörde meldet und in welcher Form

Erforderlich ist die Einrichtung einer zentralen Meldemöglichkeit für Mitarbeiter im Unternehmen/Einrichtung an den Verantwortlichen, die eine zeitnahe Reaktion ermöglicht. Das kann z. B. durch ein internes Meldeformular, Ticketsystem umgesetzt werden. Bewährt hat sich eine spezielle Mailadresse für Mitteilungen zu Datenpannen (z. B. Datenschutzmeldung@XXXXX, Datenpanne@XXXXX), gekoppelt mit sofortiger Benachrichtigung bei Maileingang auch außerhalb der üblichen Arbeitszeiten, (z. B. SMS-Benachrichtigung).

C.11.5.5 Information Betroffener

Bei hohem Risiko für die persönlichen Rechte und Freiheiten der Betroffenen besteht nach Art. 34 DS-GVO die Verpflichtung für den Verantwortlichen, die Betroffenen wegen des Datenschutzverstoßes so schnell wie möglich zu informieren.

Einige Aufsichtsbehörden grenzen dabei ab, ob ein „hohes" Risiko vorliegt, statt nur eines „mittleren". Bei nur mittlerem Risiko besteht demnach keine Meldepflicht, wenn z. B. fehlversendete Unterlagen nach glaubhafter Angabe aller Empfänger vernichtet wurden bzw. dem Absender unbeschädigt und ohne, dass eine Kopie angefertigt wurde, zurückgegeben wurden.[90] Demgegenüber lassen andere Aufsichtsbehörden, wie z. B. Baden-Württemberg in der Meldepraxis keine Ausnahmen zu und verlangen immer eine Benachrichtigung der Betroffenen.

Wichtigstes Ziel der Benachrichtigung ist es, dass die Betroffenen gezielt über Vorkehrungen informiert werden, die sie zu ihrem eigenen Schutz treffen können. Gesetzlich vorgesehen ist, dass die Verantwortlichen zumindest die folgenden Informationen bereitstellen:

- eine Beschreibung der Art der Datenschutzverletzung,
- den Namen und die Kontaktdaten des Datenschutzbeauftragten oder einer sonstigen Anlaufstelle,
- eine Beschreibung der wahrscheinlichen Folgen der Datenschutzverletzung und
- eine Beschreibung der vom Verantwortlichen ergriffenen oder vorgeschlagenen Maßnahmen zur Behebung der Datenschutzverletzung, ggf. einschließlich der Maßnahmen zur Abmilderung ihrer möglichen nachteiligen Auswirkungen (z. B. Änderung des Passwortes bei gehackten Online-Accounts, Sperrung der Kreditkarte bei gestohlenen Kreditkartendaten).

89 z. B. Baden-Württemberg: https://www.baden-wuerttemberg.datenschutz.de/datenpanne-melden/

90 Landesbeauftragte Datenschutz Niedersachsen, Meldung von Datenschutzverstößen, Fragen und Antworten zur DS-GVO

Handelt es sich um eine Vielzahl Betroffener bzw. würde die Einzelbenachrichtigung einen unverhältnismäßigen Aufwand für den Verantwortlichen bedeuten, kann auch eine öffentliche Bekanntmachung oder ähnlich wirksame Maßnahme vorgenommen werden (z. B. Veröffentlichung in einer überregional erscheinenden Tageszeitung).

C.11.6 Rechenschaftspflichten

Zur Umsetzung ihrer Rechenschaftspflicht nach Art. 5 Abs. 2 DS-GVO müssen Verantwortliche jederzeit die Einhaltung der Grundsätze der Datenverarbeitung nachweisen können. Die ordnungsgemäße Erfüllung der Rechenschaftspflicht kann auch im Rahmen der Beweislast in möglichen Rechtsverfahren wegen der Haftung für Datenschutzverletzungen oder Ersatzansprüchen Betroffener relevant und ggf. prozessentscheidend sein. Ebenfalls wird sie von Datenschutzbehörden bei der Entscheidung über eine mögliche Geldbuße zu berücksichtigen sein.

Grundlage für die Erfüllung der Rechenschaftspflicht ist daher eine vollständige und aktuelle Datenschutzdokumentation sowie Dokumentation der Maßnahmen zur Gewährleistung des Datenschutzes. Bausteine der Rechenschaftspflicht sind deshalb die Dokumentationen:

- zum Vorhandensein von Einwilligungen (Art. 7 Abs. 1 DS-GVO)
- zur Ordnungsmäßigkeit der gesamten Verarbeitung (Art. 24 Abs. 1 DS-GVO)
- Verzeichnis der Verarbeitungen (Art. 39 DS-GVO)
- zum Ergebnis von Datenschutz-Folgenabschätzungen (Art. 35 Abs. 7 DS-GVO)

Daher ist es für jedes Projekt und auch jede Studie essenziell, rechtzeitig mit Planung und Umsetzung strukturierter Datenschutzdokumentation zu beginnen. Notwendige Vorarbeit zum Nachweis der ordnungsgemäßen Datenverarbeitung ist deshalb die Erstellung eines Datenschutzkonzeptes.

C.11.6.1 Datenschutzkonzept

Das Datenschutzkonzept ist nicht nur ein Baustein der Rechenschaftspflicht, sondern i. d. R. auch erforderliche Dokumentation zur Vorlage bei der Ethik-Kommission, bei Anträgen für Fördermittel (z. B. BMBF) und bei Datenschutzbeauftragten im Rahmen ihrer Aufgaben zu Prüfung und Kontrolle von Datenverarbeitungen. Die Inhalte des Konzepts bilden die Grundlage für die Formulierung der Patienteninformation und Einwilligung sowie für das Verarbeitungsverzeichnis und ggf. die Datenschutz-Folgenabschätzung.

Bei den meisten klinischen Studien (insbesondere AMG, MDR) kann das Datenschutzkonzept aufgrund des geringen Umfangs der Verarbeitung, bzw. der relativ wenigen Verarbeitungsschritte im Studienprotokoll enthalten sein. Bei anderen Studienarten bzw. je größer die Vorhaben, je umfangreicher die Datenverarbeitungen und je zahlreicher die Verarbeitungsschritte sind, sollte ein gesondertes Dokument als Datenschutzkonzept vorgelegt werden können.

Das Konzept sollte die folgenden Angaben beinhalten:[91]

1. Inhalt und Zweck der Studie

- Beschreibung des Projekts in allgemein verständlicher Form
- Projektlaufzeit
- Studienleitung, -koordination, -verantwortliche
- Projektpartner, Kooperationspartner, Auftraggeber
- ggf. eingebundene Dienstleister/Auftragsverarbeiter

91 Ausführliche Informationen zu Datenschutzkonzepten auch unter GMDS, u. a. Leitfaden für die Erstellung von Datenschutzkonzepten im Gesundheitswesen.

2. Datenverarbeitende Stelle/n

Aufzuführen ist, wie die genannten Stellen an der Studie beteiligt sind und wie die Aufgaben verteilt sind. Anzugeben ist:

- Welche Stellen erheben, speichern, erhalten Daten (ggf. Biomaterial), an wen wird weitergegeben, wer hat Zugriff?
- Wer ist zur Einhaltung des Datenschutzes in der Studie verantwortlich?
  - kurze Darstelllung der datenschutzrechtlichen Verantwortlichkeit
  - bei vereinbarter gemeinsamer Verantwortlichkeit: alle Verantwortlichen

3. Betroffener Personenkreis

Unter diesem Punkt soll die Kategorie der anvisierten Betroffenen näher beschrieben werden, z. B. Studienteilnehmer, Patienten, Probanden, Beschäftigte o. Ä. Von Interesse sind z. B. auch nicht einwilligungsfähige Personen oder auch Fälle, in denen zum eigentlichen Probanden Informationen zu weiteren Personenkreisen (z. B. Verwandte) hinzugezogen werden sollen.

4. Art der Daten und Erforderlichkeit

Hier soll im Einzelnen dargestellt werden, welche patientenbezogenen Daten in der Studie erhoben werden und warum diese dafür erforderlich sind.

Nach Möglichkeit sollte eine vollständige Aufzählung der beim Patienten erhobenen, wie auch der aus den Proben gewonnenen Daten vorgenommen werden. Dabei ist keine detaillierte Erklärung jedes einzelnen Datums erforderlich, Kategorien sind ausreichend (Blutwerte, Verlauf, EKG o. Ä.). Zweck ist vielmehr die Gewinnung eines Überblicks über den Umfang der erhobenen Daten.

Bei Biomaterial sollte aufgeführt werden, welche Analysen an den Proben durchgeführt werden und welche anderen Informationen potenziell noch aus den Proben gewonnen werden könnten. Hintergrund dieser Angaben ist es festzustellen, wie schützenswert die aus den Proben gewonnenen Erkenntnisse und damit auch die Proben sind. Zudem sollte dargelegt werden, ob die erhobenen Proben noch für andere bzw. weitergehende Forschungsvorhaben von Interesse sein könnten.

5. Rechtsgrundlage (Einwilligungserklärung, Patienteninformation)

Es ist darzulegen, aufgrund welcher rechtlichen Basis die Daten erhoben werden dürfen. In klinischen Studien ist das i. d. R. die Einwilligung der Patienten. Deshalb muss an dieser Stelle eine Darstellung des Aufklärungs-/ Einwilligungsprozesses erfolgen. Die Vorlagen für Patienteninformation und Einwilligungserklärung müssen dem Konzept beigelegt werden.

6. Beschreibung der Datenverarbeitung in der Studie

Überblick, wie Daten erhoben, genutzt und gespeichert werden und wohin sie übermittelt werden. Das heißt, hier müssen die Datenflüsse und Prozesse angegeben werden. Dafür können auch Grafiken zu Hilfe genommen werden.

Biomaterial und Proben: Analog zu den Angaben für Daten müssen auch die Modalitäten der Entnahme, Aufbewahrung und Weitergabe überblicksartig dargelegt werden.

- Datenerhebung, Herkunft
  - Auswahl/Aufnahme eines Patienten in die Studie
  - Wie/womit werden die Daten erhoben, wo kommen sie her, wie ist der Ablauf der Erhebung?
- Datenverarbeitung, -nutzung in der Studie
  - Was wird im Projekt mit den Daten gemacht? (z. B. Analyse, Nutzung, Statisitik, Veränderung o. Ä.)
  - Wie werden sie verwendet?
- Datenweitergabe
  - Welche Daten werden wie weitergegeben?
    - o personenbezogen oder pseudonymisiert?

- An wen werden Daten weitergegeben?
  - o interne Empfänger /Nutzer/Zugriffsberechtigte
  - o externe Empfänger/Nutzer
- Wissenschaftliche Auswertung, Veröffentlichung von Ergebnissen (nur anonymisiert)

7. Verfahren zur Pseudonymisierung

Beschreibung des Gesamtablaufs der Pseudonymisierung der Daten (evtl. auch grafisch).

- Wer ist zuständig?
- Verfahren zur Generierung des Pseudonyms
- Verwaltung der Zuordnung Pseudonym – Patientendaten (Berechtigte, sichere Aufbewahrung)
- Voraussetzungen und Verfahren für Depseudonymisierung/Re-Identifizierung

8. Datenlöschung, Vernichtung oder Nutzung von Daten und Proben nach Studienende

Anzugeben sind die geplante Aufbewahrungsdauer, mögliche Aufbewahrungsfristen und Modalitäten der Löschung von Daten/Vernichtung von Proben. Darüber hinaus Modalitäten der Löschung der Daten bzw. Vernichtung der Proben bei Widerruf der Einwilligung.

Ebenso anzugeben sind Informationen zu geplanter Aufbewahrung von Proben und Daten ohne Zeitbeschränkung für zukünftige (d. h. noch unbestimmte) Forschungszwecke, soweit die ausdrückliche Einwilligung der Patienten/Studienteilnehmers dazu eingeholt wird.

9. Qualitätssicherung, Monitoring

Darlegung, wie evtl. benötigte Zugriffe durch Monitore, ggf. Behörden datenschutzkonform realisiert werden können. Dies beinhaltet z. B. Festlegungen, welche Personen zum Zugriff berechtigt sind, wie dies erfolgen soll und auf welche Daten der Zugriff erlaubt sein soll. Auch hier gilt der Grundsatz, dass nach Möglichkeit nur auf pseudonymisierte oder anonymisierte Daten zugegriffen werden soll.

10. Technische Ausgestaltung

Übersicht, mit welchen technischen Mitteln die Datenerhebung und -verarbeitung erfolgen soll. Bei papierbasierter Studiendokumentation reichen Angaben zu Aufbewahrung/Archivierung. Bei elektronischer Datenverarbeitung müssen Details zur technischen Realisierung der Datenerfassung, -speicherung und -übermittlungen aufgeführt werden.

- Anwendungen, eingesetzte Software
- Verwendete Datenbanken und zugehörige Server

Dazu sollten ggf. die EDV-Zuständigen im Projekt oder der Abteilung einbezogen werden.

11. Technische und organisatorische Sicherheitsmaßnahmen

Die zu treffenden technischen und organisatorischen Maßnahmen zur Gewährleistung der Sicherheit gem. Art. 32 DS-GVO müssen hier dargelegt werden.

Wenn für die elektronische Datenverarbeitung in der Studie die Infrastruktur und Anwendungen der Einrichtung (Server, Clients, Netzinfrastruktur, Software) genutzt werden, kann dafür auf das IT-Sicherheitskonzept der Einrichtung (bzw. des Rechenzentrums/IT-Bereichs) verwiesen werden.

Zu dokumentieren sind dann nur noch Maßnahmen für die Verarbeitungen vor Ort. Relevant sind insbesondere Maßnahmen für die Raumsicherheit in studienrelevanten Räumen, Zutrittssicherheit, Zugang zu EDV/IT/Anwendungen, Zugriffsberechtigungen, Datenmanagement, ggf. Stand-Alone-Rechner (außerhalb des Netzes der Einrichtung), sichere Datenübermittlung.

Dabei sind auch nichtelektronische Verarbeitungen (z. B. Papierdokumentation, Entsorgung, Archivierung) zu berücksichtigen. Biomaterial: Soweit relevant, müssen analog dazu Schutzmaßnahmen für die Proben aufgeführt werden, insbesondere gesicherte Aufbewahrung und Weitergabe.

Wenn Dienstleister für einzelne Verarbeitungsschritte einbezogen werden, ist deren IT-Sicherheitskonzept, bzw. Aufstellung technisch-organisatorischer Maßnahmen beizulegen (Vertragsbestandteil des Vertrags zur Auftragsverarbeitung mit dem Dienstleister).

12. Wahrung der Rechte Betroffener, Informationspflichten

Unter diesem Punkt muss beschrieben werden, wie die Prozesse/Vorgaben zur Umsetzung bei Geltendmachung der Betroffenenrechte nach DS-GVO (Auskunft, Berichtigung, Widerruf, Löschung usw.) gestaltet sind. Aufzuführen ist also:

- Wer Ansprechpartner für die Betroffenen ist (an wen ein Antrag zu richten ist, z. B. Studienleitung).
- Wie der Ablauf bei Geltendmachung des jeweiligen Rechts ist.
- Wie die IT-seitige Umsetzung des jeweiligen Rechts abläuft: z. B. bzgl. Systemauszügen, Zurverfügungstellung von Daten, Löschung bei Widerruf.
- Wer Ansprechpartner bei Eskalation ist.

Bereits vorhandene Dokumentationen und Prozessbeschreibungen können hier eingefügt werden.

C.11.6.2 Verzeichnis der Verarbeitungen

Das Verarbeitungsverzeichnis ist weiterer Baustein, um der in Art. 5 Abs. 2 DS-GVO normierten Rechenschaftspflicht zu genügen; u. a. muss es auf Anfrage der Aufsichtsbehörde zur Verfügung gestellt werden.

Die Pflicht zur Führung eines Verzeichnisses trifft sowohl den Verantwortlichen für die Datenverarbeitung als auch Auftragnehmer für die im Auftrag durchgeführte Verarbeitung. Oft übernimmt der/die Datenschutzbeauftragte die Führung des Verzeichnisses im Auftrag des Verantwortlichen. Üblicherweise gibt es in den Einrichtungen Formblätter und Hilfestellung der Datenschutzbeauftragten bei der Meldung zum Verarbeitungsverzeichnis. Andernfalls finden sich Vorlagen, Ausfüllhilfen und Beispiele von Aufsichtsbehörden und anderen Institutionen.[92]

C.11.6.2.1 Voraussetzungen

Art. 30 Abs. 1 und 5 DS-GVO legen die Verpflichtung zur Führung eines Verarbeitungsverzeichnisses fest, wenn die Verarbeitung

- ein Risiko für die Rechte und Freiheiten der betroffenen Personen birgt, oder
- nicht nur gelegentlich erfolgt oder
- besondere Datenkategorien gem. Art. 9 Abs. 1 DS-GVO betrifft.

Bei Verarbeitung von Gesundheitsdaten ist die Pflicht zur Führung des Verarbeitungsverzeichnisses grundsätzlich gegeben. Die Pflicht betrifft insofern sowohl den Auftraggeber/Sponsor, als auch das Studienzentrum für den jeweiligen Bereich ihrer Verarbeitung. Für CRO und Dienstleister als Auftragsverarbeiter gilt die Pflicht gem. Art. 30 Abs. 2 DS-GVO für ihren jeweiligen Teil der Verarbeitung im Auftrag der Verantwortlichen.

C.11.6.2.2 Elektronische und nicht elektronische Verarbeitungen

Im Verarbeitungsverzeichnis sind nicht nur elektronische Verarbeitungen zu führen, sondern auch nicht elektronische Verarbeitungen (Papierakten, Archiv, Biomaterialbank, Entsorgung usw.). Bei einer Studie zählt der Gesamtvorgang der Verarbeitungen für die Studie als eine Verarbeitung. Es muss also nicht für jeden einzelnen Verarbeitungsschritt gesondert ein Verarbeitungsverzeichnis erstellt werden.

[92] z. B. Datenschutzkonferenz, Hinweise und Muster zum Verzeichnis über Verarbeitungstätigkeiten; Landesbeauftragter Datenschutz Baden-Württemberg, Muster und Hinweise zum Verarbeitungsverzeichnis; GMDS u. a., Verzeichnis von Verarbeitungstätigkeiten: Hinweise zur Erstellung; Landesbeauftragter Datenschutz Baden-Württemberg, Übersicht von Verarbeitungstätigkeiten Auftragsverarbeite gem. Art. 30 Abs. 2 DS-GVO

C.11.6.2.3 Erforderlicher Inhalt

C.11.6.2.3.1 Für Verantwortliche

Die erforderlichen Angaben sind in Art. 30 Abs. 1 DS-GVO festgelegt:

- Name und Kontaktdaten des Verantwortlichen und des Datenschutzbeauftragten
- Zwecke der Verarbeitung
- Kategorien betroffener Personen und personenbezogener Daten
- Kategorien von Empfängern
- ggf. Übermittlungen von personenbezogenen Daten an ein Drittland sowie Dokumentierung geeigneter Garantien
- Fristen für Löschung
- Beschreibung der technischen und organisatorischen Maßnahmen
- bei Auftragsverarbeitung: Angabe des Auftragsverarbeiters

Wenn das Datenschutzkonzept sorgfältig erstellt wurde, können die dort gemachten Angaben einfach übernommen werden.

C.11.6.2.3.2 Für Auftragsverarbeiter

Der Auftragsverarbeiter muss gem. Art. 30 Abs. 2 DS-GVO ein Verzeichnis zu allen Kategorien von im Auftrag eines Verantwortlichen durchgeführten Tätigkeiten der Verarbeitung führen. Das enthält:

- Name und die Kontaktdaten des Auftragsverarbeiters und jedes Verantwortlichen, in dessen Auftrag der Auftragsverarbeiter tätig ist,
- sowie ggf. des Vertreters des Verantwortlichen oder des Auftragsverarbeiters und eines etwaigen Datenschutzbeauftragten,
- die Kategorien von Verarbeitungen, die im Auftrag jedes Verantwortlichen durchgeführt werden,
- ggf. Übermittlungen von personenbezogenen Daten an ein Drittland sowie Dokumentierung geeigneter Garantien,
- Beschreibung der technischen und organisatorischen Maßnahmen.

C.11.6.3 Datenschutz-Folgenabschätzung (Privacy Impact Assessment)

Die Datenschutz-Folgenabschätzung ist eine in bestimmten Fällen nach Art. 35 DS-GVO vorgeschriebene, strukturierte Risikoanalyse zur Vorabbewertung der möglichen Folgen von Datenverarbeitungsvorgängen.

Es handelt sich dabei um ein spezielles Instrument zur Beschreibung, Bewertung und Eindämmung von Risiken für die Rechte und Freiheiten natürlicher Personen bei der Verarbeitung personenbezogener Daten. Ihr Ziel besteht darin, Kriterien für den Schutz der betroffenen Personen zu definieren und die Folgen der Datenverarbeitung möglichst umfassend zu erfassen.

Verantwortlich für die Durchführung ist der für die Datenverarbeitung Verantwortliche, also z. B. Studienzentrum, Sponsor jeweils für ihre Datenverarbeitungen. Bei gemeinsamer Verantwortlichkeit kann entweder eine gemeinsame Datenschutz-Folgenabschätzung durchgeführt werden oder vertraglich bestimmt werden, wer diese durchführen muss.

Bei mehreren Verarbeitungsvorgängen in einem Projekt muss nicht für jeden einzelnen Vorgang eine Datenschutz-Folgenabschätzung durchgeführt werden, sondern die Untersuchung kann gebündelt vorgenommen werden.

C.11.6.3.1 Hilfestellung durch den Datenschutz und Werkzeuge

Es ist gesetzlich vorgesehen, dass bei der Durchführung einer Datenschutz-Folgenabschätzung (DSFA) die Beratung durch den/die Datenschutzbeauftragte/n (sofern vorhanden) einzuholen ist (Art. 35 Abs. 2 DS-GVO). Im Hinblick auf die Komplexität und Wichtigkeit des Themas ist das auch dringend zu empfehlen. Die meisten Datenschutzbeauftragten verfügen über die Erfahrung und auch die erforderlichen Werkzeuge, um eine DSFA durchzuführen.

Sofern Formulare/Muster nicht bereits in der Einrichtung vorhanden sind, stehen solche u. a. bei den Aufsichtsbehörden zur Verfügung.[93] Zur Methodik der DSFA, Arbeitsschritten und Hilfsmitteln, die eingesetzt werden können, gibt es Orientierungshilfen, Ausfüllhilfen und Fallbeispiele der Aufsichtsbehörden und anderer Einrichtungen.[94] Darüber hinaus besteht die Möglichkeit das sog. PIA-Tool zu verwenden, das von der französischen Datenschutz-Aufsichtsbehörde CNIL (Commission Nationale de l'Informatique et des Libertés) entwickelt und bereitgestellt wurde.[95] Damit ist die schrittweise Bearbeitung der Anforderungen komfortabel möglich.

C.11.6.3.2 Wann muss eine Datenschutz-Folgenabschätzung durchgeführt werden?

Die DSFA ist grundsätzlich immer dann durchzuführen, wenn die Verarbeitung voraussichtlich ein hohes Risiko für persönliche Rechte und Freiheiten natürlicher Personen zur Folge hat.

Ein Risiko im Sinne von Art. 35 DS-GVO ist das Bestehen der Möglichkeit des Eintritts eines Ereignisses, das selbst einen Schaden darstellt oder zu einem weiteren Schaden für eine oder mehrere natürliche Personen führen kann. Relevant sind dabei einerseits die Schwere des Schadens und andererseits die Wahrscheinlichkeit, dass das Ereignis eintritt.[96]

C.11.6.3.2.1 Gesetzliche Regelbeispiele und Kriterien

Art. 35 Abs. 3 DS-GVO benennt Regelbeispiele, die wahrscheinlich zu einem hohen Risiko führen. Dazu zählen:

- Persönlichkeitsbewertung: systematische und umfassende Bewertung persönlicher Aspekte mit automatisierter Verarbeitung und als Grundlage für Entscheidungen mit Rechtswirkung
- umfangreiche Verarbeitung besonderer Kategorien von Daten (Gesundheitsdaten!) oder über strafrechtliche Verurteilungen und Straftaten
- systematische Überwachung öffentlich zugänglicher Bereiche (z. B. Videoüberwachung)

Dementsprechend hat die Artikel-29-Datenschutzgruppe 10 Kriterien aufgestellt,[97] die ein Indiz für ein hohes Risiko für die Rechte und Freiheiten einer natürlichen Person sind, wie etwa:

- Bewerten oder Einstufen (Scoring/Profiling)
- automatisierte Entscheidungen, die zu rechtlichen Folgen o. ä. bedeutsamer Wirkung für die Betroffenen führen
- systematische Überwachung
- die Verarbeitung vertraulicher oder höchst persönlicher Daten
- Daten, die in großem Umfang verarbeitet werden
- das Zusammenführen oder Abgleichen von Daten, die durch unterschiedliche Prozesse gewonnen wurden

93 z. B. Bericht zur DSFA des BayLDA

94 BayLfDA, Orientierungshilfe Datenschutz-Folgenabschätzung; ders. Fallbeispiele zur Durchführung einer Datenschutz-Folgenabschätzung; ders., Beispiel für einen Bericht zur Datenschutz-Folgenabschätzung

95 mehrsprachige Version, Download unter https://www.cnil.fr/en/open-source-pia-software-helps-carry-out-data-protection-impact-assessment

96 DS-GVO Erwägungsgrund 75 und 94 Satz 2; Datenschutzkonferenz, Kurzpapier Nr. 18, Risiko für die Rechte und Freiheiten natürlicher Personen

97 Art-29-Datenschutzgruppe, Working Paper 248, ab S. 10ff

- Daten schutzbedürftiger Betroffener (z. B. geschäftsunfähig oder beschränkt geschäftsfähig)
- Einsatz neuer Technologien oder biometrischer Verfahren, neue technologische oder organisatorische Lösungen
- Datentransfer in Länder außerhalb der EU/des EWR
- eine Datenverarbeitung, welche Betroffene an der Rechtsausübung hindert oder der Nutzung einer Dienstleistung bzw. Durchführung eines Vertrags

Wenn ein Verarbeitungsvorgang nur eines dieser Kriterien erfüllt, ist eine Datenschutz-Folgenabschätzung i. d. R. nicht zwingend notwendig (was im Einzelfall aufgrund besonders hohen Risikos anders zu beurteilen sein kann). Sind aber zwei oder mehrere erfüllt, ist das Risiko für die Betroffenen erwartungsgemäß hoch und eine DSFA zwingend erforderlich.

C.11.6.3.2.2 Muss-Listen der Aufsichtsbehörden

Weil der Tatbestand des Art. 35 Abs. 1 DS-GVO relativ offengehalten ist, müssen die Aufsichtsbehörden gem. Art. 35 Abs. 4 DS-GVO im Rahmen ihres jeweiligen Zuständigkeitsbereichs eine Liste der Verarbeitungsvorgänge veröffentlichen, für die eine DSFA nach Abs. 1 durchzuführen ist (sog. Blacklist). Dabei wird unterschieden zwischen einer „Muss-Liste" für den nichtöffentlichen Bereich[98] und einer „Muss-Liste" für den öffentlich-rechtlichen Bereich.[99]

Die Listen sind verbindlich, aber nicht abschließend. In Zweifelsfällen, bei denen die Abgrenzung schwierig ist, sollte eine DSFA immer durchgeführt werden.

C.11.6.3.2.3 Relevanz für klinische Studien

Die Pflicht zur DSFA wird dann relevant, wenn zur Verarbeitung besonderer personenbezogener Daten (Gesundheitsdaten) hinzukommt, dass

- Daten in großem Umfang verarbeitet werden (große Studien mit hoher Anzahl an Teilnehmern) und/oder
- Datentransfer in Länder außerhalb der EU/des EWR (z. B. Sponsor USA) und/oder
- neue Technologien zu Datenverarbeitung oder biometrischer Verfahren eingesetzt werden.

C.11.6.3.3 Wie wird eine Datenschutz-Folgenabschätzung (DSFA) durchgeführt?

Inhaltlich geht es um die Untersuchung der Rechtmäßigkeit der Datenverarbeitung, Wahrung der Betroffenenrechte und getroffener technisch-organisatorischer Maßnahmen sowie eine Risikoabwägung in Bezug auf Höhe der Gefährdung Betroffener und Verhältnismäßigkeit.

Für den Inhalt der DSFA bestimmt Art. 35 Abs. 7 DS-GVO Mindestanforderungen. Sie muss enthalten:

- systematische Beschreibung der geplanten Verarbeitungsvorgänge, Zwecke der Verarbeitung, ggf. berechtigte Interessen der für die Verarbeitung Verantwortlichen. Wenn das Datenschutzkonzept sowie das Verarbeitungsverzeichnis sogfältig erstellt wurden, können die Angaben schon daraus übernommen werden.
- Bewertung der Verarbeitungsvorgänge bzgl. Notwendigkeit und Verhältnismäßigkeit (zum Zweck). Hier geht es um die Frage, ob die Verarbeitung in der geplanten Form wirklich erforderlich ist oder ob eine weniger beeinträchtigende Verarbeitung möglich ist. Auch dies sollte im sorgfältig erstellten Datenschutzkonzept bereits behandelt worden sein, so dass die Angaben schon daraus übernommen werden können.
- Bewertung der Risiken für Rechte und Freiheiten Betroffener, d. h. möglicher Schaden, Eintrittswahrscheinlichkeit

[98] Datenschutzkonferenz, Liste der Verarbeitungstätigkeiten, für die eine DSFA durchzuführen ist; Landesbeauftragter Datenschutz Nordrhein-Westfalen, Liste von Verarbeitungsvorgängen nach Art. 35 Abs. 4 DS-GVO für die gem. Art. 35 Abs. 1 DS-GVO eine DSFA von Verantwortlichen im öffentlichen Bereich durchzuführen ist.

[99] Landesbeauftragter Datenschutz Baden-Württemberg, Liste von Verarbeitungsvorgängen nach Art. 35 Abs. 4 DS-GVO für die gem. Art. 35 Abs. 1 DS-GVO eine DSFA von Verantwortlichen im nicht öffentlichen Bereich durchzuführen ist.

- Zur Bewältigung der Risiken geplante Abhilfemaßnahmen, Garantien, Sicherheitsvorkehrungen und Verfahren, durch die der Datenschutz sichergestellt werden soll und der Nachweis erbracht wird, dass die DS-GVO eingehalten wird. Insbesondere muss dabei den Rechten und berechtigten Interessen der Betroffenen Rechnung getragen werden.

C.11.6.3.3.1 Bewertung der Risiken für Rechte und Freiheiten Betroffener

Dieser Punkt ist erfahrungsgemäß der problematischste an der DSFA. Hier ist zu prüfen, welche Schäden bei der Datenverarbeitung für die Betroffenen entstehen können und wie hoch die Wahrscheinlichkeit ist, dass diese überhaupt eintreten können.[100] Zur Risikobeurteilung gehören 3 Phasen:

- Risikoidentifikation
- Abschätzung von Eintrittswahrscheinlichkeit und Schwere möglicher Schäden
- Zuordnung zu Risikoabstufungen

C.11.6.3.3.1.1 Risikoidentifikation

Zunächst müssen Risikoquellen identifiziert werden. D. h. es muss geprüft werden:

- welche Schäden in Betracht kommen können
- durch welche Ereignisse es zu dem Schaden kommen kann
- durch welche Handlungen und Umstände es zum Eintritt der Ereignisse kommen kann

Im Prinzip geht es zunächst um eine Sammlung all dessen, was passieren könnte. Gemäß ErwGr. 75 zur DS-GVO fallen unter die möglichen Schäden nicht nur physische und materielle, sondern auch immaterielle Schäden. Wenn die Datenverarbeitung nicht rechtmäßig ist oder nicht den Datenschutzgrundsätzen des Art. 5 DS-GVO entspricht, liegt aufgrund der Grundrechtsbeeinträchtigung von vornherein ein Schadensereignis vor.

C.11.6.3.3.1.2 Schadenskategorien

Die möglichen Schäden für Betroffene werden in Kategorien eingeteilt, wie z. B. Diskriminierung, Identitätsdiebstahl, Lebensgefahr, Existenzgefährdung, finanzieller Schaden, Rufschädigung, Bloßstellung, Verlust des Arbeitsplatzes, Geheimnisoffenbarung, Verlust der Vertraulichkeit bei Berufsgeheimnis, gesellschaftliche Nachteile, wirtschaftliche Nachteile, Hinderung der Kontrolle über die eigenen Daten, unbefugte Aufhebung der Pseudonymisierung, Profilbildung, Verarbeitung von Kinderdaten, sensiblen Daten, großen Datenmengen, großer Anzahl Betroffener. Weitere Schadenskategorein sind möglich.[101]

Dabei ist die Wertigkeit eines Schadens nicht immer gleich. Hinsichtlich der Schadenshöhe bzw. Schwere des Risikos kann unterschieden werden zwischen:

- vernachlässigbar/geringfügig (kleine Unannehmlichkeiten)
- begrenzt/überschaubar (größere Unannehmlichkeiten)
- wesentlich/substanziell (wesentliche Folgen)
- maximal/groß (wesentliche und/oder irreversible Folgen)

Die Schwere eines möglichen Schadens muss in jedem Einzelfall insbesondere unter Berücksichtigung von Art, Umfang, Umständen und Zwecken der Verarbeitung bestimmt werden. Zum Beispiel ist bei Offenlegung von Gesundheitsdaten ein möglicher Schaden höher zu bewerten als bei bloßen Kundenadressdaten.

C.11.6.3.3.1.3 Ereignisse

Für jeden bereits identifizierten möglichen Schaden werden die Ereignisse ermittelt, die zu seiner Verwirklichung führen können. Diese liegen in der Nichteinhaltung der Datenschutzgrundsätze nach Art. 5 Abs. 1 und

[100] Datenschutzkonferenz, Kurzpapier Nr. 5, Datenschutz-Folgenabschätzung nach Art. 35 DS-GVO, S. 3

[101] BayLDA, Orientierungshilfe Risikoanalyse und Datenschutz-Folgenabschätzung, S. 33 ff.

Nichtgewährung der Betroffenenrechte nach Art. 12ff DS-GVO und sind z. B. unbefugte Verarbeitung, fehlende Transparenz, unbefugte Offenlegung und Zugang, Verlust, Zerstörung, Schädigung von Daten, unbefugte Datenverwendung zu anderen Zwecken, zu lange Speicherung.

Zu betrachten ist dabei auch die Risikoquelle. Etwa welche Personen motiviert sein könnten, Verarbeitungsvorgänge und die darin verarbeiteten Daten unrechtmäßig zu nutzen, was Beweggründe und mögliche Ziele sein könnten, z. B. vorsätzliche oder unbeabsichtigte Verstöße der eigenen Mitarbeiter, Dienstleister, unbefugte Angreifer, technische Fehlfunktionen.

Sehr vereinfacht könnte eine Risikobeurteilung für eine Gefährdung so aussehen:

<table>
<tr><td colspan="5">Denkbare Bedrohungen für Daten, Systeme, Verarbeitung</td></tr>
<tr><td rowspan="5"></td><td>Bedrohung:
Unrechtmäßiger Zugriff,
Unbefugte Kenntnisnahme</td><td></td><td>Relevanz</td><td>Wirksamkeit
getroffener technischer/ organisatorischer Maßnahmen gegen diese Bedrohungen</td></tr>
<tr><td rowspan="2">Durch Handlungen ...</td><td>Externer</td><td>Ja</td><td>Ja</td></tr>
<tr><td>Beschäftigter</td><td>Ja</td><td>Eingeschränkt</td></tr>
<tr><td>Betrachtete Gefährdungen</td><td colspan="3">• Eindringen Externer in Netzwerk und Server (über das Netzwerk oder im Rechenzentrum)
• Unbefugte Nutzung von Endgeräten mit Zugriff auf die Verarbeitungsdaten
• Unbefugte Kenntnisnahme bei Datenübermittlungen</td></tr>
<tr><td>Restrisiken, Einschränkungen</td><td colspan="3">• Eine unbefugte Nutzung durch aufgabengemäß zugriffsberechtigte Beschäftigte. Diese sind aber ordnungsgemäß verpflichtet; eine Interessenlage bezüglich einer unbefugten Nutzung ist nicht erkennbar.</td></tr>
</table>

C.11.6.3.3.1.4 Eintrittswahrscheinlichkeit

Im Weiteren muss dann geprüft werden, wie hoch die Wahrscheinlichkeit ist, dass der Schaden überhaupt eintritt. Auch diesbezüglich bestehen Abstufungen:

- vernachlässigbar/geringfügig (Schadenseintritt fast unmöglich)
- begrenzt/überschaubar (Schadenseintritt mit gewissem Aufwand möglich (schwierig))
- wesentlich/substanziell (mit geringem Aufwand möglich)
- maximal/groß (einfach möglich (machbar))

Ein Anhaltspunkt für die Eintrittswahrscheinlichkeit kann z. B. sein, ob Schäden in der Vergangenheit schon einmal eingetreten sind.

C.11.6.3.3.1.5 Risikobeurteilung

Wenn Eintrittswahrscheinlichkeit und Schwere möglicher Schäden bestimmt wurden, müssen diese Risikoabstufungen zugeordnet werden. Die DS-GVO unterscheidet zwischen „Risiko" und „hohem Risiko",[102] daneben gibt es noch „geringes Risiko".[103] Ziel der Risikobeurteilung ist es daher, die Risiken nach den Abstufungen zu bestimmen. Empfehlenswert ist für jede Risikoquelle eine grafische Darstellung (Abb. 1) in einer Matrix, wie im folgenden Beispiel:[104]

---

102 z. B. DS-GVO Erwägungsgrund 76

103 vgl. Datenschutzkonferenz, Kurzpapier 18, Risiko für die Rechte und Freiheiten natürlicher Personen. Die Formulierung „nicht zu einem Risiko führen" ist als geringes Risiko zu sehen.

104 BayLDA, Orientierungshilfe Risikoanalyse und Datenschutz-Folgenabschätzung, S. 24

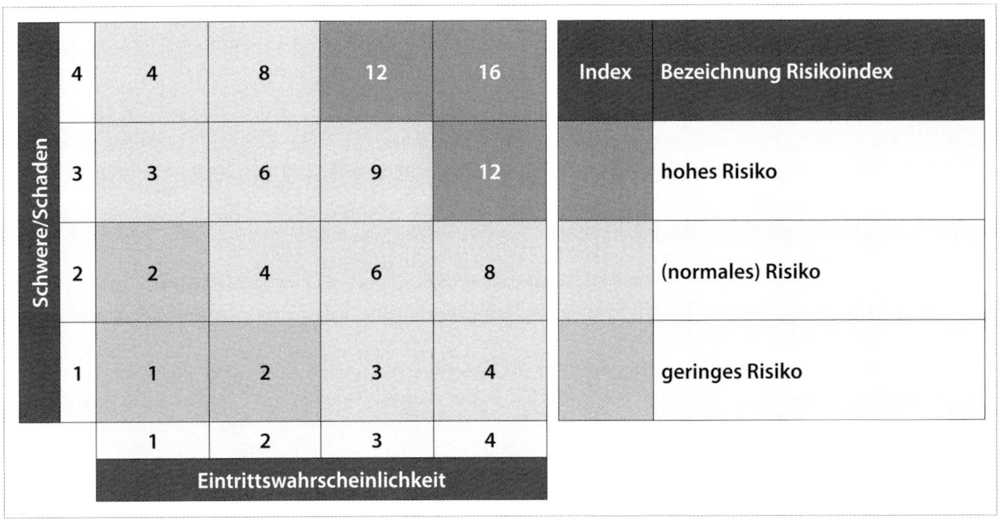

Abb. 1. Matrix Risikobeurteilung.

Bei der Abschätzung des Risikos können Grenzbereiche zwischen den Risikobereichen betroffen sein, z. B., wenn ein Schadenseintritt relativ wahrscheinlich oder potenzieller Schaden besonders schwerwiegend ist. In diesen Fällen ist eine Einzelfallbetrachtung notwendig. So kann auch bei geringer Eintrittswahrscheinlichkeit der Schaden im Einzelfall so schwerwiegend erscheinen, dass dennoch ein hohes Risiko gegeben ist. Umgekehrt kann im Einzelfall ein geringer Schaden bei überschaubarer Eintrittswahrscheinlichkeit ein geringes Risiko darstellen.

C.11.6.3.3.2 Risikobehandlung in der Datenschutz-Folgenabschätzung

Im nächsten Schritt sind die Maßnahmen zur angemessenen Eindämmung der ermittelten Risiken zu bestimmen. Zu betrachten sind die getroffenen technischen und organisatorische Maßnahmen gemäß Datenschutzkonzept und Verarbeitungsverzeichnis. Sind diese ausreichend, um Schaden und/oder Eintrittswahrscheinlichkeit einzudämmen?

Wenn nein, müssen zusätzliche Sicherheitsmaßnahmen getroffen werden müssen, die das Risiko mindern (den potenziellen Schaden oder Eintrittswahrscheinlichkeit herabsetzen) oder gar ausschließen. Der Verantwortliche muss genau prüfen und dokumentieren, ob er alle ihm nach dem Grundsatz der Verhältnismäßigkeit möglichen Maßnahmen zur Eindämmung des Risikos ergriffen hat, bevor er mit der Verarbeitung beginnt. Ebenfalls muss das Bestehen eines Restrisikos dokumentiert werden.

Wenn in der DSFA hohe Risiken ermittelt werden und diese nicht durch geeignete Maßnahmen minimiert oder eliminiert werden können (hohes Restrisiko) ist zwingend die Aufsichtsbehörde zu konsultieren (Art. 36 DS-GVO). Diese kann dann im Rahmen ihrer Befugnisse aus Art. 58 DS-GVO die Datenverarbeitung prüfen, beraten und entsprechende Empfehlungen zu Maßnahmen aussprechen. Je nachdem, ob und wie der Verantwortliche Maßnahmen umsetzt, kann die Aufsichtsbehörde z. B. eine Warnung oder Anweisung aussprechen oder die Datenverarbeitung untersagen.

C.11.6.3.3.3 Freigabe der Verarbeitungsvorgänge und Fortschreibung der DSFA

Im Anschluss an die DSFA und mit Vorliegen der vollständigen Dokumentation können die Verarbeitungsvorgänge formal durch den Verantwortlichen freigegeben werden.

Die DSFA ist kein einmaliger Prozess, sondern die Einhaltung der datenschutzrechtlichen Grundsätze muss während der gesamten Dauer der Verarbeitungsvorgänge fortlaufend überwacht werden. Wenn sich z. B. Verarbeitungsvorgänge oder das mit der Verarbeitung verbundene Risiko ändern, muss erneut eine DSFA durchgeführt werden.

Literatur

[1] BVerfG (informationelle Selbstbestimmung). Bundesverfassungsgericht, Urteil v. 15. Dez. 1983 – 1 BvR 209/83. https://www.bundesverfassungsgericht.de/SharedDocs/Entscheidungen/DE/1983/12/rs19831215_1bvr020983.html

[2] Datenschutzgrundverordnung (DS-GVO). Verordnung (EU) 2016/679 des Europäischen Parlaments und des Rates v. 27. Apr. 2016 zum Schutz natürlicher Personen bei der Verarbeitung personenbezogener Daten, zum freien Datenverkehr und zur Aufhebung der Richtlinie 95/46/EG (Datenschutz-Grundverordnung). https://dsgvo-gesetz.de/

[3] Erwägungsgründe zur Verordnung (EU) 2016/679 des Europäischen Parlaments und des Rates v. 27. Apr. 2016. https://dsgvo-gesetz.de/erwaegungsgruende/

[4] Erwägungsgründe zur Verordnung (EU) 2016/679 des Europäischen Parlaments und des Rates v. 27. April 2016. https://dsgvo-gesetz.de/erwaegungsgruende/; Artikel-29-Datenschutzgruppe. Working Paper 216. Stellungnahme 5/2014 zu Anonymisierungstechniken. Angenommen am 10. April 2014. http://www.privacy-regulation.eu/privazyplan/materialien/eu-artikel-29-gruppe-workingpaper/wp216%20DE%20Anonymisierungstechniken%202014%2004%2010.pdf; Der Bundesbeauftragte für den Datenschutz und die Informationsfreiheit (BfDI). Öffentliches Konsultationsverfahren des Bundesbeauftragten für den Datenschutz und die Informationsfreiheit zum Thema: Anonymisierung unter der DSGVO unter besonderer Berücksichtigung der TK-Branche. 10.02.2020. https://www.bfdi.bund.de/SharedDocs/Downloads/DE/Konsultationsverfahren/1_Anonymisierung/Positionspapier-Anonymisierung.pdf?__blob=publicationFile&v=4

[5] Artikel-29-Datenschutzgruppe. Working Paper 216. Stellungnahme 5/2014 zu Anonymisierungstechniken. Angenommen am 10. April 2014. http://www.privacy-regulation.eu/privazyplan/materialien/eu-artikel-29-gruppe-workingpaper/wp216%20DE%20Anonymisierungstechniken%202014%2004%2010.pdf

[6] Artikel-29-Datenschutzgruppe. Working Paper 216. Stellungnahme 5/2014 zu Anonymisierungstechniken. Angenommen am 10. April 2014. http://www.privacy-regulation.eu/privazyplan/materialien/eu-artikel-29-gruppe-workingpaper/wp216%20DE%20Anonymisierungstechniken%202014%2004%2010.pdf; Artikel-29-Datenschutzgruppe. Working Paper 136. Stellungnahme 4/2007 zum Begriff „personenbezogene Daten". https://www.lda.bayern.de/media/wp136_de.pdf; GMDS Deutsche Gesellschaft für Medizinische Informatik, Biometrie und Epidemiologie e. V. (GMDS). Arbeitsgruppe „Datenschutz und IT-Sicherheit im Gesundheitswesen". Holst S, Schütze B, Spyra G. Arbeitshilfe zur Pseudonymisierung/Anonymisierung. 29.06.2018. https://www.gesundheitsdatenschutz.org/download/Pseudonymisierung-Anonymisierung.pdf; Stellungnahme der TMF – Technologie- und Methodenplattform für die vernetzte medizinische Forschung e. V. zum Konsultationspapier des Bundesbeauftragten für den Datenschutz und die Informationsfreiheit (BfDI) zum Thema: Anonymisierung unter der DSGVO unter besonderer Berücksichtigung der TK-Branche. Berlin, 23. März 2020. https://www.bfdi.bund.de/SharedDocs/Downloads/DE/Konsultationsverfahren/1_Anonymisierung/Stellungnahmen/TMF.pdf?__blob=publicationFile&v=2

[7] Erwägungsgründe zur Verordnung (EU) 2016/679 des Europäischen Parlaments und des Rates v. 27. Apr. 2016. https://dsgvo-gesetz.de/erwaegungsgruende/

[8] Datenschutzgrundverordnung (DS-GVO). Verordnung (EU) 2016/679 des Europäischen Parlaments und des Rates v. 27. Apr. 2016 zum Schutz natürlicher Personen bei der Verarbeitung personenbezogener Daten, zum freien Datenverkehr und zur Aufhebung der Richtlinie 95/46/EG (Datenschutz-Grundverordnung). https://dsgvo-gesetz.de/

[9] Europäischer Datenschutzausschuss (EDSA)/European Data Protection Board (EDPB). Guidelines on the concepts of controller and processor in the GDPR, Version 2.0, adopted on 07 July 2021. https://edpb.europa.eu/sites/edpb/files/consultation/edpb_guidelines_202007_controllerprocessor_en.pdf; EuGH Europäischer Gerichtshof (EuGH). Facebook Fanpages. Europäischer Gerichtshof, Urteil v. 05.06.2018 – C-210/16 https://curia.europa.eu/juris/document/document.jsf?text=&docid=202543&pageIndex=0&doclang=DE&mode=lst&dir=part=1&cid=17396783

[10] Konferenz der unabhängigen Datenschutzbehörden des Bundes und der Länder. Kurzpapier Nr. 16, Gemeinsam für die Verarbeitung Verantwortliche, Art. 26 DS-GVO. Stand 19.03.2018; Europäischer Datenschutzausschuss (EDSA)/European Data Protection Board (EDPB). Guidelines on the concepts of controller and processor in the GDPR, Version 2.0, adopted on 07 July 2021. https://edpb.europa.eu/sites/edpb/files/consultation/edpb_guidelines_202007_controllerprocessor_en.pdf

[11] Europäischer Datenschutzausschuss (EDSA)/European Data Protection Board (EDPB). Guidelines on the concepts of controller and processor in the GDPR, Version 2.0, adopted on 07 July 2021. https://edpb.europa.eu/sites/edpb/files/consultation/edpb_guidelines_202007_controllerprocessor_en.pdf

[12] Artikel-29-Datenschutzgruppe. Working Paper 169. Stellungnahme 1/2010 zu den Begriffen „für die Verarbeitung Verantwortlicher" und „Auftragsverarbeiter". Angenommen am 16. Febr. 2010. https://www.bfdi.bund.de/SharedDocs/Publikationen/DokumenteArt29Gruppe_EDSA/Stellungnahmen/WP169_Opinion12010ConceptsControllerProcessor.html; Europäischer Gerichtshof, Facebook Plugin. Europäischer Gerichtshof, Urteil v. 29.07.2019 – C-40/17. https://curia.europa.eu/juris/document/document.jsf?text=&docid=216555&pageIndex=0&doclang=DE&mode=lst&dir=&occ=first&part=1&cid=17397818

[13] Europäischer Datenschutzausschuss (EDSA)/European Data Protection Board (EDPB). Guidelines on the concepts of controller and processor in the GDPR, Version 2.0, adopted on 07 July 2021. https://edpb.europa.eu/sites/edpb/files/consultation/edpb_guidelines_202007_controllerprocessor_en.pdf

[14] Sammlung Bundesgesetze und Rechtsverordnungen: Bundesministerium der Justiz und für Verbraucherschutz/Bundesamt für Justiz. https://www.gesetze-im-internet.de/

[15] Kirchengesetz über den Datenschutz der Evangelischen Kirche in Deutschland (EKD-Datenschutzgesetz, DSG-EKD) v. 15. Nov. 2017. https://www.kirchenrecht-ekd.de/document/41335; Gesetz über den Kirchlichen Datenschutz (KDG) in der Fassung des einstimmigen Beschlusses der Vollversammlung des Verbandes der Diözesen Deutschlands v. 20. Nov. 2017. https://www.kdsa-nord.de/sites/default/files/file/NEU/Rechtliches/KDG/KDG_Fassung_des_Beschlusses_der_VV_vom_20_11_2017_korr2.pdf

[16] Clinical Trials Regulation (CTR). EU-Verordnung 536/2014 über klinische Prüfungen mit Humanarzneimitteln. https://ec.europa.eu/health/sites/health/files/files/eudralex/vol-1/reg_2014_536/reg_2014_536_de.pdf

[17] Medical Device Regulation (MDR). Verordnung (EU) 2017/745 des Europäischen Parlaments und des Rates v. 5. Apr. 2017 über Medizinprodukte. https://eur-lex.europa.eu/legal-content/DE/TXT/PDF/?uri=CELEX:32017R0745&from=DE

[18] Gesetz zur Durchführung unionsrechtlicher Vorschriften betreffend Medizinprodukte (Medizinprodukterecht-Durchführungsgesetz - MPDG). Ausfertigungsdatum: 28.04.2020. https://www.gesetze-im-internet.de/mpdg/MPDG.pdf

[19] Landeskrankenhausgesetz Baden-Württemberg (LKHG) in der Fassung v. 29. Nov. 2007, zuletzt geändert am 07. Febr. 2023, https://www.landesrecht-bw.de/jportal/?quelle=jlink&query=KHG+BW&psml=bsbawueprod.psml&max=true&aiz=true

[20] Erwägungsgründe zur Verordnung (EU) 2016/679 des Europäischen Parlaments und des Rates v. 27. April 2016. https://dsgvo-gesetz.de/erwaegungsgruende/; Kühling J, Buchner B (Hrsg.): Kommentar zur Datenschutz-Grundverordnung/BDSG. München: Beck; 2. Aufl. 2018.

[21] Köppe D, Schütze B, Treinat L, Wichterich E, Klinische Register und Datenschutz. Deutsche Gesellschaft für Medizinische Informatik, Biometrie und Epidemiologie e. V. (GMDS), Arbeitsgruppe „Datenschutz und IT-Sicherheit im Gesundheitswesen"/ Gesellschaft für Datenschutz und Datensicherheit e. V. Arbeitskreis „Datenschutz und Datensicherheit im Gesundheits- und Sozialwesen"/ZTG Zentrum für Telematik und Telemedizin GmbH (ZTG). Stand: 13. Dez. 2019. https://www.ztg-nrw.de/wp-content/uploads/2020/02/datenschutz_klin-register.pdf

[22] Konferenz der unabhängigen Datenschutzbehörden des Bundes und der Länder, Zur Erlaubnis der sog. breiten Einwilligung („Broad Consent") in die Nutzung pseudonymisierter klinischer Daten Pressemitteilung der Konferenz der unabhängigen Datenschutzaufsichtsbehörden des Bundes und der Länder v. 24.04.2020. https://www.datenschutzkonferenz-online.de/media/pm/20200427_Einwilligungsdokumente_der_Medizininformatik-Initiative.pdf

[23] AG Consent der Medizininformatik-Initiative (MII), Handreichung zur Anwendung der national harmonisierten Patienteninformations- und Einwilligungsdokumente zur Sekundärnutzung von Patientendaten. Stand 16.04.2020. https://www.medizininformatik-initiative.de/sites/default/files/2020-04/MII_AG-Consent_Handreichung_v0.9d.pdf

[24] Arbeitskreis Medizinischer Ethik-Kommissionen in der Bundesrepublik Deutschland e. V., www.akek.de

[25] Clinical Trials Regulation (CTR). EU-Verordnung 536/2014 über klinische Prüfungen mit Humanarzneimitteln. https://ec.europa.eu/health/sites/health/files/files/eudralex/vol-1/reg_2014_536/reg_2014_536_de.pdf; Medical Device Regulation (MDR). Verordnung (EU) 2017/745 des Europäischen Parlaments und des Rates v. 5. Apr. 2017 über Medizinprodukte. https://eur-lex.europa.eu/legal-content/DE/TXT/PDF/?uri=CELEX:32017R0745&from=DE ; Gesetz zur Durchführung unionsrechtlicher Vorschriften betreffend Medizinprodukte (Medizinprodukterecht-Durchführungsgesetz - MPDG). Ausfertigungsdatum: 28.04.2020. https://www.gesetze-im-internet.de/mpdg/MPDG.pdf; AMG: www.-gesetze-im-internet.de

[26] Arbeitskreis Medizinischer Ethik-Kommissionen in der Bundesrepublik Deutschland e. V. Wirksamwerden der DSGVO – Handreichung für Ethik-Kommissionen für die Beratung bzw. Bewertung von Studien. Stand 2018. https://www.ak-med-ethik-komm.de/docs/intern-2018/DSGVO_Empfehlungen.pdf

[27] Erwägungsgründe zur Verordnung (EU) 2016/679 des Europäischen Parlaments und des Rates v. 27. Apr. 2016. https://dsgvo-gesetz.de/erwaegungsgruende/

[28] Leitlinie zur Guten Klinischen Praxis. ICH harmonised guideline integrated addendum to ICH E6(R1): Guideline for Good Clinical Practice ICH E6(R2); Current Step 4 version dated 9 November 2016. https://database.ich.org/sites/default/files/E6_R2_Addendum.pdf; Inoffizielle Übersetzung des BPI und vfa: (ICH E6 – Fassung v. 01.05.1996), Addenda R1/R2 unverbindlich ergänzt durch W. Schimetta, ASOKLIF, Abteilung für Angewandte Systemforschung und Statistik, Johannes-Kepler-Universität, Linz. http://www.oebvs.at/wp/wp-content/uploads/ICH-GCP-E6-Add-R2-1.pdf

[29] Arbeitskreis Medizinischer Ethik-Kommissionen in der Bundesrepublik Deutschland e. V., Mustertexte für die Information und Einwilligungserklärung, https://www.akek.de/wp-content/uploads/MUSTERTEXT_CTR_Info-Einwilligung-Probanden_Version-1.2.docx

[30] Deutsches Krebsforschungszentrum (DKFZ), Data Transfer Agreement, https://www.dkfz.de/en/CanEpi/EGA/Data-Transfer-Agreement-of-Human-Data-for-Research-Purposes-Jan.-2020.pdf

[31] Europäische Kommission, Adequacy decisions, https://commission.europa.eu/law/law-topic/data-protection/international-dimension-data-protection/adequacy-decisions_en

[32] Europäische Kommission, Durchführungsbeschluss (EU) 2016/1250 der Kommission v. 12. Juli 2016 gemäß der Richtlinie 95/46/EG des Europäischen Parlaments und des Rates über die Angemessenheit des vom EU-US-Datenschutzschild gebotenen Schutzes (Bekannt gegeben unter Aktenzeichen C(2016) 4176). https://eur-lex.europa.eu/legal-content/DE/TXT/?uri=CELEX:32016D1250

[33] EuGH Europäischer Gerichtshof, Schrems I. Europäischer Gerichtshof, Urteil v. 06.10.2015 - C-362/14. https://eur-lex.europa.eu/legal-content/DE/ALL/?uri=CELEX%3A62014CJ0362

[34] FISA. Foreign Intelligence Surveillance Act of 1978. Public Law No. 95-511, 92 Stat. 1783. https://www.govinfo.gov/content/pkg/STATUTE-92/pdf/STATUTE-92-Pg1783.pdf#page=1; 50 U.S. Code. Chapter 36 – „Foreign Intelligence Surveillance". https://www.law.cornell.edu/uscode/text/50/chapter-36

[35] PPD Presidential Policy Directive (PPD) – Signals Intelligence Activities. https://obamawhitehouse.archives.gov/the-press-office/2014/01/17/presidential-policy-directive-signals-intelligence-activities

[36] FISA. Foreign Intelligence Surveillance Act of 1978. Public Law No. 95-511, 92 Stat. 1783. https://www.govinfo.gov/content/pkg/STATUTE-92/pdf/STATUTE-92-Pg1783.pdf#page=1; PPD Presidential Policy Directive (PPD) – Signals Intelligence Activities. https://obamawhitehouse.archives.gov/the-press-office/2014/01/17/presidential-policy-directive-signals-intelligence-activities; Executive Order 12333–United States intelligence activities. https://www.archives.gov/federal-register/codification/executive-order/12333.html

[37] EuGH Europäischer Gerichtshof, Schrems II. Europäischer Gerichtshof, Urteil v. 16.07.2020 - C-311/18. https://curia.europa.eu/juris/document/document.jsf?text=&docid=228677&pageIndex=0&doclang=DE&mode=req&dir=&occ=first&part=1&cid=9799301

[38] EuGH Europäischer Gerichtshof, Schrems II. Europäischer Gerichtshof, Urteil v. 16.07.2020 – C-311/18. https://curia.europa.eu/juris/document/document.jsf?text=&docid=228677&pageIndex=0&doclang=DE&mode=req&dir=&occ=first&part=1&cid=9799301

[39] Europäische Kommission Pressemitteilung13. Dez. 2022: Datenschutz: Kommission leitet Verfahren zur Annahme eines Angemessenheitsbeschlusses für einen sicheren Datenverkehr mit den USA ein. https://ec.europa.eu/commission/presscorner/detail/de/ip_22_7631; Europäische Kommission, Decision13 December 2022 Adequacy decision for the EU-US Data Privacy Framework. https://commission.europa.eu/document/e5a39b3c-6e7c-4c89-9dc7-016d719e3d12_en; Europäische Kommission, Pressemitteilung Datenschutz: Europäische Kommission erlässt neuen Angemessenheitsbeschluss für einen sicheren und vertrauenswürdigen Datenverkehr zwischen der EU und den USA, https://ec.europa.eu/commission/presscorner/detail/de/ip_23_3721

[40] Kolb, Blickhahn u. Partner, EU-Parlamentsausschuss fordert Ablehnung des EU-US Datenschutzrahmens. https://kolb-blickhan-partner.de/eu-parlamentsausschuss-fordert-ablehnung-des-eu-us-datenschutzrahmens/; EDSA/EDPB Opinion 5/2023 on the European Commission Draft Implementing Decision on the adequate protection of personal data under the EU-US Data Privacy Framework. https://edpb.europa.eu/our-work-tools/our-documents/opinion-art-70/opinion-52023-european-commission-draft-implementing_en

[41] NOYB - Europäisches Zentrum für digitale Rechte, Statement zur Angemessenheitsentscheidung der Europäischen Kommission v. 13.12.2022, https://noyb.eu/de/statement-zur-angemessenheitsentscheidung-der-eu-kommission-zur-usa; NOYB - Europäisches Zentrum für digitale Rechte, Europäische Kommission gibt EU-US-Datentransfers 3. Runde beim EuGH. 10.07.2023, https://noyb.eu/de/european-commission-gives-eu-us-data-transfers-third-round-cjeu

[42] Datenschutzgrundverordnung (DS-GVO). Verordnung (EU) 2016/679 des Europäischen Parlaments und des Rates v. 27. Apr. 2016 zum Schutz natürlicher Personen bei der Verarbeitung personenbezogener Daten, zum freien Datenverkehr und zur Aufhebung der Richtlinie 95/46/EG (Datenschutz-Grundverordnung). https://dsgvo-gesetz.de/

[43] Europäische Kommission, Durchführungsbeschluss (EU) 2021/914 der Kommission v. 4. Juni 2021 über Standardvertragsklauseln für die Übermittlung personenbezogener Daten an Drittländer gemäß der Verordnung (EU) 2016/679 des Europäischen Parlaments und des Rates, C/2021/3972 https://eur-lex.europa.eu/eli/dec_impl/2021/914/oj?uri=CELEX:32021D0914&locale=de; Europäische Kommission, Anhang des Durchführungsbeschlusses der Kommision über Standardvertragsklauseln für die Übermittlung personenbezogener Daten an Drittländer gemäß der Verordnung (EU) 2016/679 des Europäischen Parlaments und des Rates. https://ec.europa.eu/info/sites/default/files/1_de_annexe_acte_autonome_cp_part1_v3.pdf

[44] Europäische Kommission, Anhang des Durchführungsbeschlusses der Kommision über Standardvertragsklauseln für die Übermittlung personenbezogener Daten an Drittländer gemäß der Verordnung (EU) 2016/679 des Europäischen Parlaments und des Rates. https://ec.europa.eu/info/sites/default/files/1_de_annexe_acte_autonome_cp_part1_v3.pdf

[45] EDSA/EDPB Recommendations 01/2020 on measures that supplement transfer tools to ensure compliance with the EU level of protection of personal data. Adopted on 10 Nov 2020. https://edpb.europa.eu/sites/edpb/files/consultation/edpb_recommendations_202001_supplementarymeasurestransferstools_en.pdf; Deutsche Übers.: https://edpb.europa.eu/sites/edpb/files/consultation/edpb_recommendations_202001_supplementarymeasurestransferstools_de.pdf

[46] Der Bundesbeauftragte für den Datenschutz und die Informationsfreiheit, BfDI zum Schrems II-Urteil des EuGH, Bonn, 16. Juli 2020, Pressemitteilung 17/2020. https://www.bfdi.bund.de/SharedDocs/Pressemitteilungen/DE/2020/17_Schrems-II-Urteil.html; Der Hamburgische Beauftragte für Datenschutz und Informationsfreiheit. EU muss Daten der Bürger wirksam gegen staatliche Zugriffe schützen. Handelsblatt v. 26.08.2020. https://www.handelsblatt.com/technik/sicherheit-im-netz/gastkommentar-eu-muss-daten-der-buerger-wirksam-gegen-staatliche-zugriffe-schuetzen/26126012.html

[47] NOYB – Europäisches Zentrum für digitale Rechte. Nächste Schritte für EU-Unternehmen und FAQs. Stand 20. Juli 2020. https://noyb.eu/de/naechste-schritte-fuer-eu-unternehmen-faqs; Datenschutzgenerator, Schwenke T, Keine Angst vor US-Datentransfers ohne Privacy Shield – Muster, Ratschläge und Checkliste für Standardvertragsklauseln. Stand 01.09.2020. https://datenschutz-generator.de/dsgvo-usa-muster-checkliste-scc/

[48] EDSA/EDPB Recommendations 01/2020 on measures that supplement transfer tools to ensure compliance with the EU level of protection of personal data. Adopted on 10 Nov 2020. https://edpb.europa.eu/sites/edpb/files/consultation/edpb_recommendations_202001_supplementarymeasurestransferstools_en.pdf

[49] EDSA/EDPB Recommendations 01/2020 on measures that supplement transfer tools to ensure compliance with the EU level of protection of personal data. Adopted on 10 Nov 2020. https://edpb.europa.eu/sites/edpb/files/consultation/edpb_recommendations_202001_supplementarymeasurestransferstools_en.pdf; Der Landesbeauftragte für den Datenschutz und die Informationsfreiheit Rheinland-Pfalz, Datenübermittlungen in Drittländer DS-GVO-konform gestalten - Schritte der Analyse, Prüfung, Bewertung und Entscheidung, Stand: 06.11.2020. https://www.datenschutz.rlp.de/fileadmin/lfdi/Dokumente/Pruefschritte_Datenuebermittlung_in_Drittlaender_nach_Schrems_II.pdf; Der Landesbeauftragte für den Datenschutz und die Informationssicherheit Baden-Württemberg. Orientierungshilfe: Was jetzt in Sachen internationaler Datentransfer? Hinweise des LfDI und Festlegung seines weiteren Vorgehens zum Urteil des Europäischen Gerichtshofs (EuGH) v. 16. Juli 2020, Rechtssache C-311/18 (Schrems II). 4. Aufl., September 2021. https://www.baden-wuerttemberg.datenschutz.de/wp-content/uploads/2021/10/OH-int-Datentransfer.pdf

[50] FISA. Foreign Intelligence Surveillance Act of 1978. Public Law No. 95-511, 92 Stat. 1783. https://www.govinfo.gov/content/pkg/STATUTE-92/pdf/STATUTE-92-Pg1783.pdf#page=1; 50 U.S. Code. Chapter 36 – „Foreign Intelligence Surveillance". https://www.law.cornell.edu/uscode/text/50/chapter-36; PPD Presidential Policy Directive (PPD) – Signals Intelligence Activities. https://obamawhitehouse.archives.gov/the-press-office/2014/01/17/presidential-policy-directive-signals-intelligence-activities; Executive Order 12333–United States intelligence activities. https://www.archives.gov/federal-register/codification/executive-order/12333.html

[51] 50 U.S. Code. Chapter 36 – „Foreign Intelligence Surveillance". https://www.law.cornell.edu/uscode/text/50/chapter-36

[52] NOYB – Europäisches Zentrum für digitale Rechte. Nächste Schritte für EU-Unternehmen und FAQs. Stand 20. Juli 2020. https://noyb.eu/de/naechste-schritte-fuer-eu-unternehmen-faqs

[53] Der Landesbeauftragte für den Datenschutz und die Informationssicherheit Baden-Württemberg, Der EuGH könnte seinen Hebel überschätzen. In: FAZ (Frankfurter Allgemeine Zeitung) v. 20.07.2020. https://zeitung.faz.net/faz/politik/2020-07-20/22ea53d809ccc61cfe25da3e213e61e6/?GEPC=s3; Der Landesbeauftragte für den Datenschutz und die Informationssicherheit Baden-Württemberg. Orientierungshilfe: Was jetzt in Sachen internationaler Datentransfer? Hinweise des LfDI und Festlegung seines weiteren Vorgehens zum Urteil des Europäischen Gerichtshofs (EuGH) v. 16. Juli 2020, Rechtssache C-311/18 (Schrems II). 4. Aufl., September 2021. https://www.baden-wuerttemberg.datenschutz.de/wp-content/uploads/2021/10/OH-int-Datentransfer.pdf; Der Hamburgische Beauftragte für Datenschutz

und Informationsfreiheit. Schwere Zeiten für den internationalen Datenaustausch. EuGH suspendiert Privacy Shield und bestätigt Standardvertragsklauseln. Pressemitteilung v. 16.07.2020. https://datenschutz-hamburg.de/pressemitteilungen/2020/07/2020-07-16-eugh-schrems; Berliner Beauftragte für Datenschutz und Informationsfreiheit (BBDI). Nach „Schrems II“: Europa braucht digitale Eigenständigkeit. Pressemitteilung v. 17.07.2020. https://www.datenschutz-berlin.de/fileadmin/user_upload/pdf/pressemitteilungen/2020/20200717-PM-Nach_SchremsII_Digitale_Eigenstaendigkeit.pdf

[54] EDSA/EDPB Recommendations 01/2020 on measures that supplement transfer tools to ensure compliance with the EU level of protection of personal data. Adopted on 10 Nov 2020. https://edpb.europa.eu/sites/edpb/files/consultation/edpb_recommendations_202001_supplementarymeasurestransferstools_en.pdf

[55] Berliner Beauftragte für Datenschutz und Informationsfreiheit (BBDI). Nach „Schrems II“: Europa braucht digitale Eigenständigkeit. Pressemitteilung v. 17.07.2020. https://www.datenschutz-berlin.de/fileadmin/user_upload/pdf/pressemitteilungen/2020/20200717-PM-Nach_SchremsII_Digitale_Eigenstaendigkeit.pdf; Berliner Beauftragte für Datenschutz und Informationsfreiheit (BBDI). Berliner Datenschutzbeauftragte beteiligt sich an deutschlandweiter Prüfung internationaler Datentransfers von Unternehmen. Pressemitteilung v. 1. Juni 2021. https://www.datenschutz-berlin.de/fileadmin/user_upload/pdf/pressemitteilungen/2021/20210601-PM-Schrems_II_Pruefung.pdf; Der Landesbeauftragte für den Datenschutz und die Informationssicherheit Baden-Württemberg. Orientierungshilfe: Was jetzt in Sachen internationaler Datentransfer? Hinweise des LfDI und Festlegung seines weiteren Vorgehens zum Urteil des Europäischen Gerichtshofs (EuGH) v. 16. Juli 2020, Rechtssache C-311/18 (Schrems II). 4. Aufl., Sept. 2021. https://www.baden-wuerttemberg.datenschutz.de/wp-content/uploads/2021/10/OH-int-Datentransfer.pdf

[56] Der Landesbeauftragte für den Datenschutz und die Informationssicherheit Baden-Württemberg. Orientierungshilfe: Was jetzt in Sachen internationaler Datentransfer? Hinweise des LfDI und Festlegung seines weiteren Vorgehens zum Urteil des Europäischen Gerichtshofs (EuGH) v. 16. Juli 2020, Rechtssache C-311/18 (Schrems II). 4. Aufl., Sept. 2021. https://www.baden-wuerttemberg.datenschutz.de/wp-content/uploads/2021/10/OH-int-Datentransfer.pdf

[57] EDSA/EDPB Recommendations 01/2020 on measures that supplement transfer tools to ensure compliance with the EU level of protection of personal data. Adopted on 10 Nov 2020. https://edpb.europa.eu/sites/edpb/files/consultation/edpb_recommendations_202001_supplementarymeasurestransferstools_en.pdf

[58] Health Insurance Portability and Accountability Act (HIPAA). Health Information Technology for Economic and Clinical Health. Unofficial version that presents all the HIPAA regulatory standards in one document as of March 2013. https://www.hhs.gov/sites/default/files/hipaa-simplification-201303.pdf

[59] Erwägungsgründe zur Verordnung (EU) 2016/679 des Europäischen Parlaments und des Rates v. 27. Apr. 2016. https://dsgvo-gesetz.de/erwaegungsgruende/

[60] Erwägungsgründe zur Verordnung (EU) 2016/679 des Europäischen Parlaments und des Rates v. 27. Apr. 2016. https://dsgvo-gesetz.de/erwaegungsgruende/

[61] Erwägungsgründe zur Verordnung (EU) 2016/679 des Europäischen Parlaments und des Rates v. 27. Apr. 2016. https://dsgvo-gesetz.de/erwaegungsgruende/

[62] EDSA/EDPB Leitlinien 2/2018 zu den Ausnahmen nach Art. 49 der Verordnung 2016/679 des Europäischen Datenschutzausschusses (EDSA) v. 25.05.2018. https://edpb.europa.eu/our-work-tools/our-documents/smjernice/guidelines-22018-derogations-article-49-under-regulation_de

[63] Datenschutzkonferenz Broad Consent. Konferenz der unabhängigen Datenschutzbehörden des Bundes und der Länder, Zur Erlaubnis der sog. breiten Einwilligung („Broad Consent“) in die Nutzung pseudonymisierter klinischer Daten Pressemitteilung der Konferenz der unabhängigen Datenschutzaufsichtsbehörden des Bundes und der Länder v. 24.04.2020. https://www.datenschutzkonferenz-online.de/media/pm/20200427_Einwilligungsdokumente_der_Medizininformatik-Initiative.pdf

[64] Arbeitskreis Medizinischer Ethik-Kommissionen in der Bundesrepublik Deutschland e. V., Mustertext optionale zusätzliche Probensammlung anlässlich einer AMG-Studie. https://www.akek.de/wp-content/uploads/Mustertext-AMG-akzessorische-Probensammlungen-2022.docx

[65] Verordnung über die Anwendung der Guten Klinischen Praxis bei der Durchführung von klinischen Prüfungen mit Arzneimitteln zur Anwendung am Menschen (GCP-Verordnung – GCP-V). https://www.bgbl.de/xaver/bgbl/start.xav?startbk=Bundesanzeiger_BGBl&start=//*%5b@attr_id=%27bgbl104s2081.pdf%27%5d#__bgbl__%2F%2F*%5B%40attr_id%3D%27bgbl104s2081.pdf%27%5D__1680714115283

[66] Clinical Trials Regulation (CTR). EU-Verordnung 536/2014 über klinische Prüfungen mit Humanarzneimitteln. https://ec.europa.eu/health/sites/health/files/files/eudralex/vol-1/reg_2014_536/reg_2014_536_de.pdf

[67] Medical Device Regulation (MDR). Verordnung (EU) 2017/745 des Europäischen Parlaments und des Rates v. 5. Apr. 2017 über Medizinprodukte. https://eur-lex.europa.eu/legal-content/DE/TXT/PDF/?uri=CELEX:32017R0745&from=DE; Gesetz zur Durchführung unionsrechtlicher Vorschriften betreffend Medizinprodukte (Medizinprodukte-

C | Dokumente und Prozesse

recht-Durchführungsgesetz - MPDG). Ausfertigungsdatum: 28.04.2020. https://www.gesetze-im-internet.de/mpdg/MPDG.pdf

[68] Clinical Trials Regulation (CTR). EU-Verordnung 536/2014 über klinische Prüfungen mit Humanarzneimitteln. https://ec.europa.eu/health/sites/health/files/files/eudralex/vol-1/reg_2014_536/reg_2014_536_de.pdf; Arzneimittelgesetz: https://www.gesetze-im-internet.de/amg_1976/

[69] Medical Device Regulation (MDR). Verordnung (EU) 2017/745 des Europäischen Parlaments und des Rates v. 5. Apr. 2017 über Medizinprodukte. https://eur-lex.europa.eu/legal-content/DE/TXT/PDF/?uri=CELEX:32017R0745&from=DE; Gesetz zur Durchführung unionsrechtlicher Vorschriften betreffend Medizinprodukte (Medizinprodukte-recht-Durchführungsgesetz - MPDG). 28.04.2020. https://www.gesetze-im-internet.de/mpdg/MPDG.pdf

[70] Bundesamt für Sicherheit in der Informationstechnik (BSI). IT-Grundschutz-Kompendium – Werkzeug für Informationssicherheit. Edition 2021. https://www.bsi.bund.de/DE/Themen/Unternehmen-und-Organisationen/Standards-und-Zertifizierung/IT-Grundschutz/IT-Grundschutz-Kompendium/it-grundschutz-kompendium_node.html; Bayerisches Landesamt für Datenschutzaufsicht. Good Practice bei technischen und organisatorischen Maßnahmen. Generischer Ansatz nach Art. 32 zur Sicherheit. Stand 13.10.2020. https://www.lda.bayern.de/media/checkliste/baylda_checkliste_tom.pdf

[71] Bundesamt für Sicherheit in der Informationstechnik (BSI). CON: Konzepte und Vorgehensweisen CON.1: Kryptokonzept. Stand Februar 2020. https://www.bsi.bund.de/SharedDocs/Downloads/DE/BSI/Grundschutz/Kompendium_Einzel_PDFs/03_CON_Konzepte_und_Vorgehensweisen/CON_1_Kryptokonzept_Edition_2020.pdf?__blob=publicationFile&v=4

[72] AKEK, Handreichung Datenschutzaspekte Handreichung für Ethik-Kommissionen für die Beratung bzw. Bewertung von Studien im Hinblick auf datenschutzrechtliche Aspekte. Stand 30.09.2020. https://www.akek.de/wp-content/uploads/4D-AG-Datenschutz-DSGVO-Handreichung_v6.4_2020.9.30-final.pdf

[73] Artikel-29-Datenschutzgruppe. Working Paper 169. Stellungnahme 1/2010 zu den Begriffen „für die Verarbeitung Verantwortlicher" und „Auftragsverarbeiter". Angenommen am 16. Febr. 2010. https://www.bfdi.bund.de/SharedDocs/Publikationen/DokumenteArt29Gruppe_EDSA/Stellungnahmen/WP169_Opinion12010ConceptsControllerProcessor.html; EDSA/EDPB - Europäischer Datenschutzausschuss (EDSA)/European Data Protection Board (EDPB). Guidelines on the concepts of controller and processor in the GDPR, Version 2.0, adopted on 07 July 2021. https://edpb.europa.eu/sites/edpb/files/consultation/edpb_guidelines_202007_controllerprocessor_en.pdf

[74] Europäischer Gerichtshof, Urteil v. 29.07.2019 – C-40/17 (Facebook Plugin). https://curia.europa.eu/juris/document/document.jsf?text=&docid=216555&pageIndex=0&doclang=DE&mode=lst&dir=&occ=first&part=1&cid=17397818

[75] Der Landesbeauftragte für den Datenschutz und die Informationssicherheit Baden-Württemberg. Muster-Vereinbarung gem. Art. 26 Abs. 1 S. 1 Datenschutz-Grundverordnung (DS-GVO). Stand Mai 2019. https://www.baden-wuerttemberg.datenschutz.de/wp-content/uploads/2019/05/190521_Vertragsmuster-Art-26.docx; Hansen-Oest S, Datenschutzguru v. 21.05.2019 Kostenloser Mustervertrag zur gemeinsamen Verantwortlichkeit nach Art. 26 DSGVO. https://www.datenschutz-guru.de/mustervertrag-gemeinsame-verantwortlichkeit/

[76] Bayerisches Landesamt für Datenschutzaufsicht. Good Practice bei technischen und organisatorischen Maßnahmen. Generischer Ansatz nach Art. 32 zur Sicherheit. Stand 13.10.2020. https://www.lda.bayern.de/media/checkliste/baylda_checkliste_tom.pdf; Landesbeauftragter für den Datenschutz Sachsen-Anhalt. Muster/Checkliste Technisch-organisatorische Maßnahmen. Dokumentation der getroffenen technischen und organisatorischen Maßnahmen für die folgende Verarbeitung personenbezogener Daten. https://datenschutz.sachsen-anhalt.de/fileadmin/Bibliothek/Landesaemter/LfD/PDF/binary/Informationen/Internationales/Datenschutz-Grundverordnung/Checkliste_TOM/Checkliste_toM_nach_DS-GVO.pdf

[77] Bayerisches Landesamt für Datenschutzaufsicht. Orientierungshilfe Auftragsverarbeitung. Stand 01.04.2019. https://www.datenschutz-bayern.de/technik/orient/oh_auftragsverarbeitung.pdf

[78] Europäische Kommission, Standardvertragsklauseln für Verantwortliche und Auftragsverarbeiter in der EU / im EWR, Durchführungsbeschluss der Kommission über Standardvertragsklauseln zwischen Verantwortlichen und Auftragsverarbeitern gemäß Artikel 28(7) DS-GVO und Artikel 29(7) der Verordnung (EU) 2018/1725, https://commission.europa.eu/publications/standard-contractual-clauses-controllers-and-processors-eueea_de; Der Landesbeauftragte für den Datenschutz und die Informationssicherheit Baden-Württemberg. Musterverträge Auftragsverarbeitungsvertrag nach Art. 28 Abs. 3 DS-GVO. Deutsch: https://www.baden-wuerttemberg.datenschutz.de/wp-content/uploads/2020/04/200429_AVV-Muster_DE.pdf; Englisch: https://www.baden-wuerttemberg.datenschutz.de/wp-content/uploads/2020/05/200528_AVV-version_EN.pdf; Bayerisches Landesamt für Datenschutzaufsicht. Formulierungshilfe für einen Auftragsverarbeitungsvertrag nach Art. 28 Abs. 3 DS-GVO. https://www.lda.bayern.de/media/muster_adv.pdf; Die Landesbeauftragte für den Datenschutz Niedersachsen. Formulierungshilfe für einen Auf-

tragsverarbeitungsvertrag nach Art. 28 Abs. 3 DS-GVO. https://lfd.niedersachsen.de/download/127630/Formulierungshilfe_zur_Auftragsverarbeitung_nach_Art._28_DS-GVO.pdf

[79] Der Landesbeauftragte für den Datenschutz und die Informationssicherheit Baden-Württemberg, Identitätsprüfung bei elektronischen Auskunftsersuchen nach Art. 15 DS-GVO. Stand: 06.02.2019; https://www.baden-wuerttemberg.datenschutz.de/identitaetspruefung-bei-elektronischen-auskunftsersuchen-nach-art-15-ds-gvo/

[80] Bayerisches Landesamt für Datenschutzaufsicht. Muster für gute Auskunft nach Art. 15 DS-GVO. Stand April 2019. https://www.iitr.de/blog/wp-content/uploads/2019/04/Auskunftsrecht-Muster-gute-Auskunft-4-2019.pdf

[81] Deutsche Gesellschaft für Medizinische Informatik, Biometrie und Epidemiologie e. V. (GMDS). Arbeitsgruppe „Datenschutz und IT-Sicherheit im Gesundheitswesen", Holst S, Schütze B, Spyra G. Arbeitshilfe zur Pseudonymisierung/Anonymisierung. 29.06.2018. https://www.gesundheitsdatenschutz.org/download/Pseudonymisierung-Anonymisierung.pdf

[82] Deutsche Gesellschaft für Medizinische Informatik, Biometrie und Epidemiologie e. V. (GMDS). Arbeitsgruppe „Datenschutz und IT-Sicherheit im Gesundheitswesen", Holst S, Schütze B, Spyra G. Arbeitshilfe zur Pseudonymisierung/Anonymisierung. 29.06.2018. https://www.gesundheitsdatenschutz.org/download/Pseudonymisierung-Anonymisierung.pdf

[83] Arbeitskreis Medizinischer Ethik-Kommissionen in der Bundesrepublik Deutschland e. V. Empfehlung für die Bewertung forschungsbezogener Biobanken durch Ethik-Kommissionen . Version 2.1 gemäß Beschluss v. 24.06.2022. https://www.akek.de/wp-content/uploads/Handreichung-Biobanken_2.1.pdf

[84] Oberverwaltungsgericht Lüneburg, Urteil v. 22.07.2020 – AZ.: 11 LA 104/19. Feststellung der Rechtswidrigkeit der Übermittlung personenbezogener Daten durch eine Behörde per Telefax. https://www.rechtsprechung.niedersachsen.de/jportal/portal/page/bsndprod.psml?doc.id=MWRE200002923&st=null&showdoccase=1; Der Hamburgische Beauftragte für Datenschutz und Informationsfreiheit Telefax-Versand: Ein (generelles) Datenschutzproblem und Risiko? Stand 25. Mai 2021. https://datenschutzbeauftragter-hamburg.de/2021/05/telefax-versand-ein-generelles-datenschutzproblem-und-risiko/; Der Hessische Beauftragte für Datenschutz und Informationsfreiheit. Kommunikationssicherheit beim Fax. https://datenschutz.hessen.de/datenschutz/it-und-datenschutz/uebermittlung-personenbezogener-daten-per-fax; Die Landesbeauftragte für den Datenschutz Bremen. Orientierungshilfe. Telefax ist nicht Datenschutz konform. Stand Mai 2021. https://www.datenschutz.bremen.de/datenschutztipps/orientierungshilfen-und-handlungshilfen/telefax-ist-nicht-datenschutz-konform-16111

[85] Der Hessische Beauftragte für Datenschutz und Informationsfreiheit. Kommunikationssicherheit beim Fax. https://datenschutz.hessen.de/datenschutz/it-und-datenschutz/uebermittlung-personenbezogener-daten-per-fax

[86] documentus Deutschland GmbH, DIN 66399? NORMal! https://din66399.de/

[87] Erwägungsgründe zur Verordnung (EU) 2016/679 des Europäischen Parlaments und des Rates v. 27. Apr. 2016. https://dsgvo-gesetz.de/erwaegungsgruende/

[88] Artikel-29-Datenschutzgruppe. Working Paper 250. Leitlinien für die Meldung von Verletzungen des Schutzes personenbezogener Daten gemäß der Verordnung (EU) 2016/679 angenommen am 3. Okt. 2017, zuletzt überarbeitet und angenommen am 6. Febr. 2018. https://www.baden-wuerttemberg.datenschutz.de/wp-content/uploads/2019/03/Leitlinien-f%C3%BCr-die-Meldung-von-Verletzungen-des-Schutzes-personenbezogener-Daten-.pdf

[89] Der Landesbeauftragte für den Datenschutz und die Informationssicherheit Baden-Württemberg, Datenpanne melden, https://www.baden-wuerttemberg.datenschutz.de/datenpanne-melden/

[90] Die Landesbeauftragte für den Datenschutz Niedersachsen. Meldung von Datenschutzverstößen. Fragen und Antworten zur DS-GVO. https://lfd.niedersachsen.de/startseite/infothek/faqs_zur_ds_gvo/meldung-von-datenschutzverstoeen-167312.html

[91] Deutsche Gesellschaft für Medizinische Informatik, Biometrie und Epidemiologie e. V. (GMDS)/ZTG – Zentrum für Telematik und Telemedizin. Leitfaden für die Erstellung von Datenschutzkonzepten im Gesundheitswesen. Stand 12.12.2016. https://ztg-nrw.de/wp-content/uploads/2021/04/2016-12_Leitfaden-fu%CC%88r-die-Erstellung-von-Datenschutzkonzepten-im-Gesundheitswesen.pdf

[92] Konferenz der unabhängigen Datenschutzbehörden des Bundes und der Länder, Hinweise zum Verzeichnis von Verarbeitungstätigkeiten, Art. 30 DS-GVO, https://www.datenschutzkonferenz-online.de/media/ah/201802_ah_verzeichnis_verarbeitungstaetigkeiten.pdf; Konferenz der unabhängigen Datenschutzbehörden des Bundes und der Länder. Muster Verzeichnis von Verarbeitungstätigkeiten Verantwortlicher gem. Art. 30 Abs. 1 DSGVO. https://www.datenschutzkonferenz-online.de/media/ah/201802_ah_muster_verantwortliche.pdf; Der Landesbeauftragte für den Datenschutz und die Informationssicherheit Baden-Württemberg, Muster-Verzeichnis von Verarbeitungstätigkeiten Verantwortlicher gem. Art. 30 Abs. 1 DSGVO. Stand: September 2019. https://www.baden-wuerttemberg.datenschutz.de/wp-content/uploads/2019/09/Muster_Verarbeitungsverzeichnis_Verantwortlicher.docx; Muster Übersicht von Verarbeitungstätigkeiten Auftragsverarbeiter gem. Art. 30 Abs. 2 DS-GVO. Stand: April 2018. https://www.baden-wu

erttemberg.datenschutz.de/wp-content/uploads/2018/04/Muster_Verarbeitungsverzeichnis_Auftragsverarbeiter.rtf; Deutsche Gesellschaft für Medizinische Informatik, Biometrie und Epidemiologie e. V. (GMDS). Arbeitsgruppe „Datenschutz und IT-Sicherheit im Gesundheitswesen", Isele C, Schütze B, Spyra G. Verzeichnis von Verarbeitungstätigkeiten: Hinweise zur Erstellung. Stand: 02.08.2016. http://ds-gvo.gesundheitsdatenschutz.org/html/verarbeitungsverzeichnis.php

[93] Bayerisches Landesamt für Datenschutzaufsicht. Modul 3 DSFA-Bericht, https://www.datenschutz-bayern.de/dsfa

[94] Bayerisches Landesamt für Datenschutzaufsicht. Orientierungshilfe zur Datenschutz-Folgenabschätzung. Stand 01.02.2021. https://www.datenschutz-bayern.de/technik/orient/oh_dsfa.pdf; Orientierungshilfe Risikoanalyse und Datenschutz-Folgenabschätzung, Systematik, Anforderungen, Beispiele, https://www.datenschutz-bayern.de/dsfa/OH_Risiko.pdf; Fallbeispiele (Modul 4-6) zur Durchführung einer Datenschutz-Folgenabschätzung, https://www.datenschutz-bayern.de/dsfa/; Ausfüllbeispiel für einen Bericht zur Datenschutz-Folgenabschätzung (Modul 3). https://www.datenschutz-bayern.de/dsfa/

[95] Commission Nationale de l'Informatique et des Libertés, The open source PIA software helps to carry out data protection impact assessment. https://www.cnil.fr/en/open-source-pia-software-helps-carry-out-data-protection-impact-assessment

[96] Erwägungsgründe zur Verordnung (EU) 2016/679 des Europäischen Parlaments und des Rates v. 27. Apr. 2016. https://dsgvo-gesetz.de/erwaegungsgruende/; Konferenz der unabhängigen Datenschutzbehörden des Bundes und der Länder Kurzpapier Nr. 18. Risiko für die Rechte und Freiheiten natürlicher Personen. Stand 26.04.2018. https://www.ldi.nrw.de/mainmenu_Aktuelles/submenu_EU-Datenschutzreform/Inhalt/EU-Datenschutzreform/KP_18_Risiko.pdf

[97] Artikel-29-Datenschutzgruppe. Working Paper 248. Leitlinien zur Datenschutz-Folgenabschätzung (DSFA) und Beantwortung der Frage, ob eine Verarbeitung im Sinne der Verordnung 2016/679 „wahrscheinlich ein hohes Risiko mit sich bringt", angenommen am 4. Apr. 2017, zuletzt überarbeitet und angenommen am 4. Okt. 2017. https://www.ldi.nrw.de/mainmenu_Service/submenu_Newsarchiv/Inhalt/Leitlinien_der_Art__29-Gruppe_zur_EU_DSGVO/wp248-rev_01.pdf

[98] Konferenz der unabhängigen Datenschutzbehörden des Bundes und der Länder, Liste der Verarbeitungstätigkeiten, für die eine DSFA durchzuführen ist (Muss-Liste). Stand 18.07.2018. https://www.datenschutzkonferenz-online.de/media/ah/20181017_ah_DSK_DSFA_Muss-Liste_Version_1.1_Deutsch.pdf; Landesbeauftragter für den Datenschutz Nordrhein-Westfalen, Liste von Verarbeitungsvorgängen nach Art. 35 Abs. 4 DS-GVO für die gem. Art. 35 Abs. 1 DS-GVO eine Datenschutz-Folgenabschätzung von Verantwortlichen im öffentlichen Bereich durchzuführen ist, Stand 03.08.2018, https://www.ldi.nrw.de/system/files/media/document/file/liste-art-35-4-nrw-oeb_v2_3.pdf

[99] Der Landesbeauftragte für den Datenschutz und die Informationssicherheit Baden-Württemberg, Liste von Verarbeitungsvorgängen nach Art. 35 Abs. 4 DS-GVO für die gem. Art. 35 Abs. 1 DS-GVO eine Datenschutz-Folgenabschätzung von Verantwortlichen im nicht-öffentlichen Bereich durchzuführen ist (Muss-Liste nicht-öffentlicher Bereich). Stand: Mai 2018. https://www.baden-wuerttemberg.datenschutz.de/wp-content/uploads/2018/05/Liste-von-Verarbeitungsvorg%C3%A4ngen-nach-Art.-35-Abs.-4-DS-GVO-LfDI-BW.pdf

[100] Konferenz der unabhängigen Datenschutzbehörden des Bundes und der Länder, Kurzpapier Nr. 18. Risiko für die Rechte und Freiheiten natürlicher Personen. Stand 26.04.2018. https://www.ldi.nrw.de/mainmenu_Aktuelles/submenu_EU-Datenschutzreform/Inhalt/EU-Datenschutzreform/KP_18_Risiko.pdf

[101] Bayerisches Landesamt für Datenschutzaufsicht, Orientierungshilfe Risikoanalyse und Datenschutz-Folgenabschätzung, Systematik, Anforderungen, Beispiele. https://www.datenschutz-bayern.de/dsfa/OH_Risiko.pdf

[102] Erwägungsgründe zur Verordnung (EU) 2016/679 des Europäischen Parlaments und des Rates v. 27. April 2016. https://dsgvo-gesetz.de/erwaegungsgruende/

[103] Konferenz der unabhängigen Datenschutzbehörden des Bundes und der Länder Kurzpapier Nr. 18. Risiko für die Rechte und Freiheiten natürlicher Personen. Stand 26.04.2018. https://www.ldi.nrw.de/mainmenu_Aktuelles/submenu_EU-Datenschutzreform/Inhalt/EU-Datenschutzreform/KP_18_Risiko.pdf

[104] Bayerisches Landesamt für Datenschutzaufsicht, Orientierungshilfe Risikoanalyse und Datenschutz-Folgenabschätzung, Systematik, Anforderungen, Beispiele. https://www.datenschutz-bayern.de/dsfa/OH_Risiko.pdf

Der letzte Zugriff auf alle Links erfolgte am 20.11.2023.

C.12 Compliance – Vertragsgestaltung – Prozesse

M. Klümper

C.12.1 Compliance

Bei der Durchführung von klinischen Prüfungen sind neben Fragen der Genehmigung der klinischen Prüfungen durch die zuständigen Behörden und die Ethik-Kommission(en) weitere rechtliche Aspekte von großer Bedeutung.

C.12.1.1 Warum ist Compliance bei klinischen Prüfungen wichtig?

Seit dem sog. Herzklappenskandal in den 1990er Jahren ist die Zusammenarbeit zwischen der pharmazeutischen und der medizintechnologischen Industrie einerseits sowie öffentlichen, aber auch privaten Kliniken und deren Mitarbeitern, insbesondere Ärzten andererseits ins Gerede gekommen. Die Zusammenarbeit mit niedergelassenen Ärzten rückte erst später in den Fokus und äußert sich z. B. durch die Einführung der §§ 299a und 299b StGB.

Dabei ist für alle Beteiligten klar, dass in der Medizin die Forschung und Produktentwicklung auf dem bestehenden hohen Niveau ohne eine enge Zusammenarbeit zwischen der Industrie auf der einen Seite und Krankenhäusern, Klinikärzten, aber auch niedergelassenen Ärzten auf der anderen Seite nicht denkbar ist. Dementsprechend verlangt der Staat nach einer solchen Zusammenarbeit: Hochschulen sind verstärkt dazu aufgefordert, sich um Sponsoren aus der Industrie und Industrie-Drittmittel zu bemühen und sich hierbei einem Leistungswettbewerb mit anderen Hochschulen und privaten Auftragsforschungsunternehmen zu stellen. Die Länder gewähren Forschungszuschüsse vielfach nur dann, wenn zugleich Gelder aus der Industrie eingeworben werden können. Während auf der einen Seite eine enge Kooperation der Industrie mit Forschungseinrichtungen, Krankenhäusern und Ärzten also nicht nur notwendig, sondern auch forschungs- und gesundheitspolitisch gewollt ist, findet diese Zusammenarbeit insbesondere in einer Reihe strafrechtlicher Regelungen (§§ 331ff, 299, 299a und 299b StGB) ihre Grenzen.[1]

Klinikärzte und andere Mitarbeiter medizinischer Einrichtungen der öffentlichen Hand unterliegen als Amtsträger den strengen Korruptionsdelikten (§§ 331ff StGB), die die Lauterkeit des öffentlichen Dienstes und das Vertrauen der Allgemeinheit in diese Lauterkeit schützen sollen. Auch die Mitarbeiter medizinischer Einrichtungen in privater oder kirchlicher Trägerschaft können sich strafbar machen, wenn sie mit der Industrie unlauter zusammenarbeiten (§ 299 StGB). Da diese Verbote spiegelbildlich auch für die Mitarbeiter der Industrie gelten, dürfen weder die Industrie noch die Mitarbeiter medizinischer Einrichtungen in ihrer Eigenschaft als Amtsträger oder Angestellte – nicht einmal ansatzweise – den Eindruck erwecken, ihre Zusammenarbeit beeinflusse die Entscheidungen zur Beschaffung von Arzneimitteln und Medizinprodukten.

Die Frage der lauteren Zusammenarbeit zwischen Industrieunternehmen auf der einen Seite und medizinischen Einrichtungen und Ärzten auf der anderen Seite, ist gerade bei der Planung und Durchführung von klinischen Prüfungen zu beachten. Bei klinischen Prüfungen werden oft hohe Summen an (öffentliche) medizinische Einrichtungen für die Durchführung von Forschungsarbeit gezahlt. Die Zusammenarbeit muss daher

[1] Zur Entstehungsgeschichte der §§ 299a und 299b StGB siehe Klümper/Stroh/Mohr in Stief/Bromm, S. 375, Rn. 7 [1].

auf Grundlage einer vertraglichen Vereinbarung erfolgen, in der Leistung und Gegenleistung nachvollziehbar und transparent festgelegt werden (▶ Kap. C.13 Honorierung von Prüfern).

C.12.1.2 Regelungen in den Kodizes der Industrieverbände

In der Praxis könnten sich die Beteiligten auf Seiten der Industrieunternehmen und der medizinischen Einrichtungen anhand der gesetzlichen Regelungen einen Überblick über die Grenzen der erlaubten Zusammenarbeit verschaffen. Relevant hierfür sind u. a.:

- § 263 StGB (Betrug)
- § 266 StGB (Untreue)
- § 299a und 229b StGB (Bestechlichkeit und Bestechung im Gesundheitswesen)
- § 331 und 333 StGB (Vorteilsannahme und Vorteilsgewährung)
- § 332 und 334 StGB (Bestechlichkeit und Bestechung)

Schnell wird bei der Lektüre der Vorschriften jedoch klar, dass diese für die konkrete Fallbearbeitung in der Praxis wenig geeignet sind. Dies liegt daran, dass Gesetze generell und abstrakt formuliert sind, da sie eine Vielzahl von Lebenssachverhalten abdecken sollen. Sie sind für den Praktiker demnach wenig hilfreich.

Bereits Ende der 1990er Jahre haben die Industrieverbände der pharmazeutischen und medizintechnischen Industrie begonnen, diesen Bedarf an detaillierten und verständlichen Regelungen durch Verhaltenskodizes abzudecken. Mittlerweile hat fast jeder der genannten Industrieverbände einen entsprechenden Verhaltenskodex. Zu nennen sind hier z. B.:

- Kodex Medizinprodukte [11]
- Gemeinsamer Standpunkt BVMed [12]
- FSA-Kodex Fachkreise [13]
- AKG-Verhaltenskodex [14]

Die Kodizes sind in der Vergangenheit regelmäßig überarbeitet und den aktuellen Entwicklungen angepasst worden (aktuelle Versionen s. Literatur).

C.12.1.3 Grundsätze der lauteren Zusammenarbeit

Zwar existiert eine ganze Reihe von Kodizes. Diese weichen teilweise in ihrem Regelungsgehalt voneinander ab, was in der Ausrichtung und den Anliegen der jeweiligen Industrieverbände begründet liegt. Der Kerngedanke der Regelungen in den Kodizes der Industrieverbände lässt sich aber in den sog. 4 Prinzipien zusammenfassen. Diese stellen sicher, dass die jeweiligen Kooperationsformen der pharmazeutischen Unternehmen in Einklang mit den einschlägigen rechtlichen Vorschriften, aber auch mit den Regelungen des ärztlichen Berufsrechtes, sowie den jeweils anwendbaren Kodizes der Industrieverbände steht. Die 4 Prinzipien wurden erstmalig im „Gemeinsamen Standpunkt" [12] aufgestellt (Abschnitt II) und setzen sich zusammen aus:

- **Trennungsprinzip**: Es besagt, dass Zuwendungen an Klinikärzte und andere Mitarbeiter medizinischer Einrichtungen sowie an niedergelassene Ärzte nicht missbraucht werden dürfen, um diese hierdurch in ihren Therapie-, Verordnungs- und Beschaffungsentscheidungen in unlauterer Weise zu beeinflussen. Es darf nicht einmal der Eindruck entstehen, dass durch Zuwendungen Einfluss auf Beschaffungsentscheidungen genommen werden soll. Im Klinikbereich kann bereits der mögliche Eindruck einer unzulässigen Einflussnahme dadurch ausgeschlossen oder zumindest weitgehend minimiert werden, dass Verträge nicht mit einzelnen Klinikärzten bzw. Mitarbeitern medizinischer Einrichtungen, sondern i. d. R. vorrangig mit der medizinischen Einrichtung selbst geschlossen werden. Dies gilt zumindest in den Fällen, in denen Personal- und Sachmittel der medizinischen Einrichtung für die Durchführung der Zusammenarbeit in Anspruch genommen werden. Honorarzahlungen kommen damit nicht dem Klinikarzt persönlich, sondern der medizinischen Einrichtung zugute.
- **Transparenzprinzip**: Es besagt, dass Zuwendungen, durch die Klinikärzte oder andere Mitarbeiter medizinischer Einrichtungen begünstigt werden können, gegenüber dem jeweiligen Dienstherrn bzw. Arbeitgeber

durch den angestellten bzw. verbeamteten Arzt offengelegt und von diesem genehmigt werden müssen. Die tatsächliche und rechtliche Vorprüfung eines Vorgangs durch den Dienstherrn bzw. Arbeitgeber schließt i. d. R. bereits den möglichen Eindruck aus oder reduziert diesen zumindest weitgehend, durch die Zuwendung solle Einfluss auf die dienstlichen Entscheidungen des Arztes (insbesondere auf Beschaffungsentscheidungen) genommen werden.

- **Äquivalenzprinzip**: Nach dem Äquivalenzgrundsatz müssen bei Vertragsbeziehungen Leistung und Gegenleistung in einem angemessenen Verhältnis zueinanderstehen. Die Bemessung der Vergütung für Leistungen, die Ärzte und die medizinische Einrichtung für Unternehmen der pharmazeutischen Industrie erbringen, soll sich insbesondere nach dem Umfang der Leistung, dem Zeitaufwand sowie der besonderen Qualifikation des Vertragspartners richten. Die Vergütung muss sich ferner im Rahmen dessen halten, was bei entsprechenden vertraglichen Beziehungen üblich ist. Ob Leistung und Gegenleistung in einem angemessenen Verhältnis zueinanderstehen, beurteilt sich u. a. danach, ob die Vergütungen in einem vernünftigen, also sachlich gerechtfertigten Verhältnis zu dem Zeitaufwand und zu dem Schwierigkeitsgrad der Aufgabenstellung stehen. Auch weitere Kriterien, wie die individuelle Kompetenz des ärztlichen Vertragspartners, sind bei der Feststellung der Angemessenheit von Leistung und Gegenleistung von Bedeutung. Anhaltspunkte für die Beurteilung der Angemessenheit kann hierbei auch die Gebührenordnung für Ärzte (GOÄ) sein.
- **Dokumentationsprinzip**: Nach dem Dokumentationsgrundsatz soll die Einhaltung der vorgenannten Grundsätze bei allen Formen der Zusammenarbeit mit Ärzten und medizinischen Einrichtungen schriftlich belegt werden. Vereinbarungen mit Ärzten und medizinischen Einrichtungen sind daher schriftlich zu treffen. Die ordnungsgemäße Erbringung der vertraglich vereinbarten Leistungen ist ebenfalls durch geeignete Unterlagen (z. B. Rechnungen, Aufstellungen der erbrachten Leistungen, schriftliche Berichte, Manuskripte) nachzuweisen. Es ist auch zu empfehlen, die Kriterien für die Angemessenheit der vereinbarten Vergütung (z. B. besondere Qualifikation des Vertragspartners) zu dokumentieren.

Weiterführendes zu den 4 Prinzipien siehe Dieners/Klümper/Oeben in [2, S. 733ff, Rn. 21 und Rn. 36], Dieners/Cahnbley in [3, S. 779, R. 133ff]. Vgl. auch ▶ Kap. C.13 Honorierung von Prüfern.

C.12.1.4 Wahl des richtigen Vertragspartners bei Studienverträgen

Zwar besteht bei der Zusammenarbeit mit Kliniken grundsätzlich die Wahlfreiheit, ob das Industrieunternehmen den jeweiligen Vertrag mit der medizinischen Einrichtung oder deren Mitarbeitern (insbesondere Klinikärzten) abschließt. In der Praxis sprechen allerdings verschiedene Erwägungen dafür, den Abschluss von Vertragsbeziehungen zwischen dem Industrieunternehmen und den jeweiligen medizinischen Einrichtungen vorzuziehen. Eine dreiseitige Vertragsbeziehung zwischen der Industrie, Krankenhäusern und Ärzten ist z. B. regelmäßig bei Verträgen über klinische Prüfungen und Anwendungsbeobachtungen angezeigt, wenn der Klinikarzt, z. B. als Prüfarzt im Hinblick auf die von ihm im Rahmen der Prüfung zu übernehmenden regulatorischen Pflichten oder aber auch hinsichtlich der Übertragung gewerblicher Schutzrechte auf das Unternehmen persönlich (mit-)verpflichtet werden soll. Notwendig ist eine Einbeziehung der Klinikärzte bei schutzrechtrelevanten Verträgen aufgrund der Regelung des § 42 Arbeitnehmererfindungsgesetz (ArbnErfG) [20].

Grundsätzlich sollte im Hinblick auf die Umsetzung des Trennungsprinzips darauf geachtet werden, dass Verträge regelmäßig von Seiten der Industrie mit der medizinischen Einrichtung und nicht mit dem jeweiligen Klinikarzt oder Mitarbeiter der medizinischen Einrichtung abgeschlossen werden. Der Vorteil dieser Konstellation liegt darin, dass die Vergütungen nicht einem einzelnen, sondern der medizinischen Einrichtung zugutekommt. Dies dient insbesondere der Vermeidung des Eindrucks, dass durch die Zuwendung der vertraglichen Vergütung an eine Einzelperson (Klinikarzt/sonstiger Mitarbeiter) ein Vorteil zugewendet wird, durch den Einfluss auf die Beschaffungs- oder Verordnungsentscheidungen des Klinikarztes oder anderen Mitarbeitern genommen werden soll. Durch diese vertragliche Gestaltung kann das Konfliktpotenzial unter dienst- und/oder strafrechtlichen Gesichtspunkten von vorneherein weitgehend ausgeschlossen werden. Dies empfehlen auch die Kodizes der Industrieverbände für den Fall von klinischen Prüfungen und weisen darauf hin, dass insbesondere die Durchführung von klinischen Prüfungen, vielfach die Inanspruchnahme von Sachmitteln oder Personal der medizinischen Einrichtung voraussetzen. Auch vor diesem Hintergrund muss sichergestellt werden, dass Klinikärzte oder andere Mitarbeiter medizinischer Einrichtungen die Sach- und Personalmittel nicht ohne Wissen der Verwaltung oder gar gegen deren Willen nutzen. Aus Sicht der Industrie sollten daher auch alle Verträge, deren Durchführung seitens der Klinikärzte bzw. anderen Mitarbeiter die Inanspruchnahme von Sachmitteln oder Personal der medizinischen Einrichtung voraussetzen, grundsätzlich mit der medizinischen Einrichtung selbst abgeschlossen werden.

Im niedergelassenen Bereich stellt sich diese Problematik in der zuvor beschriebenen Form nicht. Im Falle einer Einzelpraxis wird der niedergelassene Arzt Vertragspartner. Bei einer Gemeinschaftspraxis, die als Gesellschaft bürgerlichen Rechts selbst Träger von Rechten und Pflichten sein kann, kann der Vertrag mit der Gemeinschaftspraxis abgeschlossen werden. Im Fall einer Praxisgemeinschaft muss der Studienvertrag ebenfalls mit dem jeweiligen Arzt abgeschlossen werden.

C.12.1.5 Angemessene Vergütung für Studienleistungen

Bei der Frage der Vergütung von Leistungen im Rahmen von klinischen Prüfungen sind verschiedene Grundsätze zu beachten. Zunächst müssen Leistung und Gegenleistung in einem angemessenen Verhältnis zueinanderstehen. Das bedeutet zum einen, dass nur tatsächlich erbrachte Leistungen vergütet werden dürfen. Zum anderen dürfen aber auch keine unangemessenen hohen Vergütungen für die Tätigkeit des jeweiligen Vertragspartners gezahlt werden. Andernfalls besteht das Risiko, dass ein über eine angemessene Vergütung hinaus gehender Betrag als Vorteil im Sinne der Korruptionsdelikte (bei Klinikärzten) bewertet wird. Das Problem in der Praxis besteht darin, dass keine allgemein gültigen Regelungen für die Berechnung einer angemessenen Vergütung bestehen, etwa in Form von Vergütungstabellen oder entsprechenden Richtlinien von Behörden oder Gerichten. Die Kodizes der Industrieverbände von FSA [13] und AKG [14] geben hierzu allerdings eine Hilfestellung. Danach kann bei der Beurteilung der Angemessenheit der Vergütung die Gebührenordnung für Ärzte (GOÄ) einen Anhaltspunkt bieten. Insofern erscheint eine Orientierung an der GOÄ empfehlenswert, wenn sie auch nicht zwingend ist, da die GOÄ nicht für jede Tätigkeit eine passende Vergütungsregelung vorsieht. Eine entsprechende Regelung für die Bestimmung der konkreten Vergütungshöhe enthält auch § 18 Abs. 1 Nr. 6 FSA-Kodex [13]. Bei der Festlegung der Vergütungshöhe sollte man sich im Übrigen grundsätzlich daran orientieren, was marktüblich ist. Eine Vergütung erfüllt dieses Kriterium, wenn sie auch dann gezahlt werden würde, wenn es sich bei dem Vertragspartner nicht um eine Person handelt, die Produkte des Unternehmens bezieht oder Einfluss auf den Bezug von Produkten hat (sog. Arm's Length Principle (ALP, Fremdvergleichsgrundsatz), hierzu s. a. [4, S. 437ff]).

C.12.2 Gestaltung von Verträgen über klinische Prüfungen

Die vorgenannten Erwägungen aus den Kodizes der Industrieverbände sollten in den Studienverträgen zum Schutz beider Parteien vor strafrechtlichen Risiken umgesetzt werden. Daneben müssen auch die regulatorischen Anforderungen an die Durchführung von klinischen Prüfungen in den Studienverträgen Einzug halten.

An verschiedenen Stellen in den Studienverträgen lassen sich sowohl die 4 Prinzipien wiedererkennen als auch die sonstigen Anforderungen aus den Regelungen im Arzneimittelgesetz und der Medizinprodukteverordnung zu klinischen Prüfungen.

Wie jede Zusammenarbeit zwischen einem Industrieunternehmen und Ärzten sowie medizinischen Einrichtungen, darf auch eine klinische Prüfung nur aufgrund eines schriftlichen Vertrages erfolgen (§ 18 Abs. 1 FSA-Kodex [13] oder § 17 AKG-Verhaltenskodex [14]).

C.12.2.1 Typische Vertragsinhalte

Die von den Unternehmen der pharmazeutischen und medizintechnologischen Industrie verwendeten Musterverträge unterscheiden sich im Detail erheblich. Dies hat seinen Ursprung in verschiedenen Gründen, wie etwa unterschiedliche Rechtssphären bei den Konzernmüttern, unterschiedliche Interessenschwerpunkte und ein abweichender Erfahrungshorizont bei den vergangenen Studien. Diese Vielfalt ist wünschenswert und zeigt, dass das Entwerfen von Verträgen nicht nach einem steifen Schema erfolgen muss. Vielmehr dürfen und sollen die unterschiedlichen Erfahrungen und Bedürfnisse in die Musterverträge einfließen. Diese Vielfalt zeigt sich im Übrigen auch auf der Seite der medizinischen Einrichtungen bei den Rückmeldungen zu den Musterverträgen der Unternehmen.

Dennoch lassen sich die vielfältigen Musterverträge auf bestimmte Kerninhalte reduzieren, die in jedem Studienvertrag enthalten sein sollten. Diese sind nachfolgend mit einer kurzen Übersicht über die typischen Inhalte aufgeführt.

Beispiele für Mustervertragsklauseln und typische Inhalte von Studienverträgen gibt z. B. der vfa in seinen „Mustervertragsklauseln für klinische Prüfungen mit Arzneimitteln unter Verantwortung eines pharmazeutischen Unternehmens" [7] sowie mit der „Musteranlage zu Pflichten im Rahmen einer klinischen Prüfung mit Arzneimitteln" [9].

C.12.2.1.1 Präambel

Eine Präambel findet sich typischerweise in US-amerikanischen Verträgen, sie ist in deutschen Verträgen normalerweise nicht vorgesehen. Aus Compliance-Gesichtspunkten kann sie aber durchaus Sinn machen, denn in einer Präambel bietet sich den Vertragsparteien die Möglichkeit, den Leser kurz und knapp über den Sinn und Zweck des Vertrages und die Beweggründe der Parteien zu informieren. So kann z. B. ein polizeilicher Ermittler oder ein Staatsanwalt im Fall von Ermittlung durch die Informationen in der Präambel schnell und auf einen Blick über den Vertragsinhalt informiert werden.

C.12.2.1.2 Vertragsgegenstand

Im Abschnitt zum Vertragsgegenstand sollte im Fall eines Studienvertrages insbesondere der Studientitel und der Studienzweck beschrieben werden. Eine Bezugnahme auf den Prüfplan ist hier sinnvoll. Ebenso sollte hier kurz darauf eingegangen werden, warum das jeweilige Zentrum ausgewählt wurde und wie viele Prüfungsteilnehmer im jeweiligen Zentrum rekrutiert werden sollen.

C.12.2.1.3 Prüfpräparate und Beistellungen

Im Rahmen von klinischen Prüfungen werden den Studienzentren regelmäßig die Prüfmedikationen sowie bestimmte studienspezifische Geräte kostenlos zur Verfügung gestellt. Daher sollte in diesem Abschnitt die Anzahl der Prüfmedikationen und die Verantwortung für deren Kennzeichnung und ordnungsgemäße Lagerung geregelt werden. Gleiches gilt für den Verbleib übrig gebliebener Prüfmedikation nach Ende der klinischen Prüfung. Die entsprechenden Anforderungen an die Prüfpräparate und dem Umgang mit diesen sind in §§ 4–6 der GCP-Verordnung bzw. in Art. 51 der Verordnung (EU) Nr. 536/2014 „Rückverfolgbarkeit, Lagerung, Rückgabe und Vernichtung von Prüfpräparaten" [23] geregelt.

Sofern der Prüfstelle zusätzlich zu den Prüfpräparaten auch noch bestimmte Geräte, z. B. Zentrifugen, Messgeräte, Tablets zur Probandenbefragung, zur Verfügung gestellt werden, muss hier geregelt werden, in welchem Umfang diese Geräte zur Verfügung gestellt werden und dass sie im Eigentum des Sponsors verbleiben und nach Beendigung der klinischen Prüfung zurückgegeben werden müssen.

C.12.2.1.4 Wahl des Vertragspartners

Wie bereits angesprochen, sollte bei klinischen Prüfungen im Krankenhausbereich grundsätzlich die medizinische Einrichtung der Vertragspartner sein. Da bei der Durchführung von klinischen Prüfungen stets Sach- und Personalmittel der medizinischen Einrichtung in Anspruch genommen werden, entfällt somit für den jeweiligen Arzt die Einholung der Genehmigung der Einrichtung für die Nutzung dieser Sach- und Personalmittel sowie die Entrichtung einer Vergütung hierfür.

Die jeweiligen Klinikärzte, welche die klinische Prüfung durchführen, werden im Rahmen ihrer Dienstausübung für das Industrieunternehmen tätig und nicht in Nebentätigkeit. Eine Dienstherrngenehmigung entfällt somit, da die Klinikärzte selbst keine Vergütung von dem Industrieunternehmen erhalten, sondern die Vergütung an die medizinische Einrichtung ausgezahlt wird.

Aus regulatorischer Sicht ist es i. d. R. angezeigt, den Prüfer als Vertragspartei in den Studienvertrag mit aufzunehmen. Regelmäßig ist der Prüfer Mitarbeiter der medizinischen Einrichtung. Dem Prüfer kommen nach § 12 GCP-Verordnung und dem Hauptprüfer gem. Art. 73 Verordnung (EU) 736/2014 [23] bestimmte Pflichten zu. Deren Einhaltung sollte im Verhältnis zwischen Sponsor und Prüfer geregelt werden. Ein separater Vertrag zwischen Sponsor und Prüfer birgt immer das latente Risiko von sich widersprechenden Regelungen in den beiden Verträgen. Daher ist ein dreiseitiger Vertrag zwischen Sponsor, medizinischer Einrichtung und Prüfer zu bevorzugen.

Im niedergelassenen Bereich stellt sich diese Problematik in der zuvor beschriebenen Form nicht. Im Fall einer Einzelpraxis wird der niedergelassene Arzt Vertragspartner. Bei einer Gemeinschaftspraxis, die als Gesellschaft bürgerlichen Rechts selbst Träger von Rechten und Pflichten sein kann, kann der Vertrag mit der Gemeinschaftspraxis abgeschlossen werden. Im Falle einer Praxisgemeinschaft muss der Studienvertrag ebenfalls mit dem jeweiligen Arzt abgeschlossen werden.

C.12.2.1.5 Bestimmung der Leistung des Vertragspartners

In diesem Abschnitt sind die Leistungen der medizinischen Einrichtung im Rahmen der klinischen Prüfung zu beschreiben. Diese sind z. B. die Anzahl der einzuschließenden Probanden, Art und Umfang der Untersuchungen an den Probanden, die durchzuführende Dokumentation der Probanden.

Für die einzelnen Leistungen sollten möglichst genaue Leistungszeitpunkte vereinbart werden, damit zwischen den Parteien keine Missverständnisse darüber aufkommen, wann die medizinische Einrichtung dem Sponsor welche Ergebnisse liefern muss. Üblicherweise wird in Studienverträge in einer als Anhang beigefügten Übersicht der jeweilige Leistungszeitpunkt definiert.

Um die definierten Leistungszeitpunkte nicht zu einem zahnlosen Tiger werden zu lassen, sollte an die Nichteinhaltung entsprechend den zivilrechtlichen Verzugsregelungen auch eine Konsequenz für die medizinische Einrichtung und ggf. den Prüfer geknüpft werden. Dies wird regelmäßig in einer Kürzung der vertraglich geschuldeten Vergütung bestehen. Es ist aber auch denkbar, in besonders schwerwiegenden Fällen Schadensersatzforderungen daran zu knüpfen.

C.12.2.1.6 Vergütung durch das Industrieunternehmen

Der Sponsor der klinischen Prüfung zahlt der medizinischen Einrichtung bzw. dem Arzt eine Vergütung für die Durchführung der klinischen Prüfung.

Nach den oben beschriebenen Grundsätzen muss die Vergütung angemessen sein, d. h. sie muss verhältnismäßig sein zu der erbrachten Leistung des Vertragspartners. Wie auch sonst existieren für die Leistungen im Rahmen von klinischen Prüfungen keine Vergütungstabellen, die Richtwerte für angemessene Vergütungen enthalten. Vielmehr gelten hier die allgemeinen Grundsätze für die Bestimmung der angemessenen Vergütung (s. o. unter „Äquivalenzprinzip" ► Kap. C.12.1.3). Grundlegendes zur Frage der Vergütung siehe [4, S. 437ff] und zur Vergütung des Prüfarztes im Besonderen [5, S. 166ff].

Bei Verträgen für klinische Prüfungen ist es üblich, die Vergütung für einzelne Schritte aufzuschlüsseln und als Anlage beizufügen. Dies hat den Vorteil, dass man transparent und nachvollziehbar die als angemessen erachtete Vergütung für die einzelnen Studienschritte im Vertrag aufführt. So ist für Außenstehende leicht nachvollziehbar, welche Vergütung gezahlt werden soll. Sofern für einzelne Leistungen entsprechende Vergütungsziffern in der GOÄ existieren, kann man sich bei der Vergütungsfindung hieran orientieren.

In der Praxis ist dann durch die Prüfstelle Art und Umfang der erbrachten Einzelleistungen zu dokumentieren. Der Sponsor kann grundsätzlich auf die Richtigkeit der Abrechnung vertrauen. Sofern aber im Rahmen des Monitorings Unregelmäßigkeiten aufgedeckt werden, sollten auch die entsprechenden Abrechnungen der jeweiligen medizinischen Einrichtung überprüft werden. So lassen sich zeitnah und zielsicher mögliche Betrugsversuche bei der Abrechnung der Vergütung aufdecken.

Grundsätzlich soll die Auszahlung der Vergütung aus Compliance-Gesichtspunkten erst nach Erbringung der Leistung erfolgen. Im Rahmen klinischer Prüfungen kann es aber angezeigt sein, einen Teil der Vergütung schon vorab zu entrichten. Dies ist immer dann zulässig, wenn sachliche Gründe für derartige Abschlagszahlungen sprechen. Als sachliche Gründe kommen etwa die Einstellung von Personal oder die Anschaffung von speziellen Geräten in Betracht. Im Studienvertrag sollte der Abschlagsbetrag genau beziffert werden und der Grund für die Zahlung genannt werden.

Als nützlich haben sich auch Regelungen zur Vergütung im Fall einer frühzeitigen Beendigung erwiesen. Dies kann von Bedeutung sein, wenn eine klinische Prüfung frühzeitig abgebrochen wird und sich die Frage stellt, welche Vergütung noch an die medizinische Einrichtung zu leisten ist. Relevant ist dies aus Compliance-Perspektive, da keine Zahlung durch den Sponsor ohne eine Gegenleistung des Arztes oder der medizinischen Einrichtung erfolgen darf (s. o. die 4 Prinzipien). Daher sollte geregelt werden, dass nur die bis zur Beendigung erbrachten Leistungen vergütet werden sowie rechtmäßigerweise durch die medizinische Einrichtung im Vertrauen auf den Fortbestand der klinischen Prüfung verursachte Kosten.

C.12.2.1.7 Laufzeit und Kündigung

Die Laufzeit eines Studienvertrages orientiert sich der Natur der Sache nach an der Laufzeit der klinischen Prüfung. Als Anknüpfungspunkt eignet sich daher z. B. das Ereignis „Last Patient Out" oder die Übersendung des Abschlussberichts durch die Prüfstelle an den Sponsor.

Bei den Kündigungsgründen kann man sich im Wesentlichen an den gesetzlichen Regelungen orientieren. Es bietet sich aber an, besonders wichtige Leistungsaspekte durch die Prüfstelle als vertragswesentliche Leistungen zu definieren, um im Fall einer Verletzung dieser Pflichten ein Kündigungsrecht zu haben, etwa beim Verstoß gegen Regelungen des Prüfplans, der Vorschriften des AMG, der GCP-Verordnung oder der Verordnung (EU) 536/2014 oder sonstiger Kardinalpflichten.

C.12.2.1.8 Haftung

Die Regelungen zur Haftung sind in zwei Richtungen ausgestaltet. Zum einen ist die Haftung des Sponsors für die Schäden zu berücksichtigen, die durch die klinische Prüfung bei Probanden und der medizinischen Einrichtung eintreten können. Zum anderen muss die Haftung der medizinischen Einrichtung für Schäden berücksichtigt werden, die durch eine mangelhafte Durchführung der klinischen Prüfung beim Sponsor eintreten kann.

Für die Haftung für Schäden bei den Probanden tritt in erster Linie die gemäß § 40 Abs. 1 Satz 3 Nr. 8 AMG vorgeschriebene Probandenversicherung ein. Damit sind regelmäßig sämtliche bei den Probanden durch die Teilnahme an der klinischen Prüfung möglicherweise eintretenden Schäden abgedeckt. In jüngster Zeit möchten vereinzelt Studienzentren eine Haftungsregelung aufnehmen, nach der der Sponsor subsidiär haftet, wenn die Versicherung für bestimmte Studienschäden bei den Probanden nicht eintritt. Zwar sind in der Praxis wenige Fälle denkbar, in denen bei Probandenschäden die Probandenversicherung nicht haftet. Jedoch ist das Interesse der Studienzentren nachvollziehbar und einer entsprechenden Regelung stehen grundsätzlich keine Bedenken entgegen (▶ Kap. C.10 (Probanden-)Versicherung). Bei den Regelungen zur Haftung der medizinischen Einrichtung für Schäden beim Sponsor gelten die allgemeinen zivilrechtlichen Grundsätze zum Schadensersatz. Da es sich bei Studienverträgen regelmäßig um Musterverträge des Sponsors handelt, müssen auch die Vorschriften über Allgemeine Geschäftsbedingungen in den §§ 305ff BGB berücksichtigt werden. Diese verhindern einen umfassenden Haftungsausschluss bzw. eine Reduzierung der Haftung. Daher bliebt es bei der Verwendung von Musterstudienverträgen in der Praxis oft im Wesentlichen bei den gesetzlichen Haftungsregelungen.

Trotz der Pflicht zum Abschluss einer Probandenversicherung sollten Prüfstellen im Rahmen der Vertragsverhandlungen eine Haftungsbegrenzung verhandeln. Hier kann etwa eine Begrenzung des Schadensersatzes der Höhe nach auch den Auftragswert oder ein Vielfaches davon vorgesehen werden. Empfehlenswert ist für Prüfstellen der Abschluss einer entsprechenden Versicherung bzw. die Überprüfung, ob die bestehenden Versicherungen derartige Schäden abdecken. Bei öffentlichen Einrichtungen besteht oft eine Versicherung nach dem Prinzip der Selbstversicherung. Darunter versteht man den teilweisen oder vollständigen Verzicht auf den

Risikotransfer von marktüblich versicherbaren Risiken an Versicherungsunternehmen, weil beim Risikoträger die Möglichkeit eines Risikoausgleichs vorhanden ist.

C.12.2.2 Rechte an Arbeitsergebnissen und Erfindungen

Im Rahmen von klinischen Prüfungen werden durch die Prüfstellen und deren Mitarbeiter verschiedene Ergebnisse generiert, an denen der Sponsor ein Interesse hat. Rechtlich lassen sich diese in einfache Arbeitsergebnisse, schutzrechtsfähige Arbeitsergebnisse und Erfindungen unterteilen.

C.12.2.2.1 Arbeitsergebnisse

Einfache Arbeitsergebnisse sind z. B. die Patientendaten, die von der Prüfstelle erhoben und an den Sponsor weitergeleitet werden. Hieran kann das Nutzungsrecht ohne Weiteres im Prüfvertrag übertragen werden.

C.12.2.2.2 Schutzrechtsfähige Arbeitsergebnisse (Urheberrecht)

Bei schutzrechtsfähigen Ergebnissen besteht i. d. R. ein Urheberrecht einer natürlichen Person. Ergebnisse sind dann schutzrechtsfähig, wenn ihnen eine gewisse Schöpfungstiefe innewohnt und sie im Sinne des Urheberrechts als Werk bezeichnet werden können. Dies können z. B. Zwischenberichte, Abschlussberichte einer Prüfstelle oder eine Studienpublikation durch den Prüfer sein.

Sprachlich wird dies fälschlicherweise in Deutschland oft mit dem englischen Begriff „*Copyright*" bezeichnet. Das Copyright nach US-amerikanischem Recht hat aber einen anderen rechtlichen Hintergrund und eine andere rechtliche Reichweite als das deutsche Urheberrecht.

An solchen Werken hat nach deutschem Urheberrecht stets eine natürliche Person, der Urheber, das Urheberrecht. Eine juristische Person, z. B. eine medizinische Einrichtung kann nach deutschem Recht nicht Urheber sein. Auch ist das Urheberrecht zu Lebzeiten des Urhebers nicht übertragbar. Der Urheber kann anderen lediglich ein Nutzungsrecht einräumen. Daher sollte sich der Sponsor im Prüfvertrag stets vorab schon das Nutzungsrecht an möglicherweise während der klinischen Prüfung entstehenden schutzrechtsfähigen Arbeitsergebnissen einräumen lassen. So ist sichergestellt, dass eventuell von dem Prüfteam geschaffene Werke auch durch den Sponsor genutzt werden können.

C.12.2.2.3 Erfindungen

Schlussendlich können im Rahmen von klinischen Prüfungen durch das Prüfteam auch Erfindungen gemacht werden. Dies sind Erkenntnisse, die über den eigentlichen Prüfungs- und Forschungsauftrag hinausgehen und etwas Neues zum Gegenstand haben. Bei einer klinischen Prüfung kann das Prüfteam an einer Prüfstelle etwa aufgrund der Rückmeldung der Probanden herausfinden, dass die Prüfmedikation auch für eine andere Indikation eingesetzt werden könnte. Prominentestes Beispiel in der jüngeren Geschichte ist Viagra. Im Rahmen der eigentlichen für eine kardiologische Indikation aufgesetzten klinischen Prüfung wurde erkannt, dass der zu prüfende Wirkstoff auch für die Behandlung erektiler Dysfunktionen eingesetzt werden kann.

Solche Erfindungen gehören, wenn es sich um Diensterfindungen handelt (§ 4 Abs. 2 Arbeitnehmererfindungsgesetz – ArbnErfG [20]), nach deutschem Recht bei angestellten Erfindern zunächst dem Arbeitgeber. Nach den Regelungen des ArbnErfG kann der Arbeitgeber nach der verpflichtenden Meldung (§ 5 Abs. 1 Satz 1 ArbnErfG) durch den Arbeitnehmer entscheiden, ob er eine Erfindung in Anspruch nehmen möchte. Nur wenn der Arbeitgeber eine Erfindung nicht in Anspruch nimmt (§ 6 Abs. 1 ArbnErfG) oder diese freigibt (§ 8 ArbnErfG), kann der Arbeitnehmer diese frei verwenden. Bei freien Erfindungen (§ 4 Abs. 3 ArbnErfG), die – anders als Diensterfindungen – in keinem inhaltlichen Zusammenhang mit der Tätigkeit im Rahmen der abhängigen Beschäftigung des Erfinders stehen, besteht grundsätzlich auch eine Meldepflicht gegenüber dem Arbeitgeber (§§ 18f ArbnErfG), damit dieser prüfen kann, ob es sich tatsächlich um eine freie Erfindung handelt.

C.12.2.2.4 Erfindungen im Hochschulbereich

Besonders relevant für klinische Prüfungen sind die zusätzlichen Regelungen über Erfindungen im Hochschulbereich in den §§ 42 ff ArbnErfG. Diese Regelungen sind Ausfluss der grundgesetzlich geschützten Freiheit von Forschung und Lehre in Art. 5 Abs. 3 GG. So können Erfinder im Hochschulbereich von ihrem sog. „negativen Publikationsrecht" gem. § 42 Nr. 2 ArbnErfG Gebrauch machen und eine getätigte Erfindung nicht offenlegen. Im Rahmen von klinischen Prüfungen bedeutet dies, dass ein Erfinder im Hochschulbereich, etwa an einer Uniklinik, eine mit einer Prüfmedikation gemachte Erfindung für sich behalten kann und nicht gegenüber dem Arbeitgeber offenlegen muss. In letzter Konsequenz kann dann auch der Sponsor eine solche Erfindung nicht nutzen. Um dies zu verhindern, sollte in den Verträgen für klinische Prüfungen ein Verzicht des Prüfers auf sein negatives Publikationsrecht gegenüber dem Sponsor vereinbart werden. Zwar ist ein Verzicht gegenüber dem Arbeitgeber nicht zulässig. Allgemein anerkannt ist aber, dass ein solcher Verzicht gegenüber dem Sponsor einer klinischen Prüfung möglich ist.

C.12.2.2.5 Vergütung der Erfindung

Früher wurde in Verträgen für klinische Prüfungen regelmäßig vereinbart, dass die Übertragung von Erfindungen durch die Prüfstelle an den Sponsor von der Vergütung, die durch den Sponsor gezahlt wird, mit abgegolten ist. In jüngerer Zeit sind solche Forderungen gerade im Bereich der Unikliniken jedoch nur noch schwer umzusetzen. Viele Universitäten haben in den letzten Jahren eigene Verwertungsgesellschaften für Erfindungen ihrer Mitarbeiter gegründet.

Somit scheidet auch vielfach eine kostenlose Übertragung von Erfindungen aus. Vielmehr wird heute i. d. R. vereinbart, dass im Falle einer durch den Sponsor gewünschten Übertragung einer Erfindung eine gesonderte Vergütungsvereinbarung ausgehandelt wird, in der eine angemessene und marktübliche Vergütung vorgesehen wird.

Da der Arbeitnehmererfinder bei einer Inanspruchnahme durch seinen Arbeitgeber einen Anspruch auf eine Vergütung für die Erfindung hat (§ 9 Abs. 1 ArbnErfG), muss bei einer Übertragung einer Erfindung an den Sponsor dieser regelmäßig die vom Arbeitgeber zu entrichtende Arbeitnehmererfindervergütung übernehmen. Im Rahmen der zuvor genannten Vergütungsvereinbarung wird daher regelmäßig geregelt, dass der Sponsor die Arbeitnehmererfindervergütung trägt.

C.12.2.3 Datenschutz

Die im Rahmen der klinischen Prüfung durch die Prüfstelle von den Probanden erhobenen Daten müssen als personenbezogene Daten besonders geschützt werden. Die Datenschutzgrundverordnung (Verordnung (EU) 2016/679) [17] macht hierzu europaweit einheitliche und strenge Vorgaben.

C.12.2.3.1 Einwilligungserklärung der Prüfungsteilnehmer

In der Praxis wird der Sponsor nur mit der Einholung einer Einwilligung zur Datenerhebung, -verarbeitung und -weiterleitung die gewünschten Auswertungen der personenbezogenen Daten vornehmen können (► Kap. C.11 Datenschutz und Datensicherheit). Die anderen Rechtfertigungsgründe sind nach Ansicht der Datenschutzbehörden in Deutschland nicht ausreichend, um die Erhebung und Verarbeitung von personenbezogenen Gesundheitsdaten zu rechtfertigen.

Sponsoren brauchen aber nicht zwingend ihre eigene datenschutzrechtliche Einwilligungserklärung zu entwerfen. Hierzu haben verschiedene Industrieverbände, der Arbeitskreis medizinischer Ethik-Kommissionen (AKEK) und andere Interessenvertreter Mustererklärungen für die datenschutzrechtlich erforderliche Einwilligung durch die Probanden nach § 40 Abs. 2a AMG entworfen.

Beispielsweise ist hier die Mustererklärung des vfa [8] zu nennen. Bei Verwendung einer derartigen Mustererklärung gibt es in der Praxis meist wenig Beanstandungen durch die zuständige Bundesoberbehörde und die EK. Der AKEK hat eine Stellungnahme zur Handhabung des Datenschutzes in klinischen Prüfungen aus Sicht der Ethik-Kommissionen herausgegeben [21].

C.12.2.3.2 Weitergabe von Daten aus klinischen Prüfungen in Drittländer

Hervorzuheben ist, dass die Weitergabe von Daten aus klinischen Prüfungen an Konzerngesellschaften in den USA nach den Schrems-I (EuGH-Urteil in der Rechtssache C-362/14) und Schrems-II (EuGH-Urteil in der Rechtssache C-311/18) Urteilen des Europäischen Gerichtshofs etwas mehr Arbeit erfordert.

Der EuGH hatte in diesen Urteilen festgestellt, dass die Weitergabe von personenbezogenen Daten in die USA nicht mehr aufgrund der Ausnahme des sog. „Safe Harbor" und des „Privacy Shield" stattfinden kann. Daher wird es für viele Unternehmen auf den Abschluss eines Vertrages auf Grundlage der von der EU-Kommission veröffentlichten Standardvertragsklauseln [10] hinauslaufen.

Zu beachten ist dabei, dass der Abschluss des Vertrages allein nicht ausreicht. Die darin enthaltenen Regelungen müssen von den Parteien, insbesondere der in den USA ansässigen Konzerngesellschaft auch tatsächlich so gelebt werden. Es werden wahrscheinlich in der Zukunft verstärkt Überprüfungen von europäischen Datenschutzbehörden über die Einhaltung der Regelungen aus den Standardvertragsklauseln der EU stattfinden.

Die Standardvertragsklauseln beruhen noch auf der Richtlinie 95/46/EU und werden derzeit von der Kommission überarbeitet und an die neue Datenschutzgrundverordnung angepasst. Bis zur Veröffentlichung der neuen Standardvertragsklauseln können die alten Klauseln weiterverwendet werden.

C.12.2.4 Publikationen

Wichtiges Element von klinischen Prüfungen ist die Veröffentlichung ihrer Ergebnisse in der medizinischen Fachpresse. Nur so gelangen die Ergebnisse in die Diskussion der medizinischen Gemeinschaft. Auch im Rahmen der Zulassung von neuen Arzneimitteln und Medizinprodukten ist das Vorhandensein von publizierten medizinisch-wissenschaftlichen Daten erforderlich.

Darüber hinaus ist es das Bestreben der beteiligten Prüfer aus dem Hochschulbereich, ihre Forschungsergebnisse zu veröffentlichen und so an der wissenschaftlichen Diskussion teilzuhaben. In Deutschland ist die Publikationsfreiheit als Ausprägung der grundgesetzlich geschützten Freiheit von Forschung und Lehre (Art. 5 Abs. 3 GG) außerdem noch besonders geschützt. Daher kann ein Sponsor es deutschen Prüfern nicht grundsätzlich untersagen, die Studienergebnisse zu veröffentlichen.

Zulässig ist es aber, der Veröffentlichung sachgerechte Grenzen zu setzen. Ein solcher sachlicher Grund ist etwa die Absicht des Sponsors, eine Erfindung durch Patente zu schützen. Eine Veröffentlichung vor Anmeldung eines Patents könnte unter Umständen als neuheitsschädlich gelten und die erfolgreiche Erteilung des Patents vereiteln. Daher ist es zulässig, eine Publikation bis zur Anmeldung eines Patents durch den Sponsor bzw. den endgültigen Verzicht hierauf auszusetzen. Auch kann mit den Prüfern vereinbart werden, dass einem der Prüfer ein Erstveröffentlichungsrecht zusteht. Eine solche Einschränkung untersagt den anderen Prüfern nicht grundsätzlich die Veröffentlichung, sondern regelt nur die Reihenfolge der Publikation.

Üblich ist es auch, für den Fall einer durch den Sponsor initiierten und koordinierten Veröffentlichung die Einhaltung bestimmter wissenschaftlicher Standards für die Publikation, wie z. B. die Richtlinien des International Committee of Medical Journal Editors (ICMJE) [19].

Sofern eine Publikation zu einer von einem Industriesponsor finanzierten klinischen Prüfung erfolgt, sollen die Autoren auf die Tatsache der finanziellen Unterstützung durch das Unternehmen in der Publikation hinweisen (§ 18 Abs. 2 FSA-Kodex, Nr. 36 Deklaration von Helsinki, Abschnitt II. B. ICMJE-Guidelines [18,19]). So wird die nötige Transparenz nach außen auch bei einer Publikation hergestellt.

C.12.2.5 Monitoring

Besondere Bedeutung kommt bei Verträgen über klinische Prüfungen dem Monitoring und Audit durch den Sponsor zu. Das Monitoring ermöglicht es dem Sponsor entweder selbst oder durch einen beauftragten Dienstleister die Richtigkeit der Durchführung der Studie durch das jeweilige Studienzentrum zu überprüfen. So kann der Sponsor frühzeitig eine ungewollte oder gewollte Abweichung vom Protokoll und den Bestimmungen des Studienvertrages erkennen und entsprechend gegensteuern (▶ Kap. A.7.3 und ▶ Kap. B.5.3 Qualitätsmanagement).

Dies hat sich in der Praxis als ein wirksames Mittel herausgestellt, um die Qualität der erhaltenen Daten sicherzustellen und insbesondere Betrugsversuchen vorzubeugen. Solche Betrugsversuche durch Prüfstellen sind in der Praxis äußerst selten. Im Nachhinein sind rein rechtlich möglicherweise Schadensersatzforderungen denkbar, ob diese in einem gerichtlichen Verfahren aber beweisbar und letztendlich durchsetzbar sind, ist im Vorfeld ungewiss. Dies gilt umso mehr, als viele medizinische Einrichtungen versuchen, die Haftung aus nachvollziehbaren Gründen auf den Auftragswert bzw. den typischerweise vorhersehbaren Schaden zu begrenzen. Eine unbegrenzte Haftung wird von den Prüfstellen oft abgelehnt.

Da das Monitoring einen Eingriff in die Rechte der medizinischen Einrichtung darstellt, ist es erforderlich, dass die gewünschten Betretungs- und Kontrollrechte im Vertrag für die klinische Prüfung möglichst genau beschrieben werden. Sofern der Sponsor einen Dienstleister mit dem Monitoring beauftragt, sollte dies im Vertrag erwähnt werden.

C.12.2.6 Dienstherrngenehmigung

Sofern der oben gemachten Empfehlung gefolgt wird und die medizinische Einrichtung als Vertragspartner des Studienvertrages gewählt wird, ist das Thema Dienstherrngenehmigung nicht relevant. Die medizinische Einrichtung ist Vertragspartner und erhält die Vergütung ausgezahlt. Die Mitarbeiter der medizinischen Einrichtung erbringen die Studienleistung gegenüber ihrem Arbeitgeber und erhalten keine Vergütung.

Sofern aber Studienverträge oder z. B. LKP-Verträge oder sonstige Verträge im Zusammenhang mit der Durchführung einer klinischen Prüfung direkt mit den Mitarbeitern der medizinischen Einrichtung abgeschlossen werden und diese eine Vergütung erhalten, muss das Thema Dienstherrngenehmigung berücksichtigt werden.

Mitarbeiter öffentlicher Krankenhäuser sind regelmäßig als Amtsträger i. S. d. § 11 Abs. 1 Nr. 2 StGB [15] anzusehen. Für Amtsträger gibt es bestimmte Sonderdelikte im Strafgesetzbuch, etwa die Korruptionsdelikte der §§ 331 und 333 StGB (Vorteilsgewährung und Vorteilsnahme). Besonderheit dieser Korruptionsdelikte ist es, dass durch das Gesetz jeweils in den Absätzen 2 die Möglichkeit der Straffreiheit eingeräumt wird, sofern der Arbeitgeber oder Dienstherr die Annahme des jeweiligen Vorteils genehmigt hat (sog. Dienstherrngenehmigung, DHG).

Somit besteht bei der Vorteilsgewährung und Vorteilsnahme jeweils die Möglichkeit, die Strafbarkeit auszuschließen, wenn dem Dienstherrn des Amtsträgers die geplante Vorteilsgewährung angezeigt wurde und er diese genehmigt hat. Als Vorteil kommen dabei insbesondere die gezahlte Vergütung, Reise- und Übernachtungskosten und sonstige geldwerte Vorteile in Betracht.

Daher sollten Sponsoren bei Vertragsschluss, z. B. mit einem angestellten oder beamteten Klinikarzt oder Klinikapotheker, zur Sicherheit für beiden Seiten auf der Erteilung einer Dienstherrngenehmigung durch den Arbeitgeber oder Dienstherr bestehen.

Es gibt keine Formulierungsregeln durch den Gesetzgeber. Es sollte daher darauf geachtet werden, dass der Arbeitgeber bzw. Dienstherr in seiner Erklärung zum Ausdruck bringt, dass er mit der Annahme des konkreten Vorteils durch seinen Arbeitnehmer oder Beamten einverstanden ist. Hierzu ist es insbesondere von Bedeutung, dass die konkret gezahlte Vergütung offengelegt wird.

Wichtig zu wissen ist, dass die aus arbeitsrechtlicher Sicht ggf. erteilte Nebentätigkeitsgenehmigung regelmäßig nicht die Voraussetzungen einer strafrechtlichen Dienstherrngenehmigung erfüllt. Hierdurch wird meist nur grundsätzlich zum Ausdruck gebracht, dass der Arbeitgeber oder Dienstherr mit einer Nebentätigkeit einverstanden ist. Sofern eine Nebentätigkeitsgenehmigung auch die konkrete Vergütung enthält, kann sie unter Umständen auch als strafrechtliche Dienstherrngenehmigung angesehen werden.

Der Sponsor sollte auch darauf achten, dass die Dienstherrngenehmigung durch die zuständige Stelle erteilt wird. Dies sind bei medizinischen Einrichtungen i. d. R. die Personalabteilungen oder die zentrale Verwaltung. Mitarbeiter aus dem medizinischen Bereich sind i. d. R. nicht befugt, eine Dienstherrngenehmigung zu erteilen. Kollegen des betreffenden Arztes oder Apothekers sind hierzu i. d. R. nicht befugt, schon um einen Interessenkonflikt auszuschließen.

C.12.3 Prozessmanagement

Die Erfahrungen aus der Praxis zeigen, dass der erfolgreiche Abschluss der Verträge und damit auch der zeitnahe Beginn der klinischen Prüfung entscheidend von einem guten Prozessmanagement in der verantwortlichen Abteilung beim Sponsor und bei der medizinischen Einrichtung abhängen (zum Prozessmanagement bei der Business Compliance siehe [6, S. 317f]).

C.12.3.1 Musterverträge

Die Arbeit im Alltag der zuständigen Abteilung beim Sponsor wird erheblich durch die Verwendung von Musterverträgen erleichtert. Fast jedes Unternehmen hat mittlerweile solche Musterverträge für die klinischen Prüfungen an Medizinprodukten oder Arzneimitteln.

Musterverträge erlauben es dabei, die typischerweise auftretenden Situationen im Vertragswerk im Sinne des Sponsors abzuhandeln. Dabei sollten insbesondere die vorgenannten Aspekte (▶ Kap. C.12.2) abgehandelt werden, um Risiken beim Thema Erfindungsrechte, Publikationen oder der Haftung für den Sponsor auszuschließen.

Da diese Themengebiete einen gewissen Gestaltungsspielraum eröffnen, gibt die Erstellung von Musterverträgen die Möglichkeit, die vom Gesetzgeber eröffneten Handlungsspielräume im eigenen Sinne zu gestalten. Außerdem geht derjenige, der der anderen Vertragspartei die Verwendung des eigenen Mustervertrages vorschlägt, mit einer grundsätzlich stärkeren Position in die Vertragsverhandlungen.

Sofern Musterverträge entworfen werden, muss man immer im Blick behalten, dass diese als allgemeine Geschäftsbedingungen gelten und in bestimmten Aspekten der Inhaltskontrolle der §§ 305ff BGB [16] unterliegen. Bestimmte Abweichungen vom gesetzlichen Leitbild, insbesondere bei den Themen Haftung, Schadensersatz und Verjährung, sind in allgemeinen Geschäftsbedingungen nicht oder nur in sehr begrenztem Umfang möglich.

C.12.3.2 Vertragsverhandlungen

Darüber hinaus sollte man sich bereits vor Beginn der Vertragsverhandlungen über die Rückfallpositionen bei bestimmten Vertragsklauseln im Klaren sein. In der Praxis wird es selten Fälle geben, in denen die Gegenseite die Regelungen in dem vorgeschlagenen Mustervertrag ohne Änderungswünsche akzeptiert.

Damit sich die Vertragsverhandlungen nicht unnötig verzögern, kann man daher im Vorfeld bereits festlegen, welche Vertragselemente besonders wichtig sind und welche nicht. Häufig dauern Vertragsverhandlungen sehr lange, da einer der Vertragspartner auf der Durchsetzung sämtlicher Änderungswünsche besteht, ohne sich über die Implikationen bewusst zu sein. Dabei ist es im Rahmen von Vertragsverhandlungen wenig zielführend, auf allen Forderungen zu bestehen, insbesondere bei weniger wichtigen Aspekten.

So kann etwa im Rahmen der Verhandlungstaktik eine Änderung in einem nicht so wichtigen Bereich akzeptiert werden, damit man eventuell in einem wichtigen Bereich seine Position durchsetzen kann. Um aber zeitnah die Verhandlungen voranschreiten lassen zu können, sollten mögliche Kompromisse bei wichtigen Vertragselementen im Vorfeld – ggf. mit weiteren zu involvierenden Abteilungen – abgestimmt werden. Dies ermöglicht es zum einen, sich die eigene Position noch einmal zu verdeutlichen und vor dem Hintergrund die maximale Abweichung hiervon zu bestimmen. Auf Seiten des Sponsors kann dies insbesondere bei den Themen Arbeitsergebnisse, Erfindungen, Publikation und Haftung wichtig sein.

Von Vorteil kann es auch sein, sog. No-go-Areas festzulegen, d. h. Änderungswünsche, die nicht akzeptabel sind und bei denen die Vertragsverhandlungen keinen Sinn mehr machen. So erspart man sich ggf. ein unnötig langes Festhalten an einem Vertragspartner, mit dem man aufgrund grundsätzlich abweichender Vorstellungen nicht mehr kooperieren kann.

C.12.3.3 Follow-up

Mit dem Abschluss des Vertrages ist es nicht getan. Während der Laufzeit des Vertrages ist ein regelmäßiges Follow-up erforderlich. Einer der Vorwürfe, der im Rahmen des sog. Herzklappenskandals erhoben wurde, war der Abschluss von Scheinverträgen. Dies sind Verträge, die zwar auf dem Papier ordnungsgemäß abgeschlossen werden, bei denen jedoch nie eine Gegenleistung durch den ärztlichen Vertragspartner erfolgt. Um den damit verbundenen Vorwurf von Zahlungen seitens des Sponsors ohne Gegenleistung zu entgehen, ist ein Follow-up hilfreich.

Im Rahmen des Follow-up wird durch die Vertragsabteilung des Sponsors überprüft, ob die klinische Prüfung durch die jeweilige Prüfstelle überhaupt noch durchgeführt wird und ob sie im Einklang mit den wesentlichen Bestimmungen des Vertrages durchgeführt wird. Zu den wesentlichen Bestimmungen gehört in diesem Zusammenhang die zeitgerechte Rekrutierung der Probanden, die Durchführung der jeweiligen Untersuchungen und die Ablieferung der vereinbarten Berichte. Ferner sollte im Rahmen des Follow-up überwacht werden, ob die Auszahlung der Gegenleistung durch den Sponsor nur nach Erbringung der jeweils vereinbarten Leistung durch das Studienzentrum erfolgt.

Insoweit geht die Arbeit der Vertragsabteilung im Rahmen des Follow-up Hand in Hand mit der Tätigkeit im Rahmen des Monitorings. Beides hat die Aufgabe, die ordnungsgemäße Durchführung der klinischen Prüfung zu gewährleisten. Das Monitoring hat dabei eher den regulatorischen Blickwinkel, um so sicherzustellen, dass die klinische Prüfung den regulatorischen Vorgaben entsprechend durchgeführt wird, damit die erhaltenen Daten auch für den mit der klinischen Prüfung verfolgten Zweck verwendet werden können, etwa die Marktzulassung eines Produktes. Hingegen hat das Follow-up regelmäßig eher die Compliance im Blick und soll die Einhaltung der in diesem Kapitel erläuterten Compliance-Aspekte sicherstellen. Die Aufgaben überschneiden sich aber in gewissen Punkten und insbesondere die Erkenntnisse aus dem Monitoring können wertvolle Informationen für das Follow-up des Vertrages liefern. Durch eine enge Zusammenarbeit beider Funktionen können rechtliche Risiken für den Sponsor, etwa die Nichtverwertbarkeit der Prüfungsergebnisse oder der Vorwurf unlauterer Zusammenarbeit frühzeitig reduziert werden.

Literatur

[1] Stief/Bromm, Vertragshandbuch Pharma und Life Sciences, 2. A., München: Beck, 2021

[2] Dieners/Reese, Handbuch des Pharmarechts, München: Beck, 2010

[3] Anhalt/Dieners, Medizinprodukterecht, 2. A., München: Beck, 2017

[4] Diener/Klümper, Neufassung der gemeinsamen Empfehlungen von BfArM und PEI zu Anwendungsbeobachtungen – Was müssen Pharmaunternehmen in der Praxis Neues beachten, PharmaR 2010, 433 ff.

[5] Klümper, Belohnung und Entlohnung des Prüfarztes: Was ist möglich, was ist sinnvoll? DGPharMed News 2010, S. 166 ff.

[6] Klümper/Vollebregt, Business Compliance 2.0 – Neue Compliance-Ansätze im Unternehmen zur Bewältigung kommender Herausforderungen, PharmaR 2009, 313 ff.

[7] Verband forschender Arzneimittelhersteller (vfa), Mustervertragsklauseln für klinische Prüfungen mit Arzneimitteln unter Verantwortung eines pharmazeutischen Unternehmens (industrieller Sponsor), https://www.vfa.de/de/arzneimittel-forschung/klinische-studien/mustervertragsklauseln-fuer-klinische-pruefungen

[8] Verband forschender Arzneimittelhersteller (vfa), Musteranlage Datenschutz-Einwilligungserklärung, https://www.vfa.de/de/arzneimittel-forschung/klinische-studien/mustervertragsklauseln-fuer-klinische-pruefungen

[9] Verband forschender Arzneimittelhersteller (vfa), Musteranlage zu Pflichten im Rahmen einer klinischen Prüfung mit Arzneimitteln, https://www.vfa.de/de/arzneimittel-forschung/klinische-studien/mustervertragsklauseln-fuer-klinische-pruefungen

[10] 2010/87/: Beschluss der Kommission vom 5. Februar 2010 über Standardvertragsklauseln für die Übermittlung personenbezogener Daten an Auftragsverarbeiter in Drittländern nach der Richtlinie 95/46/EG, https://eur-lex.europa.eu/legal-content/DE/TXT/?uri=celex%3A32010D0087

[11] Kodex Medizinprodukte, Bundesverband Medizintechnik – BVMed e. V. vom 01.10.1997 zuletzt geändert am 19.06.2020, https://www.bvmed.de/de/recht/healthcare-compliance/kodex-medizinprodukte

[12] Gemeinsamer Standpunkt verschiedener Verbände aus Pharma, Medizintechnik, Krankenhaus vom 29.09.2000, https://www.bvmed.de/de/recht/healthcare-compliance/gemeinsamer-standpunkt

[13] FSA-Kodex Fachkreise, Freiwillige Selbstkontrolle für die Arzneimittelindustrie – FSA e.V. vom 16.02.2004 zuletzt geändert am 14.11.2019, https://www.fsa-pharma.de/de/kodizes/zusammenarbeit/fachkreise

[14] AKG-Verhaltenskodex, Arzneimittel und Kooperation im Gesundheitswesen – AKG e.V. vom 07.04.2008 zuletzt geändert am 22.04.2015, https://www.ak-gesundheitswesen.de/praevention-vor-sanktion/verhaltenskodex/

[15] Strafgesetzbuch in der Fassung der Bekanntmachung vom 13. November 1998 (BGBl. I S. 3322), das zuletzt durch Artikel 1 des Gesetzes vom 12. August 2021 (BGBl. I S. 3544) geändert worden ist, https://www.gesetze-im-internet.de/stgb/

[16] Bürgerliches Gesetzbuch in der Fassung der Bekanntmachung vom 2. Januar 2002 (BGBl. I S. 42, 2909; 2003 I S. 738), das zuletzt durch Artikel 1 des Gesetzes vom 10. August 2021 (BGBl. I S. 3515) geändert worden ist, https://www.gesetze-im-internet.de/bgb/

[17] Verordnung (EU) 2016/679 des Europäischen Parlaments und des Rates vom 27. April 2016 zum Schutz natürlicher Personen bei der Verarbeitung personenbezogener Daten, zum freien Datenverkehr und zur Aufhebung der Richtlinie 95/46/EG (Datenschutz-Grundverordnung), https://eur-lex.europa.eu/legal-content/DE/TXT/HTML/?uri=CELEX:32016R0679

[18] World Medical Association, Deklaration von Helsinki - Ethische Grundsätze für die medizinische Forschung am Menschen, Stand: 64. WMA-Generalversammlung Oktober 2013, https://www.bundesaerztekammer.de/fileadmin/user_upload/downloads/pdf-Ordner/International/Deklaration_von_Helsinki_2013_20190905.pdf

[19] International Committee of Medical Journal Editors (ICMJE), Recommendations for the Conduct, Reporting, Editing, and Publication of Scholarly Work in Medical Journals, Stand: Oktober 2019 https://www.bundesaerztekammer.de/fileadmin/user_upload/downloads/pdf-Ordner/International/Deklaration_von_Helsinki_2013_20190905.pdf

[20] Gesetz über Arbeitnehmererfindungen in der im Bundesgesetzblatt Teil III, Gliederungsnummer 422-1, veröffentlichten bereinigten Fassung, das zuletzt durch Artikel 25 des Gesetzes vom 7. Juli 2021 (BGBl. I S. 2363) geändert worden ist, https://www.gesetze-im-internet.de/arbnerfg/BJNR007560957.html

[21] Arbeitskreis medizinischer Ethik-Kommissionen in der Bundesrepublik Deutschland e.V., Handreichung für Ethik-Kommissionen für die Beratung bzw. Bewertung von Studien im Hinblick auf datenschutzrechtliche Aspekte, Stand. 30.09.2020, https://www.akek.de/datenschutz-2/

[22] International Council for Harmonisation of Technical Requirements for Pharmaceuticals for Human Use (ICH); Integrated Addendum ICH E6 (R1): Guideline for Good Clinical Practice E6(R2); https://database.ich.org/sites/default/files/E6_R2_Addendum.pdf

[23] Verordnung (EU) Nr. 536/2014 des Europäischen Parlaments und des Rates vom 16. April 2014 über klinische Prüfungen mit Humanarzneimitteln und zur Aufhebung der Richtlinie 2001/20/EG, Abl. v. 27.5.2014, L 158/1, https://eur-lex.europa.eu/legal-content/DE/TXT/PDF/?uri=CELEX:32014R0536&from=DE

Der letzte Zugriff auf alle Links erfolgte am 20.11.2023.

C.13 Honorierung von Prüfern

J. Peters, U. Zumdick

C.13.1 Einleitung

Erfahrungswerte für die Kosten klinischer Prüfungen besagen, dass ca. 65 % für Planung, Durchführung und Abschluss sowie ca. 35 % für Honorare von Prüfern zu veranschlagen sind. Die Kosten für Honorare sind somit neben denen für das Monitoring einer der größten Posten in der klinischen Forschung. Bei der Berechnung der Vergütung für die jeweilige einzelne Prüfung sollten bestimmte Grundsätze beachtet werden. Es gibt hierzu allerdings keine spezifischen gesetzlichen Vorgaben zur Höhe der Vergütung im Bereich der klinischen Prüfungen mit Arzneimitteln oder Medizinprodukten.

Im Sechsten Abschnitt des Arzneimittelgesetzes („Schutz des Menschen bei der klinischen Prüfung", §§ 40ff AMG [1]) trifft der Gesetzgeber **keine Regelungen**, die die Vertragsbeziehung von Sponsoren und Prüfern im Hinblick auf die **Honorierung der ärztlichen Leistung in klinischen Prüfungen** näher bestimmen könnte. Gleiches gilt für die EU-Verordnung 2017/745 und entsprechend das Medizinprodukterecht-Durchführungsgesetz – MPDG [10,11].

Abweichend davon verwendet der Gesetzgeber im AMG im Bereich der **nichtinterventionellen Studien** (vgl. §§ 63f Abs. 4 Satz 3, §67 Abs. 6 Satz 4 AMG) den Begriff „Entschädigung" im Hinblick auf die Vergütung ärztlicher Leistungen, wenn Leistungen zu Lasten der gesetzlichen Krankenversicherung erbracht werden.

- Die ICH-Leitlinie „Integrated Addendum to ICH E6(R1): Guideline for Good Clinical Practice" führt im Abschnitt 5.9 Financing [13] aus: *„The financial aspects of the trial should be documented in an agreement between the sponsor and the investigator/institution."*

Klinische Prüfung von Medizinprodukten an Menschen – GCP (ISO 14155) [14]:

- A.12 Übereinstimmungserklärung: *„f) Erklärung zur Finanzierung der klinischen Prüfung, einschließlich einer Beschreibung der Vereinbarung zwischen dem Sponsor und der/den Prüfstellen(n) sowie gegebenenfalls dem/den Prüfer/n, es sei denn, mit den letzteren wird eine separate Vereinbarung geschlossen.""*

C.13.2 Grundlagen der Kooperation

▶ Kap. C.12 Compliance – Vertragsgestaltung – Prozesse.

Als Standard haben sich auch im Bereich der Kooperation zwischen Prüfern und ihren Vertragspartnern auch im Rahmen von klinischen Prüfungen die sog. Health-Care-Compliance(HCC)-Grundsätze etabliert. Es handelt sich im um 4 zentrale Grundsätze, die sich aus den bestehenden gesetzlichen Vorgaben des Straf-, Dienst- und Wettbewerbsrechts sowie des ärztlichen Berufsrechts ableiten lassen. Deren Einhaltung soll die bestehenden rechtlichen Risiken weitgehend minimieren (vgl. [8]). Hierbei sind die nachstehenden 4 Grundprinzipien im Zusammenhang mit der Berechnung und Zahlung von Vergütungen an Prüfer zu beachten:

- **Trennungsprinzip:** Das Trennungsprinzip erfordert eine klare Trennung zwischen der Vergütung im Rahmen einer klinischen Prüfung und etwaigen Umsatzgeschäften, um z. B. in unzulässiger Weise Einfluss auf Beschaffungsentscheidungen zu nehmen oder auch hinsichtlich der Beschaffung von Geräten im Gegenzug zur Durchführung einer klinischen Prüfung.

- **Dokumentationsprinzip:** Vereinbarungen von Leistungen und Gegenleistungen sind entsprechend den o. g. Regelungen gemäß ICH E6 und ISO 14155 schriftlich zu dokumentieren.
- **Transparenzprinzip:** Das Transparenzprinzip erfordert die Offenlegung von Zuwendungen, Leistungen und Dienstleistungen. Entsprechend sind die hinsichtlich der Vergütung der Prüfer und der Entschädigung der betroffenen Personen getroffenen Vereinbarungen für die klinische Prüfung der zuständigen Ethik-Kommission bei Antragstellung vorzulegen, auch unter Angabe zu möglichen wirtschaftlichen und anderen Interessen der Prüfer im Zusammenhang mit den Prüfpräparaten (§ 7 Abs. 3 GCP-Verordnung [7]).
- **Äquivalenzprinzip:** Leistung und Gegenleistung müssen in einem **angemessenen Verhältnis** stehen.

Die Vergütung ist die Gegenleistung für erbrachte ärztliche und definierte weitere Leistungen im Rahmen der klinischen Prüfung. Diese Vergütung ist grundsätzlich verhandelbar. Da Leistungen und Gegenleistungen vertraglich festzuhalten sind, gilt es ebenso, die Kosten und Kostenverteilung stets klar vertraglich zu regeln; je differenzierter, umso klarer und eindeutiger kann später in einem möglichen Streitfall entschieden werden. Die Kosten sollten zudem stets nachvollziehbar und transparent dargestellt sein.

Das Krankenhausentgeldgesetz (KHEntgG) legt in § 8 „Berechnung der Entgelte" fest, dass bei Patienten, *„die im Rahmen einer klinischen Studie behandelt werden, die Entgelte für allgemeine Krankenhausleistungen nach § 7 KHEntgG zu berechnen sind; dies gilt auch bei klinischen Studien mit Arzneimitteln. Die Entgelte dürfen nur im Rahmen des Versorgungsauftrags berechnet werden; dies gilt nicht für die Behandlung von Notfallpatienten."* [15]. Somit können Kosten, die von anderen Kostenträgern (u. a. der GKV) erstattet werden, z. B. Kosten aus der Standardtherapie/-diagnostik, nicht nochmals mit Bezug auf eine klinische Prüfung geltend gemacht werden [6].

C.13.3 Aspekte der Strafbarkeitsprävention und Vertragsgestaltung

C.13.3.1 Kooperationen auf dem Prüfstand

▶ Kap. C.12 Compliance – Vertragsgestaltung – Prozesse.

Ein weiterer Grundsatz lautet: Auch Kooperationen im Bereich der klinischen Prüfung sollten insbesondere keine Anhaltspunkte für Ermittlungen der **Strafverfolgungsbehörden** im Zusammenhang mit dem Verdacht der Begehung von **Straftaten** bieten. Hier ist vor allem darauf zu hinzuweisen, dass der Gesetzgeber mit dem **Gesetz zur Bekämpfung der Korruption im Gesundheitswesen** vom 30. Mai 2016 [2] Sonderstraftatbestände eingeführt hat, mit der insbesondere Bestechlichkeit und Bestechung im Gesundheitswesen unter Strafe gestellt wird (§§ 299a, 299b ff StGB [3]). In diesem Zusammenhang sind auch die sog. Amtsdelikte (§§ 331ff StGB) für angestellte Ärzte in öffentlichen Einrichtungen und auf § 299 StGB für angestellte Ärzte in privaten Einrichtungen zu erwähnen.

Diese Vorschriften dienen den Schutzgütern des freien Wettbewerbs im Gesundheitswesen und des Vertrauens der Patienten in die Integrität heilberuflicher Entscheidungen. Es macht sich der Bestechlichkeit nach § 299a StGB der Vorteilsnehmer strafbar, der Angehöriger eines Heilberufs sein muss und der für die Berufsausübung oder die Führung der Berufsbezeichnung eine staatliche geregelte Ausbildung benötigt, wenn er einen Vorteil annimmt und infolgedessen in Ausübung seines Berufs z. B. durch eine Verordnung von Arzneimitteln als Gegenleistung den Vorteilsgeber oder einen Dritten unlauter im Wettbewerb bevorzugt. Zu den Angehörigen eines Heilberufes zählen z. B. Ärzte, Zahnärzte und Apotheker, aber auch z. B. Gesundheitsfachberufe, wie Pflegepersonen, Ergotherapeuten, Logopäden und Physiotherapeuten, deren Ausbildung ebenfalls staatlich geregelt ist. Die Bestechung im Gesundheitswesen ist spiegelbildlich zu § 299a StGB in § 299b StGB geregelt. Der Vorteilsgeber kann im Gegensatz zu § 299a StGB jedermann sein.

In diesem Zusammenhang sind auch die sog. Amtsdelikte (§§ 331ff StGB) für angestellte Ärzte in öffentlichen Einrichtungen und auf § 299 StGB für angestellte Ärzte in privaten Einrichtungen zu erwähnen. Alle vorgenannten Regelungen gehören zu den sog. Korruptionsdelikten im deutschen Strafrecht. Das Wesen der Korruption besteht darin, dass durch eine Vorteilszuwendung in dem Zuwendungsempfänger ein Dankbarkeitsdruck aufgebaut wird, sich für die Zuwendung erkenntlich zu zeigen [9].

Hier können auch die Kodizes der Verbände der pharmazeutischen Industrie sowie der Medizinproduktetechnologie herangezogen werden (Verhaltenskodex der Mitglieder des Vereins „Arzneimittel und Kooperation im Gesundheitswesen – AKG" [4], „Kodex zur Zusammenarbeit mit Fachkreisen – FSA" [5] und „Kodex Medizinprodukte 2020", Bundesverband Medizintechnologie – BVMed) [12].

Grundsätzlich gilt zudem bei der Festlegung des Prüferhonorars:

- Kosteneinsparungen nicht zu Lasten der Patientensicherheit und der Datenintegrität treffen.
- Sparpotenziale sind nur an einzelnen Punkten der klinischen Prüfung möglich bzw. sinnvoll, selten aber beim Prüfer.

Für die Kostenplanung, -kontrolle und -verwaltung empfiehlt sich die Nutzung von (kommerziellen) Datenbanken.

C.13.3.2 Vertragsgestaltung und Modelle der Prüferhonorierung

Für die Durchführung von klinischen Prüfungen an medizinischen Einrichtungen unter Inanspruchnahme der personellen und sachlichen Mittel der Einrichtungen als regelmäßige Dienstaufgaben der Prüfer, sollten Verträge über diese Prüfungen ausschließlich mit der medizinischen Einrichtung bzw. mit deren Träger selbst unter Einbeziehung (Information) des Prüfers abgeschlossen werden. In dem so detailliert wie möglich und idealerweise fachanwaltlich erstellten oder geprüften Vertrag sollte angegeben werden, dass sämtliche prüfbedingten Leistungen, wie sie im Prüfplan vorgesehen sind, durch die vertraglich vereinbarte Vergütung für die betreffende klinische Prüfung abgegolten sind.

Zur zügigen, frühzeitigen und erfolgreichen Durchführung der Vertragsgestaltung zwischen Sponsoren und den Einrichtungen der Universitätsmedizin Deutschlands ist auf nachstehende harmonisierte Empfehlungen einer Gesamtleistungsrechnung hinzuweisen, eine Überarbeitung wird Anfang 2024 erwartet:

- „Gemeinsamen Empfehlungen zur Erstellung einer Gesamtleistungsrechnung der Vergütung bei der Durchführung einer klinischen Prüfung in einem Prüfzentrum", erarbeitet von Vertretern des Medizinischen Fakultätentags (MFT), des Verbandes der Universitätsklinika Deutschlands (VUD), der Koordinierungszentren für Klinische Studien (KKS-Netzwerk) und des Verbandes forschender Arzneimittelhersteller (vfa). Hierin sind stetig wiederkehrende Kostenpositionen zur näheren Bestimmung der Vergütung beispielhaft benannt. [6]

Es gibt verschiede **Modelle der Prüferhonorierung**:

- Alles auf „einen Schlag" – nach „Last Visit Last Patient" bzw. im Protokoll definiertem Ende der klinischen Prüfung wird das Gesamthonorar gezahlt.
- Milestone-Prinzip – nach jeweils vorab (vertraglich) festgelegten finalisierten Arbeitsschritten durch die Prüfstelle werden Teilbeträge gezahlt, z. B. nach einzelnen Visiten inklusive dazugehöriger Untersuchungen, Laborarbeiten und Auswertungen.
- Bezahlung entsprechend dem Studienfortgang mittels einer gestuften Bezahlung:
  - Teilhonorar für Studienbeginn ca. 10 %
  - bei Erreichen der Hälfte der Studiendurchführung ca. 50 %
  - bei Erreichen von 75 % der Studiendurchführung ca. 75 %
  - bei Erreichen des Studienendes ca. 90 %
  - nach Beendigung der Abschlussarbeiten ca. 10 %
- Prüfer können auch nach Rekrutierungsergebnissen bezahlt werden (z. B. bei zusätzlicher Rekrutierung, die die ursprünglich festgelegte Fallzahl überschreitet).

Prüfungsteilnehmer, die vor Erreichen des Studienendes bzw. ihrer letzten Visite gemäß Prüfplan ihre Teilnahme an der klinischen Prüfung beenden, sollten nach abgeleisteten Visiten bezahlt werden.

Zudem ist es ratsam, eine Regelung für „Screening Failures" zu treffen, d. h. für Probanden, die im Screening geprüft wurden, aber nicht in die klinische Prüfung eingeschlossen werden konnten. Hier ist u. a. zu regeln, zu welchem Prozentsatz der Prüfer hierfür bezahlt wird. Ebenso können auch Bonuszahlungen z. B. für das (vorzeitige) Erreichen von Rekrutierungszielen vereinbart werden.

Die Honorare sollten nur gegen Rechnungsstellung und per Überweisung dem Prüfer gezahlt werden, um eine Nachweisbarkeit herzustellen.

C.13.3.3 Gebührenordnung für Ärzte/Zahnärzte

Die Höhe des Prüferhonorars orientiert sich in erster Linie am Untersuchungs- und Dokumentationsaufwand pro Prüfungsteilnehmer. Das Prüferhonorar kann an der Gebührenordnung für Ärzte (GOÄ) bzw. der Gebührenordnung für Zahnärzte (GOZ) angelehnt sein [4, S. 112ff].

Hierbei ist aber zu berücksichtigen, dass die GOÄ bzw. die GOZ die Anforderungen in der ärztlichen/zahnärztlichen Praxis für die Routinebehandlung abbilden. Studientätigkeiten sind häufig komplexer, z. B. durch vertiefte Dokumentationen, durch Mehrfachmessungen oder auch durch Geräte, die in der Routine keine Anwendung finden. Hier muss seitens der Vertragspartner eine Honorierung festgelegt werden, die der Leistung gerecht wird.

C.13.4 Kostenplanung und Kostenpunkte

Die nachfolgend dargestellte Kostenplanung und die genannten Kostenpunkte sind für alle Typen von klinischen Prüfungen zu bedenken. Die klinischen Prüfungen können in unterschiedlichen Einrichtungen durchgeführt werden, z. B. in Universitätskliniken, d. h. Prüfer in akademischen Einrichtungen, im niedergelassenen Bereich, d. h. Prüfer in eigener Praxis, in nicht akademischen Kliniken, medizinischen Versorgungszentren, aber auch in Phase-I-Institutionen.

C.13.4.1 Prüfer

Hinsichtlich der Prüfer sollten insbesondere folgende Leistungen ins Kalkül gezogen werden:

- Durchführbarkeit (Feasibility), Abklärung der Eignung einer Prüfstelle, geplante Zahl an Prüfungsteilnehmern, Initiierung, zentrumsspezifische Dokumentenerstellung, Aufklärung der Prüfungsteilnehmer und Screening, Randomisierung, Lagerung und Zuteilung der Prüfmedikation, Anzahl Visiten, Zeitaufwand pro Visite (Intensivstation oder Ambulanz), Anzahl Prüfärzte, Anzahl Study Nurses, Studiendauer, Dokumentationsaufwand, Monitorvisiten, Kommunikation mit Sponsor (Monitor, Datenmanagement, Bewertung von schwerwiegenden Ereignissen (SAE)), Prüfertreffen, Audits, Inspektionen, Trainings, Schließen der Prüfstelle, Langzeitarchivierung
- Auch kann das Zahlungsziel nach Zahl der Patienten oder anderen zu definierenden Milestones gesetzt werden.
- Ebenso sind die Kosten für die jeweils einbezogene Apotheke sowie die in Anspruch genommenen Labore und andere Leistungen (z. B. bildgebende Verfahren) zu berücksichtigen.

C.13.4.2 Overhead-Kosten

Bedeutend für die Planung der Studienkosten und grundsätzlich schon bei der Planung zu beachten sind – bei Einbeziehung akademischer Prüfstellen – deren **Overhead-Kosten**, die zum Prüferhonorar hinzukommen. Diese weichen stark voneinander ab. Jede Universität hat eigene Vorstellungen und eigene Berechnungen der Overhead-Kosten. Die Overhead-Kosten werden ebenso wie das Honorar mit dem Dienstherrn des Prüfers, also dem Universitätsklinikum vertraglich fixiert und gehen per Überweisung ausschließlich auf das Konto der akademischen Institution.

Overhead-Kosten setzen sich u. a. aus den

- Kosten für Büroarbeiten, Verwaltungsaufwand, Kommunikation, Unterhalt von Gebäuden, weiteres Personal wie (Haus-)Techniker, Strom, Telefon und Fax, Internet, Büromaterial und Nutzung anderer bereits vorhandener Materialien und Einrichtungen, Transportkosten für Patienten, Archivierung sowie Kosten auch für weiteres Personal wie Studienkoordination oder Sekretariate zusammen.
- Diese Kosten werden von der Universitätsklinik unter Berufung auf das Beihilferecht oder die Hochschulgesetze der Länder erhoben. Dadurch entstünde ein Anspruch der Universität gegenüber der Universitätsklinik, an der die klinische Prüfung durchgeführt wird. Oftmals werden Overhead-Kosten als **Vergütungsaufschläge** deklariert und sind zusätzlich zur tatsächlich erbrachten Forschungsleistung zu honorieren, um damit Kosten neben der Forschung zumindest zu decken.
- Ihre Zusammensetzung sollte im Rahmen der Vertragsverhandlungen stets transparent dargelegt werden, da sie sonst nur schwer nachvollziehbar sind. Sie sollten marktüblich, plausibel und fair sein.
- Auch hier darf „der Korruptionsaspekt" nicht aus den Augen verloren werden. Ein **Studienbezug** muss **erkennbar** sein, ebenso sollte der Grundsatz **„Leistung und Gegenleistung"** klar zum Ausdruck kommen.
- Oftmals werden auch **Set-up-Kosten** für die Initiierung der Prüfstelle erhoben.

Es wird grundsätzlich kein Vertrag mit dem Prüfer, sondern mit der Institution abgeschlossen, an bzw. in der der Prüfer angestellt oder beschäftigt oder deren Inhaber er ist. Dabei sollte beachtet werden, dass erfahrungsgemäß lange Bearbeitungszeiten für den Vertragsgestaltungsprozess benötigt werden, wodurch ein zusätzlicher Zeitaufwand einzuplanen ist.

Zur zügigen, frühzeitigen und erfolgreichen Durchführung der Vertragsgestaltung zwischen Sponsoren und den Einrichtungen der Universitätsmedizin Deutschlands ist auf nachstehende harmonisierte Empfehlungen einer Gesamtleistungsrechnung hinzuweisen, eine Überarbeitung wird Anfang 2024 erwartet:

- **„Gemeinsamen Empfehlungen zur Erstellung einer Gesamtleistungsrechnung der Vergütung bei der Durchführung einer klinischen Prüfung in einem Prüfzentrum"**, erarbeitet von Vertretern des Medizinischen Fakultätentags (MFT), des Verbandes der Universitätsklinika Deutschlands (VUD), der Koordinierungszentren für Klinische Studien (KKS-Netzwerk) und des Verbandes forschender Arzneimittelhersteller (vfa). Hierin sind stetig wiederkehrende Kostenpositionen zur näheren Bestimmung der Vergütung beispielhaft benannt [6].

C.13.4.3 Personalkosten

Ein bereits genannter Aspekt sind die Kosten für das Personal an den Prüfstellen. Die Grundlage ist auch hier eine Einschätzung der erforderlichen Kosten zur Teilnahme und zur Durchführung einer klinischen Prüfung. Dazu ist eine Abschätzung des tatsächlichen Aufwands gemäß den Vorgaben des Prüfplans, für die Patientensicherheit sowie die Sicherstellung der Datenqualität erforderlich. Dies beinhaltet auch die **Einberechnung von Verzögerungen und Störungen in der Rekrutierung von Prüfungsteilnehmern** und damit verbundener Verlängerung der Studiendauer, was eine Kostenzunahme bedeuten könnte.

Solche Kosten sind oft nur prüfstellenspezifisch abschätzbar, nicht anhand der Gebührenordnung für Ärzte (GOÄ) o. ä. Kalkulationen, wobei eine Prüfstelle seine Kosten für eine Stunde Arzt, Assistenz usw. kennen sollte. Das Honorar kann dann anhand von Zeitschätzungen ermittelt werden.

Sie richten sich grundsätzlich nach dem jeweiligen Zeitaufwand, z. B. für Visiten der Prüfungsteilnehmer, für die Dokumentation, die Teilnahme an Prüfertreffen und die Zentrumsinitiierung. Im Prüferhonorar sind üblicherweise die Gesamtkosten der Prüfstelle inklusive zentrumszugehörigem Personal wie Study Nurses oder Studienkoordinatoren enthalten. Sie können auch separat, verbunden mit einer separaten Aufstellung der Leistungen gezahlt werden, wobei dann das Honorar für den Prüfer entsprechend geringer ausfällt.

C.13.4.4 Prüfungsteilnehmer

Als weitere Berechnungsgrundsätze für Prüferhonorare können auch das Rekrutierungsziel bzw. die Anzahl der von der Prüfstelle einzuschließenden Prüfungsteilnehmer, die Rekrutierungsdauer, die Dauer der Teilnahme des Zentrums an der klinischen Prüfung (First Patient, First Visit – Last Patient, Last Visit), die Anzahl der Visiten und der Aufwand pro Visite bzw. der Aufwand pro Prüfungsteilnehmer über die gesamte Prüfungsphase (**CAVE**: Auch die Nachbeobachtungsphase der klinischen Prüfung kostet Geld.) und der Personalbedarf für die Vorbereitung, Durchführung und Nachbearbeitung der Visiten von Prüfungsteilnehmern als auch von z. B. Monitoren herangezogen werden.

Nur studienspezifische medizinische Leistungen, die über die Regelversorgung hinausgehen (sog. studienbedingter Mehraufwand), werden bei der Gesamtleistungsrechnung berücksichtigt [6,15].

Die Kosten für die **Visiten** von Prüfungsteilnehmern teilen sich i. d. R. wie folgt auf:

- Aufklärung und Einverständniserklärung
- Screening, Anamnese, körperliche Untersuchung (ggf. neben Prüfer auch Study Nurse, z. B. bei Blutentnahmen)
- Ein- und Auswahlkriterien
- Entscheidungen zur Behandlung
- Randomisierung
- Vergabe der Prüfmedikation/Placebo/Vergleichspräparat
- Visiten während der Behandlung mit Prüfmedikation/Placebo/Vergleichspräparat
- ggf. zusätzlich erforderliche Visiten
- Follow-up
- telefonische Visiten

Die Kosten für den mit den **Visiten verbundenen Dokumentationsaufwand** zeigen erfahrungsgemäß bestimmte Abhängigkeiten, wie:

- die Anforderungen des Protokolls der klinischen Prüfung, den CRF-Vorgaben und der Art der Erkrankungen und Co-Morbiditäten der Prüfungsteilnehmer, Studiendesign
- Hier sind z. B. intensivmedizinische oder onkologische Prüfungen aufwendiger und wesentlich kostenintensiver als z. B. Prüfungen mit Nagelpilzsalben.
- Ebenfalls gibt es Abhängigkeiten im Bereich der zusätzlichen Leistungen, wie Auswertung von bildgebenden Verfahren, die gewöhnlich zusätzliche Kosten bedingen, ebenso Besprechungen mit dem Monitor, die ggf. mehr Zeit und Personal erfordern.
- Außerdem sind Follow-up-Phasen in die Kalkulationen einzubeziehen.
- Wichtig ist auch, dass im Vergleich der Dokumentation auf Papier und einer elektronischen Version, die elektronische Variante meist weniger kostenintensiv ist.

Grundsätzlich sollte beachtet werden, dass sich die Kosten niedergelassener Ärzte von den in Kliniken anfallenden Kosten unterscheiden.

C.13.4.5 Kostenberechnungen für Labor, Apotheke und Archiv

Die Berechnungen der Kosten für Labor und Apotheke folgen i. d. R. den gleichen Grundsätzen, wie denen zur Berechnung der Kosten für die Prüfstelle. So fallen auch in diesen Bereichen standortspezifische Gemeinkosten an. Zudem sind die Kosten für die einmaligen Aktivitäten bei der Vorbereitung, der Initiierung und dem Studienabschluss in die Kalkulation einzubeziehen. Für die Phase vor Einschluss des ersten Prüfungsteilnehmers kommen dazu Kostenpunkte wie für die Einarbeitung in die betreffende klinische Prüfung, für das Projektmanagement von Labor oder Apotheke, für die Kommunikation, für das Einholen und Erstellen von Dokumenten und Zertifikaten sowie für studienspezifische Trainings in Betracht.

Für den Studienzeitraum, in denen die Visiten der Prüfungsteilnehmer durchgeführt werden, fallen Kosten für das Projektmanagement, administrative Prozesse, Untersuchung der studienrelevanten Parameter im Labor, Lagerung und ggf. Anfertigung sowie Abgabe der Prüfmedikation durch die Apotheke an. Grundsätzlich entstehen in sämtlichen Phasen der Studienteilnahme Kosten für die Dokumentation, z. B. in der Apotheke für die Kontrolle der Verfalldaten, Nachbestellung, Tracking, Lagerung, Temperaturkontrolle. Für die Apotheke kommen ggf. noch Kosten für die Entsorgung oder Vernichtung von Prüfmedikation in Betracht. Ebenso sind Kosten für Inspektionen und Audits von Labor, Apotheke oder auch Archiv einzuplanen.

Die Kosten der Archivierung richten sich nach dem Umfang der einzulagernden Dokumente. Diese Kosten sind nicht nur für den Sponsor von Relevanz, sondern auch für die Prüfstelle, die Apotheke und das Labor. Dabei spielt die Auswahl der Speichermedien eine entscheidende Rolle bei der Kostenkalkulation, ebenso die Dauer und Ort der Archivierung sowie der Aufwand für die Umsetzung und Einhaltung regulatorischer Vorgaben für die Archivierung von Studienunterlagen. Dabei ist einzubeziehen, dass das Zentrum seine Archivierungskosten kennt und benennen kann, unabhängig vom Medium.

Außerdem ist zu klären, wie mit Archivkosten umgegangen wird, da diese für die Zukunft nicht sicher berechnet werden können. Dabei ist auch zu klären, ob diese ggf. vorab bezahlt werden sollten, um die Archivierung sicherzustellen.

In § 5 MPDG [11] ist folgendes geregelt:

> *„(2) Sponsoren und rechtliche Vertreter eines Sponsors nach Artikel 62 Abs. 2 der Verordnung (EU) 2017/745, die ihren Sitz im Geltungsbereich dieses Gesetzes haben, stellen sicher, dass die in Anhang XV Kapitel III Nummer 3 der Verordnung (EU) 2017/745 genannten Unterlagen der zuständigen Behörde innerhalb der dort bestimmten Zeiträume zur Verfügung stehen, auch wenn sie ihre Geschäftstätigkeit eingestellt haben oder ihre Geschäftstätigkeit aus anderen Gründen beendet wird."*

Dies bedeutet, dass auch für den Fall der Aufgabe der Geschäftstätigkeit, inklusive Insolvenz, der Archivierungsprozess einschließlich seiner Finanzierung zu sichern ist. Das gilt auch für die Aufgabe der Geschäftstätigkeit des Prüfers oder der gesamten Prüfstelle. Diese Vorgabe aus dem Medizinprodukterecht kann sinngemäß auch auf Arzneimittelprüfungen übertragen werden. Für diese macht der Gesetzgeber keine entsprechende Feststellung im AMG.

Für die Kalkulation dieser Kosten kann die „Gemeinsame Empfehlungen zur Erstellung einer Gesamtleistungsrechnung der Vergütung bei der Durchführung einer klinischen Prüfung in einem Prüfzentrum" herangezogen werden [6].

C.13.4.6 Sonstige (ungeplante) Kosten

Nicht zu vergessen sind die „Kostentreiber", die in jeder klinischen Prüfung auftreten können. Das sind bezogen auf die Prüfer, z. B.:

- Fristüberschreitungen bzw. Nichteinhalten von Terminen
- unzureichende Rekrutierung von Prüfungsteilnehmern
- viele „Screening Failures", d. h., Probanden, die im Screening geprüft wurden, aber nicht in die klinische Prüfung eingeschlossen werden konnten
- ungeplante, zusätzliche Visiten in den Prüfstellen

Eine besondere Rolle spielen auch Kosten für **Audits und Inspektionen** (▶ Kap. A.7.3 Qualitätsmanagement und ▶ Kap A.7.8 GCP-Inspektion). Daran sind Prüfer und ihre Prüfstellen in gewissen Umfang beteiligt und ihre Anwesenheit, Arbeitszeit und -kraft, werden in Anspruch genommen.

C.13.5 Fördermittel

Wo es möglich ist, sollte darüber hinaus die Möglichkeit zur Inanspruchnahme von Fördermitteln überprüft werden. Bestimmte Fördermaßnahmen beinhalten auch die Zahlung von Prüferhonoraren bzw. einzelner oder aller Mitglieder der Studienteams an den Prüfstellen. Allerdings bestehen hier nur eingeschränkte Angebote, die sich z. B. auf Investigator Initiated Trials (IIT) oder auf definierte Indikationen beziehen.

Literatur

[1] Gesetz über den Verkehr mit Arzneimitteln (Arzneimittelgesetz - AMG) in der Fassung der Bekanntmachung v. 12.12.2005 (BGBl. I S. 3394), zuletzt geändert durch Art. 1 des Gesetzes v. 19.07.2023 (BGBl. I S. 197). https://www.gesetze-im-internet.de/amg_1976/AMG.pdf

[2] Gesetz zu Bekämpfung der Korruption im Gesundheitswesen vom 30. Mai 2016, Bundesgesetzblatt, Jg. 2016, Teil I Nr. 25, 03. Juni 2016, S. 1254

[3] Strafgesetzbuch in der Fassung der Bekanntmachung vom 13. November 1998 (BGBl. I S. 3322), das zuletzt durch Artikel 1 des Gesetzes vom 26. Juli 2023 (BGBl. 2023 I Nr. 203) geändert worden ist

[4] „Die §§ 299a, b StGB in der Praxis", Kapitel „Kooperationen im Gesundheitswesen auf dem Prüfstand", RA C. Burgardt (Seiten 101–124), „Verein Arzneimittel und Kooperation im Gesundheitswesen e. V. (AKG), Bundesverband der Pharmazeutischen Industrie e. V. (BPI) (Hrsg.); Nomos: Baden-Baden, 2018, https://doi.org/10.5771/9783845285375

[5] Freiwillige Selbstkontrolle für die Arzneimittelindustrie e. V., FSA-Kodex zur Transparenz bei der Zusammenarbeit mit den Angehörigen der Fachkreise und medizinischen Einrichtungen, https://www.fsa-pharma.de/de/kodizes/transparenzkodex/inhaltsubersicht

[6] Gemeinsame Empfehlungen zur Erstellung einer Gesamtleistungsrechnung der Vergütung bei der Durchführung einer klinischen Prüfung in einem Prüfzentrum (finale Fassung – Stand 12. Oktober 2017), Vertreter des Medizinischen Fakultätentags (MFT), des Verbandes der Universitätsklinika Deutschlands (VUD), der Koordinierungszentren für Klinische Studien (KKS-Netzwerk) und des Verbandes forschender Arzneimittelhersteller (vfa), https://www.egms.de/static/de/journals/gms/2019-17/000276.shtml

[7] Verordnung über die Anwendung der Guten Klinischen Praxis bei der Durchführung von klinischen Prüfungen mit Arzneimitteln zur Anwendung am Menschen (GCP-Verordnung, GCP-V), vom 9. August 2004, Bundesgesetzblatt Jg. 2004 Teil I Nr. 42, Bonn 12. August 2004, S. 2081

[8] Dieners P (Hrsg.), Compliance im Gesundheitswesen: Handbuch zur Kooperation von Ärzten, Industrie und Patienten. Kap. 5. Grundlagen der Kooperation, 4. A., Beck: München, 2022

[9] Brettel H, Schneider H, Wirtschaftsstrafrecht, § 3 Rn. 465, 3. A., Nomos: Baden-Baden, 2021

[10] Verordnung (EU) 2017/745 des Europäischen Parlaments und des Rates vom 5. April 2017 über Medizinprodukte, zur Änderung der Richtlinie 2001/83/EG, der Verordnung (EG) Nr. 178/2002 und der Verordnung (EG) Nr. 1223/2009 und zur Aufhebung der Richtlinien 90/385/EWG und 93/42/EWG des Rates, Amtsblatt der Europäischen Union vom 5.5.2017, L 117/1

[11] Medizinprodukterecht-Durchführungsgesetz – MPDG vom 28. April 2020 (BGBl. I S. 960), zuletzt geändert durch Artikel 3 des Gesetzes vom 28. April 2020 (BGBl. I S. 960)

[12] Bundesverband Medizintechnologie e. V. (BVMed), Kodex Medizinprodukte 2020 (vom 01.10.1997, zuletzt geändert am 19.06.2020), https://www.bvmed.de/de/recht/healthcare-compliance/kodex-medizinprodukte

[13] ICH Harmonised Addendum to ICH E6(R1): Guidline for Good Clinical Practice E6(R2) Current Step 4 version, dated 9 November 2016

[14] Klinische Prüfung von Medizinprodukten an Menschen – Gute klinische Praxis (ISO 14155:2020), Beuth: Berlin, 2020

[15] Krankenhausentgeltgesetz vom 23. April 2002 (BGBl. I S. 1412, 1422), das zuletzt durch Artikel 2 des Gesetzes vom 22. Dezember 2020 (BGBl. I S. 3299) geändert worden ist, Stand: Zuletzt geändert durch Art. 2 G v. 22.12.2020 I 3299

Der letzte Zugriff auf alle Links erfolgte am 20.11.2023

C.14 Honorierung betroffener Personen

K. Breithaupt-Grögler, K. Erb-Zohar

Personen, die nach Aufklärung und i. d. R. schriftlichem Einverständnis an einem biomedizinischen Forschungsvorhaben teilnehmen, werden vom Gesetzgeber in Deutschland als betroffene Personen benannt (AMG, § 40 Verfahren zur Genehmigung einer klinischen Prüfung, Abs. 2 [1]).

Betroffene Personen können sowohl gesunde Probanden oder symptomatische Studienteilnehmer sein, die keinen therapeutischen Nutzen aus der Teilnahme haben, als auch Patienten, die entsprechend der im Prüfplan festgelegten Konzepte eine Behandlung ihrer Erkrankung erhalten. Studienteilnehmer, die durch die Studienteilnahme keinen therapeutischen Nutzen haben, erhalten für Zeit und Aufwand ein Probandenhonorar, Patienten werden normalerweise nicht vergütet.

Beiden Gruppen werden entstehende Kosten erstattet, um mögliche finanzielle Nachteile auszugleichen, die eine freie Entscheidung zur Teilnahme an der klinischen Prüfung beeinflussen könnten. Fahrtkostenerstattung z. B. erfolgt auf der Basis der im Studienzentrum vorgelegten Belege.

Probandenhonorare sollen Zeit, Aufwand und Unannehmlichkeiten der Studienteilnehmer fair, angemessen und transparent vergüten. Probandenhonorare sollen vor Beginn des Forschungsprojektes festgelegt sein. Rekrutierungsdruck oder Komplexität der Ausschlusskriterien dürfen keinen Einfluss auf die Festlegung des Probandenhonorars haben. Die Höhe des Probandenhonorars darf keinen unethischen Anreiz zur Studienteilnahme bieten. Ein hohes Probandenhonorar könnte die Freiwilligkeit der Teilnahme an einer klinischen Prüfung infrage stellen, weil potenzielle Studienteilnehmer nur die finanzielle Seite in Betracht ziehen und nicht mehr unbeeinflusst überlegen, ob sie tatsächlich an einer bestimmten klinischen Prüfung teilnehmen wollen. Studienteilnehmer sollen nicht durch einen unangemessen hohen finanziellen Anreiz dazu veranlasst werden, z. B. Vorerkrankungen oder Begleitmedikationen zu verschweigen, um ihre Chance zu erhöhen in ein Forschungsprojekt aufgenommen zu werden [2]. Nicht bekannte Erkrankungen oder unbekannte Begleitmedikationen können die Sicherheit des betroffenen Studienteilnehmers während der klinischen Prüfung gefährden.

Klinische Prüfungen aller Phasen dürfen nur durchgeführt werden, wenn dem Forschungsvorhaben eine positive Nutzen-Risiko-Bewertung zugrunde liegt (EU-Verordnung 536/2014, Art. 28, (1) a) [3], Deklaration von Helsinki § 16 [4]), die der Sponsor im Prüfplan wissenschaftlich nachvollziehbar und methodisch korrekt dargelegt hat. Jede klinische Prüfung muss einer wissenschaftlichen und ethischen Überprüfung unterzogen und gemäß der Bestimmungen der EU-Verordnung 536/214 (Art. 4) [3] genehmigt werden. Die Deklaration von Helsinki legt weiterhin fest, dass *„Ärzte sich nicht an einem Forschungsvorhaben am Menschen beteiligen dürfen, wenn sie nicht überzeugt sind, dass die mit der Studie verbundenen Risiken angemessen eingeschätzt worden sind und in zufriedenstellender Weise beherrscht werden können"* (§ 18) [4].

Aus diesen zentralen ethischen und regulatorischen Voraussetzungen für die Durchführung von klinischen Prüfungen lässt sich klar ableiten, dass *Risiko* kein Kriterium ist, das die Höhe des Probandenhonorars beeinflussen darf.

C.14.1 Höhe des Probandenhonorars

Wie ermittelt sich also eine faire, angemessene und transparente Vergütung für die Teilnahme an einer klinischen Prüfung, wenn hier weder *(i) Angebot und Nachfrage*, noch *(ii) erhöhtes Risiko* oder *(iii) ausreichendes Schmerzensgeld* die Höhe bestimmen, um keine unethischen Angebote vorzulegen?

Das Probandenhonorar sollte strukturiert festgelegt werden. Dabei sind z. B. die folgenden Punkte zu berücksichtigen:

- Die im Studienzentrum verbrachte Zeit (z. B. Anzahl der Visiten mit oder ohne Übernachtung im Studienzentrum, Anzahl der Stunden mit Monitorüberwachung, Anzahl der Stunden im Aufenthaltsraum);
- die Art und Anzahl der studienbezogenen Maßnahmen (z. B. Blutentnahmen, Blutdruckmessungen, Elektrokardiogramm, Lungenfunktion, Ergometrie, Ultraschall, Biopsie);
- die vor, während oder nach der klinischen Prüfung einzuhaltenden Restriktionen (z. B. Alkohol-, Koffein-, und Nikotinverbot, keine Zitrusfrüchte, kein Leistungssport, keine Sonnenbäder, Fastenzeiten, Länge des stationären Aufenthaltes);
- die ohne freie Auswahl im Studienzentrum einzunehmenden Mahlzeiten und Getränke (z. B. amerikanisches Standardfrühstück mit festgelegter Kalorienzahl, Mittagessen nach 4 Stunden, 100 ml Leitungswasser alle 2 Stunden);
- das Einhalten/Anwenden bestimmter Sicherheitsmaßnahmen (z. B. Verwendung von Double-Barrier Methods zur Empfängnisverhütung während der klinischen Prüfung, keine Zeugung eines Kindes für 2 Monate nach Ende der klinischen Prüfung).
- Bei vorzeitigem Abbruch einer klinischen Prüfung (durch Teilnehmer, Prüfer oder Sponsor) erfolgen Honorarzahlungen Prorated, d. h. anteilsmäßig nach bereits durchlaufener Zeit/erfolgtem Aufwand.

Welche Kategorien Studienzentren in Deutschland einsetzen, um zu einer derartigen systematischen Ermittlung der angemessenen Höhe von Probandenhonoraren zu kommen, findet sich exemplarisch bei Erb *et al.* [5].

Als allgemeiner Anhaltspunkt für die angemessene Höhe des Probandenhonorars kann die Verdienstmöglichkeit gelten, die durch eine Aushilfstätigkeit in der Region des Studienzentrums erzielt wird [6–8]. Der aktuelle Mindestlohn kann als Orientierungshilfe dienen. Der finanzielle Anreiz an einem biomedizinischen Forschungsprojekt teilzunehmen, darf nicht so hoch sein, dass die freie Willensbildung der Studienteilnehmer dadurch beeinflusst wird. Aus finanzieller Sicht muss ich genauso gut abends kellnern gehen oder im Supermarkt aushelfen können, um Geld für den nächsten Sommerurlaub oder eine größere Anschaffung anzusparen, wie an einer klinischen Prüfung teilzunehmen.

Problematisch wird dieser Ansatz bei klinischen Prüfungen, die einen mehrwöchigen Aufenthalt im Studienzentrum erforderlich machen. Wird das Probandenhonorar dann auf der Basis des Stundenlohnes für einen lokalen Aushilfsjob ermittelt, können dabei Beträge von mehreren Tausend Euro zusammenkommen. Hier stellt sich die Frage, ob die freie Entscheidungsfindung eines Probanden auch bei einem hohen Gesamtbetrag noch gegeben ist. Wie wirkt sich das auf meine freiwillige Zustimmung nach Aufklärung aus, wenn ich innerhalb eines Monats eine Summe verdienen kann, für die ich anderswo vielleicht ein halbes Jahr jobben müsste? Insbesondere in Studienzentren, die Studienteilnehmer aus Ländern mit anderen als den lokalen Einkommensstrukturen aufnehmen, kann dieser Punkt bedeutsam sein und die Gesamthöhe des Probandenhonorars ethisch fraglich erscheinen lassen, auch wenn dieses strukturiert ermittelt wurde.

C.14.2 Probandenhonorar aus Sicht von Studienteilnehmern

Auch wenn die finanzielle Motivation zumeist als wichtigster Grund angegeben wird, an wissenschaftlichen Forschungsprojekten teilzunehmen, sind die Motive von Studienteilnehmern vielfältig und beinhalten neben dem Interesse an Forschung, dem Wunsch etwas für die Gesellschaft zu tun und zur Gesundheit anderer Personen beizutragen, auch die Möglichkeit sozialer Kontakte oder schlicht die Neugier auf etwas Unbekanntes [9–11].

Studienteilnehmer selbst schätzen Zeit und logistische Belastungen, die mit dem Forschungsprojekt verbunden sind, als die wichtigsten Punkte ein, die über die Höhe des Probandenhonorars entscheiden sollten [12]. Die Höhe des Probandenhonorars empfanden über 80 % der Befragten, die bereits häufiger an Forschungsprojekten teilgenommen hatten, als angemessene Entschädigung für Zeit und Unannehmlichkeiten [13]. Jüngere Freiwillige gaben eher finanzielle Entschädigungen als Grund zur Studienteilnahme an, während ältere Freiwillige in den medizinischen Voruntersuchungen einen Anreiz sahen [14].

Breitkopf *et al.* [15] weisen darauf hin, dass Studienteilnehmer die Höhe der finanziellen Entschädigung als Hinweis auf bisher unbekannte Risiken wahrnehmen könnten. Teilnehmerinnen an einer gynäkologischen Studie ohne therapeutische Intention wurden in strukturierten Interviews zu diesem Punkt befragt. Dass jemand aufgrund der finanziellen Entschädigung an einer Studie teilnehmen würde, deren Anforderungen und Maßnahmen als inakzeptabel empfunden werden, erschien den Befragten jedoch als unwahrscheinlich [15].

C.14.3 Aufwandsentschädigung für Patienten

Patienten, die an einer klinischen Prüfung mit einer therapeutischen Intention teilnehmen, erhalten kein Probandenhonorar. Für nicht einwilligungsfähige Patienten (EU-Verordnung 536/214 Art. 31 (1) d) [3]) und Minderjährige (Art. 32 (1) d) [3]) legt die europäische Gesetzgebung fest: *„über eine Entschädigung für Ausgaben und Einkommensausfälle, die sich direkt aus der Teilnahme an der klinischen Prüfung ergeben, hinaus gibt es für die Prüfungsteilnehmer oder ihre gesetzlichen Vertreter keine finanziellen oder anderweitigen Anreize".*

Eine Erstattung von mit der klinischen Prüfung verbundenen Fahrtkosten sollte auch für Patienten erfolgen, um unabhängig von der persönlichen Einkommenssituation eine freie Entscheidung für oder gegen eine Teilnahme an dem geplanten Forschungsprojekt zu ermöglichen.

Erfordert das Design einer klinischen Prüfung so aufwendige Zusatzuntersuchungen, dass von der Art ihrer Erkrankung her ambulante Patienten ganze Arbeitstage im Studienzentrum verbringen müssen und dafür einen Verdienstausfall in Kauf nehmen (da die Untersuchungen nicht krankheitsbedingt erfolgen, sondern studienbedingt), ist eine geringe Aufwandsentschädigung denkbar, um einen möglichen Nachteil durch die Studienteilnahme auszugleichen. Ist eine Aufwandsentschädigung für Patienten in einer therapeutischen klinischen Prüfung vorgesehen, so ist dies im Rahmen des ethischen Beratungsverfahrens transparent zu machen.

C.14.4 Informationspflichten

Der Sponsor ist nach ICH-GCP verpflichtet, sich beim Prüfer/in der Prüfstelle über die Höhe des Probandenhonorars zu informieren:

- *„The sponsor should obtain from the investigator/institution [...] documents related to payments and compensation available to the subjects."* Kap. 5.11.1 in ICH-GCP [16]

Probandenhonorar und Auszahlungsbedingungen werden durch die EK bewertet:

- *„The IRB/IEC should review both the amount and method of payment to subjects."* Kap. 3.1.8 in ICH-GCP [16] (IRB = Institutional Review Board, IEC= Independent Ethics Committee)

Höhe und Auszahlungsbedingungen des Probandenhonorars sind integraler Teil des Subject Informed Consent Process und den Studienteilnehmern vor Einschluss in die klinische Prüfung zu erläutern:

- *„Both the informed consent discussion and the written informed consent form [...] should include explanations of [...] the anticipated prorated payment [...] to the subject for participating in the trial."* Kap. 4.8.10 in ICH-GCP [16]

In Deutschland sind Probandenhonorare steuerpflichtiges Einkommen und müssen von Studienteilnehmern als solches deklariert werden. Finanzbehörden können im Rahmen des Steuerrechts Einsicht nehmen in Unterlagen, aus denen die Zahlungen von Probandenhonoraren hervorgehen. Studienzentren sollten mit ihren Datenschutzbeauftragten klären, welche diesbezüglichen Informationspflichten gegenüber Studienteilnehmern bestehen.

C.14.5 Bewertung durch die Ethik-Kommission (EK)

Die ICH-GCP legt fest, dass die Regeln der guten klinischen Praxis die transparente Information der Studienteilnehmer über Höhe und Zahlungsbedingungen des Probandenhonorars umfassen sowie deren Bewertung durch die EK:

- „*The IRB/IEC should review both the amount and method of payment to subjects to assure that neither presents problems of coercion or undue influence on the trial subjects. Payments to a subject should be prorated and not wholly contingent on completion of the trial by the subject.*" Kap. 3.1.8 in ICH-GCP [16]
- „*The IRB/IEC should ensure that information regarding payment to subjects, including the methods, amounts, and schedule of payment to trial subjects, is set forth in the written informed consent form and any other written information to be provided to subjects. The way payment will be prorated should be specified.*" Kap. 3.1.9 in ICH-GCP [16]

C.14.6 Vergütung von Studienteilnehmern im internationalen Diskurs

Die Thematik der Honorierung von Studienteilnehmern wird in Publikationen aus verschiedenen Ländern mit unterschiedlichen Konsequenzen diskutiert. Darin bilden sich gesellschaftlich geprägte Einschätzungen ethisch-moralischer Standards und der Zugang zu allgemeiner medizinischer Versorgung ab.

Dickert und Grady [17]) sowie Pandya und Desai [18] diskutieren 4 verschiedene Modelle der finanziellen Entschädigung von Teilnehmern an wissenschaftlichen Forschungsprojekten, die auch von der Europäischen Patientenakademie (EUPATI) [19] aufgegriffen werden:

- Das *Marktmodell* bietet nach dem Prinzip von Angebot und Nachfrage eine Vergütung an für klinische Prüfungen, die keine Vorteile haben und die Zielgruppen schwierig erreichen. Keine Vergütung erfolgt in Prüfungen, die Vorteile und eine große Zielgruppe haben.
- Das *Tarifmodell* basiert auf Gleichheit und honoriert Teilnehmer, die an ähnlichen Studienaktivitäten teilnehmen in ähnlicher Weise. Honorarbasis sind Jobs, die keine besonderen Fähigkeiten erfordern.
- Das *Vergütungsmodell* basiert ebenfalls auf Gleichheit und legt fest, dass entstehende Kosten und Arbeitszeitausfall im Verhältnis zum Lohnniveau erstattet werden können.
- Das *Wertschätzungsmodell* sieht eine Vergütung zum Zeitpunkt des Studienabschlusses als Zeichen der Dankbarkeit vor.

Basierend auf einem Review von mehr als 1000 randomisierten, kontrollierten klinischen Prüfungen aus US Emergency Departments (die zwischen 2009 und 2013 publiziert wurden) berichten Bernstein und Feldman [20] über „*incentives and compensations*" für die teilnehmenden Patienten. Nur 76 Studien machten Angaben hierzu; unter diesen wurden in 7 Studien geringe finanzielle Entschädigungen in Form von Gutscheinen an die Studienteilnehmer ausgezahlt. Die US-Autoren diskutieren die ethischen Implikationen von finanziellen Anreizen und zitieren „*[...] the federal Office of Human Subjects Protection (OHRP) noted in its policy guidance that compensation should be just and fair but in no case should remuneration be viewed as a way of offsetting risks; that is, it should not be considered a benefit to be weighed against study risks*".

Controlled Human Infection Models in India nimmt Rose [21] zum Anlass, die ethischen Aspekte zu diskutieren, die sich in Bezug auf die finanzielle Vergütung von Studienteilnehmern an Vaccine Human Challenge Studies[1] stellen. Die damit verbundene Therapieoption kann – wie eine Vergütung – ein starkes Motiv zur Teilnahme sein und die Wahrnehmung möglicher Risiken beeinträchtigen.

---

1 Zur Diskussion der Komplexität von Vaccine Human Challenge Studies siehe [21].

Während Rose [21] aufzeigt, welche ethische Gradwanderung mit therapeutischen wie finanziellen Studienanreizen verbunden sein kann, sprechen sich Grimwade *et al.* [23] für ein *Payment for Risk Model* aus, das Zeit, Schmerz, Unannehmlichkeit und Risiko im Probandenhonorar berücksichtigt. Einer Umfrage in Großbritannien entsprechend sollten Teilnehmer an *Controlled Human Infection Models* etwa das 3-Fache des Mindestlohns erhalten und für das Risiko entlohnt werden, dem sie sich aussetzen. Die Autorengruppe aus Australien und United Kingdom vergleicht das Einbeziehen von Risiko in die Ermittlung der Höhe des Probandenhonorars mit dem Anspruch anderer Berufsgruppen *„hazard pay"* zu erhalten und hält dies für erforderlich *„to avoid exploitation [um Ausbeutung zu vermeiden]"*. Die Einschätzung, Teilnehmer an einer klinischen Prüfung (die gesunde Freiwillige kontrolliert infiziert, um z. B. die Wirksamkeit eines Impfstoffes zu untersuchen[2]) risikoadaptiert zu honorieren, teilen die Autorinnen dieses Kapitels nicht.

C.14.7 Fazit

Überlegungen zur Ermittlung der Höhe eines angemessenen Probandenhonorars unter Einbeziehung des Faktors Risiko erscheinen den Autorinnen dieses Kapitels per se nicht damit vereinbar, dass ein biomedizinisches Forschungsprojekt stets eine positive Nutzen-Risiko-Abwägung voraussetzt [3,4]. Der ärztliche Grundsatz *„Primum non nocere, secundum cavere, tertium sanare"*[3] muss das Handeln des verantwortlichen Prüfers in klinischen Prüfungen nicht nur theoretisch, sondern auch praktisch bestimmen.

Die Vergütung von gesunden oder symptomatischen Studienteilnehmern für die Teilnahme an einer klinischen Prüfung soll Zeit, Aufwand und Unannehmlichkeiten angemessen berücksichtigen und nach fairen und transparenten Kriterien ermittelt werden. Tabelle 1 fasst die hierbei zu berücksichtigenden Aspekte zusammen. Patienten in Forschungsprojekten mit Therapieintention erhalten kein Honorar. Entstehende Kosten werden Probanden wie Patienten erstattet.

Tab. 1. Empfehlungen zur Honorierung von Studienteilnehmern.

Wie vorgehen?	Was vermeiden?
• Probandenhonorar muss fair und angemessen sein. • Zeit, Aufwand und Unannehmlichkeiten werden vergütet. • Transparente Ermittlung erfolgt nach festgelegter Systematik. • Systematik ist für alle Forschungsprojekte eines Studienzentrums identisch. • Honorar-Anhaltspunkt: Aushilfstätigkeit entsprechend regionaler Bedingungen • Probandenhonorar und Auszahlungsbedingungen sind Teil des *Informed Consent Process*, Bezahlung bei vorzeitigem Ausscheiden erfolgt *Prorated.* • Prüfervertrag umfasst Grundzüge des Probandenhonorars. • Zustimmende Bewertung durch EK erforderlich.	• Probandenhonorar wird nicht nach *Angebot und Nachfrage* zwischen Vertragspartnern verhandelt. • Durch Höhe und Art der Auszahlung des Probandenhonorars darf kein Entscheidungsdruck auf Studienteilnehmer ausgeübt werden. • Probandenhonorar steht vor Beginn der klinischen Prüfung fest und darf nicht z. B. unter Rekrutierungsdruck angepasst werden. • Höhe des Probandenhonorars ist nicht Teil der Werbung eines Studienzentrums, um Teilnehmer für ein Forschungsprojekt zu gewinnen, und darf nicht in Rekrutierungsanzeigen genannt werden.

[2] Zur Diskussion der Komplexität von Vaccine Human Challenge Studies siehe [21].

[3] *„Erstens nicht schaden, zweitens vorsichtig sein, drittens heilen"* nach dem Arzt Scribonus Largus am Hof des Kaisers Tiberius Claudius um das Jahr 50 [24].

Literatur

[1] Gesetz über den Verkehr mit Arzneimitteln (Arzneimittelgesetz - AMG) in der Fassung der Bekanntmachung v. 12.12.2005 (BGBl. I S. 3394), zuletzt geändert durch Art. 1 des Gesetzes v. 19.07.2023 (BGBl. I S. 197). https://www.gesetze-im-internet.de/amg_1976/AMG.pdf

[2] Raspe H, Hüppe A, Strech D, Taupitz J. Empfehlungen zur Begutachtung klinischer Studien durch Ethik-Kommissionen. Medizin-Ethik 25. Jahrbuch des Arbeitskreises Medizinischer Ethik-Kommissionen in der Bundesrepublik Deutschland. DÄV, Köln 2012.

[3] Verordnung (EU) Nr. 536/2014 des Europäischen Parlaments und des Rates v. 16. April 2014 über klinische Prüfungen mit Humanarzneimitteln und zur Aufhebung der Richtlinie 2001/20/EG. Abl. L158/1-L158/76 v. 27.5.2014.

[4] World Medical Association (WMA). Deklaration von Helsinki - Ethische Grundsätze für die medizinische Forschung am Menschen. Fortaleza, Brasilien, 2013.

[5] Erb K, Staks T, Su CA. Trends in the remuneration of volunteers. Appl Clin Trials 1994;3:54-58.

[6] OGady J, Joubert PH. Handbook of Phase I/II Clinical Drug Trials. CRC Press, Boca Raton 1996.

[7] Breithaupt-Grögler K, Belz GG. GCP bei Phase-I Studien. In: Ordnungsgemäße klinische Prüfung. Hrsg. v. Witte PU, Schenk J, Schwarz JA, Kori-Lindner CE. Habrich, Berlin 2000.

[8] Grady C. Payment of Clinical Research Subjects. J Clin Invest. 2005;115:1681–1687.

[9] Stunkel L, Grady C. More than the money: A review of the literature examining healthy volunteer motivations. Contemp Clin Trials. 2011;32(3):342-352.

[10] Fisher JA, McManus L, Wood MM, Cottingham MD, Kalbaugh JM, Monahan T, Walker RL. Healthy Volunteers' Perceptions of the Benefits of Their Participation in Phase I Clinical Trials. J Empir Res Hum Res Ethics. 2018;13(5):494-510.

[11] Manton KJ, Gauld CS, White KM, Griffin PM, Elliott SL. Qualitative study investigating the underlying motivations of healthy participants in phase I clinical trials. BMJ Open 2019;9:e024224.

[12] Czarny MJ, Kass NE, Flexner C, Carson KA, Myers RK, Fuchs EJ. Payment to healthy volunteers in clinical research: the research subject's perspective. Clin Pharmacol Ther. 2010;87(3):286-293.

[13] Bigorra J, Banos JE. Weight of financial reward in the decision by medical students and experienced healthy volunteers to participate in clinical trials. Eur. J. Clin. Pharmacol. 1990;38:443–446.

[14] Van Gelderen CE, Savelkoul TJ, van Dokkum W, Meulenbelt J. Motives and perception of healthy volunteers who participate in experiments. Eur J Clin Pharmacol. 1993;45(1):15–21.

[15] Breitkopf CR, Loza M, Vincent K, Moench T, Stanberry LR, Rosenthal SL. Perceptions of reimbursement for clinical trial participation. J Empir Res Hum Res Ethics. 2011;6(3):31-38.

[16] ICH E6(R2) Guideline for good clinical practice E6(R2). EMA/CHMP/ICH/135/1995. 23 July 2015.

[17] Dickert N, Grady C. What's the price of a research subject? Approaches to payment for research participation. N Engl J Med. 1999;341(3):198-203.

[18] Pandya M, Desai C. Compensation in clinical research: The debate continues. Perspect Clin Res. 2013;4(1):70-74.

[19] European Patients' Academy on Therapeutic Innovation (EUPATI). Vergütung in klinischen Prüfungen. https://toolbox.eupati.eu/resources/verguetung-in-klinischen-pruefungen

[20] Bernstein SL, Feldman J. Incentives to participate in clinical trials: practical and ethical considerations. Am J Emerg Med. 2015;33(9):1197-1200.

[21] Rose A. The ethics of volunteer selection and compensation in controlled human infection models in India. Indian J Med Ethics. 2018;3(4):285-289.

[22] WHO. Key criteria for the ethical acceptability of COVID-19 human challenge studies. 06-May-2020. https://apps.who.int/iris/bitstream/handle/10665/331976/WHO-2019-nCoV-Ethics_criteria-2020.1-eng.pdf?ua=1

[23] Grimwade O, Savulescu J, Giubilini A, Oakley J, Osowicki J, Pollard AJ, Nussberger AM. Payment in challenge studies: ethics, attitudes and a new payment for risk model. J Med Ethics. 2020;46(12):815-826.

[24] Uhl W. Primum non nocere, secundum cavere, tertium sanare. Zentralbl Chir. 2020;145(4):340-341.

Der letzte Zugriff auf alle Links erfolgte am 23.11.2023.

C.15 Biologische Proben und Laboranalytik

V. El-Samalouti

Im Rahmen von klinischen Prüfungen wird eine Vielzahl von biologischen Proben wie Blut, Urin, Stuhl oder Gewebe der Studienteilnehmer gesammelt, weiterverarbeitet, gelagert und analysiert.

Steht in frühen Phasen der klinischen Prüfung zunächst die Untersuchung der Sicherheit und der Wirkung(en) des Arzneimittels oder der Behandlung auf die Körperfunktionen des Probanden im Mittelpunkt, kommen später zahlreiche weitere Fragestellungen hinzu. Im Wesentlichen lassen sich die Untersuchungsziele dieser Analysen in folgende Bereiche aufteilen: siehe Tab. 1.

Tab. 1. Untersuchungsziele bei der Analyse von biologischen Proben aus klinischen Studien.

Ziel	Fragestellung
Sicherheit (Safety)	Beeinflussung physiologischer Körperfunktionen
Pharmakokinetik	Aufnahme, Verteilung und Ausscheidung des Arzneimittels
Pharmakodynamik	biologische Wirkung (Mechanismen und Nebenwirkungen)
Immunogenität	Auslösung einer immunogenen Wirkung
Pharmakogenetik	genetische Variabilität der Arzneimittelwirkung

Die Laboranalytik an biologischen Proben aus klinischen Prüfungen wird zum großen Teil in klinisch-chemischen Laboren durchgeführt, da die zu untersuchenden Messgrößen vielfach zum Repertoire eines derartigen Labors gehören. Andere Parameter können in Laboren analysiert werden, die sich z. B. auf die Analytik von Wirkstoffspiegeln (Pharmakokinetik), funktionelle Assays (z. B. Zellstimulationen), Immunogenität (Anti-Wirkstoff-Antikörper, neutralisierende Antikörper), Gewebe (Pathologie), genetische Untersuchungen (Molekularbiologie) oder Mikroorganismen (Mikrobiologie) spezialisiert haben.

C.15.1 Qualitätsanforderungen an das medizinische Labor

C.15.1.1 Gesetzliche Vorgaben

Für die verschiedenen analytischen Ziele bestehen zum Teil sehr unterschiedliche nationale sowie internationale Qualitätsanforderungen. Die Grundlage dieser Qualitätsanforderungen für klinische Arzneimittelprüfungen stellt die Gute Klinische Praxis (GCP) [1] dar, das grundsätzliche gesetzliche Regelwerk für die Planung, Durchführung, Dokumentation und Berichterstattung von klinischen Prüfungen am Menschen. Dieses enthält allerdings keine spezifischen Vorgaben für die Durchführung von Laboranalysen. Wurden entsprechende Vorgaben für das klinische Labor zu früheren Zeiten noch aus der Guten Laborpraxis (GLP) abgeleitet [2], einer gesetzlichen Vorgabe, welche für die Durchführung von präklinischen Analysen relevant ist, stellt das erstmals 2012 veröffentlichte "EMA Reflection paper for laboratories that perform the analysis or evaluation of clinical trial samples" eine Adaptation der GLP-Vorgaben für das GCP-Umfeld bereit [3]. Bereits 10 Jahre zuvor wurde ein ähnliches Regelwerk als "Good Clinical Laboratory Practice" durch die britische Research Quality Association (RQA) veröffentlicht, welches in Laufe der Zeit von anderen internationalen Organisationen, z. B. der WHO, übernommen wurde [4,5].

Mittlerweile hat sich der Begriff GCLP für das Regelwerk analytischer Labore, die Analysen im Rahmen von klinischen Prüfungen durchführen, international etabliert.

Der Fokus dieser internationalen Regelwerke liegt allerdings nicht auf den einzelnen analytischen Prozessen im Labor, sondern auf den gesetzlichen Rahmenbedingungen, der Dokumentation und den Verantwortlichkeiten des Labors bei der Durchführung von Arzneimittelstudien am Menschen (Tab. 2).

Tab. 2. Inhalte und Forderungen des Reflection paper for laboratories that perform the analysis or evaluation of clinical trial samples [3].

Abschnitt	Wesentliche Inhalte und Forderungen
Organisation und Personal	• klare Zuordnung der Verantwortlichkeiten • Stellenbeschreibungen, adäquate Ausbildung und regelmäßige Fortbildungen (inkl. GCP o. Ä.) • Bereitstellung von ausreichenden Ressourcen • Qualitätsmanagementsystem • Kommunikationswege zwischen Sponsor und Labor
Verträge und Vereinbarungen	• Abschluss vor Initiierung der Studie • Vereinbarungen dürfen nicht den Studienprozeduren widersprechen. • Prozeduren für die Vertragsgestaltung und -vereinbarung, regelmäßiges Review und Revision • Vorliegen von Verträgen mit Labordienstleistern
Studiendurchführung	• Kenntnisnahme des Prüfprotokolls in der jeweils aktuellen Version (inkl. Amendments) • detaillierte SOPs/WPs für alle studienrelevanten Prozesse • adäquates Abweichungsmanagement inkl. Information des Sponsors
zusätzliche Analytik	• Keine Durchführung von Analysen, die nicht durch den Prüfplan, die Einwilligungserklärung oder das Ethikvotum abgedeckt sind. Ausnahme: sicherheitsrelevante Untersuchungen aufgrund klinischer Notwendigkeit (Notfall)
Unterauftragnehmer	• Qualifizierungsmaßnahmen für Unterauftragnehmer • Information des Sponsors • Abschluss eines Vertrages mit den Unterauftragnehmern, der sicherstellt, dass die Vorgaben des Prüfplanes und des Vertrages zwischen dem Sponsor und dem Labor eingehalten werden (inkl. der Verantwortlichkeiten und Aufgaben).
Patientensicherheit	• Kommunikationswege zwischen Labor und Unterauftragnehmern, Prüfstellen und Sponsor ohne zeitliche Verzögerung • Bereitstellung von Referenzwerten • beschleunigte Übermittlung von auffälligen Ergebnissen (auch außerhalb der Geschäftszeiten) • zeitnahe Bewertung der Ergebnisse durch Laborexperten und (Prüf-) Arzt
Patienten-Einwilligungserklärung	• Information des Labors bei Rücknahme der Patienteneinwilligung und Definition der darauf folgenden Laborpozeduren (vorab vertraglich zu regeln)

Fortsetzung nächste Seite

Forts. Tab. 2

Abschnitt	Wesentliche Inhalte und Forderungen
Probenmarkierung, -empfang, -lagerung und Prüfkette	• eindeutige Probenidentifizierung und -nachverfolgung, inkl. Audit Trail • adäquate Probentransportbedingungen, ggf. mit Temperaturüberwachung • Integritätsprüfung bei Empfang des Probenmaterials • Aufzeichnung von Empfangsdatum und -zeit • Klärung der Identität von nicht identifizierbaren oder unerwarteten Proben, ggf. nicht analysieren und Sponsor informieren • Maskierung von versehentlich übermittelten persönlichen Daten • Überwachung und Aufzeichnung der Probenlagerungsbedingungen
Methodenvalidierung	• Analyseverfahren müssen angemessen validiert werden. • Probenstabilität für gelagerte Proben muss verifiziert werden. • Qualitätskontrollen sind in analytischen Ansätzen mitzuführen und auszuwerten.
Wiederholungsmessungen	• Definition und Dokumentation von Akzeptanzkriterien für Wiederholungsmessungen • Nachvollziehbarkeit der Durchführung von Wiederholungsmessungen und für die Auswahl der berichteten Daten
Datenerfassung und Dokumentation	• direkte, umgehende, korrekte und lesbare Aufzeichnung von Daten • Qualitätskontrolle der Vollständigkeit und Richtigkeit der Daten • Rückverfolgbarkeit von Datenänderungen mit Audit Trail und Begründung
Berichtswesen	• Übertragungsweg und Frequenz von Laborbefunden vertraglich regeln. • Validierung der Übertragungswege • Zwischenberichte oder Auswertungen aufgrund derer Entscheidungen getroffen werden, sind zu archivieren.
Räumlichkeiten	• Lage, Größe und bauliche Voraussetzungen müssen den Anforderungen entsprechen (z. B. Trennung von verschiedenen Aktivitäten, Vermeidung von Kontaminationen). • Prozeduren für die Lagerung, Sammlung und Entsorgung von Abfällen • Prozeduren für die Dekontamination von Räumlichkeiten und Equipment
Gerätewartung	• fachliche Überprüfung der Laborgeräte durch eine qualifizierte Person vor der Verwendung • regelmäßige Inspektion, Reinigung, Wartung und Kalibration von Laborgeräten nach Herstelleranleitung oder SOP inkl. Dokumentation • Kalibrationen sollen auf (inter)nationale Referenzen zurückzuführen sein.
Computersysteme	• Benennung eines Administrators für jedes Computersystem • dokumentierte Validierung und eindeutige Bezeichnung aller Computersysteme (Hard- und Software) vor Installation (auch retrospektiv) • Validierung der Schnittstellen des Computersystems zum LIMS • Änderungen, Upgrades und Patches müssen ggf. erneut validiert werden.

Fortsetzung nächste Seite

Forts. Tab. 2

Abschnitt	Wesentliche Inhalte und Forderungen
	• Überwachung der Umgebungsbedingungen von sensiblen Computersystemen • Definition von Disaster-Recovery-Prozeduren • Definition der Rohdaten (elektronisch oder Papier) • Zugangs und Zugriffskontrolle
Qualitätssicherungsprozesse	• Prozeduren für die laufende Qualitätskontrolle (In-Process Quality Control) • regelmäßige Bewertung und Dokumentation der Qualitätssicherungsprozesse • unabhängige und qualifizierte Qualitätssicherungseinheit (intern oder extern) • Erstellung eines Qualitätssicherungsprogramms zur Gewährleistung der GCP-Compliance • Durchführung von regelmäßigen Audits aller Aktivitäten in angemessenem Umfang • Erstellung von Audit-Berichten für die Information der Laborleitung/des Managements • Überwachung der Korrektur- und Folgemaßnahmen (CAPA) • Meldung signifikanter Abweichungen an den Sponsor (ggf. an den Prüfarzt)
Qualitätskontrolle	• Implementierung von internen Qualitätskontrollen und einer Bewertung vor der Freigabe von Ergebnissen • Implementierung von externen Qualitätskontrollmaßnahmen • Qualitätskontrollmaßnahmen für die Überprüfung der Richtigkeit anderer Prozesse (z. B. Laborkits)
Standardarbeitsanweisungen (SOP) und Richtlinien	• Erstellung von SOPs für alle wesentlichen Prozesse
Einhaltung der Verblindung bzw. Vermeidung unbeabsichtigter Entblindung von Ergebnissen	• keine Verletzung der Verblindung durch die Übermittlung von Laborergebnissen oder Daten an nicht autorisierte Empfänger • Prozeduren für die Entblindung von Daten und deren sichere Übertragung nach Autorisierung durch den Sponsor
Archivierung von Daten	• dauerhafte und sichere Archivierung von Labordaten und Dokumenten • Archivräume mit Zugangskontrolle und Sicherungsmaßnahmen (z. B. Brand-/Wasserschutz) • Benennung eines Archivars mit entsprechender Verantwortung • dokumentierte Einlagerung und kurzzeitige Ausgabe von Dokumenten • gleichwertige Maßnahmen für die elektronische Archivierung
Herstellung und Verteilung von Laborkits	• Vereinbarung mit dem Sponsor über Inhalt, Anzahl und Empfänger der Laborkits • adäquate Räumlichkeiten zur Herstellung der Laborkits • adäquate Lagerung der Entnahmematerialien und Aufzeichnung der Verfallsdaten • Implementierung von Qualitätskontrollmaßnahmen für Vollständigkeit der Kits sowie der Richtigkeit und Lesbarkeit der Etiketten • Prozeduren für die kurzfristige Wiederbelieferung der Prüfstellen

Der gesetzliche Rahmen für die klinische Prüfung von Medizinprodukten am Menschen findet sich in der Verordnung (EU) 2017/745 – Medizinprodukteverordnung (MDR) und dem nationalen Medizinprodukterecht-Durchführungsgesetz (MPDG) wieder [8,9]. Die formalen Anforderungen an die Durchführung einer klinischen Prüfung von Medizinprodukten hinsichtlich der Qualität der Daten und der Sicherheit der Probanden werden in den internationalen Standards DIN EN ISO 14155 (Medizinprodukte) und DIN EN ISO 13612 (In-vitro-Diagnostika) definiert [6,7].

Detailliertere Vorgaben, die sich auf die Gewährleistung der fachlichen und analytischen Kompetenz der Labore beziehen, ergeben sich aus der jeweiligen nationalen Gesetzgebung für diagnostische Labore. Für medizinische Labore in der Bundesrepublik Deutschland sind die Anforderungen an das Qualitätssicherungssystem im MPDG verankert und leiten sich aus der Verordnung über das Errichten, Betreiben und Anwenden von Medizinprodukten (Medizinprodukte-Betreiberverordnung, MPBetreibV) ab [9,10]. Hier wird konkret auf die Beachtung der Richtlinie der Bundesärztekammer zur Qualitätssicherung labormedizinischer Untersuchungen (Rili-BÄK) verwiesen [11]. Die in der Rili-BÄK ausführlich beschriebenen Qualitätssicherungsmaßnahmen gelten in Deutschland als Standard für das diagnostische Labor und werden von den Landesbehörden der einzelnen Bundesländer überwacht, unabhängig davon, ob die Analysen innerhalb einer Studie durchgeführt werden oder nicht (Tab. 3).

Tab. 3. Übersicht über den Inhalt der Rili-BÄK.

Abschnitt	Wesentliche Inhalte
Teil A (Allgemeiner Teil)	Grundlegende Anforderungen an die Qualitätssicherung laboratoriumsmedizinischer Untersuchungen, u. a.: • Struktur und Organisation • Ressourcen - personelle und räumliche Ausstattung - technische Ausrüstung • Laboratoriumsmedizinische Untersuchungen: - Präanalytik (Probenentnahme und Probenvorbereitung, Laborhandbuch) - Analyseverfahren (Dokumentation, Validierung, Verfahrensanweisungen) - Postanalytik (Ergebnisfreigabe, Laborbericht, Archivierung) Qualitätsmanagementsystem (Dokumentation und Dokumentenlenkung, Beschwerdemanagement, Unterauftragnehmer, Umgang mit fehlerhaften Ergebnissen)
Teil B (Spezielle Teile)	B 1 – Quantitative laboratoriumsmedizinische Untersuchungen B 2 – Qualitative laboratoriumsmedizinische Untersuchungen B 3 – Direkter Nachweis und Charakterisierung von Infektionserregern B 4 – Ejakulatuntersuchungen B 5 – Molekulargenetische und zytogenetische laboratoriumsmedizinische Untersuchungen
Teil D	Beschreibung der Organisation innerhalb der Bundesärztekammer zur Definition der Vorgaben der Rili-BÄK
Teil E	Allgemeine Anforderungen an Referenzinstitutionen, welche die Ringversuche durchführen und spezielle Anforderungen an Ringversuche
Teil F und G	Übergangsregelungen und Inkrafttreten

C.15.1.2 Akkreditierung von Laboratorien

Eine freiwillige, vom Labor initiierte Maßnahme, um das Qualitätssicherungssystem durch eine unabhängige Stelle überprüfen zu lassen, stellt die Akkreditierung bzw. Konformitätsbewertung dar. Die Akkreditierung von Laboratorien (Tab. 4) basiert auf den Vorgaben der beiden folgenden gleichwertigen internationalen Normen [12,13].

Tab. 4. Internationale Normen zur Akkreditierung von Laboratorien [12,13].

Norm	Bezeichnung
DIN EN ISO/IEC 17025	Allgemeine Anforderungen an die Kompetenz von Prüf- und Kalibrierlaboratorien
DIN EN ISO 15189	Medizinische Laboratorien – Anforderungen an die Qualität und Kompetenz

Während die Norm DIN EN ISO/IEC 17025 die Prozesse allgemeiner Laboratorien abbildet, stellt die die DIN EN ISO/ 15189 eine Interpretation dieser allgemeinen Norm für die speziellen Prozesse und Analyseverfahren in einem medizinischen Laboratorien dar. Seit Inkrafttreten der Verordnung (EU) 765/2008 und dem nationalen Akkreditierungsstellengesetz (AkkStelleG) im Januar 2010 werden die Konformitätsbewertungen in den EU-Mitgliedstaaten nur noch durch eine einzige nationale Akkreditierungsstelle durchgeführt.

In Deutschland ist die Deutsche Akkreditierungsstelle GmbH (DAkkS) zuständig. Sie untersteht der Aufsicht des Bundes und wendet bei ihrer hoheitlichen Akkreditierungstätigkeit das deutsche Verwaltungsrecht an. Die Konformität des Qualitätssicherungssystems des Labors mit der entsprechenden Norm sowie die fachliche Kompetenz der Mitarbeiter in Hinblick auf die Prozeduren und analytischen Verfahren wird regelmäßig alle 15–18 Monate durch unabhängige Fachgutachter, d. h. Experten für die entsprechenden Analyseverfahren, im Auftrag der DAkkS überprüft. Im Unterschied zu den Anforderungen der Rili-BÄK, deren Umsetzung durch die Landesbehörden nicht zwangsläufig in regelmäßigen Abständen überprüft werden müssen, ist die Akkreditierung eines Labors nur für max. 5 Jahre gültig. Nach Ablauf dieses Zeitraums ist ein erneutes Akkreditierungsverfahren durchzuführen, wenn die Akkreditierung aufrechterhalten werden soll.

Zur Akkreditierungsurkunde gehört auch eine Auflistung der akkreditierten Analyseverfahren, d. h., dass die Validierungsunterlagen für alle neu eingeführten Methoden durch die Fachgutachter beurteilt werden müssen, bevor die entsprechenden Analyseverfahren als „akkreditiert" bezeichnet werden dürfen und in die Anlage der Akkreditierungsurkunde aufgenommen werden können. Für Laboratorien, die der Akkreditierungsstelle ihre Kompetenz und Erfahrung auf dem Gebiet der Methodenvalidierung nachgewiesen haben, kann eine sog. Flexibilisierung des Akkreditierungsbereichs innerhalb bestimmter Grenzen ausgesprochen werden. Mit dieser Flexibilisierung dürfen die vom Labor neu eingeführten und validierten Methoden als „akkreditiert" bezeichnet werden, ohne vorher durch einen Fachgutachter überprüft worden zu sein.

Im Unterschied zu den medizinischen Laboratorien in Europa werden amerikanische Laboratorien zumeist nach dem Regelwerk des College of American Pathologists (CAP) akkreditiert [14]. Diese Akkreditierung ist eine nationale Bewertungsmaßnahme und ist in einigen US-Bundesstaaten die Voraussetzung dafür, Analysen im Rahmen der amerikanischen Gesundheitsversorgung durchführen zu können. Das CAP ist privat organisiert und bietet neben dem Akkreditierungsprogramm auch eigene Qualifizierungsmaßnahmen, eine fachliche Beratung sowie Ringversuchsprogramme an.

Die grundlegenden Anforderungen an medizinische Labore finden sich in einem Bundesgesetz, den Clinical Laboratory Improvement Amendments of 1988 (CLIA) wieder, welche das amerikanische Pendant zur deutschen Rili-BÄK darstellen [15].

C.15.1.3 Anforderungen an die Methodenvalidierung

Vor der erstmaligen Anwendung eines Analyseverfahrens in einem nach der DIN EN ISO/IEC 17025 bzw. DIN EN ISO 15189 akkreditierten Laboratorium ist es erforderlich, die Leistungsfähigkeit der Methode anhand von analytischen Kenngrößen zu untersuchen. Eine Übersicht über die wichtigsten analytischen Kenngrößen für die Validierung von Analyseverfahren ist in Tab. 5 dargestellt. Ein ausführlicher Leitfaden für die grundsätzliche Vorgehensweise bei analytischen Validierungen wurde von der „Eurachem Working Group Method Validation" erarbeitet und wird über die entsprechende Internetseite zur Verfügung gestellt [16].

Tab. 5. Analytische Kenngrößen der Methodenvalidierung.

Kenngröße	Bedeutung
Richtigkeit (Accuracy)	Relative Übereinstimmung der Messergebnisse mit der bekannten oder eingesetzten ("wahren") Konzentration des Analyten.
Präzision (Precision)	Relative Übereinstimmung der Messergebnisse zwischen verschiedenen wiederholten Messungen einer Probe. Die Präzision wird i. d. R. für Messungen innerhalb eines analytischen Ansatzes (Intra-Assay-Präzision) oder für Messungen zwischen verschiedenen Ansätzen (Inter-Assay-Präzision) angegeben. Das Maß für die Präzision eines Messverfahrens ist der Variationskoeffizient (VK).
Detektionslimit (Limit of Detection, LOD)	Niedrigste Konzentration eines Analyten, dessen Signal im Messverfahren noch vom Hintergrundrauschen unterschieden werden kann.
Bestimmungsgrenze (Limit of Quantification, LOQ)	Niedrigste (LLOQ) bzw. höchste (ULOQ) Konzentration einer zu messenden Substanz, die mit einer vorgegebenen Präzision und Richtigkeit (i. d. R. mit einer Richtigkeit und einem VK von 20–25 %) quantitativ bestimmt werden kann.
Kalibrationskurve	Beziehung zwischen dem Messsignal eines Analyseverfahrens und der bekannten Konzentration des Analyten
Korrelationskoeffizient	statistische Maßzahl für den linearen Zusammenhang zwischen Werten zweier Variablen
Linearer Bereich (Linear Range)	Das Intervall zwischen der oberen und der unteren Menge der zu bestimmenden Substanz, für das die Akzeptanz der Werte von Linearität, Präzision und Richtigkeit nachgewiesen wurde.
Linearität (Linearity)	Die Fähigkeit einer Analysemethode, Messergebnisse zu liefern, welche innerhalb eines definierten Bereichs direkt oder indirekt proportional zu den Konzentrationen der zu bestimmenden Substanz liegen.
Messunsicherheit (Measurement Uncertainty)	Ein dem Messwert zugeordnetes Intervall, welches den „wahren" Messwert mit einer definierten Wahrscheinlichkeit (95 %) enthält.
Robustheit (Robustness)	Maß für die Fähigkeit des Analyseverfahrens, von kleineren Abweichungen im Verfahrensablauf unberührt zu bleiben.
Selektivität (Selectivity)	Die Eignung einer Analysemethode, den Analyten in Anwesenheit von Störeinflüssen (z. B. ähnliche Moleküle oder Abbauprodukte) präzise zu bestimmen.
Sensitivität (Sensitivity)	Empfindlichkeit eines quantitativen Analyseverfahrens (s. a. LLOQ, LOD). Im Falle von qualitativen diagnostischen Messverfahren entspricht die Sensitivität dem Anteil richtig-positiver Testergebnisse.
Spezifität (Specificity)	Bei quantitativen Messverfahren werden Spezifität und Selektivität gleichgesetzt. Im Falle von qualitativen diagnostischen Messverfahren entspricht die Spezifität dem Anteil richtig-negativer Testergebnisse.
Stabilität (Stability)	Stabilität des Analyten in der Probenmatrix unter definierten Umgebungsbedingungen (z. B. Temperatur, Licht). Folgende Stabilitäten werden untersucht: • Kurzzeit-Stabilität (Short-term Stability, Bench-top Stability) • Langzeit-Stabilität (Long-term Stability) • Gefrier-Auftau-Stabilität (Freeze-thaw Stability) • Stabilität von Stammlösungen (Stock Solution Stability)
Referenzstandard (Reference Standard)	Möglichst reines Referenzmaterial, welches zur Kalibration einer Methode verwendet wird. Sofern es sich nicht um eine chemisch genau charakterisierbare Substanz handelt, (i. d. R. bei endogenen Markern), kann das Referenzmaterial auch eine Präparation aus biologischen Proben darstellen, deren Analytkonzentration durch Vergleichsmessungen oder per Definition bestimmt wurde.

Fortsetzung nächste Seite

Forts. Tab. 5

Kenngröße	Bedeutung
Qualitätskontrollprobe (Quality Control, QC)	Probenmaterial mit bekannter Konzentration des Analyten. Interne Qualitätskontrollen werden mit jedem analytischen Lauf mitgeführt und sind ein Maß für die Richtigkeit einer Messserie. Externe Qualitätskontrollen (z. B. Ringversuchsproben, Laborvergleichsproben) werden in regelmäßigen Abständen (2–5-mal pro Jahr) parallel in verschiedenen Laboren analysiert, um die Vergleichbarkeit der Messergebnisse mit einer Referenzmethode oder einem Laborkollektiv zu überprüfen.

Die Anforderungen an den **Validierungsumfang für ein Messverfahren** werden durch die Bedeutung des Analyten für das Ergebnis der klinischen Studie festgelegt. Labordiagnostische Untersuchungen im Rahmen der Sicherheitsüberprüfung (Safety Assessments) werden fast ausschließlich mit Messverfahren durchgeführt, die durch die entsprechenden wissenschaftlichen Fachgesellschaften (z. B. International Federation of Clinical Chemistry and Laboratory Medicine, IFCC) standardisiert wurden [17]. Die hierfür verwendeten Reagenzienkits werden i. d. R. bereits vom Hersteller nach den Vorgaben der EU-Verordnung 2017/746 über In-vitro-Diagnostika (IVDR) validiert und sind durch die zuständigen (inter)nationalen Behörden als In-vitro-Diagnostika (CE-IVD) zugelassen [18]. Für die Anwendung derartiger Untersuchungsverfahren bei der Sicherheitsbeurteilung eines Arzneimittels oder Medizinproduktes ist keine vollständige Methodenvalidierung durch das klinische Labor erforderlich. Es ist ausreichend, die vom Hersteller angegebenen Validierungsdaten zu verifizieren (Verification). Je nachdem welche Daten bereits vom Hersteller vorgegeben bzw. aus der Literatur zu entnehmen sind, beschränkt sich die Verifizierung von IVDs zumeist auf die Parameter Präzision, Richtigkeit, Messbereich und Probenstabilität.

Die Verwendung von Messverfahren, die vom Hersteller nicht nach den Vorgaben der IVDR validiert wurden (z. B. mit „Research Use Only (RUO)" gekennzeichnete Kits oder inhouse entwickelte Verfahren) ist im Rahmen diagnostischer Fragestellungen nur gestattet, wenn kein entsprechendes CE-IVD-Kit erhältlich ist und eine der IVDR entsprechende Validierungsdokumentation vorliegt.

Sollen die Messergebnisse eines Analyseverfahrens allerdings zur **Untersuchung der Pharmakokinetik eines Wirkstoffes** herangezogen werden, unterliegen die Validierungsanforderungen gesonderten Regelwerken. In Europa wurden die Vorgaben an die Validierung dieser als Bioanalytik bezeichneten Methoden bislang in der EMA Guideline on bioanalytical method validation [20] definiert. In den USA finden sich entsprechende Regelungen in der FDA Guidance for Industry, Bioanalytical Method Validation [19]. Das im Rahmen des internationalen Harmonisierungsprozesses der ICH entsprechende Dokument ICH-Guideline M10 on bioanalytical method validation [21] wurde im Januar 2023 in Kraft gesetzt (CHMP/ICH/172948/2019) und ersetzt nun die oben genannte entsprechende EMA Guideline.

Eine Gemeinsamkeit dieser **Leitlinien für die bioanalytische Methodenvalidierung** ist die Forderung nach einer vollständigen Validierung der angewendeten Analyseverfahren, unabhängig davon, ob es sich um ein bereits vom Hersteller validiertes diagnostisches Reagenzienkit handelt oder um eine vom Labor eigenständig entwickelte Methode. Veränderungen an den Prozessen einer bereits vollständig validierten Methode erfordern eine Teilvalidierung (Partial Validation) und im Falle der parallelen Anwendung verschiedener validierter Methoden bzw. verschiedener Analyselabore ist eine Kreuzvalidierung (Cross Validation) durchzuführen.

Die ICH-Guideline M10 on bioanalytical method validation enthält detaillierte Vorgaben für die einzusetzenden Kalibrationsmaterialien und Validierungskontrollen, für die Durchführung der Prüfung der einzelnen Validierungskriterien, für die Dokumentation der Ergebnisse sowie die Akzeptanzkriterien, mit denen die Validierungsergebnisse bewertet werden. Hier wird zwischen zwei grundsätzlich verschiedenen Analyseverfahren unterschieden:

- chromatografische Verfahren und
- Liganden-Bindungsassays (i. d. R. Immunoassays).

Da diesen beiden Analyseverfahren verschiedene physikalisch-chemische Eigenschaften der Analyten zugrunde liegen, werden auch unterschiedliche Akzeptanzkriterien für die Bewertung der Leistungsfähigkeit vorgegeben. Für die Richtigkeit einer chromatografischen Methode ist z. B. ein Fehler (Bias) von $\leq \pm 15\,\%$ (bzw. $\leq \pm 20\,\%$ im Bereich des LLOQ) und für die Richtigkeit eines Liganden-Bindungsassays ein Fehler (Bias) von $\leq \pm 20\,\%$

(bzw. ≤±25 % im Bereich des LLOQ) vorgegeben. Für die Präzision einer chromatografischen Methode wird ein relativer Variationskoeffizient (VK %) von ≤±15 % (bzw. ≤±20 % im Bereich des LLOQ) vorgegeben, während die Präzision eines Liganden-Bindungsassays einen VK % von ≤±20 % (bzw. ≤±25 % im Bereich des LLOQ) aufweisen soll.

Zusätzlich zu den Anforderungen an die Methodenvalidierung enthalten die Leitlinien auch klare Vorgaben für die **Durchführung und die Dokumentation der Analysen von Studienproben.** Hier ist im Besonderen die 67%-Regel für die Akzeptanz eines analytischen Ansatzes zu erwähnen: In jedem analytischen Lauf sind mindestens 3 Qualitätskontrollen mit unterschiedlichen Konzentrationen des Analyten (niedrig, mittel und hoch) mitzuführen, die jeweils mindestens doppelt, i. d. R. jeweils einmal zu Beginn und am Ende des Ansatzes, analysiert werden. 67 % der Ergebnisse dieser Qualitätskontrollproben, zumeist 4 von 6 Ergebnissen, müssen innerhalb des Akzeptanzbereiches von ≤±15 % (für chromatografische Methoden) bzw. ≤±20 % (für Liganden-Bindungsassays) liegen, wobei mindestens 50 % der Qualitätskontrollen jeder Konzentration die Akzeptanzkriterien erfüllen müssen.

Die Ergebnisse der bioanalytischen Untersuchungen werden anhand eines **bioanalytischen Berichtes** (Bioanalytical Report) dokumentiert. Dieser Bericht enthält u. a. zusätzliche detaillierte Aufzeichnungen über die analytische Methode, die verwendeten Reagenzien und Proben sowie deren Transport und Lagerung, die Durchführung der Analysen inkl. der verantwortlichen Analytiker, eine Auflistung aller Wiederholungsmessungen und Abweichungen sowie eine statistische Auswertung der Ergebnisse der Kalibration und der Qualitätskontrolle. Sowohl die FDA Guidance als auch die ICH Guideline M10 enthalten Tabellen mit detaillierten Angaben zum Aufbau und Inhalt des bioanalytischen Berichtes.

Trotz der weitgehenden inhaltlichen Übereinstimmung der Leitlinien der internationalen Zulassungsbehörden für die Validierung von bioanalytischen Methoden, existiert ein grundsätzlicher Unterschied bei der Bewertung der Anforderungen für Biomarker-Analysen: Während die ICH Guideline M10 die Analytik von Biomarkern ausdrücklich aus ihrem Geltungsumfang ausklammert, bezieht die FDA-Bioanalytik-Leitlinie die Analyseverfahren von Biomarkern ausdrücklich mit ein. Gemäß der FDA sind Biomarker definiert als: „*A defined characteristic that is measured as an indicator of normal biological processes, pathogenic processes, or responses to an exposure or intervention, including therapeutic interventions*" [22]. Folgt man dieser Definition in konsequenter Weise, ist eine klare Abgrenzung zwischen vielen, üblicherweise als Sicherheitsparameter betrachteten Analyten und Biomarkern nur schwer möglich (Tab. 6).

Tab. 6. Beispiele für Sicherheitsparameter, die auch der Definition von Biomarkern entsprechen.

Marker/Biomarker	Funktionsbeispiel
Glykohämoglobin A1c (HbA1c)	Marker für den durchschnittlichen Blutzuckerspiegel der vergangenen 2–3 Monate
Humanes Choriogonadotropin (hCG)	Schwangerschaftsmarker
C-reaktives Protein (CRP)	Entzündungsmarker
Erythrozyten	Eisenstoffwechselmarker

Aus diesem Grund werden Notwendigkeit und Umfang der Validierung von Analyseverfahren zur Messung von Biomarkern kontrovers diskutiert. Werden die Daten lediglich für explorative Analysen benötigt, ist ein geringerer Validierungsaufwand akzeptabel. Werden die Daten aber für die Zulassung relevant, z. B. als Surrogatmarker oder Surrogatendpunkt, ist ein deutlich höherer Anspruch an den Validierungsumfang anzulegen [23]. Generell sollte die Validierung von Methoden für die Analyse von Biomarkern an den Zweck der Untersuchungen angepasst werden (Fit-for-Purpose-Validierung) [24].

C.15.2 Anforderungen an die Durchführung von Laboruntersuchungen

Aufgrund der stetigen technischen Weiterentwicklung von Untersuchungsverfahren sowie der kontinuierlichen Qualifizierung neuer Biomarker ist es äußerst sinnvoll, einen Laborfachmann oder besser noch das voraussichtlich an der Studie beteiligte Labor bereits in die Planung einer klinischen Studie einzubeziehen.

Dabei hat sich die Vorgehensweise bewährt, vor Fertigstellung des Prüfprotokolls folgende Aspekte und Abläufe mit dem Labor zu diskutieren, um anschließend die entsprechenden Entscheidungen zu treffen (Tab. 7).

Tab. 7. Anforderungen an Laboruntersuchungen, die im Rahmen von klinischen Studien durchgeführt werden.

Aspekt	Fragestellung
Auswahl der Laborparameter	• Sind alle sicherheitsrelevanten Organe, Körperfunktionen oder Stoffwechselprozesse abgedeckt? • Sind die ausgewählten Parameter aussagekräftig und entsprechen sie dem aktuellen Stand der Wissenschaft?
Definition der zu verwendenden Analyseverfahren	• Entsprechen die Analyseverfahren dem aktuellen Stand der Technik und sind sie durch die wissenschaftlichen Fachgesellschaften standardisiert? • Ist das Analyseverfahren ausreichend sensitiv für die zu erwartenden Ergebnisse? • Sind die Messergebnisse auf einen internationalen Referenzstandard zurückzuführen? • Werden Ringversuche oder andere externe Qualitätskontrollprogramme angeboten? • Welches Probenmaterial ist erforderlich und kann eine ausreichende Menge gewonnen werden? • Ist die Probenstabilität für den Transport der Probe ins Labor ausreichend?
Standardisierung der Probenentnahmebedingungen	• Können einheitliche Prozeduren zur Probenentnahme an den Prüfstellen definiert werden? • Sollen einheitliche, standardisierte Laborkits zur Verfügung gestellt werden?
Umgang mit Laborergebnissen	• Welche Einheiten sollen verwendet werden? • Gibt es einheitliche Referenzwerte für die Analyseverfahren? • Welche Ein- und Ausschlußkriterien sollen gelten? • Gibt es für bestimmte Parameter Alarmgrenzen oder Kriterien für den Abbruch der Behandlung? • Müssen bestimmte Ergebnisse verblindet werden, da sie einen Rückschluss auf die Medikation zulassen? • Wie und an wen sollen die Laborbefunde übermittelt werden? • Sollen die Labordaten elektronisch ins CRF bzw. in die Studiendatenbank übermittelt werden?
Auswahl des Labors	• Werden verschiedene lokale Labore oder wird ein Zentrallabor einbezogen? • Sind weitere Labore für spezielle Analysen vorgesehen (z. B. Bioanalytik, Immunogenizität, Pathologie)?
Qualitätsmanagement	• Welche Laborzertifikate und Qualitätsnachweise sind erforderlich? • Welche analytischen Regularien sind zu berücksichtigen (Sicherheitslabor, Bioanalytik)? • Werden Parameter analysiert, für die die Anfertigung eines (bio)analytischen Berichtes erforderlich ist?

Es hat sich in der Praxis gezeigt, dass für die Erstellung eines Kostenangebotes inkl. eines Gesamtbudgets durch ein Labor weitere Informationen zu den Anforderungen an die Zusammenarbeit sowie über die vorliegende Studienplanung erforderlich sind. Manche Anforderungen ergeben sich allerdings erst während der Diskussion mit dem Labor aufgrund analytischer Kriterien, wie z. B. die Stabilität des Probenmaterials. Hilfreich ist die Bereitstellung einer Studiensynopsis mit den entsprechenden Inhalten (Tab. 8).

Tab. 8. Laborrelevante Informationen zu klinischen Prüfungen.

Thema	Informationen und Fragestellungen
zeitlicher Ablauf	• Beginn (First Patient First Visit, FPFV) und Ende der Studie (Last Patient Last Visit, LPLV) • Dauer der Screeningperiode • Übersicht über die geplanten Visiten
Patienten und Prüfstellen	• Anzahl der Patienten während der Screening- und Studienphase • beteiligte Länder und Anzahl der entsprechenden Prüfstellen
Präanalytik	• Sollen standardisierte Laborkits und eine Laboranleitung bereitgestellt werden? • Gibt es bereits festgelegte Anforderungn an Probenentnahmematerialien, ggf. durch andere eingebundene Labore? • Sollen Reagenzien für die patientennahe Diagnostik (Point-of-Care Tests, POCT) bereitgestellt werden (z. B. Schwangerschafts- oder Drogentests)?
Analytik	• Übersicht über die geplante Analytik per Visite • ggf. erforderliche Analyseverfahren bzw. Standardisierungen • Ein- und Ausschlusskriterien, Alarmgrenzen und Withdrawal-Kriterien, die von Laborergebnissen abgeleitet werden • Welche Analysen sind nicht umgehend erforderlich und können an gesammelten Proben durchgeführt werden (Batch-Analytik)? • Welche Analysen sind dringlich und müssen umgehend analysiert und berichtet werden?
Logistik	• Wie werden die Proben versendet (Post, Kurierdienst, Spezialkurier)? • Welche Gefahrgutklassen sind für den Versand zu berücksichtigen? • Wie oft sollen Trockeneistransporte durchgeführt werden? • Sind weitere Labore eingebunden, an die Probenmaterial weitergeleitet werden soll?
Datenübermittlung	• Form und Weg der Ergebnisübermittlung (Laborbefund, eCRF-Upload) • Darstellung der Ergebnisse anhand der Referenzbereiche, Ein- und Ausschluß-kriterien sowie Alarmgrenzen (Flagging) - weitere Empfänger der Ergebnisse (z. B. CRA, medizinischer Monitor) • elektronischer Datentransfer (Spezifikation und Frequenz)
Qualitätsmanagement	• Anforderungen an Zertifikate und Akkreditierung • Dokumentations- und Archivierungsanforderungen und -dauer • Umgang mit Rückstellproben (Lagerung, Entsorgung) • spezielle Anforderung an die Qualifikation des Laborpersonals (CVs)
Zahlungsmodalitäten	• Rechnungsstellung und Zahlungsziele • Vorauszahlungen bzw. verabredete Abschlagszahlungen • Umgang mit durchzureichenden Kosten von Unterauftragnehmern (Pass-through Costs)

Nach Erhalt und Prüfung des Laborangebotes sowie der weiteren angeforderten Unterlagen sollte ein Qualifizierungsaudit vor Ort durchgeführt werden, bevor eine endgültige Entscheidung über die Vergabe der Laborleistungen erfolgt.

C.15.3 Auswahl eines Labors

Die Auswahl eines Labors sollte schrittweise erfolgen. Grundsätzliche Informationen zum Labor, den angebotenen Dienstleistungen, dem Qualitätsmanagement sowie entsprechende Nachweise können zunächst über einen Fragebogen schriftlich angefordert werden. Die im Folgenden aufgelisteten wesentlichen Kriterien und Prozesse beziehen sich in erster Linie auf die Vorauswahl eines Labors mit vollständigem Dienstleistungsangebot für eine multizentrische, internationale klinische Prüfung. Entsprechende Anpassungen an die Art und den Umfang der geplanten Prüfung sind vorab vorzunehmen (Tab. 9).

Tab. 9. Kriterien für die Auswahl eines Labors.

Fragestellung	Information
Welcher GxP-Standard ist implementiert?	• GCP/GLP/(GMP)
Akkreditierung/Zertifizierung	• Hier sollte eine der folgenden Akkreditierungen vorliegen: - DIN ISO/EN 17025 - DIN ISO/EN 15189 - CAP
Unternehmensdaten	• Ist das Labor unabhängig oder bestehen ggf. Interessenskonflikte? • Alter des Unternehmens (einschlägige Erfahrungen) • Anzahl der durchgeführten klinischen Prüfungen pro Jahr • Anzahl der analysierten Proben pro Tag bzw. pro Jahr • Öffnungszeiten und Erreichbarkeit für verschiedene Zeitzonen • Sprachangebot für internationale klinische Prüfungen
Qualifikation des Personals	• Anzahl und Qualifikation der Mitarbeiter (ggf. für die einzelnen Standorte oder Abteilungen) • CV der leitenden Mitarbeiter (Laborleitung, Projektmanager) • interne und externe Schulungsmaßnahmen
Qualitätsmanagementprogramm	• Organigramm und Übersicht über die Verantwortlichkeiten • Inventarliste • Qualitätsmanagementhandbuch • SOP-Liste • Akkreditierungsurkunde bzw. Zertifikate • Anzahl externer Audits (Sponsoren, Behörden) der vergangenen 3 Jahre • Übersicht über das interne Audit-Programm • Beschreibung des Abweichungsmanagements • Qualifizierung von Lieferanten und Unterauftragnehmern
Analytik	• Qualifizierung von Analysensystemen • technische Wartung bzw. Wartungsverträge • Validierung von Methoden • internes Qualitätskontrollprogramm inkl. Auswertung • externe Qualitätskontrolle (Ringversuche, weitere Zertifikate) • Dokumentation, Freigabe und Bewertung der Analyseergebnisse (Online-Übertragung, Doppelerfassung?)

Fortsetzung nächste Seite

Forts. Tab. 9

Fragestellung	Information
	• Ermittlung der Referenzbereiche (Umgang mit Änderungen) • Temperaturüberwachung (z. B. Proben- und Reagenzlager)
Laborkits und Reagenzien	• Übersicht über die Prozeduren zur Anforderung, Herstellung, Versand und Qualitätskontrolle von Laborkits inkl. der Rückverfolgung von Chargen und Verfallsdaten • Beispiel für Laborhandbuch (Ein standardisiertes Musterhandbuch wurde von einer Arbeitsgruppe des EBF erarbeitet [25]). Sprachangebot für das Laborhandbuch • Lagerkapazitäten und -bedingungen für Reagenzien und Probenentnahmematerialien
Logistik	• Wie werden Probentransporte organisiert? • Mit welchen Kurierdiensten werden Transporte organisiert? • durchschnittliche Transportzeiten für die unterschiedlichen Regionen • Probenannahme, -aufbereitung und -lagerung inkl. der Dokumentation
Probenannahme	• Probenannahmezeiten (ggf. abends oder am Wochenende) • Umgang mit fehlenden oder falschen Informationen • Datenschutzmaßnahmen
Ergebnisse	• Freigabe und Verteilung der Laborbefunde • Online-Zugang zu Ergebnissen • Umgang mit abweichenden/auffälligen Analyseergebnissen (ggf. telefonischer Kontakt zu Prüfstellen) • Prozeduren zur Verblindung und Entblindung von Ergebnissen • Query Management • Prozeduren für den elektronischen Datentransfer
Computersysteme	• LIMS • Ist ein Audit Trail implementiert? • Zugriffskontrolle • 21 CFR Part 11 Compliance • Back-up-Prozeduren
Archivierung	• Dokumente und Archivierungsfristen • Werden Dokumente intern oder extern archiviert? • Welche Sicherungsmaßnahmen bestehen für das Archiv (z. B. Zugang, Wasser- und Feuerschutz)? • Aufzeichnungen zum Dokumenteneingang und -ausgang • Maßnahmen zur elektronischen Archivierung

Entsprechen die vom Labor übermittelten Informationen den für die geplante klinische Prüfung definierten Anforderungen, sollte die Auswahl durch ein Qualifizierungsaudit vor Ort abgeschlossen werden. Hierbei kann es sich sowohl um ein lokales oder regionales, um ein Zentrallabor oder um ein spezielles Labor in einer Forschungseinrichtung handeln.

C.15.3.1 Lokale bzw. regionale Labore

Lokale bzw. regionale Labore sind Gemeinschaftslabore von Ärztegruppen oder Krankenhäusern oder Labore in Arztpraxen (Tab. 10).

Tab. 10. Vor- und Nachteile lokaler Labore.

Vorteile	Nachteile
• kurze und kostengünstige Probentransporte • schnelle Verfügbarkeit der Analyseergebnisse in der Prüfstelle • kostengünstige Analyse der Routineparameter	• unterschiedliche Nomenklatur, Einheiten, Referenzbereiche und Probenhandhabung • mangelnde Kenntnisse der gesetzlichen Vorgaben für klinische Prüfungen (z. B. AMG, GCP) • gelegentlich geringe Kooperationsbereitschaft mit dem Sponsor • keine adäquaten Prozeduren für Projekt-, Daten- und Informationsmanagement • unterschiedliche Organisationsstrukturen • häufigerer Personalwechsel • kürzere Archivierungsfristen für Messergebnisse und Rohdaten • Kommunikation mit Prüfstellen problematisch • kein einheitliches Befundlayout • Auswahl von mehreren lokalen Laboren führt zu einem erhöhten Kosten- und Dokumentationsaufwand • höherer Aufwand durch Eintragung der Befunde in CRFs, falls elektronische Datenübermittlung nicht möglich • höherer Monitoringaufwand im Vergleich zu einem Zentrallabor • SOPs häufig nicht oder nur unzureichend vorhanden

Der Schwerpunkt der Arbeit lokaler Labore liegt in der Versorgung von niedergelassenen Ärzten in der näheren Umgebung bzw. den Ärzten des Krankenhauses. Proben aus klinischen Prüfungen machen nur einen sehr kleinen Anteil am Analysevolumen aus und werden zumeist in den Routineablauf eingebracht. Für ein lokales Labor spielen u. U. andere Kriterien bei der Auswahl und der Qualifizierung von Analyseverfahren eine Rolle als für ein Zentrallabor, welches sich auf die Analytik von Proben aus klinischen Prüfungen spezialisiert hat.

Hier können neben fachlichen Gründen auch finanzielle Aspekte für den Wechsel einer Methode ausschlaggebend sein. Daher kann eine Kontinuität hinsichtlich der vom Labor eingesetzten Analyseverfahren sowie der den Verfahren zugeordneten Referenzwerte nicht garantiert werden. Häufig erfolgt nicht einmal eine Mitteilung über die Änderung von Methoden an die Prüfstelle oder den Sponsor, da dem Labor nicht bekannt ist, dass die Ergebnisse der Analytik für eine klinische Prüfung bestimmt sind. So kann die kritische Situation entstehen, dass im klinischen Prüfprogramm einer Forschungssubstanz verschiedene Methoden für die gleichen Laborparameter oder verschiedene Referenzbereiche innerhalb einzelner Studien für die Studienzentren oder Patienten verwendet werden und damit die Vergleichbarkeit der erhobenen Daten beeinträchtigt wird.

C.15.3.2 Zentrallabore

Zentrallabore sind häufig private Labore, die wie Auftragsforschungsinstitute arbeiten und sich auf Labordienstleistungen im Rahmen klinischer Prüfungen spezialisiert haben. Daher bildet das Qualitätsmanagementsystem von Zentrallaboren neben den lokalen Anforderungen für die Durchführung labordiagnostischer Untersuchungen zumeist auch die Forderungen aus der Guten Klinischen Praxis ab, die für klinische Prüfungen maßgeblich sind. In vielen Fällen besitzen Zentrallabore verschiedene Standorte, um auch die Prüfstellen in Regionen zu versorgen, deren Proben durch zollrechtliche Bestimmungen oder durch lange Transportzeiten nicht zugänglich sind. Alternativ können diese Regionen auch durch verschiedene, partnerschaftlich organisierte Zentrallabore abgedeckt werden (Tab. 11).

Tab. 11. Vor- und Nachteile von Zentrallaboren.

Vorteile	Nachteile
• i. d. R gute Kenntnisse der gesetzlichen internationalen Vorgaben für klinische Prüfungen (z. B. AMG, GCP) • etabliertes Qualitätsmanagementsystem, häufig bereits durch andere Sponsoren überprüft • einheitliche Nomenklatur, Einheiten, Referenzbereiche und Probenentnahme • standardisierte Prozesse für die Probenvorbereitung, den Probenversand und die Analytik • zentrale Datenbank, elektronische Datenverarbeitung, -übermittlung und -speicherung • einheitliches Befundlayout • qualifiziertes Personal und wenig wechselnde Ansprechpartner • mehrsprachige Kommunikation • bessere Erreichbarkeit ggf. rund um die Uhr • zusätzliche, sicherheitsrelevante Services möglich (z. B. Alarmgrenzen mit eigener Kennzeichnung und Telefonkontakt) • Verblindung von Laborergebnissen möglich • "entblindete" Datenübermittlung an ein Safety-Committee möglich • geringerer Monitoringaufwand, da Prozeduren für Datencleaning vorhanden • sichere, kontrollierte Lagerung und Weiterleitung von Probenmaterialien • geringerer Audit-Aufwand notwendig	• Akzeptanz durch Prüfstellen notwendig • Probengewinnung, Aufbereitung und Versand sind für Prüfstellen möglicherweise abweichend von den eigenen Prozeduren. • Ggf. werden andere Probenentnahmematerialien und Probengefäße verwendet als von den Prüfstellen gewohnt. • aufwendigerer und kostenintensiverer Probentransport • Probenversand häufig nicht an jedem Wochentag möglich. • Probenstabilitäten für bestimmte Parameter ggf. nicht ausreichend für Versand ins Zentrallabor. • längere Umlaufzeit bis Ergebnisse übermittelt werden • ggf. geringeres Analysenspektrum • ggf. höhere Kosten für Parameter mit niedrigerer Analysenfrequenz • Laboreinheiten ggf. ungewohnt, so dass die Interpretation der Ergebnisse ein Umdenken durch die Prüfärzte erfordert. • häufig höherer Aufwand bei der Probenaufbereitung notwendig (z. B. Zentrifugation, Aliquotierung, Einfrieren)

C.15.4 Standardisierte Probenentnahmebedingungen

Eine wesentliche Voraussetzung für die Vergleichbarkeit der Laborergebnisse zwischen verschiedenen Entnahmezeitpunkten und verschiedenen Probanden ist eine einheitliche, standardisierte Entnahmeprozedur für die Laborproben (Präanalytik). Neben den persönlichen, patientenbezogenen Faktoren haben die Art, die Qualität und auch der Entnahmezeitpunkt des Probenmaterials entscheidenden Einfluss auf das Analysenergebnis [26,27]. Im Folgenden werden die wichtigsten Einflussgrößen auf die Konzentration von Analyten im peripheren Blut dargestellt (Tab. 12, Tab. 13):

C.15.4.1 Patientenbezogene Faktoren

Tab. 12. Patientenbezogene Faktoren (langfristig).

Faktor	Auswirkung/Beispiel
Lebensalter	• Anstieg: Cholesterin, Ferritin, Glucose • Abfall: Albumin, Calcium, Kreatinin-Clearance, Phosphat, Thromboplastinzeit (Quick)
Geschlecht	• höhere Konzentration bei Männern: Alaninaminotransferase (ALAT, AST, auch GPT), Eisen, Ferritin, Kreatinkinase (CK), Kreatin, Harnsäure, Erythrozyten

Fortsetzung nächste Seite

Forts. Tab. 12

Faktor	Auswirkung/Beispiel
ethnische Abstammung	• Afrikaner: geringere Leukozytenzahl, höhere Vitamin B12-, Lipoprotein (a)-, CK- und Amylase-Konzentration als Kaukasier • Asiaten (China, Japan): geringere Aktivität der Alkoholdehydrogenase
Körpergewicht	• Anstieg von Cholesterin, Triglyzeride, Harnsäure, Cortisol und Insulin
Muskelmasse	• Anstieg der Kreatinkinase (CK) und Kreatinin
Ernährung	• Kaffee: Anstieg des Cortisolspiegels • Nahrungsergänzungsmittel: Anstieg von Elektrolyten, Folsäure, Vit. B12 • Biotin: Interferenz mit auf biotinbasierenden Analyseverfahren • fettreiche Kost: Lipämie, eine milchige Trübung des Plasmas/Serums, kann mit verschiedenen Detektionsverfahren interferieren.
Sport/Aktivität	• Anstieg der Kreatinkinase (CK), Aspartataminotransferase (ASAT, AST, auch GOT)
Rauchen	• Anstieg von Leberenzymen, Leukozyten, Noradrenalin und Adrenalin
Alkohol (langfristig)	• Anstieg von Leberenzymen • Abfall der Folsäurekonzentration
Drogen/Medikamente (langfristig)	• Amphetamine: Anstieg der freien Fettsäuren • Cannabis: Anstieg von Natrium, Kalium, Chlorid, Harnstoff, Insulin • Morphine: Anstieg der Leberenzyme, Bilirubin, Prolaktin, Thyreoidea-stimulierendes Hormon (TSH) • Penicillin: Anstieg von Kalium, Zunahmen der Thromboplastinzeit

Dem durch die patientenbezogenen Faktoren verursachten Unterschied bei den Messergebnissen wird zumindest beim Alter und Geschlecht durch die Anwendung spezifischer Referenzwerte für die Personengruppen Rechnung getragen. Hier ist im Rahmen der Patientendatenerfassung darauf zu achten, dass die entsprechenden Patienteninformationen an das Labor übermittelt werden.

C.15.4.2 Qualität des Probenmaterials

Tab. 13. Einflüsse durch die Probennahme und -vorbereitung.

Faktor	Auswirkung/Beispiel
Entnahmezeitpunkt	Viele Laborparameter unterliegen einer zirkadianen Rhythmik, z. B. Cortisol, Eisen, ACTH, Adrenalin, Noradrenalin, Wachstumshormon.
saisonale Variation	z. B. geringere Vitamin-D-Konzentration in den Wintermonaten
zyklusabhängige Variation	z. B. FSH, LH, Estradiol, Progesteron
Nüchternstatus	Für die Beurteilung der Konzentration einiger Laborparameter ist eine 8–12-stündige Nahrungskarenz erforderlich, z. B. Glucose, freie Fettsäuren.
Stress	Anstieg von Adrenalin, Noradrenalin, Aldosteron, Cortisol, Prolaktin und Renin
Körperposition; Dauer der Venenstauung	Der Filtrationsdruck des Blutes führt zu einer permanenten Verschiebung von Blutflüssigkeit zwischen den Gefäßen und dem Gewebe durch das Endothel hindurch. Dieser Druck nimmt beim Übergang von der liegenden in die stehende Position zu. Große Blutbestandteile (z. B. Albumin, Gesamteiweiß, Cholesterol, Erythrozyten, Leukozyten) können dem Weg der Flüssigkeit durch die Endothelwand nicht folgen. Durch das reduzierte Blutvolumen ergeben sich daher höhere Konzentrationen dieser Bestandteile, wenn die Probe im Stehen entnommen wird. Ein vergleichbarer Effekt tritt mit zunehmender Zeit der Venenstauung an der Blutentnahmestelle auf.

Fortsetzung nächste Seite

Forts. Tab. 13

Faktor	Auswirkung/Beispiel
Hämolyse	Rotfärbung des Plasmas oder Serums durch Zerstörung der Erythrozyten. Wird zumeist duch zu starken Sog bei der Blutentnahme, verzögerter Weiterverarbeitung der Vollblutprobe oder durch extreme Temperaturen verursacht. Durch die Freisetzung intrazellulärer Moleküle und Enzyme führt die Hämolyse zum Anstieg von Kalium und LDH sowie dem Abfall von Glukose.
Blutgerinnselbildung	Durch ausbleibende oder unzureichende Durchmischung der Blutprobe mit dem eingesetzten Antikoagulans; führt zu unzuverlässigen Ergebnissen bei der Blutgerinnung oder dem Blutbild.
unvollständige Füllung des Entnahmeröhrchens	Kann zu falschem Mischungsverhältnis zwischen Blut und Antikoagulans führen. Besonders bei Zitratblutproben entstehen dadurch Verdünnungseffekte.
unvollständige Sammlung (z. B. Sammelurin)	Werden nicht alle Urinabgaben für einen 24-h-Sammelurin gesammelt, ist das Ergebnis der Messungen invalide.
Probenmaterial/Antikoagulanz	Die Art des Probenmaterials ist für das Messergebnis ausschlaggebend. Gerinnungszeitanalysen werden zumeist aus Zitratplasma bestimmt. Der Einsatz von anderen Antikoagulantien (Heparin, EDTA) führt zu völlig anderen oder im Falle von Serum zu keinen Ergebnissen. Na-Heparin, Na-Zitrat: Anstieg der Natrium-Konzentration K-EDTA: Anstieg der Kalium-Konzentration, Abfall der Ca- und Mg-Konzentration
Probenlagerung/Probentransport	Die meisten Laborparameter erfordern aus Stabilitätsgründen eine Lagerung bzw. den Transport unter kontrollierten Temperaturen. Proben für die klinisch-chemische Analytik, für die Urinanalytik und für das Blutbild können i. d. R. bei Umgebungstemperatur ins Zentrallabor gesendet werden. Probenmaterialien für empfindlichere Parameter müssen ggf. gekühlt oder in gefrorenem Zustand versendet werden. Unsachgemäße Lagerung und Versand führen zu ungültigen Laborergebnissen.

C.15.4.3 Laborhandbuch (Labormanual)

Zur Reduzierung des Einflusses von Störfaktoren, die bei der Probenentnahme, der Probenvorbereitung und dem Probenversand entstehen können ist es sinnvoll, den Prüfstellen ein Laborhandbuch zur Verfügung zu stellen. Folgende Themen und Informationen sollte das Laborhandbuch enthalten:

- Auflistung der Laborparameter, der anzuwendenden Methoden, der Probenentnahmematerialien und der Entnahmezeitpunkte
- Beschreibung der Begleitdokumente (z. B. Laborbegleitschreiben, Lagerlisten)
- Beschreibung der Probenidentifikation (Etiketten)
- ausführliche Beschreibung der Probenentnahmeprozedur
- ausführliche Beschreibung der Probenaufarbeitung, -aliquotierung und -lagerung
- Kontaktdaten, Telefonnummern und -zeiten der Ansprechpartner der Kurierdienste
- Beschreibung der Probenversandprozedur inkl. Versandtage und -zeiten
- Kontaktdaten und Telefonnummern der Ansprechpartner im Labor
- Auflistung der Referenzwerte und Alarmgrenzen
- Beschreibung der Befunddokumentation inkl. der Markierung von abnormalen Ergebnissen und Alarmgrenzen
- Analysefrequenzen und Umlaufzeiten bis zum Befundempfang
- Öffnungszeiten und öffentliche Feiertage
- Zertifikate
- ggf. Übersetzung in Landessprache

Ein standardisiertes Musterhandbuch wurde von einer EBF-Arbeitsgruppe im Jahr 2015 erarbeitet [25]. Dieses Manual wird nicht mehr aktualisiert, ist aber als Ideenlieferant weiterhin hilfreich.

C.15.4.4 Laborkits

Die den Prüfstellen zur Verfügung gestellten Laborkits (Probenentnahmematerialien und Probenbehältnisse) sollten jeweils derart konfektioniert werden, dass sie dem Prüfplan entsprechend sinnvoll verwendet werden können. Neben der Standardisierung der Entnahmeprozeduren dienen die Laborkits dem Zweck, die Arbeitsschritte für das Personal an der Prüfstelle übersichtlicher und einfacher zu gestalten. So werden die Laborkits in den meisten Fällen jeweils für einen Patienten und eine Studienvisite geliefert. Für klinische Prüfungen mit einer hohen Blutentnahmefrequenz bei gleichartigen Entnahmeröhrchen kann es sinnvoll sein, die Materialien in größeren Gebinden bereitzustellen. Neben den Blutentnahmekanülen sollte ein Vorrat an Butterfly-Kanülen mit entsprechenden Adaptern mitgeliefert werden, die den Anschluss und die Überführung des entnommenen Blutes in die dafür vorgesehenen Probenröhrchen ermöglichen. Auf diese Weise können Mehrfachpunktionen bei Probanden mit schlechten Venenverhältnissen vermieden werden.

Die Chargennummer und die Verfallsdaten der in den Laborkits enthaltenen Entnahmematerialien und Behältnisse sollten in der Begleitdokumentation (z. B. Lieferschein oder Etikett) für jedes Kit aufgelistet werden. Das Verfallsdatum des Laborkits entspricht immer dem Verfallsdatum des enthaltenen Entnahmematerials oder Behältnisses mit der kürzesten Haltbarkeit. Alle entnommenen Probenmaterialien müssen auf die Chargennummern der verwendeten Entnahmematerialien rückführbar sein.

Analog sind auch Kits für eine patientennahe Sofortdiagnostik (Point-of-Care-Testing, POCT) zur Verfügung zu stellen, um auch hier eine Einheitlichkeit zwischen den Prüfstellen herzustellen.

C.15.4.5 Probenbeschriftung und -identifizierung

Für die eindeutige Zuordnung der einzelnen Entnahmeröhrchen und Probenbehältnisse werden vom Labor mit den Laborkits entsprechende Etiketten zur Verfügung gestellt, sofern die Materialien nicht bereits voretikettiert sind. Diese Etiketten werden vor der Probennahme und Aufarbeitung auf die Röhrchen gebracht und ggf. anschließend handschriftlich mit weiteren Informationen versehen. In der Regel werden folgende Informationen erfasst:

- Nummer der klinischen Prüfung
- Prüfstelle
- Screening- oder Randomisierungsnummer des Patienten
- Visitenbezeichnung
- Probenentnahmedatum und ggf. Probenentnahmezeit
- ggf. Art des Probenmaterials
- ggf. vorgesehene Analytik
- ggf. Probennummer (Barcode)

Im Falle des direkten Routineversandes der Proben ins Labor ist ein prüfspezifisch erstelltes Begleitformular für jede Blutentnahme (d. h. pro Patient und Visite) auszufüllen. Sofern die Analysen direkt in einem Zentrallabor durchgeführt werden, sind die Proben mittels eines vorgefertigten Frachtbriefes, der die Informationen über den Absender und die Anschrift des Empfängers enthält, per Kurierdienst zu versenden.

Lässt die Probenstabilität einen direkten und kostengünstigen Versand bei Umgebungstemperatur nicht zu, können die Proben für einen bestimmten Zeitraum an der Prüfstelle bei angemessenen Lagerbedingungen (z. B. tiefgefroren) gelagert und zu einem späteren Zeitpunkt als Sammeltransport ggf. in einer mit Trockeneis gefüllten Isolierbox verschickt werden. In diesem Falle werden nach der Probenaufarbeitung prüfungsspezifische Lagerlisten ausgefüllt, die die relevanten Informationen über die gesammelten Proben enthalten. Diese Lagerlisten werden zusammen mit den gefrorenen Proben an das Labor verschickt. Wichtig bei der Durchführung dieses Prozederes ist die Überwachung und Dokumentation der Lagertemperaturen in den Prüfstellen mit kalibrierten Thermometern, um die adäquate Lagerung des Probenmaterials nachvollziehen zu können.

C.15.5 Probenversand/Probentransport

Während des Probentransportes, der entweder von international operierenden Kurierdiensten oder von einem Fahrdienst des Labors durchgeführt wird, muss sichergestellt werden, dass die Probenqualität und damit die Analyseergebnisse nicht durch die Transportbedingungen beeinflusst werden. Zu diesem Zweck prüft das Labor, ob die gewählten Transportbedingungen mit der Stabilität der Proben bzw. der zu analysierenden Parameter vereinbar sind. Entsprechende Verpackungsmaterialien, Dokumente und Informationen können den Prüfstellen durch das Labor oder den Kurierdienst bereitgestellt werden:

- Informationen zu den einzuhaltenden Sicherheitsanforderungen für gefährliche Güter und gesetzlichen Infektionsschutz (z. B. IATA Verpackungsvorschriften 620 oder 650 [29]). Für den ordnungsgemäßen Versand der Proben haftet der Versender (also die Prüfstelle).
- Informationen zu den Transportwegen, Zolldienstzeiten und Bestimmungen bei internationalen Transporten
- Transportbehälter und Verpackungsmaterialien, die den Vorschriften für das Versenden von biologischen Proben entsprechen
- falls erforderlich: Kühlelemente und Temperaturlogger
- ausführliche Verpackungs- und Versandanleitung
- Falls die Kühlmittel für den Spezialtransport (z. B. Trockeneis, Flüssigstickstoff) nicht vom Labor oder dem Kurierdienst gestellt werden können: Informationen zur Beschaffung und Handhabung von Trockeneis oder Flüssigstickstoff (Gefahrstoffe)
- Kontaktdaten, Sprechzeiten und Reaktionszeiten des Kurierdienstes
- Zeitspanne zwischen Versand der Proben, Empfang im Labor und Erhalt einer Empfangsbestätigung
- Notfalltelefonnummern (möglichst durchgehend erreichbar)

Der Probentransport von biologischen Laborproben unterliegt verschiedenen nationalen und internationalen Vorschriften. Im Wesentlichen sind hier die **Europäischen Vorschriften für den Transport von gefährlichen Gütern auf der Straße** (Accord européen relatif au transport international des marchandises Dangereuses par Route, ADR) [28] und die internationalen Bestimmungen für den Transport von Gefahrgut im Luftverkehr (International Air Transport Association Dangerous Goods Regulations, IATA DGR) [29] zu nennen. Beide Vorschriften orientieren sich an der Einteilung von Gefahrstoffen in 9 Gefahrgutklassen, die durch die Vereinten Nationen vorgenommen wurde (UN Recommendations on the Transport of Dangerous Goods) [30]. Die weitere Unterteilung dieser Gefahrgutklassen ist über einen Klassifizierungscode (Classification Code) je nach Klasse genauer spezifiziert. Zusätzlich wurde einzelnen chemischen Verbindungen, Stoffgruppen und weiteren Gütern mit Gefährdungspotenzial eine 4-stellige UN-Nummer zugeordnet, mit der das Transportgut genau identifiziert werden kann. Die Einteilung der Gefahrgutklasse 6.2 "Ansteckungsgefährliche Stoffe" erfolgt in UN-Nummern (Tab. 14).

Tab. 14. UN-Nummern ansteckungsgefährlicher Stoffe.

UN-Nummer	Definition
UN 2814	ansteckungsgefährliche Stoffe, gefährlich für Menschen
UN 2900	ansteckungsgefährliche Stoffe, gefährlich nur für Tiere
UN 3291	klinische Abfälle, sofern diese nicht den ansteckungsgefährlichen Stoffen der Kategorie A (UN 2814 und UN 2900) zuzuordnen sind
UN 3373	biologischer Stoff – Kategorie B

Gemäß ADR werden die ansteckungsgefährlichen Stoffe in die folgenden Kategorien eingeteilt (Tab. 15).

Tab. 15. ADR-Kategorien ansteckungsgefährlicher Stoffe.

Kategorie	Definition
Kategorie A	Ein ansteckungsgefährlicher Stoff, der in einer solchen Form befördert wird, dass er bei einer Exposition bei sonst gesunden Menschen oder Tieren eine dauerhafte Behinderung oder eine lebensbedrohende oder tödliche Krankheit hervorrufen kann.
Kategorie B	Ein ansteckungsgefährlicher Stoff, der den Kriterien für eine Aufnahme in Kategorie A nicht entspricht. Diese Stoffe müssen der UN 3373 zugeordnet werden.
freigestellte medizinische bzw. veterinärmedizinische Probe	Von Menschen und Tieren entnommene Proben, bei denen eine minimale Wahrscheinlichkeit besteht, dass sie Krankheitserreger enthalten, unterliegen nicht den Vorschriften des ADR, wenn die Probe in einer Verpackung befördert wird, die jegliches Freiwerden verhindert und entsprechend gekennzeichnet ist.

Diagnostisches Probenmaterial aus klinischen Prüfungen, bei dem durch den Prüfungshintergrund sichergestellt ist, dass es keine ansteckungsgefährlichen Stoffe der Kategorie A beinhaltet, wird mit der UN-Nummer 3373 Biologischer Stoff – Kategorie B gekennzeichnet. Die Verpackung dieser Proben muss der IATA Verpackungsvorschrift 650 entsprechen und damit grundsätzlich aus 3 Komponenten bestehen (Primärgefäß, Sekundärverpackung und starre Außenverpackung mit einer Mindestabmessung von 10 cm x 10 cm) [29,30].

Zusätzlich zu diesen ansteckungsgefährlichen Stoffen können die Probentransporte weitere Gefahrgüter enthalten, für die ebenfalls UN-Nummern und entsprechende Verpackungsvorschriften definiert sind, welche beim Transport berücksichtigt werden müssen (Tab. 16) [30].

Tab. 16. Beispiele für die Klassifizierung weiterer relevanter Gefahrstoffe nach der UN-Gefahrstoffliste.

UN-Nummer	Definition	Beispiel
UN 1845	Trockeneis	Kühlmittel
UN 1977	Flüssigstickstoff	
UN 2910	Radioaktive Stoffe, freigestelltes Versandstück – begrenzte Stoffmenge	Probenmaterial aus Radiotherapie
UN 2209	Formaldehydlösung mit mindestens 25 % Formaldehyd	Fixierung von Gewebeproben

C.15.6 Labordatenübermittlung

Direkt im Anschluss an die Analytik sind die Analyseergebnisse, die für die Beurteilung der Sicherheit der Probanden notwendig sind, in Form eines Laborbefundes an die Prüfstellen zu übertragen. Mögliche schnelle Übertragungswege sind Fax oder E-Mail bzw. die Bereitstellung der Labordaten über ein Internet-Portal. Auffällige Ergebnisse, die für die Beurteilung der Verträglichkeit oder Wirksamkeit für eine bestimmte klinische Prüfung von besonderer Wichtigkeit sind oder die eine sofortige Entscheidung oder Intervention erfordern, sind ggf. zusätzlich per Telefon, Fax oder E-Mail an den Prüfer und/oder einen für die Sicherheit verantwortlichen Mitarbeiter (z. B. medizinischer Monitor) des Sponsors zu übermitteln.

Zur Unterstützung der Kommunikation zwischen Prüfer und Sponsor können die Ergebnisse zusätzlich parallel an den Sponsor, die Monitore und ggf. an ein Safety Commitee übermittelt werden.

Für die Übermittlung der Daten sind folgende Kriterien zu beachten:

- übersichtliche Darstellung der Ergebnisse und der Referenzbereiche
- Markierung *(Flagging)* und Kommentierung von Laborergebnissen außerhalb der Referenzbereiche

- Möglichkeit der Bewertung von Ergebnissen außerhalb der Referenzbereiche für den Prüfer (klinisch signifikant oder nicht klinisch signifikant)
- ggf. gleichzeitige (kumulative) Darstellung der Ergebnisse aus vorangegangenen Visiten des Probanden zur schnellen longitudinalen Beurteilung von Veränderungen
- Markierung *(Flagging)* von studienspezifischen Alarmgrenzen *(Alert Values/Panic Values)*, bei denen eine ärztliche Kontrolle oder Intervention notwendig ist.
- Vorabinformation von *Alert Values/Panic Values* durch telefonische oder Fax-Übermittlung an den jeweiligen Prüfer und ggf. auch an den Studienleiter und den Sponsor
- ggf. Übertragung der verblindeten Labordaten an ein Independent Data Monitoring Committee (IDMC) bzw. ein Data Safety Monitoring Board (DSMB) zur kontinuierlichen Bewertung der Sicherheit des Probanden
- Ggf. Darstellung der Überschreitung von Referenzbereichen oder Alarmgrenzen auch für verblindete Laborergebnisse, sofern das sicherheitsrelevant ist.
- Elektronische Übermittlung der Labordaten in die Studiendatenbank:
  Hierzu muss das Datenübertragungsformat zwischen dem Labor und dem Datenmanagement des Sponsors vereinbart und ggf. Anpassungen vorgenommen werden. Weiterhin sind die Prozesse für eine sichere Übermittlung der Daten zu vereinbaren (z. B. Verschlüsselung der Datensätze).
- regelmäßige Bereitstellung von Übersichtslisten mit Labordaten für weitere Auswertungen (Werteentwicklung, Werte außerhalb der Referenzbereiche oder Alarmgrenzen)

C.15.7 Probenbanken/Biobanken

Das Probenmaterial aus klinischen Prüfungen mitsamt den erhobenen demografischen Daten, den Analyseergebnissen sowie den in der klinischen Prüfung dokumentierten medizinischen Daten der Prüfungsteilnehmer ist eine wertvolle Ressource für die weitere biomedizinische Forschung. Um diese Ressource für andere Projekte oder zukünftige Studien zugänglich zu machen, werden in vielen klinischen Prüfungen weitere Probenmaterialien entnommen und ggf. zusammen mit Restmaterialien in einer Probenbank archiviert. Die Verbindung von personenbezogenen Daten mit den biologischen Proben wirft allerdings eine Reihe von Fragen zum Datenschutz auf. Besonders bei internationalen klinischen Prüfungen können die individuelle Datenschutzbestimmungen der einzelnen Länder, die an den Studien beteiligt sind, eine Herausforderung darstellen.

Grundsätzlich ist der Prüfungsteilnehmer umfassend und detailliert über die Aufnahme seines Probenmaterials in eine Biobank zu informieren und es ist eine explizite Einverständniserklärung für diese Vorhaben einzuholen. Aus dem Recht der informationellen Selbstbestimmung der Prüfungsteilnehmer ergibt sich eine gewisse Zweckgebundenheit der Einwilligung auf ein konkretes, zeitlich und inhaltlich limitiertes Projekt und damit die Konsequenz, ein neues Einverständnis einzuholen, wenn die biologischen Proben und die persönlichen Daten in Studien mit einer anderen Fragestellung verwendet werden sollen. Es wäre wünschenswert, eine Einwilligung auch für Vorhaben einholen zu können, die zur Zeit der Probennahme noch nicht bekannt sind. Eine derartige, breit gefasste Einwilligung (Broad Consent) der Prüfungsteilnehmer ist allerdings rechtlich nicht abgedeckt [33].

Aus dem Persönlichkeitsrecht leitet sich auch das Recht ab, die Einwilligung zur Verwendung von Proben und Daten jederzeit zu widerrufen. Dieses Recht hinsichtlich der bereits erhobenen Daten ist in Art. 7 Abs. 3 der DS-GVO verankert [31]. Dennoch erlaubt das AMG in § 40 Abs. 2a Nr. 3: „*... die weitere Verarbeitung der in klinischen Prüfungen erhobenen Daten, soweit dies erforderlich ist, um die Wirkungen des zu prüfenden Arzneimittels festzustellen, um sicherzustellen, dass schutzwürdige Interessen der betroffenen Person nicht beeinträchtigt werden, oder um der Pflicht zur Vorlage vollständiger Zulassungsunterlagen zu genügen*". [32]

In jedem Fall muss sichergestellt werden, dass Daten aus klinischen Prüfungen nur in pseudonymisierter Form ohne Bezug zur Persönlichkeit gespeichert und verarbeitet werden dürfen.

Folgende Aspekte sollte eine Probenbank/Biobank abdecken:

- Lagerung der Probenmaterialien in den erforderlichen Temperaturbereichen
- dauerhafte elektronische Temperaturüberwachung mit Alarmsystem
- Zugangskontrolle für nicht autorisierte Personen
- Notstromversorgung für Temperiereinrichtungen
- Back-up-Einrichtungen im Falle von Systemausfällen
- sichere Kennzeichnung und langfristige Identifizierbarkeit des Probenmaterials
- Datenbanksystem mit elektronischer Probenverwaltung zur Aufzeichnung von
  - Probenidentifikation
  - Probeneingangs- und Ausgangsdaten
  - Art des Probenmaterials
  - Probenmenge, ggf. Konzentration
  - Lagerort und Lagerbedingungen
  - Audit Trail
  - Pseudonymisierung und Anonymisierung von Proben
- Prozesse für die zeitnahe, dokumentierte Vernichtung von Probenmaterial nach Widerruf durch den Spender

Literatur

[1] ICH: Guideline for Good Clinical Practice E6 (R2). https://www.ema.europa.eu/en/ich-e6-r2-good-clinical-practice

[2] Gesetz zum Schutz vor gefährlichen Stoffen (Chemikaliengesetz – ChemG) Anhang 1 (zu § 19a Abs. 1) Grundsätze der Guten Laborpraxis (GLP). https://www.gesetze-im-internet.de/chemg/anhang_2.html

[3] EMA. Reflection Paper for Laboratories That Perform the Analysis or Evaluation of Clinical Trial Samples. https://www.ema.europa.eu/en/documents/regulatory-procedural-guideline/reflection-paper-laboratories-perform-analysis-evaluation-clinical-trial-samples_en.pdf

[4] Good Clinical Laboratory Practice (GCLP). https://www.therqa.com/knowledge-hub/booklets/good-clinical-laboratory-practice-booklet/

[5] Good Clinical Laboratory Practice (GCLP). https://apps.who.int/iris/bitstream/handle/10665/44092/9789241597852_eng.pdf

[6] DIN EN ISO 14155 - 2021-05: Klinische Prüfung von Medizinprodukten an Menschen – Gute klinische Praxis (ISO 14155:2020). https://www.beuth.de/de/norm/din-en-iso-14155/336718854

[7] DIN EN 13612. Leistungsbewertung von In-vitro-Diagnostika https://www.beuth.de/de/norm/din-en-13612/44554207

[8] Verordnung (EU) 2017/745 des Europäischen Parlaments und des Rates vom 5. April 2017 über Medizinprodukte, zur Änderung der Richtlinie 2001/83/EG, der Verordnung (EG) Nr. 178/2002 und der Verordnung (EG) Nr. 1223/2009 und zur Aufhebung der Richtlinien 90/385/EWG und 93/42/EWG des Rates. https://eur-lex.europa.eu/legal-content/DE/TXT/?uri=CELEX%3A32017R0745

[9] Gesetz zur Durchführung unionsrechtlicher Vorschriften betreffend Medizinprodukte. http://www.gesetze-im-internet.de/mpdg/

[10] Verordnung über das Errichten, Betreiben und Anwenden von Medizinprodukten. https://www.gesetze-im-internet.de/mpbetreibv/

[11] Richtlinie der Bundesärztekammer zur Qualitätssicherung laboratoriumsmedizinischer Untersuchungen (Rili-BÄK). https://www.bundesaerztekammer.de/fileadmin/user_upload/BAEK/Themen/Qualitaetssicherung/_Bek_BAEK_RiLi_QS_laboratoriumsmedizinischer_Untersuchungen.pdf

[12] Allgemeine Anforderungen an die Kompetenz von Prüf- und Kalibrierlaboratorien (ISO/IEC 17025:2017). https://www.beuth.de/de/norm/din-en-iso-iec-17025/278030106

[13] Medizinische Laboratorien – Anforderungen an die Qualität und Kompetenz. https://www.beuth.de/de/norm/iso-15189/169391513

[14] College of American Pathologists. https://www.cap.org/

[15] Clinical Laboratory Improvement Amendments (CLIA). https://www.cdc.gov/clia/index.html

[16] Magnusson B, Ornemark U (eds.) Eurachem Guide: The Fitness for Purpose of Analytical Methods – A Laboratory Guide to Method Validation and Related Topics. 2/e 2014. ISBN 978-91-87461-59-0. https://www.eurachem.org/images/stories/Guides/pdf/MV_guide_2nd_ed_DE.pdf

[17] International Federation of Clinical Chemistry and Laboratory Medicine. http://www.ifcc.org/

[18] Verordnung (EU) 2017/746 des Europäischen Parlaments und des Rates vom 5. April 2017 über In-vitro-Diagnostika und zur Aufhebung der Richtlinie 98/79/EG und des Beschlusses 2010/227/EU der Kommission. https://eur-lex.europa.eu/legal-content/EN/TXT/?uri=CELEX%3A32017R0746&qid=1676988863733

[19] FDA Bioanalytical Method Validation Guidance for Industry. https://www.fda.gov/files/drugs/published/Bioanalytical-Method-Validation-Guidance-for-Industry.pdf

[20] EMA Guideline on bioanalytical method validation. https://www.ema.europa.eu/en/documents/scientific-guideline/guideline-bioanalytical-method-validation_en.pdf

[21] ICH M10 on bioanalytical method validation. https://www.ema.europa.eu/en/ich-m10-bioanalytical-method-validation

[22] About Biomarkers and Qualification. https://www.fda.gov/drugs/cder-biomarker-qualification-program/about-biomarkers-and-qualification

[23] BiomarkerDefinitions Working Group: Biomarkers and surrogate endpoints: preferred definitions and conceptual framework. Clin. pharmacol, Ther., 69, 89-95, March 2001.

[24] Fit-for-purpose Method Development and Validation for Successful BiomarkerMeasurement. Pharm Res. 23(2):312-328, Feb 2006

[25] Development of a generic laboratory manual for biological sample logistics in clinical pharmacokinetic studies. https://www.openaccessjournals.com/articles/development-of-a-generic-laboratory-manual-for-biological-sample-logistics-in-clinical-pharmacokinetic-studies.pdf

[26] Guder W G, Narayanan S, Wisser H, Zawta B, Diagnostic Samples: From the Patient to the Laboratory: The Impact of Preanalytical Variables on the Quality of Laboratory Results. 4/e, updated. 2009. Wiley-Blackwell, ISBN 978-3-527-32307-4

[27] Guder W G, Ehret W, da Fonseca-Wollheim F, Heil W, Müller-Plathe O, Schmitt Y, Töpfer G, Wisser H, Zwata B, Die Qualität diagnostischer Proben/The Quality of Diagnostic Samples. Lab. Med. 2002(26:5-6)267-283. https://www.degruyter.com/view/journals/labm/26/5-6/article-p267.xml

[28] Europäisches Übereinkommen über die internationale Beförderung gefährlicher Güter auf der Straße (ADR). https://www.bmvi.de/SharedDocs/DE/Artikel/G/Gefahrgut/gefahrgut-recht-vorschriften-strasse.html

[29] IATA Gefahrgutvorschriften. https://www.iata.org/en/programs/cargo/dgr/download/

[30] UN Gefahrgutliste (Dangerous Goods List). http://www.unece.org/fileadmin/DAM/trans/danger/publi/adn/adn2015/English/Part_3_chap_3.2_table_A.pdf

[31] Datenschutz-Grundverordnung. https://dsgvo-gesetz.de/

[32] Gesetz über den Verkehr mit Arzneimitteln (Arzneimittelgesetz, AMG) in der Fassung der Bekanntmachung v. 12.12.2005 (BGBl. I S. 3394), zuletzt geändert durch Art. 1 des Gesetzes v. 19.07.2023 (BGBl. I S. 197). https://www.gesetze-im-internet.de/amg_1976

[33] Stellungnahme des Deutschen Ethikrates „Humanbiobanken für die Forschung". https://www.ethikrat.org/fileadmin/Publikationen/Stellungnahmen/deutsch/DER_StnBiob_Online.pdf

Der letzte Zugriff auf alle Links erfolgte am 20.11.2023.

C.16 Radioaktive Stoffe oder ionisierende Strahlen

J. Peters, M. Habeck

C.16.1 BfS-Genehmigungs- und Anzeigeverfahren für Strahlenanwendungen in klinischen Prüfungen

Die Rahmenvorgaben des Strahlenschutzgesetzes (Gesetz zum Schutz vor der schädlichen Wirkung ionisierender Strahlung, StrlSchG) vom 27.06.2017 [1] zur medizinischen Forschung, konkret zur Genehmigung oder Anzeige von Anwendungen ionisierender Strahlen oder radioaktiver Stoffe am Menschen im Rahmen klinischer Prüfungen, wurden durch die Verordnung zum Schutz vor der schädlichen Wirkung ionisierender Strahlung (Strahlenschutzverordnung, StrlSchV) vom 29.11.2018 [3] ergänzt.

Die StrlSchV von 2001 und die Röntgenverordnung (RöV) von 2003 sind damit außer Kraft gesetzt und folglich nicht mehr anzuwenden.

Für klinische Prüfungen, in denen radioaktive Stoffe oder ionisierende Strahlung, wie z. B. beim konventionellen Röntgen oder der Computertomografie (CT), in Form begleitender Diagnostik in erster Linie zur Ermittlung eines Behandlungseffektes neuer Wirkstoffe bzw. Medizinprodukte oder als eigentlicher Gegenstand der Prüfung zum Einsatz kommen, sieht der Gesetzgeber in Deutschland aufgrund der mit dem Strahlenschutzgesetz (StrlSchG) [1] umgesetzten EURATOM-Richtlinie der EU [2] im Vergleich zu klinischen Prüfungen, die ohne den Einsatz von radioaktiven Stoffen oder ionisierender Strahlung auskommen, zusätzliche Regelungen vor.

Diese Regelungen besagen unter anderem, dass (unabhängig von der erforderlichen Genehmigung zur Durchführung der klinischen Prüfung mit einem Arzneimittel oder einem Medizinprodukt durch das BfArM oder das PEI) auch studienbedingte Anwendungen radioaktiver Stoffe oder ionisierender Strahlung in der klinischen Prüfung vorher beim Bundesamt für Strahlenschutz (BfS) gem. § 185 Abs. 1 Nr. 1 und Nr. 2 StrlSchG zu bewerten sind. Zusätzlich muss eine beim BfS registrierte Ethik-Kommission (EK) der Strahlenanwendung in Form eines positiven Votums zugestimmt haben. Diese EK soll dieselbe sein, die für die Genehmigung der Durchführung der klinischen Prüfung ihr Votum abgibt und dafür beim BfArM registriert ist.

Solch eine Pflicht besteht jedoch **nicht** für Anwendungen, die im Rahmen der regulären Krankenversorgung gem. § 83 Abs. 3 StrlSchG [1], § 119 StrSchV [3] mit einer rechtfertigenden Indikation eines Arztes, der über die erforderliche Fachkunde im Strahlenschutz verfügt, erfolgen. Das bedeutet, dass eine diesbezügliche Einreichung zwecks Bewertung beim BfS nur dann zu erfolgen hat, wenn die Strahlenanwendungen zum Zweck der medizinischen Forschung durchgeführt werden und der wissenschaftliche Erkenntnisgewinn, aber nicht der individuelle Nutzen für den Patienten im Vordergrund steht, wie dies bei einer Anwendung im Rahmen der Krankenversorgung zur Untersuchung oder Behandlung des jeweiligen Patienten der Fall wäre.

Das Grundprinzip der BfS-Bewertung besteht in einem Durchlaufen eines formellen Review-Prozesses hinsichtlich der wissenschaftlichen (medizinischen und medizinphysikalischen) sowie rechtlichen Aspekte.

C.16.2 Begriffsbestimmung Medizinische Forschung als Grundlage für die Feststellung der BfS-Einreichungsbedürftigkeit

(Genehmigungs- und Anzeigebedürftigkeit)

Wie einleitend dargestellt, kommt der Abgrenzung, ob eine Strahlenanwendung zur medizinischen Forschung erfolgt oder nicht, eine entscheidende Bedeutung zu. Die Legaldefinition des Begriffs der Medizinischen Forschung findet sich in § 5 Abs. 23 StrlSchG:

> *„Medizinische Forschung: Fortentwicklung medizinischer Untersuchungsmethoden, Behandlungsverfahren oder der medizinischen Wissenschaft. Medizinische Forschung liegt nicht vor, wenn die Anwendung radioaktiver Stoffe oder ionisierender Strahlung ausschließlich der Untersuchung oder Behandlung der einzelnen Person dient."* [1]

Das Bundesministerium für Umwelt, Naturschutz und nukleare Sicherheit (BMU), zu dessen Geschäftsbereich das BfS als wissenschaftlich-technische Bundesoberbehörde gehört, hat sein Verständnis dieser Legaldefinition in Form einer auf der BfS-Internetseite [4] veröffentlichten Darlegung konkretisiert.

Eine Strahlenanwendung fällt in den Anwendungsbereich der medizinischen Forschung, wenn sie in erster Linie der Fortentwicklung medizinischer Untersuchungsmethoden, Behandlungsverfahren oder der medizinischen Wissenschaft dient (Forschung als sog. Primärzweck). Dient die Strahlenanwendung hingegen in erster Linie der Untersuchung oder Behandlung einer einzelnen Person, fällt sie in den Anwendungsbereich der Krankenversorgung (vor dem Inkrafttreten des Strahlenschutzgesetzes noch als „Heilkunde" bezeichnet).

Für die Frage, ob eine bestimmte Strahlenanwendung dem BfS in Form einer Einreichung zur Bewertung vorzulegen ist, ist das Verständnis des Begriffs *Medizinische Forschung* essenziell. Von einer Einreichungsbedürftigkeit ist nämlich immer dann auszugehen, wenn eine Strahlenanwendung zum (Primär-)Zweck der medizinischen Forschung erfolgt.

Dies wird i. d. R. der Fall sein, wenn die folgende hilfreiche Entscheidungsfrage mit „Nein" zu beantworten ist: *„Würde eine für die Studienteilnahme in Frage kommende Person die betreffende Strahlenanwendung in Art und Umfang auch dann erhalten, wenn sie nicht an der Studie teilnähme?"*

Der „Umfang der Strahlenanwendung" betrifft nicht nur die Häufigkeit der Anwendung, sondern auch das Ausmaß der aus ihr resultierenden Strahlenexposition (so zieht z. B. eine studienbedingte Verlängerung der Durchleuchtungszeit allein die Verneinung der Entscheidungsfrage nach sich).

Die Antwort auf die Entscheidungsfrage ist abhängig vom Standard of Care (SoC), wie er sich aus den aktuellen, hauptsächlich von den medizinisch-wissenschaftlichen Fachgesellschaften veröffentlichten Empfehlungen, ergibt. Die Entscheidung, ob auf dieser Basis für eine bestimmte Strahlenanwendung im Rahmen der jeweiligen klinischen Prüfung eine rechtfertigende Indikation gestellt werden kann, treffen die Ärzte mit der jeweils erforderlichen Fachkunde im Strahlenschutz, die an den einzelnen Prüfstellen die Strahlenanwendungen durchführen sollen (es ist deshalb dringend empfehlenswert, sie frühzeitig in die Studienplanung einzubeziehen). Einreichungen beim BfS sind ausschließlich für diejenigen Studienzentren erforderlich, an denen die zuständigen fachkundigen Ärzte die Strahlenanwendungen als über das in der regulären Krankenversorgung Übliche hinausgehend ansehen.

Die in diesem Fall erforderlichen Einreichungen lassen sich in (Genehmigungs-)Anträge und Anzeigen unterteilen.

Beide Einreichungsformen werden beim BfS gleichermaßen einer eingehenden administrativen und medizinisch-wissenschaftlichen Prüfung unterzogen, unterscheiden sich aber hinsichtlich der dafür vorgegebenen Prüfpositionen.

Die beiden Einreichungsformen unterscheiden sich auch hinsichtlich der Art und Weise, wie das BfS als Adressat der jeweiligen Einreichung nach Abschluss seiner internen Prüfung die Einreichung mit Entfaltung einer rechtlichen Außenwirkung beantwortet.

- Während **positiv bewertete Anträge** in einen Genehmigungsbescheid des BfS münden, erfordern positiv bewertete **Anzeigen** gesetzlich keine weitere Reaktion des BfS gegenüber der einreichenden Person (als der zukünftig zur medizinischen Forschung berechtigten Person).
- Während **negativ bewertete Anträge** in eine Versagung (der beantragten Genehmigung) münden, ziehen negativ bewertete **Anzeigen** eine Untersagung (der angezeigten Strahlenanwendungen) nach sich.

C.16.3 Vorbereitung einer Einreichung beim BfS

Erfahrungsgemäß wird der radiologischen Beurteilung des Therapieansprechens, die häufig für die spätere Auswertung des Ergebnisses der klinischen Prüfung essenziell ist, bei der Planung klinischer Prüfungen zu wenig Aufmerksamkeit geschenkt. Dieses Defizit spiegelt sich in einer Vielzahl von Prüfplänen wider, die allenfalls spärliche Vorgaben für die konkrete Durchführung der erforderlichen Strahlenanwendungen enthalten. Daraus resultieren mehrere Probleme, die nicht nur in strahlenhygienischer Hinsicht von Relevanz sind, sondern auch die wissenschaftliche Qualität der klinischen Prüfung berühren:

1. Fehlende Vorgaben zur Durchführung der einzelnen Strahlenanwendungen führen dazu, dass für die (zumeist in regelmäßigen Intervallen wiederholten) CT-Untersuchungen bei Prüfungsteilnehmern die gleichen Untersuchungsprotokolle verwendet werden wie bei (häufig nur einmalig im Rahmen einer Erstdiagnostik) untersuchten Patienten in der regulären Krankenversorgung. Dabei wird außer Acht gelassen, dass im Studien-Setting häufig der Umfang solcher Strahlenanwendungen gesenkt werden könnte, ohne dass dadurch die Verwertbarkeit der akquirierten Datensätze und Befunde für Forschungszwecke eingeschränkt werden würde.
   Gerade bei den in klinischen Prüfungen zumeist engmaschig und häufig wiederholten CT-Untersuchungen mit vergleichsweise hoher Strahlendosis kann bei sorgfältiger Optimierung der einzelnen Untersuchungsprotokolle ein beträchtliches Ausmaß an Strahlenexposition der Prüfungsteilnehmer ohne resultierende Nachteile für die klinische Prüfung eingespart werden. Diesem Aspekt kommt selbstverständlich umso mehr Bedeutung zu, je jünger die Prüfungsteilnehmer sind und je besser ihre (zumeist krankheitsspezifische) Prognose ist, weil bei der gesundheitlichen Manifestation von Strahlenwirkungen i. d. R. mit langen Latenzzeiten zu rechnen ist.
2. Strahlenanwendungen in klinischen Prüfungen dienen meistens der Erfassung wichtiger Endpunkte. Wenn die Durchführung der Strahlenanwendungen nicht ausreichend im Prüfplan (oder zumindest in einem ergänzenden *Imaging Manual*) geregelt ist, kann nicht gewährleistet werden, dass die für die jeweiligen Endpunkte maßgeblichen Befunde/Parameter bei allen Prüfungsteilnehmern einheitlich erfasst werden. Das kann Auswirkungen auf die Ergebnisse der klinischen Prüfung haben, deren Aussagekraft dadurch kompromittiert wird.

Bei der Planung einer klinischen Prüfung ist durch den Studienkoordinator in Abstimmung mit den fachkundigen Ärzten der einzelnen Prüfstellen möglichst frühzeitig zu klären, wie die Vorgaben des Prüfplans vor Ort unter Einhaltung der einschlägigen strahlenschutzrechtlichen Regelungen am besten umzusetzen sind.

Dort, wo unter Berücksichtigung des jeweiligen SoC sonst keine rechtfertigende Indikation für die gemäß dem Prüfplan vorgesehenen Strahlenanwendungen gestellt wird, ist vor ihrem Beginn die erforderliche strahlenschutzrechtliche Erlaubnis (in Form einer BfS-Genehmigung) einzuholen bzw. eine Anzeige beim BfS einzureichen. Die anderen Prüfstellen brauchen hingegen nicht in die Einreichung beim BfS einbezogen zu werden.

Im Übrigen gehen manche Sponsoren, aber auch andere an der Planung einer klinischen Prüfung Beteiligte davon aus, dass bei Hinzuziehung eines Auftragsforschungsinstitutes (CRO) dessen Mitarbeiter unter Kenntnis der relevanten Details zu den Strahlenanwendungen und zu den einzelnen Geräten an den verschiedenen Prüfstellen die Vorgaben des Prüfplans und des Strahlenschutzrechts selbstständig in Einklang bringen können. Da bei einem CRO aber üblicherweise keine für die vorgesehenen Strahlenanwendungen fachkundigen Personen (z. B. Ärzte für Radiologie, Nuklearmedizin oder Strahlentherapie) die Zusammenstellung der für die Einreichung beim BfS erforderlichen Unterlagen übernehmen, kann diese Aufgabe für die CRO-Mitarbeiter mitunter unverhältnismäßig herausfordernd und zeitaufwendig sein. Schon aus diesem Grund empfiehlt sich eine enge Zusammenarbeit von Sponsor und CRO.

C.16.4 Wahl der passenden Verfahrensart

(Genehmigungs- oder Anzeigeverfahren?)

Nach Feststellung der Einreichungsbedürftigkeit ist das korrekte Verfahren für die erforderliche BfS-Einreichung auszuwählen.

Ob die Einreichung im jeweiligen Einzelfall als Anzeige oder Antrag zu erfolgen hat, hängt davon ab, ob für die jeweilige, im Rahmen der klinischen Prüfung vorgesehene Strahlenanwendung alle Voraussetzungen erfüllt sind, die der Gesetzgeber in § 32 Abs. 1–2 StrlSchG für das Anzeigeverfahren vorgegeben hat. Gemäß dem in § 31 Abs. 1 Satz 1 StrlSchG verankerten Grundsatz bedarf es für eine Strahlenanwendung zum Zweck der medizinischen Forschung einer Genehmigung, sofern keine Anzeigebedürftigkeit besteht.

In der Praxis wird die Verfahrenswahl durch die Heranziehung der folgenden 5 Entscheidungsfragen erheblich vereinfacht (Tab. 1).

Tab. 1. Entscheidungsfragen zur Verfahrensauswahl.

Entscheidungsfragen	Entscheidung (ja / nein)
Dient das Forschungsvorhaben der Prüfung von Sicherheit oder Wirksamkeit eines Therapieverfahrens?	☐ ja ☐ nein
1. Werden ausschließlich volljährige Personen in das Forschungsvorhaben eingeschlossen?	☐ ja ☐ nein
2. Werden ausschließlich Personen in das Forschungsvorhaben eingeschlossen, bei denen eine Krankheit vorliegt, deren Behandlung im Rahmen des Forschungsvorhabens geprüft wird?	☐ ja ☐ nein
3. Ist es zutreffend, dass die Strahlenanwendungen selbst nicht Gegenstand des Forschungsvorhabens sind?	☐ ja ☐ nein
4. Entspricht die Art der angezeigten Anwendungen anerkannten Standardverfahren zur Untersuchung von Menschen?	☐ ja ☐ nein
• Falls alle Fragen zutreffend mit Ja zu beantworten sind, ist für die geplante Einreichung eine Anzeige (gleichbedeutend mit einer Einreichung in der Fallgruppe BD, Begleitdiagnostik) einzureichen (***Anzeigedürftigkeit***). • Falls hingegen eine der Fragen mit Nein zu beantworten ist, ist stattdessen von einer ***Genehmigungsbedürftigkeit*** auszugehen.	

C.16.5 Genehmigungsverfahren für die genehmigungsbedürftige Anwendung radioaktiver Stoffe oder ionisierender Strahlung am Menschen zum Zweck der medizinischen Forschung

C.16.5.1 Ablauf des BfS-Genehmigungsverfahrens

Für die Erstellung des Genehmigungsantrags sind verschiedene, seitens des BfS vorgegebene Formulare („Formblätter") [5] zu nutzen sowie ggf. ergänzende Dokumente hinzuzufügen. Dabei sind alle aufgeführten Hinweise des BfS unbedingt zu beachten.
Darüber hinaus ist es wichtig, sich vor der Antragstellung auf der BfS-Homepage zur medizinischen Forschung

über eventuelle Neuerungen zu informieren [5], da zuvor verfügbaren Versionen der Formblätter spätestens 6 Monate nach einer Aktualisierung ihre Gültigkeit verlieren und vom BfS dann nicht mehr zur Prüfung angenommen werden.

Es ist darauf zu achten, dass alle Formblätter konsistent ausgefüllt sind.

Von den Antragstellern ist zu beachten, dass das BfS seine Entscheidung über die Erlaubnis diagnostischer Strahlenanwendungen i. d. R. anhand der eingereichten Formblätter als Bewertungsgrundlage trifft (nicht auf Grundlage des Prüfplans). Der Prüfplan wird allenfalls als Supporting Documentation herangezogen. Sofern der Prüfplan im Ausnahmefall für die Bewertung diagnostischer Strahlenanwendungen erforderlich sein sollte, wird er vom BfS gesondert nachgefordert.

Dass eine klinische Prüfung bereits von einer anderen Behörde wie BfArM oder PEI genehmigt und von der EK zustimmend bewertet wurde, ist für die inhaltliche Prüfung des BfS nicht entscheidend, da die jeweiligen Prüfpositionen andere Schwerpunkte haben und sich zum Teil deutlich voneinander unterscheiden.

Unbedingt sollte auch darauf geachtet werden, dass die Formblätter nicht nur vom Sponsor oder der CRO ausgefüllt werden müssen. Zu den Formblättern gehören auch Anlagen, die von jeder Prüfstelle auszufüllen sind (z. B. Unterschrift des Strahlenschutzverantwortlichen, Informationen und Nachweise zu Betriebs- bzw. Umgangsgenehmigungen und der Fachkunde im Strahlenschutz).

Zur Gewährleistung der Vollständigkeit des Antrags kann die entsprechende Checkliste des BfS [7] genutzt werden. Sind die Antragsunterlagen vollständig, kann der Antrag beim BfS eingereicht werden.

Das durch die Einreichung beim BfS ausgelöste BfS-Genehmigungsverfahren gliedert sich im Wesentlichen in 2 Teile:

- **Vollständigkeitsprüfung** (VP)
- **Inhaltliche Prüfung** (IP)

Jeder dieser beiden Verfahrensteile lässt sich auf Seiten des BfS wiederum in 2 Phasen unterteilen:

- **Phase I:** Prüfung der Ersteinreichung durch das BfS, ggf. Mitteilung seitens des BfS an den Antragsteller zu bestehenden Rückfragen bzw. Einwänden
- **Phase II:** Prüfung der Nachreichung durch das BfS und abschließende Entscheidung über den Antrag

Die einzelnen Phasen und die dazugehörigen gesetzlichen Fristen des BfS-Genehmigungsverfahrens skizziert die Tab. 2.

Tab. 2. Ablauf des BfS-Genehmigungsverfahrens.

Vollständigkeitsprüfung (VP)			Inhaltliche Prüfung (IP)			
BfS (VP I)	Antragsteller[1]	BfS (VP II)	BfS (IP I)	Antragsteller[1]	BfS (IP II)	Summe
21 KT [2]	21 KT	**90 KT** (+ 90 KT [3]) ab Vollständigkeit[4]				**132 KT** bzw. 222 KT [3]

1 Ausräumung der seitens des BfS in Phase I (VP I bzw. IP I) erhobenen Einwände.
2 KT: Kalendertage.
3 Bei einer schwierigkeitsbedingten Verlängerung der Prüfung (§ 31 Abs. 3 Satz 4 StrlSchG).
4 Die Vollständigkeit des Antrags setzt die zustimmende Stellungnahme einer EK gem. § 36 Abs. 3 StrlSchG voraus.

Unbedingt zu beachten ist, dass es sich bei den in der Tab. 2 aufgeführten Zeitangaben um gesetzlich feststehende Fristen handelt. Werden diese überschritten, ist der Antrag durch das BfS kostenpflichtig abzuweisen.

Das BfS kann die gesetzliche Frist für die Inhaltliche Prüfung um 90 Kalendertage verlängern, wenn dies wegen der Schwierigkeit der Prüfung erforderlich ist.

Beispielsweise kann in seltenen Fällen zu neuartigen therapeutischen Strahlenanwendungen ein vertiefendes Fachgespräch mit dem Antragsteller oder die Einholung der Expertise eines Dritten erforderlich sein.
Falls es zu einer solchen Fristverlängerung kommt, wird diese vom BfS begründet und dem Antragsteller recht-

zeitig mitgeteilt (weder personelle Engpässe beim BfS noch auf Seiten des Antragstellers werden grundsätzlich dabei als hinreichend für eine Fristverlängerung angesehen).

Nach dem Abschluss der inhaltlichen Prüfung entscheidet das BfS über den Antrag in Form einer Genehmigung oder einer Versagung der Genehmigung.

Die Genehmigung gilt darüber hinaus auch dann als erteilt, wenn das BfS nicht innerhalb der verlängerten Frist über den Genehmigungsantrag entschieden hat (fiktive Genehmigung).

Die maximale Gesamtverfahrensdauer beträgt somit bei regulärem Verfahrensablauf 132 (bzw. im Fall einer schwierigkeitsbedingten Verlängerung 222) Kalendertage. Dieser gesetzlich zur Verfügung stehende Bearbeitungszeitraum wird nicht immer ausgeschöpft.

C.16.5.2 Genehmigungsvoraussetzungen

Die Genehmigung darf durch das BfS nur erteilt werden, wenn alle Genehmigungsvoraussetzungen gem. § 31 Abs. 4 StrlSchG erfüllt sind.

Eine zentrale Bedeutung kommt dabei den beiden strahlenschutzrechtlichen Grundsätzen der Rechtfertigung und Optimierung zu, die insbesondere in 2 der einschlägigen Genehmigungsvoraussetzungen Niederschlag gefunden haben:

- Die strahlenbedingten Risiken, die für die in das Forschungsvorhaben eingeschlossene Person mit der Anwendung verbunden sind, müssen, gemessen an der voraussichtlichen Bedeutung der Ergebnisse für die Fortentwicklung medizinischer Untersuchungsmethoden oder Behandlungsverfahren oder der medizinischen Wissenschaft, ggf. unter Berücksichtigung des medizinischen Nutzens für die Person, ärztlich gerechtfertigt sein (§ 31 Abs. 4 Nr. 1 StrlSchG).
- Die bei der Anwendung auftretende Exposition und die Aktivität der anzuwendenden radioaktiven Stoffe darf nach dem Stand von Wissenschaft und Technik nicht weiter herabgesetzt werden können, ohne die Erfüllung des Zwecks des Forschungsvorhabens zu gefährden (§ 31 Abs. 4 Nr. 3 StrlSchG).

Darüber hinaus muss u. a. auch die Anzahl der in das Forschungsvorhaben eingeschlossenen Personen auf das für die Erfüllung des Zwecks des Forschungsvorhabens notwendige Maß beschränkt sein (§ 31 Abs. 4 Nr. 4 StrlSchG).

C.16.6 Anzeigeverfahren

Im Anzeigeverfahren können ausschließlich diagnostische Strahlenanwendungen angezeigt werden, die als Mittel zum Zweck, d. h. zur Überprüfung von Ein- und Ausschlusskriterien oder der Evaluation von klinischen Endpunkten, dienen (Strahlenanwendungen, die selbst Gegenstand des Forschungsvorhabens sind, bedürfen anstelle der Anzeige immer eines Genehmigungsantrags). Daher wird die Fallgruppe für anzuzeigende Strahlenanwendungen auch als „Begleitdiagnostik" bezeichnet.

Gegenstand von klinischen Prüfungen mit angezeigten Strahlenanwendungen müssen Sicherheit oder Wirksamkeit eines Therapieverfahrens zur Behandlung kranker Menschen sein. Somit können z. B. Strahlenanwendungen zur Biopsiesteuerung nicht angezeigt werden, wenn ausschließlich die Erfassung der spezifischen molekularen Charakteristika von Tumoren Gegenstand des Forschungsvorhabens ist.

Ein Anzeigeverfahren für Strahlenanwendungen im Rahmen einer klinischen Prüfung ist darüber hinaus nur ausreichend, wenn ausschließlich volljährige Personen in die Prüfung einbezogen werden.

C.16.6.1 Ablauf des BfS-Anzeigeverfahrens

Für die Erstellung der Anzeige sind verschiedene, seitens des BfS vorgegebene Formulare („Formblätter") [5] zu nutzen sowie ggf. ergänzende Dokumente hinzuzufügen. Dabei sind alle aufgeführten Hinweise des BfS unbedingt zu beachten.

Darüber hinaus ist es wichtig, sich vor der Einreichung der Anzeige auf der BfS-Homepage zur medizinischen Forschung über eventuelle Neuerungen zu informieren [5], da zuvor verfügbare Versionen der Formblätter spätestens 6 Monate nach einer Aktualisierung ihre Gültigkeit verlieren und vom BfS dann nicht mehr zur Prüfung angenommen werden.

Es ist unbedingt darauf zu achten, dass alle Formblätter konsistent ausgefüllt sind.

Für die Anzeigenden ist es wichtig zu wissen und zu beachten, dass die Entscheidung des BfS in den meisten Fällen auf der Basis der Angaben in den eingereichten Formblättern erfolgt, und nicht auf Basis des Prüfplans, dem häufig nicht alle für die strahlenhygienische Bewertung relevanten Informationen zu entnehmen sind. Der Prüfplan wird allenfalls als Supporting Documentation herangezogen. Sofern der Prüfplan im Ausnahmefall für die Bewertung diagnostischer Strahlenanwendungen erforderlich sein sollte, wird er vom BfS gesondert nachgefordert. Dass eine klinische Prüfung bereits von einer der anderen Behörden wie BfArM oder PEI genehmigt und von der EK zustimmend bewertet wurde, ist für die inhaltliche Prüfung des BfS nicht entscheidend, da die jeweiligen Prüfpositionen andere Schwerpunkte haben und sich zum Teil deutlich voneinander unterscheiden.

Unbedingt sollte auch darauf geachtet werden, dass zu den Formblättern auch Anlagen gehören, die teilweise von jeder Prüfstellen einzeln auszufüllen sind (z. B. Bestätigung des Strahlenschutzverantwortlichen und Informationen zum befugten Betrieb der Röntgeneinrichtungen sowie zu Umgangsgenehmigungen).

Zur Gewährleistung der Vollständigkeit der Anzeige kann die entsprechende Checkliste des BfS [7] genutzt werden. Sind die Anzeigeunterlagen vollständig, kann die Anzeige beim BfS eingereicht werden.

Das durch die Einreichung ausgelöste BfS-Anzeigeverfahren gliedert sich im Wesentlichen in 2 Teile:

- **Vollständigkeitsprüfung** (VP)
- **Inhaltliche Prüfung** (IP)

Jeder dieser beiden Verfahrensteile lässt sich auf Seiten des BfS wiederum in 2 Phasen unterteilen:

- **Phase I:** Prüfung der Ersteinreichung durch das BfS, ggf. BfS-Mitteilung an den Anzeigenden zu bestehenden Rückfragen bzw. Einwänden
- **Phase II:** Prüfung der Nachreichung durch das BfS und abschließende Entscheidung über die Anzeige

Die einzelnen Phasen und die dazugehörigen Fristen des BfS-Anzeigeverfahrens skizziert Tab. 3.

Tab. 3. Ablauf des BfS-Anzeigeverfahrens.

Vollständigkeitsprüfung (VP)			Inhaltliche Prüfung (IP)			
BfS (VP I)	Anzeigender[1]	BfS (VP II)	BfS (IP I)	Anzeigender[1]	BfS (IP II)	Summe
14 KT[2]	10 KT	12 KT	28 KT	21 KT	21 KT	**106 KT**[3]

1 Ausräumung der seitens des BfS in Phase I (VP I bzw. IP I) erhobenen Einwände.
2 KT: Kalendertage.
3 **Die zustimmende Stellungnahme einer EK ist nach Abschluss der IP II (und ggf. einer zusätzlichen, behördlich festgesetzten angemessenen Frist) nachzureichen.**

Unbedingt zu beachten ist, dass es sich bei den in der Tab. 3 genannten Zeitangaben um gesetzlich feststehende Fristen handelt. Werden diese überschritten, sind die angezeigten Strahlenanwendungen durch das BfS kostenpflichtig zu untersagen.

Die gesamte Verfahrensdauer beträgt somit bei regulärem Verfahrensablauf 106 Kalendertage. Die im Anzeigeverfahren zulässige Nachreichung der Stellungnahme der EK nach Ablauf der Frist zur inhaltlichen Bewertung kann jedoch zu einer Verlängerung der Verfahrensdauer führen.

C.16.6.2 Anzeigevoraussetzungen

Das Anzeigeverfahren kann positiv abgeschlossen werden, wenn alle Anzeigevoraussetzungen gem. § 32 Abs. 2 StrlSchG erfüllt sind (vgl. hierzu auch die für das Vorliegen der Anzeigebedürftigkeit vollzählig zu bejahenden Entscheidungsfragen im Abschnitt D *Verfahrenswahl*):

Eine zentrale Bedeutung bei der inhaltlichen Prüfung des BfS kommt dem strahlenschutzrechtlichen Grundsatz der Rechtfertigung zu:

- Der Zweck des Forschungsvorhabens muss Art und Häufigkeit der Anwendung rechtfertigen (§ 32 Abs. 2 Nr. 2 StrlSchG).

Die Optimierung der einzelnen Strahlenanwendung (bei der es sich gem. § 32 Abs. 2 Nr. 1 StrlSchG um ein anerkanntes Standardverfahren zur Untersuchung von Menschen handeln muss) ist im Anzeigeverfahren (anders als im Genehmigungsverfahren) kein Gegenstand der Prüfung des BfS.

C.16.6.3 Start einer angezeigten klinischen Prüfung

Im Gegensatz zum Genehmigungsverfahren (im Regelfall ohne Fiktion der Genehmigung) hat der Gesetzgeber beim Anzeigeverfahren nicht vorgesehen, dass das BfS nach einem positiven Abschluss der inhaltlichen Prüfung dem zur medizinischen Forschung Berechtigten ausdrücklich bestätigt, dass mit den angezeigten Strahlenanwendungen begonnen werden darf.

Wenn die Frist für die inhaltliche Prüfung des BfS abgelaufen ist oder aber das BfS dem Anzeigenden vorher mitgeteilt hat, dass es auf die Ausschöpfung dieser Frist verzichtet, dürfen die angezeigten Strahlenanwendungen durchgeführt werden (sofern sie nicht vorher untersagt wurden und sofern der Eingang der zustimmenden Stellungnahme der EK gem. § 36 Abs. 3 StrlSchG durch das BfS bestätigt wurde).

C | Dokumente und Prozesse

C.16.7 Probandenversicherung

► Kap. C.10 (Probanden-)Versicherung.

Durch eine Vorsorge für die Erfüllung gesetzlicher Schadensersatzverpflichtungen sollen die Risiken studienbedingter Strahlenanwendungen und damit verbundene etwaige Ansprüche betroffener Prüfungsteilnehmer abgedeckt werden.

Bei anzeigebedürftigen Strahlenanwendungen in einer klinischen Prüfung, für die ohnehin eine Probandenversicherung nach dem AMG oder MPDG besteht, kann diese Versicherung als ausreichender Versicherungsnachweis herangezogen werden. In den anderen Fällen ist i. d. R. eine zusätzliche **Strahlenhaftpflichtversicherung** abzuschließen.

Das jeweilige Versicherungsunternehmen muss in einem Mitgliedstaat der EU oder einem anderen Vertragsstaat des Abkommens über den EWR zum Geschäftsbetrieb zugelassen sein.

Der Gesamtverband der Deutschen Versicherungswirtschaft (GDV) stellt sowohl für die Probandenversicherung nach AMG und MPDG als auch für die Versicherung bei der Anwendung radioaktiver Stoffe oder ionisierender Strahlung am Menschen zum Zweck der der medizinischen Forschung unverbindliche Musterbedingungen zur Verfügung. Die jeweils aktuelle Fassung ist auf der GDV-Homepage [10] in der Rubrik Schaden/ Unfallversicherung – Probandenversicherung zu finden.

C.16.8 Stellungnahme der registrierten Ethik-Kommission (EK)

Das Strahlenschutzgesetz sieht in § 36 vor, dass ein Forschungsvorhaben mit genehmigungs- bzw. anzeigebedürftigen Strahlenanwendungen auch durch eine unabhängige EK nach ethischen und rechtlichen Gesichtspunkten beraten und bewertet wird.

Auf der Homepage des BfS sind die Ethik-Kommissionen mit der hierfür erforderlichen BfS-Registrierung aufgelistet [12].

Wenn eine EK nach dem Inkrafttreten des CTR sowohl über die BfS- als auch über die BfArM-Registrierung verfügt, kann sie bei Erfüllung aller Voraussetzungen gem. § 36 Abs. 1 StrlSchG und § 4 Abs. 6 KPBV [11] allein (d. h. ohne Einbeziehung einer weiteren EK) ethisch sowohl den Antrag auf Durchführung einer klinischen Prüfung mit Arzneimitteln als auch das Forschungsvorhaben in strahlenschutzrechtlicher Hinsicht bewerten.

Bei der Einreichung eines Genehmigungsantrags beim BfS bzw. vor dem Beginn einer anzeigebedürftigen Strahlenanwendung muss die *zustimmende Stellungnahme* einer beim BfS registrierten EK vorliegen (in strahlenschutzrechtlicher Hinsicht reicht auch bei Multi-Center-Studien die Stellungnahme einer einzigen EK). Aus der Stellungnahme muss hervorgehen, dass die Vorgaben gem. § 36 StrlSchG berücksichtigt wurden (Voten, die ausschließlich auf das AMG bzw. die MDR und das MPDG abstellen, genügen den Anforderungen des StrlSchG hingegen selbstverständlich nicht).

Im Anzeigeverfahren ist hingegen, anders als im Genehmigungsverfahren, die Stellungnahme der EK kein Vollständigkeitserfordernis für die Einreichung beim BfS. Dadurch wird im Anzeigeverfahren eine parallele Prüfung beim BfS und bei der EK ermöglicht. Damit jedoch dennoch gewährleistet bleibt, dass die beiden Prüfungen in einem klaren zeitlichen Zusammenhang erfolgen, finden sich hierzu im StrlSchG entsprechende zeitliche Vorgaben:

- Innerhalb von max. 60 Kalendertagen nach Eingang der erforderlichen Unterlagen bei der EK muss diese eine schriftliche Stellungnahme zum betreffenden Forschungsvorhaben abgeben.
- Im Anzeigeverfahren kann das BfS die angezeigten Strahlenanwendungen untersagen, wenn nach Ablauf einer mitgeteilten angemessenen Frist (grundsätzlich 1 Monat nach Abschluss der inhaltlichen BfS-Prüfung, sofern vorher keine Verlängerung durch das BfS gewährt wurde) nicht die zustimmende Stellungnahme der EK vorgelegt wurde. Wenn bereits abzusehen ist, dass das Votum bis zum Fristablauf voraussichtlich nicht vorliegen wird, ist deshalb unbedingt rechtzeitig Kontakt mit dem BfS aufzunehmen, um unter Angabe nachvollziehbarer Gründe für die mögliche Verzögerung um die erforderliche Fristverlängerung zu bitten.

C.16.8.1 Aufgaben der beim BfS registrierten Ethik-Kommissionen gemäß dem StrlSchG

Der Schwerpunkt der Bewertung durch die interdisziplinär besetzte EK liegt nach dem Willen des Gesetzgebers auf der ethischen Vertretbarkeit und damit einhergehend auch auf der wissenschaftlichen Qualität des Forschungsvorhabens (während die detaillierte strahlenhygienische Bewertung gem. §§ 31, 32 StrlSchG in erster Linie dem BfS obliegt).

Der Prüfauftrag für die EK wurde 2018 dementsprechend im § 36 Abs. 3 StrlSchG konkreter gefasst als in den bis zum Inkrafttreten des StrlSchG geltenden strahlenschutzrechtlichen Verordnungen alter Fassung (die noch auf das zwingende Bedürfnis für das Forschungsvorhaben abstellten).

Die neben den allgemeinen ethischen und rechtlichen Gesichtspunkten detaillierter gefassten Prüfpositionen der EK umfassen nun:

1. die Eignung des Forschungsvorhabens, nach dem Stand der Wissenschaft einem wissenschaftlichen Erkenntnisgewinn zu dienen,
2. die Eignung des Forschungsvorhabens (einschließlich der Anzahl der eingeschlossenen Personen), die wissenschaftliche Fragestellung zu beantworten,
3. die Vertretbarkeit des Risikos für die einzelne Person im Hinblick auf den potenziellen Nutzen für die Gesellschaft,
4. die Vertretbarkeit der Einbeziehung besonders schutzbedürftiger Personengruppen und
5. die für eine informierte Einwilligung der einzuschließenden Personen ausreichende Aufklärung über Nutzen und Risiken des Forschungsvorhabens in der entsprechenden schriftlichen Information.

C.16.9 Der Strahlenschutzverantwortliche und der zur medizinischen Forschung Berechtigte sowie ihre Rolle in der klinischen Prüfung

C.16.9.1 Der Strahlenschutzverantwortliche (SSV)

Beim SSV handelt es sich entweder um eine natürliche oder juristische Person. Der SSV trägt die strahlenschutzrechtliche Gesamtverantwortung für seine Einrichtung, so dass ihm bei monozentrischen klinischen Prüfungen die für Strahlenanwendungen zum Zweck der medizinischen Forschung erforderliche Einreichung beim BfS obliegt. Der SSV ist in diesen Fällen Antragsteller bzw. Anzeigender (auch wenn die Aufgabe der Übermittlung des Genehmigungsantrags oder der Anzeige an das BfS durch ein Auftragsforschungsunternehmen (CRO) als Studienkoordination wahrgenommen wird.

Bei multizentrischen klinischen Prüfungen kann die Einreichung beim BfS für alle teilnehmenden Einrichtungen gebündelt eingereicht werden. Antragsteller bzw. Anzeigender ist dann die Studienkoordination, und die SSV der beteiligten Einrichtungen wirken bei der Antragstellung und Anzeige mit.

C.16.9.2 Der zur medizinischen Forschung Berechtigte

Nach einem positiven Verfahrensabschluss wird aus dem Antragsteller bzw. dem Anzeigenden der „zur medizinischen Forschung Berechtigte".

Es handelt sich dabei also entweder um den Inhaber der Genehmigung nach § 31 StrlSchG oder um denjenigen, aufgrund dessen Anzeige nach § 33 Abs. 3 StrlSchG mit der angezeigten Anwendung begonnen werden darf.

Den zur medizinischen Forschung Berechtigten obliegen gem. §§ 139, 141 und 142 StrlSchV insbesondere auch die folgenden Informationspflichten im Rahmen einer klinischen Prüfung:

- Übermittlung des Genehmigungsbescheids bzw. des wesentlichen Inhalts der Anzeige an alle an der klinischen Prüfung beteiligten Strahlenschutzverantwortlichen,
- unverzügliche Benachrichtigung des BfS über das Ausscheiden einzelner Strahlenschutzverantwortlicher bei einer multizentrischen Prüfung,
- unverzügliche Benachrichtigung des BfS über die Beendigung des Forschungsvorhabens,
- unverzügliche Benachrichtigung des BfS über den Abbruch oder die Unterbrechung der Strahlenanwendungen zum Schutz der in die klinische Prüfung eingeschlossenen Personen vor Strahlenwirkungen oder wegen einer Änderung des Nutzen-Risiko-Verhältnisses und
- Vorlage eines Abschlussberichts (spätestens 12 Monate nach Beendigung des Forschungsvorhabens), aus dem insbesondere die für jede eingeschlossene Person ermittelte Strahlenexposition hervorgeht, bei der Aufsichtsbehörde, die für den zur medizinischen Forschung Berechtigten zuständig ist (§ 142 Abs. 1 StrlSchG).

C | Dokumente und Prozesse

Danksagung

Ein Dank geht an Dr. Thorsten Ruppert, Senior Manager Forschung, Entwicklung, Innovation im Verband Forschender Arzneimittelhersteller, für die kritische Durchsicht und seine Vorschläge für dieses Kapitel.

Literatur

[1] Gesetz zum Schutz vor der schädlichen Wirkung ionisierender Strahlung (Strahlenschutzgesetz), https://www.gesetze-im-internet.de/strlschg/

[2] Richtlinie 2013/59/Euratom des Rates vom 05.12.2013, https://eur-lex.europa.eu/legal-content/DE/ALL/?uri=CELEX%3A32013L0059

[3] Verordnung zum Schutz vor der schädlichen Wirkung ionisierender Strahlung (Strahlenschutzverordnung), https://www.gesetze-im-internet.de/strlschv_2018/StrlSchV.pdf

[4] Bundesministerium für Umwelt, Naturschutz und nukleare Sicherheit, Referat S II 1 (I) Bonn, 29. November 2018 Verständnis der Begriffsbestimmung „medizinische Forschung" (§ 5 Abs. 23 StrlSchG) https://www.bfs.de/SharedDocs/Downloads/BfS/DE/unterlagen/medizinische-forschung/bmu-vermerk-begriffsbestimmung.pdf?__blob=publicationFile&v=2

[5] Bundesamt für Strahlenschutz, https://www.bfs.de/DE/themen/ion/anwendung-medizin/forschung/antragstellung/antragstellung_node.html

[6] Bundesamt für Strahlenschutz, https://www.bfs.de/DE/themen/ion/anwendung-medizin/forschung/med-forschung-faq/med-forschung-faq_node.html

[7] Bundesamt für Strahlenschutz, https://www.bfs.de/SharedDocs/Downloads/BfS/DE/unterlagen/medizinische-forschung/checkliste.html

[8] Bundesamt für Strahlenschutz, https://www.bfs.de/DE/themen/ion/anwendung-medizin/forschung/anzeige/anzeige_node.html

[9] Bundesamt für Strahlenschutz, https://www.bfs.de/SharedDocs/Downloads/BfS/DE/genehmigungsunterlagen/medizinische-forschung/entscheidungshilfe.html

[10] Gesamtverband der Deutschen Versicherungswirtschaft (GDV), https://www.gdv.de/de/ueber-uns/unsere-services/musterbedingungen-23924

[11] Verordnung über das Verfahren zur Zusammenarbeit der Bundesoberbehörden und der registrierten Ethik-Kommissionen bei der Bewertung von Anträgen auf Genehmigung von klinischen Prüfungen mit Humanarzneimitteln (KPBV), https://www.gesetze-im-internet.de/kpbv/BJNR233300017.html

[12] Bundesamt für Strahlenschutz, https://www.bfs.de/DE/themen/ion/anwendung-medizin/forschung/ethikkommissionen/ethikkommissionen.html

[13] Arzneimittelgesetz, https://www.gesetze-im-internet.de/amg_1976/__41.html

Der letzte Zugriff auf alle Links erfolgte am 20.11.2023.

Anhang

Teil D

Abkürzungen und Akronyme

a. a. O.	am angegebenen Orte
ADR	Accord européen relatif au transport international des marchandises dangereuses par Route
ADR	Adverse Drug Reaction
AE	Adverse Event
AESI	Adverse Event of Special Interest
AEUV	Vertrag über die Arbeitsweise der Europäischen Union
AG	Arbeitsgruppe
AIMD	Active Implantable Medical Device Directive
AIO	Arbeitsgemeinschaft internistische Onkologie
AKEK	Arbeitskreis medizinischer Ethik-Kommissionen in der Bundesrepublik Deutschland e. V.
AKG	Arzneimittel und Kooperation im Gesundheitswesen e. V.
ALCOA	Attributable, Legible, Contemporaneous, Original and Accurate
ALT	Alanin-Aminotransferase
AMER	Wirtschaftsregion Nord-, Zentral- und Südamerika
AMG	Gesetz über den Verkehr mit Arzneimitteln (Arzneimittelgesetz)
AMG a. F.	Arzneimittelgesetz alte Fassung
AMG n. F.	Arzneimittelgesetz neue Fassung (Fassung des 4. AMG-Änderungsgesetzes (AMGuaÄndG))
AMGuaÄndG	4. AMG-Änderungsgesetz
AMNOG	Gesetz zur Neuordnung des Arzneimittelmarktes
AMPV	Arzneimittelprüfrichtlinien-Verordnung
AMWHV	Arzneimittel- und Wirkstoffherstellungsverordnung
APAC	Wirtschaftsregion Asien-Pazifik
ArbnErfG	Arbeitnehmererfindungsgesetz
ASR	Annual Safety Report
AST	Aspartat-Aminotransferase
ATD	Anticipated Therapeutic Dose Range
ATIMP	Advanced Therapy Investigational Medicinal Products
ATMP	Advanced Therapy Medicinal Product
AUC	Area Under the Curve
AVB	Allgemeine Versicherungsbedingungen
AVB Strl-HV	Allgemeine Versicherungsbedingungen für die Haftpflichtversicherung bei Anwendung radioaktiver Stoffe oder ionisierender Strahlung
AVB Strl-Zusatz-HV	Allgemeine Versicherungsbedingungen für die Zusatz-Haftpflichtversicherung bei Anwendung radioaktiver Stoffe oder ionisierender Strahlung
BayLDA	Bayrisches Landesamt für Datenschutz
BC	EU Batch Certificate
BDRM	Blind Data Review Meeting
BfArM	Bundesinstitut für Arzneimittel und Medizinprodukte
BfDI	Bundesbeauftragter für den Datenschutz und die Informationsfreiheit
BfS	Bundesamt für Strahlenschutz
BGB	Bürgerliches Gesetzbuch
BMBF	Bundesministerium für Bildung und Forschung
BMG	Bundesministerium für Gesundheit
BOB	Bundesoberbehörde
BPI	Bundesverband der Pharmazeutischen Industrie e. V.
BSI	Bundesamt für Sicherheit in der Informationstechnik
BTAHV	Betäubungsmittel-Außenhandelsverordnung
BtMG	Betäubungsmittelgesetz
BVD	Berufsverband der Datenschutzbeauftragten Deutschlands
BVerfG	Bundesverfassungsgericht
BViTG	Bundesverband Gesundheits-IT e. V.
CA	Competent Authority
CAPA	Corrective and Preventive Action
CAT	Committee for Advanced Therapies
CCSI	Company Core Safety Information
CDASH	Clinical Data Acquisition Standards Harmonization
CDISC	Clinical Data Interchange Standards Consortium
CE	Communauté Européenne
CEN	Comité Européen de Normalisation

CENELEC	Comité Européen de Normalisation Électrotechnique
CFR	Code of Federal Regulations
CG	Coordination Group
Ch.-Nr.	Chargen-Nummer
CHMP	Committee for Medicinal Products for Human Use
CIOMS	Council for International Organizations of Medical Sciences
CIP	Clinical Investigation Plan
CIR	Clinical Investigation Report
C_{max}	maximum (serum) concentration
CMC	Chemistry, Manufacturing and Controls
CMDh	Co-ordination Group for Mutual Recognition and Decentralised Procedures – Human
cMS	concerned Member State
COC	Certificate of Compliance
COC	Certificate of Conformity
COMP	Committee for Orphan Medicinal Products
CONSORT	Consolidated Standards of Reporting Trials
CP	Centralised Procedure
CPSP	Clinical Performance Study Protocol
CRA	Clinical Research Associates
CRF	Case Report Form
CRO	Contract Research Organisation
CSR	Clinical Study Report
CSV	Computerized System Validation
CT	Computertomografie
CT	Clinical Trial
CTD	Common Technical Document (for the Registration of Pharmaceuticals for Human Use)
CTFG	Clinical Trials Facilitation and Coordination Group
CTIS	Clinical Trial Information System
CTR	Clinical Trial Regulation
CTTI	Clinical Trials Transformation Initiative
CV	Curriculum Vitae
DBL	Database Lock
DCP	Decentralised Procedure
DCSI	Development Core Safety Information
DDC	Direct Data Capture
DFG	Deutsche Forschungsgemeinschaft
DGUV	Deutsche gesetzliche Unfallversicherung
DIBD	Development International Birth Date
DICOM	Digital Imaging and Communications in Medicine
DIMDI	Deutsches Institut für Medizinische Information und Dokumentation
DIN	Deutsches Institut für Normung e. V.
DKG	Deutsche Krankenhausgesellschaft
DLP	Data Lock Point
DM	Data Management
DMC	Data Monitoring Committee
DMIDS	Deutsches Medizinprodukte-Informations- und Datenbanksystem
DMP	Development Medicinal Product
DMP	Data Management Plan
DMS	Document Management System
DoH	Declaration of Helsinki
DRM	Data Review Meeting
DSFA	Datenschutz-Folgenabschätzung
DSG-EKD	Datenschutzgesetz der Evangelischen Kirche in Deutschland
DS-GVO	Datenschutz-Grundverordnung
DSMB	Data Safety Monitoring Board
DSP	Downstream Process
DSUR	Development Safety Update Report
DVO	Durchführungsverordnung
DVP	Data Validation Plan
DZVhÄ	Deutscher Zentralverein homöopathischer Ärzte
EBF	European Bioanalysis Forum
EC	Ethics Committee
EC	European Commission
ECH	European Committee for Homeopathy
eCRF	Electronic Case Report Form
eCTD	Electronic Common Technical Document
EDC	Electronic Data Capture
EDSA	Europäischer Datenschutzausschuss
EFPIA	European Federation of Pharmaceutical Industries and Associations
EG	Europäische Gemeinschaft
eISF	Electronic Investigator Site File
EK	Ethik-Kommission
EMA	European Medicines Agency
EN	Europäische Norm
Enpr-EMA	European Network of Paediatric Research at the EMA
EPAR	European Public Assessment Report
ePRO	Electronic Patient Reported Outcome
eTMF	Electronic Trial Master File
EU	Europäische Union
EUDAMED	European Database on Medical Devices
EudraCT	European Union Drug Regulating Authorities Clinical Trials Database

EudraLex	EU Legislation: The Rules Governing Medicinal Products in the European Union
EU-DSGVO	Europäische Datenschutz-Grundverordnung
EuGH	Europäischer Gerichtshof
EU GMP	EU Guide to Good Manufacturing Practice
EUnetHTA	European Network for Health Technology Assessment
EU QPPV	European Qualified Person for Pharmacovigilance
EU-VO	Europäische Verordnung
EVCTM	Eudra Vigilance Clinical Trial Module
EVPM	EudraVigilance Postmarketing Module
EWG	Europäische Wirtschaftsgemeinschaft
EWR	Europäischer Wirtschaftsraum
FAQ	Frequently Asked Questions
FDA	Food and Drug Administration
FEG	Fachexpertengruppe
FI	Fachinformation
FISA	Foreign Intelligence Surveillance Act
FMEA	Failure Mode and Effect Analysis
FSA	Freiwillige Selbstkontrolle für die Arzneimittelindustrie e. V.
FSP	Functional Service Providership
GAMP	Good Automated Manufacturing Practice
GAU	Größter anzunehmender Unfall
G-BA	Gemeinsamer Bundesausschuss
GCLP	Good Clinical Laboratory Practice
GCP	Good Clinical Practice
GCP-IWG	Good Clinical Practice Inspectorate Working Group
GCP-V	GCP-Verordnung
GDD	Gesellschaft für Datenschutz und Datensicherheit
GDP	Good Distribution Practice
GDPR	General Data Protection Regulation
GDV	Gesamtverband der Deutschen Versicherungswirtschaft
GendiagnostikG	Gendiagnostikgesetz
GF	Geschäftsführung
GHB	Großhandelsbeauftragter, Verantwortliche Person nach § 52 AMG
GKV	Gesetzliche Krankenversicherung
GKV-SV	Spitzenverband der Krankenkassen
GLP	Good Laboratory Practice
GMDS	Deutsche Gesellschaft für Medizinische Informatik, Biometrie und Epidemiologie
GMP	Good Manufacturing Practice
GOÄ	Gebührenordnung für Ärzte
GOZ	Gebührenordnung für Zahnärzte
GVO	Genetisch veränderter Organismus
GVP	Good Pharmacovigilance Practices
GxP	Good(x)Practices, zusammenfassend alle Leitlinien für gute wissenschaftliche Arbeitspraxis
HA	Health Authority
Hamb. DSB	Hamburgischer Datenschutzbeauftragter
HCC	Health-Care-Compliance
HED	Human Equivalent Dose
HEOR	Health Economics and Outcomes Research
HIPAA	Health Insurance Portability and Accountability Act
HMA	Heads of Medicines Agencies
HMPC	Committee on Herbal Medicinal Products
HMPWG	Homeopathic Medicinal Product Working Group
HPCUS	Homeopathic Pharmacopoeia Convention of the United States
HRQL	Health-Related Quality of Life
HTA	Health Technology Assessment
IB	Investigator's Brochure
IBD	International Birth Date
IC	Informed consent
ICD	International Classification of Diseases
ICF	Informed Consent Form
ICH	International Council for Harmonisation of Technical Requirements for Pharmaceuticals for Human Use
ICH-GCP	International Council for Harmonisation – Good Clinical Practice
ICMJE	International Committee of Medical Journal Editors
ICSR	Individual Case Safety Report
IDMC	Independent Data Monitoring Committee
IEC	Independent Ethics Committee
IEC	International Electrotechnical Commission
IFCC	International Federation of Clinical Chemistry and Laboratory Medicine
IIT	Investigator Initiated Trial
IMDRF	International Medical Device Regulators Forum
IMI	European Innovative Medicines Initiative
IMP	Investigational Medicinal Product
IMPD	Investigational Medicinal Product Dossier
IND	Investigational New Drug

INEK	Institut für das Entgeltsystem im Krankenhaus
InfSchG	Infektionsschutzgesetz
IP	Inhaltliche Prüfung
IP	Investigational Product
IQWiG	Institut für Qualität und Wirtschaftlichkeit im Gesundheitswesen
IRB	Institutional Review Board
IRT	Interactive Response Technology
i. S. d.	im Sinne des/der
ISF	Investigator Site File
ISO	International Standardization Organisation
ISPE	International Society for Pharmaceutical Engineering
IST	Investigator Sponsored Trials
IT	Information Technology
ITSiG	IT-Sicherheitsgesetz
ITT	Intention To Treat
IVD	In-vitro Diagnostika
IVDR	In Vitro Diagnostic Device Regulation
IVRS	Interactive Voice Response System
IWRS	Interactive Web Response System
JCA	Joint Clinical Assessment
JSC	Joint Scientific Consultation
KBV	Kassenärztlichen Bundesvereinigung
KDG	Katholisches Datenschutzgesetz
KI	Künstliche Intelligenz
KIS	Klinik-Informations-System
KKS	Koordinierungszentrum für Klinische Studien
KOL	Key Opinion Leader
KPBV	Klinische Prüfung-Bewertungsverfahren-Verordnung
KPI	Key Performance Indicator
KRI	Key Risk Indicator
KT	Kalendertage
LdH	Leiter der Herstellung nach § 12 AMWHV
LdQ	Leiter der Qualitätskontrolle nach § 12 AMWHV
LfD	Landesbeauftragter für Datenschutz
LfDI	Landesbeauftragter für den Datenschutz und die Informationsfreiheit
LFGB	Lebensmittel- und Futtermittelgesetzbuch
LI	Lead Inspector
LIMS	Labor-Informations- und Management-System
lit.	littera (Buchstabe)
LKHG	Landeskrankenhausgesetz
LKP	Leiter der Klinischen Prüfung
LMHI	Liga Medicorum Homoeopathica Internationalis
LoA	Letter of Authorization
LoD	Letter of Delegation
LZA	Langzeitarchivierung
MABEL	Minimal Anticipated Biological Effect Level
MAR	Missing at Random
MCAR	Missing Completely at Random
MD	Medical Device
MDCG	Medical Device Coordination Group
MDD	Medical Device Directive
MDR	Medical Device Regulation
MDSW	Medical Device Software
MEDDEV	Medical Device (Guidance)
MedDRA	Medical Dictionary for Regulatory Activities
MeldeG	Meldegesetz
MFT	Medizinischer Fakultätentag
MIA	Marketing and Import Authorisation
MID	Minimally Important Difference
MP	Medizinprodukt
MPDG	Medizinprodukterecht-Durchführungsgesetz
MPG	Medizinproduktegesetz
MPGVwV	Allgemeine Verwaltungsvorschrift zur Durchführung des Medizinproduktegesetzes
MPKPV	Medizinprodukte-klinische Prüfungsverordnung
mRNA	messenger ribonucleic acid
MRP	Mutual Recognition Procedure
MRSD	Maximum Recommended Starting Dose
MSA	Master Service Agreement
MSC	Member State Concerned
MSSO	MedDRA Maintenance and Support Services Organization
NBE	New Biological Entity
NCE	New Chemical Entity
NCR	No Carbon Required
NemV	Nahrungsergänzungsmittelverordnung
NIMP	Non-Investigational Medicinal Product
NIS	Noninterventional Study/Nichtinterventionelle Studie
NOAEL	No Observed Adverse Effect Level
NYHA	New York Heart Association
OCR	Optical Character Recognition
OECD	Organisation for Economic Co-operation and Development
OHRP	Office of Human Subjects Protection

D | Anhang

PAD	Pharmacologically Active Dose
PAES	Post Authorisation Efficacy Study
PASS	Post Authorisation Safety Study
PDCA	Plan-Do-Check-Act
PDCO	Paediatric Committee
PDF	Portable Document Format
PEI	Paul-Ehrlich-Institut
PEI-KostVO	Kostenverordnung für Amtshandlungen des Paul-Ehrlich-Instituts
PET	Positron Emission Tomography
PI	Patienteninformation
PI	Prüferinformation
PIC/S	Pharmaceutical Inspection Co-operation Scheme
PIP	Paediatric Investigation Plan
PKV	Verband der Privaten Krankenversicherung e. V.
PL	Package Leaflet
PMCF	Post-Market Clinical Follow-up
PMDA	Pharmaceuticals and Medical Devices Agency (Japan)
POCT	Point of Care Test
PPD	Presidential Policy Directive
PQ	Performance Qualification
PRIME	Priority Medicines
PRO	Patient Reported Outcome
PRRC	Person Responsible For Regulatory Compliance
PSF	Product Specification File
PST	Pharma Sponsored Trial
PSUR	Periodic Safety Update Report
PT	Preferred Term
PUMA	Paediatric Use Marketing Authorisation
PV	Pharmakovigilanz
Q&A	Questions & Answers
QA	Quality Assurance
QAG	Quality Agreement
QAU	Quality Assurance Unit
QbD	Quality by Design
QC	Quality Check
QC	Quality Control
QeS	qualifizierte elektronische Signatur
QM	Qualitätsmanagement
QMS	Quality Management System, Qualitätsmanagementsystem
QP	Qualified Person
QPD	QP Declaration
QPPV	Qualified Person for Pharmacovigilance
QS	Qualitätssicherung
QSS	Qualitätssicherungssystem
QTL	Quality Tolerance Limit
RA	Regulatory Authority
RACT	Risk Assessment and Categorization Tool
RAS	Rapid Alert System
RBM	Risk-Based Monitoring
RCT	Randomiszed Controlled Trial
RDE	Remote Data Entry
RedHot	Reporting Data on Homeopathic Treatments
RESISCAN	ersetzendes Scannen
RFI	Request for Information
RFP	Request for Proposal
RiliBäk	Richtlinie der Bundesärztekammer zur Qualitätssicherung laboratoriumsmedizinischer Untersuchungen
RL	EU-Richtlinie
RMP	Risk Management Plan
rMS	reporting Member State
RMS	Reference Member State
Rn.	Randnummer
RöV	Röntgenverordnung
RPZ	Risikoprioritätszahl
RSI	Reference Safety Information
RSM	Remote Study Monitoring
RWD	Real World Data
RWE	Real World Evidence
SaaS	Software as a Service
SAE	Serious Adverse Event
SaMD	Software as a Medical Device
SAP	Statistischer Analyseplan
SAR	Serious Adverse Reaction
SAR	statistischer Analysebericht
SAS	Statistical Analysis System
SDTM	Study Data Tabulation Model
SDV	Source Data Verification
SGB	Sozialgesetzbuch
SiMD	Software in a Medical Device
SLA	Service Level Agreement
SME	Micro, Small and Medium-sized Enterprises
SmPC	Summary of Product Characteristics
SoC	Standard of Care
SOP	Standard Operating Procedure
SOW	Scope of Work
SRA	Study Reference Architecture
SSV	Strahlenschutzverantwortliche
StGB	Strafgesetzbuch
StrSchG	Strahlenschutzgesetz
StrSchV	Strahlenschutzverordnung
SUAW	schwerwiegende unerwünschte Arzneimittelwirkung

D | Anhang

SUE	schwerwiegendes unerwünschtes Ereignis
SUSAR	Suspected Unexpected Serious Adverse Reaction
TMF	Trial Master File
TOM	technische und organisatorische Maßnahmen nach Art. 32 DSGVO
TOS	Therapy Optimization Study
UAT	User Acceptance Test
UAW	unerwünschte Arzneimittelwirkung
UE	unerwünschtes Ereignis
UE	Unexpected Event
UE	Unterrichtseinheit
UN	United Nations
US	United States of America
USC	United States Code
USP	Upstream Process
UUE	unerwartetes unerwünschtes Ereignis
VA	Verfahrensanweisung
VAS	Visuelle Analogskala
vfa	Verband Forschender Arzneimittelhersteller e. V.
VHP	Voluntary Harmonisation Procedure
VO	Verordnung
VP	Vollständigkeitsprüfung
VUD	Verband der Universitätsklinika Deutschlands e. V.
WEU	Well-Established Use
WHO	World Health Organization
WHODrug Global	International Reference for Medicinal Product Information
WI	Working Instruction
WO	Work Order
XEVMPD	Extended EudraVigilance Medicinal Product Dictionary
zBeh.	zuständige Behörde
zBOB	zuständige Bundesoberbehörde
zEK	zuständige Ethik-Kommission
zEU-Beh.	zuständige Behörde anderer EU-/EWR-Mitgliedstaaten
ZTG	Zentrum für Telematik und Telemedizin

Die Autoren

Jasmin Atarodi blickt auf mehr als 30 Jahre Berufserfahrung in der klinischen Forschung zurück. Sie hat 1994 die X-act Cologne Clinical Research mitgegründet und viele Jahre das klinische Datenmanagement geleitet. Seit 2010 konzentriert sie sich auf den Ausbau und die Leitung des Unternehmens.

Dr. rer. nat. Raquel Billiones, über 25 Jahre Erfahrung in der klinischen Forschung. Zu ihren Kernkompetenzen gehören u. a. klinische Studien und Einreichungsdokumente, Datenoffenlegung und -schutz sowie Projektmanagement. Sie übte eine Vielzahl von Positionen in der Industrie aus, als Freiberuflerin, als angestellte Expertin sowie als Abteilungsleiterin für medizinisches Schreiben, in CROs und in globalen Pharmaunternehmen. Mitglied der European Medical Writers Association; Chefredakteurin der EMWA-Zeitschrift Medical Writing.

Olaf Böhm, Dipl.-Statistiker, arbeitet seit mehr als 25 Jahren im Bereich der klinischen Forschung und war an universitätsnahen Einrichtungen und in der pharmazeutischen Industrie tätig. Seit über 15 Jahren ist er bei FGK Clinical Research, einem Full Service CRO, als Leitung der Abteilung Central Services. Referent im Bereich Biometrie.

Dr. Monika Boos LL.M. Als approbierte Humanmedizinerin, PTA und Master of Laws, die in klinischer Pharmakologie promoviert hat, bringt Frau Dr. Boos sowohl ihre umfängliche Ausbildung als auch die Berufserfahrung aus Apotheke und Krankenhaus/Praxis innerhalb der pharmazeutischen Medizin in ihr Spezialgebiet Pharmakovigilanz ein. Nach langjährigen Tätigkeiten in der deutschen, europäischen und globalen Arzneimittelsicherheit internationaler Pharmaunternehmen, u. a. als Stufenplanbeauftragte, stellv. EU QPPV und Head of Global Pharmacovigilance, hat sie sich inzwischen mit ihrem eigenen, 2014 gegründeten Unternehmen im Interimsmanagement sowie der Beratung und Unterstützung von Pharma- und Biotechfirmen bei der Umsetzung regulatorischer Anforderungen in der Pharmakovigilanz und anderen Bereichen des Pharmarechts etabliert.

Dr. med. Kerstin Breithaupt-Grögler, 1986–1995 Clinical Investigator am Zentrum für kardiovaskuläre Pharmakologie, Mainz-Wiesbaden; Zertifizierung in klinischer Pharmakologie. Seit 1995 Consultant in klinischer Pharmakologie und Medical Writer. Über 20 Jahre Erfahrung in der Planung, Durchführung, Auswertung und Berichterstattung von klinischen Studien, Verfassen von Expertenberichten, Sicherheitsdossiers, klinischen Zusammenfassungen/Übersichten. Gründungsmitglied der Deutschen Arbeitsgemeinschaft für angewandte Humanpharmakologie (AGAH). Weiterbildungsreferentin in der Arzneimittelentwicklung, Qualifizierung von Studienteams; zahlreiche Publikationen.

Silja du Mont, appr. Apothekerin; 2001–2010 tätig in öffentlichen Apotheken mit Schwerpunkt auf Sterilherstellung von Zytostatika und Parenteralia und Qualitätsmanagement. Seit 2010 Pharmazierätin am Regierungspräsidium Freiburg, GCP- und GDP-Inspektorin, zuständig für die Überwachung von Apotheken und Krankenhausapotheken. Seit 2014 Mitglied der Expertenfachgruppe 05 Klinische Prüfungen bei der Zentralstelle der Länder für Gesundheitsschutz bei Arzneimitteln und Medizinprodukten (ZLG), davon von 2016–2022 Leiterin der Expertenfachgruppe.

Dr. Volker T. El-Samalouti, Biologe, seit 1999 im LKF - Laboratorium für Klinische Forschung (GBA-Laborgruppe) tätig. LKF ist auf die Abwicklung des laboranalytischen Anteils von internationalen, meist multizentrischen klinischen Studien spezialisiert; Herstellung von Laborkits zur Probennahme, Probenlogistik, Laboranalytik, Datenmanagement. Seit 2006 Laborleiter, seit 2022 Geschäftsführer. Seine Schwerpunkte sind u. a. die wachsenden regulatorischen Anforderungen von klinischen Studien sowie der Aufbau eines Netzwerks aus Partnerlaboratorien auf verschiedenen Kontinenten.

Dr. med. Katharina Erb-Zohar, Fachärztin für Klinische Pharmakologie und Expertin für Arzneimittelsicherheit. Über 20 Jahre Erfahrung in der klinischen Pharmakologie, der Arzneimittelsicherheit/Pharmakovigilanz, der Arzneimittelentwicklung, als Prüfärztin, Leiterin und Supervisorin klinischer Prüfungen, Leiterin klinisch-pharmakologischer Abteilungen und Autorin. Umfassende Betreuung aller Aspekte klinischer Studien. Weiterbildungsreferentin, Chair von Safety Komitees, zahlreiche Publikationen. Gründungsmitglied der Deutschen Arbeitsgemeinschaft für angewandte Humanpharmakologie (AGAH). Seit 2002 clinphase®-Geschäftsführerin.

Dr. Dr. Christiane Fetzer, Tierärztin, Molekularbiologin. Seit über 20 Jahren in der Arzneimittelbranche – Labor- und Projektleitung in der Entwicklung von Veterinärimpfstoffen, später Wechsel in den Bereich der Humanarzneimittel. Dort zunächst als Head of Medical Science bei einem universitätsnahen Auftragsforschungsinstitut für Medical Writing und Pharmakovigilanz zuständig, spezialisierte sie sich in einem internationalen CRO auf regulatorisches Medical Writing für Europa und die USA. Aktuell ist sie bei einem Unternehmen für Regulatory Consulting & Services als Sr. Consultant Medical Writing beschäftigt.

Dr. Claudia Frumento, Ingenieurin (Universität von Buenos Aires), Promotion an der Universität Heidelberg. Sie verfügt über 17 Jahre Erfahrung auf dem Gebiet der Medizintechnik, die sie in internationalen Pharma- und Medizintechnikunternehmen erworben hat: Eli Lilly, Guidant und Medtronic. Seit 2006 führt sie ihr eigenes Unternehmen für medizinisches Schreiben: ICiMT – International Communication in Medicine and Technology. Sie hat umfangreiche Erfahrungen im internationalen Projektmanagement, in multizentrischen klinischen Studien und im Schreiben für Medizintechnikunternehmen sowie für die Pharmaindustrie.

Dr. med. Jenny Gebhardt, Biologie- und Medizinstudium. 2005–2006 Masterstudiengang Clinical Trial Management. 2006–2014 Leiterin Pharmakovigilanz bei BPI Service. Seit 2014 als Medical Director/Sr. Executive Consultant bei QFINITY mit Schwerpunkt Qualitätsmanagement für die klinische Forschung. Sie unterstützt sowohl Unternehmen als auch akademische Forschungseinrichtungen bei der Implementierung und Optimierung von Qualitätsmanagementsystemen, führt GCP- und GVP-Audits durch und begleitet Organisationen bei der Validierung von computergestützten Systemen.

Dr. Astrid Gießler, Biochemikerin, Aufbaustudium am Institut für Datenverarbeitung und Betriebswirtschaft, 1996–2004 Forschungsreferentin im Universitätsklinikum Frankfurt. 1997–2014 Geschäftsführerin der Ethik-Kommission Fachbereich Medizin der Goethe-Universität Frankfurt. Seit 2014 Referentin für Medizinprodukteüberwachung und GCP-Inspektorin beim Regierungspräsidium Karlsruhe; zuständig für die Überwachung klinischer Prüfungen nach dem Medizinprodukterecht und dem Arzneimittelrecht. Seit 2019 Vorsitzende der Fachexpertengruppe 03 Klinische Prüfungen bei der ZLG. Fortbildungsreferentin.

Christoph Glasmacher, Psychologiestudium; seit 2006 in der klinischen Auftragsforschung tätig, u. a. für die CROs medicomp Gesellschaft für Versuchsplanung & Datenanalyse (2006–2011) und Pharmalog Institut für klinische Forschung (2012–2014). 2014–2022 mit b4clin – Biometrics for Clinical Research selbstständig als Berater, Statistiker und Programmierer für Pharmaunternehmen und CROs. Seit 2022 Sr. Manager Biostatistics bei Fresenius Kabi, zuständig für die statistische Betreuung klinischer Studien zur parenteralen und enteralen Ernährung. Trainings zu Statistik in der klinischen Forschung.

Univ.-Prof. (a. D.) Dr. med. Christoph H. Gleiter, Facharzt für Klinische Pharmakologie. Pharmakologische und klinische Forschung in der pharmazeutischen Industrie und an den National Institutes of Health (NIH), Bethesda (MA, USA); Professor für Klinische Pharmakologie an den Universitäten Göttingen und Tübingen. Ehrenprofessor Universität für Weiterbildung Krems, Krems (Österreich), Honorarprofessor Universität Ulm, Associate Professor Yerevan State Medical University, Jerewan, Armenien.

Bettina Goldberg, appr. Apothekerin und Fachapothekerin für Arzneimittelinformation. Seit über 30 Jahren in der Pharmaindustrie und CRO im Bereich Regulatory Affairs mit Schwerpunkt Klinische Prüfungen tätig. Vice President Regulatory Affairs bei Parexel International. Dort weltweiter Aufbau und Leitung des Bereichs Clinical Trial Regulatory Affairs. Neben ihrer operativen Verantwortung leitet sie aus regulatorischer Perspektive Thought-Leadership-Initiativen, wie z. B. Regulatory Intelligence, Dezentrale Studien. Sie hat maßgeblich die Taskforce zur Implementierung der EU Clinical Trial Regulation 536/2014 gestaltet und strategisch begleitet. Zuvor Betreuung von Zulassungen in Osteuropa und der DACH-Region bei Grünenthal. Mitglied im Ausschuss Klinische Forschung des BPI.

Roland Haas, Ausbildung zum Versicherungskaufmann bei der Zürich Versicherungsgesellschaft, Direktion für Deutschland (Frankfurt/Main), Übernahme als Underwriter Haftpflicht. Wechsel auf die Kundenseite, zunächst für einen amerikanischen Büromaschinenkonzern. Danach Aufbau der der konzerneigenen Versicherungsmaklerfirma der Ciba-Geigy (heute Novartis) und Ernennung zum Geschäftsführer. Seit 2000 selbstständig und Gründung von Atrialis, Versicherungsmakler mit Schwerpunkt Klinische Studien und Risiken der Pharmaindustrie sowie Medizinproduktehersteller.

Dr. med. Matthias Habeck. Nach Post-Doc-Zeit in der präklinischen Arzneimittelforschung anschließend klinische Tätigkeit in der radioonkologischen Patientenversorgung. Seit 2009 am Bundesamt für Strahlenschutz (BfS) als Fachreferent für die medizinisch-wissenschaftliche Prüfung von Anwendungen radioaktiver Stoffe und ionisierender Strahlen am Menschen. Seit 2015 Fachgebietsleiter für die Bewertung individueller und studienbedingter Strahlenanwendungen in der Medizin am BfS.

Dr. Jens Hain, Molekularbiologe. Seit über 20 Jahren in der Pharmaindustrie im Bereich klinische Forschung tätig. 2017–2021 Director Business and Clinical Development bei TRIGA-S. Seit 2021 Consultant for Clinical Development Pharmaceuticals, Medical Devices and IVD (EU and US). Seit 2018 Fortbildungsreferent zur IVDR.

Frank Henrichmann, Dipl.-Informatik-Betriebswirt, Biologielaborant; über 20 Jahre Erfahrung im Qualitätsmanagement für computergestützte Systeme in einem globalen Pharmaunternehmen und einer CRO. Als Sr. Executive Consultant bei QFINITY tätig. Co-Chair des ISPE GAMP Global Steering Committee, Mitglied des ISPE GAMP Editorial Review Board und qualifizierter ISPE GAMP-Trainer. Koautor diverser ISPE-Publikationen. Mitglied der German Quality Management Association (GQMA) und der Association for Clinical Data Management (ACDM).

Oliver Herrmann, Gründer und Geschäftsführer von QFINITY. Dipl.-Informatiker mit Schwerpunkt auf Geschäftsprozess-/Workflow-Management-Systeme; seit 20 Jahren maßgeblich in der Planung, Entwicklung, Durchführung und Prüfung von Strategien, Projekten, Aktivitäten und Verfahren für GxP-regulierte Umgebungen aktiv. Er ist u. a. ISACA Certified Data Privacy Solutions Engineer (CDPSE), Certified SAFe Agile Practitioner und Microsoft Certified Systems Engineer (MCSE). Des Weiteren ist Herr Herrmann Chair des ISPE GAMP DACH-Forums, Co-Chair des ISPE GAMP EU Steering Committee, Mitglied des ISPE GAMP Global Steering Committee sowie Mitglied des ISPE PHARMA 4.0 Advisory Boards und des RQA IT Committees. Im Rahmen der aktuellen GAMP 5 (Second Edition) Revision war er Mitglied des Core-Teams. Leiter der initialen Neuauflage der ISPE GAMP Special Interest Group (SIG), um die GAMP-Anwendung im Bereich GCP zu demonstrieren und deren Akzeptanz und Bewusstsein zu fördern. Autor des ISPE GAMP eClinical Practice Guides.

Dr. Elke von Kleist, Oecotrophologin. Berufseinstieg im Bereich klinische Prüfungen; später Leiterin der medizinisch-wissenschaftlichen Abteilung in einem Pharmaunternehmen. Seit über 20 Jahren bei B. Braun Melsungen tätig. Nach der Betreuung weltweiter Zulassungen pharmazeutischer Produkte erfolgte nach wenigen Jahren die Übernahme der Leitung der Abteilung für klinische Forschung in der Sparte Hospital Care. Neben klinischen Prüfungen von pharmazeutischen Produkten sowie von Medizinprodukten auch Durchführung interner Audits im Bereich der Pharmakovigilanz.

Petra Klement, Dipl.-Oecotrophologin mit Schwerpunkt Biochemie. Seit Anfang der 1990er Jahre in der klinischen Forschung tätig. Leitende Funktionen sowohl in der pharmazeutischen Industrie, bei Auftragsforschungsinstituten als auch für eine Ausgründung aus dem deutschen Krebsforschungszentrum. Aktuelle Position: Director Clinical Research bei Dr. Willmar Schwabe.

RA Dr. jur. Mathias Klümper, Rechtsanwalt und Partner der Kanzlei Lützeler Klümper Rechtsanwälte mit Sitz in Düsseldorf und Hamburg. Er ist auf die Beratung von Mandanten aus den Branchen Pharma, Medizintechnik und Life Sciences spezialisiert. Dr. Klümper berät nationale und internationale Unternehmen zu Fragen des Heilmittelwerberechts, der Produkthaftung, Healthcare-Compliance und des Marktzugangs in Deutschland. Daneben ist er Lehrbeauftragter der Universität Marburg im Rahmen des Studiengangs Pharmarecht (LL.M.) und Mitglied des Fachbeirats Compliance des Selbstregulierungsvereins Arzneimittel und Kooperation im Gesundheitswesen – AKG. Ferner berät er zur Rechtfragen im Zusammenhang mit digitalen Lösungen im Gesundheitswesen (DiGAen, Telemedizin und Medical Apps).

Prof. Dr. Armin Koch, Mathematik- und Chemiestudium, wissenschaftliche Hilfskraft in der Abteilung Biostatistik am Deutschen Krebsforschungszentrum (DKFZ), als Assistent berufsbegleitendes Studium der Biometrie. 1999 Wechsel zum BfArM, 2001–2008 dort Leiter des Fachgebiets Biostatistik und Versuchsplanung. Seit 2009 Direktor des Instituts für Biometrie an der Medizinischen Hochschule Hannover. Mitglied der Scientific Advice Working Party (SAWP) der EMA. Forschungsinteressen: Arzneimittelstudien in Bezug auf den Wirksamkeitsnachweis, Nutzen-Risiko-Bewertung, Subgruppenanalysen und Meta-Analysen.

Dr. med. Stephan Köhler, nach dem Medizinstudium tätig in der Präklinischen Forschung bei Boehringer Mannheim; anschließend Wechsel in die Klinische Forschung bei Dr. Willmar Schwabe. Dort sowie für die Tochterfirmen Farmasan, Spitzner, CuraMED und Bioplanta später in verschiedenen Positionen in den Bereichen Klinische Forschung, Arzneimittelsicherheit und Medizinische Zulassung tätig, bevor er die Klinische Forschung 16 Jahre leitete. Seit 2020 Leitung der Globalen Pharmakovigilanz.

Dr.-Ing. Wolfgang Lauer, Maschinenbaustudium. Oberingenieur und Leiter der Forschungsgruppe Ergonomie und Medizinproduktesicherheit am Helmholtz-Institut für Biomedizinische Technik der RWTH Aachen. Seit 2011 Leiter der Abteilung Medizinprodukte des BfArM. Mitwirkung in verschiedenen nationalen und europäischen Arbeitsgruppen zur Anwendungssicherheit von Medizinprodukten, u. a. in der Executive Group der Competent Authorities for Medical Devices (CAMD). Lehrtätigkeit, diverse Fachpublikationen.

Dr. iur. Regina Mathes, mehr als 20 Jahre Erfahrung in der Datenschutzberatung, zertifizierte Datenschutzbeauftragte und Datenschutzauditorin. Externe Datenschutzbeauftragte verschiedener Einrichtungen im Gesundheits-, Sozial- und Bildungswesen. Konzerndatenschutzbeauftragte des Universitätsklinikums Heidelberg. Ehemaliges Mitglied einer Ethik-Kommission. Lehrbeauftragte für Datenschutz allgemein und Datenschutz in der medizinischen Forschung/klinischen Studien. Referentin bei Veranstaltungen zu Datenschutz im Gesundheitswesen und medizinischer Forschung.

Bettina Merz-Nideröst, appr. Apothekerin in Deutschland und in der Schweiz. Seit über 20 Jahren in der Pharmaindustrie und CRO im Bereich Klinische Prüfungen als GCP-Expertin und im Bereich Clinical Trial Supply tätig; Study Managerin und stellvertretende Leiterin der Herstellung bei Myonex. Ihre Tätigkeiten umfassen alle Aspekte rund um Prüfpräparate bei der Durchführung von klinischen Prüfungen. Zuvor war sie bei Parexel International in verschiedenen Abteilungen und Funktionen tätig; mit Schwerpunkten auf Lehre, Umsetzung und Anwendung von internationalen und nationalen rechtlichen Vorgaben bei der Durchführung klinischer Studien sowie Qualitätschecks von essenziellen Studiendokumenten.

Vilma Methner, Dipl.-Ing. Veterinärmedizin (FH), über 25 Jahre Erfahrung im Bereich der humanen Zelltherapeutika-Herstellung, heute ATMP. Entwicklung von Zelltransplantaten und entsprechender Produktionsverfahren. Aufbau eines Unternehmens in der biomedizinisch-pharmazeutischen Industrie. Sie brachte ein Produkt in die EMA-Zulassungsreife, ist beratend und im Bereich der Medizinprodukte und des Spezialmaschinenbaus tätig.

Florinda Mihaescu, Dipl.-Biologin, Ausbildung zur GCP CRA. Seit fast 25 Jahren in GCP/GxP in unterschiedlichen Positionen tätig: u. a. 2014–2022 Senior GCP Auditor, Program Manager Clinical Quality Assurance, RDQA und Associate Director PVQA bei AbbVie; zur Zeit als Associate Director in Inspection Management, RDQA bei AbbVie. Seit 2004 Trainerin für CRAs (mibeg Institut, Köln) und Referentin in diversen Foren. Vorherige Aktivitäten als DGPharMed Präsidentin und Ausbildungskoordinatorin für Auditoren in der GQMA im erweiterten Vorstand.

Prof. Dr. Jens Peters, Studium der Tiermedizin, Studium der Pharmazie, Tierarzt im Praxis- und Klinikbetrieb und danach langjährig bei einer CRO in den Bereichen Projektmanagement, Site Management, Monitoring und Clinical Operations tätig. Seit 2012 im Bundesverband der Pharmazeutischen Industrie (BPI) tätig, Leiter der Geschäftsfelder Klinische Forschung sowie Tierarzneimittel. Professur für Clinical Research an der Medical School Hamburg (MSH) und Lehrbeauftragter der Berliner Hochschule für Technik (BHT) im Masterstudiengang Clinical Trial Management.

Dr. Jörg Plessl LL.M., Biologie- sowie Masterstudium Pharmarecht. Seit über 20 Jahren im Bereich Regulatory Affairs tätig mit Schwerpunkt auf europäische Pharma- und Medizintechnik-Gesetzgebung. Als Head of Global Regulatory Affairs der Norgine-Gruppe leitet er die globale Zulassung neuer Arzneimittel und ist an der Zertifizierung neuer Medizinprodukte beteiligt. Vorsitzender des Ausschusses Stoffliche Medizinprodukte des BPI und Co-Chair der Regulatory Affairs Working Group der European Confederation of Pharmaceutical Entrepreneurs (EUCOPE). Darüber hinaus repräsentiert er EUCOPE in der MDCG Borderline and Classification Working Group (BCWG) sowie bei verschiedenen Stakeholder-Treffen mit europäischen Regulierungsbehörden und Institutionen, wie der EMA und der CMDh.

Dr. Nicole Rämsch-Günther, Chemiestudium. Zunächst tätig als Sr. Scientist Downstream Processing bei Roche Diagnostics, später als Product/Project Manager Enzymes bei der SERVA Electrophoresis. Seit 2011 Leitung des Fachgebiets Verfahrensmanagement und wissenschaftliche Querschnittsaufgaben der Abteilung Medizinprodukte im BfArM. Sie ist u. a. verantwortlich für die Bearbeitung von Anträgen auf Feststellung des rechtlichen Status sowie Klassifizierung von Medizinprodukten und wirkt zu diesem Themenkomplex in europäischen Arbeitsgruppen mit.

Dietmar Rescheleit, Biochemiestudium. Geschäftsführer der Sacura, einer Full-Service-CRO, die zusammen mit der Orbi-Team Software, einem Spin-off des Fraunhofer-Institut für Angewandte Informationstechnik, eine cloudbasierte eTMF-Lösung entwickelt hat. Erfahrungen im Setup und der Durchführung internationaler klinischer Studien sammelte er zuvor u. a. durch Tätigkeiten bei einer Site Management Organisation und einer CRO. Mitglied der GQMA und des Fachbereichs eSolutions der DGPharMed.

Dr. rer. nat. Andrea Röthler, Biologiestudium; Leiterin der Abteilung Projektmanagement bei GKM Gesellschaft für Therapieforschung (Full-Service CRO); seit 2008 Manager Regulatory Affairs für Medizinprodukte. 20-jährige Erfahrung im Projektmanagement klinischer Prüfungen mit Arzneimitteln und Medizinprodukten. 1989–2000 Leitung Forschungslabor Chirurgie am Universitätsklinikum Regensburg; 2000–2002 Leitung Arbeitsgruppe bei Rubikon; 2002–2003 Laborleitung und Projektmanager bei Cell-Control Biomedical Laboratories; 2004–2014 Projektmanagerin für klinische Prüfungen bei GKM Gesellschaft für Therapieforschung und seit 2014 Leiterin der Abteilung Projektmanagement bei GKM Gesellschaft für Therapieforschung.

Gaby Schäfer, Kinderkrankenschwester, MSc Clinical Research, über 30 Jahre Berufserfahrung im Bereich Management globaler klinischer Studien/Prüfungen in diversen Positionen und therapeutischen Bereichen in unterschiedlichen Instituten und Unternehmen. Seit 2008 bei AbbVie, zuletzt als Program Manager für Quality Assurance und Compliance für internationale klinische Studien tätig. linkedin.com/in/gaby-schaefer-4176033a

Prof. Dr. med. Richard F. Schlenk. 2000–2016 Leitung der Studienzentrale sowie des Labors für Durchflusszytometrie (Abt. Innere Medizin III, Universitätsklinikum Ulm). 2016 -2018 Kommissarischer Leiter der Studienzentrale in Heidelberg. Seit 2018 Professur für Klinische Studien und klinische Epidemiologie in der Onkologie, Universität Heidelberg. Leiter des Clinical Trial Center des Nationalen Centrums für Tumorerkrankungen (NCT) am Universitätsklinikum Heidelberg. Forschungsschwerpunkte: Entitätsübergreifende klinische Studien, Sarkom, Akute myeloische Leukämie, Studiendesign, Kausalschluss. Zahlreiche Publikationen.

Dr. Bianca Scholz, Apothekerin, Fachapothekerin für Offizin-Pharmazie sowie Arzneimittelinformation; Lead Auditor DGQ/EOQ. 1997–2002 Tätigkeit in der Apotheke, 2002 Wechsel als Quality Manager und Auditor zu Baxter. 2007 Gründung des Beratungsunternehmens ScholzPharma mit Fokus auf Qualitätsmanagement im Pharma-/GxP-Umfeld: QMS-Implementierung GxP, Vor- und Nachbereitung (Inspection Readiness) sowie Begleitung von Behördeninspektionen, Schulungen, Coaching sowie Qualifizierung und Audits von Unternehmen und deren GxP-relevanten Vertragspartnern und Tochterunternehmen. Referentin, diverse Fachpublikationen.

Dr. med. Ulf Schriever, Facharzt für Chirurgie, Project Management Professional, 2006–2014 tätig bei maxence integration technologies. Seit 2015 Leitung des Fachgebietes Klinische Prüfungen der Abteilung Medizinprodukte im BfArM.

Dr. med. Christian Schübel, nach 6 Jahren in der Chirurgie Wechsel an ein Auftragsforschungsinstitut als Projektleiter. 1998–2011 Leiter der klinischen Abteilung bei der TÜV SÜD Product Service, verantwortlich für die klinische Bewertung von Medizinprodukten im Rahmen der Zertifizierung sowie für die Bewertung von Medizinprodukten, die Material tierischen Ursprungs enthalten. Betreuung der Konsultation von Arzneimittel-Medizinprodukt-Kombinationen bei Arzneimittelbehörden. 1999–2002 berufsbegleitendes Medizintechnikstudium. 2012–2022 Head of Clinical Affairs bei der HWI Regulatory Services mit Tätigkeitsschwerpunkt Beratung und Erstellung der Dokumentation von klinischen Bewertungen und klinischen Studien im Bereich Medizinprodukte. Seit 2022 klinischer Gutachter für die Zertifizierung von Medizinprodukten bei der TÜV SÜD Product Service. Mitglied der Ethik-Kommission der Bayerischen Landesärztekammer.

Dr. Marino Schuhmacher, Dipl.-Biologe. Seit 2001 bei der Entwicklung von therapeutischen Wirkstoffen und In-vitro-Diagnostika (IVD) für verschiedene Biotech-Firmen tätig (Planung und Durchführung von präklinischen und klinischen Studien). Seit 2021 ist Dr. Schuhmacher Projekt- und Studienmanager bei TRIGA-S, einem Auftragsforschungsinstitut (CRO) für IVD. Dort betreut er die Planung und Durchführung von analytischen und klinischen Leistungsstudien.

Prof. Dr. Kai Schulze-Forster, 1986 appr. Apotheker; 1992–1997 wissenschaftlicher Mitarbeiter am Institut für Pharmazie der FU Berlin; 1997–2001 leitender Mitarbeiter in der Diagnostikindustrie. 1998 Mitgründung des Biotech-Unternehmens CellTrend. Seit 2008 als externe Sachkundige Person (QP) für verschiedene Pharmafirmen tätig. 2019 Berufung als Honorarprofessor für pharmazeutische Biotechnologie (TH Wildau). Erfinder mehrerer Patente; zahlreiche Publikationen.

Marcus Schwabedissen, Dipl.-Ing. agr. (Umweltmanagement). Seit über 25 Jahren in der Life-Science-Branche und primär in den Bereichen IT, Qualitätsmanagement, Risikomanagement und der Validierung computergestützter Systeme im GxP-Umfeld aktiv. 1998–2000 IT-Manager bei einer globalen CRO. 2000–2003 Leiter IT und Validierung beim Koordinierungszentrum für Klinische Studien am Universitätsklinikum Heidelberg. 2003–2017 Leiter des globalen technologischen Qualitätsmanagements sowie Leiter der QA Computer Technology Auditing Group bei einer global operierenden CRO. Seit 2017 Chief Operating Officer, Berater, Trainer und Auditor für QFINITY. Certified Information Systems Auditor (CISA), ISACA Certified Information Security Manager (CISM), Certified in Risk and Information Systems Control (CRISC), Certified Data Privacy Solutions Engineer (CDPSE). Er ist aktives Mitglied der Association for Clinical Data Management (ACDM), der eDigital DMEG (ACDM) sowie Mitglied der International Society for Pharmaceutical Engineering (ISPE) und des GAMP DACH seit 2007, der Information Systems Audit and Control Association (ISACA) seit 2011 und der RQA.

Gabriele Schwarz, appr. Apothekerin, ist seit 2001 beim Bundesinstitut für Arzneimittel und Medizinprodukte (BfArM) tätig. Ihre Aufgabenschwerpunkte umfassten bis Ende 2022 die Etablierung und Koordinierung der GCP-Inspektionsaktivitäten des BfArM, die überwiegend im Zusammenhang mit der europäischen Zulassung von Arzneimitteln stehen. Parallel dazu trug sie umfangreich zur Weiterentwicklung regulatorischer Standards für GCP-Inspektionen und klinische Prüfungen auf nationaler, europäischer und insbesondere internationaler Ebene bei.

Prof. Dr. rer. nat. Barbara Sickmüller, Apothekerin. Sie war im Bundesverband der Pharmazeutischen Industrie (BPI) in verschiedenen Positionen tätig, seit 2000 als stellvertretende Hauptgeschäftsführerin und seit 2012 beratend als Senior Scientific Advisor. Sie war Mitglied von Sachverständigenausschüssen des Bundesgesundheitsministeriums sowie von CIOMS- und ICH-Arbeitsgruppen. Sie nimmt Lehraufträge an den Universitäten Marburg, Bonn und Heidelberg zu den Themen Zulassung, Pharmakovigilanz sowie klinische Prüfungen wahr. Im Jahr 2000 wurde ihr eine Honorarprofessur durch die Philipps-Universität Marburg verliehen. 2014 wurde sie zur Präsidentin der Deutsche Gesellschaft für Regulatory Affairs (DGRA) ernannt.

Prof. Dr. sc. hum. Dipl.-Chem. Folker Spitzenberger. Nach Postdoc-Tätigkeiten an der Medizinischen Fakultät Universität Dresden und an der Yale University (CT, USA) arbeitete er von 2002–2016 im Bereich der Bewertung und Implementierung von Qualitätssicherungssystemen im Bereich Medizinprodukte/IVD bei der ZLG, am RKI und für die Deutsche Akkreditierungsstelle GmbH (DAkkS). Mit der Zusatzqualifikation zum Master of Drug Regulatory Affairs berät er internationale Organisationen wie die WHO und die EU im Bereich QM/QA und Regulatory Affairs. 2016 wechselte er an die TH Lübeck, wo er den Bereich Regulatory Affairs für Medizinprodukte vertritt.

Prof. Burkhard Sträter, Studium der Rechtswissenschaften. 1977–1980 Richter an verschiedenen Gerichten; 1981 Regierungsdirektor und Leiter des Referats Allgemeine Rechts- und Gesundheitsfragen des Bundesgesundheitsamtes; 1985–1997 Rechtsanwalt. 1980–1984 Dozent der Verwaltungsakademie Berlin; 1981–1985 Referendarausbildung (Kammergericht Berlin). Seit 1985 Referent für Pharmarecht. Sachverständiger im Gesundheitsausschuss des Deutsches Bundestages zu Novellierungen des Arzneimittelgesetzes. Mitglied der Task Force-Arbeitsgruppe des Bundesministeriums für Gesundheit und soziale Sicherung „Beseitigung regulatorischer und organisatorischer Hemmnisse – Abbau struktureller und organisatorischer Defizite bei den Zulassungsbehörden". Lehrbeauftragter der Universitäten Bonn, Marburg und Münster. Seit 2007 Honorarprofessor der Universität Bonn. 2008–2018 Leiter des Weiterbildungsstudiengangs „Drug Regulatory Affairs" der Universität Bonn.

Ilka Strehlau, über 25 Jahre Berufserfahrung in der klinischen Forschung. In internationalen Studien war sie viele Jahre als leitende Datenmanagerin verantwortlich und hat in diesem Bereich den technologischen Wandel aktiv mitgestaltet. Seit 2014 leitet sie die Datenmanagementabteilung bei der X-act Cologne Clinical Research.

Priv.-Doz. Dr. med. Thomas Sudhop, Medizinstudium, Facharzt Klinische Pharmakologie. Oberarzt und stellvertretender Leiter der Abteilung Klinische Pharmakologie am Universitätsklinikum Bonn. Habilitation in Klinische Pharmakologie an der Universität Bonn. Seit 2004 verschiedene Leitungspositionen am BfArM, derzeit: Leiter der Abteilung Informationstechnik/Klinische Prüfung.

Dr. Kerstin Thaele, Pharmaziestudium, promovierte in Pharmazeutischer Technologie. Sie hat als Industrieapothekerin in verschiedenen pharmazeutischen Unternehmen in Deutschland, der Schweiz, der Tschechischen sowie der Slowakischen Republik in der Forschung und Entwicklung sowie als Herstellungsleiterin gearbeitet (3M, Novartis, Zentiva). Seit 2005 ist sie selbständig als Dienstleisterin für die Pharmazeutische Industrie mit Schwerpunkten als Sachkundige Person sowie im Interimsmanagement (Qualitätsmanagement, Forschung und Entwicklung).

Dr. Beat E. Widler, Mikrobiologie- und Botanikstudium. Langjährige Erfahrung in der Pharmaindustrie, u. a. als Global Head Clinical Quality (Roche Pharmaceuticals) sowie Head Quality Assurance (Ethical). Mitgründer von Widler & Schiemann, Custom Quality Management Solutions & Strategic Drug Development. Director Compliance & Quality (iQurePharma).

Margit Zehrer, Dipl.-Biologin. Seit 1992 bei Grünenthal – zunächst als Clinical Research Associate, dann in verschiedenen Funktionen in der Entwicklung mit Schwerpunkt Clinical Operations. Aktuell betreut sie aus der Global Quality Assurance heraus Bereiche in Forschung und Entwicklung als Qualitätsmanager mit Fokus auf das Quality Management System.

Dr. Stefan Zietze, appr. Apotheker. Sachkundige Person nach § 15 AMG; seit 2018 Head-QP am europäischen Distributionszentrum der Parexel International mit Fokus auf EU-Import und Distribution von klinischen Prüfarzneimitteln; außerdem Betreuung der Qualitätsmanagementabteilungen in 2 Geschäftseinheiten der Parexel International auf globaler Ebene, der Clinical Trial Supply and Laboratory Logistics-Einheit und der General Safety Services-Einheit.

Dr. Andrea Zobel, Biochemiestudium. Seit 2021 Sr. Director Personalized Supply Chain bei Cencora World Courier – Leitung der Servicebereiche Zell- und Gentherapie (CGT) und Direct-to-Patient (DtP). Zuvor verschiedene Führungspositionen in den Bereichen Forschung und Entwicklung (Max-Planck-Institut für molekulare Genetik, Humboldt-Universität zu Berlin, Biotech), Lieferkette/Logistik für klinische Studien sowie Produkt- und Projektmanagement bei Pharmalogistik (Marken) und CRO (Parexel International), dort zuletzt als Sr. Director der Parexel Academy.

RA Ulf Zumdick, seit 2008 Justiziar, Geschäftsfeldleiter Recht/Arzneimittelrecht im Bundesverband der Pharmazeutischen Industrie (BPI) sowie Mitglied im Rechtsausschuss des BPI.

Autorenverzeichnis

Jasmin Atarodi
X-act Cologne Clinical Research GmbH
Rudi-Conin-Str. 4
50829 Köln
E-Mail: jasmin.atarodi@x-act-cologne.com

Raquel Billiones, PhD
Dörfli-A 8
CH-8306 Brüttisellen (Schweiz)
E-Mail: medical.writing@billiones.biz

Olaf Böhm
FGK Clinical Research GmbH
Heimeranstr. 35
80339 München
E-Mail: olaf.boehm@fgk-cro.com

Dr. Monika Boos, LL.M.
BoosConsulting
Darmstädter Str. 63
64331 Weiterstadt
E-Mail: kontakt@boosconsulting.de

Dr. med. Kerstin Breithaupt-Grögler
-kbr- clinical pharmacology services
Wildenbruchstr. 41
60431 Frankfurt am Main
E-Mail: breithaupt-groegler@t-online.de

Silja du Mont
Regierungspräsidium Freiburg
Referat 25 Ärztliche und pharmazeutische Angelegenheiten
Bissierstr. 7
79114 Freiburg
E-Mail: silja.DuMont@rpf.bwl.de

Dr. Volker El-Samalouti
LKF – Laboratorium für Klinische Forschung GmbH
Lise-Meitner-Str. 25-29
24223 Schwentinental
E-Mail: volker.el-samalouti@lkf-kiel.de

Dr. med. Katharina Erb-Zohar
clinphase® – clinical pharmacology services
Pfarrgalle 22
63679 Schotten
E-Mail: k.erb@clinphase.de

Dr. Dr. Christiane Fetzer
c/o ECV · Editio Cantor Verlag
E-Mail: info@ecv.de

Claudia Frumento, PhD
ICiMT
Teltowerstr. 35
14109 Berlin
E-Mail: c.frumento@icimt.com

Dr. med. Jenny Gebhardt
QFINITY Quality Management
Wallerfanger Str. 27
66763 Dillingen
E-Mail: jennygebhardt@q-finity.de

Dr. Astrid Gießler
Regierungspräsidium Karlsruhe
Referat 26 Pharmazeutische Angelegenheiten, Medizinprodukte
Markgrafenstr. 46
76133 Karlsruhe
E-Mail: astrid.giessler@rpk.bwl.de

Christoph Glasmacher
b4clin
c/o ECV · Editio Cantor Verlag
E-Mail: cg@b4clin.de

Prof. Dr. Christoph H. Gleiter
Universitätsklinikum Tübingen
Department für Experimentelle und Klinische Pharmakologie und Pharmakogenomik
Abteilung Klinische Pharmakologie
Auf der Morgenstelle 8
72076 Tübingen
E-Mail: christoph.gleiter@med.uni-tuebingen.de

Bettina Goldberg
Parexel International GmbH
Campus DRK Kliniken Berlin Westend, Haus 31
Spandauer Damm 130
14050 Berlin
E-Mail: bettina.goldberg@parexel.com

Roland Haas
Atrialis GmbH
Gmundner Str. 14
81379 München
E-Mail: r.haas@atrialis.eu

Dr. med. Matthias Habeck
Fachgebietsleiter MB 2
Abt. Medizinischer und beruflicher Strahlenschutz
Bundesamt für Strahlenschutz
Ingolstädter Landstr. 1
85764 Oberschleißheim
E-Mail: mhabeck@bfs.de

Dr. Jens Hain
c/o TRIGA-S GmbH Scientific Solutions
E-Mail: marino.schuhmacher@triga-s.de

Frank Henrichmann
QFINITY Quality Management
Wallerfanger Str. 27
66763 Dillingen
E-Mail: frankhenrichmann@q-finity.de

Oliver Herrmann
QFINITY Quality Management
Wallerfanger Str. 27
66763 Dillingen
E-Mail: oliverherrmann@q-finity.de

Dr. Elke von Kleist
B.Braun Melsungen AG
34212 Melsungen
E-Mail: elke.von_kleist@bbraun.com

Petra Klement
Dr. Willmar Schwabe GmbH & Co. KG
Willmar-Schwabe-Str. 4
76227 Karlsruhe
E-Mail: petra.klement@schwabe.de

Rechtsanwalt Dr. Mathias Klümper
Lützeler Klümper Rechtsanwälte
Domstr. 10
20095 Hamburg
E-Mail: kluemper@gerricus.com

Prof. Dr. Armin Koch
Medizinische Hochschule Hannover
Institut für Biometrie – OE 8410
Carl-Neuberg-Str. 1
30625 Hannover
E-Mail: koch.armin@mh-hannover.de

Dr. Stephan Köhler
Dr. Willmar Schwabe GmbH & Co. KG
Willmar-Schwabe-Str. 4
76227 Karlsruhe
E-Mail: stephan.koehler@schwabe.de

Dr.-Ing. Wolfgang Lauer
Bundesinstitut für Arzneimittel und Medizinprodukte
Abt. 9 Medizinprodukte
Kurt-Georg-Kiesinger-Allee 3
53175 Bonn
E-Mail: wolfgang.lauer@bfarm.de

Dr. Regina Mathes
dsm-s GmbH
Uhlandstr. 19
72119 Ammerbuch
E-Mail: mathes@dsm-s.de

Bettina Merz-Nideröst
Myonex GmbH
Salzufer 13/14
10587 Berlin
E-Mail: bmerz@myonex.com

Vilma Methner
Driftkamp 12
14532 Kleinmachnow
E-Mail: vm@vilmamethner.de

Florinda Mihaescu
c/o ECV · Editio Cantor Verlag
E-Mail: florinda.mihaescu@nopqa.com

Prof. Dr. Jens Peters
Bundesverband der Pharmazeutischen Industrie e. V.
Geschäftsfeldleiter Klinische Forschung
Geschäftsfeldleiter Tierarzneimittel
Friedrichstr. 148
10117 Berlin
E-Mail: jpeters@bpi.de

Dr. Jörg Plessl
Norgine GmbH
Im Westpark 14
35435 Wettenberg
E-Mail: jplessl@norgine.com

Dr. Nicole Rämsch-Günther
Bundesinstitut für Arzneimittel und Medizinprodukte
Abt. 9 Medizinprodukte
Kurt-Georg-Kiesinger-Allee 3
53175 Bonn
E-Mail: nicole.raemsch-guenther@bfarm.de

Dietmar Rescheleit
Sacura GmbH
Technologiehof
Mendelstr. 11
48149 Münster
E-Mail: dietmar.rescheleit@sacura-cro.com

Dr. Andrea Röthler
GKM Gesellschaft für Therapieforschung mbH
Lessingstr. 14
80336 München
E-Mail: a.roethler@gkm-therapieforschung.de

Gabriele Schäfer
c/o ECV · Editio Cantor Verlag
E-Mail: gabriele.schaefer@abbvie.com

Prof. Dr. Richard F. Schlenk
Leiter der Studienzentrale
des Nationalen Centrums für Tumorerkrankungen (NCT)
Universitätsklinikum Heidelberg
Im Neuenheimer Feld 130.3
Marsilius Arkaden/Turm West 9. Stock
69120 Heidelberg
E-Mail: richard.schlenk@nct-heidelberg.de

Dr. Bianca Scholz
ScholzPharma GmbH
Consulting & Project Management
Erlenhauptstr. 14
64625 Bensheim
E-Mail: scholz@scholzpharma.com

Dr. Ulf Schriever
Bundesinstitut für Arzneimittel und Medizinprodukte
Kurt-Georg-Kiesinger-Allee 3
53175 Bonn
E-Mail: ulf.schriever@bfarm.de

Dr. Christian Schübel
Lena-Christ-Str. 30
82152 Planegg-Martinsried
E-Mail: chr.schuebel@web.de

Dr. Marino Schuhmacher
TRIGA-S GmbH Scientific Solutions
Mühltal 5
82392 Habach
E-Mail: marino.schuhmacher@triga-s.de

Prof. Dr. Kai Schulze-Forster
CellTrend GmbH
Im Biotechnologiepark 3
14943 Luckenwalde
E-Mail: schufo@celltrend.de

Marcus Schwabedissen
QFINITY Quality Management
Wallerfanger Str. 27
66763 Dillingen
E-Mail: marcusschwabedissen@q-finity.de

Gabriele Schwarz
Bundesinstitut für Arzneimittel und Medizinprodukte
Abt. 6 Fachgebiet 62 GCP Inspektionen
Kurt-Georg-Kiesinger-Allee 3
53175 Bonn
E-Mail: gabriele.schwarz@bfarm.de

Prof. Dr. Barbara Sickmüller
Bundesverband der Pharmazeutischen Industrie e. V.
Willemerstr. 11
63067 Offenbach
E-Mail: b.sickmueller@advisor.bpi.de

Prof. Dr. sc. hum. Folker Spitzenberger
Regulatory Affairs für Medizinprodukte
Centre for Regulatory Affairs in Biomedical Sciences (CRABS)
FB Angew. Naturwissenschaften
Technische Hochschule Lübeck
Mönkhofer Weg 239
23562 Lübeck
E-Mail: folker.spitzenberger@th-luebeck.de

Prof. Burkhard Sträter
Sträter Rechtsanwälte PartmbB
Kronprinzenstr. 20
53173 Bonn
E-Mail: straeter@straeterlawyers.de

Ilka Strehlau
X-act Cologne Clinical Research GmbH
Rudi-Conin-Str. 4
50829 Köln
E-Mail: ilka.strehlau@x-act-cologne.com

Priv.-Doz. Dr. Thomas Sudhop
Bundesinstitut für Arzneimittel und Medizinprodukte
Abt. 10 Informationstechnik/Klinische Prüfung
Kurt-Georg-Kiesinger-Allee 3
53175 Bonn
E-Mail: thomas.sudhop@bfarm.de

Dr. Kerstin Thaele
Dr. Thaele GmbH
Schloßstr. 49
22967 Tremsbüttel
E-Mail: k.thaele@thaele-consulting.de

Beat Ed Widler, PhD
Widler & Schiemann AG
St. Alban-Ring 245
CH-4052 Basel (Schweiz)
E-Mail: beat.widler@wsqms.com

Margit Zehrer
c/o ECV · Editio Cantor Verlag
E-Mail: info@ecv.de

Dr. Stefan Zietze
Parexel International GmbH
Campus DRK Kliniken Berlin Westend, Haus 31
Spandauer Damm 130
14050 Berlin
E-Mail: stefan.zietze@parexel.com

Dr. Andrea Zobel
Cencora
World Courier (Deutschland) GmbH
Paradiesstr. 208/208A
12526 Berlin
E-Mail: azobel@worldcourier.de

RA Ulf Zumdick
Bundesverband der Pharmazeutischen Industrie e. V.
Geschäftsfeldleiter Recht/Arzneimittelrecht
Friedrichstr. 148
10117 Berlin
E-Mail: uzumdick@bpi.de

Sachverzeichnis

D | Anhang

D | Anhang

D | Anhang

D | Anhang

D | Anhang

D | Anhang

D | Anhang